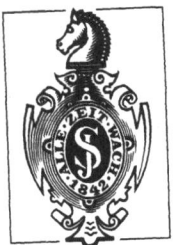

Verhandlungsbericht der Deutschen Gesellschaft für Urologie

39. Tagung
14.–17. Oktober 1987, Stuttgart

Tagungsleitung
F. Eisenberger, Stuttgart

Redigiert durch den zweiten Schriftführer
der Deutschen Gesellschaft für Urologie
R. Ackermann, Düsseldorf

Mit 439 Abbildungen und 420 Tabellen

Springer-Verlag
Berlin Heidelberg New York
London Paris Tokyo

Professor Dr. med. FERDINAND EISENBERGER
Direktor der Urologischen Klinik und Poliklinik
Katharinenhospital, Kriegsbergstr. 60, D-7000 Stuttgart 1

Professor Dr. med. ROLF ACKERMANN
Direktor der Urologischen Klinik und Poliklinik der Universität Düsseldorf,
Moorenstr. 5, D-4000 Düsseldorf

ISBN 978-3-540-19042-4   ISBN 978-3-642-83404-2 (eBook)
DOI 10.1007/978-3-642-83404-2

CIP-Titelaufnahme der Deutschen Bibliothek: Deutsche Gesellschaft für Urologie (Deutschland, Bundesrepublik):
Verhandlungsbericht der Deutschen Gesellschaft für Urologie: ... Tagung. - Berlin ; Heidelberg ; New York ; London ; Paris ; Tokyo : Springer.
  Teilw. mit d. Erscheinungsorten Berlin, Heidelberg, New York. -
  Teilw. mit d. Erscheinungsorten Berlin, Heidelberg, New York, Tokyo. -
  37 (1986) im Verl. Thieme, Stuttgart, New York   ISSN 0070-413X
39. 14.-17. Oktober 1987, Stuttgart. - 1988
  ISBN 978-3-540-19042-4

Dieses Werk ist urheberrechtlich geschützt. Die dadurch begründeten Rechte, insbesondere die der Übersetzung, des Nachdrucks, des Vortrags, der Entnahme von Abbildungen und Tabellen, der Funksendung, der Mikroverfilmung oder der Vervielfältigung auf anderen Wegen und der Speicherung in Datenverarbeitungsanlagen, bleiben, auch bei nur auszugsweiser Verwertung, vorbehalten. Eine Vervielfältigung dieses Werkes oder von Teilen dieses Werkes ist auch im Einzelfall nur in den Grenzen der gesetzlichen Bestimmungen des Urheberrechtsgesetzes der Bundesrepublik Deutschland vom 9. September 1965 in der Fassung vom 24. Juni 1985 zulässig. Sie ist grundsätzlich vergütungspflichtig. Zuwiderhandlungen unterliegen den Strafbestimmungen des Urheberrechtsgesetzes.

© Springer-Verlag Berlin Heidelberg 1988

Die Wiedergabe von Gebrauchsnamen, Handelsnamen, Warenbezeichnungen usw. in diesem Werk berechtigt auch ohne besondere Kennzeichnung nicht zu der Annahme, daß solche Namen im Sinne der Warenzeichen- und Markenschutz-Gesetzgebung als frei zu betrachten wären und daher von jedermann benutzt werden dürften.

Produkthaftung: Für Angaben über Dosierungsanweisungen und Applikationsformen kann vom Verlag keine Gewähr übernommen werden. Derartige Angaben müssen vom jeweiligen Anwender im Einzelfall anhand anderer Literaturstellen auf ihre Richtigkeit überprüft werden.

Verantwortlich für den Anzeigenteil H. Hüttig, Kurfürstendamm 237, D-1000 Berlin 15
2122/3130-543210

INDURATIO PENIS PLASTICA

als Folge exzessiver Fibrose

Potaba - Glenwood®
(Kalium-4-Aminobenzoat)
Zur antifibrotischen Therapie

Das günstige Nutzen/Risiko-Verhältnis bei kausalem Therapieansatz

Orale Anwendung

geschmacksneutral mit **Kapseln**	am angenehmsten mit **Pulver**	herkömmlich mit **Tabletten**
0,5 g	3,0 g	0,5 g

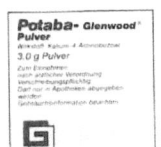

Wirksame Bestandteile: Ein Pulverpäckchen enthält 3,0 g chemisch reines Kalium-4-Aminobenzoat. Eine Tablette/Kapsel enthält 0,5 g chemisch reines Kalium-4-Aminobenzoat.
Anwendungsgebiete: Bindegewebserkrankungen infolge exzessiver Fibrose, insbesondere: **Induratio penis plastica; diffuse, progressive und zirkumskripte Sklerodermie;** Dermatomyositis; Sarkoidose; Dupuytrensche Kontraktur und andere Kollagenosen.
Gegenanzeigen: Potaba-Glenwood® darf nicht verordnet werden, wenn zur gleichen Zeit Sulfonamide eingenommen werden, ferner bei einer Ausscheidungsinsuffizienz der Niere für Kalium. Vorsicht ist geboten bei einer „Paragruppenallergie".
Nebenwirkungen: Magenverstimmungen und in seltenen Fällen Fieber und allergischer Hautausschlag. In solchen Fällen ist eine Harnuntersuchung zum Ausschluß einer Nierenkomplikation durch den Arzt erforderlich. Bei Patienten mit Nierenerkrankungen sollte die Potaba-Behandlung von vornherein mit Vorsicht angewendet werden, um Allergien zu vermeiden.

Wechselwirkungen mit anderen Arzneimitteln: Potaba-Glenwood® darf nicht verordnet werden, wenn zur gleichen Zeit Sulfonamide eingenommen werden.
Anwendung und Dosierungsanleitung: 1 Pulverpäckchen zu 3 g wird 4 x täglich in je ¼ l Flüssigkeit oder 4 Tabletten/Kapseln zu je 0,5 g werden 6 x täglich nach Mahlzeiten oder einem Imbiß mit reichlich Flüssigkeit eingenommen. Zur Geschmacksverbesserung wird empfohlen, bei Auflösung der Pulverpäckchen als Flüssigkeit Zitronenlimonade, Grapefruit-, Orangen- oder Bitter Lemon-Saft zu wählen. **Um Magenbeschwerden, Übelkeit und Erbrechen zu vermeiden, Potaba niemals nüchtern einnehmen!**
Bei Auftreten von Magenbeschwerden, insbesondere aufgrund fehlerhafter Einnahme, ist Potaba für einige Tage abzusetzen und bei Abklingen in gleicher Einnahmemenge die Behandlung fortzusetzen. Auf Beseitigung von Stuhlverstopfung ist hierbei zu achten.
Bei Kindern verabreicht man täglich 1,0 g Potaba-Glenwood® je 5 kg Körpergewicht in mehreren Gaben.
Dauer der Einnahme: Potaba-Glenwood® ist für die Langzeitverabreichung vorgesehen. Der Patient muß darüber aufgeklärt werden, daß eine Befundbesserung im allgemeinen erst nach drei- bis neunmonatiger regelmäßiger Einnahme zu erwarten ist.
Packungsgrößen und Preise: Packung mit 240 Kapseln je 0,5 g (N1) DM 63,20; Packung mit 40 Pulverpäckchen zu je 3 g (N1) DM 57,90; Packung mit 240 Tabletten zu je 0,5 g (N1) DM 57,90. (Stand: 1. April 1988).

Literatur und Information:
Glenwood GmbH, Pharmazeutische Erzeugnisse
8130 Starnberg, Postfach 1280, Telefon 08151/8219
Schweiz: Galenica-Vertretungen AG, CH-3001 Bern
Österreich: Croma-Pharma GmbH, A-1070 Wien

R. Nagel, Freie Universität Berlin (Hrsg.)

Konservative Therapie des Prostatakarzinoms
Eine Standortbestimmung

1987. Etwa 170 Seiten. Broschiert DM 56,-. ISBN 3-540-17724-8

Die Behandlung des lokal fortgeschrittenen Prostatakarzinoms stellt hohe Ansprüche an den behandelnden Arzt, da die therapeutischen Möglichkeiten begrenzt sind und sie außerdem der im Verlauf der Behandlung früher oder später einsetzenden Tumorprogression angepaßt werden müssen. Das Buch vermittelt insbesondere für die Bedürfnisse der Praxis einen sehr guten Überblick über den derzeitigen Stand der medikamentösen Therapie des Prostatakarzinoms

K.-H. Bichler, Tübingen; **J. E. Altwein,** Ulm (Hrsg.)

Der Harnwegsinfekt
Pathogenese – Diagnostik – Therapie

1985. 48 Abbildungen. X, 138 Seiten. Gebunden DM 58,-. ISBN 3-540-15709-3

Dieses Buch behandelt interdisziplinär die Probleme des Harnwegsinfektes bei Patienten im Erwachsenenalter und bei Kindern. Neueste Untersuchungsergebnisse aus der Klinik und Erkenntnisse aus den theoretischen Wissensgebieten wie Bakteriologie, Immunologie und Pathologie werden ebenso wie die Ätiopathogenese übersichtlich und praxisgerecht dargestellt.

Die Einteilung in asymptomatische, symptomatisch-afebrile bzw. febrile Harnwegsinfekte ermöglicht einen rationelleren Einsatz diagnostischer Methoden wie Röntgen oder endo-urologische Abklärung. Hier sind es neben Kostenfragen insbesondere Folgeerscheinungen der Untersuchungstechniken wie Strahlenbelastung und Traumatisierung, die es erforderlich machen, die Anwendung auf das unbedingt notwendige Maß zu reduzieren.

Den mit der Erkennung und Behandlung von Harnwegsinfekten beschäftigten Ärzten – Urologen, Allgemeinmedizinern, Internisten, Pädiatern, Gynäkologen – vermittelt das Buch einen hervorragenden Überblick über den gegenwärtigen Stand der Ätiologie, Diagnostik und Therapie der Harnwegsinfekte.

Springer-Verlag
Berlin Heidelberg New York
London Paris Tokyo

Heidelberger Platz 3, D-1000 Berlin 33 · 175 Fifth Ave., New York, NY 10010, USA · 28 Lurke Street, Bedford MK40 3HU, England · 26, rue des Carmes, F-75005 Paris 37-3, Hongo 3-chome, Bunkyo-ku, Tokyo 113, Japan

Springer

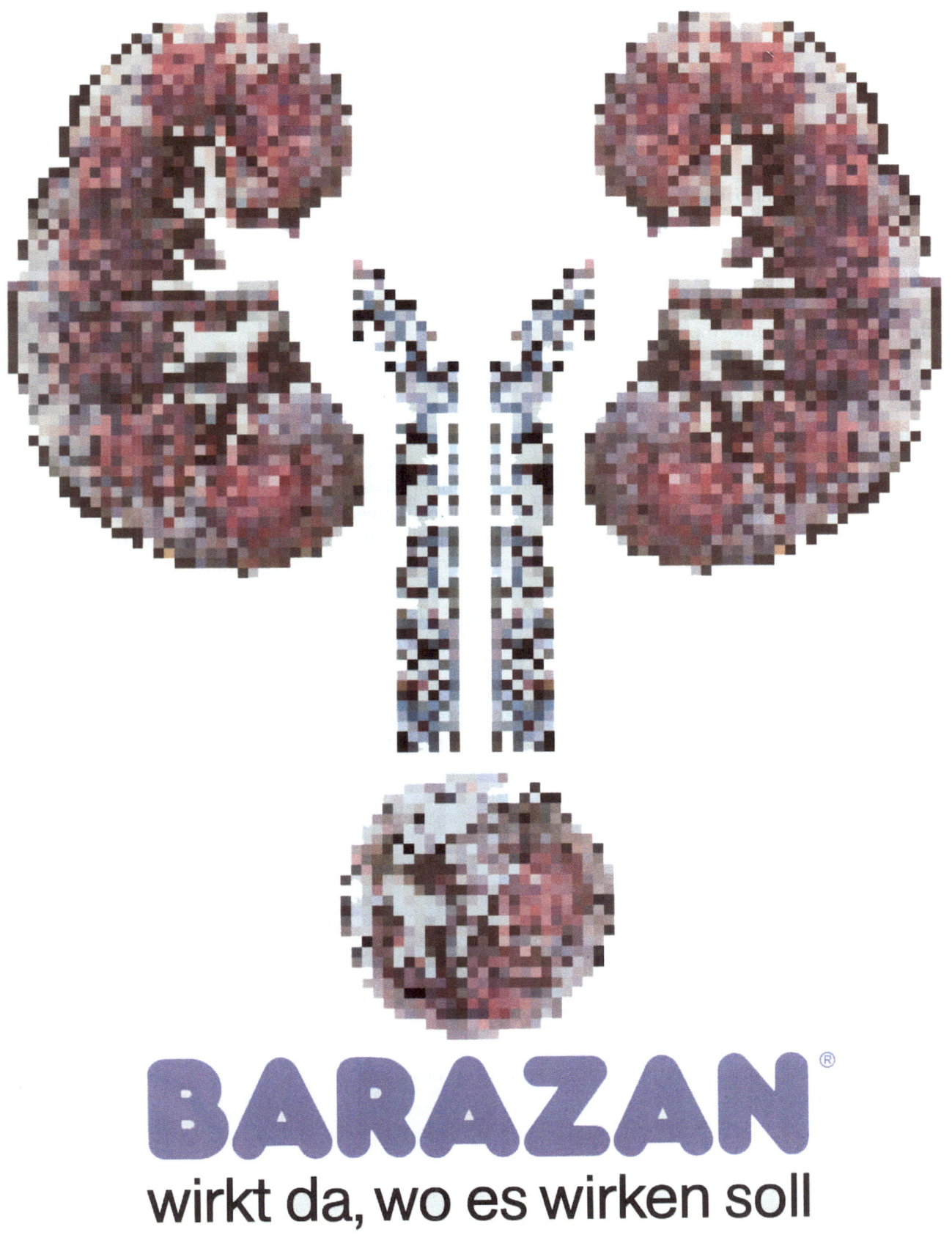

BARAZAN®
wirkt da, wo es wirken soll

Wirkstoff: Norfloxacin. **Zusammensetzung:** Jede Filmtablette enthält 400 mg Norfloxacin. **Anwendungsgebiete:** Bakterielle Infekte der ableitenden Harnwege (Nierengewebe, Nierenbecken, Harnblase) durch grampositive und gramnegative aerobe Keime oder durch mehrfach resistente Problemkeime. **Gegenanzeigen:** Überempfindlichkeit gegen Norfloxacin oder strukturell verwandte Chemotherapeutika. **Hinweise:** Kindern und Jugendlichen in der Wachstumsphase, Schwangeren und Stillenden soll BARAZAN® nicht verordnet werden, da keine Erfahrungen über die Sicherheit der Anwendung bei diesen Gruppen vorliegen und aufgrund von Tierversuchen Gelenkknorpelschädigungen beim noch nicht erwachsenen Organismus nicht völlig ausgeschlossen werden können. Bei Patienten mit bekannten Anfallsleiden sollte BARAZAN®, wie andere Chinolonderivate, mit Vorsicht verabreicht werden. Bei stark eingeschränkter Nierenfunktion sind Vor- und Nachteile des Einsatzes von BARAZAN® sorgfältig abzuwägen (s. auch Dosierung). **Nebenwirkungen:** Die Nebenwirkungsinzidenz liegt bei etwa 5%. Am häufigsten berichtet wurden leichte Magenbeschwerden, Bauchschmerzen, Appetitlosigkeit, Übelkeit, Erbrechen und Durchfall. Beobachtet wurden auch Kopfschmerzen, Schwindel, Benommenheit und leichtere Hautreaktionen; seltener Müdigkeit, Veränderungen der Stimmungslage und Parästhesien; vereinzelt Schlaflosigkeit, Schlafstörungen, visuelle Störungen, Nesselsucht (Urticaria), Überempfindlichkeitsreaktionen, Sehnenscheidenentzündung und/oder Gelenkbeschwerden, Ohrensausen, Depression, Angstgefühl, Nervosität, Reizbarkeit, Euphorie, Verwirrtheitszustände, Halluzinationen und vermehrter Tränenfluß. Seiten Leukopenie, Neutropenie, Eosinophilie, Erhöhung von SGOT, SGPT, der alkalischen Phosphatase, von Bilirubin, Serum-Harnstoff und von Serum-Kreatinin. **Hinweis:** Dieses Arzneimittel kann auch bei bestimmungsgemäßem Gebrauch das Reaktionsvermögen soweit verändern, daß die Fähigkeit zur aktiven Teilnahme am Straßenverkehr oder zum Bedienen von Maschinen beeinträchtigt wird. **Dosierung:** Erwachsene 2 x tgl. 1 Filmtabl. über 7 – 10 Tage; bei Frauen mit akuter unkomplizierter Cystitis über 3 Tage. Bei stark eingeschränkter Nierenfunktion (Kreatinin-Clearance < 30 ml/min) 1 Filmtablette pro Tag. **Handelsformen und Preise:** 10 Filmtabletten (OP) DM 34,80, 20 Filmtabletten (N1) DM 63,75, 50 Filmtabletten (N2) DM 143,70, Anstaltspackungen. Stand: 3/88
Weitere Informationen enthalten die wissenschaftliche Broschüre sowie die Fach- und Gebrauchsinformation, deren aufmerksame Durchsicht wir empfehlen.

Dieckmann
Ein Unternehmen der MSD-Gruppe

Dieckmann Arzneimittel GmbH, 8000 München 83

Das Harnsteinleiden

Ursachen – Diagnose – Therapie der Urolithiasis

Herausgeber: W. Vahlensieck
1987. 179 Abbildungen, 17 Farbtafeln.
XIII, 630 Seiten.
Broschiert DM 148,–. ISBN 3-540-16295-X

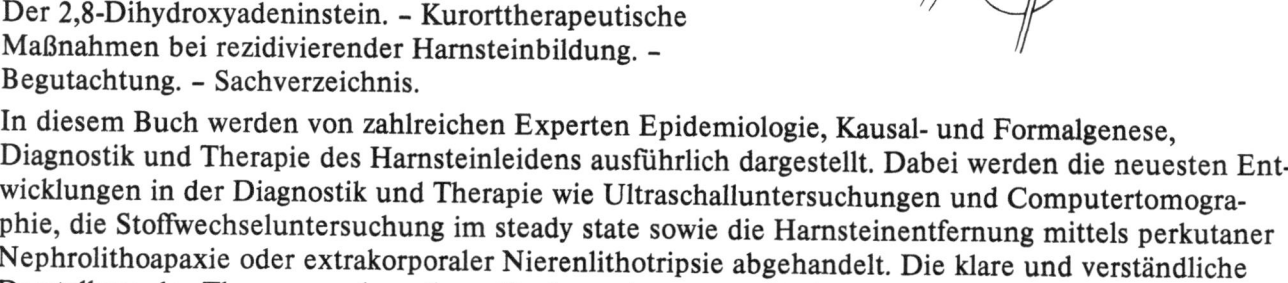

Inhaltsübersicht: Epidemiologie und Kausalfaktoren. – Formalgenese. – Diagnostik. – Harnsteinentfernung. – Der Kalziumoxalatstein. – Der Kalziumphosphatstein. – Der Harnsäurestein. – Der Zystinstein. – Der Xanthinstein. – Der 2,8-Dihydroxyadeninstein. – Kurorttherapeutische Maßnahmen bei rezidivierender Harnsteinbildung. – Begutachtung. – Sachverzeichnis.

In diesem Buch werden von zahlreichen Experten Epidemiologie, Kausal- und Formalgenese, Diagnostik und Therapie des Harnsteinleidens ausführlich dargestellt. Dabei werden die neuesten Entwicklungen in der Diagnostik und Therapie wie Ultraschalluntersuchungen und Computertomographie, die Stoffwechseluntersuchung im steady state sowie die Harnsteinentfernung mittels perkutaner Nephrolithoapaxie oder extrakorporaler Nierenlithotripsie abgehandelt. Die klare und verständliche Darstellung des Themas machen dieses Buch zu einem zuverlässigen Ratgeber für Urologen und Nephrologen.

I. Füsgen, Velbert; **W. Barth**, Hilden

Inkontinenzmanual

Diagnostik – Therapie – Wirtschaftlichkeit

Unter Mitarbeit von **O. Bartenstein, C. Bienstein, G. Langkau**
1987. 52 Abbildungen. IX, 133 Seiten.
Broschiert DM 40,–. ISBN 3-540-17068-5

Das Buch behandelt interdisziplinär Ursachen und Behandlung der Harninkontinenz. Besonderer Wert wurde auf eine praxisnahe Darstellung, ergänzt durch leichtverständliche Bildhinweise, gelegt, wobei die medizinischen Aspekte im Vordergrund stehen.
Das Buch will alle mit der Betreuung älterer Menschen Beschäftigten – sei es zuhause, im Altenheim oder in der Klinik – ermutigen, die Inkontinenz ihrer Patienten mit allen heute bekannten Möglichkeiten zu behandeln und die Betroffenen umfassend zu betreuen.

Preisänderungen vorbehalten.

Springer-Verlag
Berlin Heidelberg New York London Paris Tokyo

Heidelberger Platz 3, D-1000 Berlin 33 · 175 Fifth Ave., New York, NY 10010, USA
28, Lurke Street, Bedford MK40 3HU, England · 26, rue des Carmes, F-75005 Paris
37-3, Hongo 3-chome, Bunkyo-ku, Tokyo 113, Japan

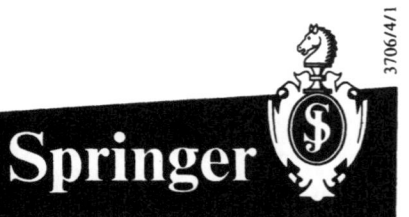

Jede Zyloric®-Verschreibung heute hilft Ihnen morgen weiter

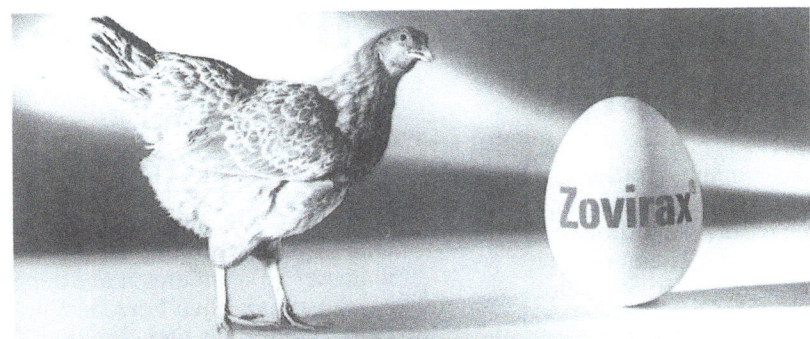
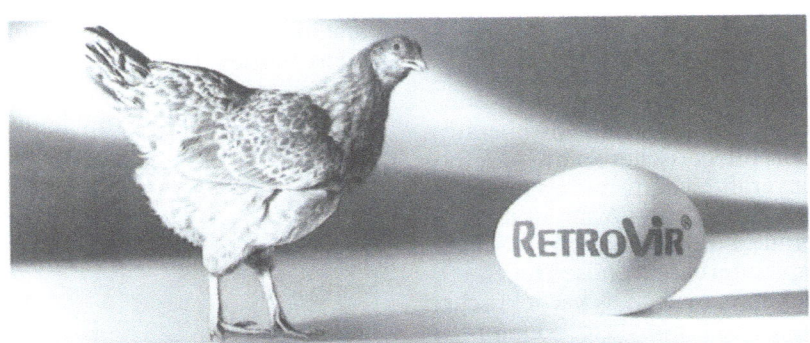
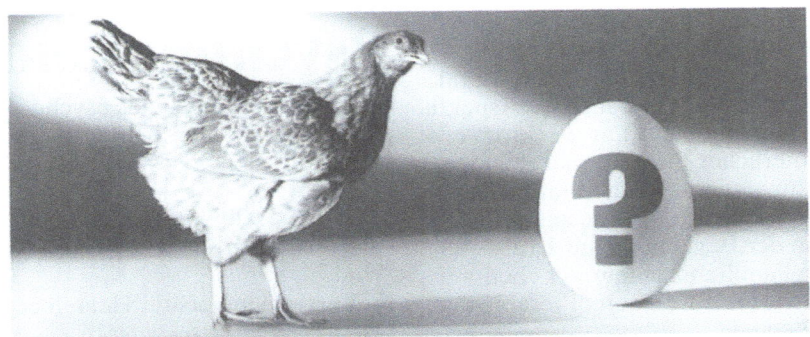

... denn an Forschung ist uns allen gelegen.

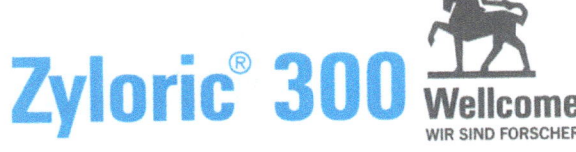

Zyloric® 300 Wellcome — WIR SIND FORSCHER

Zyloric®, Zyloric® 300, Zyloric® Granulat. Zusammensetzung: 1 Tabl. Zyloric®: 100 mg Allopurinol, 1 Tabl. Zyloric® 300: 300 mg Allopurinol, 1 g Granulat (= 1 Beutel): 300 mg Allopurinol. **Anwendungsgebiete:** Erhöhte Harnsäurewerte im Blut und/oder erhöhte Harnsäureausscheidung im Urin, auch bei starkem Zellzerfall, Strahlen- und Chemotherapie. Gicht, Verhütung und Auflösung von Harnsäuresteinen, Verhinderung der Bildung von Kalziumoxalatsteinen bei gleichzeitiger Hyperurikämie. **Gegenanzeigen:** Überempfindlichkeit gegen Allopurinol; Schwangerschaft und Stillperiode. **Nebenwirkungen:** Gelegentlich Hautausschläge. Selten Übelkeit, Erbrechen und Durchfall. Sehr selten generalisierte Überempfindlichkeitsreaktionen (z. B. exfoliative Hautausschläge, Lymphadenopathie, Arthralgie oder Eosinophilie).

Handelsformen und Preise: Zyloric® Tabletten zu 100 mg: 100 Tabletten (N 3) DM 53,01. Zyloric® 300 Tabletten zu 300 mg: 28 Tabletten (Kal.-Packung) DM 37,97; 50 Tabletten (N 2) DM 60,74; 84 Tabletten (Kal.-Packung) DM 94,56; 100 Tabletten (N 3) DM 103,50. Zyloric® Granulat Beutel zu 300 mg Allopurinol: 84 Beutel DM 94,56. AVP inkl. 14% MwSt.

Zovirax® Tabletten. Zusammensetzung: 1 Tablette: 200 mg Aciclovir. **Anwendungsgebiete:** Primärer und rezidivierender Herpes genitalis; Prophylaxe von Herpes simplex-Infektionen nach Organtransplantationen. **Gegenanzeigen:** Überempfindlichkeit gegen Aciclovir; Schwangerschaft; Patienten unter 16 Jahren, es sei denn zur Prophylaxe nach Organtransplantationen. Prophylaxe bei Patienten mit eingeschränkter Nierenfunktion und Anurie. **Nebenwirkungen:** Gelegentlich: Vorübergehende Hautrötung, Übelkeit, Erbrechen, Durchfall und Abdominalschmerz. Sehr selten: Reversible Bilirubin-, Leberenzym-, Serumharnstoff- und Kreatininanstiege, leichtes Absinken hämatologischer Parameter sowie Kopfschmerz, reversible neurologische Reaktionen und Müdigkeit.

Handelsform und Preis: 25 Tabletten Zovirax® DM 115,78. AVP inkl. 14% MwSt.

Retrovir® 100 mg. Zusammensetzung: 1 Kapsel: 100 mg Zidovudin. **Anwendungsgebiete:** Schwere Manifestationen von HIV-Infektionen bei Patienten mit erworbener Immunschwäche (AIDS) oder AIDS-related complex (ARC). **Gegenanzeigen:** Überempfindlichkeit gegen Zidovudin, neutrophile Granulocyten von weniger als 750/µl, Hämoglobin unter 7,5 g/dl. In der Schwangerschaft nur unter sorgfältiger Abwägung des Nutzens und möglicher Risiken. Stillzeit. Frauen sollten während der Behandlung mit Retrovir nicht schwanger werden, Männer sollten während und bis zu 6 Monaten nach der Behandlung keine Kinder zeugen. Kinder und ältere Patienten sowie Patienten mit Leber- und/oder Niereninsuffizienz sollten Retrovir® nicht einnehmen. **Nebenwirkungen:** Anämie (meistens 6 Wochen nach Behandlungsbeginn, oftmals Bluttransfusionen erforderlich), Neutropenie (meistens nach 4 Wochen), Leukopenie treten häufig auf. Weitere Nebenwirkungen: Übelkeit, Kopfschmerzen, Fieber, Muskelschmerzen, Mißempfindungen wie Kribbeln oder Taubheitsgefühl, Erbrechen, Schlaflosigkeit, Appetitlosigkeit.

Handelsform und Preis: 100 Kapseln zu 100 mg DM 499,62. AVP inkl. 14% MwSt. Stand: Jan. '88.   Deutsche Wellcome GmbH · 3006 Burgwedel-Großburgwedel.

Krebspatienten brauchen Ihre besondere Aufmerksamkeit

A. Glaus, H.-J. Senn, St. Gallen (Hrsg.)

Unterstützende Pflege bei Krebspatienten

Unter Mitarbeit von I. Bachmann-Mettler, C. Bienstein, B. Dicks, D. R. Escudier, H. Gall, M. Hahn, H. Hilty, A. Horner, J. Johnson, J. Kiser, Ø. Nordbø, A. Sbanotto, M. Schmid-Naville, H. Schmitt, H.Schmucker, W. O. Seiler, R. Tiffany, V. Ventafridda

1988. 7 Abbildungen, 18 Tabellen. X, 102 Seiten. Broschiert DM 39,50. ISBN 3-540-17151-7

Inhaltsübersicht: Probleme von Krebspatienten – aus der Sicht der Sozialarbeit. – Das prä- und postoperative Aufklärungsgespräch aus pflegerischer Sicht. – Methoden der Medikamentenverabreichung mittels tragbarer Pumpen bei ambulanten Patienten. – Wann ist der Einsatz der Skalphypothermie wirklich sinnvoll? – Schätzen Krebspatienten implantierbare, venöse Dauerkathetersysteme? – Dekubitusrisiko des kachektischen Krebspatienten: Ursache und Prophylaxe. – Unterstützung des krebskranken Kindes und seiner Familie. – Pflege des Sterbenden zu Hause – aus der Sicht einer Krankenschwester. – Schmerzbehandlung bei Krebspatienten: die Rolle des Pflegepersonals. – Parenterale Ernährung in der Heimpflege. – Rehabilitative Aspekte in der Pflege von Patienten mit einer Laryngektomie. – Ein Programm kontinuierlicher Pflege bei sterbenden Krebspatienten mit Schmerzen. – Rehabilitation der brustoperierten Frau. – Ich pflege – Wege aus der Hilflosigkeit. – Seelsorge in der Begegnung mit Krebskranken. – Krebs – ein Familienproblem. – Lebensqualität für Patienten, welche eine Chemotherapie und Hormontherapie erhalten.

P. Möhring, Universität Gießen (Hrsg.)

Mit Krebs leben

Maligne Erkrankungen aus therapeutischer und persönlicher Perspektive

1987. 7 Abbildungen, 8 Tabellen. VII, 116 Seiten. Broschiert DM 39,–. ISBN 3-540-18331-0

Das Buch beschreibt die psychosoziale Problematik maligner Erkrankungen aus der Sicht des Arztes, des psychosomatischen Forschers und des Patienten. Durch subjektive und objektive Beschreibung des „Erlebnisses Krebs" aus unterschiedlicher Sicht soll das Verständnis zwischen Therapeuten und Patienten gefördert werden. Das Problem Krebs wird als vielfältiger Themenkreis beschrieben, so z.B. Krebs und Angst, Angst und Behandlungsmethode, psychosomatisch-onkologische Zusammenarbeit, Krebs-Selbsthilfe. Darüber hinaus vermittelt das Buch neben kritischen Anmerkungen zum Krebsproblem und zur psychosomatisch-onkologischen Diskussion neue wissenschaftliche Erkenntnisse zur Langzeit-Krankheitsverarbeitung.

H. Becker, Universität Heidelberg

Psychoonkologie

Krebserkrankungen aus psychosomatisch-psychoanalytischer Sicht unter besonderer Berücksichtigung des Mammakarzinoms

1986. 12 Abbildungen, 27 Tabellen. XI, 195 Seiten. Broschiert DM 58,–. ISBN 3-540-13511-1

R. Verres, Universität Heidelberg

Krebs und Angst

Subjektive Theorien von Laien über Entstehung, Vorsorge, Früherkennung, Behandlung und die psychosozialen Folgen von Krebserkrankungen

Unter Mitarbeit von S. Schilling, H. Faller, U. Michel, R. Daniel, A. Völcker

Geleitwort von T. v. Uexküll

1986. 12 Abbildungen, 15 Tabellen. XXVII, 397 Seiten. Broschiert DM 98,–. ISBN 3-540-16519-3

Preisänderungen vorbehalten.

Springer-Verlag
Berlin Heidelberg New York London Paris Tokyo
Heidelberger Platz 3, D-1000 Berlin 33 · 175 Fifth Ave., New York, NY 10010, USA
28, Lurke Street, Bedford MK40 3HU, England · 26, rue des Carmes, F-75005 Paris
37-3, Hongo 3-chome, Bunkyo-ku, Tokyo 113, Japan

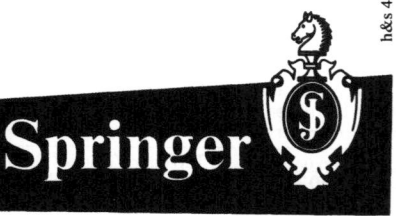

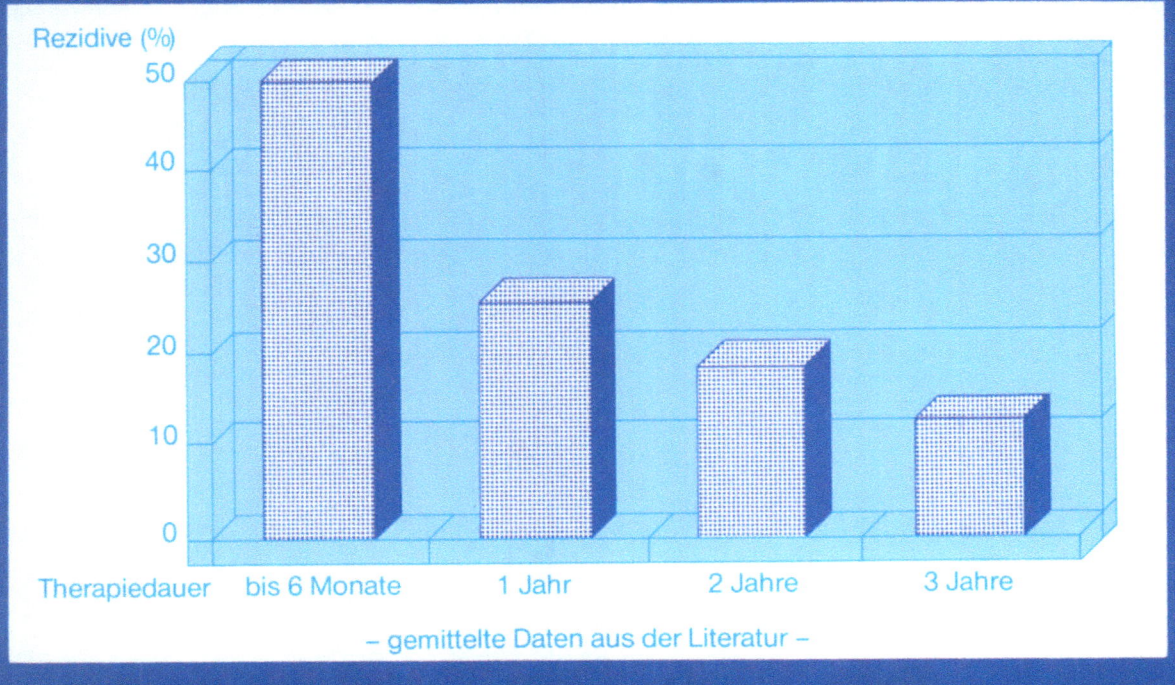

darum:

MITOMYCIN 20 mg

zur **Langzeit**-Rezidivprophylaxe
oberflächlicher Harnblasen-Karzinome

alle 14 Tage	im 1. Jahr
alle 4 Wochen	im 2. Jahr
alle 3 Monate	im 3. Jahr

Zusammensetzung: Eine Durchstichflasche Mitomycin 2/10/20 medac enthält 50 mg/250 mg/500 mg Trockensubstanz mit 2 mg/10 mg/20 mg Mitomycin. **Anwendungsgebiete:** Blasentumoren, Magen-, Bronchial-, Pankreas-, Colon-, Rectum-, Mamma-, Leberzell-, Zervix-, Ösophaguskarzinom, Malignome im Kopf-Halsbereich, chronisch-myeloische Leukämie, Osteosarkom. **Gegenanzeigen:** Verminderte Knochenmarksfunktionen (Leukopenie, Thrombopenie, Blutungsneigung (hämorrhagische Diathese), Leber- und Nierenschäden, schlechter Allgemeinzustand, erwiesene Überempfindlichkeit gegen Mitomycin, bestehende Blasenentzündungen vor einer intravesikalen Anwendung. Patienten im geschlechtsreifen Alter sollten während und bis zu drei Monaten nach Beendigung der Chemotherapie kontrazeptive Maßnahmen ergreifen bzw. sexuelle Abstinenz einhalten. **Nebenwirkungen:** Verminderung der weißen Blutkörperchen (Leukopenie), der Blutplättchen (Thrombopenie) und Blutungsneigung (Hämorrhagie). Diese Nebenwirkungen treten bei täglicher Gabe über mehrere Tage häufiger auf als bei einer intermittierenden Anwendung. Leber- und Nierenschäden treten selten auf, ebenso Übelkeit, Erbrechen und Appetitlosigkeit, gelegentlich Haarschwund. Nach intravesikaler Anwendung Blasenentzündung (Zystitis), Beschwerden beim Harnlassen, Hautveränderungen (Exantheme), Allergie. **Wechselwirkungen:** Durch zusätzliche Verabreichung myelosuppressiv wirksamer Arzneistoffe wird die Knochenmarkstoxizität verstärkt. Werden Vinca-Alkaloide zusammen mit Mitomycin verabreicht, kann es zu Bronchospasmen und Dyspnoe kommen.

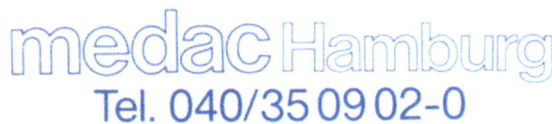

Tel. 040/35 09 02-0

Wissenschaftliche Bücher und Zeitschriften

Medizin
Biologie · Mathematik
Technik · Informatik
Chemie · Geowissen-
schaften · Physik · Wirt-
schaft · Recht · Psycho-
logie · Philosophie

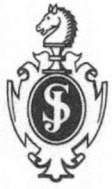

Springer

Springer-Verlag
Berlin Heidelberg New York
London Paris Tokyo

H. Melchior, Kassel (Hrsg.)

Fibrinklebung in der Urologie

1985. 126 Abbildungen, 8 Tabellen.
X, 87 Seiten. Broschiert DM 56,–.
ISBN 3-540-15896-0

Heute ist die Fibrinklebung zur lokalen Hämostase und zur Wundversorgung in vielen operativen Disziplinen zu einem Routineverfahren geworden und hat zu überraschend guten Heilungsergebnissen geführt.

Das vorliegende Buch enthält die Beiträge eines Symposiums, das sich mit Indikation, Technik und den Ergebnissen dieser Methode aufgrund experimenteller und klinischer Untersuchungen an Nieren, ableitenden Harnwegen und äußerem Genitale beschäftigte.

Die mitgeteilten Ergebnisse berechtigen zu der Hoffnung, daß die Fibrinklebung die Ergebnisse urologischer Operationen weiter verbessern wird, speziell bei der Versorgung operativer oder traumatischer Nephrotomien sowie bei plastisch-rekonstruktiven Eingriffen am äußeren Genitale.

Springer-Verlag
Berlin Heidelberg New York London Paris Tokyo
Heidelberger Platz 3, D-1000 Berlin 33 · 175 Fifth Ave., New York, NY 10010, USA
28, Lurke Street, Bedford MK40 3HU, England · 26, rue des Carmes, F-75005 Paris
37-3, Hongo 3-chome, Bunkyo-ku, Tokyo 113, Japan · Room 1603, Citicorp Centre,
18 Whitfield Road, Causeway Bay, Hong Kong

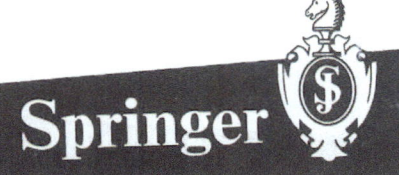

PROSTAMED®

Prostatasyndrom mit Harnverhaltung, Miktionsbeschwerden und Restharn, Reizblase, auch bei Frauen

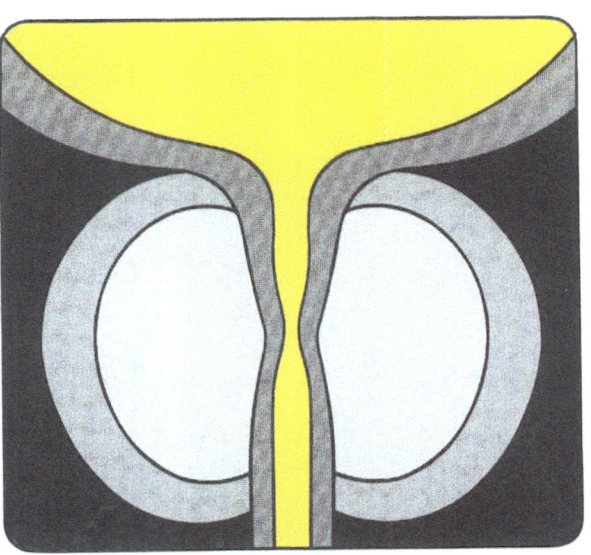

Zusammensetzung: 1 Tablette Prostamed enthält: Kürbisglobulin 0,1 g, Kürbismehl 0,2 g, Kakao 0,05 g, Extr. fl. Herb. Solidag. 0,04 g, Extr. fl. Fol. Popul. trem. 0,06 g, Sacch. lact. ad. 0,5 g.
Anwendungsgebiete: Prostata-Adenom Stadium I und beginnendes Stadium II mit Miktionsbeschwerden, Reizblase.
Dosierung: 3 x täglich 2–4 Tabletten einnehmen.
Handelsformen und Preise (incl. MwSt.):

60 Stück DM 8,97
120 Stück DM 15,48
360 Stück DM 36,98

 Dr. Gustav Klein, Arzneipflanzenforschung, 7615 Zell-Harmersbach/Schwarzwald

P. Abrams, R. Feneley, M. Torrens

Urodynamik für Klinik und Praxis

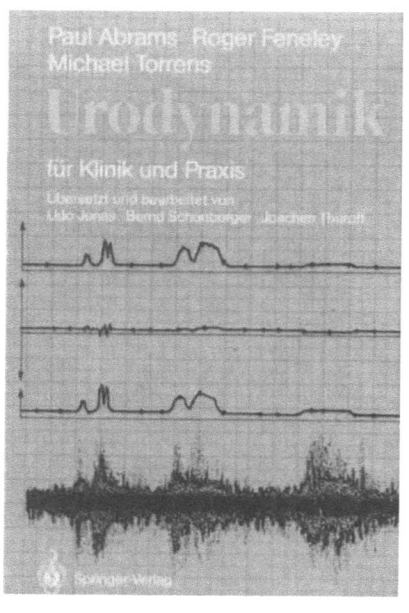

Übersetzt und bearbeitet von
U. Jonas, B. Schönberger, J. Thüroff

1987. 98 Abbildungen. X, 306 Seiten.
Gebunden DM 168,–. ISBN 3-540-17065-0

Inhalt: Voruntersuchung des Patienten. Urodynamische Untersuchungen. – Interpretation urodynamischer Befunde. – Klinischer Wert urodynamischer Untersuchungen. Neue Entwicklungen in der Urodyamik. Berichte der International Continence Society (ICS). Planung neuer urodynamischer Meßplätze. Ausführliche urodynamische Literaturübersicht der Jahre 1980–1985.

Dieses Buch bringt eine kompakte Beschreibung der urodynamischen Untersuchungsmethoden, wie sie in einem spezifischen urodynamischen Zentrum entwickelt wurden. Es spiegelt die langjährige Erfahrung und die Lehrmeinungen der Autoren wider. Die deutsche Neubearbeitung berücksicht die notwendige Aktualisierung und Anpassung an die in Deutschland entwickelten und standardisierten Untersuchungstechniken. Das Buch soll Urologen, Gynäkologen, Pädiater und Neurologen ansprechen und ist als Basis und Nachschlagewerk für den urodynamisch interessierten Mediziner gedacht.

Springer-Verlag
Berlin Heidelberg New York
London Paris Tokyo
Heidelberger Platz 3, D-1000 Berlin 33 · 175 Fifth Ave.,
New York, NY 10010, USA · 28, Lurke Street, Bedford
MK40 3HU, England · 26, rue des Carmes, F-75005 Paris
37-3, Hongo 3-chome, Bunkyo-ku, Tokyo 113, Japan

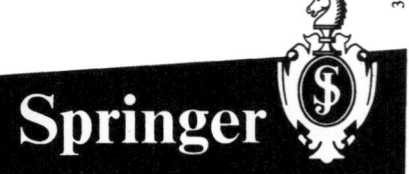

Dridase®

Gesteuerte Kontinenz

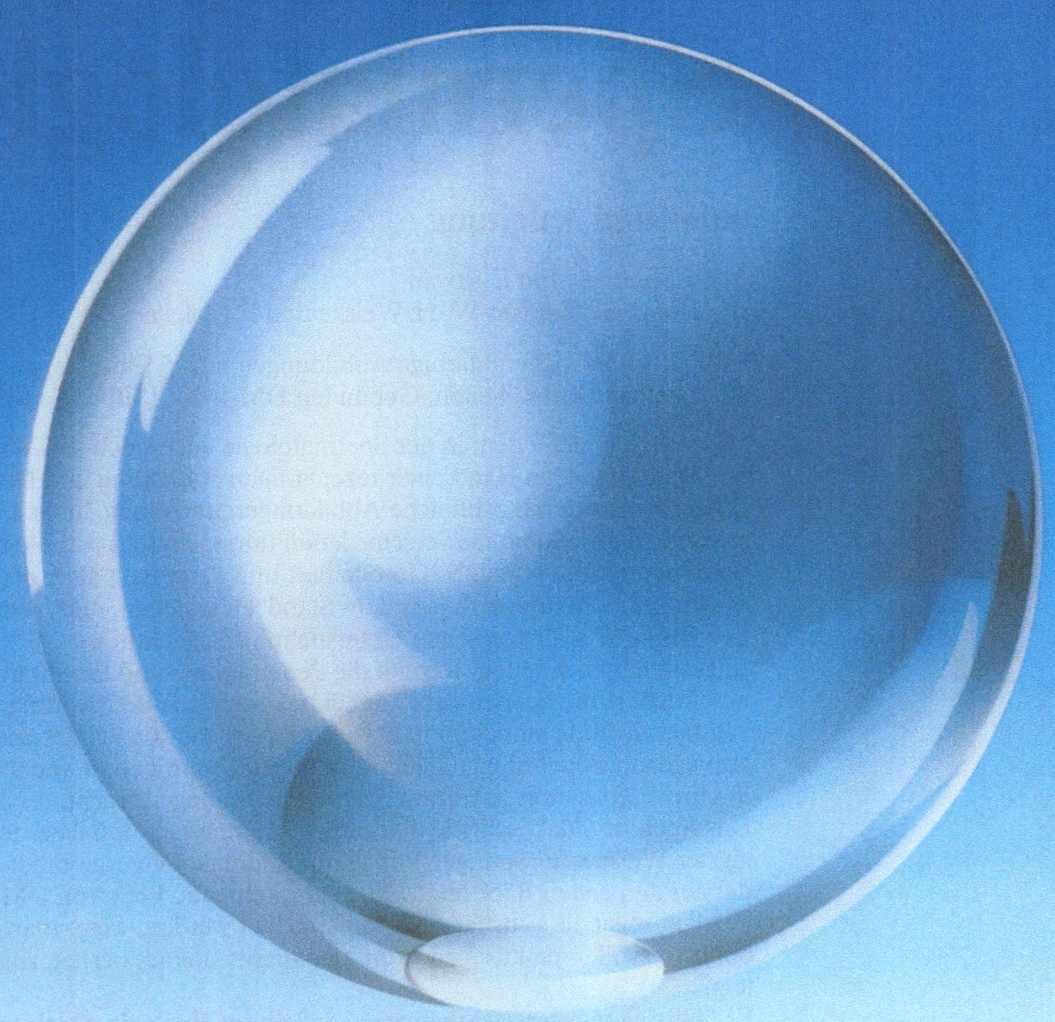

bei
- Dranginkontinenz
- Reflexinkontinenz
- Pollakisurie
- Nykturie
- Enuresis

Dridase® Wirkstoff: Oxybutyninhydrochlorid **Zusammensetzung:** 1 Tablette enthält 5 mg Oxybutyninhydrochlorid. **Anwendungsbeispiele:** Zur symptomatischen Behandlung der Hyperaktivität des Detrusors (Überfunktion des Harnblasenmuskels), die sich äußert in häufigem Harndrang (Pollakisurie), vermehrtem nächtlichen Wasserlassen (Nykturie), zwingendem (imperativem) Harndrang, unfreiwilligem Harnverlust mit oder ohne Harndrang (Inkontinenz). **Gegenanzeigen:** Pollakisurie oder Nykturie infolge Herzinsuffizienz oder Niereninsuffizienz, subvesikale organische Harnabflußstörungen (z. B. Prostatahyperplasie, Harnröhrenstriktur), Verengungen (Stenosen) im Bereich der übrigen Harnwege und des Magen-Darm-Kanals, Engwinkelglaukom (Grüner Star), schneller unregelmäßiger Herzschlag (Tachyarrhythmie), schwere Dickdarmerweiterung (Megacolon), schwere arteriosklerotische Veränderungen der Hirngefäße (Zerebralsklerose), Darmverschluß, entzündliche Erkrankungszeichen im Übergangsbereich Speiseröhre-Magen aufgrund von Rückfluß aus dem Magen (Hiatushernie mit Refluxösophagitis), schwere Muskelschwäche (Myasthenia gravis), entzündliche Dickdarmgeschwüre. Kinder unter 5 Jahren sind von der Behandlung auszunehmen. Die Schwangerschaft bis mindestens zur 20. Woche stellt eine absolute Kontraindikation dar. **Nebenwirkungen:** Gelegentlich können auftreten: Mundtrockenheit, Abnahme der Schweißdrüsensekretion (Wärmestau), Hautrötung, verschwommenes Sehen (Akkommodationsstörungen), Glaukomauslösung (Engwinkelglaukom), beschleunigte Herzfrequenz (Tachykardie), Beschwerden beim Wasserlassen (Miktionsbeschwerden), Müdigkeit, Herzklopfen, Schwindel, Übelkeit, Rash. **Wechselwirkungen mit anderen Mitteln:** Die anticholinerge Wirkung von Dridase® wird verstärkt durch Amantadin, Chinidin, trizyklische Antidepressiva, Atropin und verwandte Verbindungen. **Dosierungsanleitung und Art der Anwendung:** Soweit nicht anders verordnet, nehmen Erwachsene 2–3mal täglich 1 Tablette, Kinder (über 5 Jahre) 2mal täglich 1 Tablette unzerkaut und mit ausreichender Flüssigkeit ein. Die empfohlene Tageshöchstdosis beträgt für Erwachsene 4 Tabletten und für Kinder 3 Tabletten. **Darreichungsform und Packungsgrößen:** Packungen mit 20 Tabletten (N1) DM 33,25; 50 Tabletten (N2) DM 70,65; 100 Tabletten (N3) DM 120,20. Pharmacia Arzneimittel GmbH, Siemensstraße 9–11, 4030 Ratingen 4.

Stand 1/88. **Pharmacia** Arzneimittel

Die Basis der andrologischen Untersuchung

G. Ludwig, J. Frick

Praxis der Spermatologie

Atlas und Anleitung

unter Mitarbeit von E. Rovan
mit einem Beitrag von W.-H. Weiske und F. Maleika

1987. 101 überwiegend farbige Abbildungen in 215 Einzeldarstellungen, 15 Tabellen. IX, 162 Seiten. Gebunden DM 160,-. ISBN 3-540-17771-X

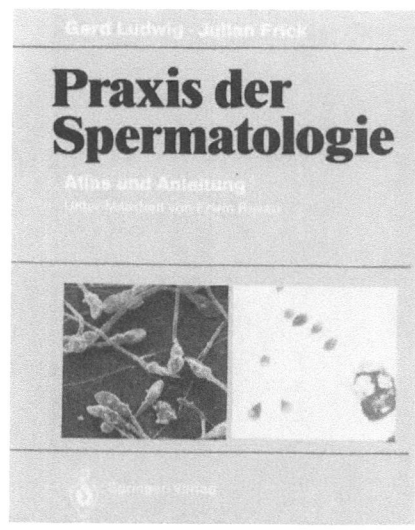

„Das Buch bietet jedem in der Spermatologie auch noch so Unerfahrenen die Möglichkeit, an Hand einer rezeptartigen Auflistung und Darstellung, dokumentiert durch zahlreiche Abbildungen und einen äußerst umfangreichen Atlas, in dem die verschiedenen normalen und pathologischen Spermienformen vorzüglich fotografiert und dargestellt sind, ein Spermiogramm – sozusagen – ‚aus dem Stand‘ zu erstellen, und ist damit die Basis der andrologischen Untersuchung schlechthin.
In gesonderten Kapiteln werden die Penetrations- und Fertilisationstests beschrieben, die bei der intra- und extrakorporalen Befruchtung eine zentrale Stellung einnehmen. Das Werk wird damit auch der enorm gestiegenen Bedeutung, die der homologen Insemination und auch der in-vitro-Fertilisation zukommt, in vollem Umfange gerecht.
Das Buch ist didaktisch wie optisch ein Meisterwerk und da es in großzügigster Weise vom Springer-Verlag mit Bildmaterial ausgestattet ist, muß der auf den ersten Blick relativ hoch erscheinende Preis von DM 160,- letztlich sogar als günstige Offerte betrachtet werden, wenn man den eindrucksvollen praktischen Wert, den dieses Buches besitzt, zugrunde legt.
Es läßt sich unschwer vorhersagen, daß dieses Buch ein absolutes MUSS für jeden Arzt ist, der sich mit andrologischen Untersuchungstechniken befaßt, ganz gleich, ob es sich um einen Urologen, Gynäkologen, endokrinologisch und immunologisch ausgerichteten Internisten, interessierten Allgemein- oder Laborarzt oder einen Dermatologen handelt.
Dieses Buch, das sich selbst als Atlas und Anleitung versteht, wird seinem Anspruch in idealer Weise gerecht. Im Interesse einer optimalen Abschätzung der Fertilitätschancen unserer Patienten muß man dieses Buch als Standard-Werk auf höchster Ebene und richtungsgebenden Gradmesser ansehen."

R. Hautmann, *Der Urologe A*

Springer-Verlag
Berlin Heidelberg New York
London Paris Tokyo

Heidelberger Platz 3, D-1000 Berlin 33 · 175 Fifth Ave., New York, NY 10010, USA · 28, Lurke Street, Bedford MK40 3HU, England · 26, rue des Carmes, F-75005 Paris 37-3, Hongo 3-chome, Bunkyo-ku, Tokyo 113, Japan

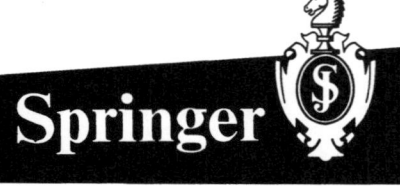

kostensenkende Marken-Präparate

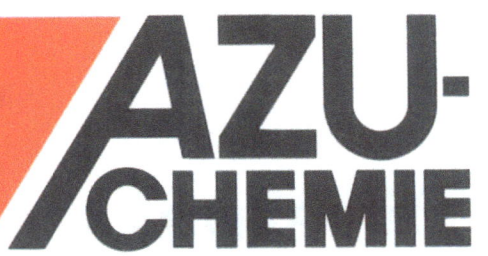

Fortschritt bei Prostata-Adenom

Azuprostat®

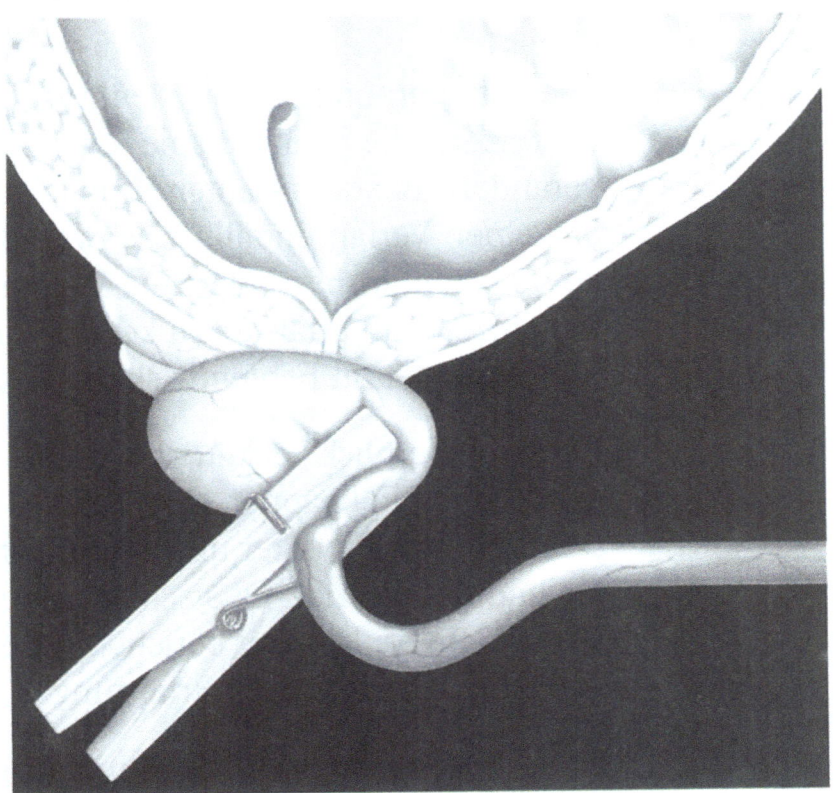

Die überlegen dosierte β-Sitosterin-Kapsel

65 mg β-Sitosterin + α-Tocopherolacetat + Retinolpalmitat + Echinacea purpurea

Zusammensetzung: 1 Kapsel enth.: β-Sitosterin 65 mg, Retinolpalmitat 6500 I.E., α-Tocopherolacetat 12 mg, Extr. Rad. Echinaceae purpur. sicc. 4,5 mg. **Ind.:** Prostatisches Syndrom (Prostata-Adenom), Miktionsbeschwerden, Blasenfunktionsstörungen, chronische Entzündungen der Blasenschleimhaut. **Kontraind.:** Sind nicht bekannt. **Wechselw.:** Bei Zusatztherapie mit hochdosiertem Vitamin A ist dessen Dosis gegebenenfalls zu reduzieren. **Dos.:** initial 3 x 2 Kapseln täglich, später 2 x 1 Kapsel täglich. **Preise:** 50 Kaps. (N 2) DM 23,70, 100 Kaps. (N 3) DM 39,80.

Azupharma, 7016 Gerlingen

M. Ziegler, Universität Homburg (Hrsg.)

Die extrakorporale und laserinduzierte Stoßwellenlithotripsie bei Harn- und Gallensteinen

Grundlagen – Anwendung – Klinik

1987. 73 Abbildungen. XII, 84 Seiten.
Broschiert DM 58,–. ISBN 3-540-17960-7

Die extrakorporale Stoßwellenlithotripsie hat in kurzer Zeit die Steintherapie revolutionierend verändert. Bei der rasanten Entwicklung der einzelnen Verfahren fällt es schwer, den Überblick zu behalten, insbesondere die Vor- und Nachteile der einzelnen Verfahren zu kennen und abzuwägen, um Doppel- und Fehlentwicklungen zu vermeiden.

Diesen Überblick vermittelt erstmals das vorliegende Buch in knapper, alle Aspekte zusammenfassender Form: Physiker und Techniker stellen kurz die hauptsächlich in Deutschland entwickelten Verfahren vor; Kliniker berichten über die bisher vorliegenden klinischen Erfahrungen.

Über den Kreis der Urologen hinaus gibt das Buch jedem interessierten Arzt eine Bestandsaufnahme über Prinzipien, Technologien, klinische Ergebnisse und Möglichkeiten der derzeitigen Verfahren zum Wohle seiner Patienten.

Springer-Verlag
Berlin Heidelberg New York
London Paris Tokyo

Heidelberger Platz 3, D-1000 Berlin 33 · 175 Fifth Ave., New York, NY 10010, USA · 28, Lurke Street, Bedford MK40 3HU, England · 26, rue des Carmes, F-75005 Paris 37-3, Hongo 3-chome, Bunkyo-ku, Tokyo 113, Japan Room 1603, Citicorp Centre, 18 Whitfield Road, Causeway Bay, Hong Kong

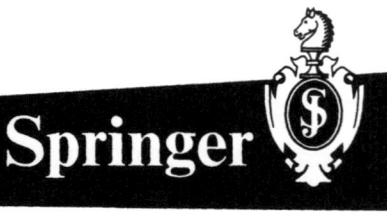

Es gibt Lithotripter, die kommen direkt vom Erfinder.

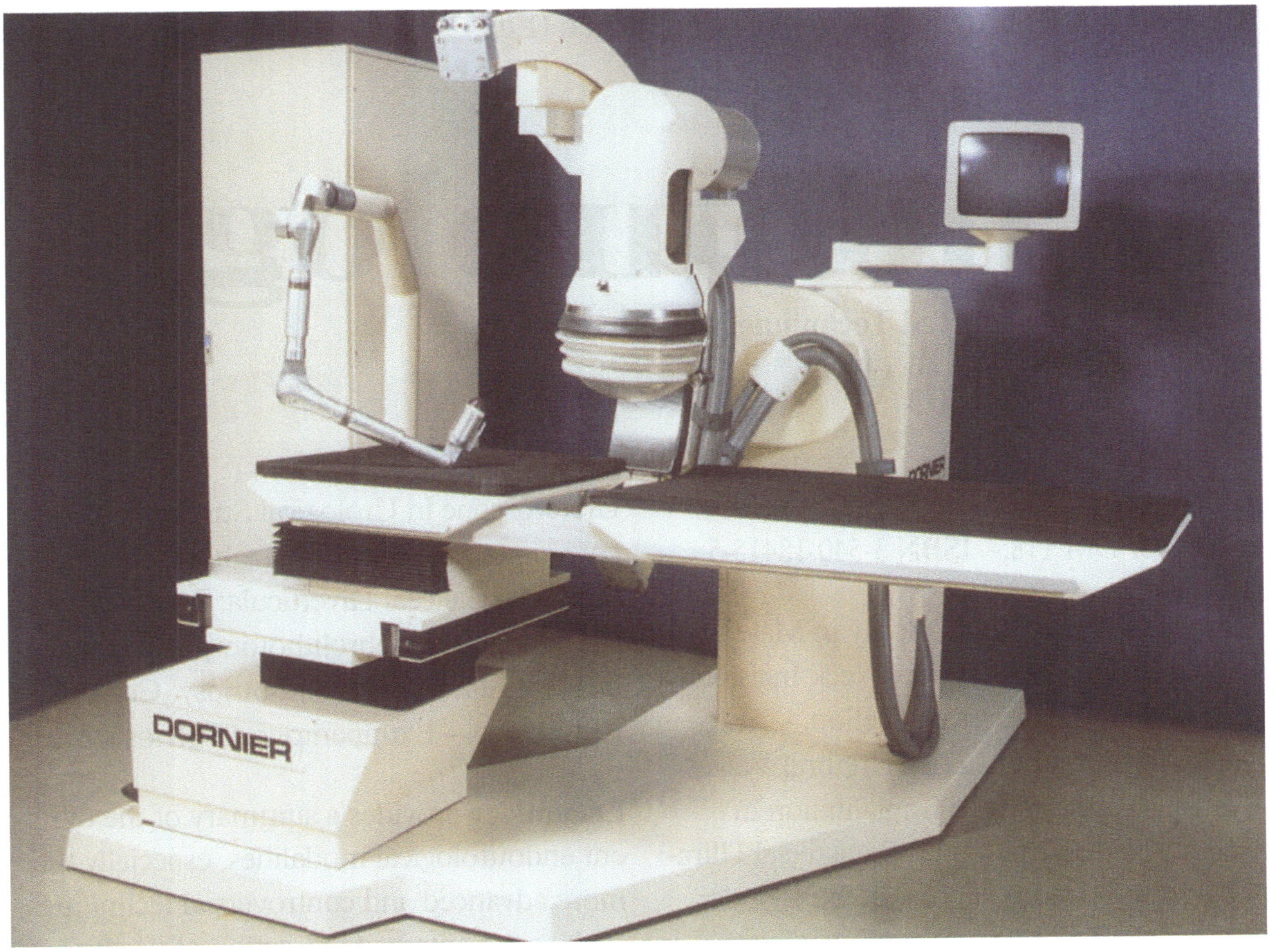

Es macht uns schon ein wenig stolz, daß DORNIER als Erfinder der Lithotripter weltweit bisher 500.000 Menschen von einem schmerzhaften Steinleiden befreien konnte.

Und es macht uns Mut, den einmal beschrittenen Weg zu einer humanen Steintherapie weiterzugehen. Ein Ergebnis dieser Entwicklung ist das neueste DORNIER Modell.

Dieser Lithotripter ist das erste speziell für die Behandlung von Gallensteinen konzipierte Gerät und bietet neueste therapiegerechte Lösungen. Zum Beispiel das Ortungssystem: Mit der doppelten Ultraschallortung kann der Gallenstein eindeutig lokalisiert und seine Zertrümmerung auch während der Behandlung kontrolliert werden. Oder die Variabilität der Patientenpositionierung: Sie ermöglicht die Behandlung wahlweise in Rücken-, Bauch- oder Seitenlage. Zusätzlich ermöglicht die schwenkbare therapeutische Einheit die Ankopplung der Stoßwelle aus jeder geforderten Richtung.

Der computergestützte Ablauf gewährleistet anaesthesiefrei sichere Behandlung. In diesem neuen DORNIER Lithotripter wurde eine Vielzahl solcher innovativen Lösungen praxisnah realisiert, um auch in der Gallensteintherapie das Skalpell erfolgreich zu ersetzen.

DORNIER Medizintechnik GmbH
P.O. Box 1128
D-8034 Germering 1

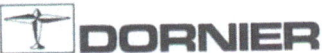

U. Jonas, University of Hannover
N. F. Dabhoiwala, University of Amsterdam;
F. M. J. Debruyne, University of Nijmegen (Eds.)

Endourology
New and Approved Techniques

1988. 99 figures, 22 tables. XII, 162 pages. Hard cover DM 118,-. ISBN 3-540-18415-5

Contents: Internal Urethrotomy in Male Urethral Strictures. – Bladder Neck Incision in the Male. – Endourethral Teflon. – Antegrade Resection of Posterior Urethral Valves. – Transperineal ^{125}I Seed Implantation in Prostatic Cancer Guided by Transrectal Ultrasonography. – Endoscanning of the Bladder and Prostate. – Surgical Aspects of Transurethral Resection of Superficial Bladder Tumors. – Electrohydraulic Lithotripsy of Bladder Stones. – TUR Using the Spoonloop Resectoscope. – Flexible Endoscopy of the Upper and Lower Urinary Tract. – Endoscopic Correction of Vesicoureteric Reflux Using Subureteric Teflon Injection – the Sting. – Ureterorenoscopy. – Role of the Ureteroscope in Urological Surgery. – Percutaneous Treatment of Staghorn Calculi – Stones in Caliceal Diverticula: Removal by Percutaneous Nephrolithotomy. – Percutaneous Coagulum Nephrolithotripsy: Clinical Experience. – Extraperitoneal Pelvioscopy.

Edourology provides a summary of the different endourological modalities, especially the more advanced and controversial techniques, such as the antegrade resection of urethral valves, the transperineal ^{125}I seed implantation, the spoonloop resectoscope, flexible endoscopy, teflon injection to correct vesicoureteral reflux, stone manipulation in calyceal diverticula, as well as the extraperitoneal pelvioscopy. These techniques are supported by descriptions of the standard urologic and endoscopic procedures.

Springer-Verlag Berlin Heidelberg New York London Paris Tokyo
Heidelberger Platz 3, D-1000 Berlin 33 · 175 Fifth Ave., New York, NY 10010, USA · 28, Lurke Street, Bedford MK40 3HU, England · 26, rue des Carmes, F-75005 Paris · 37-3, Hongo 3-chome, Bunkyo-ku, Tokyo 113, Japan Room 1603, Citicorp Centre, 18 Whitfield Road, Causeway Bay, Hong Kong

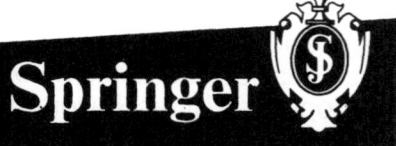

Cysto-Urethro-Fiberskop für Klinik und Praxis.

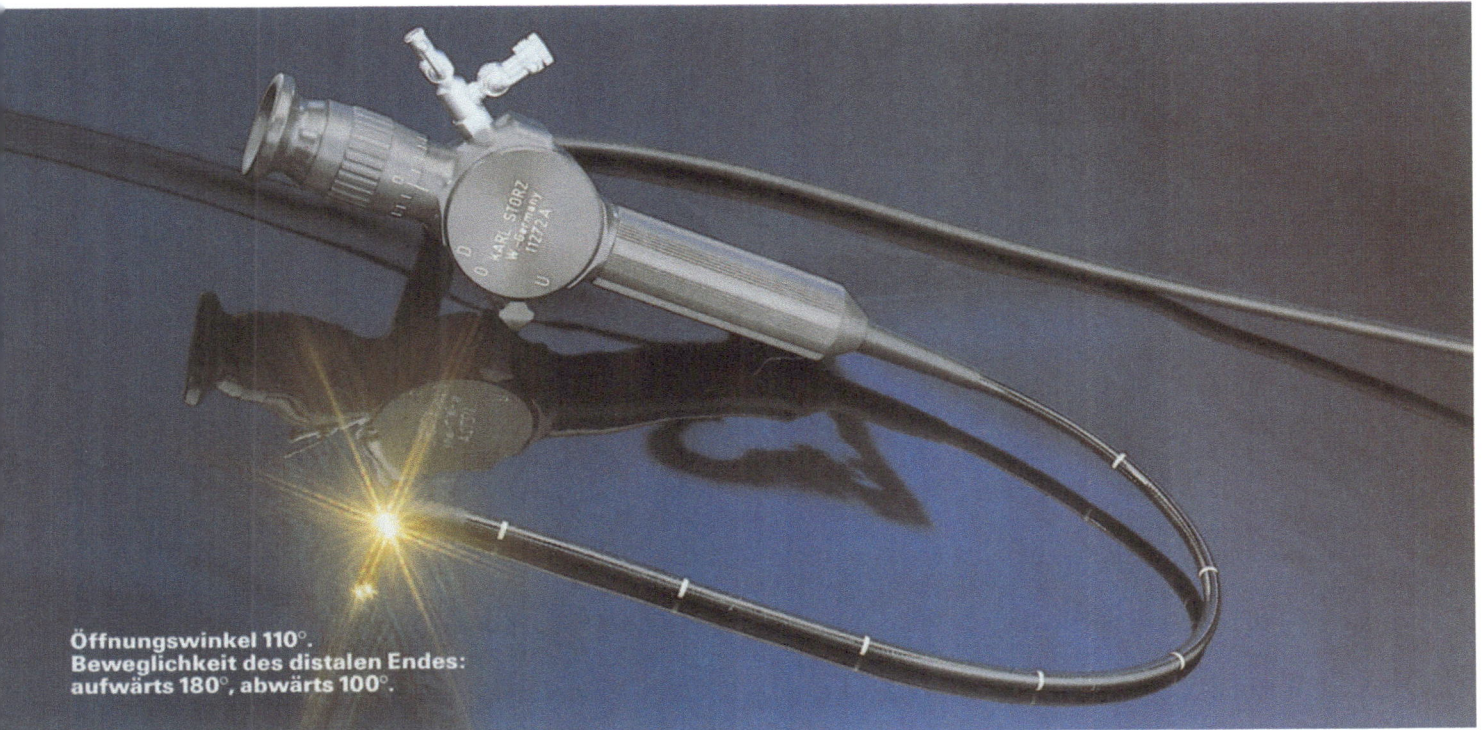

Öffnungswinkel 110°.
Beweglichkeit des distalen Endes:
aufwärts 180°, abwärts 100°.

Damit erweitert STORZ die Möglichkeiten zur Routine-Diagnostik in der urologischen Klinik und Praxis.

Betrachtung der Harnröhren- und Blasenschleimhaut, Durchführung einfacher "Screening-Cystoskopie"; zur Nachsorge am unteren Harntrakt operierter Patienten.

"Alles-aus-einer-Hand" kann Ihnen nur Karl Storz, Tuttlingen, bieten.

STORZ
KARL STORZ — ENDOSKOPE

Karl Storz GmbH & Co.,
Mittelstr. 8, D-7200 Tuttlingen/W.-Germany,
Postfach 230, Telegramme Endoskopie,
Tel. (074 61) 70 80, Telex 762 656 storz d,
Teletex 746 118, Telefax (074 61) 70 81 05

Bitte schicken Sie den Hauptkatalog „URO"

Meine Anschrift:

G. Staehler, Universität München (Hrsg.)

Das Nierenkarzinom

Aktuelle Therapie

Mit Beiträgen zahlreicher Fachwissenschaftler

1988. 69 Abbildungen. X, 138 Seiten.
Gebunden DM 88,–. ISBN 3-540-18775-8

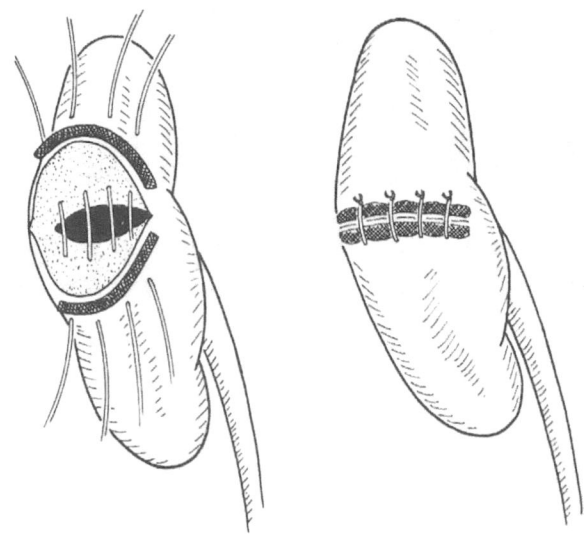

Inhaltsübersicht: Wertigkeit bildgebender Verfahren in der Diagnostik des Nierenkarzinoms. – Pathologie des Nierenzellkarzinoms. – Organerhaltende Tumorresektion des Nierenzellkarzinoms. – Die organerhaltende Therapie beim Nierenkarzinom: Indikationen und Ergebnisse bei Enukleation und Exzision. – Der nierenfunktionslose Patient mit Hypernephrom: Grenzen der Tumorchirurgie aus nephrologischer Sicht. – Der Wert der systematischen radikalen Lymphadenektomie bei der Tumornephrektomie. – Prognose des Nierenkarzinoms nach Tumornephrektomie mit Lymphadenektomie. – Surgical Management of Vena Cava Tumor Thrombus (Retrohepatic-extracardiac): Role of Lower Torso Circulatory Arrest. – Der Kavazapfen beim Nierenkarzinom – Operationstechnik und Ergebnisse. – Stellenwert der Embolisation in der Behandlung des fortgeschrittenen Nierenkarzinoms. – Current Management of Renal Cell Carcinoma. – Immunologische Aspekte in der Behandlung des Nierenkarzinoms. – Stellenwert der Strahlentherapie in der Behandlung des Nierenkarzinoms. – Natürlicher Verlauf und zytostatische Therapie des metastasierten Nierenkarzinoms. – Sachverzeichnis.

Das Buch gibt eine aktuelle Darstellung der Behandlungsmethoden des Nierenkarzinoms. Neben der Wertigkeit der heutigen bildgebenden Verfahren und der Pathologie des Nierenkarzinoms werden die operativen Techniken und deren Ergebnisse ausführlich dargestellt, insbesondere die organerhaltende Nierentumorchirurgie (Nierentumorausschälung, Exzisionen, die operative Ausräumung von Nierentumoren mit Cavazapfen und die systematische radikale Lymphadenektomie bei Tumornephrektomie). Weitere Themen befassen sich mit dem Stellenwert der Embolisation in der Behandlung des Nierenkarzinoms, immunologischen Aspekten sowie der Strahlentherapie und der Chemotherapie des metastasierten Nierenkarzinoms.

Die umfassende Darstellung des Themas macht dieses Buch zu einem zuverlässigen Ratgeber für alle, die Patienten mit Nierenkarzinom behandeln.

Springer-Verlag Berlin Heidelberg New York London Paris Tokyo
Heidelberger Platz 3, D-1000 Berlin 33 · 175 Fifth Ave., New York, NY 10010, USA · 28, Lurke Street, Bedford MK40 3HU, England · 26, rue des Carmes, F-75005 Paris · 37-3, Hongo 3-chome, Bunkyo-ku, Tokyo 113, Japan Room 1603, Citicorp Centre, 18 Whitfield Road, Causeway Bay, Hong Kong

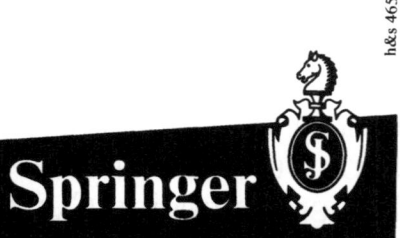

Bei nicht obstruktiver

HARNVERHALTUNG

postoperativ, postpartal, neurogen

Myocholine - Glenwood®

(Bethanecholchlorid)

Zur parasympathischen Stimulation

Die schmerzlose Alternative zur Katheterisierung ohne Infektionsgefahr

Wirksame Bestandteile:
Eine Tablette mit einer Einkerbung enthält 10 mg, eine Tablette mit gekreuzter Einkerbung enthält 25 mg Bethanecholchlorid.
Anwendungsgebiete: Myocholine-Glenwood® ist ein Cholinester, welcher infolge seiner parasympathischen Stimulation auf die Funktion des Harnsystems, des Magen-Darm-Trakts und der Speiseröhre wirkt. Hieraus ergeben sich folgende therapeutische Anwendungsgebiete: **Akute Harnverhaltung bei Blasenatonie** in Fällen nicht obstruktiver Harnverhaltung, **Chronisches Sodbrennen und Reflux-Ösophagitis,** Dysphagie bei Sklerodermie.
Gegenanzeigen: Myocholine-Glenwood® ist ein Cholinergikum. Es ist bei den folgenden Erkrankungen kontraindiziert: Anamnestisch bekannte Überempfindlichkeit gegen Bethanecholchlorid; manifestes oder latentes Asthma bronchiale; Obstruktion im Harn- oder Gastrointestinaltrakt; Koronare Herzkrankheit; Hypertonie; ausgeprägte Hypotonie; M. Parkinson; Epilepsie; Hyperthyreose. Schwangerschaft ist eine relative Kontraindikation.
Nebenwirkungen: Nur selten werden nach der oralen Verabreichung therapeutischer Dosen von Myocholine-Glenwood® außerhalb des Bereiches, den die Gegenanzeigen (siehe oben!) erfassen, unerwünschte Reaktionen beobachtet. Die kardiovaskulären Wirkungen sind gering. In therapeutischen Dosen hat Myocholine-Glenwood® geringe oder gar keine Wirkungen auf das Herzminutenvolumen, den Blutdruck und die Funktionen des peripheren Kreislaufes gesunder Menschen. Gastrointestinal kann, vor allem unter höherer Dosierung, die Peristaltik des Magen-Darm-Trakts deutlich erhöht sein. Die Wirkungen und Nebenwirkungen von Myocholine-Glenwood® können rasch durch subkutane oder intravenöse Injektionen von 0,6 mg Atropinsulfat und mehr (bei Erwachsenen) beseitigt werden. Eine entsprechende geringere Dosis sollte bei Kindern verabfolgt werden.

Wechselwirkungen mit anderen Mitteln: Eine Wechselwirkung besteht mit anticholinergischen Mitteln, wie z. B. Atropinsulfat und trizyklischen Antidepressiva, deren unerwünschte Nebenwirkungen wie Inaktivierung des Speichelflusses, Verstopfung sowie reduzierte Blasenfunktion durch Myocholine-Glenwood® aufgehoben werden sollen.
Anwendung und Dosierungsanleitung: Myocholine-Glenwood®-Tabletten sollen in Gesamtdosen von jeweils 25-50 mg in Abständen von 4-6 Stunden eingenommen werden. Die Wirkungsdauer beträgt ca. 1 Stunde. Die Einnahme soll auf leeren Magen erfolgen, da bei Einnahme nach dem Essen Übelkeit und Brechreiz auftreten können. Bei Kindern ist die Dosis in Abhängigkeit von Alter und Körpergewicht zu bemessen, wobei zwecks genauerer Dosierung die 10-mg-Tablette geeigneter erscheint. Anfangs sollte bei Kindern eine niedere Dosis verabfolgt werden, die bis zur Erzielung des optimalen Effekts gesteigert werden kann.
Handelsformen und Preise: Packungen mit hellblauer Banderole zu 40 Tabletten mit 10 mg Wirkstoffgehalt (N1) DM 12,30 sowie Packungen mit dunkelblauer Banderole zu 24 Tabletten mit 25 mg Wirkstoffgehalt (N1) DM 15,70. (Stand: 1. April 1988)

Literatur und Information:
Glenwood GmbH, Pharmazeutische Erzeugnisse
8130 Starnberg, Postfach 1280, Telefon 08151/8219
Schweiz: Galenica-Vertretungen AG, CH-3001 Bern
Österreich: Croma-Pharma GmbH, A-1070 Wien

Das desinfizierende Gleitmittel für Klinik und Praxis seit 20 Jahren

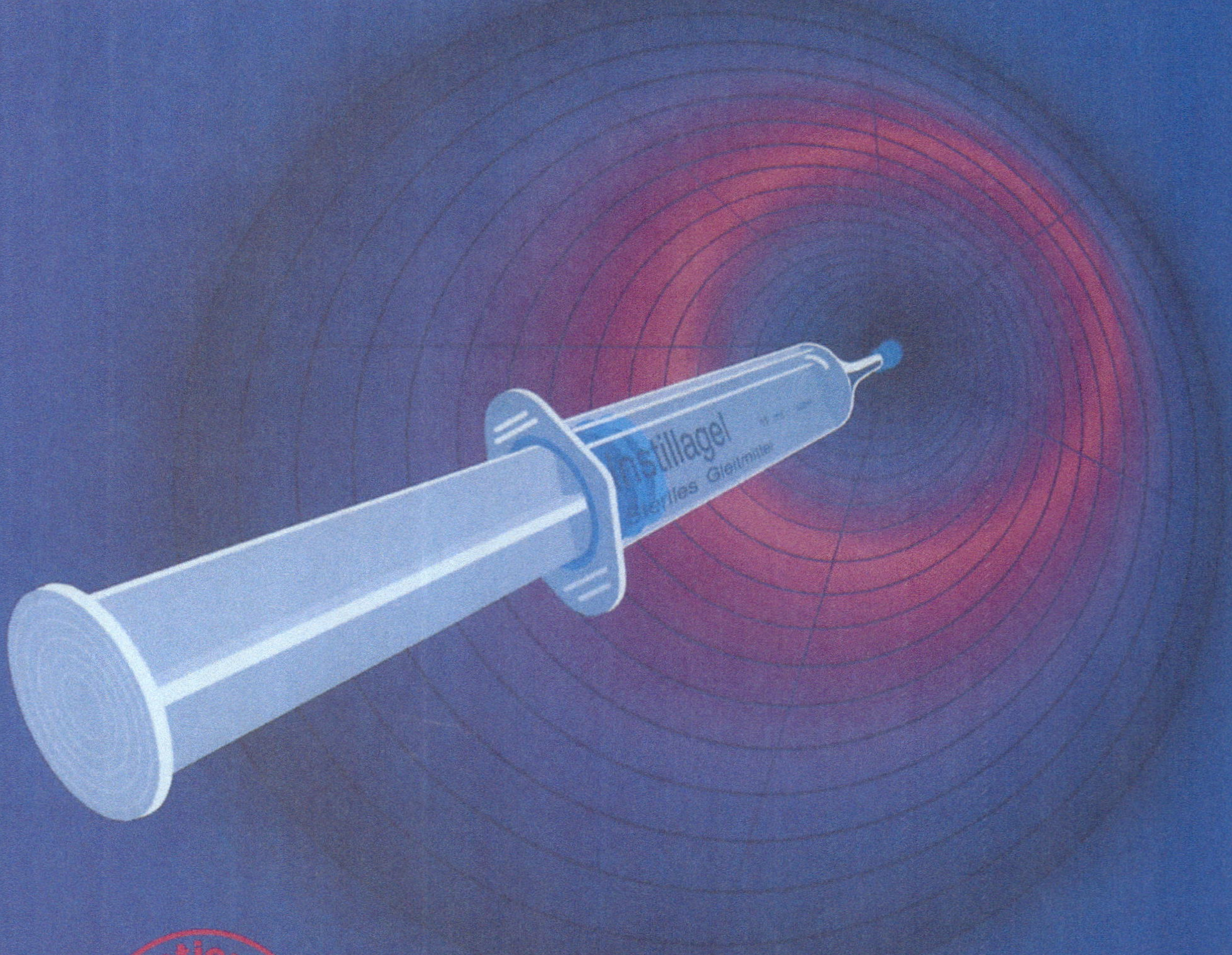

Instillagel®

Farco-Pharma GmbH, Köln, Instillagel®
<u>Zusammensetzung:</u> 100 ml Gel enthalten: Lidocainhydrochlorid 2,000 g, Chlorhexidindigluconat 0,050 g, Methyl-4-hydroxybenzoat 0,060 g, Propyl-4-hydroxybenzoat 0,025 g. <u>Anwendungsgebiete:</u> Gleitmittel, Desinfizienz und Lokalanästhetikum z. B. bei Katheterisierungen, Sondierungen, auch intraoperative, alle Formen von Endoskopien, Wechsel von Fistelkathetern, Intubationen, auch bei Beatmung; in der Pädiatrie zur Verhütung von iatrogenen Verletzungen an Rektum und Colon. <u>Gegenanzeigen:</u> sind nicht bekannt. <u>Nebenwirkungen:</u> Trotz erwiesener großer Sicherheitsbreite von Instillagel sind bei schweren Harnröhrenverletzungen unerwünschte Wirkungen des Lokalanästhetikums Lidocain möglich: Bei Blutdruckabfall: Gegenmaßnahme z. B. Isoprenalin i.v., bei Bradykardie: z. B. Atropin i.v., bei Krämpfen: z. B. kleine Dosen eines kurzwirkenden Barbiturates.

<u>Wechselwirkungen:</u> sind nicht bekannt. <u>Darreichungsform und Packungsgrößen:</u> Einmalspritze 6 ml: Einzelspritze, Anstaltspackung zu 10 Spritzen; Einmalspritze 11 ml: Einzelspritze, Anstaltspackung zu 10 Spritzen.

FARCO-PHARMA GmbH
Mathias-Brüggen-Straße 82 · 5000 Köln 30

Inhaltsverzeichnis

Eröffnung des Kongresses und Begrüßung durch den Präsidenten,
Herrn Prof. Dr. F. EISENBERGER 1

I. Hauptthema: Der metastasierte urologische Tumor

Die Metastase: Vielfalt der klinischen Problematik

Die Metastase: Vielfalt der klinischen Problematik bei Tumoren der Niere
H. HULAND 9
Die Metastase: Vielfalt der klinischen Problematik bei Tumoren der Blase
H. RÜBBEN 11
Die Metastase: Vielfalt der klinischen Problematik bei Tumoren der
Prostata
J. E. ALTWEIN 14
Die Metastase: Vielfalt der klinischen Problematik bei Tumoren des Penis
G. BARTSCH und J. EBERLE 16
Die Metastase: Vielfalt der klinischen Problematik bei Hodentumoren
L. WEISSBACH 19
Virus und Krebs
H. ZUR HAUSEN 20

Therapeutische Alternativen beim fortgeschrittenen Nierentumor

Experimentelle und klinische Aspekte der Immuntherapie beim
Nierenkarzinom
R. ACKERMANN 21
Grenzen der Nierentumorchirurgie: Prognose operierter und nichtoperierter
Vena Cava Zapfen
G. STAEHLER, B. LIEDL, W. DIERKOPF und M. KÜHNEL 22
Ist die operative Behandlung des metastasierten Nierenkarzinoms sinnvoll?
W. HECKL, H. R. OSTERHAGE und M. P. WIRTH 23
Prognose und Methodik der Exstirpation von Lungenmetastasen nach
Tumornephrektomie
G. SCHOTT, J. WEISSMÜLLER und A. ALTENDORF 25
Langzeitergebnisse nach Nierentumorembolisation
G. W. KAUFFMANN und G. M. RICHTER 27
Immuntherapie des metastasierten Nierenzellkarzinoms – Ergebnisse der
multizentrischen Verbundstudie
T. SCHÄRFE, ST. MÜLLER, H. RIEDMILLER, G. H. JACOBI und
R. HOHENFELLNER 28
Langzeiterfahrung mit der zytostatischen Therapie beim metastasierenden
Nierenkarzinom
J. WEISSMÜLLER, G. SCHOTT, H. J. KÖNIG und A. ALTENDORF 29
Therapie des metastasierenden Nierenkarzinoms mit alpha-2- oder
gamma-Interferon: Ergebnisse bei 56 Patienten
U. OTTO, A. SCHNEIDER und H. KLOSTERHALFEN 31
Interferenzen multimodaler Therapieformen beim urologischen Tumor
R. TROTT 31

Therapie des metastasierten Prostatakarzinoms – 1 Jahr nach Würzburg

Therapie des metastasierenden Prostatakarzinoms durch Orchiektomie oder
  medikamentöse totale Androgenblockade?
  G. H. JACOBI, H. V. WALLENBERG, U. GÜNTHER, W. EHRENTHAL und
  R. HOHENFELLNER 32
Vergleich von kompletter und partieller Androgenblockade in der
  Behandlung des fortgeschrittenen Prostatakarzinoms
  H. SCHULZE, W. DIEDERICHS, J. GRAFF, M. HOMERING, TH. SENGE und die
  WESTFÄLISCHE PROSTATAKARZINOM-STUDIENGRUPPE 34
Fortgeschrittenes Prostatakarzinom unter der Behandlung mit dem
  Depot-GNRH-Analogon Zoladex plus Flutamid (Fugerel)
  K. F. KLIPPEL und U. HÖRSTMANN 35
Zu Klinik und Verlauf des fortgeschrittenen Prostatakarzinoms –
  Ergebnisse einer retrospektiven Studie
  H. PORST und M. HÖWING 35
Die Chemotherapie des metastasierten hormonrefraktären
  Prostatakarzinoms mit MAF, MEF und 4-Epirubicin – Ein Vergleich
  K. BURK, W. SCHULTZE-SEEMANN, W. KRAMER und D. JONAS 37

Probleme der Stadieneinteilung beim fortgeschrittenen Blasentumor

Computertomographie beim Blasenkarzinom – Eine insuffiziente Technik
  zur Beurteilung fortgeschrittener oder metastasierter Tumore in
  250 Fällen
  E. TAUSCHKE, G. VOGES, P. ALKEN und H. SCHILD 40
Wertigkeit des Computertomogramms zur Bestimmung des N-Stadiums
  beim Harnblasenkarzinom
  H. BUSZELLO, V. MÜLLER-MATTHEIS und R. ACKERMANN 42
Stellenwert der Kernspintomographie (KST) in der Diagnostik von
  Harnblasentumoren
  R. WERNER, H. SCHMIDT, CH. SAUL, M. BEER und M. WIESEL 43

Therapiekonzepte beim fortgeschrittenen Blasenkarzinom

Polychemotherapie des Blasenkarzinoms – Beurteilung des
  Therapieerfolges
  K. STOCKAMP 44
Onkologische Behandlung des fortgeschrittenen Urothelkarzinoms
  J. PASTOR, C. BERTELS, J. GRAFF, D. PAULY, R. VOIGTMANN und P. NAUEN . 44
M-VEC-Polychemotherapie beim fortgeschrittenen Harnblasenkarzinom:
  Akute Toxizität und Effektivität
  J. RASSWEILER, U. RÜTHER, K. BÄUERLE, P. JIPP und F. EISENBERGER 45
Die vorläufigen Ergebnisse der MVEC-Polychemotherapie beim
  fortgeschrittenen Urothelkarzinom
  M. KRIEGMAIR, M. REIS, N. SCHMELLER und A. HOFSTETTER 47
Erfahrung mit einer Polychemotherapie (Cisplatin, Cyclophosphamid
  und Adriamycin) in der Behandlung des fortgeschrittenen
  Harnblasenkarzinoms
  B. J. SCHMITZ-DRÄGER, C. SCHMITZ-DRÄGER, T. EBERT und R. ACKERMANN 48
Zytostatische Therapie des fortgeschrittenen Urothelkarzinoms mit
  Cis-Platin und 5-Fluorouracil im Vergleich zur Kombination Cis-Platin,
  Methotrexat und Bleomycin und einer Kontrollgruppe
  S. CONRAD, H. HULAND, U. OTTO und A. VON PALLESKE 49
Die Behandlung des N+, M1-Blasenkarzinompatienten unter
  Berücksichtigung der integrierten Radio- und Chemotherapie
  G. JAKSE und H. FROMMHOLD 50
Kombinationsbehandlung des fortgeschrittenen Harnblasenkarzinoms mit
  intraarterieller Zytostatikainfusion und Hyperthermie
  ST. H. FLÜCHTER, K. H. BICHLER, H.-G. LABERKE und E. WALTER 52

"Down-Staging" infiltrativ wachsender Blasenkarzinome mit einer
Kombinationschemotherapie
  E. SENN, L. SCHMID, TH. NÉMETH und K. BANDHAUER   53
Neoadjuvante Chemotherapie des fortgeschrittenen
Transitionalzellkarzinoms
  M. W. KÖLLERMANN, U. BETTENDORF, F. PINKENBURG und V. VRADELIS . .   54

Psycho-onkologische Aspekte beim metastasierten urologischen Tumor

Schmerztherapie bei fortgeschrittenen urologischen Malignomen
  R. HARZMANN   56
Die Therapie des metastasierten Karzinoms im Endstadium
  M. WESTENFELDER, H. KELLER und W. VAHLENSIECK jr.   58
Palliative operative Therapie bei Skelettmetastasen von Malignomen des
Urogenitaltraktes
  U. ZWERGEL, H. SEILER, O. SCHMITT, B. DEYNET und TH. ZWERGEL   59
Anforderungen der Polychemotherapie an eine Urologische
Allgemeinstation
  H. PORST, P. WINTER, H. VAN AHLEN und A. VON STAUFFENBERG   60
Psychoonkologische Probleme bei der Betreuung von Tumorpatienten
  R. KREIBICH-FISCHER   62
Problemorientierte Patientenaufklärung und Betreuung bei urologischen
Tumoren am Beispiel des metastasierenden Hodentumors
  R. M. SCHAEFER und W. D. MIERSCH   63
Psychische Probleme von Hodentumorpatienten
  M. REIS, A. KNIPPER, R. A. BÜRGER und H. VIETSCH   63

II. Hauptthema: Die Stoßwelle – Endourologie
**Extrakorporale Stoßwellenlithotripsie (ESWL) – Physikalische und
biologische Grundlagen**

Die Stoßwelle: Erwünschte und nicht erwünschte Wirkungen
  CH. CHAUSSY   67
Therapeutische und traumatische Eigenschaften von Flüssigkeitsstoßwellen
  E. HÄUSLER und L. STEIN   68
Physikalisch-medizinische Aspekte selbstfokussierter elektromagnetisch
erzeugter Stoßwellen
  W. EISENMENGER   69
Stoßwellenquellen für die Steintherapie
  H. HERMEKING   70
Reduktion der ESWL-bedingten Nierenparenchymschädigung –
Der modifizierte Dornier HM-3 im Tierexperiment
  R. MUSCHTER, N. T. SCHMELLER, W. SCHEU, A. G. HOFSTETTER, R. KRECH
  und U. LÖHRS   72
Rasterelektronen- und lichtmikroskopische Veränderungen der Nieren
unter dem neuen Stoßgenerator des Lithotriptors HM3
  F. RECKER, N. FISCHER, H. RÜBBEN und F.-J. DEUTZ   73
NMR-Befunde nach Stoßwellenlithotripsie
  S. C. MÜLLER, A. MARTINEZ, H. HRIZAK und J. W. THÜROFF   74
Wirkung von hochenergetischen Stoßwellen auf Knochengewebe
  J. GRAFF, K. D. RICHTER und J. PASTOR   76
Kardiovaskulärpathologie und ESWL
  J. W. THÜROFF, J. C. ABBER, S. MÜLLER, J. LANGBERG und J. C. GRIFFIN . . .   77
Die Wertigkeit der EKG-getriggerten Stoßwellenapplikation
  N. FISCHER, F.-J. DEUTZ, B. SCHOCKENHOFF und H. RÜBBEN   78
Atemgetriggerte Stoßwellenauslösung (Dornier HM 3) – Sinnvoll oder
überflüssig?
  U. LANG, K. MILLER und R. HAUTMANN   79

Kann Ultraschall bei ESWL das Röntgen ersetzen?
R. DENK 80

Extrakorporale Stoßwellenlithotripsie (ESWL) - Langzeitergebnisse

Long-term Results of ESWL
D. NEWMAN 82
Erste Langzeitergebnisse nach ESWL-Behandlung: Eine Untersuchung an über 1000 Patienten
W. DIEDERICHS, J. GRAFF und H. SCHULZE 82
Spätergebnisse nach ESWL in Bezug auf Steinfreiheit und Komplikationen
P. SPANGEHL-MERIDJEN, P. C. ESK, B. AEIKENS und E. SCHINDLER 83
Ein Jahr danach - der Erfolg der ESWL-Behandlung
R. MUSCHTER, C. FINK, M. REIS und A. G. HOFSTETTER 84
Problem der Rest- und Rezidivkonkremente im Rahmen der modernen Harnsteintherapie
D. JOCHAM, B. LIEDL, C. SCHUSTER und E. SCHMIEDT 86
ESWL beim Nierenkelchstein - Indikationen und Ergebnisse
J. R. BUBECK, K. MILLER und R. HAUTMANN 87
Ergebnisse der ESWL bei nicht-obstruierenden, symptomatischen Kelchsteinen
M. SOHN, CH. ZEHNTER, D. ACKERMANN und U. E. STUDER 88

Extrakorporale Stoßwellenlithotripsie (ESWL) - Zukunftsperspektiven

Klinische Erfahrungen mit dem wasserbadfreien Dornier Lithotripter HM 4
D. JOCHAM, B. LIEDL, C. SCHUSTER, CH. CHAUSSY, G. STAEHLER und E. SCHMIEDT 90
Piezolith: Die Entwicklung zum Standardtyp
D. NEISIUS, H. WURSTER und M. ZIEGLER 91
Klinische Ergebnisse der lokalen Stoßwellenlithotripsie mit dem Lithostar
D. M. WILBERT, G. HUTSCHENREITER, P. ALKEN, H. RIEDMILLER und R. HOHENFELLNER 93
Modifizierter Dornier HM 3 - Ergebnisse einer kooperativen Studie (Aachen, Herne, Lübeck, Stuttgart)
J. GRAFF, N. FISCHER, R. MUSCHTER und A. SCHMIDT 94
Extrakorporale Stoßwellenlithotripsie - Erfahrungen mit der 1. und 2. Generation
R. GUMPINGER, R. MAYER, H. SCHOLZ, J. RASSWEILER und F. EISENBERGER 96
Therapie der Urolithiasis - Wandel der Behandlungsstrategie an einem Zentrum mit Piezolith- und HM 3-Lithotripter
TH. ZWERGEL, D. NEISIUS und M. ZIEGLER 97
„Stiftung Warentest" - Lithotripter der 2. Generation
J. RASSWEILER, P. BUB und F. EISENBERGER 98

Perkutane Chirurgie - Spezialindikationen

Stellenwert der Endourologie heute
M. MARBERGER und R. HASUN 102
Die perkutane Pyeloplastik
K. KORTH und M. KÜNKEL 105
Perkutane Therapie urothelialer Tumoren des oberen Harntraktes
G. HUTSCHENREITER 106
Nierenzysten: Perkutane Resektion mit urologischem Standardinstrumentarium
W. HÜBNER und R. PFAB 108

Perkutane Punktion und Verödung von Nierenzysten
  M. A. REUTER 109
Perkutane Harnleiterligatur
  N. SCHMELLER, J. PENSEL und T. BOEMERS 110

Der Ausguß-Stein – Kontroverse Therapiekonzepte und Langzeitergebnisse

Analyse und follow-up bei 297 bis Februar 1986 durch Operation oder
    PNL/ESWL behandelten Ausgußsteinen
  P. ALKEN, C. HAMMER, J. RÖRIG und A. RÖDER 112
Differenzierte Behandlung der komplizierten Nephrolithiasis mit
    extrakorporaler Stoßwellenlithotripsie und perkutaner Nephrolithotomie
    – Therapieverlauf und Langzeitergebnisse
  P. BUB, J. RASSWEILER, B. KALLERT und F. EISENBERGER 113
Perkutane Nephrolithotomie/ESWL versus Harnleiterschiene/ESWL bei
    der Behandlung von Nierenausgußsteinen – Eine prospektive
    randomisierte Studie
  R. BACHOR, K. MILLER und R. E. HAUTMANN 113
Bis zu welcher Steingröße ist die alleinige extrakorporale
    Stoßwellenlithotripsie (ESWL) sinnvoll?
  D. ACKERMANN, R. CLAUS, M. GUNST und CH. ZEHNTER 114
Behandlung komplexer Nierensteine durch perkutane Litholapaxie (PCN)
    und ESWL – Komplikationen und Spätergebnisse
  F. ORESTANO, F. OCELLO und G. VIOLA 115

Der Harnleiterstein – Kontroverse Therapiekonzepte und Langzeitergebnisse

Therapiekonzepte beim Harnleiterstein – minimale Invasivität und
    Morbidität
  K. MILLER 117
In situ-ESWL des oberen Harnleitersteins
  B. LIEDL, D. JOCHAM, G. STAEHLER und R. BETTINGER 118
Die ESWL-Behandlung beim hohen Ureterstein. Indikation – Vorgehen –
    Ergebnisse
  L. ROHRMOSER, B. ULSHÖFER und G. RODECK 119
Technik, Ergebnisse und Stellenwert der Ureterorenoskopie nach 3jähriger
    Erfahrung
  J. PASTOR, L. HERTLE, C. FISCHER, J. GRAFF 121
Transurethrale Ureterorenoskopie – Erfahrungen und Spätergebnisse
  N. SCHMELLER, J. SCHÜLLER, A. KNIPPER und M. KRIEGMAIR 122

ESWL – Ende der Steinzeit?

Wandel in der Therapie der Urolithiasis
  P. ALKEN 124
Offene Operationen in der Urologie. Wie soll es weitergehen?
  M. MEBEL 125
Die Harnsteinmetaphylaxe – Notwendigkeit oder Illusion?
  O. ZECHNER 126

Multimodale Therapie des fortgeschrittenen Hodentumors – Chemotherapie und RLA

Adjuvante Chemotherapie nicht-seminomatöser Hodentumoren in den
    Stadien II A und II B
  L. WEISSBACH, J. H. HARTLAPP und B. HORSTMANN-DUBRAL für die
    Projektgruppe Hodentumoren 130

Nicht-seminomatöser Hodentumor, Stadium IIc-III: RLA primär oder
  sekundär nach Chemotherapie
    E. SCHINDLER, S. LIEDKE, E. HOENE und E. SEIDL 131
Überlebensrate metastasierter, nicht-seminomatöser Hodentumoren in
  Abhängigkeit von Tumorstadium und multimodaler Therapie
    G. J. MAST, G. SCHWARZE, V. MOLL, K. NIKLAS, P. JUNG und E. BECHT . . . 132
Intensivierte sequentiell alternierende Induktionschemotherapie mit nicht
  kreuzresistenten Zytostatika und Leukozyten-Nadir-adaptierter
  Intervallverkürzung bei disseminierten malignen Hodentumoren
  (Stadium IIb-IV)
    U. RÜTHER, J. RASSWEILER, K. BÄUERLE, F. EISENBERGER, P. JIPP und
    C. G. SCHMIDT 134
Risiko und Nutzen der Behandlung retroperitonealer teratoider
  „Bulky"-Tumoren
    N. JAEGER, L. WEISSBACH, J.-H. HARTLAPP und W. VAHLENSIECK 135
Rezidivfreies Überleben bei ausgedehnt metastasierenden
  nichtseminomatösen Hodenkarzinomen (AMNSHC): Retrospektive
  Analyse eines unselektionierten Krankengutes
    M. LEHNERT, G. HUBMER, F. JÜTTNER und P. H. PETRITSCH 137
Ergebnisse der sekundären Lymphadenektomie und second look-Operation
  bei testikulären Keimzelltumoren
    G. STAEHLER, M. WIESEL, C. CLEMM und M. MARCHNER 139
Die sekundäre retroperitoneale Lymphadenektomie (RLA) im
  Therapiekonzept des Hodentumors der Stadien IIc, III und IV
    S. BERGNER, J. BREUL, H. BEHRENDT und N. NIEDERLE 140
Die Operationsindikation beim parenchymatös-metastasierten
  Keimzelltumor nach Chemotherapie
    P. WINTER, A. VON STAUFFENBERG, J.-H. HARTLAPP und N. JAEGER 141
Superselektive Lymphadenektomie mit Hilfe der Chromolymphographie
  (Guajazulen-Lipiodol)
    R. HARZMANN, P. HIRNLE, G. HAEFELINGER und F. SCHWEINSBERG 142
Falschpositives Lymphknotenstaging bei Hodentumorpatienten mit
  retroperitonealen Gefäßanomalien
    A.-D. MARSCHALL, W. W. MEYER, P. HANKE, W. KRAMER und D. JONAS . . 145

Diagnostische Probleme bei Tumoren der Niere

Röntgenologische Differentialdiagnostik seltener Raumforderungen der
  Niere
    R. WEISKE und A. GERLACH 148
Stellenwert der Kernspintomographie (MRT) in der Diagnostik von
  Nierentumoren
    H. VANHERPE, W. VON WALDTHAUSEN, K. KORNMESSER und R. NAGEL . . . 149
Aktueller Stand der MR-Diagnostik bei Erkrankungen an der Niere
    H. G. ZILCH 150
Zur Wertbemessung verschiedener diagnostischer Verfahren zum Nachweis
  der ossären Metastasierung beim Nierenzellkarzinom
    M. REMY, K. KLOCKE und P. BRÜHL 152
Ganzkörperretention von ^{99m}Tc-Diphosphonat – Eine wertvolle Ergänzung
  des Skelettszintigramms in Diagnostik und Verlaufskontrolle urologischer
  Karzinome
    R. FRIEDRICHS, C. STEIN, U. BÜLL, G. GIANI und H. RÜBBEN 153
Metastasierte seltene Nierentumoren
    A. POSSMANN, W. VAHLENSIECK jr., U. WETTERAUER und H. SOMMERKAMP . 154
Angiomyolipom contra maligner Nierentumor – Differentialdiagnostische
  Abklärung am Beispiel eines Morbus Bourneville-Pringle
    W. LIEBAU, H. P. CASPERS und R. WIENHÖWER 156
Probleme der Diagnostik und Therapie renaler Onkozytome aus klinischer
  Sicht
    R. KLÄN, V. LOY und K.-P. DIECKMANN 157

Die multilokuläre Nierenzyste – Diagnostik und Therapie eines seltenen
Nierentumors
D. GERLACH, A. GERLACH und P. BUB 158

Topische Therapie des Harnblasenkarzinoms

Erkenntnisgewinn multizentrischer Therapiestudien in der Urologie
D. MESSERER und J. HASFORD 161
Adjuvante systemische Chemotherapie aggressiver superfizialer und
oberflächlich muskelinvasiver Harnblasenkarzinome
H. RÜBBEN, L. WEISSBACH, L. KNEBEL, F.-J. DEUTZ und R. FRIEDRICHS . . . 162
BCG-RIVM Immuntherapie bei oberflächlichem Blasenkarzinom.
Ergebnisse einer prospektiv randomisierten Vergleichsstudie mit
Mitomycin-C
F. M. J. DEBRUYNE, A. P. M. VAN DER MEIJDEN und M. J. W. VAN LEEUVEN
und die urologische Arbeitsgruppe Süd-Ost Niederlande und die EORTC
GU-Group, Urologische Abteilung, Universitätsklinik Nijmegen,
Niederlande 164
Immunprophylaxe beim oberflächlichen Harnblasenkarzinom mit
Immucothel
C. D. JURINCIC und K. F. KLIPPEL 166
Alpha 2b-Interferon in niedriger versus (vs) hoher Dosierung versus
Ethoglucid: Eine prospektiv randomisierte Phase-III-Studie zur
Prophylaxe des TA, T1/Tis-Blasenkarzinoms
W. HÖLTL, R. HASUN, W. ALBRECHT und M. MARBERGER 168
Prognostische Bedeutung der Tumorlokalisation bei 487 Patienten mit
rezidivierenden Blasentumoren
H. LEYH 169
Die Effektivität einer differenzierten Langzeitchemoprophylaxe mit
Mitomycin C beim oberflächlichen Harnblasenkarzinom
U. HATH, J. RASSWEILER und F. EISENBERGER 171
Zytologische Verlaufskontrolle bei intravesikaler Chemotherapie
superfizialer Blasentumoren
ST. ROTH und P. RATHERT 172
Die Zystoskopie mit dem flexiblen Zystoskop in der Nachsorge des
Blasentumors – Erste Erfahrungen an 50 Patienten
H. VAN AHLEN und R. M. SCHAEFER 174
Pyeloureterale BCG-Perfusion bei Patienten mit Karzinoma in situ der
oberen Harnwege
U. E. STUDER, CH. WÜTHRICH, M. SCHNYDER von W. und D. ACKERMANN . 175

Postersitzung 1: Das fortgeschrittene Urothelkarzinom

Das Nierenbecken-Ureter-Karzinom: Eine diagnostische und
therapeutische Herausforderung
P. H. PETRISCH, M. RATSCHEK, H. H. KESSLER, R. ROUPEC und G. HUBMER . 176
Das metastasierte Nierenbeckenkarzinom
W. VAHLENSIECK jr., A. POSSMANN, C. G. STIEF und H. SOMMERKAMP 177
Nachsorge bei Patienten mit fortgeschrittenem Nierenbecken- und
Harnleiterkarzinom
D. KRÖPFL, M. MEYER-SCHWICKERATH, M. GOEPL und H. BEHRENDT . . . 178
Proliferationskinetik von Urothelkarzinomen: Vergleichende
immunzytologische und -histologische Untersuchungen
H. J. SCHOLMAN, H. AL-ABADI, H. LOBECK, A. LAJOUS-PETTER, G. NAGEL
und S. BLÜMCKE 180
Die Behandlung des fortgeschrittenen Urothelkarzinoms mit MVAC bei
älteren Patienten
P. SAGASTER, J. FLAMM, R. ESSL und G. TEICH 181

Chemotherapie nach dem MVEC-Schema als kurative und palliative
  Maßnahme beim invasiven Karzinom der Harnblase
  H. SCHOLZ, R. GUMPTINGER und R. MAYER 182
Erste Erfahrungen mit der an der radikalen Salvage-Zystektomie
  orientierten Chemotherapie des fortgeschrittenen Blasenkarzinoms
  T. BLOCK, W. STURM, A. SCHALHORN, N. WILLICH, G. ERNST, D. JOCHAM
  und E. SCHMIEDT 183
Vorläufige Ergebnisse der zytostatischen Kombinationsbehandlung beim
  fortgeschrittenen Urothelkarzinom
  J. W. GRUPS, M. P. WIRTH, W. HECKL und H. G. W. FROHMÜLLER 184
Die Morbidität bei der systemischen Chemotherapie des fortgeschrittenen
  Harnblasenkarzinoms
  ST. PETER, V. HÄGER und R. ACKERMANN 186
Systemische Chemotherapie fortgeschrittener Urothelkarzinome nach
  einem modifizierten CISCA-Schema
  E. BECHT, P. GIRARDOT, G. J. MAST und M. ZIEGLER 187
Die Kombinationstherapie Cisplatin/Etoposid beim metastasierten
  Urothelkarzinom der Harnblase
  K. KLEINSCHMIDT, J. WIEDECK, K. F. KLIPPEL und L. WEISSBACH 188
Erfahrungen mit der kombinierten Chemo- und Radiotherapie beim
  fortgeschrittenen Harnblasenkarzinom
  S. BERGNER, W. KROPP, J. BREUL, J. FELDMANN und R.-H. RINGERT 190
TPA: Tumormarker zur Therapiekontrolle und Nachsorge bei der
  Polychemotherapie maligner Tumoren der ableitenden Harnwege
  U. RÜTHER, J. RASSWEILER, K. BÄUERLE, M. LÜTHGENS, P. JIPP,
  F. EISENBERGER und C. G. SCHMIDT 191
Neuraminsäure (NANA) als Marker beim Blasenkarzinomverlauf unter
  systemischer Chemotherapie
  E. BECHT, P. GIRARDOT und G. J. MAST 194
Zur Frage der Kardiotoxizität der MVEC Polychemotherapie bei Tumoren
  der ableitenden Harnwege
  U. RÜTHER, J. RASSWEILER, K. BÄUERLE, D. BACH, P. JIPP, F. EISENBERGER
  und C. G. SCHMIDT 195
Zusammenfassung der Postersitzung 1: Das fortgeschrittene
  Urothelkarzinom
  U. E. STUDER 197

Postersitzung 2: Das metastasierte Prostatakarzinom

Zur Epidemiologie des Prostatakarzinoms im Saarland
  G. SEITZ, H. KOLLES, A.-H. NIEMEYER, N. WERNERT und G. DHOM 199
Vergleich organspezifischer mit tumorassoziierten Antigenen in der
  Diagnostik des Prostatakarzinoms
  E. ALLHOFF, W. FRANZEN und R. ENGELKING 200
Der indikatorische Wert des PSA bei kurativer und bei palliativer
  Behandlung des Prostatakarzinoms
  Z. CSAPO, J. WEISSMÜLLER und A. SIGEL 201
Serum-Tumormarker bei Prostatakarzinomen
  G. OREMEK, U. B. SEIFFERT, W. H. SIEDE, R. KIRSTEN und G. HEINERT ... 203
Das prostataspezifische Antigen zur Verlaufskontrolle und Beurteilung des
  Therapieerfolges bei Prostatakarzinompatienten
  J. BREUL, E. KREUZFELDER und J. BEHRENDT 205
Korrelation zwischen Plasma-Urokinase und Knochenszintigraphie beim
  Prostatakarzinom
  G. HIENERT, J. C. KIRCHHEIMER, G. CHRIST, H. PFLÜGER und B. R. BINDER . 206
Zur diagnostischen Wertigkeit der Nukleolen bei Prostatakarzinomen und
  atypischer Hyperplasie
  B. HELPAP 206

Prognostische Bedeutung von Ploidie und proliferativer Aktivität beim
    Prostatakarzinom
    H.-Al Abadi und R. Nagel 208
Hormonrelaps und Tumortod beim metastasierenden Prostatakarzinom
    nach LHRH-Analog Hormontherapie
    H. von Wallenberg Pachaly, U. K. Wenderoth, M. Gatto und
    G. H. Jacobi 209
Langzeitergebnisse der LHRH-Depot-Therapie (Zoladex) zur Behandlung
    des metastasierten Prostatakarzinoms
    P. Fernandez del Moral, J. W. Hoefakker, F. M. J. Debruyne und die
    urologische Arbeitsgruppe Süd-Ost Niederlande 211
Die Therapie des fortgeschrittenen Prostatakarzinoms mit Buserelin-Depot
    W. Kramer, J. Sandow, P.-H. Althoff, M. Balducci und D. Jonas 213
Erfahrungen mit der „kompletten Androgenblockade" bei Patienten mit
    fortgeschrittenem Prostatakarzinom
    J. Breul, S. Bergner und R. H. Ringert 215
Erfahrungsbericht bei der Behandlung des fortgeschrittenen
    Prostatakarzinoms: Orchiektomie und Fugerel versus Orchiektomie und
    Estracyt
    W. Rössler, W. Wieland, F. Tischer und H.-P. Peters 216
Zytostatische Kombinationsbehandlung beim metastasierten
    Prostatakarzinom
    M. Wirth, J. Grups, W. Heckl und H. Frohmüller 217
Experimentelle Therapie des Humanprostatakarzinoms PC EW auf der
    Nacktmaus mit neuem 5-alpha-Reduktasehemmer
    R. Walther, Z. Csapo, K. M. Schrott und V. Petrow 218
Tumorprogression nach Brachytherapie mit I-125: Analyse bestimmender
    Faktoren
    A. Frankenschmidt und H. Sommerkamp 220
Radikale Prostatektomie nach kontrasexueller Vorbehandlung
    U. K. Wenderoth, D. Frohneberg und R. Hautmann 221
Recycling der nicht ejakulierten Spermien als Ursache des
    Prostatakarzinoms – eine Arbeitshypothese
    E. Elsässer und A. Elsässer 222
Zusammenfassung der Postersitzung 2: Das metastasierte Prostatakarzinom
    G. H. Jacobi 224

Postersitzung 3: Der metastasierte Hodentumor – Probleme der Palliativtherapie urologischer Tumoren

Computertomographische Untersuchungen am Hoden
    H. Derouet, H. U. Braedel, M. Ziegler, Th. Zwergel und
    Ch. Khorsandian 226
Wert der Kernspin-(MR)-Tomographie bei der Behandlung
    fortgeschrittener teratoider Metastasen des Retroperitoneums
    N. Jaeger und W. Dewes 227
HLA-Typisierung beim Seminom. Ein Argument für die Wirksamkeit
    genetischer Faktoren in der Pathogenese der Keimzelltumoren
    K.-P. Dieckmann, H. von Keyserlynk, T. Becker und H. W. Bauer ... 228
HLA-Antigene beim metastasierten nicht-seminomatösen Hodentumor
    Ch. Kratzik, R. Kuzmits, P. Aiginger, H. P. Schwarz, W. Kuber und
    W. R. Mayr 230
Inguinale und skrotale Absiedlungen bei germinalen Hodentumoren
    R.-H. Ringert, M. Meyer-Schwickerath, S. Bergner und H. Behrendt 231
Metastasen als Primärsymptomatik bei Keimzelltumoren
    K.-P. Dieckmann, T. Becker und H. W. Bauer 232
Hirnmetastasen beim Hodentumor
    H. van Ahlen, E. Probst, I. Boldt, A. von Stauffenberg und
    W. Vahlensieck 233

Seltene maligne primär retroperitoneale Tumoren
M. Schaefer und P. Brühl 235
Primäre oder metastatische extragonadale Keimzelltumoren
U. E. Studer, A. Böhle, R. W. Sonntag und R. Kraft 236
Sakrokokzygeale Teratokarzinome im Kindesalter
R.-H. Ringert, W. Havers, B. Stollmann und D. Kröpfl 237
Diagnose und Therapie von Leydigzelltumoren
P. Jung, E. Becht und G. J. Mast 238
„Surveillance"-Therapie beim nicht-seminomatösen Hodentumor im klinischen Stadium I
W. F. Thon, C. Sparwasser und P. Gilbert 239
Ist der Verzicht auf die primäre RLA bei metastasierendem Hodentumor gerechtfertigt?
B. Ulshöfer, K.-H. Pflüger, J. Mack, A. von Keitz und G. Rodeck ... 240
Regeneration des Harnleiters
M. Kazoń 241
Das Beckensarkom: Möglichkeit und Grenzen der Chirurgie
G. Egghart, R. Hautmann und D. Frohneberg 242
Maligner Priapismus
R. Bachor, H. G. Egghart und R. E. Hautmann 243
Behandlung des Plattenepithelkarzinoms des Penis unter spezieller Berücksichtigung des Lymphabflußgebietes
A. Schilling, A. Friesen, G. Schmid und A. Voigt 244
Zusammenfassung der Postersitzung 3: Der metastasierte Hodentumor – Probleme der Palliativtherapie urologischer Tumoren
W. Jellinghaus 246

Postersitzung 4: Das metastasierte Nierenzellkarzinom

Retrospektive Definition von Risikofaktoren beim hypernephroiden Nierenkarzinom
H.-E. Mellin, V. Häger, St. Peter und R. Ackermann 248
Nierenzellkarzinome mit venösen Tumorthromben
J. Vogel, D. Molitor und W.-D. Miersch 249
Adjunktive Tumornephrektomie bei metastasierenden Nierenzellkarzinomen
W. F. Thon, A. Köhler und J. E. Altwein 250
Das primär fernmetastasierte Nierenzellkarzinom
W. Kramer, Chr. Fürstenau, K. Burk und D. Jonas 251
Therapie solitärer ipsi- und contralateraler Nebennierenmetastasen beim Nierenzellkarzinom
G. Riedasch, T. Kälble, K. Möhring und L. Röhl 252
Häufigkeit und Prognose der Nebennierenmetastasierung beim Nierenzellkarzinom
R. Schwaiger, D. Neisius und M. Ziegler 254
Die thoraxchirurgische Intervention beim pulmonal-metastasierten Hypernephrom
M. Walter, H. Pichlmaier, E. Allhoff und W. Franzen 256
Lohnt die Chirurgie der solitären Metastase beim Nierenkarzinom?
P. Hanke, D. Schmelz, W. Kramer und D. Jonas 257
Präoperative Tumorembolisation beim metastasierten Hypernephrom
H.-R. Ovelgönne, T. Kälble, K. Möhring und G. Riedasch 260
Die kapilläre Nierentumorembolisation mit Ethibloc
V. Laible, J. Rassweiler, O. Arlart, B. Kraus und F. Eisenberger ... 262
Zyklische Interferon-Gamma-Therapie beim metastasierten Nierenzellkarzinom
J. W. Grups, M. P. Wirth, V. Heller und H. G. W. Frohmüller 263
Interferon beim metastasierten hypernephroiden Nierenzellkarzinom
M. Schaefer und N. Jaeger 264

Interferontherapie beim metastasierten renalen Karzinom
R. HOFMANN und R. HARTUNG 266

IFN-Gamma Therapie des RCC – Hinweise für dosisabhängige Blockade des zellulären Immunsystems
W. AULITZKY, W. E. AULITZKY, J. FRICK, G. GASTL, CHR. HUBER und B. LANSKE 267

Immundiagnostisch flankierte Interferon-Cisplatin-Therapie beim metastasierenden Nierenkarzinom
W. L. STROHMAIER, K.-H. BICHLER und M. SCHREIBER 269

Die Zytostatika-Mikrospheren-Karzinom-Infusion (CMCI) des fortgeschrittenen Nierenzellkarzinoms (NZK)
ST. H. FLÜCHTER, K.-H. BICHLER, H.-G. LABERKE und W. L. STROHMAIER . 272

Erste Ergebnisse einer palliativen Chemotherapie metastasierender Nierenkarzinome mit Vinblastin und Tamoxifen
G. GREGOR, H. WAGNER, G. STAEHLER, B. LIEDL und F. J. MARX 273

Vinblastintherapie des metastasierenden Nierenkarzinoms nach Versagen der Immuntherapie
W. LEVENS, N. FISCHER, F.-J. DEUTZ und H. RÜBBEN 273

Kombinierte hormonelle und Chemotherapie beim metastasierenden Nierenkarzinom
P. CARL 275

Zusammenfassung der Postersitzung 4: Das metastasierte Nierenzellkarzinom
H. BEHRENDT 276

Postersitzung 5: Extrakorporale Stoßwellenlithotripsie (ESWL) – Grundlagen – Neuentwicklungen

Messung des zur ESWL verwendeten Schockwellendruckes in vivo
R. MUSCHTER, S. HOFSÄSS, N. T. SCHMELLER, W. SCHEU und A. G. HOFSTETTER 278

Unmittelbare Beeinflussung der Nierenpartial- und Globalfunktion durch ESWL
B. ULSHÖFER, H. GÖMPEL, H. KUHL und G. RODECK 279

Vermeidung stoßwelleninduzierter Störeinflüsse auf Herzschrittmacher – Vorschläge zum praktischen Vorgehen während ESWL
W. WEBER, D. JOCHAM, H. WILDGANS, P. BACH, U. JÄNICKE und A. MARKEWITZ 280

Extrakorporale Stoßwellenlithotripsie (ESWL) – erhöhtes Hämatomrisiko durch Azetylsalizylsäure (ASS)?
C. FISCHER, K. MORGENROTH, J. PASTOR und J. WÖHRLE 282

Behandlung von Herzschrittmacherpatienten im Nierenlithotripter Dornier HM-3
M. LAZICA, J. GLEISSNER und W. IRNICH 283

Veränderungen des zentralen Venendruckes unter ESWL-Bedingungen bei Vollnarkose
V. HÄGER, L. AZEVEDO, T. VÖGELI und R. ACKERMANN 285

Hörschäden nach ESWL?
D. JOCHAM, C. SCHUSTER, B. LIEDL und E. SCHMIEDT 286

Welche Parameter beeinflussen den Abgang der Desintegrate nach ESWL
B. ULSHÖFER und M. SCHUMACHER 287

Schmerzfreie ESWL mit dem Dornier HM-3 Nierenlithotripter durch ein modifiziertes Stoßwellenerzeugungs- und Fokussierungssystem
A. SCHMIDT, J. RASSWEILER, H. KOHL und F. EISENBERGER 288

Spätergebnise der ESWL mit dem Lithotripter HM 3 – Altes und neues Stoßerzeugungssystem im Vergleich
N. FISCHER, W. LEVENS, D. ROHRMANN und F.-J. DEUTZ 290

Die ESWL ohne Narkose – klinische Erfahrungen mit dem modifizierten Dornier HM 3
R. MUSCHTER, G. BÜNNER, A. BÖHLE und A. G. HOFSTETTER 292

Behandlungsergebnisse der ESWL nach Einführung technischer
  Neuerungen
  J. Graff, J. Pastor, D. Herberhold und U. Hankemeier 293
Behandlung des Harnsteinleidens mittels EPL
  R. Mayer, R. Gumpinger und Ch. Lübben 295
Niederdrucklithotripsie (NDL) am modifizierten Dornier HM3 und
  piezoelektrische Lithotripsie (EPL) mit dem Wolf-Piezolith 2200 –
  Effektivität und Indikationsbereich
  H. Kohl, R. Gumpinger, J. Rassweiler, R. Mayer, F. Eisenberger und
  P. Bub 298
Technik und Ergebnisse bei der Behandlung nicht schattengebender
  Gallengangssteine durch die extrakorporale Stoßwellenlithotripsie
  W. H. Meyer, N. Soehendra und D. Wurbs 299
Leberteilresektion und ESWL – Erfolgreiches chirurgisches und
  urologisches Vorgehen zur intrahepatischen Steinsanierung beim
  Caroli-Syndrom
  W. Bühmann, P. C. Esk, E. Seidl, E. Schindler, G. Gubernatis und
  R. Pichlmayr 301
Beseitigung von Inkrustationen an alloplastischem Harnblasenersatz durch
  extrakorporale Stoßwellenlithotripsie
  D. Rohrmann, N. Fischer, J. Hannappel, H. A. Richter, W. Lutzeyer
  und D. Albrecht 302
Zusammenfassung der Postersitzung 5: Extrakorporale
  Stoßwellenlithotripsie (ESWL) – Grundlagen und Neuentwicklungen
  K. Miller 303

Postersitzung 6: Extrakorporale Stoßwellenlithotripsie (ESWL) bei komplizierter Urolithiasis

Kritische Beurteilung der Behandlung von Ausgußsteinen durch die
  Kombination von perkutaner Nephrolithotomie (PCNL) und
  extrakorporaler Stoßwellenlithotripsie (ESWL)
  H. Schulze, L. Hertle und A. Kutta 304
Reststeine nach Therapie von Ausgußsteinen
  W. W. Meyer, R. Bieber und D. Jonas 305
Ist die ESWL als primäre Behandlungsmethode von Nierenausgußsteinen
  geeignet?
  M. Wirth, V. Heller, J. Grups und H. Frohmüller 307
ESWL und PCL von Ausgußsteinen: Das Problem der multiresistenten und
  chronischen Infektion
  K. H. Kurth, N. van Adrichem, P. Maksimovic und R. Gilhuis 308
Langzeitbeobachtung bei mit ESWL behandelten Ausgußsteinen
  B. Ulshöfer und J. Ebermayer 309
Erfahrungen mit dem Double-J-Katheter (DJ) bei der ESWL großer
  Nierensteine
  H. Schuldes, U. Behrendt, R. Roggenbuck und R. Nagel 311
ESWL und Double-J-Stent
  W. W. Meyer, R. Bieber, W. Boeckmann und D. Jonas 312
Der versenkte Splint als Adjuvans bei der lokalen Stoßwellenlithotripsie
  D. M. Wilbert, T. Esen, G. Voges und T. Philp 313
Die Behandlung von Teilausguß- und Ausgußsteinen mit dem Piezolith
  D. Neisius, Th. Zwergel, R. Schwaiger, Th. Gebhardt und M. Ziegler   314
Kelchdivertikelsteine: ESWL versus PNL
  J. W. Thüroff, P. Alken und D. Wilbert 316
Die Behandlung von Harnsäuresteinen durch die extrakorporale
  Stoßwellenlithotripsie
  W. H. Meyer, H. Huland und H. Klosterhalfen 317
Der Uratstein – Kombinationstherapie durch ESWL, PNL und URS
  W. Kramer, W. Boeckmann, W. W. Meyer und D. Jonas 318

Urolithiasis bei Patienten mit Harnableitungen: ESWL und/oder PCL
K. ACKAERT und K. H. KURTH 321
ESWL-Behandlung steintragender, mißgebildeter Nieren
M. WIESEL, W. STURM, D. JOCHAM, B. LIEDL und R. WERNER 322
PCN bei Hufeisenniere
R. PFAB 323
Ergebnisse der ESWL bei Anomalien der oberen Harnwege
M. WIRTH, V. HELLER, J. GRUPS und H. FROHMÜLLER 324
Markschwammniere und Nephrokalzinosis: Ein Fall für ESWL
W. H. HIRDES, M. T. LOCK, F. H. SCHROEDER und K. H. KURTH 325
Endoskopische Therapie bei Patienten mit Ileum-Conduit: Ausgußstein -
    Ureterobstruktion - Nippelstenose
H. KNÖNAGEL und D. HAURI 326
Zusammenfassung der Postersitzung 6: Extrakorporale
    Stoßwellenlithotripsie (ESWL) bei komplizierter Urolithiasis
T. SCHÄRFE und G. FUCHS 327

Postersitzung 7: Urologische Tumoren - Grundlagenforschung

Mikrochirurgisches Modell zur Untersuchung der Karzinominduktion
    durch Harnableitung über Darmabschnitte an der Ratte - Erste
    Ergebnisse
W.-D. MIERSCH 329
Blasentumorinduktion unter Immunsuppression mit Cyclosporin A -
    Eine experimentelle Studie
F. RECKER, H. RÜBBEN, F. J. DEUTZ und S. ENGER 330
Prognostische Relevanz des DNS-Histogramms beim invasiven
    Blasenkarzinom
M. STÖCKLE, H. J. TANKE, R. DE GOEY und U. JONAS 331
Mono- und Polychemotherapie beim invasiv wachsenden
    Harnblasenkarzinom der Maus
W. KROPP, M.-L. MLYNEK, G. CEVC und R. HARTUNG 333
Die iatrogene Tumorzellimplantation beim Blasenkarzinom
D. MACK, E. RAMMAL, J. FEICHTINGER und G. JAKSE 334
Angioneogenese im Bereich von Harnblasenkarzinomen
M. GÜNTHER und G. E. SCHUBERT 335
Proto-Oncogene Expression in Human Renal Cell Xenografts
H. F. M. KARTHAUS, M. J. G. BUSSEMAKERS, J. A. SCHALKEN, K. H. KURTH,
W. F. J. FEITZ, F. M. J. DEBRUYNE, H. P. J. BLOEMERS and
W. J. M. VAN DE VEN 336
Bewertung tumor-assoziierter zellulärer und humoraler Immunreaktionen
    beim disseminierten Nierenzellkarzinom (RCC)
M. HERMANNS, P. MALLMANN und P. BRÜHL 338
Antigenic Heterogeneity of Long-Term Cultures Renal Carcinoma Cell Line
    (KU-2) Analyzed by Tumor Specific Monoclonal Antibodies
S. NAKAMURA, M. TACHIBANA, S. BABA and H. TAZAKI 340
Charakterisierung humaner Nierenadenokarzinome mit Hilfe von
    Leitenzymen, Lektinrezeptoren und monoklonalen Antikörpern
P. HANKE, G. WOLF, J. E. SCHERBERICH, H. KARICH, P. FISCHER,
W. SCHOEPPE und D. JONAS 341
Tumorheterogenität des Nierenkarzinoms: Ergebnisse der Untersuchungen
    an 81 transplantierten humanen Nierenkarzinomen auf der Nacktmaus
U. OTTO, H. HULAND und H. KLOSTERHALFEN 344
Einfluß von Tumor-Nekrose-Faktor, Interleukin 2, Alpha-2- und
    Gamma-Interferon auf humane Nierenkarzinome nach Transplantation
    auf die Nacktmaus, allein und in der Kombination
U. OTTO, A. W. SCHNEIDER, H. BAISCH, G. KLÖPPEL und P. HAMMERER . . . 346
Die Wirkung von Alpha- und Gamma-Interferon und Tumornekrose-Faktor
    auf in vitro Kolonienbildung zweier humaner Nierentumorenxenografte

A. J. M. C. Beniers, R. J. A. van Moorselaar, W. P. Peelen,
B. Th. Hendriks, J. A. Schalken und F. M. J. Debruyne 349
Neue experimentelle Ansätze zur Therapie des Nierenzellkarzinoms mit
Tumor-Nekrosefaktor (TNF-α)
R. Heicappell, S. Naito, R. Ackermann und I. J. Fidler 350
Immunological Study of Anti-Cancer Effects of Interleukin 2 in Patients
with Advanced Urological Cancer
K. Marumo, S. Baba, N. Deguchi and H. Tazaki 352
Alkohol zur kapillären Nierentumorembolisation?
G. M. Richter, J. Rassweiler, Th. Roeren und G. W. Kauffmann 353
Monoklonale Antikörper gegen Urotheltumoren
B. J. Schmitz-Dräger, D. Rohde, C. Peschkes und R. Ackermann 354
Automatische Identifizierung maligner Blasentumorzellen mit Hilfe der
Mehrparameter-Durchflußzytometrie
H. Leyh, G. Valet, A. Lehmer und H. Kahle 355
Zusammenfassung der Postersitzung 7: Urologische Tumoren –
Grundlagenforschung
H. Huland 357

Postersitzung 8: Perkutane Chirurgie – Technische Neuerungen/Nephrolithiasis bei Kindern

Rechnergesteuerte Punktionshilfe für die Litholapaxie
B. Aeikens, K.-H. Sinsen und H. Jansson 359
Neuartiges Nierenpunktionsbesteck mit inliegendem Führungsdraht
M. Gäck, E. Braisz und D. Steffens-Krebs 359
Endourologie und Stereo-Röntgendurchleuchtung, die optimale räumliche
Darstellung des Nierenhohlsystems
R. Gumpinger, F. Eisenberger, H. Horbaschek und H. Sklebitz 360
Elektronisch gesteuerte Punktion des Nierenhohlsystems
R. Pfab, J. Eichmeier, W. Kloiber und G. Blümel 361
Pulsatile Spülung während und nach ESWL und perkutaner
Nephrolitholapaxie mit EVA (Ejection Variable Amplifier)
T. Vögeli und R. Ackermann 362
Ergebnisse nach 275 Litholapaxien
A. Knipper, N. Schmeller und J. Schüller 363
Flexible Instrumentation von Blase, Harnleiter und Niere: Indikationen,
Techniken und klinische Erfahrungen
G. Fuchs, A. Rosciszweski und Ch. Chaussy 364
Die ultraschallgezielte Feinnadelpunktion liquider und solider
Raumforderungen der Nieren
H. Feiber 367
Technik der perkutanen Behandlung von Harnleiterstenosen
J. Zürn, M. Künkel und K. Korth 367
Die perkutane Sklerotherapie bei Zystennieren
R. Harle, W. Epple und H. J. Reuter 369
Früh- und Spätfolgen am Nierenparenchym nach perkutanen Eingriffen
M. Meyer-Schwickerath, A. Henning, H. Behrendt und R. Hartung . 369
Der Stellenwert der perkutanen Nephrostomie (PCN) im Rahmen der
ESWL-Behandlung
R. A. Zink, H. Frohmüller, J. Eberhardt und K. Krämer 370
Urolithiasis bei Kindern – Ergebnisse nach ESWL-Behandlung
A. Knipper, A. Böhle, N. T. Schmeller und A. G. Hofstetter 371
ESWL bei Kindern – Technik und Ergebnisse
G. Kunit, R. Köhle und J. Frick 372
Erfahrungen mit der extrakorporalen Stoßwellenlithotripsie von
Harnsteinen bei Kindern
W. H. Meyer, R. Busch und H. Klosterhalfen 374

Zusammenfassung der Postersitzung 8: Perkutane Chirurgie - Technische
Neuerungen/Nephrolithiasis bei Kindern
F. BOEMINGHAUS und P. RATHERT 375

Postersitzung 9: Therapeutische Alternativen beim Harnleiterstein

Moderne Therapie des Harnleitersteines
W. W. MEYER und D. JONAS 377
Extrakorporale Stoßwellenbehandlung hoher Harnleitersteine: Push and
Smash oder in situ Therapie
T. VÖGELI, H.-E. MELLIN, V. HÄGER und R. ACKERMANN 378
ESWL beim hohen Harnleiterstein - Welcher Weg führt zum Erfolg?
P. JAEGER, G. ALUND und D. HAURI 379
Behandlungsergebnisse der ESWL von Harnleitersteinen
V. HELLER, M. WIRTH, J. GRUPS und H. FROHMÜLLER 379
In situ-ESWL - Therapie der Wahl des hohen und tiefen Harnleitersteins
A. SCHMIDT, J. RASSWEILER, K. LUTZ, H. KOHL und F. EISENBERGER 381
Die Piezo-ESWL des Uretersteines
CH. TÜRK, M. MARBERGER und I. STEINKOGLER 382
Die lokale Stoßwellenlithotripsie des distalen Harnleitersteines
G. E. VOGES, D. M. WILBERT, T. ESEN und P. ALKEN 382
Lokale Chemolyse okkludierender Harnsäuresteine
F. BREUEL, J. E. ALTWEIN und W. SCHNEIDER 383
Einzeitige Harnleitersteinentfernung mit der Uretersteinschleuse (USS)
K. SCHWARTMANN, W. HALBIG und F. BOEMINGHAUS 385
Dilatation des Harnleiterostiums mit Diaflex-Katheter zur Vorbereitung der
Ureterorenoskopie
CH. BORNHOF, W. SCHAFHAUSER und E. VECERA 386
Bougierung bei Ureterorenoskopie: Retrospektive Analyse
unterschiedlicher Verfahren
P. DOLLEZAL und G. LUNGLMAYR 388
Erfahrungen mit der Ureterorenoskopie
R. PFAB, W. KROPP, U. KRATZER und R. HARTUNG 390
Ureterorenoskopie - Klinischer Erfahrungsbericht
W. FENNER, P. CH. ESK, W. BÜHMANN und U. JONAS 391
Erfahrungen mit der splintlosen Ureterorenoskopie (URS)
B. ULSHÖFER 392
Endourologische Behandlung der Uretersteine
E. ROSDY und P. TÖRÖK 393
Die steuerbare Ureterschiene - Vereinfachung der Harnleiterschienung
A. WÖRDEHOFF und G. FRÖHLICH 394
Komplette Harnleiterstenose nach Ureterorenoskopie - Ein Fallbericht
P. FORNARA, R. TAUBER, M. WIESEL und E. SCHMIEDT 396
Endourologische Behandlung von sekundären Ureterstenosen -
Spätergebnisse
A. KNIPPER, J. SCHÜLLER, N. SCHMELLER und A. G. HOFSTETTER 398
Ureteroskopische Schlitzung mit der Nadelelektrode - Ein Verfahren zur
Behandlung der starren Ureterstriktur
F.-J. DEUTZ, B. HEINRICHS und H. RÜBBEN 399
Zusammenfassung der Postersitzung 9: Therapeutische Alternativen beim
Harnleiterstein
J. W. THÜROFF und H. BRANDEL 401

Postersitzung 10: Operative Techniken

Anatomiegerechte Schnittführung bei transperitonealen
Tumornephrektomien
P. FORNARA, W. STURM, R. TAUBER und G. STAEHLER 403

Die Omentum-Majus-Plastik in der Urologie
R. Tauber, D. Wilker und L. Schweiberer 405
Elektronenmikroskopische Untersuchungen nach mikrochirurgischer
 Anastomosierung des Harnleiters
D. Rohrmann, J. Hannappel, F. Hofstädter und W. Lutzeyer 407
Die organerhaltende Therapie bei distalen Harnleitertumoren
A. Reissigl und G. Jakse 408
Harnleiterstripping nach transurethraler Ostiumumschneidung –
 Eine Alternative zur Ureterektomie
P. Bub, J. Rassweiler und F. Eisenberger 409
Mainz-Pouch und modifizierte Blasenhalsplastik nach Young-Dees zur
 Therapie von Blasenexstrophie und inkontinenter Epispadie
R. A. Bürger, H. Riedmiller und R. Hohenfellner 410
Nervschonende (Zysto-)Prostatektomie
N. Schmeller, A. Hofstetter und K.-R. Kutscher 411
Experimentelle und klinische Untersuchungen zum Blasenersatz durch
 Ileum-Pouch
W. Weidner, K. Henneking, K. Jarrar, K. Frese und C. F. Rothauge . . 412
Der transpubische Zugang bei totaler Prostatektomie und
 Ileumneoblasen-Operation
J. Flamm, L. Wöber und H. Kiesswetter 413
Operative Behandlung der kongenitalen Peniskurvatur: Eine Alternative zur
 Nesbitschen Operation
M. Reis, W. Derschum und H. von Vietsch 414
Langzeitergebnisse der operativen Behandlung juveniler idiopathischer
 Penisdeviationen
G. Ernst, T. Block, G. Staehler und W. Sturm 415
Penisdeviationen als Folge einer Penisverknöcherung
W. Vahlensieck jr. und M. Westenfelder 416
Transglandulärtunnel bei Hypospadie
W. A. de Sy und W. Oosterlinck 418
Die einseitige Versorgung der perinealen Hypospadie
D. Kröpfl, S. Bergner, H. Behrend und R.-H. Ringert 418
Der gestielte penile Hautlappen bei der Rekonstruktion der penilen
 Harnröhre bei zirkumzidierten Patienten
D. Kröpfl, M. Schardt und A. Stammel 419
Die Epididymektomie: Eine sinnvolle Operationsmethode
M. Reis, K. Erpenbach, R. Pust und H. V. Vietsch 420
Offener Sinus urogenitalis – Möglichkeit einer operativen Rekonstruktion
G. Schott und K. M. Schrott 421
Therapiekonzept bei Doppelnieren mit ektopen Harnleitern und ektopen
 Ureterozelen
M. Westenfelder und H. Keller 423
Zusammenfassung der Postersitzung 10: Operative Techniken
G. Rutishauser und J. E. Altwein 424

Postersitzung 11: Erektile Dysfunktion

Risikofaktoren der erektilen Dysfunktion – I. Zigarettenrauchen und
 kavernöse Insuffizienz
K.-P. Jünemann, T. F. Lue und H. Melchior 426
Risikofaktoren der erektilen Dysfunktion – II. Pathophysiologie der
 arteriogenen Impotenz
K.-P. Jünemann, T. F. Lue und H. Melchior 429
Rationelle Diagnostik der erektilen Dysfunktion unter Anwendung
 vasoaktiver Substanzen (BY 023)
W.-H. Weiske, E. Jecht, K.-P. Jünemann, V. Müller-Mattheis,
U. Wetterauer, M. Baccouche, R. Lühmann, M. Zentgraf, W. Bähren
und J. E. Altwein 431

Objektive und optimierte Diagnostik der erektilen Impotenz
  S. C. Müller und T. F. Lue 431
Stellenwert neurophysiologischer Untersuchungen bei erektiler Dysfunktion
  (ED) - Ergebnisse der BCR-Latenzzeitmessung und der
  somatosensorisch evozierten Potentiale (SSEP) bei über 250 Patienten
  H. Porst, W. Tackmann und H. van Ahlen 434
Nitroglycerin-Test zur Impotenzdiagnostik
  L. V. Wagenknecht 436
Rigi-Scan kontrollierte, konzentrationsabhängige Veränderungen der
  Tumeszens und Rigidität bei der Schwellkörperautoinjektionstherapie
  R. Sikora, F.-J. Deutz, F. Recker und W. Lutzeyer 437
Vergleichende Studie zur Aussage der dynamischen und der
  Pharmako-Cavernosographie in der Diagnostik von Erektionsstörungen
  C. G. Stief, U. Wetterauer, W. Vahlensieck jr. und H. Sommerkamp .. 439
Befundinterpretation bildgebender Verfahren bei der Diagnostik von
  Erektionsstörungen
  H. Porst 441
Zuverlässigkeit und Anwendungsmöglichkeiten der SKAT Testung von
  Patienten mit erektiler Dysfunktion (ED)
  K. H. Schneider, C. G. Stief, W. Bähren und J. E. Altwein 443
Diagnostik und Therapie der erektilen Impotenz
  A. Stammel, G. Zöller, D. Kröpfl und R.-H. Ringert 444
Erektile Dysfunktion: Ergebnisse der Diagnostik und Therapie
  W. Sturm, T. Block, G. Ernst und E. Schmiedt 445
Intrakavernöse Selbstinjektion mit Phentolamin und Papaverin zur
  Behandlung der erektilen Impotenz
  T. C. Gasser 447
Intrakavernöse Injektion vasoaktiver Substanzen mittels Injektionsautomat
  H. Derouet, E. Becht, J. Steffens, D. Caspari, S. Alloussi und
  M. Ziegler 447
Ergebnisse der dorsalen Penisvenenligatur bei venöser/kavernöser
  Insuffizienz
  U. Wetterauer, C. G. Stief und H. Sommerkamp 448
Dorsale Penisvenenligatur des venösen Lecks bei erektiler Dysfunktion
  U. Treiber, P. Gilbert und W. F. Thon 449
Ergebnisse eines neuen Operationsverfahrens bei erhöhter Venendrainage
  und erektiler Impotenz
  L. V. Wagenknecht 451
Erste Erfahrungen mit der operativen Revaskularisation des Penis in der
  Modifikation nach Hauri
  J. Zumbe und G. Kierfeld 452
Zusammenfassung der Postersitzung 11: Erektile Dysfunktion
  J. Frick 454

Postersitzung 12: Aktuelles zum Prostataadenom

Kann die benigne Prostatahyperplasie hormonell induziert werden?
  Transplantation von menschlichem Prostatagewebe auf die NMRI
  Nu/Nu Maus
  B. Wagner, U. Otto, H. Becker, G. Klöppel und H. Klosterhalfen .. 456
Immunzytochemische Darstellung von Östrogenrezeptoren in Harntrakt
  und Prostata des Hundes
  H. Schulze und E. R. Barrack 458
Wertigkeit der präoperativen sonographischen Größenbestimmung der
  Prostata
  H. Feiber und Ch. Ohmann 460
Sonographische RH-Bestimmung - Wertigkeit und Vergleichsuntersuchung
  zweier rechnerischer Verfahren
  H. Feiber und U. Schmitt 461

Stellenwert der suprapubischen transvesikalen und transrektalen
　Prostatasonographie bei der präoperativen Beurteilung von
　Prostataadenomen
　　W. Dierkopf, P. G. Fabricius, R. Werner und Ch. Saul 462
Erste Erfahrungen mit dem 7 MHZ-Schallkopf zur Durchführung der
　transrektalen Prostatasonographie (TPS)
　　Ch. Saul, R. Werner, M. Wiesel und P. G. Fabricius 463
Qualitative und quantitative Analyse der computergestützten
　Ultraschalldiagnostik beim Prostatakarzinom und anderen urologisch
　relevanten Tumoren
　　G. Heinert, G. Cürten, G. Oromek, H. Hutten und W. Wildmeister . . 464
Detrusorkontraktilität: Parameter zur Indikationsstellung der
　Prostatektomie
　　H. J. Rollema und R. van Mastrigt 467
Harnfluß-Klassifikationsfaktoren (KF) vor und nach Prostatektomie
　　H. J. Rollema, A. E. J. L. Kramer und D. van den Ouden 470
HF-Generator mit automatischer Leistungsregelung für Schneiden und
　Koagulieren
　　G. Flachenecker und K. Fastenmeier 473
Klinische Anwendung eines Hochfrequenzgenerators mit automatischer
　Leistungsregelung bei der transurethralen Elektroresektion
　　H. Leyh, R. Hartung, G. Flachenecker und K. Fastenmeier 475
Neue Erkenntnisse bei der Niederdruck-TURP und automatischer
　Leistungsregelung des Hochfrequenzgenerators
　　W. Epple und H. J. Reuter 476
Erfahrungen mit der suprapubischen Blasenpunktionsfistel in der intra- und
　postoperativen Phase der transurethralen Resektion der Prostata
　　P. Stockmann, W. Rössler und W. Wieland 477
Blutverlust und alveolo-arterielle Sauerstoffdruckdifferenz bei der
　transurethralen Prostatektomie (TURP) mit Niederdruckirrigation
　　H. J. Reuter, W. Epple, M. Haumer, W. Schuck, H. Weiske und Z. Bujan 478
Urologische Spüllösungen und Instillate und ihr Einfluß auf die
　Blutkoagelbildung in vitro
　　W. Vahlensieck jr. und S. Popov-Cenic 479
Die transurethrale Ballondilatation der Prostata bei benigner
　Prostatahyperplasie – Erste klinische Ergebnisse
　　A. Goldmann, H. Starck und H. Melchior 481
Transanale Resektion obstruierender Tumore des Rektums mittels
　TUR-Technik (TAR) – 5-Jahresbericht einer interdisziplinären
　Zusammenarbeit
　　F. Boeminghaus und A.-J. Coburg 482
Zusammenfassung der Postersitzung 12: Aktuelles zum Prostataadenom
　　U. W. Tunn 483

Postersitzung 13: Inkontinenz – Harnabflußstörungen

Die urethrale Suspensionsplastik nach Stamey-Pereyra kombiniert mit
　einem neuen röntgenologisch-endourologischen Verfahren
　　J. Deppe 485
Vagino-Cystopexie nach Burch als operative Therapie der Streßinkontinenz
　der Frau
　　G. Graeff, W. Wieland und W. Rössler 487
Chirurgische Behandlung inkontinenter Frauen mit Myelomeningozele
　　C. P. Schmidbauer, R. Ehrlich und S. Raz 488
Anatomische Zugangswege für die hintere Harnröhrenchirurgie
　　K. Colleselli, H. Strasser, S. Poisel, G. Bartsch und B. Moriggl . . . 489
Die Megalourethra – Ein Bericht über vier Patienten
　　J. Breul, S. Bergner, M. Meyer-Schwickerath und R. H. Ringert . . . 491

Blasenkonditionierungstraining als Therapie funktioneller
   Blasenentleerungsstörungen im Kindesalter
   R. RÖNTGEN, D. KRÖPFL und H. BEHRENDT 493
Urodynamische Langzeitmessung im Conduit
   J. HANNAPPEL, F. MOLL und D. ROHRMANN 493
Computergestützte Videobild-Verarbeitung zur quantitativen Bestimmung
   der Harnleiterfunktion. Ergebnisse von tierexperimentellen
   Untersuchungen am oberen Harntrakt der Ratte
   F. EICHHORN, A. FRANKENSCHMIDT, P. WAECHTER und C. CONSTANTINOU . 495
Erste klinische Erfahrungen mit ^{99m}Tc-Mercaptoacetyl-Triglycine (MAG 3)
   in der Nierensequenzszintigraphie im Vergleich zu ^{131}J-O-Jod-Hippuran
   (^{131}J-OIH)
   H. VON WALLENBERG PACHALY, H. HAHN, B. NÄGELE-WÖHRLE, P. ALKEN
   und H. RIEDMILLER 497
Ein neuer Test zur Identifizierung der reversiblen und irreversiblen
   hydronephrotischen Atrophie nach partieller Ureterobstruktion
   H. HULAND, D. GONNERMANN, U. POSSIN und B. WERNER 498
Quantitatives Diuresenephrogramm bei Erweiterung des
   Nierenhohlraumsystems im Kindesalter
   N. NÜRNBERGER und K. KLETTER 500
Zusammenfassung der Postersitzung 13: Inkontinenz –
   Harnabflußstörungen
   J. HANNAPPEL 502

Postersitzung 14: Urolithiasis – Metaphylaxe und Infektprophylaxe

Harnsteinrezidivprophylaxe mit dem Kleiepräparat Farnolith
   H.-J. SCHNEIDER 504
Ergebnisse der Metaphylaxe mit Oxalyt-C beim Kalziumoxalat-Steinbildner
   G. KUNIT, W. HAUSER, W. AULITZKY und J. FRICK 505
Kalziumstoffwechseluntersuchungen unter Farnolith bei Normalpersonen
   und Hyperkalziurikern
   W. L. STROHMAIER, K.-H. BICHLER und M. KALCHTHALER 506
Die Bedeutung von Ca-Phosphat-Mikrokonkrementen für die
   Harnsteinbildung nach phosphat- und proteinangereicherter Diät bei der
   Ratte
   D. B. LEUSMANN, B. MÖLLER, G. GEHLING und K. D. RICHTER 508
Die Wirkung von Alkalizitrat auf das Bildungsrisiko wichtiger
   Kristallphasen im menschlichen Harn
   W. ACHILLES, D. SCHULZE, CH. SCHALK, B. ULSHÖFER und G. RODECK ... 510
Stellenwert der Kalziumurolithiasis-Metaphylaxe in der ESWL-Ära
   M. BUTZ, H. KNISPEL und J. WÄCHTER 511
2,8-Dihydroxyadeninsteine: Neue diagnostische und therapeutische
   Möglichkeiten
   P. JUNG, R. BOMMERT, E. BECHT und R. SCHWAIGER 511
Antibiotika-Prophylaxe bei ESWL
   W. W. MEYER, S. SABEL, R. BIEBER und D. JONAS 513
Ist eine Antibiotika-Prophylaxe bei der Urolithiasis des oberen Harntraktes
   mit ESWL sinnvoll?
   A. KNIPPER, J. PENSEL und A. G. HOFSTETTER 515
Bakteriämie unter der ESWL-Behandlung
   V. MÜLLER-MATTHEIS, M. SEEWALD, H. ROSIN, D. SCHMALE,
   D. HORSTKOTTE und R. ACKERMANN 516
Antibiotikaprophylaxe bei der ESWL: Vergleich der Wirksamkeit von
   Ceftriaxon mit Amoxicillin
   CH. ZEHNTNER, G. A. CASANOVA, D. ACKERMANN und U. E. STUDER 517
Klinische Studie zur Auswirkung von Ursachenforschung und gezielten
   Hygienemaßnahmen auf die Häufigkeit nosokomialer

Harnwegsinfektionen einer urologischen Abteilung
 H. Lehr und A. A. Kollwitz 519
Prophylaxe mit einem Breitbandantibiotikum bei endo-urologischen
 Operationen
 A. D. H. Geboers, G. H. J. M. Rikken und F. M. J. Debruyne 521
Perioperative antibiotische Prophylaxe bei urologischen Operationen mit
 Cefotaxim
 W. Bischoff 523
„Urethritis posterior" durch Chlamydia trachomatis
 R. A. Pust, R. Schäfer und H. Meier-Ewert 524
Die Therapie der chronisch bakteriellen Prostatitis mit Ciprofloxacin.
 Ein Durchbruch in der Behandlung der Prostatitis?
 W. Weidner und H. G. Schiefer 526
Mikrowellenhyperthermie bei chronischer Prostatitis bzw. Prostatopathie –
 Vorläufige Ergebnisse
 W. L. Strohmaier, K.-H. Bichler, M. Kiefer und A. Lev 527
Pneumonephrose – Ein seltenes und lebensbedrohliches Krankheitsbild
 F.-J. Deutz, N. Fischer, R. Knüchel, K.-C. Klose und H. Rübben 529
Zusammenfassung der Postersitzung 14: Urolithiasis – Metaphylaxe und
 Infektprophylaxe
 H.-J. Schneider und R. Hubmann 531

Freie Themen

Fertilitätsstörungen – Diagnostik und Therapie

Praxisbezogene erweiterte Fertilitätsdiagnostik: Penetrationstest –
 immunologische Tests
 G. Ludwig, F. Maleika, W.-H. Weiske, J. Frick und E. Rovan 535
Fertilitätsstörungen nach Hodentorsion: Besteht ein Unterschied im
 Ausmaß der Störung in Abhängigkeit zum operativen Vorgehen
 (Orchiektomie versus Retorsion und Pexie)?
 H. U. Peter, R. Guggisberg, M. Schnyder von W. und E. J. Zingg 537
Erfolgreiche Behandlung bei Oligozoospermie mit hohem FSH durch
 pulsatile LHRH-Applikation
 W. Aulitzky, J. Frick, G. Galvan, F. Hadziselimovic, G. Kunit und
 H. Steiner 539
Diagnostik und Lokalisation von Samenwegsverschlüssen durch
 biochemische Ejakulationsuntersuchungen
 U. Wetterauer 540
Vasovasostomie und Vasoepididymostomie
 W.-H. Weiske 542
Neuerungen bei mikrochirurgischen Samenwegsoperationen
 L. V. Wagenknecht 543
Priapismus bei Morbus Fabry – Ein seltenes Krankheitsbild
 P. Fornara, T. Block, W. Sturm und E. Schmiedt 545
Medikamentöse intrakavernöse Behandlung des Priapismus –
 Ein sinnvolles Therapiekonzept?
 T. Block, W. Sturm, G. Ernst und E. Schmiedt 546
Therapie des rezidivierenden idiopathischen Priapismus mit Metaraminol
 U. Wetterauer, C. G. Stief, W. Vahlensieck jr. und H. Sommerkamp . . 547
Mentor-Penisprothesen
 W. Böttger, F. Noll und F. Schreiter 549

Laserinduzierte Stoßwellenlithotripsie (LISL) – Grundlagenforschung

Physikalische Aspekte bei der Entwicklung der Laser-Stoßwellenlithotripsie
 (LISL)
 H. Schmidt-Kloiber, E. Reichel, H. Schöffmann, R. Hoffmann und
 R. Hartung 550

Biologische Effekte bei der laserinduzierten Stoßwellenlithotripsie
R. Hofmann, R. Hartung, H. Schmidt-Kloiber, E. Reichel und
H. Schöffmann 551
Steinzerstörung mit dem KrF-Excimerlaser: Erste in vitro Ergebnisse
R. Friedrichs, R. Poprawe, W. Schäfer und H. Rübben 553
Experimentelle Laseranwendung am oberen Harntrakt
M. Beer, D. Jocham, E. Bauer, M. Kraus, G. Staehler,
W. Permanetter, L. Rupprecht und E. Unsöld 555
Grundlagen der laserinduzierten Stoßwellenlithotripsie (LISL) – in vitro-
und in vivo-Untersuchungen zur Lithotripsie von Harnleiter- und
Gallenkonkrementen
J. Pensel, S. Thomas, E. Barreton und A. Hofstetter 556
Gewebereparation im oberen Harntrakt nach Therapie mit dem
Neodym-YAG Laser
J. Pensel, S. Thomas, G. Barreton, K. Sommer und A. Hofstetter 557
Laserinduzierte Stoßwellenlithotripsie (LISL)
N. Schmeller, A. Hofstetter, J. Pensel und S. Thomas 559

Laser – Klinische Anwendung

Nierenteilresektion mit dem Neodym-YAG-Laser
W. von Waldthausen, P. Berlien, H. Vanherpe, R. Nagel und
G. Müller 560
Multifokales Urothelkarzinom in Nierenbecken, Harnleiter und Blase –
welche Behandlungsstrategie?
A. Knipper, S. Thomas, N. Schmeller und J. Schüller 561
Lasertherapie als Alternative zur radikalen Zystektomie?
E. Spitzenpfeil, N. Schmeller, J. Pensel und A. Hofstetter 563
Retro-Albaran und gewinkelte PE-Zange zur Laserkoagulation am
Blasenauslaß
N. Schmeller 564
Pelviskopische Kontrolle der intravesikalen Laserkoagulation beim
infiltrierenden Harnblasenkarzinom
M. Kriegmair, N. Schmeller, J. Pensel und A. Hofstetter 565
Die Behandlung urethraler Condylomata acuminata mit dem
Neodym-YAG Laser
J. Pensel, T. Dann, S. Thomas und A. Hofstetter 566
Die Vasovasostomie mit dem Neodym-YAG-Laser
P. Gilbert 567
Die laserassistierte Vasovasostomie – vergleichende tierexperimentelle
Untersuchungen mit CO_2- und Nd:YAG-Lasersystemen
R. A. Bürger, C.-D. Gerharz, N. Jansen und U. Engelmann 569

Nierentransplantation

Aspirationszytologie der Nierenrinde versus Nierenmark bei
Transplantatnieren-Wertigkeit für die Rejektionsdiagnostik
P. Hammerer, R. Arndt, A. Kraemer-Hansen und H. Huland 571
Cyclosporin A spezifische Veränderungen in der
Feinnadelaspirationsbiopsie
F. Recker, F.-J. Deutz, A. Homburg, A. Bex und G. Uhlschmid 572
Direktnachweis von Virus-DNA bei nierentransplantierten Patienten
P. Hammerer, R. Arndt, H. Heinzer, E. Huland, Th. Löning und
H. Huland 573
Erste Ergebnisse nach Transplantation vorwiegend AB0-kompatibler
Nieren
D. Molitor, W.-D. Miersch, H.-U. Klehr und N. Spannbrucker 575

Verbesserte Transplantationsraten unter Cyclosporin A bei
  Risikotransplantatempfängern
  D. GONNERMANN, H. HULAND, A. STENGER, H. KRAEMER-HANSEN und
  H. KLOSTERHALFEN 576
Ergebnisse der Leichennierentransplantation bei alten Empfängern
  P. HANKE, W. FASSBINDER, M. BALDUCCI, W. ERNST, I. HAUSER und
  D. JONAS 578
Doppeltransplantation von Neugeborenen- und Säuglingsnieren auf
  Erwachsene
  K. M. SCHROTT 579
Ergebnisse der Transplantation biologisch älterer Kadavernieren
  W. KRAMER, M. BALDUCCI, P. HANKE, W. FASSBINDER und D. JONAS 580
Urologische Komplikationen nach Nierentransplantationen
  W. KRAMER, J. FALK, F. KELLER, U. FIEDLER und D. JONAS 581
Urodynamische Befunde bei chronisch-niereninsuffizienten- und
  Transplantationspatienten
  W. L. STROHMAIER, K.-H. BICHLER, ST. H. FLÜCHTER, T. RISLER und
  W. LAUCHHART 582
Suppression von T-Zellklonen nierentransplantierter Patienten durch
  autologe Seren
  V. DANIEL und G. OPELZ 583
En-bloc-Entnahme und Transplantation einer Hufeisenniere
  R. KLÄN, A. HIRNER, G. OFFERMANN und U. FIEDLER 585
Beurteilung der Nierenviabilität bei Transplantation mittels
  31-Phosphor-Magnet-Resonanzspektroskopie
  S. POMER, W. HULL und L. RÖHL 586
Atrialer natriuretischer Faktor (ANF) bei der Nierentransplantation:
  Einfluß auf die Nierenfunktion bei der Ratte
  H. U. PETER, S. SHAW, P. WEIDMANN und U. E. STUDER 587
Transplantatfunktion bei Nieren über 55jähriger Spender
  J.-C. PECQUEUX, K.-P. DIECKMANN, H. W. BAUER und G. OFFERMANN . . . 588
Ist die postoperative Dialysepflicht zumutbar? Eine retrospektive
  Betrachtung der im Rahmen der radikalen Tumorchirurgie anephrisch
  operierten Patienten
  M. BEER, S. HOFMANN und G. STAEHLER 589
Monoklonale Antikörper (OKT-3) zur Therapie der akuten
  Abstoßungsreaktion nach Nierentransplantation: Erste klinische
  Erfahrungen
  R. A. ZINK, R. GÖTZ, E. HEIDBREDER und A. HEIDLAND 590

Neurologie

Neuroanatomie des unteren Harntraktes
  K.-P. JÜNEMANN, R. A. SCHMIDT, E. A. TANAGHO und H. MELCHIOR 592
Weitere Erfahrungen mit dem Blasenstimulator nach Brindley
  H. MADERSBACHER, J. FISCHER und A. EBNER 594
Funktionelle Elektrostimulation (FES) der Harnblase – Erste Erfahrungen
  mit sakraler Deafferentation (SDAF) und Vorderwurzelstimulator
  (SARS) nach Brindley in Deutschland
  D. SAUERWEIN 595
Die Wertigkeit der selektiven reversiblen Sakralnervenblockade in der
  Diagnostik und Therapie des Urge-Syndroms
  SCH. ALLOUSSI, G. J. MAST, P. JUNG und A. REINIGER 597
Ist die Restharnbestimmung bei neurogener Blasenstörung noch relevant?
  H. PALMTAG 599
Neuro-Urologie – Neue Therapiekonzepte
  J. W. THÜROFF 600

Kinderurologie

Die Operation nach Mathieu und MAGPI-Operation in der Behandlung
der distalen Hypospadie
D. KRÖPFL, S. BERGNER, B. AMENDE und J. BREUL 603
Erfolgsrate der Hypospadiekorrektur nach den Operationsverfahren nach
Duckett und Mathieu
R. SCHWAIGER, D. NEISIUS und M. ZIEGLER 604
Operative Korrektur der kloakalen Dysgenesie
K. M. SCHROTT 605
Nervenerhaltende Feminisierungsoperation zur Korrektur des
ambisexuellen Genitales: Erfahrungsbericht über 25 Kinder
J. E. ALTWEIN und H. HOMOKI 605
Der relative Wert des Miktionszystourethrogramms zur Diagnosestellung
und Behandlung des vesikoureteralen Refluxes
R. J. SCHOLTMEIJER 607
Zur Sicherheit der konservativen Therapie des vesikoureteralen Refluxes
H. WESTENFELDER, W. VAHLENSIECK jr. und U. REINARTZ 608
Nierenentwicklung bei Spina bifida-Kindern mit neurogener Blase und
vesiko-renalem Reflux
H. BEHRENDT, U. SCHÜRMANN, M. GOEPEL und H. HIRCHE 609
Paraureterale Divertikel als Ursache rezidivierender Harnwegsinfekte im
Kindesalter
W.-D. MIERSCH, R. M. SCHAEFER und P. BRÜHL 610
Kinderurologie 1987
R. HOHENFELLNER 612

Operative Techniken

Topik, Morphologie und Operation der Nebennieren-Malignome,
Begründung und Beleg urologischer Teilhabe
A. SIGEL, J. WEISSMÜLLER und W. HOHENBERGER 615
Ist die Harnröhrenschlitzung noch sinnvoll? Spätergebnisse nach
Harnröhrenschlitzung
B. WAHLLÄNDER, R. RIEDL und R. TAUBER 617
Ergebnisse der Blasenhalssuspension nach Stamey-Pereyra
P. CARL 618
Eine neue transvaginale Schlingenoperation – geänderte Indikationsstellung
bei weiblicher Inkontinenz
C. P. SCHMIDBAUER, H. CHIANG und S. RAZ 620
Modifizierte Blasenhalsinzision bei Blasenhalsdysfunktion der Frau
N. NÜRNBERGER und J. HOFBAUER 621
Diphallus – erfolgreiche Vereinigung der Penes
S. PEROVIĆ, B. TALIĆ und D. SCÉPANOVIĆ 622
Chirurgie der hinteren Harnröhre – Prostata-bulbäre Anastomose
G. BARTSCH 625

Supravesikale Harnableitung

Notwendigkeit und Bedeutung definitiver supravesikaler Harnderivation
beim metastasierten Harnblasenkarzinom
L. ALBERT 628
Die transureterale Ureterokutaneostomie (TUUC) – Indikationen,
Operationstechnik und Ergebnisse
G. RODECK, G. BEYER und G. ZIEGLER 630
Kontinente Harnableitung – Kock-Pouch und S-Blase – Eine Analyse
F. SCHREITER 630

Die Ileum-Neoblase – Klinische Ergebnisse nach kontinentem Blasenersatz
 D. FROHNEBERG, G. EGGHART, K. MILLER und R. HAUTMANN 632
Die kontinente Ileumblase zur Harnableitung nach radikaler Zystektomie
 CH. SPEHR, H. MELCHIOR und I. KNOP 633
Innere Harnableitung mit Niederdruckreservoir nach radikaler
 Zystoprostatovesikulektomie wegen Harnblasenkarzinom
 U. E. STUDER, CH. WÜTHRICH, D. ACKERMANN und E. J. ZINGG 635
Wertigkeit der kontinenten Ersatzblase nach Zystektomie
 E. J. ZINGG und U. E. STUDER 637

Was gibt's Neues in der Urologie?

R. HAUTMANN 641

Wissenschaftliches Filmprogramm 650

Preisverleihungen 650

Generalversammlung 651

Autorenregister 653

Eröffnung des Kongresses und Begrüßung durch den Präsidenten, Herrn Professor Dr. F. Eisenberger

Sehr verehrte Gäste,
liebe Kolleginnen und Kollegen:

ich eröffne den XXXIX. Kongreß der Deutschen Gesellschaft für Urologie und freue mich außerordentlich, Sie auch im Namen meiner Mitarbeiter und aller, die an der Gestaltung des Kongresses mitgewirkt haben, in der Landeshauptstadt Baden-Württembergs auf das herzlichste begrüßen zu können.

Wir befinden uns in Stuttgart auf urologisch-historischem Boden.

Hier wurde - nachdem bereits 1886 in Frankfurt die Gründungsidee geäußert worden war - am 16.9.1906 anläßlich der konstituierenden Versammlung unter dem Vorsitz Felix Martin Oberländers unsere Gesellschaft aus der Taufe gehoben. Dieses Datum steht auch für die Gründung der Zeitschrift für Urologie, dem Veröffentlichungsorgan für die Verhandlungen der neugegründeten Gesellschaft, das durch Fusion der bis dahin bestehenden beiden urologischen Zeitschriften, dem Oberländischen Centralblatt und dem Casper Lohnstein'schen Monatsbericht entstanden ist und im Verlag von Thieme-Leipzig und Coblentz-Berlin verlegt wurde.

Last not least präsidierte genau vor 10 Jahren mein Vorgänger im Amt, Herr Professor Dr. Fritz Arnholdt, den ich mit seiner Gattin heute herzlich begrüße, dem XXIX. Kongreß.

Meine Damen und Herren, jeder wissenschaftliche Kongreß lebt und wird inspiriert von einem engen, beständigen, Nationen übergreifenden, wissenschaftlichen Gedankenaustausch, der sich nicht im Anhören von Übersichtsreferaten, der Darlegung eigener Forschungsergebnisse und in immer zu kurzen Diskussionszeiten im Forum erschöpfen soll, sondern seine Fortsetzung findet in Kontakten und Gesprächen am Rande; und so möchte ich diesen Kongreß unter das Motto der „freundschaftlichen und wissenschaftlichen Kommunikation" stellen.

Deshalb gilt mit besonderer Freude mein herzliches Willkommen, neben Ihnen liebe Kolleginnen und Kollegen aus unserem Land, den Gästen und Freunden aus dem Ausland und von Übersee, die unser nationales Treffen durch ihre Anwesenheit und mit ihren Erfahrungen bereichern. Es sind dies Kollegen aus Belgien, Finnland, Frankreich, Italien, Japan, Jugoslawien und den Niederlanden, den Philippinen, Österreich, Polen, Schweden, Türkei, der Schweiz, der Tschechoslowakei, Ungarn und der USA.

Unser besonderer Gruß gilt der erstmals seit Jahren wieder auf unserem Kongreß präsenten offiziellen Delegation der DDR mit Herrn Professor Albert aus Halle und Herrn Professor Mebel von der Charité in Berlin. Ich hoffe und wünsche, daß ihr Besuch Grundlage und Voraussetzung für sich weiter entwickelnde und - wie ich meine - selbstverständliche enge Kontakte auf wissenschaftlicher und freundschaftlicher Ebene sein wird.

Ein herzliches Willkommen gilt dem Präsidenten der italienischen Gesellschaft für Urologie Herrn Professor Rocca-Rosetti, dem Präsidenten der Österreichischen Gesellschaft für Urologie Herrn Dozent Figdor und dem Präsidenten der Ungarischen Gesellschaft für Urologie Herrn Professor Baranyai.

Ich freue mich über die Anwesenheit unserer Ehrenmitglieder Herrn Professor Linder/Heidelberg, Herrn Professor Mayor/Zürich, Herrn Professor Knipper/Hamburg, Herrn Professor Madsen/Madison und Herrn Professor Tazaki/Tokio.

Der Dekan der Medizinischen Fakultät der Universität Tübingen Professor Dichgans übermittelte schriftlich dem Kongreß alle guten Wünsche.

Meine Damen und Herren, es ist mir eine außerordentliche Freude und für unsere Gesellschaft eine Ehre, die Ehrengäste willkommen zu heißen. Sie dokumentieren mit ihrer Anwesenheit die Verbundenheit und eine gewisse Wertschätzung für einen Berufsstand, der in den letzten Jahren zunehmend publikumswirksam in den Mittelpunkt der Kritik gerückt wurde, diese aber angenommen und verarbeitet hat, andererseits aber auch seinen Beitrag zur Leistungsstärke und zum internationalen Ansehen der deutschen Medizin erbringt.

Ich begrüße den Ministerpräsidenten des Landes Baden-Württemberg, Herrn Dr. Lothar Späth. Ihr

Name und Ihre Landespolitik sind Synonym für wirtschaftliche Stabilität, innovatives Denken, mutiges, zukunftsorientiertes Handeln – ich erwähne hier nur die „Wissenschaftsstadt Ulm" mit ihren vielseitigen Zukunftsperspektiven – aber auch für schwäbischen Fleiß und ein gewisses Gefühl für das Machbare, sei es in der Chefetage oder beim Mann auf der Straße. Ich danke Ihnen besonders, daß Sie gekommen sind.

Ein herzliches Willkommen dem Oberbürgermeister unserer Stadt, Herrn Manfred Rommel und dem 1. Bürgermeister Herrn Dr. Rolf Thieringer, die es sich nicht nehmen ließen, an der feierlichen Eröffnung unseres Kongresses teilzunehmen. Stellvertretend für den Gemeinderat danke ich Ihnen für Ihre stete Aufgeschlossenheit und Ihr Verständnis für Neuerungen in der Medizin – ich erwähne beispielhaft die Einführung der ESWL und der Geräteweiterentwicklung zur Gallensteinzertrümmerung und zur Kombinationstherapie von Nierensteinen – und für ihr Engagement zum Wohle unserer Patienten.

Ich heiße in Vertretung seiner Magnifizenz des Präsidenten der Stuttgarter Universität Herrn Prorektor Professor Pritschow herzlich willkommen.

Meine Damen und Herren, ich darf nun den Herrn Ministerpräsidenten, den Herrn Oberbürgermeister und den Herrn Prorektor bitten, Worte der Begrüßung an uns zu richten.

Grußworte
Ministerpräsident Dr. Lothar Späth,
Oberbürgermeister Manfred Rommel,
Prorektor Günther Pritschow.

Meine Damen und Herren, ich danke unseren Ehrengästen für die freundlichen Begrüßungsworte und die Wertschätzung, die Sie uns durch Ihre Anwesenheit entgegenbringen.

Auch im letzten Jahr hat der Tod schmerzliche Lücken in die Reihen unserer Gesellschaft gerissen. Ich habe die traurige Pflicht Sie davon in Kenntnis zu setzen, daß folgende Kollegen verstorben sind:

Am 21.12.1986 ging Herr Professor Carl Erich Alken von uns. Sein Leben und sein unser Fach bestimmendes Wirken wurde in einer akademischen Gedenkfeier am 6. Februar 1987 an der Universität des Saarlandes für seine Schüler durch Herrn Professor Hohenfellner und für die deutschen Urologen durch den Präsidenten gewürdigt.

Wir verlieren in Professor Alken – wie ich es damals formulieren durfte – ein Monument unseres Faches.

Es verstarben weiterhin
Herr Professor Max Bergmann, Linz,
unsere korrespondierenden Mitglieder Herr Professor Herbert Eckstein, London und
Herr Professor Anders Engbert, Linköping,
Herr Dr. Karl-Heinz Huhn,
Herr Dr. F. W. Linde, Marburg,
Herr Dr. Ali Sharaya, Essen.

Am 30.4.1987 verstarb der Archivar unserer Gesellschaft Herr Schultze-Seemann. Unermüdlich hat er die Geschichte unseres Faches recherchiert, in uns wach gehalten und durch historische Beiträge unsere Kongresse bereichert.

Wir verneigen uns in Ehrfurcht vor unseren Toten und ich darf Sie bitten, sich von den Plätzen zu erheben. Ich danke Ihnen.

Meine Damen und Herren,
auch in diesem Jahr hat der Vorstand der Deutschen Gesellschaft für Urologie beschlossen, hervorragende Wissenschaftler zu Ehrenmitgliedern bzw. korrespondierenden Mitgliedern zu ernennen.

Dies geschieht in Anerkennung und Würdigung der Verdienste um Forschung und Weiterentwicklung unseres Faches, ausgehend von dem Wunsch, grenzübergreifend und unkonventionell wissenschaftliche Beziehungen zu knüpfen, bestehende zu pflegen, zu vertiefen und mit innigem Dank für freundschaftliche Verbundenheit.

Zu Ehrenmitgliedern wurden ernannt:
Herr Professor Aso aus Tokio.
Herr Professor Blandy aus London.
Herr Professor Rocca-Rosetti aus Turin
und Herr Professor Schmiedt aus München.

Zu korrespondierenden Mitgliedern wurden ernannt:

Herr Professor Kuo aus Peking
und Herr Dr. Hayakawa aus Okinawa.

Herr Professor Aso ist Chairman des Departments of Urology der University of Tokyo und somit seit März 1987 Nachfolger von Professor Niijima dem Nestor der Japanischen Urologie. Herr Professor Aso befaßte sich in seinen Publikationen hauptsächlich mit endoskopischen Problemen, der Chirurgie der Nebenniere, der Nierentransplantation und den urologischen Tumoren.

Seine chirurgische Ausbildung erhielt er von 1959 bis 1962 am Sinai Hospital of Baltimore, er ist Mitglied von insgesamt 13 nationalen und internationalen Gesellschaften. Er wurde ausgezeichnet mit dem Japanese Endoscopic Research Foundation Award 1984, den Promeritate Award from the International Society of Urological Endoscopy und mit dem Oshima Prize from the Japanese Kidney Foundation im Jahre 1985. Die japanischen und die deutschen Urologen verbindet ein jahrelanger intensiver Gedanken- und Erfahrungsaustausch, der insbesondere durch die Einführung der ESWL in Japan und die dadurch bedingte Ausbildung junger japanischer Kollegen hier in Deutschland, intensiviert wurde.

Herr Professor Blandy ist Direktor des Departments of Urology der University of London und den Europäischen Gesellschaften seit Jahren freundschaftlich und durch engen wissenschaftlichen Kontakt verbunden.

Herr Professor Blandy mußte leider für unseren Kongreß wegen dringender, unaufschiebbarer Prüfungsverpflichtungen absagen. Die deutschen Urologen freuen sich, diesem prominenten Mitglied der

Britischen Gesellschaft die Ehrenmitgliedschaft antragen zu können.

Herr Professor Rocca-Rosetti ist Direktor der Urologischen Universitätsklinik in Turin und Past-Präsident der italienischen Urodynamischen Gesellschaft und derzeitiger Präsident der Italienischen Urologischen Gesellschaft.

Von 1970 bis 1975 war er Direktor der Urologischen Universitätsklinik der medizinischen Fakultät in Caglieri und von 1976 bis 1983 Direktor der Urologischen Universitätsklinik von Triest. Er schrieb 5 Buchbeiträge und ist Autor von über 100 wissenschaftlichen Publikationen, die sich hauptsächlich mit der Urolithiasis und den Problemen der intrarenalen Chirurgie befassen. Herr Rocca-Rosetti ist Gründungsmitglied der European Intrarenal Society, die 1976 in Kopenhagen aus der Taufe gehoben wurde und seitdem enge wissenschaftliche Kontakte zu unserer Gesellschaft unterhält.

Herr Professor Schmiedt ist Direktor der Urologischen Klinik und Poliklinik der Ludwig-Maximilians-Universität in München am Klinikum Großhadern. Professor Schmiedt ist Mitglied und Ehrenmitglied von insgesamt 18 nationalen und internationalen Urologischen Gesellschaften, Herausgeber bzw. Mitherausgeber zahlreicher Lehrbücher und Monographien sowie Mitschriftleiter mehrerer Zeitschriften u.a. dem Urologen A.

Seine Publikationsliste umfaßt mehr als 200 wissenschaftliche Arbeiten, Ausstellungen und Filme, mehrere dieser Publikationen wurden preisgekrönt. U.a. erhielt Herr Professor Schmiedt zusammen mit seinem ESWL-Team - Herrn Chaussy und mir -, und wir sind stolz darauf, 1985 den erstmals verliehenen Förderpreis für die Europäische Wissenschaft.

Mit diesem Preis wurde die Entwicklung der extrakorporalen Stoßwellenlithotripsie ausgezeichnet.

Von seiner Klinik gingen bahnbrechende Impulse und Entwicklungen aus, die national und international in die klinische Behandlung eingeflossen sind und dort ihren festen Platz haben. Neben der bereits erwähnten ESWL, die nun fachübergreifend auch bei Gallengangs- bzw. Gallenblasensteinen angewandt wird, sind es die Erforschung der Mykoplasmen als pathogenetischer Faktor für die akute und chronische Prostatitis, die Einführung der Feinnadelbiopsie bei Prostataerkrankungen zusammen mit Herrn Faul, und experimentelle und klinische Untersuchungen zur Laser-Technik in der Urologie zusammen mit Herrn Hofstetter.

Herr Professor Ying-Lu Kuo ist Chef des Departments für Urologie des First Teaching Hospitals in Peking. Professor Kuo ist Generalsekretär der Chinese Medical Foundation und Vizedirektor des Coordinating Comitée of Organ Transplantation Centre von Zentralchina, er ist Mitherausgeber der bedeutendsten chinesischen Fachzeitschriften u.a. des Chinese Journal of Urology, Journal of Experimental Surgery, Journal of Organ Transplantation und des Journal of Clinical Urology und des Journal of Endoscopy.

Am First Teaching Hospital von Professor Kuo wurde der erste Nierenlithotripter in China eingerichtet, und seitdem verbinden unsere Kliniken ein intensiver Erfahrungsaustausch über Probleme der Nephrolithiasis, der im Juli dieses Jahres einen Höhepunkt mit der ersten Videokonferenz zwischen Stuttgart und Peking via Satellit gefunden hat. Die Deutsche Urologie hofft und wünscht, daß sich die Verbindungen zwischen unseren Ländern weiter fruchtbar entwickeln.

Dr. Masamichi Hayakawa ist Associate Professor an der School of Medicine der Ryukyu Universität in Okinawa. Er ist Mitglied in 7 nationalen und internationalen Gesellschaften und erhielt 1979 und 1985 den Preis der Japanese Urological Association. Das wissenschaftliche Werk dieses engagierten Urologen umfaßt u.a. zahlreiche Gemeinschaftsarbeiten mit Deutschen Forschungsinstituten.

Im Namen unserer Gesellschaft und persönlich beglückwünsche ich Sie aufs herzlichste und darf Ihnen nun die Urkunden überreichen.

Meine Damen und Herren, mit der Präsidentschaft dieser Gesellschaft, die ich nun für ein Jahr durch Ihr Vertrauen innehaben und ausfüllen durfte, hat man ohne Zweifel den Höhepunkt seines beruflichen Lebensweges erreicht. Es ist Tradition – und mir zudem eine freudige Pflicht – in Dankbarkeit der Persönlichkeiten zu gedenken, die meinen Werdegang beispielgebend, – bewußt oder unbewußt –, entscheidend beeinflußt haben.

Mein Vater, Chirurg und Gynäkologe alter Schule, ausschlaggebend für den unerschütterlichen Entschluß Arzt zu werden und prägendes Vorbild, begeisterte den „Operationszögling" an seiner Klinik früh für die Chirurgie, warmherzig zu Hause, als Chef akkurat und streng orientiert an hierarchischen Prinzipien der Klinikführung. Unvergessen sein Leitsatz für ärztliches Handeln: „Nicht der unwissende Arzt wird dem Patienten gefährlich, sondern derjenige, der sein Wissen und Können überschätzt."

Stationen meiner Ausbildung waren die väterliche Klinik in Regensburg, die Erste Medizinische Klinik des Krankenhauses München Schwabing unter Professor Begemann, mit dem Schwerpunkt Hämatologie, und schließlich das Pathologische Institut der Universität München. Professor Büngeler und die damaligen Oberärzte Professor Eder und Professor Georgi vermittelten mir erste Berührungen mit einer exakten Wissenschaft und am Mikroskop und im Sektionssaal die Grundlagen zum pathologisch-anatomischen Denken.

Mein Berufsziel Gynäkologie und Geburtshilfe, das – einem weiteren Grundsatz meines Vaters folgend – eine gründliche chirurgische Basisausbildung erforderte, führte mich zunächst an die traditionsreiche Chirurgische Klinik an der Nußbaumstraße in München und zu Professor Rudolf Zenker.

Professor Zenker – einer der großen Chirurgenpersönlichkeiten unserer Zeit – die Idealfigur eines klinischen und akademischen Lehrers, warmherzig und bewundernswert vielseitig, weckte den Entschluß, der dort praktizierten Chirurgie treu zu bleiben. Hier begegnete ich erstmals meinem verehrten Lehrer und Mentor Egbert Schmiedt und seinem damaligen Oberarzt Peter Kolle. Hier weihte mich Peter Kolle in die Geheimnisse der Endoskopie und des transurethralen Resezierens ein und Egbert Schmiedt vermittelte mir durch seine operative Brillanz, daß „Zenker'sche Schule" auch in der Urologie fortleben kann.

Im Institut für Chirurgische Forschung war es Professor Brendel, der mir die Möglichkeit zum experimentellen Arbeiten bot und mir mit manchem Rat das „wissenschaftliche Procedere" erleichtigte.

Professor Schmiedt verdanke ich aus meinem Leben als Arzt nicht wegzudenkende, formende Einflüsse, die Faszination für die Urologie, perfektioniert durch sein transurethrales und chirurgisches Können. Eiserne Pflichterfüllung und Disziplin rund um die Uhr, sei es bei der klinischen Routine, im Operationssaal oder bei der wissenschaftlichen Arbeit, wurden vorgelebt, von den Schülern angenommen und sind bleibende Erinnerungen, die ich persönlich nicht missen möchte.

Meine Damen und Herren, in den 80 Jahren seit der Gründung entwickelte und verselbständigte sich unser Fach, unterbrochen durch zwei verheerende Weltkriege, zu einer selbstbewußten, überschaubaren und im Gegensatz zu anderen Fachrichtungen einheitlichen Disziplin, die – wie ich meine – auf faszinierenden Säulen ruht:

- der Tumor- bzw. rekonstruktiven Chirurgie,
- der Endourologie,
- der Uro-Onkologie und
- der Medizintechnik mit der ESWL und dem Lasereinsatz.

Bahnbrechende und die gesamte Medizin beeinflussende Entwicklungen und Impulse sind aus unserem Fach hervorgegangen. 1889 die Erfindung des Blasenspiegels als Grundlage der modernen Endoskopie, 1906 die Einführung des retrograden Pyelogramms und 1924 des Urogramms sind noch heute unabdingbare Bestandteile der urologischen Diagnostik und letztlich die extrakorporale Stoßwellentherapie mit heute noch nicht absehbaren Zukunftsperspektiven, die die Schnittoperation beim Steinleiden weltweit überflüssig machte.

Unsere Generation durfte somit Entwicklungstendenzen, Fortschritte und richtungsweisende Erfolge unseres Faches begleiten, die sich in zahlreichen Beiträgen dieses Kongresses niederschlagen. Bestimmten in den Nachkriegsjahren noch die transurethrale Resektion eines Prostataadenoms, die Operation eines Tumors oder die Korrektur einer Mißbildung des Urogenitalsystems unser ärztliches Handeln, so sind es heute die Medizintechnik, die uns mit nahezu schmerzfreien und gering invasiven Behandlungsmöglichkeiten begeistert, und multimodale Therapiekonzepte bei urologischen Tumorerkrankungen, die berechtigte Hoffnungen auf Optimierung der bisherigen Erfolgsquoten offen lassen.

Weltweit Maßstäbe setzende Pionierleistungen auf diesen Gebieten werden in der öffentlichen Meinung und Diskussion begleitet von Schlagworten wie Kostenexplosion, Apparatemedizin, von vermeintlichen Gegensätzen zwischen Humanität und Technik in der Medizin, aber auch von „Überdiagnose" und „Übertherapie" mit ethischen und rechtlichen Auswirkungen auf den Arzt bei einem „Zuwenig an Diagnostik", und mit ungeheuren physischen und psychischen Belastungen für den Patienten bei einem „Zuviel an Therapie".

Dies alles spielt sich ab vor dem Hintergrund eines absoluten Anspruchdenkens des Patienten, einem sozialpolitischen, gesellschaftlichen und berufspolitischen Strukturwandel mit dem großen Fragezeichen nach dem „Wohin in der Gesundheitspolitik", die sich hoffentlich nicht an, in manchen anderen Ländern aufgezeigten Fehlentwicklungen mit Modellcharakter, orientieren wird.

Lassen Sie mich an dieser Stelle und in Kenntnis der vielfältigen Problematik die Forderung nach einer sinnvollen *Vorwärtsstrategie* stellen,

- die vorerbrachte Leistungen unseres Berufsstandes herausstellt,
- durch ein Mehr an Eigenverantwortlichkeit, Wirtschaftlichkeit und Sparsamkeit staatlichen Lenkungstendenzen entgegensteuert,
- frühzeitig, nicht allein besitzstandverteidigend, sondern zukunftsorientiert an einer an Europa orientierten Berufspolitik mitarbeitet und
- somit zum Erhalt unseres freien Berufsstandes beiträgt.

Gestatten Sie mir einige Überlegungen zu den angeschnittenen Fragen und Bemerkungen zur Thematik des Kongresses anzuschließen.

Die medizinische Versorgung unserer Bevölkerung ist im internationalen Vergleich auch durch das hohe Leistungsniveau der Ärzte und durch die Leistungsfähigkeit der medizinischen Technik unübertroffen – und dies soll so bleiben. Medizinische Forschung mit immensen Entwicklungskosten bis zur Klinikreife, – beispielhaft hierfür und schon fast vergessen die Entwicklung der extrakorporalen Stoßwellenlithotripsie seit 1966 mit einer kostenintensiven Anlaufzeit von 14 Jahren – eine apparative Hochleistungsmedizin, aber auch ein Umkippen der Alterspyramide mit einer Zunahme der geriatrischen Krankheitsfälle und das bereits aufgeführte jahrzehntelang gestützte Anspruchsdenken fordern ihren Preis. Bereits jetzt entfallen **46%** aller Pflegetage auf Patienten über 60 Jahre, obwohl deren Anteil an der bundesdeutschen Bevölkerung nur bei 20% liegt.

Diese ungünstige Kostenentwicklung ist *mit* Angelegenheit der Ärzte, trotzdem darf Medizin als Dienstleistung nicht allein unter ökonomischen Gesichtspunkten gesehen werden. Unsere Mithilfe sollte darin bestehen, Wirtschaftlichkeitsreserven, - soweit vorhanden - z. B. die Vertiefung der Zusammenarbeit innerhalb der ambulanten Behandlung zwischen niedergelassenen Kollegen und Krankenhausärzten, aufzuzeigen und Reformen dort zu unterstützen, wo sie sinnvoll sind. Beispielhaft ist die bereits im Vorfeld der zu erwartenden Strukturreformen erbrachte Leistung der niedergelassenen Ärzte - nämlich das Zugeständnis zu einer Deckelung des Honorarvolumens, lediglich angepaßt an die Steigerung der jährlichen Grundlohnsumme.

„Prinicipiis obsta" heißt es bei allen Versuchen, unser bewährtes dualistisches System durch eine institutionalisierte Staatsmedizin zu ersetzen - dies kann nur ein dramatisches Absinken der Leistungsfähigkeit zum Nachteil des Patienten zur Folge haben.

Das Gesundheitswesen, erst durch Kostenexplosion und beim Einzelnen erst durch eigene Erkrankung zentraler Aspekt, steht heute, zwischen „Plan und Markt". Jeder Einzelne von uns muß sich verantwortlich fühlen, welche Richtung wir einschlagen. Eines scheint sicher:

- Ärzteüberschuß,
- Engpässe in der Langzeitversorgung (wie in Pflegeheimen und geriatrischen Kliniken),
- Überkapazitäten in Krankenhäusern der Akutversorgung,
- geringe Auslastungsziffern für teuere medizinische Einrichtungen,
- große Personalfluktuationen und
- wenig patientenfreundliche Arbeitsabläufe

fallen nicht allein in den ärztlichen Kompetenzbereich, sondern sind Ursachen eines *inäquaten* Managements. Auch das immer stärker beanspruchte Krankenhaus - 1962 wurden 7 Mio. und 1986 bereits 12 Mio. Patienten stationär behandelt und 1990 werden es vielleicht 17 Mio. sein - ist als Kostenverursacher nicht der Hauptschuldige, wenn man davon ausgeht, daß die relativ niedrigen Krankenhauskosten im internationalen Vergleich lediglich 2,8% des Bruttosozialprodukts betragen. Zudem sind die mit 70% hohen Personalkosten nur bedingt zu beeinflussen.

Die Notwendigkeit eines *äquaten* Managements muß erkannt werden, bevor gewinnorientierte, untereinander konkurrierende - aber einer optimalen Krankenversorgung nach unserem Muster abträgliche - Krankenhausgesellschaften mit diagnoseorientierter Fallvergütung nach amerikanischem Muster Bewegung in die verhärteten Strukturen des Gesundheitswesens bringen.

Berufspolitisch divergieren nur scheinbar die Interessen und Intentionen im Niedergelassenen- und Klinikbereich. Vor dem Hintergrund eines „europäischen Urologen", der sich als „operativ tätiger Urologe" erheblich vom Urologen hierzulande unterscheidet, gilt es, rechtzeitig und gemeinsam, DGU, Berufsverband und der Arbeitskreis urologischer Chefärzte im Berufsverband, dem ja zusammen mit den Universitäten die wichtige Funktion der Fort- und Weiterbildung obliegt, den Weiterbildungskatalog anzugleichen und die Zielrichtung der Ausbildung und vor allem die Zahl der auszubildenden Urologen neu zu überdenken.

Ist es sinnvoll, jährlich 80 eigentlich zu einem „operativ tätigen Urologen" ausgebildete Ärzte in die Praxis zu entlassen, wenn z. B. in den Niederlanden jährlich lediglich *ein* Urologe seine Facharztprüfung ablegt? „Angebot und Nachfrage, Können und Leistung werden entscheidende Faktoren für die Zukunftssicherung der Existenz des Einzelnen sein" führte Hohenfellner beim Kongreß 1985 aus. Zieht man Bilanz, so wurde, bezogen auf das Angebot und die Qualität der Ausbildung, seitdem vieles erreicht. Manches jedoch bleibt zu tun, vor allem im Hinblick auf eine vereinheitlichte Qualitätskontrolle durch Facharztprüfungen und die auch damals erhobene Forderung nach einer selbstgesteuerten Kapazitätsbegrenzung für Urologen.

Meine Damen und Herren, die Medizintechnik gewinnt auch in der Urologie zunehmend an Bedeutung und ist zentrales Thema des Kongresses. Sie fordert von uns in vielerlei Hinsicht eine entscheidende Umorientierung - in der Forschung, aber auch zukünftig in der Ausbildung der jungen Ärzte. Diese Disziplin, die abweicht vom bisherigen organbezogenen ärztlichen Denken und Handeln, ist zu verstehen als Grenzbereich zwischen Wissensgebieten wie der Medizin, den Biowissenschaften, der Informatik, aber auch den Ingenieurswissenschaften.

Das Beispiel ESWL zeigt dies deutlich. Auf der einen Seite experimentelle Forschung in der noch mit Fragen versehenen Stoßwellenphysik und die Entwicklung neuer Gerätegenerationen bzw. Gerätephilosophien mit differenten und verbesserten Ortungssystemen, geänderter Ankopplung und Stoßwellenerzeugung, demgegenüber biomedizinische Grundlagenforschung zu Auswirkungen der Stoßwelle auf die Einzelzelle und Zellverbände und dazwischen der Erfolg der Klinik mit schmerzfreier Applikation, und nahezu 90%iger Steinakzeptanz und Steinfreiheitsraten nach 18 Monaten zwischen 20 und 50% je nach Größe der Steine, und die Anwendungserweiterung auf Konkremente der Gallenwege.

Erfreulich oder beängstigend? Die klinischen Erfolge haben gleichsam die Forschung überholt.

Nach dem Motto „Konkurrenz belebt das Geschäft" ist der Gerätemarkt in Bewegung geraten, leider begleitet von Verunsicherungen über Haltbarkeit, Sicherheit, Leistungsfähigkeit der Geräte und fragwürdigen, publikumswirksamen sogenannten Studien über die Kosten-Nutzen-Relation der

ESWL. Nicht firmengebundene Validierung der Ergebnisse aller am Markt befindlichen Geräte und Qualitätskontrolle sind unsere Antwort.

Meine Damen und Herren, am Ende meiner Ausführungen möchte ich die wissenschaftliche Bilanz des vergangenen Jahres, über die auch die kommenden Kongreßtage Rechenschaft abgeben werden, durchaus positiv beurteilen und gerne übertrage ich diesen Optimismus mit allen Guten Wünschen für die Zukunft unseres Faches.

Meine Damen und Herren, der Festvortrag von Herrn Professor Schadewaldt ist ein Höhepunkt unserer Eröffnungsveranstaltung. Ich begrüße Sie, verehrter Herr Kollege Schadewaldt und darf Sie um das Wort bitten.

Festvortrag

Meine Damen und Herren, der Vorstand unserer Gesellschaft hat einstimmig beschlossen, erstmals einem verdienten Mitglied der DGU die Maximilian-Nitze-Medaille zu verleihen.

Sehr geehrter Herr Professor Schmiedt, lieber Egbert,

in Kenntnis Deiner Person ist eine weitere Laudatio nicht in Deinem Sinne. Ich darf Dir aufgrund Deiner besonderen Verdienste um unser Fach – und dies mag alles beinhalten und so steht es auf der Medaille – mit besonderer Freude diese Auszeichnung überreichen.

Prof. Dr. F. Eisenberger
Katharinenhospital
Urologische Klinik und Poliklinik
Kriegsbergstr. 60
D-7000 Stuttgart 1

I. Hauptthema:
Der metastasierte urologische Tumor

Die Metastase: Vielfalt der klinischen Problematik

Die Metastase: Vielfalt der klinischen Problematik bei Tumoren der Niere

H. Huland

Das metastasierte Nierenkarzinom ist eines der ungelösten Probleme der urologischen Onkologie. 25 bis 33% haben bei der Erstdiagnose Metastasen, 50% im scheinbar operablen Stadium I bis III sterben innerhalb von 5 Jahren trotz radikaler Tumornephrektomie. Ein zentrales Problem, wenn nicht *das* zentrale Problem, ist die Tatsache, daß der Wert der heute üblichen Therapeutika fast ausnahmslos nicht belegt werden kann. Dies liegt an 2 Spezifika des metastasierenden Nierenkarzinoms:

1. Der natürliche Krankheitsverlauf unbehandelter Patienten, an dem sich jede neue Therapie orientieren muß, ist außerordentlich schillernd. Mehr als 80% der Patienten mit Metastasen sterben innerhalb 1 Jahres, während andere 5 und mehr Jahre mit Metastasen überleben. Mit den herkömmlichen Analysemethoden des Tumors auf der einen Seite und den Host-Faktoren insbesondere dem Immunsystem des Patienten auf der anderen Seite lassen sich weder die eine noch die andere Gruppe 100%ig sicher identifizieren, wenn es auch in der Tendenz nach den Daten von DeKernion aus Los Angeles so ist, daß Patienten mit einem guten Allgemeinzustand und wenigen Lungenmetastasen eine bessere Prognose haben.

Für diesen schillernden Verlauf ist nach den Untersuchungen unserer Arbeitsgruppe in Hamburg in erster Linie die Heterogenität des Tumors selbst verantwortlich. Nach Transplantation von humanem Nierentumorgewebe auf die immuninsuffiziente Nacktmaus, die uns heute ohne Selektion in fast 90% gelingt, sehen wir die unterschiedlichsten Wachstumsgeschwindigkeiten der transplantierten Tumore, die für jeden einzelnen Tumor und Patienten charakteristisch und über viele Passagen stabil sind und – dies ist wichtig – die so eng mit der jeweiligen Prognose des Patienten korrelieren, daß wir voraussagen können, wer trotz radikaler Tumornephrektomie im Stadium I bis III schnell Metastasen entwickeln wird und wer keine Metastasen bekommt.

Das Dilemma für die Klinik aber ist, daß gerade bei so extrem variierenden Verläufen eines so heterogenen Tumors der Wert jeder Systemtherapie wie Hormon-, Chemo- oder Immuntherapie nur im Vergleich zu einer nicht behandelten Kontrollgruppen erstellt werden kann, eine Forderung, die aus ethischen Gründen so gut wie nie erfüllt worden ist. Diese Forderung gilt aber um so mehr, als die üblichen 10 bis 20% Remissionsraten in einer Unzahl von Studien bei verschiedenen Therapieformen stets die betreffen, die auch im natürlichen Krankheitsverlauf eine bessere Prognose haben, nämlich die mit einem guten Allgemeinstatus und wenigen pulmonalen Metastasen. Dieses ist der Grund, warum viele angebliche Therapieerfolgskurven das genaue Abziehbild des natürlichen Krankheitsverlaufes sind, womit der Wert der jeweiligen Therapieform mehr als infrage gestellt werden muß.

2. Das zweite Spezifikum des Nierenkarzinoms ist das Fehlen eines sicheren Tumormarkers, mit dem man heute Therapieerfolge objektivieren könnte. Hormone, die im Tumor gebildet werden oder Substanzen, die typischerweise als paraneoplastische Symptome auftreten, haben sich in der Praxis wegen der Inkonstanz, wegen komplizierter Nachweisbarkeit und wegen mangelnder Spezifität nicht durchgesetzt. Noch hat sich die berechtigte Hoffnung nicht erfüllt, daß mit Hilfe monoklonaler Antikörper ein tumorassoziiertes Antigen im Blut dieser Patienten gefunden wird, das als Marker dient. Unter diesen beiden negativen Prämissen einige Beispiele der Systemtherapieversuche.

Das Nierenkarzinom gehört zu den wenigen soliden Tumoren, die resistent gegen Standardchemotherapeutika sind. Die gelegentlich beschriebenen Remissionen unterscheiden sich kaum von dem zuvor dargestellten natürlichen Verlauf. Die an sich bestechende Idee, gerade wegen der Heterogenität des Tumors eine individualspezifische Chemotherapieaustestung am Tumormaterial des Patienten analog zum Antibiogramm in der Bakteriologie durchzuführen, hat bislang keinen durchschlagenden Erfolg erbracht. Stellvertretend für diese vielfachen Versuche unsere Hamburger Daten: Bei 25 Patienten haben wir das jeweilige Tumormaterial auf die Nacktmaus transplantiert und nach Austestung das bestwirksamste Therapeutikum gegeben und erzielten zwar eine beachtliche Remissionsrate von 50%, jedoch keine einzige langfristige Heilung. Die Hormontherapie ist ebenfalls ein Beispiel für die negative Erfahrung mit Systemtherapieformen beim metastasierenden Nierenkarzinom. Die Beobachtung, daß die oestrogeninduzierte Bildung von Nierenkarzinomen in syrischen Hamstern durch Progesteron verhindert wird, veranlaßte Bloom und Wallace, Progesteron beim metastasierten Nierenkarzinom einzusetzen. Sie berichteten über eine Remissionsrate von zunächst 16%. Wie so oft reduzierte sich der Enthusiasmus im Laufe der Jahre, wie Bono kürzlich zusammengestellt hat. Andere Hormone wurden empfohlen, nämlich solche mit antioestrogener, androgener und auch antiandrogener Wirkung. Für alle, die meinen, daß dieses letztlich eine harmlose Therapie sei und deswegen nicht schaden könne, möchte ich eine Basisuntersuchung von Dr. Otto aus Hamburg mitteilen, der an humanem auf die Nacktmaus transplantiertem Nierentumorgewebe zeigen konnte, daß durch die vielfach geübte Testosterongabe das Wachstum dieses Tumors beängstigend stimuliert werden konnte. Die wiederholten Ansätze, das metastasierte Nierenkarzinom mit verschiedenen Immuntherapieformen anzugehen, haben in der Vergangenheit zu keinem eindeutigen Ergebnis geführt. Grob zusammengefaßt betrifft dieses die aktive, nicht spezifische Immunisierung mit BCG, die aktiv spezifische Immunisierung mit abgetötetem Tumormaterial versetzt mit Candida-Antigen oder Corynebakterium parvum als Adjuvans intradermal gegeben. Mit der letzteren Therapie erzielten Tykää und Tallberg im Vergleich zu einer Kontrollgruppe gerade bei Patienten mit gutem AZ und wenigen pulmonalen Metastasen bessere Überlebensraten. Kritisch ist anzumerken, daß diese Kontrollgruppe nicht randomisiert ist und schlecht definiert ist; daß eine kürzlich abgeschlossene amerikanische multizentrische Studie von DeKernion, McCune und Pontes keinen Vorteil im Vergleich zu ausschließlich hormonbehandelten Patienten finden konnte, und daß Fowler bei 16 Patienten mit fortgeschrittenen Metastasen in keinem einzigen Fall eine Remission erzielen konnte. Die passive Immunisierung mit xenogener Immun-RNA, die aus tierischen Lymphozyten nach Stimulation mit Tumorgewebe gewonnen wird oder die Gabe des sogenannten Transferfaktors, ein Extrakt aus stimulierten Lymphozyten, hat nach DeKernion nicht zur entscheidenden Überlebensverbesserung der Patienten geführt.

Die von mir im Zeitraffer dargestellte negative Bilanz systemischer Therapieformen bei der Behandlung des metastasierenden Nierenkarzinoms war wohl der Grund, daß Urologen sich chirurgischen Maßnahmen zuwandten, obwohl dieses onkologischen Prinzipien widerspricht. Hierfür 2 Beispiele:

Der Wert der radikalen Tumornephrektomie bei metastasierten Patienten zur Induktion von Spontanremissionen ist heute sehr umstritten. Zum einen kommt Spontanremission auch ohne Nephrektomie vor, zum anderen muß die Rate von maximal 0,5% gegen die 2–3%ige Operationsmortalität in Relation gesetzt werden. Schließlich ist wenig bekannt, daß die so beobachtete Spontanremission mit und ohne Tumornephrektomie nie von langer Dauer ist.

Zu den umstrittenen Maßnahmen, die die ganze Problematik chirurgischer Metastasenchirurgie verdeutlicht, gehört die radikale regionale Lymphknotenausräumung. Die Diskussion über den Wert dieser Maßnahme ist heute noch nicht abgeschlossen.

Wichtigstes Argument für diese Maßnahme sind immer noch die guten Ergebnisse von Robson, die aber auch durch eine Selektion, bedingt durch die gleichzeitige Mediastinoskopie bedingt sein kann.

Die genannten Beispiele verdeutlichen die Vielzahl der klinischen Problematik ohne Anspruch auf Vollständigkeit zu haben. Ich möchte zum Abschluß zwei Perspektiven darstellen, die ihrerseits wieder Probleme aufwerfen.

1. Fast unbemerkt und kaum publiziert ist der Anteil des sogenannten Incidentalkarzinoms, das durch routinemäßige Anwendung des Ultraschallgerätes entdeckt wird, mittlerweile auf 15% angestiegen. Diese Tumoren sind in der Tat durchweg in einem früheren Stadium. Dieses wirft natürlich das Problem auf, ob weniger radikale Maßnahmen wie die Heminephrektomie, die bei kleinen Tumoren bei Einzelnieren bereits hervorragende Langzeitergebnisse bewies, ausreichen. In diese Diskussion möchte ich jedoch warnend an die sorgfältige Untersuchung von Robson an 88 Tumornephrektomiepräparaten erinnern, der gezeigt hat, daß in 45% Tumor im perirenalen Fettgewebe zu finden ist und in 6% Tumor in der ipsilateralen Nebenniere, die Grundlage für die heute geübte radikale Tumornephrektomie.

2. Die 2. Perspektive bezieht sich auf die Therapie des metastasierten Nierenkarzinoms. Wir lernen heute Substanzen kennen, die vom Immunsystem zur Abtötung einer Krebszelle gebildet werden wie der Tumornekrosefaktor von aktivierten Makrophagen oder die Interferone von anderen immunkompetenten Zellen. Wir lernen andere Substanzen kennen und bekommen sie durch moderne gentechnologische Verfahren auch frühzeitig in die Hand, die wie das Interleukin II, eine Subpopulation von Lymphozyten aktivieren können, die dann Krebszellen abtöten. Die genannten Substanzen sind nur kleine Einzelbauteile eines komplizierten Abwehrsystems, das für den Kliniker in dieser Form kaum noch verständlich ist. Der entscheidende Punkt jedoch ist, daß wir hier erst am Anfang einer Entwicklung zu stehen scheinen, während die Möglichkeit der Chirurgie, der Chemo-, Hormon-, Strahlen- und herkömmlichen Formen der Immuntherapie offenbar ausgeschöpft sind.

Prof. Dr. med. H. Huland
Universitäts-Krankenhaus Eppendorf
Urologische Klinik und Poliklinik
Martinistr. 52
D-2000 Hamburg 20

Die Metastase: Vielfalt der klinischen Problematik bei Tumoren der Blase

H. Rübben

Welche Patienten entwickeln Metastasen?

Eine Analyse von mehr als 4000 metastasenfreien Blasentumorpatienten des Harnwegstumorregisters Aachen (Ruttac 1987) differenzierte in vier prognostisch unterschiedliche Gruppen: Ta, G0-4 vs T1, G1-2 vs T1, G3-4/T2, G1-4 vs T3-4. 954 Patienten erfüllten folgende Bedingungen: Zugehörigkeit zu einer der aufgeführten Gruppen, Entwicklung mindestens eines Rezidives des gleichen oder eines günstigeren Stadiums als der Primärtumor. So wurde eine Unterschätzung des Ausgangsstadiums und eine lokale Tumorprogression in der Blase innerhalb von 5 Jahren weitgehend ausgeschlossen; eine Lymphknoten- oder Fernmetastasierung kann daher dem Ausgangsstadium des Tumors zugeschrieben werden. Die Analyse zeigt, daß nichtinfiltrative Tumoren (Ta), gleichgültig welcher Differernzierung in weniger als 1% zur Metastasierung führen: 99,3% dieser Patienten überleben metastasenfrei 5 Jahre; alle Patienten wurden ausschließlich durch eine transurethrale Resektion behandelt. Diese Beobachtung zeigt, daß Tumoren, welche die Lamina propria noch nicht invadiert haben, offensichtlich nicht in der Lage sind, Metastasen zu setzen. Dies gibt erneut Anlaß, eine generelle Empfehlung einer Rezidivprophylaxe bei superfizialen Blasenkarzinomen zu diskutieren. Infiltrative Tumoren weisen mit zunehmender Infiltrationstiefe und Entdifferenzierung eine zunehmende Metastasierungshäufigkeit zwischen 13,9 und 59,7% auf (s. Tabelle 1).

In welcher Form äußert sich eine Metastasierung?

Fernmetastasen bilden sich etwa gleichhäufig in Lunge, Leber und Knochen, seltener in anderen Organen. Die Organlokalisation beeinflußt die Prognose der Patienten nicht wesentlich [1].

Lokale Rezidive im kleinen Becken werden nach radikaler Zystektomie oder Hochvoltstrahlentherapie beobachtet. Ursprung der lokalen Rezidive sind entweder Lymphknotenmetastasen oder extravesikal wachsendes Blasenkarzinom, die durch die Primärbehandlung nicht radikal entfernt werden konnten. Therapeutisch fordern lokale Rezidive ähnliche Behandlungskonzepte wie Fernmetastasen. Eine besondere Form eines lokalen Rezidivs sind Implantationsmetastasen, z.B. nach Blasenteilresektion, die einer operativen Sekundärbehandlung gut zugänglich sind. Um der Bildung von Implantationsmetastasen vorzubeugen, wird eine Vorbestrahlung des Operationsgebietes dann empfohlen, wenn die tumortragende Blase während der Operation eröffnet werden muß [27].

Lymphknotenmetastasen exakt zu dokumentieren ist ausgesprochen problematisch; bislang stehen keine bildgebenden Verfahren zur Verfügung, die eine Treffsicherheit von mehr als 80% erreichen. Durch die Computertomographie können jedoch mit hinreichender Sicherheit ausgedehnte Lymphknotenmetastasen (>3 cm) nachgewiesen und diesen Patienten eine pelvine Lymphknotendissektion erspart werden. Die Lymphknotendissektion ist jedoch im übrigen das einzige sichere Verfahren, eine regionäre Lymphknotenmetastasierung festzustellen.

Mikrometastasen sind Tumorzellabsiedlungen in Lymphknoten oder Organen, die der klinischen und operativen Diagnostik entgehen. Diese Metastasen sind offensichtlich die Ursache für die schlechte Prognose von nahezu 50% der Patienten, die wegen eines invasiven Blasenkarzinoms behandelt werden.

Welche Behandlungsmöglichkeiten stehen zur Therapie der Metastasen zur Verfügung?

Fernmetastasen

Zur Behandlung von Metastasen wurden effektive Chemotherapiekonzepte entwickelt; eine Übersicht über die Wirksamkeit verschiedener Substanzen und Substanzkombinationen gibt Tabelle 2.

Vor allem die Kombinationsschemata zeigen erhebliche Nebenwirkungen: eine Knochenmarksdepression wird in bis zu 70% der Fälle beobachtet, die in 7% bis 13% eine Sepsis verursacht [5, 6, 7], (s. Tabelle 3).

Tabelle 1. Häufigkeit einer Metastasierung prognostisch unterschiedlicher Patientengruppen, die mindestens ein Rezidiv des gleichen oder eines günstigeren Stadiums als der Primärtumor aufweisen

Stadium		n	Metastasen (%)
Ta	G0-4	196	0,7
T1	G1-2	59	13,9
T1	G3-4	70	48,9
T2	G1-4		
T3-4	G2-4	629	59,7

Tabelle 2. Chemotherapie beim metastasierenden Harnblasenkarzinom. Übersicht bei [3, 4]

	n	PR (%)	CR	t (Mon)
Adriamycin [A]	329	22	1	3
Cisplatin [C]	136	35	4	6
Cyclophosphamid [Cis]	56	18	9	?
Methotrexat [M]	171	30	2%	10
Vinblastin [V]	28	18	–	?
C+A	28	50	–	6
C+VM26	41	43	8%	6
Cis+C+A [CisCa]	99	30	12%	7
C+M	43	23	23%	12
C+M+V	37	22	35%	?
M+V+A+C [MVAC]	24	21	50%	10+

PR, partielle Remission; CR, komplette Remission; t, Remissionsdauer

Tabelle 3. Nebenwirkungen der Chemotherapie des fortgeschrittenen Blasenkarzinoms [5, 6, 7]

		Cisplatin	CisCa	MVAC
n		70	28	24
Übelkeit		93%	?	?
Mukositis		?	?	58%
Leukopenie	<2000	7%	70%	63%
Thrombopenie	<50000	–	27%	21%
Serumkreatinin	>0,4mg%	11%	11%	8%
Ejektionsvolumen	>10%	3%	11%	?
Hörverlust		11%	11%	?
Neuropathie		?	7%	13%
Sepsis		–	7%	13%

Tabelle 4. Behandlung metastasierter Blasenkarzinome mit verschiedenen zytostatischen Substanzen in vergleichenden randomisierten Studien [8, 9, 10, 11]

Substanzen	n	Remission [%]
CisCA	45	33
vs Cisplatin	48	17
C+A	41	43
vs Adriamcin	48	17
CisCA	59	12
vs Cisplatin	50	20
CisCA	42	21
vs Cisplatin	45	15

Die Überlegenheit einer Substanzkombination über eine Monotherapie konnte in randomisierten Studien bislang nicht nachgewiesen werden [s. Tabelle 4]. Remissionsdauer und Überlebensraten waren in allen Studien nicht verschieden.

Die Prognose der Patienten mit eingetretener Organmetastasierung bleibt bislang ungünstig, weniger als 5% der Patienten überleben 5 Jahre. Bemerkenswert ist jedoch die Besserung des Allgemeinbefindens der Patienten unter der Chemotherapie. Daher kann bereits heute ihr Einsatz zur primären Behandlung einer eingetretenen Metastasierung empfohlen werden. Die Dauer der Therapie richtet sich nach dem Erfolg der Behandlung. Bei Nichtansprechen des Tumors sollte die Therapie nach zwei Zyklen abgebrochen werden.

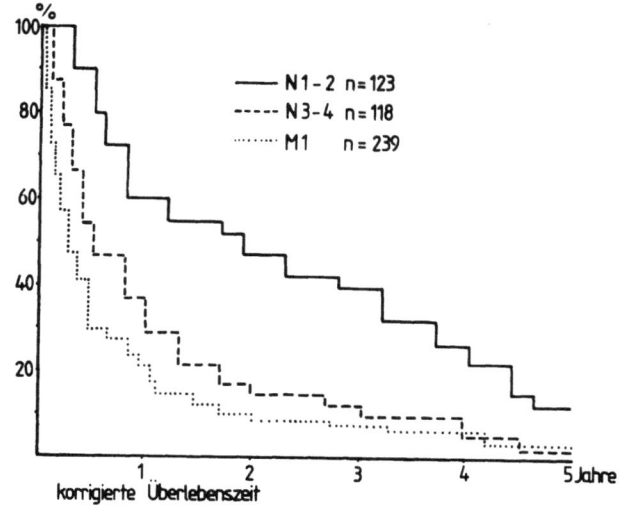

Abb. 1. Korrigierte Überlebensraten von Patienten mit geringer und ausgedehnter Lymphknoten-, bzw. Fernmetastasierung

Lymphknotenmetastasen

Patienten mit Lymphknotenmetastasen weisen ebenfalls eine schlechte Prognose auf, die 5-Jahres-Überlebensrate beträgt zwischen 5 und 13%. Die Prognose ist dabei abhängig vom Ausmaß der Metastasierung: 2 Jahre nach Diagnosestellung leben mehr als 40% der Patienten mit geringer, jedoch nur weniger als 15% bei ausgedehnter Lymphknotenmetastasierung (s. Abb. 1).

– Die Ergebnisse der Lymphknotendissektion im Rahmen der radikalen Zystektomie zeigen, daß lediglich eine geringe Lymphknotenmetastasierung operativ sinnvoll behandelt werden kann: Die 5-Jahre-Überlebensrate wird bei 1 bis 2 positiven Lymphknoten zwischen 44% [12] und 10% [13] angegeben. Insgesamt bleiben die Behandlungsergebnisse jedoch schlecht: Mehr als 85% der behandelten Patienten sterben an den Folgen der Erkrankung.

– Die Strahlentherapie konnte als zusätzliche Maßnahme zur operativen Behandlung die 5-Jahre-Überlebensraten nicht verbessern; dies ist ein Beleg dafür, daß Lymphknotenmetastasen als systematische Erkrankung anzusehen sind [14].

– Durch die Chemotherrapie besteht grundsätzlich die Möglichkeit, Lymphknotenmetastasen zur Remission zu bringen: Eine komplette Rückbildung wird nach Anwendung des CisCA-Schemas in 33% erzielt [5]. Langzeituntersuchungen zur Effizienz dieser Behandlung als adjuvante oder neoadjuvante Maßnahme zu operativen Verfahren oder zur Strahlentherapie liegen noch nicht vor.

Lokale Rezidive

Für die Behandlung lokaler Rezidive (ausgenommen Implantationsmetastasen) gelten ähnliche Behandlungsgrundsätze wie für die Therapie von Lymphknoten- oder Fernmetastasen. Ein operativer

Tabelle 5. Rezidivlokalisation nach Zystektomie allein, oder in Kombination mit einer Strahlentherapie mit 20, bzw. 40 Gy [14]

Rezidiv	Zystektomie (%)	+20 Gy (%)	+40 Gy (%)
Becken	28	11	16
Fernmetastasen	7	23	18

Tabelle 6. Adjuvante systemische Chemotherapie nach radikaler Zystektomie bei Patienten mit T3-4 Harnblasenkarzinomen; (NED = np evidence of disease) [15, 5, 16]

	n	NED 2 Jahre (%)	N-Status
CisCA	36	75	N0/+
Control	53	55	N0/+
Cisplatin	8	38	N0
Cisplatin	7	14	N+
HD-MTX	20	90	N0

Tabelle 7. Neoadjuvante Chemotherapie des Harnblasenkarzinoms, komplette Remissionsraten in Abhängigkeit von der Infiltrationstiefe und Therapie [17, 18, 19, 20, 5, 21, 22, 23]

	n	CR (%)	Stadium
DDP	14	28	Ta-1 N0 M0
DDP	17	-	T2-4 NX M0
DDP	48	16	T2-4 NX M0
DDP	13	-	T3-4 NX M0
Cis-CA	10	50	T3-4 N0 M0
Cis-CA	18	33	T3-4 N+ M0
MVAC	13	33	T3-4 N0 M0
MTX/DDP	10	60	T3-4 N0 M0
MVAC	15	47	T3-4 Nx M0

Sanierungsversuch scheint nur bei erzielter Remission durch eine Chemotherapie gerechtfertigt. Zur Verhinderung der Ausbildung lokaler Rezidive nach Zystektomie wurde die adjuvante Strahlentherapie empfohlen. Dem Vergleich zur alleinigen Zystektomie konnte durch eine zusätzliche Bestrahlung mit 20 bzw. 40 Gy eine Reduzierung der Rezidivhäufigkeit im kleinen Becken erreicht werden. Gleichzeitig wurde die Zunahme der Fernmetastasierung beobachtet. Somit scheint der Rückgang der Rezidive mehr die Spielbreite der Biologie des Blasenkarzinoms, als die Effizienz der Strahlentherapie zu belegen (s. Tabelle 5).

Mikrometastasen

Mehr als 35% der Patienten mit oberflächlich invasiven Blasenkarzinomen und mehr als 55% der Patienten mit tief infiltrierenden Tumoren sterben an den Folgen ihrer Erkrankung nach radikaler Zystektomie trotz intraoperativ nachgewiesener Metastasenfreiheit (s. Abb. 2).

Als Ursache hierfür muß man Mikrometastasen annehmen, die z. Z. der Behandlung unerkannt vorliegen. Trotz theoretisch günstiger Voraussetzung hat die adjuvante (postoperative) Chemotherapie die Überlebensraten nicht verbessern können. Gute Resultate fanden sich nur nach hochdosierter Methotrexattherapie: Nach 2 Jahren sind noch 90% der behandelten Patientengruppe ohne Tumorrezidiv, allerdings handelt es sich um eine hochselektionierte Gruppe: Kein Patient dieser Studie wies Lymphknotenmetastasen auf (s. Tabelle 6).

Diese enttäuschenden Ergebnisse der adjuvanten Therapie haben dazu geführt, daß die Chemotherapie vor der definitiven Behandlung eingesetzt wird (neoadjuvante Chemotherapie). Verschiedene Gründe sprechen beim Urothelkarzinom für dieses Vorgehen:

Mikrometastasen sind wegen ihrer geringen Größe einer Chemotherapie gut zugänglich, so daß komplette Remissionen erwartet werden können. Die Remissionsdauer ausgedehnter Urothelkarzinome ist nach einer erfolgreichen Chemotherapie begrenzt. Wird jedoch nach erreichter Remission die Radikaloperation des Residualtumors angeschlossen, so könnte eine Heilung erwartet werden. Die Erfahrungen mit der neoadjuvanten Therapie beim Blasenkarzinom sind bislang begrenzt. Der neoadjuvante Einsatz zytostatischer Kombinationsschemata zeigt komplette Remissionen in 33 bis 60%. Untersucht wurden Patienten mit T3- und T4-Blasenkarzinomen; entscheidendes prognostisches Kriterium zur Erzielung einer kompletten Remission scheint ebenso wie nach operativer Behandlung oder Strahlentherapie das Vorliegen oder Fehlen von Lymphknotenmetastasen zu sein (s. Tabelle 7).

Da definitionsgemäß an die neoadjuvante Therapie eine operative Behandlung angeschlossen wird, können über die Dauer der Remissionen kaum Daten vorliegen. Die Effektivität der Behandlung darf somit ausschließlich an den Überlebensraten gemessen werden. Die Verlaufskontrollen sind für eine Wertung bislang jedoch zu kurz.

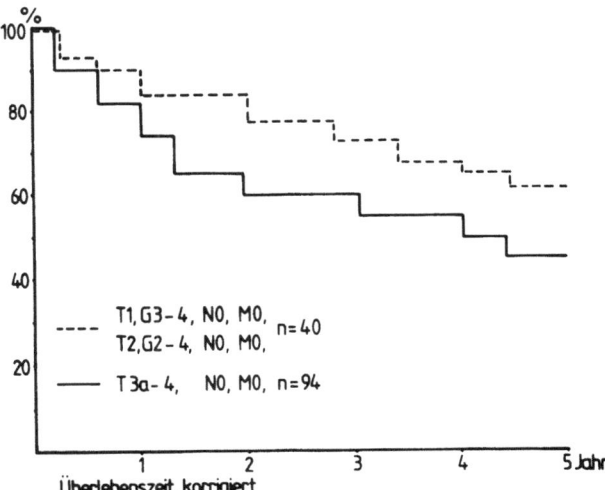

Abb. 2. Korrigierte Überlebensraten nach radikaler Zystektomie und Lymphknotendissektion in Abhängigkeit vom Tumorstadium

Die Schlußfolgerung aus diesem Ergebnissen sollte sein, zunächst die Effizienz einer neoadjuvanten Therapie beim Blasenkarzinom in prospektiven Studien zu beweisen. Keinesfalls sollte vor diesem Nachweis die Zystektomie als Standardbehandlung des invasiven nicht metastasierten Blasenkarzinoms verlassen werden.

Literatur

1. Flocks RH (1946) Carcinoma of the bladder. Can Med Assoc J 45: 348
2. Werf-Messing B, van der Friedell GH, Menon RS et al (1982) Carcinoma of the urinary bladder T3 NX M0 treated by preoperative irradiation followed by simple cystectomy. Int J Radiat Oncol Biol Phys 8: 1849
3. Corder MP, Stump DC, Needleman SW (1985) Chemotherapy of carcinomas of the bladder, prostate, kidney and penis. In: Culp DA, Loening SA (eds) Genitourinary oncology. Lea & Febiger, Philadelphia, p 100
4. Stoter G (1985) Chemotherapy for metastatic bladder carcinoma. World J Urol 3: 110
5. Logothetis CHJ, Samuels ML, Johnson DE, Swanson D, Ogden SHL, Von Eschenbach AC (1986) Adjuvant (ADJ) CISCA chemotherapy for transitional cell carcinoma of the bladder - a prospective trial. Proc AUA J Urol 1: 477
6. Pearson BS, Raghavan D (1985) First-line intravenous cisplatin for deeply invasive bladder cancer: Update of 70 cases. Br J Urol 57: 690
7. Sternberg CN, Yagoda A, Scher HI, Whitemore WF Jr., Watson RC, Hollander PS, Morse MJ, Herr HW, Sogani PC, Fair WR (1986) Surgical staging and long term survival in patients with advanced transitional cell carcinoma (TCC) of the urothelium treated with M-VAC. Proc ASCO 5: 390
8. Gaglinano R, Levin H, El-Bolkainy MN, Wilson HE, Stephens RL, Fletscher WS, Rivkin SE, O'Bryan RM, Coltman CA Jr., Saiki JH, Stuckey WJ, Balducci L, Bonnet JD, Dixon DO (1983) Adriamycin versus Adriamycin plus cis-diammine-dichloroplatinum (DDP) in advanced transitional cell bladder carcinoma. A Southwest oncology study. Am J Clin Oncol 6: 215
9. Harker WG, Freiha FS, Shortloffe LD, Meyers FJ, Hannigan JF Jr., Flam MS, Torti FM (1984) Cisplatin Methotrexate and Vinblastine (CMV) chemotherapy for metastatic transitional cell carcinoma of the urinary tract (TCC). Proc ASCO C-627: 160
10. Soloway MS, Einstein A, Corder MP, Bonney W, Prout WR Jr., Commbs J (1983) A comparison of cisplatin and the combination of cisplatin and cyclophosphamide in advanced urothelial cancer. A National Study Cancer Collaborative Group A Study. Cancer 52: 767
11. Troner M, Birch R, Omura GA, Williams S (1987) Phase II comparison of cisplatin, doxorubicin and cyclophosphamid in the treatment of bladder (urothelial) cancer: A Southeastern cancer study group trial. J Urol 137: 660
12. Skinner DG, Lieskovsky G (1984) Contemporary cystectomy with pelvic node dissection compared to praeoperative radiation therapy plus cystectomy in management of invasive bladder cancer. J Urol 131: 1069
13. Smith JA, Whitmore WF Jr., (1981) Regional lymph node metastasis from bladder cancer. J Urol 126: 591
14. Whitemore WF, Batata MA, Hilaris BS, Reddy GN, Unal A, Ghoneim MA, Grabstald H, Chu F (1977) A comparative study of two praeoperative radiation regimens with cystectomy for bladder cancer. Cancer 40: 1077
15. Hill DE, Ford KS, Soloway MS (1985) Radical cystectom and adjuvant chemotherapy. Urology 2: 151
16. Socquet Y (1981) Combined surgery and adjuvant chemotherapy with high dose Methotrexate and Folinic Acid Rescue (HDMTX-CF) for infiltrating tumours of the bladder. Br J Urol 53: 439
17. Needles B, Yagoda A, Sogani P, Grabstald H, Whitmore WF Jr., (1982) Intravenous cisplatin for superficial bladder tumors. Cancer 50: 1722
18. Fagg SL, Dawson-Edwards P, Hughes MA, Latief TN, Rolfe EB, Fieldings JWL (1984) Cis-diamminedichloroplatinum (DDP) as initial treatment of invasive bladder cancer. Br J Urol 56: 296
19. Raghavan D, Pearson B, Duval P, Rogers J, Meagher M, Wines R, Mameghan H, Boulas J, Green D (1985) Initial intravenous Cis-Platinum therapy: Improved management for invasive high risk bladder cancer? J Urol 133: 399
20. Soloway MS, Ikard M, Ford K (1981) Cis-Diamminedichloroplatinum (II) in locally advanced and metastatic urothelial cancer. Cancer 47: 476
21. Simon SD, Srougi M (1986) Systemic M-VAC chemotherapy for primary treatment of locally invasive transitional cell carcinoma of the bladder (TCCB): A pilot study. Proc. ASCO 5: 432
22. Denis L, Hendrickx G, Keuppens F (1986) Praeoperative chemotherapy in T3/T4-NxMo bladder cancer. J Urol 135: 222A
23. Scher HI, Yagoda A, Sternberg CN, Whitmore WF Jr., Watson RC, Hollander PS, Morse MJ, Herr HW, Sogani PC, Fair WR (1986) Neo-adjuvant M-VAC for transitional cell carcinoma of the urothelium. Proc ASCO 5: 419

Priv.-Doz. Dr. med. H. Rübben
Abt. Urologie
Knappschaftskrankenhaus Bardenberg
Dr.-Hans-Böckler-Platz 1
D-5102 Würselen/Bardenburg

Die Metastase:
Vielfalt der klinischen Problematik bei Tumoren der Prostata

J. E. Altwein

Auf Prognose und Überleben von Patienten mit Prostatakarzinom hat die Metastase wesentlichen Einfluß: Es dauert im Mittel nur 20 Monate vom Nachweis der Lymphknotenmetastasierung bis zum Knochenbefall [9]. Innerhalb von nur zwei Jahren ist etwa die Hälfte der Patienten ihrer Tumorerkrankung erlegen. Diese Verlaufsbeobachtung setzt die erste histologisch gesicherte Lymphknotenmetastase gleich mit dem Vorliegen einer systemischen Erkrankung, so daß eine lokale oder regionale Therapie nicht mehr kurativ sein könnte [9]. Da aber der Zeitpunkt der lymphogenen Metastasierung sich nicht mit dem Zeitpunkt des Metastasennachweises deckt, überraschen kontroverse Beobachtungen nicht. Beispielsweise ist die Überlebensrate bei günstigem Grading im Stadium $_pN_1$ nicht schlechter als im Stadium $_pN_0$, wenn in Verbindung mit der totalen Prostatektomie eine pelvine Lymphadenektomie vorgenommen wird [13]. Darüberhinaus erscheint bemerkenswert, daß Fernmetastasen nicht nur vereinzelt jahrelang überlebt werden können, sondern auch prognose-neutral sind [2]. Diese gegensätzlichen Beobachtungen rechtfertigen die Schlußfolgerung, daß die Überlebensrate eines Prostatakarzinom-Patienten offenbar eine Funktion der Biologie dieses Tumors darstellt. Zwar bleibt letztlich das biologische Eigenleben unprognostizierbar, es durchzieht aber das Schrifttum wie ein roter Faden, daß der Differenzierungsgrad offenbar Rückschlüsse auf das Verhalten des Tumor, insbesondere auf seine Metastasierungstendenz, zuläßt. Dieses wiederum korreliert eng mit dem Stadium T und N. Entsprechend steigt die Wahrscheinlichkeit, daß sich Knochenmetastasen entwickeln, mit abnehmendem Differenzierungsgrad und zunehmendem Tumorstadium. Die besondere Bedeutung des Gradings wird auch in einer Multivarianzanalyse von Pilepich et al. [10] deutlich, wonach von neun auf ihre Prognose geprüften Parametern das Grading am zuverlässigsten mit dem späteren Auftreten von Fernmetastasen korrelierte (Abb. 1).

Metastasennachweis

Nur wenige Regionen des Körpers können nicht Sitz einer Prostatakarzinom-Metastase sein. Das okkulte Prostatakarzinom läßt sich gegenwärtig durch immunhistologischen PSA-Nachweis aufdecken. Schwierig ist es hingegen, eine frühe Lymphknotenmetastase zu entdecken. Die bildgebenden Verfahren sind zu wenig sensitiv; selbst durch die Kombination Feinnadelbiopsie und Computertomographie kann die Sensitivität dieses bildgebenden Verfahrens lediglich von 29% auf 50% gesteigert werden ([1, 4], Tabelle 1). Für die Diagnose ossäre Metastasen bleibt die Szintigraphie der „Goldstandard". Die Sensitivität dieser Methode erreicht aber nicht 90%, da 15% der Knochenmetastasen partiell

Tabelle 1. Feinnadelbiopsie und Lymphographie oder CT: Vermeidet die pelvine Lymphadenektomie? (Mod. n. Flanigan et al. 1985)

	Feinnadelbiopsie und		
	Lymphographie (%)	CT (%)	beide Verfahren (%)
Sensitivität	54	50	80
Spezifität	100	100	100
Genauigkeit	84	91	91

▶ Vorteil: Vermeidet die Lymphadenektomie bei jedem 8. Patienten
▶ Nachteil: Schlechte Sensitivität und unbekanntes pN

osteolytisch und weitere 4% rein osteolytisch manifest werden [11]. Nach Berichten einzelner Autoren erreicht zwar die Messung der Hydroxyprolin-Ausscheidung im 24-Stunden Urin ebenfalls eine hohe Sensitivität (88–89%), aber Urinsammelfehler stören die Aussagezuverlässigkeit erheblich [7].

Metastasenvolumen

Die Metastasenbeladung der Lymphknoten korreliert zwar mit der Überlebenswahrscheinlichkeit, aber weitaus stärker ist der Einfluß des biologischen Verhaltens des Tumors selbst. Dies sei dadurch verdeutlicht, daß beispielsweise ein lymphogen metastasierendes, anablastisches Prostatakarzinom biochemisch inert ist, so daß die Hormonmanipulierbarkeit von Primärtumor und Metastase gering ist. Bei Knochenmetastasen schien die I. VACURG-Studie zu belegen, daß die Ausdehnung des Skelettbefalls ohne Einfluß auf die Überlebensrate bleiben [3]. Eine Beobachtung, die die Empfehlung, beschwerdefreie Patienten mit Metastasen primär lediglich zu überwachen, begründete [9]. Eine sorgfältige Verlaufsbeobachtung von 103 Kranken mit Knochenmetastasen ab initio widerlegt aber diejenigen, die einer „Nulltherapie" das Wort reden ([5]; Abb. 2).

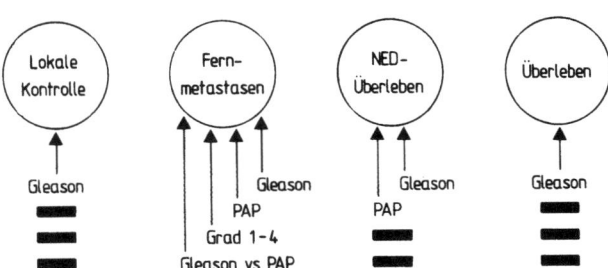

Abb. 1. Signifikanz (p < 0,01) der Prognose „Metastasierung" im Vergleich zu anderen Studienendpunkten: Multivarianz-Analyse. (Gez. nach Daten von Pilepich et al. 1987)

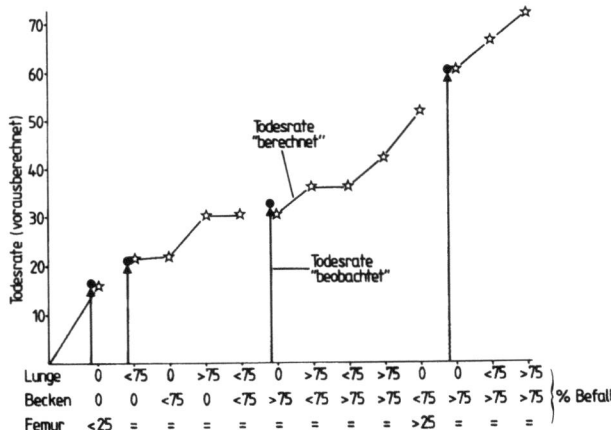

Abb. 2. Einfluß der Menge der Knochen- und Lungenmetastasen auf die „berechnete" und „beobachtete" Todesrate bei 103 Patienten mit Prostatakarzinom. (Gez. nach Hovsepian et al. 1975)

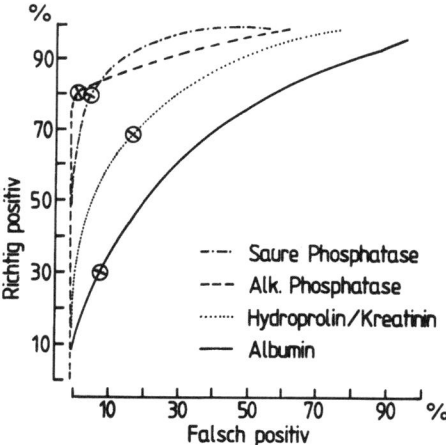

Abb. 3. Trennschärfe „Knochenmetastasen vs Metastasenfreiheit" von 4 biochemischen Markern bei 102 Patienten

Serologische Tumormarker

Eine Erhöhung der herkömmlichen sauren Phosphatase beweist im Gegensatz zu einer Erhöhung der Immun-PAP eine Metastasierung [8]. Die Messung des prostataspezifischen Antigens leistet bei der Metastasenfahndung nicht mehr, so daß dieser Marker weniger für das Staging, sondern eher für das Therapie-Monitoring geeignet ist.

Untersucht man die Trennschärfe: Metastase versus Metastasenfreiheit von vier biochemischen Tumormarkern, dann eignet sich die Konstruktion der ROC-Kurven (Abb. 3), um den Marker mit der höchsten Sensitivität und Spezifität zu finden [12].

Parameterszintigraphie

Nachdem die Szintigraphie als Goldstandard die Bezugsgröße für den Metastasennachweis darstellt, wurde wiederholt versucht, diese statische Untersuchungsmethode zu dynamisieren [6]. Während bei dem letzten Verfahren wird das in den Knochen passiv diffundierende und schließlich adsorbierte Diphosphonat mit Hilfe einer Gamma-Kamera abgebildet. Damit kann die Metastase anhand der Aktivitätsanreicherung mit einer etwa 90%igen Sensitivität nachgewiesen werden. Für die Verlaufsbeobachtung eignet sich aber weder die Größe der Metastase noch der Grad der Traceranreicherung, sondern lediglich die Zahl der Herde [2]. Mit Hilfe der Parameterszintigraphie kann sowohl der Herd abgebildet, als auch seine Stoffwechselaktivität, die als Diphosphonat-Clearance ausgedrückt wird, berechnet werden. Es wird zu prüfen sein, ob dieses attraktive, aber zeitintensive Untersuchungsverfahren beispielsweise die Remission oder Progression zeitiger anzeigt als das prostataspezifische Antigen im Blut. Ist das der Fall, wäre eine effektivere Individualisierung der Therapie vorstellbar.

Literatur

1. Altwein JE et al (1984) Urol Int 39: 178
2. Bishop MC et al (1985) Br J Urol 57: 317
3. Blackard CE et al (1973) Urology 1: 553
4. Flanigan RC et al (1985) J Urol 134: 84
5. Hovsepian JA et al (1975) Urology 6: 11
6. Knop J Persönliche Mitteilung 9.10. 1987
7. Moopaan MMU et al (1983) Prostate 4: 397
8. Paulson DF et al (1979) J Urol 121: 300
9. Paulson DF (1987) In: DeKernion JB, Paulson DF (eds) Genitourinary cancer management. Lea & Febiger, Philadelphia, p 107
10. Pilepich MV et al (1987) Int J Radiat Oncol Biol Phys 13: 339
11. Pollen JJ et al (1979) Am J Roentgenol 132: 927
12. Urwin GH et al (1985) Br J Urol 57: 711
13. Zincke H et al (1981) Cancer 47: 1901

Prof. Dr. J. E. Altwein
Urologische Abteilung
Krankenhaus der Barmherzigen Brüder München
Romanstr. 93
D-8000 München 19

Die Metastase:
Vielfalt der klinischen Problematik bei Tumoren des Penis

G. Bartsch und J. Eberle

Fast alle Penistumoren sind epithelialen Ursprunges und meistens von der Glans oder der Präputialhaut ausgehend. Retiniertes Smegma und eine chronische Balanitis, wie sie vor allem bei Phimosen auftreten, gelten als prädisponierende Faktoren. Neben dem Plattenepithelcarcinom mit verschiedenen Verhornungsgraden sind andere Malignome wie das Basalzellkarzinom, Sarkome, Lymphome, das Melanom, sowie metastatische Absiedelungen im Penis bei Tumoren des Urogenitaltraktes eher selten und in der Literatur auf Fallberichte beschränkt.

Das Schicksal der Erkrankung, d.h. die Überlebensrate des Patienten hängt primär ab von der Größe des Tumors und dem Befall der regionären Lymphknoten, also dem T- und N-Stadium (Abb. 1, 2).

Das Tumorwachstum des Peniskarzinoms erfolgt etwa gleich häufig exophytisch und endophytisch,

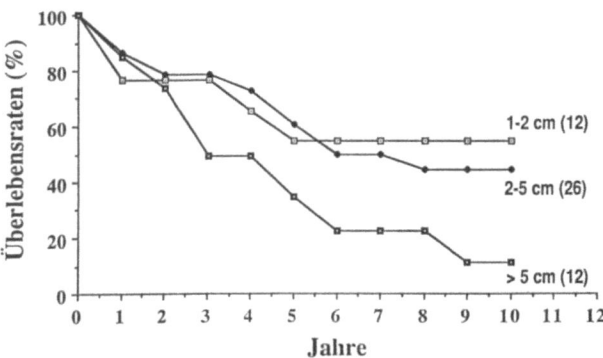

Abb. 1. Tumorwachstum: 5-Jahresüberlebensrate in Abhängigkeit vom T-Stadium. (Beggs u. Spratt 1964)

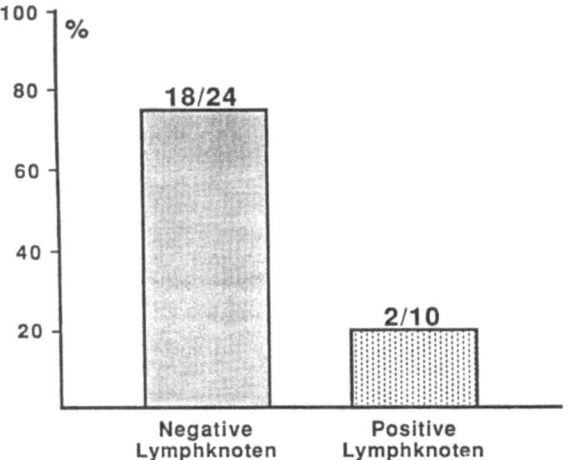

Abb. 2. Tumorwachstum: 5-Jahresüberlebensrate in Abhängigkeit vom N-Stadium. (Skinner et al. 1972)

Tabelle 1. Lymphogene Metastasierung

Untersuchung der Leiste
Lymphographie
Aspirationscytologie
Sonographie
Computertomographie

Staging-Lymphadenektomie
(Sentinel-Lymphknoten)

Inguinale Lymphadenektomie

die weitere Absiedelung lymphogen und hämatogen. Der Lymphabfluß des Präputiums, der Glans penis, aber auch der Penishaut, führt über die oberflächlichen inguinalen Lymphknoten, die tief in der Camperschen Faszie gelagert sind und drainiert über die tiefen inguinalen Lymphknoten in den Iliaca externa Bereich. Besteht eine Infiltration der Corpora cavernosa oder der Harnröhre, ist eine primäre Lymphdrainage in die tiefen pelvinen Lymphknoten möglich.

Zum sicheren Nachweis eines inguinalen Lymphknotenbefalles ist die klinische Untersuchung allein in keiner Weise genügend (Tabelle 1), vielmehr muß eine Biopsie mit histologischer Auswertung oder aber auch eine Aspirationszytologie durchgeführt werden. 35–60% der Patienten mit Peniskarzinom haben klinisch palpabel Lymphknoten, wovon jedoch wiederum 35% dieser N-positiven Patienten in der Pathohistologie lediglich eine reaktive Hyperplasie zeigen; d.h., daß der vergrößerte inguinale Lymphknoten, vor allem zum Zeitpunkt der Primärtherapie des Tumors nicht automatisch metastatischer Befall heißt. Auf der anderen Seite besteht ein Understaging: 20% der palpatorisch negativen Lymphknoten sind nach ausgeführter Lymphknotendissektion pathohistologisch positiv.

Die Klassifikation des N-Stadiums bleibt auch unter Verwendung der Lymphographie und anderer bildgebender Verfahren wie CT und Sonographie des Beckens, auch mit der Durchführung einer Aspirationszytologie, mit einem großen Unsicherheitsfaktor belastet. Von manchen Autoren wird die gezielte Stagingbiopsie der Sentinellymphknoten als eine Standardmethode der erweiterten Diagnostik propagiert. Dabei handelt es sich um eine Lymphknotenstation, die dem lymphatischen System um die Vena epigastrica superficialis zugeordnet wird und entspricht den vom Anatomen Hayek 1959 in Wien beschriebenen superioren medialen oberflächlichen Leistenlymphknoten. Cabanas berichtete 1977 bei nur 3 von insgesamt 15 Patienten, bei welchen wegen positiver Sentinel-Lymphknoten eine nachfolgende radikale Lymphknotendissektion ausgeführt wurde – einen weiteren Befall der inguinalen Lymphknoten. Sicherlich ist die Biopsie dieses Lymphknotens gerechtfertigt; wenn auch gerechterweise zu dieser Studie von Cabanas gesagt werden muß, daß 3 Patienten mit primär negativen Sentinellymphknoten verstarben.

Die metastasenfreie Cabansche Lymphknotengruppe bürgt jedoch nicht automatisch für eine fehlende lymphatische Metastasierung. Patienten mit klinisch vergrößerten Lymphknoten und negativer Biopsie der oberflächlichen und superiomedialen Leistenlymphknoten zeigten im weiteren Krankheitsverlauf Spätmetastasen, die Lymphdrainage kann teilweise übersprungen werden. Dies ist für die stadiengerechte Behandlung des Peniskarzinoms von Wichtigkeit. Denn entschließt man sich bei nicht vergrößerten inguinalen Lymphknoten zur Inguinalexploration, sollte diese nicht nur auf den Sentinellymphknoten beschränkt sein.

Wegen der hohen Morbidität der beidseitigen Lymphknotendissektion wird immer wieder der Zeitpunkt für eine ilioinguinale Lymphadenektomie diskutiert. Sollen Patienten unabhängig vom T-Stadium mit klinisch negativen Lymphknoten sofort operiert werden, oder soll die Lymphknotendissektion aufgeschoben und erst therapeutisch bei klinisch palpablen vergrößerten Lymphknoten ausgeführt werden?

Dazu 2 Studien: Während Baker vor Jahren keinen Unterschied in der 5-Jahresüberlebensrate zwischen früher und später therapeutischer Lymphkno-

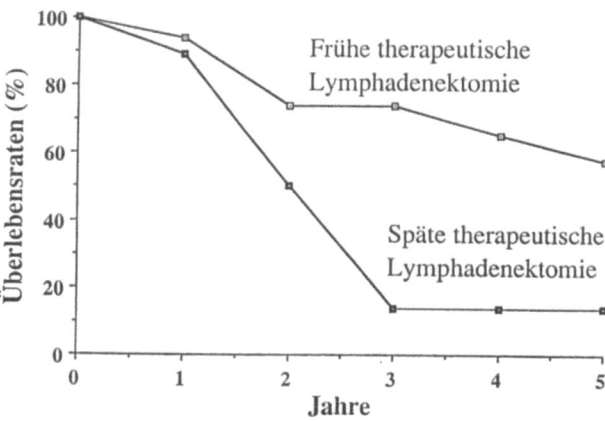

Abb. 3. (Johnson u. Lo 1984)

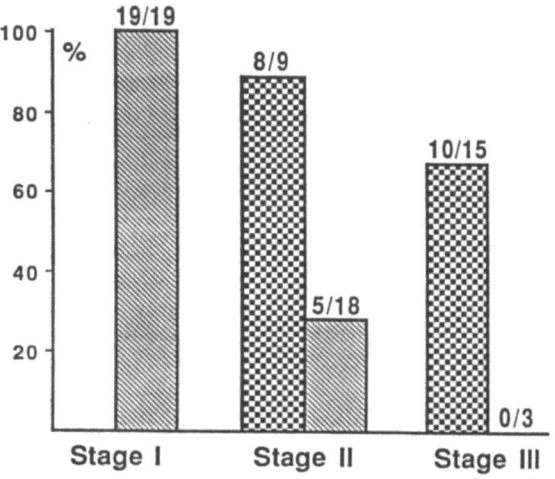

Abb. 4. Behandlung regionärer Lymphknoten entsprechend dem klinischen Stadium. (McDougal et al. 1986)

tendissektion bei T1, T2 und T3-Tumoren aufzeigte, fanden Johnson und Lo 1984 einen signifikanten Unterschied zwischen den beiden Patientengruppen. Folglich ist eine sogenannte Wait- und Watchtherapie heute nicht mehr haltbar. Je früher die Lymphadenektomie ausgeführt wird, umso größer ist die Überlebenschance des betreffenden Patienten (Abb. 3).

Eine weitere Kontroverse besteht in der Frage, ob im Stadium I bzw. II (Jackson Nomenklatur) – und derzeit müssen fast alle Therapieergebnisse entsprechend dieser Nomenklatur interpretiert werden – eine Lymphknotendissektion ausgeführt werden soll? Wie bereits erwähnt, ist die Prognose des Patienten mit Peniskarzinom abhängig vom T- und N-Stadium. Entsprechend dem T-Stadium zeigen Patienten im Stadium I nur in 25–30% positive Lymphknoten. Nur bei 5–11% dieser Patienten treten nach adäquater Primärtherapie, also chirurgischer Exstirpation im Gesunden, Spätmetastasen auf. Im Stadium II (Infiltration des Penisschaftes) hingegen weisen 70–75% der Patienten positive Lymphknoten auf, bereits bei 16–20% der Patienten werden Spätmetastasen beobachtet.

Die geringe Inzidenz positiver Lymphknoten im Stadium I nach erfolgter Therapie des Primärtumors und die geringe Inzidenz von Spätmetastasen, lassen eine routinemäßig sofort ausgeführte Lymphknotendissektion im Stadium I nicht als gerechtfertigt erscheinen. Dies wird auch durch die Ergebnisse von McDougal unterstrichen: In seiner Serie von 65 Patienten überlebten im Stadium I ohne Lymphknotendissektion 100%, im Stadium II und III mit sofortiger therapeutischer Lymphknotenentfernung 88%, respektive 66% (Abb. 4). Diese Ergebnisse beantworten nicht nur die Kontroverse der frühen therapeutischen Lymphadenektomie im Stadium II, sondern sie zeigen die Rechtfertigung der Komplikationsrate zugunsten der hohen Überlebensrate mit adäquater Lymphknotendissektion.

Bei positivem Befall der Leistenlymphknoten wird eine pelvine Lymphadenektomie angeschlossen, wobei dieser Eingriff dem Alter und dem Allgemeinzustand des Patienten anzupassen ist. Die Überlebensrate bei positiven Beckenlymphknoten beträgt entsprechend zweier Studien zwischen 20 und 29%. Es muß jedoch darauf hingewiesen werden, daß in beiden Studien die Lymphadenektomie von einem hohen Suprainguinalschnitt ausgeführt wurde. Von einem solchen Zugang kann jedoch sicherlich nicht eine entsprechende radikale Beckenlymphadenektomie, wie dies heute beim Blasentumor und auch Harnröhrenkarzinom ausgeführt wird, erfolgen. Es sollte ein medianer Zugangsweg gewählt werden.

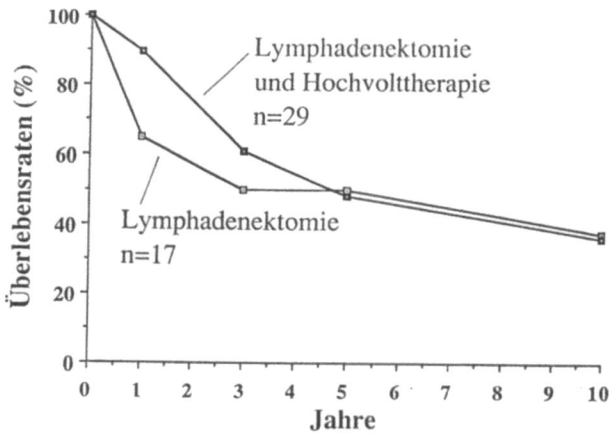

Abb. 5. (Dunkel 1984)

Die alleinige Hochvolttherapie der Leiste führt, wie bei anderen urologischen Malignomen hinreichend bekannt ist, zu einem Down-Staging, nicht jedoch zu einer Heilung. Wie wir aus dem Marburger Krankengut wissen, eröffnet eine additive Bestrahlungstherapie nach Lymphknotendissektion nicht eine bessere Überlebenschance, im Vergleich zur alleinigen chirurgischen Therapie. Nur die Komplikationsrate steigt mit Fibrosen, Ulzerationen und vermehrt Bewegungseinschränkungen (Abb. 5).

Es gibt derzeit kein sicheres Chemotherapiekonzept für den N- bzw. M-positiven Patienten. Drei Arten der Chemotherapie sind beschrieben. Monotherapie mit Bleomycin oder Cisplatin, Dreifachtherapie mit Vincristin, Bleomycin und Methotrexat. Wie Maische aufzeigte, hat die Dreifach-Therapie mit Vincristin, Bleomycin und Methotrexat im Vergleich zum Bleomycin keinen besseren Effekt. Ein Therapiekonzept, mit dem klinisch N0-Tumoren im T-Stadium I und II mit alleiniger Chemotherapie behandelt werden, stellt ein hohes Risiko dar und sollte derzeit nur Studienprotokollen vorbehalten sein.

Zusammenfassend kann gesagt werden, daß die klinische Problematik der Metastase, also der Patient mit N+, beim Peniskarzinom die Problematik eines lokoregionären Tumors darstellt. Die logische therapeutische Konsequenz ist in diesem Fall die Entfernung des vom Tumor befallenen Organteiles und frühzeitige radikale Entfernung regionärer Lymphknotenmetastasen.

Univ. Prof. Dr. G. Bartsch
Urologische Universitätsklinik Innsbruck
Anichstr. 35
A-6020 Innsbruck

Die Metastase: Vielfalt der klinischen Problematik bei Hodentumoren

L. Weißbach

Risikofaktoren der Metastasierung

Mit fortschreitender Infiltration der skrotalen Strukturen ist eine höhere Metastasierungsrate zu beobachten, jedoch haben bereits 50% der Tumoren, die auf das Hodenparenchym begrenzt sind, zu Absiedlungen in Lymphknoten oder parenchymatösen Organen geführt. Von den histologischen Typen hat das embryonale Karzinom die höchste Aggressivität mit der höchsten Proliferationsrate und geringsten Tumorverdoppelungszeit. Es führte bei der Surveillance-Strategie signifikant häufiger als die übrigen Karzinome zu einem Progreß [4]. Eine signifikante Korrelation besteht zwischen Gefäßinvasion und Metastasierung sowie der Progreßrate nach Surveillance [4].

Häufigkeit und Topographie der Metastasen

Bei Diagnose haben bereits 51% aller Patienten Metastasen [9]. Bei den Nichtseminomen sind in 58% die retroperitonealen Lymphknoten, in 28% die Lunge und nur in 6% die übrigen Organe betroffen [1].

Metastasendiagnostik

Entsprechend den therapeutischen Erfordernissen steht die Beurteilung der Lunge an erster Stelle: Metastasen werden in der Regel durch die konventionelle Röntgen-Thorax-Aufnahme in zwei Ebenen entdeckt. Während retroperitoneale Bulky-Tumoren durch die CT und die Sonographie mit ausreichender Sicherheit definiert werden, bereitet der Nachweis kleinerer retroperitonealer Lymphknotenmetastasen Schwierigkeiten. Obwohl die Lymphographie die höchste Sensitivität für kleine Metastasen besitzt, ist sie heute nur noch indiziert, wenn (ohne Lymphadenektomie) eine möglichst genaue Stadieneinteilung erforderlich ist [8]. Wird ohnehin die RLA vorgenommen, liefert sie die exakte Stadieneinteilung.

Metastasentherapie

Die Standardbehandlung für kleinvolumige Lymphknotenmetastasen bis zu 5 cm Größe ist die radikale Lymphadenektomie mit adjuvanter Chemotherapie. Die Therapiestudie für Hodentumoren hat gezeigt, daß zwei Kurse PVB ausreichen [3]. Um die Therapiemorbidität für diese prognostisch günstige Gruppe weiter zu senken, gibt es zwei neue Konzepte:

1. Die Testicular Cancer Intergroup Study verzichtet in einem Arm nach der radikalen Lymphadenektomie auf eine adjuvante zytostatische Behandlung. Dabei blieben 51% der Patienten ohne Metastasen [10].
2. Vorläufige Auswertungen einer primären Chemotherapie im Stadium II ergaben komplette Remissionen in 87–96%; dabei wurde nur bei Residualtumoren eine Lymphadenektomie angeschlossen [5, 6, 7]. Eine multizentrische prospektive Studie sollte prüfen, ob man den Patienten mit diesem Konzept die radikale Lymphadenektomie und damit den Ejakulationsverlust ersparen kann.

Bei Patienten mit fortgeschrittener Metastasierung (retroperitonealer Bulky-Tumor und Fernmetastasen) gilt als Standardbehandlung die induktive Chemotherapie mit operativer Entfernung des Residualtumors. Bei weit fortgeschrittener Metastasierung erwies sich die PEB-Kombinatin dem PVB-Schema überlegen [11]. Nach verschiedenen Studienergebnissen lassen sich „high-risk"-Gruppen diskriminieren [2, 11], die eine äußerst schlechte Prognose aufweisen. Durch Dosiserhöhungen erfolgreicher Polychemotherapieprogramme kann zwar die Rate an Vollremissionen gesteigert werden, diese gehen jedoch mit einer erheblichen - z. T. letalen - Toxizität einher [2].

Die hohen Heilungsraten des Hodentumors rechtfertigen Ansätze für eine Minimierung der Therapie in niedrigen Stadien. Da mit der klinischen Diagnostik keine 100%ige Sensitivität erreicht wird, müssen Risikofaktoren für eine Metastasierung definiert werden. Fortgeschrittene Stadien sollten in Zukunft Gegenstand intensivierter klinischer Forschung sein, indem effektive Zytostatikakombinationen mit tolerabler Toxizität gefunden werden.

Literatur

1. Batata MA, Chu FCH, Hilaris BS, Papantoniou PA, Whitmore WF, Golbey RB (1982) Therapy and prognosis of testicular carcinomas in relation to TNM classification. Int J Radiat Oncol Biol Phys (1): 1287-1293
2. Daugaard G, Hansen HH, Rørth M (1986) Management of advanced metastatic germ cell tumours. Int J Androl 10: 319-324
3. Hartlapp JH, Weißbach L, Bussar-Maatz R (1986) Adjuvant chemotherapy in nonseminomatous testicular tumour stage II. Int J Androl 10: 277-284
4. Hoskin P, Dilly S, Easton D, Horwich A, Hendry W, Peckham MJ (1986) Prognostic factors in stage I non-seminomatous germ-cell testicular tumors managed by orchiectomy and surveillance: Implications for adjuvant chemotherapy. J Clin Oncol 4: 1031-1036
5. Logothetis CJ, Swanson DA, Dexeus F, Chong C, Ogden S, Ayala AG, von Eschenbach AC, Johnson DE, Samuels ML (1987) Primary chemotherapy for clinical stage II nonseminomatous germ cell tumors of the testis: a follow-up of 50 patients. J Clin Oncol 5: 906-911
6. Peckham MJ, Hendry WF (1985) Clinical stage II nonseminomatous germ cell testicular tumours. Results of management by primary chemotherapy. Br J Urol 57: 763-768
7. Rørth M, v. d. Maase H, Sandberg Nielsen E, Pedersen M, Schultz H (1985) Primary systemic treatment of stage II nonseminomatous testicular cancer. Proc ASCO 4: 99 (Nr 387)
8. Seppelt U (1988) Validierung verschiedener diagnostischer Methoden zur Beurteilung des Lymphknotenstatus. In: Weißbach L, Bussar-Maatz R (Hrsg) Die Diagnostik des Hodentumors und seiner Metastasen. Karger, Basel, S 154-169
9. Weißbach L, Hildenbrand G (1984) Register und Verbundstudie für Hodentumoren. Ein Ergebnisbericht nach sieben Jahren. Z Allg Med 60: 156-163
10. Williams S, Muggia F, Einhorn L, Hahn R, Donohue J, Brunner K, Stablein D, DeWys W, Crawford D, Spaulding J (1986) Resected stage II testicular cancer: Immediate adjuvant chemotherapy versus observation. Proc. ASCO 5: 98 (Nr 380)
11. Williams SD, Birch R, Einhorn LH, Irvin L, Greco FA, Loehrer PJ (1987) Treatment of disseminated germ-cell tumors with cisplatin, bleomycin, and either vinblastine or etoposide. New Engl J Med 316: 1435-1440

Prof. Dr. L. Weißbach
Chefarzt der Urologischen Abteilung
Krankenhaus Am Urban
Dieffenbachstr. 1
D-1000 Berlin 61

Virus und Krebs

H. zur Hausen

Beitrag nicht eingereicht

Therapeutische Alternativen beim fortgeschrittenen Nierentumor

Experimentelle und Klinische Aspekte der Immuntherapie beim Nierenkarzinom

R. Ackermann

Metastasierte Nieren-Carcinome stellen ein ungelöstes therapeutisches Problem dar. Seit über 20 Jahren werden in die Immuntherapie immer wieder Erwartungen gesetzt, die sich letztlich nicht erfüllt haben. Die Liste immunologischer Therapieansätze ist lang und reicht von der BCG-Therapie bis zu den verschiedenen Interferonen. Damit konnten zwar in wenigen Fällen komplette Metastasenregressionen erzielt werden. Ein therapeutischer Durchbruch war es jedoch nicht.

Neue Hoffnung wurden in jüngster Vergangenheit durch einen Therapieansatz mit Interleukin 2 und lymphokin-aktivierten Killerzellen geweckt. Auf Grund des großen wissenschaftlichen und klinischen Interesses erscheint nun ein kurzer Bericht zum gegenwärtigen Stand der Erkenntnis angezeigt.

Interleukin 2 ist ein seit längerem bekanntes Lymphokin, das die Proliferation von T-Zellen und die Produktion von Interferonen vermittelt. Darüber hinaus bewirkt Interleukin 2 eine Aktivierung von cytotoxischen Zellen, die sich von den bislang bekannten zytotoxisch wirkenden Zellpopulationen unterscheiden. Ob es sich bei diesen sogenannten Lymphokin-aktivierten Killerzellen oder LAK-Zellen um eine weitere eigenständige Subpopulation handelt, ist ungeklärt. Ihre besondere Eigenschaft besteht darin, daß sie im Gegensatz zu den natürlichen Killerzellen frische, nicht kultivierte Tumorzellen lysieren und daß im Gegensatz zu den T-Zellen ihre lytissche Aktivität nicht von der Ausbildung eines tumorspezifischen Antigens an den Tumorzellen abhängt.

Diese Eigenschaft läßt sich nicht nur in vitro sondern auch im in vivo Experiment dokumentieren, wobei sich die Metastasenbildung verschiedener experimenteller Tumoren signifikant beeinträchtigen läßt.

In der bisherigen klinischen Erprobung wird folgendes Konzept angewandt: Zur Aktivierung werden dem Patienten durch 5-malige Leucozytophorese jeweils durchschnittlich $1{,}3 \times 10^{10}$ Zellen aus dem Blut abgetrennt. Diese Zellen werden mit Interleukin 2 für 3-4 Tage inkubiert und am Tag 5, 6 und 8 reinfundiert, außerdem werden alle 8 Stunden 100000 U IL 2/kg KG i.v. verabreicht.

Die größte Gruppe von Patienten mit metastasierendem Nieren-Carcinom wurde von Rosenberg und Mitarbeitern [1] behandelt. Komplette Regressionen von Metastasen wurden bei 5 Patienten, wobei 1 Patient nur mit Interleukin 2 behandelt wurde, partielle Regression bei weiteren 8 Kranken beobachtet, so daß 1/3 der 36 Patienten auf diese Therapie ansprachen.

Eine kurze Anmerkung zu den Nebenwirkungen: Interleukin 2 steigert die capilläre Gefäßpermeabilität und vermindert systemisch den Gefäßwiderstand. Flüssigkeitsverlust durch interstitielle Oedembildung, Hypotonie, Hyponatriämie und Oligurie sind daraus zu erwarten. Entsprechend kommt es häufig zu schweren Nebenwirkungen, so daß jeder 2. Patient eine intensiv-medizinische Behandlung oder wenigstens Überwachung verlangt. 4 Patienten verstarben an den Folgen eines Herzinfarktes.

Durch zusätzliche Verabreichung von LAK-Zellen treten diese Nebenwirkungen häufiger auf. Durch Dauerinfusion des Interleukin 2 anstelle einer Bolus-Injektion in 8-stündigen Abständen kann möglicherweise eine bessere Verträglichkeit erreicht werden. Jedenfalls sprechen die Daten von West und Mitarbeitern [2] dafür.

Bei kritischer Analyse der bisher gesammelten Erfahrungen erscheint dieses Therapiekonzept nicht nur aus methodischen und technischen Gründen für eine routinemäßige Behandlung noch nicht geeignet. Die bisherigen klinischen Beobachtungen beweisen auch nicht, daß die zusätzliche Gabe von LAK-Zellen häufiger zu kompletten Regressionen führt, obwohl vieles dafür spricht. Die Kenntnis darüber ist nicht nur klinisch sondern vor allem auch wissenschaftlich äußerst interessant. Damit wäre nämlich zum ersten Mal eine Tumorregression durch eine zelluläre Immunmanipulation erreicht worden. Hieraus würden sich in der Tat hoffnungsvolle Perspektiven eröffnen.

Literatur

1. Rosenberg SA, Lotze MT, Muul LM, Chang AE, Avies FP, Leitman S, Linehan WM, Robertson CN, Lee RE, Rubin JT, Seipp CA, Simpson CG, White DE (1987) A progress report on the treatment of 157 patients with advanced cancer using lymphokine-activated killer cells and interleukin-2 or high-dose interleukin-2 alone. N Engl J Med 316: 889–897
2. West WH, Tauer KW, Yannelli JR, Marshal GD, Orr DW, Thurman GB, Oldham RK (1987) Constant infusion recombinant interleukin-2 in adoptive immunotherapy in advanced cancer. N Engl J Med 316: 898–905

Prof. Dr. R. Ackermann
Direktor der Urologischen Klinik
der Universität Düsseldorf
Moorenstr. 5
D-4000 Düsseldorf 1

Grenzen der Nierentumorchirurgie: Prognose operierter und nichtoperierter Vena Cava Zapfen

G. Staehler, B. Liedl, W. Dierkopf und M. Kühnel

Zur Planung des operativen Vorgehens und zur Bewertung der Ergebnisse haben wir alle Cavazapfen, orientiert an der Operationstechnik, in **4 Stadien** eingeteilt. Im **Stadium I** ragt der Zapfen aus der Nierenvene heraus und springt knopfartig in das Lumen der Cava vor. Im **Stadium II** reicht der Tumor schon beträchtlich weiter, hat aber die Einmündungsbereiche der Lebervenen noch nicht erreicht.

Im **Stadium III** ist der Tumorzapfen bis in den Einmündungsbereich der Lebervenen vorgewachsen oder hat diese bereits überschritten. Er kann bis zum Zwerchfell reichen.

Im **Stadium IV** hat der Tumorthrombus den Vorhof erreicht. Zur präoperativen Diagnostik gehört neben der Cavographie, der Sonographie der Niere immer auch die NMR-Tomographie, die in der Lage ist, die Ausdehnung des Cavazapfens am besten zu demonstrieren, wodurch die Dextrocardiographie heute überflüssig geworden ist.

Krankengut

Seit 1978 bis April 1987 haben wir 651, vorwiegend abdominelle Tumornephrektomien durchgeführt. 41 Kranke hatten einen Cavazapfen, entsprechend 6,3%. In 8% lag ein Nierentumor Stadium pT_2, in 76% pT_3 und in 16% pT_4 vor. Die Tumoren waren vorwiegend mittel-, weniger oft niederdifferenziert und nur in 8% handelte es sich um einen hochdifferenzierten Tumor, der demnach relativ selten Cavazapfen bildet. In 38% der Fälle waren bereits Metastasen vorhanden, vorwiegend regional im Bereich der Lymphknoten. Ein kompletter Verschluß der Vena cava war in 13,5% der Fälle zu verzeichnen, immer verbunden mit stark wandadhärenten appositionellen Blutthromben in der distalen Vena cava inferior, zum Teil bis in beide Venae iliacae hinein.

Ergebnisse

Aufgeschlüsselt nach den Stadien zeigt sich, daß im Stadium I und II zwischen 30 und 40% Gesamt-5-Jahresüberlebensrate bestand, während Patienten des Stadiums III 4 Jahre und des Stadiums IV 1 Jahr – allerdings nur 2 Patienten – nicht überlebten.

Die Gesamt-5-Jahresüberlebensrate bei den Patienten mit Cavazapfen beträgt 26%, bei den nichtmetastasierten 46%.

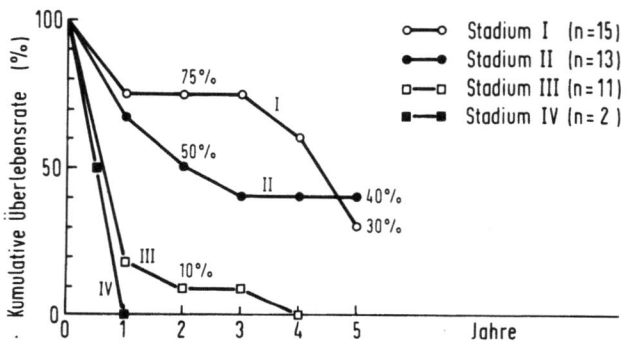

Abb. 1. Überlebensraten bei Nierenkarzinomen mit unterschiedlichem Befall der Vena cava (nach Operation) (n=41, Juli 1978–April 1987)

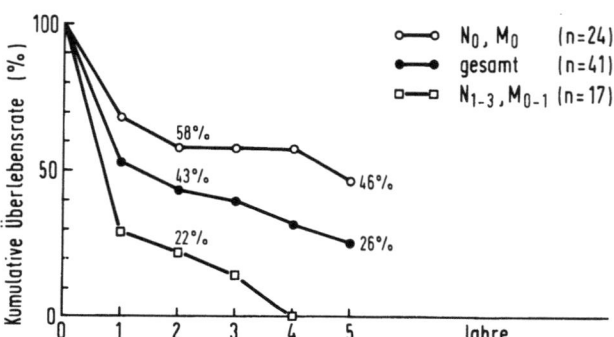

Abb. 2. Überlebensraten von operierten Nierenkarzinomen mit Befall der Vena cava (mit und ohne Metastasen) (n=41, Juli 1978–April 1987)

Tabelle 1. Nierenkarzinome mit Tumorthrombus der Vena cava: nichtoperierte Fälle (n = 29)

Kontraindikation	Stadien des Venenbefalls (v2)				
	I	II	III	IV	Gesamt
Weit fortgeschrittene Metastasierung (N_{1-4} oder M_1)	10	3	6	3	22
Lokal Inoperabel	1	1		1	3
Internistische Risiken (KHK, Respirat. Insuff.)	2		1	1	4
					29

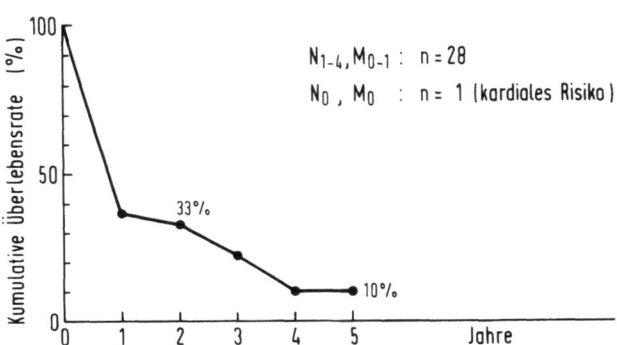

Abb. 3. Überlebensraten bei Nierenkarzinomen mit Befall der Vena cava (ohne Operation) (n = 29, Juli 1978 – April 1987)

Keiner der 17 Patienten mit Cavazapfen *und* Lymphknotenbefall oder Fernmetastasen hat 4 Jahre überlebt. Schon nach 2 Jahren waren nur noch 21% am Leben. **Die Kombination Cavazapfen und Lymphknotenmetastasen bedeutet also eine äußerst schlechte Prognose.** Wir haben deshalb das Schicksal derjenigen 29 Kranken mit Cavazapfen analysiert, die *nicht* operiert wurden. Hier zeigt sich ein überraschendes Ergebnis: Nach 1 Jahr waren bereits 63% der Kranken verstorben, 37% lebten noch. Nach 5 Jahren sind erstaunlicherweise noch 3 Patienten, entsprechend 10%, am Leben. In der Tabelle 1 sind die Kontraindikationen zur Operation aufgezeigt. Es hatte sich meist um weit fortgeschrittene, zum Teil völlig inoperable Fälle mit Leberinfiltrationen gehandelt. Allerdings hatten die Patienten, die 5 Jahre erreichten, anfangs nur relativ kleine Cavazapfen (Stadium I) gehabt.

Zusammenfassung

Die Gesamt-5-Jahresüberlebensrate unserer Patienten mit Cavazapfen betrug 26%, bei den nichtmetastasierten waren es 46%, bei den metastasierten 0%. Nicht operierte Patienten mit „kleinen" Cavazapfen erreichten noch in 10% die 5-Jahresmarke (Abb. 3).

Es ist daher festzustellen, daß radikal-operative Maßnahmen nur bei nichtmetastasierten Fällen indiziert sind.

Literatur

1. Kearney GP, Waters WB, Klein LA, Richie JP, Gittes RF (1981) Results of inferior vena cava resection for renal cell carcinoma. J Urol 125: 769
2. Libertino J, Zinman L, Watkins E (1987) Long-term results of resection of renal cell cancer with extension into vena cava. J Urol 137: 21
3. Schorn A, Marberger M (1984) Long-term survival of untreated bilateral renal cell carcinoma with supradiaphragmatic vena caval thrombus. J Urol 131: 108
4. Staehler G, Liedl B, Kreuzer E, Sturm W, Schmiedt E (1987) Nierenkarzinom mit Cavazapfen: Einteilung, Operationsstrategie und Behandlungsergebnisse. Urologe A 26: 46

Prof. Dr. med. G. Staehler
Leitender Oberarzt der Urolog. Klinik
der Ludwig-Maximilians-Universität München
Klinikum Großhadern
Marchioninistr. 15
D-8000 München 70

Ist die operative Behandlung des metastasierten Nierenkarzinoms sinnvoll?

W. Heckl, H. R. Osterhage und M. P. Wirth

Einleitung

Die Entscheidung für oder gegen eine Nephrektomie bei Patienten mit einem Nierenzellkarzinom und Fernmetastasen wird nach unterschiedlichen Gesichtspunkten getroffen, wobei der Allgemeinzustand des Patienten und besonders die Lokalisation der Metastasierung von Bedeutung sind. In einer retrospektiven Studie soll deshalb anhand des eigenen Patientengutes die Zweckmäßigkeit der Nephrektomie im Behandlungsplan des metastasierten Nierenzellcarcinoms überprüft werden.

Material und Methode

Vom Januar 1965 bis Juni 1985 wurden an der Urologischen Klinik der Universität Würzburg 667 Pati-

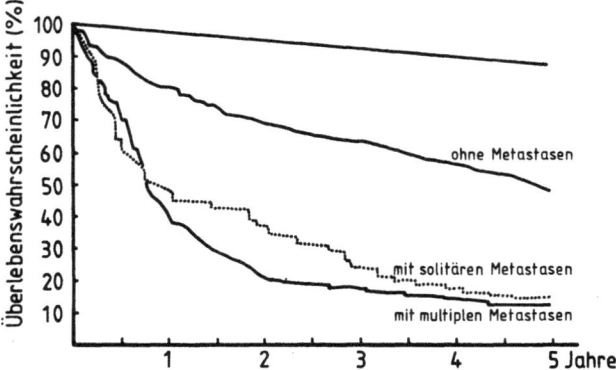

Abb. 1. Überlebenswahrscheinlichkeit bei operierten metastasierten und nicht metastasierten Nierenzellkarzinomen

enten wegen eines Nierenzellkarzinoms behandelt, deren Durchschnittsalter 58 Jahre betrug. Mit Ausnahme von 14 inoperablen Patienten wurde bei 653 Patienten in 79% der Fälle der transabdominale, in 3% der thorako-abdominale und in 18% der lumbale Zugang gewählt.

Zum Zeitpunkt der Diagnosestellung hatten bereits 230 Patienten Metastasen, die entweder solitär oder multipel auf ein Organ beschränkt oder gleichzeitig in verschiedenen Organsystemen nachweisbar waren.

Bei 53 Patienten fanden sich solitäre Metastasen am häufigsten in der Lunge (35,8%) und im Skelettsystem (32,1%) gefolgt von der Nebenniere (15,9%), Vagina, Leber und Gehirn (je 3,6%). Bei 177 Patienten waren multiple Metastasen in einem oder mehreren Organsystemen vorhanden. Die solitären Metastasen wurden in etwa 80% der Fälle zur gleichen Zeit wie der Primärtumor diagnostiziert. Bei den übrigen 20% - meist handelte es sich um Skelettmetastasen - führten erst die metastasenbedingten Beschwerden zum Nachweis des Primärtumors.

Ergebnisse

Von den 53 Pat. mit solitärer Organmetastasierung wurden in 22 Fällen die Metastasen vor der Nephrektomie entfernt. In 9 weiteren Fällen erfolgte die Entfernung der solitären Metastasen erst nach der Tumornephrektomie. In 10 Fällen, vor allem bei den Patienten mit Skelett- oder Hirnmetastasen wurde eine Strahlentherapie durchgeführt. Bei den restlichen 12 Patienten war wegen der ungünstigen Lokalisation eine Metastasenexstirpation nicht möglich.

Von den Patienten mit solitärer Metastasierung war 1 Jahr nach der Nephrektomie mit oder ohne Entfernung der solitären Metastasen ca. die Hälfte noch am Leben. Dagegen waren von den Patienten mit multiplen Metastasen zum gleichen Zeitpunkt bereits 70% verstorben (Abb. 1). Bei einem Vergleich der Einjahresüberlebensraten der Patienten mit Skelett- oder Lungenmetastasen zeigten die Patienten mit solitären Skelettmetastasen mit 46% eine etwas günstigere Überlebensrate als die Patienten mit solitären Lungenmetastasen mit 42%. Die 5-Jahresüberlebensrate war mit 16 bzw. 18% bei den Lungen- bzw. Skelettmetastasen etwa gleich hoch. Dagegen waren die Patienten mit multiplen Lungenmetastasen innerhalb des ersten postoperativen Jahres verstorben. Von den Patienten mit multiplen Skelettmetastasen waren nach 2 Jahren nur noch 12% und nach 5 Jahren 5% am Leben.

Diskussion

Bei kritischer Beurteilung der in der Literatur mitgeteilten Ergebnisse bei Patienten mit Nierenzellkarzinomen und solitären Metastasen, findet sich ähnlich den eigenen Ergebnissen eine Überlebensrate von ca. 50% nach den ersten postoperativen 12 Monaten. Mit Ausnahme des Kollektivs von Klugo und Mitarbeiter [2] fand sich nach 3 Jahren eine Überlebensrate von unter 40% [1, 3]. Nach 5 Jahren lebten meist weniger als 30%. Eine Ausnahme stellte lediglich das Kollektiv von Klugo mit 50% dar [2]. Bei Vorliegen eines Nierenzellkarzinoms mit solitären Metastasen ist die Nephrektomie und möglichst auch die Metastasenentfernung empfehlenswert. Bei Vorliegen von multiplen Metastasen muß die Nephrektomie jedoch unter Berücksichtigung der Metastasenlokalisation individuell entschieden werden.

Literatur

1. De Kernion JB (1983) Treatment of advanced renal cell carcinoma - traditional methods and innovative approaches. J Urol 130: 2-7
2. Klugo RC, Metmers M, Stiles RE, Talley RW, Cerny JC (1977) Aggressive versus conservative management of stage IV renal cell carcinoma. J Urol 118: 244-246
3. Tolia BM, Whitmore WF (1975) Solitary metastasis from renal cell carcinoma. J Urol 114: 836-838

Dr. med. W. Heckl
Urologische Klinik und Poliklinik
der Universität Würzburg
Josef-Schneider-Str. 2
D-8700 Würzburg

Prognose und Methodik der Exstirpation von Lungenmetastasen nach Tumornephrektomie

G. Schott, J. Weißmüller und A. Altendorf

Einleitung und Material

An der Urologischen Universitätsklinik Erlangen wurden in der Zeit von 1960-1986 938 Patienten wegen hypernephroiden Nierencarcinoms nephrektomiert. Aus diesem Kollektiv ergaben sich 39 Patienten mit operablen Lungenmetastasen nach lokal radikalem Primäreingriff.

Tabelle 1. Operierte Lungenmetastasen bei hypernephroidem Nierenkarzinom

Beginn der Studie	1. 1. 1960
Ende der Studie	31.12. 1985
Abschlußdatum	31.12. 1986
Anzahl der Patienten	39
Alter der Patienten	36-71 Jahre (Mittel 54 J)
Geschlecht männlich	28
weiblich	11

Tabelle 2

Anzahl der Operationen: 41
39 Pat. mit operierten Lungenmetastasen
+ 2 Pat. mit erneuter operabler pulmonaler Metastasierung
(Intervall 36 bzw. 53 Mon.)

Metastasenzahl
Solitärmetastasen   15 Pat.
> 1 Metastase   24 Pat.
Primär bilateraler Befall   5 Pat. → 3 × bilat. simultan operiert
2 × sukzessiv, jedoch †

Radikalität der Metastasenchirurgie
Kurativ   nach Lungenoperation (R0)   24 Pat.
Nicht kurativ   nach Lungenoperation (R+)   12 Pat.
Keine Aussage   (R?)   3 Pat.
über Radikalität

Tabelle 3

Intervall zwischen Primäroperation und Lungenmetastasen
Intervall: 0-121 Monate (Mittel 31,2 Mon.)

Nachbeobachtungsintervall zwischen Lungenop. und Studienabschluß
Intervall: 13-270 Monate (Mittel 94,9 Mon.)

Operationsverfahren (41 Lungenoperationen)
Resektionen   Bilobektomien, Lobektomien, Segmentresektionen   19
Exzisionen u. Enukleationen   14
Kombinationen   4
Probethorakotomien   4

Methodik

Voraussetzung für die Metastasenchirurgie war ein radikal entfernter Primärtumor ohne Hinweis auf generalisierte Metastasierung. Bei synchronem Auftreten der Lungenmetastasen wurde verzögert als Zweiteingriff operiert. Die Technik wurde je nach Größe, Anteil und Lokalisation der Tumormetastasen variiert.

Ergebnisse

Die beobachtete kumulative Überlebensrate aller 39 Patienten betrug nach 5 Jahren etwa 33%, entsprechend 11 Patienten. Im Vergleich hierzu die Überlebenskurve aller 938 Patienten nach tumornephrektomie mit 52% 5-JÜR. Entsprechend ist die Hälfte der operierten Patienten mit Lungenmetastasen nach $31,2 \pm 16$ Monaten noch am Leben.

Ein statistisch signifikanter Unterschied zwischen solitären und mehreren Lungenmetastasen ist nicht erkennbar, jedoch lebte bei der Solitärgruppe noch die Hälfte nach 52 ± 20 Monaten gegenüber 23 ± 13 Monaten bei mehreren Metastasen. Die Wahl der Operationstechnik ist vor allem vom Lokalbefund abhängig. Statistisch signifikante Unterschiede ergaben sich bei den verschiedenen Techniken nicht. Größere prognostische Bedeutung hat sicher das freie Intervall zwischen der Operation des Primärtumors und dem röntgenologisch sichtbaren Auftreten der Lungenmetastasen. Die 21 Patienten mit einem freien Intervall von über 2 Jahren hat mit $51,7 \pm 20$ Monaten gegenüber $30 \pm 12,7$ Monaten mediane Überlebenszeit bessere Aussichten. Größere Patientenzahlen dürften die noch fehlende Signifikanz belegen. Signifikant ist der Unterschied zwischen kurativ operierten Lungenmetastasen, somit der R0-Gruppe, gegenüber den nicht kurativen R+-Patienten mit Restmetastasen. Die medianen Überlebenszeiten liegen hier bei $57 \pm 27,6$ gegenüber $14,8 \pm 4,8$ Monaten. Der kurative Anspruch wird zum entscheidenden prognostischen Kriterium (s. Abb. 2).

Die 5-JÜR in Prozenten nähert sich hier mit etwa 49% gegenüber 52% auffallend der vergleichbaren ÜR aller tumornephrektomierten Patienten. Die Metastasenzahl hat bei den 24 Patienten der kurativen Gruppe eine geringere Bedeutung, womit erneut die Wichtigkeit eines kurativen Eingriffes bestätigt wird. Die Bedeutung des freien Intervalls wird in der R0-Gruppe wiederum unterstrichen

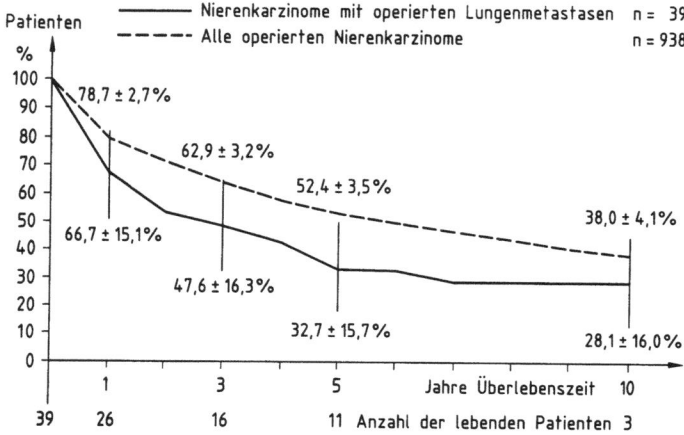

Abb. 1. Beobachtete kumulative Überlebensraten (1.1.1960 31.12.1986 (Actuarial Methods, Cutler u. Ederer)

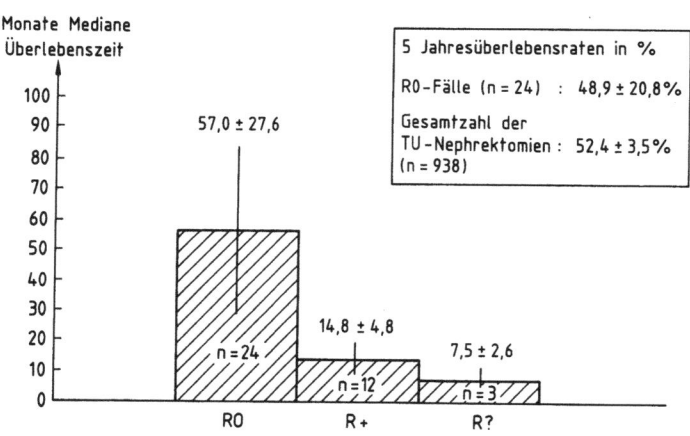

Abb. 2. Mediane Überlebenszeit in Monaten bei kurativ (*R0*) und nicht kurativ (*R+*) operierten Lungenmetastasen

Tabelle 4. Tumorstatus bei Abschluß der Studie (31.12.86)

Lebend (n=13)		Tot (n=26)	
R0 Gruppe (n=11) initial		R0 Gruppe (n=13) initial	
tumorfrei: 9 Pat.	nicht tumorfrei: 2 Pat.		
1980: R0 Lunge II/1983: Lungenmetastase, Inoperabel	1981: R0 Lunge XII/86: Lungen- Knochen- u. Weichteilmetastasen	Lungenmetastasen	:7
		Lungen- u. Lebermetastasen ± andere Organsysteme	:3
		Unbekannte Todesursache	:3
	(III/87 tot)	R? Gruppe Initial	:3
R+Gruppe (n=2) initial		R+Gruppe (n=10) initial	
LK-Metastase im Mediastinum seit VIII/84 Lunge R0	Lungenrestmetastasen seit VIII/85 initial bei multiplen Metastasen R+	Am Tumor verstarben (davon 1 Pat. postop. Exitus) mit Tumor der Gegenseite)	:10

und als prognostischer Faktor deutlich bestätigt: 45±9,9 gegenüber 82,1±12,2 Monaten medianer Überlebenszeit in den entsprechenden Vergleichsgruppen.

Bei Studienabschluß lebten von den insgesamt 39 Patienten noch 13. 9 von ihnen sind tumorfrei. Die 26 verstorbenen Patienten konnten bis auf 6 lückenlos dokumentiert werden. Von den 24 ursprünglich kurativen Fällen starben 10 an erneuten Metastasen. Aus der R +-Gruppe starben bis auf 2 alle am Tumor.

Schluß

Die operative Entfernung von Lungenmetastasen erzielt bei korrekter Indikation verbesserte Überlebenszeiten. Positiv scheinen sich lange metastasenfreie Intervalle auszuwirken. Lokale Radikalität mit kurativem Anspruch ist auch in der Metastasenchirurgie Voraussetzung.

Literatur beim Verfasser

Dr. G. Schott
Urologische Universitätsklinik
Maximiliansplatz
D-8520 Erlangen

Langzeitergebnisse nach Nierentumorembolisation

G. W. Kauffmann und G. M. Richter

Die Indikation zur palliativen Embolisation wird am häufigsten gestellt, wenn ein metastasierter Nierentumor eine schwere Hämaturie, sehr starke Flankenschmerzen oder paraneoplastische Syndrome verursacht. Die Ansichten über das richtige Embolisationsmaterial gehen sehr weit auseinander. Wir sind der Auffassung, daß zur palliativen Embolisation ausschließlich ein kapillärer Verschlußtyp indiziert ist [4, 5], da bei Anwendung der kapillären Embolisation keine Nachblutung festgestellt worden ist.

Der kapilläre Verschlußtyp ist definiert als die primäre Okklusion des gesamten arteriellen Kompartimentes eines Zielorgans beginnend in der Hauptarterie und bis ins Kapillarbett reichend. Eine quantitativ und qualitativ korrekte kapilläre Embolisation ist nur möglich, wenn vorher das Volumen dieses arteriellen Kompartimentes bekannt ist. Die Volumenbestimmung erfolgt als Okklusionsarteriographie: nach Plazierung eines Ballonkatheters in der Nierenarterie, Aufblocken bis zur arteriellen Stase und schließlich langsame Kontrastmittelinjektion bis zum Beginn einer Parenchymkontrastierung. Die bis zu diesem Zeitpunkt verbrauchte Kontrastmittelmenge entspricht in etwa dem ebenfalls unter Ballonblockade zu injizierenden Embolisatvolumen.

Das kapilläre Verschlußprinzip wird mit dem Okklusionsgel Ethibloc in Kombination mit einer Steuerung durch 40%ige Glukose verwirklicht. Diese Steuerung wird durch eine an die jeweilige Gefäßsituation angepaßte Vorinjektion von 40%iger Glukose erreicht.

Die Überlebenszeit nach palliativer Embolisation hängt von der lokalen Kontrolle über den Primärtumor und vom Schicksal der Fernmetastasen ab. Beim metastasierten Nierentumor schwanken die Ergebnisse der Literatur zwischen 2 Monaten (Alkohol) und fast 2,5 Jahren (Tabelle 1). Von insgesamt 39 eigenen palliativ embolisierten Patienten haben jetzt 6 eine Überwachungszeit von mehr als 3 Jahren. Ihre durchschnittliche Überlebenszeit beträgt 29 Monate; 3 von diesen Patienten sind länger als 3 Jahre am Leben (Tabelle 2). Damit besteht eine signifikante Verlängerung der Überlebenszeit. 3 unserer 39 palliativ embolisierten Patienten waren bei der Behandlung metastasenfrei. Alle drei sind mit einer durchschnittlichen Überlebenszeit von mehr

Tabelle 2. Palliative kapilläre Ethiblocembolisation bei blutenden Nierenkarzinomen

Mit Metastasen	Ethibloc-Menge (ml)	Überlebenszeit	Tod
Fall 1: T4 Nx M1 Vo (P)	10	6 Jhr	–
Fall 2: T3 N1 M1 V1 (P)	30	3 Jhr 2 Mon	–
Fall 3: T4 Nx M1 V2 (P)	42	3 Jhr	–
Fall 4: T4 Nx M1 V2 (P, O)	32	8 Mon	Lungenembolie
Fall 5: T3 N1 M1 V1 (P)	15	1 Jhr	Kachexie
Fall 6: T4 N1 M1 V1 (P etc)	14	7 Mon	Kachexie
	25 ml	2 Jhr 5 Mon	

P, Lunge; O, Knochen; P etc, Lunge, Niere, Knochen Colon

Tabelle 1. Durchschnittliche Überlebenszeit nach palliativer Embolisation beim metastasierten Nierentumor

Autor	Embolisationsmaterial	Zahl der Patienten (n)	Durchschnittliche Überlebenszeit (Monate)
Haertel 1977 [3]	Gelfoam	8	4,0
Wolf 1979 [8]	Silikonelastomer	10	10,2
Wallace 1981 [6]	Gelfoam, GAW-Spirale Ivalon etc.	22	4,0
Frasson 1981 [2]	Zyanoacrylat Gelfoam Muskelgewebe GAW-Spirale	41	5,0
Ellman 1981 [1]	Alkohol	3	2,0
Weber 1984 [7]	Tachotop, Fibrospum Ethibloc/Lipiodol	38	**
eigenes Krankengut	Ethibloc/Glukose	6	29,0

** = keine Angaben zur durchschnittlichen Überlebenszeit, 18-Monate-Überlebensrate beträgt 43%

als 5 Jahren derzeit in sehr gutem Allgemeinzustand ohne Hinweis für Metastasen oder lokales Tumorrezidiv.

Bei allen unseren Patienten war in sonographischen und computertomographischen Langzeitkontrollen das Größenverhalten des Tumors annähernd gleich: Initiale Volumenzunahme durch Ödem, langsame und kontinuierliche Tumorverkleinerung über einen Zeitraum von etwa 2 Jahren. Im Retroperitonealraum verbleibt schließlich ein Gebilde mit feinfleckiger Verkalkung mit einer Endgröße, die etwa 1/20 der Ausgangsgröße entspricht.

Literatur

1. Ellman BA, Parkhill BJ, Curry TS, Marcus PB, Peters PC (1981) Ablation of renal tumors with absolute ethanol: A new technique. Radiology 141: 619–626
2. Frasson F, Roversi RA, Simonetti G, Ziviello M (1981) Embolization of renal tumors. A survey of the Italian experience: 282 patients. Ann Radiol 24: 396–399
3. Haertel M, Zaunbauer W, Zingg E (1977) Die Katheterembolisation maligner urologischer Tumoren. Schweiz Med Wochenschr 107: 584–588
4. Kauffmann GW, Richter GM (1986) Palliative capillary embolization in renal carcinoma. Ann Radiol 29: 205–207
5. Richter GM, Rohrbach R, Kauffmann GW, Raßweiler J (1981) Kapilläre Embolisation, Teil 2. Verschluß des gesamten arteriellen Gefäßsystems experimentell erzeugter Nierentumoren. Fortschr Röntgenstr 135: 85–97
6. Wallace S, Chuang VP, Swanson D et al (1981) Embolization of renal carcinoma. Experience with 100 patients. Radiology 138: 536–570
7. Weber J, Kaufmann J, Kult K (1984) Palliative Nierentumorembolisationen mittels Jodöl-markiertem Ethibloc. Fortschr Röntgenstr 141: 384–389
8. Wolf KJ (1979) Therapeutische Embolisation von Organarterien - tierexperimentelle Untersuchungen, erste klinische Erfahrungen, Einführung eines neuen Embolisationsmaterials. Teil II. Fortschr Röntgenstr 131: 511–519

Dr. G. W. Kauffmann
Abtlg. Radiodiagnostik
Universität Heidelberg
Neuenheimer Feld 110
D-6900 Heidelberg

Immuntherapie des metastasierten Nierenzellkarzinoms – Ergebnisse der multizentrischen Verbundstudie

T. Schärfe, St. Müller, H. Riedmiller, G. H. Jacobi und R. Hohenfellner

Beim metastasierten Nierenzellkarzinom sind trotz großer Fortschritte in der Anwendung adjuvanter Zytostatika keine definitiven Behandlungserfolge zu verzeichnen. Die guten Ergebnisse von Tykkä veranlaßten uns, eine multizentrische Studie zur Beantwortung des therapeutischen Nutzens einer Immuntherapie unter Verwendung inaktivierter autologer Tumorzellen zu prüfen. Zwischen 1981 und 1987 wurden in den kooperierenden Zentren 1784 Patienten operiert und von dem gewonnenen Tumormaterial Vakzine hergetellt. 114 Patienten wiesen im Beobachtungszeitraum eine Metastasierung auf, so daß eine adjuvante Immuntherapie nach primärer Tumornephrektomie durchgeführt wurde (Tabelle 1). Die Immunisierung erfolgte intrakutan in den volaren Unterarm (0,5 ml Vakzine mit 2×10^6 Tumorzellen in 6–8 Quaddeln). Die Patienten wurden in vierwöchentlichem Rhythmus immunisiert. Mit der Immunisierung wurde nach abgeschlossener Wundheilung begonnen. In vierteljährlichen Abständen wurde das Ansprechen der Metastasen auf die Therapie durch Ultraschall, Röntgen, Thorax, Blutlabor und klinische Untersuchungen geprüft. Zusätzlich erfolgte jährlich eine Knochenszintigraphie und eine Computertomographie.

Ergebnisse

Bei 89 Patienten war in sechs Fällen eine komplette Remission der Lungen- bzw. Lebermetastasen nachweisbar. Vier Patienten wiesen eine partielle Remission der Lungenfiliae auf. Drei der Patienten, welche eine komplette Remission gezeigt hatten, wurden nach 1–3 Jahren wieder symptomatisch und erlagen einer rapiden erneuten Metastasierung. Bei 29 Patienten sistierte das Metastasenwachstum unter Therapie. Bei 50 Patienten wurde trotz Immuntherapie eine deutliche Tumorprogression ersichtlich. Die Korrelation der Überlebenskurven zur primären Tumorgröße erscheint prognostisch bedeutsam, so daß das Patientenkollektiv in drei Gruppen entsprechend des Primärtumorvolumens

Tabelle 1. Patientenauswahl/Ergebnisse

hergestellte Vakzine	1784
behandelte Patienten	119
auswertbare Patienten	89
alle Patienten mit Fernmetastasen oder positiven Lymphknoten oder Veneneinbruch	
komplette Remission:	6
partielle Remission:	4
Stabil:	29
Progress:	50

Tabelle 2. Tumorstadium und Histologie

T 1 (16)	G I = 4	V1 = 8
	G II = 11	N1 = 2
	G III = 1	N1 + V1 = 1
T 2 (29)	G I = 3	V1 = 19
	G II = 22	N1 = 6
	G III = 4	V1 + N1 = 4
T 3/4 (40)	G I = 3	V1 = 34
	G II = 19	N1 = 17
	G III = 18	V1 + N1 = 16

Tabelle 3. Überlebensrate

T 1 (16)	M0 V1	= 10 (12-29)	
	M1	= 6 (12-48)	-gestorben 0
	V1	= 2 (12-29)	-gestorben 0
	N1	= 2 (22-29)	-gestorben 0
	V1 + N1	= 1 (23)	-gestorben 0
T 2 (29)	M0 V1	= 8 (10-30)	
	M1	= 21 (9-50)	-gestorben 3
	N0V1	= 14 (4-45)	-gestorben 2
	N1	= 6 (30-46)	-gestorben 0
T 3/4 (40)	M0 V1	= 1 (31)	
	M1	= 39 (6-66)	-gestorben 23
	N0 V1	= 18 (8-63)	-gestorben 9
	N1	= 17 (9-66)	-gestorben 10
	N1 V1	= 16 (6-66)	-gestorben 9

eingeteilt wurde. In der Gruppe der Patienten mit pT_1-Tumoren (n = 16) ist im Nachbeobachtungszeitraum von 12-48 Monaten kein Patient verstorben, obwohl es sich nicht um hochdifferenzierte Tumoren und bereits stattgehabte Fernmetastasierung handelte (Tabelle 2). Von den 29 Patienten mit pT_2-Tumoren verstarben nur 3 bei einer Nachbeobachtungszeit zwischen 29 und 50 Monaten, obwohl 6 Patienten aus dieser Gruppe positive regionale Lymphknoten und 21 eine ausgeprägte Fernmetastasierung hatten (Tabelle 3). In der Gruppe von Patienten mit großem fortgeschrittenen Primärtumor verstarben 23, wobei positiver Lymphknotenbefall und Veneneinbruch bei 16 Patienten nachweisbar war.

Diskussion

Für das Nierenzellkarzinom im fortgeschrittenen Stadium steht zur Zeit keine Therapieform zur Verfügung, welche in ihrer Wirksamkeit anderen eindeutig überlegen wäre. Die vorliegende Studie legt eine Wirksamkeit der Immuntherapie bei begrenzter Tumormasse nahe. Inwieweit allerdings die Tumorbiologie und Tumoreigendynamik für die langen Überlebenszeiten trotz stattgehabter Fernmetastasierung verantwortlich ist, läßt sich nur mit einer randomisierten Studie prüfen, in der die adjuvante Immuntherapie gegen eine Tumornephrektomie alleine geprüft wird. Für Patienten mit großer Tumormasse, die augenscheinlich durch die Immuntherapie alleine nicht ausreichend behandelt werden, könnte eine Kombinationsbehandlung unter Verwendung von Zytostatika zusammen mit Immunmodulatoren (Otto 1987) Erfolg zeigen.

Literatur

1. Droller MJ (1985) Immunotherapy in genitourinary neoplasia. J Urol 133: 1-5
2. Otto U (1987) Die Behandlung des metastasierten Nierenzellkarzinoms mit Interferon in Kombination mit Cytostatika. Workshop Immuntherapie in der Urologie, Hamburg 1987
3. Tykkä H, Kjelt L, Oravisto KJ, Turunen M, Tallberg T (1974) Disappearance of lung metastases during immunotherapy in 5 patients suffering from renal cell carcinoma. Scand J Resp Dis (Suppl) 89: 123-128
4. Tykkä H, Oravisto KJ, Lehtonen T (1978) Active specific immunotherapy of advanced renal cell carcinoma. Eur Urol 4: 250-254

Dr. med. T. Schärfe
Urologische Klinik und Poliklinik
der Johannes Gutenberg-Universität
Langenbeckstr. 1
D-6500 Mainz

Langzeiterfahrung mit der zytostatischen Therapie beim metastasierenden Nierenkarzinom

J. Weißmüller, G. Schott, H. J. König und A. Altendorf

Auf dem Gebiet der Chemotherapie des metastasierten Nierenkarzinoms hat es weltweit bis heute keinen entscheidenden Durchbruch gegeben. Über unsere Ergebnisse der sequentiellen Chemotherapie-Kombination Vincristin/Ifosfamid haben wir an gleicher Stelle [1] vor 5 Jahren berichtet. Heute stehen uns Langzeitbeobachtungen an 57 Patienten zur Verfügung, wobei aus dem früheren Kollektiv 12 andernorts behandelte Patienten nicht mehr ausgewertet werden konnten.

Am 1. Tag eines Zytostase-Kurses wird seit etwa 6 Jahren anstelle Vincristin das günstigere Vindesin-

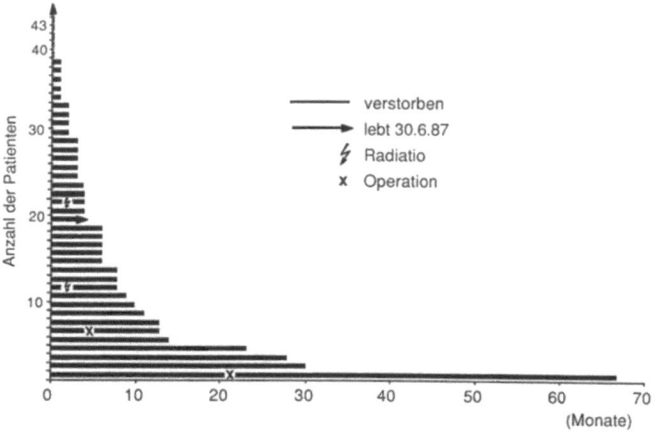

Abb. 1. Überlebenszeit nach Beginn der Chemotherapie von Nonrespondern (n = 43)

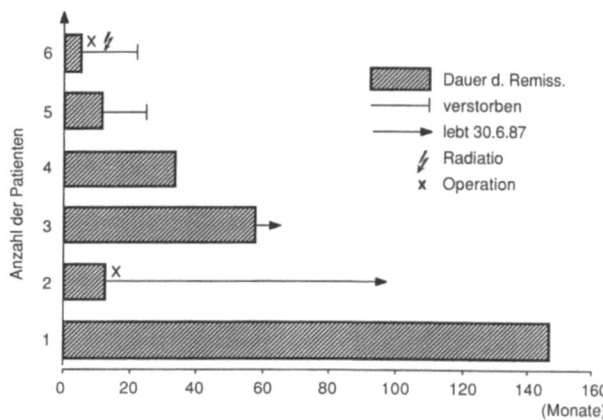

Abb. 3. Überlebenszeit nach Beginn der Chemotherapie bei Patienten mit kompletter Remission

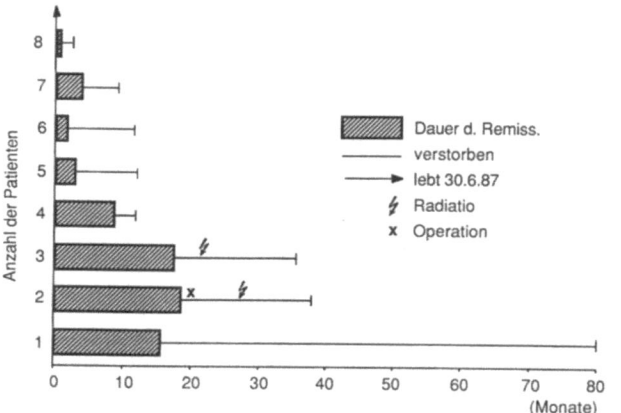

Abb. 2. Überlebenszeit nach Beginn der Chemotherapie bei Patienten mit partieller Remission (n = 8)

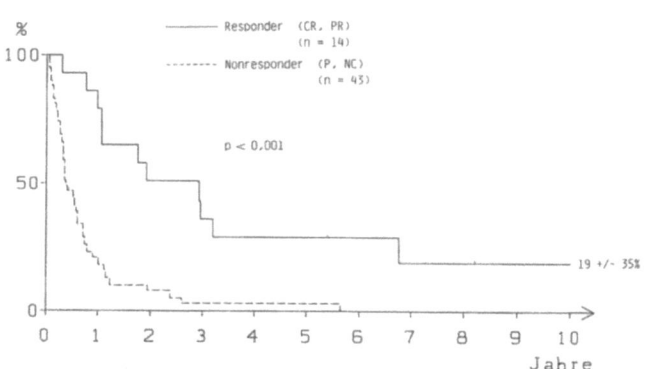

Abb. 4. Ergebnis der Chemotherapie von malignen Nierenparenchymtumoren. (Kaplan u. Meier 1972-1986/30.6. 1987)

sulfat verabreicht, am 1.-5. Tag des Kurses Ifosfamid und zusätzlich als Uroprotektor Uro-Mitexan. Das Therapieschema wird in 14-tägigen Intervallen wiederholt, dann je nach Wirkungseintritt die Intervalle verlängert. Als Ausgangsbefund zum Zeitpunkt der Tumornephrektomie boten 90% der Patienten das Robsonstadium III oder IV. Anlaß für die Chemotherapie waren bei 52 Patienten Metastasen in Lunge, Knochen, Leber, Gehirn und Peritoneum, bei 5 Patienten lokale Tumorbefunde. Bei Metastasen in mehr als 2 Organen ergab sich keine einzige Remission. Von den 57 Patienten sind 43 (75,5%) als Non-Responder einzustufen, 14 (24,5%) als Responder, davon 6 (10,5%) mit kompletter Remission und 8 (14%) mit partieller Remission.

Die Überlebenszeiten sind den Abbildungen 1-3 zu entnehmen. Die in Abb. 4 dargestellten Überlebenskurven von Respondern und Non-Respondern ab Beginn der Chemotherapie klaffen significant auseinander. An der 50%-Überlebensmarke beträgt die Lebensverlängerung bei den Respondern gegenüber den Non-Respondern immerhin 1½ Jahre. Die generelle Ansprechrate von 24,5% mit einer mittleren Überlebenszeit von 23,6 Monaten gegenüber sonst 4,3 Monaten verbieten es, den relativ jungen Patienten (mittleres Alter um 55 Jahre) etwa allein wegen der Zytostase-Nebenwirkungen diese Therapieform vorzuenthalten, soweit nicht ein erkennbar präterminales Krankheitsbild vorliegt.

Literatur

1. Weißmüller J, König HJ, Missmahl M (1982) Behandlungsergebnisse der zytostatischen Therapie beim metastasierten Nierenkarzinom. Verhandlb Dtsch Ges Urologie 34: 69

Dr. J. Weißmüller
Urologische Universitätsklinik Erlangen
Maximiliansplatz
D-8520 Erlangen

Therapie des metastasierenden Nierenkarzinoms mit alpha-2- oder gamma-Interferon: Ergebnisse bei 56 Patienten

U. Otto, A. Schneider und H. Klosterhalfen

Beitrag nicht eingereicht

Interferenzen multimodaler Therapieformen beim urologischen Tumor

R. Trott

Beitrag nicht eingereicht

Therapie des metastasierten Prostatakarzinoms – 1 Jahr nach Würzburg

Therapie des metastasierenden Prostatakarzinoms durch Orchiektomie oder medikamentöse totale Androgenblockade?

G. H. Jacobi, H. von Wallenberg, U. Günther, W. Ehrenthal und R. Hohenfellner

An mittlerweile mehr als 150 Patienten mit bisher unbehandeltem Prostatakarzinom konnten wir in den vergangenen 6 Jahren den Kastrationseffekt von pernasal appliziertem Buserelin belegen [1, 2]. Partielle oder komplette Remissionen (objektiviert nach den Kriterien der National Prostatic Cancer Treatment Group oder der EORTC) liegen nach 6 Monaten je nach zugrunde gelegten Ansprechkriterien bei gut 50%, die Progressionsrate bei etwa 20%. Diese Daten konnten mittlerweile von anderen Autoren auch mit anderen LHRH-Analoga als Monotherapie reproduziert werden.

Totale Androgenblockade

Der Frage nach einer Effektsteigerung dieser pharmakologischen Kastration durch Hinzufügung eines Antiandrogens im Sinne der spekulierten sog. totalen Androgenblockade geht seit mehr als 3 Jahren eine randomisierte EORTC-Studie nach [3]. Patienten mit fortgeschrittener lymphatischer Metastasierung oder Fernmetastasen werden nach Randomisierung folgendermaßen behandelt (Abb. 1): Sie werden entweder orchiektomiert oder erhalten das LHRH-Analogon Buserelin pernasal. Im zweiten Therapiearm wird das Antiandrogen Cyproteronacetat innerhalb der ersten 2 Wochen hinzugefügt, im dritten Therapiearm wird dieses Antiandrogen kontinuierlich zusammen mit Buserelin verabfolgt. Bisher wurden multizentrisch 161 Patienten in dieses Protokoll eingebracht.

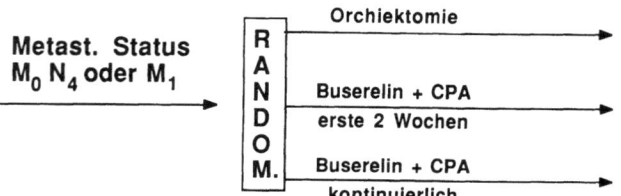

Abb. 1. E.O.R.T.C.-Protokoll Nr. 30843. Buserelin: 1. Woche 3 × 0,5 mg/d subkutan, danach 3 × 0,4 mg/d pernasal; Cyproteronacetat (CPA): 3 × 50 mg/d p.o.

Von den bisher aus dieser Studie evaluierbaren Kurzzeitergebnissen sind folgende bemerkenswert: Hitzewallungen treten lediglich in 12 bzw. 24% auf. Wird Buserelin hingegen als Monotherapie angewandt, so ist in der Hälfte bis zwei Drittel der Fälle mit dieser Nebenwirkung zu rechnen, wie aus der Literatur hervorgeht. Eine Gynäkomastie wird bei der totalen Androgenblockade nicht beobachtet, klinischerseits findet sich eine Linderung metastatischer Knochenschmerzen in zwei Drittel aller Patienten.

Eigene Untersuchungen

An 24 eigenen Patienten des oben charakterisierten EORTC-Protokolls fanden wir nach mindestens 6-monatiger Nachbeobachtungszeit folgende Besonderheiten: Der schnellste andogenoprive Effekt wird durch die Orchiektomie erreicht mit Kastrationswerten bereits nach 24 Stunden (Abb. 2). Wie vorher an einem größeren Krankengut gezeigt [2], führt die LHRH-Monotherapie zu einem unerwünschten Testosteronanstieg mit Spitzenwerten

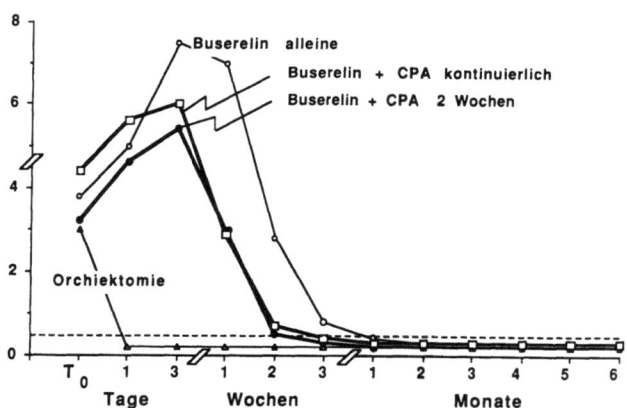

Abb. 2. Serumtestosteron (ng/ml) bei 14 Patienten nach bilateraler Orchiektomie, 107 Patienten mit Buserelin alleine (3 × 0,4 mg/d pernasal), 10 Patienten mit Buserelin und Cyproteronacetat (CPA) kontinuierlich, 10 Patienten mit Buserelin und CPA lediglich die ersten 2 Wochen. (Dosierungen s. Abb. 1)

zwischen dem 3. und 7. Therapietag, der Kastrationsbereich wird nach 3-4 Wochen erreicht. Wird dem LHRH-Analogon das Antiandrogen Cyproteronacetat hinzugefügt, so wird zum einen diese Stimulationsphase abgeschwächt, zum anderen wird das Erreichen des Kastrationseffektes um gut eine Woche vorverlegt, Testosteronwerte um 0,5 ng/ml werden bereits nach 2-3 Wochen erreicht.

Anhand unserer 24 nachbeobachteten Patienten konnte ein klinischer Vorteil der durch die additive Cyproteronacetat-Behandlung herbeigeführten totalen Androgenblockade nicht nachgewiesen werden, in allen 3 eingangs vorgestellten Behandlungsarmen (Abb. 1) kamen die Hälfte der Patienten in eine Remission. Die immunologisch bestimmte Saure Prostataphosphatase und das Prostataspezifische Antigen waren sich ergänzende klinisch relevante Tumormarker, die sich jedoch während der initialen Testosteronerhöhung bzw. -senkung teils androgenabhängig veränderten, ohne im Einzelfall mit dem klinischen Ansprechen initial zu korrelieren.

Diskussion und Zusammenfassung

Es konnte hier gezeigt werden, daß die von Anbeginn kombinierte Behandlung eines LHRH-Analogons (Buserelin) mit einem Antiandrogen mit antigonadotroper Wirkkomponente (Cyproteronacetat) den initialen Testosteronanstieg zwar abschwächen, aber nicht unterdrücken kann. Wird hingegen über mehrere Tage mit Cyproteronacetat vorbehandelt und dann erst das LHRH-Analogon verabreicht, so läßt sich die Testosteron-Stimulationsphase vollends unterdrücken, wie Boccon-Gibod et al. zeigen konnten [4]. Dies geht ebenfalls aus ausführlichen Untersuchungen von Habenicht, Witthaus und Neumann [5] hervor, welche an jungen gesunden Probanden den aus der Anfangsphase der Buserelin-Therapie bekannten Stimulationseffekt durch Vortherapie mit Cyproteronacetat vollends unterdrücken konnten.

Es ist jedoch bisher nicht schlüssig erwiesen, inwieweit die initiale, transitäre Testosteronerhöhung von nur wenigen Tagen zu einer klinisch relevanten Progression des Prostatakarzinoms führt. Bemerkenswert hingegen erscheint die deutliche Unterdrückung von Hitzewallungen als der hauptsächlichen Nebenwirkung einer LHRH-Analogon-Monotherapie durch die Kombination mit Cyproteronacetat, wie sie auch von anderen Autoren belegt werden konnte [6-8].

Zusammenfassend stellt die bilaterale Orchiektomie immer noch die schnellste Methode zur Erreichung eines Testosteronentzugs dar. Die Cyproteronacetat-Zusatztherapie verkürzt bei der Behandlung des metastasierenden Prostatakarzinoms mit LHRH-Analoga das Erreichen des Kastrationseffektes um eine Woche und unterdrückt eindrucksvoll die Rate der Hitzewallungen. Wie sich auch anhand anderer Studien abzeichnet, entspricht im Bezug auf das klinische Ansprechen der durch Orchiektomie herbeigeführte Kastrationseffekt voll und ganz der sog. totalen Androgenblockade.

Literatur

1. Wenderoth UK, Jacobi GH (1985) Langzeitergebnisse mit dem Gn-RH-Analogon Buserelin (Suprefact) bei der Behandlung des fortgeschrittenen Prostatakarzinoms seit 1981. Akt Urol 16: 58-63
2. Jacobi GH, Wenderoth UK, Ehrenthal W, v. Wallenberg H, Spindler HW, Engelmann U, Hohenfellner R (1987) Endocrine and clinical evaluation of 107 patients with advanced prostatic carcinoma under long term pernasal Buserelin or intramuscular Decapeptly depot treatment. In: Klijn, Paridaeus, Foekens (eds) Hormonal manipulation of cancer. Raven, New York, pp 235-248
3. E.O.R.T.C. Urological Group Protocol No. 30843: Protocol for a randomised prospective study of the treatment of patients with metastatic prostatic cancer to compare the therapeutic effect of orchidectomy versus LHRH-analogue alone versus LHRH-analogue supplemented by an anti-androgen (de Voogt HJ, Klijn JGM, Jacobi GH 1984)
4. Boccon-Gibod L, Laudat MH, Dugue MA, Steg A (1986) Cyproterone acetate lead-in prevents initial rise of serum testosterone induced by luteinizing hormone-releasing hormone analogs in the treatment of metastatic carcinoma of the prostate. Eur Urol 12: 400-402
5. Habenicht UF, Witthaus E, Neumann F (1986) Antiandrogene und LH-RH-Agonisten, Endokrinologie in der Initialphase ihrer Anwendung. Akt Urol 17: 10-16
6. Eaton AC, Mc Guire NM (1983) Cyproterone acetate in treatment of postorchidectomy hot flushes, double-blind cross-over trial. Lancet II/8363: 1336-1337
7. Gingell JC (1984) Does orchidectomy cause excessive sweating? Br Med J 288: 6418
8. Moon TD (1985) Cyproterone acetate for treatment of hot flashes after orchiectomy (Letter to the Editor). J Urol 134: 155-156

Prof. Dr. G. H. Jacobi
Urologische Klinik und Poliklinik im Klinikum der
Johannes Gutenberg-Universität Mainz
Langenbeckstr. 1
D-6500 Mainz

Vergleich von kompletter und partieller Androgenblockade in der Behandlung des fortgeschrittenen Prostatakarzinoms

H. Schulze, W. Diederichs, J. Graff, M. Homering, Th. Senge und die Westfälische Prostatakarzinom-Studiengruppe

Labrie hat die These aufgestellt, daß die frühzeitige Behandlung des fortgeschrittenen Prostatakarzinoms mit chirurgischer oder medikamentöser Kastration in Kombination mit einem reinen Antiandrogen eine effektivere Androgenblockade bewirke und dabei höhere Remissions- und Überlebensraten erziele als die alleinige Orchiektomie. Um diese These zu prüfen, haben wir in Kooperation mit 9 weiteren urologischen Kliniken eine prospektive Studie initiiert. Patienten mit neu diagnostiziertem fortgeschrittenem Prostatakarzinom wurden randomisiert einer der folgenden 4 Behandlungsgruppen zugeordnet:

I. Orchiektomie plus Antiandrogen Flutamid (3 × 250 mg p.o./Tag),
II. Depot LH-RH-Analogon Zoladex (ICI 118.630) (3,6 mg s.c./28 Tage) plus Antiandrogen Flutamid (3 × 250 mg p.o./Tag),
III. Orchiektomie,
IV. Depot LH-RH-Analogon Zoladex (3,6 mg s.c./28 Tage).

Die Therapie in den Gruppen I und II entspricht einer kompletten Androgenblockade, die der Gruppen III und IV einer partiellen Androgenblockade.

Alle 12 Wochen wird die Effizienz der eingeleiteten Behandlung anhand der NPCP-Kriterien überprüft.

Tabelle 1

Initialer Response

Gr. I	83%		
Gr. II	95%	Gr. I + II	89%
Gr. III	88%		
Gr. IV	71%	Gr. III + IV	81%

Tabelle 2

Tumorprogression nach 12 Monaten

Gr. I	30%		
Gr. II	27%	Gr. I + II	28,6%
Gr. III	33%		
Gr. IV	30%	Gr. III + IV	32%

Bei der jetzigen Zwischenauswertung waren 94 Patienten zumindest einmal nachuntersucht (Gr. I 24 Pat.; Gr. II 28 Pat.; Gr. III 25 Pat.; Gr. IV 17 Pat.). Die initiale Ansprechrate (12. Woche) und die Rate von Patienten, die innerhalb der ersten 12 Behandlungsmonate eine Tumorprogression erlitten, ist in den Tabellen 1 und 2 wiedergegeben.

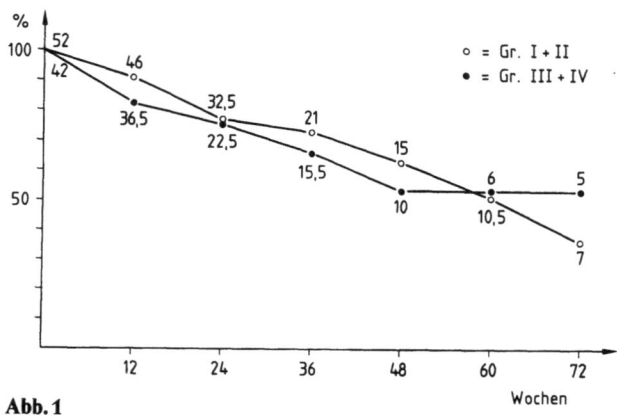

Abb. 1

In der Abb. 1 ist anhand der derzeit vorliegenden Ergebnisse für die ersten 72 Behandlungswochen die statistische Wahrscheinlichkeit der Patienten, den jeweiligen Zeitpunkt ohne Tumorprogression zu erleben, dargestellt („survival curve"). Zur besseren Übersicht sind die Daten innerhalb der einzelnen Therapiekonzepte [*komplette* Androgenblockade (Gr. I und II) vs. *partielle* Androgenblockade (Gr. III und IV)] zusammengefaßt. Es zeigt sich ein sehr ähnlicher Kurvenverlauf für beide Therapiekonzepte. Dabei läßt sich anhand der jetzigen Patientenzahlen kein signifikanter Unterschied darstellen. Diese vorläufigen Ergebnisse schließen höhere Remissions- und längere Überlebensraten durch eine sogenannte komplette Androgenblockade nicht aus. Allerdings sind die von Labrie publizierten dramatischen Verbesserungen durch diesen Therapieansatz nicht nachvollziehbar.

Dr. H. Schulze
Urologische Klinik der Ruhr-Universität Bochum
Marienhospital
Widumer Str. 8
D-4690 Herne 1

Fortgeschrittenes Prostatakarzinom unter der Behandlung mit dem Depot-GNRH-Analogon Zoladex plus Flutamid (Fugerel)

K. F. Klippel und U. Hörstmann

Beitrag nicht eingereicht

Zu Klinik und Verlauf des fortgeschrittenen Prostatakarzinoms – Ergebnisse einer retrospektiven Studie

H. Porst und M. Höwing

Einleitung

Seit der Einführung der Orchiektomie durch Huggins [8] zur hormonablativen Therapie des Prostatakarzinoms bewegte kaum eine andere Erkrankung die Gemüter des Fachgebietes so lebhaft. Bewegung in die Szene brachten insbesondere in den letzten Jahren einerseits die Erkenntnisse aus Isaacs [10, 11] tierexperimentellen Untersuchungen, andererseits die zu Beginn der 80er Jahre von Labrie [13] publizierten, geradezu revolutionären 2-Jahresüberlebensraten nach kompletter Androgenblockade. Isaacs [10, 11] konnte im Tiermodell überzeugend nachweisen, daß das PCA sowohl aus hormonsensitiven als auch aus hormoninsensitiven Zellen besteht, wodurch sich die bei der herkömmlichen endokrinopriven Therapie des fortgeschrittenen PCA durchschnittlich nach 2 Jahre beobachteten Progresse einleuchtend erklären lassen. Dem stand zumindest vorübergehend das von Labrie [13] propagierte Konzept der kompletten Androgenblockade entgegen, wobei aber mittlerweile die Autoren in den letzten Publikationen [14] deutlich nach unten korrigieren mußten.

Anhand einer retrospektiven Studie erfolgte eine Analyse des Krankengutes der Urologischen Universitätsklinik Bonn über den Zeitraum 1/76-12/86 unter Berücksichtigung der aktuellen Literatur.

Material und Methodik

Im Zeitraum 1/76-12/86 wurden 322 Patienten mit PCA stationär diagnostiziert und therapiert.

108/322 (33,5%) der Patienten waren hierbei den Stadien A/B, 47/322 (14,6%) dem Stadium C und 167/322 (51,9%) dem Stadium D zuzuordnen. Das Durchschnittsalter bei Erstdiagnose betrug 63,5 Jahre (48-89 Jahre). Bei allen Patienten wurden die relevanten Laborparameter inclusive saure Phosphatase, prostataspezifische Phosphatase (PAP), alkalische Phosphatase und LDH bestimmt. Die PAP wurde zu Beginn der Rekrutierungszeit enzymatisch, später mittels RIA bestimmt. Ab 1986 erfolgte auch die routinemäßige Bestimmung des PSA. Zusätzlich wurde bei allen Patienten ein TNM-staging mittels bildgebender Verfahren durchgeführt, das in der Mehrzahl der Patienten eine Skelettszintigraphie und ein Ausscheidungsurogramm beinhaltete und ab 1980 auch eine routinemäßige Sonographie und eine Computertomographie.

Ergebnisse

Die Auswertung der Ergebnisse erfolgte retrospektiv anhand der eigenen Krankenakten bzw. anhand der Krankenunterlagen der die Patienten betreuenden niedergelassenen Kollegen.

Bei den laborchemischen Untersuchungen zeigten lediglich 63% der Patienten (n=167) im Stadium D eine Erhöhung der PAP, 44% der alkalischen Phosphatase und 71% der LDH, so daß die LDH als unspezifischer, tumorassoziierter Parameter noch am ehesten in der Lage war, ein fortgeschrittenes Tumorstadium bzw. einen Progreß unter Therapie anzuzeigen.

Die Behandlungsmodalitäten spiegeln die verschiedenen Strömungen der während dieses 10-jährigen Beobachtungszeitraumes favorisierten Behandlungskonzepte wider und sind summarisch in der Tabelle 1 zusammengefaßt. Bezüglich der 2- und 5-Jahresüberlebensraten konnten hierbei 3 verschiedene Behandlungsgruppen des Stadiums D anhand ausreichend großer Fallzahlen analysiert werden und verhielten sich in den einzelnen Behandlungsgruppen wie folgt:

Alleinige Orchiektomie (n=26) 59% und 20%

Orchiektomie+Cyproteronacetat (n=35): 57% und 17%

Orchiektomie+Estracyt (n=25) 64% und 21%

Tabelle 1. Überlebensraten beim PCA im Stadium D in Abhängigkeit von der Therapie

Zahl	Therapiemodal.	2 Jahre (%)	5 Jahre (%)
26	Orchiektomie	59	20
35	Orchiektomie + CPA (50 mg/die)	57	17
25	Orchiektomie + Estracyt (2 × 2)	64	21

Tabelle 2. Literaturübersicht der Überlebensraten des PCA im Stadium D

Autor	n	Therapiemodal.	2 Jahre (%)	5 Jahre (%)
Klosterhalfen (1987)	16	Orchiekt. + Placebo	69	6
	26	Orchiekt. + CPA (2 × 50)	62	23
	24	Orchiekt. + Honvan (3 × 120 mg)	42	8
	12	Orchiekt. + Decortin (2 × 5 mg)	58	25
Giuliani (1980)	38	Orchiekt. + CPA (150–300 mg/die)	58	18
	20	Orchiekt. + DES (5 mg/die)	50	0
Schulze (1987)	22	Orchiekt. + CPA (1 × 50 mg/die)	40	0
VACURG	203	Orchiektomie	56	24
NPCP 500	83	Orchiektomie o. DES	63	36

Diskussion

Bezüglich der laborchemischen Früherfassung bzw. Relapserfassung des PCA hat die Bestimmung der PAP nicht die in sie gesetzten Erwartungen erfüllt, was sowohl für die eigenen Ergebnisse als auch für die Literatur [2, 3, 6, 7, 20] gleichermaßen zutrifft. Anhand jüngster Publikationen scheint das PSA bezüglich der Sensitivität sowohl bei der Erfassung des virginellen PCA als auch bei der frühzeitigen Erfassung eines Tumorprogresses eindeutig überlegen zu sein [1, 3, 19]. Die PAP hat sich zusammenfassend als tumorspezifischer Parameter von nur mäßiggradiger klinischer Relevanz erwiesen [7]. Was die Therapieergebnisse des PCA im Stadium D anbelangt, ist die Literatur sehr widersprüchlich, obgleich es sich oftmals um randomisierte prospektive Studien gehandelt hat [4, 5, 9, 12, 15, 16, 18, 21]. Unter Realisierung der deutlichen Schwächen einer retrospektiven Studie sind die eigenen 2- und 5-Jahresüberlebensraten durchaus mit den Zahlen der zitierten prospektiven Studien vergleichbar (Tabelle 2), wobei im eigenen Krankengut zwischen alleiniger Orchiektomie bzw. Orchiektomie + CPA oder Estracyt keine relevanten Unterschiede festzustellen waren. So bleibt fast resignierend festzustellen, daß über 40 Jahre nach Einführung der Orchiektomie als bewährtes und allgemein akzeptiertes Behandlungskonzept des fortgeschrittenen PCA bezüglich der 5-Jahresüberlebensraten bis zum heutigen Tag keine entscheidenden Fortschritte erzielt werden konnten. Wenn sich die Ergebnisse von Isaacs tierexperimentellen Untersuchungen [10, 11] auch auf das humane PCA übertragen lassen, so müßte die frühzeitige Kombination androgenopriver und zytostatischer Maßnahmen zu besseren Ergebnissen führen, was anhand prospektiver Studien untermauert oder widerlegt werden muß.

Literatur

1. Ahmann FR, Schifman RB (1987) J Urol 137: 431
2. Bruce AW, Mahan DE, Belville WD (1980) In: Droller MJ (ed) Controversies in urologic onkology. The Urologic Clinics of North America, Philadelphia, pp 645
3. Csabo Z, Sigel A, Brand K (1987) Urologe B 27: 238
4. Elder JS, Gibbons RP (1985) In: Schroeder FH, Richards B (eds) EORTC genitourinary group monograph 2, part A. Therapeutic principles in metastatic prostatic cancer. Liss, New York, pp 221
5. Giuliani L, Pescatore D, Giberti C, Martorana G, Natta G (1980) Eur Urol 6: 145
6. Griffiths JC (1980) Clin Chem 26: 433
7. Heller JE (1987) J Urol 137: 1091
8. Huggins C, Hodges C (1941) Cancer Res 1: 293
9. Jordan WP, Blackard CE, Byar DP (1977) South Med J 70: 1411
10. Isaacs JT, Coffey DS (1981) Cancer Res 41: 5070
11. Isaacs JT (1984) Prostate 5: 1
12. Klosterhalfen H, Becker H (1987) Akt Urol 18: 234
13. Labrie F, Dupont A, Belanger A, Lacoursiere Y, Raynaud JP, Husson JM, Gareau J, Fazekas A, Sandow J, Monfette G, Girard JG, Emond JP, Houle JG (1983) Prostate 4: 579
14. Labrie F, Dupont A, Larcoursiere Y, Giguere M, Belanger A, Monfette G, Emond J (1986) J Urol, part 2, 135: 203 A, Abstract 399
15. Murphy GP, Beckley S, Brady MF, Chu TM, deKernion JB, Dhabuwala C, Gaeta JF, Gibbons RP, Loening SA, McKiel CF, McLeod DG, Pontes JE, Prout GR, Scardino PT, Schlegel JU, Schmidt JD, Scott WW, Slack NH, Soloway MS (1983) Cancer 51: 1264
16. Pavone-Macaluso M, de Voogt HJ, Viggiano G, Barasolo E, Lardennois B, de Pauw M, Sylvester R (1986) J Urol 136: 624
17. Romas NA (1987) World J Urol 5: 85
18. Schulze H, Isaacs J, Senge T (1987) J Urol 137: 909
19. Seamonds B, Yang N, Anderson K, Whitaker B, Shaw LM, Bollinger JR (1986) Urology 28: 472
20. Siddall JK, Cooper EH, Newling DWW, Robinson MRG, Whelan P (1986) Eur Urol 12: 123
21. Smith PH, Suciu S, Robinson MRG, Richards B, Bastable JRG, Glashan RW, Bouffioux C, Lardennois B, Williams RE, de Pauw M, Sylvester R (1986) J Urol 136: 619

Prof. Dr. H. Porst
Urologische Universitätsklinik Bonn
Sigmund-Freud-Str. 25
D-5300 Bonn 1

Die Chemotherapie des metastasierten hormonrefraktären Prostatakarzinoms mit MAF, MEF und 4-Epirubicin – Ein Vergleich

K. Burk, W. Schultze-Seemann, W. Kramer und D. Jonas

Einleitung

Weder die Kombination verschiedener hormoneller Therapieformen noch die Kombination von Zytostatika oder die kombinierte Hormon-Chemotherapie haben in der Behandlung des fortgeschrittenen Prostatakarzinoms zu einer Heilung geführt.

Das Ziel der Behandlung ist somit in erster Linie die Verbesserung der Lebensqualität. Die Lebensverlängerung steht an zweiter Stelle.

Aufgrund unserer Erfahrungen mit der Kombination von Mitomycin C, Adriamycin und 5-FU (25% Responder, die auch bezüglich der Lebensverlängerung von der Therapie profitiert haben), bemühten wir uns, die Nebenwirkungen dieser Therapie zu reduzieren. Ein Weg in dieser Richtung erschien uns die Substitution von Adriamycin durch Epirubicin, das signifikant weniger kardiotoxisch ist. Die zweite Möglichkeit ergab sich durch die Überlegung, daß sich beim Prostatakarzinom nur ein geringer Anteil der Karzinomzellen in der Proliferationsphase befindet, und somit die 3-wöchentliche Applikation eines Zytostatikums in relativ hoher Dosierung vermutlich mehr Nebenwirkungen als zytotoxische Wirkungen hervorruft. Wird dagegen eine zytotoxische Substanz häufiger in geringerer Einzeldosis, bei gleichzeitig nicht reduzierter Gesamtdosis, verabreicht, ist zu erwarten, daß die sich jeweils in der Proliferation befindlichen Zellen abgetötet werden, und daß sich somit der zytotoxische Effekt steigern läßt.

Gleichzeitig lagen erste Ergebnisse über die wöchentliche Applikation von Anthracyclinen bei verschiedenen Tumoren vor, die berichten, daß durch die wöchentliche Applikation des Medikaments Nebenwirkungen nahezu vollständig verschwinden, gleichzeitig jedoch ein antitumoraler Effekt erzielt werden kann.

Material und Methode

1984 haben wir aufgrund dieser Überlegung 45 Patienten mit hormonrefraktären unter Estracyt progredienten Prostatakarzinomen randomisiert in 3 Gruppen unterteilt. Die Gruppe 1 erhielt das bisherige Schema MAF, in der Gruppe 2 wurde Adriamycin durch Epirubicin ersetzt und die 3. Gruppe erhielt wöchentlich 25 mg/m2 Körperoberfläche Epirubicin (Tabelle 1).

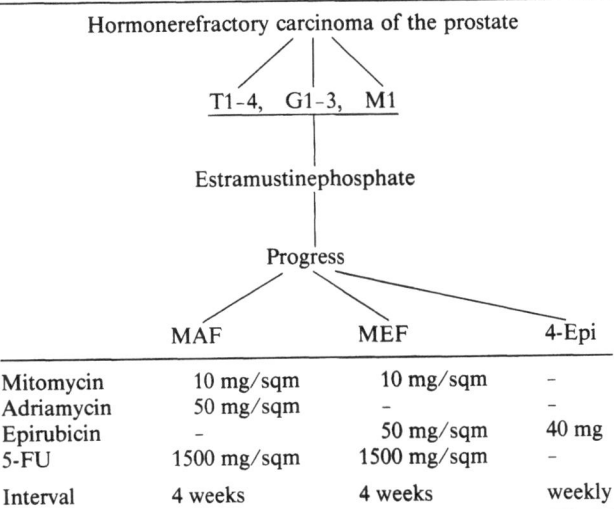

Tabelle 1. Method

	MAF	MEF	4-Epi
Mitomycin	10 mg/sqm	10 mg/sqm	–
Adriamycin	50 mg/sqm	–	–
Epirubicin	–	50 mg/sqm	40 mg
5-FU	1500 mg/sqm	1500 mg/sqm	–
Interval	4 weeks	4 weeks	weekly

Tabelle 2. Pilotstudy

	MAF	MEF	4-Epi
Response			
CR	–	–	–
PR	2 (13%)	3 (20%)	4 (27%)
MR	3 (20%)	4 (27%)	3 (20%)
NC	6 (40%)	5 (33%)	5 (33%)
PD	4 (27%)	3 (20%)	3 (20%)
SUM	15 (100%)	15 (100%)	15 (100%)

Ergebnisse

Die Ansprechrate wurde gemäß den EORTC-Richtlinien nach 3-monatiger Therapie festgestellt. Hierbei zeigte sich, daß die 3 Arme annähernd äquieffektiv waren (Tabelle 2).

Bei den Nebenwirkungen zeigte sich, daß in beiden Gruppen, die mit Epirubicin anstelle von Adriamycin behandelt wurden, keinerlei kardiovaskulären Komplikationen auftraten, wohingegen in der MAF-Gruppe 2 von 15 Patienten unter Therapie eine therapiebedürftige Herzinsuffizienz aufwiesen.

Bezüglich der Alopezie und Nausea sowie der Myelosuppression unterschieden sich MAF und MEF nur gering. Deutlich weniger Nebenwirkungen zeigte die Gruppe, die wöchentlich mit 25 mg/m2 Körperoberfläche 4-Epirubicin behandelt wurde. 87% dieser Patienten hatten keinerlei Nebenwirkungen berichtet. Bei einem Patienten kam es zu Haarausfall Grad 2, ein Patient hatte eine Myelo-

Tabelle 3. Pilotstudy

	MAF	MEF	4-Epi
Sideeffects			
none	1 (7%)	2 (13%)	13 (87%)
alopecia	13 (87%)	12 (80%)	1 (7%)
nausea & vomiting	12 (80%)	12 (80%)	–
heart failure	2 (13%)	–	–
fever	1 (7%)	–	–
myelosupression	2 (13%)	2 (13%)	1 (7%)

Tabelle 4. Method

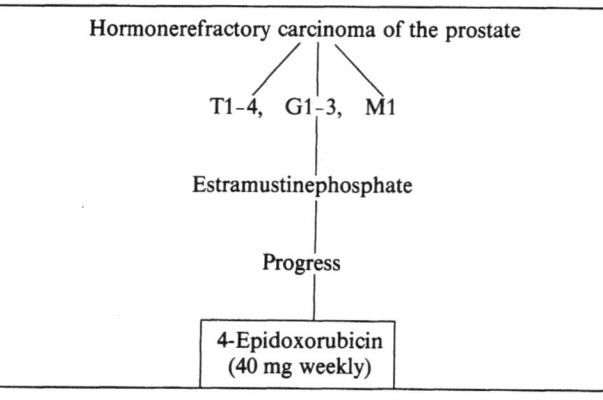

Tabelle 5

Material				4-Epidoxorubicin	
Clinical stage					
T1	–	G1	–	M1	100%
T2	–	G2	20%	oss. sol.	5%
T3	60	G3	80%	oss. mult.	95%
T4	40			visc.	22%
Site of visceral metastases			Ureteral obstruction		24%
Liver	11%		Residual urine		27%
Pulmonary	9%				
CNS	2%				

Tabelle 6

Material	4-Epidoxorubicin		
Performance status (ECOG)			Initial pain
0	–	none	5%
1	27%	mild	36%
2	36%	moderate	28%
3	24%	severe	31%
4	13%		
Initial anemia (Hgb < 12 mg%)			64%
Initial alkaline phosphatase			
normal			9%
elevated			91%
Initial acid phosphatase			
normal			27%
elevated			73%
Initial Prostatic phosphatase			
normal			27%
elevated			73%

Tabelle 7

Results evaluation after 3 months	4-Epidoxorubicin
Alkaline phosphatase	%
remained normal	9
decreased < 50%	21
decreased > 50%	16
returned to normal	36
increased	18
Acid phosphatase	
remained normal	22
decreased < 50%	16
decreased > 50%	14
returned to normal	29
increased	19
Prostatic phosphatase	
remained normal	9
decreased < 50%	16
decreased > 50%	16
returned to normal	31
increased	28

suppression, wobei hier eine Knochenmarksmetasierung nicht ausgeschlossen werden konnte (Tabelle 3).

Schlußfolgerung

Aufgrund dieser Ergebnisse entschlossen wir uns, die in dieser Pilotstudie gefundenen Ergebnisse für die Monotherapie mit 4-Epirubicin im wöchentlichen Applikationsintervall zu kontrollieren (Tabelle 4). Von Oktober 1984 bis Dezember 1986 wurden 60 Patienten mit hormonrefraktären unter Estracyt progredienten Prostatakarzinomen mit Epirubicin 25 mg/m2 wöchentlich behandelt. 55 Patienten sind auswertbar; das mediane Alter beträgt 65 Jahre; die mittlere Anamnesezeit 2 Jahre. Bis auf 5% hatten alle Patienten Knochenschmerzen. Das Allgemeinbefinden war in der Regel erheblich reduziert. 91% der Patienten hatten eine erhöhte alkalische Phosphatase; je 73% eine erhöhte saure bzw. Prostataphosphatase (Tabelle 5, 6).

Die mediane Beobachtungszeit für die 55 Patienten beträgt jetzt 10 Monate mit einer Zeitspanne von 3 bis 33 Monaten. Die Evaluation nach den Kriterien der EORTC fand jeweils nach 3 Monaten statt. Eine komplette Remission wurde in keinem Fall erzielt. Partielle Remissionen konnten in 36,4% nachgewiesen werden. 14 der 20 Patienten mit partieller Remission sind derzeit noch unter Beobachtung. Zu einem minimalen Ansprechen kam es in 16,3% der Fälle, 4 dieser 9 Patienten leben noch. Nicht auf die Therapie angesprochen haben 16 Patienten mit stabiler Erkrankungsphase, und 10 Patienten waren trotz der Therapie weiterhin progredient.

Unter der Behandlung mit Epirubicin 25 mg/Woche normalisierte sich in 36% der Fälle die alkali-

Tabelle 8. Results 4-Epirubicin

Anemia (Hgb < 12 mg%)	(%)
decreased further	24
remained abnormal	60
returned to normal	16
WBC	
remained normal	95
decreased (lower 4000)	5
Platelets	
remained normal	98
decreased (lower 100 000)	2

Tabelle 9. Results 4-Epidoxorubicin

Sideeffects	(%)
none	87
alopecia grade 1 and 2	4
nausea grade 1	5
heart failure	–
fever	–
myelosupression	4

Tabelle 10. Results 4-Epidoxorubicin follow up

response	PR	MR	NC	PD
median follow up (ms)	18 (7–33)	15 (9–23)	7 (4–11)	4,5 (1–7)
time till progression (ms)	12 (10–30)	10 (9–20)	6 (3–9)	2 (1–3)
time till death (ms)	13 (11–33)	12 (9–23)	7 (4–11)	3 (3–7)

sche Phosphatase. In 16% sank sie um mehr als die Hälfte ab und in 21% um weniger als die Hälfte. Nur in 18% kam es zu einem weiteren Anstieg. Ähnliche Ergebnisse liegen für die saure und die Prostataphosphatase vor (Tabelle 7).

In 16% der Fälle normalisierte sich der Hb-Wert unter der Therapie, in 60% blieb er unter 12 mg% unverändert und in 24% kam es zum weiteren Hb-Abfall. Bei 5% der Patienten wurde eine Leukozytendepression auf unter 4000 Leukos/qmm festgestellt. Die Thrombozyten sanken nur in 2% der Fälle auf Werte unter 100 000/ml ab (Tabelle 8).

Die Nebenwirkungen unter dieser wöchentlichen Therapie waren äußerst gering. 87% klagten über keinerlei Beschwerden; in 4% kam es zu geringgradigem Haarausfall; 5% der Patienten gaben vorübergehende leichte Übelkeit an und in 4% kam es zur Myelosuppression, wobei in einem Fall durch Sternalpunktion Knochenmarkmetastasen nachgewiesen werden konnten (Tabelle 9).

Die mediane Beobachtungszeit für Patienten mit partieller und minimaler Remission ist mit 18 respektive 15 Monaten signifikant länger als für die Patienten, die auf die Behandlung nicht ansprachen. Patienten mit No Change lebten median 7 Monate, Patienten mit weiterer Progression nur 4,5 Monate. Die Zeit zwischen Behandlungsbeginn und Tod des Patienten betrug im Mittel 9,7 Monate und liegt damit 3 Monate über dem statistisch zu erwartenden Wert von 7 Monaten für Patienten mit symptomatischem hormonresistentem Prostatakarzinom. Somit beginnt sich abzuzeichnen, daß nicht nur die Patienten, die auf die Behandlung angesprochen haben, sondern die Gesamtheit der Patienten auch bezüglich der Lebenserwartung von der wöchentlichen Therapie mit Epirubicin profitierten (Tabelle 10).

Zusammenfassend kann festgestellt werden, daß die wöchentliche Therapie mit Epirubicin 25 mg/m2 die Bedingungen für eine palliative Therapie voll erfüllt. Es kommt unter dieser Therapie in 80% zu einer Verbesserung der Lebensqualität und zu einer gleichzeitigen Lebensverlängerung für die 50% der Patienten, die auf diese Behandlung ansprechen.

Priv.-Doz. Dr. med. K. Burk
Leiter der medizinischen Abteilung Onkologie
Farmitalia Carlo Erba GmbH
Merzhauser Str. 112
D-7800 Freiburg i. Br.

Probleme der Stadieneinteilung beim fortgeschrittenen Blasentumor

Computertomographie beim Blasenkarzinom – Eine insuffiziente Technik zur Beurteilung fortgeschrittener oder metastasierter Tumore in 250 Fällen

E. Tauschke, G. Voges, P. Alken und H. Schild

Eine bis zu 50% reichende Unterschätzung der Blasencarcinome in den Stadien pT_a bis hin zum Stadium pT_{3a}, eine über 50% reichende Überschätzung der Stadien pT_{3b} und pT_4 und eine richtige Aussage in nur 44% der Fälle kennzeichnen die Problematik der exakten klinischen Stadienerfassung von Blasentumoren in der „Vor-CT-Aera" [2].

Diese Problematik hat neue Aktualität gewonnen durch die Einführung von Chemotherapieverfahren, deren erste Ergebnisse an die Möglichkeit einer kurativen Chemotherapie auch fortgeschrittener Fälle denken ließen [1], wobei aber in die kurzfristige Beurteilung des Behandlungserfolges die genannten Unsicherheiten der Stadienbestimmung mit einfließen. Mehr Informationen über die Infiltrationstiefe oder eine regionale Metastasierung, wie es die Computertomographie unter Umständen anbietet, wären in dieser Situation willkommen.

Material und Methoden

250 Patienten mit Blasencarcinomen wurden durch Computertomographie abgeklärt. In 117 Fällen wurde anschließend lediglich durch eine transurethrale Resektion behandelt. In 133 Fällen konnte der computertomographisch erhobene Befund am Cystektomie-Präparat überprüft werden und die gleichzeitig durchgeführte Lymphadenektomie erlaubt auch eine Beurteilung der Treffsicherheit des CT's bei der Erfassung von lokalen Lymphknotenmetastasen. Entsprechend den im Befundbericht des Computertomogramms mitgeteilten Veränderungen wurden die CT-Befunde den patho-histologischen Stadien zugeordnet (Tabelle 1).

Ergebnisse

Eine Übereinstimmung des CT-Befundes mit den patho-histologischen Tumorstadien findet sich in der TUR-Gruppe in 42%, in der Zystektomie-Gruppe in 36%. Separiert man in der Zystektomie-Gruppe die CT-Befunde, die ohne eine vorangegangene transurethrale Resektion erhoben wurden, von denen nach einer vorangegangenen transurethralen Resektion, dann steigt erwartungsgemäß die Anzahl der Überschätzungen im CT auf 65, bzw. 33% bis hin zum Stadium pT_{3A} (Tabelle 2, 3).

Hinsichtlich der Treffsicherheit des CT's beim Nachweis eines Lymphknotenbefalls werden zwar in 108 Fällen korrekt keine Lymphknotenmetastasen erkannt. Von 10 positiven computertomographischen Befunden werden aber nur 2 operativ bestätigt und in 15 Fällen entgeht ein metastatischer Befall der Computertomographie.

Tabelle 1. CT-Befundzuordnung zum pathohistologischen Stadium

CT-Stadien	pT-Stadien
kein Tumor	pT0
Tumor	pTis, Ta, T1
Wandverdickung	pT2, pT3a
Periviscales Infiltrat	pT3b
Nachbarorgane	pT4
Lymphknoten	N+

Tabelle 2. CT-Befund versus pT-Befund

	bis pT1	pT2-3a	pT3b	pT4
TUR-Gruppe n=117	n=76	n=28	n=8	n=5
CT				
überschätzt	50%	50%	12%	-
unterschätzt	-	32%	63%	-
richtig	50%	18%	25%	100%
Cystektomiegruppe n=133	n=68	n=41	n=21	n=13[a]
CT überschätzt	65%	29%	-	-
unterschätzt	10%	22%	48%	100%
richtig	25%	49%	52%	-

[a] 10 Patienten mit pT4a Stadium und zusätzlichem Tumorbefall an anderer Stelle in der Blase wurden doppelt gewertet

Tabelle 3. CT-Befund versus pT-Befund Cystektomiegruppe

	bis pT1	pT2-3a	pT3b	pT4
CT ohne vorangegangene TUR				
CT				
überschätzt	59%	15%	–	–
unterschätzt	5%	39%	33%	100%
richtig	36%	46%	67%	–
CT nach vorangegangener TUR				
CT				
überschätzt	65%	33%	–	–
unterschätzt	12%	17%	50%	100%
richtig	23%	50%	50%	–

Diskussion

Obwohl die möglichen Befunde der Computertomographie – Tumor, Wandverdickung, perivesikale Infiltration, Befall von Nachbarorganen – scheinbar eine Stadienbeurteilung zulassen, die der patho-histologischen Stadienbeurteilung ähnlich ist, sind die Ergebnisse der Computertomographie besonders dann enttäuschend, wenn man sie, wie in unserem Material, den klinisch relevanten pT-Stadien gegenüberstellt, die entscheidend sind für die Differential-Therapie hinsichtlich einer fortzuführenden transurethralen Resektion oder einer Zystektomie. Diese Problematik ist auch von anderen Untersuchern erkannt worden, und hat dazu geführt, daß die patho-histologischen Stadien Tis, Ta, T1, T2 und T3a als eine Gruppe zusammengefaßt wurden [3, 4]. Durch diesen Kunstgriff wird die Treffsicherheit der Computertomographie bei der richtigen Einschätzung des Tumorstadiums scheinbar erhöht. Eine derartige Zusammenfassung der pT-Stadien würde im eigenen Krankengut in der Gruppe, die durch das Zystektomie-Präparat bestätigt werden konnte, die richtige Stadieneinschätzung durch die Computertomographie von 36 auf 77% steigern. Der diagnostische Gewinn dieses Kunstgriffes ist aber nahezu zu vernachlässigen. In den 133 durch Zystektomie überprüfbaren Befunden stellen die Tumorstadien T_1 bis T_{3a} 82% des Gesamtmaterials dar. Damit ist in 8 von 10 Fällen durch die Computertomographie keine differenzierte Aussage möglich. In den dann noch verbleibenden 18% von pT_{3b} oder pT_4 Tumoren werden z.B. in der Gruppe pT_{3b} 48% der Tumoren hinsichtlich ihrer Ausdehnung unterschätzt, ein Befund wie er ähnlich auch von Zingg und Fuchs erhoben werden konnte [4].

Die schlechte Trefferquote der Computertomographie hinsichtlich der exakten Festlegung des Lymphknoten-Stadiums im eigenen Krankengut, ist sicherlich zum Teil darauf zurückzuführen, daß falsch-positive oder falsch-negative Befunde unabhängig von der Größe der exstirpierten Lymphknoten bewertet wurden. Andererseits weist die Tatsache, daß nur 2 von 10 im Computertomogramm als positiv bezeichnete Lymphknoten histo-pathologisch ein Tumorbefall aufwiesen, darauf hin, daß selbst das Kriterium der Größe eines Lymphknotens nicht gleichbedeutend mit einer malignen Veränderung ist.

Die Unsicherheit bei der exakten Stadienerfassung des Blasencarcinoms wird also durch die Computertomographie nicht wesentlich verbessert, vor allen Dingen nicht in den Bereichen, in denen die Entscheidung zwischen einer konservativen organerhaltenden Therapie und der Zystektomie gefällt werden muß. Für die exakte Erfassung des N-Stadiums scheint die Probe-Laparotomie unumgänglich. Daß die diagnostischen Probleme beim Blasencarcinom durch die neuen Chemotherapie-Verfahren aktualisiert und akzentuiert werden, machen die Zahlen von Fair et al. deutlich: [1]. Bei 31 Patienten mit $T_{3/4}$ Blasentumoren konnte durch eine M-VAC-Therapie in 13 Fällen das Tumorstadium verringert werden, aber bei 9 von diesen 13 Patienten, die durch die üblichen klinischen Untersuchungen und eine Computertomographie scheinbar ein Stadium T_0 bzw. T_{is} erreicht hatten, war in 5 Fällen (=55%) bei der anschließenden Zystektomie noch ein muskelinfiltrierender Tumor nachweisbar. Der Sinn der computertomographischen Untersuchung beim Blasencarcinom wird durch diese Befunde noch weitergehend in Frage gestellt.

Literatur

1. Fair WR et al. (1987) Clinical downstaging after neo-adjuvant M-VAC for transitional cell carcinoma of the urothelium. J Urol 133: 157 A
2. Murphy GP (1978) Developments in preoperative staging of bladder tumors. Urology 11: 109
3. Salo IO, Kivisaari L, Lehtonen T (1985) CT in determining the depth of infiltration of bladder tumors. Urol Radiol 7: 88
4. Zingg EJ, Fuchs WA (1983) Die Computertomographie im Staging des Blasencarcinoms. Verhandlb Dtsch Ges Urologie 35: 213

Prof. Dr. med. P. Alken
Urologische Klinik
der Johannes Gutenberg-Universität Mainz
Langenbeckstr. 1
D-6500 Mainz

Wertigkeit des Computertomogramms zur Bestimmung des N-Stadiums beim Harnblasenkarzinom

H. Buszello, V. Müller-Mattheis und R. Ackermann

Beim fortgeschrittenen Harnblasenkarzinom konnten in den letzten Jahren die Behandlungserfolge durch neue Chemotherapiekombinationen verbessert werden. Voraussetzung für eine stadiengerechte Therapie ist eine möglichst genaue Festlegung des TNM-Stadiums. Zur Bestimmung des N-Stadiums kommt dem Computertomogramm eine große Bedeutung zu, da es bei Lymphknotenveränderungen im Bereich des kleinen Beckens allen anderen bildgebenden Verfahren überlegen ist.

Um die Wertigkeit des Computertomogramms zur Festlegung des N-Stadiums beim Harnblasenkarzinom zu beurteilen, wurden in einer retrospektiven Studie bei 37 Patienten mit einem Harnblasenkarzinom die Ergebnisse des präoperativen Computertomogramms mit den histopathologischen Befunden der pelvinen Lmyphknotendissektion, die im Rahmen einer Zystektomie oder einer Staging-Operation durchgeführt wurde, verglichen. Bei den 37 Patienten handelt es sich um 8 Frauen und 29 Männer. Das Durchschnittsalter betrug 63 Jahre (32–78 Jahre). Bei allen Patienten war vor der pelvinen Lymphknotendissektion mindestens einmal eine transurethrale Resektion des Harnblasenkarzinoms vorgenommen worden. Histologisch lag in allen 37 Fällen ein urotheliales Karzinom vor. Das Tumorstadium betrug bei 5 Patienten pT_1, bei 12 Patienten pT_2, bei 15 Patienten pT_3 und bei 5 Patienten pT_4. Die 3 Tumoren des Stadiums pT_1, waren wenig differenziert, bei den übrigen lag entweder ein mäßig oder ein wenig differenziertes Übergangsepithelkarzinom vor. Fernmetastasen waren bei keinem der Patienten zum Zeitpunkt der pelvinen Lymphknotendissektion nachweisbar.

Bei insgesamt 31 Patienten hatte das Computertomogramm keinen Hinweis für eine Lymphknotenvergrößerung ergeben. Dieser Befund konnte in 22 Fällen durch die histologische Untersuchung der entfernten Lymphknoten bestätigt werden. Bei 4 Patienten fand sich eine einzelne Lymphknotenmetastase, bei 5 weiteren waren mehrere Lymphknoten befallen. Die histologische Untersuchung der Lymphknoten bei den Patienten mit einem auffälligen CT ergab in allen 6 Fällen eine Metastasierung. In 2 Fällen war lediglich ein Lymphknoten befallen, in beiden Fällen hatte auch das Computertomogramm das Stadium N1 ergeben. Bei 4 Patienten fanden sich mehrere Lymphknotenmetastasen, 3 Patienten waren computertomographisch richtig als N2 klassifiziert worden, bei einem weiteren Patienten, bei dem ebenfalls computertomographisch der Befall von mehreren Lymphknoten unter 5 cm Größe beschrieben wurde, fand sich pathohistologisch jedoch ein Stadium pN_3.

Zusammenfassend zeigte sich, daß die Spezifität des Computertomogramms zur Erfassung von Lymphknotenmetastasen beim Harnblasenkarzinom in diesem Kollektiv 100% betrug. Dies bedeutet, daß ein auffälliges Computertomogramm praktisch immer auf eine Metastasierung des Tumors außerhalb der Harnblase beruht. Die Sensitivität dieser Methode lag jedoch nur bei 40%, d.h. nur in 4 von 10 Fällen einer Lymphknotenmetastasierung war diese auch durch das Computertomogramm nachzuweisen. Die Effektivität der Methode, die den Anteil aller richtigen Ergebnisse bezogen auf die Gesamtzahl der Ergebnisse beschreibt, beträgt in dieser Untersuchung 76%.

Ein auffälliges Computertomogramm weist bei Patienten mit einem Harnblasenkarzinom praktisch immer auf eine Metastasierung jenseits der Organgrenzen hin. Die Ergebnisse zeigen jedoch auch, daß trotz Weiterentwicklung der Computertomogramm-Technik mit dieser Methode in nur 40% der Fälle tumorbefallene Lymphknoten erkannt werden können. Es sollte daher auch weiterhin vor jeder Zystektomie wegen eines Harnblasenkarzinoms eine pelvine Lymphknotendissektion vorgenommen werden.

Dr. H. Buszello
Urologische Klinik der Universität Düsseldorf
Moorenstr. 5
D-4000 Düsseldorf 1

Stellenwert der Kernspintomographie (KST) in der Diagnostik von Harnblasentumoren

R. Werner, H. Schmidt, Ch. Saul, M. Beer und M. Wiesel

Die Kernspintomographie (KST) wurde bereits kurze Zeit nach ihrer Einführung als ein zur Darstellung des kleinen Beckens besonders geeignetes Untersuchungsverfahren angesehen [1, 2].

Ziel unserer Studie war es, die Wertigkeit der Kernspintomographie im Staging des Lokalbefundes von Harnblasentumoren im Vergleich zur Computertomographie und endovesikalem Ultraschall festzulegen.

46 Patienten mit malignen Harnblasentumoren wurden vergleichend mit KST, CT und endovesikalem Ultraschall untersucht. Die Diagnosesicherung der Harnblasentumoren erfolgte in 38 Fällen durch transurethrale Resektion oder Biopsie und in 8 Fällen durch radikale Zystektomie. Alle Kernspinuntersuchungen wurden mit dem supraleitenden System „Magnetom" der Fa. Siemens durchgeführt. Die Darstellbarkeit der normalen Anatomie des Beckens wurde mit der KST von 34 Patienten, die keine Erkrankungen der Harnblase hatten, überprüft.

Ergebnisse

Mit der Kernspintomographie wurden insgesamt 38 von 46 Patienten dem richtigen T-Stadium zugeordnet, das entspricht 82%. Von 24 Patienten mit Blasentumoren im Stadium T_1–T_{3a} wurden in der Kernspintomographie alle, mit dem CT 17 Patienten richtig als nicht perivesikal infiltrierende Tumoren eingeordnet (Tabelle 1).

Mit der Computertomographie konnten 60% der Fälle dem richtigen Stadium zugeordnet werden, ebenso mit dem endovesikalen Ultraschall. Ein Understaging trat im Kernspintomogramm nur in 10%, im CT dagegen doch in 30% auf. Bei der Sonographie lag das Understaging bei 15% und ein Overstaging wurde in 30% gefunden.

Schlußfolgerungen

Bei der T-Stadieneinteilung erbrachte die Kernspintomographie bessere Ergebnisse als die Computertomographie und der endovesikale Ultraschall. Die wesentlichen Vorteile der Kernspintomographie liegen in der multiplanaren Schnittführung, die eine bessere Beurteilung des Blasenbodens und Blasendaches erlaubt, sowie in einer besseren Differenzierungsmöglichkeit von Tumorrezidiv und Narbengewebe (Tabelle 2).

Tabelle 1. T-Stadieneinteilung mit Kernspintomographie (N = 46)

Histologie	KST	
	T_0–T_{3A} Blasenwand nicht überschritten	T_{3B}–T_{4B} Blasenwand überschritten
Entzündung Fibrose pT_1– pT_{3A}	(29)	4
pT_{3B}– pT_{4B}	2	(9) 2

○ Richtig zugeordnetes Stadium

Tabelle 2. Wertigkeit von Kernspintomographie, CT und endovesikalem Ultraschall

	KST	CT	US
Blasendach/Boden	(+ +)	–	–
Kleine papilläre Tumore	–	+	(+ +)
Unterscheidung Tumor/Narbe	+	–	–
Organüberschreitung	(+ +)	+	–
Untersuchungszeit/Kosten	–	+	(+ +)
Nicht invasive Untersuchungsmethode	(+ +)	+	–

Trotz der guten Ergebnisse sind die Fallzahlen aber noch zu gering, um zuverlässige Aussagen über Spezifität und Sensitivität machen zu können.

Der Indikationsbereich zur Durchführung einer Kernspintomographie im Staging des Lokalbefundes von Harnblasentumoren wird daher zunächst auf die Fälle beschränkt bleiben, bei denen eine Entscheidung über die Infiltrationstiefe mit den herkömmlichen Untersuchungsverfahren nicht sicher getroffen werden kann.

Literatur

1. Beer M, Rath M, Staehler G, Baierl P, Schmiedt E (1985) NMR-Tomographie bei Blasen- und Prostataerkrankungen. Erste klinische Erfahrungen. Akt Urol 16: 235–238
2. Williams RD, Hricak H (1984) Magnetic resonance imaging in urology. J Urol 132: 641–649

Dr. R. Werner
Urologische Klinik und Poliklinik
der Ludwig-Maximilians-Universität München
Klinikum Großhadern
Marchioninistr. 15
D-8000 München 70

Therapiekonzepte beim fortgeschrittenen Blasenkarzinom

Polychemotherapie des Blasenkarzinoms – Beurteilung des Therapieerfolges

K. Stockamp

Beitrag nicht eingereicht

Onkologische Behandlung des fortgeschrittenen Urothelkarzinoms

J. Pastor, C. Bertels, J. Graff, D. Pauly, R. Voigtmann und P. Nauen

Die Arbeiten von Jakse et al. (1983) und Sternberg et al. (1985) haben mit der Einführung der integrierten Strahlen- und Chemotherapie sowie mit der Polychemotherapie nach dem M-VAC-Schema beim fortgeschrittenen Urothelkarzinom eine Änderung der Therapiekonzepte ermöglicht.

Seit Januar 1985 wurden bisher 54 Patienten mit einem Altersmedian von 61 Jahren (37–84) und einem Karnofsky-Index von 80 (30–90) mit unterschiedlichen Therapiekonzepten behandelt (Tabelle 1).

Die erste Gruppe der Patienten (n = 18) erhielt eine Bestrahlung fraktioniert in zwei Serien zu 40 und 20 Gray mit dem Linearbeschleuniger, parallel zu einer Cisplatin-Therapie (CDDP) in 4 Zyklen mit jeweils 5-tägiger Gabe von 20 mg CDDP. Hierbei handelt es sich um Patienten mit einem Tumorstadium T2-4 N0-2 M0. Dabei konnte bei 14 Patienten ein sicheres Ansprechen auf die Therapie verzeichnet werden, bei 6 dieser Patienten ist auch zur Zeit nach durchschnittlich 17 Monaten kein Tumor nachweisbar. Bei 2 Patienten kam es unter der Therapie zu Tumorprogress. Gute Ergebnisse konnten nur bis zu einem Tumorstadium T2-3 N0-1 M0 erreicht werden. Ein Befall höherer Lymphknotenstationen führte zum Therapieversagen.

Auf Grund dessen haben wir an einem kleinen Kollektiv von 8 Patienten mit zumeist T4 N2-3 M0 Tumoren das vorgenannte Schema durch die anschließende Gabe von 3–6 Zyklen M-VAC erweitert. Bei diesen fortgeschrittenen Tumorstadien konnte bei deutlich erhöhter Toxicität ein sicheres Ansprechen bei 5 Patienten festgestellt werden, bei 3 dieser Patienten ist auch zur Zeit nach durchschnittlich 15 Monaten kein Tumor nachweisbar.

Bei primär und sekundär fernmetastasierten oder inoperablen Tumoren erfolgte die ausschließliche Behandlung nach dem M-VAC-Schema mit 2–6 Zyklen bei 14 Patienten. Ein Ansprechen auf die Therapie konnte bei 9 Patienten verzeichnet werden, hierbei waren auch 3 komplette Remissionen mit einer Ansprechdauer von zur Zeit 13 Monaten zu erzielen. Bei einem Patienten lag eine histologisch gesicherte Lymphknotenmetastasierung im zervikalen Bereich vor, im anderen Fall eine Unterschenkel-Knochenmetastase. Bei dem dritten Patienten mit kompletter Remission handelt es sich um einen 79jährigen Mann mit einem T3 N0 M0 Tumorstadium, welcher bei deutlich eingeschränkter Nierenfunktion mit Serumkreatinin-Werten zwischen 1,8 und 2,1 mg% lediglich 3 Therapiezyklen mit 25%iger Cisplatin Dosis und 50%iger Dosis der weiteren Substanzen erhielt.

Der Stellenwert der Polychemotherapie ist auch in der neoadjuvanten Therapie zu sehen. Patienten mit einem lokoregionär begrenzten Blasenkarzinom

Tabelle 1. Verteilung der Therapieschemata (n = 54)

Strahlentherapie/Cisplatin	n = 18
Strahlentherapie/Cisplatin und M-VAC	n = 8
M-VAC	n = 14
prä- und postoperativ M-VAC	n = 4
Cystektomie/Nephroureterektomie und M-VAC postoperativ	n = 7
andere Kombinationen	n = 3

können nach präoperativer Gabe von 2 Zyklen M-VAC häufig doch einer Radikaloperation zugeführt werden. Ein solches Downstaging konnten wir bisher bei 4 Patienten nachweisen, histologisch war in einem Fall im Zystektomiepräparat kein Tumor nachweisbar; in den drei weiteren Fällen waren nur noch geringe regressiv veränderte Tumorzellverbände festzustellen. Inwieweit auch die postoperative Gabe von 2 Zyklen M-VAC zu einer Verbesserung der Überlebenszeit führt, kann zum jetzigen Zeitpunkt bei einer durchschnittlichen Beobachtungszeit von 7,5 Monaten nicht beurteilt werden.

Gleiches gilt für eine weitere Patientengruppe (n = 7), welche nach Zystektomie oder Nephroureterektomie bei fortgeschrittenem lymphknotenpositiven Urothelkarzinom eine adjuvante Nachbehandlung mit 2-3 Zyklen M-VAC erhielt. Fünf dieser Patienten sind zur Zeit tumorfrei, bei 2 Patienten, welche wenige Monate nach Nephroureterektomie bei Urothelkarzinom Leber- und Knochenmetastasen entwickelten, ist ein Therapieversagen festzuhalten.

Auffallend war, daß alle Patienten, die unter schweren Tumorschmerzen litten, schon nach kurzer Zeit der Polychemotherapie über eine deutliche Besserung bzw. Schmerzfreiheit berichteten. Dieses korrelierte auch mit dem jeweiligen Analgetika-Verbrauch.

Schwere Komplikationen traten unter kombinierter Strahlen- und Chemotherapie nicht auf. Neben zystitischen Beschwerden war bei einigen Patienten eine bleibende Reduktion der Blasenkapazität festzustellen. Unter der M-VAC-Therapie standen die Mucositiden im Vordergrund, gefolgt von reversiblen sensiblen Polyneuropathien. Behandlungsbedürftige Leuko- und Thrombozytopenien sowie Septikämien fanden wir lediglich bei 4 Patienten, davon war in zwei Fällen eine stationäre Aufnahme notwendig. Ein therapiebedingter Todesfall ist bisher nicht eingetreten.

Zusammenfassung

Auf Grund zweijähriger Erfahrung ist festzustellen, daß bei nicht operationsfähigem Patienten eine Strahlentherapie mit synchronisierter Cisplatin-Gabe bei infiltrierenden lymphknotennegativen Tumoren gute Ergebnisse zeigt. Sie ist auch bei älteren Patienten ohne wesentliche Komplikationen möglich. Die Polychemotherapie mit M-VAC ist deutlich toxischer und jenseits eines biologischen Alters von 70-75 Jahren zumeist nur in reduzierter Form zu vertreten. Bei fernmetastasierten Tumoren eröffnet die M-VAC-Therapie die Möglichkeit einer partiellen Remission in fast 40% und einer kompletten Remission in fast 20%. Von zur Zeit wesentlicher Bedeutung ist die neoadjuvante Therapie zum Downstaging, Langzeituntersuchungen werden zeigen, ob hierdurch eine Verbesserung der Therapie-Ergebnisse beim fortgeschrittenen Urothelkarzinom möglich ist.

Literatur

1. Jakse G, Frommhold H, Marberger H (1983) Combined cisplatinum and radiation therapy in patients with stage pT3 and pT4 bladder cancer: a pilot study. J Urol 129: 502
2. Sternberg CN, Yagoda A, Scher HI, Watson RC, Ahmed T, Weiselberg LR, Geller N, Hollander PS, Herr HW, Sagani PC, Morse MJ, Whitmore WF (1985) Preliminary results of M-VAC for transitional cell carcinoma of urothelium. J Urol 133: 403

Dr. J. Pastor
Urologische Klinik der Ruhr-Universität Bochum
Marienhospital
Widumer Str. 8
D-4690 Herne 1

M-VEC-Polychemotherapie beim fortgeschrittenen Harnblasenkarzinom: Akute Toxizität und Effektivität

J. Rassweiler, U. Rüther, K. Bäuerle, P. Jipp und F. Eisenberger

Sternberg et al. konnten mit einer Polychemotherapie nach dem sogenannten M-VAC-Schema, d.h. einer Kombination aus Methotrexat, Vinblastin, Doxorubicin und Cisplatin beim fortgeschrittenen Harnblasenkarzinom eine Gesamtansprechrate von 76% erzielen, wobei in 36% eine komplette Remission eintrat [5]. In Anlehnung an dieses Schema führen wir seit Oktober 1983 eine modifizierte Chemotherapie nach dem M-VEC-Schema durch, wobei das Doxorubicin durch das weniger kardiotoxische Epirubicin ersetzt wurde. Außerdem werden Patienten mit einem Alter von über 75 Jahren nur mit 75% der Dosis therapiert. Inzwischen sind über 70 Patienten ins Protokoll aufgenommen, hiervon wurden 41 Patienten ausgewertet, bei denen mindestens 2 Zyklen (durchschnittlich 3,8) appliziert wurden und ein Mindestbeobachtungszeitraum von 12 Monaten (durchschnittlich 18 Monate) bestand.

Klassifikation

Bei 15 Patienten (36,5%) fand sich ein nur lokal fortgeschrittener Tumor T3-4 M0 N0, bei 14 (34,1%) pelvine Lymphknotenmetastasen (N1-2) und bei 12 Kranken (29,4%) distale Lymphknotenmetastasen bzw. Fernmetastasen (M1). Histologisch zeigten sich bei 35 Patienten (82%) reine Urothelkarzinome, bei 4 Patienten (9,7%) fanden sich plattenepitheliale Karzinomanteile und bei 2 Kranken (4,8%) ein anaplastisches Karzinom.

Indikationen

Bei 30 Patienten (76,3%) war vor der Polychemotherapie eine TUR Blase durchgeführt worden, in 7 Fällen (17%) eine radikale Zystektomie und bei 4 Kranken (9,7%) eine Nephroureterektomie. Bei 26 Patienten (36,6%) war die Indikation kurativ nach Durchführung einer TUR Blase, bei 7 (17%) adjuvant bei positiven Lymphknoten im Rahmen der radikalen Zystektomie, und bei je 4 Kranken (9,7%) induktiv vor der Durchführung einer Zystektomie sowie palliativ bei einem Rezidiv nach Zystektomie.

Ergebnisse

Die Gesamtansprechrate betrug nach 18 Monaten 73,1% mit einer kompletten Remissionsrate nach klinischen Kriterien (CRC) von 46,3% (N=19). Es fand sich ein signifikanter Unterschied der Ansprechrate beim nicht fernmetastasierten Tumor mit 79,2% gegenüber Patienten mit Fernmetastasen (58,3%). Die Gesamtansprechrate beim reinen Urothelkarzinom unterschied sich mit 77% ebenso signifikant gegenüber den Karzinomen mit plattenepithelialen Anteilen bzw. anaplastischen Tumoren mit einer Gesamtansprechrate von 50%. Zu betonen ist, daß die Gesamtansprechrate beim lokal begrenzten Urothelkarzinom T3-4 N0-2 M0 76,8% (CR=60,8%) beträgt. Dies ist insofern von Bedeutung, da dies den Indikationsbereich der Radiochemotherapie nach Jakse [2] bedeutet.

Überlebenszeit

Von 19 Patienten mit kompletter Remission leben noch 16 (84,3%), von 11 Patienten mit partieller Remission noch 5 (45,5%) und von 11 Patienten, die nicht angesprochen haben, nur noch 1 Patient (9,1%). Dies unterstreicht die Tatsache, daß im Sinne eines kurativen Aspekts der Polychemotherapie eine komplette Remission erzielt werden muß.

Toxizität

Die Nebenwirkungen der Polychemotherapie wurden anhand von 59 Patienten untersucht, die mindestens 6 Monate behandelt waren, und bei denen mindestens 2 Zyklen appliziert wurden. Eine Leukopenie I. und II. Grades wurde bei insgesamt 30,4 Patienten beobachtet. Eine Nadir-Sepsis bei 3 Patienten (5%), Neuropathie und Mukositis nur bei 2 Patienten. 1 Patient verstarb an einer Nadir-Sepsis. Diese Daten sind deutlich günstiger als die Erfahrungen des Sloan-Kettering-Instituts mit dem M-VAC-Schema [5].

Schlußfolgerungen

1. Das M-VEC-Schema zeigt eine vergleichbare Effektivität wie das originale M-VAC-Schema bei deutlich geringerer Toxizität.
2. Aufgrund der vorliegenden Ergebnisse mit einer hohen Ansprechrate beim noch lokal begrenzten Karzinom scheinen adjuvante Maßnahmen wie intraarterielle Chemotherapie [3], Chemoembolisation [1] oder auch die Radiochemotherapie [2] nur bei Spezialindikationen (z.B. plattenepitheliales Karzinom, riesige Tumormassen im kleinen Becken) indiziert, da diese Verfahren mit einer höheren Nebenwirkungsrate behaftet sind und bisher eine nur unwesentlich oder nicht erhöhte Effektivität erzielt werden konnte.
3. Im Sinne eines kurativen Einsatzes der Polychemotherapie ist eine komplette Remission anzustreben, dies ist aufgrund der klinischen Klassifikation bisher in etwas mehr als 40% der Patienten erzielt. Diese Resultate sollten jedoch durch ein pathologisches Staging (Zystektomiepräparat) verifiziert werden.

Literatur

1. Flüchter St, Bichler KH, Walter E, Laberke HG, Müller-Schauenberg W, Nelde HJ, Rothe KF (1986) Intraarterielle Syndrome Mikrosphären-Zytostatikainfusion urologischer Tumoren. Akt Onkol 28: 172-184
2. Jakse G, Fritsch E, Frommhold H (1985) Combination of chemotherapy and irradation for non-resectable bladder carcinoma. World J Urol 3: 121-125
3. Logothetis, ChJ, Samuels ML, Ogden Sh, Denners FH, Swanson D, Johnson DE, von Eschenbach A (1985) Cyclophosphamide, Doxorubicin and Cisplatin Chemotherapie for patients with locally advanced urothelial tumors with or without nodal metastases. J Urol 134: 460-464
4. Rassweiler J, Eisenberger F (1987) Neue Therapieansätze beim fortgeschrittenen Harnblasenkarzinom. Klin Exp Urol 15: 139-147
5. Sternberg CN, Yagoda Y, Scher HI, Watson RC, Ahmed T, Weiselberg LR, Geller N, Hollander PhS, Herr H, Sogani P, Morse N, Whitmore WF (1985) Preliminary results of M-VAC (methotrexate, vinblastine, doxorubicin and cisplatin) for transitional cell carcinoma of the urothelium. J Urol 133: 403-407

Dr. med. J. Rassweiler
Urologische Klinik und Zentrum für Innere Medizin
Katharinenhospital Stuttgart
Kriegsberger Str. 60
D-7000 Stuttgart 1

Die vorläufigen Ergebnisse der MVEC-Polychemotherapie beim fortgeschrittenen Urothelkarzinom

M. Kriegmair, M. Reis, N. Schmeller und A. Hofstetter

Zusammenfassung

26 Patienten mit einem fortgeschrittenen Urothelkarzinom wurden bisher mit dem MVEC-Schema behandelt. In 43% der Fälle konnte eine signifikante Tumorregression entsprechend den WHO-Kriterien erzielt werden. 23% erreichten dabei eine komplette klinische Remission. 7 Patienten wurden einem chirurgischen Restaging unterzogen. In 4 Fällen konnte die klinische Remission auch histologisch verifiziert werden.

Einleitung

1985 berichtete Sternberg [1] bei Verwendung des MVAC-Schemas über eine signifikante Tumorregression von 71%. Dabei hatten 12 von 24 Patienten mit einer bidimensional meßbaren Indikatorläsion eine komplette klinische Remission erreicht. Diese vorläufigen Ergebnisse mit dem MVAC-Schema ließen hoffen, man habe eine effektive Chemotherapie des Urothelkarzinoms mit kurativer Zielsetzung zur Verfügung. Wenige Monate später haben wir in unserer Klinik mit dem Einsatz dieser Polychemotherapie begonnen. An Stelle des Doxorubicins verwenden wir jedoch das Epirubicin aufgrund seiner geringeren Cardiotoxizität.

Material und Methodik

Bisher wurden 30 Patienten mit einem fortgeschrittenem Urothelkarzinom mit dem MVEC-Schema behandelt. Bei 26 Patienten liegt gegenwärtig ein klinisches Restaging vor. Das Durchschnittsalter betrug 69 Jahre. Das Verhältnis männlich zu weiblich war 24 zu 2. Der Allgemeinzustand der Patienten gemessen an der Performance scale der WHO reichte von 0 bis 4 mit einem Mittelwert von 1,7. Die Primärtumorlokalisation und die Verteilung der meßbaren Tumorparameter ist in Tabelle 1 dargestellt.

Tabelle 1

Primärtumor-lokalisation	n	bidim. Tumormasse (CT)	n
Nierenbecken	1	Lymphknoten	17
Harnleiter	2	lokoreg. Tumor	8
Harnblase	21	Leber	4
Harnröhre	1	Lunge	1
Prostata	1	Knochen	1

Ergebnisse

Eine signifikante Tumorregression konnte bei 11 der 26 Patienten nachgewiesen werden. Eine komplette klinische Remission wurde in 6 Fällen beobachtet. 5 Patienten erreichten eine partielle klinische Remission. Die Ansprechdauer liegt insgesamt gegenwärtig zwischen 3 und 12 Monaten mit einem Mittelwert von 7,8 Monaten. 7 Patienten konnten bisher einem chirurgischen Restaging unterzogen werden, wobei in 4 Fällen die Tumorregression auch histologisch bestätigt werden konnte. Die Polychemotherapie nach dem MVEC-Schema hat eine nicht unerhebliche Toxizität (Tabelle 2). Durch diese Nebenwirkungen war es bei 19 von 26 Patienten zu einer Verzögerung der Chemotherapiebehandlung zwischen 3 und 122 Tagen gekommen. 6 Patienten hatten die Chemotherapie frühzeitig abgebrochen.

Tabelle 2. Nebenwirkungen der MVEC-Chemotherapie

	n		n
Übelkeit, Erbrechen	26	apht. Stomatitis	3
Leukopenie	9	totale Alopezie	7
Thrombopenie	3	Kreatininanstieg	4
Anämie	3	Todesfälle	3

Diskussion

Die ursprünglich von Sternberg berichteten exzellenten Tumorregressionsraten konnten von uns nicht nachvollzogen werden. Wir führen dies in erster Linie auf den deutlich schlechteren Allgemeinzustand unserer Patientengruppe zurück. Das Durchschnittsalter in unserer Klinik lag knapp 10 Jahre über dem der Patienten aus dem Memorial Slon Kettering Cancer Center. Über die kurative Zielsetzung der MVEC-Chemotherapie kann aufgrund kurzer Beobachtungszeit bisher noch keine Aussage getroffen werden. Am ehesten wäre diese wohl bei Patienten zu erwarten, die nach einem erfolgreichen Downstaging radikal operiert werden können.

Literatur

1. Sternberg C et al. (1985) Preliminary results of MVAC for transitional cell carcinoma. J Urol 133: 403–407

Dr. med. M. Kriegmair
Medizinische Universität zu Lübeck
Ratzeburger Allee 160
D-2400 Lübeck 1

Erfahrung mit einer Polychemotherapie (Cisplatin, Cyclophosphamid und Adriamycin) in der Behandlung des fortgeschrittenen Harnblasenkarzinoms

B. J. Schmitz-Dräger, C. Schmitz-Dräger, T. Ebert und R. Ackermann

Sternberg und Mitarbeiter berichteten 1977 über die Ergebnisse einer Chemotherapie mit Cis-Platin, Cyclophosphamid und Adriamycin, dem sogenannten CISCA-Schema, bei 12 Patienten mit metastasiertem Harnblasenkarzinom. Bei 10 Patienten wurde eine Tumorremission beobachtet. Seither wurden über 200 Patienten mit dieser Kombination in gleicher oder ähnlicher Dosierung behandelt. Obwohl ein Vergleich der Ergebnisse, wegen unterschiedlicher Voraussetzungen in den verschiedenen Untersuchungen, erschwert ist, kann von einer Ansprechrate von etwa 50% ausgegangen werden. Nicht beantwortet ist bislang die Frage nach der Dauer der unter Chemotherapie beobachteten Tumorremission.

Von 1984 bis 1986 wurden 8 Patienten mit fortgeschrittenem Harnblasenkarzinom mit einer Polychemotherapie nach dem CISCA-Schema behandelt. Es wurden zwischen 3 und 12 Zyklen verabreicht. Die Festlegung des Therapieergebnisses erfolgte durch Urincytologie, Cystoskopie, Quadrantenbiopsie, Computertomogramm des Abdomens und kleinen Beckens, Knochenszintigramm und Röntgenaufnahme der Thoraxorgane. In 5 Fällen war nach Therapieende kein Tumor mehr nachweisbar, bei 3 Patienten ließ sich das Fortschreiten der Erkrankung durch die Chemotherapie nicht aufhalten. Diese Ergebnisse entsprechen den aus der Literatur bekannten Zahlen. Bei 3 der 5 Patienten mit einer klinisch vollständigen Tumorregression kam es nach 11–24 Monaten zu einem Tumorrezidiv, an dem bislang 2 Patienten verstarben. Bei einem Patienten wurde wenige Monate nach Therapieende ein Prostatakarzinom diagnostiziert. Ein wegen entsprechender Symptomatik vor einigen Tagen durchgeführtes Knochenszintigramm zeigte eine ausgedehnte Skelettmetastasierung. Es wird derzeit abgeklärt, ob es sich um Metastasen des Harnblasenkarzinoms oder des Prostatakarzinoms handelt. Ein Patient begab sich nach dem 3. Behandlungszyklus ins Ausland. Der weitere Krankheitsverlauf ist nicht bekannt.

Eine Vielzahl von Untersuchungen haben gezeigt, daß die 5-Jahres-Überlebensrate von Patienten mit lokal begrenztem Urothelkarzinom nach radikaler Tumorchirurgie lediglich zwischen 35 und 50% liegt. Maral berichtete 1984 über die adjuvante Chemotherapie von 5 Patienten nach dem CISCA-Schema. Bei keinem Patienten kam es, während eines Nachbeobachtungszeitraumes von 3–21 Monaten, zu einem Tumorrezidiv.

7 Patienten mit überwiegend infiltrierenden urothelialen Tumoren *und* histologisch nachgewiesenen Lymphknotenmetastasen wurden im Anschluß an Cystektomie bzw. Nephroureterektomie adjuvant mit einer Polychemotherapie nach dem CISCA-Schema behandelt. Bei einem weiteren Patienten wurde eine Teilresektion des Nierenbeckens wegen eines Nierenbeckenkarzinoms einer Einzelniere durchgeführt. Es wurden jeweils zwischen drei und zwölf Zyklen des CISCA-Schema verabreicht. Bei 3 Patienten kam es noch unter Chemotherapie zu einem Tumorrezidiv. Eine Patientin erhielt die Polychemotherapie nach Exstirpation einer inguinalen Lymphknotenmetastase eines Urothelkarzinoms. Die Quadrantenbiopsie der Harnblase und Urincytologie ergab vor Therapiebeginn keinen Hinweis auf das Vorliegen eines Karzinoms in der Harnblase. Wegen eines Tumorrezidives wurde bei dieser Patientin 8 Monate nach Beendigung der Chemotherapie eine Cystektomie durchgeführt. Histologisch fand sich ein multifokal wachsendes Carcinoma in situ. Lediglich 1 Patient ist 19 Monate nach Ende der Chemotherapie tumorfrei. Ebenfalls kein Hinweis auf ein Tumorrezidiv besteht bei dem erwähnten Patienten mit der Nierenbeckenteilresektion. Dieser Patient erkrankte im Juni dieses Jahres an einem Bronchialkarzinom mit einer histologisch nachgewiesenen Hirnmetastase und ist zwischenzeitlich an seinem Zweittumor verstorben.

Die palliative Polychemotherapie nach dem CISCA-Schema führt bei etwa 50% der behandelten Patienten zu einer Tumorremission, die etwa 1–2 Jahre andauert. Ob diese Remission einer Verlängerung der Überlebensdauer entspricht, muß in prospektiven Untersuchungen geprüft werden. Ein Effekt einer adjuvanten Chemotherapie nach dem CISCA-Schema konnte im Rahmen dieser Untersuchung nicht nachgewiesen werden.

Dr. B. J. Schmitz-Dräger
Urologische Klinik der
Universität Düsseldorf
Moorenstr. 5
D-4000 Düsseldorf

Zytostatische Therapie des fortgeschrittenen Urothelkarzinoms mit Cis-Platin und 5-Fluorouracil im Vergleich zur Kombination Cis-Platin, Methotrexat und Bleomycin und einer Kontrollgruppe

S. Conrad, H. Huland, U. Otto und A. von Palleske

Die Urologische Universitätsklinik Hamburg hat in Zusammenarbeit mit der Onkologie der II. Medizinischen Universitätsklinik 1981 eine dreiarmige prospektive randomisierte Studie begonnen. Ziel dieser Studie war es, bei einem nicht selektionierten konsekutiven Patientengut die beste bekannte chemotherapeutische Kombination für das fortgeschrittene Urothelkarzinom, nämlich Cis-Platin und Methotrexat [1–4], wegen ihrer hohen Toxizität mit einer besser verträglichen Chemotherapie zu vergleichen. Aufgrund der zu erwartenden starken Beeinträchtigung der Lebensqualität durch die zytostatische Behandlung sahen wir gerade bei diesem speziellen Krankengut mit hohem Alter, schlechtem Allgemeinzustand und häufig eingeschränkter Nierenfunktion die Rechtfertigung und die Notwendigkeit zum Vergleich mit einer unbehandelten Kontrollgruppe.

Die Patienten wurden in 3 Gruppen randomisiert (Tabelle 1). Die Gruppe 1 erhielt Cis-Platin und Methotrexat kombiniert mit Bleomycin. Bei Patienten der Gruppe 2 wurde mit Cis-Platin und 5-Fluorouracil 1000 mg/m²/Tag als Dauerinfusion über 5 Tage behandelt. Beide Therapien wurden alle 4 Wochen wiederholt. Eine dritte Patientengruppe diente unbehandelt als Kontrolle.

Insgesamt wurden 26 Männer und 5 Frauen mit fortgeschrittenem Urothelkarzinom der Blase und des Nierenbeckens in die Studie aufgenommen, von denen 77% bei Therapiebeginn bereits meßbare Metastasen aufwiesen (Tabelle 2).

Nach einer ersten Analyse der Daten nach 1½ Jahren wurde der Therapiearm mit Cis-Platin, Methotrexat und Bleomycin ebenso wie die unbehandelte Kontrollgruppe abgebrochen, ersterer wegen nicht vertretbarer Toxizität des Schemas, der Kontrollarm, als sich eine erste signifikante Lebensverlängerung durch die Chemotherapie abzeichnete.

Es hatte sich gezeigt, daß es bei 3 von 4 mit Cis-Platin, Methotrexat und Bleomycin behandelten Patienten zu einer Major-Toxicity Grad III oder IV nach WHO gekommen war, mit erheblicher Myelosuppression bei allen 3 Patienten und schwerer Nadir-Sepsis in einem Fall (Tabelle 3). Ganz anders dagegen bei insgesamt 78 Zyklen unter Cis-Platin und 5-Fluorouracil: 20 von 21 Patienten vertrugen die Therapie gut, nur einmal kam es zu einer Grad III-Toxizität.

Unter dieser gut vertragenen Therapie mit Cis-Platin und 5 Fluorouracil beobachteten wir in 21% eine komplette Remission und in weiteren 21% eine partielle Remission (Tabelle 4). Unter der Dreifach-Kombination Cis-Platin, Methotrexat und Bleomycin betrug die Ansprechrate insgesamt 75%.

Die mediane Ansprechdauer bei der Dreierkombination betrug trotz der hohen Ansprechrate ledig-

Tabelle 1. Zytostatische Schemata beim fortgeschrittenen Urothelkarzinom

Gruppe 1
Cis-Platin 100 mg/m² Tag 1
Methotrexat 40 mg/m² Tag 1 und 8
Bleomycin 30 mg Tag 1 und 8

Gruppe 2
Cis-Platin 100 mg/m² Tag 1
5-Fluorouracil 1000 mg/m² Tag 1–5

Gruppe 3
Keine systemische Chemotherapie

Tabelle 2. Patientenkollektiv (n = 31)

Durchschnittsalter	64,6 Jahre	(51–79 J.)
Männlich	26	(84%)
Weiblich	5	(16%)
Blasenkarzinome	29	(94%)
Nierenbeckenkarzinome	2	(6%)
Lokal invasiver Tumor $\geq pT_3$	7	(23%)
Metastasierter Tumor	24	(77%)

Tabelle 3. Toxizität (nach WHO-Kriterien)

Gruppe	Schema	n	minor Grad 0–1	minor Grad 2	major Grad 3	major Grad 4
1	cDDP+MTX+BLEO	4	0	1	2	1
2	cDDP+5-FU	21	14	6	1	0

Tabelle 4. Ansprechraten

Gruppe	Schema	n	CR	PR	SD	PD	NE
1	cDDP+MTX+BLEO	4	0	3 (75%)	0	1 (25%)	0
2	cDDP+5-FU	21	4 (21%)	4 (21%)	3 (16%)	8 (42%)	2
3	Keine Therapie	6	0	0	0	6 (100%)	0

Tabelle 5. Mediane Ansprechdauer (Monate)

Gruppe	Schema	CR	PR	SD
1	cDDP + MTX + BLEO	–	6	–
2	cDDP + 5-FU	22 +	11	9

Tabelle 6. Mediane Überlebensdauer (Monate)

Gruppe	Schema	CR	PR	SD	PD
1	cDDP + MTX + BLEO	–	10	–	6
2	cDDP + 5-FU	22 +	14	15	9
3	Keine Therapie	–	–	–	6

Tabelle 7. Palliativer Therapieeffekt

Gruppe	Schema	Schmerzen bei Therapiebeginn	davon gebessert
1	cDDP + MTX + 5-FU	3	3 (100%)
2	cDDP + 5-FU	13	9 (69%)

lich 6 Monate (Tabelle 5). In der mit Cis-Platin und 5 Fluorouracil behandelten Gruppe fand sich eine deutlich längere Ansprechdauer. Sie beträgt für Patienten in kompletter Remission z. Zt. 22 + Monate, der Median ist hier bei 3 weiterhin tumorfreien Patienten jedoch noch nicht erreicht. Für Patienten mit partieller Remission unter dieser Therapie fand sich die Ansprechdauer im Mittel bei 11 Monaten.

Die unbehandelten Patienten verstarben im Mittel nach 6 Monaten am Tumor (Tabelle 6). Die Responder unter cytostatischer Dreierkombination zeigten eine mittlere Lebenserwartung von immerhin 10 Monaten. Deutlicher war der lebensverlängernde Effekt unter Therapie mit Cis-Platin und 5-Fluorouracil. Die mediane Überlebensdauer ist bei den Patienten aus dieser Gruppe mit kompletter Remission noch nicht erreicht und beträgt z. Zt. 22 + Monate. Patienten mit partieller Remission überlebten im Mittel 14 Monate.

Patienten mit tumorbedingten Schmerzen zeigten sich unter Chemotherapie in 100% bei der Dreierkombination und in 69% bei der Zweierkombination gebessert (Tabelle 7).

Das in dieser Studie untersuchte Therapiekonzept mit Cis-Platin und 5-Fluorouracil besticht durch seine sehr geringe Toxizität bei deutlich verlängertem survival und ist deshalb für viele Patienten dieses Tumortyps, nämlich jene mit schlechtem Karnofsky-Index, hohem Alter und eingeschränkter Nierenfunktion gut geeignet. Es stellt daher eine sinnvolle Alternative zur aggressiven Chemotherapie mit dem M-VAC-Schema dar [5].

Literatur

1. Yagoda A, Watson RC, Gonzalez-Vitale JC, Grabstald H, Whitmore WF (1976) Cis-dichlorodiamineplatinum (II) in advanced bladder cancer. Cancer Treat Rep 60: 917–923
2. Soloway MS, Ikard M, Ford K (1981) Cis-diaminedichlorplatinum (II) in locally advanced and metastatic urothelial cancer. Cancer 47: 476–480
3. Natale RB, Yagoda A, Watson RC, Whitemore WF, Blumenreich M, Braun DW (1981) Methotrexate: An active drug in bladder cancer. Cancer 47: 1246–1250
4. Olivier RTD, England HR, Risdon RA, Blandy JP (1984) Methotrexate in the treatment of metastatic and recurrent primary transitional cell carcinoma. J Urol 131: 483–485
5. Sternberg CN, Yagoda A, Scher HI, Watson RC, Ahmed T, Weiselberg LR, Geller N, Hollander PS, Herr HW, Sogani PC, Morse MJ, Whitemore WF (1985) Preliminary results of M-VAC (methotrexate, vinblastine, doxorubicin and cisplatin) for advanced transitional cell carcinoma of the urothelium. J Urol 133: 403–407

Dr. S. Conrad
Urologische Universitätsklinik Hamburg
Martinistr. 52
D-2000 Hamburg 20

Die Behandlung des N+, M1-Blasenkarzinompatienten unter Berücksichtigung der integrierten Radio- und Chemotherapie

G. Jakse und H. Frommhold

In dieser retrospektiven Analyse sind wir 2 Fragen nachgegangen:

1. Wie effektiv ist die integrierte Radiochemotherapie bei Patienten mit Lymphknoten- oder Knochenmetastasen im kleinen Becken und welche Toxizität hat sie?
2. Ist der Einsatz der systemischen Chemotherapie bei Patienten mit Metastasen nach integrierter Radiochemotherapie noch sinnvoll?

Gruppe 1: Patienten mit Lymphknotenmetastasen im kleinen Becken oder Knochenmetastasen des Beckens. 8 Patienten (7 Männer, 1 Frau) hatten Lymphknotenmetastasen (n = 6) oder Knochenmetastasen (n = 2). Das Durchschnittsalter der Patienten betrug 66,3 Jahre (51–78). Die Lymphknotenmetastasierung war durch Feinnadelbiopsie gesichert, wobei es sich bei 5 Patienten um obturatorische und/oder iliacale Lymphknoten handelte und bei 1 Patienten inguinale Lymphknoten vorlagen. Die osteolytischen Metastasen waren im Os sacrum (n = 1) bzw. im Schambein und Os ileum (n = 1) lokalisiert. Bei 6 Patienten wurde die integrierte Radiochemotherapie (Cisplatin, Adriamycin und hyperfraktionierte Bestrahlung) mit der M-VAC Polychemotherapie kombiniert, wobei letztere vor (2 Zyklen) und nach der Radiochemotherapie (2 Zyklen) verabreicht wurde.

Gruppe 2: Patienten mit Fernmetastasen nach integrierter Radiochemotherapie.

Von 1980 bis 1987 (März) wurden 82 Patienten mit lokal fortgeschrittenem Blasenkarzinom mit integrierter Radiochemotherapie (Cisplatin, n = 29, Adriamycin, n = 23, Cisplatin und Adriamycin, n = 30) behandelt. Eine komplette Remission wurde bei 67 (82%) Patienten erreicht. Bei 13 Patienten traten nach kompletter Remission des lokalen Tumors Fernmetastasen auf. Das Interval bis zur Diagnose der Metastasen betrug 5 bis 54 Monate (Ø = 12 Monate). Es handelte sich um 13 Männer und 1 Frau. Das Durchschnittsalter betrug (Ø = 67 Jahre). Bei 8 Patienten waren die Metastasen in einem Organ(system) lokalisiert. Eine Metastasierung in mehrere Organe lag bei 5 Patienten vor. Lunge (n = 5) und Knochen (n = 5) waren die häufigsten Metastasenlokalisationen, gefolgt von Leber (n = 4), Lymphknoten (n = 3) und Carcinosis perit./pulm. (n = 2). Eine systemische Chemotherapie (n = 4) oder Bestrahlung (n = 2) wurde nur bei 6 Patienten durchgeführt. 7 Patienten erhielten wegen stark reduzierten Allgemeinzustandes nur eine palliative Therapie.

Ergebnisse

Gruppe 1: Die Ergebnisse dieser Gruppe sind in den Tabellen 1 und 2 aufgezeigt.

Bei 2 Patienten mit Knochenmetastasen wurde eine partielle Remission erzielt. Beide Patienten leben derzeit mit Tumor 24 und 25 Monate nach Therapiebeginn. An Nebenwirkungen stand Erbrechen

Tabelle 1. T3–4, N+ oder Nx, M1: Ergebnisse

	VR	TR	PT
M-VAC + CA + Bestrahlung	1	2	1
CA + Bestrahlung	3	–	1

M-VAC, Methotrexat, Velbe, Adriamycin, Cisplatin; CA, Cisplatin, Adriamycin, VR, Vollremission; TR, Teilremission; PT, persistierender Tumor

Tabelle 2. T3–4, N+: Vollremission

V.D.;	T3, N+;	NED	lebt,	28 Monate
T.I.;	T3, N+;	NED	lebt,	35 Monate
K.S.;	T4, N+;	Lebermetastasen	tot,	10 Monate
L.M.;	T4, N+;	Leber-, Knochenm.,	tot,	18 Monate

NED, ohne klinisch nachweisbaren Tumor

Tabelle 3. T0, M1: Therapie und Ergebnisse

	Metastasen	Therapie	Ergebnis		
A.J.	Lunge	M-VAC, Lobektomie	NED	lebt,	8 Monate
G.J.	Lunge	MC, Lobektomie	NED,	tot,	14 Monate
A.P.	Knochen	M-VAC	PT,	tot,	14 Monate
S.P.	Knochen	Epirubicin	PT,	tot,	5 Monate

M-VAC, Methotrexat, Velbe, Adriamycin, Cisplatin; MC, Methotrexat, Cisplatin; NED, ohne klinisch nachweisbaren Tumor; PT, persistierender Tumor

und Nausea im Vordergrund. Eine durch Myelosuppression bedingte Sepsis trat bei 2 Patienten auf.

Gruppe 2: Die Ergebnisse der Gruppe 2 sind in Tabelle 3 zusammengefaßt. Die histologische Untersuchung der resezierten Lungenmetastasen zeigte bei einem Patienten deutliche Zeichen der Regression und Tumordifferenzierung. Abgesehen von Nausea, Erbrechen und Alopezie war keine Toxizität zu beobachten.

Diskussion

Obwohl die Ergebnisse dieser retrospektiven Analyse nur als Falldemonstration und mögliche Behandlungswege für Blasenkarzinompatienten mit Metastasen betrachtet werden können, sollte man folgende Aspekte berücksichtigen. Wird die integrierte Radiochemotherapie mit einer effektiven, systemischen Polychemotherapie kombiniert, so ist eine wesentliche Erhöhung der Toxizität zu erwarten. Die Rate der kompletten Remissionen ist überraschend hoch, wobei jedoch der Wert der einzelnen Therapieformen nicht beurteilt werden kann. Ebenso kann keine Aussage getroffen werden, ob durch eine Teilremission eine Lebensverlängerung erreicht wird.

Die Resektion von Restmetastasen nach Chemotherapie eines metastasierten Urothelkarzinoms wird von A. Yagoda [1] beschrieben. Die durchschnittliche Überlebenszeit dieser Patienten unterscheidet sich nicht von jener, die eine klinische oder pathologisch verifizierte Vollremission aufweisen. Es ist daher die Metastasenresektion nach Polychemotherapie, wie auch die Ergebnisse unserer Patienten zeigen, eine Therapieform, die bei der Behandlung des metastasierten Blasenkarzinoms überlegt werden muß.

Literatur

1. Yagoda A (1987) Chemotherapy of urothelial tract tumors. Cancer 60: 574–585

Univ.-Prof. Dr. G. Jakse
Universitätsklinik für Urologie
Anichstr. 35
A-6020 Innsbruck

Kombinationsbehandlung des fortgeschrittenen Harnblasenkarzinoms mit intraarterieller Zytostatikainfusion und Hyperthermie

St. H. Flüchter, K. H. Bichler, H.-G. Laberke und E. Walter

Das fortgeschrittene Harnblasenkarzinom hat eine ungünstige Prognose. Integrierte Therapiekonzepte haben Interesse geweckt [5]. Zu nennen sind Strahlen und Zytostase oder Zytostatika und Mikrospheren in Verbindung mit Hyperthermie [2, 3]. Theoretische Überlegungen zur Effektivität der Zytostase lassen vermuten, daß die kombinierte Anwendung von intraarterieller Zytostatica Mikrospheren Karzinom Infusion (CMCI) und Hyperthermie höchste Zytostatikaspiegel im Karzinomgewebe, eine optimale zytotoxische Wirksamkeit bei fast fehlender Toxizität ermöglicht [1, 2, 3, 5]. Die Hyperthermie führt zur additiven Karzinomschädigung. Diskutiert wird eine synergistische Aktivierung der Zytostase [5]. Berichtet wird über erste Erfahrungen mit der CMCI und der transurethralen Hochfrequenzhyperthermie (THH) [1].

Methodik und Patientengut

Ein Katheter wird nach der Seldingertechnik über die A. femoralis in die A. iliaca int. vorgeschoben. Unterhalb des Abganges der A. glutaea sup. wird die Harnblasenwand und der Tumor über die Blasenarterien infundiert. Ein Behandlungskurs besteht aus einer Tumorinfusion von 10 mg Mitomycin (Medac, Hamburg) vermischt mit 900 mg Spherex (Pharmacia, Freiburg), gefolgt 24 Stunden später von einer transurethralen Hochfrequenzhyperthermie (THH) der Harnblase über 60 Minuten [1]. Bei 8 Patienten mit lokoregionalem Karzinom lag 4× ein T3 Karzinom, 4× ein T4-Karzinom vor. Mit neoadjuvanter Zielsetzung wurden 3 Behandlungskurse innerhalb von 14 Tagen durchgeführt, eine Woche später folgte die Operation. 6 Patienten mit progredienten, symptomatischen Metastasen erhielten als Palliativmaßnahme 2mal je 3 Behandlungskurse innerhalb von 14 Tagen, jeweils unterbrochen von einem therapiefreien Intervall von 3 Wochen.

Ergebnisse

Bei den lokoregionalen Tumoren war in 3 Operationspräparaten histologisch kein Karzinom mehr nachweisbar. Hierbei handelte es sich ausschließlich um T3 Karzinome. In 5 Präparaten fand sich eine partielle Remission, d.h. eine Tumornekrose von mindestens 50% im Vergleich zu den histologischen Befunden vor Zytostase. 7 Patienten sind bis heute 12 bis 36 Monate rezidivfrei, ein Patient mit T4 Karzinom verstarb an Metastasen. Alle Patienten mit Metastasierung hatten unmittelbar nach der ersten CMCI eine Linderung oder Beseitigung ihrer Schmerzen, eine Verbesserung des Karnofsky Indexes. Die objektiv meßbare Stabilisierung persistierte bei 5 Patienten 12 bis 30 Wochen. Letztlich verstarben diese Patienten an ihrem Tumorleiden. Die Sektionen zeigten lokale, flächenhafte Tumornekrosen. Ein Patient mit Lungenmetastasen ist nach fast kompletter Zerstörung eines Harnblasen-Sigma-Konglomerattumor nach Tumorentfernung, Lobektomie und adjuvanter Zytostase bis heute rezidivfrei. Die CMCI wurden gut vertragen, systemische Komplikationen bei bisher 107 Applikationen nicht beobachtet. 2× kam es zu einer Gefäßperforation im Bereich der distalen Iliaca interna. 1× wurde nach der 6. CMCI eine Ischias neuritis beobachtet. Bei 2 von bisher mehr als 30 behandelten Patienten kam es nach partieller Infusion des Glutealbereiches zu Durchblutungsstörungen, die abheilten.

Diskussion

Die integrierte Therapie aus CMCI und THH bewirkt additive Effekte hinsichtlich der Karzinomzerstörung. Synergistische Effekte im Sinne einer weiteren Aktivierung der Zytostase durch die Hyperthermie werden diskutiert. Vorteile der CMCI sind: Einfache Handhabung bei geringem operativen Aufwand. Zytostatikaanreicherung im Karzinomgewebe bei niedrigem peripherem Zytostatikaspiegel und folglich geringer systemischer Toxizität. Die Infusion kann wechselseitig wiederholt werden. Die lokale intraarterielle CMCI und die systemische intravenöse Zytostase sind sich ergänzende, keine konkurrierende Therapieverfahren. Die systemische Therapie ist indiziert beim disseminierten Tumor. Indikationen für die CMCI sind: 1. Das lokoregional fortgeschrittene, primär nicht operable Karzinom. Die Therapie ist neoadjuvant unter kurativer Zielsetzung. 2. Lokal umschriebene symptomatische Tumormassen beim metastasierenden Karzinom. Ziel der Behandlung ist die Palliation. Der metastasierende Tumor mit symptomatischer Metastase ist geeignet zur kombinierten intravenösen und lokal intraarteriellen Therapie. Im Vergleich zur systemischen Therapie kann die intraarterielle Therapie auch Patienten mit deutlich reduziertem Allgemeinzustand zugemutet werden. Voraussetzung ist jedoch eine ausreichende arterielle Versorgung des Tumors. Es bleibt zu hoffen, daß mit dieser Behandlung die bisher unbefriedigenden Überlebensraten des fortgeschrittenen invasiven Harnblasenkarzinoms verbessert werden können.

Literatur

1. Bichler KH, Harzmann R, Flachenecker G, Fastenmeier K, Altenähr K, Gericke D, Flüchter St H (1982) Ergebnisse der lokalen transurethralen Hochfrequenzhyperthermie beim Harnblasenkarzinom. Urologe (A) 21: 12–19
2. Davis SS, Illum L, McVie JG, Tomlinson E (1984) Microspheres and drug therapy, pharmaceutical, immunological and medical aspects. Elsevier, Amsterdam New York Oxford
3. Flüchter S, Bichler KH, Walter E, Laberke HG, Müller-Schauenburg W, Nelde HJ, Rothe KF (1986) Intraarterielle synchrone Mikrospheren-Zytostatika-Infusion urologischer Tumoren. In: Aktuelle Onkologie 28. Zuckschwerdt München, 172ff
4. Jakse G, Fritsch E, Frommhold H (1985) Combination of chemotherapy and irradiation for nonresectable bladder carcinoma. World J Urol 3: 121–125
5. Streffer C (1987) Hyperthermia and the therapy of malignant tumors vol 104. Recent results in cancer research. Springer, Berlin Heidelberg New York London Paris Tokyo

Priv.-Doz. Dr. med. St. H. Flüchter
Urologische Universitätsklinik
Calwer Str. 7
D-7400 Tübingen

„Down-Staging" infiltrativ wachsender Blasenkarzinome mit einer Kombinationschemotherapie

E. Senn, L. Schmid, Th. Németh und K. Bandhauer

Im Rahmen unseres interdisziplinären Onkologie-Zentrums St. Gallen behandeln wir derzeit die fortgeschrittenen Blasenkarzinome gemeinsam mit der Onkologischen Klinik unter Verwendung der Kombinationstherapie Cyclophosphamid, Adriamycin und Cis-Platinum (CAP). Dabei unterscheiden wir zwei Zielsetzungen, die sich aus der primären Präsentation des Tumors und damit aus der notwendigen Therapiefolge ergeben:

1. Die primäre bzw. präoperative Chemotherapie mit dem Ziel, die lokale Tumormasse zu reduzieren und allfällige Lymphknoten- und/oder Fernmetastasen zur Remission zu bringen, um dadurch einerseits den Ablauf der Tumorerkrankung zu verlangsamen und andererseits bei ausreichender Remission die Voraussetzung für eine kurative Cystektomie zu schaffen.
2. Die adjuvante Chemotherapie bei Lymphknoten-positiven Blasenkarzinomen nach einer Cystektomie.

Die hier vorgestellten klinischen Erfahrungen umfassen nur die Fälle der primären bzw. präoperativen Therapie.

Krankengut

35 Patienten mit fortgeschrittenen Blasenkarzinomen wurden einer Polychemotherapie mit Cyclophosphamid, Cis-Platin und Adriamycin nach folgendem Schema unterzogen:

1. Tag: Endoxan (Kurz-Infusion) 650 mg/m² und Adriblastin (Kurz-Infusion) 60 mg/m²,
2. Tag: Cis-Platin (ca. 1 Stunde) 100 mg/m²,
7. Tag: Blutbild – Wiederholung nach 3–4 Wochen

Alle Patienten erhielten 3–5 Zyklen.

Das Alter der Patienten lag zwischen dem 53. und dem 72. Lebensjahr. Die Geschlechtsverteilung zeigte ein deutliches Überwiegen des männlichen Geschlechts (23 Männer, 12 Frauen).

Die Klassifikation wurde durch folgende diagnostische Maßnahmen vorgenommen: Klinische Untersuchung, Cystoskopie in Narkose mit gleichzeitiger manueller Palpation des Tumors, abdomino-pelvines Computertomogramm, das bei vergrößerten Lymphknoten mit einer computergesteuerten Feinnadelbiopsie verbunden wurde, Skelettszintigraphie sowie die schichtweise transurethrale Resektion des Tumors bis in den Tumorgrund mit gleichzeitigen multiplen Probeexcisionen im Sinne eines sogenannten Mappings.

Aufgrund dieser diagnostischen Maßnahmen wurden die Patienten in folgende Stadien klassifiziert:

19 Patienten Stadium C
 7 Patienten Stadium D1 und
 9 Patienten Stadium D2

Resultate

Die zytostatische Therapie, die nach Remission, aber auch nach Verträglichkeit in 3–5 Zyklen durchgeführt wurde, brachte folgende Resultate: 9 Patienten zeigten eine Vollremission mit Rückgang aller Fernmetastasen bzw. einem scheinbaren Verschwinden des lokalen Tumors. 9 Patienten zeigten eine partielle Remission mit Verkleinerung des lokalen Tumors oder ein sogenanntes Stable-disease, wobei alle 9 Patienten unter neuerlicher Progression in einem Zeitraum von weniger als 2 Jahren verstarben.

17 Patienten zeigten trotz der Chemotherapie eine weitere Progression. Alle diese Patienten starben innerhalb eines Jahres.

Von den 9 Patienten mit einer Vollremission konnten 5 einer Cystektomie zugeführt werden. Ein Patient, bei dem ein großer, infiltrativ wachsender Lokaltumor bis auf ein oberflächliches Carcinoma in situ reduziert werden konnte und der eine Cystektomie verweigerte, wird seit fast 2 Jahren mit endovesicaler Mitomycin-Therapie behandelt. 3 Patienten konnten sich trotz Vollremission zu keinem weiteren therapeutischen Vorgehen entschließen. Bei diesen 3 Patienten kam es zu einer neuerlichen Tumorprogression, und alle 3 Patienten verstarben innerhalb von 2 Jahren.

Die Cystektomie-Präparate von den 5 operierten Patienten zeigten makroskopisch keine Tumorformationen mehr, in allen 5 Fällen konnten aber in der Blasenmuskulatur multiple Tumorzellnester gefunden werden. Drei der Patienten leben jetzt mehr als 2 Jahre klinisch tumorfrei, während 2 Patienten an einer Fernmetastasierung innerhalb von 2 Jahren nach der Cystektomie verstarben.

Die Salvage-Cystektomie zeigte keine Mortalität. Die Morbidität zeigte sich zwar gegenüber nicht vorbehandelten Patienten erhöht, die Komplikationen wurden aber ohne Probleme saniert.

Diskussion

Die vorgestellten Ergebnisse erlauben keine abschließende Beurteilung der Wirksamkeit der von uns angewandten Polychemotherapie beim fortgeschrittenen Blasenkarzinom. Dazu ist das Krankengut zu klein und bezüglich der Tumorstadien und der Therapieformen zu heterogen. Trotzdem gibt es Hinweise, daß mit der von uns angewandten Polychemotherapie das fortgeschrittene Blasenkarzinom in Einzelfällen günstig bis zur Vollremission beeinflußt werden kann und daß dadurch die Chancen einer radikalen, kurativen, operativen Therapie steigen. Das Kombinationsschema Cyclophosphamid, Adriamycin und Cis-Platin zeigt eine vertretbare Toxizität und erhöht die Morbidität einer nachfolgenden Salvage-Cystektomie nicht signifikant. Die Organentfernung im Sinne einer Salvage-Cystektomie ist nach dieser Kombinationstherapie vom kurativen Standpunkt aus indiziert und wahrscheinlich sogar unumgänglich, da wir in allen 5 von uns beobachteten Fällen mit Vollremission in der Harnblasenwand histologisch noch Tumorherde feststellen konnten. Dies entspricht auch den Erfahrungen anderer Autoren, welche auch bei einer primären Vollremission nach Chemotherapie nur einen temporären Therapieerfolg beobachten konnten.

Endgültige Schlußfolgerungen werden erst durch größere Patientenserien möglich sein, und es ist dann zu hoffen, daß damit eine selektive Anwendung der zytostatischen Substanzen sowohl bezüglich Präparatauswahl und Kombinationsform als auch bezüglich Dosierung möglich wird und daß damit dem Patienten eine individuellere zytostatische Behandlung, sei es als Vorbereitung für die operative Therapie eines fortgeschrittenen Blasenkarzinoms oder sogar als organerhaltende Therapie, angeboten werden kann.

Dr. E. Senn
Urologische Klinik
Kantonsspital
CH-9007 St. Gallen

Neoadjuvante Chemotherapie des fortgeschrittenen Transitionalzellkarzinoms

M. W. Köllermann, U. Bettendorf, F. Pinkenburg und V. Vradelis

Zur Behandlung fortgeschrittener Transitionalzellkarzinome haben wir jetzt wirksame Drogen. Ihr induktiver Einsatz könnte:

1. Den Indikationsbereich der Chirurgie ausdehnen.
2. Superradikale Eingriffe rechtfertigen.

Bei Tumoren im Stadium C, D1 und D2 führen wir zunächst eine induktive Chemotherapie mit 3 Zyklen M-VAC durch. Dann wird der Patient erneut untersucht und über die Operation entschieden, bisher haben wir 15 Patienten so behandelt,
- 7 mit Fernmetastasen
- 4 mit Lymphknotenmetastasen
- 4 mit Tumoreinbruch in Nachbarorgane

Von den 7 mit Fernmetastasen kamen 3 in partielle Remission.

Einer wurde operiert. Er hatte ein TCC des re. Nierenbeckens mit einer Metastase im re. Lungenunterfeld. Die Feinnadelbiopsie derselben ergab ein TCC Grad 3. Nach Induktion war der Lungenherd verschwunden, der Nierenbeckentumor kleiner. Wir führten eine Uretero-Nephrektomie plus Lymphadenektomie durch. Histologisch war ein Lymphknoten befallen. Es folgten 2 weitere Zyklen M-VAC. 10 Monate später sah man den Lungenherd erneut. Er wurde entfernt. Die Histologie ergab jetzt ein TCC Grad 1. So etwas kennen wir bisher nur von Hodentumoren.

Von den 4 Fällen mit Lymphmetastasen waren 2 durch Feinnadelbiopsie gesichert. Zweimal waren Lymphographie und CT-Befund eindeutig. Fall 1 hatte ein TCC des Nierenbeckens mit riesigen paraaortalen Lymphomen. Klinisch sprach er nicht auf die Induktion an. Er wurde ureteronephrektomiert und lymphadenektomiert. Der Pat. verstarb ½ Jahr später mit Fernmetastasen. Die beiden anderen Patienten hatten Blasenkarzinome mit parailiakalen und aortalen Lymphmetastasen. Sie sprachen deutlich auf die Induktion an und wurden einer radikalen Zystektomie, plus pelviner, plus retroperitonealer Lymphadenektomie unterzogen. Histologisch waren alle untersuchten Lymphknoten tumorfrei. Ein Patient verstarb 6 Monate später an einer diabetischen Gangrän. Dem anderen geht es 17 Monate nach dem Eingriff gut.

Nachbarorgane infiltrierende Tumoren:

Fall 1: Hatte ein TCC der Prostata mit Infiltration von Blase und Rektum. Unter Induktion deutliche Tumorverkleinerung. Makroskopisch fanden wir zwischen Prostata, Blase und Rektum nur noch nekrotisches Material. Es wurde entfernt. Histologie: Nekrose.

Zu einer vollständigen Eviszeration des Beckens konnten wir uns damals noch nicht entschließen. Geplant wurden 2 weitere Zyklen Zytostase. Die verweigerte der Patient. Nach 13 Monaten kam er wieder. Der Tumor war an gleicher Stelle nachgewachsen. Auch jetzt fanden wir weder Lymph- noch Fernmetastasen. Unter M-VAC wuchs die Geschwulst jetzt aber weiter und metastasierte. Wenn wir diesen Mann nach der Induktion evisziert hätten, wären seine Chancen vielleicht besser gewesen.

Fall 2: TCC des Blasenfundus mit Infiltration des Sigma. Unter Induktion wurde der Tumor nicht kleiner. Wir führten eine radikale Cystektomie plus Sigmaresektion durch. 3 Monate später fanden wir Lebermetastasen. Wenig später verstarb der Patient.

Die Fälle 3 und 4 hatten TCC's der Blase mit Rektuminfiltration. Die Tumoren wurden unter Induktion deutlich kleiner. Es wurde eine en bloc Eviszeration des Beckens, plus pelvine, plus retroperitoneale Lymphadenektomie durchgeführt. Dem ersten Patienten geht es 7 Monate nach dem Eingriff gut. Der Zweite wurde erst vor wenigen Wochen operiert.

Fazit

1. Beim TCC mit infradiaphragmatischen Lymphmetastasen und/oder Einbruch in Nachbarorgane war die operative Behandlung bisher sinnlos, da unerkannte Fernmetastasen vorliegen.
2. Durch induktive Zytostase könnte es manchmal gelingen, unerkannte Fernmetastasen zu beseitigen.
3. Eine Wirkung auf okkulte Metastasen ist nur dann wahrscheinlich, wenn der Primärtumor unter der Induktion deutlich kleiner wird.
4. Ohne Verkleinerung ist eine Operation nach wie vor sinnlos. Das zeigt unsere Erfahrung.
5. Wird der Tumor aber deutlich kleiner, halten wir jetzt ein operatives Vorgehen für versuchsweise indiziert.
6. Der Eingriff muß dann aber erheblich über die Grenzen der klassischen Radikaloperationen hinausgehen.
7. Man wird sehen, ob sich dieses Therapiekonzept bewährt.

Prof. Dr. M. W. Köllermann
Dr.-Horst-Schmidt-Klinik
Urologische Klinik
Ludwig-Erhard-Str. 100
D-6200 Wiesbaden

Psycho-onkologische Aspekte beim metastasierten urologischen Tumor

Schmerztherapie bei fortgeschrittenen urologischen Malignomen

R. Harzmann

Da fortgeschrittene urologische Tumoren in ihrer Endphase durch schwerste Schmerzzustände gekennzeichnet sein können, müssen vom Urologen Kenntnisse der modernen Schmerztherapie verlangt werden.

Bezüglich der heute zur Verfügung stehenden Möglichkeiten sind *kausale* von *symptomatischen* Verfahren zu unterscheiden. Die *kausale Behandlung* zielt auf die operative, radiologische oder medikamentös-systemische Beseitigung des Schmerzen verursachenden Tumors bzw. seiner Metastasen. *Radiologische Verfahren* sind Schmerzbestrahlung, Strontium-89-Behandlung und Chemoembolisation. Auch eine *systemische Chemotherapie* kann unter dem Aspekt der Schmerzbehandlung erfolgreich sein. Gerade bei ossär metastasierenden urologischen Malignomen ist auf die Möglichkeit einer kausalen Behandlung mit Hilfe von Calcitonin (Karil) bzw. Diphosphonaten (Clodronat) hinzuweisen. Beide Substanzen bremsen die Aktivität der Osteoklasten (und der Osteoblasten?) und führen in 80 bis 85% der Fälle zur Schmerzlinderung bzw. zur zumindest passageren Schmerzbeseitigung. Nach neueren Untersuchungen hat Calcitonin auch eine analgetische Wirkung (Steigerung der Endorphinsynthese, Hemmung der Synthese von Prostaglandinen und Thromboxan).

Patienten, bei denen kausale Verfahren der Krebsschmerztherapie versagen oder nicht mehr angewandt werden können, werden symptomatisch rein medikamentös oder mit Hilfe anästhesiologischer, neurologischer oder neurochirurgischer Verfahren behandelt. Zur Pathophysiologie chronischer Schmerzzustände sind auch ihre psychischen Auswirkungen zu erwähnen, die unter dem Begriff *algogenes Psychosyndrom* zusammengefaßt werden. Dieser Begriff umschreibt die Tatsache, daß Krebsschmerzen psychische Folgeerscheinungen mit der Konsequenz einer Schmerzverstärkung im Sinne einer Krebs-Schmerz-Spirale haben. Der chronische, quälende Krebsschmerz führt über Schlaflosigkeit, Sorgen und Verzweiflung zu Isolation, Hoffnungslosigkeit und Depression, woraus letztlich eine Schmerzverstärkung resultiert. Auf diesem Phänomen basiert die Forderung, bei schwersten Schmerzzuständen mit Analgetika *und* Psychopharmaka kombiniert zu behandeln.

Vor jeder Behandlung steht die sorgfältige Erfassung der individuellen Schmerzsituation. Hier haben sich Schmerztagebücher (visuelle Analogskalen) bewährt.

Medikamentöse Krebsschmerztherapie

Die Verabreichung von Medikamenten verfolgt einen an die jeweilige Schmerzsituation angepaßten Stufenplan. Hier steht an erster Stelle die Behandlung mit *peripher wirkenden Analgetika*. Charakteristikum dieser Substanzen ist die Hemmung der Prostaglandinsynthese. Diese Substanzen werden in *Stufe I* des Krebsschmerz-Therapie-Stufenplans bei Bedarf und in *Stufe II* regelmäßig in individuell zu haltenden Abständen gegeben. Die *Stufe III* dieses Konzeptes ist durch die regelmäßige Verabreichung eines peripheren Analgetikums zusätzlich zu einem zentralen Analgetikum gekennzeichnet. Abbildung 1 zeigt analgetische Potenz und Analgesiedauer der wichtigsten Opioide verglichen mit Morphiumäquivalentdosen. Buprenorphin zeichnet sich durch seine starke analgetische Wirkung und vor allem durch seine lange Wirkungsdauer aus. Nachteil ist die schlechte Dissoziation vom Rezeptor. Alle Opioide wirken dort, wo Opiatrezeptoren vorhan-

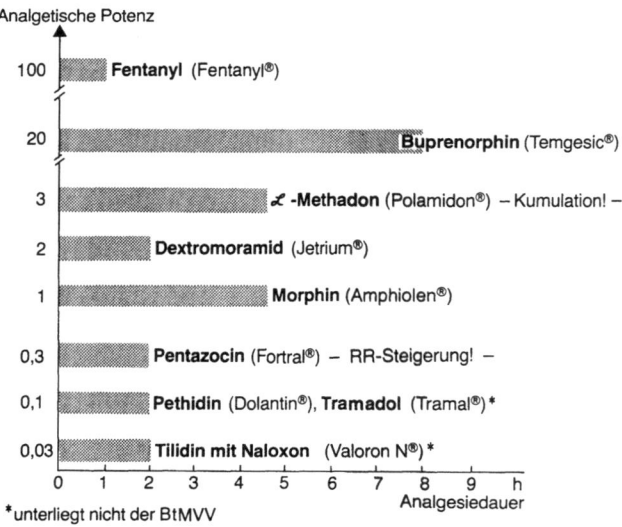

Abb. 1. Analgetische Potenz und Analgesiedauer der wichtigsten Opioide

den sind, also auch im Bereich der Rückenmarkhinterhorne – Grundlage der intrathekalen bzw. periduralen Opiatanalgesie –. Eine suffiziente medikamentöse Krebsschmerztherapie der Stufe III hat neben Dosierungsspezifika und Wirkcharakteristika der einzelnen Präparate auch das Zeitintervall zwischen den einzelnen Verabreichungen zu berücksichtigen, um bei weitgehender Schmerzausschaltung Überdosierungen und vor allem Veränderungen der Persönlichkeit des Patienten bzw. seiner Lebensqualität zu vermeiden. Die Kombination von peripherem Analgetikum und Opioid mit Neuroleptika bzw. Thymoleptika kennzeichnet die *Stufe IV* des Stufenplans der Krebsschmerztherapie. Neuro-Thymoleptika blockieren Schmerzmediatoren wie Serotonin peripher und zentral und führen zu einer Steigerung der Endorphinsynthese. Neuro-Thymoleptika, d.h. Psychopharmaka, wirken in Kombination mit den klassischen peripheren und zentralen Analgetika besonders effektiv. Abhängig von der Verhaltenstendenz des Patienten wird man Kombinationen wie Haloperidol und Clomipramin wählen (Verhaltenstendenz gequält unruhig). Bei gequält passiver Verhaltenstendenz empfiehlt sich zusätzlich zur Verabreichung von Analgetika die von Thioridazin und Imipramin. Die Wirkung dieser kombinierten Therapie wird von den Patienten so beschrieben: „Der Schmerz ist noch da, aber er tut nicht mehr weh."

Ausgehend von der visuellen Analogskala festgestellte schwerste Schmerzzustände erfordern die Kombination von Morphin (MST Tabletten) und Neuro-Thymoleptika in regelmäßigen Abständen *(Stufe V)*.

Spezielle anästhesiologische, neurologische und neurochirurgische Verfahren

Schwerste Schmerzzustände machen eine Erweiterung dieses Stufenplans erforderlich, wobei hier auf die Implantation von Reservoirsystemen hinzuweisen ist, die eine rezeptornahe Opiattherapie ermöglichen. Der Vorteil z.B. der periduralen Opiattherapie liegt darin, daß diese Behandlung $\frac{1}{5}$ bis $\frac{1}{3}$ der Dosis benötigt, die bei systemischer Behandlung mit zentral wirkenden Analgetika notwendig ist. Ein weiterer Vorteil dieser periduralen bzw. intrathekalen und neuerdings auch intraventrikulären Opiatapplikation ist die verlängerte Wirkdauer und das Fehlen einer Sympathicusblockade (Periduralkatheter).

Anästhesiologisch-neurologische Krebsschmerztherapieverfahren sind die Lokalanästhesie, die Leitungsanästhesie, die Neurolyse und die Neurostimulation. Die *Neurolyse* wird bei streng lokalisierten Schmerzen im Bereich peripherer Nerven, des Grenzstrangs und des Rückenmarkes eingesetzt. Sie entspricht der neurochirurgischen Rhizotomie. Eine zentrale Form der neurolytischen Therapie ist die Adenolyse (Letalitätsrate 4%!).

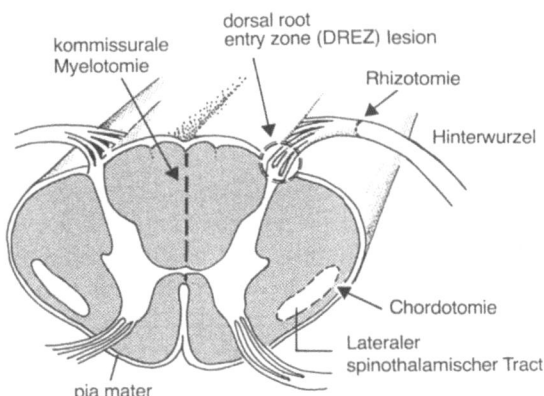

Abb. 2. Möglichkeiten neurochirurgischer Krebsschmerztherapie

Eine Aktivierung von Hemmsystemen, die über einen Endorphinanstieg zustande kommt, gelingt auch mit Hilfe der transkutanen peripheren *Nervenstimulation* (TNS). Eine Rückenmarks- oder Hinterstrangstimulation mit elektrischem Strom (*Dorsal-Column-Stimulation* – DCS) dient dem gleichen Zweck. Am Ende der medikamentösen und der anästhesiologisch-neurologischen Krebsschmerztherapie stehen die *neurochirurgischen Krebsschmerztherapieverfahren*. Neben der Neurektomie und der Sympathektomie sind hier vor allem die dorsale Rhizotomie, die anterolaterale Chordotomie, die kommissurale Myelotomie und die DREZ-Läsion zu nennen (Abb. 2). Thalamotomie und Hypophysektomie sind verzweifelten Einzelfällen vorzubehalten. Die *anterolaterale Chordotomie* besteht in einer Durchtrennung des Vorderseitenstranges des Rückenmarkes bzw. des lateralen spinothalamischen Traktes. Dieser noch bis vor kurzem rein operativ durchgeführte Eingriff wird heute in Form der zervikalen perkutanen Thermokoagulation durchgeführt (Erfolgsquote 75%, Erfolgsdauer im Schnitt 6 Monate).

Eine differenzierte Schmerztherapie beseitigt nicht nur akute Schmerzzustände, sondern zielt vor allem auf eine Langzeitausschaltung von Schmerzen und auf eine psychische Stabilisierung des Patienten. Implantierbare Medikamentenreservoirsysteme haben darüberhinaus eine wesentliche Individualisierung der Therapie bewirkt, die Patienten in infauster Situation ein vernünftiges Maß an Lebensqualität gewährleisten soll. Der mit Fragen der Schmerztherapie im Finalstadium urologischer Malignome konfrontierte Urologe sollte als ärztliche Bezugsperson seiner Patienten in der Lage sein, die Möglichkeiten einer modernen Schmerztherapie für den jeweiligen Einzelfall zu analysieren, bzw. die konsiliarische Tätigkeit von Anästhesiologen, Neurologen und Neurochirurgen zu koordinieren.

Prof. Dr. R. Harzmann
Urologische Klinik
Zentralklinikum Augsburg
Stenglinstraße
D-8900 Augsburg

Die Therapie des metastasierten Karzinoms im Endstadium

M. Westenfelder, H. Keller und W. Vahlensieck

Die Behandlung des Finalstadiums gehört zu den ärztlichen Aufgaben. Sie erfordert ein klinisches Umdenken. Ihre Zielrichtung ist bewußt rein symptomatisch. Finalstadium bedeutet für den Patienten die Auseinandersetzung mit der Tatsache, daß sein Leben zu Ende geht, dies bei bestehenden Schmerzen und Beschwerden, Angst vor der Zukunft und Sorge um die Zurückbleibenden. Für den Arzt bedeutet dies veränderte Therapieziele, gesteigerte persönliche Zuwendung trotz evtl. Vorwürfe und Anschuldigungen, Ende des fachspezifischen Wissens, Konfrontation mit eigenem Ende [1].

Therapieziel ist jetzt, es dem Patienten zu ermöglichen, die Tatsachen seines Lebens zu akzeptieren und seine Sachen zu ordnen. Ein Abschieben wegen Inkurabilität ist inadäquat. Zu berücksichtigen sind organische und psychische Vorgänge. Die Verlustbewältigung erfolgt nach Kübler-Ross [2] in relativ gesetzmäßig ablaufenden Phasen: 1. der Verdrängung der Realität, 2. der Auflehnung gegen die erkannten Tatsachen, 3. des Feilschens um lebensrettende Maßnahmen, 4. des Resignierens und schließlich 5. der Ruhe und Einsicht.

Die symptomatische Therapie des Finalstadiums besteht in der Bekämpfung der Tumorschmerzen, der tumorbedingten Beschwerden und Ausfälle und der Behandlung therapiebedingter Nebenwirkungen. Voraussetzung ist die Kenntnis der Physiologie des Schmerzes und der Möglichkeiten ihrer Behandlung [3]. Die klinische Untersuchung mit Schmerzanalyse wird vervollständigt durch eine Abklärung der psychischen Situation, so daß der Circulus vitiosus Schmerz, Angst, Schlaflosigkeit, Sorge und Isolation gleichzeitig mit der organischen Behandlung durchbrochen werden kann [1].

Symptomatische Therapie ist also Kombinationstherapie. Auch die Schmerzmedikation erfolgt bei starken Schmerzen kombiniert durch peripher und zentral wirkende Analgetika bzw. Antiphlogistika und Opiate, die nach Möglichkeit immer oral und ambulant erfolgen sollte. Die Medikation wird nach Therapieplan und nicht bei Bedarf gegeben. Dadurch wird eine Suchterzeugung eher verhindert als induziert. Zusätzlich werden trizyklische Antidepressiva, Kortikosteroide, Muskelrelaxantien, Antiemetika, Diuretika und Laxantien angewendet. Die Beschränkung auf möglichst wenige Präparate, deren Wirkungsmechanismus, Nebenwirkungen, Halbwertzeiten und Kombinationsmöglichkeiten bekannt sind, ist empfehlenswert, die sofortige Mitbehandlung opiat-bedingter Nebenwirkungen die Regel (Tabelle 1) [5]. Zur medikamentösen Therapie kommt bei Bedarf die physikalische Therapie mit Bestrahlung von Knochenherden bzw. knochensta-

Tabelle 1. Opioid-äquivalente Verhältnisse zu oralem Morphinsulfat. [Modifiziert nach Twycross (1982) Acta Anaest. Scand Suppl 74: 128]

Freiname	Handelsname	Wirkstärke Morphin=1	Wirkdauer Std.
Pethidin	Dolantin	1/8	2–3
Oxycodon	Enkodal	2/3	3–5
Ketobemidon	Cliradon	1	2–3
Methadon	L-Polamidon (kumuliert)	3–4	6–8
Dextromoramid	Jetrium	2	1–2
Hydromorphon	Dilandid	6	3–4
Pentazocin	Fortral	1/6	1–2
Buprenorphin	Temgesic	10–20	5–8
Morphin retard-Tabl.	MST-Mundipharma retard Tabl.	1	8–12
Tilidin-Naloxon	Valoron-N	1/10	1–2
Tramadol	Tramal	1/10	2–2

bilisierenden Maßnahmen, evtl. auch Nervenausschaltung, Anwendung von Interferenzströmen, Akupunktur, Korsetts und Liegeschalen zur Anwendung [7]. Spannungsschmerzen durch Lymphödem sprechen auf manuelle Lymphdrainage an. Die Entlassung setzt eine organisierte Hilfe zu Hause voraus, dazu eine Sicherung der Medikation und das Erstellen eines Medikationsschemas.

Die Therapie des Finalstadiums ist unkomplizierter als sie erscheint, dafür sehr viel erfolgreicher und befriedigender als primär angenommen werden könnte.

Literatur

1. Mount BM (1978) Palliative care of the patient with terminal cancer. In: Skinner DG, deKernion JB (eds) Genitourinary cancer. Saunders, Philadelphia, London
2. Kübler-Ross E (1969) On death and dying. MacMillan, New York
3. Jurna J (1985) Grundlagen der Schmerztherapie mit Analgetika und Nicht-Analgetika, Vortrag III. Int. Schmerzsymposion 29.11.–1.12. 1985 München
4. Pollen JJ, Schmidt JD (1989) Bone pain in metastatic cancer of the prostate. Urology 13: 129–134
5. Twycross R, Zenz M (1983) Die Anwendung von oralem Morphin bei inkurablen Schmerzen. Anaesthesist 32: 279–283
6. Zenz M, Piepenbrock S et al. (1985) Langzeittherapie von Krebsschmerzen. Kontrollierte Studie mit Buprenorphin. Dtsch Med Wochenschr 12: 448–453
7. Ammon J (1985) Schmerztherapie in der Radioonkologie. Vortrag III. Int. Schmerzsymposion 29.11.–1.12. 1985 München
8. Zenz M, Piepenbrock B, Schappler-Scheele M, Hüsch (1981) Peridurale Morphin-Analgesie III. Karzinomschmerzen. Anaesthesist 30: 508–513

Prof. Dr. M. Westenfelder
Urologische Abteilung des
Krankenhauses Maria-Hilf
D-4150 Krefeld

Palliative operative Therapie bei Skelettmetastasen von Malignomen des Urogenitaltraktes

U. Zwergel, H. Seiler, O. Schmitt, G. Deynet und Th. Zwergel

Metastasen sind die häufigsten Knochentumore. Bei jedem vierten Malignompatienten muß mit Absiedlungen in das Skelettsystem gerechnet werden. Eine Indikation zur chirurgischen Therapie bei Knochenmetastasen besteht aber erst bei drohender oder manifester pathologischer Fraktur, insbesondere bei Wirbelsäulenbefall mit Instabilität und drohender Querschnittslähmung sowie evtl. in ausgewählten Fällen bei chronischen Schmerzen, sofern andere konservative Maßnahmen wie Analgetika-Therapie, Hormonbehandlung oder Bestrahlung keinen Erfolg brachten. Nach Metastasenausräumung erfolgen Verbundosteosynthesen der Extremitäten bzw. Wirbelsäule, endoprothetischer Gelenkersatz, insbesondere am Hüft- und Schultergelenk oder in speziellen Ausnahmesituationen auch Amputationen.

In den Jahren 1974 bis 1986 unterzogen sich an den Universitätskliniken Homburg/Saar 47 Patienten chirurgischen Maßnahmen bei Knochenmetastasen von Malignomen des Urogenitaltraktes. 32 Patienten hatten Knochenmetastasen von hypernephroiden Nierenkarzinomen; in 4 Fällen konnte dabei eine Solitärmetastase entfernt werden und diese Patienten überleben mehrere Jahre rezidivfrei. Die Krankengeschichte einer dieser Patienten ist in Tabelle 1 zusammengefaßt und wesentliche Röntgenbefunde in Abb. 1 wiedergegeben.

Bei den übrigen Patienten handelte es sich um multiple Metastasen von 28 Karzinomen der Niere, 6mal von Prostata-Karzinomen, 5mal von Blasenkarzinomen, 3mal von Hodentumoren und 1mal von einem Peniskarzinom. Bei den metastasierten Nierenkarzinomen war die Absiedlung zu 68% in der Wirbelsäule aufgetreten und die sofortige operative Intervention bei drohender oder eingetretener Querschnittslähmung erfolgt. Diese operativen Eingriffe stellten bei multiplen Knochenmetastasen nur eine palliative Therapie dar. Bei einer Überlebenszeit nach dem ersten palliativen chirurgischen Eingriff von maximal einem Jahr in über 90% dieser Patienten (Abb. 2) besteht das Ziel eines derartigen Eingriffs in der frühen Stabilisierung des zerstörten Skelettsystems, in der Möglichkeit, die Schmerzen damit zu lindern und eine rasche Mobilisierung des Patienten erreichen zu können. Wenngleich diese

Tabelle 1. Krankheitsverlauf einer Patientin, geb. 1921

3/81   Osteolyse im Bereich des rechten Schambeines, Tumornephrektomie

4/81   Resektion der isolierten Metastase, Ersatz des vorderen Beckenringes durch ein Kunststoffimplantat

1/86   Metastasenausräumung im Bereich des rechten Foramen obturatum

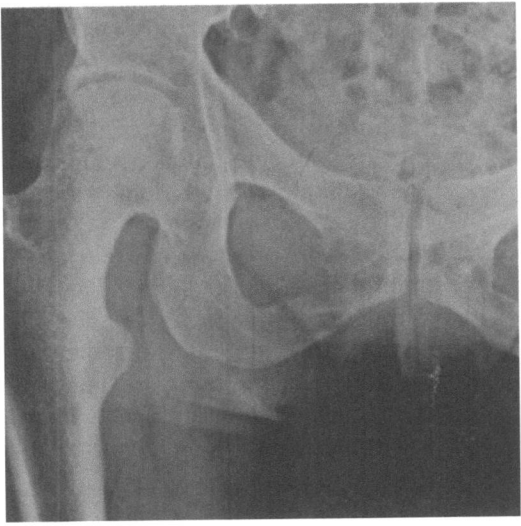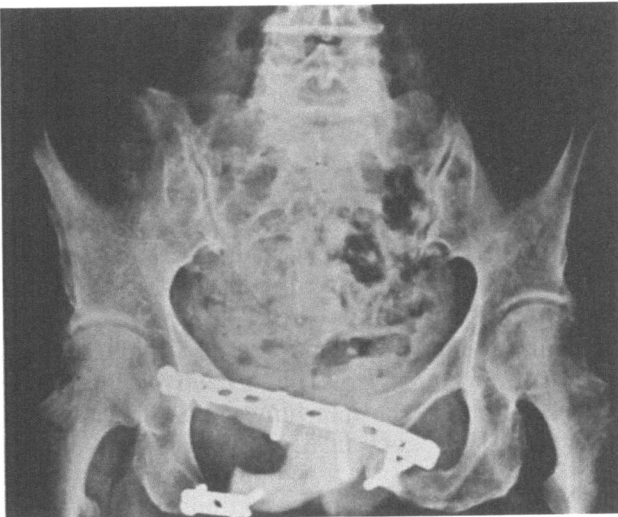

Abb. 1. Prä- und postoperativer Röntgenbefund der Nierenkarzinom-Metastase im rechten Schambein

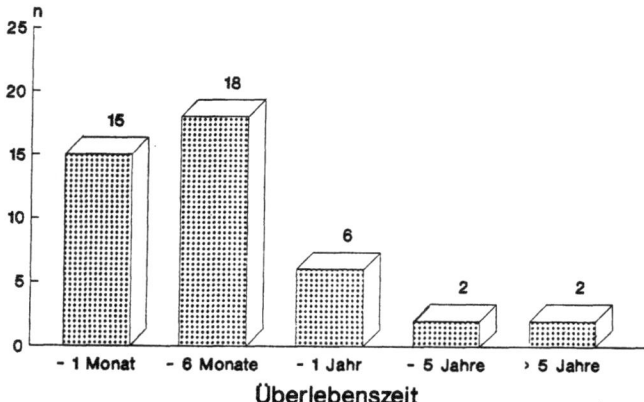

Abb. 2. Überlebenszeit bei Skelettmetastase nach palliativer Operation (n = 43)

operativen Maßnahmen bei annähernd 6000 behandelten Patienten mit Karzinomen des Urogenitaltraktes im angegebenen Zeitraum vergleichsweise selten notwendig waren, bedeuten sie jedoch für den Einzelnen eine erhebliche Verbesserung der Lebensqualität.

Literatur

1. Fancis KC (1970) The role of amputation of metastatic bone cancer. Clin Orthop 73: 61-63
2. Muhr G, Tscherne H (1979) Chirurgische Therapie von Knochentumoren. Unfallheilkd 82: 507-516
3. Schmitt O, Kolles H (1986) Das Lebenserwartungsdefizit (LED). Ein Beurteilungskriterium für den Verlauf bösartiger Tumoren. Z Orthop 124: 587-591
4. Schweiberer L, Zwank L (1982) Erkrankungen des Halte- und Bewegungsapparates; In: Berchtold, Hamelmann, Peiper (Hrsg) Arbeitsbuch Chirurgie Bd II. Urban u. Schwarzenberg, München Wien Baltimore, S 449 ff

Dr. med. Ulrike Zwergel
Urologische Klinik der Universität des Saarlandes
D-6650 Homburg/Saar

Anforderungen der Polychemotherapie an eine urologische Allgemeinstation

H. Porst, P. Winter, H. van Ahlen und A. von Stauffenberg

Die Chemotherapie ist mittlerweile fest etablierter Bestandteil der Behandlung urologischer Malignome, insbesondere beim Hodentumor und beim Urothelkarzinom und mit Vorbehalt auch beim Prostatakarzinom. Vor dem Hintergrund von durchschnittlich 120 jährlich auf einer urologischen Allgemeinstation durchgeführten Polychemotherapien soll auf die Besonderheiten dieser Therapieform für eine urologische Allgemeinstation eingegangen werden.

Zytostatika in der Urologie

Die in der urologischen Onkologie gebräuchlichsten Zytostatika sind Cisplatin, Methotrexat, Vinblastin, Bleomycin, Ifosfamid, Etoposid, Adriamycin, Cyclophosphamid, Mitomycin, 5-FU, 4'-Epidoxorubicin und Estramustinphosphat. Die hohen Remissionsraten beim Hodentumor und die mittlerweile auch ermutigenden Ergebnisse beim Urothelkarzinom sollen nicht darüber hinwegtäuschen, daß die meisten diesbezüglich in der urologischen Literatur publizierten Resultate auf inneren onkologischen und nicht auf urologischen Abteilungen erzielt wurden und deshalb viele Kollegen zwar mit den Ergebnissen der Chemotherapie, nicht aber mit der Problematik vertraut sind, welche diese Therapie sowohl für den Patienten als auch für das Personal bringen kann.

Anforderungen der Polychemotherapie

Die Polychemotherapie stellt hohe Anforderungen an das Pflegepersonal, welche vergleichbar mit dem Pflege- und Zeitaufwand für größte urologische Operationen sind. Die täglich erforderlichen Laborkontrollen, die äußerst aufwendige Infusionstherapie mit hohen Infusionsvolumina (4-6 ltr./24 h) sowie die fachgerechte Zubereitung und Entsorgung der Zytostatika ist mit einem enormen Zeit- und Personalaufwand verbunden.

Besondere Anforderungen stellt die Chemotherapie aber auch an das ärztliche Personal, wobei hier insbesondere auf die sichere Beherrschung zentralvenöser Zugänge, auf die korrekte Indikationsstellung und Dosisberechnung sowie auf die Kenntnis, rechtzeitige Erkennung und Therapie zytostaseinduzierter Komplikationen hingewiesen sein soll.

Komplikationen der Zytostase

Ein therapeutisch wirksames Chemotherapieregime beinhaltet oftmals auch gravierende Komplikationsmöglichkeiten, welche sich aus den zytostatika-eigenen Nebenwirkungen ableiten (Tabelle 1). Zu äußerst unangenehmen Komplikationen kann die Extravasation zytostatikahaltiger Infusionslösungen führen, wobei hier insbesondere Adriamycin, Cisplatin, Vinblastin und Mitomycin starke Gewebsirritationen mit schwersten Nekrosen hervorrufen können [2].

Die Knochenmarkstoxizität der in der Urologie üblichen Chemotherapieregimes kann zu schwersten Blutungs- und septischen Komplikationen bis hin zum Exitus letalis führen [4].

Aber auch eine chronische, meist dosisbezogene Toxizität kann zu einer erheblichen Patientengefährdung führen. Hingewiesen sei hier auf die Nephrotoxizität von Cisplatin und Methotrexat gerade bei eingeschränkter Nierenfunktion, wie sie ja häufig bei älteren Patienten angetroffen wird. Seltene, aber dafür oftmals letal verlaufende Komplikationen stellen die bleomycininduzierte Pneumonitis und Lungenfibrose sowie die adriamycininduzierte Kardiomyopathie dar. Die Prophylaxe zytostatikainduzierter Nebenwirkungen beginnt bei der richtigen Patientenselektion. Patienten mit deutlich reduziertem Allgemeinzustand, also erheblich herabgesetztem Karnofsky-Index sind nicht nur untauglich für große Operationen sondern auch für eine Polychemotherapie. Relevante Grunderkrankungen wie eingeschränkte Nierenfunktion, Herzinsuffizienz und koronare Herzkrankheit bedeuten oftmals eine erhebliche Indikationseinschränkung zur Zytostase [6]. Ein besonderes Augenmerk gilt hierbei auch einer eingeschränkten Knochenmarksreserve, welche sich nicht unbedingt immer aus den laborchemischen Parametern ablesen läßt. Eine entsprechende Anamnese wie Vorbestrahlung, frühere Chemotherapie oder multiple ossäre Filiarisierung sollten daran denken lassen. Die gezielte und rechtzeitige Substitution von Blutbestandteilen, der rechtzeitige Einsatz von Breitbandantibiotika und Antimykotika sowie evtl. Immunglobulinen bei drohender Nadir-Sepsis vermag zytostaseinduzierte septische Komplikationen meist noch rechtzeitig abzufangen [5].

Der Umgang mit Zytostatika kann aber auch zu einer Gefährdung insbesondere des Pflegepersonals führen (Tabelle 2). Akzidentelle Haut- und Schleimhautirritationen sowie akzidentelle Inkorporationen von Zytostatika sind hierbei meist auf Fehler im Umgang mit den Substanzen zurückzuführen. Wesentlich besorgniserregender sind hierbei allerdings die vereinzelt in der Literatur beschriebenen Chromosomenanomalien sowie die Beobachtungen erhöhter Abortraten bei regelmäßig Zytostatika exponierten Schwestern [1, 3].

Geeignete Prophylaxemaßnahmen wie das Tragen von Handschuhen, Schutzkitteln und Schutzbrille, die fachgerechte Entsorgung von Zytostatika, vergleichbar mit der hochinfektiösen Mülls sowie regelmäßige Fortbildungsveranstaltungen tragen zu einem auf ein vertretbares Maß reduzierten Gefährdungsrisiko des Personals bei. Optimal wären separate Zubereitungsräume mit vertikalem Laminar-Flow-Abzug, Bedingungen, welche sich aus Kostengründen in praxi leider nur selten erfüllen lassen [1, 3].

Tabelle 1. Komplikationen der Zytostasetherapie

I	Knochenmarkstoxizität (Methotrexat, Cisplatin, Vinblastin, Adriamycin, Mitomycin)
II	Nephrotoxizität (Cisplatin, Methotrexat, Mitomycin)
III	Gastrointestinal (Erbrechen: Cisplatin, Obstipation: Vinblastin, Mucositis: Methotrexat, 5-FU, Mitomycin, Etoposid)
IV	Pulmonal (Bleomycin, Methotrexat, Mitomycin)
V	Kardiotoxizität (Adriamycin, 4'-Epidoxorubicin)
VI	Neurotoxizität (Cerebral: Ifosfamid, Cisplatin Neurotoxisch: Vinblastin, Cisplatin, Etoposid Ototoxisch: Cisplatin)
VII	Alopezie

Tabelle 2. Personalgefährdung durch Zytostatika

I	Haut- und Schleimhautirritationen (Bleomycin, Cisplatin, Adriamycin, Ifosfamid, Vinblastin, Mitomycin, Estracyt)
II	Akzidentelle Inkorporationen (Haarausfall, Nausea, Schwindel)
III	Teratogenes bzw. mutagenes Potential (Cisplatin, Cyclophosphamid, Adriamycin, Vinblastin, Ifosfamid, Mitomycin) Chromosomale Veränderungen Erhöhte Abortrate

Ökonomische Gesichtspunkte der Polychemotherapie

Schließlich soll auch noch kurz der Kostenfaktor der Zytostasetherapie angesprochen werden. Chemotherapie bedeutet immer einen hohen Kostenaufwand, welcher sich durch evtl. erforderliche supportive Maßnahmen bei drohenden septischen oder Blutungskomplikationen drastisch auf 5-stellige Summen erhöhen kann. Unter Berücksichtigung der Maxime, den Tumorpatienten im Hinblick auf die Lebensqualität so kurz als möglich zu hospitalisieren, bedeutet Polychemotherapie für den Krankenhausträger immer einen bei weitem nicht kostendeckenden Pflegesatz. Zusammenfassend ist festzustellen, daß die Polychemotherapie in der urologischen Onkologie entsprechende fachliche, personelle und finanzielle Anforderungen an eine urologische Allgemeinstation stellt. Polychemotherapie sollte zwar, wenn möglich, in urologischer Hand bleiben, sollte aber gleichzeitig nur von den Abteilungen durchgeführt werden, welche durch ein entsprechendes Patientenaufkommen und damit verbundene Routine ein vertretbares Risiko für Patient und Personal gewährleisten.

Literatur

1. Berdel WE, Fink U, Rastetter J (1987) MMW 128: 319
2. Joss R, Gänger KH, Gerber AU, Kiser J, Rosenthal Chl, Brunner KW (1984) Akt Urol 15: 190
3. Knowles RS, Virden JE (1980) Br Med J 30: 9
4. Schreml W, Röttinger E (1985) MMW 37: 857
5. Strohmeyer T, Hartmann M, Berkel J, Weidringer J (1985) Umweltmedizin 3: 56
6. Wilmans W, Binsack T, Sauer H (1985) DMW 110: 1959

Prof. Dr. H. Porst
Urologische Universitätsklinik
Sigmund-Freud-Str. 25
D-5300 Bonn 1

Psychoonkologische Probleme bei der Betreuung von Tumorpatienten

R. Kreibich-Fischer

Langjährige, intensive Gespräche mit Krebspatienten haben mir gezeigt, daß diese Menschen im Laufe ihrer Behandlung häufig mehr unter ihrer Patientenrolle leiden, als unter der Tatsache der Erkrankung selbst. Das wird weniger mit den anstrengenden Therapien begründet, als mit Störungen in der Kommunikation.

Folgende Belastungen werden dabei am häufigsten genannt:

1. Die Diagnose Krebs wird oft als psychische Extremsituation erlebt, bei der der Patient seine normale Wirklichkeit zu verlieren glaubt. Der Konsens, daß das Leben im wesentlichen so weitergehen wird wie bisher, ist jäh zerbrochen. Der Tod ist nicht mehr der Tod der anderen, sondern vielleicht auch bald der eigene.
2. Die Patienten werden in ihren sozialen Bezügen häufig mit ambivalenten Gefühlssituationen konfrontiert, bei denen durch Mitleid und Trauer, aber auch durch Ablehnung oder Ausgrenzung ihr Selbstbild in Frage gestellt wird.
3. Im Krankenhaus erleben sie, daß ihr einmaliges Schicksal alltäglich ist und niemanden zu besonderer Aufmerksamkeit animiert.
4. Patienten sind belastet durch die Inkongruenz der gegenseitigen Erwartungen zwischen ihnen und den Ärzten und Schwestern. Ärzte erwarten das, was die Behandlung nicht stört oder verzögert, also compliance, Patienten erwarten Verständnis für ihre Angst.
5. Die Art der Aufklärung bedeutet häufig immer noch eine negative Weichenstellung für die Krankheitsbewältigung.
6. Die gestörte Reziprozität, das wechselseitige Geben und Nehmen, hat pragmatisch und atmosphärisch erhebliche Konsequenzen. Patienten fühlen sich oft in einer Bittstellerrolle, was für sie rational nicht zu bewältigen ist. Liebevolle Zuwendung kann diese Streßsituation mildern.
7. Patienten werden im Krankenhaus mit diversen Rollenzuweisungen konfrontiert, weil ihrerseits auch Ärzte und Schwestern häufig bestimmte Rollen einnehmen. Patienten fühlen sich aufgrund ihrer ohnehin abhängigen Situation nur meist nicht in der Lage, die ihnen zugewiesene Rolle einzunehmen.
8. Auch alltägliche Probleme mit Mitpatienten, Lärm, Essen und Nachtruhe haben einen hohen Stellenwert.

Diese unvollständige Aufzählung der vielfältigen Belastungen vor allem auch von Krebspatienten, provoziert die Frage, was Ärzte für die Patienten und damit auch für sich selbst tun können.

1. Krebs als chronische Erkrankung erfordert eine langfristige Konzipierung des Arzt-Patient-Verhältnisses. Dabei sollte vorrangig eine tragfähige gefühlsmäßige Bindung aufgebaut werden.
2. Aufklärung ist ein Prozeß. Sie sollte einfühlsam erfolgen und ständig an Veränderungen in der Befindlichkeit des Patienten adaptiert werden, wobei der Patient auch in unangenehme Tatsachen seiner Erkrankung einbezogen werden sollte.
3. Eine umfassende Sozialanamnese gibt Hinweise auf die sozialen Beziehungen des Patienten, aber auch auf seine subjektiven Krankheitstheorien, seine Hoffnungen und Ängste.
4. Krebs ist ein gravierender Einbruch in das Hoffnungsprinzip. Dennoch erwarten Patienten weder Mitleid noch Neutralität, sondern menschliche Anteilnahme und Verständnis für die vielfältigen bedrängenden Gedanken und Gefühle.
5. Eine Tumorzentrierung und die damit häufig verbundene Übertherapierung sollten vermieden

werden. Maßstab für die Behandlung sollten allein die Bedürfnisse des Menschen sein, der zum Patienten geworden ist.
6. Dabei muß auch beachtet werden, daß dieser Mensch mit seinen ganzen Fehlanpassungen ins Krankenhaus kommt und hier nicht der Ort seiner Umerziehung sein sollte.
7. Der Patient sollte keine Angst vor Schmerzen haben müssen, so wie auch Schmerzmittel niemals als Mittel der Disziplinierung eingesetzt werden dürfen. Schmerz ist dabei nicht nur der Tumorschmerz, sondern auch der psychogene Schmerz, der bei großen Ängsten, Einsamkeits- und Verlassenheitsgefühlen auftreten kann.

Ganz generell plädiere ich für mehr Offenheit im Arzt-Patient-Verhältnis, was viele Mißverständnisse und gegenseitige Schuldzuweisungen verhindern könnte. Der Arzt sollte ohne Angst, vereinnahmt zu werden, Normalität, Freude und Körperkontakt zulassen. Er sollte weniger über die Modalitäten der Behandlung, sondern mehr über deren subjektive Bedeutungen für den Patienten sprechen. Es ist nicht wichtig, was der Arzt über die Situation des Patienten denkt, sondern wie dieser sich fühlt. Tatsachen verändern sich, die Kommunikation auf der Gefühlsebene kann immer wahrhaftig sein, bis zum Tod des Patienten. Patienten lasten dem Arzt nicht die Diagnose „Krebs" an, sie wollen nicht, daß er an ihrem Leiden teilhat, ja sie erwarten meistens auch nicht, daß er sie heilt. Sie haben fast immer eine große Sensibilität für die Individualität dieser Erkrankung und den Bezug zu ihrem Selbst. Sie erwarten aber Offenheit, Fürsorge, die Erhaltung ihrer Würde, Anteilnahme und Begleitung, auch die zum Tode hin.

Ich glaube nicht, daß – wie es neulich ein bekannter Onkologe ausdrückte – Ärzte lernen müssen, „mit dem Versagen umzugehen". Ich glaube, daß Ärzte, die Krebspatienten behandeln, Erfolg neu definieren müssen: Erfolg besteht darin, die Patienten zu verstehen und von ihnen verstanden zu werden.

Renate Kreibich-Fischer
Goethestr. 33c
D-1000 Berlin 37

Problemorientierte Patientenaufklärung und Betreuung bei urologischen Tumoren am Beispiel des metastasierenden Hodentumors

R. M. Schaefer und W. D. Miersch

Beitrag nicht eingereicht

Psychische Probleme von Hodentumorpatienten

M. Reis, A. Knipper, R. A. Bürger und H. Vietsch

Im Bundeswehrzentralkrankenhaus Koblenz wurden vom 1.1.1976 bis 30.6.1986 208 Patienten wegen eines Hodentumors behandelt. Am 1.10.1986 schickten wir 120 Hodentumorpatienten, deren Behandlung seit mindestens 3 Monaten abgeschlossen war, einen 63 Fragen umfassenden Fragebogen zu. Dieser beinhaltete Fragen zur Therapie, zu Bezugspersonen, zur Tumornachsorge, zu Veränderungen im Berufsleben, im Privatleben, in der Partnerschaft, der Sexualität und zur Fertilität. Von den 120 Fragebögen waren letztlich 95, also 80% evaluierbar. Sämtliche Patienten waren zum Zeitpunkt der Umfrage tumor- und rezidivfrei. Das Ende der Therapie lag zum Zeitpunkt der Umfrage zwischen 3 Monaten und 10 Jahren, im Durchschnitt 3,2 Jahre zurück. Das Alter der Patienten lag zwischen 20 und 55 Jahren, im Durchschnitt betrug es 29,8 Jahre. Bei 27 Patienten war neben der Semikastratio eine Radiatio, bei 25 Patienten eine retroperitoneale Lymphknotenausräumung und bei 34 Patienten eine retroperitoneale Lymphknotenausräumung und zytostatische Behandlung durchgeführt worden. Bei den restlichen 9 Patienten wurden andere Therapieschemata angewandt.

Zeit der Behandlung

88% der Patienten fühlten sich nach dem stationären Aufnahmegespräch über ihre Erkrankung, die therapeutischen Möglichkeiten und die Prognose umfassend aufgeklärt. 92% hielten es für richtig, daß Ihnen vor der Semikastratio klar gesagt wurde, daß sie mit hoher Wahrscheinlichkeit einen malignen Tumor hatten. 48% hatten nach dem Aufnahmegespräch Angst, sterben zu können.

Therapie

Bei der Therapie wurde die Radiatio weniger schlimm empfunden als die retroperitoneale Lymphknotenausräumung, diese wiederum weniger schlimm als die Zytostase. So gaben bei den Patienten, bei denen eine retroperitoneale Lymphknotenausräumung und zytostatische Behandlung durchgeführt worden war, 21% die retroperitoneale Lymphknotenausräumung, jedoch 79% die zytostatische Behandlung als schlimmste Zeit während der gesamten Behandlung an.

Tumornachsorge

98% der befragten Patienten nehmen regelmäßig an einer Tumornachsorge teil, 92% ausschließlich und 6% teilweise an der Tumornachsorge des Bundeswehrzentralkrankenhaus. 95% empfinden die bei Ihnen durchgeführte Tumornachsorge als sinnvoll und effektiv. Trotz der klinischen Rezidivfreiheit haben 61% der Patienten Angst vor einem Rezidiv. Dabei besteht kein Zusammenhang mit der erfolgten Therapie. Die Angst vor einem Rezidiv nimmt allerdings mit zunehmendem Alter und Zeitintervall zum Therapieende ab.

Beruf

31% der Patienten gaben an, daß es nach Therapieende durch die Erkrankung zu beruflichen Veränderungen gekommen sei. 4 Patienten wurden umgeschult, 10 Patienten arbeitslos. Sämtliche Patienten, die arbeitslos wurden, waren jünger als 30 Jahre. Die meisten beruflichen Veränderungen gab es in der Altersklasse von 26-30 Jahren.

Privatleben

Seit Diagnose und Therapie der Tumorerkrankung leben 65% der Patienten intensiver, genießen 67% das Leben mehr, legen 67% mehr Wert auf Partnerschaft, haben 36% mehr Interesse an der Sexualität, fühlen sich 76% voll leistungsfähig, leiden 19% häufiger unter Narbenbeschwerden und 26% unter depressiven Verstimmungen. Die Patienten, die zum Zeitpunkt der Therapie älter als 30 Jahre waren und die Patienten, bei denen neben der Semikastratio lediglich eine Radiatio durchgeführt worden war, weisen insgesamt eine positivere Lebenseinstellung als die Vergleichsgruppen auf.

Partnerschaft

79% der Patienten hatten während der Behandlung eine Lebensgefährtin. 81% dieser Patienten hatten zum Zeitpunkt der Umfrage die gleiche Partnerin wie während der Therapie. Von den 35 Patienten, die älter als 30 Jahre alt waren, hatte nur einer nicht mehr die gleiche Partnerin wie zum Zeitpunkt der Therapie. Insgesamt 19% der Patienten gaben an, in einer Partnerschaft wegen der Erkrankung und deren Therapie Schwierigkeiten gehabt zu haben.

Fertilität

Vor der Therapie hatten 32% der Patienten eigene Kinder. 6% der Patienten gab an, die Partnerin habe nicht mit Verständnis auf die fehlende Möglichkeit reagiert, eigene Kinder zu zeugen. 41% der Patienten leidet darunter, daß sie keine eigenen Kinder mehr zeugen können. Bei den Patienten, die vor Therapiebeginn bereits eigene Kinder gezeugt hatten, trifft dies in 15% zu. Von den Partnerinnen leiden 21% unter der Infertilität des Mannes. 3 Patienten hatten zwischenzeitlich ein Kind gezeugt, 1 Patient hatte ein Kind adoptiert.

Kryosperma

4 Patienten hatten vor der retroperitonealen Lymphknotenausräumung Kryosperma anlegen lassen. Keiner dieser Patienten ist zwischenzeitlich Vater eines eigenen Kindes geworden. 16% aller Patienten würden sich im Nachhinein entschließen, Kryosperma anlegen zu lassen.

Hodenprothese

4 Patienten hatten sich eine Hodenprothese einpflanzen lassen. Diese 4 Patienten würden sich im Nachhinein erneut eine Hodenprothese einpflanzen lassen. Nur ein Patient ohne Hodenprothese würde sich im Nachhinein eine solche einpflanzen lassen. Die restlichen Patienten erachten eine Hodenprothese als überflüssig.

Schlußfolgerung

Wie unsere Ergebnisse zeigen, muß der Hodentumorpatient eine Reihe von Problemen durch seine Erkrankung und deren Therapie bewältigen. Trotz der ständigen Angst um ein Rezidiv, trotz persönlicher, partnerschaftlicher und beruflicher Probleme, trotz fehlender Fertilität, können die meisten Patienten ein normales Privat- und Berufsleben führen.

Dr. M. Reis
Urologische Klinik
Medizinische Universität
Ratzeburger Allee 160
D-2400 Lübeck

II. Hauptthema:
Die Stoßwelle – Endourologie

Extrakorporale Stoßwellenlithotripsie (ESWL) – Physikalische und biologische Grundlagen

Die Stoßwelle: Erwünschte und nicht erwünschte Wirkungen

Ch. Chaussy

Sieben Jahre sind inzwischen seit der ersten humanen ESWL-Behandlung im Februar 1980 vergangen, vier Jahre seit der Inbetriebnahme der 2. ESWL-Anlage hier in Stuttgart und damit seit dem Beginn der serienmäßigen Verteilung der ESWL-Technologie, zunächst in der Bundesrepublik Deutschland, danach weltweit.

Man würde nun meinen, daß inzwischen die Methode der nicht invasiven Steinbehandlung standardisiert ist und daß sämtliche, womöglich zu Anfang bestandene Strategieunterschiede ausdiskutiert seien. Weiterhin, daß die Urologie, nachdem sie trotz anfänglicher Bedenken und Abgrenzungsauseinandersetzungen mit der Radiologie, diese Methode im eigenen Fachgebiet halten konnte, und ein einheitliches Konzept nach außen anbieten kann.

Daß dem leider nicht ganz so ist, läßt sich an der gerade in der letzten Zeit zunehmenden Diskussion über Verteilungsstrategien, über die Wertigkeit und Analyse von kompetitiven Technologien ablesen, die allerdings in vielen Bereichen durch Herstellerbroschüren und reißerisch aufgemachte Artikel in der Laienpresse abgedeckt wird. Unberücksichtigt bleibt hierbei leider, daß bei der hiermit verbundenen Verunsicherung von Kollegen und Patienten Erreichtes gefährdet werden kann.

Lassen Sie mich nun zunächst über Erreichtes sprechen: Erreicht werden konnte innerhalb einer relativ kurzen Zeit eine vollständige Änderung der Behandlungsmöglichkeiten des Harnsteinleidens. Dies ist eindrucksvoll demonstrierbar an der zunehmenden Zahl der in Deutschland durchgeführten ESWL-Behandlungen, wobei in diesem Jahr mit einer weiteren Steigerung der im letzten Jahr erreichten 18 720 Behandlungen zu rechnen ist. Dennoch bleibt die Frage, was mit den, nach unterschiedlicher Berechnung, ca. 10 000–15 000 Patienten passiert, die zusätzlich pro Jahr steinsaniert werden.

An den Indikationen der nicht offen operativen Behandlungsmethoden kann es nicht liegen, daß diese Patienten den Zentren nicht angeboten werden. Übereinstimmend und basierend auf den Erfahrungen von weltweit insgesamt ca. 50 000 ESWL-Behandlungen ergibt sich derzeit eine Notwendigkeit zu offen operativen Steinsanierungen von ca. 3–5% aller zu behandelnden Steinfälle.

Liegt es an der Verteilung und Verfügbarkeit der Behandlungszentren? Zumindest läßt sich dies nicht anhand der Wartelisten der bestehenden Zentren ablesen, die inzwischen für Notfälle nicht mehr existent sind und die bei elektiven Behandlungen im Tagesbereich liegen.

Bis zum heutigen Tag sind 29 Lithotripsiezentren in Betrieb. 7 weitere, vom Sozialministerium genehmigt, werden in den nächsten Monaten in Betrieb gehen. Bei einer durchschnittlichen Belastung von 1000 Behandlungen pro Jahr pro Zentrum ergibt sich eine Behandlungskapazität von ca. 35 000 Patienten pro Jahr.

Zur gleichen Zeit ergeben die Erhebungen von einzelnen Sozialministerien eine weiterhin erstaunlich hohe Anzahl operativer Steinsanierungen. Sicher formiert sich hieraus eine Kritik, die wir in der Urologie ernst nehmen sollten, um uns präventiv über verbesserte kooperative Modelle Gedanken zu machen, bevor administrative und juristische Regularien Lösungen implizieren, die am eigentlich Gewollten vorbeigehen. Eines kann jedoch als sicher angenommen werden, daß eine unbedenkliche Weitervermehrung von Lithotripsiegeräten bei konsequenter Weise damit verbundener geringerer Auslastung und höher werdender Kosten pro Behandlung im Rahmen der Kostendämpfung nicht zu viele Freunde finden wird.

Lassen Sie mich auf weitere Verbesserungen der letzten Zeit eingehen. Als wesentliches ist hierbei sicher die Entwicklung im Bereich der schmerzfreien bzw. anästhesiefreien Stoßwellenapplikation zu sehen, die, stimuliert von den Entwicklungen der Homburger Gruppe, mit der piezoelektrischen Stoßwelle inzwischen durch Modifikation der Energiequelle auch Einzug bei den Lithotriptern der ersten Generation gefunden hat.

Gelernt hat man hierbei, daß die Schmerzempfindung abhängig ist von der Energiehöhe der Stoßwelle und der Größe des Energieeintrittsfensters an der Haut. Je geringer der Quotient aus Druck/Fläche und je größer die Eintrittsappertur ist, desto geringer erweist sich die Schmerzbelastung bei Stoßwellenexpositionen.

Allerdings scheint sich diese einfache Formel nicht in jedem Fall mit einer problemlosen Steindesintegration zu vertragen, und der Bereich, in dem eine schmerzfreie Steindesintegration in *einer* erfolgreichen Behandlung möglich ist, scheint enger zu sein als anfänglich angenommen werden konnte. So stellt sich zunehmend die Frage, wie viele Wiederholungsbehandlungen sind akzeptabel, um dafür in höheren Prozentsätzen anästhesiefreie Behandlungen durchführen zu können.

Wie in letzter Zeit in Präsentationen ablesbar, hat hierbei die zunehmende Schmerzfreiheit der Behandlung in den Geräten der ersten Generation die Anzahl der Patienten, die mehr als eine Behandlung benötigen, von ca. 10-12% auf 20-25% ansteigen lassen, während die Angaben von der piezoelektrischen Stoßwelle zwischen 30-70% schwanken.

Die Konsequenz aus diesen Zahlen und die Frage nach der Akzeptanz derartiger Re-ESWL-Raten werden sicherlich noch Grundlage für manigfache Diskussionen sein, allerdings nur dann, wenn sicher ausgeschlossen werden kann, daß hierbei nicht eine Addition der potentiellen post ESWL Komplikationen auftritt. Es besteht kein Zweifel, daß eine anästhesiefreie Steinbehandlung bei gleicher Desintegrationsqualität einen weiteren großen Schritt vorwärts für die nicht invasive Harnsteinbehandlung darstellen würde. Inwieweit allerdings diese Anästhesiefreiheit auf auxiliäre Eingriffe, wie z. B. Cystoskopien mit Steinmanipulationen zu übertragen ist, bei denen sich zumindest in der Vergangenheit eine zuverlässige Schmerzausschaltung für Patienten und Urologen als angenehm und erstrebenswert erwiesen hat, sei dahingestellt.

Zweifelsohne befinden wir uns in der Steintherapie, trotz aller erreichten Erfolge, noch immer im Stadium heftiger Umstrukturierungen, die zum einen durch Adaptationen auf dem Technologiesektor hervorgerufen werden, aber auch zum anderen durch die weitgestreute zunehmende Erfahrung in der Nachsorge der ESWL-behandelnden Patienten bedingt ist.

Es ist hierbei zu erwarten, daß die endgültige Lösung dieser Frage in der Integration jetzt noch konträr klingender Ansätze zu suchen ist. Hierzu gehört die offene Diskussion erreichter Ergebnisse in wissenschaftlicher Objektivität. Es bleibt zu hoffen, daß wir auf dem diesjährigen Kongreß hierbei einen großen Schritt weiterkommen. Es wäre wünschenswert, wenn, nachdem nahezu alle der hier diskutierten Innovationen aus der deutschen Urologie kamen und weltweite Anerkennung fanden, auch deren Einordnung zueinander hier stattfinden könnte.

Lassen Sie mich zum Schluß einen Ausblick auf durch den Einsatz von Stoßwellenenergie evtl. zu Erreichendes geben:

Das bereits klinisch angewandte Paradebeispiel ist die Gallensteintherapie, wobei bis zum heutigen Tage bereits mehr als 400 Patienten ohne wesentliche Komplikationen erfolgreich behandelt wurden. Erste Versuche in der Beeinflussung des Wachstums von Tumorzellen ergaben in vitro und in ersten in vivo Versuchen ermutigende Ergebnisse und rechtfertigen weitergehende Studien. Erste experimentelle Untersuchungen zeigen evtl. therapeutisch umsetzbare Wirkungen auf Muskelkontraktilität und Knochenwachstum, was eine mögliche Anwendung der Stoßwelle auch in anderen steinunabhängigen Gebieten der Medizin eröffnen würde. Große Hoffnungen werden auch weiterhin in mögliche Behandlungsmodalitäten für die Arteriosklerose gesetzt, wobei derzeit allerdings keine kliniknahen experimentellen Ergebnisse vorliegen.

Sie sehen, daß wohl in Zukunft auch andere Fachgebiete einer gewissen stoßwellenbedingten Unruhe entgegensehen. Es bleibt dabei zu hoffen, daß das dabei Erreichte an die Erfolge in der Harnsteintherapie anknüpfen kann.

Prof. Dr. Ch. Chaussy
Chefarzt der Urologischen Abteilung
des Städtischen Krankenhauses
D-8000 München-Harlaching

Therapeutische und traumatische Eigenschaften von Flüssigkeitsstoßwellen

E. Häusler und L. Stein

In der extrakorporalen Lithotripsie angewendete Verfahren (Unterwasserfunken, piezoelektrische und elektromagnetische Verfahren, Laserimpulse) erzeugen unterschiedliche Stoßwellen, deren Eigenschaften im Zeit- und Frequenzbereich analysiert werden. Ihre traumatische Wirkung kann vorzugsweise aus dem Frequenzbereich erkannt werden, während die therapeutische Wirkung besser aus dem Verhalten im Zeitbereich beurteilt werden kann.

Bei Stoßwellenlithotriptern der ersten Generation ist über die Hälfte der akustischen Energie im therapeutisch unwirksamen niederfrequenten Spektralbereich vorhanden. Diese Spektralkomponenten besitzen im Gegenteil traumatische Eigenschaften, da bei gleicher Schallintensität die Teilchenauslenkung mehrere Größenordnungen höher ist als im hochfrequenten Bereich.

Zur Ausfilterung dieser unerwünschten niederfrequenten Komponenten werden schallweich berandete Wellenleiter benutzt, die für niederfrequente Stoßwellenkomponenten nicht durchlässig sind. Die Filter werden durch Schaumstoffstreifen realisiert, die zwischen Funkenstrecke und Reflektor angeordnet sind. Dadurch werden die niederfrequenten Komponenten auf etwa 3% ihres ungefilterten Wertes reduziert, während die hochfrequenten Komponenten nur unwesentlich geschwächt werden. Erste Experimente zeigen die stark schmerzverringernde Wirkung der Filter. Mehrere Patienten sind damit beschallt worden. Die Steine sind auf natürliche Weise abgegangen, Hämatome traten nicht auf.

Die beschriebene Filtermethode zeigt, daß die hohe Energie der Stoßwellenlithotripter der ersten Generation kombiniert werden kann mit einer weitgehend schmerzfreien Therapie, so daß auch größere Nierensteine ohne Anästhesie entfernt werden können.

Wir danken der Firma Hoffmann Medizinische Technik GmbH für finanzielle und technische Unterstützung der Untersuchungen.

Prof. Dr. rer. nat. E. Häusler
Physikalisch-elektronische Meßtechnik
Gebäude 38
Universität des Saarlandes
D-6600 Saarbrücken

Physikalisch-medizinische Aspekte selbstfokussierter elektromagnetisch erzeugter Stoßwellen

W. Eisenmenger

Gegenüber schon länger bekannten Methoden der Stoßwellenerzeugung in Flüssigkeiten wie Unterwasserfunkenentladung, chemische Detonation, mechanischer Schlag oder der Fokussierung von piezoelektrisch erzeugten Druckwellen, wurde die elektromagnetische Stoßwellenerzeugung [1] erst im Jahre 1959 eingeführt. Sie diente seinerzeit zur Erzeugung von ebenen Stoßwellen für physikalische Stoßfrontuntersuchungen. Da mit diesem Generator bereits ebene Stoßwellen mit Drucken bis zu 700 bar über einem Querschnitt von 50 mm Durchmesser erzeugt werden konnten, ist verständlich, daß bei geeigneter Fokussierung leicht höhere Fokusdrucke bei wesentlich geringeren Drucken am Stoßwellengenerator selbst zu realisieren sind. Diese Situation führte zur Entwicklung des Stoßwellen-Lithotriptors „Lithostar" mit Linsenfokussierung [2] (vgl. auch [6]) sowie zum Vorschlag eines selbstfokussierenden elektromagnetischen Stoßwellengenerators [3].

Das Prinzip der elektromagnetischen Stoßwellenerzeugung beruht auf der magnetischen Abstoßung zwischen zwei in entgegengesetzter Richtung stromdurchflossenen elektrischen Leitern. Der Generator besteht aus einer eng gewickelten einlagigen Flachspule, vor der sich in geringem Abstand eine dünne Metallmembran (Cu oder Al) befindet. Wird über die Spule ein starker Stromstoß z. B. durch Kondensatorentladung geschickt, so entsteht durch Induktion in der Membran ein zum Spulenstrom entgegengesetzt gerichteter Kreisstrom. Die Membran wird daher von der Spule abgestoßen, wobei sich eine Druckwelle in die angrenzende Flüssigkeit ausbreitet. Je nach Flachspuldaten und Kondensatorkapazität kann die Dauer der Druckwelle in einem Bereich von 0,5 bis 10 µsec gewählt werden. Zur Fokussierung werden beim selbstfokussierenden Generator Spule und Metallmembran als Kugelkalotte oder Kugelschale ausgebildet. Hierdurch entfällt eine akustische Linse einschließlich eventueller linsenbedingter Reflexions- und Dämpfungsverluste. Die Stoßwellenaufsteilung erfolgt im Verlauf der Ausbreitung zum Fokus.

Bei sämtlichen bekannten Fokussierungsmethoden stellt nun das Auftreten von unvermeidlichen Randbeugungswellen eine Quelle für sekundäre Zug- oder Unterdruckwellen dar, deren Amplituden auf der Mittellinie zum Fokus besonders hoch werden, zur Kavitation führen und daher an der Hautoberfläche oder im Gewebe entsprechende Schmerz- bzw. Traumawirkungen hervorrufen können. Um Kavitation bei der Stoßwellenfokussierung zu reduzieren, müssen Dauer oder Amplitude der Unterdruckwellen herabgesetzt werden. Ersteres gelingt durch Reduktion der Dauer der Stoßwelle selbst. Eine Herabsetzung der Unterdruckamplitude ist demgegenüber durch eine in bestimmter Weise zum Rand des Generators hin abgesenkte Stoßwellenanregungsstärke [4] möglich. Ebenso gelingt eine Reduktion fokaler Unterdruckanteile [4] durch einen möglichst dreieckförmigen Druckverlauf bereits am Generator. Sowohl eine Randabsenkung der Anregungsstärke des Stoßwellengenerators als auch eine Pulsdauerreduktion können durch Wicklungsabgriffe der Generatorspule und geeignete äußere Beschaltung oder Parallelschaltungen [5] von Spulenabschnitten sowie durch entsprechende Wahl der Kondensatorkapazität eingestellt werden.

Weiter gilt grundsätzlich für alle Generatoren, daß die Fokusabmessungen in erster Linie durch die Generatorpulsdauer und durch den Generatoröffnungswinkel bestimmt sind. Bei kleinem Fokus (ca. 3 mm ∅) und dementsprechend kurzer Pulsdauer und großer Öffnung erfolgt ein mehr lokaler Stoßwellenangriff auf den Stein, was bei großen Steinen lange Behandlungszeiten implizieren kann. In diesem Fall ist jedoch bei geringer Eintrittsintensität, vgl. „Piezolith" [6], Schmerzfreiheit gegeben, dagegen kann die Zerkleinerung von Steinbruchstücken erschwert sein. Demgegenüber sind größere Fokaldurchmesser entsprechend einer längeren Pulsdauer und reduzierter Öffnung bei ausgedehnten Konkrementen und zur effizienteren Weiterzerkleinerung von Bruchstücken vorzuziehen.

Das selbstfokussierende elektromagnetische System ermöglicht hier durch seine großen Druckreserven grundsätzlich eine Anpassung an die unterschiedlichen medizinisch indizierten Erfordernisse, z.B. durch Zu- oder Abschalten von Spulenabschnitten oder Kondensatoren, abgesehen von der freien Wahl der Stoßwellenstärke über die Ladespannung.

Literatur

1. Eisenmenger W (1961) Proc. 3rd Int. Congr. Acoustics, 1959 part I. Elsevier, Amsterdam, pp 326-329 sowie Acustica vol 12, 1962, Akust. Beihefte 1: 185
2. Pauli K, Reichenberger M (1983) Patentschrift DE 3328051 A1 Anmeldg 3.8.83
3. Eisenmenger W (1983) Patentschrift DE 3312014 C2 Anmeldg 2.4.83
4. Staudenraus J, Holdik K, Eisenmenger W (1987) Fortschritte der Akustik, DAGA, S 445
5. Staudenraus J (1987) Vorläufige Mitteilung
6. Ziegler M (Hrsg) (1987) Stoßwellenlithotripsie bei Harn- und Gallensteinen. Springer, Berlin Heidelberg New York

Prof. Dr. W. Eisenmenger
1. Physikalisches Institut
Universität Stuttgart
Pfaffenwaldring 57
D-7000 Stuttgart 80

Stoßwellenquellen für die Steintherapie

H. Hermeking

Einleitung

Während der letzten sechs Jahre ist die Extrakorporale Stoßwellenlithotripsie (ESWL) und mit ihr das Dornier Stoßwellenprinzip bei der Behandlung von Nierensteinen zum Mittel der Wahl in der ganzen Welt geworden. Die ESWL bediente sich anfänglich ausschließlich des Dornier Stoßwellenprinzips, der Erzeugung von Stoßwellen durch Funkenentladung. Die Fokussierung dieser Stoßwellen erfolgt durch ein halboffenes Rotationsellipsoid. Von dem Moment an, in dem sich sowohl medizinischer als auch wirtschaftlicher Erfolg der ESWL einstellten, sind neben der Funkenentladung neue Stoßwellenquellen entwickelt worden, die sich einer gänzlich unterschiedlichen Wellenerzeugung bedienen.

Vom physikalischen Standpunkt aus betrachtet ist die ideale Welle für die Zertrümmerung von Nierensteinen eine reine Druckwelle mit einer Anstiegszeit von einer Nanosekunde und einer Halbwertsbreite von weniger als 200 Nanosekunden, was Zertrümmerungsprodukte mit einer durchschnittlichen Größe von 1 mm bedeutet. Es sollten keine Zugwellenanteile enthalten sein, da dies möglicherweise Gewebeschädigungen verursachen könnte, wie von den biologischen Auswirkungen von Ultraschall bekannt.

Der folgende Vergleich der verschiedenen Stoßwellenquellen basiert auf ausführlichen Untersuchungen in Entwicklungslabors der Dornier Medizintechnik und klinischen Untersuchungen zur Effektivität der verschiedenen Verfahren.

Beschreibung der verschiedenen Stoßwellenerzeugungsverfahren

Stoßwellenquellen können in zwei verschiedene Gruppen eingeordnet werden: in Punktquellen und in Flächenquellen. Zu den Punktquellen gehören das Dornier Stoßwellenprinzip, das in allen Dornier-Geräten Anwendung findet. Weiterhin gibt es den optisch induzierten Funken, erzeugt durch gepulste Laserstrahlung, und schließlich ist eine Stoßwellenerzeugung durch kleine, explosive Ladungen möglich.

Die theoretische Druckwellenform ist in allen drei Fällen ähnlich. Die Flächenquellen werden repräsentiert durch den elektromagnetischen Stoßwellenerzeuger (EMSE) und den piezoelektrischen Stoßwellenerzeuger (PESE). Details der Stoßwellenausbreitung sind von G. Heine [1] beschrieben worden.

Kenngrößen für das Stoßwellenfeld

Unabhängig von dem speziellen Stoßwellenerzeugungsverfahren wird der klinische Erfolg eines Lithotripters durch die Kenngrößen des von ihm zur Steinzertrümmerung erzeugten Stoßfeldes bedingt. Diese Kenngrößen sind insbesondere die Zertrümmerungsleistung, definiert als Volumendefekt pro Schuß, gemessen an fest eingespannten Kunststeinen (Gipsproben). Zertrümmerungsleistung und in vivo Zertrümmerungsergebnis sind nach unseren Erfahrungen positiv korreliert. Weitere Kenngrößen sind die Schmerzwirkung, die Standzeit, die Möglichkeit zur Integration von Ortungssystemen und die Nebenwirkungen.

Im folgenden wird ein Vergleich der Kenngrößen der derzeit realisierten Stoßwellenverfahren durchgeführt.

Die die Zertrümmerungsleistung entscheidend bestimmenden Parameter sind die Gesamtenergie der Stoßwelle, der Druckspitzenwert im Fokus und die Defokussierung durch das Körpergewebe. Der Druckspitzenwert ist bei vorgegebener Gesamtenergie wesentlich eine Funktion der Apertur. Im Grenzfall großer Apertur wird die Fokussierung und damit der Druckspitzenwert durch Defokussierung des umgebenden Gewebes begrenzt. In vitro wie in vivo Versuche zeigen, daß das Dornier Stoßwellenprinzip in seiner Auslegung für den Dornier Lithotripter MPL 9000 hinsichtlich der Zertrümmerungsleistung im Vergleich zu anderen derzeit realisierten Verfahren an der Spitze steht. Eine hohe Zertrümmerungsleistung ist nach unseren Erfahrungen insbesondere für die Behandlung von Gallenblasensteinen erforderlich.

Die Schmerzwirkung bestimmen die Gesamtenergie der Stoßwelle, der Maximaldruck im Fokus und die Energieverteilung auf dem Weg zum Stein. Alle Stoßwellenmodalitäten (Dornier Stoßwellenprinzip, EMSE, PESE) werden heute großaperturig ausgelegt und erlauben eine weitgehend anästhesiefreie Behandlung.

Das einzige zur Verfügung stehende System mit großer Apertur und hoher Zertrümmerungsleistung ist der Dornier Lithotripter MPL 9000.

Als Standzeiten werden heute realisiert PESE $> 10^6$ Stoßwellen, EMSE $> 10^5$ Stoßwellen und Elektrode $> 10^3$ Stoßwellen.

Die präzise Ultraschallortung ist heute nur mit einem inline Ultraschall an großaperturigen Systemen möglich. Online Röntgenortung ist dagegen nur mit klein- bzw. mittelaperturigen Systemen (HM4, neues Ellipsoid) möglich.

Alle Stoßwellenerzeugungsverfahren zeigen in der Umgebung der Fokuszone vergleichbare Druckprofile. Schädigende Nebenwirkungen treten auf in Abhängigkeit vom Maximaldruck und der Ausdehnung der Fokuszone. Beide Größen müssen so gewählt werden, daß ein ausreichendes Zertrümmerungsergebnis gewährleistet ist. Es gibt keine Hinweise, daß die mit den Plasmablasenkollaps verbundene Druckwelle schädigt. Nennenswerte physikalische Nebenwirkungen sind der elektromagnetische Puls (EMP), der Lärm und der Lichtblitz. Bei PESE und dem Dornier Stoßwellenprinzip ist der EMP deutlich, aber beherrschbar. Wegen der hohen Magnetfelder erscheint die Ultraschallintegration derzeit bei der EMSE nicht realisierbar. Beim Stoßwellenprinzip sind Lärmschutzmaßnahmen erforderlich, die Belastung ist niedriger bei niedrigen Energien. EMSE und PESE sind geräuscharm. Der mit dem Dornier Stoßwellenprinzip verbundene Blitz ist beim wannenfreien Verfahren abblendbar.

Zusammenfassung

Alle derzeit neuvorgestellten Geräte bieten eine anästhesiefreie Steinbehandlung an. Dies gilt insbesondere für die Dornier Lithotripter Produktlinien HM4, MPL 9000 und MFL 5000. Dabei zeichnen sich diese Geräte durch einen hohen, dynamischen Bereich für den maximalen Fokusdruck bei weitgehender Schmerzfreiheit aus.

Literatur

1. Heine G (1987) Alternative Stoßwellenerzeugungsverfahren. In: Ziegler M (Hrsg) Die extrakorporale und laserinduzierte Stoßwellenlithotripsie bei Harn- und Gallensteinen. Springer, Berlin Heidelberg New York

Dr. H. Hermeking
Dornier Medizintechnik GmbH
Industriestr. 15
D-8034 Germering

Reduktion der ESWL-bedingten Nierenparenchymschädigung – Der modifizierte Dornier HM-3 im Tierexperiment

R. Muschter, N. T. Schmeller, W. Scheu, A. G. Hofstetter, R. Krech und U. Löhrs

Zusammenfassung

Tierexperimentelle Untersuchungen konnten zeigen, daß die Verminderung des Druckes extracorporaler Schockwellen, die im modifizierten Dornier HM-3 möglich wurde, zu einer deutlichen Reduktion des ESWL-bedingten Nierenparenchymschadens führte. Dieser Effekt wird durch eine Erhöhung der Zahl applizierter Schockwellen nicht proportional ausgeglichen.

Einleitung

Im Jahr 1986 durchgeführte Untersuchungen konnten zeigen, daß die im Rahmen der ESWL applizierten Schockwellen einen Nierenparenchymschaden erzeugen, dessen Ausmaß sowohl in Abhängigkeit zur Anzahl der Schockwellen als auch zu ihrem Druck steht, wobei Letztere deutlicher ausgeprägt war.

Mit der technischen Modifikation des Dornier HM-3, der mit dem Einsatz eines Schockwellengenerators mit im Vergleich zum alten Generator halber Kapazität begann und in der Veränderung der Ellipsoidgeometrie seine Fortsetzung fand, wurde eine Überprüfung der theoretisch zu erwartenden Reduktion der Parenchymschädigung im Tierexperiment notwendig.

Material und Methodik

Die Nieren gesunder Schweine mit einem Körpergewicht von 25 bis 30 kg wurden in vivo im modifizierten HM-3 Schockwellen ausgesetzt, variiert wurde bei verschiedenen Gruppen die Anzahl bzw. der Druck. Die einzelnen Gruppen zeigt die Tabelle 1. Es erfolgte ein Vergleich des alten mit den beiden neuen Systemen und eine umfangreiche Versuchsreihe am umgebauten HM-3. Jeweils 24 Stunden nach Schockwellenapplikation wurden die Nieren explantiert und makroskopisch sowie histologisch untersucht.

Ergebnisse

Insgesamt zeigte sich ein uniformes Bild mit bei Freilegung der Nieren imponierendem perirenalem Hämatom und deutlich erkennbaren subkapsulären Blutungen. Mikroskopisch bestätigten sich einheitlich die schon bekannten Schäden – Hämatome, Hämorrhagien, Gewebszerreißungen, Nekrosen. Auch papillennahe Blutungen und Einblutungen ins Hohlsystem waren erkennbar (Abb. 1, 2). Der Schweregrad der genannten Parenchymveränderungen war am stärksten bei den mit hohem Schock-

Tabelle 1. Behandlungsdaten der verschiedenen Gruppen

Unbehandelte Kontrolle	
80 NF-Generator	Standardellipsoid
25 kV	2 500 SW
17 kV	2 500 SW
40 NF-Generator	Standardellipsoid
17 kV	2 500 SW
40 NF-Generator	Neuer Ellipsoid
17 kV	2 500 SW
15 kV	750 SW
15 kV	1 500 SW
15 kV	3 000 SW
15 kV	6 000 SW
15 kV	12 000 SW
(15 kV	3 000 SW)
22 kV	3 000 SW
30 kV	3 000 SW
30 kV	1 500 SW
(30 kV	3 000 SW)

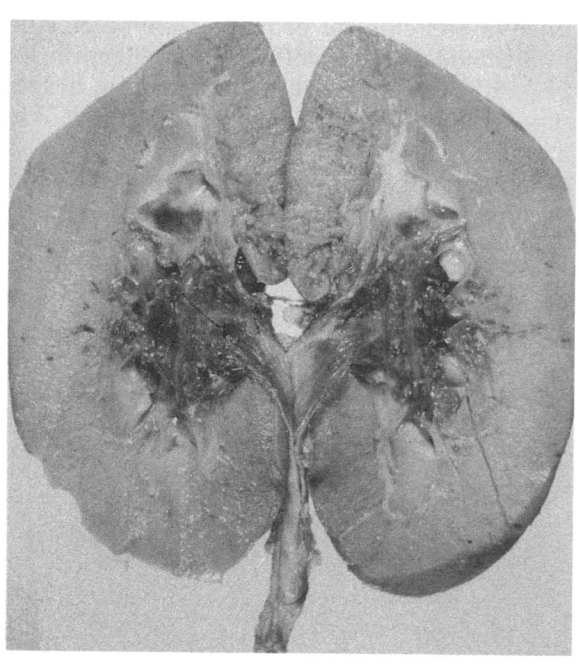

Abb. 1. Schweineniere 24 Std nach ESWL. 30 kV – 1500 SW

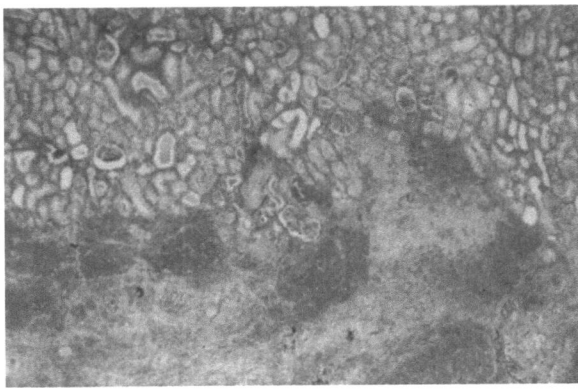

Abb. 2. Schweineniere 24 Std nach ESWL. Ausgedehnte Nekrose mit Hämatom

wellendruck behandelten Nieren ausgeprägt, besonders beim herkömmlichen HM-3. Mit zunehmender Zahl der Schockwellen war ebenfalls die Schädigung größer, jedoch in Relation eher gering. Innerhalb der beiden neuen Systeme sind bei sonst konstanten Behandlungsparametern keine Differenzen erkennbar.

Nach unseren Beobachtungen entstehen perirenale Hämatome auf dem Boden eines subkapsulären Hämatoms mit sich anschließenden Kapselrupturen.

Diskussion

Die Versuche machen deutlich, daß eine ESWL besser mit niedriger Generatorspannung und hoher Schockzahl als mit hoher Spannung und niedriger Zahl durchgeführt werden sollte. Schwere Traumen waren nur bei hoher Spannung zu finden.

Im Hinblick auf die Traumatisierung der Niere im Rahmen der ESWL hat sich mit der Modifikation des Dornier HM-3 und der damit verbundenen Applikation geringerer Drucke eine deutlich positive Weiterentwicklung gezeigt. Die zur Beibehaltung einer ausreichenden Steindesintegration oft notwendige Erhöhung der Schockzahl fällt nur gering ins Gewicht.

Literatur beim Verfasser

Dr. med. R. Muschter
Klinik für Urologie der Medizinischen Universität zu Lübeck
Ratzeburger Allee 160
D-2400 Lübeck

Rasterelektronen- und lichtmikroskopische Veränderungen der Nieren unter dem neuen Stoßgenerator des Lithotriptors HM3

F. Recker, N. Fischer, H. Rübben und F. J. Deutz

Die ESWL hat eine neue Ära in der Behandlung der Urolithiasis eingeleitet. Klinisch und experimentell gibt es jedoch Hinweise dafür, daß es im Rahmen dieses Therapieverfahrens zu Läsionen kommt, die über Sonographie, intravenöse Pyelographie und Angiographie nicht darstellbar sind.

Ziel unserer Untersuchungen waren die Fragen: Welche intrarenale Parenchymveränderungen treten nach ESWL primär und längerfristig auf?

Existiert möglicherweise ein morphologischer Pathomechanismus in den von der ESWL ausgelösten Veränderung?

Material und Methode

Mit dem modifizierten Stoßgenerator des Lithotriptors HM3 wurden 50 weibliche Wistar-Ratten bei einer Generatorspannung von 14 Kv beschossen. Die Tiere wurden dazu in einer Nembutalnarkose analgesiert. Sie erhielten eine einmalige Stoßwellenapplikation der linken Niere von entweder 500, 2000 oder 5000 Schuß. Nach 24 Stunden, 7 Tagen, 14 Tagen bzw. 28 Tagen wurden anschließend die Sektionen durchgeführt. Die Auswertung erfolgte anhand der Kernspintomographie. Die Tiere wurden vor, direkt im Anschluß an die ESWL und vor der Sektio untersucht, um vorbestehende Schäden möglichst auszuschließen und den Verlauf der Veränderung besser beurteilen zu können. Die weitere Auswertung verlief mit Hilfe der Rasterelektronenmikroskopie und Histologie.

Ergebnisse

Die Kernspintomographie zeigte akut nach ESWL charakteristischer Weise eine intrarenale Hämatombildung im Bereich des kortikomedullären Überganges, ohne eine Beteiligung der äußeren Rindenzone. Diese Veränderungen waren in der 2000 Schuß-Gruppe ausgeprägter im Vergleich zur 500-Gruppe, zwischen den Gruppen 2000 und 5000-Schuß bestand kein wesentlicher Unterschied in der Ausprägung der Nierenläsion.

Histologisch stellten sich die Hämatome als radiär ausgerichtete Einblutungen im Bereich des kortikomedulären Überganges dar. Sie breiteten sich intestitiell teilweise bis in die Pyramiden aus. Die äußere Rindenregion blieb frei. Die Hauptursache dieser Einblutungen fanden sich in den Rupturen dünnwandiger Gefäße am kortikomedulären Übergang insbesondere im Bereich der sogenannten Venae arcuatae. In der Rasterelektronenmikroskopie zeigten sich ebenfalls bevorzugt in dieser Region venöse Thrombenbildungen, die als Zeichen eines stattgefundenen venösen Defektes anzusehen sind. Das arterielle Gefäßsystem blieb auch in der Rasterelektronenmikroskopie unbehelligt.

Die Akutschäden nach ESWL im Bereich der Glomerula beschränkten sich auf die Region im Bereich der Hämatome. Dort kam es zu Rupturen der Bowman'schen Kapsel mit Einblutungen in das Glomerulum. Die Glomerulaschlingen selbst stellten sich unauffällig dar, insbesondere in der Rasterelektronenmikroskopie zeigten sich Kapillarschlingen mit normaler Podozytenauflagerung ohne Anhalt für Rupturen.

Im Gegensatz zu den im Bereich der Hämatome auftretenden glomerulären Schäden traten in der Akutphase nach ESWL im Bereich des gesamten Fokusbereiches tubuläre Läsionen auf. Histologisch zeigten sich Zellschwellungen mit Ablösung der Zellen von der Basalmembran und teilweise akuten Tubulusnekrosen. Rasterelektronenmikroskopisch fanden sich in diesen Bereichen keine Zellgrenzen mehr. Die Mikrovilli Auflagerungen waren vakuolisiert und es kam hier ebenfalls zu einer Zelldesquamation. Die Langzeitveränderungen nach ESWL in unserer 28 Tagesgruppe zeigten in der Kernspintomographie eine radiäre Einziehung der Nierenrinde im Bereich des ehemaligen Hämatoms. Histologisch hatte sich das ursprünglich nur kortikomedulär gelegene Hämatom organisiert und zu einer übergreifenden interstitiellen Fibrose bis in den Bereich der Peripherie mit Einziehung der Konvexität geführt. Dieser Befund war in der 2000 und 5000 Gruppe ähnlich ausgeprägt, in der 500 Schuß-Gruppe fiel er geringer aus.

In Folge der ein Segment betreffenden Fibrose kam es zu den Sekundärschäden der ESWL.

Über eine Kompression der Gefäßsysteme, besonders der Arteriolen und hier insbesondere der die Glomerula versorgenden Vasa afferentia entwickelte sich eine Atrophie der Glomerulumschlingen mit Verdickung und Hyalinisierung der Bowman'schen Kapsel. Die tubuläre Läsionen in diesem Bereich zeigten entweder das Bild eines akuten Nierenversagens oder einer Tubulusatrophie.

Zusammenfassend muß zwischen Primär- und Sekundärschäden der ESWL unterschieden werden. Die Primärschäden entwickeln sich durch Venenrupturen im Bereich der Arcuata-Region mit Einblutung ins Interstitium und Beteiligung der Glomerula im Bereich der Hämatome. Die Tubulusläsionen beziehen sich auf den gesamten Fokusbereich, sind jedoch reversibel. Die Sekundärschäden entstehen auf dem Boden der Organisation des Hämatoms mit interstitieller Fibrosebildung und anschließender Glomerulus- sowie Tubulusatrophie, so daß der Schwerpunkt renaler Schäden mit Sicherheit in Sekundärveränderungen nach Einblutung im Bereich des kortikomedulären Übergangs besteht. Die Frage how many shocks does it take to kill the kidney (red) bleibt unbeantwortet. Sie liegt bei der Ratte auf jeden Fall über einer Stoßwellenzahl von 5000.

Dr. F. Recker
Abt. Urologie der RWTH Aachen
Pauwelsstraße
D-5100 Aachen

NMR-Befunde nach Stoßwellenlithotripsie

S. C. Müller, A. Martinez, H. Hrizak und J. W. Thüroff

24 Patienten, bei denen nach extrakorporaler Stoßwellenlithotripsie sonographisch der Verdacht auf ein subkapsuläres Hämatom bestand, wurden innerhalb von 40 Stunden nach ESWL mit Hilfe der Kernspintomographie untersucht. 6 Patienten (25%) zeigten keinen pathologischen Befund an der behandelten Niere (Abb. 1). Bei 2 Patienten (8%) fand sich ein fokaler Verlust der kortikomedullären Differenzierung (Abb. 2).

Ein subkapsuläres Hämatom, bestätigt durch ultraschallgesteuerte Punktion und Aspiration (Abb. 3), fand sich bei 3 Patienten (12,5%).

Bei 15 Patienten (62,5%) fand sich eine perirenale Extravasation, die entsprechend den Kriterien der Kernspintomographie als einfache seröse Flüssigkeit (Urin!?) diagnostiziert wurde (Abb. 4). Nachuntersuchungen innerhalb der nächsten 48 bis 72 Stunden zeigten, daß diese perirenale Flüssigkeitsansammlung bei allen Patienten völlig resorbiert wurde.

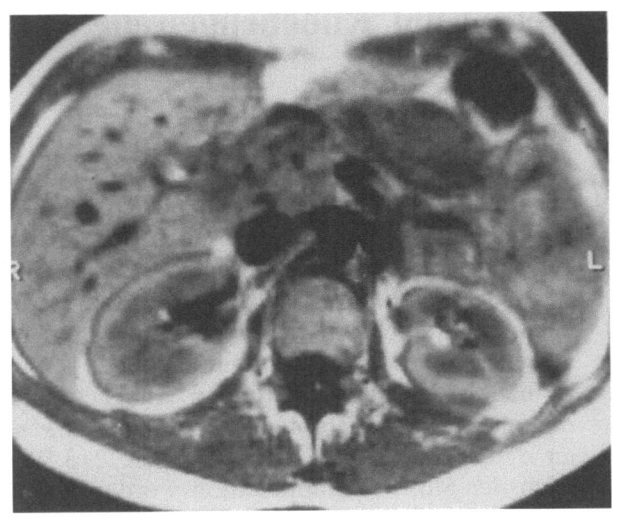

Abb. 1

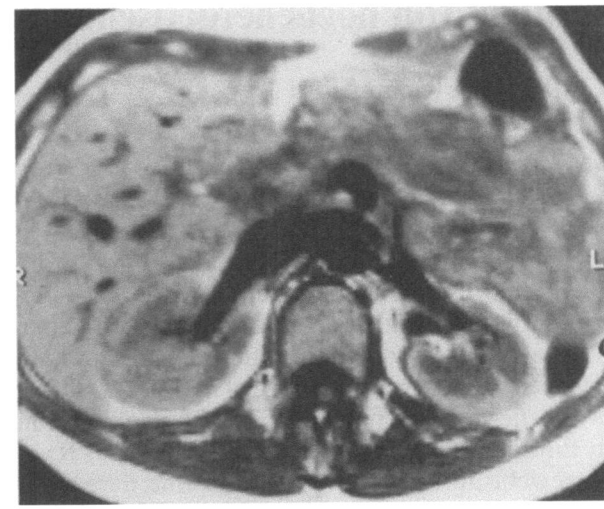

Abb. 2

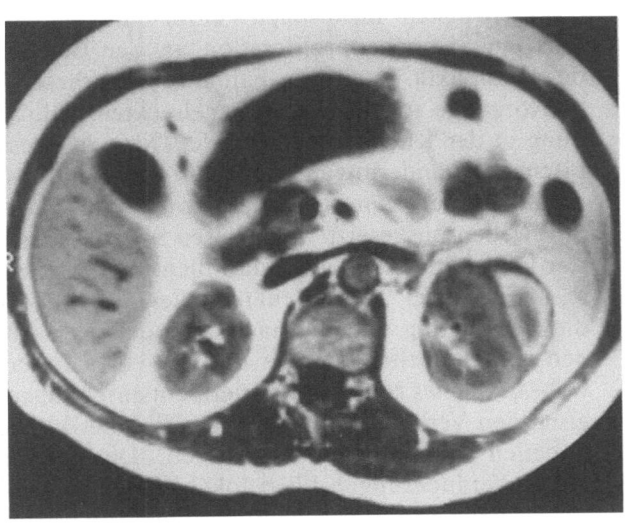

Abb. 3

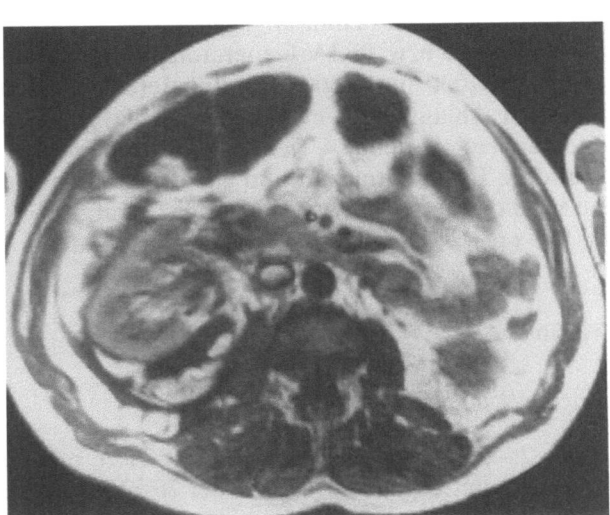

Abb. 4

Literaturvergleiche legen nahe, daß die ESWL ein reversibles Nierentrauma verursacht, dessen Intensität mit der Schußzahl korreliert. Der Verlust der kortikomedullären Differenzierung ist dabei als interstitielles Ödem zu deuten und entspricht einer Kontusion. Schwerere Traumen führen zur perirenalen Extravasation, die sich im schlimmsten Fall als Hämatom darstellt und über Wochen hin nachweisbar bleibt. In vielen Fällen findet man nach ESWL ein perirenales Exsudat seröser Flüssigkeit, was sich innerhalb von 72 Stunden völlig resorbiert. Ein sorgfältiges postoperatives Ultraschallmonitoring nach ESWL ist wichtig. Die sonographische Differenzierung, ob es sich bei der perirenalen Raumforderung um ein Hämatom bzw. seröses Exsudat handelt, ist bei engmaschiger Kontrolle innerhalb von 72 Stunden möglich.

Literatur

Kaude JV, Williams CM, Millner MR, Scott KN, Finlayson B (1985) Renal morphology and function immediately after extracorporal shock-wave lithotripsie. Am J Roentgenol 145: 305-313

Dr. med. S.C. Müller
Oberarzt der Klinik
Urologische Klinik und Poliklinik
Johannes Gutenberg-Universität Mainz
Langenbeckstr. 1
D-6500 Mainz 1

Wirkung von hochenergetischen Stoßwellen auf Knochengewebe

J. Graff, K. D. Richter und J. Pastor

Die Indikation zur ESWL bei hohen Harnleitersteinen erscheint gesichert. Tiefe Uretersteine im kleinen Becken sind ebenfalls erfolgreich durch Stoßwellenlithotripsie behandelt worden. Harnleitersteine in Projektion auf das knöcherne Becken gelten derzeit als Kontraindikation. Eine Behandlung wäre einerseits von ventral, andererseits von dorsal durch das knöcherne Beckenmassiv hindurch denkbar. Um den Einfluß hochenergetischer Stoßwellen auf Knochengewebe zu untersuchen, wurde eine tierexperimentelle Pilotstudie an 26 weiblichen Kaninchen durchgeführt (Gewicht 2,3–4,4 kg). In einer intravenösen Narkose wurden je 1500 Stoßwellenimpulse auf die linke Spina iliaca anterior superior sowie auf den linken distalen Femur abgegeben. Bei je 12 Tieren wurden 20 bzw. 25 kV Generatorspannung (entsprechend 1000 und 1300 bar) eingesetzt. Um den zeitlichen Ablauf einer eventuellen Schädigung zu untersuchen, wurden je 4 Tiere einer Gruppe nach 2, 14 und 21 Tagen autopsiert und alle der Stoßwellenenergie exponierten Gewebe histologisch aufgearbeitet. Die rechte Seite diente hierbei als Kontrolle.

Ergebnisse

Weichteilschäden

In der 25-kV-Gruppe wiesen 92% der Tiere rektale Blutungen auf gegenüber 69% in der 20-kV-Gruppe. Ursächlich fanden sich Schleimhautblutungen oder Geschwüre, die in der Hälfte der Tiere beider Gruppen, unabhängig von der Generatorspannung, auftraten. Subseröse und interstitielle Blutungen wurden auch in anderen Organen des kleinen Beckens (Blase, Uterus, Mesovar etc.) gefunden. Insgesamt zeigten diese Veränderungen eine Korrelation zur benutzten Generatorspannung, ebenso wie die fast regelmäßig anzutreffenden inter- und intramuskulären Blutungen.

Bei der Interpretation dieser Ergebnisse ist sicherlich zu berücksichtigen, daß die benutzten Drucke für ein Kaninchen sehr hoch sind, so daß die beobachteten Schäden nicht unbedingt auf die Verhältnisse beim Menschen übertragbar sind.

Knochen

Makroskopische Veränderungen der Knochenstruktur waren kaum erkennbar. In der Regel wurden subperiostale Blutungen geringen Ausmaßes angetroffen. Auffällig hingegen waren die mikroskopischen Veränderungen, die eine deutliche Korrelation mit der benutzten Generatorspannung aufwiesen.

In der 20-kV-Gruppe fanden sich fokale Hämorrhagien und aseptische Nekrosen im Knochenmark. Eine Schädigung der Kompakta oder Spongiosa war nur in geringem Maße nachweisbar. 2–3 Wochen nach der Stoßwellenexposition waren fokale Regenerationszonen erkennbar. In der 25-kV-Gruppe ließen sich nach 48 Stunden Knochenmarkshämatome sowie Osteozytenschädigungen, erkennbar an den leeren Lakunen, nachweisen. 2–3 Wochen nach der Stoßwellenapplikation wurden Knochenumbauvorgänge in der Schädigungszone erkennbar. Im Darmbein proliferierte die Spongiosa mit Bildung einer neuen Knochenmatrix und beginnender Kalzifizierung neben den nekrotischen Trabekeln nach 3 Wochen. Im distalen Femur fand sich ebenfalls eine Knochenproliferation an der Innenseite der Kompakta. In einigen Fällen führten diese Umbauvorgänge sogar zu einer regelrechten Callusbildung in der Knochenmarkshöhle. Diese makroskopischen Veränderungen waren am stärksten ausgeprägt auf der Innenseite der Kompakta, die den Stoßwellen ausgesetzt war. Dieses Schädigungsmuster läßt darauf schließen, daß nicht die Druckwelle, sondern der Zugwellenanteil der Stoßwelle für die Schädigung und die nachfolgenden Reparationen verantwortlich ist. Die Bildung eines Fasergewebes, welches später kalzifiziert, entspricht histologisch den Veränderungen, wie sie bei einer konventionellen Frakturheilung auftreten. Das Ausmaß dieser Veränderungen blieb lokal begrenzt. Ätiologisch lassen sich diese Veränderungen nicht sicher einordnen. Es bleibt zu diskutieren, ob Mikrofrakturen, Änderungen der Matrixsubstanz oder andere subzelluläre Mechanismen hierfür verantwortlich sind.

Die klinische Relevanz der gefundenen Veränderungen bleibt zunächst offen. Die geringen Veränderungen in der 20-kV-Gruppe sowie die grundsätzlich fokale Natur der Schädigung bedeuten jedoch zur Zeit keine Kontraindikation bei Harnleitersteinen in Projektion auf knöcherne Strukturen, zumal in der Regel keine funktionell tragenden Anteile des Skelettsystems gegenüber Stoßwellen exponiert werden. Eine Schädigung der Wachstumsfuge wurde nicht beobachtet, auch wenn die Stoßwellenapplikation nicht direkt auf die Epiphysenfuge erfolgte. Angesichts der zunehmenden Anzahl von ESWL-Behandlungen bei Kindern sind jedoch weitere Untersuchungen zu dieser Frage erforderlich.

Dr. J. Graff
Urologische Klinik der Ruhr-Universität Bochum
Marienhospital
Widumer Str. 8
D-4690 Herne 1

Kardiovaskulärpathologie und ESWL

J. W. Thüroff, J. C. Abber, S. Müller, J. Langberg und J. C. Griffin

Untersuchungen von Lazica et al. [1] haben gezeigt, daß eine sichere Stoßwellenbehandlung von Schrittmacherpatienten möglich ist. Der Report der American Urological Association über Sicherheit und Effektivität von ESWL vom 22.5.1986 [2] führt Schrittmacher und Nierenarterienverkalkungen unter den neun Kontraindikationen zur Stoßwellenbehandlung auf. Weiterhin wurden Gefäßclips in unmittelbarer Nähe des zu behandelnden Steines bisher allgemein als Kontraindikation angesehen.

Schrittmacher und ESWL

22 Herzschrittmacher unterschiedlicher Hersteller wurden den Bedingungen einer Stoßwellenbehandlung ausgesetzt. Dazu wurde der Schrittmacher im Lithotripter (Dornier HM 3) 5 cm lateral des 2. Fokus montiert, und das Elektrodenkabel wurde auf die kontralaterale Seite des Fokus geführt, ebenfalls im Abstand von 5 cm. Die Schrittmacherfunktion wurde vor, während und nach synchroner und asynchroner Stoßwellenexposition (22 kV) gemessen und auf Magnetband aufgezeichnet. Die Funktionsanalysen bezogen sich auf Spannung, Frequenz, Impulsdauer und Sensitivitätsschwellen des Pulsgenerators. Bei synchroner Stoßwellenerzeugung (ESWL-Triggerung durch den Schrittmacher) konvertierte ein Schrittmacher (CPI 623) reversibel zum Magnetrhythmus (100/min). Bei asynchroner, manuell ausgelöster, schneller Stoßwellenerzeugung wurden 50% aller Schrittmacher inhibiert. Kein Schrittmacher wurde durch die Stoßwellenexposition beschädigt oder reprogrammiert.

Die Folgerung für die Klinik ist, daß bei routinemäßiger, EKG-getriggerter synchroner Stoßwellenauslösung eine sehr geringe Wahrscheinlichkeit einer Schrittmacherschädigung oder -inhibition besteht.

Gefäßclips und ESWL

An 10 Aorten- oder Iliacalarterien von Hunden wurde jeweils ein Seitenast von 2-3 mm Durchmesser mit einem chirurgischen Clip verschlossen (Auto Suture Surgiclip), alle übrigen Aufzweigungen und ein Ende des Gefäßes wurden ligiert. Das andere Ende wurde über einen Dreiwegehahn mit einem Infusionssystem mit 10 ml Methylenblau in 1 Liter normaler Kochsalzlösung verbunden. Das Gefäß wurde im Lithotripter so montiert und justiert, daß der Metallclip im 2. Fokus war. Unter einem Füllungsdruck von 150 mm Hg wurde jeder Clip 2000 Stoßwellen mit 22 kV ausgesetzt. In keinem der Experimente trat unter Stoßwellenexposition ein Leck mit Austritt von Methylenblau in das Wasserbad auf.

Daraus kann gefolgert werden, daß in der klinischen Situation einer Nachbarschaft von Gefäßclips und zu behandelnden Nierensteinen ein Risiko der Dislokation von Clips durch die Stoßwellenexposition nicht besteht.

Arterielle Verkalkungen und ESWL

Von frischem Sektionsmaterial wurden insgesamt 10 Aortenpatches mit stärksten arteriosklerotischen Verkalkungen und Plaquebildung entnommen. Diese wurden jeweils im Fokus des Lithotripters montiert und 500 bis 2000 Stoßwellen mit 22 kV ausgesetzt. Der Effekt der Stoßwellenexposition wurde durch Vergleich von Makrophotos und Röntgenaufnahmen der arteriellen Verkalkungen vor und nach Stoßwellenexposition beurteilt. In allen Fällen konnten Veränderungen der arteriosklerotischen Verkalkungen oder Abbrüche von Plaques ausgeschlossen werden. Mit der Einschränkung, daß in dem Experiment keine vollständigen Gefäße unter den normalen Druck- und Strömungsverhältnissen untersucht werden konnten, kann daraus gefolgert werden, daß Ablösungen arteriosklerotischer Plaques oder Schädigungen arteriosklerotisch verkalkter Gefäßwandungen durch Stoßwellenexposition wenig wahrscheinlich sind. Dies gilt nicht für verkalkte arterielle Aneurysmen, die hier nicht untersucht wurden. Das Vorliegen verkalkter oder unverkalkter Arterienaneurysmen mit ihrer bekannt hohen Spontanrupturrate stellt weiterhin eine absolute Kontraindikation für eine ESWL-Behandlung dar.

Literatur

1. Lazica M, Gleißner J, Irnich W, Albrecht KF (1984) Erste Untersuchungen und Erfahrungen mit der ESWL-Behandlung der Schrittmacherpatienten. Verhandlb Dtsch Ges Urologie 36: 157
2. Report of American Urological Association Ad Hoc Committee to Study the Safety and Clinical Efficacy of Current Technology of Percutaneous Lithotripsy and Non-Invasive Lithotripsy. May 22, 1986, American Urological Association, Inc., 1120 North Charles Street, Baltimore, MD 21201, p 6

Prof. Dr. J. Thüroff
Direktor der Urologischen Klinik im
Klinikum Barmen
Heusnerstr. 40
D-5600 Wuppertal 2

Die Wertigkeit der EKG-getriggerten Stoßwellenapplikation

N. Fischer, F.-J. Deutz, B. Schockenhoff und H. Rübben

Einleitung

Zur Zeit der klinischen Testung der ESWL wurden fast sämtliche Behandlungen in Allgemeinanästhesie durchgeführt. Gleichzeitig wurden bei ungetriggerter Stoßwellenapplikation in allen Fällen teilweise gravierende Rhythmusstörungen festgestellt [2]. Selbst bei EKG-gekoppelter Stoßauslösung traten in 22,4%–58% der Fälle Herzrhythmusstörungen im Sinne einer Extrasystolie auf [1, 2]. Im eigenen Krankengut lag dieser Prozentsatz bei 4,2% (Verzicht auf invasive Anästhesieverfahren). Nachdem nun bei einigen neu entwickelten Lithotriptoren gänzlich auf eine Triggerung der Stoßwellen verzichtet wird und der Standard-Lithotripter Dornier HM 3 durch Änderung des Stoßerzeugungssystems modifiziert wurde, sollte in der vorliegenden Untersuchung erklärt werden, ob weiterhin eine EKG-Triggerung als obligat angesehen werden muß (Tabellen 1–3).

Methodik

Nachdem bei einer Pilotgruppe von 25 ausgewählten Patienten (keine kardialen Risikofaktoren, keine herzwirksame Medikation, normales Ruhe-EKG) keine gravierenden Begleiteffekte beobachtet worden waren, führten wir 193 sukzessive Behandlungen mit einer Impulsfrequenz von 300/min durch. Die durchschnittliche Behandlungszeit lag bei 9,3 Minuten.

Ergebnisse

Insgesamt wurden in 61,2% der Behandlungen Extrasystolien festgestellt. Im Gegensatz zu Untersuchungen beim Standard-HM 3 [1, 2] handelte es sich dabei ausschließlich um Ventrikuläre Extrasystolen der Klassen I–II nach Lown. Ernstere Formen von Rhythmusstörungen traten nicht auf. Die zum Teil nur äußerst selten einfallenden Extrasystolen wurden von keinem Patienten subjektiv wahrgenommen. Hämodynamische Auswirkungen konnten nicht beobachtet werden. Es konnte eine deutliche Korrelation der Inzidenz von Extrasystolen zur eingestellten Generatorspannung festgestellt werden (s. Tabelle 4, 5). Auffällig war weiterhin das begleiten-

Tabelle 1. Extrasystolen. Inzidenz bei getriggerter Stoßauslösung (HM 3, Standardsystem)

22,4%	(n = 589)	Weber (1985)
58,0%	(n = 112) davon 24,7% ESWL-induziert	Lehmann (1986)
4,2%	(n = 1978)	im eigenen Patientengut

Tabelle 2. Extrasystolen. Inzidenz bei ungetriggerter Stoßauslösung

100%	(n = ?) (Standard-HM 3)	Weber (1985)
61,2%	(n = 193) (modifizierter HM 3)	im eigenen Patientengut

Tabelle 3. EKG-Triggerung. Lithotriptoren im Vergleich

Typ	Triggerung	Monitoring
Dornier HM 3	ja	ja
Dornier HM 4	ja	ja
Dornier HM 3 (mod.)	??	ja
WOLF Piezolith	nein	nein
Siemens Lithostar	fakultativ	ja
EDAP LT-01	nein	nein
Technomed Sonolith	ja	ja
Medstone 1050	ja	ja
Direx Tripter X1	fakultativ	ja
Nitech	nein	nein

Tabelle 4. Ungetriggerte Stoßwellenapplikation. 193 sukzessive Behandlungen mit 300 Impulsen/min

Durchschnittliche Behandlungszeit	9,3 min
< 5 ES/min	47,7%
> 5 ES/min	13,5%
Bradykardie < 60 BPM	33,7%
Schmerzen	19,2%
Kardiale Mißempfindungen	0%
Blutdruckabfall > 20 mm Hg	0%
Extrasystolie > Lown II	0%

Tabelle 5. Extrasystolen. Abhängigkeit von der Kondensatorspannung

	n	< 5 ES/min	> 5 ES/min	Bradykardie
< 16 kV	78	20,5%	–	–
16–18 kV	71	80,3%	1,4%	39,4%
> 18 kV	44	43,2%	56,8%	84,1%

Tabelle 6. Komplikationen

Schmerzen (19,2%)	→ EKG-Triggerung, ggfls. Analgetika
Extrasystolen/Bradykardie	→ n-Butyl-Scopolamin 40 mg i.v.
persist. VES > 5/min (9,3%)	→ EKG-Triggerung

de Auftreten gehäufter Extrasystolen bei ESWL-induzierten Bradykardien. Unser Vorgehen bei Komplikationen zeigt die Tabelle 6, in 28,5% der Behandlungen mußte die hochfrequente Stoßapplikation abgebrochen werden. Einen Gesamtüberblick über die Ergebnisse vermittelt die Abb. 1.

Folgerungen

Die Ursache der Arrhythmieauslösung durch ESWL ist bisher immer noch unklar. Das von uns beobachtete koinzidente Auftreten von Bradykardien läßt auch einen vegetativen Entstehungsmechanismus durch Peritonealreizung plausibel erscheinen, wie er von anderen Interventionen (z. B. PCNL) her ebenfalls bekannt ist. Die Unterdrückbarkeit der meisten Extrasystolen durch ein Parasympatholytikum ist ebenfalls ein Hinweis in diese Richtung. Die bei der hochfrequenten ungetriggerten ESWL mit dem modifizierten Lithotripter HM 3 auftretenden Extrasystolen sind durchwegs harmloser Natur und führten in keinem Fall zu schweren Komplikationen. Die Diskrepanz zum Standardgerät muß auf die geringere in den Körper eingebrachte Energiemenge und die bessere Fokussierung zurückgeführt werden. Dennoch halten wir ein EKG-Monitoring zum gegenwärtigen Zeitpunkt bei jeglicher Form der ESWL für unverzichtbar. Für die Zukunft ergibt sich die Möglichkeit der Optimierung der Impulsfrequenz im Hinblick auf Gewebetraumatisierung und minimale Behandlungszeiten.

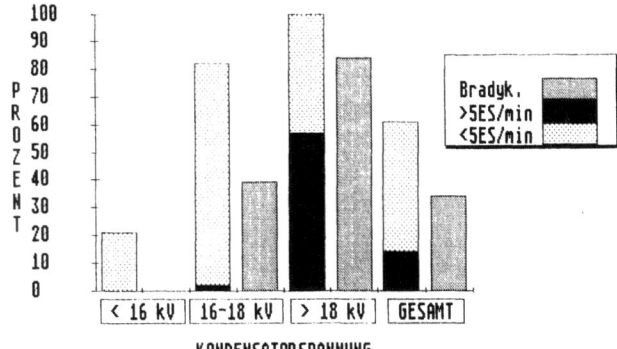

Abb. 1. Rhythmusstörungen, ungetriggerte ESWL

Literatur

1. Lehmann P, Weber W, Lange C, Steinbeck G, Laubenthal H, Noisser H (1986) Häufigkeit und Bedeutung Stoßwellen-induzierter Arrhythmien während extrakorporaler Stoßwellenlithotripsie (ESWL) von Nierensteinen. Anästhesist 35: 141
2. Weber W, Wildgans H, Markewitz A, Jocham D (1985) Kardiale Nebeneffekte der ESWL: Bedeutung induzierter Arrhythmien; Wertung der Störeinflüsse auf künstliche Herzschrittmacher. Verhandlb Dtsch Ges Urologie 37: 166

Dr. med. N. Fischer
Abt. Urologie der RWTH
Pauwelsstraße
D-5100 Aachen

Atemgetriggerte Stoßwellenauslösung (Dornier HM 3) – Sinnvoll oder überflüssig?

U. Lang, K. Miller und R. Hautmann

Zusammenfassung

Bei einem Kollektiv von 129 Steinen wurde in 73 Fällen der Atemtrigger eingesetzt. Applizierte Stoßwellenzahl, Steindesintegrationsgrade und Komplikationsraten waren in beiden Gruppen gleich, so daß der Atemtriggereinsatz beim derzeitigen Stand der Technik fragwürdig erscheint. Wesentliche Gründe liegen in einer verbesserungswürdigen Fixationstechnik des Dehnungsmeßstreifens und der Tatsache, daß unruhige Patienten auch unruhig in der Wanne liegen, was dazu führt, daß der A.'Trigger die Stoßwelle genau dann auslöst, wenn der Stein nicht im Fokus liegt.

Technische Anordnung

Atemtrigger (AT) und EKG-Trigger (ET) sind in einem gemeinsamen Gehäuse untergebracht und über eine UND-Logik gekoppelt, so daß eine Stoßwelle nur dann auslösbar ist, wenn eine R-Zacke vom ET erkannt wird und die Atemtiefe des Patienten im Durchlaßbereich des AT liegt.

Einsatzbereich

Bedenkt man, daß bei konstanter Atmung die Trefferquote mit zunehmender Steingröße zunimmt, so sollte der AT immer dann gewinnbringend einsetzbar sein, wenn kleine Steine bei Patienten mit tiefer Atmung zu behandeln sind. Diese Hypothese wurde an einem Kollektiv von 96 Patienten überprüft, wobei zur Behandlung von 73 der insgesamt 129 Steine der Atemtrigger eingesetzt wurde. Beide Gruppen unterschieden sich bezüglich Steinlokalisation und Steingröße nicht signifikant. 60% der Patienten in der Gruppe mit AT hatten Steine unter 1 cm Größe, in der Gruppe ohne AT waren es 54%. Lediglich 20% (mit AT) bzw. 12% (ohne AT) zeigten eine tiefe Atmung, alle anderen Patienten atmeten normal oder flach. Alle tief atmenden Patienten wurden in Periduralanästhesie behandelt.

Ergebnisse

Die Stoßwellenzahl pro behandelten Stein war mit 1600±640 (mit AT) bzw. 1800±800 (ohne AT) praktisch identisch. Auch hinsichtlich des Desintegrationsgrades ließen sich keine wesentlichen Unterschiede nachweisen. Lediglich bei schwer desintegrierbaren Steinen zeigte sich mit 6% (mit AT) gegenüber 14% (ohne AT) ein etwas deutlicherer Vorteil des Atemtriggers. Auch Komplikationen traten in beiden Gruppen mit gleicher Häufigkeit auf. Etwa ¼ aller Komplikationen erforderten eine Zusatz-Therapie, wobei überwiegend eine perkutane Nephrostomie erforderlich wurde. 4% der Steine aus der Gruppe mit AT mußten nach erfolgloser ESWL-Therapie perkutan entfernt werden.

Schlußfolgerung

Beim jetzigen Stand der Technik scheint ein sinnvoller Atemtriggereinsatz zumindest fragwürdig.

Hierfür lassen sich im wesentlichen zwei Gründe anführen:
1. Unruhige Patienten atmen nicht nur tiefer als ruhige Patienten, sondern liegen auch unruhiger in der Wanne. Dies führt häufig dazu, daß der AT die Stoßwelle genau dann auslöst, wenn der Stein nicht im Fokus des Ellipsoids liegt.
2. Die zur Zeit verwendete Klettbandbefestigung des Dehnungsmeßstreifens führt zu einer ständigen schleichenden Triggerschwellendrift, wodurch die Handhabung des Systems deutlich erschwert wird.

Außerdem wurde in vielen Fällen beobachtet, daß mit Beginn der Stoßwellenapplikation viele Patienten ihre Atmungslage in Richtung einer höheren funktionellen Residualkapazität verschieben und nach Ende der Stoßwellenapplikation wieder auf das alte Atmungsniveau zurückkehren. Auch hierdurch wird ein sinnvoller Atemtriggereinsatz erschwert, da diese Situation eine ständige Triggerschwellenkorrektur erfordert.

Fazit

Wer z. Zt. auf den Atemtriggereinsatz verzichtet, wird beim derzeitigen Stand der Technik keine Nachteile gegenüber den Zentren mit Atemtriggereinsatz erleiden.

Dr. U. Lang
Urologische Universitätsklinik Ulm
Prittwitzstr. 43
D-7900 Ulm

Kann Ultraschall bei ESWL das Röntgen ersetzen?

R. Denk

Zur Ortung, Steindarstellung und zur Therapiekontrolle bei ESWL werden zwei Verfahren angewendet: Röntgen und Ultraschall. Röntgen als bildgebendes Verfahren ist heute bei ESWL als etablierte Technik anerkannt. Die Bilderzeugung mit Ultraschall gewinnt jedoch in diesem Bereich zunehmend stärker an Bedeutung. Begründen läßt sich dies durch wesentliche Vorteile des Ultraschallortungsverfahrens: Ab einer Nieren- oder Gallensteingröße von ca. 2–3 mm Durchmesser ist die Sensitivität von Bildern hochauflösender Ultraschallgeräte höher als die von Röntgenabdominalaufnahmen, da selbst kalkfreie Steine deutliche Schallreflexe mit einem korrelierten akustischen Schatten verursachen und so die Erkennbarkeit ermöglichen.

Durch die hohe Bildwiederholrate und gute Abbildungsqualität bei Ultraschall kann die Steinlokalisation, die ständige Kontrolle des Behandlungsverlaufes und des Zertrümmerungsgrades des therapierten Steines in Echtzeit durchgeführt werden. So gewinnt der behandelnde Arzt höhere Flexibilität und Sicherheit gegenüber der Röntgenortung; Steinortung und Therapie können schneller durchgeführt werden. Ultraschall erfordert im Gegensatz zur Röntgendiagnostik keine Schutzmaßnahmen für Personal und Patient.

Mit einem axial in die Apertur des Stoßwellensystems eingebrachten Ultraschallscanner wird der Stein exakt in den therapeutischen Fokus justiert. Das diagnostische Ultraschallwellenfeld dieses so montierten Scanners erfährt an den Grenzflächen zwischen Organen und Gewebe unterschiedlicher

Schallgeschwindigkeiten in Betrag und Richtung die gleichen Ablenkungen wie die Stoßwellenfront. An einem Querschnitt in Höhe des zweiten Lendenwirbels konnte gezeigt werden, daß die Brechung der Wellenfronten auch zu einer Verschiebung und Verbreiterung des Stoßwellenfokus führt. Die Verschiebung des Stoßwellenfokus gegenüber dem im Gewebe unverändert angezeigten Röntgenfokus kann bis zu 3 mm betragen. Verwendet man einen Ultraschallscanner außerhalb der Stoßwellenachse zur Ortung und Lokalisierung eines Steines, so kann der oben beschriebene Brechungseinfluß eine Fehlpositionierung des Steines um 1–2 cm verursachen. Das heißt, ein auf diese Weise am Körper des Patienten angekoppelter Scanner dient zur schnellen Steinlokalisation und Grobortung sowie zur Zertrümmerungskontrolle. Leichte Nachteile einer reinen Ultraschallortung bei ESWL gegenüber Röntgen zeigen sich noch bei der Therapie der Urether- und der Gallengangssteine.

In der Zeit von Janurar bis August 1986 wurden an einem modifizierten Dornier Nierenlithotripter HM-3 in der Urologischen Abteilung des Katharinenhospitals Stuttgart, bei Prof. Eisenberger 18 Patienten unter Ultraschall - und Röntgenkontrolle einer Steinlokalisation bzw. 13 Patienten einer Steintherapie unterzogen. Ziel der Untersuchung war 1. festzustellen, ob im Routinebetrieb vorkommende Nierensteine mit der Ortungsvorrichtung (zwei Ultraschallsektorscanner, 3,5 MHz, 19 mm Durchmesser) darstellbar sind. 2. Diese Steine mit der Ultraschallortungsvorrichtung, wobei ein Scanner im Ellipsoid, ein zweiter an einem Manipulatorarm befestigt ist, im therapeutischen Fokus zu zentrieren. 3. Die so erhaltenen Positionswerte des Patienten und die Bilddarstellung des Steines mit Röntgenortung zu vergleichen und 4. den Therapieverlauf mit Ultraschall zu beobachten und Abbruchkriterien für die Therapie anhand des Ultraschallbildes zu finden.

Ergebnisse: Bis auf einen praevesikalen Uretherstein konnten die Steine (Nierenkelch- und Nierenbeckensteine) bei allen Patienten dargestellt werden. Es gelang bei allen Patienten, den Stein anhand des Ultraschallbildes in den therapeutischen Fokus zu positionieren. Die mittlere Ortungsdifferenz zwischen Röntgen und zentralem Ultraschall lag bei 8 mm. Der Therapieverlauf konnte in Echtzeit beobachtet werden. Bei Lageveränderungen des Steines konnte die Patientenposition unter Ultraschallkontrolle entsprechend verändert werden, so daß man eine wesentlich bessere Trefferquote als bei reiner Röntgenortung erzielte. Die Ergebnisse dieser Untersuchungen flossen in die Entwicklung des neuen Dornier Lithotripters ein.

R. Denk
Dornier Medizintechnik GmbH
Industriestr. 15
D-8034 Germering

Extrakorporale Stoßwellenlithotripsie (ESWL) – Langzeitergebnisse

Long-term Results of ESWL

D. Newman

Beitrag nicht eingereicht

Erste Langzeitergebnisse nach ESWL-Behandlung: Eine Untersuchung an über 1000 Patienten

W. Diederichs, J. Graff und H. Schulze

1450 Patienten und ihre behandelnden Urologen wurden im Rahmen einer Fragebogenaktion über den Verlauf nach Stoßwellenlithotripsie um Informationen gebeten. Von 1003 Patienten, welche zwischen Juli 1984 und September 1985 behandelt wurden, konnten vollständige Angaben erhoben werden. Der mittlere Nachbeobachtungszeitraum betrug 19,1 Monate (1 Jahr bis 26 Monate).

Es erscheint bemerkenswert, daß nur 56% der Patienten sich innerhalb der ersten 3 Monate nach ESWL bei ihrem Urologen vorstellten. 3-Monats-Ergebnisse sind daher nicht verfügbar. 18,4% gaben Flankenschmerzen an, in der Regel innerhalb der ersten 3 Monate. Weitere Steinabgänge wurden von 64% der Patienten berichtet, die mit Reststeinen entlassen wurden. Eine stationäre Wiederaufnahme war in 5,6% (= 57 Patienten) nötig, in der Mehrzahl zu einer erneuten ESWL-Behandlung. Eine offene Operation war niemals notwendig. Die Infusionsurogramme nach 19 Monaten waren bei 97% der Patienten unauffällig. 8 Patienten wiesen asymptomatische ureterale Steinreste mit konsekutiver Stauung auf.

Die Steinfreiheitsraten sind in Tabelle 1 zusammengefaßt. Aus diesen Daten ergibt sich, daß während des Nachbeobachtungszeitraumes 60% der Patienten mit Reststeinen schließlich steinfrei wurden. Bei 17% ließ sich ein Wachstum von residualen Steinen nachweisen. Echte Rezidivkonkremente wurden in 6,23% beobachtet, wobei dieser Zeitraum als zu kurz zur endgültigen Beurteilung angesehen werden muß. In der weiteren Analyse versuchten wir, folgende Fragen zu beantworten:

1. Beeinflußt das prätherapeutische Steinvolumen die Steinfreiheitsrate? Unsere Ergebnisse zeigen, daß das primäre, planimetrisch bestimmte Steinvolumen keinen Einfluß hatte.
2. Beeinflussen die Steinlokalisation und die Anzahl der Steine die Steinfreiheitsrate? Tabelle 2 faßt die Ergebnisse zusammen. Ergebnisse wie bei unteren Kelchsteinen fanden sich für Steine anderer Primärlokalisationen, wenn bei Entlassung Reststeine in der unteren Kelchgruppe gefunden wurden (58,2% steinfrei gegenüber 86,9% bei steinfreiem unteren Kelch bei Entlassung). Bemerkenswert erscheint der symptomatische Therapieerfolg bei Kelchsteinen: 85% dieser Patienten klagten über Flankenschmerzen vor der ESWL, verglichen mit nur 16% nach Stoßwellenbehandlung. Es erscheint trotzdem fraglich, ob aus diesen Zahlen eine Indikation zur grundsätzlichen ESWL-Behandlung jedes Kelchsteines abzuleiten ist.

Tabelle 1. Steinbefunde bei Entlassung und nach $\bar{x}$ = 19,1 Monaten

	Bei Entlassung (%)	Nach $\bar{x}$ = 19,1 Mon. (%)
Steinfrei	35,3	72,2
Reststeine < 3 mm	58,2	12,8
Solide Steine > 5 mm	3,2	
Keine Desintegration	3,2	15,0

Tabelle 2. Steinfreiheitsraten nach verschiedenen Steinlokalisationen bei Solitärkonkrementen (n=617)

Primäre Steinlokalisation	Steinfrei bei Entlassung (%)	Steinfrei nach 19,1 Mon. (%)	Reststeine nach 19,1 Mon. (%)	Wachstum residualer Steine (%)
Oberer Kelch (n=98)	32,6	78,3	11,7	9,3
Mittlerer Kelch (n=103)	30,4	75,5	14,5	11,2
Unterer Kelch (n=141)	17,6	57,8	42,2	58,4
Nierenbecken (n=157)	44,5	83,6	16,4	30,7
Oberer Harnleiter (n=118)	64,2	89,2	10,8	7,9
Behandlung in situ (n=51)	77,8	92,1	7,9	2,7
Reposition (n=67)	68,7	86,3	13,7	24,8
Multiple Steine (n=386)	26,4	64,0	36,0	90,0
Gesamtkollektiv (n=1003)	35,2	72,2	27,8	17,2

3. Beeinflußt die primäre Steinzusammensetzung die Steinfreiheitsrate? Von 947 Patienten lag eine Steinanalyse vor. 80% der Calciumoxalatsteinträger wurden steinfrei. Ein erneutes Steinwachstum wurde vorwiegend bei Karbonatapatit- und Struvitsteinen beobachtet.

Diskussion

Die von der Münchener Klinik angegebenen Steinfreiheitsraten von 90% nach 3 Monaten sind an einem selektionierten Krankengut erhoben worden. 3-Monats-Steinfreiheitsraten bei einem unselektionierten Krankengut werden von einigen amerikanischen Zentren mit 68 bis 77% angegeben. Wesentliche Einflußfaktoren für die letztliche Steinfreiheit scheinen die primäre Steinlokalisation sowie die Anzahl der Steine zu sein.

Die klinische Bedeutung von Reststeinen nach ESWL erscheint weiterhin ungeklärt. In der Pathogenese der Steinentstehung ist die Partikelgröße der bestimmende Faktor für die Retentionswahrscheinlichkeit im Hohlsystem. Sollten diese hydrodynamischen Befunde auch auf Steindesintegrate übertragbar sein, wäre ein erleichterter Spontanabgang solcher Steinreste verglichen mit soliden Steinen zu erwarten. In der Tat wurden fast ⅔ der Patienten mit Steindesintegraten letztendlich steinfrei. Aus unseren Daten läßt sich jedoch nicht ableiten, ob eine konsequente Steinmetaphylaxe den Behandlungserfolg entscheidend verbessert.

Dr. W. Diederichs
Urologische Klinik der Ruhr-Universität Bochum
Marienhospital
Widumer Str. 8
D-4690 Herne 1

Spätergebnisse nach ESWL in Bezug auf Steinfreiheit und Komplikationen

P. Spangehl-Meridjen, P. C. Esk, B. Aeikens und E. Schindler

Wir berichten über unsere Erfahrungen und Ergebnisse mit dem Dornier Nierenlithotripter HM 3, der in unserem Hause seit dem 1.10.84 in Betrieb ist. Mittlerweile wurden mit diesem Gerät ca. 4500 Patienten therapiert.

Von den 1632 in den ersten 15 Monaten (bis 31.12.85) behandelten Patienten, von denen ca. 80% noch am Tage der Therapie in urologischen Kliniken in der Nähe ihres Wohnortes weiterbetreut wurden, wurden die Ergebnisse des stationären Aufenthaltes sowie die Nachkontrollen der betreuenden Urologen ausgewertet, was bei insgesamt

Tabelle 1. Ergebnisse

Steinfrei ohne Auxiliarien	833 ≙ 60,6%
Steinfrei mit Auxiliarien	159 ≙ 11,6%
Spontan abgf. Reste ohne Aux.	209 ≙ 15,2%
Spontan abgf. Reste mit Aux.	37 ≙ 2,7%
Nicht spontan abgangsfähige Reste	80 ≙ 5,8%
OP	56 ≙ 4,1%

Tabelle 2. Teilerfolge/Komplikationen

Ungenügende Destruktion	193 ≙ 12,2%
Harnstauung (therapiebedürftig)	264 ≙ 16,7%
Fieber	59 ≙ 3,7%
Pyonephrose	14 ≙ 0,9%
Urosepsis	2 ≙ 0,1%
Abszeß	3 ≙ 0,2%
Hämatom	18 ≙ 1,1%
Gesamtzahl der Patienten mit komplikationsfreiem, erfolgreichem Verlauf	1195 ≙ 75,5%

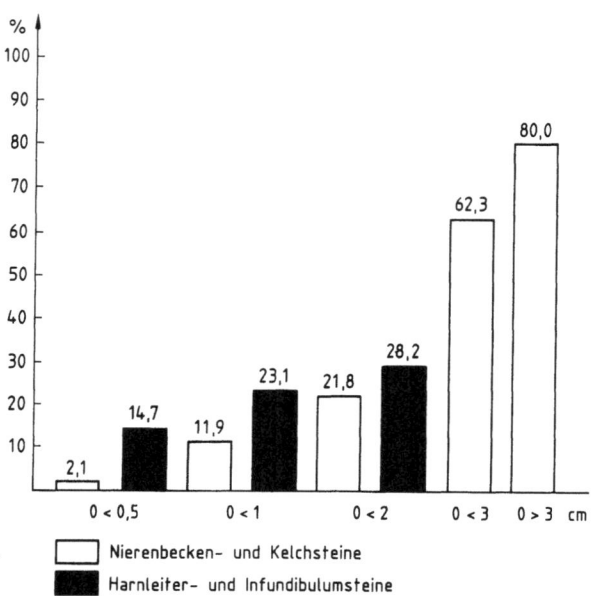

Abb. 1. Komplikationen/Steingröße

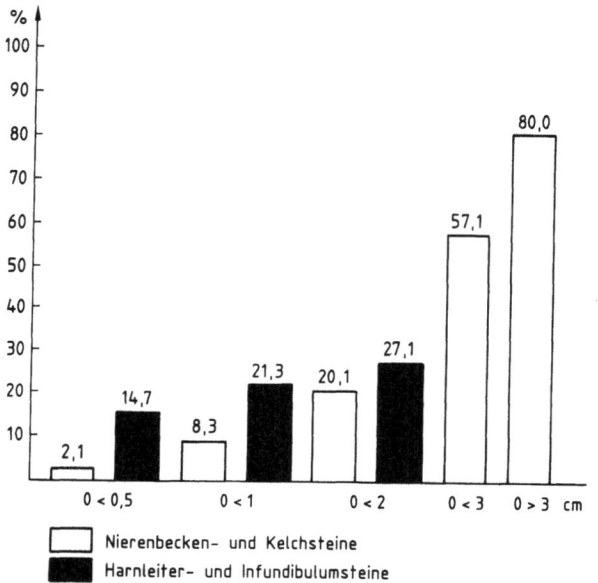

Abb. 2. Auxiliarien/Steingröße

Tabelle 3. Auxiliärmaßnahmen

Ureterale Eingriffe	212
Perkutane Nierenfisteln	19
Litholapaxien	26
2 ESWL-Sitzungen	122
3 ESWL-Sitzungen	16
4 ESWL-Sitzungen	3
5 ESWL-Sitzungen	1

Tabelle 4

Steinanalyse	Oxalat	Phosphat	Misch-stein
Gesamtzahl	342	86	235
Stoßwellen	1362	1835	1447
Steingröße (cm^2)	2,9	4,4	3,4
Komplikationen (%)	26,6	47,7	28,9
Auxiliarien (%)	20,7	41,9	26,8
Steinfrei (%)	78,7	51,1	71,9
Spontan abgf. R. (%)	13,7	23,3	15,8
Nicht sp. abgf. R. (%)	3,5	15,1	7,2
OP (%)	4,1	10,5	5,1
Mißerfolg (%)	7,6	25,6	12,3

1452 Patienten gelang. Die Ergebnisse sind aus Tabelle 1 ersichtlich. Tabelle 2 zeigt die Häufigkeit der aufgetretenen Probleme, daneben, in der Abb. 1, die Häufigkeit der Probleme in der Abhängigkeit von der Steingröße.

Tabelle 3 zeigt die Häufigkeit der notwendigen Auxiliärmaßnahmen, die in der Abb. 2 wiederum in eine Abhängigkeit zur Steingröße gebracht sind.

Bei den Infektsteinen (Tabelle 4) findet sich ebenfalls, wie bei den sehr großen Steinen, eine deutliche Zunahme der Probleme und dadurch bedingter Auxiliärmaßnahmen. Insgesamt liegt die Erfolgsrate jedoch über 90% und ist damit anderen Zentren, die ausschließlich persönlich nachbetreuen, vergleichbar.

P. Spangehl-Meridjen
Urologische Klinik der Medizinischen Hochschule
Konstanty-Gutschow-Straße
D-3000 Hannover 71

Ein Jahr danach – der Erfolg der ESWL-Behandlung

R. Muschter, C. Fink, M. Reis und A. G. Hofstetter

Zusammenfassung

Ein Jahr nach ESWL konnten 346 von 451 der im zweiten Halbjahr 1985 behandelten Patienten nachuntersucht werden. Nur ca. 40% der mit Reststeinen entlassenen Patienten wurden innerhalb eines Jahres steinfrei, es verbleiben noch 36% mit Reststeinen, davon 98% in der unteren Kelchgruppe gelegen.

Einleitung

Seit nunmehr 7 Jahren ist die Extrakorporale Schockwellenlithotripsie im klinischen Einsatz und inzwischen zu einer Routinemethode geworden. Ganze Heerscharen von Patienten sind inzwischen behandelt worden. Viele dieser Patienten verlassen die Klinik – mit oder ohne Einsatz von Auxiliärmaßnahmen – steinfrei. Der weitaus größere Anteil zeigt noch Restkonkremente, die – als spontan abgangsfähig klassifiziert – die Behandlung in der Regel als Erfolg verbuchen lassen.

Um so verwunderlicher ist es, daß es praktisch keine Langzeit-Studien gibt, die untersuchen, was aus diesen Restkonkrementen wird, denn unser eigentliches Behandlungsziel ist das Erreichen der Steinfreiheit.

Material und Methodik

Für diese Studie ausgewertet wurden die Daten von 451 Patienten, die im Zeitraum zwischen Juni und Dezember 1985 einer ESWL-Behandlung unterzogen wurden. 70% dieser Patienten befanden sich in stationärer Behandlung der Medizinischen Universität zu Lübeck, 30% wurden in externen Kliniken stationär behandelt. Die Nachuntersuchungen wurden bei den weiterbehandelnden Ärzten der Patienten, überwiegend niedergelassenen Urologen, durchgeführt. Die Grundlage hierzu war die Anfertigung eines Ausscheidungsurogramms.

Nach 12 Monaten konnten 346 Patienten (76,7%) ausgewertet werden. Weitere 45 Patienten wurden nur 6 Monate beobachtet und gingen nicht in die Studie ein, 7 Patienten waren im Intervall verstorben, ein Zusammenhang mit der ESWL war in keinem Fall zu eruieren.

Ergebnisse

Im Studienzeitraum wurden bei 451 Patienten 483 ESWL-Behandlungen vorgenommen, die Rate der notwendigen Re-ESWLs lag bei 6,7%. Sonstige Auxiliärmaßnahmen waren in 18,6% erfolgt. Zum Zeitpunkt der Entlassung waren 199 von 451 Patienten steinfrei (44,0%), 252 (56,0%) hatten Restkonkremente. Deren Lokalisation ist in Tabelle 2 dargestellt, zum Vergleich die Ausgangslage der Steine in Tabelle 1. Nach einem Jahr waren 222 der 346 nachuntersuchten Patienten steinfrei (64,0%), 124 (36,0%) hatten weiter Restkonkremente, die Verteilung ist aus Tabelle 3 ersichtlich. 70% der Reststeine waren kleiner als 5 mm – spontan abgangsfähig –, 26% zwischen 5 und 10 mm und 4% zwischen 11 und 20 mm. Interessant ist der „primärlokalisationsspezifische" Behandlungserfolg, der in Tabelle 4 dargestellt ist.

Diskussion

Die vorliegende Studie überblickt die Langzeitergebnisse der ESWL-Behandlungen eines repräsentativen Behandlungszeitraumes. Die Quote der

Tabelle 1. Verteilung der Konkremente vor ESWL (n = 451)

Lokalisation	(%)
Nierenbecken	29,7
Nierenkelche	43,0
untere	27,0
mittlere	6,2
obere	9,8
Harnleiter	27,3

Tabelle 2. Verteilung der Restkonkremente nach ESWL bei Entlassung (n = 252)

Lokalisation	(%)
Nierenbecken	6,3
Nierenkelche	90,3
untere	80,0
mittlere	6,0
obere	4,3
Harnleiter	3,4

Tabelle 3. Verteilung der Restkonkremente 1 Jahr nach ESWL (n = 124)

Lokalisation	(%)
Nierenbecken	2,3
Nierenkelche	97,7
untere	80,0
mittlere	9,6
obere	8,1
Harnleiter	–

Tabelle 4. Behandlungserfolg der ESWL in Abhängigkeit zur Ausgangslage

Primäre Steinlage	Steinfrei	
	Entlassung (%)	12 Mon. (%)
Nierenbecken	42,5	69,4
Nierenkelche	26,3	51,8
Harnleiter	58,5	82,4

Kontrolluntersuchungen ist mit 76,7% hoch und erlaubt eine gültige Aussage. Bei der Betrachtung der Ergebnisse wird deutlich, daß über die Hälfte der mit Reststeinen entlassenen Patienten ihre Steine behält. Falls Steinfreiheit erreicht wird, geschieht dies fast ausschließlich in den ersten 3 Monaten, so daß Reststeine nach dieser Zeit als Therapieversager eingestuft werden müssen. Ebenfalls fast ausschließlich sind solche Reste in der unteren Kelchgruppe lokalisiert. Diese Tatsache in Verbindung mit den schlechten Behandlungsergebnissen von Kelchsteinen muß uns dazu bewegen, zumindest die Wahlindikation zur ESWL ruhender Kelchsteine zu überdenken und uns zu überlegen, was aus der Vielzahl der zwar zur Zeit mehr oder weniger beschwerdefreien, aber nicht steinfreien Patienten wird.

Dr. med. Rolf Muschter
Klinik für Urologie der Medizinischen Universität zu Lübeck
Ratzeburger Allee 160
D-2400 Lübeck

Problem der Rest- und Rezidivkonkremente im Rahmen der modernen Harnsteintherapie

D. Jocham, B. Liedl, C. Schuster und E. Schmiedt

Gesicherte Langzeit-Verlaufs-Daten über das Risiko von Rest- bzw. Rezidivsteinen beim Einsatz der verschiedenen modernen Steintherapie-Verfahren fehlen und sind insbesondere im Hinblick auf eine Differenzierung der beiden Erscheinungsformen nur durch prospektive Studien herauszustellen.

Da eine Studie nach einem entsprechenden Protokoll bislang aus organisatorischen wie berufspolitischen Gründen in der Bundesrepublik Deutschland nicht vollziehbar war, wurde versucht, das Problem wenigstens retrospektiv anhand bis zu 60 Monate reichender Verlaufskontrollen ESWL-behandelter Kranker zu beleuchten.

Tabelle 1 informiert über die Zusammensetzung des Untersuchungskollektivs, das anfangs mit dem Dornier-Lithotripter HM 2, später mit dem HM 3 behandelt wurde. Wegen des hohen Anteils auswärtiger Kranker am Gesamtkollektiv von 754 Patienten sind bei Entlassung 643 Fälle, nach 6 Monaten 341 renale Einheiten, nach 12–60, durchschnittlich 40 Monaten, 297 Fälle auswertbar.

Bei Entlassung durchschnittlich 7–9 Tage nach ESWL finden sich Steine in 55% der Fälle, 6 Monate nach ESWL in 16% und nach durchschnittlich 40 Monaten in 25%. Der Anteil spontan abgangsfähiger Konkremente von ≤ 5 mm beträgt bei Entlassung 84%, 6 Monate nach ESWL 96% und nimmt bei der Langzeituntersuchung deutlich auf 53% ab, d.h. im Langzeitverlauf steigt der Anteil nicht spontan abgangsfähiger Steine deutlich an. Bei den 40 Monate nach ESWL gefundenen Steinen handelt es sich in 76% der Fälle um renale Einheiten mit einem Steinnachweis zu allen Zeiten nach ESWL. Es kann in diesen Fällen von echten Restkonkrementen ausgegangen werden. In den verbleibenden 24% dieser Fälle waren die Steinträger vorübergehend röntgenologisch – auf der Basis von Übersichtsaufnahmen – steinfrei. Die Spanne der anzunehmenden Steinfreiheit war wegen Bezugnahme auch auf nicht zu vereinheitlichende auswärtige Befunde nicht verläßlich eruierbar. Somit muß die Frage, inwieweit es sich bei dieser Gruppe um echte Rezidivsteine oder ein Gemisch aus Rezidiv- und Reststeinen handelt, offen bleiben. Bei Analyse des Gesamtkollektivs kann dennoch mit hinreichender Sicherheit von einer Rezidivsteinrate von 8% ausgegangen werden. Nach der ESWL kommt es während der ersten Monate zu einer zunehmenden Ansammlung von Restkonkrementen in den Kelchen, insbesondere im unteren Kelch (60%). Im Langzeit-Follow-up findet sich trendmäßig wieder ein größerer Anteil von Nierenbeckensteinen.

In 18% der durchschnittlich 40 Monate beobachteten Kranken waren urologische Folgemaßnahmen erforderlich, bei denen es sich überwiegend um erneute ESWL-Therapien handelte. Bei der Analyse der Literatur (Tabelle 2) werden Restkonkremente nach offen-operativen Eingriffen in 5–20%, nach ESWL in 17–34% bei unterschiedlicher Verlaufszeit und nach perkutaner Lithotripsie nur in 1–8% berichtet.

Diese Reststeinrate ist dem Grad der Invasivität verschiedener Verfahren und im Falle der ESWL einer im Bedarfsfall überwiegend wiederum nur erforderlichen nicht invasiven ESWL gegenüberzustellen.

Tabelle 1. ESWL-behandelte Patienten (n = 754) Mai 1982–Mai 1984

932 Behandlungen bei 810 renalen Einheiten

		(%)
Steinlage:	Nierenkelch	32
	Nierenbecken	56
	Harnleiter	12
Steingröße:	bis 1 cm	33
(Durchmesser)	1–2 cm	44
	2–3 cm	14
	Ausgußstein	9
Steinanalyse:	Ca-Oxalat	77
	Ca-Phosphat	11
	Struvit	7
	Cystin	3
	Harnsäure	2

Tabelle 2. Inzidenz von Reststeinen. (Modif. nach [8])

Therapiemaßnahme	Patientenanzahl	Reststeinrate (%)
Anatrophe Nephrolithotomie		
Boys und Elkins 1974	100	5
Redman 1979	56	21
Pyelolithotomie		
Gil-Vernet 1983	328	8
Blandy u. Singh 1976	152	20
Perkutane Litholapaxie		
Segura et al. 1985	1000	8,1
Preminger et al. 1985	82	7,4
Reddy et al. 1985	400	1,0
ESWL		
Drach et al. 1986	1524	34
(3 Monate nach ESWL)		
Lingemann et al. 1986	569	28
(3 Monate nach ESWL)		
LMU München 1987	297	17
(40 Monate nach ESWL)		

Literatur

1. Blandy JP, Singh M (1976) The case for a more aggressive approach to staghorn stones. J Urol 115: 505-506
2. Boyce WH, Elkins IB (1974) Reconstructive renal surgery following anatrophic nephrolithotomy: Follow-up of 100 consecutive cases. J Urol 111: 307-312
3. Chaussy C, Schmiedt E, Jocham D et al. (1982) First clinical experience with extracorporeally induced destruction of kidney stones by shock waves. J Urol 417-420
4. Drach GW, Dretler S, Fair W et al. (1986) Report of United States cooperative study of extracorporeal shock wave lithotripsy. J Urol 135: 1134-1137
5. Gil-Vernet JM (1983) Pyelolithotomy. In: Roth RA, Finlayson B (eds) Stones clinical management of urolithiasis. Williams & Wilkins, Baltimore, pp 297-331
6. Jocham D, Chaussy C, Schmiedt E (1986) Extracorporeal shock wave lithotripsy. Urol Int 357-368
7. Lingemann JE, Newman D, Mertz JHO et al. (1986) Extracorporal shock wave lithotripsy: The Methodist Hospital of Indiana experience. J Urol: 135: 1134
8. Preminger GM, Clayman RV, Hardeman SW et al. (1985) Percutaneous nephrostolithotomy versus open surgery for renal calculi. JAMA 254: 1054-1058
9. Redman JF, Bissada NK, Harper DL (1979) Anatrophic nephrolithotomy: Experience with complications of the Smith and Boyce technique. J Urol 122: 595-597
10. Reddy PK, Hulbert JC, Lange PH et al. (1985) Percutaneous removal of renal and ureteral calculi: Experience with 400 cases. J Urol 134: 662-666
11. Segura JW, Patterson DE, LeRoy AJ et al. (1985) Percutaneous removal of kidney stones: Review of 1000 cases. J Urol 134: 1077-1081

Prof. Dr. med. D. Jocham
Urologische Klinik der Ludwig-
Maximilians-Universität München
Marchioninistr. 15
D-8000 München 70

ESWL beim Nierenkelchstein – Indikationen und Ergebnisse

J. R. Bubeck, K. Miller und R. Hautmann

Es steht sicherlich fest, daß sich die ESWL, gleichgültig mit welchem Lithotripter, als Standardverfahren in der Harnsteinbehandlung etabliert hat. Während am Anfang Nierenbeckensteine die Hauptlokalisation darstellten, nehmen jetzt die Harnleitersteine und vor allem die Kelchsteine mehr und mehr Raum ein.

Wir haben im Zeitraum von August bis einschließlich Oktober 1986 233 Patienten mit ESWL - Monotherapie behandelt und Sie sehen, daß in dieser Gruppe die Kelchsteine 52% und die Harnleitersteine 25% ausmachen, während solitäre Nierenbeckensteine auf 18% und in der Kombination mit Kelchsteinen auf 5% zurückgegangen sind. Diese Verteilung zeigt, daß wir immer mehr mit der Frage der Behandlung von Kelchsteinen konfrontiert werden, nicht zuletzt deshalb ist eine zentrale Fragestellung der nachfolgend präsentierten Untersuchung, ob die Behandlung asymptomatischer Kelchsteine sinnvoll ist. Da die Reststeinfrage nach ESWL von Harnleitersteinen wohl eine untergeordnete Rolle spielt, haben wir uns bei der Nachuntersuchung auf Patienten mit Nierensteinen konzentriert. Auswertbare Ergebnisse liegen von 123 Patienten vor. Das Intervall zur Nachuntersuchung betrug 4-7 Monate. Ausgewertet wurden die Ergebnisse der Sonographie, der Röntgenleeraufnahme, des Urinstatus, der Anamnese und Daten aus den Krankenunterlagen.

39% der Patienten wurden ohne Anhalt für Reststeine aus der stationären Behandlung entlassen. Von 40 Patienten mit Nierenbeckensteinen waren 62% steinfrei. Von 35 Patienten mit mittleren und oberen Kelchsteinen, jedoch ohne untere Kelchsteine waren 34% bei Entlassung steinfrei. Und von Patienten, bei denen bei beliebiger Steinkonstellation mindestens ein unterer Kelchstein vorlag nur 18%. Kein signifikanter Unterschied bestand dabei in der Steinmasse.

Wenn wir den Zusammenhang zwischen Steinlage und Reststeinen weiter verfolgen, so sehen wir, daß bei den Nachuntersuchungen von den solitären Nierenbeckensteinen 92% der Patienten steinfrei waren, bei den Patienten mit Steinanteilen in der oberen und mittleren Gruppe ohne untere Gruppe 70% und bei Patienten mit mindestens einem unteren Kelchstein 66%. Wenn man die Kelchsteine weiter aufschlüsselt und jeweils die solitären Konkremente in der oberen, mittleren und unteren Kelchgruppe betrachtet, so zeigt sich erwartungsgemäß, daß die obere Gruppe mit 91% Steinfreiheit am Besten abschneidet, während sich zwischen der mittleren und unteren Gruppe kein wesentlicher Unterschied ergibt; 78% und 77%. Wiederum ist die Steinbeladung zwischen den drei Gruppen vergleichbar. Aufgrund der Nachuntersuchung gelang es nicht einen eindeutigen Zusammenhang zwischen den Beschwerden und den Reststeinen im allgemeinen herzustellen. Von 15 Patienten, die bei der Nachuntersuchung noch gelegentliche Schmerzen im Bereich der behandelten Niere angaben, waren 8 steinfrei und 7 hatten Reststeine.

Von den 17 Patienten, die nach der Behandlung mindestens einen Harnwegsinfekt hatten, waren 8 steinfrei und 9 hatten Reststeine. Eine wertneutrale Interpretation dieser Zahlen läßt zumindest den Schluß zu, daß entsprechende Angaben subjektiv gefärbt und mit großer Vorsicht zu deuten sind.

Nicht nur wegen der guten Ergebnisse besteht an

der Indikation zur Behandlung von Nierenbeckensteinen kein Zweifel. Bei den Kelchsteinen mit fraglichen oder ohne Symptome sind hinsichtlich der Behandlungsindikation drei Fragen entscheidend: Welche Gefahren bestehen wenn der Stein nicht behandelt wird? Diese Frage ist schwierig zu beantworten, da über die Morbidität von Kelchsteinen wenig Untersuchungen vorliegen. Immerhin kann man die theoretische Gefahr, daß das Konkrement mit entsprechenden Symptomen in den Harnleiter eintritt nicht von der Hand weisen.

Die Behandlungsergebnisse sind zwar etwas schlechter als beim Nierenbeckenstein, liegen aber immer noch im Bereich von über 60%.

Letztlich bleibt noch zu klären ob wir der Niere mit der Therapie einen Schaden zufügen. Durch Clearanceuntersuchungen konnte inzwischen gezeigt werden, daß in der Regel keine Nierenfunktionsveränderungen auftreten.

Auch wenn keine streng medizinische Indikation zur Behandlung asymptomatischer Kelchsteine besteht, wird sich der Trend zur Behandlung aufgrund der Patientennachfrage fortsetzen.

Dr. med. J. R. Bubeck
Urologische Universitätsklinik Ulm
Prittwitzstr. 43
D-7900 Ulm

Ergebnisse der ESWL bei nicht-obstruierenden, symptomatischen Kelchsteinen

M. Sohn, Ch. Zehnter, D. Ackermann und U. E. Studer

Die undankbare, konservative Therapie von Patienten mit symptomatischen, nicht-obstruierenden, solitären Kelchsteinen und die guten Ergebnisse bezüglich Steinfreiheit und Beschwerdefreiheit nach perkutaner Litholapaxie veranlaßten uns, die Rolle der ESWL in dieser Patientengruppe zu überprüfen und in Korrelation zu den perkutan erreichten Ergebnissen zu setzen.

Von 716 Patienten, die zwischen Januar und Dezember 1986 an der urologischen Universitätsklinik Bern wegen einer Urolithiasis der ESWL unterzogen wurden, wiesen 71 (10%) solitäre Kelchkonkremente < =1 cm ohne Obstruktion jedoch mit Beschwerdesymptomatik auf. Bei 57 dieser Patienten konnte ein vollständiges follow-up 3 Monate nach ESWL ausgewertet werden (Tabelle 1). Der Steindurchmesser betrug im Mittel 6,9 mm. Die ESWL erfolgte mit dem Dornier-Lithotripter HM-3 in Periduralanaesthesie mit Generatorspannung von 18–22 Kv.

Die 3 Monatskontrolle mit Zwischenanamnese auf standardisiertem Fragebogen und i. v. Urogramm wurde vom Hausarzt veranlaßt und uns zur Kontrolle überlassen.

Ergebnisse (Tabelle 2)

Persistierende Beschwerden wurden von 13 Patienten (22,8%) beklagt. 12 von diesen 13 Patienten waren röntgenologisch steinfrei, die Tabelle 3 zeigt die Verteilung der Beschwerden bei Beschwerdepersistenz nach 3 Monaten.

Von 24 Patienten mit isolierten Flankenschmerzen ohne andere Symptome persistierte der Flankenschmerz 3 Monate nach ESWL in 3 Fällen (12,5%). Nur bei einem dieser Patienten waren noch desintegrierte Steinfragmente in der unteren Kelchgruppe nachweisbar.

Bei 5 von 21 Patienten mit rezidivierenden Harnwegsinfekten (23,8%) persistierte ein Harnwegsin-

Tabelle 1. Beschwerden bei Vorliegen von isolierten, nicht-obstruierenden Kelchsteinen ≤ 1 cm vor ESWL (n = 57)

Beschwerden	Anzahl Patienten
Isolierte Flankenschmerzen	24
Isolierte Makrohämaturie	2
HW-Infekte mit/ohne Fieber	6
Makrohämaturie und Schmerz	10
HW-Infekte und Schmerz	12
Makrohämaturie und HW-Infekte	1
Makrohämaturie, Schmerzen und Infekte	2
	57

Tabelle 2. Ergebnisse

Alle Patienten (n = 57) wurden nur *einer* ESWL-Behandlung unterzogen.	
Mittlere Stoßwellenanzahl bis zur Desintegration	= 1360
Mittlere Durchleuchtungszeit	= 154 sec
3 Monate post ESWL n = 57	
51 Patienten radiologisch steinfrei	89,4%
6 Patienten desintegrierte Restkonkremente	10,6%
44 Patienten beschwerde- und symptomfrei	77,2%
13 Patienten persistierende Symptomatik	22,8%
↓ davon 12 Patienten *steinfrei!*	

Tabelle 3. Patienten mit persistierenden Beschwerden 3 Monate nach ESWL (n = 13)

Pat. Nr.	Sex	Beschwerden vor ESWL	Beschwerden 3 Mon. nach ESWL	Restkonkremente nach 3 Mon.
1	m	Schmerz + HW-Infekte	Schmerz + HW-Infekte	0
2	w	Schmerz + HW-Infekte	HW-Infekt	0
3	m	Fieber, Schmerz + Makrohämaturie	Fieber + Schmerz	0
4	w	Schmerz	Schmerz	0
5	m	Schmerz + Makrohämaturie	Schmerz + Makrohämaturie	0
6	m	Makrohämaturie	Makrohämaturie + HW-Infekt	0
7	w	Makrohämaturie	Schmerz + Fieber	0
8	w	HW-Infekt	HW-Infekt	0
9	m	Schmerz	Schmerz	0
10	w	HW-Infekt	HW-Infekt	0
11	m	Schmerz + Makrohämaturie	HW-Infekt	0
12	m	Schmerz	Schmerz	ja
13	w	HW-Infekt	HW-Infekt	0

Tabelle 4. Lokalisation der Kelchkonkremente prä-ESWL und Steinfreiheit 3 Monate nach ESWL (n = 57)

	Lokalisation prä-ESWL	Steinfreiheit 3 Mon. nach ESWL
Obere Kelchgruppe	9	9 (100%)
Mittlere Kelchgruppe	7	6 (85,7%)
Untere Kelchgruppe	41	36 (87,8%)

fekt ohne Nachweis von Restkonkrementen. 4 von diesen 5 Patienten waren weiblich.

Die Tabelle 4 zeigt die Erfolgsrate der ESWL bezogen auf die Lokalisation der Kelchkonkremente innerhalb der verschiedenen Kelchgruppen.

Diskussion

Insgesamt waren 77,2% nach ESWL beschwerdefrei. Von den 6 Patienten mit desintegrierten Restkonkrementen beklagte 1 Patient persistierende Beschwerden. Die Beschwerdepersistenz bei rezidivierenden Harnwegsinfekten nach vollständiger Steinsanierung läßt gerade bei Frauen Vorsicht bei der Herstellung eines Kausalzusammenhanges zwischen Infekt und solitärem, nicht-obstruierendem Kelchstein geboten erscheinen.

Eine Steinfreiheitsrate von 89,4% nach 3 Monaten in unserem Patientengut entspricht den bisherigen Ergebnissen in der perkutanen Litholapaxie vergleichbarer Kelchkonkremente [1], die jedoch mit einer höheren Invasivität und Komplikationsrate behaftet ist (im hier vorgestellten Patientengut kam es in keinem Fall zu Komplikationen oder zur Notwendigkeit auxiliärer Maßnahmen).

Entgegen früheren Veröffentlichungen sind Konkremente in der unteren Kelchgruppe einer erfolgreichen ESWL-Behandlung zugänglich. Die Steinfreiheitsrate von 87,8% nach 3 Monaten war mit der der übrigen Kelchgruppen von 93,7% vergleichbar [2].

Schlußfolgerung

Die ESWL ist bei nicht-obstruierenden, solitären, kleinen Kelchsteinen die Methode der 1. Wahl gegenüber der perkutanen Litholapaxie und der konservativen Therapie. Dies gilt umsomehr, da unter Anwendung des zwischenzeitlich zur Verfügung stehenden neuen Generators für das HM-3 Modell des Dornier-Lithotripters eine anaesthesiefreie Anwendung möglich ist.

Literatur

1. Brannen GE, Bush WH, Lewis GP (1986) Caliceal calculi. J Urol 135: 1142–1145
2. Wilbert DM, El Seweifi A, Alken P (1986) Die Bedeutung der Steingröße bei der ESWL. Akt Urol 17: 181–185

Dr. med. M. Sohn
Urologische Universitätsklinik
der RWTH Aachen
Pauwelsstraße
D-5100 Aachen

Extrakorporale Stoßwellenlithotriopsie (ESWL) – Zukunftsperspektiven

Klinische Erfahrungen mit dem wasserbadfreien Dornier Lithotripter HM 4

D. Jocham, B. Liedl, C. Schuster, Ch. Chaussy, G. Staehler und E. Schmiedt

In Fortschreibung wiederholt berichteter klinischer Daten [1-6] sollen die aktuellen Erfahrungen mit dem wasserbadfreien Dornier Lithotripter HM 4 (Abb. 1), der seit August 1986 in Betrieb ist, dargestellt werden.

Ab Juli 1987 wurden am HM 4 im Bereich der Stoßwellenerzeugung technische Modifikationen mit Einbau eines Ellipsoids mit einem Durchmesser von 172 mm anstelle des vom HM 3 bekannten Durchmesser von 156 mm und einem Generator mit einer Kapazität von 40 nano-Farad anstelle der bisherigen Generatorkapazität von 80 nano-Farad durchgeführt. Dies dient einer anästhesiefreien Anwendung der ESWL. Hieraus resultieren andere Stoßwellen-Fokusabmessungen im Haut-Eintrittsniveau der Stoßwelle und andere Fokus-Drucke. Der Druck ist zwischen 600 und 1000 bar variabel.

Zwischen 22. August 1986 und 30. September 1987 wurden an 282 Steinträgern 322 Behandlungen, in 15 Fällen beidseits, durchgeführt. Die Gesamt-Re-ESWL-Rate betrug 8 Prozent.

Steine unterschiedlichster Lage und Größe einschließlich Ausgußsteinen und Steinen in allen der ESWL zugänglichen Harnleiterabschnitten wurden mit dem HM 4 behandelt (Tabelle 1).

Ab Mai 1987 wurde die Sedo-Analgesie mit intravenöser al-Fentanyl-Analgesie eingesetzt.

Gegenüber der alten Generator- und Ellipsoid-Version ist eine Absenkung des al-Fentanyl-Gehalts um wenigstens 50% möglich. Erfahrungen der letzten drei August-Wochen und des ganzen Monats September 1987 zeigen, daß eine völlig schmerzfreie ESWL im HM 4 ohne jegliche Sedierung oder Anästhesie prinzipiell möglich ist.

Behandlungsdauer, Stoßwellenenergie und Röntgenbelastung sind in etwa den Ergebnissen des HM 3 vergleichbar. Es zeichnet sich allerdings ab, daß mit Modifizierung des Stoßwellenerzeugungssystems eine bis zu 50% höhere Stoßwellenzahl zur Steindesintegration vergleichbarer Steine als beim HM 3 alter Version eingesetzt werden muß.

Im bisherigen Kollektiv (n = 322) ließ sich eine primäre vollständige Desintegration des Steins in abgangsfähige Teile in 96% der Fälle erreichen. Therapieversager, z. B. bei impaktierten Steinen, wurden in 4% registriert.

Zum Zeitpunkt der Entlassung der Kranken fanden sich in 74% der Fälle Restkonkremente. Nach ESWL waren in 16% des Gesamtkollektivs urologische Interventionen wie Nierenfistel, Schlinge und Ureterorenoskopie erforderlich.

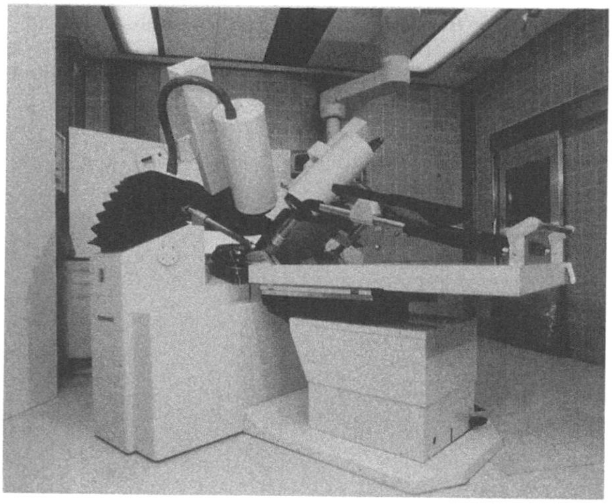

Abb. 1

Tabelle 1. Patienten - und Steinparameter HM 4 22.08. 1986-31.08. 1987

Alter (Jahre)	51,34
Geschlecht (männl./weibl.)	59 m/41 w
Steingröße (Länge × Breite (mm²))	115,99
Steinlokalisation (%)	
Niere	
Becken	26[a]
Kelch	57
Ureter	17[b]

[a] einschl. 13 partielle bzw. totale Ausgußsteine
[b] einschl. 1 prävesikaler Harnleiterstein

Tabelle 2. Anästhesiefreie ESWL-Behandlung am HM 4 von August-Oktober 1987, Patienten n = 52 (männl. 28; weibl. n = 24)

ESWL ohne Sedierung oder Anästhesie - gesamter Behandlungsverlauf			n = 45
Prämedikation	2 mg Rohypnol 0,5 mg Atropin	aber keine Anästhesie	n = 2
Medikation	1,25 mg DHB 0,5 mg Atropin 2,00 mg Dormicum	während Behandlung	n = 3
Behandlungsbeginn ohne Sedierung oder Anästhesie, aber nach 600 Stößen Al-Fentanyl-Gabe			n = 2

Weder zu diesem Zeitpunkt noch während der Langzeituntersuchung - in Einzelfällen bis zu 12 Monaten - mußte bislang chirurgisch interveniert werden. Regelmäßige Sonographiekontrollen ließen bislang keine Hämatome entdecken.

Im Rahmen der Langzeituntersuchungen zeigt sich, daß bei den nicht bereits bei Entlassung steinfreien Kranken in der Langzeituntersuchung weitere 70 Prozent röntgenologisch als steinfrei beurteilt werden. So ergibt sich eine Gesamt-Erfolgsrate von 80%.

Wie bereits erwähnt, ermöglicht das HM 4-Gerät prinzipiell eine schmerzfreie ESWL ohne Sedierung oder Anästhesie. Entsprechend war es möglich, beginnend im August 1987 zunehmend Steinträger ohne jegliche Medikation, z.T. mit 3000 Stoßwellen zu behandeln (Tabelle 2).

Zusammenfassend ist festzustellen, daß das HM 4 hervorragende Behandlungsergebnisse unter Erhalt des sog. goldenen ESWL-Standards ermöglicht. Das System bietet einen hohen Behandlungskomfort. Eine schmerzfreie Behandlung ist - vorläufige Ergebnisse belegen dies bereits - mit Einsatz des HM 4 möglich.

Literatur

1. Chaussy Ch, Fuchs G (1985) Erfahrungen mit der extrakorporalen Stoßwellenlithotripsie nach fünf Jahren klinischer Anwendung. Urol A 14: 305-309
2. Chaussy Ch, Jocham D, Schmiedt E (1986) Extrakorporale Stoßwellenlithotripsie (ESWL). In: Hautmann R, Lutzeyer W (Hrsg) Harnsteinfibel, S 272-287
3. Jocham D, Liedl B, Chaussy Ch, Schmiedt E (1987) Preliminary clinical experience with the HM 4 bathfree Dornier lithotripter. World J Urol 3 (in press)
4. Jocham D, Liedl B, Staehler G, Chaussy Ch, Schmiedt E (1987) First clinical application of the HM 4 bathfree Dornier lithotripter. Karger, Basel (in press)
5. Jocham D, Schmiedt E (1987) Vorläufige klinische Erfahrungen mit der wannenfreien Stoßwellenlithotripsie beim Harnsteinleiden. In: Ziegler M (Hrsg) Die extrakorporale und laserinduzierte Stoßwellenlithotripsie bei Harn- und Gallensteinen. Springer, Berlin Heidelberg New York, S 36
6. Schmiedt E, Chaussy Ch, Jocham D (1987) Integrating treatment modalities for calculi - the extracorporeal shock wave lithotripsy. Urban & Schwarzenberg, München (in press)

Prof. Dr. med. D. Jocham
Urologische Klinik und Poliklinik
Ludwig-Maximilians-Universität
Klinikum Großhadern
Marchioninistr. 15
D-8000 München 70

Piezolith: Die Entwicklung zum Standardtyp

D. Neisius, H. Wurster und M. Ziegler

Entwicklung

Von April 1986 bis Januar 1987 wurden mit dem *Prototypen* des Piezolith 300 Patienten behandelt. Das physikalische Prinzip der piezoelektrischen Schockwellenerzeugung ist mittlerweile ausreichend bekannt [1, 2]. Von Anfang an war es unser Ziel, die Ultraschallortung zu optimieren. Der Prototyp hatte einen fest in der Mitte des Wandlers integrierten Ultraschall ohne Möglichkeit der Bewegung der US-Sonde in der Z-Achse, so daß je nach Körpergewicht des Patienten bei der Fokussierung des Steines der unmittelbare Hautkontakt der US-Sonde fehlte - mit dem Resultat der deutlichen Bildverschlechterung! Die entscheidende Verbesserung des ersten Standardtypes bestand in der Möglichkeit der Bewegung der US-Sonde in der Z-Achse mit einem Hub von 6 cm und einem variablen Fokus-Hautabstand von 6-12 cm. Somit konnte bei unterschiedlich korpulenten Patienten der Hautkontakt in jeder Position gewahrt werden; gleichzeitig wurde es einfacher, die tieferliegenden *Harnleitersteine* zu fokussieren. Der seit Anfang Oktober 1987 verfügbare zweite Standardtyp besitzt zwei Ultraschallsonden, welche 15 Grad zur Mittelachse geneigt und in der Längsachse des Schallwandlers positioniert sind (Abb. 1). Jede Sonde kann einzeln mit der bisher bekannten Funktion eingesetzt werden. Durch die Anordnung der beiden Sonden können „Ultraschall-Problemsteine" wie Nierensteine unmittelbar unter dem Rippenschatten, mittlere Harnleitersteine in der Nähe des Beckenkamms sowie tiefe Harnleitersteine besser fokussiert werden.

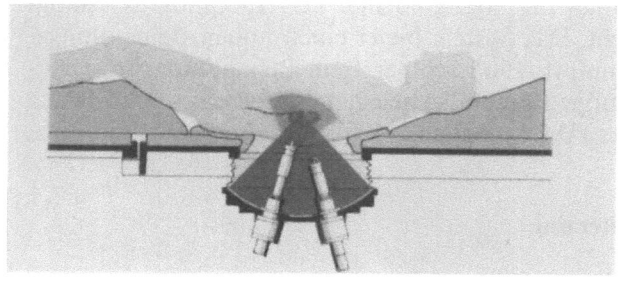

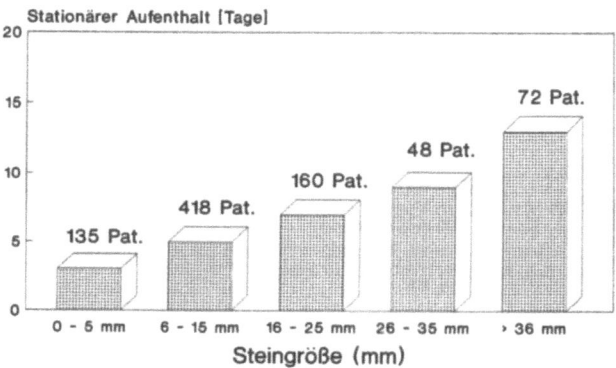

Abb. 4. Stationärer Aufenthalt (Durchschnittswert 6 Tage) nach EPL in Abhängigkeit von der Steingröße. 9/87

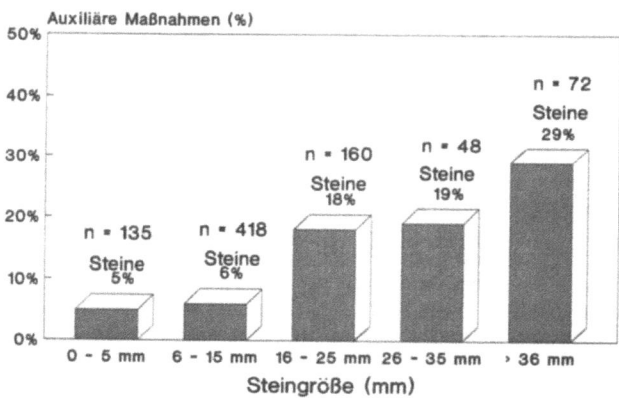

Abb. 2. Steingröße und auxiliäre Maßnahmen (Durchschnittswert 12%) nach EPL. 9/87

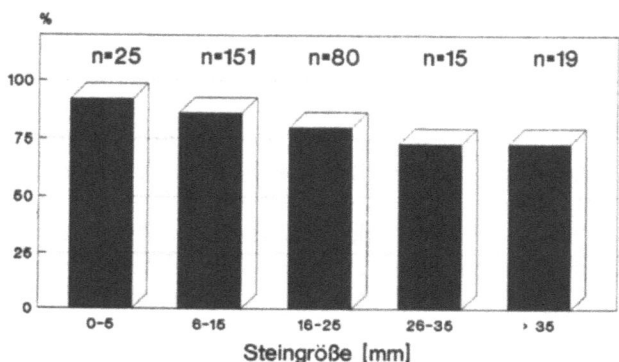

Abb. 5. Steinfreiheit nach 3 Monaten bei 290 Patienten in Abhängigkeit von der Steingröße. Totale Freiheit: 242/290 Patienten = 83%

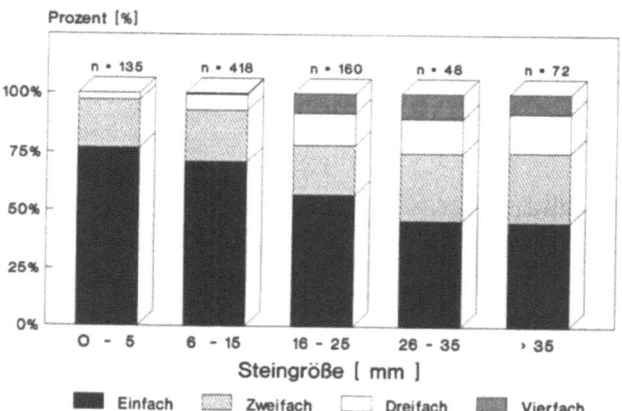

Abb. 3. Anzahl der Sitzungen in Abhängigkeit von der Steingröße. 9/87

Patientengut und Methodik

Bis Ende September 87 wurden 797 Patienten mit 833 Niereneinheiten behandelt. 1481 Sitzungen waren dafür notwendig, pro Behandlung im Durchschnitt 2000 bis 2500 Stoßwellen. Eine Behandlung dauerte in der Regel 45 bis 60 Minuten. Alle Behandlungen mit Ausnahme von 3 Kleinkindern wurden ohne Anästhesie durchgeführt. Bisher konnten auch 64 Patienten mit partiellen und totalen Ausgußsteinen behandelt werden. Die Steine waren im gesamten Harntrakt positioniert. So konnten 77 Patienten mit Uretersteinen in situ mit Erfolg behandelt werden, davon 52 obere, 13 mittlere und 12 untere Harnleitersteine. Selbstverständlich waren Harnleitersteine in Knochendeckung per Ultraschall nicht zu lokalisieren.

Je nach Steingröße variierte der Anteil der postauxiliären Maßnahmen deutlich (Abb. 2), nachdem bei größeren Steinen praeauxiliär vermehrt innere Splinte eingelegt wurden (total 32% aller Patienten), konnte die Gesamtzahl der postauxiliären Maßnahmen auf 12% reduziert werden, insbesondere wurden kaum noch Steinstraßen beobachtet.

Kleiner Energiefokus und die besondere Methodik, große Steine vom Nierenbecken beginnend bis in die Kelchgruppen hin aufzuarbeiten, führten zu höheren Schußzahlen und zum Anstieg der Mehrfachsitzungen (Abb. 3). Anästhesiefreiheit und Doppel-J-Splintung erlaubten jedoch vermehrt ambulante Behandlungen.

Durchschnittlich waren die Patienten 6 Tage stationär (Abb. 4), abhängig von der Steingröße je 3 Tage, 5 Tage, 7 Tage, 9 und 13 Tage.

Ergebnisse

290 Patienten konnten im 3-Monate-Follow-up nachuntersucht werden (Abb. 5). 83% der gesamten Patienten waren steinfrei, bei den restlichen Patienten konnten abgangsfähige Restdesintegrate im Nierenhohlsystem nachgewiesen werden. Abhängig von der Steingröße variierte die Steinfreiheit von 92% auf 73%. In der Steingruppe mit den meisten Patienten (Steindurchmesser 5-15 mm) waren 86% der Patienten 3 Monate nach Behandlung steinfrei.

Zusammenfassung

Mit der Verbesserung der Ultraschallortung gelang es, immer mehr Harnleitersteine in situ zu fokussieren, so daß derzeit ca. 50-60% aller Harnleitersteine ohne Hilfsmaßnahmen alleine mit Ultraschall zu lokalisieren sind. Die innere Splintung vor der Behandlung reduzierte die postauxiliären Maßnahmen erheblich. Die Zahl der Mehrfachsitzungen war abhängig von der Steingröße und dem kleinen Energiefokus des Piezolith. Andererseits erlaubten Anästhesiefreiheit und organschonende Lithotripsie immer mehr ambulante Behandlungen. Hierdurch war eine deutliche Verringerung des durchschnittlichen stationären Aufenthaltes zu erreichen. Die Erfolgsrate im 3-Monate-Follow-Up ist mit den Erfolgsraten der bekannten Lithotriptorsysteme vergleichbar.

Literatur

1. Riedlinger R, Überle F, Wurster H, Krauss W, Vallon P, Konrad G, Kopper B, Stoll HP, Goebbels R, Gebhardt Th, Ziegler M (1986) Die Zertrümmerung von Nierensteinen durch piezoelektrisch erzeugte Hochenergie-Schallpulse. Urologe A 25: 188-192
2. Ziegler M, Kopper B, Riedlinger R, Wurster H, Überle F, Neisius D, Krauss W, Vallon P, Gebhardt Th (1986) Die Zertrümmerung von Nierensteinen mit dem piezoelektrischen Gerätesystem. Urologe A 25: 193-197

Dr. med. D. Neisius
Urologische Universitätsklinik
D-6650 Homburg/Saar

Klinische Ergebnisse der lokalen Stoßwellenlithotripsie mit dem Lithostar

D. M. Wilbert, G. Hutschenreiter, P. Alken, H. Riedmiller und R. Hohenfellner

Im Rahmen der Weiterentwicklung der extracorporalen Stoßwellenlithotripsie kam es zu Gerätediversifikationen mit unterschiedlichen Konzepten. Hier wird der Lithostar vorgestellt, eine gemeinsame Entwicklung der Fa. Siemens AG in Verbindung mit der Urologischen Universitätsklinik Mainz. Es handelt sich um einen extracorporalen Stoßwellenlithotriptor, der in einen Röntgentisch installiert ist und eine multifunktionelle Anwendung, nicht nur für Stoßwellenlithotripsie sondern auch für sämtliche anderen endourologischen Maßnahmen erlaubt.

Von Ende Februar 1986 bis Juli 1987 wurden an der Universitätsklinik Mainz insgesamt 920 Patienten im Rahmen von 1055 Behandlungen therapiert. In der Urologischen Abteilung der Johanniter-Krankenanstalten Oberhausen-Sterkrade setzte die Inbetriebnahme des ersten Serienmodells im September 1986 ein. Bis zum September 1987 wurden dort 620 Patienten im Rahmen der klinischen Prüfung ebenfalls behandelt. Auf den möglichen Einsatz im Rahmen der Endourologie wird hier nicht näher eingegangen. Für die extracorporale Stoßwellenlithotripsie werden im Schnitt 60 Minuten pro Behandlung benötigt, gerechnet von der Ankunft des Patienten bis zur Entlassung des Patienten von der Station. Somit sind Anästhesie und alle anderen vorbereitenden Maßnahmen eingeschlossen. Die bisherigen Auswertungen ergaben eine durchschnittliche Schußzahl von 1553 Impulse pro Behandlung. Bei 12,8% der Patienten war eine Zweit- oder Mehrfachbehandlung erforderlich. Dies geschah zum größten Teil wegen inkompletter Desintegration in der ersten Sitzung, teilweise aber auch geplant bei multiplen Steinen zur schrittweisen Desintegration. Insgesamt konnte in 96,6% aller Patienten ein Behandlungserfolg im Sinne einer kompletten Desintegration erreicht werden.

Im gesamten Kollektiv wurden 1120 Steine lithotripsiert. In 51,5% handelte es sich um Kelchsteine, in 24,2% um Nierenbeckensteine, in 17,3% um obere Harnleitersteine und in 6,9% um distale Harnleitersteine. Die meisten Steine lagen in der Größenordnung zwischen 5 und 20 mm mit einem Durchschnittswert von 14 mm. Bis auf wenige Ausnahmen wurden sämtliche oberen Harnleitersteine vor der ESWL mittels eines Ureterkatheters in das Nierenbecken manipuliert. Die distalen Harnleitersteine dagegen wurden in überwiegender Mehrzahl (85%) in situ behandelt. Von seiten der Anästhesie kam es im Verlauf der klinischen Prüfung bei zunehmender Erfahrung zu einem schrittweisen Abgehen von der ursprünglich durchgeführten Peridualanästhesie über die lokale Infiltrationsanästhesie hin zur Analgosedierung, die jetzt in fast 80% aller Patienten eingesetzt wird. Intubationsnarkosen sind lediglich bei zusätzlichen endourologischen Maßnahmen sowie bei Kindern in einer Gesamtzahl von 5,2% erforderlich gewesen. Mit der völlig anästhesielosen Behandlung bei niedrigen Generatorspannungen liegen inzwischen erste vereinzelte Erfahrungen vor.

Bei den insgesamt durchgeführten 1055 Behandlungen auf dem Prototyp kam es bei 5 Patienten (0,5%) zu einem subcapsulären Hämatom in 2 Fällen und einem perirenalen Hämatom in 3 Fällen. Die Behandlung war jeweils konservativ. Die routinemäßig durchgeführte festfrequente Applikation der Stoßwellenimpulse mit einer Frequenz von 100 Impulse pro Minute führte in keinem Fall zu solch ausgeprägten Herzrhythmusstörungen, daß ein Abbruch der Behandlung erforderlich gewesen wäre. In 7% aller Behandlungen wurde aufgrund von auftretenden ventrikulären Extrasystolen eine zusätzliche EKG-Triggerung zugeschaltet. Bei weiteren 8% kam es zu vereinzelten ventrikulären Extrasystolen, die jedoch klinisch nicht relevant waren und auch nicht zu einer zusätzlichen EKG-Triggerung führten. Weitere Komplikationen während der Behandlung wurden nicht beobachtet. In der postoperativen Nachbehandlungsphase kam es in 3,1% aller Patienten zu einem passageren Temperaturanstieg, in 18,5% der Patienten zu vorübergehenden Koliken. In 10,7% wurden auxiliäre Maßnahmen (Ureterkatheterismus, perkutane Nephrostomie, Ureterorenoskopie, perkutane Litholapaxie, Zeiss'sche Schlingenextraktion) erforderlich. Aufgrund einer großen Gesamtsteinmasse war bereits vor der ESWL bei 11,6% aller Patienten ein Doppel-J-Katheter eingelegt worden.

Begleitende Untersuchungen mit Computertomographie (n=15), Glucoheptonatperfusionsclearance (n=20) sowie Jodhippuranclearance-Untersuchungen (n=40) zeigten lediglich in der Perfusionsclearance unmittelbar nach extracorporaler Stoßwellenlithotripsie circumscripte Perfusionsverzögerungen, die jedoch in allen Fällen bei Spätkontrollen nicht mehr nachweisbar waren. Die Clearance-Leistung der behandelten Nieren in der Jodhippuranclearance waren nicht eingeschränkt. Computertomographisch konnten Perfusionsausfälle nicht nachgewiesen werden.

Im Rahmen der Folgeuntersuchung 3 Monate nach Behandlung konnten insgesamt 413 Patienten mit Sonographie, Leeraufnahme, Blutabnahmen und Urinuntersuchungen nachverfolgt werden. Bei 65% der 413 Patienten zeigte sich komplette Steinfreiheit, bei weiteren 31% lagen kleine Steinreste (<4 mm) vor, bei lediglich 3% fanden sich Restkonkremente größer als 4 mm. In 1% der nachuntersuchten Patienten ist der Status unbekannt.

Zusammenfassend kann festgestellt werden, daß die Desintegrationsleistung zu reproduzierbaren Ergebnissen geführt hat. Nach dem derzeitigen Stand der Erfahrungen ist eine minimale Anästhesie in Form einer Analgosedierung für die extracorporale Stoßwellenlithotripsie mit dem Lithostar völlig ausreichend. Die Zahl der Zweitbehandlungen kann in Grenzen gehalten werden. Ein zusätzlicher Vorteil ergibt sich insbesondere durch die Multifunktionalität des Tisches, die zusätzliche Maßnahmen wie Ureterenkatheterismus oder Anlage eines Doppel-J-Katheters unmittelbar vor Stoßwellenlithotripsie problemlos erlaubt. Nach Abschluß der hier vorgestellten Überprüfung, die auch im zweiten Zentrum in Oberhausen vergleichbare Resultate erbrachte, sind nunmehr bereits 25 Geräte weltweit aufgestellt.

Dr. D.M. Wilbert
Urologische Abt. der Universität Tübingen
Calwerstr. 7
D-7400 Tübingen

Modifizierter Dornier HM 3 – Ergebnisse einer kooperativen Studie (Aachen, Herne, Lübeck, Stuttgart)

J. Graff, N. Fischer, R. Muschter und A. Schmidt

Zwei technische Neuerungen wurden seit Oktober 1986 in Folge in den HM 3-Lithotripter eingeführt und anschließend klinisch überprüft: 1. ein Niederdruckgenerator, 2. ein modifizierter Halbellipsoid-Reflektor.

Die Druckspannungskurven zeigen, daß mit diesem neuen Generator der Druck im 2. Fokus um etwa 30% reduziert wurde, d.h. beispielsweise bei einer Generatorspannung von 18 kV beträgt der Fokusdruck nunmehr 600 bar, verglichen mit 900 bar im Standardgenerator.

Die zweite technische Neuerung besteht aus einem Halbellipsoid mit vergrößerter Apertur (17,2 cm) und einer veränderten Geometrie. Hier-

Tabelle 1. Perioperative Behandlungsdaten

	Niederdruck-generator	+ neues Ellipsoid
	(Studie I)	(Studie II)
Stoßwellenimpulse	1465 (1040–2060)	1676 (1085–2415) $p<0,01$
Generatorspannung (kV)	18,7 (16,6–21,9)	17,4 (15–20) $p<0,01$
Behandlungsdauer (min)	28	29 $p<0,04$
Auxiliäre Maßnahmen (%)	14,8	14,2
Re-ESWL-Rate (%)	11,7	17,3 $p=0,15$

Tabelle 2. Anästhesieform und Ergebnisse (in %)

	Niederdruck-generator	+ neues Ellipsoid
	(Studie I)	(Studie II)
Keine Anästhesie	7,4	27,1
Analgesie (+ Sedation, Anxiolyse, Spasmolyse) i.v., oral	76,3	64,8
PDA	11,9	6,3
ITN	4,4	1,8

durch wird die Eintrittsfläche für Stoßwellen auf der Haut reduziert und gleichzeitig eine verbesserte Fokussierung mit Verkleinerung des exponierten Gewebevolumens erreicht.

Zur Überprüfung der klinischen Effektivität dieser Neuerungen wurden von der Firma Dornier 2 multizentrische Studien an 4 deutschen Kliniken, namentlich Aachen, Lübeck, Stuttgart und Herne, durchgeführt. Ziel der beiden Studien – Studie I betreffend den Niederdruckgenerator, Studie II betreffend das neue Halbellipsoid – war es, folgende Fragen zu beantworten:

1. Ist eine Schmerzreduktion während der ESWL-Behandlung zu erreichen? Ist ggf. auch eine anästhesiefreie Behandlung möglich?
2. Wie häufig sind eventuelle Nebenwirkungen?
3. Wird der bisherige Behandlungserfolg beibehalten oder gar verbessert?

Im Rahmen der ersten Studie wurden die Daten von 305 Patienten, im Rahmen der zweiten Studie von 183 Patienten ausgewertet. Solitärsteine fanden sich etwa bei ¾ der Patienten. Die Steinlokalisationen dokumentieren den bekannten Trend zu mehr Kelch- und Harnleitersteinen, was auch in einem Überwiegen von kleineren Konkrementen zum Ausdruck kommt. Wesentliche perioperative Behandlungsdaten sind in Tabelle 1 zusammengefaßt.

Im postoperativen Verlauf fällt eine deutlich reduzierte Rate an Nierenkoliken auf. Ursächlich ist einerseits eine bessere Desintegration, erkennbar an der erhöhten Anzahl von Steinpartikeln kleiner als 2 mm, andererseits dürfte der zunehmende Einsatz eines Double-J-Stents verantwortlich sein. Die Anzahl der beobachteten Hämatome ist zu gering, um eine Verringerung der Gewebeschädigung zu beweisen.

Der allgemeine Behandlungserfolg bei Entlassung läßt im Vergleich zu den bekannten Daten keine wesentlichen Unterschiede erkennen. Nach 3 Monaten wurde der Behandlungserfolg bei 210 Patienten der ersten Studie, jedoch nur von 64 Patienten der zweiten Studie dokumentiert. Die Steinfreiheitsraten schwankten zentrumspezifisch zwischen 40 und 70% in der ersten Studie sowie 65 und 81% in der zweiten Studie. Definiert man die Erfolgsrate als steinfreier Harntrakt oder abgangsfähige Restkonkremente <5 mm, so konnte mit beiden technischen Neuerungen ein Therapieerfolg von etwa 95% erreicht werden.

Ein wesentliches Ziel dieser beiden Studien betraf die Frage, ob durch Einführung der technischen Neuerungen eine Schmerzreduktion während der Behandlung erreicht werden konnte. Die Ergebnisse der Anästhesie sind in Tabelle 2 dargestellt. Die Befragung der Patienten läßt bei etwa ¾ erkennen, daß die ESWL-Behandlung als entweder schmerzfrei oder mit leicht aushaltbaren Schmerzen empfunden wurde. Über 90% bezeichneten das Verfahren als komfortabel.

Zusammenfassend lassen sich somit die eingangs gestellten Fragen wie folgt beantworten:

1. Das Ziel der Schmerzreduktion wurde in vollem Umfang erreicht; eine vollkommen schmerzfreie Behandlung ist zum gegenwärtigen Zeitpunkt jedoch noch nicht möglich.
2. Schwerwiegende Nebenwirkungen wurden nicht beobachtet. Theoretisch bedeuten die Druckreduktion im 2. Fokus und das verringerte Fokusvolumen eine geringere Gewebebelastung. Ein klinischer Beweis hierzu konnte jedoch auch aufgrund der geringen Fallzahl nicht erbracht werden. Auffallend erscheint die deutlich geringere Rate an postoperativen Koliken.
3. Der Behandlungserfolg ist identisch mit den bekannten Zahlen. Ein leichter Anstieg der Re-ESWL-Rate und der mittleren Impulszahl erscheint nicht nachteilig. Die Steindesintegration ist effektiver geworden.

Dr. J. Graff
Urologische Klinik der Ruhr-Universität Bochum
Marienhospital
Widumer Str. 8
D-4690 Herne 1

Extrakorporale Stoßwellenlithotripsie – Erfahrungen mit der 1. und 2. Generation

R. Gumpinger, R. Mayer, H. Scholz, J. Rassweiler und F. Eisenberger

Die narkose- und analgesiefreie extracorporale Stoßwellenzertrümmerung von Nieren- und Harnleitersteinen mit dem Wolf-Piezolith 2200 wurde in der Urologie Kempten an mehr als 400 Patienten durchgeführt.

In Kooperation mit der Urologischen Klinik des Katharinenhospitals in Stuttgart werden Piezolith-Indikation, Behandlungsstrategie und Ergebnisse mit den ESWL-Daten des Dornier-Lithotripters verglichen.

Was hat sich geändert?

Durch die Beschränkung auf die Ultraschallortung ist eine Röntgenstrahlenbelastung nicht mehr gegeben, das kontinuierliche Monitoring ermöglicht eine ständige Erfolgskontrolle. Fokusvolumen und Fokusdruck wurden unter identischen Bedingungen mit einer PVDF-Folie bestimmt (Tabelle 1).

Im kleinen Piezolithfokus werden vor allem kleine Fragmente mit einem Druck von mehr als 1000 Bar aus dem Stein gesprengt. Die partielle Desintegration von größeren Steinen in mehreren geplanten Sitzungen ist dadurch möglich. Anästhesie- und Analgesiefreiheit werden ermöglicht:

1. Durch die große Apertur des Piezolithwandlers (40 cm) und
2. durch den kleinen Fokus, der auch bei Zentrierung auf die Haut nur als kleiner Stich wahrgenommen wird.

Diagnostik und Therapie im Notfall (infizierte Harnstauungsniere) sind unverändert, retrograde Abklärung und Harnableitung.

Die Effektivität der EPL- in situ-Behandlung im gestauten oberen Harnleiter ist der ESWL ebenbürtig (Tabelle 2). Ohne Harnleiterdilatation ist die ESWL überlegen. Im mittleren Harnleiterabschnitt EPL in situ nur nach retrograder Mobilisation.

Besser Röntgenortung mit dem Dornier-Lithotripter und ESWL in situ.

Die anästhesie- und analgesiefreie Therapie (Tabelle 3) des distalen Harnleitersteines mittels EPL in situ ist mit 79% sehr effektiv, Indikationsausweitung auf spontan abgangsfähige Konkremente im intramuralen Bereich verkürzt die Kolikphase.

Retrograde Manipulationen wie Schlingenextraktion und Ureteroskopie verlieren an Bedeutung.

Ideal-Indikation für EPL ist der Nierenbeckenstein < 3 cm und der Nierenkelchstein. Die Indikationsausweitung auf sogenannte ruhende Kelchsteine und schwach schattengebende und röntgennegative Steine ist ohne zusätzliche Auxiliärmaßnahmen möglich.

Langzeit-EKG-Untersuchungen während der EPL-Behandlung zeigten keinen Effekt der Stoßwellenapplikation auf das Reizleitungssystem.

Tabelle 1. ESWL/EPL Vergleich

	HM3-Standard	HM3-Niederdruck	Piezolith 2200
Ortung	Rö	Rö	Ultraschall
Fokus			
Länge	9,0 cm	5,5 cm	1,8 cm
Breite	1,5 cm	1,2 cm	0,28 cm
Druck	900 Bar	750 Bar	1000 Bar
Anästhesie	+	+/−	0
Analgesie	+	+	0

Tabelle 2. ESWL/EPL Vergleich

EPL-Ergebnisse	Harnleiterstein (oberer + mittlerer Anteil)	
	Urologie Kempten (%)	KH Urol. Kl. Stuttgart (%)
ESWL in situ	5	73,3
EPL in situ	66 = 71	
UK Mobilisation mit Narkose/EPL	8	20,0
UK Mobilisation ohne Narkose/EPL	10 = 18	
URS retrograd	5	6,7
URS antegrad	6 = 11	

Tabelle 3. ESWL/EPL Vergleich

EPL	Harnleiterstein tief (distal + intramural)	
	Urologie Kempten (%)	KH Urol. Kl. Stuttgart (%)
EPL in situ	79	72
Schlinge	15	18
URS (retrograd)	6	10

Tabelle 4. ESWL/EPL Vergleich

Ergebnisse	Urologie Kempten	KH Urol. Kl. Stuttgart
Stoßwellenzahl/Sitzung	2855	2000
Stein-Desintegration	94,5%	95,2 %
Behandlung pro Patient	1,9%	1,22%
Steinfreiheit bei Entlassung	30 %	25,1 %
Steinfreiheit nach 3 Monaten	58 %	–
Auxiliärmaßnahmen vor EPL	7,9%	21,5 %
Auxiliärmaßnahmen nach EPL	8,7%	10,1 %
Behandlung in		
1 Sitzung	55 %	84 %
2 Sitzungen	32 %	13,1 %
3 Sitzungen und mehr	13 %	2,4 %

ESWL/EPL-Vergleich, Ergebnisse (Tabelle 4).
1. Die Behandlungserfolge sind nahezu identisch,
2. Die Stoßwellenzahl pro Patient beim Piezolith ist ca. 3 × höher als beim HM 3.
3. Höhere Zahl von Mehrfachbehandlungen bei EPL

Auxiliärmaßnahmen vor und nach EPL sind von der abteilungs-internen Behandlungsstrategie abhängig und nicht gerätespezifisch.

Zusammenfassend läßt sich feststellen:
Die Effektivität des Piezolith 2200 (Lithotripter der 2. Generation) ist der herkömmlichen ESWL ebenbürtig. Die etwas geringere Effektivität in der Behandlung von Harnleitersteinen wird durch den Verzicht auf Anästhesie und Analgesie egalisiert. Erforderliche Mehrfachbehandlungen belasten den Patienten nicht und sind Teil einer veränderten Behandlungsstrategie (fraktionierte Desintegration von Ausgußsteinen).

Wunschvorstellung des Lithotripters der 3. Generation:

1. Stoßwellenwandler mit variabler Energie und Fokusgröße, der Steingröße, der Steinhärte und der Schmerzempfindlichkeit des Patienten angepaßt.
2. Mobile Stoßwelleneinheit mit Adaptionsmöglichkeit an herkömmliche Sonographie- und Röntgengeräte.

Literatur

1. Eisenberger F, Chaussy Ch, Wanner K (1977) Extracorporale Anwendung von hochenergetischen Stoßwellen - Ein neuer Aspekt in der Behandlung des Harnsteinleidens, Teil 1. Aktuelle Urologie 8: 3-15
2. Eisenberger F, Miller K (1987) Urologische Steintherapie. ESWL und Endourologie. Thieme, Stuttgart New York
3. Ziegler M, Kopper B, Riedlinger R, Wurster H, Ueberle F, Neisius D, Krauss W, Vallon P, Gebhardt Th (1986) Die Zertrümmerung von Nierensteinen mit einem piezoelektrischen Gerätesystem. Urologe A 25: 188

Dr. med. R. Gumpinger
Chefarzt der Urologischen Abteilung
Kreiskrankenhaus
Memminger Str. 50
D-8960 Kempten

Therapie der Urolithiasis – Wandel der Behandlungsstrategie an einem Zentrum mit Piezolith- und HM 3-Lithotripter

Th. Zwergel, D. Neisius und M. Ziegler

Von den derzeitigen Therapieverfahren der Harnsteinbehandlung (offene Chirurgie, transurethrale und perkutane endoskopische Chirurgie, Litholyse und extrakorporale Stoßwellentherapie) hat die Lithotripsie durch extrakorporal erzeugte Stoßwellen den tiefgreifendsten Einfluß auf die Behandlungsstrategie herbeigeführt und sie geradezu revolutioniert.

Bislang hatte sich unstreitig bei der sog. „einfachen Urolithiasis" mit kleinen Steinen und glatten Abflußverhältnissen die Stoßwellentherapie mit dem Dornier Lithotripter (ESWL) in einigen Ländern z. T. mit flächendeckender Versorgung durchgesetzt. Bei der „komplizierten Urolithiasis" mit großen Steinen bis hin zum Ausgußstein war das bisherige Konzept eine Kombinationstherapie mit Stoßwellentherapie (ESWL) und perkutaner Litholapaxie.

Nach der Einführung der 2. Stoßwellenlithotriptergeneration mit der extrakorporalen piezoelektrischen, ultraschallortenden Lithotripsie (EPL) hat sich das Therapiekonzept gewandelt. Das Patientengut seit 1986 zeigt die Tabelle 1.

Mit der EPL wird als Monotherapieform, unabhängig von der Steingröße, therapiert. Ausgenommen von dieser Strategie waren Patienten mit anatomischen Abflußhindernissen und mit septischer, abszedierender Urolithiasis sowie solche mit Cystinsteinen. Warum ermöglicht die EPL überhaupt ein solches Vorgehen? Die entscheidenden Punkte sind der kleine Fokusdurchmesser des Piezolith und die, den Patienten nicht belastende, permanente Ultraschallortung während der gesamten EPL. Dies gestattet eine genaue Energieapplikation ohne Parenchymbeteiligung. Die absolute Analgesie- und Anästhesiefreiheit und die ambulante Behandlungsmöglichkeit erlauben problemlose Mehrfachsitzungen.

Abbildung 1a zeigt die Abhängigkeit der Mehrfachbehandlungen von der Steingröße. Sie nehmen mit zunehmender Größe zu. In gleicher Weise korreliert mit der Größe die Häufigkeit der auxiliären Maßnahmen (Abb. 1b).

Tabelle 1. EPL-Behandlungen (9/87)

797 Patienten
833 Niereneinheiten
1481 Behandlungen
2000–2500 Stoßwellen/Behandlung
45–60 min/Behandlung

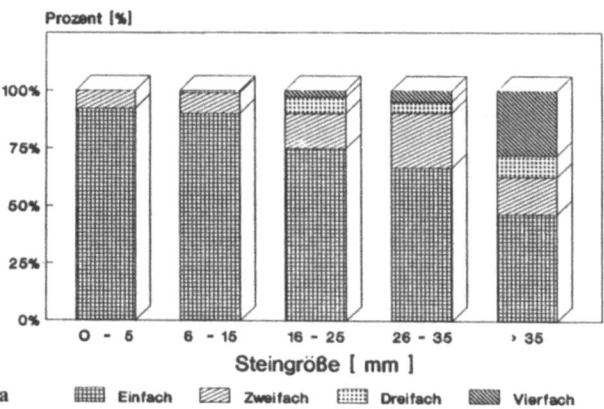
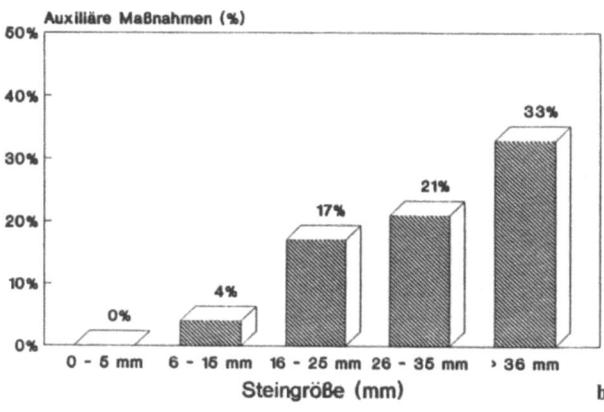

Abb. 1. a Anzahl der Sitzungen in Abhängigkeit von der Steingröße.

b Steingröße und auxiliäre Maßnahmen nach EPL-Behandlung

Ab September 1986 wurde die innere Katheterschienung zur Förderung des kolik- und komplikationsarmen Desintegrateabgangs eingeführt, wobei der Doppel-J-Katheter an unserer Klinik in Lokalanästhesie der Harnröhre eingelegt wird. Dies führte zu einem drastischen Rückgang der posttherapeutisch auxiliären Maßnahmen auf nur 14% bei der ESWL und auf 11% bei der EPL.

Der modifizierte Dornier HM 3-Lithotripter mit der anästhesiearmen Stoßwellenapplikation benötigt ebenso wie der Piezolith eine steigende Anzahl von Behandlungssitzungen. Da eine komplette Anästhesiefreiheit nicht gewährleistet ist und der Fokusdurchmesser größer ist, vermag auch der modifizierte HM 3-Lithotripter nicht, die entscheidenden Vorteile des Piezolith aufzuweisen.

Der Piezolith hat mit der Monotherapieform dazu geführt, daß seit 4/86 bei einer Gesamtzahl von 1672 Steinpatienten die Rate der offenen Operationen auf 3,8%, diejenige der Litholapaxie auf 1,4% und diejenige der Ureterorenoskopie auf 1,0% gesenkt werden konnte. Indikationen für die primäre Litholapaxie gibt es unter den Gesichtspunkten der schonenden, nicht invasiven EPL-Therapie nicht mehr. Die Indikationen für eine primäre offene Steinchirurgie sind auf o.g. Ausnahmen beschränkt.

Tabelle 2. EPL - Vorteile des Piezolith

kleiner Fokus (0,3 cm ∅)
permanente US - Ortung *während* der Behandlung
→ daher keine Parenchymschädigung
absolute Anästhesie - und Analgesiefreiheit
ambulante Behandlungsmöglichkeit
→ daher problemlose Mehrfachsitzungen

Die Therapie der Wahl bei Urolithiasis ist die EPL als Monotherapieform unter Bereithaltung des gesamten auxiliären Instrumentarium (Tabelle 2). Für die auxiliären Maßnahmen vor der EPL-Therapie, wie perkutane Nephrostomie und DJ-Katheter, sind unter diesen Umständen die Indikationen weit zu stellen. Es lassen sich so Steine jeder Größe und Lokalisation, mit Ausnahme solcher in Knochendeckung und im mittleren Harnleiterdrittel, erfolgreich, auch ambulant behandeln.

Literatur beim Verfasser

Priv.-Doz. Dr. Th. Zwergel
Urologische Klinik und Poliklinik
der Universität des Saarlandes
D-6650 Homburg/Saar

„Stiftung Warentest" - Lithotripter der 2. Generation

J. Rassweiler, P. Bub und F. Eisenberger

Mit Einführung verschiedener Lithotriptoren der 2. Generation stehen in der Zwischenzeit in Europa 6 Geräte zur Verfügung, die über eine ausreichende klinische Erfahrungsbasis verfügen. Sinn und Zweck der vorliegenden Studie war es, diese Geräte anhand persönlicher Erfahrungen zu beurteilen. Zu diesem Zweck wurden die entsprechenden Geräte vor Ort besucht und getestet: Standard Dornier HM 3 in Orange County und Lyon, Modifizierter HM 3 in Stuttgart, Dornier HM 4 in München und Tübingen, Lithostar in Mainz, Sonolith in Lyon und Paris, Piezolith in Kempten, und EDAP LT 02 in Paris. Folgende Kriterien wurden zur Beurteilung herangezogen: 1. Stoßwellenerzeugung und Art der

Ankopplung, 2. Art des Ortungssystems mit entsprechendem Indikationsbereich, 3. Schlagkraft der Stoßwelle, 4. Schmerz im Selbstversuch, 5. Kosten und Unterhalt nach Angaben der Hersteller und 6. der Behandlungskomfort.

Stoßwellenerzeugung und -ankopplung

Die Stoßwelle wird bei den Dornier Geräten mit der Unterwasserelektrode generiert. Dies gilt ebenso für den Sonolith 2000, wobei sich die Elektrode dadurch auszeichnet, daß die Elektrodenspitzen nachjustierbar sind und somit eine Elektrode für etwa 100 Behandlungen ausreicht, während diese bei den Dornier Geräten nach jeder Behandlung gewechselt werden muß. Stoßwellenankopplung erfolgt beim Dornier HM 3 klassisch mit komplettem Wasserbad, beim Sonolith 2000 mit partiellem Wasserbad und bei den Dornier-Folgegeräten mittels Wasserkissen.

Beim Lithostar erfolgt die Stoßwellenerzeugung mit elektromagnetisch induzierten Stößen einer Metallmembran, die Stoßwellen werden über eine akustische Linse fokussiert und mittels Wasserkissen angekoppelt. Beim Piezolith 2200 und dem EDAP LT 02 erfolgt die Stoßwellenerzeugung über piezokeramische Elemente (beim Piezolith 2200 ca. 3000, bei EDAP LT 02 ca. 320 Elemente). Die Stoßwellenankopplung erfolgt beim Piezolith mittels partiellem Wasserbad, beim EDAP LT 02 über ein mobiles Wasserkissen.

Ortungssysteme

Beim Dornier HM 3 und HM 4 erfolgt die Steinortung mittels zweier Untertischröhren, beim Lithostar mittels zweier Übertischröhren. Beim Dornier Folgegerät MFL 5000 wird nur noch eine Untertischröhre, die schwenkbar ist, verwendet werden. Beim Piezolith 2200 sowie dem EDAP LT 02 erfolgt die Stoßwellenortung durch eine koaxiale Ultraschallsonde, neuerdings kommt beim Piezolith 2300 eine 2. angewinkelt stehende Ultraschallsonde hinzu um Kelchsteine unter der 12. Rippe leichter zu orten. Beim Sonolith 2000 wird der Stein mittels einer lateralen Ultraschallsonde geortet. Leider kann der Ultraschallarm nicht arretiert werden, so daß kein Real-time Monitoring während der Behandlung möglich ist.

Der Vorteil bei der Röntgenortung liegt in der primären Ortung nahezu sämtlicher Harnleitersteine, problematisch sind wirbelsäulennahe Steine sowie röntgennegative Steine. Problematisch für die Ultraschallortung sind der mittlere Harnleiterstein sowie multiple Konkremente. Außerdem ist die Lernphase bei der Ultraschallortung ohne entsprechende Erfahrung deutlich prolongiert gegenüber der Anwendung der Röntgendurchleuchtung.

Tabelle 1. Lithotripter der 2. Generation Schlagkraft

Lithotripter	SW-Anzahl	Fokusgröße (cm)
Dornier HM 3	89–100	9 × 1,5
Modif. HM 3	120–130	5 × 1,3
Sonolith 2000	370–390	5 × 1,5
Dornier HM 4	380–400	5 × 1,3
Lithostar	420–470	5 × 1,2
Piezolith 2200	900–950	1,5 × 0,5
EDAP LT02	3000–3700	2 × 0,5

Modell: Kreidequader (Kantenlänge 1 cm)

Schlagkraft

Die Schlagkraft der Lithotriptoren setzt sich aus dem Fokusdruck sowie der Fokusgröße zusammen. Da diesbezüglich noch keine einheitliche standartisierte Messung verfügbar ist, wurde als Modell ein Kreidequader mit der Kantenlänge 1 cm gewählt, der vollständig desintegriert werden sollte (Tabelle 1). Es zeigt sich daß die Geräte mit Unterwasserelektroden die beste Schlagkraft aufweisen, durch Verwendung eines Wasserkissens beim Dornier HM 4 wird diese etwa um den Faktor 3 reduziert. Deutlich schlechter schneidet der Piezolith 2200 ab, bei dem zwischen 900 und 1000 Stoßwellen zur vollständigen Desintegration des Kreidequaters benötigt werden. Am auffallendsten ist jedoch die geringe Schlagkraft des EDAP LT 02, bei dem mehr als 3000 Einzelimpulse zur Desintegration des Teststeins erforderlich waren.

Schmerz

Entsprechend der Schlagkraft stellte sich im Selbstversuch die Schmerzhaftigkeit der Behandlung dar: so scheint eine Behandlung ohne Anästhesie beim Dornier HM 3 und Sonolith 2000 gegenwärtig nicht möglich. Beim Dornier HM 4 sowie dem Lithostar ist eine schmerzfreie Applikation bis zu einer Grenze (Dornier HM 4 18 KV, Lithostar 16 KV) möglich. Die klinischen Studien müssen zeigen welche Konkremente mit den entsprechend niedrigen Stoßwellendrücken desintegriert werden können. Nahezu schmerzfrei ist die Stoßwellenapplikation beim Piezolith 2200 und beim EDAP LT 02, wobei beim letzteren wohl resonanzbedingte Sensationen im Bereich der Halswirbelsäule auffällig waren. Allgemein kann gesagt werden, daß die Stoßwellenapplikation schmerzhaft empfunden wird, wenn Knochen im Bereich des Stoßwellenkegels liegt. Außerdem ist eine Applikation im Bereich der Blase deutlich besser zu tolerieren (Bauchlage), als eine Applikation im Bereich der Niere.

Tabelle 2. Lithotripter der 2. Generation Kosten

Lithotripter	Anschaffung (Mio)	Unterhalt
Dornier HM 4	2,4	200 000
MPL 9000	2,3	200 000
MFL 5000	2,5	200 000
Lithostar	2,1	100 000
Sonolith 2000	1,5	80 000
Piezolith 2200	1,5	80 000
EDAP LT02	1,5	80 000

Kosten und Unterhalt (Tabelle 2)

Entsprechend der Art der Röntgenortung liegt die Kostenhöhe bei den Geräten mit Röntgenortung zwischen 2,1 und 2,5 Mio und der Unterhalt zwischen 100 000 und 200 000 DM pro Jahr, während die Geräte mit Ultraschallortung, abgesehen von dem Dornier MPL 9000 (Gallenlithotripter) bei 1,5 Mio DM für die Anschaffung und 80 000 DM für die Unterhaltskosten pro Jahr liegen.

Zusammenfassende Beurteilung

Dornier M4. Die computergesteuerte Behandlung schränkt die bisher übliche Flexibilität während der Stoßwellenapplikation ein, bietet aber die Möglichkeit der Datenerfassung. Leider ist das System bisher nicht PC kompatibel. Als umständlich zeigten sich die 4 Handschalter (Röntgen, Stoßwellenauslösung, Atemtriggerung, Positionierung). Hier hätten sicherlich 2 dieser Handschalter in das Pannel integriert werden können. Ebenso aufwendig erscheint die Ankopplungskontrolle mittels eines speziellen Video-Monitors.

Der Dornier HM 4 erfordert einen hohen Platzaufwand, zeichnet sich durch hohe Schlagkraft und breiten Indikationsbereich aus. Das Gerät erlaubt eine bedingt schmerzfreie Applikation, muß aber als Übergangslösung angesehen werden, insbesondere aufgrund der Tatsache, daß es kein urologischer Kombinationstisch ist.

Lithostar. Die speziell eingerichtete Computerortung hat sich praktisch als ineffektiv erwiesen, hier scheint das Auge und die Erfahrung des Behandlers als der billigste Computer. Die Ortungskontrolle ist auf dem AP-Monitor durch eine Überprojektion des Wasserkissens problematisch. Außerdem ist der Schaltpult zu aufwendig, da 2 Schalttische für Röntgenortung und Stoßwellenbehandlung erforderlich sind. Dabei lassen sich jedoch die Funktionen der Stoßwellenbehandlung leicht erlernen und übersichtlich handhaben.

Der Lithostar zeichnet sich durch einen hohen Platzaufwand mit Schaltpult in getrenntem Raum, eine ausreichende Schlagkraft und aufgrund der Röntgenortung einen breiten Indikationsbereich aus. Er erlaubt eine nur bedingt schmerzfreie Stoßwellenapplikation. Sein entscheidender Vorteil ist die Tatsache, daß er einen urologischen Kombinationstisch darstellt.

Sonolith 2000. Auffällig ist die PC kompatible Computersteuerung, die damit ein kleines Bedingungspult und kurzfristig Programmänderungen ermöglicht. Positiv ist die Langzeitelektrode. Bedauerlich erscheint, daß der Ultraschallarm nicht arretierbar ist und damit der Vorteil des Ultraschalls, nämlich das ständige Monitoring während der Behandlung, verloren geht. Ebenso bestehen noch Probleme mit der Feinjustierung der Stoßwellenenergie. Der Sonolith zeichnet sich durch eine hohe Schlagkraft aus. Aufgrund der großen Apertur des Geräts des Ellipsoids mit 20,5 cm erscheint bei deutlicher Reduktion der Stoßwellenenergie eine schmerzfreie Behandlung im Bereich des möglichen. Durch die Ultraschallortung ist der Indikationsbereich eingeschränkt. Insgesamt handelt es sich beim Sonolith um ein noch in einigen Punkten verbesserungsfähiges Gerät.

EDAP LT 02. Im Vergleich zu den anderen Geräten zeichnet sich der EDAP LT 02 durch ein unübersichtliches Schaltpult aus; zwar sind einige Funktionen wie die Bewegung des Stoßwellenkopfes leicht zu handhaben, insbesondere jedoch die Ultraschallfeineinstellung ist sicher ohne ausreichenden Einlernprozeß nicht zu handhaben. Der auxiliär benutzte C-Bogen muß aufgrund der bedingten Bildqualität als Kompromißlösung angesehen werden. Vorteilhaft erscheint die gute Beweglichkeit des Stoßwellenkopfes, die Variabilität der Behandlungsliege. Allerdings besteht kein definierter Anpreßdruck wie bei Lithostar oder Dornier HM 4.

Der EDAP LT 02 zeichnet sich außerdem durch einen relativ hohen Platzaufwand (Generatorschränke, Ultraschallgeräte, Schaltpult, Behandlungsliege, C-Bogen) aus. Am auffälligsten war die geringe Schlagkraft im Vergleich zu den anderen Geräten. Allerdings erlaubt er eine schmerzfreie Applikation mit aufgrund der Ultraschallortung eingeschränktem Indikationsbereich.

Piezolith 2200. Das Gerät besitzt ein kompaktes Schaltpult mit integriertem Ultraschallgerät, was daher vom Platzaufwand am geringsten liegt. Darüberhinaus ist der Stoßwellengenerator in die Behandlungsliege integriert. Die vom Hersteller angegebene Möglichkeit der Steinortung durch den Ultraschall A-Mode hat sich in der Praxis als ineffektiv erwiesen. Die Patientenlagerung erschien bei Problemsteinen (Harnleiterstein) als lernbedürftig.

Bei dem Piezolith 2200/2300 handelt es sich um ein kompaktes Gerät mit geringem Platzaufwand, einer ausreichenden Schlagkraft, die allerdings vergleichsweise niedriger ist wie die Geräte mit Unterwasserelektrode und eine schmerzfreie Stoßwellenapplikation erlaubt. Der Indikationsbereich ist entsprechend der Ultraschallortung eingeschränkt.

Tabelle 3. Lithotripter der 2. Generation Gerätephilosophie

Mehrplatztisch	Kombinationsgerät
- Röntgen-DL	- Ultraschallortung
- Ultraschall	- Nieren- und Gallensteine
- Stoßwellenkopf	
- PCN, URS, ...	- Schmerzfrei
ca. 2-2,5 Mio	ca. 1,5 Mio
Rein urologischer Arbeitsplatz	Interdisziplinäres Stoßwellengerät

Gerätephilosophie

Basierend auf den für die Zukunft bereits bestehenden Gerätekonzepten scheint sich folgende „Gerätephilosophie" abzuzeichnen (Tabelle 3). Zum einen der rein urologische Arbeitsplatz mit einem Mehrplatztisch mit Röntgendurchleuchtung, Ultraschallortung für das Monitoring während der Behandlung und zur Erleichterung von perkutanen Eingriffen bei integriertem Stoßwellenkopf. Die Kosten hierfür liegen derzeit zwischen 2 und 2,5 Mio DM. Die andere Alternative wird ein reines Stoßwellengerät mit Ultraschallortung darstellen, welches Nieren- und Gallensteine schmerzfrei zertrümmern kann, mit einem Kostenrahmen von derzeit 1,5 Mio DM. Dieses Gerät könnte interdisziplinär an sogenannten Stoßwellenzentren benutzt werden. Eine weitere Verbreitung der Stoßwellengeräte darüberhinaus erscheint nur dann sinnvoll, falls die Preisentwicklung zu einem deutlichen Absinken des Anschaffungspreises führt. Aufgrund der gegenwärtigen Preiskosten ist dies sicherlich noch nicht gerechtfertigt.

Literatur

1. Eisenberger F, Miller K, Fuchs G, Gumpinger R, Rassweiler J (1987) Urologische Steintherapie. Thieme, Stuttgart New York
2. Eisenmenger W (1982) Elektromagnetische Erzeugung von ebenen Druckstößen in Flüssigkeiten. Acustica 12: 185-202
3. Jocham D, Liedl B, Schuster C, Chaussy C, Schmiedt E (1987) Dornier Lithotripter: is a waterbath free shockwave coupling comparable to the bathtub system. J Urol 137, 2 144 A (abstr No 161)
4. Kuwahara M, Kambe K, Kurosu S, Orikasa S, Takayama K (1986) Extracorporeal stone disintegration using chemical explosive pellets as an energy source of underwater shock waves. J Urol 135: 814-817
5. Martin X, Mestas JL, Cathignol D, Margonari J, Dubernand JM (1986) Ultrasound stone localisation for extracorporeal shockwave lithotripsy. Brit J Urol 58: 349-352
6. Vallancien G, Brisset JM, Veillon B, Aviles J (1987) Clinical results with piezo electric second generation LT 01 lithotripter. J Urol 137, 2 144 A (abstr No 164)
7. Wilbert DM, Reichenberger H, Noske E, Riedmiller H, Alken P, Hohenfellner R (1986) New Generation multifunctional shockwave lithotripter. J Urol 135, 2, 226, 160 A
8. Ziegler M, Kopper B, Riedlinger R, Wurster H, Veberle F, Neisius D, Krauss W, Vallon P, Gehard T (1986) Die Zertrümmerung von Nierensteinen mit einem piezo elektrischen Gerätesystem. Erste klinische Erfahrungen. Urologe A 25: 193-197

Dr. med. J. Rassweiler
Urologische Klinik
Katharinenhospital Stuttgart
Kriegsbergstr. 60
D-7000 Stuttgart 1

Perkutane Chirurgie – Spezialindikationen

Stellenwert der Endourologie heute

M. Marberger und R. Hasun

Auch im Zeitalter der schmerzlosen Piezo-ESWL, der erweiterten Indikation zur ESWL großer Steine durch Verwendung versenkter Uretersplints und der in situ-ESWL von Uretersteinen kann auf endourologische Maßnahmen in der Steintherapie nicht ganz verzichtet werden.

Bei abnormen Harnabflußverhältnissen, z. B. relativen Ureterabgangsengen, dysplastischen Nieren oder steintragenden Kelchdivertikeln ist die Fragmentelimination nach ESWL in der Regel unbefriedigend. Große, verzweigte Steine werden durch Kombination der ESWL mit einer primären perkutanen Massenreduktion des zentralen Steinanteiles mit geringerer Morbidität behandelt.

Mindestens 80% aller Uretersteine können heute entweder in situ oder nach Reposition des Steines in die Niere durch ESWL behandelt werden; für den verbleibenden Rest bleibt die Ureterrenoskopie aber noch immer die bessere Alternative als die Ureterolithotomie.

Ca. 1% aller Harnsteine fragmentieren schlecht oder zu ungünstiger Fragmentgröße unter ESWL; dieses kleine Segment von Cystinsteinen und manchen Calcium-Oxalat-Monohydrat- und Harnsäuresteinen wird vorteilhafter durch direkte elektrohydraulische Kontaktlithotripsie endourologisch behandelt.

Endourologische Methoden sind als auxiliäre Maßnahmen zur Beherrschung der Komplikationen der ESWL weiterhin unentbehrlich.

Obwohl wir zwei Lithotriptoren der zweiten Generation an unserer Abteilung im Einsatz haben, werden derzeit, unter Mitberücksichtigung auxiliärer Maßnahmen, noch fast 20% unserer Steinpatienten (Tabelle 1) mit endourologischen Methoden behandelt. Die Tendenz ist aber fallend. Damit gewinnt das kleine Segment endourologischer Eingriffe aus anderer Indikation relativ an Bedeutung. Bei über 3000 endourologischen Eingriffen am oberen Harntrakt an unserer Abteilung in den letzten sieben Jahren erfolgten weniger als 5% (Tabelle 2) als diagnostischer Eingriff, oder zur Behandlung von Tumoren, Strikturen oder Harntransportproblemen – den Hauptthemen dieses Referates.

Bei dem hohen Standard der bildgebenden Diagnostik des oberen Harntraktes heute ergibt sich die Indikation zur diagnostischen Ureteroskopie fast nur mehr aus der Differentialdiagnose Harnleitertumor, -striktur oder -stein.

Dabei muß der geringe Bildausschnitt von Ureteroskopen von maximal 60 Grad berücksichtigt werden, der unabhängig von der Blickrichtung der Optik die simultane Runduminspektion des Hohlsystems erschwert und zum Übersehen einer Läsion im toten Winkel führen kann. Die diagnostische Ureteroskopie ist nur aussagefähig mit der Möglichkeit einer repräsentativen Biopsie und hierzu sind größere Arbeitskanäle für starke Biopsiezangen erforderlich. Selbst dann ist nur im Harnleiter eine verläßliche Tumorklassifikation möglich. Wie Huffman et al. [3] beim Vergleich des endoskopisch-bioptischen und offen-chirurgischen Stagings am gleichen Patienten zeigen konnten, wurden zwar fünf Harnleitertumoren endoskopisch richtig klassifiziert, aber vier von sieben Nierenbeckentumoren signifikant unterklassifiziert.

Für diagnostische Zwecke ist die Verwendung möglichst dünner Instrumente wünschenswert. Star-

Tabelle 1. Steintherapie 1987 an der Urologischen Abteilung der KA Rudolfstiftung, Wien

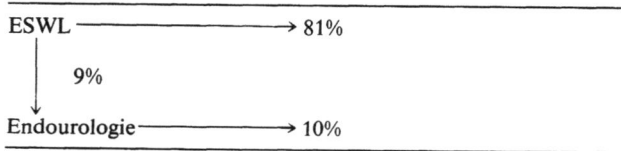

Tabelle 2. Indikation für endourologische Operationen an der Urologischen Abteilung der KA Rudolfstiftung von 1980-1987

Urolithiasis	2892
Diagnostisch	32
Harnableitung[a]	34
Harnleiterenge[a]	52
Tumor	18
Fremdkörper	19
	3047

[a] ohne Splints und PCN

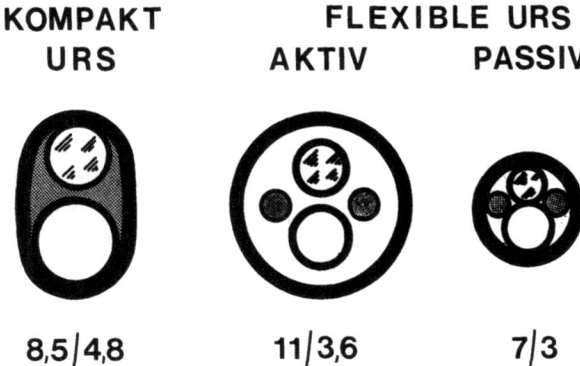

Abb. 1. Vergleich der Querschnitte eines starren Ureterorenoskops und eines aktiven sowie passiven flexiblen Ureterorenoskops (Zahlenangaben in Charr.)

re 8,5 Charr. Ureterrenoskope haben einen 4,8 Charr. Arbeitskanal, so daß trotz des dünnen Außendurchmessers noch ausreichend starke Biopsiezangen verwendet werden können. Da der Raum um die Optik zudem zur Spülung verwendet wird, kann selbst bei Ausfüllen des gesamten Arbeitskanals durch ein Instrument noch eine zufriedenstellende Spülung erreicht werden (Abb.1). Natürlich muß sich der Harnleiter dem starren Instrument anpassen und bei eingeschränkter Harnleitermobilität kommt es leicht zum Verbiegen des Instrumentes und durch die dadurch hervorgerufene Defokusierung der Linsensysteme zum Einschränken des Gesichtsfeldes. Nicht steuerbare flexible Ureterrenoskope sind dünner, nach unseren bisherigen Erfahrungen aber selbst bei Verwendung über starre Führungsdrähte extrem schwer zu manipulieren. Zudem erlaubt ein 3 Charr. Arbeitskanal bei einem Instrument mit 7 Charr. Außendurchmesser kaum eine zufriedenstellende Biopsie. Steuerbare flexible Ureterrenoskope sind wegen des Manipulationsmechanismus durchwegs stärker als dünne Kompaktendoskope und erlauben zudem eine Spülung nur über den Arbeitskanal. Es sind aber in den letzten Jahren entscheidende Verbesserungen erzielt worden: es stehen heute steuerbare flexible Ureterrenoskope mit einem Mindestaußendurchmesser von 9,8 Charr. bei 3,6 Charr. Arbeitskanal und einer aktiven Beweglichkeit des Instrumentes von 100-160 Grad zur Verfügung. Trotz schlechter Spülleistung können damit auch narbig fixierte oder verlagerte Harnleiter endoskopiert werden. Der Qualitätsunterschied zwischen starrer Optik und Fiberoptik mit ihrem Rastermuster und der Fragilität der Bildbündelfasern ist zwar noch immer unübersehbar, aber bei der raschen Entwicklung auf diesem Gebiet erscheinen flexible Endoskope zukunftsträchtig.

Die logische Erweiterung der diagnostischen Ureteroskopie liegt bei der transurethralen Resektion des Tumors, ähnlich wie im unteren Harntrakt. Im distalen Harnleiter können damit solitäre, oberflächliche und hoch differenzierte Tumoren erfolgreich behandelt werden, wenn der Eingriff endoskopisch radikal erscheint und eine regelmäßige Nachkontrolle gewährleistet ist. Im Krankengut des Memorial Sloan Kettering Cancer Center [3] traten bei einer mittleren Beobachtungszeit von 14 Monaten bei nur 3 von 18 solcherart behandelten Patienten Lokalrezidive auf, die zweimal ident nachbehandelt wurden. Als Voraussetzung für diese Therapieentscheidung sieht Huffman et al. [3] allerdings eine maximale Tumorgröße von 1 cm und eine negative Spülzytologie aus dem Ureter proximal des Tumors. Die eigens für die transurethrale Elektroresektion modifizierten Ureterrenoskope sind allerdings wegen der Nähe der Schlinge zum Resektoskopschaft und der Länge des Instrumentes schwer zu manipulieren und vor allem in ihrer Tiefenwirkung kaum abschätzbar. Bei Verwendung eines Neodym-Yag-Lasers, dessen Quarzfasern durch ein 8,5 Charr. Ureterrenoskop an den Tumor gebracht werden können, läßt sich dieser durch die Möglichkeit der tangentialen Bestrahlung leichter zerstören [2]. In 13 mit dieser Technik behandelten renoureteralen Einheiten sahen Schilling et al. überhaupt nur einmal ein Lokalrezidiv, wobei aber ihre mittlere Beobachtungszeit von 23 Monaten zu einer endgültigen Beurteilung, vor allem in Hinblick auf eventuelle Spätstenosen, zu kurz erscheint [7].

Beim Nierenbeckentumor schließen das ungenaue Staging, die technischen Schwierigkeiten einer transurethralen Behandlung und die hohe Rezidivneigung dieser Tumoren eine transurethrale Behandlung praktisch aus. Über eine perkutane Nephrostomie kann aber ein dem Resektoskop ähnlich modifiziertes Nephroskop in die Niere gebracht werden und dann wie in der Blase reseziert werden. Dagegen sprechen aber wichtige Argumente: selbst bei offener Nephroskopie mit voller Mobilisierung der Niere können maximal 60% aller Nierenkelche eingesehen werden und die Übersichtlichkeit sinkt schlagartig bei transparenchymatösem Zugang durch einen Kelch [15]. Auch mit dem besten Niederdrucknephroskop ist die Extravasation von Spülwasser in kleinen Mengen unvermeidlich. Die offen-chirurgische organerhaltende Excision dieser Tumoren geht mit Rezidivraten von bis zu 60% einher, während durch Nephroureterektomie bei oberflächlichen hoch differenzierten Tumoren fast immer eine Heilung erreicht wird [14]. Versuche einer topischen Rezidivprophylaxe durch Chemotherapie, BCG-Instillation oder Bestrahlung über den Fistelgang sind bisher nicht befriedigend. Schließlich zeigen 80% aller renoureteralen Einheiten mit Nierenbeckenkarzinom bei systematischer Biopsie ein Carcinoma in situ oder atypisches Epithel im Ureter. Diesen Einwänden entspricht eine durchschnittliche Rezidivrate bei diesem Vorgehen von fast 50% im ersten Jahr, wie auch wir bei 5 von uns solcherart behandelten Patienten feststellen mußten (Tabelle 3) [4, 8, 9, 13]. Die Methode ist daher nur zulässig im ausgesuchten Fall einer Einzelniere, bei Niereninsuffizienz oder bei beidseitigem Tumor, bei dem die

Tabelle 3. Rezidivrate von Nierenbeckentumoren bei perkutaner Tumortherapie

	n	Rezidiv	mittl. Beobachtung
Woodhouse (1986)	4	3	12 Mo.
Streem (1986)	1	–	?
Hutschenreiter (1986)	2	1	7 Mo.
Smith (1987)	9	4	9,5 Mo.
Rudolfstiftung	5	3	6,5 Mo.
Nieren	21	11 (52%)	< 12 Mo.

Tabelle 4. Ergebnisse der perkutanen Pyeloplastik

	Pat.	Erfolg (%)
Whitfield (1987)	50	78
Korth (1987)	69	85
Badlani (1986)	31	87
Rudolfstiftung	20[a]	61

[a] sekundäre Stenosen

einzige Alternative in einer offen-chirurgischen Excision liegt.

Befriedigender ist die endourologische Behandlung von Harnleiterstenosen durch Ballondilatation oder Sichtureterotomie [12]. Die Verfahren sind nur graduell verschieden und beruhen im Prinzip auf vollständiger Durchtrennung des zirkulären Narbengewebes, Offenhalten des Lumens durch einen Splint bis zur Epithelregeneration und verläßlichen Harndrainage während dieser Phase. Der erste Schritt kann natürlich effektiver durch scharfen Schnitt unter Sicht erfolgen, wobei aber grundsätzlich wegen der hohen Gefahr einer Fausse route nie antegrad ohne Führungshilfe geschnitten werden sollte. Es stehen sowohl zur retro- als auch antegraden Ureterotomie eine Reihe von Spezialinstrumenten mit großteils flexiblen Messern zur Verfügung, die über Führungsdrähte über die Stiktur geführt werden. Unabhängig von der Art der Striktur scheint das Ergebnis wesentlich vom Alter der narbigen Veränderungen abhängig zu sein; kurzfristig postoperativ aufgetretene Strikturen sind wesentlich sicherer zu behandeln (Tabelle 4) [1, 5, 6, 10, 11].

In dieses Kapitel fällt auch die antegrade perkutane Pyeloplastik, die Herr Korth im Detail behandeln wird. Die Ergebnisse liegen in Abhängigkeit der Nachbeobachtungszeit knapp über oder unter Erfolgsraten von 80%, mit in der Regel schlechteren Ergebnissen für primäre Abgangstenosen mit dilatiertem Hohlsystem [1, 5, 6, 10, 11]. Da die offene Nierenbeckenplastik bei kongenitalen Ureterabgangsstenosen Erfolgsraten von über 90% ermöglicht, vor allem bei Kindern, bietet sich das perkutane Vorgehen vor allem für sekundäre Stenosen an.

Daneben erlauben ureterrenoskopische Methoden eine Vielfalt von Lösungsmöglichkeiten unangenehmer Situationen, für die hier nur stellvertretend die Extraktion von in den Harnleiter dislozierten Splints oder die Überbrückung eines traumatischen Harnleiterdefektes mit einem Splint unter Sicht mit dem Ureterrenoskop genannt seien.

Zusammenfassend hat die Endourologie in der Steinbehandlung stark an Bedeutung verloren, aber sie stellt noch immer ein essentielles Segment in dem Behandlungsspektrum. Darüber hinaus bietet sie in ausgesuchten Situationen elegante Lösungsmöglichkeiten mit niederer Morbidität, wobei allerdings die Komplexität und Aufwendigkeit der Verfahren nicht unterschätzt werden darf und die Spätergebnisse ungeklärt sind.

Literatur

1. Badlani G, Orihuela E, Smith AD (1986) Percutaneous renal surgery (endorenal surgery). In: Smith AD, Castaneda-Zuniga WR, Bronson JG (eds) Endourology: Principles and practice, part II. Thieme, New York, pp 240–242
2. Hoffstetter A, Böwering R, Keiditsch E, Frank F Zerstörung von Uretertumoren mit dem Neodym-YAG-Laser. Fortschr Med 14: 625–627
3. Huffman JL, Bagley DH, Lyon ES, Morse MJ, Herr HW, Whitmore WF Jr (1985) Endoscopic diagnosis and treatment of upper tract urothelial tumors: a preliminary report. Cancer 55: 1422–1426
4. Hutschenreiter G, Schärfe T, van Longhem J (1986) Perkutane Laser-Therapie urothelialer Tumoren der Niere. Akt Urol 17: 279–282
5. Korth K, Künkel M, Erschig M (1987) Intrarenale Operationen. Perkutane Entfernung von Nierenbeckentumoren, perkutane Pyeloplastik. Vortrag am 10. Internationalen Symposium des Ludwig-Boltzmann-Instituts zur Erforschung der Infektionen und Geschwülste des Harntrakts, Wien
6. Korth K (1987) Percutaneous pyelolysis. Vortrag am 11. Kongreß der „European Intra-Renal Surgery Society" Östrich, BRD
7. Schilling A, Böwering R (1985) Behandlung von oberflächlichen Harnleitertumoren mit dem Neodym-YAG-Laser. Urologe (A) 24: 313–315
8. Smith AD, Orihuela E, Crowley AR (1987) Percutaneous management of renal pelvic tumors: a treatment option in selected cases. J Urol 137: 852–856
9. Streem SB, Pontes EJ (1986) Percutaneous management of upper tract transitional cell carcinoma. J Urol 135: 773–775
10. Whitfield HN (1987) Endoscopic interventions on the upper urinary tract. Percutaneous pyelolysis. Vortrag am 10. Internationalen Symposium des Ludwig-Boltzmann-Instituts zur Erforschung der Infektionen und Geschwülste des Harntrakts, Wien
11. Whitfield HN, Mills V, Miller RA, Wickham JEA (1983) Percutaneous pyelolysis: an alternative to pyeloplasty. Br J Urol Suppl 93–96
12. Whitfield HN, Ramsey JWA, Boddy S-AM (1987) The effects of acute ureteric dilatations: an experimental study. Vortrag am 11. Kongreß der „European Intra-Renal Surgery Society" Östrich, BRD
13. Woodhouse CRJ, Kellet MJ, Bloom HJG (1986) Percutaneous renal surgery and local radiotherapy in the management of renal pelvic transitional cell carcinoma. Br J Urol 58: 245–248
14. Zincke H, Neves R (1984) Feasibility of conservative surgery for transitional cell carcinoma of the upper urinary tract. Urol Clin North Am 11: 4
15. Zingg EJ, Futterlieb A (1980) Nephroscopy in stone surgery. Br J Urol 52: 333–335

Prof. Dr. M. Marberger
Urologische Abteilung der
Krankenanstalt Rudolfstiftung
Juchgasse 25
A-1030 Wien

Die perkutane Pyeloplastik

K. Korth und M. Künkel

Seitdem in den letzten Jahren der perkutane Zugang zur Niere ein in vielen urologischen Abteilungen üblicher Routineeingriff geworden ist, lag es nahe, auch Abflußstörungen der Niere perkutan zu beseitigen. Für die Operation ist ein die Stenose durchlaufender Ureterenkatheter, über dessen Führungsdraht geschnitten werden kann, unbedingte Voraussetzung. Er leitet das Messer durch die Stenose, und nach dem Schnitt wird der Harnleitersplint über ihn eingeführt. Der perkutane Zugang zur Niere erfolgt über einen Kelch der mittleren Gruppe. Man erreicht so, daß der Schnittwinkel des Urethrotoms zum subpelvinen Segment flach und die Schnittiefe über den ganzen Bereich gleich ist. An Komplikationen haben wir 5mal einen Pneumothorax erlebt. Von diesen mußten 2 drainiert werden. In 47% trat, jeweils kurzfristig, Fieber von über 38° auf, das antibiotisch behandelt wurde.

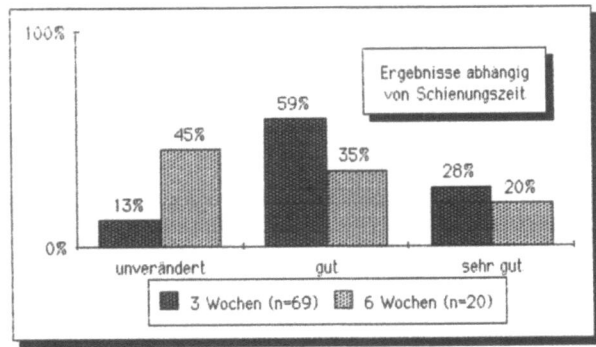

Abb. 1

Ergebnisse

Wir haben bis heute perkutan 128 Pyeloplastiken durchgeführt. Die Patienten waren zum Zeitpunkt der Operation durchschnittlich 46 Jahre alt (max. 79, min. 8 J.). 7 Patienten waren jünger als 20 Jahre. Nachuntersuchungen haben wir nach frühestens 6 Monaten durchgeführt. Von 94 nachuntersuchten Patienten hatten 42 primäre, d.h. angeborene und 52 sekundäre, d.h. erworbene Stenosen. Bei einer Gesamtzahl von 94 nachuntersuchten Patienten war das Ergebnis im Urogramm in 19% unverändert, in 51% gut und in 24% sehr gut. In 5% wurde nach vergeblichem Versuch, die subpelvine Stenose zu spalten, eine offene Plastik unmittelbar angeschlossen. Untersucht man die Ergebnisse auf ihre Abhängigkeit von der Dauer der postoperativen Schienung, so stellt sich ein Unterschied zwischen den 3 Wochen und den 6 Wochen geschienten Patienten heraus. 3 Wochen geschiente Stenosen wiesen zu 87% ein gutes oder sehr gutes Ergebnis auf, während es bei den 6 Wochen geschienten nur bei 55% lag (Abb. 1).

Ganz offensichtlich ist auch die Abhängigkeit der Ergebnisse vom präoperativen Hydronephrosegrad. Das ist verständlich, wenn man sich vor Augen führt, daß die Zunahme der Hydronephrose einhergeht mit einer Schrumpfung des Parenchyms (Abb. 2).

Ein Unterschied ist auch in Abhängigkeit vom Alter festzustellen. Die guten und sehr guten Ergebnisse bei den unter 30jährigen liegen nur bei 63%, während sie bei den über 30jährigen 85% ausmachen.

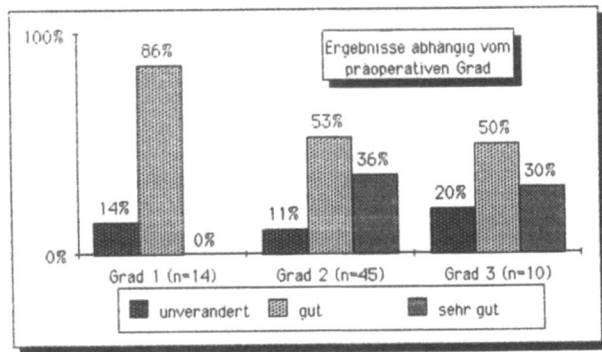

Abb. 2

Zusammenfassend stellt die perkutane Spaltung subpelviner Stenosen eine weitere Bereicherung der endourologischen Operationsmethoden dar. Sie ist bei ausreichender Übung schnell und sicher durchführbar. Sie belastet den Patienten nicht und gewährleistet in der Mehrzahl der Fälle ein gutes, reproduzierbares, postoperatives Ergebnis.

Literatur

1. Davis DM (1985) The process of ureteral repair. J Urol 79: 215–223
2. Korth K (1984) Perkutane Nierensteinchirurgie. Technik und Taktik. Springer, Berlin Heidelberg New York Tokyo
3. Schmiedt E, Eisenberger F, Carl P (1972) Ergebnisse und Erfahrungen der operativen Behandlung der Ureterabgangsstenose mit der Methode nach Anderson-Hynes. Urologe A, 3, 124–129
4. Whitaker RH (1977) Hydronephrosis. Ann R Coll Surg Engl 59: 388

Dr. med. K. Korth
Urologische Abteilung
Lorettokrankenhaus
Mercystr. 6-14
D-7800 Freiburg

Perkutane Therapie urothelialer Tumoren des oberen Harntraktes

G. Hutschenreiter

Zwischen August 1984 und August 1987 wurden 10 Patienten mit Nierenbeckentumoren perkutan behandelt (Tabelle 1, 2). Im gleichen Zeitraum wurden 15 Patienten nephroureterektomiert. Über einen perkutan angelegten Nephrostomiekanal wurden exophytische Tumoren elektroreseziert. Der Tumorgrund wurde bei einer Leistung von 40 bis 45 Watt mit dem Neodym-YAG-Laser nachbestrahlt. Kleinere Tumoren wurden ausschließlich mit dem Laser bestrahlt. Die mittlere Energie pro Patient lag bei 13 800 Joule. Besonderheiten dieses Klientels waren 4 mal Einzelnieren davon 2 mal teilreseziert. Dreimal lag eine Nierensuffizienz vor. Zweimal fand sich gleichzeitig ein Blasencarcinom im Bereich des Ostiums der Gegenseite. Histologisch überwogen T_A G I-Tumoren. Zwei Patienten wurden wiederholt wegen Rezidiven je 3 mal behandelt. Die Rezidivrate lag bei 0,8 Rezidiven pro Jahr. Rezidive traten auf 5 mal in der Niere, 2 mal im Ureter und 4 mal in der Blase. Weitere operative Maßnahmen waren 5 mal TUR-Blase, 1 mal Ureterektomie und eine radikale Cystektomie bei der am längsten überlebenden fast 80jährigen Patientin wegen multifokaler T_1 G II Blasentumorrezidive. Bei einem Patienten entwickelte sich unmittelbar in der Nachbarschaft des Nephrostomiekanales eine Hautmetastase. Nach der operativen Entfernung wurde dieser Patient auswärts exzessiv mit 105 Gy nachbestrahlt und verstarb hiernach an einer Sepsis bei schwerer cardialer Vorschädigung. Ein weiterer Patient verstarb 6 Monate nach der Therapie am Herzversagen. Eine endoskopische Kontrolle nach 3 Monaten hatte keinen Anhalt für ein Rezidiv ergeben. Drei Patienten (6, 7 und 8) wurden sekundär nephroureterektomiert, 1 Patient wegen der Histologie T_1 G II und 2 Patienten wegen Rezidivtumoren. Bei einem jüngeren Patienten erschien es nicht sinnvoll, die perkutane Therapie fortzusetzen, da multifokale Tumoren über die gesamte obere Kelchgruppe verteilt waren. Dieser Patient erhielt eine obere Polresektion.

Aufgrund der kleinen Patientengruppen wurden bewußt die Überlebenskurven nicht statistisch berechnet (Abb. 1, 2).

Tabelle 1. Perkutane Therapie des Nierenbecken-Ca

Nr.	Alter $\bar{x}=64$	♂/♀	R/L	Besonderheiten	Histologie
1	78	♀	R	Einzelniere N.-Insuff.	T_A G I
2	78	♂	R	Einzelniere N.-Insuff.	T_A G I
3	78	♂	R	Einzelniere N.-Insuff. Plasmozytom	T_1 G II
4	70	♂	R	Einzelniere	T_A G I
5	64	♂	R	Blasen-Ca	T_1 G II
6	64	♂	R	Blasen-Ca	T_A G I
7	57	♂	L	–	T_1 G II
8	53	♂	R	–	T_A G I
9	26	♂	L	–	T_A G I
10	69	♂	R+L	–	T_A G II

Tabelle 2. Perkutane Therapie des Nierenbecken-Ca

Nr.	Rezidive			Weitere operative Therapie	Follow up Monate	Tu frei
	Niere	Ureter	Blase			
1	+	+	+	TUR-B Cystekt. T_1 G II Ureterekt.	38	+
2	+	/	+	Hautmetastase Op.+ ↯105 Gy TUR-B	15 † Sepsis	/
3	/	/	/	/	6 † Herzinsuff	/
4	/	+	+	TUR-B PCR+Laser vorgesehen	12	–
5	?	?	?	/	19	?
6	+	/	/	Nephrekt. T_{is} TUR-B T_A G I	22	+
7	/	/	/	Nephrekt. T_1 G II	15	+
8	+	/	+	Nephrekt. T_A G I TUR-B	35	–
9	/	/	/	Polres. T_A G I	22	+
10	+	/	/	PCR+Laser vorgesehen	24	–
total	5	2	4		208	4

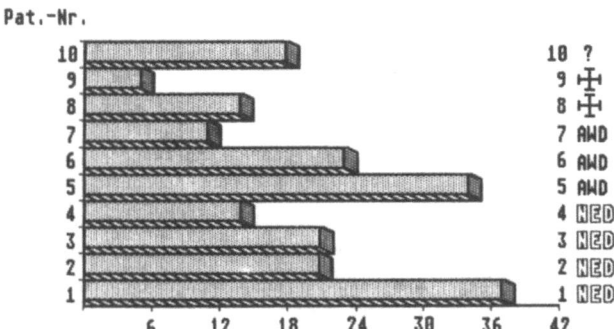

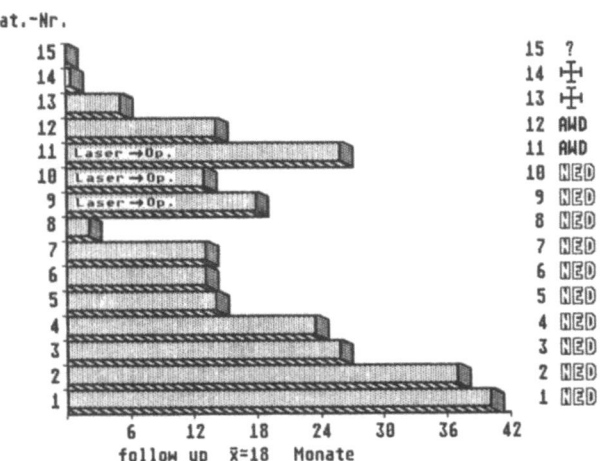

Tabelle 3. Urothel-Ca des Nierenbeckens Perkutane Therapie (n = 10)

	G I	G II	G III	total
T_{is}	/	/	/	0
T_A	6	1	/	7
T_1	/	3	/	3
T_2	/	/	/	0
T_3	/	/	/	0
total	6	4	0	10

Tabelle 4. Urothel-Ca des Nierenbeckens Nephroureterektomie (n = 15)

	G I	G II	G III	total
T_{is}	/	/	1	1
T_A	2	/	/	2
T_1	2	6	/	8
T_2	/	2	/	2
T_3	/	1	1	2
total	4	9	2	15

Die mittlere Follow up Zeit betrug 21 Monate in der perkutanen und 18 Monate in der konventionell operierten Gruppe. In beiden Gruppen sind je 2 Patienten aus cardialen Gründen einmal kombiniert mit einer Sepsis verstorben. Ein Patient der perkutanen Gruppe befindet sich subjektiv bei guter Gesundheit, lehnt aber Kontrolluntersuchungen ab. Über einen Patienten der operierten Gruppe konnten keine Informationen eingeholt werden. Drei Patienten der primär perkutan behandelten Gruppe (9, 10 u. 11 in Abb. 2) wurden sekundär nephroureterektomiert. Zum Zeitpunkt des letzten Follow up fanden sich lebend mit einem Tumor (alive with disease AWD) 3 Patienten in der perkutanen und 2 Patienten in der nephroureterektomierten Gruppe. Je 2 der Rezidive betrafen die Blase. Tumorfrei (no evidence of disease NED) sind 4 Patienten der perkutanen Gruppe und 10 Patienten der konventionell operierten Gruppe.

Analysiert man die histologischen Befunde beider Gruppen (Tabelle 3, 4), wird die Selektion der perkutan behandelten Patienten erkennbar. Perkutan behandelt wurden vorwiegend T_A G I Tumoren und besondere Risikopatienten (Einzelniere und Niereninsuffizienz). Nephroureterektomiert wurden vorwiegend infiltrierend wachsende G II oder G III Tumoren.

Die Ergebnisse der Verlaufsbeobachtungen beider Patientengruppen unterstreichen die günstigen Behandlungsergebnisse einer konservativen Therapie urothelialer Tumoren des oberen Harntraktes (1). T_A G I-Tumoren haben mit einer 5 Jahresüberlebensrate von 75 bis 80% eine günstige Prognose. Aus diesem Grunde sollten diese Tumoren perkutan behandelt werden, sofern dies technisch möglich ist. Die Nephroureterektomie sollte dem infiltrierend wachsenden entdifferenzierten Tumor vorbehalten bleiben. Eine endgültige Wertung der perkutanen Therapie kann erst nach einer 5jährigen Verlaufsbeobachtungszeit vorgenommen werden.

Literatur

Zincke H, Neves RJ (1984) Feasibility of conservative surgery for transitional cell cancer of the upper tract. Urol Clin North Am 11: 717–724

Prof. Dr. G. Hutschenreiter
Urologische Klinik
Johanniter-Krankenhaus Sterkrade
Steinbrinkstr. 96
D-4200 Oberhausen 11

Nierenzysten: Perkutane Resektion mit urologischem Standardinstrumentarium

W. Hübner und R. Pfab

Nierenzysten stellen seit Einführung der Sonographie kein wesentliches diagnostisches Problem mehr dar. Allerdings gab es bisher keine einheitlichen Empfehlungen bezüglich des Vorgehens bei therapiebedürftigen Zysten. Wir stellen eine Methode vor, die es erlaubt, Nierenzysten in Lokalanästhesie unter Verwendung des urologischen Standardinstrumentariums perkutan zu resezieren.

Material und Technik

An der urologischen Abteilung der Allgemeinen Poliklinik der Stadt Wien, sowie an der urologischen Abteilung im Klinikum rechts der Isar der Technischen Universität München wurden im Zeitraum von Dezember 1985 bis Mai 1987 zehn Patienten (7 Männer und 3 Frauen) mit einem Durchschnittsalter von 52 Jahren einer perkutanen Zystenresektion zugeführt. Der durchschnittliche Beobachtungszeitraum war 8 Monate (4-21 Monate). Das Operationsergebnis wurde mittels IVU und Sonographie nachkontrolliert.

Operationstechnik: In parenteraler Sedierung und Lokalanästhesie wird am urologischen Röntgentisch die Nierenzyste ultraschallgezielt punktiert. Es ist darauf zu achten, daß die Punktion möglichst gegenüber dem peripheren, d.h. dem perirenalen Fett anliegenden Teil der Zystenwand erfolgen soll, um die spätere Resektion zu erleichtern (Abb. 1). Der Zysteninhalt wird teilweise aspiriert und zytologisch sowie laborchemisch untersucht. Anschließend wird unter Verwendung des Teleskop-Dilatationssets nach Alken [1] in üblicher Weise ein perkutaner Operationstrakt angelegt. Nach Inspektion der Zysteninnenwand erfolgt nun die stumpfe Perforation ins perirenale Fett. Dazu kann die elektrische Hakensonde oder eine Faßzange verwendet werden. Ausgehend von dieser Perforationsstelle erfolgt die Resektion bzw. Koagulation der peripheren Zystenwand unter Verwendung des transurethralen Resektoskops. Am Ende des Eingriffs kann mit Hilfe von Faßzangen perirenales Fett in das Zystenbett hineingezogen werden, um ein Rezidiv zu verhindern. Postoperativ erfolgt eine Saugdrainage bis zum Sistieren der Sekretion (1-3 Tage).

Ergebnisse

Die Ergebnisse der bisher nach dieser Methode behandelten Patienten gehen aus Tabelle 1 hervor. In 7 von 10 Fällen war bei der Nachkontrolle keine Zyste mehr nachzuweisen, dreimal konnte ein befriedigendes Ergebnis erzielt werden. Es wurden weder intra- noch postoperative Komplikationen beobachtet, alle Patienten waren am 1. postoperativen Tag völlig mobil.

Analyse der befriedigenden Ergebnisse: Bei einem Patienten mit zentral gelegener Zyste konnte eine Zystenverkleinerung von 60% erzielt werden, eine extrem große Zyste (Durchmesser 15 cm) wurde durch den Eingriff um 40% verkleinert. Im dritten Fall konnten nur 2 von 3 Zysten suffizient behandelt werden. Auch diese 3 Patienten gaben subjektiv ein Sistieren der präoperativ vorhanden gewesenen Beschwerden an.

Diskussion

Schmerzen oder Hypertonie stellen unserer Meinung nach eine relative Indikation zur Entfernung von Nierenzysten dar, dagegen erscheint bei obstruierenden Zysten mit konsekutivem Parenchymschwund ein Eingriff in Lokalanästhesie und paren-

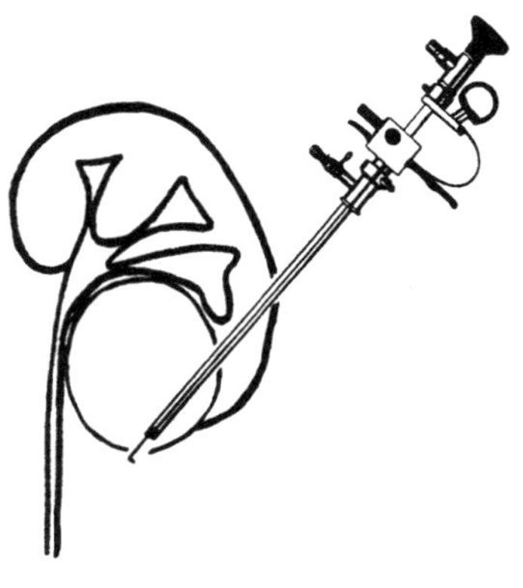

Abb. 1

Tabelle 1. Perkutane Cystenresektion (n = 10)

Pat. Nr.		
1	Cyste 60% kleiner, beschwerdefrei	befriedigend
2	Cyste nicht mehr nachweisbar	sehr gut
3	2 von 3 Cysten nicht mehr nachweisbar	befriedigend
4	Cyste nicht mehr nachweisbar	sehr gut
5	Cyste nicht mehr nachweisbar	sehr gut
6	Cyste nicht mehr nachweisbar	sehr gut
7	Cyste nicht mehr nachweisbar	sehr gut
8	Cyste 40% kleiner, beschwerdefrei	befriedigend
9	Cyste nicht mehr nachweisbar	sehr gut
10	Cyste nicht mehr nachweisbar	sehr gut

teraler Sedierung sicher gerechtfertigt. Eine Alternative zum endourologischen Vorgehen stellt die perkutane Nadelpunktion mit Instillation verschiedener Substanzen (Alkohol, Pantopaque, Lipiodol, Äthoxysklerol etc.) dar [2, 3, 4, 6, 8, 9]. Während Reuter und Bean ein derartiges Vorgehen empfehlen, beobachteten Beyer et al., Bach et al. und Hölzer zum Teil beträchtliche Komplikationen (sek. Nephrektomie). Korth und Eickenberg beschrieben bereits 1984 endourologische Behandlungsmöglichkeiten für Zysten und sahen keine wesentlichen Komplikationen [5, 7]. Die endourologische Behandlung von Nierenzysten kann derzeit als sichere Methode empfohlen werden.

Literatur

1. Alken P (1981) Teleskopbougieset zur perkutanen Nephrostomie. Akt Urol 12: 216–219
2. Bach D, Weissbach L, Granthoff H, Lackner KJ (1980) Perkutane Punktion zystischer Raumforderungen der Niere zur Diagnostik und Therapie. Urol Int 35: 281–290
3. Bean WJ (1981) Renal cysts: treatment with alcohol. Radiology 138: 329–331
4. Beyer D, Fiedler V (1977) Ist die Nierenzystenpunktion eine brauchbare Methode zur Differentialdiagnose gefäßarmer raumfordernder Nierenprozesse? Urologe A 16: 339–345
5. Eickenberg HU (1984) Perkutane Operation von Nierenzysten. Urologe A 23: 298–301
6. Hölzer DH, Müller JHA, Schulz R, Neuser D (1981) Ergebnisse der perkutanen Zystenverödung. Z Urol Nephrol 74: 213–216
7. Korth K (1984) Perkutane Nierensteinchirurgie. Springer, Berlin Heidelberg New York Tokyo
8. Reuter HJ (1987) Die Verödung von Nierenzysten. Akt Urol 18: 25–27
9. Schramek P, Hübner W, Dünser E, Umek H, Porpaczy P (1987) Ultraschallgezielte Nierenzystenpunktion: Bedeutung für Diagnostik und Therapie. Ultraschall (im Druck)

Dr. W. Hübner
Urologische Abteilung der Allgemeinen Poliklinik
der Stadt Wien
Mariannengasse 10
A-1090 Wien

Perkutane Punktion und Verödung von Nierenzysten

M. A. Reuter

Seit die Sonographie eine schnelle, nahezu dreidimensionale Untersuchung der Nieren ohne Nebenwirkungen ermöglicht, ist die klinische Diagnose Nierenzyste häufig geworden. Schon länger ist bekannt, daß bei 60% der Sektionen von Erwachsenen Nierenzysten gefunden werden.

Obwohl die Differentialdiagnose zum soliden Tumor mit Hilfe der Sonographie und der Computertomographie mit großer Wahrscheinlichkeit zu stellen ist, läßt sich ein Malignom bei Vorliegen einer Nierenzyste nicht immer sicher ausschließen. Kompression durch Nierenzysten kann einen Bluthochdruck, eine Mikrohämaturie, Flankenschmerzen, die Obstruktion von Kelchen oder Harnleiter und die Druckatrophie von Nierenparenchym bewirken.

Kontraindiziert ist die Punktion lediglich bei Störungen der Blutgerinnung, eine allergische Diathese kann eine Kontraindikation für die Verödung bedeuten.

Die Technik der perkutanen Punktion ist von der Nephrostomie her bekannt. Sie ist für die Nierenzysten identisch. Es ist lediglich eine Lokalanästhesie der Haut erforderlich. Wenn die Zyste nur durch Parenchym zu erreichen ist, empfiehlt sich jedoch auch eine Infiltration des nierenkapselnahen Bereiches. Zur Punktion werden vor allem bei großen hautnahen Zysten Nadeln von 1,3 mm Durchmesser und mehr verwendet. Liegt jedoch Nierenparenchym oder möglicherweise die Pleura auf dem Punktionsweg, so ist die Verwendung einer feinen Nadel von 0,7 mm Durchmesser zu empfehlen. Nach Punktion und Entnahme von Zystenflüssigkeit zur cytologischen Untersuchung wird Kontrastmittel injiziert und die Kontur der Zyste radiologisch kontrolliert. Anschließend wird die mit Kontrastmittel angefärbte Zystenflüssigkeit unter Röntgenkontrolle komplett abgezogen und ein Sklerosierungsmittel eingebracht. Verwendet wird Polidocanol in 2%iger Lösung, injiziert wird 5% des abpunktierten Zystenvolumens, höchstens jedoch 20 ml. Bei versehentlicher Dislokation der Nadel ist von einer Injektion abzusehen. Postoperativ ist Bettruhe bis zum nächsten Tag zu empfehlen.

Komplikationen können auftreten in Form einer Hämaturie und eines Fieberschubes, Blutung in die Zyste. Denkbar sind perirenale Hämatome, Abszeß- und Fistelbildung, Verletzung der Niere und benachbarter Organe und anaphylaktischer Schock.

An der Urologischen Klinik im Städtischen Klinikum in Karlsruhe wurden von Februar 1985 bis Juli 1987 bei 51 Patienten insgesamt 67 Zysten an 56 Nieren perkutan punktiert. 61 Zysten bei 46 Patienten wurden verödet. Das durchschnittliche Alter betrug 61,3 Jahre, 33 Patienten waren männlichen 18 weiblichen Geschlechts. 41 Zysten wurden links, 26 rechts punktiert. Präoperativ wurde bei 12 Patienten eine Mikrohämaturie und bei 7 Patienten ein erhöhter Blutdruck festgestellt, 2 Patienten klagten über Flankenschmerzen.

Die 61 punktierten und sklerosierten Cysten hatten ein durchschnittliches Volumen von 185,8 ml. Die kleinste enthielt 2 ml die größte 1050 ml. Sie wurden im Schnitt mit 9 ml Polidocanol verödet.

Bei einer Patientin wurden zwei Zysten einer Niere perkutan endoskopiert und teilweise elektroreseziert, nachdem die zytologische Untersuchung des Zysteninhalts den Verdacht auf ein Carcinom ergeben hatte. In einem weiteren Fall wurde ein sonographisch cystischer Tumor bei der Punktion und Anfärbung mit Kontrastmittel als solide erkannt und anschließend operativ entfernt.

Komplikationen waren einmal die Dislokation der Nadel und bei einem zweiten Fall eine frische venöse Blutung in die punktierte Cyste, weshalb keine Verödung erfolgte.

Postoperativ traten bei 6 Patienten kurzfristige Fieberschübe über 38° auf.

28 Patienten mit 36 Zysten in 34 Nieren konnten nach über 6 bis zu 25 Monaten, im Mittel 8,3 Monate, nachuntersucht werden. 23 Zysten waren nicht mehr nachzuweisen und 8 Zysten waren 1 cm oder kleiner im Durchmesser. Dabei war der Erfolg unabhängig von der Größe der Zyste. 5 Zysten waren gar nicht kleiner oder nur bis auf die Hälfte der ursprünglichen Größe reduziert.

Entsprechend konnten 63% der Nierenzysten komplett verödet werden. Unter Einbeziehung der 8 Zysten kleiner als 1 cm ergibt sich eine Erfolgsrate der Verödung von 86%.

Literatur

1. Sandritter W (1971) Makropathologie. 243 Schattauer, Stuttgart
2. Von Schreeb T (1967) Is there a risk of spreading tumor in diagnostic puncture? Scand J Urol Nephrol 1: 270
3. Reuter HJ (1987) Die Verödung von Nierenzysten. Akt Urol 18: 25–27
4. Weiss H et al (1983) Die Häufigkeit des Nierenzystenwandkarzinoms. Ultraschall Med 4/1: 24–30

Dr. M. Reuter
Bardiliweg 18
D-7000 Stuttgart 1

Perkutane Harnleiterligatur

N. Schmeller, J. Pensel und T. Boemers

In seltenen Fällen ist die permanente Ligatur eines Harnleiters indiziert. Dies insbesondere bei Fistelbildung zwischen Blase und Scheide oder Darm, hervorgerufen durch inoperable Tumoren oder massive Strahlenschäden. Bei diesen Patienten liegt oft nur eine geringe Lebenserwartung vor und eine wenig belastende Therapie ist daher angezeigt. Das Einbringen eines Fremdkörpers in den Harnleiter hat sich nicht bewährt, da hierbei die Gefahr der Dislokation oder Penetration besteht und ein sicherer Harnleiterverschluß nicht gewährleistet ist.

Wir haben daher eine Methode zur perkutanen Ligatur des Harnleiters entwickelt.

Hierbei wird am unteren Nierenpol unmittelbar neben den Harnleiter punktiert. Die Eindellung der Harnleiterwand bei Berührung mit der stumpfen Nadelspitze zeigt die richtige Lage. Nach Einlegen eines Drahtes und Bougierung mit Teleskopbougies wird der Nephroskopschaft in das Retroperitoneum eingeführt, so daß die Spitze unmittelbar neben dem Harnleiter liegt. Nach Einführen der Optik wird der Nephroskopschaft an ein druckgesteuertes CO_2-Insufflationsgerät angeschlossen. Hierdurch wird die Außenfläche des Harnleiters gut sichtbar und diese kann durch Spreizen mit einer Steinzange freipräpariert werden. Unter Sicht und unter Röntgenkontrolle wird der Harnleiter nun mit einem stumpfen Häkchen umfahren. In dem hohlen Häkchen liegt bereits der Faden für die Ligatur. Dieser tritt an der Spitze aus und verläuft parallel zum Häkchen zurück nach außen, so daß an der Spitze des Häkchens der Umschlagspunkt der Fadenschlinge sichtbar ist. Nach Umfahren des Harnleiters wird diese Fadenschlinge nun an der Austrittsstelle aus dem Häkchen durch ein kleineres stumpfes Häkchen unter endoskopischer Sicht gefaßt und herausgezogen, so daß der Harnleiter angeschlungen ist. Dabei zieht man den innenliegenden Faden aus dem Häkchen, das den Harnleiter umfahren hatte, heraus und dieses wird frei. Der Faden wird außerhalb des Schaftes geknotet. Durch einen Stab mit perforierter Spitze wird der Knoten in die Tiefe vorgeschoben und endoskopisch kontrolliert. Nach vollendeter Ligatur wird der Faden im Nephroskopschaft durch die endoskopische Schere abgeschnitten. Abschließend wird durch den Schaft eine Silikondrainage nach paraureteral eingelegt.

Die beschriebene Technik konnte bisher in 3 klinischen Fällen zur Anwendung kommen. Im ersten Fall einer strahlenbedingten Blasenscheidenfistel und Harnleiterstenose wurde der Harnleiter problemlos und dauerhaft ligiert. Die Patientin ist seitdem beschwerdefrei und trocken. Im zweiten Fall einer am Harnleiter voroperierten Patientin mit tumorbedingter Blasenscheidenrektumfistel kam es beim Herausziehen der Fäden zu einem Durchschneiden der Fäden mit Harnleiterabriß. Hier wurde noch ein Häkchen benützt, bei dem die Fadenschlinge durch ein Loch an der Häkchenspitze eingefädelt war. Hierbei kann es zu einer Verdrehung der Fäden kommen. Daraufhin wurde das Instrumentarium so modifiziert, daß der Faden in dem hohlen Häkchen liegt. Nach dem Harnleiterabriß wurde durch den Harnleiter eine 16 Charr. Durchzugsnephrostomie eingelegt, so daß auch hier eine offene Operation nicht nötig war. Im dritten Fall einer Tumorschrumpfblase bei nicht operablem Patienten konnte mit dem hohlen Häkchen eine problemlose Harnleiterligatur durchgeführt werden.

Priv.-Doz. Dr. N. Schmeller
Oberarzt der Klinik für Urologie
Medizinische Universität zu Lübeck
Ratzeburger Allee 160
D-2400 Lübeck 1

Der Ausguß-Stein –
Kontroverse Therapiekonzepte und Langzeitergebnisse

Analyse und Follow-up bei 297 bis Februar 1986 durch Operation oder PNL/ESWL behandelten Ausgußsteinen

P. Alken, C. Hammer, J. Rörig und A. Röder

Die Extrakorporale Stoßwellen-Lithotripsie ist führende Behandlungsform für die Mehrzahl der nichtabgangsfähigen Nierensteine geworden und hinsichtlich ihrer Indikationsstellung bei der Behandlung kleiner Nierenbecken - oder Kelchsteine unumstritten. Lediglich bei der Behandlung von Ausgußsteinen variieren die therapeutischen Konzepte von Klinik zu Klinik teilweise noch erheblich und eine endgültige Beurteilung der verschiedenen Behandlungsprinzipien ist derzeit noch nicht sicher möglich, weil es an Langzeitbeobachtungen fehlt.

Patientengut

Bis Februar 1986 wurden an der Urologischen Klinik der Johannes-Gutenberg-Universität Mainz 174 Ausgußsteine durch ultraschallgesteuerte Nephrolithotomie entfernt (Gruppe 1) und 123 Ausgußsteine durch perkutane Nephrolithotomie alleine oder in Kombination mit ESWL behandelt (Gruppe 2). Für eine follow-up-Untersuchung standen in Gruppe 1 92 Patienten (53%) und in Gruppe 2 61 Patienten (50%) zur Verfügung. Beim minimalem follow-up von einem Jahr war der durchschnittliche Nachbeobachtungszeitraum in der Gruppe 1 der operativ behandelten Patienten mit 42 Monaten deutlich größer als in der Gruppe 2 mit 31 Monaten. Zusätzlich unterschieden sich beide Behandlungsgruppen dadurch, daß in der Gruppe der operativ behandelten Patienten 82% der Steine mindestens das Nierenbecken und zwei oder drei Kelchgruppen ausfüllten, während der Anteil dieser großen Steine in der Gruppe 2 nur 57% betrug.

Ergebnisse

Die Reststeinrate betrug in der Gruppe 1 26% und in der Gruppe 2 41%, wobei die ausschließlich durch einen perkutanen Eingriff behandelten Patienten eine Reststeinrate von nur 27% aufwiesen, während die der kombiniert behandelten Patienten bei 60% lag.

Ein Spontanabgang der Reststeine konnte in der Gruppe 1 in 45% verzeichnet werden, während diese Rate nur 19% bei der Gruppe 2 betrug.

Sekundäre Therapiemaßnahmen wegen dieser Steine erfolgten in der Gruppe 1 mit 29% etwas häufiger als in der Gruppe 2 mit 23%.

Eine Rezidivsteinbildung wurde bei 17% der Gruppe 1-Patienten und 31% der Gruppe 2-Patienten beobachtet, dabei steigt die Rezidiverwartung bei den kombiniert behandelten Patienten von 5% innerhalb eines Jahres auf 20% innerhalb drei Jahren nach dem Eingriff und fällt erst nach vier und mehr Jahren auf unter 10% ab. Die Rezidiverwartung bei den operativ behandelten Patienten liegt kontinuierlich über die ersten vier Jahre unter 5% und erreicht erst nach mehr als vier Jahren etwas über 10%.

Hinsichtlich der Entwicklung von Rezidivsteinen ist bei der Gruppe der operierten Patienten einziger führender Faktor eine metabolische Harnsteingenese. In diesem Fall liegt die Rezidiv-Quote bei knapp 30%. Für die Gruppe der perkutanen oder kombiniert behandelten Patienten läßt sich bei Berücksichtigung der Reststeinrate, der Steinlokalisation und Größe, oder der Steinzusammensetzung kein einzelner Faktor ausmachen der zu einer speziellen Rezidivfrequenz führt. Jeder einzelne genannte Faktor ist uniform an der hohen Rezidiv-Quote von über 30% beteiligt.

Während 46% der Gruppe 1-Patienten und 77% der Gruppe 2-Patienten trotz eines Rezidivs zunächst keiner weiteren Behandlung unterzogen werden, wird in beiden Gruppen nahezu gleich häufig mit 27, bzw. 23% die Extrakorporale Stoßwellen-Lithotripsie zur Rezidivsteinbehandlung eingesetzt. Operative Maßnahmen oder eine endourologische Steinentfernung der Rezidivsteine erfolgte bei 27% der Gruppe 1-Patienten.

Die operativ behandelten Ausgußsteine haben trotz eines höheren Anteils komplizierter Steine und einem längeren follow-up im Vergleich zu den kombiniert behandelten Steinen eine geringere Reststeinrate und Rezidivrate. Da bei den kombiniert behandelten Patienten kein einzelner Faktor deutlich wird, der für die hohe Rezidiv-Quote verantwortlich ist, muß diese ausschließlich als methodenbedingt angesehen werden. Ob die schlechteren Ergebnisse nach kombinierter Behandlung klinisch relevant sind, läßt sich bei der insgesamt kleinen Fallzahl und den noch zu kurzen Beobachtungszeiträumen derzeit nicht sicher beurteilen.

Sicher kann aber derzeit gesagt werden, daß eine konsequente Nachuntersuchung und Kontrolle dieser Patienten wegen des erhöhten Rezidivrisikos notwendig ist.

Professor Dr. med. P. Alken
Urologische Klinik
der Johannes Gutenberg-Universität Mainz
D-6500 Mainz

Differenzierte Behandlung der komplizierten Nephrolithiasis mit extrakorporaler Stoßwellenlithotripsie und perkutaner Nephrolithotomie – Therapieverlauf und Langzeitergebnisse

P. Bub, J. Rassweiler, B. Kallert und F. Eisenberger

Beitrag nicht eingereicht

Perkutane Nephrolithotomie/ESWL versus Harnleiterschiene/ESWL bei der Behandlung von Nierenausgußsteinen – Eine prospektive randomisierte Studie

R. Bachor, K. Miller und R. E. Hautmann

Die Behandlung von Nierensteinen mit ESWL nach Einführen eines Pigtails ist bereits beschrieben [1]. Offen bleibt jedoch die Frage, bis zu welcher Steingröße nach dieser Art verfahren werden kann. Aus diesem Grunde haben wir eine prospektive, randomisierte Studie durchgeführt. Patienten mit partiellen bzw. kompletten Ausgußsteinen oder Steine mit einem Durchmesser über 2,5 cm wurden in 2 Gruppen aufgeteilt. In der 1. Gruppe wurde konventionell mit der kombinierten perkutanen Nephrolitholapaxie/ESWL behandelt [2]. In der 1. Sitzung wurde dabei die Steinmasse über einen oder zwei perkutane Zugänge reduziert. Nicht zugängliche Reststeine wurden dann sekundär berührungsfrei zertrümmert. In Gruppe 2 wurde vor der ESWL ein Doppel-J-Ureterkatheter plaziert. Je nach Steingröße wurde die komplette Desintegration in einer oder mehreren Sitzungen erzielt. Die Harnleiterschiene verblieb bis zum Abgang der Fragmente in situ bzw. wurde in bestimmten Intervallen gewechselt. Hierbei zeigte sich, daß der Steinabgang bis zu ½ Jahr und länger vonstatten ging. Von der Zusammensetzung her waren beide Gruppen gut zu vergleichen. Die 1. Gruppe umfaßte 27, die 2. Gruppe 26 Patienten; das Durchschnittsalter lag bei 52 bzw. 48 Jahren, der durchschnittliche ASA-Wert bei 2,2 bzw. 1,8. In der folgenden Tabelle sind weitere Vergleichszahlen aufgelistet:

Tabelle 1. Vergleich von 2 Behandlungsgruppen bei Ausgußsteinen oder Steinen über 2,5 cm im Durchmesser

	PNL/ ESWL n=27	ESWL/Pigtail n=26
Behandlungen	2,3	1,9
stat. Aufenthalt in Tagen	22,6	16,3
auxiliäre Maßnahmen	5 (19%)	7 (27%)
PCN	1	7
Harnleiterschiene	2	0
Ureterorenoskopie	2	0
Mortalität	0	0
Gesamtkomplikationen	7 (26%)	1 (4%)
Sepsis	1	1
Blutungen	3	0
Nierenfunktionsverschlechterung	2	0
Pleuraerguß/Atelektase	1	0
Steinfreiheit bei Entlassung	11 (41%)	0
Steinfreiheit nach 3 Monaten	18 (66%)	4 (15%)

Unsere Untersuchungen zeigen, daß die Komplikationsrate in der ESWL/Pigtail-Gruppe gering ist. Die Steinabgangsphase ist jedoch sehr lange und erfordert regelmäßige Kontrollen. Umgekehrt erkauft man durch die perkutane Nephrolitholapaxie eine größere und frühere Steinfreiheit mit mehr Komplikationen. Für eine definitive Beurteilung der Möglichkeiten und Grenzen einer ESWL-Monotherapie mit Pigtail ist der Follow-up unserer Studie noch zu kurz.

Literatur

1. Gunst MA, Ackermann D, Zehntner Ch, Zingg EJ (1987) ESWL bei Ausgußsteinen ohne perkutane Reduktion der Steinmasse. Verhandlb Dtsch Ges Urologie 38: 315
2. Meyer WW, Hanke P (1987) Die Kombinationsbehandlung des Ausgußsteines. Verhandlb Dtsch Ges Urologie 38: 314

Dr. Rüdiger Bachor
Urologische Universitätsklinik Ulm
Prittwitzstr. 43
D-7900 Ulm

Bis zu welcher Steingröße ist die alleinige extrakorporale Stoßwellenlithotripsie (ESWL) sinnvoll?

D. Ackermann, R. Claus, M. Gunst und Ch. Zehntner

In verschiedenen Arbeiten konnte gezeigt werden, daß die Komplikationsrate bei der extrakorporalen Stoßwellenlithotripsie (ESWL) von Nierensteinen über 2 cm deutlich zunimmt [2, 3, 7], weshalb die Kombination von perkutaner Nephrolitholapaxie (PNL) mit ESWL allgemeine Anerkennung fand [2, 3, 6]. Mit der Einlage eines Doppel-J-Katheters konnten die Probleme nach ESWL auch bei größeren Steinen vermindert werden [1, 4].

Patienten und Methodik

60 Patienten mit großen Nierensteinen wurden in die Studie aufgenommen. Bei 17 Patienten maßen die Nierensteine im Längsdurchmesser mehr als 4 cm und im queren Durchmesser über 3 cm. Bei 43 Patienten waren die Nierensteine größer als $2,5 \times 1,5$ cm^2 aber kleiner als 4×3 cm^2. Die ESWL erfolgte mit dem Dornier-Gerät HM-3 in Periduralanästhesie. Unmittelbar vor der ESWL erfolgte die Einlage eines Doppel-J-Katheters, der solange belassen wurde, bis der größte Teil des Steinmaterials spontan abgegangen war. Alle Patienten erhielten Antibiotika spätestens am Abend vor der ESWL bis zur Entfernung des Doppel-J-Katheters.

Resultate

Zwischen den 2 Gruppen konnten keine signifikanten Unterschiede in Bezug auf Anzahl ESWL-Sitzungen und Stoßwellen berechnet werden. Durchschnittlich wurden pro Niere 3700 Stoßwellen in 1–3 Sitzungen appliziert. Die Patienten mit sehr großen Steinen benötigten signifikant mehr Doppel-J-Katheter (1,6 vs 1,2, $p<0,01$), die auch signifikant länger belassen werden mußten (54 vs 23 Tage, $p<0,005$). In der Gruppe mit den sehr großen Steinen mußten bei 35% andere auxiläre Maßnahmen ergriffen werden, wie $4\times$ perkutane Nephrostomien, $1\times$ Zeiss-Schlinge und 1 ureteroskopische Steinentfernung. In der Gruppe mit mittlerer Steingröße waren solche in 9% notwendig. Die einzige Nephrektomie, die in dieser Serie durchgeführt werden mußte, erfolgte bei einer Patientin aus der Gruppe mit den sehr großen Steinen wegen renaler Abszedierung 3 Wochen nach ESWL.

Bei 43 Patienten liegen die Röntgenuntersuchungen 3 Monate nach der letzten ESWL vor. In der Gruppe mit den sehr großen Steinen waren 6/14 Patienten (43%) steinfrei oder mit spontan abgangsfähigem Material, in der anderen Gruppe waren 16/29 steinfrei und 9/29 mit spontan abgangsfähigem Material, was einer Erfolgsrate von 86% entsprach.

Diskussion

Zwischen den 2 Patientengruppen fanden sich deutliche Unterschiede in Bezug auf Komplikationen und Therapieerfolg. Neben der Steingröße gibt es aber weitere wichtige Faktoren, wie die Harnabflußverhältnisse, Konfiguration des Nierenbeckenkelchsystems, Lokalisation der Steine und des Härtegrades, die den Therapieerfolg mitbeeinflussen. Diese Faktoren wurden aber nicht einzeln bei der Analyse der vorgestellten Fälle berücksichtigt. Auf den ersten Blick scheint es überraschend, daß die Anzahl ESWL-Sitzungen und applizierter Stoßwellen nicht signifikant abwichen bei den zwei Gruppen. Die Erklärung ist einerseits in der großen Streuung und andererseits in der Schwierigkeit der Desintegrationsbeurteilung bei großer Steinmasse zu suchen. Bei den meisten Fällen konnte die Urindrainage und die Passage von desintegriertem Steinmaterial durch die Einlage eines Doppel-J-Katheters gewährleistet werden. Verschiedene Mechanismen dürften dabei zum Tragen kommen. Es konnte gezeigt werden, daß der Urin in und neben dem Doppel-J-Katheter abfließt [5], dies verhindert die Obstruktion und den Verlust an Harnleiterperistaltik. Die Peristaltik dürfte das desintegrierte Material entlang der Schienung nach distal befördern. Die Nephrektomie, welche in einem Fall durchgeführt werden mußte, ist als sehr schwere Komplikation der Behandlung zu werten; diese gehört aber zu den Risiken bei der Behandlung von Infektsteinen und kann auch mit der Kombination von PNL und ESWL nicht verhindert werden [3].

Die Therapieresultate nach ESWL und Doppel-J-Einlage bei Patienten mit Steinen zwischen $2,5 \times 1,5$ cm^2 und 4×3 cm^2 sind zufriedenstellend mit einer Erfolgsrate von 86% und Fehlen von schweren Komplikationen. Die beschriebene Behandlungstechnik brachte bei sehr großen Steinen aber nicht die gewünschten Resultate. Weitere Untersuchungen müssen zeigen, ob diese mit Lithotriptoren der 2. oder 3. Generation verbessert werden können. Im Moment dürfte die Kombination von PNL und ESWL bei Steinen über 4×3 cm^2 die Therapie der Wahl darstellen.

Literatur

1. Ackermann D, Gunst M, Zehntner Ch, Zingg EJ (1986) Shock wave treatment for staghorn calculi without antecedent percutaneous stone mass reduction. IV. World Congress on Endourology and ESWL, Madrid, September 11–13
2. Alken P, Hardeman S, Wilbert D, Thüroff J, Jacobi GH (1985) Extracorporeal shockwave lithotripsy (ESWL): alternative and adjuvant procedures. World J Urol 3: 48–52
3. Eisenberger F, Fuchs G, Miller K, Bub P, Rassweiler J (1985) Extracorporeal shockwave lithotripsy (ESWL) and endourology: an ideal combination for the treatment of kidney stones. World J Urol 3: 41–47
4. Libby J, Griffith D (1986) Large calculi and ESWL: is morbidity minimized by ureteral stents? J Urol 135: 182A
5. Ramsay HWA, Payne SR, Gosling PT, Whitfield HN, Wickham JEA, Levison DA (1985) The effects of double J stenting on unobstructed ureters. An experimental and clinical study. Br J Urol 57: 630–634
6. Schulze H, Hertle L, Graff J, Funke P-J, Senge T (1986) Combined treatment of branched calculi by percutaneous nephrolithotomy and extracorporeal shock wave lithotripsy. J Urol 135: 1138–1141
7. Wilbert DM, El Seweifi A, Alken P (1986) Die Bedeutung der Steingröße bei der ESWL. Akt Urol 17: 181–185

Dr. D. Ackermann
Urologische Universitätsklinik
Inselspital
CH-3010 Bern

Behandlung komplexer Nierensteine durch perkutane Litholapaxie (PCN) und ESWL – Komplikationen und Spätergebnisse

F. Orestano, F. Ocello und G. Viola

Die revolutionäre Einführung der PCN und der ESWL in der Behandlung der Nierensteine hat die traditionelle Chirurgie in eine Grenzrolle verdrängt. Durch kombinierte Anwendung beider Techniken versucht man noch das Grenzgebiet zu erobern.

Seit Januar 1986 werden in unserer Institution komplexe Nierensteine, d.h. Ausgußsteine des Nierenbeckens und mindestens zwei Kelchgruppen oder Korallensteine durch kombinierte Anwendung der PCN und der ESWL behandelt.

Vorgestellt wird eine retrospektive nicht randomisierte Studie über 75 Patienten mit komplexen Nierensteinen.

10 dieser Patienten hatten bds. Nierensteine. Somit werden 85 Niereneinheiten ausgewertet. 49 (57%) solcher Nieren waren ein- oder mehrmals voroperiert worden. 3 Patienten hatten eine chirurgische Einzelniere. 13 Niereneinheiten hatten einen Korallenstein.

Entgegen der traditionellen Reihenfolge haben wir als ersten Eingriff PCN oder ESWL in Abhängigkeit des Verhältnisses der Steine zu den Nierenhohlräumen und der eventuell obstruktiven Folgen durchgeführt.

Ausgußsteine in nicht erweiterten Hohlräumen sind zunächst mit PCN zum Teil ausgeräumt worden.

Das Zeitintervall zwischen PCN und folgender ESWL hat zwischen einem und drei Tage betragen. Die stationäre Behandlungszeit dauerte maximal sechs Tage/Nieren-Einheit. In zwei Fällen hat man die ESWL zweimal durchführen müssen.

Bei bestehender Dilatation der Nierenholräume und insbesondere der unteren Kelchgruppen haben wir zunächst die ESWL der Konkremente im Nierenbecken und in den oberen und mittleren Kelchgruppen durchgeführt. Allen diesen Patienten ist eine versenkte Harnleiterschiene angelegt worden, um die Obstruktion des Ureters durch Fragmente zu verhindern. Das Zeitintervall zwischen ESWL und dem nächsten therapeutischen Schritt ist niemals vorausbestimmbar gewesen. Die Patienten mit versenkter Harnleiterschiene sind spätestens drei Tage nach ESWL entlassen und danach ambulant kontrolliert worden. Nach maximaler Clearence der Nierenhohlräume aus den ESWL-Fragmenten, aber höchstens 60 Tage nach ESWL, falls noch Fragmente im Nierenbecken oder in den mittleren und oberen Kelchgruppen vorhanden waren, wurde erneut eine ESWL durchgeführt. Der PCN hat man den letzten Platz in der Reihenfolge der Eingriffe reserviert, um die Konkremente aus der unteren Kelchgruppe auszuräumen. Es wurde zumeist dadurch verhindert, daß Fragmente sich in den unteren dilatierten atonen Kelchen ansammelten, um dort den Kern für neue Ausgußsteine zu bilden. Es ist auf jeden Fall eine Schritt für Schritt-Behandlung angestrebt worden, wobei das Trauma in minimalen Einzeleingriffen verteilt worden ist. Die neuere Entwicklung der schmerzfreien ESWL hat ihre wiederholte Durchführung vereinfacht. Die versenkte Harnleiterschiene verhindert zumeist die Obstruktion des Ureters durch Fragmente, beschleunigt aber sicherlich nicht ihre Expulsion. Ein Vergleich zwischen einer früher behandelten Gruppe ohne Schiene und der jetzigen hat keinen Zeitunterschied in der Elimination der Fragmente demonstriert. Ungewiß bleibt noch die Rolle des bestehenden Refluxes bei liegender Ureter-Schiene. Deswegen haben wir bei den Einzelnieren vorgezogen, eine perkutane Pyelostomie anzulegen.

Ergebnisse und Komplikationen

Eine zusammenfassende Auswertung hat bewiesen, daß 3 Monate nach Behandlung in 40% aller Niereneinheiten Fragmente nachweisbar waren. Alle diese Fragmente waren in den Kelchen, nicht obstruktiv und ihre maximale Größe betrug 0,5 cm. Bei Trennung der Niereneinheiten auf Grund einer bestehenden Dilatation der Hohlräume, finden sich nach 3 Monaten 70% Restkonkremente in den Nieren mit Erweiterung, dagegen nur 19% in der anderen Gruppe. 25% der Patienten hatten eine präoperative Infektion; postoperativ wurde ein Temperaturanstieg auf mehr als 38 Grad in 42% der Patienten beobachtet. 6 Patienten mit präoperativer Proteus- oder Pseudomonas-Infektion entwickelten nach dem ersten Eingriff trotz antibiotischer Therapie eine septische Krise. 44 Patienten bekamen eine starke Hämaturie, 3 nach PCN, 1 nach ESWL. Eine chirurgische Revision war nicht notwendig. Ein Patient mußte wegen einer Steinstraße operiert werden. Die stationäre Behandlungszeit aller Patienten schwankte zwischen 3 und 17 Tagen.

Prof. F. Orestano
Via Filippo Cordova 64
I-Palermo 90143

Der Harnleiterstein – Kontroverse Therapiekonzepte und Langzeitergebnisse

Therapiekonzepte beim Harnleiterstein – minimale Invasivität und Morbidität

K. Miller

Die Behandlung des *hohen Harnleitersteines* in-situ war von Beginn an in den Indikationsbereich der ESWL miteinbezogen, die Desintegrationsrate jedoch niedriger als bei Nierensteinen [1, 3, 6]. Grund hierfür ist der vor allem bei impaktierten Konkrementen fehlende Flüssigkeitsmantel um den Stein [8]. An manchen Zentren wird deshalb grundsätzlich versucht, hohe Harnleitersteine in die Niere zurück zu schieben [2, 3, 4], während in anderen Kliniken weiterhin an der in-situ Behandlung festgehalten wird [7]. Durch die Möglichkeit der anästhesiefreien ESWL, haben sich die Argumente wieder etwas in Richtung in-situ ESWL verschoben. Ein Vergleich der Ergebnisse des narkosefreien mit dem früheren System (Dornier HM3) zeigt, daß sich die Effektivität nicht verschlechtert hat, wobei seit Mai 1987 87% der Patienten ohne Narkose behandelt werden konnten.

Wichtigstes Argument für eine routinemäßige retrograde Mobilisation des hohen Harnleitersteines vor ESWL bleibt somit, daß hier die beste Erfolgsaussicht besteht, den Stein in einer Sitzung erfolgreich zu behandeln [2, 3, 4]. Auf der anderen Seite ist zu bedenken, daß die retrograde Manipulation vor allem bei männlichen Patienten in der Regel eine Narkose erfordert, daß sie nur in 50-60% der Fälle erfolgreich ist [2, 4] und daß die spärlichen Angaben in der Literatur über Komplikationen wie Harnleiterperforation bis 5% gehen [3]. Wir versuchen deshalb eine primäre retrograde Manipulation nur, wenn bei impaktierten Steinen ein Erfolg der in-situ ESWL unwahrscheinlich ist. Für die in-situ-ESWL spricht, daß sie in der Regel ohne Narkose durchführbar ist. Die Erfolgsrate von 70-75% zeigt, daß bei etwa ¾ der Patienten die retrograde Manipulation ein „overtreatment" darstellt. Dafür bei ¼ der Patienten das Risiko einer 2. Sitzung in Kauf zu nehmen, erscheint akzeptabel.

Nach anfänglichem Ausschluß aus dem ESWL Indikationsspektrum [1], wird seit 1986 der *tiefe Harnleiterstein* an mehreren Zentren primär mit der Stoßwelle behandelt [6, 7]. Eine präliminare retrograde Manipulation im Sinne eines Zurückstoßens ins Nierenhohlsystem bietet sich beim tiefen Harnleiterstein wegen des langen Weges nicht an und ist auch nach den Ergebnissen der in-situ ESWL nicht erforderlich. Auch hier hat sich die Effektivität der ESWL seit dem Umstieg auf die narkosefreie Behandlung nicht wesentlich verändert (Tabelle 2).

Aufgrund der geringeren Komplikationsmöglichkeiten [5, 6] hat die ESWL damit die Ureteroskopie als Methode der ersten Wahl beim tiefen Harnleiterstein verdrängt.

Bei retrograd nicht manipulierbaren *Steinen im Bereich der Ilio-Sacralfuge* galt bisher die Ureteroskopie als letzte „nicht-operative" Therapiemöglichkeit. Eigene Versuche, solche Patienten in Bauchlage mit der Stoßwelle zu behandeln, haben gezeigt, daß die Lagerung dem Dornier HM3 ohne techni-

Tabelle 1. Vergleich der ESWL Ergebnisse beim hohen Harnleiterstein mit dem alten (Jan.-April) und dem modifizierten HM3 Lithotripter (Mai-Aug. 87)

Zeitraum	Januar-April	Mai-August
Patientenzahl	51	74
Anaesthesie	96% (49)	13% (10)
Erfolg 1. Sitzung (in-situ)	68% (35)	76% (56)
Erfolg 2. Sitzung (in-situ)	10% (5)	8% (6)
Erfolg 2. Sitzung (Manipulation)	20% (10)	13% (10)
Ureteroskopie	2% (1)	3% (2)

Tabelle 2. Ergebnisse beim tiefen Harnleiterstein. Erläuterungen siehe Tabelle 1

Zeitraum	Januar-April	Mai-August
Patientenzahl	41	64
Anaesthesie	97% (38)	9% (6)
Erfolg 1. Sitzung (in-situ)	71% (29)	73% (47)
Erfolg 2. Sitzung (in-situ)	24% (10)	17% (11)
Erfolg 2. Sitzung (Manipulation)	–	–
Ureteroskopie	5% (2)	10% (6)

sche Veränderung der Patientenliege möglich ist. Erforderlich ist lediglich eine Markierung des Steines durch einen Ureterkatheter, da sonst eine röntgenologische Ortung nicht möglich wird. Nach den ersten Erfahrungen halten wir auch in diesem Bereich die ESWL bei erfolgloser retrograder Manipulation noch vor der Ureteroskopie für indiziert.

Zusammenfassung und Schlußfolgerungen

Mit der in-situ ESWL steht ein komplikationsarmes und narkosefreies Verfahren zur Verfügung, das in allen Bereichen des Harnleiters bei einer akzeptablen Erfolgsrate anwendbar ist. Alle invasiveren Maßnahmen, wie retrograde Manipulation oder Ureteroskopie sollten erst in zweiter Linie zum Einsatz kommen.

Literatur

1. Chaussy Ch, Schmiedt E, Jocham D, Brendel W, Forssmann B, Walther V (1982) First clinical experience with extracorporeally induced destruction of kidneystones by shockwaves. J Urol 127: 417
2. Graff J, Pastor J, Mach P, Michel W, Funke PJ, Senge Th (1987) Extracorporeal shockwave (ESWL) - treatment of ureteral stones - an analysis of 417 cases. J Urol 137: 143A
3. Lingeman JE, Newman DM, Mertz HHO, Mosbaugh PhG, Steele RE, Knapp PM, Shirell W (1986) Management of upper ureteral calculi with ESWL. IV. World Congress on Endourology and ESWL, Madrid
4. Meyer WW, Hanke P, Sabel S (1987) Die extrakorporale Stoßwellenlithotripsie des Harnleitersteines. Verhandlb Dtsch Ges Urologie 38: 308
5. Miller K, Gumpinger R, Fuchs G, Rassweiler J, Eisenberger F (1985) 160 cases of ureteroscopy. J Urol 133: 171
6. Miller K, Bubeck JR, Hautmann R (1986) Extracorporeal shockwave lithotripsy of distal ureteral calculi. Eur Urol 12: 305
7. Miller K, Rassweiler J, Eisenberger F, Hautmann R (1987) ESWL und Endourologie beim hohen und tiefen Harnleiterstein - neue Definition der Indikationen. Verhandlb Dtsch Ges Urologie 38: 306
8. Müller SC, v Haverbeke J, El Seweifi A, Alken P (1985) Der hohe Harnleiterstein - ein Problem trotz extrakorporaler Stoßwellenlithotripsie. Akt Urol 16: 294

Priv.-Doz. Dr. med. K. Miller
Urologische Klinik und Poliklinik
Universität Ulm
Prittwitzstr. 43
D-7900 Ulm

In situ-ESWL des oberen Harnleitersteins

B. Liedl, D. Jocham, G. Staehler und R. Bettinger

Einleitung

Unterschiedliche Meinungen bestehen bezüglich der adäquaten ESWL-Therapie von oberen Harnleitersteinen. Während wir von Anfang an die ESWL in situ propagierten und durchführten [1, 3], wandten sich andere Kliniken - vor allem in den USA - der „push and smash-Technik" zu, bei der der Stein transurethral ins Nierenbecken zurückgestoßen wird, wo er leichter zu zertrümmern ist [2].

Methode und Krankengut

Von Mai 1982 bis Dezember 1986 wurden insgesamt 433 obere Harnleitersteine einer ESWL-Behandlung zugeführt. 73 mal gelang es, entweder den Stein ins Nierenbecken zurückzustoßen oder einen Ureterkatheter am Stein vorbeizuschieben. 360 Harnleitersteine, die in situ Stoßwellen exponiert wurden, konnten retrospektiv analysiert werden. Um den Einfluß der Steingröße auf den Erfolg einer in situ-ESWL darzustellen, wurde bei allen Patienten die Steingröße anhand der vor ESWL angefertigten Röntgenaufnahmen geschätzt, in dem die Steinfläche aus Länge und Breite unter Zuhilfenahme der Ellipsoidformel (Länge × Breite × $\pi/4$) berechnet wurde.

Ergebnisse

Insgesamt konnten 73% aller in situ-behandelten Harnleitersteine mit ESWL allein, d.h. nicht invasiv zum spontanen Abgang gebracht werden. Nur 4% hiervon benötigten zwei ESWL-Sitzungen. Von den 360 Fällen erhielten 10,8% bereits vor ESWL eine Nierenfistel. 7,8% benötigten als Ortungshilfe einen Ureterkatheter, dessen Spitze bis zum Stein vorgeschoben wurde. In 11,6% war eine Re-ESWL erforderlich, wobei in 14 Fällen erneut in situ behandelt wurde. In 2,8% der Fälle mußte nach ESWL eine Nierenfistel angelegt werden. 4,7% erforderten transurethrale Eingriffe nach ESWL. Wegen fehlender Desintegration mußte in insgesamt 3,3% eine Ureterolithotomie oder eine perkutane Steinentfernung erfolgen. Anhand der Tabelle 1 wird deutlich, daß mit zunehmender Steingröße zunehmende Stoßwellenzahlen benötigt wurden. Bei kleineren Steinen reichten ca. 1000 Stoßwellen aus, während bei den großen Steinen durchschnittlich 1600 bis 2100 Stoßwellen zur Behandlung erforderlich waren. Perkutane Nierenfisteln wurden hauptsächlich vor ESWL angelegt, meist zur Entlastung infizierter Harnstauungsnieren. Sie waren bei den kleineren Steinen bis 100 mm² in etwa 13% erforderlich und bei Steinen >150 mm² in 25 bis 38%. Nach erfolg-

Tabelle 1. Ergebnisse der in situ-ESWL von oberen Harnleitersteinen in Abhängigkeit von der Steingröße

Steingröße (mm^2)	n	Stoßwellen- durchschn.	Re-ESWL n (%)	Nierenfistel vor ESWL n (%)	Nierenfistel nach ESWL	Transurethrale Eingriffe nach ESWL	Ureterolithotomie oder perkutane Entfernung n %
- 50 mm^2	169	989	13 (7,7)	18 (10,6)	5	8	1 (0,6)
-100 mm^2	123	1148	13 (10,6)	12 (9,7)	3	5	1 (0,8)
-150 mm^2	40	1250	6 (15)	3 (8)	-	-	3 (8)
-200 mm^2	20	1596	5 (25)	3 (15)	2	3	5 (25)
>200 mm^2	8	2100	5 (63)	3 (37)	-	1	2 (25)
Gesamt	360	1131	42 (11,6)	39 (10,8)	10 (2,8)	17 (4,7)	12 (3,3)

loser in situ-ESWL mußte der Stein insgesamt in 12 Fällen entweder mittels Ureterolithotomie oder auf perkutanem Wege entfernt werden. In der Anfangsphase der ESWL erfolgte auswärts bei gut desintegriertem Konkrement eine nach unserer Meinung fehlindizierte Ureterolithotomie. Wird dieser Fall nicht berücksichtigt, konnten alle Steine bis zu einer Größe von 50 mm^2 mit ESWL allein oder unter Zuhilfenahme auxiliärer Verfahren wie der perkutanen Nierenfistel oder transurethraler Eingriffe entfernt werden. Steine über 100 mm^2 erforderten in 8 bis 25% eine Ureterolithotomie.

Zusammenfassung

Die ESWL in situ ist als Monotherapie in 73% beim oberen Harnleiterstein erfolgreich und wird deshalb wegen ihrer Nichtinvasivität weiterhin empfohlen. Allerdings steigt die Häufigkeit von Re-ESWL, perkutaner Nierenfistel und Ureterolithotomie mit zunehmender Steingröße deutlich an. Bei großen Harnleitersteinen mit einer Steinfläche >150 mm^2 war eine Ureterolithotomie in ca. 21% der Fälle unvermeidlich.

Literatur

1. Chaussy Ch, Schmiedt E, Jocham D, Schüller J, Brandl H, Liedl B (1984) Extracorporeal shockwave lithotripsy (ESWL) for treatment of urolithiasis. Urology 23: 59-66
2. Müller SC, van Haverbeke J, Seweifi A, Alken P (1985) Der hohe Harnleiterstein - ein Problem trotz extrakorporaler Stoßwellenlithotripsie. Akt Urol 16: 294-298
3. Staehler G, Chaussy Ch, Jocham D, Brandl H, Liedl B (April 1984) Die ESWL-Behandlung von Harnleitersteinen - alleinige ESWL und Einsatz von Auxiliärverfahren. Vortrag anläßlich der Gemeinsamen Tagung der Österreichischen Gesellschaft für Urologie und der Bayerischen Urologenvereinigung in Salzburg

Dr. med. B. Liedl
Urologische Klinik und Poliklinik der LMU München
Klinikum Großhadern
Marchioninistr. 15
D-8000 München 70

Die ESWL-Behandlung beim hohen Ureterstein. Indikation - Vorgehen - Ergebnisse

L. Rohrmoser, B. Ulshöfer und G. Rodeck

Wie Sie alle wissen, ist die ESWL mittlerweile ein anerkanntes und etabliertes Behandlungsverfahren des hohen Uretersteines. Kontrovers sind jedoch die Meinungen über das therapeutische Procedere. Während verschiedene Autoren [1, 2, 4, 5] die primäre retrograde Mobilisation ins Nierenhohlsystem empfahlen, mehren sich in letzter Zeit die Stimmen zugunsten der in-situ ESWL [3, 6]. Wir haben uns von Beginn an für die primäre Steinreposition entschieden und sahen bisher wegen der erzielten Ergebnisse keine Notwendigkeit dieses Vorgehen zu ändern.

In dieser Auswertung nicht berücksichtigt sind sekundäre Uretersteine nach ESWL oder PCL von Nierenkonkrementen, sowie infundibuläre Steine, die wegen des zum Nierenbecken hin bestehenden breiten Flüssigkeitsraumes bei der ESWL ein anderes Verhalten aufweisen. In 18 Fällen haben wir vorwiegend in der Anfangsphase, aufgrund verschiedener Umstände wie große Steinmasse, Ortungsprobleme bei frustranem Repositionsversuch und/oder nicht schattengebende Steine die primäre Schnittoperation durchgeführt.

Die Steinreposition geschah bei uns durch retrograde Uretersondierung mit einem 5 Charr. UK mit Tiemann-Spitze und gleichzeitiges Spülen mit Kochsalzlösung. Gelang es nicht, das Konkrement aus seinem Bett zu mobilisieren, wurde angestrebt mit dem Katheter den Stein zu passieren. War auch dies nicht möglich, wurde der Katheter als Ortungshilfe und ggf. zum retrograden Spülen während der anschließenden ESWL unterhalb des Steines belassen. Ein gewaltsamer Repositionsversuch wurde nicht unternommen.

Zu den Ergebnissen:
Seit Inbetriebnahme des Dornier-Lithotripters an unserer Klinik im Dezember 1984 wurden bis März 1987 insgesamt 226 primäre Uretersteine, die über der Beckenschaufel bzw. dem Os sacrum lagen, mit der ESWL behandelt. In 220 Fällen haben wir die Reposition versucht. Dies ist bei 145 Steinen entsprechend 66% gelungen. Bei 36 Fällen entsprechend 16% gelang es mit dem Ureterkatheter den Stein zu passieren und in 39 Fällen (18%) blieb der Katheter unterhalb des Steines liegen.

Tabelle 1. ESWL bei hohen Uretersteinen

Reposition gelungen	n = 145	144	erfolgreich
		1	Zweit-ESWL
Stein passiert	n = 36	30	erfolgreich
		5	Zweit-ESWL
		1	unbefriedigend
Reposition frustran	n = 39	23	erfolgreich
		9	Zweit-ESWL
			(1 unbefr.)
		7	unbefriedigend

Die anschließende Stoßwellenlithotripsie erbrachte folgende

Resultate: Bei 144 der 145 reponierten Konkremente war die Lithotriepsie auf Anhieb erfolgreich. Lediglich einmal machte die Ortung des kleinen Konkrementes Probleme, es wurde nicht getroffen, eine Zweitbehandlung war erforderlich. In jenen Fällen, in denen es gelang mit dem Ureterkatheter den Stein zu passieren, war die Erstbehandlung bei 30 Patienten entsprechend 83% erfolgreich, 5mal wurde eine zweite Behandlung durchgeführt. Einmal haben wir uns wegen des unbefriedigenden Ergebnisses für eine andere Behandlungsform entschieden.

Wesentlich schlechter waren jedoch die Ergebnisse, wenn es weder gelang den Stein zu reponieren noch einen Katheter vorbeizuführen. Lediglich in 23 von 39 Fällen entsprechend 59% war die Erstbehandlung erfolgreich, 9mal war eine Zweitbehandlung erforderlich. In 7 Fällen nach Erstbehandlung und einmal nach Zweitbehandlung haben wir wegen des schlechten Ergebnisses andere Behandlungsalternativen gewählt.

Ich möchte zusammenfassen:

Mit unserer Vorgehensweise konnten wir 90% der Ureterkonkremente mit einer ESWL-Sitzung erfolgreich behandeln. Nach einer zweiten Sitzung lag die Effektivität bei 96%. Wir haben keine Komplikationen durch die retrograde Manipulation erlebt. Auch wenn es nicht gelang, das Konkrement zu mobilisieren, erhöht das Vorbeiführen des Katheters am Stein die Wirkung der Stoßwelle durch den entstehenden Flüssigkeitsspalt zwischen Konkrement und Ureterschleimhaut. Der zur Reposition erforderliche Zeitaufwand wird zumindest zum Teil durch die erleichterte Lagerung des Patienten bei reponiertem Konkrement und die wesentlich schnellere und sicherere Ortung mit weniger Strahlenbelastung wieder aufgewogen. Nach gelungener Reposition ist die Ureterpassage sofort frei und die Desintegrate können quasi dosiert sukzessive abgehen, dadurch entstehen weniger Koliken und Harnstauungen. Nach Behandlung eines reponierten Konkrementes ist die Desintegration röntgenologisch besser zu beurteilen. Der nicht reponierte Stein ist zwar möglicherweise desintegriert aber häufig weiterhin im Steinbett impaktiert.

Literatur

1. Alken P, Hardeman S, Wilbert D, Thüroff J, Jacobi GH (1985) Extracorporeal shock wave lithothripsy (ESWL): alternatives and adjuvant procedures. World J Urol 3: 48–52
2. Chaussy C, Fuchs G (1985) Erfahrungen mit der Extrakorporalen Stoßwellenlithotripsie nach 5 Jahren klinischer Anwendung. Urologe A 24: 305–309
3. Lutz K, Rassweiler J, Gumpinger R, Eisenberger F (1987) Der hohe Harnleiterstein – ESWL in-situ Therapie der Wahl. Akt Urol 18: 187–192
4. Miller K, Fuchs G, Rassweiler J, Eisenberger F (1985) Treatment of ureteral stone disease: the role of ESWL and endourology. World J Urol 3: 53–57
5. Müller SC, Van Haverbeke J, El Seweifi A, Alken P (1985) Der hohe Harnleiterstein ein Problem trotz extrakorporaler Stoßwellenlithotripsie. Akt Urol 16: 294–298
6. Schuldes H, Behrendt U, Roggenbuck R, Heider B, Nagel R (1987) Der hohe Harnleiterstein – Erfahrungen mit der ESWL bei 621 Patienten. Akt Urol 18: 185–186

Dr. med. L. Rohrmoser
Klinik für Urologie
Baldingerstraße
D-3550 Marburg/Lahn

Technik, Ergebnisse und Stellenwert der Ureterorenoskopie nach 3jähriger Erfahrung

J. Pastor, L. Hertle, C. Fischer und J. Graff

Seit Einführung der Ureterorenoskopie (URS) im Juli 1984 erfolgten in unserer Klinik bis heute mehr als 450 Behandlungen bei Harnleitersteinen und unklaren Harnleiterprozessen.

Technik

Die retrograde URS [1, 2, 3, 4] wird in Steinschnittlage mit herabgelassenen Beinen des Patienten durchgeführt. Das verwendete Ureterorenoskop (Fa. Storz) hat einen Durchmesser von 11 Charr und ist starr, gelegentlich wird auch das Instrument mit auswechselbarer Optik benutzt. Vor Gebrauch wird der Schaft mit einem Silicon-Spray benetzt, um optimale Gleiteigenschaften zu erreichen.

Zur Dilatation des Ostiums stehen 3 Möglichkeiten zur Verfügung:

1. Cystoskopische Einlage eines weichen Führungsdrahtes, unter röntgenologischer Kontrolle werden dann Metalloliven steigenden Durchmessers über den Draht und durch den Cystoskopschaft bis in den intramuralen Harnleiterabschnitt eingeführt. So kann bis auf 13,5 Charr aufbougiert werden. Soll der Harnleiter weiter kranial gedehnt werden, können semirigide Teflon-Bougies verwendet werden. Auch die Benutzung eines Ballondilatationskatheters ist möglich.
2. Der Eingriff kann ohne vorherige Bougierung unter Verwendung des Ureteromaten (Fa. Storz) vorgenommen werden. Bei diesem Gerät wird über eine Roller-Pumpe ein bezüglich Druck und Fluß regelbarer, pulsierender Spülstrom erzeugt, der eine hydraulische Dilatation des Ostiums ermöglicht.
3. Das Ureterorenoskop wird über einen 6-Charr-Tiemann-Ureterenkatheter in das Ostium eingeführt. Durch Anheben des Instrumentes wird das Ostiumdach auf die vorstehende Lippe des Instrumentes aufgeladen, durch langsames Absenken und leichten Druck gleitet man dann atraumatisch ohne weitere Manipulationen durch den intramuralen Abschnitt.

In seltenen Fällen läßt sich trotz Ureterenkatheters eine Harnleiterenge nicht überwinden. Dann wird der Eingriff mit der Einlage einer entsprechenden Schiene beendet, die durch ihren „Weichmachereffekt" nach einigen Tagen in der Regel die Passage komplikationslos ermöglicht. Bei hochgradiger Stauung und Pyonephrose sollte zunächst die Einlage einer Minimalnephrostomie (6 Charr) erfolgen.

Die Steinentfernung erfolgt mit Zange, Dormia-Körbchen und bei größeren Konkrementen erst nach endoureteraler Lithotripsie [5]. Bei kürzeren Eingriffen mit Sofortextraktion eines Steines kann auf eine Harnleiterschienung verzichtet werden. Besteht jedoch ein ausgeprägtes Steinbett und muß längere Zeit endoureteral gearbeitet werden, erfolgt eine Schienung für 3-5 Tage.

Ergebnisse

Bei 83% der Patienten gelang eine glatte Steinentfernung durch eine oder mehrere URS. In 12,6% kam es zur Dislokation des Steines oder von Steinpartikeln in das Nierenbecken, in der Regel wurde am gleichen Tag eine ESWL oder selten eine PCNL angeschlossen. 3,7% der Patienten mußten offen operativ versorgt werden, hier scheiterte die URS an anatomischen Problemen (BPH, filiforme Harnleiter oder Harnleiterschleifen). In 7,4% kam es zu einer Harnleiterperforation, die durch Schienung oder Nephrostomie versorgt wurde. 3 Patienten entwickelten eine Harnleiterstriktur (3-9 Wochen nach URS), die bei einem Patienten durch eine endoskopische Ballondilatation und bei 2 Patienten durch eine Harnleiterneueinpflanzung behandelt wurde. Eine Nachuntersuchung von 156 Patienten (9-14 Monate nach URS) zeigte lediglich bei 5 Patienten nicht behandlungsbedürftige Engen des Harnleiters in Höhe des ehemaligen Steinbettes. Unsere Untersuchungen ergaben, daß Komplikationen nur nach 3-9 Wochen zu erwarten sind.

Stellenwert

Die Ureterorenoskopie gilt heute als komplikationsarme Methode bei nicht spontan abgangsfähigen

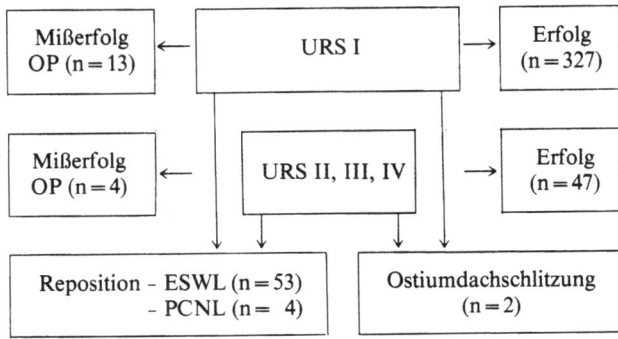

Tabelle 1. Ergebnisse der URS-Behandlung von 450 Harnleitersteinen

Harnleitersteinen in den unteren zwei Dritteln des Ureters [6, 7]. Die zunehmende Erfahrung hat dazu geführt, daß eine offenoperative Steinentfernung nur noch in Einzelfällen notwendig ist. Insgesamt liegt die Erfolgsrate bei 95%. Auch ein voroperierter Harnleiter stellt keine Kontraindikation für die Ureterorenoskopie dar. Bei pelvinen Harnleitersteinen ist die ESWL eine konkurrierende Behandlungsmethode. Nach Miller et al. [8] beträgt die Erfolgsquote der ESWL in diesem Harnleiterabschnitt ca. 90%. Diese Ergebnisse konnten wir bei eigenen Untersuchungen jedoch nicht bestätigen, unsere Erfolgsrate liegt z.Z. bei 65%. Insbesondere bei impaktierten Konkrementen mit Stauung des Hohlsystems waren die Ergebnisse deutlich schlechter als bei der ureteroskopischen Steinentfernung in vergleichbaren Fällen. Zudem führt die ESWL des pelvinen Harnleitersteines zu einer gonadalen Strahlenbelastung, die bei der Ureterorenoskopie nicht anfällt. Auch existieren bisher keine Untersuchungen über die Wirkungen der Stoßwelle auf benachbarte Organe (z.B. Ovar).

Literatur

1. Kahn RI (1986) Endourological treatment of ureteral calculi. J Urol 135: 239-243
2. Keating MA, Heney NM, Young HH, Kerr WS jr, O'Leary MP, Dretler SP (1986) Ureteroscopy: The initial experience. J Urol 135: 689-693
3. Lingeman JE, Sonda LP, Kahnoski RJ, Coury TA, Newman DM, Mosbaugh PG, Mertz JHO, Steele RE, Frank B (1986) Ureteral stone management: Emerging concepts. J Urol 135: 1172-1174
4. Pastor J, Hertle L, Fischer C, Graff J, Senge Th (1987) Ureteroscopy: Experience with 268 cases. Sem Urol 3: 208-211
5. Marberger M (1983) Disintegration of renal and ureteral calculi with ultrasound. Urol Clin North Am 10: 729-742
6. Lytton B (1986) Complications of ureteroscopy. Sem Urol IV: 183-190
7. Stackl W, Marberger M (1986) Late sequelae of the management of ureteral calculi with the ureterorenoscope. J Urol 136: 386-389
8. Miller K, Bubeck JR, Hautmann R (1986) Extracorporeal shockwave lithotripsy of distal ureteral calculi. Dornier Medizintechnik News 1: 9-11

J. Pastor
Urologische Klinik der Ruhr-Universität Bochum
Marienhospital
Widumer Str. 8
D-4690 Herne 1

Transurethrale Ureterorenoskopie – Erfahrungen und Spätergebnisse

N. Schmeller, J. Schüller, A. Knipper und M. Kriegmair

Seit der Erstbeschreibung der Ureterorenoskopie eines nicht dilatierten Harnleiters ist diese Methode zu einem Routineeingriff geworden und hat an unserer Klinik in den letzten 3 Jahren kontinuierlich an Häufigkeit zugenommen. So wurden Anfang 1984 nur 5 bis 10 Ureteroskopien monatlich durchgeführt. Diese Zahl ist bis Anfang 1987 auf etwa 30 Ureteroskopien im Monat angestiegen. Die Indikation wird bei Harnleitersteinen nur gestellt, wenn das Konkrement für mehr als 2 Wochen eine Abflußbehinderung darstellt oder therapeutisch nicht ausreichend beeinflußbare Koliken auftreten. Neben Harnleitersteinen haben auch Harnleitertumoren, Harnleiterstrikturen und diagnostische Ureteroskopien im Verlauf der Jahre zugenommen. Das Instrument kann bei der überwiegenden Mehrzahl der Patienten ohne Bougierung des Harnleiterostiums eingeführt werden, wenn ein Harnleiterkatheter als Führung benutzt wird und die abgerundete Nase des um 180 Grad gedrehten Instrumentes unter dem Harnleiterkatheter eingeführt wird. An unserer Klinik hat die Häufigkeit der Harnleiterbougierung mit zunehmender Erfahrung stetig abgenommen und liegt derzeit bei etwa 8%.

Harnleitersteine werden im unteren Harnleiterdrittel meist extrahiert oder durch Ultraschalllithotripsie fragmentiert und entfernt. Bei 213 von 246 tiefen Harnleitersteinen war der Harnleiter nach Ureteroskopie steinfrei.

Im mittleren Harnleiterdrittel wurden etwa gleich viele Steine extrahiert oder in das Nierenbecken reponiert und bei jeder zweiten Lithotripsie im Harnleiter schwammen Steinfragmente in das Nierenbecken ab (Harnleiter steinfrei bei 89 von 113 mittleren Harnleitersteinen). Im oberen Harnleiter überwiegt die Reposition des Konkrementes mit etwa 50% aller Fälle. Hier handelt es sich meist um fest inkarzerierte Konkremente die durch Sondierung oder Spülung nicht zu reponieren sind. Bei 129 hohen Harnleitersteinen war der Harnleiter in 99 Fällen steinfrei. Der Erfolg der Ureteroskopie hängt von der Erfahrung des Operateurs ab und stieg bei unseren 636 Ureteroskopien innerhalb von 3 Jahren von initial 50% auf nunmehr 90% an.

Das Kriterium für den Erfolg war hierbei die Steinfreiheit des Harnleiters. Eine völlige Steinentfernung war in den letzten Monaten bei 60 bis 70% der Fälle möglich (Abb. 1).

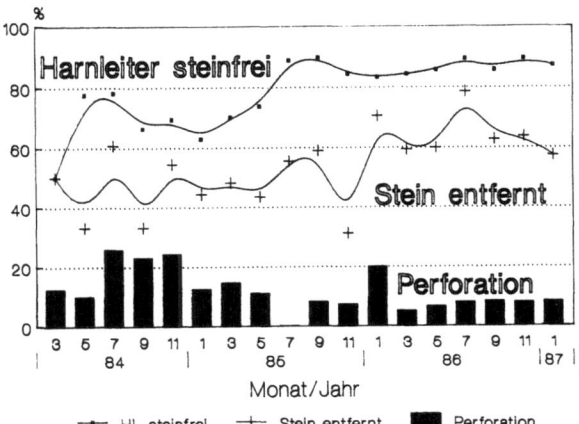

Abb. 1. Erfolg und Perforation mit zunehmender Erfahrung

Synchron kommt es zu einer Abnahme der Komplikationen, insbesondere der Harnleiterperforation, die bei den letzten 50 Patienten noch in 4 Fällen registriert wurde. Anfangs hatte die Perforationsrate bei etwa 20% gelegen (Abb. 1). Nach adäquater Schienung kam es fast immer zur folgenlosen Abheilung ohne die Ausbildung einer Harnleiterstriktur. Nachuntersuchungen von 191 Patienten, im Mittel 8,8 Monate nach Ureteroskopie, ergaben bei 2 Patienten eine Harnleiterstriktur. Insgesamt wurden uns bei 512 Steinbehandlungen 3 Strikturen bekannt, die in einem Fall durch Ballondilatation, in einem Fall durch endoskopische Schlitzung und in einem Fall durch Harnleiterreimplantation beseitigt werden mußten. Bei 2 Patienten wurde das Auftreten eines Refluxes beobachtet, wobei einer dieser Patienten einen doppelseitigen Reflux hatte. Insgesamt wurden im Mittel 8,7 Monate nach Ureteroskopie 41 Refluxcystogramme und Miktionscystourethrogramme durchgeführt.

In der Hand des erfahrenen Endourologen ist die Ureterorenoskopie also ein erfolgreiches und nebenwirkungsarmes Verfahren. Die Belastung für den Patienten und die Häufigkeit der Strikturbildung ist im Vergleich zur operativen Steinentfernung deutlich geringer.

Priv.-Doz. Dr. N. Schmeller
Oberarzt der Klinik für Urologie
Medizinische Universität zu Lübeck
Ratzeburger Allee 160
D-2400 Lübeck 1

ESWL – Ende der Steinzeit?

Wandel in der Therapie der Urolithiasis

P. Alken

Die Erfahrungen mit über 6000 Steinbehandlungen an der Urologischen Universitätsklinik Mainz in den Jahren 1968 bis 1987 zeigen einen deutlichen Wandel auf, der sicherlich Allgemeingültigkeit hat. In der Zeit von 1968 bis 1983 wurden 2468 nicht abgangsfähige Steine durch Operation und in der Zeit von 1976 bis 1983 durch perkutane Eingriffe entfernt, wobei diese letzt genannte Technik bis zum Ende des Jahres 1983 in etwa 50% der Fälle zur Anwendung kam. Mit Etablierung eines Stoßwellen-Lithotriptors Ende 1983 fand eine weitere radikale Änderung des Therapiekonzeptes statt. Zum einen konnten in der vergleichsweise kurzen Zeit von Januar 1984 bis Juni 1987 4033 Behandlungen wegen nichtabgangsfähiger Steine vorgenommen werden, wobei diese hohe Zahl praktisch ausschließlich auf die Anwendung der Stoßwellen-Lithotripsie zurückzuführen ist. Hinsichtlich der Indikation für die einzelnen derzeit zur Verfügung stehenden Behandlungsverfahren ergaben sich im ersten Halbjahr 1987 folgende Daten: Faßt man alle Steine zusammen, dann werden derzeit 87% der Steine durch Stoßwelle behandelt, 9% durch endourologische Maßnahmen und nur 4% durch Operation. Ein noch höherer Anteil von Stoßwellen-Behandlungen wird bei separater Betrachtung der Nierenbecken- und Kelchsteine deutlich, die in 92% der Fälle einer Stoßwellen-Lithotripsie unterzogen wurden und nur zu 6 bzw. 2% durch perkutane Techniken, bzw. Operation entfernt wurden. Auch für die Harnleitersteine lassen sich ähnliche Zahlen nachweisen:

Extrakorporale Stoßwellen-Lithotripsie in 88% der Fälle, Steinentfernung durch endourologische Maßnahmen in 7% und operative Eingriffe in 5% der Fälle. Lediglich bei den Ausgußsteinen kommen die verschiedenen Verfahren der Harnsteinentfernung noch nahezu gleich häufig zur Anwendung: Eine ausschließlich Extrakorporale Stoßwellen-Behandlung, die vorwiegend auf kleinere oder partielle Ausgußsteine beschränkt ist, deren Volumen das des individuellen Hohlsystems nicht wesentlich überschreitet, erfolgt in 42% der Fälle. Endourologische Maßnahmen der Steinentfernung werden in 33% benutzt, wobei in 10% der Fälle perkutane Techniken mit einer Stoßwellen-Behandlung kombiniert wurden. Speziell bei Steinen mit einer peripheren Steinmasse, die vorwiegend in den Kelchen lokalisiert ist, wird die operative Technik der ultraschallgesteuerten Nephrolithotomie noch bevorzugt, die in 25% der Fälle zur Anwendung kam.

Vergleicht man diese Zahlen mit Daten anderer Stein-Zentren werden individuelle Unterschiede hinsichtlich der Indikation zur Anwendung der verschiedenen Therapieverfahren deutlich, wobei bei den Nierenbecken und Kelchsteinen keine wesentlichen Unterschiede zu verzeichnen sind, bei den Ausgußsteinen teilweise die Indikation zur operativen Behandlung deutlich seltener gestellt wird und bei den Harnleitersteinen in Einzelstatistiken der Ureterorenoskopie der Vorzug gegenüber der Stoßwellen-Lithotripsie gegeben wird.

Ein weiterer wesentlicher Faktor, der zum Wandel in der Therapie der Urolithiasis geführt hat, ist die Veränderung des Erscheinungsbild des Harnsteinleidens selbst. Vergleicht man zwei Behandlungszeiträume von Januar bis Juni 1984 und Januar bis Juni 1987 mit 384, bzw. 510 Steinbehandlungen an der Klinik, dann fällt auf, daß der Anteil der Ausgußsteine und der Nierenbeckensteine deutlich abgenommen hat, während die Kelch- und Uretersteine mit nahezu 70% zu den führenden Steinen geworden sind, derentwegen eine Behandlung vorgenommen wird. Ohne daß die Vermutung statistisch zu sichern ist, kann angenommen werden, daß der Pool großer Steine durch das breite Behandlungsangebot in Deutschland zunehmend kleiner wird und daß Steine, die praktisch ausschließlich durch Stoß-

Tabelle 1. Prozentualer Anteil der verschiedenen Steinarten 1984–1990

	Ausguß (%)	Becken (%)	Kelch (%)	Ureter (%)
Januar–Juni 1984	15	36	34	15
Januar–Juni 1987	8	26	39	28
Januar–Juni 1990	1	15	44	40

welle behandelt werden können, zu den führenden behandlungsbedürftigen Harnsteinen werden.

Sollte die Tendenz in der Veränderung der Zusammensetzung des Harnsteinleidens unverändert wirksam sein, so ist unter Umständen damit zu rechnen, daß im Zeitraum Januar bis Juni 1990 die Stoßwellen-Lithotripsie die einzige Therapieform ist, die für die Behandlung des Harnsteinleidens im Regelfall erforderlich ist (Tabelle 1).

Professor Dr. med. P. Alken
Urologische Klinik
der Johannes Gutenberg-Universität Mainz
D-6500 Mainz

Offene Operationen in der Urologie. Wie soll es weitergehen?

M. Mebel

Mauermayer [2] stellte 1985 fest, daß die transurethralen Operationen in den urologischen Kliniken derzeit mehr als die Hälfte aller operativen Eingriffe ausmachen. Sicherlich differiert dieser Anteil von Klinik zu Klinik, wird er doch von ihrer Struktur und den Erfahrungen beeinflußt. Wir haben relativ spät routinemäßig mit transurethralen Operationen begonnen. Ihr Umfang steigt von Jahr zu Jahr, wie aus Abb. 1 ersichtlich. Seit den späten 70er Jahren vollzieht sich eine umwälzende Entwicklung in der Harnsteinbehandlung. Die perkutane Nieren- und Harnleitersteinentfernung, die Ureterorenoskopie und die extrakorporale berührungsfreie Steinzertrümmerung einzeln oder in Kombination, werden in den nächsten Jahren die gesamte Breite der Steinoperationen weitgehend abdecken. Es liegt in der Natur der Sache, daß der besonders Erfahrene mit der von ihm entwickelten Methode hervorragende Ergebnisse erzielt. So konnte Korth [1] bei etwa 400 von ihm behandelten Patienten die Nierensteine, einschließlich Ausgußsteine, ausnahmslos perkutan entfernen. Lediglich bei einem Patienten mußte zwei Tage nach dem Eingriff wegen einer galligen Peritonitis eine Laparotomie durchgeführt werden. Bei weniger Geübten liegt die Erfolgsquote niedriger; die Zahl der offen-chirurgisch behandelten Komplikationen schwankt zwischen 0,4-8%, wobei nicht alle Nierensteine wie bei Korth primär perkutan angegangen werden. Die berührungsfreie Steinzertrümmerung von Schmiedt u. Chaussy eingeführt hat revolutionierende Auswirkung auf die Harnsteintherapie. Hinzu kommt die Kombinationstherapie: PNL und ESWL, so daß die Zahl der offenen Harnsteinoperationen weiter zurückgeht und in den führenden Kliniken derzeit zwischen 2 und 10% liegt. Die Angaben von Rossweiler u. a. [3] aus der urologischen Abteilung des Katharinenhospitals Stuttgart widerspiegeln diese Entwicklung. Lediglich in 4% (153 Pat.) wurde offen-chirurgisch operiert, wobei es sich bei 13 um Korallensteine handelte. Der Trend ist eindeutig und auch an unserer Klinik zu verzeichnen, in der erst seit Nov. 1984 die PNL eingeführt und ab 1. Juni 1987 ein „Lithostar" in Betrieb genommen wurde (Abb. 2). In der modernen Urologie zeichnen sich zwei Entwicklungstendenzen ab. Einerseits nimmt die Zahl der endourologischen Operationen ständig zu und wird weiter zunehmen, denkt man nur an die erfolgversprechenden Pyeloplastiken von Korth, ebenso wie die Zahl der hochqualifizierten Operationen, die einen hohen Schwierigkeitsgrad beinhalten, andererseits nimmt die Zahl der offenen chirurgischen Operationen insgesamt ständig ab. Das Betätigungsfeld für offenchirurgische Eingriffe, besonders für den Anfänger, wird zwangsläufig eingeengt. Es besteht kein Zweifel, daß mit der Einführung nichtinvasiver Me-

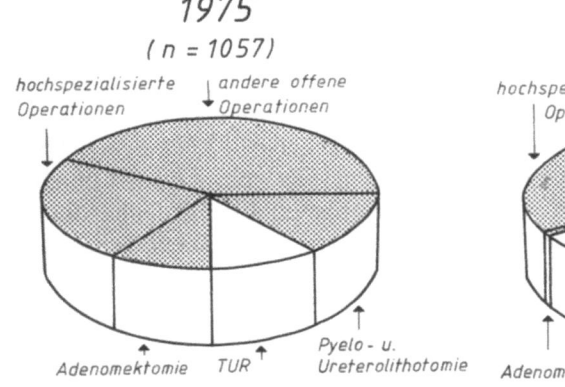
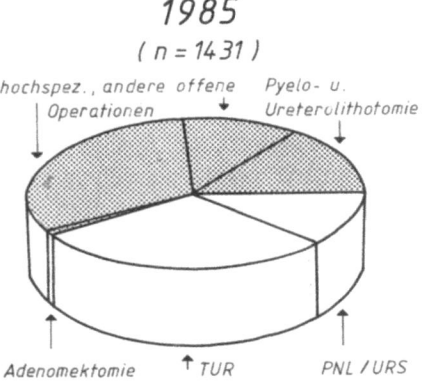

Abb. 1. Entwicklung der operativen Methoden

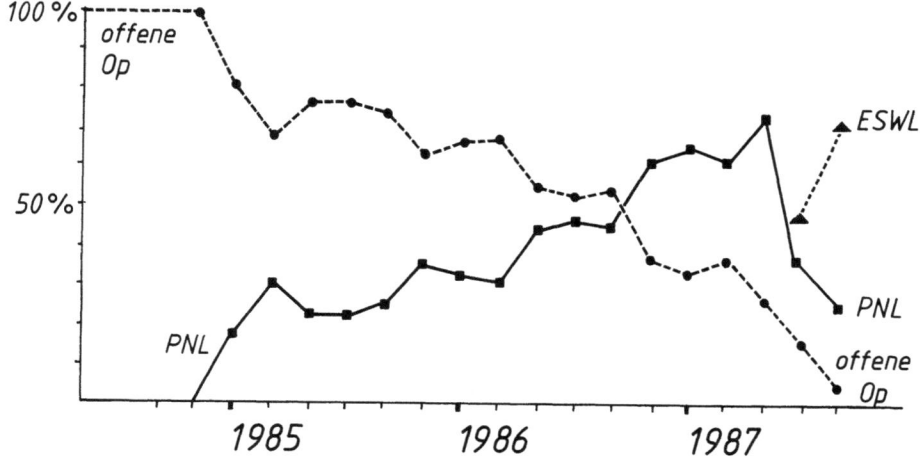

Abb. 2. Entwicklung der Harnsteintherapie seit August 1984

thoden in die Urologie offen-chirurgische Eingriffe abgelöst werden zum Wohle unserer Patienten. Es widerspräche dem humanitären Anliegen unseres Berufs, wollte man sich dieser Entwicklung verschließen. Doch muß der Urologe gleichermaßen über notwendige operativ-technische Fertigkeiten verfügen ebenfalls zum Wohle unserer Patienten. Wie kann man diesen beiden Anforderungen gerecht werden. Ich glaube, daß wir auch in der nächsten Zukunft einen Urologen brauchen, der sowohl über das endourologische als auch das offen-chirgische Rüstzeug verfügt. Es ist aber eine Tatsache, daß gerade in den großen Abteilungen und Kliniken, in denen die Facharztausbildung wahrgenommen wird, in erster Linie die Zahl der offenen Operationen immer mehr abnimmt. Wo sehe ich den Ausweg. Die chirurgische Ausbildung unserer Facharztkandidaten muß unbedingt verlängert werden, wobei die Darm- und Gefäßchirurgie im Vordergrund stehen sollte. Man muß den jungen Arzt frühzeitig an hochspezialisierte Operationen heranführen. Das entsprechende mikrochirurgische Repertoire muß Bestandteil der Ausbildung sein. Die Kooperation mit urologischen Einrichtungen, in denen die moderne Technik noch nicht zur Verfügung steht, muß ausgebaut werden. Ein ständiger planmäßiger Assistentenaustausch sollte gewährleistet sein. Die Einbeziehung der allogenen Nierentransplantation und der Nierenexplantation in das Tätigkeitsfeld der urologischen Kliniken bietet hervorragende Möglichkeiten sowohl für die urologisch-chirurgische als auch fachübergreifende Ausbildung.

Literatur

1. Korth K (1984) Perkutane Nierensteinentfernung. Springer, Berlin Heidelberg New York Tokyo
2. Mauermayer W (1985) Operative Komplikationen bei transurethralen Operationen: Ursache und Vermeidung. Urologe A 24: 180-183
3. Rassweiler J, Gumpinger G, Miller K, Hölzermann F, Eisenberg F (1986) Multimodal Treatment (Extracorporeal Shock Wave Lithotripsy and Endourology) of Complicated Renal Stone Disiease. Eur Urol 12: 294-304

M. Mebel
Direktor der Urologischen Klinik
der Charité
Schumannstr. 20-21
D-1040 Berlin

Die Harnsteinmetaphylaxe – Notwendigkeit oder Illusion?

O. Zechner

Ein Rezidivstein ist heutzutage nicht unbedingt ein Attribut auf das man stolz sein könnte, es wird aber wahrscheinlich in manchen kaufmännisch geführten Anstalten mit Steinmaschinen gar nicht so ungern gesehen werden. In den Zeiten der offenen Operation, also noch vor wenigen Jahren, löste das Auftreten eines Rezidivs sowohl beim Patienten als auch beim Behandler mehr oder weniger Beklommenheit aus. Die wohlgemeinten aber ernährungstechnisch zum Teil nicht fundierten bzw. unzureichend formulierten Ratschläge: „Trinken's ein bißchen mehr und wie gesagt nur keine Tomaten" zeitigten keinen wesentlichen Erfolg. Daher wurde der Ruf nach einer wirkungsvollen medikamentösen Prophylaxe laut.

Vorweg soll festgehalten werden, daß es sehr wohl kausal mit dem Harnsteinleiden vergesellschaftete Krankheitsbilder gibt, bei denen sowohl eine allgemeine also auch eine medikamentöse Rezidivprophylaxe zwingend notwendig sind, sollte der Patient nicht an seinem Leiden zu Grunde gehen. Dazu gehören die Zustandsbilder der homozygoten Zystinurie, primäre Hyperoxalurie, der Gicht und kongenitale Purinstoffwechselstörungen sowie die klassischen Infektsteine. Die Behandlung dieser Stoffwechselstörungen ist jedoch nicht Gegenstand des vorliegenden Referates. Die Notwendigkeit zu ihrer medikamentösen Therapie steht außer Zweifel. Vielmehr sollten wir uns mit der Frage beschäftigen, ob die über Jahre dauernde Verabreichung von Medikamenten bei der sehr viel größeren Gruppe der übrigen Harnsteinpatienten gerechtfertigt ist. Dazu wäre es zweckmäßig, sich mit folgenden Punkten auseinanderzusetzen:

1. Wie ist das Rezidivbildungsverhalten der Harnsteinarten ohne Therapie in groben Umrissen zu erwarten?
2. Ist bei der idiopathischen Urolithiasis die medikamentöse Beeinflussung lithogener Faktoren in jedem Falle wirklich sinnvoll?
3. Wie steht es mit der Compliance der Patienten in der Praxis? Denn es ist zweifellos ein Unterschied, ob ein Patient vom niedergelassenen Kollegen behandelt wird oder in wenigen Steinzentren im Rahmen von prospektiven, randomisierten Studien zu äußerster Disziplin angehalten wird – und
4. Gibt es vielleicht noch unbekannte Mechanismen welche für die Harnsteinrezidivbildung verantwortlich sind und von denen wir noch nichts wissen?

Rezidivbildungsverhalten

Retrospektiv wurde das Rezidivbildungsverhalten ohne gezielte Metaphylaxe in unserem Krankengut analysiert, wobei gefunden wurde, daß ca. 60% aller Kalzium-Oxalatsteinbildner nur einmal eine Harnsteinepisode im Leben haben, hingegen praktisch jeder 2. Patient mit Harnsäuresteinen unbehandelterweise mit einem Rezidiv zu rechnen hat (Abb. 1). Andererseits ist die höchste Wahrscheinlichkeit zum Auftreten des Rezidivs innerhalb der ersten beiden Jahre nach der Steinepisode anzunehmen (Abb. 2). Diese Ergebnisse sind im Wiener Raum erhoben worden, mit geringfügigen Veränderungen aber wahrscheinlich auf mitteleuropäische Verhältnisse anzuwenden [1].

Medikamentöse Prophylaxe

Unsere bescheidenen Erfolge bei der Verwendung von Thiaziden haben die Frage aufgeworfen, ob die Senkung der Kalziumausscheidung im Harn wirklich absolutes Postulat zur Verhinderung der Rezidivbildung ist. Da es bewiesenermaßen eine ganze Reihe von Leuten gibt, die nach unseren Kriterien als hyperkalziurisch zu bezeichnen sind und nie im Leben einen Harnstein bekommen, erscheint es mir zumindest fraglich, ob man bei jedem Harnsteinpatienten eine geringfügige Erhöhung der Kalziumausscheidung im Harn sofort behandeln sollte. Dies um so mehr, als die therapeutisch suffiziente Dosierung von 100 mg Hydrochlorothiazid pro Tag in unserem Krankengut wegen der Nebenwirkungen kaum von den Patienten über längere Zeit vertragen wurde. Wenn man allerdings die ausgezeichneten Erfolge der Thiazidtherapie diskutiert, welche z. B. Yendt [2] publiziert hat, so darf man die medikamentinduzierte Steigerung der Diurese, die Verminderung der Oxalatausscheidung und möglicherweise vermehrte Pyrophosphatausscheidung nicht außer acht lassen. Für den Patienten ist dies zwar ohne Belang, wenn nur die Rezidivsteinbildung verhindert wird, das Kausalitätsprinzip hinsichtlich der Senkung der Kalziumausscheidung im Harn wird dadurch allerdings in Frage gestellt. Eine ähnliche Problematik ergibt sich bei der Allopurinolbehandlung der hyperurikosurischen Kalziumlithiasis. Dieses Patientenkollektiv wurde von Coe [3] als eigene Subgruppe mit besonders ernsten Krankheitsverlauf bezeichnet, bei welcher die Verabreichung des Medikamentes in einer drastischen Senkung der Rezi-

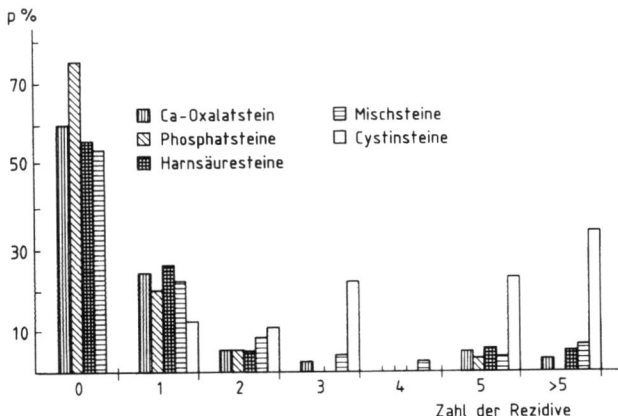

Abb. 1. Rezidivinzidenz beim Harnsteinleiden

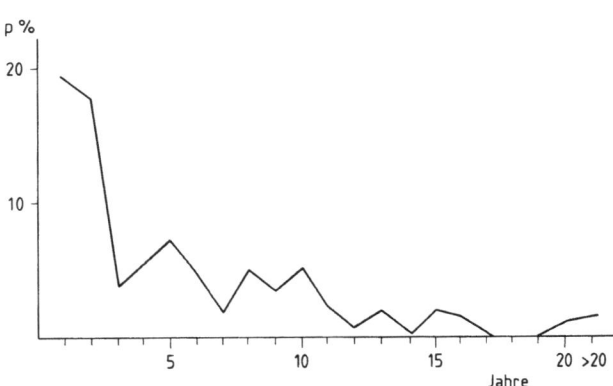

Abb. 2. Zeitraum bis zum Auftreten des ersten Rezidives bei 145 Patienten mit rezidivierender Urolithiasis

Tabelle 1. Rezidivsteinbildung bei hyperurikosurischer Kalzium-Oxalat-Lithiasis nach Allopurinol-Therapie

	Rezidive			Rezidivfrei
	ohne Therapie	mit Therapie	mit *und* ohne Therapie	mit und ohne Therapie
Rezidivsteinbildner n=48	8 (16,7%)	9 (18,7%)	6 (12,5%)	25 (52,1%)
Solitäre Steinbildung n=35	0	1 (2,9%)	0	34 (97,1%)

divquote zu Buche schlägt. Nun, abgesehen von der Tatsache, daß in unserem Krankengut Patienten mit hyperurikosurischer Kalziumlithiasis keinen wesentlich unterschiedlichen Krankheitsverlauf im Vergleich zu anderen Patienten aufweisen, konnten wir auch keinen bemerkenswerten Therapieeffekt beobachten (Tabelle 1).

Es handelt sich zwar um keine prospektive randomisierte Studie, allerdings wurde jeder Patient sowohl unter Therapie als auch ohne derselben beobachtet und war somit seine eigene Kontrolle. Die durchschnittliche Beobachtungszeit betrug 33 Monate unter Therapie und 44 Monate ohne Therapie. Der einzige, dafür aber eklatante Unterschied bestand in der Tatsache, daß mit einer Ausnahme die Steinrezidive nur bei jenen Patienten auftraten, welche bereits vor der Therapie mehrmalige Steinbildungen aufwiesen. Diesem Phänomen wird meiner Ansicht nach bislang zu wenig Rechnung getragen, wenn gleich es mehr oder weniger beiläufig bereits früher beobachtet und publiziert wurde [4].

Es bedeutet letztlich nichts anderes, als daß offenbar noch unbekannte Faktoren dafür verantwortlich sind, daß ein Patient einen Rezidivstein entwickelt oder nicht. Robertson bezeichnet das vernehm als „Überempfindlichkeit". Aber die entscheidende Frage dazu ist: Was ist diese Überempfindlichkeit? Wie behandelt man sie bzw. wie beugt man ihr vor? Und darauf kann bislang niemand eine klare Antwort geben. Man versucht das Risiko der Harnsteinbildung durch die Berechnung von Aktivitätsprodukten und die Verwendung von Computerprogrammen abzugrenzen. Aber abgesehen von der elektiven Effizienz dieser Methoden, welche selbst unter Experten umstritten ist – wer wollte vom niedergelassenen Kollegen die Beherrschung dieser Verfahren verlangen? Also bleibt nichts anderes übrig, als weiter wie bisher einfache Laborparameter wie Kalzium, Harnsäure usw. zu bestimmen und eventuelle Störungen zu behandeln. Es sollte uns aber bewußt sein, daß wir immer nur Momentaufnahmen einer Stoffwechselsituation klassifizieren, die monate- wenn nicht jahrelang vom Zeitpunkt der Harnsteinentstehung entfernt sind. Und dieses Problem gilt für den Kollegen in der Praxis ebenso wie für hochspezialisierte Steinzentren.

Steinklinikeffekt

Es stellt sich nun die Frage: woher stammen dann die publizierten guten Erfolge der Harnsteinmetaphylaxe beim idiopathischen Steinleiden? Eine der Ursachen dafür ist zweifelsohne die Umstellung der Lebensweise in Form des „Steinklinikeffektes" [5]. Darunter versteht man nichts anderes als jene Empfehlungen, welche auch als „Allgemeine Prophylaxe" bezeichnet werden, nämlich reichliche Flüssigkeitszufuhr und die Vermeidung von Diätfehlern. Diese Maßnahmen allein, sofern sie konsequent eingehalten werden, oder in Verbindung mit einer Plazebomedikation führen schon zu einer bemerkenswerten Senkung der Rezidivfrequenz. Trotzdem sind die Erfolge mit medikamentöser Prophylaxe in den meisten Studien noch etwas besser. Dieses Phänomen ist aber bei genauer Betrachtung nur in den ersten Jahren zu beobachten. Je länger die Beobachtungszeit dauert desto mehr gleichen sich beide Gruppen an.

Compliance

Dafür kommen eigentlich nur zwei Erklärungen in Frage: Entweder läßt die Compliance nach, oder die Effizienz der medikamentösen Prophylaxe erschöpft sich lediglich in einer Verlängerung des rezidivfreien Intervalls, was sich statistisch in einer Senkung der Rezidivfrequenz auswirkt. Obwohl ich persönlich zu letzterer Ansicht neige, kann man mit Sicherheit beide Varianten weder beweisen noch widerlegen. Tatsächlich ist ein Nachlassen der Compliance mit Fortdauer der Behandlung zu beobachten. Dies ist bei Medikamenten wie Thiaziden, Orthophosphat oder Zellulosephosphat auch nicht verwunderlich.

Schlußfolgerung

Somit kann abschließend festgestellt werden, und das sollte auch die Schlußfolgerung aus dem Referat sein, daß bei einigen Formen des Harnsteinleidens wie eingangs erwähnt, die medikamentöse Rezidivprophylaxe absolute Notwendigkeit ist, andererseits ist es eine Illusion zu glauben, jeder Patient mit einem Harnstein bedürfe einer medikamentösen Prophylaxe. Dies gilt besonders für die erste Steinepisode. Die über längere Zeit verordnete Einnahme von Medikamenten sollte auf jene Patienten beschränkt sein, welche in kurzer Zeit Rezidivsteine bilden. Darunter sind solche Patienten zu verstehen, die jedes Jahr einen oder mehrere Steine entwickeln. Man sollte zunächst, und damit stehe ich nicht allein, die Auswirkungen der Umstellung der Ernährungs- und Lebensgewohnheiten abwarten, ehe man den Patienten durch jahrelange Einnahme von Medikamenten ein Krankheitsbewußtsein vermittelt, welches unter Umständen gar nicht gerechtfertigt ist. Zudem stellen sich für den mit der Harnsteinmetaphylaxe befaßten Kollegen durch die steigende Frequenz von Reststeinen als Folge der neuen Behandlungsstrategien (ESWL und perkutane Litholapaxie) anders gelagerte Probleme, welche mit den bislang gültigen Konzepten der echten Prophylaxe bei initialer Steinfreiheit nicht mehr vereinbar sind. Hier öffnet sich ein weites Feld neuer Forschungsmöglichkeiten. Womit sich der Kreis dieses Referates schließt, indem zum jetzigen Standpunkt des Wissens über die Pathogenese des Harnsteinleidens die medikamentöse Prophylaxe sowohl eine Notwendigkeit als auch mit dem Stigma der Illusion behaftet ist.

Literatur

1. Zechner O, Latal D (1981) Akt Urologie 12: 103
2. Yendt ER, Cohanim M (1985) In: Urolithiasis and Related Clinical Research. Plenum, New York London, p 463
3. Coe FL (1978) In: Uric acid; Springer, Berlin Heidelberg New York, p 423
4. Strauss AL, Coe FL et al. (1982) Am J Med 72: 17
5. Hosking DH, Erikson SB et al. (1983) J Urol 130: 1115

Univ. Doz. Dr. O. Zechner
Urologische Universitätsklinik Wien
Alser Str. 4
A-1090 Wien

Multimodale Therapie des fortgeschrittenen Hodentumors – Chemotherapie und RLA

Adjuvante Chemotherapie nicht-seminomatöser Hodentumoren in den Stadien IIA und IIB

L. Weißbach, J. H. Hartlapp und B. Horstmann-Dubral für die Projektgruppe Hodentumoren

In den Frühstadien der Hodentumoren kann heute durch Operationen und Chemotherapie eine Heilungsrate von nahezu 100% erreicht werden. Die aktuelle klinische Forschung konzentriert sich darauf, die Nebenwirkungen der Therapie bei gleicher Effektivität zu reduzieren.

1982 wurde eine randomisierte prospektive Studie aktiviert, deren Ziel eine stadiengerechte Therapie ist; zu diesem Zweck wurde das Stadium II unterteilt [2].

Überprüft wird die Frage, ob im Stadium IIA auf die adjuvante Therapie verzichtet werden kann und im Stadium IIB eine Verringerung der Therapiezyklen von 4 auf 2 Zyklen möglich ist, ohne die Prognose der Patienten zu verschlechtern. Nach radikaler LA werden die Patienten im Stadium IIA in einen Kontrollarm ohne Chemotherapie oder in einen Therapiearm mit 2 Zyklen PVB bzw. im Stadium IIB in einen Arm mit 2 Zyklen oder einen Therapiearm mit 4 Zyklen PVB randomisiert [1].

Vorläufige Ergebnisse

39 Kliniken haben 287 Patienten in das Protokoll eingebracht, davon 61 Patienten im Stadium IIA und 226 im Stadium IIB. Im Stadium IIA ist eine Aussage wegen zu geringer Patientenzahlen noch nicht möglich.

Im Stadium IIB ist die Rekrutierung abgeschlossen. Derzeit beträgt die mittlere Beobachtungszeit 20 Monate.

Sechs Patienten im Stadium IIB entwickelten ein Rezidiv. Vier Patienten waren mit 2 Zyklen (Rezidivrate 4%) und zwei Patienten mit 4 Zyklen (Rezidivrate 2%) PVB behandelt. Bis auf einen Patienten sind alle Rezidivpatienten durch eine Folgetherapie tumorfrei.

Ein Patient mit Lungenvorschädigung verstarb nach dem 1. Zyklus an Pneumonie; ein zweiter Patient verstarb an den Folgen eines Mesenterialinfarktes.

Bei 85% der Patienten im Stadium IIB, die mit 2 Zyklen PVB behandelt wurden, konnte die Therapie protokollgerecht durchgeführt werden. In dem Arm mit 4 Zyklen PVB wurden dagegen nur 49% der Patienten ohne Protokollabweichungen therapiert.

Die Toxizität war in beiden Therapiearmen tolerabel. Als Nebenwirkungen traten am häufigsten Übelkeit, Erbrechen und Haarausfall auf.

Zusammenfassung

Nach radikaler Lymphadenektomie wird durch eine adjuvante Therapie die Rezidivrate auf ein Minimum gesenkt. Eine ähnliche Studie der Testicular Cancer Intergroup [3] prüft, ob bei Patienten im Stadium II nach Lymphadenektomie eine adjuvante Chemotherapie erforderlich ist; in der Chemotherapiegruppe traten bei 6% der Patienten Rezidive auf, in der Kontrollgruppe ohne Chemotherapie dagegen bei 49%. Die Ergebnisse beider Studien zeigen übereinstimmend eine geringe Rezidivrate nach adjuvanter Chemotherapie. Unsere Studie zeigt darüber hinaus, daß eine weitere Senkung der Rezidivrate durch mehr als 2 Therapiezyklen nicht erreicht wird.

Literatur

1. Einhorn LH, Donohue JP (1977) Cisdiamminedichloroplatinum, vinblastine, bleomycin combination chemotherapy in disseminated testicular cancer. Ann Int Med 87: 293–298
2. Hartlapp JH, Weißbach L (1982) Zur Notwendigkeit der Unterteilung des Stadium II bei Hodentumoren. In: Illiger HJ, Sack H, Seeber S, Weißbach L (eds) Nicht-seminomatöse Hodentumoren. Karger, Basel, pp 72–75
3. Williams S et al. (1987) Early stage testis cancer: The testicular cancer intergroup studies. In: Salmon SE (ed) Adjuvant therapy of cancer V. Grune and Stratton, Orlando, pp 587–592

Priv.-Doz. Dr. med. J. H. Hartlapp
Medizinische Universitätsklinik
Sigmund-Freud-Str. 25
D-5300 Bonn 1

Nicht-seminomatöser Hodentumor, Stadium IIc-III: RLA primär oder sekundär nach Chemotherapie

E. Schindler, S. Liedke, E. Hoene und E. Seidl

Die Chemotherapie hat die Rolle der retroperitonealen Lymphadenektomie (RLA) im Behandlungskonzept nichtseminomatöser maligner Hodentumoren weitgehend zurückgedrängt und bildet heute praktisch in allen metastasierten Stadien die Grundlage der Behandlung.

An der Medizinischen Hochschule Hannover beispielsweise besteht derzeit aus onkologischer Sicht lediglich für das Stadium IIa noch eine relative Indikation zur primären Lymphadenektomie. Insbes. die Daten Javadpours und Donohues veranlaßten bei sogen. bulky disease zur Aufgabe der primären cytoreduktiven Chirurgie und zum primären Einsatz der Chemotherapie. Lediglich Tumorresiduen nach cytostatischer Behandlung werden derzeit noch einem operativen Eingriff zugeführt.

Im Lichte dieser Entwicklung haben wir unsere Ergebnisse nachuntersucht. Von 1973 bis 1983 wurden an unserer Hochschule 163 retroperitoneale Lymphadenektomien durchgeführt, 147 Patienten konnten über jetzt mindestens 36 Monate nachuntersucht werden. Es ist uns allerdings bewußt, daß sich in diesem Zeitraum erhebliche Veränderungen im Therapieplan maligner Hodentumoren vollzogen haben und es sich notwendigerweise auch um ein relativ inhomogenes Patientengut handeln muß.

15 Patienten hatten das Tumorstadium IIc: Die retroperitonealen Lymphknotenpakete hatten vor Therapiebeginn im Computertomogramm mindestens einen Durchmesser von 5 cm; unvollständige Angaben über Tumormarker ließen leider keine aussagekräftigen Befunde zu. 10 von 15 Patienten wurden durch die Primärtherapie tumorfrei, während 5 Patienten am Progreß bzw. an den Therapiefolgen verstarben.

Hingewiesen sei auf die Tatsache, daß Anfang der 70er Jahre noch 6 Patienten primär lymphadenektomiert und anschließend adjuvant chemotherapiert wurden. Alle diese Patienten blieben auffälligerweise rezidivfrei. 9 Patienten im Stadium IIc wurden dann in der Folgezeit primär chemotherapiert, anschließend Tumorreste lymphadenektomiert. 5 von diesen 9 Patienten verstarben im Progreß.

Eine ähnliche Entwicklung zeichnet sich im Stadium III ab. Hier wurden 36 Patienten lymphadenektomiert, 17 blieben tumorfrei, während sich in 19 Fällen ein Progreß entwickelte, der in 4 Fällen wiederum in ein NED-Stadium zurückgeführt werden konnte. Auch im Stadium III haben wir anfangs 10 Patienten primär lymphadenektomiert, davon blieben 7 rezidivfrei, 3 verstarben im Progreß. Nach sekundärer Lymphadenektomie blieben 14 von 26 Patienten tumorfrei, während 12 Patienten im Progreß verstarben. 70% der Patienten im Stadium III blieben nach primärer Lymphadenektomie und anschließender Chemotherapie rezidivfrei, während fast 50% der Patienten nach sekundärer Lymphadenektomie ihrem Tumorleiden erlagen.

Wenn wir auch wegen des heterogenen Patientengutes auf eine statistische Auswertung verzichten mußten und unsere Zahlen auch nur im Lichte einer retrospektiven Betrachtung anzusehen sind, machen sie jedoch deutlich, daß auch bei fortgeschrittenem metastasierten Hodentumor eine primäre Lymphadenektomie eine durchaus akzeptable Alternative zu einer initialen aggressiven Chemotherapie darstellen kann.

Literatur

1. Javadpour N, Ozols RF, Barlock A, Anderson T, Young RC (1981) A randomized trial of cytoreductive surgery versus chemotherapy alon in bulky Stage III (poor prognosis) testicular cancer (Abstract C-549). Proc Am Soc Clin Oncol 22: 473
2. Javadpour N (1986) Principles and management of testicular cancer. Thieme, New York
3. Donohue JP (1983) Testis tumors. Williams & Wilkins, Baltimore London
4. Richie JR, Garnick MB (1984) Changing concepts in the treatment of nonseminomatous germ cell tumors of the testis. J Urol 1089-1092

Prof. Dr. med. E. Schindler
Klinik für Urologie im Zentrum Chirurgie
der Medizinischen Hochschule Hannover
Konstanty-Gutschow-Str. 8
D-3000 Hannover 61

Überlebensrate metastasierter, nicht-seminomatöser Hodentumoren in Abhängigkeit von Tumorstadium und multimodaler Therapie

G. J. Mast, G. Schwarze, V. Moll, K. Niklas, P. Jung und E. Becht

Während noch zu Beginn der 70iger Jahre die Prognose des metastasierten, nicht-seminomatösen Hodentumors als äußerst schlecht anzusehen war, hat der Einsatz potenterer Chemotherapeutika und potenterer Chemotherapeutika-Kombinationen seine Prognose erheblich verbessert. Unter diesem Gesichtspunkt war es für uns von Interesse, in einer retrospektiven Untersuchung unseres Patientengutes der Jahre 1970-1986 zu prüfen, welche therapeutischen Regime bei unseren Patienten im Laufe der letzten 16 Jahre zum Einsatz kamen und ob sich die Verbesserung der Heilerfolge beim metastasierten Hodentumor auch im eigenen Krankengut bestätigt.

Tabelle 1. Hodentumoren Stadienhäufigkeit und Histologie

	TD	MTU	MTI	MTT	Mischt.	n
I	11	18	15	6	28	78
II A	0	4	6	1	10	21
II B	0	18	2	1	15	36
II C	0	6	3	2	11	22
III	0	1	3	0	2	6
IV	0	6	7	1	16	30
n	11	53	36	11	82	193

Tabelle 2. Therapieschemata 1970-1986

AT + RLA
AT + RLA + Chemo
AT + RLA + Radiatio
AT + RLA + Chemo + Radiatio
AT + Chemo
AT + Chemo + Radiatio

AT, Ablatio testis; RLA, retroperitoneale Lymphadenektomie

Tabelle 3. Chemotherapeutische Behandlungsschemata

Li, M. C. et al. (1960)
Chlorambucil, Methotrexat, Actinomycin D
Jacobs, E. M. (1970)
Vincristin, Actinomycin D, Cyclophosphamid
Hoefer-Janker, H. et al. (1975)
Ifosfamid
Tumorzentrum Essen (1974)
Adriamycin, Bleomycin, Vincristin (ABO)
Einhorn & Donohue (1977)
Cis-Platin, Vinblastin, Bleomycin (PVB)
Tumorzentrum Essen
Kombination A: Velbe/Bleomycin
Kombination B: Adriamycin/Cis-Platin
Kombination C: Ifosfamid/Etoposid

Patientengut und Therapiemodalitäten

Das Patientengut (n = 193) ist in Tabelle 1 nach Tumorstadium und Histologie aufgeschlüsselt. Der Stadieneinteilung liegt die Klassifikation der Multicenterstudie Bonn zugrunde [1]. Bei den 115 Patienten mit metastasiertem Hodentumor kamen im Laufe der 16 Jahre in Abhängigkeit vom Tumorstadium die in Tabelle 2 dargestellten Therapie-Regime bei wechselnder Reihenfolge der einzelnen therapeutischen Schritte zur Anwendung. Während in den 70iger Jahren Chemotherapie-Regime zum Einsatz kamen, die heute als obsolet gelten, wurde seit 1979 vorwiegend das Einhorn-Schema (PVB), alternativ das sequentiell-alternierende Schema des Essener Tumorzentrums angewandt (Tabelle 3). Die Kombination C (Ifosfamid/Etoposid) kam bei Versagen der Kombinationen A und B zum Einsatz bzw. in Fällen, bei welchen die Kombinationen A und B nebenwirkungsbedingt nicht weitergeführt werden konnten.

Ergebnisse

Die Überlebenskurven sind getrennt nach Tumorstadium einerseits jeweils therapieunabhängig für das Gesamtkollektiv, andererseits für ein bereinigtes Kollektiv dargestellt, welches polychemotherapiert worden war (Abb. 1-4). In den Stadien II A II B und II C betrug die 5-Jahresüberlebensrate für das Gesamtkollektiv 81%, 78% respektive 58%. Bei den polychemotherapierten Patienten lag die 5-Jahresüberlebensrate vor allem in den Stadien II A bis II C deutlich höher. Alle 6 Patienten im Stadium III starben innerhalb von 2 Jahren. Im Tumorstadium IV betrug die 5-Jahresüberlebensrate für das Gesamtkollektiv 30%, wobei nur Patienten mit minimaler Lungenmetastasierung (IV A und IV B) überlebten.

Diskussion

Die Therapie des metastasierten nicht-seminomatösen Hodentumors in den vergangenen 2 Jahrzehnten ist bestimmt von der Suche nach der optimalen adjuvanten Therapie. Dies spiegelt sich auch in unserem Patientengut der letzten 16 Jahre wieder. Heute hat sich eine Polychemotherapie unter adjuvanter bzw. neoadjuvanter Zielsetzung als optimale Therapie des metastasierten Hodentumors heraus-

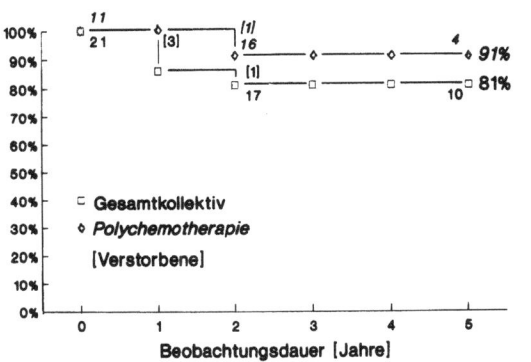

Abb. 1. Überlebenskurve Tumorstadium II A. (Nach Cutler u. Ederer 1958)

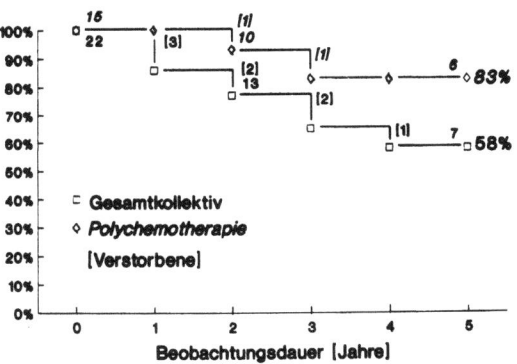

Abb. 3. Überlebenskurve Tumorstadium II C. (Nach Cutler u. Ederer 1958)

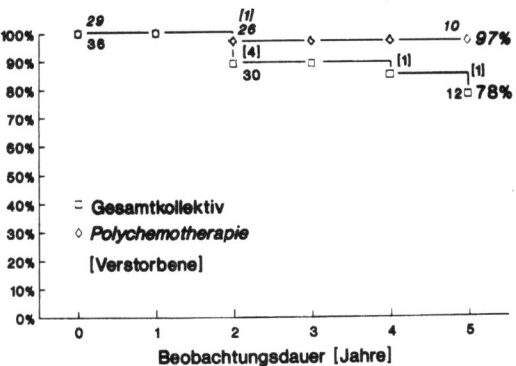

Abb. 2. Überlebenskurve Tumorstadium II B. (Nach Cutler u. Ederer 1958)

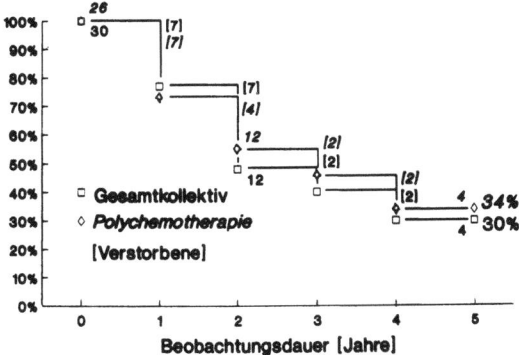

Abb. 4. Überlebenskurve Tumorstadium IV. (Nach Cutler u. Ederer 1958)

kristallisiert. Dies wird auch durch die Ergebnisse im eigenen Krankengut bestätigt. So waren vor allem in den Tumorstadien II A–II C die 5-JÜR der polychemotherapierten Patienten gegenüber denen des Gesamtkollektivs deutlich besser, welches auch Patienten ohne adjuvante Therapie, Patienten mit einer Ifosfamid-Monotherapie und Patienten mit einer Strahlentherapie ersatzweise für eine Chemotherapie enthält. Als wirksamste chemotherapeutischen Regime haben sich Kombinationen aus Cis-Platin, Bleomycin, Vinblastin, Adriamycin, Etoposid und Ifosfamid erwiesen. Denn die Verbesserung der Überlebensraten in unserem Patientengut sind im wesentlichen seit 1979 eingetreten, seitdem vorwiegend das Einhorn-Schema mit Cis-Platin/Vinblastin/Bleomycin oder alternativ das sequentiell-alternierende Schema des Tumorzentrums Essen zum Einsatz kam.

Literatur

Weißbach L, Boedefeld EA (1984) Onkologie: Hodentumoren. Urologe B 24: 146–148

Priv.-Doz. Dr. G.J. Mast
Urologische Universitätsklinik
D-6650 Homburg/Saar

Intensivierte sequentiell alternierende Induktionschemotherapie mit nicht kreuzresistenten Zytostatika und Leukozyten-Nadir-adaptierter Intervallverkürzung bei disseminierten malignen Hodentumoren (Stadium IIb-IV)

U. Rüther, J. Rassweiler, K. Bäuerle, F. Eisenberger, P. Jipp und C. G. Schmidt

Von Juli 1984 bis Juli 1987 wurden 105 Patienten mit malignen Hodentumoren behandelt. Bei 44 Kranken fand sich ein reines Seminom, während in 61 Fällen (58%) nichtseminomatöse maligne Hodentumoren vorlagen, die Anteile eines Seminoms, eines embryonalen Karzinoms, Chorionkarzinoms, Dottersacktumors oder Teratoms enthielten. Die klinische Stadieneinteilung erfolgte nach der von Ringert und Eickenberg [2] angegebenen Klassifikation (Tabelle 1). Von den 61 Patienten mit malignen nichtseminomatösen Hodentumoren fanden sich nach Orchiektomie und retroperitonealer Lymphadenektomie vor Einsetzen der Chemotherapie 17 im Stadium I, 7 im Stadium IIa, 13 im Stadium IIb, 7 im Stadium IIc, 1 im Stadium III, 15 im Stadium IV, und bei einem Patienten lag ein extragonadal im kleinen Becken gelegener Keimzelltumor vor. Im Stadium I und IIa nach Orchiektomie und fertilitätsprotektiver Lymphadenektomie erfolgte keine Chemotherapie; somit verblieben in der Gruppe der zu chemotherapierenden Patienten 37. Diese Patienten wurden einer sequentiell alternierenden Polychemotherapie mit den Substanzen Velbe/Bleomycin im 1. und 2. Zyklus und Adriamycin/Cisplatin im 3. und 4. Zyklus zugeführt. Die Kombination Ifosphamid und VP 16-213 wurde von uns nur dann eingesetzt, wenn sich nach den vier Zyklen keine Partialremission erzielen ließ. Beobachteten wir eine komplette Remission während der Verabreichung der ersten vier Zyklen, so folgten zwei konsolidierende Chemotherapiezyklen mit der zuvor jeweils wirksamsten Kombination (Tabelle 2, 3).

Tabelle 1. Stadienteilung der Hodentumoren nach Seeber et al.

Stadium	Kriterien
I	Tumor auf den Hoden beschränkt
IIa	Komplette Resektion der retroperitonealen LK; HCG, AFP, LDH normal nach RLA
IIb	Nicht komplette Lymphadenektomie (Resttumor <2 cm)
IIc	Nur partielle Lymphadenektomie (Resttumor >2 cm) Nicht resezierbare Tumoren
III	Lymphknotenmetastasen beiderseits des Diaphragmas
IVa	Pulmonale Metastasierung im Frühstadium (<5 Metastasen/Lunge <2 cm Durchmesser)
IVb	Ausgedehnte viszerale Metastasierung (>5 Metastasen/Lunge >2 cm Durchmesser) Pleuritis carcinomatosa; Leber-, Hirn-, Skelettmetastasen
E	Primär extragonale Lokalisation

Tabelle 2. Therapieplan der sequentiell alternierenden Polychemotherapie nach Seeber et al.

Kombination A	1.	2.	3.	4.	5. Tag
Velbe (0,2 mg/kg)	+	+	−	−	−
Bleomycin (30 E)	+	+	+	+	+
Kombination B	1.	2.	3.	4.	5. Tag
Adriamycin (60 mg/m²)	+	−	−	−	−
Cisplatin (20 mg/m²)	+	+	+	+	+
Kombination C	1.	2.	3.	4.	5. Tag
Ifosphamid (40 mg/kg)	+	+	+	+	+
VP 16-213 (120 mg/m²)	+	+	+	+	+

Tabelle 3. Therapieplan der sequentiell alternierenden Polychemotherapie nach Seeber et al.

Zyklus	Kombination	Intervall
1	A	12 +/− 2 Tage
2	A	12 +/− 2 Tage
3	B	12 +/− 2 Tage
4	B	12 +/− 2 Tage

Ergebnisse

Ansprechrate: Von den 37 chemotherapierten Patienten beobachteten wir bei 29 eine komplette Remission. Die Vollremission trat durchschnittlich nach der Applikation von 2,5 Chemotherapiezyklen ein. Somit wurde bei 78,3% der Patienten eine komplette Remission beobachtet, bei 5 Patienten kam es zu einer Partialremission. Die Gesamtansprechrate beträgt 91,8%. Bei 3 Patienten konnte kein Ansprechen auf die Therapie beobachtet werden. Die mittlere rezidivfreie Überlebenszeit macht gegenwärtig 31 Monate aus.

Nebenwirkungen: Die Kombination: Velbe/Bleomycin wurde von allen Patienten ohne Nebenwirkungen vertragen. Bei der Applikation von Adriamycin und Cicplatin kam es bei allen Patienten zum Auftreten von Nausea und Vomitus. Eine stärkere Myelosuppression mit nachfolgender Leuko- und Thrombopenie (z. B. Sepsis, Blutung) wurde bei keinem unserer Patienten beobachtet.

Diskussion

Wie Seeber et al. [4, 5, 6, 7, 8] zeigen konnte, wurde durch den Einsatz einer sequentiell alternierenden Chemotherapie unter Verwendung nicht kreuzresistenter Zytostatika bei gleichbleibender therapeutischer Effektivität eine deutliche Reduktion der Toxizität erzielt. Aufgrund seiner Beobachtungen besteht Grund für die Annahme, daß durch eine relativ kurzfristige Erhöhung des therapeutischen Risikos am Behandlungsbeginn die Langzeitprognose dieser Erkrankung verbessert werden kann. Entscheidend hierfür scheint der Zeitpunkt des Wiedereinsetzens der chemotherapeutischen Behandlung kurz nach dem Durchlaufen des Leukozytentiefstwertes nach dem vorangegangenen Therapiezyklus zu sein. Dies wird ermöglicht durch eine Orientierung des Therapiebeginns am Leukozyten-Nadir. So erfolgt die Applikation des nächstfolgenden Chemotherapiezyklus direkt nach Durchlaufen des Leukozyten-Nadirs. Zu diesem Zeitpunkt ist die Myelosuppression bereits in Erholung begriffen, aber die anfängliche Leukozytenzahl noch nicht weiter erreicht. Damit konnte eine Intervallverkürzung von bisher 21 bis 28 (+/− 5 Tage) auf im Mittel 12 Tage erreicht werden.

Literatur

1. Einhorn LH, Donohue J (1977) Cisdiamminodichloroplatinum, Vinblastine and Bleomycin combination chemotherapy in disseminated testicular cancer. Ann Int Med 87: 293–298
2. Ringert RH, Eickenberg HU (1982) Die Topographie der Lymphknotenmetastasen bei germinalen Hodentumoren. In: Eckhardt S, Holzner JH, Nagel GA (Hrsg) Nichtseminomatöse Hodentumoren. Beiträge zur Onkologie 8. Karger, Basel
3. Rüther U, Rassweiler J, Bäuerle K, Eisenberger F, Jipp P (1987) Leukozyten-Nadir-adaptierte Polychemotherapie beim nichtseminomatösen Hodentumor. Tumordiagnostik Therapie 8: 129–132
4. Scheulen ME, Higi M, Schilcher RB, Meier CR, Seeber S, Schmidt CG (1980) Sequentiell alternierende Chemotherapie nicht-seminomatöser Hodentumoren mit Velbe/-Bleomycin und Adriamycin/Cisplatin. I. Ergebnisse einer randomisierten Studie bei 71 Patienten mit pulmonaler Metastasierung (Stadium IV). Klin Wochenschr 58: 811–821
5. Schütte J, Bremer K, Niederle N, Schoetensack B, Schmidt CG, Seeber S (1983) Sequentiell alternierende Chemotherapie nicht-seminomatöser Hodentumoren mit Adriamycin/Cisplatin und Bleomycin/Vinblastin. Therapieansprechen und -versagen in Abhängigkeit von Histologie und Tumorstadium. Onkologie 6: 16–20
6. Seeber S, Scheulen ME, Osieka R, Höffken K, Schmidt CG (1978) Development of chemotherapy programs containing vinblastine, bleomycin, adriamycin and cisdichlorodammineplatinum (II). In: Carter SK, Crooke ST, Umezawa H (eds) The bleomycins. Current status and new developments. Academic Press, New York
7. Seeber S, Higi M, Niederle N, Schmidt CG (1981) Intervallverkürzung bei der chemotherapeutischen Induktionsbehandlung solider Tumoren. Dtsch Med Wochenschr 106: 1741–1744
8. Seeber S, Schütte J, Niederle N, Schmidt CG (1983) Neue Ergebnisse der Behandlung metastasierter Hodentumoren im Früh- und Spätstadium. Tumordiagnostik Therapie 4: 45–54

Dr. U. Rüther
Zentrum Innere Medizin
Katharinenhospital Stuttgart
Kriegsbergstr. 60
D-7000 Stuttgart 1

Risiko und Nutzen der Behandlung retroperitonealer teratoider „Bulky"-Tumoren

N. Jaeger, L. Weißbach, J.-H. Hartlapp und W. Vahlensieck

Das kombinierte Behandlungskonzept (primär: induktive Polychemotherapie und sekundär: Salvage-Operation) für fortgeschrittene teratoide Metastasen des Retroperitoneums trägt Risiken, die in einer Retrospektive den Heilungsaussichten gegenübergestellt werden.

Krankengut

Von I/78 bis VI/87 haben wir 128 Patienten mit einem retroperitonealem teratoiden „Bulky"-Tumor [Stadium II C (n=76) bzw. III (n=52)] beobachtet. Nach den Kriterien der Indiana-Klassifikation [1] handelt es sich um 33 Fälle der Kategorie „minimal disease", 51 Fälle der Kategorie „moderate disease" und 44 Fälle der Kategorie „advanced disease". Bei jedem Patienten konnten wir durch eine Polychemotherapie (modifiziert nach Einhorn – 1977) [2, 7] eine Teilremission erzielen. Die Exstirpation der Tumor-Residuen erfolgte in 112 Fällen abdomino-transperitoneal, in 16 Fällen thorako-abdominal. Patienten mit einer chemotherapeutischen Vollremission, die nicht operiert werden, sind in dieser Zusammenstellung nicht berücksichtigt.

Chemotherapeutische Toxizität

Unter den gravierenden Nebenwirkungen der Polychemotherapie ist die Myelosuppression unvermeidbar. Sie ist als Ursache eines septischen Erscheinungsbildes anzusehen, das wir in 162 (36%) von 587 Behandlungskursen beobachtet haben. Nur bei 19 Patienten ließ sich die Septikämie durch eine positive Blutkultur objektivieren. Bemerkenswert sind 12 Patienten mit einer selektiven IgM-Erniedrigung, ein Befund, bei dem die Entstehung von Zweittumoren infolge einer geschwächten Immunabwehr begünstigt sein könnte [8]. Weitere Begleiterscheinungen wie Inappetenz, Erbrechen, Stomatitis, Diarrhoe sind durch supportive Maßnahmen gut beherrschbar [4]. Periphere Neuropathie (n = 9), Hepatopathie (n = 3), Lungenfibrose (n = 2) sowie eine renale Schädigung (n = 12) haben wir nur selten beobachtet. Die Alopezie und eine Hyperpigmentation sind oft unvermeidbar.

Operations-Morbidität

Gegenüber möglichen Komplikationen nach uni- oder bilateralen Lymphadenektomien ist das Risiko der Salvage-Operation beträchtlich höher einzuschätzen [9]. Trotz eindrucksvoller Regression eines ursprünglich ausgedehnten „Bulky"-Tumors hinterläßt die Polychemotherapie zumeist Residuen, die als derbe, fibrotische Platte die großen Gefäße, Harnleiter und Darm einmauern [6]. Häufig ist eine radikale Entfernung nur durch eine gleichzeitige Resektion entsprechender Gewebsstrukturen möglich. Infolgedessen kam es bei unseren Patienten zu Läsionen, die in Abb. 1 aufgeführt sind. Zumeist konnten entsprechende Verletzungen durch sog. „primäre Naht" versorgt werden. Dagegen waren wir bei 3 Patienten zur Implantation einer Gefäßprothese gezwungen. In 5 Fällen konnte die V. cava bzw. A. iliaca comm. durch jeweils einen Venenpatch rekonstruiert werden. Die Verletzung der Nierenstiel-Gefäße bzw. des Harnleiters machte in 9 Fällen die Nephrektomie erforderlich.

Gravierende postoperative Komplikationen (Abb. 2) wie eine Aortenruptur, ein interstitielles Lungenödem, eine fulminante Lungenembolie sowie eine ausgedehnte retroperitoneale Phlegmone [5] führten bei 4 Patienten zum Exitus. Bei 24 Patienten mußten infolge der dargestellten Komplikationen Sekundäreingriffe vorgenommen werden. Es handelt sich dabei um eine Nephrektomie (n = 2) bei retroperitonealer Phlegmone bzw. Thrombose der A. renalis, um eine „Platzbauch"-Revision (n = 4), um die Anlegung eines Anus praeters (n = 3), um eine Laparotomie bei Nachblutung (n = 2) sowie um eine Thorakotomie bei Pleuraempyem (n = 1). Weitere Maßnahmen umfassen die Drainage eines Abszesses (n = 3), einer Lymphozele (n = 4) sowie der Pleura (n = 1). Eine Ureterschienung war in 4 Fällen einer Harnstauung erforderlich.

Behandlungsergebnisse

Nach einer Beobachtungszeit von 3–110 Monaten ($\bar{x}$ = 43 Monate) leben 91 von 128 Patienten (71%) ohne Anzeichen der Erkrankung (NED) (Tabelle 1); 28 Patienten (22%) verstarben mit dem Zeichen eines Tumorprogresses. Eine Einteilung unserer Patienten nach dem System der Indiana-Klassifikation [1] zeigt die schlechte Prognose für Fälle der Kategorie „advanced disease"; 24 von 44 dieser Patienten (55%) verstarben an den Folgen eines Tumorprogresses.

Diskussion

Unsere Erfahrung nach der Behandlung von 128 Patienten mit fortgeschritten disseminierter Keimzell-Tumor-Erkrankung rechtfertigt das Konzept einer aggressiven induktiven Polychemotherapie sowie die risikoreiche Salvage-Operation bei Nachweis etwaiger Residuen [7]. Die Früh- und verzögerte Toxizität der Zytostatika ist durch supportive Maßnahmen weitreichend beherrschbar [4]. Unklar bleiben in letzter Zeit wiederholt diskutierte,

Tabelle 1. Status nach Polychemotherapie und Salvage-Operation beim fortgeschrittenen metastasierten Keimzell-Tumor (n = 128)

Indiana-Klassifikation	NED	AWD	DOD	DoT-h
Minimal	31	–	1	1
Moderate	44	2	3	2
Advanced	16	3	24	1
Total	91 (71%)	5	28 (22%)	4

NED, no evidence of disease; DOD, dead of disease; AWD, alive with disease; DoTh, dead of therapy

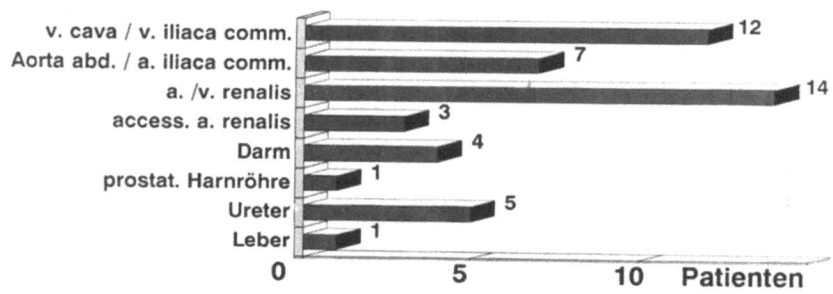

Abb. 1. Läsionen der Salvage-Operation beim metastasierten Keimzell-Tumor (n = 128)

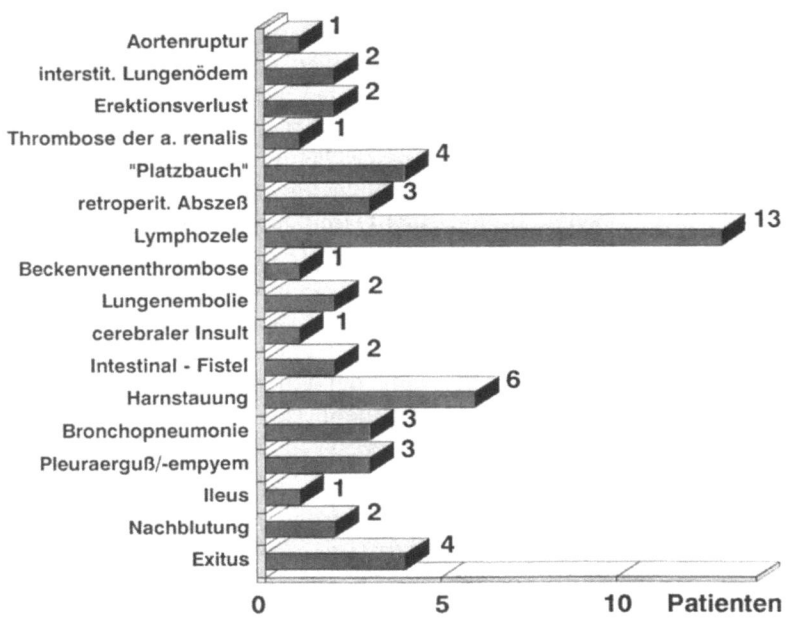

Abb. 2. Postoperative Komplikationen der Salvage-Chirurgie beim metastasierten Keimzell-Tumor (n = 128)

mögliche onkogene Einflüsse [10], die zweifellos erst in einigen Jahren überschaut werden können. – Die explorative Salvage-Operation ist durch hohen technischen und zeitlichen Aufwand gekennzeichnet. Einer intraoperativen (37%) sowie postoperativen (40%) Komplikationsrate steht eine Letalitätsrate von 3% gegenüber. – 22% unserer Patienten, die an den Folgen eines Tumorprogresses verstarben, können in der Mehrzahl (n = 24) einer Gruppe mit objektiv meßbarem, großen Tumorvolumen entsprechend der Indiana-Klassifikation [1] zugeordnet werden. Die mit Hilfe dieses Systems identifizierten Patienten sind für uns eine Herausforderung, das Behandlungskonzept (Intensivierung der Polychemotherapie) zu optimieren, um auch bei prognostisch schlechter Ausgangslage bessere Heilungschancen bieten zu können [3].

Literatur

1. Birch R, Williams St, Cone A, Einhorn L, Roarch P, Turner S, Greco FA (1986) J Clin Oncol 4: 400–407
2. Einhorn LH, Donohue JP (1977) Ann Int Med 87: 293–298
3. Einhorn LH (1987) Cancer 60: 570–573
4. Hartlapp JH, Jaeger N, Fischer P, Weißbach L (1982) Klin Wochenschr 60: 257–261
5. Jaeger N, Weißbach L, Altwein JE, Kreuser E (1983) Eur Urol 9: 329–333
6. Jaeger N, Weißbach L, Vahlensieck W (1984) Eur Urol 10: 10–16
7. Jaeger N, Kreuser ED, Altwein JE, Vahlensieck W (1987) Akt Urol 18: 171–176
8. Schwartz RS (1975) N Engl J Med 293: 181–184
9. Vahlensieck EW, Jaeger N, Widmann T (1985) Urologe A 24: 137–141
10. Van Imhoff G, Sleijfer DTh, Breuning MH, Anders GJPA, Mulder NH, Halie MR (1986) Cancer 57: 984–987

Prof. Dr. N. Jaeger
Urologische Universitätsklinik Bonn
Sigmund-Freud-Str. 25
D-5300 Bonn 1

Rezidivfreies Überleben bei ausgedehnt metastasierenden nichtseminomatösen Hodenkarzinomen (AMNSHC): Retrospektive Analyse eines unselektionierten Krankengutes

M. Lehnert, G. Hubmer, F. Jüttner und P. H. Petritsch

Grundvoraussetzung für Heilung von metastasierenden nichtseminomatösen Hodenkarzinomen ist neben dem Erreichen einer Vollremission rezidivfreies Langzeitüberleben. Aus diesem Grunde führten wir eine retrospektive Analyse des rezidivfreien Überlebens bei unseren Patienten mit AMNSHC durch. Ausgewertet wurden alle von September 1977 bis Jänner 1986 behandelten 58 Patienten mit AMNSHC. Ausgedehnte Metastasierung entspricht hierbei „moderate" oder „advanced disease" nach

Indiana-Klassifikation [1]. Die Patienten wurden abhängig vom verwendeten Therapiekonzept in folgende drei Gruppen unterteilt:

Gruppe I: Chemotherapie ohne cis-Platin; 12 Patienten, davon 8 mit advanced disease; meist verwendetes Protokoll Vinblastin/Bleomycin [6].

Gruppe II: Chemotherapie mit cis-Platin, allerdings nicht in jedem Kurs; 23 Patienten, davon 17 mit advanced disease; verwendete Protokolle VAB-4 [8], sowie alternierend Doxorubicin/cis-Platin und Vinblastin/Bleomycin [7].

Gruppe III: Chemotherapie mit cis-Platin in jedem Kurs plus sog. salvage-Chirurgie; 23 Patienten, davon 19 mit advanced disease; verwendete Protokolle VAB-6 [2], PVB plus VP 16 [3], sowie sequentiell Vinblastin/Bleomycin/cis-Platin und Ifosfamid/VP 16/cic-Platin [4]; bei 8 Patienten (35%) chirurgische Resektion des nach Chemotherapie verbliebenen Resttumors.

Ergebnisse

Gruppe I: Andauerndes rezidivfreies Überleben (kont. RFS) bei 0 der 12 Patienten; rezidivfreies Interval (RFI) median 6 Monate, Spanne 2–11 Monate.

Gruppe II: Kont. RFS bei 5 der 23 Patienten (22%), median 66 Monate, Spanne 55–81 Monate; RFI median 10 Monate, Spanne 2–81 Monate.

Gruppe III: Kont. RFS bei 17 der 23 Patienten (74%), median 35 Monate, Spanne 55–81 Monate; RFI median 30 Monate, Spanne 2–53 Monate.

Die Differenz zwischen allen drei Gruppen ist statistisch signifikant.

Unsere Ergebnisse dokumentieren die schrittweise Verbesserung von rezidivfreiem Überleben und damit Heilungsaussicht bei Patienten mit AMNSHC. Während in der Zeit vor Verfügbarkeit von cis-Platin krankheitsfreies Überleben eine seltene Ausnahmen darstellte, gelang es, durch den Einsatz dieser Substanz einen definitiven Anteil der Patienten zu heilen. Die in den letzten Jahren erzielte deutliche Wirkungssteigerung basiert auf Gabe weniger, aggressiver, konstant cis-Platin enthaltender Chemotherapiekurse plus chirurgische Resektion verbliebener Tumorreste. Damit erreichen heute 80–90% der Patienten mit moderate disease andauernde Tumorfreiheit, was allerdings nur bei etwa 60% der Patienten mit advanced disease gelingt [3]. Aber auch bei dieser Gruppe lassen erste Erfahrungen mit weiterer Intensivierung der Chemotherapie [4, 5] eine Verbesserung der Ergebnisse erhoffen.

Literatur

1. Birch R, Williams S, Einhorn L et al. (1986) Prognostic factors for favorable outcome in disseminated germ cell tumors. J Clin Oncol 4: 400–407
2. Bosl GJ; Gluckman R, Geller NL et al. (1986) VAB-6: An effective chemotherapy regimen for patients with germ cell tumors. J Clin Oncol 4: 1493–1499
3. Einhorn L (1987) Chemotherapy of disseminated germ cell tumors. Cancer 60: 570–573
4. Lehnert M, Jüttner F, Petritsch PH et al. (1987) Cisplatin based chemotherapy in far advanced nonseminomatous testicular cancer. Blut 55: 138 (Abstr)
5. Ozols RF, Deiseroth AB, Javadpour N et al. (1983) Treatment of poor prognosis nonseminomatous testicular cancer with a „high dose" platinum combination chemotherapy regimen. Cancer 51: 1803–1807
6. Samuels ML, Johnson DE, Holoye PY (1975) Continuous intravenous bleomycin (NS-125066) therapy with vinblastin (NSC-49842) in stage III testicular neoplasia. Cancer Chemother Rep 59: 563–570
7. Scheulen ME, Seeber S, Schilcher RB et al. (1980) Sequential combination chemotherapy with vinblastin-bleomycin and doxorubicin-cis-dichlorodiammine – platinum (II) in disseminated nonseminomatous testicular cancer. Cancer Treat Rep 64: 599–609
8. Vugrin D, Cvitkovic E, Whitmore WF et al. (1981) VAB-4 combination chemotherapy in the treatment of metastatic testicular tumors. Cancer 47: 833–839

Prof. Dr. G. Hubmer
Abteilung für Urologie
Universität Graz
Auenbruggerplatz
A-8036 Graz

Ergebnisse der sekundären Lymphadenektomie und Second-Look-Operation bei testikulären Keimzelltumoren

G. Staehler, M. Wiesel, C. Clemm und M. Marchner

Die *Behandlungsstrategie* beim fortgeschrittenen Keimzelltumor sieht nach induktiver Polychemotherapie eine operative Entfernung von Metastasenresten vor [5]. Die Vorteile der primären Chemotherapie sind hinreichend bewiesen und finden Ausdruck in Vollremissionsraten von über 70% [7]. Mit Geschwulstresiduen nach Polychemotherapie muß bei 25–30% gerechnet werden. Diese Tumorreste bedürfen der chirurgischen Entfernung, da sie noch aktiven malignen Tumor enthalten können [2, 3].

Wir analysierten retrospektiv 58 Patienten, die zwischen 1978 und 1986 wegen eines gonadalen oder extragonadalen malignen nicht seminomatösen Keimzelltumors der Stadien IIc–IV (T_{0-4}, N_{1-4}, M_{0-1}) nach primärer Chemotherapie einer *Salvage-Operation* unterzogen wurden. In 14 Fällen handelte es sich um ein fortgeschrittenes Tumorrezidiv, das eine Second-Look-Operation erforderlich machte.

Bei den 58 Patienten wurde eine *induktive Chemotherapie* durchgeführt, wobei in über 70% das PVB-Schema nach Einhorn Grundlage der Therapie war. Daneben wurde eine 4er Kombination sowie das VIP-Schema gewählt. Durchschnittlich wurden 4,9 Chemotherapiezyklen gegeben. Die Rate der Vollremissionen nach Chemotherapie durch die Onkologen (Medizinische Klinik III der Universität München) lag bei ca. 65% [1].

Die Salvage-Operation war in 10 Fällen (Tabelle 1) mit CR zur histologischen Sicherung des Therapieergebnisses und in 44 Fällen zur Resektion von Residualgewebe (PR und NC) erfolgt. Bei 4 Patienten wurde nach kompletter bzw. partieller Remission wegen Rezidivs (P) operiert, wobei sich stets vitales Tumorgewebe fand. Bei der Gruppe no change lag zur Hälfte noch Tumorgewebe vor, bei den 40 Patienten in partieller Remission dagegen nur 24× (=60%). War vor Operation noch eine komplette Remission (10×) vermutet worden, so wurde bei 5 Patienten dennoch vitales Tumorgewebe gefunden: in 1 Fall undifferenziert, 4× als differenziertes Teratom, insgesamt also in 50%. Dies rechtfertigt die Strategie, eine komplette Remission (CR) histologisch abzusichern. Das *Gesamtergebnis* ist in Tabelle 2 dargestellt.

In 14 Fällen (24%) fand sich aktives, undifferenziertes Tumorgewebe, bei 22 Patienten (38%) wurde differenziertes Teratom sowie bei ebenfalls 22 Patienten (38%) Nekrose und Fibrose histologisch gesichert.

Die intra- und postoperativen *Operationserweiterungen und Komplikationen* waren häufig (50%) und auch schwerwiegender Natur, jedoch kam es zu keinem einzigen operations-bedingten letalen Ausgang (Tabelle 3).

Bei einer Beobachtungsdauer von 8–108 Monaten (median 46 Monaten) befinden sich 44 (77%) von 58 Patienten (Tabelle 4) in klinischer *Vollheilung* (NED). 11 Patienten (=18%) verstarben trotz

Tabelle 2. Sekundär-Lymphadenektomie und Second-Look-Operation (n = 58)

Patho-histologische Befunde			(%)
Vitaler, maligner Tumor	(TU)	n = 14	(24)
Differenziertes Teratom	(TD)	n = 22	(38)
Nekrose/Fibrose	(N/F)	n = 22	(38)

Tabelle 3. Operationsausweitung und Komplikationen bei und nach Salvage-Lymphadenektomie (n = 58)

Intraoperativ		Postoperativ	
Nephrektomie	11	Lymphozelen	14
Leberresektion	3	Relaparatomie wegen	
Psoasinfiltration	3	Ileus	4
Aorten-Interponat	2	Sekundärheilung	2
Cava-Interponat	2	Lymphfistel	1
Adrenalektomie	1	Narbenhernie	1
Duodenalriß	1		
Sigmaresektion	1		
Cavathrombektomie	1		
Vena renalis-Teilresektion	1		

Tabelle 1. Remissionsgrad nach Chemotherapie und postoperative Histologie (n = 58)

	nach Chemotherapie	TU	TD	Nekrose/Fibrose
CR	10	1	4	5
PR	40	7	17	16
NC	4	2	1	1
P	4	4	–	–

Tabelle 4. Patho-histologische Befunde und Prognose nach Salvage-Lymphadenektomie

Histologie	n	NED (%)	Rezidive	Verstorben Tumorprogression
N/F	22	20 (90)	–	2
TD	22	18 (82)	–	4
TU	14	6 (43)	3	5
Gesamt	58	44 (77%)	3 (5%)	11 (18%)

kombiniertem Einsatz chirurgischer Maßnahmen und Chemotherapie.

Von besonderer *prognostischer Bedeutung* ist der histologische Befund des durch die Salvage-Operation gewonnenen Gewebes [4, 6]. Nur 6 von 14 Patienten (=43%) mit vitalem Tumorgewebe leben klinisch geheilt (NED). Dagegen befinden sich 20 von 22 Patienten (=90%), bei denen sich histologisch nur Nekrose und Fibrose fand, im Stadium der klinischen Vollheilung.

Aufgrund dieser Ergebnisse stehen wir einer abwartenden („wait-and-see") Strategie nach chemotherapeutischer Vollremission skeptisch gegenüber. Wir befürworten – auch nach CR – die histologische Absicherung durch sekundäre retroperitoneale Lymphadenektomie.

Literatur

1. Clemm C, Hartenstein R, Wilmanns W (1982) Hodenkarzinome mit massivem Tumorbefall. Konsequenzen für Diagnostik und Therapie. Fortschr Med 100, 39: 1783–1788
2. Donohue JP, Rowland RG (1984) The role of surgery in the advanced testicular cancer. Cancer 54 (11 Suppl) 2716–2721
3. Ewing R, Hetherington JW, Jones WG, Williams RED (1987) Br J Urol 59: 76–80
4. Jäger N, Kreuser ED, Altwein J, Vahlensieck W (1987) Zeitpunkt und Ausmaß der verzögerten Resektion beim fortgeschrittenen Keimzelltumor. Akt Urol 18: 171–176
5. Javadpour N (1986) Management of bulky disseminated nonseminomatous testicular cancer with poor prognostic future. Principles and management of testicular cancer. Thieme, Stuttgart New York, pp 295–304
6. Löhrs U, Staehler G, Mellin H, Hartenstein R, Mann K (1983) Maligne nicht-seminomatöse Keimzelltumoren und ihre Metastasen bei primärer und sekundärer retroperitonealer Lymphadenektomie. Verhandlb Dtsch Ges Urologie 34: 178–180
7. Vugrin D, Whitmore WF, Sogani PC, Bains M, Herr HW, Golbey RB (1981) Combined chemotherapy and surgery in treatment of advanced germ cell tumors. Cancer 47: 2228–2234

Prof. Dr. med. G. Staehler
Leitender Oberarzt der Urolog. Klinik
der Ludwig-Maximilians-Universität München
Klinikum Großhadern
Marchioninistr. 15
D-8000 München 70

Die sekundäre retroperitoneale Lymphadenektomie (RLA) im Therapiekonzept des Hodentumors der Stadien IIc, III und IV

S. Bergner, J. Breul, H. Behrendt und N. Niederle

Einleitung

Die primäre Chemotherapie des Hodentumors der Stadien IIc, III und IV führt in über 50% der Fälle zu einer kompletten Tumorremission und bei einem Teil der Patienten zur völligen Normalisierung sämtlicher tumorbedingter pathologischer Parameter. Es stellt sich folglich die Frage, welche Bedeutung die sekundäre RLA für die Prognose der Patienten hat, die bei dieser Operation noch vitale Tumoranteile aufweisen.

Krankengut

Im Zeitraum 1976 bis 1987 wurde bei 67 Hodentumor-Patienten der Stadien IIc, III und IV nach zum Teil unterschiedlicher Primärtherapie eine sekundäre RLA durchgeführt. Ausgewertet wurden die Verläufe von 47 Patienten, die primär eine sequentiell-alternierende Chemotherapie erhielten. Von den 25 Patienten mit Organmetastasierung, die primär ein klinisches Stadium IV aufweisen, hatten 14 retroperitoneal eine „Bulky disease". Die restlichen 9 Patienten dieser Gruppe hatten retroperitoneal ein IIa- oder IIb-Stadium. Die übrigen Patienten befanden sich im Stadium IIc.

Die präoperative Diagnostik umfaßte die Sonographie und Computertomographie sowie die Bestimmung der Tumormarker.

Ergebnisse

Bei 24 Patienten (51%) wurden bei der RLA nur Narben und Nekrosen gefunden. 9 Patienten zeigten gut differenzierten Tumor im Sinne eines benignen Teratoms; 14 Patienten wiesen retroperitoneal noch Karzinomgewebe auf. Von diesen 14 Patienten leben nach einer durchschnittlichen Verlaufsbeobachtung von 31 Monaten 8 Patienten tumorfrei, während 5 Patienten mit Tumorprogression durchschnittlich 21 Monate nach der Operation verstarben. Ein Patient verstarb 102 Monate nach der RLA, ohne daß ein Rezidivtumor gesichert wurde.

Diskussion

Bei etwa der Hälfte der Hodentumor-Patienten der Stadien IIc, III und IV führt die primäre Chemotherapie zu einer kompletten Remission und somit zu einer sehr guten Prognose [4]. Weitere 10% der Patienten können durch die sekundäre RLA ebenfalls in das Stadium der kompletten Remission gebracht werden [3].

Weist die Histopathologie des entfernten Resttumors keinen Anhalt für Malignität auf, oder nur ausgereiftes Teratomgewebe, beträgt die Überlebensrate nahezu 100% [1, 5]. Die Fortsetzung der Chemotherapie ist für diese Patientengruppe nicht erforderlich [2].

Bei etwa ⅓ der Patienten findet sich vitales Karzinomgewebe. Durch die Operation und anschließende Chemotherapie kann bei 57% dieser Patienten die partielle Remission in eine komplette Remission übergeführt werden.

Literatur

1. Brunner NR, Schultz H, Neilsen ES, Sorensen BL, Mogensen P, Madsen CM (1983) Scand J Urol Nephr 17: 283
2. Donohue JP, Roth LM, Zachary JM, Rowland RG, Einhorn LH, Williams SG (1982) J Urol 127: 1111
3. Einhorn LH, Williams SD, Mandelbaum I, Donohue JP (1981) Cancer 48: 904
4. Ewing R, Hetherington JW, Jones WG, Williams RE (1987) Br J Urol 59: 76
5. Tait D, Peckham MJ, Hendry WF, Goldstraw P (1984) Br J Urol 50: 601

Dr. S. Bergner
Urologische Universitätsklinik
Hufelandstr. 55
D-4300 Essen 1

Die Operationsindikation beim parenchymatös-metastasierten Keimzelltumor nach Chemotherapie

P. Winter, A. von Stauffenberg, J.-H. Hartlapp und N. Jaeger

Einleitung

Im Vergleich zu den hervorragenden Heilungsraten des malignen Keimzelltumors in den Initialstadien I, II a und II b sind die Behandlungserfolge bei fortgeschritten disseminierter Erkrankung im Stadium II c und auch III (extranodale Metastasen) nur wenig ungünstiger. Die Vollremissionsraten werden in der Literatur mit 70-80% angegeben (Tabelle 1). Voraussetzung dieser Erfolge ist eine Kombinationsbehandlung, deren integraler Bestandteil die induktive Polychemotherapie ist. Diese medikamentöse Zytoreduktion muß so früh wie möglich zum Einsatz gelangen, sie soll durch Verminderung der Tumormasse einen zunächst inoperablen in einen operablen Zustand überführen und wird nur bei einem radiologisch nachgewiesenen Residualtumor von einer Salvage-Operation gefolgt [8]. In solchen Fällen entscheidet der pathohistologische Befund des Dissektats über das weitere therapeutische Vorgehen und gibt darüberhinaus Auskunft über die Prognose des Patienten.

Material und Methoden

Von 1978 bis 1987 haben wir 116 Patienten mit Metastasen zumeist der Lunge und der Leber induktiv polychemotherapiert und nur bei Residuen eine Salvage-Operation durchgeführt. Neben 81 Vollremissionen kam es in 35 Fällen zu Teilremissionen. 8 dieser Patienten hatten lediglich retroperitoneale Residuen, sie wurden salvage-lymphadenektomiert. Bei 27 Patienten mußte neben einer retroperitonealen Exploration in 20 Fällen zugleich pulmonale und in 1 Fall eine cerebrale Metastase exstirpiert werden. 5 dieser 27 Patienten wurden thorako-abdominal operiert, bei 15 weiteren erfolgten Thorakotomie und Lymphadenektomie zweizeitig. In 6 Fällen ohne retroperitoneale Residuen nahmen

Tabelle 1. Literaturangaben über Vollremissionsraten beim parenchymatös-disseminierten Keimzelltumor nach induktiver Chemotherapie [1-7]

Autor	Fallzahl (n)	Vollremission (%)
Tiffany (1986)	23	73
Pizzocaro (1985)	59	88
Donohue (1984)	75	80
Vugrin (1982)	67	73
Einhorn (1981)	21	80
Mandelbaum (1980)	22	80
Bains (1978)	34	53
Eigene Patienten	116	70

Tabelle 2. Vergleich der Pathohistologie von Primärtumor und Residuen nach Chemotherapie

	Vollremission	Nekrose Fibrose	Adultes Teratom	Aktiver Tumor
Embryonales Karzinom (n=57)	n=45	n=6	n=1 (1,7%)	n=5
Mischtumor mit teratomatösen Anteilen (n=38)	n=22	n=3	n=5 (13%)	n=8
Mischtumor ohne teratomatöse Anteile (n=21)	n=14	n=3	n=1 (4,8%)	n=3

wir nur eine Thorakotomie vor. Eine Gegenüberstellung der Histologie des Primärtumors und der Residuen nach Chemotherapie zeigt Tabelle 2.

Bei 57 unserer Patienten mit einem reinen embryonalen Carcinom kam es in 45 Fällen zur Vollremission, 6× fand sich im Dissektat Nekrose, 1× adultes Teratom (1,7%) und 5× aktiver Tumor. Bei 38 Patienten mit teratomatösen Elementen im Primärtumor resultierte 22× eine Vollremission, 3× fand sich Nekrose, 5× ein adultes Teratom (13%) und 8× aktiver Tumor. Bei 21 Patienten mit einem Mischtumor ohne teratomatöse Anteile ergab sich 14× eine Vollremission, 3× eine Nekrose, 1× ein adultes Teratom (4,8%) und 3× aktiver Tumor.

Ergebnisse

Nach einer Beobachtungszeit von 5–110 Monaten (x=37 Monate) leben 95/116 (81%) der Patienten ohne Anzeichen der Erkrankung, 12/116 (10%) sind an den Folgen der progredienten Erkrankung verstorben. In 2 Fällen (1,7%) führten chemotherapeutische Komplikationen zum Exitus. 7/116 (6%) werden im Progreß aktuell reinduktiv polychemotherapiert. Vergleichsweise leben nach Entfernung von Parenchymmetastasen 13 der 27 Patienten (48%) ohne Tumorrezidiv, 10 von 14 Patienten mit jeweils malignen Residuen verstarben im Tumorprogreß.

Diskussion

Die Indikationsstellung zur Salvage-Operation ist aktuell wieder Gegenstand von kontroversen Diskussionen. Nach den Untersuchungen von Donohue et al. wird die Notwendigkeit dieses Eingriffs bei der Konstellation primäres embryonales Carcinom und kleinste Residuen in Frage gestellt [9]. Obwohl auch wir bei den thorakotomierten Patienten mit primären embryonalen Carcinom nur in 1 Fall reifes Teratom im pulmonalen Dissektat angetroffen haben, sind wir dennoch der Meinung, daß man angesichts eines Anteils von aktiv-malignen Residuen in 5 von 12 Fällen selbst bei einem reinen embryonalen Carcinom als Primärtumor nicht auf den Eingriff verzichten darf.

Literatur

1. Tiffany P, Morse MJ, Bosl G, Vaughan ED, Sogani PC, Herr HW, Whitmore WF (1986) Sequential excision of residual thoracic and retroperitoneal masses after chemotherapy for stage III germ cell tumors. Cancer 57: 978–983
2. Pizzocaro G, Salvioni R, Pasi M, Zanoni F, Milani A, Pilotti S, Monfardini S (1985) Early resection of residual tumor during cisplatin, vinblastine, bleomycin combination chemotherapy in stage III and bulky stage II nonseminomatous testicular cancer. Cancer 56: 249–255
3. Donohue JP, Rowland RG (1984) The role of surgery in advanced testicular cancer. Cancer 54: 2716–2721
4. Vugrin D, Whitmore WF, Bains M, Golbey RB (1982) Role of chemotherapy and surgery in the treatment of thoracic metastases from nonseminomatous germ cell testis tumor. Cancer 50: 1057–1060
5. Einhorn LH, Williams SD, Mandelbaum I, Donohue JP (1981) Surgical resection in disseminated testicular cancer following chemotherapeutic cytoreduction. Cancer 48: 904–908
6. Mandelbaum I, Williams SD, Einhorn LH (1980) Aggressive surgical management of testicular carcinoma metastatic to lungs and mediastinum. Ann Thorac Surg 70: 224–229
7. Bains MS, McCormack PM, Cvitkovic E, Golbey RB, Martini N (1978) Results of combined chemo-surgical therapy for pulmonary metastases from testicular carcinoma. Cancer 41: 850–853
8. Jaeger N, Weißbach L, Kliems G (1983) Operative Behandlung von Parenchymmetastasen germinaler Hodentumoren. Chirurg 54: 795–800
9. Donohue JP, Rowland RG, Kopecky K, Steidle CP, Geier G, Ney KG, Einhorn L, Williams S, Loehrer P (1987) Correlation of computerized tomographic changes and histological findings in 80 patients having radical retroperitoneal lymph node dissection after chemotherapy for testis cancer. J Urol 137: 1176–1179

Dr. med. P. Winter
Urologische Universitätsklinik Bonn
Sigmund-Freud-Str. 25
D-5300 Bonn 1

Superselektive Lymphadenektomie mit Hilfe der Chromolymphographie (Guajazulen-Lipiodol)*

R. Harzmann, P. Hirnle, G. Haefelinger und F. Schweinsberg

Die Lymphadenektomie als operatives onkologisches Therapiekonzept wird mit Hilfe bisheriger Techniken nicht ausreichend radikal und vor allem nicht ausreichend selektiv durchgeführt. Bei der retroperitonealen Lymphadenektomie im Rahmen der operativen Therapie germinaler Hodentumoren führt dies in einem unterschiedlich hohen Prozentsatz zu einer Verletzung des autonomen Nervensystems, aus der in unterschiedlicher Häufigkeit eine Impotentia generandi resultiert. Darüberhinaus muß damit gerechnet werden, daß trotz subtiler

---
* Gefördert durch das Forschungsschwerpunktprogramm des Landes Baden-Württemberg, Forschungsprojekt Nr. 21.

Operationstechnik die im Einzelfall angestrebte radikale Lymphadenektomie nicht gelingt, da – wie entsprechende Nachkontrollen ergeben haben [6] – bis zu 30% der Lymphknoten in situ verbleiben können.

Um die Nebenwirkungen der retroperitonealen Lymphadenektomie insbesondere bei germinalen Hodentumoren zu reduzieren, wurden unter anderem stadienadaptierte modifizierte Resektionstechniken angegeben. Eine weitere Möglichkeit, die Selektivität des Eingriffs zu optimieren, bietet die von einigen Autoren untersuchte Chromolymphographie [4, 5]. Die bisher in dieser Richtung untersuchten Farbstoffe erwiesen sich jedoch für die klinische Anwendung als ungeeignet. Auch die von Kuber et al. [3] angegebene Radioisotopen-kontrollierte Lymphadenektomie hat sich nicht durchsetzen können, da die über den Bildschirm zu kontrollierende Detaildarstellung ungenügend und der materielle Aufwand erheblich ist.

Aus diesem Grund wurde von der eigenen Arbeitsgruppe nach Wegen gesucht, eine intraoperative Lymphknotenvitalfärbung mit Hilfe eines geeigneten Farbstoffs zu verifizieren, wobei dies unter dem Aspekt erfolgte, nicht nur die Selektivität der Lymphadenektomie, sondern auch deren Radikalität zu optimieren.

Methodik

Tierexperimentelle Untersuchungen [1, 2] ließen einen tiefblauen, onkologisch unbedenklichen, nicht toxischen Farbstoff, das 1-4-Dimethyl-7-Isopropyl-Azulen (Guajazulen), als geeignet erscheinen. Dieser Farbstoff wurde in unterschiedlichen Mischungsverhältnissen dem herkömmlichen Lymphographiekontrastmittel Lipiodol[1] beigemischt und bei Kaninchen, Hunden und Schweinen in Form einer direkten pedalen Lymphographie angewandt. Für die Anwendung beim Kaninchen mußte aufgrund der mikroskopisch kleinen Lymphgefäße dieser Tiere eine besondere Lymphographietechnik entwickelt werden. Diese bestand letztlich darin, popliteale Lymphknoten direkt zu kanülieren.

Die im Tierversuch gewonnenen Erfahrungen zeigten, daß die Anwendung von Guajazulen-Lipiodol zu einer intensiven Kontrastierung von Lymphgefäßen und angeschlossenen Lymphknoten führt, ohne daß es zu einer Beeinträchtigung der röntgenologischen Aussage des Lymphogramms kommt. Die experimentellen Erfahrungen führten zur klinischen Anwendung, bei der sich eine 30%ige Farbstofflösung als besonders geeignet erwies. Niedriger konzentrierte Lösungen (10%) führten bei geringerem Lymphknotenkontrast aufgrund des höheren Fettgehaltes zu passageren Lungendiffusionsstörungen, weswegen eine 24 Stunden nach Chromolymphographie durchgeführte retroperitoneale Lymphadenektomie im Einzelfall zu vorübergehenden Veränderungen der Lungenfunktion führte. Dies war bei Verwendung einer 30%igen Guajazulen-Lipiodol-Lösung nicht der Fall.

Klinische Ergebnisse

Die bisher bei 23 Patienten angewandte pedale Chromolymphographie führte zu einer tiefblauen Kontrastierung der im Drainagegebiet der pedalen Lymphgefäße liegenden Lymphknoten, die aufgrund dessen schon vor Eröffnung des Retroperitoneums im umgebenden Fettgewebe identifiziert werden können (Abb. 1).

24 Stunden bis 5 Tage nach Chromolymphographie waren die Lymphknoten, nicht jedoch die Lymphgefäße, deutlich kontrastiert (Abb. 2), was zu einer Erleichterung der Lymphknotenidentifizierung und dadurch zu einer Beschleunigung des Eingriffes führte. Die operative Erfahrung zeigt, daß

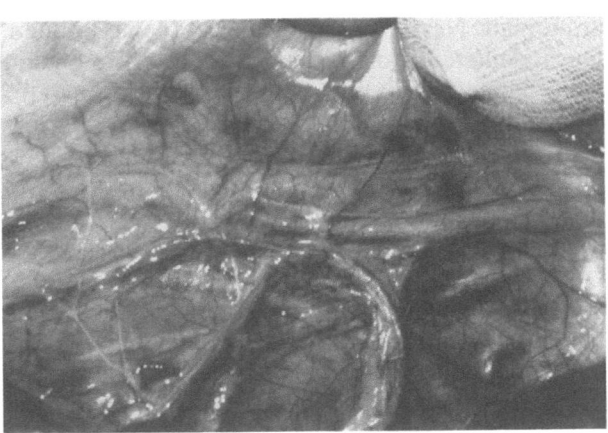

Abb. 1. Durch das Retroperitoneum hindurch sichtbare Lymphknoten nach Lymphknotenvitalfärbung mit Guajazulen-Lipiodol

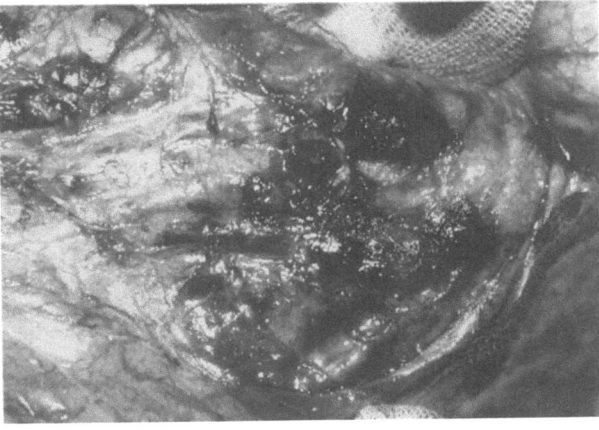

Abb. 2. Intraoperative Identifizierung paraaortaler Lymphknoten im Rahmen der retroperitonealen Lymphadenektomie nach Chromolymphographie

---
[1] Byk-Gulden, Konstanz, FRG.

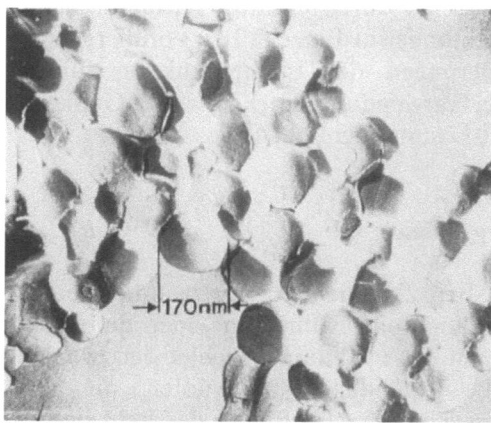

Abb. 3. Liposomen als Trägersubstanzen für Farbstoffe oder Chemotherapeutika, Anwendungsbereich: Lymphknotenvitalfärbung, intralymphatische Chemotherapie

mit Hilfe dieser Technik auch kleinste Lymphknoten erkannt und daher reseziert werden können. Als wesentlicher Vorteil ist die Möglichkeit herauszustellen, ausschließlich lymphatisches Gewebe ohne Verletzung von Nachbarstrukturen, wie denen des autonomen Nervensystems resezieren zu können. Dies bedeutete für die bisher in dieser Form behandelten Patienten, die eine Mikrometastasierung aufwiesen, daß trotz subtiler Lymphadenektomie ejakulationsprotektiv operiert werden konnte.

Diskussion

Die hier vorgestellte Technik erlaubt erstmals eine kompetente intraoperative Lymphknotenvitalfärbung, die ein weitgehend nebenwirkungsfreies, gleichzeitig jedoch radikales Operieren am Lymphsystem ermöglicht. Da die Beimengung des fetthaltigen Röntgenkontrastmittels Lipiodol aufgrund der geringen Aussagesicherheit des Lymphogramms verzichtbar erscheint und gleichzeitig diese Fettkomponente der Farbstofflösung gewisse Risiken in sich trägt, wurden weitere Untersuchungen

---

[1] Byk-Gulden, Konstanz, FRG.

mit dem Ziel durchgeführt, eine längere Haftung des Farbstoffs im Lymphknoten bei gleichzeitigem Verzicht auf das fetthaltige Röntgenkontrastmittel zu erzielen. Hier bieten sich Liposomen - mikroskopisch kleine Kugeln mit Lipidmembran - als Farbstoffträger an (Abb. 3). Diese mit Guajazulen bzw. Patentblau[1] gefüllten Trägersubstanzen werden inzwischen tierexperimentell mit ermutigenden Ergebnissen erprobt. Die Einführung in die Klinik soll dann erwogen werden, wenn ein weiterer therapeutisch nutzbarer Aspekt der Liposomen - die Einbringung von Chemotherapeutika - untersucht worden ist. Dieses Konzept der Lymphknotenvitalfärbung mit Hilfe entsprechend präparierter Liposomen bei gleichzeitiger intralymphatischer Chemotherapie würde gleichzeitig die Möglichkeit eröffnen, eine regionäre Chemotherapie im lymphatischen System durchzuführen, wobei verschiedene urologische Malignome als Anwendungsbereich in Frage kommen.

Literatur

1. Harzmann R, Haefelinger G, Gärtner HV, Schweinsberg F (1982) Chromolymphographie zur Selektivitätsverbesserung der Lymphadenektomie. In: Illinger HJ et al. (Hrsg) Nicht-seminomatöse Hodentumoren. Karger, Basel München Paris London New York Sidney, pp 88-94
2. Harzmann R, Hirnle P (1986) Neue Aspekte der regionalen Chemotherapie bei urologischen Malignomen. In: Nagel GA et al. (Hrsg) Mitomycin 85. Zuckschwerdt, München Bern Wien, pp 130-137
3. Kuber W, Leodolter S (1980) Radioisotopenlymphonodektomie bei malignen Hodentumoren. Urologe A 19: 25-31
4. Ludvik W (1965) Vitalfärbung von Lymphknoten als Hilfsmittel der Lymphadenektomie. Urol Int 19: 390-409
5. Schmidt-Mende M, Mielke J, Eisenberger F, Spelsberg F (1968) Zur Verbesserung der radikalen abdominellen Lymphadenektomie bei Hodentumoren. Münch Med Wochenschr 109: 1417-1420
6. Tavel Fr, Osius TG, Parker JW, Goodfrien RE, McGonigel DJ, Jassie MP, Simmons L, Tobenenkin MJ, Schulze JW (1963) Retroperitoneal Lymphnode-Dissection. J Urol 89: 241-245

Prof. Dr. R. Harzmann
Urologische Klinik
Zentralklinikum Augsburg
Stenglinstraße
D-8900 Augsburg

Falschpositives Lymphknotenstaging bei Hodentumorpatienten mit retroperitonealen Gefäßanomalien

A.-D. Marschall, W. W. Meyer, P. Hanke, W. Kramer und D. Jonas

Einleitung

Gelegentlich werden bei Operationen im retroperitonealen Raum von der Norm abweichende Verhältnisse angetroffen. Die Problematik, die sich aus einer kongenitalen Anomalie ergeben, kann, soll anhand von 5 Fällen dargestellt werden.

Patienten und Ergebnisse

Seit 1980 wurden an der Universitätsklinik Frankfurt Abt. für Urologie 71 Hodentumorpatienten einer retroperitonealen Lymphadenektomie unterzogen. Die praeoperativen Untersuchungen sind in Tabelle 1 aufgeführt, Tabelle 2 und 3 zeigen die histologische- und die Altersverteilung. Im Stadium I wird die modifizierte RLA durchgeführt, um den praesacralen sympatischen Nervenplexus möglichst wenig zu beeinträchtigen. Die komplizierte Organogenese der V. Cava inf. stellt Abb. 1 dar. Bis zur 8. Woche der Embryonalentwicklung übernehmen die Kardinalvenen den venösen Abfluß. Erfolgt in der 6.-8. Woche keine ausreichende Anastomosierung der linken und rechten Subkardinalvene, so degeneriert der untere Teil der linken Subkardinalvene nicht und es resultiert eine H-förmig gedoppelte V. cava inf. [5, 6]. Die Patienten, bei denen intraoperativ eine Störung der oben dargestellten Gefäßentwicklung vorgefunden wurde, sind in den folgenden Abb. 2-6 veranschaulicht.

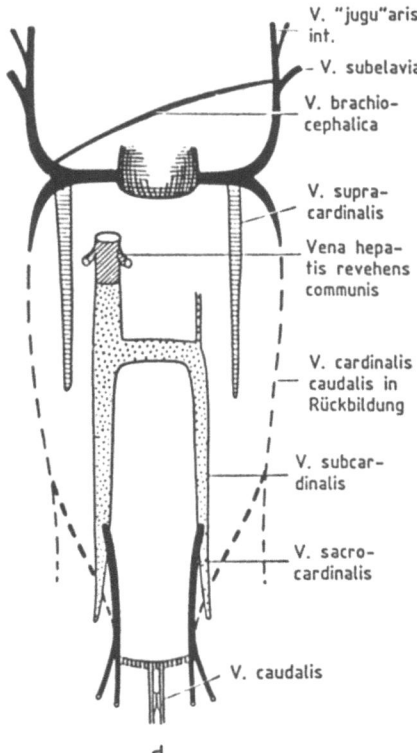

Abb. 1. (Aus Starck et al. 1968)

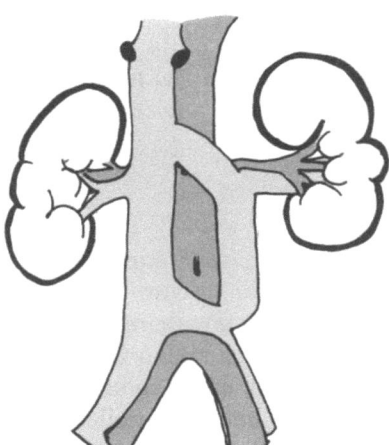

Abb. 2. 1. Fall: K. W., 23 Jahre. Embryonalzellkarzinom rechts. H-förmig gedoppelte V. cava inf. mit schräg verlaufender distaler Anastomose auf Höhe der Bifurkation und bogenförmiger proximaler Anastomose kranial des Nierenhilus. Im CT als ausgedehnte Metastasierung befundet

Tabelle 1. Präoperative Untersuchungen

Tumormarker (AFP, β-HCG, Ca-125)
Oberbauch- und Hodensonographie
i.v.-Pyelogramm
Lymphographie
Computertomographie

Tabelle 2. Histologische Klassifikation

Seminom	29 Pat.
Teratocarcinom	23 Pat.
Embryonales Ca.	17 Pat.
Leydigzell-Tumor	1 Pat.
Mischtumor	1 Pat.

Tabelle 3. Altersverteilung

< 20 Jahre	6 Pat.	
20-30 Jahre	21 Pat.	
31-50 Jahre	40 Pat.	Σ 33 Jahre
> 50 Jahre	4 Pat.	

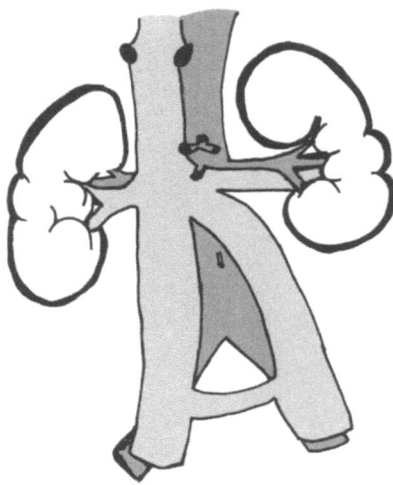

Abb. 3. 2. Fall: S. P., 22 Jahre. Teratokarzinom links. H-förmig gedoppelte V. cava inf. mit rechtwinklig verlaufender distaler Anastomose und bogenförmiger proximaler Anastomose, die gemeinsam mit der linken V. renalis mündet

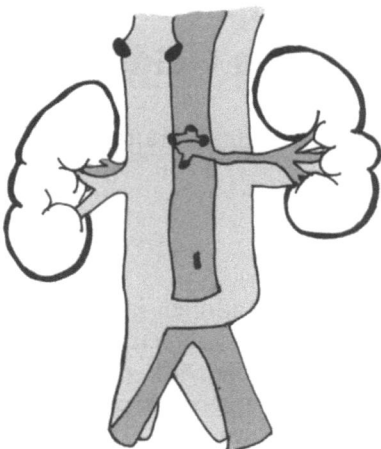

Abb. 5. 4. Fall: Sch. C., 28 Jahre. Embryonalzellkarzinom rechts. H-förmig gedoppelte V. cava inf. mit bogenförmiger distaler Anastomose. Proximal kann infradiaphragmal keine Anastomose dargestellt werden. Die linke V. renalis mündet in die linke V. cava inf. Im CT dringender Verdacht auf Metastase in Höhe des linken Nierenhilus

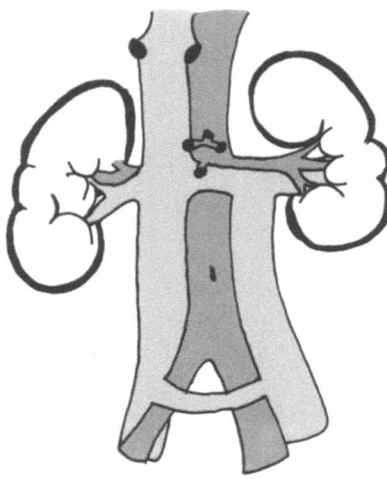

Abb. 4. 3. Fall: H. K-H., 38 Jahre. Teratokarzinom rechts. H-förmig gedoppelte V. cava inf. mit rechtwinklig verlaufender distaler Anastomose kaudal der arteriellen Bifurkation; Proximal Mündung in die linke V. renalis

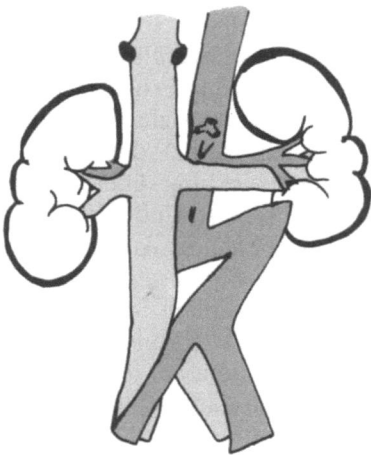

Abb. 6. 5. Fall: Sch. P., 40 Jahre. Seminom links. Ausgeprägtes abdominelles Aortenkinking. Die Aorta verläuft bogenförmig auf den linken Nierenhilus zu, knickt dort stumpfwinklig nach medial ab und tritt dann leicht lateralisiert durch das Zwerchfell. Im CT, der Lymphografie sowie der Cavografie wurde eine Metastasierung in Höhe des linken Nierenhilus, die sich nach medial ausdehnte, gestellt

Diskussion

Die pathologisch-anatomische Literatur gibt die o.g. Anomalien mit einer Inzidenz von bis zu 1‰ an [1, 4, 7]. Inwieweit ein Zusammenhang zwischen Hodentumoren und infradiaphragmalen Gefäßanomalien hergestellt werden kann, läßt sich bei der geringen Fallzahl nicht ausreichend beurteilen. Aus der Sichtweise der heute üblichen Therapieempfehlungen für Hodentumorpatienten erscheint der Hinweis auf 7% Gefäßanomalien in dem hier präsentierten Patientenkollektiv von Bedeutung. Bezieht man Veränderungen wie ausgeprägte Polgefäße in die Anomalien mit ein, so kommt man sogar auf eine Rate von 25%. Bisher wurde nur in einzelnen Falldarstellungen auf die Möglichkeit eines praeoperativen falschpositiven Lymphknotenstagings hingewiesen [2, 3]. Aufgrund der falschpositiven Voruntersuchungen wird ein Stadium II A-B angenommen und die entsprechenden Therapiemaßnahmen eingeleitet. Da bei diesen Patienten aber ein Stadium I vorliegt, können ihnen weitere invasive Maßnahmen erspart werden, wenn sie in ein Tumornachsorgeprogramm der „wait and watch"-Strategie aufgenommen würden.

Zusammenfassung

Gerade im Hinblick auf diese Patienten soll zur Diskussion gestellt werden, ob man die intravenöse digitale Subtraktionsangiographie als wenig belastende Untersuchung in die Stagingdiagnostik einbeziehen sollte. Hiermit könnte eine ausreichende Darstellung der retroperitonealen Gefäßsituation erzielt werden, so daß die Indikation zur jeweiligen Therapie erhärtet würde, bzw. dem Patienten die entsprechenden invasiven Therapiemaßnahmen erspart blieben. Auch die Planung des operativen Vorgehens würde auf diese Weise unterstützt werden.

Literatur

1. Bargmann W, Doerr W (1963) Das Herz des Menschen, Bd 1. Thieme, Stuttgart, S 512–513
2. Cohen SI et al. (1982) Duplicated inferior Vena cava misinterpreted by computerized Tomography as metastic retroperitoneal testicular tumor. J Urol 128 (2): 389–391
3. Klimberg I, Wajsman Z (1986) Duplicated inferior Vena cava simulating retroperitoneal Lymphadenopathy in a patient with embryonal cell carcinoma of the testicle. J Urol 136 (3): 678–679
4. Lein HH, Kolbenstvedt A (1977) Nonmalignant venographic abnormalities of inferior vena cava. Radiology 122 (1): 105–110
5. Keith LM, Lütjen-Drecoll E (1985) Embryologie. Schattauer, Stuttgart, S 335–340
6. Starck D et al. (1968) Embryologie des Menschen 3. Aufl. Thieme, Stuttgart, S 560–567
7. Weißbach L et al. (1982) Limittiert der retroperitoneale Gefäßsitus die Operabilität des metastasierenden Hodentumors? Urologe (A) 21 (4): 211–217

Frau A.-D. Marschall
Urologische Universitätsklinik Frankfurt
Theodor Stern Kai 7
D-6000 Frankfurt 70

Diagnostische Probleme bei Tumoren der Niere

Röntgenologische Differentialdiagnostik seltener Raumforderungen der Niere

R. Weiske und A. Gerlach

Diagnostische Schwierigkeiten bei der Abklärung renaler Raumforderungen können nicht nur bei symptomatischen Patienten auftreten. Durch die Zunahme routinemäßig durchgeführter abdomineller Sonographien werden asymptomatische Läsionen an den Nieren gefunden, deren Dignität nicht ohne weiteres zu klären ist, so daß weitere Untersuchungen notwendig sind, um ein sinnvolles Procedere festzulegen. Auch bei kombiniertem Einsatz der verschiedenartigen neuen bildgebenden Verfahren gelingt nicht bei jedem Patienten eine zuverlässige Diagnosestellung, so daß eine histologische Klärung erzwungen werden muß.

Zu den seltenen Raumforderungen der Niere gehören unter anderem die als gutartig angesehenen epithelialen Tumoren der Nierenrinde, die *Adenome*. Die Unterscheidung einer Sonderform, der *Onkozytome,* vom Nierenzellcarcinom ist aufgrund des CT-Befundes mit einer zentralen Narbenbildung sowie des typischen angiographischen radspeichenartigen Gefäßmusters meist möglich [5]. Hingegen kann die Abgrenzung der xanthogranulomatösen Pyelonephritis und der mesenchymalen Angiomyolipome gegenüber Hypernephromen wegen ihrer unscharfen Konturierung zum gesunden Nierenparenchym hin schwierig sein [3, 4, 6, 7].

Die *xanthogranulomatöse Pyelonephritis* [1, 2, 4] stellt eine Sonderform entzündlicher Nierenerkrankungen dar, die Ähnlichkeit mit Tumoren, Nierenabszessen und tuberkulösen Kavernen aufweist. Sie tritt meist bei diabetischen Frauen und Nierensteinträgern uni- oder multilokulär oder diffus auf und kann bei entzündlicher Klinik mit schweren allgemeinen Symptomen eines konsumierenden Tumorleidens einhergehen. Namensgebend sind makroskopische Herde im Nierenparenchym, die durch Lipideinlagerungen kräftig gelb gefärbt sind. Mikroskopisch finden sich neben lymphozytären und plasmazellulären Infiltraten mehrkernige Makrophagen, die Lipidgranula enthalten und als Schaumzellen bei etwa 80% der Erkrankten im Urinsediment nachweisbar sein können.

Computer-Tomogramm und Sonogramm werden vom entzündlichen Pseudotumor bestimmt, der sich perirenal ausdehnt und zu einer Verbackung mit der Umgebung führen kann (Abb. 1).

Eine Vermehrung von Fibroblasten und Kollagenfasern führt durch Gefäßwandveränderungen zum angiographischen Bild geschlängelter, unregelmäßig eingeengter Lumina. Liegt eine stärkere entzündlich bedingte Hypervaskularisation vor, ist sie durch das Fehlen von Kontrastmittelseen und früh kontrastierter Venen von Tumorgefäßen zu differenzieren. Charakteristischerweise markiert eine dilatierte Kapselarterie die perirenale Ausdehnung der Entzündung. Unter den gutartigen mesenchymalen Mischtumoren aus Fettgewebe, angiomatösen Strukturen und glatter Muskulatur treten die *Angiomyolipome* meist bilateral als Begleitveränderungen bei tuberöser Sklerose auf. Ohne einen Morbus Bourneville-Pringle kommen derartige Hamartome einseitig bei Frauen in der 5. und 6. Dekade vor [3, 4, 6, 7].

Treten bei Patienten mit größeren Angiomyolipomen Flankenschmerzen und eine Hämaturie auf, liegt zumeist eine Einblutung als typische Komplikation vor (Abb. 2), die interventionell-radiologisch durch Embolisation behandelt werden kann. Besonders bei Befall nur einer Niere können diff.-diagn. Schwierigkeiten in der Abgrenzung maligner Nie-

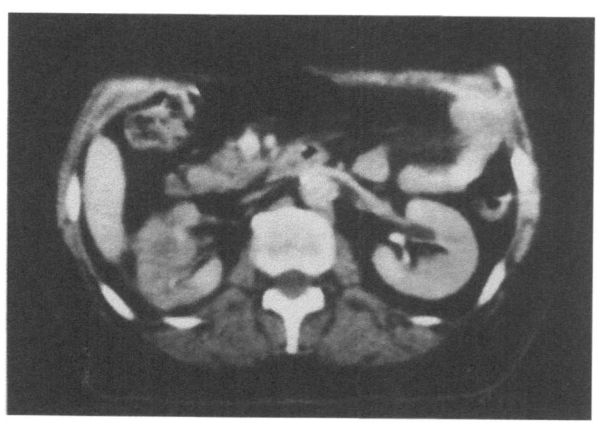

Abb. 1

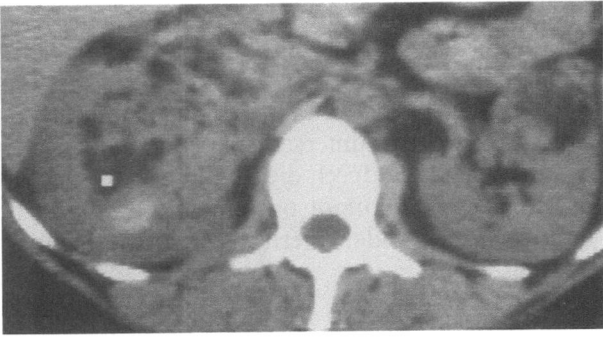

Abb. 2

rentumoren sonographisch und angiographisch auftreten [3, 7], während die Computer-Tomographie aufgrund der lipomatösen Bezirke und der angiomatösen Kontrastmittelanreicherung die Diagnose meist klar zu stellen vermag [3, 6]. Angiographische Charakteristika sind neben korkenzieherartig geschlängelten Gefäßen mit unregelmäßigem Kaliber Mikro- und Makroaneurysmen sowie Kontrastmittelseen. Die für Hypernephrome typischen AV-Shunts fehlen.

Literatur

1. Funke PJ, Hertle L (1980) Xanthogranulomatöse Pyelonephritis. Dtsch Med Wochenschr 105: 269–272
2. Goldman SM, Hartman DS, Fishman EK, Finizio JP, Gatewood OM, Siegelman SS (1984) CT of xanthogranulomatous pyelonephritis: radiologic-pathologic correlation. AJR 142: 963–969
3. Gospos CH, Böhm N, Friedburg H (1981) Angiographische Probleme beim Angiomyolipom (AML) der Niere. Fortschr Röntgenstr 134: 653–656
4. Meiisel P, Apitzsch DE (1978) Atlas der Nierenangiographie. Springer, Berlin Heidelberg New York
5. Quinn MJ, Hartman DS, Friedman AC, Sherman JL, Lautin EM, Pyatt RS, Ho Chikim, Csere R, Fromowitz FB (1984) Renal oncocytoma: new observations. Radiology 153: 49–53
6. Rath M, Schilling A, Sommer B, Bauer M, Fenzl G (1982) Bilaterale renale Angiomyolipome. CT - Sonogr 2: 44–46
7. Winkler EA (1981) Zur Problematik der angiographischen Differentialdiagnose zwischen Hypernephrom, Angiomyolipom und Nierenbeckenkarzinom. Röntgenblätter 34: 133–138

R. Weiske
Katharinenhospital
Radiologisches Institut
Kriegsbergstr. 60
D-7000 Stuttgart 1

Stellenwert der Kernspintomographie (MRT) in der Diagnostik von Nierentumoren

H. Vanherpe, W. von Waldthausen, K. Kornmesser und R. Nagel

Seit der Einführung der Kernspintomographie 1984 in unserem Klinikum haben wir 30 Patienten mit diesem Verfahren untersucht. Es sollte herausgefunden werden, ob dieses neue bildgebende Verfahren in der Diagnostik renaler Raumforderungen *mehr* Informationen liefert als die bisher angewandten Verfahren. Verglichen wurden die mit *MRT* erhobenen Befunde mit der *Sonographie,* der *Angiographie,* dem *CT* und dem *histologischen Befund* nach OP.

Material und Methode

Von August 1984 bis März 1987 wurden 30 Patienten mit insgesamt 31 Raumforderungen untersucht. 20 Patienten waren männlich 10 weiblich, das Alter der Patienten lag zwischen 19 und 77 Jahren und betrug im Mittel 53,5 Jahre (Tabelle 1).

Die Raumforderung waren 17mal rechts, 12mal links und einmal bilateral.

Die *Ultraschall-Untersuchungen* wurden durchgeführt mit dem Sonographiegerät der Fa. Toshiba, die *Computertomographie* mit dem SOMATOM 2 der Fa. Siemens und die *MRT-Untersuchungen* mit dem *MAGNETOM* der Fa. Siemens mit 0,5 Tesla-Magnetfeldstärke.

Von den 30 Patienten wurden 26 Patienten nephrektomiert. Bei einem Patienten mit bilateraler Raumforderung erfolgte zusätzlich noch eine Probebefreilegung der kontralateralen Niere. Die Schnellschnittdiagnose ergab einen malignen Nierentumor.

Tabelle 1. Material und Methode (8/84–3/87)

Patienten	30	weiblich 10 männlich 20	= 31 Raumforderungen
Alter		19–77 (53,5 Jahre)	
Lokalisation		rechts	17
		links	12
		bilateral	1
Therapie		Nephrektomie	26
		Freilegung + Schnellschnitt	1
		konservativ	4
Untersuchungen		Sonographie	30
		Infusionsurogramm	30
		Computertomographie	30
		MRT	30
		Angiographie	29

Tabelle 2. Ergebnisse

Histologie (n = 27)	Konservativ (n = 4)
21 × Nierenkarzinome	2 × Nierenadenom
2 × Adenokarzinom	1 × Nierenhämatom
1 × Liposarkom	1 × Angiolipom
1 × onkozytäres Karzinom	
1 × Angiolipom	
1 × Tuberkulom	

Tabelle 3. Ergebnisse

	Solide Raumforderung (n = 31) (%)	Diagnose gesichert (%)	Diagnose *nicht* gesichert (%)
Sonographie	100	44	56
Inf.-Urogramm	70	-	
CT	100	97	3
Angiographie n = 29	100	96	4
MRT	97	90	10

Eine Nephrektomie erfolgte nicht, da der Patient dies vor der Operation grundsätzlich abgelehnt hatte.

4 Patienten wurden konservativ behandelt.

Ergebnisse

Die *histologische Untersuchung* ergab von den 27 operierten in 25 Fällen einen malignen Tumor sowie ein Angiomyolipom und ein Tuberkulom (Tabelle 2, 3).

Bei den 4 nicht operierten Patienten handelte es sich um ein intrarenales Nierenhämatom nach ESWL und ein Angiomyolipom.

Die beiden soliden Raumforderungen mit einem Durchmesser kleiner 2 cm ohne eindeutige Malignitätskriterien wollten wir zur Enukleation freilegen.

Die Patienten haben die Operation zunächst abgelehnt und befinden sich seither in regelmäßiger ambulanter Kontrolle.

Die primäre Diagnose einer renalen Raumforderung erfolgte aus unterschiedlichen Indikationen bei allen Patienten durch die Sonographie, und häufig war der Nierentumor nur ein Zufallsbefund bei der urologischen oder internistischen Routineuntersuchung.

Vergleicht man die präoperativen sonographischen Befunde mit der histologischen Beurteilung ergibt sich, daß eine *sichere* Diagnose allein mit der Sonographie nur in 44% möglich war, während der Befund im CT in 97% mit der histologischen Diagnose korrelierte.

Bei dem Patienten mit bilateralen Nierentumor entsprach die vom CT angegebene Diagnose eingeblutete Nierenzyste nicht dem histologischen Befund; hier ergab erst die Schnellschnittdiagnose bei der Probefreilegung der Niere ein malignes Nierenkarzinom. Die Entfernung der Niere war von dem Patienten jedoch, wie bereits erwähnt, abgelehnt worden.

Die mit dem MRT erhobenen Befunde erbrachten in keinem Fall eine zusätzliche Information, im Gegenteil:

Sie lieferte in 3 Fällen falsche Ergebnisse. So konnte eine Raumforderung, ein sog. Nierenadenom, nicht nachgewiesen werden, ein Hypernephrom wurde als eingeblutete Zyste fehlinterpretiert und ein Hämatom wurde nicht sicher als solches erkannt.

Aus unseren Untersuchungen folgern wir, daß in der Diagnostik renaler Raumforderungen bei Vorliegen von Sonographie und CT auf die MRT-Untersuchung verzichtet werden kann.

Dr. H. Vanherpe
Universitätsklinikum Rudolf Virchow
Standort Charlottenburg
Spandauer Damm 130
D-1000 Berlin 19

Aktueller Stand der MR-Diagnostik bei Erkrankungen an der Niere

H. G. Zilch

Mit der Magnetischen Resonanz (MR) steht ein neues bildgebendes Verfahren zur Verfügung, das nicht invasiv, ohne Strahlenexposition und Kontrastmittelgabe multidimensionale Abbildungen ermöglicht. Grundsätzlich stellt sich bei Einführung einer neuen bildgebenden Methode die Frage nach der Abbildungssensibilität. Vergleichende anatomisch-kernspintomographische Untersuchungen haben ergeben, daß die MR sehr detailliert die Morphologie der Nierenarchitektonik wiederzuge-

ben vermag [4]. Dies betrifft nicht nur das Nierenparenchym sondern auch die Kompartimente des Nierensinus.

Basierend auf diesen Erkenntnissen wird anhand von über 150 MR-Untersuchungen die diagnostische Wertigkeit, insbesondere im Vergleich mit Sonographie und Computertomographie erörtert:

Prinzipiell können fokale Nierenprozesse mit den etablierten Untersuchungsmethoden identifiziert werden. Gerade bei zystischen Raumforderungen

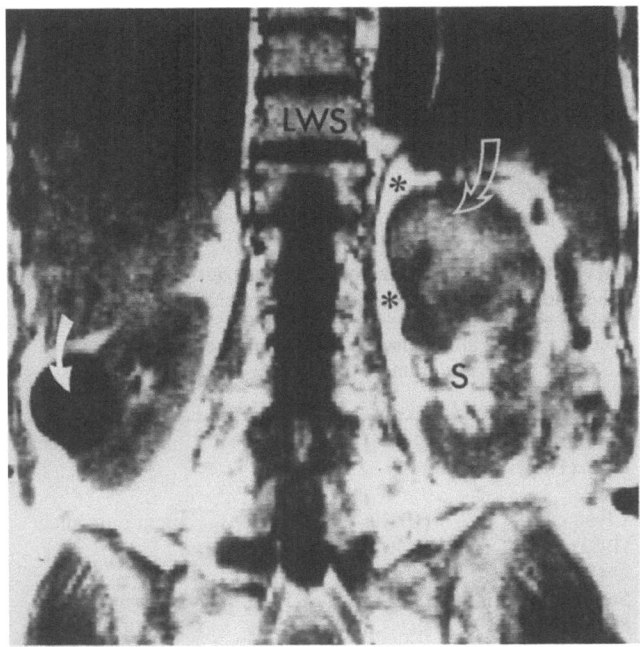

Abb.1. MR-Aufnahme in Frontalprojektion und T_1-Betonung. *Rechts:* Nierenzyste (weißer Pfeil); *Links:* Nierenzellkarzinom (offener Pfeil); *S*, Nierensinus; *, Perirenales Fettgewebe

ergibt sich nicht selten das Problem der eindeutigen Zuordnung. Die Magnetresonanz eröffnet hier die Möglichkeit durch Variation der Untersuchungsparameter zystische Flüssigkeiten weiter zu charakterisieren [2]. Hämorrhagische und infizierte Zysten haben im Spinechomodus eine andere Signalintensität als einfache Zysten (Abb. 1). Solide Nierentumoren (Abb. 1) zeigen ein Spektrum verschiedener Signalmuster. Eine nähere Differenzierung hinsichtlich einer Artdiagnose ist – mit Ausnahme des Angiomyolipoms – nicht möglich. Der größte Vorteil der Magnetresonanz liegt im Tumorstaging [1]. Durch die flexible Schnittführung ist es möglich, die Tumorausdehnung topographisch genau zu definieren [5], eine Infiltration in angrenzende Organe festzustellen, sowie vergrößerte Lymphknoten nachzuweisen. Insbesondere die Darstellung in der Operations-Situs-Ebene ist vorteilhaft, da sie die intraoperative Orientierung erleichtert. In demselben Untersuchungsgang können auch die großen venösen Gefäße hinsichtlich ihrer Durchgängigkeit überprüft werden. Der Nachweis eines Tumorthrombus gelingt – im Gegensatz zur Computertomographie – ohne erforderliche Kontrastmittelapplikation.

Die normale Niere ist im T_1-betonten Aufnahmemodus charakterisiert durch eine exzellent gute Differenzierung von Cortex und Medulla. Es hat sich nun gezeigt, daß diese corticomedulläre Differenzierung ein sehr sensibles Kriterium hinsichtlich der Funktionsfähigkeit darstellt.

Bei akuter oder chronischer Abstoßungsreaktion bei Transplantatnieren kommt es zu einer Abnahme bzw. Aufhebung dieser Differenzierbarkeit. Damit ist ein weiterer Indikationsbereich der Magnetresonanz gegeben. Ebenso kommt es bei verschiedenen Formen der Glomerulonephritiden zu einer Aufhebung der corticomedullären Differenzierung [3], wobei derzeit unbestimmt ist, inwieweit dieses Zeichen eine Möglichkeit zur Verlaufskontrolle darstellt.

Als größter Nachteil der Magnetresonanz ist die geringe Sensibilität auf Verkalkungen oder kalkhaltige Konkremente anzusehen. Diesbezüglich dürften die etablierten Methoden ihren unbestrittenen hohen Stellenwert beibehalten.

Durch Verkürzung der Untersuchungszeit mit dem sogenannten Schnellbildverfahren in Kombination mit Injektion einer paramagnetischen Substanz erscheint es möglich, renale Funktionsabläufe und Perfusionsverhältnisse zu erfassen. Damit kann man ähnlich wie bei der CT dynamische Studien durchführen, die unter anderem eine nähere Tumordifferenzierung in aktives Tumorgewebe und regressive Gewebsveränderungen erlauben. Inwieweit auch histologische Tumortypen zu differenzieren sind, kann zum gegenwärtigen Zeitpunkt nicht beantwortet werden.

Literatur

1. Hricak H (1986) MRI of the genitourinary tract. In: Budinger TF, Margulis AR (eds) Medical Magnetic Resonance Imaging an Spectroscopy. Soc Magnetic Resonance Med 202–211
2. Marotti M, Hricak H, Fritzsche P, Crook LE, Hedgcock MW, Tanagho EA (1987) Complex an Simple Renal Cysts: Comparative Evaluation with MR Imaging Radiology (in press)
3. Ramm B, Semmler W, Laniado M (1986) Einführung in die MR-Tomographie. Enke, Stuttgart
4. Zilch HG, Posel P (1986) Magnetresonanztomographie von Nieren: Vergleich mit dem anatomischen Korrelat. Fortschr Röntgenstr 245, 3: 250–256
5. Zilch HG, Kett H, Baumgartl F, Held P, Reisenecker E (1986) Renale Kernspintomographie-Fortschritte durch optimierte Untersuchungstechnik. Akt Urol 17: 336–338

Dr. med. H.G. Zilch
Abt. Radiologie und MR-Tomographie
Stadtkrankenhaus Passau
D-8390 Passau

Zur Wertbemessung verschiedener diagnostischer Verfahren zum Nachweis der ossären Metastasierung beim Nierenzellkarzinom

M. Remy, P. Brühl und K. Klocke

Nach den Lungen ist das Skelett am häufigsten von der Dissemination des Nierenzellkarzinoms betroffen. In unserem Patientengut geht dieses Karzinom in 23% der Fälle mit Knochenmetastasen einher, wobei 253 Krankengeschichten unserer Klinik (1972-1985) ausgewertet wurden. Die frühe Erkennung der Skelettmetastasen ist im Rahmen des Tumorstaging, aber auch im Rahmen der Nachsorge für die Prognose und Therapie von Bedeutung. Die radiologische Diagnose ist rein morphologischer Art. Das Röntgenbild zeigt oft erst in der Spätphase einer Skeletterkrankung einen pathologischen Befund, erlaubt aber *dann* eine Diagnose bezüglich der Dignität. Das Knochenszintigramm ist eine funktionelle Untersuchung mit hoher Sensibilität, wobei die Intensität der Aktivitätsspeicherung dem Maß des Knochenumbaus entspricht. Eine Aussage über die Ätiologie des Prozesses erlaubt es nicht, d.h. es hat nur eine geringe Spezifität. Das bedeutet, daß eine pathologische Aktivitätsbelegung bezüglich ihrer Dignität zunächst unklar ist.

Eine Erhöhung der alkalischen Phosphatase spricht, sofern andere Erkrankungen, die diesen Parameter beeinflussen ausgeschlossen sind, für eine gesteigerte Osteoblastenaktivität. Hier ist zu beachten, daß das Nierenzellkarzinom im Gegensatz zum Prostatakarzinom rein osteolytische Metastasen setzt, was bedeutet, daß sich die Osteoblastenaktivität nur im Randbereich der Metastasen abspielen kann. Aufgrund dieser Tatsache muß angenommen werden, daß der Wert der alkalischen Phosphatase bei Patienten mit Skelettmetastasen durch Nierenzellkarzinom im Gegensatz zu solchen mit anderem Primärtumor *keine* Aussagekraft hat.

Wir haben 21 Patienten mit Nierenzellkarzinom und pathologischer Aktivitätsbelegung im Skelettszintigramm bzgl. ihrer radiologischen und enzymatischen Befunde verglichen und unsere Ergebnisse bei der Erstuntersuchung denen der Literatur gegenübergestellt (Tabelle 1). Bei abnormer Aktivitätsbelegung im Szintigramm zeigen nur 52% der Röntgenzielaufnahmen ein pathologisches Substrat und nur 45% dieser Patienten hatten eine erhöhte alkalische Phosphatase im Serum. Zeigt das Ganzkörperszintigramm pathologische Aktivitätsanreicherung, sollte insbesondere bei fehlendem Metastasennachweis im Röntgenbild eine Abklärung mit Hilfe der Skelettcomputertomographie erfolgen. Beim nicht pathologischen Szintigraphiebefund ist allerdings ein röntgenologischer Metastasennachweis nicht ausgeschlossen, wie gerade Steinbächer unlängst mitgeteilt hat.

Tabelle 1. Nierenzellkarzinom: Skelettszintigramm, radiologische und enzymatische Befunde im Vergleich

Autor	Pathologisches Szintigramm	Pathologische Röntgenaufnahme	Erhöhte alk. Phosphatase
Parthasarathy et al. (1975) n=9	n= 9 (100%)	n= 7 (78%)	nicht untersucht
Clyne et al. (1983) n=9	n= 9 (100%)	n= 6 (67%)	nicht untersucht
Steinbächer et al. (1987) n=91	n=76 (84%)	n=91 (100%)	nicht untersucht
eigene Ergebnisse n=21	n=21 (100%)	n=11 (52%)	n=5 (45%)

Tabelle 2. Indikation zur Skelettszintigraphie beim Nierenzellkarzinom

1. Früherkennung des Knochenherdes
2. Bestimmung der Lokalisation und Anzahl von Metastasen
3. Verifizierung eines Heilerfolges bei Therapie

Die Indikation zur Skelettszintigraphie ist gegeben (Tabelle 2):

- bei der Suche nach Metastasen und der Bestimmung ihrer Anzahl
- zur Abklärung schmerzhafter Skelettsymptome, wobei sie ihren festen Platz neben den radiologischen Methoden einnimmt und
- zur Verifizierung eines Heilerfolges bei Therapie.

Ob das Knochenszintigramm als Screeningmethode bei Staging und im Rahmen der Nachsorge des primär nicht metastasierten Nierenzellkarzinoms eingesetzt werden sollte, ist vor dem Hintergrund der großen prognostischen Bedeutung der Früherkennung von Knochenmetastasen zu werten.

Geht man davon aus, daß ein hoher Prozentsatz der Nierenzellkarzinome ossär metastasiert, so ist jede Methode, die *vor* dem Auftreten subjektiver Symptome und radiologischer Veränderungen sensitiv reagiert, als sinnvoll zu erachten, weil gerade bei Befall des Achsenskeletts *vor* dem Auftreten pathologischer Frakturen und neurologischer Ausfälle strahlentherapeutische oder osteosynthetische Maßnahmen ergriffen werden müssen. Keines der genannten diagnostischen Verfahren ist allein geeignet, eine verbindliche Aussage bei der Suche nach Skelettmetastasen zu machen. Erst die Gesamtschau von Klinik, Knochenszintigramm, radiologischen und enzymatischen Befunden erlaubt eine zuverlässige Diagnose.

Literatur

1. Clyne CAC, Frank JW, Jenkins JD, Smart CJ (1983) The place of the ^{99m}Tc-polyphosphonate bone scan in renal carcinoma. Br J Urol 55: 174–175
2. Parthasarathy KL, Landsberg R, Bakshi SP, Donoghue G, Merrin C (1978) Detection of bone metastases in urogenital malignancies utilizing ^{99m}Tc-labeld phosphate compounds. Urology 11: 99–102
3. Steinbächer M, Rieden K, Bihl H, Georgi P (1987) Das Speicherverhalten von ossären Metastasen des Hypernephroms im ^{99m}Tc-MDP-Knochenszintigramm. Fortschr Röntgenstr 146/5: 555–558

Prof. Dr. med. P. Brühl
Urologische Universitätsklinik
Sigmund-Freud-Str. 25
D-5300 Bonn 1

Ganzkörperretention von ^{99m}Tc-Diphosphonat – Eine wertvolle Ergänzung des Skelettszintigramms in Diagnostik und Verlaufskontrolle urologischer Karzinome

R. Friedrichs, C. Stein, U. Büll, G. Giani und H. Rübben

Das Ganzkörperskelettszintigramm mit ^{99m}Tc-Diphosphonat besitzt einen festen Platz in der Diagnostik und Nachsorge urologischer Karzinome. Nachteil dieser Methode ist jedoch, daß die Auswertung lediglich durch eine subjektive visuelle Betrachtung erfolgen kann. Ziel der vorliegenden Untersuchung ist eine „Quantifizierung" des Skelettszintigramms durch Kombination mit der Bestimmung des Ganzkörperretentionswerts von ^{99m}Tc-Diphosphonat.

Material und Methode

Untersucht werden 32 Patienten mit lokal begrenztem Karzinom (Prostatakarzinom n = 14, Blasenkarzinom n = 8, Nierenkarzinom n = 10) und 21 Patienten mit Skelettmetastasen (Prostatakarzinom n = 11, Blasenkarzinom n = 5, Nierenkarzinom n = 5). 11 Patienten mit lokal begrenzten Karzinomen werden in ihrem Verlauf kontrolliert, von 4 Patienten mit metastasiertem Prostatakarzinom liegen ebenfalls Verlaufskontrollen vor. Darüber hinaus werden Patienten mit anderen Karzinomen, die häufig in das Skelettsystem metastasieren, untersucht (überwiegend Mamma- und Bronchialkarzinom). 22 der Patienten mit nicht-urologischen Karzinomen hatten ein lokal begrenztes Karzinom, 8 Patienten hatten Skelettmetastasen. Die untersuchten Patienten erhalten intravenös zwischen 10 und 12 mCi ^{99m}Tc-Methylen-Diphosphonat (370–444 MBq). Unmittelbar nach Injektion und nach 24 Stunden erfolgt die Messung der Knochenaffinität des Radiopharmazeutikums mit Hilfe eines Ganzkörperzählers in einem abgeschirmten Meßraum. Ein Skelettszintigramm wird bei allen Patienten 3 Stunden nach der Injektion angefertigt. Der Ganzkörperretentionswert wird nach folgender Formel berechnet:

$$\frac{\sqrt{ventral \times dorsal}}{\frac{T\,\frac{1}{2}\,Korr.}{\sqrt{ventral \times dorsal}}} \times 100$$

Anhand dieser Formel erhält man aus der sofortigen Messung, der Messung nach 24 Stunden sowie aus dem Korrekturfaktor, der die Abklingrate des ^{99m}Tc-Diphosphonats berücksichtigt, den Wert der Ganzkörperretention in Prozent.

Ergebnisse

Tabelle 1. Ganzkörperretention der Patienten mit urologischen Karzinomen

	M_0 (%)	M_{loss} (%)	
Prostata	41,6 ± 6,0	52,8 ± 9,6	p = 0,0013*
Blase	42,3 ± 4,0	51,9 ± 5,8	p = 0,0008*
Niere	40,8 ± 4,8	53,1 ± 2,0	p = 0,0179*

* Signifikanzberechnung nach Pitman Permutationstest für den unverbundenen Zwei-Stichproben-Fall

Somit finden sich statistisch signifikante Unterschiede zwischen Patienten mit negativem und positivem Skelettszintigramm.

Beispiele zur Verlaufskontrolle von Patienten mit metastasiertem Prostatakarzinom (jeweils nach 3–6 Monaten)

Patient 1 55,2%–48,7% – jeweils einer partiellen
Patient 2 51,3%–48,0%   Remission entsprechend
Patient 3 46,1%–37,9% – komplette Remission
Patient 4 47,2%–52,3% – Progression

Aufgrund dieser Verlaufskontrollen ergibt sich somit ein erster Anhalt, daß sich die Bestimmung des Ganzkörperretentionswertes zur intraindividuellen Verlaufskontrolle eignet.

Diskussion

Die Ergebnisse zeigen, daß ein Ganzkörperretentionswert unter 40% in aller Regel einem Normalbefund, zwischen 40% und 50% einem Grenzbefund und über 55% immer einem pathologischen Befund entspricht. Allgemein verbindliche Werte sind aufgrund dieser Untersuchung nicht möglich. Patienten mit begleitender Niereninsuffizienz (Serumkreatinin > 200 µmol/l) oder metabolischen Knochenerkrankungen eignen sich nicht zur Ganzkörperretentionsbestimmung, da in diesen Fällen die Ganzkörperretention nahezu immer erhöht ist. Solche Patienten waren bei unseren Messungen ausgeschlossen. – Es ist denkbar, daß vereinzelte herdförmige Erhöhungen der Radionuklidspeicherung bei der Gesamtretentionsbestimmung nicht ins Gewicht fallen. Die Ganzkörperretentionsmessung kann somit das Skelettszintigramm, das auf die Erfassung fokaler Mehrspeicherungen ausgerichtet ist, nicht ersetzen [1]. Da keine allgemein verbindlichen Werte für die Ganzkörperretention angegeben werden können, ist die intraindividuelle Verlaufskontrolle von entscheidender Bedeutung. Eine intraindividuelle Verlaufskontrolle könnte eine bessere Beurteilung des Erfolges einer hormonellen oder zytostatischen Therapie ermöglichen [2, 3]. Auch eine bessere Beurteilung der schwer zu erfassenden „stable disease" erscheint möglich [3]. Bei erhöhter Ganzkörperretention und normalem Skelettszintigramm muß bei Tumorpatienten an diffuse Knochenveränderungen gedacht werden. Die Ganzkörperretentionsmessung erscheint als feiner Indikator für diffuse Veränderungen im Knochen oder Knochenmarksbereich, wobei offenbar Veränderungen im Knochenmark zu Mikroveränderungen an der Knochenoberfläche führen, die sich so nachweisen lassen [1]. Kurzfristige Verlaufskontrollen und ggf. therapeutische Konsequenzen erscheinen bei diesen Patienten indiziert. Es bleibt weiter festzuhalten, daß die Bestimmung der Ganzkörperretention ein einfaches, schnelles und den Patienten nicht belastendes Verfahren darstellt.

Literatur

1. Zorn-Bopp E, Büll U, Münzing W, Lang P, Moser EA (1983) Die Ganzkörperretention von ^{99m}Tc-Methylen-Diphosphonat bei Skeletterkrankungen. Nucl Med 22: 24–30
2. Friedrichs R, Büll U (1987) Bone scan and determination of whole body retention: A powerful combination in the management of patients with skeletal metastases. 82nd Annual Meeting of the American Urological Association, Anaheim, Abstract 561. J Urol 137: 244A
3. Dann J, Castronovo FP, McKusick JA, Griffin PP, William Strauss H, Prout GR (1987) Total bone uptake in the management of metastatic carcinoma of the prostate. J Urol 137: 444–448

Dr. med R. Friedrichs
Abt. Urologie der RWTH Aachen
Pauwelsstraße
D-5100 Aachen

Metastasierte seltene Nierentumoren

A. Possmann, W. Vahlensieck jr. und U. Wetterauer und H. Sommerkamp

Neben hypernephroiden Nierenkarzinomen und Nierenbeckenurothelkarzinomen werden auch seltenere Nierentumoren mit einem anderen histologischen Aufbau gefunden. Anhand einer retrospektiven Analyse aller Nierentumorfälle der Urologischen Abteilung der Universität Freiburg von 1976–1986 werden die Häufigkeit und Charakteristik dieser Tumoren dargestellt.

Ergebnisse (Tabelle 1)

Etwa jeder 15. Nierentumor zeigte eine besondere Histologie. Von den 34 seltenen Nierentumoren wiesen 9 (26%) Kriterien malignen Verhaltens wie invasives Wachstum oder Metastasierung auf. Mesenchymale und epitheliale Tumoren traten etwa gleich häufig auf.

Wegweisend war bei 5/9 Patienten die Symptomatik mit Schmerzen, Makrohämaturie, palpablem Tumor, symptomatischer Varikozele und Metastasen. Spezielle Hinweise auf die Tumorhistologie fanden sich nicht. Auffallend dabei ist der hohe Anteil der per Zufall durch die Sonographie entdeckten Tumoren (4/9).

Tabelle 1. Seltene maligne Nierentumoren (n = 9)

34/518 (6,6%)		seltene Nierentumoren
9/34 (26%)		seltene maligne Nierentumoren
Sarkome	3	(Leiomyosarkom, Liposarkom) (Sarkom unklarer Zellgenese)
Karzinome	3	(onkozytäres Karzinom) (2 squamöse Nierenzellkarzinome)
Mischtumoren	2	(Nephroblastome des Erwachsenen)
Tumor unklarer Genese	1	(Rhabdoidtumor)

Die Kombination der bildgebenden Verfahren erbrachte in allen Fällen den präoperativen Tumornachweis, wobei aber nur 2mal die richtige histologische Diagnose präoperativ vermutet wurde. In einigen Fällen wurde unter Umgehung der Ausscheidungsurographie, nach der Sonographie direkt eine Computertomographie oder Angiographie durchgeführt (Abb. 1, 2).

Hier die Gefäßdarstellung und die Computertomographie der rechten Niere einer 34jährigen Patientin mit malignem Onkozytom. Bisher wurde in der Literatur seit 1962 nur über etwa 50 weitere Fälle von malignen Onkozytomen berichtet [1, 2].

Zentrale Nekrose und pathologische Gefäße deuten zwar bei unserem Fall auf einen malignen Tumor hin, die exakte Histologie ließ sich präoperativ nicht eruieren.

7 unserer 9 Fälle wurden transperitoneal operiert. In zwei Fällen mit schlechtem AZ wurde über einen Flankenschnitt extraperitoneal operiert.

Bei 2 inoperablen Tumoren, die primär transperitoneal angegangen wurden, konnte nur eine Probeexzision durchgeführt werden. Trotz adjuvanter Chemotherapie bei 4 und Radiatio bei 3 Patienten leben aktuell nur noch 3/9 (33%) Patienten.

Von 5 am Tumor Verstorbenen hatten 1 ein lokales Rezidiv und 3 Lymphknotenmetastasen entwickelt.

Diskussion

Nur etwa 7% aller Nierentumoren bei Erwachsenen weisen vom hypernephroiden Nierenkarzinom oder dem Nierenbeckenurothelkarzinom abweichende Histologien auf.

Davon zeigen nur etwa 1/4 (26%) Zeichen der Malignität (invasives Wachstum und/oder Metastasen). Sarkome und Karzinome sind etwa gleich häufig vertreten.

Trotz moderner bildgebender Verfahren bleibt die histologische Diagnose bei sicher festgestelltem Tumor präoperativ meist unklar. Die Operation erbringt die genaue Histologie und ist bei 78% (7/9) durch Entfernung des gesamten Tumors potentiell kurativ. Trotz adjuvanter Maßnahmen ist die Prognose schlecht.

Literatur

1. Hamperl H (1962) Benign and malignant oncocytoma. Cancer 15: 1019–1027
2. Wenzel M, Alles JU, Strambolis C (1985) Das renale Onkozytom. Med Welt 36: 965–969

A. Possmann
Urologische Abteilung
Zentrum Chirurgie der Universität
D-7800 Freiburg

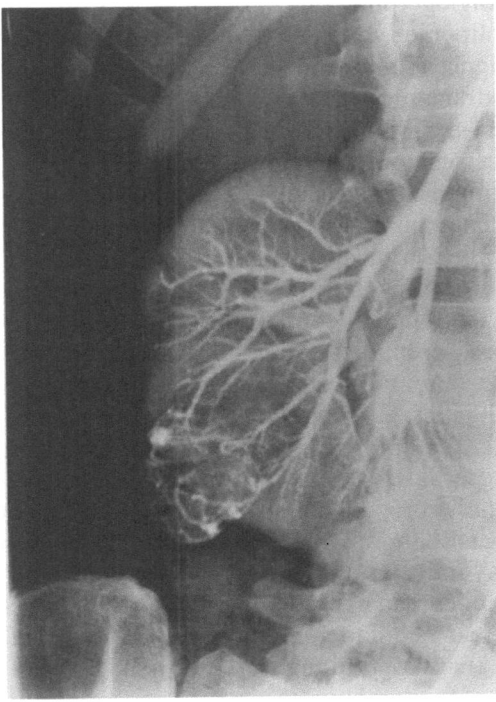

Abb. 1. Angiographie einer 34jährigen Patientin mit onkozytärem Nierenkarzinom rechts: pathologische Gefäße ohne eindeutige Hinweise auf die Histologie

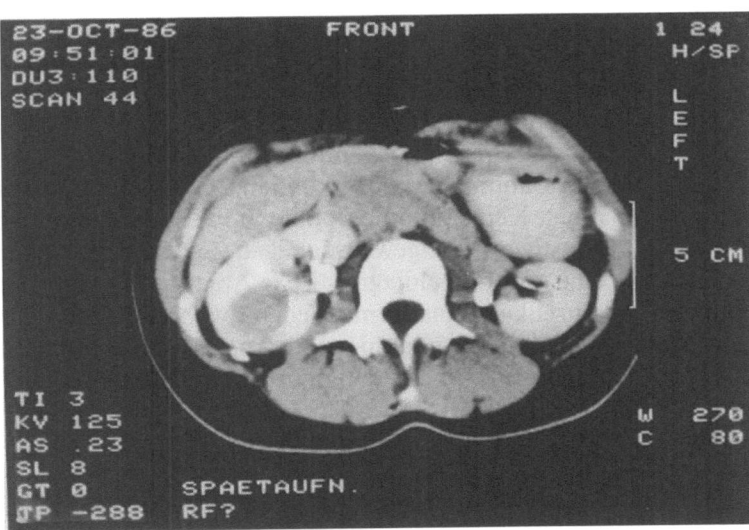

Abb. 2. CT einer 34jährigen Patientin mit onkozytärem Nierenkarzinom rechts: Nierentumor mit zentraler Nekrose, Histologie unklar

Angiomyolipom contra maligner Nierentumor – Differentialdiagnostische Abklärung am Beispiel eines Morbus Bourneville-Pringle

W. Liebau, H. P. Caspers und R. Wienhöwer

1 bis 2% aller malignen Tumoren beim Erwachsenen sind Nierenkarzinome. Mit 80 bis 85% aller bösartigen Nierengeschwülste ist das Nierenzellkarzinom der häufigste maligne Nierentumor. Abgesehen von den Angiomyolipomen lassen sich gutartige Geschwülste diagnostisch zumeist nicht von bösartigen Neoplasien unterscheiden. Im Folgenden wollen wir die Aussagekraft der einzelnen bildgebenden Verfahren zur Abgrenzung des benignen Angiomyolipoms vom Nierenzellkarzinom überprüfen, darüberhinaus soll auf den Morbus Bourneville-Pringle eingegangen werden.

Ein relativ häufiger Befund der benignen mesenchymalen Tumore sind Angiomyolipome, die meist aus einem Verband dickwandiger atypischer Blutgefäße umgeben von glatter Muskulatur und Fettgewebe bestehen. Direkt abhängig vom Fettanteil und der Dichte dickwandiger Blutgefäße sind Angiomyolipome sonographisch gekennzeichnet als scharf begrenzte, glatt konturierte solide Raumforderung von hoher Echogenität. In den meisten Fällen heben sie sich daher gegen das eher reflexarme Nierenparenchym deutlich kontrastiert ab.

Auch das Nierenzellkarzinom kann sich sehr homogen echodicht darstellen, im allgemeinen ist jedoch die Echogenität der Angiomyolipome deutlich akzentuierter im Vergleich zu dem reflexogenen Hypernephrom. Das sonographische Erscheinungsbild der Nierenzellkarzinome ist außerordentlich vielgestaltig. Neben Nekrosen, Einblutungen, Verkalkungen, pseudocystischen Arealen findet man, verglichen mit der Echostruktur des normalen Nierenparenchyms, echoärmere, echodichtere und Bereiche gleicher Echogenität. Die äußere Kontur der Nierenzellkarzinome findet sich meist polyzyklisch.

Bei der Computertomographie sind fett-äquivalente Hypodensitäten für Angiomyolipome nahezu beweisend. Die Radiodensität schwankt je nach Fettgewebskomponente zwischen minus 20 und minus 50 HU. Im Vergleich dazu beträgt die Radiodensität von Cysten ca. 5 HU, die des Nierenparenchyms ca. 30 +/− 10 HU. Die Dichte des Nierenzellkarzinoms ist meist größer als 20 HU, wobei aufgrund des hohen Vaskularisationsgrades des Nierenzellkarzinoms in ca. 60% der Fälle bei Kontrastmittelapplikation das Nierenzellkarzinom in der Frühphase vorübergehend hyperdens gegenüber dem normalen Nierenparenchym erscheint.

Die Angiographie erscheint dagegen meist zu differentialdiagnostischen Abgrenzungen des Angiomyolipoms vom Nierenzellkarzinom als ungeeignet. Die seltene gefäßarme Form des Angiomyolipoms ist von anderen gefäßarmen Raumforderungen nicht zu unterscheiden, die gefäßreiche Form des Angiomyolipoms mit der Darstellung traubenförmig angeordneter Mikroaneurysmen läßt sich ebenfalls mit dem Gefäßbild des Nierenzellkarzinoms und damit einer stark vaskularisierten Raumforderung mit atypischer Gefäßformation leicht verwechseln.

Die Ausscheidungsurographie erscheint ebenso wie die Angiographie zur weiteren Abklärung der Angiomyolipome von den Nierenzellkarzinomen als ungeeignet. Tumore in der Einzahl imponieren durch Verdrängung wie andere expansive Prozesse, Tumoren in der Mehrzahl durch multilokuläre Verdrängungserscheinungen wie bei Cysten.

Differentialdiagnostische Abgrenzungsschwierigkeiten sollen anhand eines eigenen Fallbeispiels, einem Morbus Bourneville-Pringle, demonstriert werden. Beim Morbus Bourneville-Pringle handelt es sich meist um bilaterale und multifocale Angiomyolipome der Nieren, diese vergesellschaftet mit einer autosomal dominant vererbbaren Phakomatose. Diese beinhaltet Gesichtslipome, paraunguale Fibrome und Lipome, eine Gingivitis hyperplastica, eine tuberöse Sklerose einhergehend mit einer geistigen Retadierung sowie in unserem Fall nicht nachweisbar Rhabdomyome, Netzhauttumoren und Ventrikelmyome.

Im folgenden Dia erkennen wir ein histologisches Präparat einer Feinnadelpunktion, welches wir aufgrund der Diagnosefindung durchführten. Das Präparat imponiert durch einen äußerst geringen Fettgewebsanteil.

Aufgrund des geringen Fettgewebsanteils erscheint das Angiomyolipom, wie das folgende Dia zeigt, in unserem Fall eher reflexarm, auch weist das CT nicht diese eindeutige fett-äquivalente Hypodensität in unserem Fall auf. Die Kernspintomographie läßt resonanzarme Zonen (signalarme Strukturen) erkennen, während die Angiographie als auch die Ausscheidungsurographie keine weitere Abklärung der renalen Raumforderung erbringen.

Zusammenfassend können Computertomographie, Kernspintomographie und Sonographie bei günstigem Fettgewebsanteil des Angiomyolipoms eine differentialdiagnostische Abgrenzung vom Nierenzellkarzinom ermöglichen, während sich Ausscheidungsurographie und Angiographie als dafür ungünstige Untersuchungsmethoden erweisen.

Dr. W. Liebau
Oberarzt der Urologischen Klinik
Franziskushaus Maria Hilf GmbH
D-4050 Mönchengladbach 1

Probleme der Diagnostik und Therapie renaler Onkozytome aus klinischer Sicht

R. Klän, V. Loy und K. P. Dieckmann

Einleitung

Das Onkozytom ist ein vom Nierenkarzinom abgrenzbarer Tumor der Niere, der von den meisten Autoren als gutartig eingeschätzt wird. Unter dieser Voraussetzung wäre bei der Behandlung dieses Tumors ein konservatives, organerhaltendes operatives Konzept anzustreben, sofern präoperativ eine ausreichende Differenzierung möglich wäre.

Wir berichten hier über die Diagnostik und Therapie von drei Onkozytomen.

Kasuistik

Unsere erste Patientin war eine 73jährige Frau, bei der im Zuge einer Durchuntersuchung wegen diffuser abdomineller Beschwerden im Sonogramm eine hypodense, aber nicht echofreie Raumforderung in der linken Niere aufgefallen war. Im CT fand sich ebenfalls ein hypodenser, glatt berandeter Tumor. Da eine sichere Differentialdiagnose zwischen einer komplizierten Zyste und einem Nierentumor nicht zu treffen war, wurde die Niere freigelegt. Der Tumor zeigte die für das Onkozytom typische bräunliche Farbe. Die Schnellschnittdiagnose lautete: Onkozytäres Adenom. Da die Dignität nicht eindeutig beurteilbar war, führten wir eine Nephrektomie durch. Die endgültige Histologie bestätigte den Schnellschnitt. Malignitätszeichen fanden sich nicht. Ein Jahr postoperativ ist die Patientin tumorfrei und gesund.

Die Suche nach Onkozytomen in unserem Krankengut erbrachte neben einem Nierenkarzinom mit onkozytären Elementen bei einem Mann, über das wir hier nicht weiter berichten, zwei weitere Fälle. Das entspricht auf die letzten 6 Jahre berechnet einer Inzidenz von 1,5%.

Der zweite Fall betraf eine 68jährige Patientin. Wegen Rückenschmerzen wurde ein iv-Urogramm angefertigt. Dabei fiel eine Raumforderung in der rechten Niere auf. In der Angiographie sahen wir einen etwas hypovaskularisierten Tumor mit diskreten, aber deutlich sichtbaren Tumorgefäßen und kleinen Kontrastmittelseen. Unter der Diagnose eines Nierenzellkarzinoms wurde nach Vorbestrahlung mit 30 Gy eine radikale Tumornephrektomie durchgeführt. Histologisch fand sich ein typisches Onkozytom. Die Patientin ist heute nach 6 Jahren tumorfrei.

Fall 3 ist eine 76jährige Patientin. Es handelte sich um den sonographischen Zufallsbefund eines Nierentumors rechts. Das CT zeigte einen hypodensen, homogenen Tumor am oberen Nierenpol rechts, die Angiographie zeigte wiederum einen hypovaskularisierten Prozeß mit diskreten Tumorkriterien. Eine Tumornephrektomie wurde durchgeführt und die Histologie ergab ein Onkozytom. Die Patientin ist ein Jahr postoperativ tumorfrei.

Diskussion

Bemerkenswert ist, daß alle drei Patientinnen keine urologische Symptomatik boten. Insbesondere waren die Sedimentbefunde unauffällig. Auch in der Literartur findet sich das Symptom „Hämaturie" relativ selten. Klinisch handelt es sich bei den meisten geschilderten Fällen um Zufallsbefunde ohne spezifische urologische Symptomatik.

Man kann davon ausgehen, daß das Onkozytom ein gutartiger Tumor ist, sofern man strenge histopathologische Kriterien zugrunde legt. Andererseits lassen sich keine sonographischen, computertomographischen oder angiographischen Befunde angeben, mit denen sich die Differentialdiagnose zum Nierenkarzinom hinreichend sicher stellen ließe. Dies gilt auch für unsere Fälle. Verschiedentlich wird über sogenannte typische Befunde, wie z. B. das Radspeichenphänomen in der Angiographie berichtet, jedoch haben alle diese Befunde keine hinreichende Sensitivität und Spezifität. Am ehesten kann noch der CT-Befund eines völlig homogenen Tumors einen diagnostischen Hinweis geben, da das Onkozytom nur sehr selten nekrotische Areale enthält. Die Aspirationszytologie bietet keinen Ausweg aus diesem Dilemma. Zytologische Präparate sind nicht zwingend repräsentativ für den gesamten Tumor, Mischtumoren mit Karzinomanteilen wurden wiederholt beschrieben. Das gleiche gilt für die Schnellschnittuntersuchung.

Da das Onkozytom mit einer Inzidenz von 1–7% unter den Nierentumoren recht selten ist, kann auch nicht die Empfehlung ausgesprochen werden, die bisher gültigen Regeln der Tumorchirurgie an der Niere aufzugeben und generell zu einem explorativen operativen Konzept überzugehen.

Eine operative diagnostische Freilegung sollte nur dann in Erwägung gezogen werden, wenn folgende Kriterien erfüllt sind: Die Läsion sollte

1. solitär sein,
2. im CT homogen sein,
3. nicht von einer Hämaturie begleitet sein,
4. vollständig resektabel sein.

Eine konservative Nierenchirurgie kann nur verantwortet werden, wenn der Tumor in toto und im Gesunden entfernt werden kann, da, wie gesagt, bei einer Partialresektion karzinomhaltige Anteile übersehen werden können. Kandidaten für eine diagnostische Freilegung und lokale Tumorexstirpation werden in erster Linie junge Patienten sowie Patienten mit eingeschränkter Nierenfunktion sein.

Literatur beim Verfasser

Dr. R. Klän
Urologische Klinik und Poliklinik
im Klinikum Steglitz der FU Berlin
Hindenburgdamm 30
D-1000 Berlin 45

Die multilokuläre Nierenzyste – Diagnostik und Therapie eines seltenen Nierentumors

D. Gerlach, A. Gerlach und P. Bub

In der Weltliteratur sind bisher weniger als 200 Fälle von multilokulären Nierenzysten beschrieben worden, deshalb einige Vorbemerkungen zur Nosologie dieses Krankheitsbildes.

Seit der Erstbeschreibung durch Edmunds 1892 [2] sind zahlreiche synonym verwendete Bezeichnungen geprägt worden wie multilokuläres zystisches Nephrom [4], zystisches Adenom der Niere [2], polyzystisches Nephroblastom und andere. Am gebräuchlichsten ist der Begriff der multilokulären Nierenzyste [1, 3, 5]. Die pathologisch-anatomischen Befunde (Abb. 1) sind ausführlich von Powell [5] beschrieben worden: zahlreiche, unterschiedlich große Zysten sind von einer gemeinsamen Kapsel umgeben; sie kommunizieren weder untereinander noch mit dem Nierenhohlsystem. Der Zysteninhalt ist teils gallertig, teils serös. Die bindegewebigen Septen und die Kapsel sind vaskularisiert. Das Nierenparenchym selbst ist normal. Madewell und Mitarbeiter [4] berichteten über 58 Pat. mit 61 multilokulären Nierenzysten. Im Kollektiv finden sich 2 Häufigkeitsgipfel: der eine bei Knaben in den ersten beiden Lebensjahren, der zweite bei Frauen um die Menopause. Die klinischen Symptome sind meist Schmerzen, Hämaturie, Harnwegsinfekte und gelegentlich eine Hypertonie. Die Tumoren sind zwar meist gutartig, wachsen aber zum Teil sehr rasch und können bis über 30 cm Größe erreichen. Eine maligne Entartung mit Fernmetastasen wurde in 12% der Fälle berichtet [4].

Bei unseren eigenen Pat. (Tabelle 1) handelt es sich um 4 Frauen im Alter von 47–66 Jahren, die wir zwischen 1978 und 1987 beobachtet haben. 2 Patientinnen kamen wegen abdomineller Schmerzen, einmal bestand eine Makrohämaturie. Bei den beiden anderen Frauen wurden die Tumoren zufällig bei der Sonographie entdeckt (Abb. 3). Im Fall unserer 1. Pat. muß ein rasches Tumorwachstum angenommen werden, denn bereits 3 Jahre nach einer

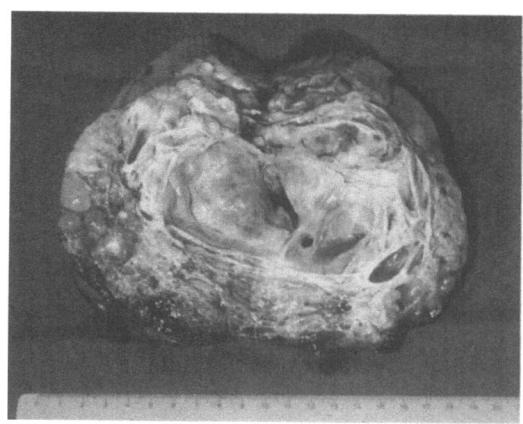

Abb. 1. (Patient 2)

Tabelle 1. Patienten mit multilokulärer Nierenzyste (n=4)

Pat.	Geschl.	Alter Jahr	Symptome	Tu-Größe cm	Bemerkungen
M. B.	♀	66	Schmerzen u. Hämaturie	16 × 16 × 12	3 J. zuvor „Zyste" an gleicher N. oper.
H. K.	♀	47	Schmerzen	9 × 8 × 8	
H. G.	♀	51	keine	7 × 5 × 4	
H. M.	♀	51	keine	7 × 5 × 5	Op. erst abgelehnt, nach 17 Monaten Größe d. Zyste 8 × 6 × 6 cm

„Zystenabtragung" fand sich an der gleichen Niere ein 16 × 16 × 12 cm großer Tumor. Bei unserer letzten Pat. kam es dagegen während 17 Monaten nur zu einer geringen Größenzunahme der Zyste.

Im Sonogramm (Abb. 2, 3) stellt sich ein polyzystischer Tumor dar mit sehr unterschiedlich großen, unregelmäßig geformten und unscharf begrenzten Zysten, die durch reflexreiche Septen getrennt und von einer reflexdichten Kapsel umgeben sind. Daneben findet sich normales Nierenparenchym. Das AUR zeigt lediglich den unspezifischen Befund einer Raumforderung.

Im CT (Abb. 4a, b) lassen sich die Charakteristika der multilokulären Nierenzyste durch Kontrastmittelgabe besonders gut herausarbeiten.

Wichtig sind: die scharfe Grenze zum Nierenparenchym und das Enhancement nicht nur der Kapsel sondern auch im Bereich der Septen.

Angiographisch (Abb. 5) finden sich anders als bei einer einfachen Zyste auch zarte, geschlängelt in den Septen verlaufende Arterien neben Kapselgefäßen. Pathologische Gefäße oder AV-Shunts kommen nicht vor.

Zusammenfassung

Unserer Meinung nach ist es heutzutage mit Hilfe von Sonographie, CT und Angiographie möglich, die Diagnose einer multilokulären Nierenzyste bereits präoperativ zu stellen.

Die Therapie ist operativ wegen der Gefahr von Komplikationen und wegen der gelegentlichen malignen Entartung. Eine einfache Zystenabtragung

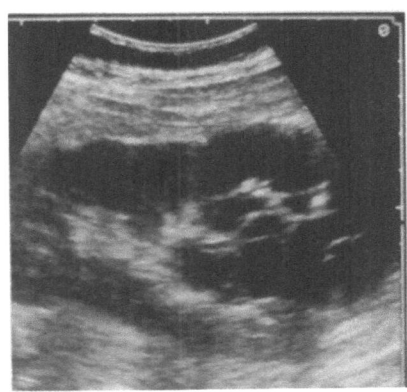

Abb. 2. (Patient 4)

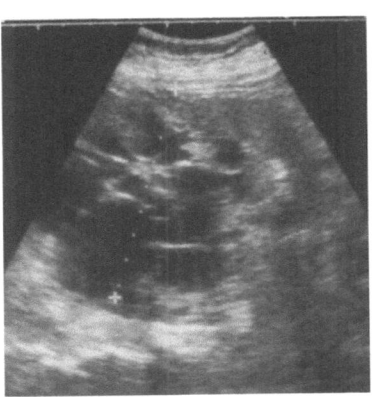

Abb. 3. (Patient 2)

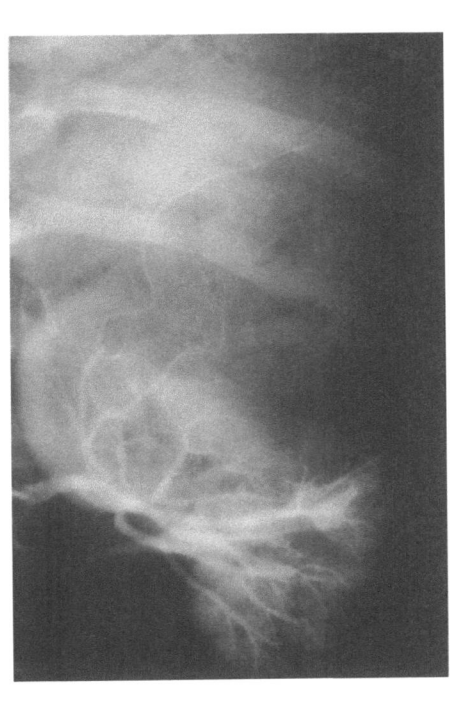

Abb. 5. (Patient 2)

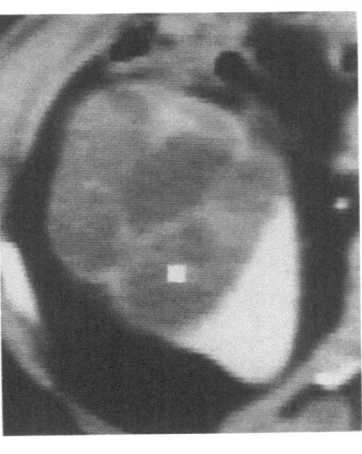

Abb. 4a, b. (Patient 4) Vor und nach Kontrast

führt – wie auch in einem unserer Fälle – zum Rezidiv und genügt daher nicht [3, 4]. Ob eine Nephrektomie nötig oder eine Nierenteilresektion möglich ist, hängt von der Gefäßversorgung des Tumors einerseits und von seiner Größe andererseits ab [1], und damit auch von einer möglichst frühzeitigen Diagnosestellung.

Literatur

1. Banner MP et al. (1981) AJR 136: 239–247
2. Edmunds W (1892) Trans Pathol Soc London 43: 89–90
3. Geller RA et al. (1979) J Urol 121: 808–810
4. Madewell JE et al. (1983) Rad 146: 309–321
5. Powell T et al. (1951) Br J Urol 23: 142–152

Dr. D. Gerlach
Abt. Allgemeine Innere Medizin
Katharinenhospital
Kriegsbergstr. 60
D-7000 Stuttgart 1

Topische Therapie des Harnblasenkarzinoms

Erkenntnisgewinn multizentrischer Therapiestudien in der Urologie

D. Messerer und J. Hasford

Multizentrische Therapiestudien werden durchgeführt, weil dem Forschenden immer mehr bewußt wird, daß zahlreiche Studien mit Fallzahlen publiziert werden, die klinisch relevante Unterschiede kaum erkennen lassen. Rekrutierungsphasen von mehr als 2–3 Jahren gefährden jedoch die Motivation der Teilnehmer und die erforderliche Einhaltung des Studienplans bezüglich Diagnostik, Therapie und Beobachtung, da sich der Erkenntnisstand rasch verändert [1]. Die Ergebnisse aus umfangreichen Patientenstichproben, die zudem aus Kliniken unterschiedlicher Regionen stammen, sind verallgemeinerbarer und damit aussagekräftiger. Dementsprechend ist die Akzeptanz der Ergebnisse multizentrischer Studien größer. Darüber hinaus dürften multizentrische Studien einen, wenn auch schwer zu messenden, positiven Einfluß auf die Qualität der Krankenversorgung in den beteiligten Kliniken haben. Sie schaffen schließlich günstige Voraussetzungen für die Umsetzung der Ergebnisse in die Routineversorgung.

Anhand jüngst publizierter Studien in angesehenen urologischen Fachzeitschriften wird untersucht, ob für diese ausreichend viele Patienten rekrutiert wurden, um klinisch relevante Therapieeffekte erkennen zu können. Dazu wurden aus J Urology, Urology, Scan J Urology und Br J Urology der Jahre 1986 und 1987 (soweit zugänglich) alle Studien ausgewählt, die medikamentöse und/oder chirurgische Therapien bei malignen Erkrankungen anhand der Remissions-, Progressions- oder Rezidivrate miteinander verglichen hatten. 22 Studien haben die Auswahlkriterien erfüllt. In Abb. 1 wird das 95%-Konfidenzintervall für den tatsächlichen Unterschied zwischen den Vergleichstherapien jeder Studie dargestellt. Dies ist zur Interpretation des Ergebnisses hilfreich, da es eine zusätzliche Information zum statistischen Test liefert: der eingezeichne-

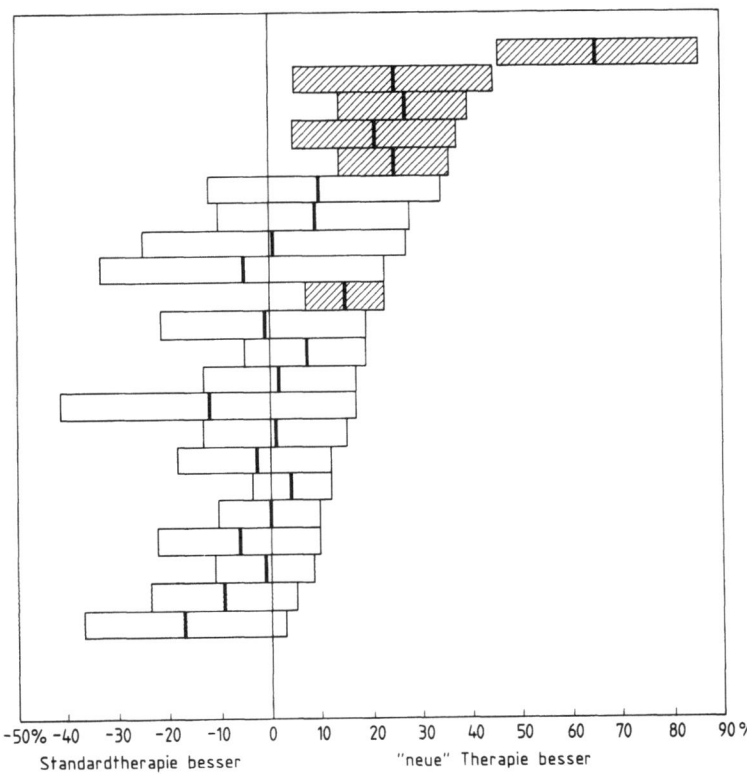

Abb. 1. 95%-Konfidenzintervall des wahren Unterschieds zwischen zwei Therapiegruppen bei 22 onkologischen Studien (senkrechter Strich stellt tatsächlich beobachteten Unterschied dar)

te waagrechte Balken deckt jeweils den Bereich ab, in dem mit großer Wahrscheinlichkeit (95%) der tatsächliche Unterschied zwischen den Therapien liegt [2]. Wenn der Bereich Null mit einschließt, kann die Nullhypothese nicht verworfen werden, d. h. der Test ist nicht „statistisch signifikant". Die genaue Lage und Breite des Konfidenzintervalls geben jedoch einen Hinweis, in welche Richtung der tatsächliche Therapieeffekt geht und welcher Streuung er unterliegt. Die Streuung hängt unmittelbar von der Fallzahl ab. In 6 der 22 Studien (schraffierte Balken) konnte die statistisch signifikante Überlegenheit der „neuen" Therapie gezeigt werden. Bei 14 oder 16 „negativen" Studien betrug die Wahrscheinlichkeit mehr als 20%, eine tatsächliche Verbesserung der Therapieergebnisse um ≥25% nicht zu entdecken. Bei 10 der 16 Studien lag das Risiko über 20% einen Unterschied sogar von ≥50% zu übersehen. In vielen Publikationen dieser Studien wurde resumiert, die „neue" Therapie unterscheide sich nicht von der „alten", wodurch die Chance vergeben wurde, eine klinisch relevante Verbesserung nachweisen zu können. Daraus kann man schließen, daß Therapien als ineffektiv verworfen werden, obwohl sie klinisch bedeutsam sein könnten.

Multizentrische Therapiestudien können die Validität der Ergebnisse durch weitere Maßnahmen bei der Planung und Auswertung der Studien erhöhen: ein einvernehmliches Studienprotokoll zum standardisierten Vorgehen bei Diagnostik, Therapie und Erfolgsbeurteilung dienen der Transparenz und Qualitätskontrolle. Dieses und die bei der Analyse durchgeführten Vergleiche zwischen den Zentren, die eine Fehleranalyse der Ergebnisse ermöglichen, bilden erst die Voraussetzung für die Validität und damit die Akzeptanz sowie Übertragbarkeit der Studienergebnisse. Am Beispiel einer randomisierten Studie zur Therapie des metastasierenden Nierenzellkarzinoms mit rekombinatem Interferon Alpha-2C alleine versus IFN-Alpha-2C plus Medroxyprogesteronazetat [3] wurde durch eine solche Fehleranalyse differenziert, wie die Ergebnisse aus methodischer Sicht zu bewerten sind [4]: Unterschiedliche Therapieeffekte konnten bei den geplanten 102 randomisierten Patienten nicht gezeigt werden. Allerdings werden die Gesamtergebnisse (mediane Überlebenszeit von 7 Monaten ab IFN-Therapiebeginn, Remissionsrate von 5,6%) sowie Angaben über unerwünschte Effekte durch die eingeschränkte Protokollcompliance (15 Patienten verletzten Aufnahmekriterien) unterschätzt. Es ist wünschenswert, nur Studien durchzuführen, die in ein sorgfältig ausgearbeitetes Studienprotokoll auch Überlegungen zur Fallzahlschätzung einbeziehen, um ineffektive Studien zu vermeiden. Multizentrische Studien bieten über die Möglichkeit, eine größere Patientenzahl zu rekrutieren, hinaus die Chance, Maßnahmen zur Qualitätssicherung in den beteiligten Zentren zu etablieren sowie die Ergebnisse zu validieren.

Literatur bei der Verfasserin

Dr. rer. biol. hum., Dipl.-Inform. Med. Dorle Messerer
Biometrisches Zentrum für Therapiestudien GmbH
Pettenkoferstr. 35
D-8000 München 2

Adjuvante systemische Chemotherapie aggressiver superfizialer und oberflächlich muskelinvasiver Harnblasenkarzinome

H. Rübben, L. Weißbach, L. Knebel, F.-J. Deutz und R. Friedrichs

Einleitung

Die Richtlinien zur Behandlung oberflächlich invasiver Blasenkarzinome (T1, G3-4, N0, M0 und T2, G2-4, N0, M0) sind nicht einheitlich. Die Mehrzahl dieser Patienten wird offensichtlich durch eine transurethrale Resektion (TUR) des Tumors behandelt. Die korrigierten 5-Jahre-Überlebensraten betragen 50%, d. h. jeder zweite Patient verstirbt in diesem Zeitraum an den Folgen seiner Erkrankung. Nach radikaler Zystektomie werden 5-Jahre-Überlebensraten von etwa 65% erwartet. Diese Daten einer retrospektiven Analyse (Harnwegtumorregister Aachen RUTTAC) lassen einen direkten Vergleich der Therapieverfahren nicht zu, da die Patienten bewußt oder unbewußt selektioniert den Therapien zugeordnet wurden. Die Ergebnisse zeigen jedoch, daß die lokale Progression des Blasentumors nicht der entscheidende Faktor für die schlechte Prognose ist, sondern die Tatsache, daß offensichtlich bereits zum Zeitpunkt der Diagnose klinisch unerkannte Mikrometastasen bestehen. Diese können naturgemäß durch eine lokale Therapie nicht behandelt werden; so schlugen Versuche, die Ergebnisse der Zystektomie durch eine adjuvante oder alleinige Strahlentherapie zu verbessern, fehl [1, 2]. Um die Mikrometastasen zu erfassen, liegt es nahe, die lokale Behandlung durch eine systemische Chemotherapie zu ergänzen.

Material und Methode

1983 wurde eine multizentrische Pilotstudie begonnen, in die Patienten mit urothelialen Harnblasenkarzinomen der Studien T1, G3-4, N0, M0 und T2, G2-4, N0, M0 aufgenommen wurden. Voraussetzung für die Aufnahme sind ein Computertomogramm des Beckens ohne Nachweis extravesikalen Tumorwachstums oder von Lymphknotenmetastasen, sowie der Ausschluß von Fernmetastasen durch eine Röntgenuntersuchung der Thoraxorgane, Sonographie der Leber und Skelettszintigraphie. Der Blasentumor muß durch eine TUR vollständig entfernt und die Radikalität des Eingriffes durch Schnitte von der Resektionsbasis histologisch gesichert sein. Eine zweite Resektion nach 6 Wochen sichert histologisch die Tumorfreiheit. Nach der kompletten TUR werden die Patienten systemisch chemotherapiert. Von 1983 bis 1985 bestand die Therapie aus drei Zyklen Cisplatin 70 mg/qm, seit 1985 aus 3 Zyklen Cisplatin 60 mg/qm, Methotrexat 30 mg/qm, Vinblastin 3 mg/qm und Adriamycin 30 mg/qm. Die Zyklen werden jeweils am 28. Tag wiederholt.

Drei Monate nach Beginn der Behandlung wurden die Eingangsuntersuchungen wiederholt. Die weitere Verlaufskontrolle beschränkt sich auf eine dreimonatliche zytologische und zystoskopische Kontrolle mit Biopsie, sofern kein Tumor nachgewiesen wurde.

Ergebnisse

Die mittlere Nachbeobachtungszeit beträgt für 25 Patienten der Cisplatin-Gruppe 37 Monate, für 19 Patienten der MVAC-Gruppe 14 Monate. Unter der Chemotherapie traten bei allen Patienten Übelkeit und Erbrechen auf, die in keinem Fall zur Modifikation der Behandlung führten. Die Erhöhung des Serumkreatinins und periphere Neuropathien bildeten sich innerhalb von 3 Monaten nach Beendigung der Therapie zurück. Schwere Infektionen, eine Sepsis oder therapiebedingte Todesfälle wurden nicht beobachtet (s. Tabelle 1).

Die Rezidivhäufigkeit ließ sich durch die systemische Chemotherapie nicht reduzieren. Insgesamt wurden 8 Rezidive in der Cisplatin und 3 Rezidive in der MVAC-Gruppe beobachtet, was einer Rezidivhäufigkeit nach 4 Jahren von mehr als 50% entspricht. Fünf der 44 Patienten verstarben an Erkrankungen, die nicht mit der Therapie oder dem Blasenkarzinom in Zusammenhang stehen. Bei fünf Patienten der Cisplatin-Gruppe wurde eine Tumorprogression beobachtet, die in 3 Fällen eine radikale Zystektomie notwendig machte. Als Progression wurden Rezidive eines Stadiums schlechter als Ta G2 betrachtet. Zwei Patienten befinden sich nach der Zystektomie in der kompletten Remission, einer verstarb an den Folgen einer ausgedehnten Metastasierung. Ein weiterer Patient verstarb ohne Zystektomie ebenfalls an den Folgen einer Metastasierung. Eine Progression wurde in der MVAC-Gruppe bislang nicht beobachtet. Ein Patient wurde wegen eines oberflächlichen Rezidivs radikal zystektomiert, da gleichzeitig eine inkomplette Querschnittssymptomatik mit Harninkontinenz bestand (s. Tabelle 2).

Die Darstellung der korrigierten Überlebensraten im zeitlichen Verlauf und im Vergleich zu den eingangs aufgeführten historischen Vergleichsgruppen zeigt, daß eine komplette TUR mit nachfolgender Chemotherapie Ergebnisse erzielt, die denen einer primären radikalen Zystektomie vergleichbar sind (s. Abb. 1).

Tabelle 1. Nebenwirkungen der systemischen Chemotherapie

Gruppe	DDP n=25 (%)	MVAC n=19 (%)
Erbrechen	100	100
Kreatininanstieg > 1,0 mg%	8	5
Leukopenie < 2000	12	11
Neuropathie	8	11
Sepsis	–	–

Tabelle 2. Ergebnisse der systemischen Chemotherapie nach TUR von T1 G3-4 und T2 G2-4, N0, M0 Karzinomen

Gruppe	DDP n=25	MVAC n=19	Total n=44
Nachsorge	37 Mon.	14 Mon.	29 Mon.
Rezidive	8	3	11
Progression	5	–	5
Zystektomie	3	[1]	4
Verst. an Tumor	2	–	2
Verst. allg.	7	–	7

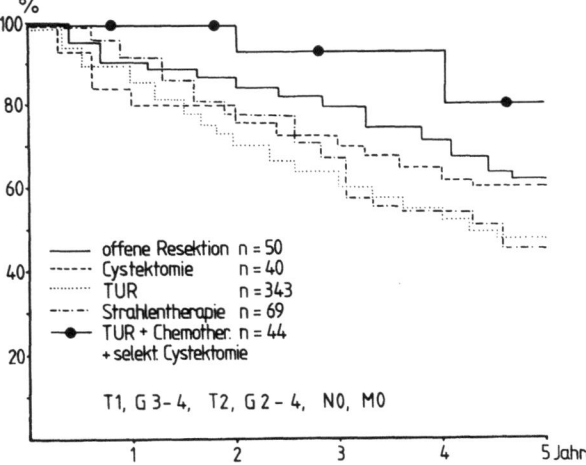

Abb. 1. Korrigierte Überlebensraten oberflächlich invasiver Blasenkarzinome in Abhängigkeit verschiedener Behandlungsformen

Diskussion

Die Notwendigkeit einer systemischen Behandlung oberflächlich invasiver Blasenkarzinome stellt sich durch die hohe Rate von Mikrometastasen bereits zu Therapiebeginn. Lokale Therapiemaßnahmen (radikale Zystektomie, Strahlentherapie) erzielen 5-Jahre-Überlebensraten von weniger als 65% [3]. Die systemische Chemotherapie erzielt beim metastasierenden Blasenkarzinom komplette Remissionen in 20–50% [4]. Die Dauer der kompletten Remission ist zeitlich begrenzt. Daher wurden ausschließlich Patienten in die Studie aufgenommen, deren lokaler Tumor bereits durch eine TUR histologisch gesichert vollständig entfernt war. Somit ist die Form der Chemotherapie nicht als neoadjuvant vor geplanter Zystektomie, sondern als konsolidierende Maßnahme nach Initialbehandlung durch eine TUR zu verstehen. Die Zystektomie wurde nur bei lokaler Progression der Erkrankung durchgeführt. Auf diese Weise konnte in 90% der Fälle den Patienten eine Zystektomie erspart werden. Die Ausdehnung der Indikation auf nicht komplett resezierte Tumoren erscheint aufgrund dieser Ergebnisse nicht zulässig; das Risiko der Chemotherapie nach unvollständiger Resektion liegt in der Progression der Erkrankung ausgehend von Tumorzellnestern in der Blasenwand, die der frühzeitigen Erkennung im Rahmen der Nachsorge entgehen. Standardbehandlung des nicht vollständig resezierten invasiven und metastasenfreien Blasenkarzinoms bleibt daher die radikale Zystektomie.

Literatur

1. Whitemore WF Jr (1983) Management of invasive bladder neoplasms. Urology 1: 34
2. Bloom HJG, Hendry WF, Wallace DM, Skeet RG (1982) Treatment of T3 bladder cancer: controlled trial of preoperative radiotherapy and radical cystectomy versus radical radiotherapy. Br J Urol 54: 136
3. Rübben H, Lutzeyer W, Fischer N, Deutz F-J, Lagrange W, Giani G (1987) Natural history and treatment of low and high risk superficial bladder tumor (SBT). J Urol (in press)
4. Stoter G (1985) Chemotherapy for metastatic bladder carcinoma. World J Urol 3: 110

Priv.-Doz. Dr. med. H. Rübben
Abt. Urologie
Knappschaftskrankenhaus Bardenberg
Dr.-Hans-Böckler-Platz 1
D-5102 Würselen/Bardenberg

BCG-RIVM Immuntherapie bei oberflächigem Blasenkarzinom. Ergebnisse einer prospektiv randomisierten Vergleichsstudie mit Mitomycin-C

F. M. J. Debruyne, A. P. M. van der Meijden, M. J. W. van Leeuwen und die urologische Arbeitsgruppe Süd-Ost Niederlande und die EORTC GU-Group, Urologische Abteilung, Universitätsklinik Nijmegen, Niederlande

Prophylaktische intravesikale Therapie nach transurethraler Resektion oberflächiger Blasentumoren kann die Rezidivrate signifikant reduzieren [1]. Intravesikaler Chemotherapie mit verschiedenen Mitteln hat daher breite Anwendung gefunden. Mit Tiothepa, Epodyl, Adriamycin und Mitomycin bestehen die größten Erfahrungen. Es gibt Hinweise, daß Mitomycin einer der brauchbarsten Substanzen ist [2].

1976 haben Morales et al. [3] als erste BCG zur intravesikalen Immuntherapie angewendet. Sie konnten eine deutliche Wirksamkeit dieser Substanz nachweisen. Seitdem liegen mit BCG größere Erfahrungen vor. Mehrere Berichte konnten auch die Wirksamkeit von BCG in der prophylaktischen Behandlung oberflächiger Blasentumoren bestätigen.

Bislang liegen jedoch nur wenige Vergleichsstudien zwischen der BCG-Immunoprophylaxe und der intravesikalen Chemoprophylaxe vor. Es gibt verschiedene BCG-Vaccine, und es ist nicht bekannt, ob diese unterschiedlichen Stämme gleich effektiv sind. In den Niederlanden hat das Reichsinstitut für Gesundheit (RIVM) einen eigenen Stamm entwickelt, den wir bei der intravesikalen Immunprophylaxe untersucht haben. Immunstimulation dieses BCG-Stammes wurde bei experimentellen und spontanen Tumoren beobachtet [4]. Wir führten Toxizitätsstudien im Tierversuch und beim Menschen durch [5, 6]. Hieraus wurde deutlich, daß BCG-RIVM keine systemische und nur geringe lokale Toxizität aufwies. Im Anschluß an diese Untersuchungen haben wir eine multizentrische Vergleichsstudie, bei der BCG-RIVM mit Mitomycin verglichen wurde, unternommen.

Material und Methode

Januar 1985 wurde eine Studie in Zusammenarbeit mit der EORTC GU-group (Protokoll 30845) und der Dutch South-east urological cooperative group gestartet. Das Ziel dieser Untersuchung war es, randomisiert prospektiv BCG-RIVM mit Mitomycin-C bei Patienten mit primären und rezidivierenden oberflächigen Blasentumoren (inkl. cis) zu vergleichen. Nach transurethraler Resektion aller Tumoren und histo-pathologischer Klassifikation (pTA/pT1/pTIS) wurden die Patienten nach Stratifikation bezüglich Alter, Geschlecht, pT und G-Klassifikation, Primär- oder Rezidivtumor, solitäre oder multiple Tumoren, randomisiert der BCG-RIVM Gruppe oder Mitomycin-C Gruppe zugeteilt. BCG (10^9 Baccilli in 50 cc. physiologisches Kochsalz) wurde einmal wöchentlich, 6 Wochen lang intravesikal instilliert. Mitomycin-C (30 mg in 50 ml Kochsalz) wurde einmal wöchentlich für einen Monat, später 5mal monatlich instilliert. Eine Kontrollcystoscopie wurde dreimonatlich durchgeführt. Wurde ein Rezidiv nach drei Monaten in der BCG Gruppe entdeckt, erfolgte die Resektion, und die BCG-intravesikale-Therapie wurde erneut für 6 Wochen durchgeführt. Wenn nach drei Monaten in der Mitomycin-Gruppe ein Rezidiv auftrat, wurde der Tumor auch reseziert und die Instillationstherapie mit Mitomycin-C monatlich weitergeführt. Die Patienten gingen „off-study", wenn nach 3 Monaten ein Rezidiv mit Progression in der pT Kategorie bis pTII oder höher festgestellt wurde, oder wenn nach 6 Monaten ein Rezidiv entdeckt und histo-pathologisch bestätigt wurde.

Ergebnisse

337 Patienten wurden randomisiert. Die Stratifikation war über beide Behandlungsgruppen gleich verteilt. Bezüglich Nebenwirkungen wurden keine Unterschiede zwischen beiden Behandlungsgruppen gesehen (Tabelle 1). Substanzinduzierte Zystitis beobachteten wir bei 16,7% der BCG Patienten und 13,8% der Mitomycin Patienten. Bei der bakteriellen Zystitis war die Verteilung: 21,8 und 18,4%. Systemische Toxizität wurde nicht beobachtet. Allergische Reaktionen waren häufiger in der Mitomycin Gruppe (6,9% versus 1,3%). Tabelle 2 zeigt die Rezidivrate nach einem Jahr Beobachtung bei 308 Patienten. Die Rezidivrate für mit BCG behandelte Patienten betrug 0,33, für mit Mitomycin behandelte 0,29 (p = 0,560). Diese vorläufigen Ergebnisse zeigen keinen statistisch signifikanten Unterschied zwischen beiden Therapiegruppen.

Diskussion

BCG-Immunoprophylaxe wird immer häufiger nach transurethraler Resektion oberflächiger Blasentumoren angewendet. Der Wirkungsmechanismus von BCG ist unbekannt, obwohl neben einer lokalen Entzündungsreaktion sicher auch eine immunstimulierende Wirkung angenommen wird. Nach BCG Instillation sieht man eine Konversion der PPD Hautreaktion als Ausdruck einer systemischen Immunstimulation. Obwohl es verschiedene BCG Stämme gibt, ist nicht deutlich, ob alle Stämme gleich wirksam sind. Es liegen nur wenige Untersuchungen vor, in denen BCG-Immunprophylaxe mit intravesikaler Chemoprophylaxe verglichen wird. Die meisten Studien mit BCG sind bislang nur in einem Phase 2 setting durchgeführt worden. Diese Arbeiten konnten andeuten, daß die Wirksamkeit von BCG vergleichbar oder sogar besser, als die der intravesikalen Chemotherapie ist. Bezüglich der intravesikalen Behandlung des Karzinoms in situ gilt das als gesichert. Unsere Studie zeigt, daß nach einem Beobachtungszeitraum von 1 Jahr kein Unterschied zwischen der BCG- und der Mitomycin-Therapie besteht. Das deutet möglicherweise auf eine vergleichbare Wirksamkeit beider Substanzen hin. Weil die meisten Rezidive innerhalb des ersten Jahres zu erwarten sind, dürfte auch bei einer längeren Beobachtungszeit kein signifikanter Unterschied zu erwarten sein.

Die lokale Toxizität von BCG-RIVM ist dagegen viel geringer im Vergleich mit anderen BCG-Substanzen. Lamm et al. [7] konnten kürzlich andeuten, daß mehr als 90% der Patienten vorübergehende cystitische Beschwerden haben, was bei BCG-RIVM signifikant weniger der Fall ist. Daraus erhebt sich die Frage, ob BCG-RIVM auch gleich wirksam wie die anderer BCG-Stämme (Tice, Connaught, Armand-Frappier) ist. Um dieser Frage nachzugehen, haben wir eine Studie begonnen, in der BCG-RIVM mit BCG-Tice und Mitomycin-C verglichen wird. Wir hoffen, daß diese Studie deutlich macht, ob wirklich Unterschiede zwischen den verschiedenen Stämmen, die auch verschieden gezüchtet werden, bestehen.

Tabelle 1. Protokoll 30845: Nebenwirkungen

	BCG RIVM	MMC
Anzahl Patienten	78	87
Anzahl Patienten mit einem substanzinduzierten Zystitis	13 (16,7%)	12 (13,8%)
Anzahl Patienten mit einem bakteriellen Zystitis	17 (21,8%)	16 (18,4%)
Anzahl Patienten mit einer allergischen Reaktion	1 (1,3%)	6 (6,9%)

Tabelle 2. Protokoll 30845: Patienten nach einem Jahr Beobachtungszeit

	BCG RIVM	MMC
Anzahl Patienten	148	160
Beobachtungszeit (Monate)	11,63	11,78
Anzahl von Kontrollcystoscopien	4	4
Anzahl von Rezidivtumoren	47	45
Rezidivrate	0,33	0,29

Literatur

1. Soloway M (1980) Rationale for intensive intravesical chemotherapy for superficial bladder cancer. J Urol 123: 461–466
2. Huland H, Otto U, Droese M, Kloppel G (1984) Long-term mitomycin C instillation after transurethral resection of superficial bladder carcinoma: influence on recurrence progression and survival. J Urol 132: 27
3. Morales A et al. (1976) Intracavitary bacillus Calmette-Guérin in the treatment of superficial bladder cancer. J Urol 116: 180–183
4. Ruitenberg EJ et al. (1981) BCG preparations, cultured homogeneously dispersed or as surface pellicle, elicit different immunopotentiating effects but have similar antitumor activity in a murine fibrosarcoma. Cancer Immunol Immunother 11: 45–51
5. Meijden van der APM et al. (1986) The effects of intravesical and intradermal application of a new BCG on the dog bladder. Urol Res 14: 207–210
6. Schreinemachers LMH et al. BCG intravesical and intradermal application. A phase I study to the toxicity of a Dutch BCG preparation in patients with superficial bladder cancer. Eur Urol (in press)
7. Lamm DL et al. (1986) Complications of bacillus Calmette-Guérin immunotherapy in 1278 patients with bladder cancer. J Urol 135: 272–274

Prof. Dr. F. M. J. Debruyne
Kliniek voor Urologie
Katholieke Universiteit Nijmegen
Postbus 9101
NL-6500 HB Nijmegen

Immunprophylaxe beim oberflächlichen Harnblasenkarzinom mit Immucothel

C. D. Jurincic und K. F. Klippel

Die erste Beobachtung machte Olsson [1], Boston, indem er zufällig eine Reduktion der Blasenkarzinom-Rezidivrate bei denjenigen Patienten beobachtete, die 5 mg Immunocyanin (keyhole limpet hemocyanin = KLH) subkutan erhielten.

Lamm berichtete über eine deutliche Reduktion des Tumorwachstums und eine Überlebensverlängerung in KLH-behandelten Mäusen gegenüber Kontrolltieren, die mit Immun-RNA (systemisch oder lokal) und Kochsalz behandelt wurden [2].

Material und Methode

44 Patienten mit einem pTa–pT1-Tumor Grad 0–III werden in die Studie aufgenommen (Tabelle 2).

Die KLH-Gruppe (1a) bestand aus 21 Patienten, die MMC-Gruppe (1b) aus 23 Patienten.

KLH-Applikation: Injektion von 1 mg i.c. in den li. Unterarm, um ein lokales Erythem von mind. 1 cm Durchmesser zu induzieren, gefolgt von monatlicher Instillation von 10 mg KLH (Immucothel/Fa. biosyn, Stuttgart).

Die mittlere Nachbeobachtungszeit betrug 20,7 Monate. Die Blaseninstillationen riefen eine lokalisierte, sekundäre, allergisch-entzündliche Reaktion im Zielorgan Blase hervor.

Mitomycin-Applikation: Monatliche Instillation von 20 mg Mitomycin (Medac, Hamburg), in einer 30 ml Kochsalzlösung. Mittlere Nachbeobachtungszeit 18,3 Monate.

Die Cystoskopie wurde zweimonatlich durchgeführt, Urincytologie monatlich. Kein Patient verstarb. Nach 18,3 Monaten wurde die Randomisation durch einen ethischen Konsensus gebrochen wegen der signifikant besseren Ergebnisse in der KLH-Gruppe 1a.

Anschließend wurde in einer 2. Phase lediglich KLH ohne randomisierte Kontrollen zur Immunprophylaxe durchgeführt.

Ergebnisse

Die beiden Behandlungsgruppen 1a und 1b unterschieden sich nicht hinsichtlich der Patienten- und der Altersverteilung (Tabelle 1). Die Anzahl der Patienten, die eine transurethrale Resektion 2 Jahre vor Start der Studie hatten, ist in Tabelle 3 gelistet.

Der präventive Effekt war signifikant besser (p kleiner als 0,05) bei den KLH-behandelten Patienten gegenüber den MMC-behandelten Patienten. Nebenwirkungen der Therapie waren minimale,

Tabelle 1

Patientenanalyse	KLH Gruppe Ia	MMC Gruppe Ib	KLH Gruppe II
Anzahl der Patienten	21	23	81
männlich	12	15	66
weiblich	9	8	15
Alter	63 ± 5,4	65 ± 7,3	67 ± 4,2
Ersttumor	9 (43%)	11 (48%)	39 (48,1%)
Zweittumor	12 (57%)	12 (52%)	42 (51,8%)
Nachbeobachtungszeit in Monaten	20,7	18,3	22,8
multiple Tumore	7 (30%)	11 (48%)	39 (36%)

Tabelle 2. Charakterisierung der Blasentumore

	KLH Gruppe I a	MMC Gruppe I b	KLH Gruppe II
Tumorgrad			
0	3	0	21
1	11	14	46
2	7	8	13
3	0	1	7
Tumorstadium			
pTa	9	10	49
pT1	12	13	31
Tis			1

Tabelle 3. Ergebnisse

	KLH Gruppe I a	MMC Gruppe I b	KLH Gruppe II
Fortschreiten des Tumorstadiums	0	0	0
Fortschreiten des Tumorgrades	1	3	2
Rezidivrate/100 Pat. Monate	3,26	9,28	1,19
Pat. mit Rezidivtumoren	3	9	17
Pat. in % mit Rezidivtumoren	14,2	39	20,9
Gesamtnachbeobachtungszeit in Monaten	434,7	420,9	1846,8

milde Cystitiden bei 3 der MMC-behandelten Patienten; keine Nebenwirkungen in der KLH-Gruppe.

Während der durchschnittlichen Beobachtungszeit von 20,7 Monaten in der KLH-Gruppe 1a und 18,3 Monaten in der MMC-Gruppe 1b wurden insgesamt 14 Rezidive (KLH-Gruppe 1a: 5; MMC-Gruppe 1b: 9) gesehen. Zusammen zeigten 12/44 Patienten Rezidive (KLH-Gruppe 1a: 3 von 21, 14,2%; MMC-Gruppe 1b: 9 von 23, 39,1%). Die Anzahl der Rezidive pro 100 Patientenmonate betrug 3,26 in der Gruppe 1a und 9,28 in der Gruppe 1b (Tabelle 3).

In der zusätzlichen KLH-Gruppe II wurden 81 Pat. durchschnittlich 22,8 Monate beobachtet. Kein Patient starb oder verweigerte die Therapie. 17 Pat. zeigten Rezidive (20,9%). Die Anzahl der Rezidive pro 100 Pat. war 1,19. Ein höheres Grading (Tis) wurde in 2/17 Patienten gesehen (diese 2 Patienten wurden weiter mit KLH behandelt und waren in der Nachbeobachtungszeit rezidivfrei), ein stabiles Grading in 9/17, und in 6/17 Pat. konnte ein Down grading erreicht werden. Alle Patienten der Gruppe 1a (21/21) zeigten eine positive Hautreaktion vom verzögerten Typ, während über 95% der Gruppe 2 eine primäre Hautreaktion aufwiesen.

Diskussion

Die vorliegende Untersuchung über Immunocyanin stützt die Arbeiten anderer Untersucher, die nachweisen konnten, daß KLH in der Rezidivprophylaxe des oberflächlichen Harnblasenkarzinoms effektiv ist [3]. Olsson demonstriert in einer randomisierten Studie, daß die KLH-behandelte Patientengruppe lediglich 1 Rezidiv aufwies, während die unbehandelte Gruppe im gleichen Beobachtungszeitraum von über 200 Patientenmonaten 18 Rezidive zeigte.

Die vorliegende Studie demonstrierte eine signifikante Reduktion der Harnblasenkarzinom-Rezidivrate mit KLH.

Wesentlich erscheinen die geringe Rate der Nebenwirkungen und die niedrigen Kosten. Weiterhin unterliegen diese Patienten nicht dem Risiko, primär cytostatikarefraktäre Tumorzellklone zu selektionieren, die dann, wenn beim Auftritt von Metastasen Cytostatika angezeigt sind, nicht mehr wirksam werden.

Literatur

1. Olsson CA, Chute R, Chadalawa NR (1973) Immunologic reduction of bladder cancer recurrence rate. Trans Am Assoc Gen Urin Surg 65: 66
2. Lamm DL, Reyna JA, Reichert DF (1981) Keyhole-limpet haemocyanin and immune ribonucleic acid immunotherapy of murine transitional cell carcinoma. Urol Res 9: 227–230
3. Olsson CA, Chute R, Rao CN (1973) Immunologic reduction of bladder cancer recurrence rate. J Urol 111: 173–176

C. D. Jurincic
Allgemeines Krankenhaus Celle
Siemensplatz 4
D-3100 Celle

Alpha 2b – Interferon in niedriger versus (vs) hoher Dosierung versus Ethoglucid: Eine prospektiv randomisierte Phase-III-Studie zur Prophylaxe des Ta, T1, Tis Blasenkarzinoms

W. Höltl, R. Hasun, W. Albrecht und M. Marberger

Einleitung

Die topische Anwendung von Interferon beim oberflächlichen Blasentumor geht auf erste Versuche von Ikic et al. aus 1981 zurück [1]. Er konnte die Wirksamkeit von menschlichem Leukozyteninterferon am nicht vorbehandelten papillären oberflächlichen Blasentumor durch intraläsionale Anwendung nachweisen. Es war daher folgerichtig zu prüfen, ob die topische Applikation von Interferonen die Rezidivhäufigkeit dieser Tumore senken kann. Experimentelle und klinische Phase-II-Studien konnten nachweisen, daß Interferone zur Reduktion der Rezidive nutzbringend eingesetzt werden können [2, 3]. Auch bei systemisch angewandter Interferonapplikation konnte eine Wirksamkeit am oberflächlichen Blasenkarzinom nachgewiesen werden [4].

Material und Methode

In einer dreiarmigen randomisierten Phase-III-Studie wurde die Wirksamkeit von topisch angewandtem Interferon im Vergleich zur lokalen zytostatischen Chemotherapie untersucht. Wir bedienten uns eines aus einem E. coli Stamm gewonnenen Alpha-2b-Interferon[1]. 42 Patienten wurden in die Studie aufgenommen. Alle Patienten waren bezüglich Tumorstadium und Malignitätsgrad vergleichbar. Die Einschlußkriterien umfaßten den primär multilokulären pTa und pT1 G1-2 Tumor, den multilokulären rezidivierenden pTa und pT1 G1 Tumor sowie das Carcinoma in situ (pTis). Pelvines Lymphknotenstaging zu Beginn der Studie wurde nicht durchgeführt. Jeder Tumor wurde mittels vollständiger TUR und anschließender Quadrantenbiopsie klassifiziert. Vorbehandelte Patienten (lokale Chemotherapie oder Immuntherapie) wurden in die Studie nicht aufgenommen. Der Instillationsbeginn lag in jedem Fall innerhalb von 36 Stunden nach der TUR.

Interferon wurde mit 30 ml destilliertem Wasser in unterschiedlicher Dosierung in die Blase instilliert: niedrige Dosierung (L-IFN): 10 IU, hohe Dosierung (H-IFN): 10 IU. Ethoglucid (E) wurde in einprozentiger Lösung (1,13 g) instilliert. Alle Patienten wurden durch Cystoskopie, Urinzytologie und gegebenenfalls durch gezielte Biopsien suspekter Areale in 3monatigen Abständen kontrolliert. Die Behandlungen wurden in den ersten drei Monaten wöchentlich, dann monatlich insgesamt zwölf Monate lang durchgeführt. Regelmäßige Kontrolle der Routineblutparameter und der Bakteriologie wurden zusätzlich durchgeführt.

Ergebnisse

Die Studie ist über 24 Monate vorgesehen. Derzeit beträgt die durchschnittliche Beobachtungszeit 14,9 Monate. Die Ergebnisse wurden nach den Rezidivraten errechnet. Die Rezidivrate ist der Quotient aus der Zahl der transurethralen Resektionen wegen aufgetretenem Tumorrezidiv in der Zeiteinheit [5]. Für die Gruppe L-IFN betrug der Quotient 0,2261, für H-IFN 0,25, für E: 0,2727. Eine statistische Signifikanz wurde auf Grund der noch offenen Studie derzeit noch nicht errechnet.

In keiner Patientengruppe konnten systemische Nebenwirkungen gesehen werden, die Blutchemie war stets normal, Differentialblutbilder waren ebenfalls unauffällig. In keiner der beiden Interferongruppen konnten lokale Nebenwirkungen beobachtet werden. In der Ethoglucidgruppe jedoch litten 3 Patienten unter einer schweren Chemocystitis, so daß die Therapie abgesetzt werden mußte. 9 Patienten insgesamt gingen durch fehlende Compliance verloren, 2 verstarben an unabhängigen Ursachen (Apoplexie, Myocardinfarkt) (Tabelle 1).

Schlußfolgerung

Wir konnten zeigen, daß die hohe Interferondosierung bei topischer Applikation keine höhere Wirksamkeit hinsichtlich des Auftretens von Blasentumorrezidiven hat als die niedrige Interferondosierung. Die lokal angewandte Chemotherapie in Form des Ethoglucids war nicht nur wesentlich kostengünstiger als das Interferon selbst in niedriger

Tabelle 1. Ursachen des Complianceverlustes

IFN 10[7] IU	IFN 10[8] IU	E
1 mal Lymphom	1 Apoplexie	1 Myocardinfarkt
	2 Cerebralsklerose	2 Cerebralsklerose
		3 Chemocystitis

[1] Intron-A (Firma Schering).

Dosierung, sondern vermochte die Rezidivrate in gleicher Weise günstig zu beeinflussen. Die lokale Nebenwirkungsrate ist jedoch bei lokaler Cytostaticaanwendung im Vergleich zum Interferon wesentlich höher. Die Daten sind als vorläufige Mitteilung mit eingeschränkter Aussagekraft zu verstehen, da die Studie noch nicht beendet ist.

Literatur

1. Ikic D, Maricic Z, Oresic V et al. (1981) Application of human leucocyte interferon in patients with urinary bladder papillomatosis, breast cancer and melanoma. Lancet I: 1022
2. Borden EC, Groveman DS, Nasu T et al. (1984) Antiproliferative activities of interferons against human bladder carcinoma cell lines in vitro. J Urol 132: 800-803
3. Torti FM, Lum BL (1986) Superficial carcinoma of the bladder: natural history and the role of interferons. Sem Oncol 13: 3 (Suppl 2): 57-60
4. Scorticatti CH, La Pena NC, Bellora OG et al. (1982) Systemic IFN-alpha treatment of multiple grade I or II patients: pilot study. J Interferon Res 2: 339-343
5. Schröder FH et al. (1986) Therapie des oberflächlichen Urothelcarcinoms. Akt Urol 17: 6-9

OA Dr. W. Höltl
Urologie der Krankenanstalt Rudolfstiftung
Juchgasse 25
A-1030 Wien

Prognostische Bedeutung der Tumorlokalisation bei 487 Patienten mit rezidivierenden Blasentumoren

H. Leyh

Mit welcher Wahrscheinlichkeit kommt es beim Rezidiv eines Harnblasentumors zu einer Änderung der Tumorlokalisation in der Blase?

Haben Rezidive oberflächlicher Blasentumoren, wenn sie im gleichen Wandbereich wieder auftreten, eine ungünstigere Prognose?

Wie hoch ist überhaupt der Einfluß der Tumorkalisation auf die Prognose der Erkrankung einzuschätzen?

Ziel der folgenden Ausführungen ist es, an Hand einer Studie an 487 Patienten, die wegen einer Blasentumorerkrankung durch TUR oder Cystektomie behandelt wurden, die Bedeutung der Tumorlokalisation und ihrer Änderungen im Erkrankungsverlauf herauszuarbeiten und damit ihre Rolle bei der Entscheidung über das weitere therapeutische Vorgehen darzustellen.

Ergebnisse

Eine Aufschlüsselung der pathohistologischen Befunde dieser Patienten zeigt eine übliche Verteilung der T- und G-Stadien mit der Hauptgruppe der T_A-Tumoren, die alleine 55% des Gesamtkrankengutes ausmachen. Bei 5% der Patienten konnten während des Beobachtungszeitraumes von durchschnittlich 5 Jahren Fernmetastasen nachgewiesen werden.

Bei 62% aller Patienten trat im gleichen Zeitraum mindestens ein Tumorrezidiv auf. Bei der Auswertung aller 1009 durchgeführten Operationen findet sich in 46% ein solitäres Tumorwachstum, in 40% hingegen zeigt sich ein multilokuläres Tumorauftreten mit mehr als 3 Manifestationsorten innerhalb der Blase.

Die Tumorlokalisationen verteilen sich relativ gleichmäßig über die gesamte Blase ohne eindeutige Bevorzugung eines bestimmten Wandbereiches.

Vergleicht man die Rezidivtumoren mit ihren Vorbefunden, so läßt sich eine Änderung der Tumorlokalisation in 62% feststellen. Eine besonders bevorzugte Ausbreitungsrichtung der Tumormanifestationen beim jeweils nächsten Rezidiv läßt sich für keinen Blasenwandbereich erkennen. Bei 2% der Patienten kam es im Laufe der Erkrankung zur Mitbeteiligung des anfänglich tumorfreien oberen Harntraktes.

Beziehung zwischen Rezidivrate und Tumorlokalisation

Hinsichtlich der jährlichen Rezidivraten finden sich für die einzelnen Blasenwandbereiche keine signifikanten Unterschiede, abgesehen vom Tumornachweis in der prostatischen Harnröhre und einer disseminierten Tumormanifestation in der gesamten Blase, wofür sich eine erhöhte Rezidivneigung nachweisen läßt. So ist auch das Risiko einer Rezidivbildung innerhalb des ersten Jahres nach einem Tumornachweis im Bereich der einzelnen Blasenwände mit 55% geringer als nach einem disseminierten Tumorauftreten mit einer Wahrscheinlichkeit von 68%.

Während Primärtumoren bevorzugt im Bereich der Hinterwand, des Blasenbodens und der Seitenwände gefunden werden, läßt sich bei mehrfacher

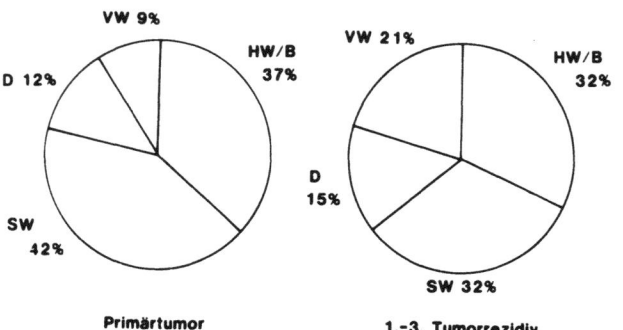
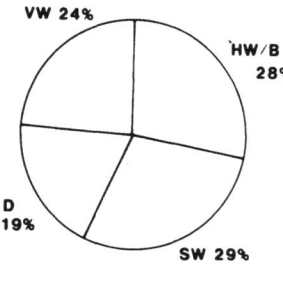

Abb. 1. Prozentuale Verteilung der Tumorlokalisationen in der Harnblase in Abhängigkeit von der Rezidivhäufigkeit. (*HW/B*, Hinterwand/Boden; *SW*, Seitenwände; *D*, Dach; *VW*, Vorderwand)

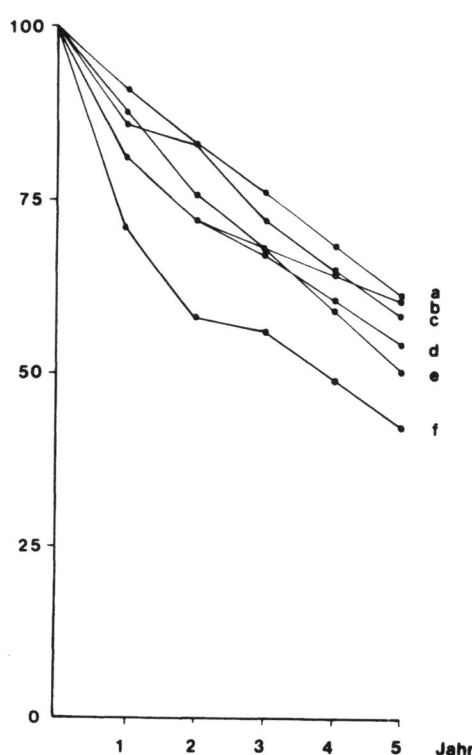

Abb. 2. 5-Jahres-Überlebensraten für die einzelnen Blasentumorlokalisationen (n=487 Patienten), *a*, Vorderwand; *b*, dissemin. Auftreten; *c*, Dach; *d*, li/re Seitenwand; *e*, Hinterwand/Boden; *f*, Prostat. Harnröhre

Tumorrezidivierung eine prozentuale Zunahme der Tumorlokalisationen im Bereich des Blasendachs, der Vorderwand und der prostatischen Harnröhre nachweisen (Abb. 1).

Beziehung zwischen Staging/Grading und Tumorlokalisation

Keiner der Blasenwandbereiche zeigt ein signifikant häufigeres Vorkommen von tiefer infiltrierenden bzw. geringer differenzierten Tumoren.

Bei keiner Tumorlokalisation in der Blase ist eine signifikant höhere Metastasierungsrate nachzuweisen.

Für keinen Blasenwandbereich besteht ein auffallend größeres Risiko einer zunehmenden Infiltrationstiefe bzw. Enddifferenzierung beim nachfolgenden Rezidiv. Eine Tumorprogression ist durchschnittlich bei 20% der Rezidivtumoren zu finden.

Auch bei Wiederauftreten des Tumors beim Rezidiv am gleichen Ort wie beim Vorbefund konnte im Vergleich zu einem Wechsel der Tumorlokalisation nicht signifikant häufiger eine Tumorprogression verifiziert werden.

Die 5-Jahres-Überlebensraten sind für die einzelnen Tumormanifestationsorte in etwa gleich und auch bei disseminiertem Tumorauftreten in der Blase nicht signifikant schlechter. Eine Ausnahme hiervon bildet der Tumornachweis in der Pars prostatica urethrae mit einer deutlich schlechteren Prognose (Abb. 2).

Schlußfolgerung

Mit Ausnahme eines Tumornachweises in der Pars prostatica urethrae, dem eine ungünstigere prognostische Bedeutung zukommt, und eingeschränkt bei disseminiertem Tumorauftreten, ergeben sich für die einzelnen Tumormanifestationsorte in der Harnblase keine wesentlichen prognostischen Unterschiede.

Dr. H. Leyh
Urologische Klinik und Poliklinik der TU München
Klinikum rechts der Isar
Ismaningerstr. 22
D-8000 München 80

Die Effektivität einer differenzierten Langzeitchemoprophylaxe mit Mitomycin C beim oberflächlichen Harnblasenkarzinom

U. Hath, J. Rassweiler und F. Eisenberger

Seit Januar 1983 führen wir an der Urologischen Klinik in Stuttgart eine monozentrische Studie zur intravesikalen Langzeitchemoprophylaxe mit Mitomycin C beim oberflächlichen Harnblasenkarzinom durch. 5-7 Tage nach der letzten TUR werden 20 mg MMC in 20 ml physiologischer Kochsalzlösung instilliert. Primärtumoren erhalten die Instillationen in 14tägigen Abständen für 1 Jahr, Rezidivtumoren werden über 5 Jahre mit verlängertem Intervall (im 2. Jahr alle 4 Wochen, im 3.-5. Jahr alle 8 Wochen) behandelt.

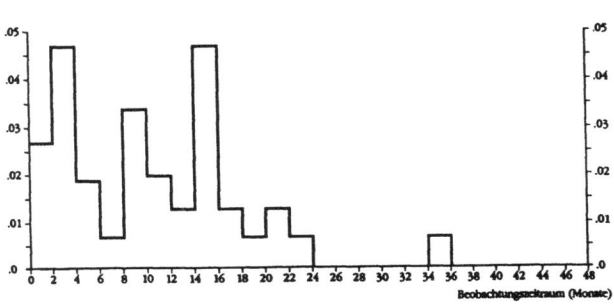

Abb. 1. Chemoprophylaxe mit Mitomycin C beim oberflächlichen Harnblasenkarzinom. Intervall bis zum Rezidiv, n = 149

Patientengut

Wir haben bisher ca. 600 Fälle in unser Protokoll aufgenommen. Davon wiesen 171 Patienten einen Mindestbeobachtungszeitraum von 24 Monaten auf. 22 dieser Patienten wurden aus der Auswertung ausgeschlossen, da ein Therapieabbruch wegen einer schweren Chemozystitis (n = 6), Allergie (n = 5), Tumorprogression (n = 8) oder fehlender Patientencompliance (n = 3) vor Erreichen des 12monatigen Instillationszeitraums erfolgte. Somit wurden 149 Patienten (107 männlich, 42 weiblich, mittl. Alter 66 J.) mit einem durchschnittlichen Beobachtungszeitraum von 35,8 Monaten (24-48 Mon.) ausgewertet:

5 (3%) der Patienten hatten einen TaG0, 73 (48%) einen TaG1-, 30 (20%) einen TaG2-, 6 (4%) einen TaG3-, 2 (1%) einen T1G1-, 21 (14%) einen T1G2-, 9 (6%) einen T1G3-, und 3 (2%) ein Carzinoma in situ.

Rezidivverhalten

Bei 39 Patienten (26%) trat mindestens 1 Rezidiv auf. 12 dieser Patienten hatten 2 und 2 Patienten 3 Rezidive. Bei 38 von 39 Patienten trat das erste

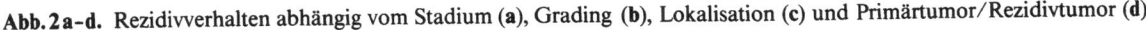

Abb. 2 a-d. Rezidivverhalten abhängig vom Stadium (**a**), Grading (**b**), Lokalisation (**c**) und Primärtumor/Rezidivtumor (**d**)

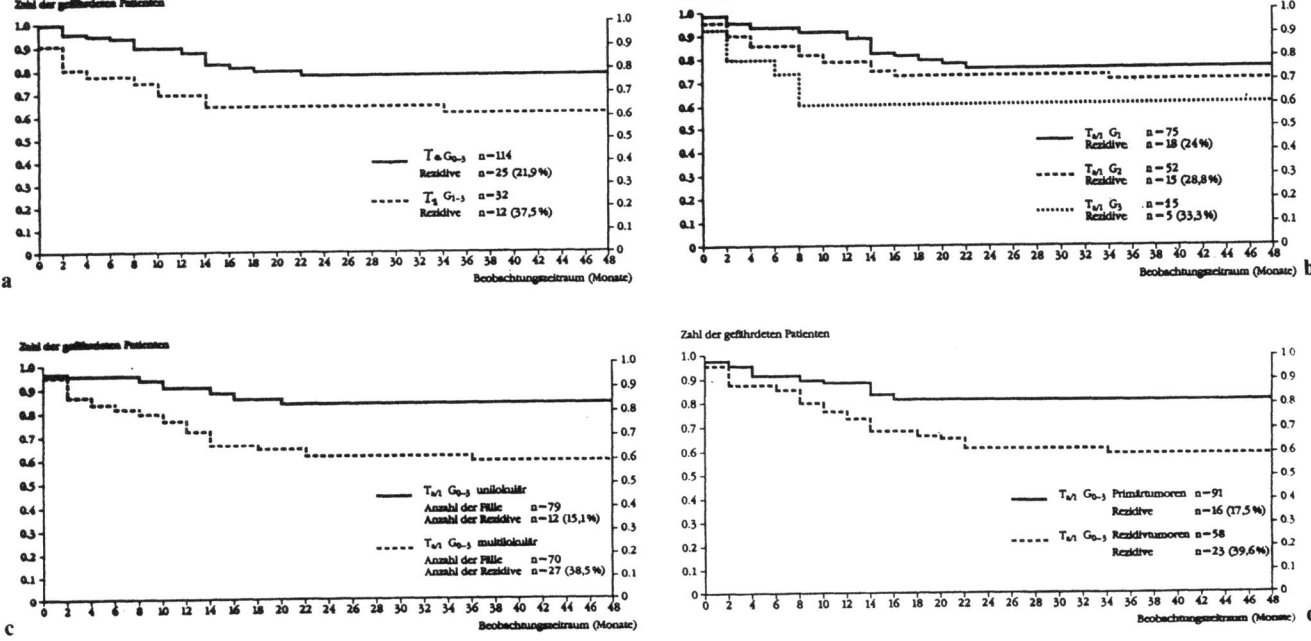

Rezidiv innerhalb der ersten 24 Monate auf (Abb. 1).

Prognostische Parameter für das Rezidivverhalten sind Tumorstadium, Grading, Multifokalität, Primär-Rezidivtumor. Von 114 Ta-Tumoren hatten 21 (9%) ein Rezidiv, während die Rezidivrate bei 32 T1-Tumoren mit 37,5% signifikant erhöht war (Abb. 2a). Von 75 G1-Tumoren wiesen 24% ein Rezidiv auf, von 52 G2-Tumoren 28,8% und von 15 G3-Tumoren 33,3%. Hierbei besteht ein signifikanter Unterschied zwischen G1- und G3-, nicht aber zwischen G1- und G2-Tumoren (Abb. 2b). Von 79 unilokulären Tumoren wiesen 15,1% ein Rezidiv auf, von 70 multilokulären 38,5%. Der Unterschied ist signifikant (Abb. 2c). Von 91 Primärtumoren hatten 17,3% ein Rezidiv, von 58 Rezidivtumoren 39,6% eine signifikant höhere Rezidivrate (Abb. 2d).

Eine *Tumorprogression* hinsichtlich des Malignitätsgrades wurde bei 11 (3%) Patienten beobachtet, hinsichtlich des Tumorstadiums bei 9 (6%). Hierbei handelt es sich in 7 Fällen um T1G2-3-Tumoren. Nur in 3 Fällen wurde dagegen ein multilokuläres Rezidiv eines unilokulären Tumors gefunden. *Nebenwirkungen* traten bei 31 (21%) Patienten auf, bezogen auf alle 171 Patienten. 11% hatten leichte Symptome wie Dysurie (6%), Harnwegsinfekt (2%), Dysplasie (3%). Bei 10% traten schwere Begleiterscheinungen wie Chemozystitis (5%), Allergie (4%) oder Leukopenie (1%) auf.

Unsere Erfahrungen nach nunmehr 4jähriger Rezidivprophylaxe mit Mitomycin C belegen den Wert der nebenwirkungsarmen Instillationsbehandlung zur Senkung der Rezidiv- und Progressionsrate im Vergleich zu Untersuchungen nach alleiniger TUR.

Literatur

1. Huland H (1984) Otto U, Droese M, Klöppel G Long-term mitomycin instillation after transurethral resection of superficial bladder carcinoma: influence on recurrence. Progression and survival. J Urol 132: 27–29
2. Heney NM, Ahmed S, Flanapen MJ, Frable W, Corder P, Hafermann N (1983) Superficial bladder cancer: progression and recurrence. J Urol 130: 1083–86
3. Mishina T (1982) Chemoprophylaxe mit Mitomycin C bei Harnblasentumoren. In: Eisenberger F (Hrsg) Mitomycin Symposium: 21–50
4. Rassweiler J, Hath U, Bub P, Eisenberger F (1987) Intravesikale Langzeitchemoprophylaxe mit Mitomycin C beim oberflächlichen Harnblasenkarzinom. Rezidivverhalten und Progression nach 3 Jahren (im Druck)

Ursula Hath
Urologische Klinik
Katharinenhospital
D-7000 Stuttgart 1

Zytologische Verlaufskontrolle bei intravesikaler Chemotherapie superfizialer Blasentumoren

St. Roth und P. Rathert

Die intravesikale Chemotherapie nimmt im therapeutischen Konzept rezidivierender superfizialer Blasentumoren einen gesicherten Platz ein. Zur Beurteilung eines Rezidivs bzw. einer Tumorprogression oder -remission stehen hierbei dem Urologen endoskopische, bioptische und zytologische Verfahren zur Verfügung, wobei unter Berücksichtigung der Patientenbelastung und der Kostenintensität der Zytologie eine dominierende Rolle zukommt.

Auf Grund vielfältiger zytomorphologischer Begleitreaktionen bedarf ihre Aussagefähigkeit unter Instillationstherapie spezieller Kriterien.

Während 2 Jahren erfolgten an unserer Klinik engmaschige zytologische Verlaufskontrollen bei ca. 380 Patienten, die mit Mitomycin, Adriamycin und BCG topisch instilliert wurden. Bei den hierbei konsiliarisch zytologisch mitbetreuten Patienten erfolgte die Bewertung unter Kenntnis des aktuellen Therapie- und Krankheitsstandes. Die mittels der Befunde im Nachsorgeprogramm vorgenommenen therapeutischen Korrekturen umfaßten außer kurzfristig endoskopisch-bioptischen Kontrollen neuerliche uro-radiologische Untersuchungen der oberen Harnwege oder den Wechsel auf ein anderes Chemotherapeutikum bzw. BCG.

Entsprechend den insgesamt limitierten zytomorphologischen Antwortmöglichkeiten auf exogene Noxen zeigten die Urothelzellen unter den genannten Instillationstherapeutika in aller Regel uniforme reaktive Veränderungen, die den Thiotepa-induzierten und bereits früher beschriebenen Zelleffekten entsprachen [1, 3, 4, 7].

Am häufigsten zeigte sich eine zytoplasmatische Vakuolisierung und allseitige Zellvergrößerung ohne Dichtezunahme (Quelleffekt) sowie eine Polymorphie der Zellkerne und Kernmembranen, so daß insgesamt ein buntes Zellbild resultierte. Die Mehrkernigkeit als typische Reaktionsform superfizialer Deckzellen, auch auf sonstige Agentien (z. B. Steine), war seltener.

Diese reaktiven Zellveränderungen waren grundsätzlich reversibel, wobei das Zeitintervall zwischen

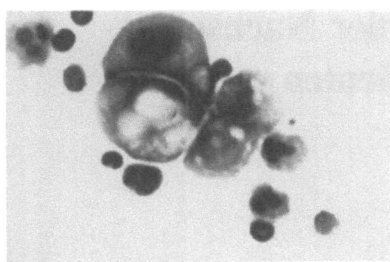

Abb. 1. Zeigt eine von mehreren Leukozyten und Erythrozyten umgebene Urothelzellgruppe mit typisch reaktiv-zytotoxischen Veränderungen. Neben einer deutlichen zytoplasmatischen Vakuolisierung sind aufgetriebene, polymorphe Zellkerne ohne „mitgewachsene" Hyperchromasie erkennbar

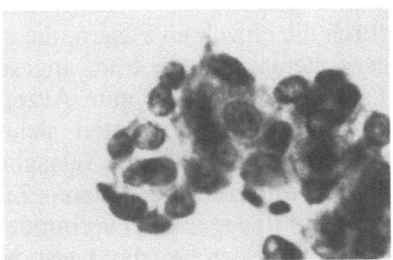

Abb. 2. Der dargestellte Urothelverband zeigt hingegen neben degenerativen Zytoplasmaveränderungen malignitätsverdächtige, hyperchromatische Zellkerne, die sich in der realen Mikroskopie mit Fokussierung der einzelnen Zellen noch deutlicher herausstellt. Eine Biopsie bestätigte den Rezidivverdacht

Instillationsende und zellulärer Reversion individuell stark schwankte, jedoch mindestens 30 Tage betrug.

Das typisch zystitische Begleitbild mit lytischen Zellresten, Leukozyturie und Hämaturie persistierte oft über 8–10 Wochen und war bei den mit BCG behandelten Patienten deutlich stärker.

Bezüglich der entscheidenden Frage einer Differenzierung zwischen reaktiven Veränderungen und Zellen eines Rezidivtumors bzw. eines „chemotherapieresistenten" Karzinoms erwies sich die Hyperchromasie als wichtiges Kriterium. Diese zum Teil bereits in früheren Arbeiten [1, 5, 6] beschriebene Hyperchromasie mit Grobkörnigkeit und inhomogenem Verteilungsmuster ließ sich nach der zytologischen Befundung meist endoskopisch-bioptisch bestätigen. Eine falsch positive Befundung auf Grund einer zytomorphologischen Imitation karzinomatöser Urothelzellen, wie sie nach Cyclophosphamid-Gabe (Endoxan) oft gesehen wird [2], betraf in ca. 50% lediglich gutdifferenzierte (G1), exophytische und damit endoskopisch gut zu diagnostizierende Rezidive, wobei diese Trefferquote mit der zytologischen Aussagekraft nicht instillierter, gut differenzierter Urothelkarzinome übereinstimmt. Rezidive bzw. Tumorpersistenzen (z.B. Karzinoma in situ) ließen sich bei den niedriger differenzierten Urotheltumoren in über 70% diagnostizieren.

Unabdingbare Voraussetzung zur optimalen Nutzung und Lesbarkeit der zytologischen Präparate ist die Kenntnis der klinischen Angaben, insbesondere bezüglich der vorangegangenen operativen Therapie, Strahlentherapie und Chemotherapie und ihrer zeitlichen Dauer.

Zusammenfassend läßt sich feststellen, daß die hyperchromatische Zellveränderung im Unterschied zu den sonstigen reaktiven Zelleffekten unter chemotherapeutischer Instillationstherapie ein aussagekräftiges Kriterium in der zytologischen Verlaufskontrolle mittel- und niedrig differenzierter Urothelkarzinome darstellt. Hochdifferenzierte, exophytisch wachsende Urotheltumore werden in maximal 50–60% aller Fälle zytologisch erkannt.

Literatur

1. Droller MJ, Erozan YS (1985) Thiotepa effects on urinary cytology in the interpretation of transitional cell cancer. J Urol 134: 671–674
2. Koss LG (1979) Diagnostic Cytology. Lippincott, New York
3. Murphy WM, Soloway MS, Finebaum PJ (1981) Pathological changes associated with topical chemotherapy for superficial bladder cancer. J Urol 126: 461–464
4. Murphy WM, Soloway MS, Chiou Jin Lin BS (1976) Morphologic effects of thiotepa on mouse urothelium. Acta Cytol 21: 701–704
5. Rasmussen K, Peterson BL, Jacobo E, Penick GD, Sall J (1980) Cytologic effects of thiotepa and adriamycin on normal canine urothelium. Acta Cytol 24: 237–243
6. Schumann GB (1980) Urine sediment exmination. Williams & Wilkins, Baltimore
7. Voogt de HJ, Rathert P, Beyer-Boon (1979) Praxis der Urinzytologie. Springer, Berlin Heidelberg New York

Dr. St. Roth
Abt. Urologie, Krankenanstalten Düren
Akademisches Lehrkrankenhaus
Roonstr. 30
D-5160 Düren

Die Zystoskopie mit dem flexiblen Zystoskop in der Nachsorge des Blasentumors – Erste Erfahrungen an 50 Patienten

H. van Ahlen und R. M. Schaefer

Gerade für die Patienten mit oberflächlichen Blasentumoren stellen die sich z.T. in 3monatigen Abständen wiederholenden endoskopischen Kontrollen eine ständige psychische Belastung dar. Wir wollten der Frage nachgehen, inwieweit die Patienten eine solche Kontrolle mit dem neu auf dem Markt befindlichen flexiblen Cystoskop der Firma Olympus tolerieren und wie groß die subjektive Belästigung des Patienten gegenüber einer herkömmlichen Endoskopie mit dem starren Instrument ist.

Wir haben 50 Patienten mit diesem neuen Instrument untersucht, in 9 Fällen handelte es sich um einen Tumorausschluß bei unklarer Hämaturie, in 41 Fällen um eine Tumornachsorge (Tabelle 1). Diese Patienten waren ausnahmslos bereits früher durch einen erfahrenen Endoskopiker mit dem starren Cystoskop untersucht worden.

Wir haben alle Patienten sowohl vor als auch nach der Untersuchung befragt, ob sie Angst vor der Endoskopie hätten (Tabelle 2). Von den Erstuntersuchten hatten erwartungsgemäß vor der Untersuchung fast alle Angst, nachher nur noch einer. Interessanterweise gaben jedoch auch 32 der 41 Tumorpatienten vor der Untersuchung an, Angst zu haben. Nach der flexiblen Endoskopie waren es nur noch 7 Patienten.

Subjektiv wurde die Untersuchung vom überwiegenden Teil dieser 41 Tumornachsorgepatienten positiv beurteilt (Tabelle 3). 35/41 empfanden die Zystoskopie als nicht besonders unangenehm, 4 als unangenehm, aber erträglich und nur 2 als extrem unangenehm. Übereinstimmend äußerten sich alle Patienten hinsichtlich weiterer Endoskopien – alle würden, vor die Wahl gestellt, die flexible Endoskopie der mit dem herkömmlichen, starren Instrument vorziehen.

Technische Probleme oder Komplikationen wie Blutungen, Perforationen oder Verletzungen der Harnröhre traten bei uns nicht auf. Als Nachteil der flexiblen Endoskopie könnten der hohe Anschaffungspreis und die zwangsläufig etwas schlechtere optische Qualität durch die einzelnen Fasern, die an die Stelle des Linsensystems getreten sind, angesehen werden. Ein Faktor, der die sehr gute Akzeptanz des Verfahrens durch den Patienten sicher auch nicht unwesentlich beeinflußt, ist die Tatsache, daß ein neues Verfahren mit einer besonderen Zuwendung durch Arzt und Pflegepersonal verbunden ist. Auch das trägt zweifellos dazu bei, die Angst des Patienten vor einer solchen vermeindlich besonders unangenehmen Untersuchung zu vermindern.

Trotzdem hat uns die durchweg positive Beurteilung durch den Patienten vom Wert des Verfahrens überzeugt. Bei niedrigem Außendurchmesser des Instruments sind durch den Arbeitskanal PE's, Bürstencytologien etc. genauso möglich, wie beim starren Zystoskop, außerdem ist das Gerät nach 10minütiger Flüssigdesinfektion sofort wieder einsatzbereit.

Zwei weitere, ganz wesentliche Punkte sprechen nach unserer Meinung für die flexible Endoskopie.

Da ist zum einen die hervorragende Übersicht. Durch die vollständige Invertierbarkeit des Instruments in der Blase kann man den gesamten Blasenausgang und die Blasenvorderwand kontrollieren, wie dies mit einem starren Instrument gar nicht möglich ist. Das ist zum Beispiel besonders vorteilhaft bei Patienten mit ausgeprägtem endovesicalem Adenom.

Zum anderen haben wir einige bettlägrige oder immobile Patienten untersucht, die nicht auf dem Untersuchungstisch gelagert werden konnten. Durch das flexible Endoskop ist eine solche Untersuchung vielfach beim Mann technisch erst möglich, wobei das Instrument dem Harnröhrenverlauf jeweils angepaßt werden kann, ohne daß ein hohes Perforationsrisiko im bulbären Bereich besteht.

Wir halten daher die flexible Zystoskopie für eine wichtige und wertvolle Ergänzung der urologischen Diagnostik, gerade im Rahmen der Tumornachsorge und der Abklärung unklarer Hämaturien.

Dr. H. van Ahlen
Urologische Universitätsklinik
Sigmund-Freud-Str. 25
D-5300 Bonn 1

Tabelle 1. Endoskopien

Blasentumornachsorge	n = 41
Hämaturie unklarer Genese	n = 9

Tabelle 2

Erstuntersuchung		Tumornachsorge	
Angst vorher	n = 8 (89%)	Angst vorher	n = 32 (78%)
Angst nachher	n = 1 (11%)	Angst nachher	n = 7 (17%)

Tabelle 3. Subjektive Beurteilung durch den Patienten

Nicht besonders unangenehm	35/41 (85,5%)
Unangenehm, aber erträglich	4/41 (9,7%)
Sehr unangenehm	2/41 (4,8%)

Pyeloureterale BCG-Perfusion bei Patienten mit Karzinoma in situ der oberen Harnwege

U. E. Studer, Ch. Wüthrich, M. Schnyder v. W. und D. Ackermann

Die hohe Erfolgsrate der intravesikalen BCG-Therapie beim Karzinoma in situ veranlaßte uns, dies ebenfalls bei ausgewählten Patienten mit Karzinoma in situ im Bereich des oberen Harntraktes anzuwenden.

Patienten und Methode

Es handelt sich um 7 Patienten mit insgesamt 9 nephroureteralen Einheiten, welche ausnahmslos früher bereits ein Urothelkarzinom der Harnblase, resp. des Nierenbeckens hatten. 4 Patienten hatten während 3-15 Jahren rezidivierende papilläre Harnblasentumoren, zum Teil kombiniert mit Karzinoma in situ, 2 Patienten hatten einen Status nach radikaler Zystektomie wegen infiltrativem Harnblasenkarzinom T3b und bei 2 Patienten erfolgte früher eine Nierenbeckenteilresektion wegen Urothelkarzinom bei funktioneller Einzelniere. Das Durchschnittsalter der Patienten ist mit 73 Jahren verhältnismäßig hoch (68-79 Jahre).

Nachdem aufgrund einer retrograden Spülzytologie die Seitenlokalisation feststand, wurde in Lokalanästhesie eine perkutane Nephrostomie eingelegt und abgestöpselt während 3 Monaten belassen. In wöchentlichen Abständen, insgesamt 6× wurde während der Dauer von 2 Std. durch die Nephrostomie das Nierenbecken und der Harnleiter mit einer BCG-Lösung perfundiert: 360 mg Immun-BCG Pasteur F wurden in eine Infusionsflasche von 150 ml NaCl gegeben. Über ein Mikrotropfsystem werden zunächst 15-20 ml dieser BCG-Lösung rasch instilliert, anschließend wird die Infusion so weit gesenkt, daß die Tropfenzahl 15-20/Min. beträgt. Um der Gefahr einer Einschwemmung mit Sepsis zu begegnen, ist die Infusionsflasche nie höher als 20 cm über dem Nierenbecken gelegen. 6 Wochen nach der letzten BCG-Perfusion, d. h. ca. 3 Monate nach Therapiebeginn, wird über die Nephrostomie das Nierenbecken-Harnleitersystem mit NaCl perfundiert und das Material zur zytologischen Untersuchung eingesandt. Ist diese negativ, wird die Nephrostomie entfernt. Andernfalls wird der BCG-Zyklus wiederholt.

Resultate

Bei 4 Patienten war die Zytologie, respektive Histologie nach 1 BCG-Zyklus negativ und blieb so während der Beobachtungszeit von 6-18 Monaten. Bei 1 Patienten mußte beidseits 2× ein BCG-Zyklus verabreicht werden, seit 6 Monaten ist die Zytologie negativ. Bei einem weiteren Patienten mußte links 3×, rechts 1× perfundiert werden, bis die Zytologie negativ war, Beobachtungszeit seither 9 Monate.

Bei 1 Patienten trat im Anschluß an die BCG-Perfusion eine gramnegative Sepsis auf, welche zu keinen weiteren Komplikationen führte.

Beurteilung

Bei der BCG-Perfusionstherapie des oberen Harntraktes wegen Karzinoma in situ handelt es sich um eine experimentelle Therapie. Unsere bisherigen klinischen Ergebnisse bei einem kleinen Patientengut sind vielversprechend. Wir glauben deshalb, daß bei älteren Patienten, insbesondere wenn sonst eine Nephroureterektomie mit konsekutiver chronischer Hämodialyse notwendig wäre, der Versuch einer BCG-Perfusionstherapie bei Karzinoma in situ im Bereiche des Nierenbeckenhohlraumsystems oder der Harnleiter vertretbar ist.

Priv.-Doz. Dr. med. U. E. Studer
Urologische Universitätsklinik
Inselspital
CH-3010 Bern

Postersitzung 1: Das fortgeschrittene Urothelkarzinom

Das Nierenbecken-Ureter-Karzinom: Eine diagnostische und therapeutische Herausforderung

P. H. Petritsch, M. Ratschek, H. H. Kessler, R. Roupec und G. Hubmer

Ungewöhnliche Manifestationen urothelialer Tumoren des oberen Harntraktes, sowie die Einführung einer neuen einheitlichen TNM-Klassifizierung der UICC mit Frühjahr dieses Jahres, haben uns veranlaßt die Daten von 28 Patienten der Jahre 1979-1987 retrospektiv hinsichtlich ihrer Symptomatik, Diagnostik, Therapie sowie möglicher ätiologischer Risikofaktoren und Therapieergebnisse zu analysieren.

Material und Methodik

28 Patienten (9 weiblich, 19 männlich) im Alter von 28-83 Jahren (im Schnitt Frauen 57,6, Männer 62,9 Jahre) wurden wegen eines Urothelkarzinoms des oberen Harntraktes an unserem Department behandelt. Sitz des Tumors zum Zeitpunkt der Operation war in 12 Fällen das Nierenbecken (NB) 11× der Ureter, 2× NB und Ureter und 2× Ureter und Blase, wobei schließlich weitere 4 Patienten im Rahmen der Verlaufskontrolle postoperativ zusätzlich noch Tumoren der Blase entwickelten. Als mögliche Risikofaktoren wurden erhoben: Zigarettenraucher 14 (50%), Erhöhte Harnsäurewerte mit saurem Harn pH 17 (60%), Phenazetinabusus 3 (10%), Diabetes 7 (25%) und deren Kombination. Histologisch handelte es sich mit einer Ausnahme (Plattenepithelkarzinom) um Übergangszellkarzinome. Das Staging erfolgte retrospektiv entsprechend dem neuen TNM Schema der UICC 1987 von ein und demselben Pathologen. Aus der Masse der Fälle von Urotheltumoren seien 2 besonders hervorgehoben, da sie durch ihre ungewöhnliche Manifestation zu einer Fehlinterpretation der Befunde geführt haben. Bei dem einen Fall handelte es sich um einen 28jährigen Patienten mit einem pT3 G4 Urothelkarzinom des rechten NB mit Tumorausbreitung und damit kompletten Verschluß der Vena cava bis in Höhe des Zwerchfells. Die Operation erfolgte unter der Annahme eines Nierenzellkarzinoms mit Cavathrombus. Bei dem zweiten Fall handelte es sich um ein offensichtlich mit einer Cadaverniere übertragenes NB-Karzinom, das differentialdiagnostische Probleme hinsichtlich der Abgrenzung eines Pilzbefalles (auf Grund des Ultraschallbildes, einer positiven Pilzkultur, negativen Harnzytologie) von einem Urothelkarzinom bereitete. Erst die antegrade perkutane NB Punktion und Aspirationszytologie ergab die Diagnose. Es erfolgte daraufhin als therapeutische Maßnahme die sofortige Explantation.

Die therapeutischen Maßnahmen bei den 28 Patienten umfaßten 21mal die klassische primäre Nephrekto-ureterektomie, 1mal wurde eine percutane endoskopische Abtragung mit anschließender Nephrekto-ureterektomie durchgeführt. 3× Resektion des Ureter und Reanastomose, 2× Zystektomie und partielle Ureterektomie und 1× nur eine Nephrostomie.

Ergebnisse

Insgesamt konnten 27 Patienten einer entsprechenden Nachkontrolle unterzogen werden. Davon waren 6 am Tumor verstorben und zwar innerhalb von einem Monat bis zu einem Jahr nach der Operation. Von diesen 5 Patienten hatten 5 ein invasives G3-G4 Karzinom mit einer Ausnahme. Eine Patientin verstarb an einer anderen Ursache. Alle anderen Patienten leben 6 Monate bis zu 72 Monate post operativ, davon 13 tumorfrei. 1 Patient mit einem G4 Karzinom entwickelte Lungenmetastasen, 4 weitere in der Folge ein Blasenkarzinom. Ein Patient entwickelte 2 Jahre nach Nephrektoureterektomie ein Nierenzellkarzinom in der kontralateralen Niere, das organerhaltend reseziert wurde. In diesem Zusammenhang sei darauf hingewiesen, daß bei einem Patienten mit einem pT1 G1 NB Karzinom zusätzlich ein Nierenzellkarzinom als Zweittumor gefunden wurde. Ein Patient von dreien bei denen ein Ureterkarzinom lediglich reseziert worden war, entwickelte 2 Jahre post operativ ein Rezidiv, das neuerlich reseziert wurde.

Schlußfolgerung

Die Analyse der 28 Patienten mit Urothelkarzinom des oberen Harntraktes zeigt:

1. Je fortgeschrittener das Tumorleiden, desto uncharakteristischer die Symptomatik und insuffizienter die Diagnose.
2. Mögliche Risikofaktoren bzw. Gruppen (Dialysepatienten, Nierenempfänger) bedürfen einer erhöhten Aufmerksamkeit.
3. Invasivität, Metastasierung und damit Prognose von Tumorgrad G abhängig.
4. Gefäßinvasion scheint hinsichtlich einer möglichen hämatogenen Metastasierung von Relevanz zu sein.
5. Wert der organerhaltenden Therapie noch nicht abschätzbar.
6. Prognostischer Wert einer adjuvanten Chemo- oder Strahlentherapie, bei metastasierendem Karzinom auf Grund zu geringer Fallzahl noch unklar.

Literatur

1. Davis BW, Hough AJ, Gardner WA (1987) Renal pelvic carcinoma: Morphologicalcorrelates of metastatic behavior. J Urol 137: 857–861
2. Geiger J, Fong Q, Fay R (1986) Transitional cell carcinoma of renal pelvis with invasion of renal vein and thrombosis of subhepatic inferior vena cava. Urology 28: 52–54
3. Seppelt U, Kasperk EM (1983) Zur Prognose metastasierender Nierenbeckentumoren. Verhandlb Dtsch Ges Urologie 34: 112–115

Prof. Dr. P. H. Petritsch
Abteilung für Urologie
Chirurgische Universitäts-Klinik
Auenbruggerplatz 5
A-8036 Graz

Das metastasierte Nierenbeckenkarzinom

W. Vahlensieck jr., A. Possmann, C. G. Stief und H. Sommerkamp

Die Fortschritte der Behandlung des Harnblasen-urothelkarzinoms in den letzten Jahren lassen es geraten erscheinen, auch die Nierenbeckenurothelkarzinome auf Faktoren, die eine adjuvante Therapie sinnvoll erscheinen lassen, zu untersuchen [1].

Material und Methode

Die Daten der während der letzten 10 Jahre behandelten Patienten mit Nierenbeckentumoren wurden durch Fragebogen an die Hausärzte und z. T. auch an die Patienten aktualisiert. Diese Angaben und die Daten der Krankenakten wurden zur Auswertung herangezogen.

Ergebnisse

Von 1976–1986 wurden an der urologischen Abteilung der Universität Freiburg 48 Patienten (23 Frauen, 25 Männer) mit Nierenbeckentumoren behandelt. Das Durchschnittsalter betrug 68 Jahre. Hauptsymptome waren Makrohämaturie (48%) und Schmerzen (31%). Bei 16% wurde der Tumor zufällig bei urologischen Untersuchungen entdeckt. Die bildgebenden Verfahren weisen eine hohe Zuverlässigkeit beim Staging auf (CT: 18/20 richtig negative, 4/4 richtig positive Lymphknoten, Sonographie: 20/21 richtig negative). Von den 48 Patienten konnten 5 wegen Ablehnung eines operativen Eingriffs (n=1), schlechtem Allgemeinzustand (n=3) oder fortgeschrittenem Tumorstadium (n=1) nur symptomatisch behandelt werden. Bei den restlichen 43 Patienten konnte in 2 Fällen wegen der Tumorausdehnung nur eine Probeexzision vorgenommen werden. Bei 4 Patienten (9%) wurde organerhaltend operiert und zwar in Form einer Nierenteilresektion (n=1) oder einer lokalen Tumorexstirpation (n=3). In 37 Fällen erfolgte eine Nephrektomie. Der Ureterstumpf mit Harnblasenmanschette wurde, falls in Hinblick auf den Allgemeinzustand möglich und auf das Tumorstadium sinnvoll (kein ausgedehntes intraoperatives Tumorstadium) bei 10/36 (28%) mit entfernt.

Bei 21% (10/48) der Patienten fand sich entweder durch Operation (n=9) oder durch die bildgebende Diagnostik gesichert ein fortgeschrittenes Tumorstadium (3×T4, 6×N+, 3×M1). 23% (11/48) hatten einen generalisierten Befall des Urothels mit Karzinom, da vor, während oder nach der Therapie des Nierenbeckentumors weitere Tumoren des ableitenden Harntraktes entdeckt wurden (13% Ureter, 17% Blase, 2% Harnröhre, 4% kontralaterale Niere).

Entdifferenzierte, fortgeschrittene und generalisierte Tumoren wiesen eine schlechtere Prognose als das Gesamtkollektiv auf. Aufgrund der wenigen Patienten, die bereits lange genug beobachtet wurden, lassen sich keine Fünf-Jahres-Überlebensquoten angeben. Waren in der gesamten Gruppe zum Zeitpunkt der Beobachtung 30% am Tumor verstorben, so erhöhte sich diese Quote bei den Patienten mit entdifferenzierten G-III-Tumoren (n=11) auf 40%, bei denen mit generalisiertem Befall des Urothels

Tabelle 1. Überlebensquoten bei Nierenbeckentumoren

Bei Untersuchung	Gesamt (n=48) (%)	G-III (n=11) (%)	General. Urothel.-Ca. (n=11) (%)	T4, N+, M1 (n=10) (%)
Lebend	48	30	45	0
Verstorben	52	70	55	100
an Tumor	30	40	55	100

Tabelle 2. Metastasen bei Nierenbeckentumoren

Lymphknoten	8	17%	Lunge	8	17%
Knochen	3	6%	Leber	2	4%
Hirn	2	4%			

(n = 11) auf 55% und bei den Patienten mit fortgeschrittenen Tumoren (n = 10) auf 100% (Tabelle 1).

Tabelle 2 gibt die Organverteilung der Fernmetastasen wieder.

Diskussion

Nierenbeckenurothelkarzinome machen im eigenen Krankengut 9,4% (49/518) aller Neubildungen der Niere aus. Bei Auftreten der Hauptsymptome Makrohämaturie (48%) und Schmerzen (31%) sollte im Interesse der Früherkennung und Vermeidung einer Metastasierung (10/48 = 21% im eigenen Krankengut) an ein solches Geschehen gedacht werden [2]. Sonographie und Computertomographie haben eine hohe Treffsicherheit. Zunehmende Bedeutung gewinnt auch die zufällige Entdeckung derartiger Tumoren bei Routineuntersuchungen durch die Sonographie (16% des eigenen Krankengutes).

Durch die bildgebenden Verfahren und die Operation lassen sich die Untergruppen definieren, die aufgrund einer zu erwartenden schlechten Prognose unserer besonderen Aufmerksamkeit bedürfen. Bei einem G-III-Tumor oder generalisiertem Urothelkarzinom sollte auf jeden Fall der distale Ureter mit Blasenmanschette, gfls. in zweiter Sitzung entfernt werden [1].

Bei großen Tumoren bzw. bei Hinweisen auf ein infiltratives Tumorwachstum sollte auf den Versuch eines organerhaltenden Vorgehens verzichtet werden. Dazu ist man jedoch gezwungen, wenn es sich um Einzelnieren handelt oder auch die kontralaterale Niere betroffen ist (4% im eigenen Krankengut). Außerdem empfiehlt sich eine adjuvante Chemotherapie nach dem MVAC-Schema [3] oder eine integrierte Radio-Chemotherapie in Anlehnung an Jakse [2].

Findet sich ein sehr großer Tumor mit Verdacht auf eine peripelvine Infiltration und/oder Metastasen sollte primär eine MVAC-Chemotherapie durchgeführt werden, mit Salvage-Operation, falls es nicht zu einer Vollremission kommen sollte.

Nur bei einem konsequenten, derartigem Vorgehen ist zu hoffen, daß die Prognose zu verbessern ist, nachdem bisher bei fortgeschrittenen Nierenbeckentumoren mit dem Ableben der Patienten innerhalb von 2 Jahren zu rechnen war.

Literatur

1. Jakse G, Rauschmeier H, Fritsch E, Frommhold H, Marberger H (1986) Akt Urol 17: 68–73
2. Stambolis C, Doppl W, Pust R, Hocke M, Kracht J (1981) Med Welt 49/81: 2–7
3. Sternberg CN, Yagoda A, Scher HJ, Watson RC, Ahmed T, Weiselberg LR, Geller N, Hollander PS, Herr HW, Sogani PC, Morse MJ, Whitmore WF (1985) J Urol 133: 403–407

Dr. med. W. Vahlensieck jr.
Urologische Abteilung der Universität
Hugstetter Str. 55
D-7800 Freiburg

Nachsorge bei Patienten mit fortgeschrittenem Nierenbecken- und Harnleiterkarzinom

D. Kröpfl, M. Meyer-Schwickerath, M. Goepl und H. Behrendt

Einleitung

Die Patienten mit fortgeschrittenem Nierenbecken- und Harnleiterkarzinom weisen ein hohes Risiko einer Metastasierung auf. Bis vor kurzem waren die therapeutischen Möglichkeiten beim Nachweis einer Metastasierung sehr begrenzt. Im Gegensatz dazu bietet sich heute die Möglichkeit einer effektiven Chemotherapie bei diesen Patienten. Somit stellt sich die Frage, welche Mittel in der Nachsorge bei Pat. mit fortgeschrittenem Nierenbecken- und Harnleiterkarzinom angewandt werden sollen und in welchem Zeitraum diese Nachsorge besonders intensiv durchgeführt werden soll.

Krankengut und Methodik

Zwischen 1966 und Ende 1983 wurden in der Urologischen Klinik in Essen 35 Männer und 17 Frau-

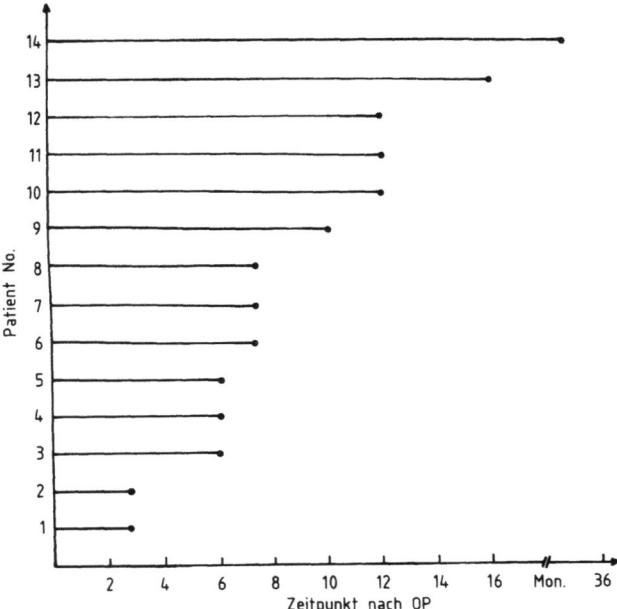

Abb. 1. Postoperative Manifestation von Metastasen bei 14 Patienten mit Nierenbecken- und Harnleiterkarzinomen

en im Alter von 45 bis 85 Jahren wegen eines Nierenbeckens- bzw. Harnleiterkarzinoms behandelt. Die Beobachtungszeit beträgt 2-103 Monate (im Median 13 Monate). Alle Patienten konnten über Direktkontakt, Nachfrage bei behandelnden Ärzten oder über Aktenunterlagen erfaßt werden. Bei 50 Patienten wurden die pathologischen und histologischen Präparate nachuntersucht. Die Bestimmung des Malignitätsgrades erfolgt in Anlehnung an Mostofi et al.: Histological Typing of Kidney Tumors, International Histological Classification of Tumors, No 25 WHO, Geneva 1981. Das Stadium der Erkrankung wurde festgestellt in Anlehnung an Johanson et al.: Cancer 37 (1976) 1376-1383. Die Inzidenz des Auftretens der Fernmetastasen wurde in die Korrelation mit dem Tumorstadium und Differenzierungsgrad des Tumors gestellt. Darüber hinaus wurde die Lokalisation der Fernmetastasen sowie der Zeitpunkt des Auftretens dokumentiert.

Ergebnisse

Zum Zeitpunkt der Diagnosestellung wiesen drei (52) 5,4% der Patienten Fernmetastasen auf. Bei weiteren 14 (52) 27% der Patienten traten Fernmetastasen zwischen 3-36 Monaten (median 7 Monate) nach der Operation auf. 12 (14) 81% der Metastasen wurden in den ersten 12 postoperativen Monaten beobachtet (Abb. 1). Die Fernmetastasen wiesen 3 (18) 16,7% und 12 (17) 70,6% der Patienten mit Tumoren des Differenzierungsgrades II bzw. III auf. Bei den 14 Patienten im Stadium I der Erkrankung wurden 5 (36%) und bei den 15 Patienten im Stadium II der Erkrankung 13 (80%) der Metastasen beobachtet. Im Gegensatz dazu wiesen die Patienten im Stadium 0 der Erkrankung mit dem Differenzierungsgrad I des Tumors keine Fernmetastasen auf. Darüber hinaus wiesen 8 (52) 15,4% der Patienten postoperativ ein Blasenkarzinom und 5 (52) 9,6% der Patienten ein Ureterstumpfrezidiv auf. Die Lokalisation der Fernmetastasen zeigt uns die Tabelle 1.

Diskussion

Die prognostische Bedeutung des Differenzierungsgrades des Tumors und insbesondere des Stadiums der Erkrankung, ist beim Nierenbecken- und Harnleiterkarzinom bekannt. Trotz optimaler chirurgischer Behandlung weist die Mehrzahl der Patienten (in unserem Krankengut 76 bzw. 80%) mit schlecht differenzierten und lokal fortgeschrittenen Tumor innerhalb kurzer Zeit Fernmetastasen auf. Die Metastasen treten meistens multipel auf und sind am häufigsten in der Leber (76%), in den Knochen (52%) und in der Lunge (41%) nachzuweisen. Somit sind diese Metastasen der Sonographie, Computersonographie, der Knochenszintigraphie und konventioneller Röntgendiagnostik zugänglich. Bei Pat. mit belassenem Ureterstumpf ist darüber hinaus eine endoskopische Diagnostik in Kombination mit Röntgen und Zytologie angezeigt. Bei weiteren Risiken eines lokalen Progresses (Lymphknotenbefall oder über die Grenzen des Organs wachsende Tu-

Tabelle 1. Lokalisation der Metastasen bei Patienten mit Nierenbecken- und Harnleiterkarzinom

Patient Lokalisation	1	2	3	4	5	6	7	8	9	10	11	12	13	14	15	16	17	Fallzahl gesamt
Leber	+	+	+	+	+	+	+		+		+		+	+	+		+	13 (76%)
Lunge	+	+	+	+						+	+						+	7 (41%)
Wirbelsäule	+		+		+						+			+		+		6 (35%)
Lymphknoten				+							+	+						3 (18%)
Beckenknochen	+						+											2 (12%)
Niere												+						1 (6%)
Femur								+										1 (6%)
Samenstrang				+														1 (6%)

moren), ist eine postoperative Computertomographie des Abdomens als Ausgangsbefund für die weitere Nachsorge sinnvoll. Auf Grund der Ergebnisse in der vorgestellten Untersuchung scheint eine weitere Nachsorge im ersten postoperativen Terminjahr bei Patienten mit hohem Risiko einer Metastasierung sinnvoll zu sein. Somit sind neben der üblichen Cystoskopie in dreimonatigen Abständen eine zusätzliche Abdomensonographie oder Computertomographie, Knochenszintigraphie sowie konventionelle Röntgendiagnostik angezeigt. Bei Nachweis eines Tumorprozesses bieten sich heute bei diesen Patienten die Möglichkeiten einer Effektiv und Chemotherapie zum Stabilisieren des Tumorleidens oder sogar Erreichen einer kompletten Remission.

Dr. med. D. Kröpfl
Urologische Klinik und Poliklinik
Hufelandstr. 55
D-4300 Essen 1

Proliferationskinetik von Urothelkarzinomen: Vergleichende immunzytologische und -histologische Untersuchungen

H.J. Scholman, H. Al-Abadi, H. Lobeck, A. Lajous-Petter, G. Nagel und S. Blümcke

Das Wachstumsverhalten bestimmt in besonderem Maße die Prognose und Therapie einer malignen Neoplasie. Zuverlässige Aussagen über die Wachstumsintensität sind somit klinisch relevant und gefordert. Problemarme, exakte und schnelle Darstellungsverfahren sichern eine konsequente und umfassende Prüfung der Wachstumsaktivität.

Im Folgenden soll am Urothelkarzinom mit Hilfe des monoklonalen Antikörpers Ki-67 (Gerdes et al. 1983) gezeigt werden:
- wie sich die Proliferationsaktivität mit den Differenzierungsgraden ändert,
- inwieweit eine repräsentative Aussage über das Proliferationsverhalten im zytologischen Präparat möglich ist.

Material und Methode

Zur Untersuchung gelangten Kryostatschnitte und Tupfpräparate von unfixierten frischen Biopsien sowie Spülflüssigkeit und Spontanurin von 8 Patienten ohne Tumor als Kontrolle. Weiterhin wurden 34 Urothelkarzinome der Harnblase, des Ureters und des Nierenbeckens unterschiedlicher Differenzierungsgrade untersucht (G1 = 10×, G2 = 16×, G3 = 8×). Davon zeigten 28 papilläres und 6 solides Wachstumsverhalten.

Die Kryostatschnitte wurden 12-24 h luftgetrocknet, je 30 min in Aceton und Chloroform fixiert und nach den Vorschriften der APAAP-Methode (Cordell et al. 1984) immunhistochemisch aufgearbeitet.

Als primäres Antiserum diente der monoklonale Antikörper Ki-67, der mit einem während des gesamten Mitosezyklus im Zellkern auftretenden Antigen reagiert (Gerdes et al. 1983). Der Primärantikörper sowie Brückenantikörper und APAAP-Komplex stammen von der Firma Dianova, Hamburg.

Die Separation der Urothelien erfolgte aus bluthaltigem Spontanurin und Spülflüssigkeit über einen Dichtegradienten (Ficoll). Es folgten 2maliges Waschen in PBS-Puffer, Einstellen der Suspension auf etwa 1 000 000 Zellen/ml, Zytozentrifugation (Cytospin 2, Fa. Shandon), 12-24 (48) h Lufttrocknung und 20 min Acetonfixierung.

Tupfpräparate wurden ausschließlich 12-24 (48) h luftgetrocknet und danach 20 min in Aceton fixiert. Die immunzytochemische Reaktion erfolgte analog zu den Kryostatschnitten mit der APAAP-Methode.

Ergebnisse

- Die Proliferationsrate der Tumorzellen in den Kryostatschnitten ist direkt proportional zum Entdifferenzierungsgrad des Tumors, d.h. in entdifferenzierten Urothelkarzinomen fanden sich deutlich höhere Proliferationsraten verglichen mit gut differenzierten (Tabelle 1).
- Im zytologischen Tupfpräparat sinkt die Proliferationsrate auf etwa die Hälfte des Kryostatschnittwertes für jeden Differenzierungsgrad ab (Tabelle 1). Dies liegt daran, daß im Tupfpräparat insbesondere oberflächennahe Zellen erfaßt werden. Diese Schichten zeigen auch in Kryostat-

Tabelle 1. Proliferationsverhalten des Urothels (Anzahl Ki-67-positiver Zellkerne in %)

	Histologie (n = 42)	Zytologie (n = 42)
Normal	0,03	0,01
Karzinom G1	7	4
Karzinom G2	19	9
Karzinom G3	36	19

Tabelle 2. Proliferationsverhalten der einzelnen Urothelschichten (Anzahl Ki-67-positiver Zellkerne in %)

	Urothel			
	Normal	Karzinom		
		G1	G2	G3
Basalschichten	0,03	6	10	20
Mittelschichten	0	4	8	18
Deckschichten	0	1	4	15

schnitten eine geringere Anzahl proliferierender Zellen als die basalen Schichten (ungleichmäßige Verteilung Ki-67-positiver Zellen über die Schichthöhe; Tabelle 2).
- An Kryostatschnitten und Tupfpräparaten erhielten wir stets zuverlässige und vergleichbare Ergebnisse.
- In zytologischen Präparaten aus Spontanurin traten erhebliche degenerative Urothelveränderungen auf. Die immunzytochemischen Reaktionen blieben deshalb meist negativ.
- Ein unzuverlässiges immunzytochemisches Reaktionsverhalten fanden wir auch bei Spülflüssigkeiten.

Schlußfolgerung

Mit dem monoklonalen Antikörper Ki-67 können zuverlässige und differenzierte Angaben zum Proliferationsverhalten der Urothelkarzinome gemacht werden, da er mit den Zellkernen der Tumorzellen im Mitosezyklus reagiert. Die histochemische Farbreaktion ist bei Benutzung entsprechender Techniken (leuchtend roter Farbton bei APAAP-Technik) einfach und exakt auswert- und quantifizierbar und ergibt viel genauere Ergebnisse als das bisher übliche Auszählen der Mitoserate. Damit kann dem klinischen Partner viel exakter und schneller als bisher möglich ein morphologisches Korrelat zum Wachstumsverhalten und damit zur Prognose des Tumors gegeben werden.

Die Methode ist praxisfreundlich, da auch Tupfpräparate des Tumors, die relativ einfach vom Operateur angefertigt werden können, immunhistochemisch auswertbar sind und die Ergebnisse mit denen der Kryostatschnitthistologie korrelieren. Der Proliferationsmarker Ki-67 ist dagegen an fixiertem Gewebe nicht anwendbar, auch Spontanurine und Spülflüssigkeiten eignen sich für diese Untersuchungen nicht.

Literatur

1. Cordell j L, Falini B, Erber WN, Ghosh AK, Abdulaziz Z, Macdonald S, Pulford KAF, Stein H, Mason DY (1984) Immunoenzymatic labelling of monoclonal antibodies using immune complexes of alkaline phosphatase and monoclonal anti-alkaline phosphatase (APAAP-Complexes). J Histochem Cytochem 32/2: 219-229
2. Gerdes J, Schwab U, Lemke H, Stein H (1983) Production of a mouse monoclonal antibody reactive with a human nuclear antigen associated with cell proliferation. Int J Cancer 31: 13-20

Dr. H.J.Scholman
Institut für Pathologie
Universitätsklinikum Rudolf-Virchow, Standort Charlottenburg
Spandauer Damm 130
D-1000 Berlin 19

Die Behandlung des fortgeschrittenen Urothelkarzinoms mit MVAC bei älteren Patienten

P. Sagaster, J. Flamm, R. Essl und G. Teich

22 Patienten mit fortgeschrittenem Urothelkarzinom der Harnblase erhielten nach TUR eine systemische Chemotherapie mit MVAC. Aufnahmekriterien in die Studie waren:

1. lokal fortgeschrittenes Karzinom,
2. interne Kontraindikation zur radikalen Zystektomie oder
3. Metastasen.

Es waren 14 Männer mit einem Durchschnittsalter von 71,3 Jahren (50-81) und 8 Frauen mit einem mittleren Alter von 73 Jahren (68-81). Der Karnovsky-Index betrug mehr als 30%.

Die Patienten erhielten das MVAC-Schema in der von Sternberg [3] angegebenen Form. Nebenwirkungen wurden nach den WHO-Kriterien (0-4) klassifiziert.

Die Verlaufskontrollen erfolgten in 3monatigem Abstand mit Röntgen, CT, Sonographie, Harnzytologie, Labor und Zystoskopie.

Toxizität

Die Patienten erhielten 3-7 Zyklen MVAC (mittlere Verabreichung 4 Kurse). Die mittlere Zykluslänge betrug 36 Tage und variierte von 28–43 Tagen. Die häufigste Ursache für eine Therapieverzögerung lag in den hämotologischen Nebenwirkungen. Der mittlere Leukozytennadir lag bei 1400 Zellen/mm^3 mit Extremen von 300–3500/mm^3. Der mittlere Plättchennadir lag im Bereich von 104000/mm^3 bei Extremen von 8000–228000. Bei einem Thrombozytennadir von 20000 wurden Thrombozytenkonzentrate verabreicht. Insgesamt wurde 3mal eine Nadirsepsis beobachtet die 4–6 Tage andauerte und mit Antibiotika beherrscht wurde. Ein therapiebedingter Todesfall trat nicht auf.

Ergebnisse

7 Patienten erreichten eine CR. Um diese zu verifizieren, wurde nach Abschluß der Chemotherapie eine diagnostische TUR vorgenommen. Alle Patienten sind über den bisherigen Beobachtungszeitraum (9,5–23,5 im Mittel 16 Monate) tumorfrei.

5 Patienten erreichten eine PR. Von diesen konnten 4 sekundär operiert werden. Bei 3 Patienten wurde eine Cystektomie mit Ileal conduit durchgeführt, bei einem Patienten eine Blasenteilresektion. Diese Patienten sind über den bisherigen Beobachtungszeitraum tumorfrei.

4 Patienten erreichten eine Stabilisierung der Erkrankung. Eine neuerliche TUR war bei einem Patienten wegen rezidivierender Hämaturie notwendig.

6 Patienten zeigten keine response auf die Chemotherapie und waren progredient. Eine Fortsetzung über 4 Zyklen wurde nicht durchgeführt, da das Ergebnis in allen Fällen nach 4 Zyklen feststand.

5 Patienten sind bisher verstorben und zwar 4 an der Grundkrankheit und einer an einer Pulmonalembolie.

Diskussion

Mit Einsatz der Polychemotherapie wurden erstmals CR beim Harnblasenkarzinom erreicht [1, 2, 4]. Die Ansprechraten (CR+PR) liegen zwischen 46% und 63% [1, 4]. Die geringere Ansprechrate bei unseren Patienten gegenüber der Sternbergstudie ist möglicherweise durch das um 10 Jahre höhere Durchschnittsalter zu erklären. Die Verträglichkeit war durch das Alter nicht eingeschränkt. Das Ergebnis scheint nach 4 Zyklen festzustehen. Eine Verlängerung der Therapie führt eher zu einer Erschöpfung des Knochenmarks. Patienten mit einer PR sollten wenn möglich einer operativen Sanierung zugeführt werden. Offen bleibt ob Patienten mit einer CR operiert werden sollten.

Literatur

1. Harker WG, Freiha FS, Shortloffe LD, Meyers FJ, Hannigan JF, Flam MS, Torti FM (1984) Cisplatin, Methotrexate and Vinblastine (CMV) chemotherapy for metastatic transitional cell carcinoma of the urinary tract (TCC). Proc ASCO C-627: 160
2. Meyers FJ, Palmer JM, Freiha FS, Harker WG, Shortliffe J, Hannigan JF, Mc Whirter S, Torti FM (1985) The fate of the bladder in patients with metastatic bladder cancer treated with cisplatin, methotrexate and vinblastin: A Northern California oncology group study. J Urol 134: 1118
3. Sternberg C, Yagoda A, Scher H, Hollander P, Watson RC, Ahmed T (1984) Methotrexate, vinblastine, adriamycin and cisplatin for transitional cell carcinoma of the urothelium. Proc of the Am Soc of Clinical Oncology 4, C-609, 156
4. Stoter G (1985) Chemotherapy for metastatic bladder carcinoma. World J Urol 3: 110

OA Dr. J. Flamm
Urologische Abteilung des Wilhelminenspitals
Montleartstr. 37
A-1171 Wien

Chemotherapie nach dem MVEC-Schema als kurative und palliative Maßnahme beim invasiven Karzinom der Harnblase

H. Scholz, R. Gumpinger und R. Mayer

Die Kombinationschemotherapie nach dem MVEC-Schema stellt erstmals einen aussichtsreichen Ansatz zur palliativen, und in Verbindung mit radikalchirurgischen Maßnahmen, auch kurativen Therapie des invasiven Harnblasenkarzinoms dar. Es wird über 12 Patienten berichtet, die bei invasivem Blasenkarzinom eine Therapie nach dem MVEC-Schema erhielten.

Außer einem Fall (T2) waren alle CA's T3- oder T4-Tumoren; der Differenzierungsgrad war 10×G3, 2×G2 (T3b), alle Patienten hatten eine Lymphangiosis carcinomatosa oder positive regionäre oder juxtaregionäre Lymphknoten und 3 Patienten eine Fernmetastasierung.

Schwere, irreversible, zytostatikabedingte Nebenwirkungen traten bisher nicht auf (Patientenalter 58 bis 84 Jahre). Bei einem follow-up von 6–9 Monaten wurden folgende Therapieergebnisse erreicht: 6×CR, 2×PR, 2×SD, 2×Progression.

Dr. med. H. Scholz
Urologische Abteilung
Kreiskrankenhaus Kempten
Memminger Str. 50
D-8960 Kempten

Erste Erfahrungen mit der an der radikalen Salvage-Zystektomie orientierten Chemotherapie des fortgeschrittenen Blasenkarzinoms

T. Block, W. Sturm, A. Schalhorn, N. Willich, G. Ernst, D. Jocham und E. Schmiedt

Vorgestellt werden erste Ergebnisse der TMN- und Salvage-Zystektomie-orientierten Therapiemodalitäten des fortgeschrittenen Blasentumors mit den Zielen der effizienten Tumorbehandlung (gute Palliation, Versuch des Downstaging primär inoperabler Tumoren) bei kalkulierbarer Toxizität mit Minderung der therapiebedingten Morbidität und Mortalität des Patienten.

Material und Methode

Bei Patienten mit fortgeschrittenen Blasentumoren, bei denen a priori eine Salvage-Zystektomie indiziert ist, erfolgt eine induktive Chemotherapie mit Methotrexat, Vinblastin, 4'-Epirubicin und Cisplatin (M-VEC). Ist dies nicht der Fall, wird eine kombinierte Radio-/Chemotherapie (R-CHT) angewandt (Tabelle 1). Dosierungen und Zykluslängen der M-VEC-Therapie wurden wie beim M-VAC-Protokoll [1] gewählt; das Doxorubicin wurde jedoch durch das 4'-Epidoxorubicin wegen der geringeren kumulativen Kardiotoxizität [3] ersetzt. Dosierung und Applikationsintervalle der R-CHT erfolgen nach Jakse et al. [2].

8 Patienten (56,6 ± 6,1 Jahre) erhielten eine M-VEC-Chemotherapie, 7 eine R-CHT (69,6 ± 6,4 Jahre). Bei 3 Patienten (61,3 ± 3,2 Jahre) bestand eine Kontraindikation zur Behandlung (2 Pat. mit renaler Insuffizienz, 1 Pat. mit Plattenepithelkarzinom der Harnblase). Das prätherapeutische Staging beider Therapieprotokolle sind in Tabellen 2 und 3 dargestellt. Bei einer Patientin mit massiv vergrößerten Lymphknotenmetastasen und einer Metastase im linken Kleinhirn wurde die R-CHT einzig zur lokalen Tumorkontrolle und zum Versuch der Schmerzreduktion der primär analgetikarefraktären Beschwerden eingesetzt. Die Therapien wurden nach den EORTC-Kriterien beurteilt. Staging und klinisches Restaging bestanden aus CT, MRI, Knochenscan, bimanueller Palpation, Skopie mit Spülzytologie, TUR-B/Mapping. Beim Stadium $T_{>3a} N_0 M_0$ erfolgte das klinische Restaging nach 2, bei den Stadien $T_{0-4} N_{1-4} M_{0-1}$ nach 4 Zyklen.

Tabelle 1. Therapiekonzept bei fortgeschrittenem Blasentumor

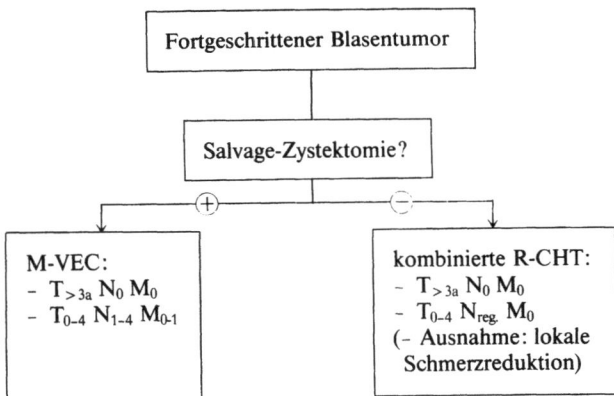

Tabelle 2. Ergebnisse: M-VEC (n = 8)

Staging	Zyklen	Restaging klin.	Restaging path.	Dauer	Verlauf
$pT_{3B} N_4 M_0 G_3$	4	CR	–	3+	Cystektomie abgelehnt, BT-Rez. (pT_2) →2 × M-VEC →klin. Restaging: Cis (PR)
$pT_{3B} N_4 M_0 G_3$	4	CR	PR	7+	Cystektomie: $pT_0 pN_1$ →2 × M-VEC, darunter Auftreten von Lebermetastasen
$pT_{3B} N_4 M_0 G_3$	4	CR	PR	8+	Cystektomie: $pT_{3B} pN_0$ →2 × M-VEC
$pT_4 N_4 M_0 G3$	6	CR	CR	5+	Cystektomie: $pT_0 pN_0 M_0$
$pT_4 N_3 M_1 G_3$	5	CR	–	4+	Cystektomie abgelehnt
$pT_{3B} N_2 M_0 G_3$	4	PR	–	4+	Cystektomie abgelehnt, im klin. Restaging $pT_2 N_0 M_0 G_3$
$pT_{3B} N_0 M_0 G_3$	2	PR	–	3+	2 × M-VEC wegen noch infiltrativ wachsendem BT bei ausgedehnter Nekrose
$pT_{3B} N_0 M_0 G_3$	2	PR	–	3+	2 × M-VEC wegen noch infiltrativ wachsendem BT bei ausgedehnter Nekrose

Tabelle 3. Ergebnisse: R-CHT (n = 7)

Staging	klin. Restaging	Dauer	Verlauf
$pT_{3B} N_0 M_0 G_3$	CR	13+	vierteljährliches Restaging
$pT_{3B} N_2 M_0 G_2$	PR	11+	vierteljährliches Restaging
$pT_{3B} N_3 M_0 G_3$	SD	–	–
$pT_{3B} N_1 M_0 G_3$	PR	7+	vierteljährliches Restaging
$pT_{3B} N_0 M_0 G_2$	PR	5+	vierteljährliches Restaging
$pT_4 N_3 M_0 G_3$	SD	–	–
$pT_2 N_2 M_1 G_3$	PD	–	deutliche Rückbildung der LK-Metastasen und der dadurch verursachten, analgetisch primär nicht zu beeinflussenden Beschwerden, jedoch weitere Fernmetastasierung

Tabelle 4. Therapiebedingte Toxizität
(A) Nach Schweregrad (WHO):

Grad	R-CHT					M-VEC				
	0	1	2	3	4	0	1	2	3	4
Leukopenie	4	3	-	-	-	-	6	1	1	-
Anämie	4	2	1	-	-	-	8	-	-	-
Thrombopenie	-	5	2	-	-	7	1	-	-	-
Übelkeit/Erbrechen	-	-	-	7	-	-	-	-	7	1
Alopezie	-	7	-	-	-	-	-	4	4	-
Neurotoxizität	-	-	-	-	-	-	1	1	-	-

(B) Andere Nebenwirkungen:

	R-CHT	M-VEC
Gewichtsabnahme	2	2
Blasenkapazität	2	1
Proktitis	4	-
Zystitis	3	2

Ergebnisse

Die Ergebnisse zur M-VEC-Chemotherapie und zur kombinierten Radio-/Chemotherapie sind in Tabellen 2 und 3 dargestellt. Therapiebedingte Toxizität bestand aus Myelosuppression, Übelkeit/Erbrechen, Alopezie, Neurotoxizität, Gewichtsabnahme, Reduktion der Blasenkapazität, Proktitis und Zystitis; die Nebenwirkungen waren unter einer M-VEC-Chemotherapie stärker als bei der R-CHT ausgeprägt (Tabelle 4).

Diskussion

Sternberg et al. [4] berichteten bei der M-VAC-Behandlung von einer Remissionsrate von 76%, es fand sich jedoch eine sehr hohe therapieinduzierte Toxizität mit 4 therapiebedingten Todesfällen. Bei der kombinierten R-CHT konnte die Überlebensrate deutlich erhöht werden, die Nebenwirkungen waren besonders auf die systemische Chemotherapie zurückzuführen, aber geringer als beim M-VAC-Protokoll [5]. Im vorgestellten Therapiekonzept des fortgeschrittenen Blasentumors wurden zur Minderung der therapiebedingten Morbidität und Mortalität beide Behandlungsprotokolle angewandt: Bei 12/15 Pat. fand sich eine Tumorremission bei einer medianen Remissionsdauer von 7 Monaten (3+ bis 13+). Die Toxizität der Therapie war kalkulierbar und immer reversibel.

Das klinische Staging ist zur Therapiebeurteilung nicht zuverlässig genug, es sollte durch chirurgische Stagingmethoden (Lymphadenektomie, Knochenbiopsie etc.) - besonders in Zweifelsfällen - ergänzt werden. Eine Salvage-Zystektomie ist nach induktiver M-VEC-Therapie indiziert. Chemotherapie in einer urologischen Klinik erfordert wegen der sehr hohen Therapietoxizität ein besonders qualifiziertes Personal und eine jederzeit zur Verfügung stehende onkologisch-interdisziplinäre Zusammenarbeit.

TMN- und Salvage-Zystektomie-orientierte Behandlungsmodalitäten des fortgeschrittenen Blasentumors erscheinen wegen hoher Effizienz bei kalkulierbarer Toxizität sinnvoll, jedoch sind genaue Verlaufsbeobachtungen größerer Patientenkollektive notwendig, um dieses Behandlungskonzept des fortgeschrittenen Blasentumors genauer zu evaluieren.

Literatur

1. Sternberg CN, Yagoda A, Scher HI et al. (1985) J Urol 133: 403-407
2. Jakse G, Fritsch E, Fromhold H (1985) World J Urol 3: 121-125
3. Torti FM, Bristow MR, Howes AE et al. (1984) AACR-Abstract No. 708
4. Sternberg CN, Yagoda A, Scher HI et al. (1985) Proc Am Suc Clin Oncol 4: 105-113
5. Jakse G, Rauschmeier H, Fritsch E et al. (1986) Akt Urol: 68-73

Dr. Th. Block
Urologische Klinik und Poliklinik, Klinikum Großhadern
Ludwig-Maximilians-Universität München
Marchioninistr. 15
D-8000 München 70

Vorläufige Ergebnisse der zytostatischen Kombinationsbehandlung beim fortgeschrittenen Urothelkarzinom

J. W. Grups, M. P. Wirth, W. Heckl und H. G. W. Frohmüller

Einleitung

Angeregt durch vorausgegangene Arbeiten, in denen über eine erfolgreiche Behandlung fortgeschrittener Urothel-Karzinome berichtet worden ist [1, 2, 4], wurden an der Urologischen Klinik der Universität Würzburg seit März 1985 bis September 1987 20 Patienten mit fortgeschrittenen histologisch gesicherten Urothel-Karzinomen der oberen und unteren Harnwege chemotherapeutisch behandelt.

Tabelle 1. Operative Behandlung vor der Chemotherapie

TUR	16
Cystektomie	4
Nephroureterektomie	2

Tabelle 2. Tumorstadien der cytostatisch behandelten Patienten

Stadium	Patienten
pT1-4 N0	8
pT1-4 N1-3	5
pT1-4 N1-3 M1	7

Material und Methodik

20 Patienten wurden mit histologisch gesicherten Urothel-Karzinomen nach einem modifizierten CisCA-Schema oder nach dem MVAC-Schema cytostatisch behandelt. Bei Patienten mit Blasenmanifestation des Tumors wurden vor einer Chemotherapie alle sichtbaren Tumoranteile mittels transurethraler Resektion entfernt. Keiner der Patienten erhielt zusätzlich zur Chemotherapie eine Bestrahlung.

Bisher wurden 11 Patienten nach einem modifizierten CisCA- und 9 Patienten nach dem MVAC-Schema behandelt.

Tabelle 1 und 2 geben einen Überblick über die operative Therapie und die Tumorstadien der Urothel-Karzinome bei den behandelten Patienten.

Bei 15 der bisher behandelten 20 Patienten ist es möglich, eine Aussage über die Effektivität der Therapie zu machen. Zur Beurteilung wurden dieselben Kriterien wie am Memorial Sloan-Kettering Institut angewendet. Bei den anderen Patienten liegt noch keine adäquate Behandlungsdauer vor oder aber die Nachbeobachtungszeiten sind für eine Beurteilung zu kurz.

Ergebnisse

Bei 9 von 11 Patienten, die bisher mehr als 3 CisCA-Behandlungen erhalten haben, konnte 6mal eine komplette Remission und 3mal eine partielle Remission erzielt werden.

In der Gruppe der 6 auswertbaren MVAC-Patienten wurden 2 komplette Tumorremissionen sowie 3 Tumorprogressionen beobachtet. Die Dauer der kompletten Remissionen schwankt zwischen 6 und 30 Monaten mit einer mittleren Dauer von 18 Monaten.

Während der weiteren Nachbeobachtungszeit nach Beendigung der chemotherapeutischen Behandlung kam es bei 3 Patienten, bei denen eine komplette Tumorremission eingetreten war, zu einer erneuten Tumorprogression.

Diskussion

Obwohl nicht alle Patienten mit einem fortgeschrittenen Urothel-Karzinom von einer chemotherapeutischen Behandlung profitieren, scheint es sinnvoll, den Patienten vor einer eventuellen Cystektomie zur Behandlung eines infiltrierenden Urothel-Karzinoms als Alternative eine Chemotherapie anzubieten. Da die Behandlung kleiner Tumorvolumina in der Onkologie meist zu besseren Therapieergebnissen führt, sollte im Rahmen einer prospektiven randomisierten Studie überprüft werden, ob die Langzeitüberlebensraten von cystektomierten Patienten besser sind als die der ausschließlich chemotherapeutisch behandelten Patienten [3].

Aus den vorliegenden Daten ergibt sich bisher kein Hinweis auf die Überlegenheit von einem der beiden angewendeten Cytostase-Schemata.

Literatur

1. Logothetis CJ, Samuels ML, Selig DE, Johnson DE, Swanson DA, v. Eschenbach AC (1984) Unresectable urothelial tumors with locally advanced disease ± nodal metastasis: A select population with a high complete remission (CR) rate to CisCA chemotherapy. J Urol 131: 170 A, 265
2. Schwartz S, Yagoda A, Natale RB, Watson RC, Whitmore WF, Lesser M (1983) Phase II trial of sequentially administered cisplatin, cyclophosphamide and doxorubicin for urothelial tumors. J Urol 130: 681-684
3. Sternberg CN, Scher HI (1987) Advances in the treatment of urothelial tract tumors. Urol Clin North Am 14: 373-387
4. Yagoda A (1983) Chemotherapy for advanced urothelial cancer. Semin Urol 1: 60-74

Dr. med. J. W. Grups
Urologische Klinik und Poliklinik
der Universität Würzburg
Josef-Schneider-Str. 2
D-8700 Würzburg

Die Morbidität bei der systemischen Chemotherapie des fortgeschrittenen Harnblasenkarzinoms

St. Peter, V. Häger und R. Ackermann

Für die Behandlung des fortgeschrittenen urothelialen Karzinoms hat die systemische Chemotherapie in den letzten Jahren an Bedeutung gewonnen. Das sogenannte CISCA sowie M-VAC-Protokoll haben sich als wirksamste Kombinationsschemata durchgesetzt. Dabei werden in 4-wöchentlichen Abständen bei CISCA Cisplatin (60 mg/m^2), Cyclophosphamid (400 mg/m^2) und Adriamycin (40 mg/m^2) und beim M-VAC-Schema Methotrexat (30 mg/m^2), Vinblastin (3 mg/m^2), Adriamycin (30 mg/m^2) und Cisplatin (70 mg/m^2) verabreicht.

Alle Cytostatika haben eine kleine therapeutische Breite und erhebliche Nebenwirkungen auf gesunde Zellen. Die Nebenwirkungen manifestieren sich als subjektiv belastende Toxizität durch Beeinträchtigung von Organfunktionen. Diese können vorhersehbar, dosisabhängig und/oder kumulativ oder aber auch dosisunabhängig und schlecht vorhersagbar sein. Gestörte Organfunktionen können zu einer gesteigerten Toxizität führen.

Ziel der Untersuchung war die Klärung der Frage, welche Nebenwirkungen bei der Polychemotherapie nach dem CISCA- bzw. M-VAC-Schema auftreten.

Die Abb. 1 und 2 zeigen jeweils die durchschnittlichen Labordaten vor den Zyklen der Polychemotherapie mit CISCA bzw. M-VAC. Man beachte, daß sich die Laborparameter trotz der offensichtlichen Schwankungen statistisch im physiologischen Rahmen bewegen.

Einzelbeobachtungen

CISCA

Während der Behandlung mit CISCA hat ein Patient eine Polyneuropathie entwickelt. Ein Patient erlitt in einem Behandlungsintervall zweimal einen Herzinfarkt. Eine deutliche Verschlechterung der Kreatininclearance, welche in der Sammelstatistik nicht zum Ausdruck kommen kann, trat bei 3 Patienten auf. Bei diesen Patienten war die Kreatininclearance vor der Behandlung im unteren Normbereich.

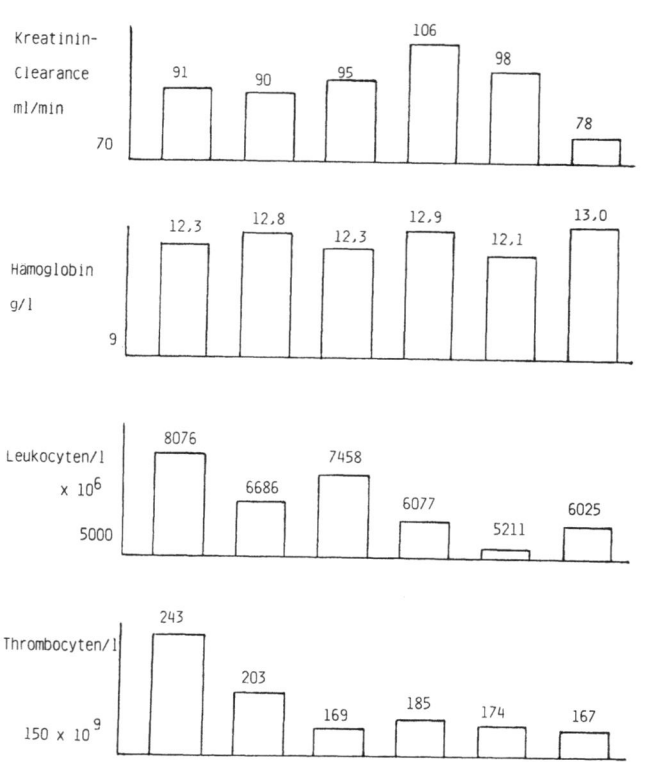

Abb. 1. Labordaten vor den Zyklen der Polychemotherapie mit CISCA. Patientenzahl n = 19; Alter x̄ = 64,2 Jahre (41–77); Anzahl der Kurse n = 105

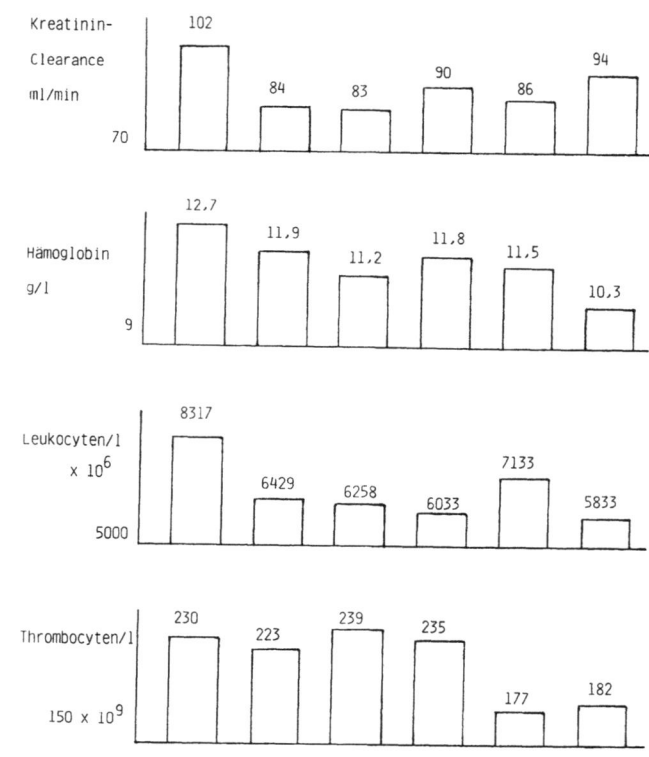

Abb. 2. Labordaten vor den Zyklen der Polychemotherapie mit M-VAC. Patientenzahl n = 18; Alter x̄ = 67,7 Jahre (48–85); Anzahl der Kurse n = 51

M-VAC

Bei 5 Patienten mußte wegen verschlechterter Kreatininclearance die Therapie abgebrochen oder verschoben werden. Auch bei diesen Patienten lag die Kreatininclearance schon zu Beginn der Behandlung im unteren Normbereich. Bei einer Patientin mußten die Behandlungsintervalle wegen anhaltender Leukozytopenie vergrößert werden.

Schlußfolgerung

Nach Polychemotherapie steht neben der bekannten allgemeinen Toxizität wie Nausea, Erbrechen und Alopezie als toxische Nebenwirkung die Verschlechterung der Kreatininclearance im Vordergrund. Diese läßt sich auch nicht durch gesteigerte Diurese verhindern, so daß bei Patienten mit eingeschränkter Nierenfunktion vor der Therapie mit weiterer Funktionseinschränkung während der Therapie gerechnet werden muß.

Die therapiebedingte Myelosuppression war bei den meisten Patienten bei erneutem Kursbeginn nicht mehr vorhanden. Nur ein Patient erlitt eine Polyneuropathie, welche 3 Monate nach Therapieende nicht mehr nachweisbar war. Obwohl ein Patient während der Behandlung zwei Herzinfarkte erlitt, steht unseres Erachtens dieses Ereignis nicht in direktem Zusammenhang mit der kardiotoxischen Wirkung von Adriamycin.

Sepsis oder therapiebedingte Todesfälle wurden nicht beobachtet.

Fazit

Die Nebenwirkungen der Polychemotherapie nach CISCA oder M-VAC sind für ältere Patienten nicht unerheblich, aber auch nicht unerträglich.

Prof. Dr. St. Peter
Urologische Klinik der
Universität Düsseldorf
Moorenstr. 5
D-4000 Düsseldorf

Systemische Chemotherapie fortgeschrittener Urothelkarzinome nach einem modifizierten CISCA-Schema

E. Becht, P. Girardot, G. J. Mast und M. Ziegler

Einleitung und Problemstellung

Erst seit kurzer Zeit steht für das fortgeschrittene Urothelkarzinom eine *Polychemotherapie* zur Verfügung. Die als wirksam beschriebenen Schemata basieren auf Cis-Platin in Zweier-Dreier oder in Vierer-Kombination. Die Tumoransprechraten werden für das EORTC-Schema (Cis-Platin und MTX), dem Cis-Ca Schema (Cis-Platin, Endoxan, Adriblastin) als auch für das MVAC Schema (Cis-Platin, VLB, MTX, ADM) mit 40–75% angegeben. Allen Schemata gemeinsam ist eine hohe Toxizität, die mit der Zahl der angewandten Substanzen zunimmt.

Da ein allgemeiner Standard beim Urothelkarzinom nicht besteht und die Angaben über die Wirksamkeit z.T. widersprüchlich sind, behandelten wir unsere Patienten mit einer Modifikation des Cis CA-Schemas. Modifiziert wurde einmal die Sequenz der Zytostatika, da dadurch die Nebenwirkungen verringert und die Effektivität gesteigert werden kann (Schwarze 1986), zum anderen wurde Adriblastin gegen Epirubicin ausgetauscht, das bei gleicher Tumorwirksamkeit eine geringere Toxizität besitzt. Methotrexat wurde bei der beschriebenen hohen Wirksamkeit beim Urothel-Karzinom hinzugefügt (siehe unten), um die Effektivität zusätzlich zu erhöhen. Unser Ziel war es, den Erfolg einer systemischen Chemotherapie beim fortgeschrittenen Urothelkarzinom zu überprüfen und nach Möglichkeit eine Verbesserung der Therapieergebnisse zu erreichen.

Material und Methode

An der Urologischen Universitätsklinik Homburg/Saar wurden seit dem 01.04. 1986 Patienten mit fortgeschrittenen Urothelkarzinomen von Blase und Nierenbecken behandelt mit:

Tag 1: Epirubicin 50 mg/m^2,
Tag 2: Cis-Platin 100 mg/m^2,
Tag 3: Methotrexat 40 mg/m^2,
Tag 4: Endoxan 650 mg/m^2.

Dieses Therapieschema wurde alle vier Wochen wiederholt. Ausschlußkriterium war ein schlechter Allgemeinzustand des Patienten (Karnowski-Index <70%) und ein Serumkreatinin über 1,5mg%. Das Tumorstadium wurde in allen Fällen festgelegt durch ein CT (vor TUR-B) pathohistologisch durch

TUR-B, und Röntgenthorax. In der Gruppe mit adiuvanter Therapie erfolgte die pathohistologische Stadiumeinteilung anhand des Op-Präparates und den entfernten iliacalen Metastasen. In der Gruppe mit induktiver Zielsetzung erfolgte vor Op eine präoperative Chemotherapie mit 3 Zyklen nach dem angegebenen Schema. In allen Fällen handelte es sich um GIII-Urothelkarzinome.

Indikation. Bei insgesamt 34 Patienten mit Blasenkarzinomen, die eine systemische Chemotherapie erhielten, erfolgte diese Therapie bei 12 Patienten mit palliativer Zielsetzung (Gruppe I, pT3, N+, M+). Das Alter bei diesen Patienten lag bei 64± 8 J. Im Mittel wurden 2,5 Zyklen (1–7) verabreicht. 13 Patienten wurden nach einer Operation und histologisch befundeten Lymphknotenmetastasen adiuvant chemotherapiert. Im Mittel wurden 3 Zyklen verabreicht (1–4). Neun Patienten wurden induktiv therapiert (Alter 58 ± 6 Jahre).

Ergebnisse

In der Gruppe I (palliative Zielsetzung) war in keinem Fall eine völlige Ansprechrate zu erzielen. Partiell (Tumorregression) um 50% sprachen 4 von 12 Patienten an. Über eine subjektive Besserung ihrer Schmerzsymptomatik berichteten 6 von 12 Patienten. Nach durchschnittlich 9 Monaten waren nur 10 von 12 Patienten am Leben. Ein Patient aus dieser Gruppe verstarb an therapiebedingten Nebenwirkungen. In der Gruppe II fehlen objektive Kriterien für eine Tumoransprechrate. Die Beobachtungszeit von 10 Monaten im Durchschnitt ist zu kurz. In diesem Zeitraum war allerdings kein Tumorprogreß feststellbar. Am meisten profitiert haben die Patienten der Gruppe III (induktiv). 6/9 Patienten erreichten eine komplette Remission. 4 von diesen wurden operiert. Histologisch zeigte sich Resttumor in der Blase und regressive Tumorveränderungen in den Lymphknoten.

Schlußfolgerung und Diskussion

Unsere Ergebnisse bestätigen die optimistischen Mitteilungen über die systemische Chemotherapie beim Urothelkarzinom *nicht*. Trotz günstig erscheinender Resultate in der Gruppe mit adiuvanter und induktiver Zielsetzung fehlen dort bei der Unsicherheit des Stagings objektive Kriterien. Die Behandlung bei Patienten mit palliativer Therapie ist enttäuschend: Nur 2/10 Patienten sind nach 10 Monaten noch lebend, primär progredient waren 7/12 Patienten. Allerdings konnte in dieser Gruppe eine subjektive Besserung bei 6/12 Patienten erzielt werden. Eine Wirksamkeitssteigerung konnte durch Hinzufügen von MTX in das CISCA-Schema nicht erzielt werden. Die Nebenwirkungsrate war insbesondere im Hinblick auf die Hämatoxizität (14/34) hoch. Unter Ergebnis mit 33% Ansprechrate (PR) in der Gruppe mit palliativer Zielsetzung entspricht den Resultaten der z. T. randomisierten Studien von Troner (1987) und Khandekar (1985). Da eine ähnliche Effektivität bei signifikant niedrigeren Nebenwirkungen von Stoter 1987 mit einer Zweierkombination (Cis-Platin und MTX) erreicht wird, streben wir eine Reduzierung unseres Schemas an. Die Ergebnisse von Sternberg (1985) (MVAC Schema) sollten im Hinblick auf eine fehlende Wirksamkeitssteigerung von Epirubicin und Methotrexat in unserer Studie und der zweifelhaften Wirkung von Adriablastin und Endoxan in der Untersuchung von Troner (1985) randomisiert überprüft werden.

Literatur

1. Logothetics et al. (1985) J Urol 134: 460
2. Sternberg et al. (1985) J Urol 133: 403
3. Troner et al. (1987) J Urol 137: 660
4. Stoter et al. (1987) J Urol 137: 663
5. Khandekar et al. (1985) J Clin Oncol 3: 539

Dr. med. E. Becht
Urologische Universitäts-Klinik
D-6650 Homburg/Saar

Die Kombinationstherapie Cisplatin/Etoposid beim metastasierten Urothelkarzinom der Harnblase

K. Kleinschmidt, J. Wiedeck, K. F. Klippel und L. Weißbach

Einleitung

Beim metastasierten Harnblasenkarzinom erzielen Polychemotherapieprogramme unter Verwendung von Cisplatin und Methotrexat Vollremissionen in 20% bis 50% der Fälle [2, 4, 7]. Die Behandlung der meist alten Patienten wird durch die hohe Toxizität limitiert. Aktuelle Bestrebungen konzentrieren sich daher auf die Suche nach nebenwirkungsarmen Kombinationen ähnlicher Effektivität. Dabei werden die Chemotherapeutika und die Applikationsmodalitäten variiert. Cisplatin (DDP) und Etoposid

Tabelle 1

Patienten (n)	15	(♂9; ♀6)
Alter (Jahre)	66,1	(Range 41–77)
Therapiezyklen	2–7	(Median 3)

Tabelle 2

Tumorstadium	n
$T_+ \, N_+ \, M_0 \, (G_3)$	8
$T_+ \, N_x \, M_1 \, (G_3)$	3
$T_+ \, N_+ \, M_1 \, (G_3)$	4

Tabelle 3

Organmetastasen	n	Meßmethode
Lymphknoten	8	CT
Haut	2	CT/Sono
Tumorrezidiv/Becken	1	CT
Lymphknoten + Haut	3	CT/Bandmaß
Lymphknoten + Knochen	1	CT/Röntgen

Tabelle 4. Therapie-Ergebnis nach 3 Monaten

Tumorstadium	n	CR	PR	NC	P
$T_+ \, N_+ \, M_0 \, (G_3)$	8	4		2	2
$T_+ \, N_x \, M_1 \, (G_3)$	3	2		1	
$T_+ \, N_+ \, M_1 \, (G_3)$	4		1	2	1
Gesamt:	15	6	1	5	3

Tabelle 5. Progression nach 6 Monaten

CR ⟶ P		n = 2/6
PR ⟶ P		n = 1/1
NC ⟶ P		n = 5/5

(VP-16) wirken im Experiment auf das Blasenkarzinom synergistisch [3].

Patienten und Methode

In einer prospektiven Phase-II-Studie applizierten wir die Kombination Cisplatin/Etoposid bei 15 Patienten mit metastasiertem Urothelkarzinom der Harnblase (Tabelle 1, 2). Voraussetzung war der Nachweis von meßbaren Weichteilmetastasen (Tabelle 3). Um die Toxizität zu verringern, wurde Cisplatin ($40 \, mg/m^2$) an den Tagen 1 und 7 gegeben, Etoposid ($150 \, mg/m^2$) an den Tagen 3, 4 und 5. Es wurden median 3 Zyklen in 4-wöchentlichem Abstand verabreicht. Das Therapieergebnis bewerteten wir aufgrund der EORTC-Kriterien in 3-monatigen Intervallen.

Ergebnisse

3 Monate nach Beginn der Chemotherapie sahen wir 6mal eine Vollremission (CR) von 2-dimensional meßbaren Weichteilmetastasen. Zusätzlich kam 1 Metastase im knöchernen Becken in Vollremission. Bei 1 Patienten wurde eine partielle Remission (PR) objektiviert. ‚No change' (NC) wurde 5mal beobachtet. 3mal kam es unter der Therapie zum Progreß (P). Primärtumor und Metastasen verhielten sich 3mal gegensinnig (Tabelle 4).

Nach 6 Monaten medianer Beobachtungszeit (6–12 Monate) war die Erkrankung bei 2 Patienten mit initialer kompletter Remission progredient, sowie bei allen Patienten mit PR und NC (Tabelle 5). 4 komplette Remissionen (CR) haben eine anhaltende Response.

Die Nebenwirkungen auf Knochenmark, Nieren und Leber waren gering. Der mediane Leukozytennadir betrug $4200/\mu l$ (max. $800/\mu l$), der mediane Thrombozytennadir $226\,000/\mu l$ (max. $77\,000/\mu l$). Während der Behandlung traten bei allen Patienten Übelkeit und Erbrechen auf, die durch antiemetische Prophylaxe jedoch beherrscht werden konnten. Die Alopezie war obligat, meist aber nicht komplett. Der AZ (WHO-Skala) verschlechterte sich bei 5 Patienten, die nicht auf die Therapie ansprachen. Dosisreduktionen oder ein Therapieabbruch waren nicht notwendig.

Diskussion

40% (6/15) initiale Vollremissionen sprechen für die Wirksamkeit der Kombination Cisplatin/Etoposid beim metastasierten Harnblasenkarzinom. Die Nebenwirkungen bei den meist alten Patienten waren gering. Vergleichbare Ergebnisse bei 36 Patienten wurden an der Mayo Clinic, Rochester mit dieser Kombination erzielt (DDP: $60 \, mg/m^2$ an Tag 2; VP-16: $125 \, mg/m^2$ an Tag 1, 2, 3). Es wurden Remissionen in 41% der Fälle (15 PR) beobachtet. Die Toxizität erschien zumutbar. Die mediane Responsedauer betrug 6,5 Monate [1]. Die allein mit Cisplatin erzielten 35% Remissionen waren überwiegend partiell [8]. Neue Polychemotherapieprogramme müssen an dem erfolgreichen M-VAC-Schema gemessen werden [4]. Damit lassen sich 40% (18/45) klinische Vollremissionen und 27% partielle Remissionen von 2-dimensional meßbaren Tumorläsionen erreichen bei einer Responsedauer von mehr als 1 Jahr [5]. In Folgestudien wurde gezeigt, daß nur ein Drittel der klinischen Vollremissionen einer pathohistologischen Überprüfung standhält. Gelingt die radikale operative Exstirpation des Residualtumors, scheint die Prognose wiederum so günstig zu werden wie bei den Patienten, die allein durch die Chemotherapie in eine pathohistologisch bestätigte Vollremission (pCR) kamen [6]. Den günstigen Therapieergebnissen steht eine hohe Rate an Nebenwirkungen gegenüber: 63% Leukopenie, 21% Thrombopenie, 13% Sepsis, 3 therapiebedingte Todesfälle. Auf der Suche nach weniger toxischen Therapieprogrammen werden daher die Substanzen des M-VAC-Schemas, die am wenigsten effektiv sind, eliminiert oder durch neue ersetzt. Der Wert der verschiedenen Kombinationen (MCV, MC u. a.) [2, 7] wird erst im randomisierten Vergleich beurteilt werden können. Mit Cisplatin/Etoposid erscheinen weitere Studien gerechtfertigt.

Literatur

1. Hahn R, Kvols L, Frytak S, Nochols W (1984) Phase II Trial of combination VP-16 and Cisplatinum in advanced measurable bladder cancer. Proc Am Soc Clin Oncol 3: 162
2. Meyers FJ, Palmer JM, Freiha FS, Harker EG, Shortlife CD, Hamigan J, Mcwhirter K, Torti FM (1985) The fate of the bladder in patients with metastatic bladder cancer treated with Cisplatin, Methotrexate and Vinblastine: A Northern California oncology group study. J Urol 134: 1118
3. Soloway MS, Masters SB, Murphy WM (1980) Cisplatin analogs and combination chemotherapy in the therapy of murine bladder cancer. In: Cisplatin – Current status and new developments. Academic, New York, London, Toronto, Sydney, San Francisco, p 345
4. Sternberg CN, Yagoda A, Scher HI, Watson RC, Ahmed T, Weiselberg LR, Geber N, Hollander PS, Herr HW, Sogani PC, Morse MJ, Whitmore WF (1985) Preliminary results of M-VAC (Methotrexate, Vinblastine, Doxorubicin and Cisplatin) for transitional cell carcinoma of the urothelium. J Urol 133: 403
5. Sternberg CN, Yagoda A, Scher HI, Watson RC, Hollander PS, Herr HW, Sogani PC, Morse MJ, Fair WR, Whitmore WF (1985) M-VAC: Update of Methotrexate (MTX), Vinblastine (VLB), Adriamycin (ADM) and Cisplatin (DDP) for urothelial tract cancer. Proc Am Soc Clin Oncol 4: 105
6. Sternberg CN, Yagoda A, Scher HI, Whitmore WF, Watson RC, Hollander PS, Morse MJ, Herr HW, Sogani PC, Fair WR (1986) Surgical staging and long term survival in patients with advanced transitional cell carcinoma (TCC) of the urothelium treated with M-VAC. Proc Am Soc Clin Oncol 5: 101
7. Stoter G, Splinter TA, Child JA, Fossa SD, Denis L, van Oosterom AT, de Pauw M, Sylvester R for EORTC (1987) Combination Chemotherapy with Cisplatin and Methotrexate in advanced transitional cell cancer of the bladder. J Urol 137: 663
8. Stoter G (1985) Chemotherapy for metastatic bladder carcinoma. World J Urol 3: 110

Dr. K. Kleinschmidt
Urologische Abteilung
Städt. Krankenhaus Am Urban
Dieffenbachstr. 1
D-1000 Berlin 61

Erfahrungen mit der kombinierten Chemo- und Radiotherapie beim fortgeschrittenen Harnblasenkarzinom

S. Bergner, W. Kropp, J. Breul, J. Feldmann und R.-H. Ringert

Einleitung

Beim primär nicht operablen, infiltrativ wachsenden Urothelkarzinom der Harnblase der Stadien pT3 und pT4 führt die transurethrale Tumorresektion mit anschließender alleiniger Radiotherapie erfahrungsgemäß zu unbefriedigenden Ergebnissen.

Erfährt dagegen die Radiotherapie durch die Kombination mit einem als Radiosensitizer verabreichten cytostatischen Chemotherapeutikum einen additiven Effekt, kann eine Verlängerung der Überlebenszeit die Folge sein.

Krankengut

Von 1980 bis 1986 wurden 16 Patienten (14 Männer, 2 Frauen) im Alter von 49 bis 77 Jahren (Mittel 63 Jahre) mit einem muskelinfiltrierenden Harnblasenkarzinom einer kombinierten Chemo- und Radiotherapie ähnlich dem Vorgehen von Jakse et al. zugeführt.

11 dieser Patienten wiesen ein pT3-, 2 Patienten ein pT4-, und 3 Patienten ein pT2-Tumorstadium auf.

Auswahlkriterien für die kombinierte Behandlung waren neben dem infiltrativen Tumorwachstum die lokale Inoperabilität, die Fernmetastasierung, der schlechte Allgemeinzustand und das fortgeschrittene Alter der Patienten.

4 Wochen nach der transurethralen Tumorresektion wurden 2 Stunden vor Bestrahlungsbeginn (Co-60) täglich 30 mg Cisplatin über 5 Tage verabreicht. Die Strahlenbehandlung wurde fraktioniert verabreicht, wobei die Tagesdosis 2 Gy betrug. Die Tumordosis (60 Gy) wurde in 2 Bestrahlungsserien zu 40 Gy (kleines Becken einschließlich der lokoregionären Lymphknoten) und 20 Gy (Harnblase) mit einer Pause von 4 Wochen appliziert. Simultan zur 2. Bestrahlungsserie fand die zweite Cisplatingabe (5 × 30 mg) statt. Die Bestrahlung wurde ambulant durchgeführt, die Patienten wurden jeweils zur Chemotherapie eine Woche stationär aufgenommen.

Vor Behandlungsbeginn erfolgte neben der Erhebung der Anamnese die komplette Labordiagnostik (Serum und Urin), die bildgebende Diagnostik (Rö-Thorax, Infusions-Urogramm, Abdomen-sonographie, Knochenscan, CT) und die Zystoskopie mit histologischem Befund und Grading.

Restaging-Untersuchungen wurden in 3-monatigen Abständen nach Abschluß der Bestrahlung durchgeführt.

Ergebnisse

12 Patienten (GII: n=4 und GIII: n=8) sind nach einer mittleren Überlebenszeit von 19 Monaten mit nachgewiesener Tumorprogression verstorben. 5 dieser Patienten wiesen ein fortgeschrittenes lokales Tumorwachstum auf, während von den verbleibenden 7 Patienten 6 Patienten multiple Lungenmetastasen und ein Patient vergrößerte lokoregionäre Lymphknoten zeigten. Bei 3 der verstorbenen Patienten wurde die Therapie wegen Intoleranz vorzeitig abgebrochen.

4 Patienten (25%) leben nach einer mittleren Beobachtungszeit von 37 Monaten. 2 Patienten (pT2 GII und pT4 GII) weisen eine komplette Remission auf, ein Patient (pT2 GII) einen Tumorprogreß und erfährt z.Z. eine systemische Chemotherapie nach dem M-VAC-Protokoll. Der vierte Patient (pT3 GIII) weist seit 16 Monaten keine Änderung der Tumorerkrankung auf.

Diskussion

Die perkutane Strahlenbehandlung des invasiv wachsenden Urothelkarzinoms allein oder in Kombination mit der transurethralen Resektion hat bislang zu unbefriedigenden Ergebnissen geführt [3, 4].

Die 5-Jahresüberlebensrate schwankt bei Patienten mit einem pT3-Tumorstadium zwischen 16 und 28% [5, 6] ganz gleich, ob die Radiotherapie mit chirurgischen Behandlungsmaßnahmen kombiniert wurde oder nicht. Wird dagegen die Radiotherapie durch die Gabe von Cisplatin begleitet, ist nach den publizierten Erfahrungen eine komplette Tumorremission bei etwa 40% bis 78% der Patienten zu erwarten [1, 2]. Diese Ergebnisse haben sich in unserem Krankengut leider nicht bestätigt. Die neueren Resultate der polyzytostatischen Chemotherapie haben uns dazu geführt, die kombinierte Chemo- und Radiotherapie wo immer möglich zugunsten einer primären Chemotherapie und sekundären radikalen Zystektomie zu verlassen.

Literatur

1. Blandy JP, England HR, Evans SJW, Hope-Stone HF, Mair GMM, Mantell BS, Oliver RTD, Paris AMI, Risdon RA (1980) Br J Urol 52: 506
2. Bloom HJG, Hendry WF, Wallace DM, Keet RG (1982) Br J Urol 54: 136
3. Glashan RW, Houghton AL, Robinson MRG (1977) Br J Urol 49: 669
4. Jakse G, Frommhold H, Marberger H (1983) J Urol 129: 502
5. Jewett JH (1970) Sixth National Cancer Conference Proceedings, Philadelphia: 211
6. Wallace DM, Bloom HJG (1976) Br J Urol 48: 587

Dr. S. Bergner
Urologische Universitätsklinik
Hufelandstr. 55
D-4300 Essen 1

TPA: Tumormarker zur Therapiekontrolle und Nachsorge bei der Polychemotherapie maligner Tumoren der ableitenden Harnwege

U. Rüther, J. Rassweiler, K. Bäuerle, M. Lüthgens, P. Jipp, F. Eisenberger und C. G. Schmidt

Einleitung

Im Rahmen der Therapiekontrolle unter MVEC und in der Nachsorge von Patienten mit malignen Tumoren der ableitenden Harnwege wurde der Frage nachgegangen, welchen Stellenwert die Tumormarker TPA und CEA haben. Darüber hinaus interessierte, inwieweit das Verhalten dieser Tumormarker einen Anhalt für eine Progression oder ein Rezidiv ergab [1].

Material und Methodik

Patientengut

In einer prospektiven Studie wurden 37 Patienten mit primär nicht operablen, lokal invasiv fortgeschrittenen oder bereits loko- oder fernmetastasierten Nierenbecken-, Harnleiter- und Blasentumoren mit der MVEC-Cytostatika Kombination behandelt:

Methotexat: 30 mg/m² Tag 1, 15, 22
Vinblastin: 3 mg/m² Tag 2, 15, 22
Epirubicin: 30 mg/m² Tag 2
Cisplatin: 70 mg/m² Tag 2

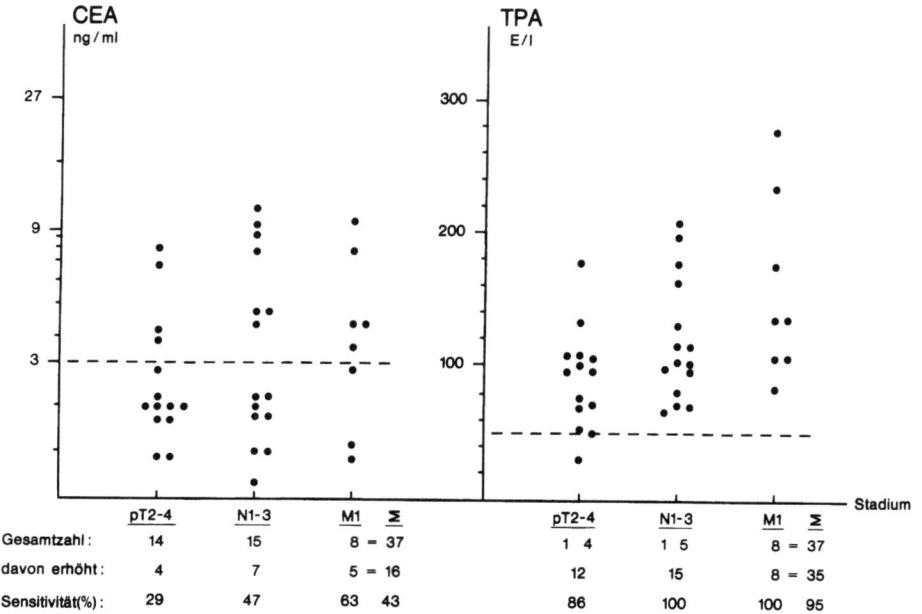

Abb. 1. Verteilung der *CEA*- und *TPA*-Werte und Sensivitäten vor MVEC-Therapie in Abhängigkeit vom Tumorstadium

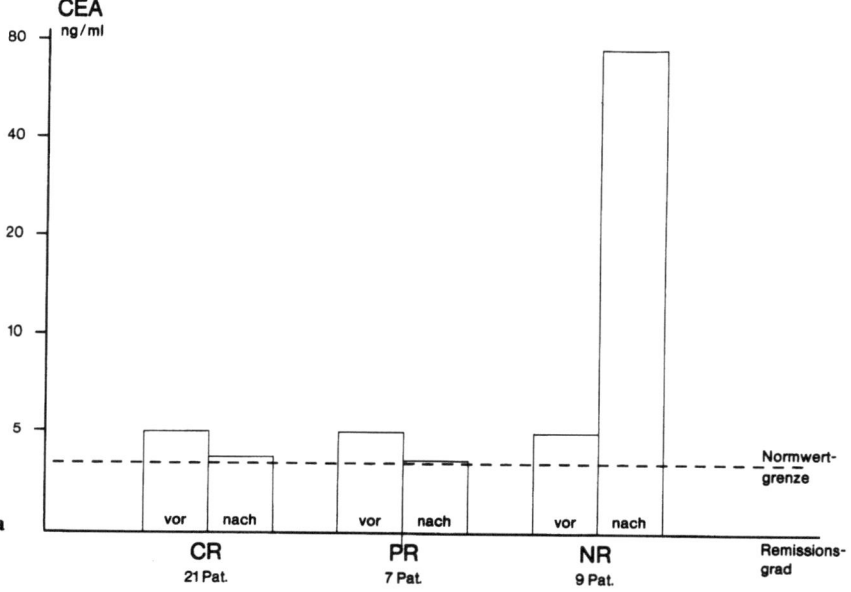

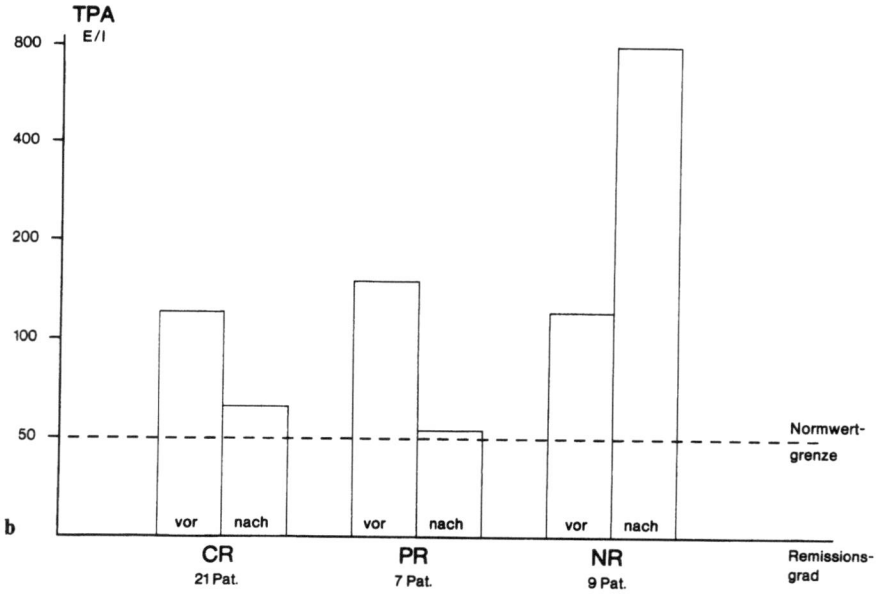

Abb. 2. *CEA*- (**a**) und *TPA*- (**b**) Mittelwerte vor und nach Therapie in Abhängigkeit vom Therapieerfolg. *CR*, komplette Remission; *PR*, partielle Remission und *NR*, Therapieversagen

Histologisch fanden sich neben Urothelkarzinomen unterschiedlichen Differenzierungsgrades (nach Mostofi G_2, G_{2-3} und G_3) auch Plattenepithelkarzinome. Das Durchschnittsalter unserer Patienten betrug 67 Jahre (42-79 Jahre). Zu Beginn der Chemotherapie lag bei 13 Patienten ein lokal invasives Tumorwachstum (pT_{2-4}) vor, 16 Patienten hatten bereits lokoregionale Metastasen (N_{1-3}) und bei weiteren 8 Patienten lag eine Fernmetastasierung in Leber, Lunge oder Skelettsystem vor (M_1).

Bei allen Patienten wurden routinemäßig nach der Diagnosestellung durch transurethrale Resektion der Blase, Nephrekto- und/oder Urethrektomie, vor jedem neuen Therapiezyklus und in der Nachsorge in 3-monatlichen Abständen die tumorassoziierten Antigene TPA und CEA im Serum bestimmt.

Tumormarkerbestimmung

Folgende Testbestecke wurden verwendet:
TPA: Proligfen TPA
  IRMA von Sangtec Medical, Bromma Schweden; untere Nachweisgrenze 5 E/l; 95%-Perzentil einer Gruppe von 353 gesunden Blutspendern: 50 E/l.
CEA: IRMA monoklonal von Abbott Diagnostic Products, Wiesbaden-Delkenheim; untere Nachweisgrenze 0,2 ng/ml; 95%-Perzentil einer Gruppe von 191 gesunden Blutspendern 3,0 ng/ml

Ergebnisse

35 von 37 (95%) der Tumorpatienten wiesen einen erhöhten TPA-Wert auf und nur 16 von 37 (43%) erhöhte CEA-Werte. Die Sensitivitäten für die einzelnen Tumorstadien und für die Gesamtzahl sind in Abb. 1 dargestellt.

Die Abb. 2a und b zeigen die Änderungen der Mittelwerte der beiden Marker vor und nach Chemotherapie in Abhängigkeit vom Therapieerfolg. Es wird deutlich, daß das CEA nur bei Therapieversagen signifikante Änderungen signalisiert, während das TPA auch die Änderungen der Mittelwerte bei kompletten oder partiellen Remissionen anzeigt.

Bei Anwendung der Varianzanalyse nach Kruskal-Wallis weist der CEA-Rückgang bei kompletter Remission eine Irrtumswahrscheinlichkeit von 70,9% auf und steht einem Signifikanzniveau von 0,2% für den entsprechenden TPA-Abfall gegenüber. Der geringe CEA-Rückgang bei partieller Remission ist ebenfalls nicht signifikant. Der entsprechende TPA-Verlauf bei einer Irrtumswahrscheinlichkeit von 1% dagegen hochsignifikant. Bei den Patienten, die unter der Polychemotherapie kein Ansprechen zeigten, konnte wegen der geringen Fallzahl und der hohen Standardabweichungen nur der Wilcoxon-Test eingesetzt werden. Dieser ergab für TPA und CEA einen hochsignifikanten Anstieg auf dem 0,5% Niveau.

Diskussion

Anhand der vorliegenden Ergebnisse der Verlaufskontrolle von CEA und TPA bei 37 Patienten mit malignen Tumoren der ableitenden Harnwege unter MVEC-Therapie können wir die von Oehr und Adolphs gefundenen Sensitivitäten bestätigen. Auch wir fanden ähnliche Werte von 43% für CEA und 95% für TPA bei einer Spezifität von 95%. Es zeigt sich somit erneut, daß der Therapieerfolg nur mit Hilfe des TPA bei dieser Tumorentität kontrolliert werden kann und das CEA als Marker hierfür ungeeignet ist.

Literatur

1. Oehr P, Adolphs H-D (1987) Urogenitaltumor. In: Lüthgens M, Schlegel G (Hrsg) Tumormarkersystem CEA-TPA. Tumordiagnostik, Leonberg, pp 153-171

Dr. U. Rüther
Zentrum für Innere Medizin
Katharinenhospital
Kriegsbergstr. 60
D-7000 Stuttgart 1

(NANA) als Marker beim Blasenkarzinomverlauf unter systemischer Chemotherapie

E. Becht, P. Girardot und G. J. Mast

Einleitung und Problemstellung

Beim Blasenkarzinom ist bisher kein zuverlässiger Tumormarker im Serum bekannt. In verschiedenen immunhistochemischen Untersuchungen (Becht 1985, Coon 1982, Ohoka 1985) konnte gezeigt werden, daß GIII-Blasenkarzinome vermehrt PNA-Lektin anlagern. Dies kann aber nur dann erfolgen (Abb. 1), wenn die entständige Neuraminsäure (NANA) an der Zelloberfläche abgespalten ist. Dies war für uns Anlaß, den Neuraminsäurespiegel im Serum von Patienten mit Blasenkarzinomen unterschiedlicher Tumorstadien zu untersuchen und den Verlauf unter einer systemischen Chemotherapie zu verfolgen (Abb. 2). Es war das Ziel einmal unterschiedliche Blutspiegel im Serum von Normalpatienten festzustellen und eine Eignung dieses Parameters als Marker für eine Tumorregression unter Therapie zu prüfen.

Material und Methode

Den Probanden wurde 20 ml Blut in einer Serummonovette entnommen und nach Zentrifugation Serum bei $-20\,°C$ bis zur Weiterverarbeitung tiefgefroren.

Untersucht wurden eine Kontrollgruppe (n = 94, Alter X: 42 J.) ohne Hinweis auf einen malignen Tumor und ohne Hinweis auf eine Infektion, die verglichen wurde mit einer Gruppe von Patienten mit Blasenkarzinomen (n = 98, Alter X: 62 J.) unterschiedlichen lokalen Tumorstadiums. Zusätzlich wurden die NANA-Werte bei n = 30 mit Lymphknoten- und Fernmetastasen bestimmt. Zur Analyse des Serums wurde ein Farbtest zur enzymatischen Bestimmung von Neuraminsäure (NANA) benutzt (Fa. Boehringer Mannheim).

Die glykosidisch gebundene Neuraminsäure wird durch Neuraminidase hydrolysiert, wobei in Anwesenheit einer Aldolase Pyruvat entsteht, das über Pyruvat-Oxidase in H_{2O2} überführt wird, dessen Extinktion in Anwesenheit von Aminoantipyrin gemessen wird.

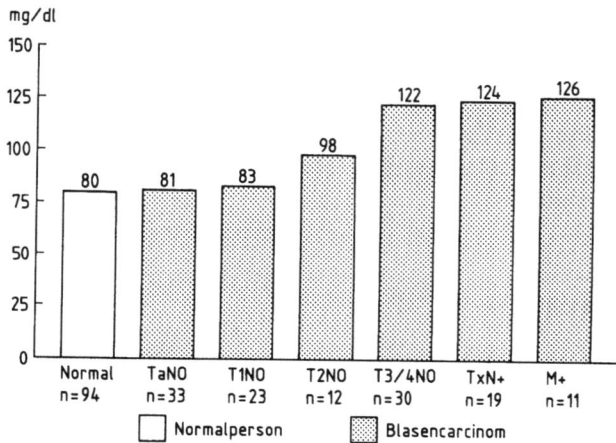

Abb. 1. Neuraminsäure (NANA) im Serum

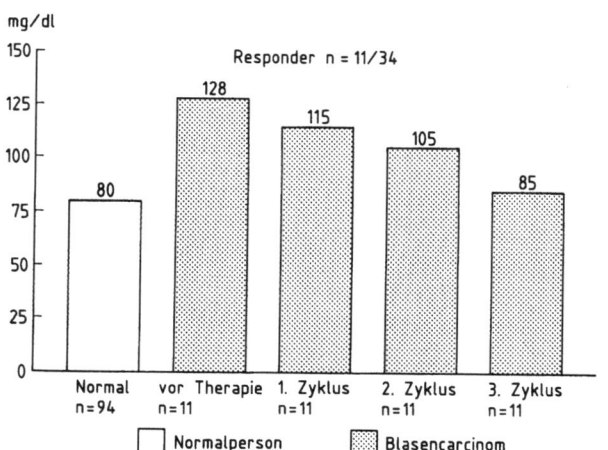

Abb. 2. Neuraminsäure (NANA) Urothel-Ca. (pTx, N+, M+) Chemotherapie. Responder n = 11/34

Ergebnisse

Der Neuraminsäurespiegel in der Kontrollgruppe lag im Mittel bei 80 ± 13 mg/dl, bei Patienten mit Blasentumoren (pTA, N0) n = 33, 81 ± 14 mg/dl (nicht signifikant), pT1, N0 bei 83 ± 17 mg/dl n = 23 (nicht signifikant), pT2, N0 n = 12 98 ± 15 mg/dl, ($p < 0,05$), pT3/4 N0 n = 30 122 ± 18 ($p < 0,001$), pTX N+ n = 19 124 ± 15 ($p < 0,001$), pTX M+ n = 11 126 ± 18 ($p < 0,001$).

Bei Ansprechen auf die Chemotherapie (klinisch, CT, Röntgen-Thorax) kam es zu einem deutlichen Absinken des Neuraminsäurespiegels. In der Gruppe der Responder unter Chemotherapie (11/34 chemotherapeutisch behandelter Blasenkarzinome) wurde ein Absinken des Serum-NANA-Spiegels von 128 mg/dl auf Normalwerte festgestellt. Ein Nichtansprechen auf die Chemotherapie war begleitet von einem unverändertem Neuraminsäurespiegel oder gar einem Anstieg.

Schlußfolgerung und Diskussion

Anhand unserer Untersuchung konnte gezeigt werden, daß die Neuraminsäure (NANA) ein Tumormarker sein kann. Bei einfacher Bestimmungsmethode wurde eine signifikante Erhöhung im Serum von Patienten mit fortgeschrittenen Blasenkarzinomen (Ab T_2) im Vergleich zu einer Kontrollgruppe gefunden. Am höchsten lagen die NANA-Werte im Serum von Blasenkarzinompatienten mit großen Lymphknotenmetastasen (N_2) und Fernmetastasen. Eine große Tumormasse und eine histologische Entdifferenzierung führen zum Anstieg des Serum NANA-Wertes. Patienten, die adjuvant therapiert wurden sowie Patienten, die durch eine Chemotherapie in Remission gebracht wurden, zeigten einen signifikanten Abfall des Serum-NANA-Spiegels. Da ein erhöhter Serum-NANA-Spiegel auch bei anderen Tumoren (Mamma-Ca, Colon-Ca, Melanom) gefunden wurde (Lipton 1979), besteht keine exklusive Spezifität für das Blasenkarzinom und ist Ausdruck eines allgemeinen Phänomens bei der Tumorgenese. Das Argument eines unspezifischen Markers wird dadurch widerlegt, daß keine Korrelation zur BSG und LDH bei den Patienten in unserer Untersuchung besteht.

Aus diesem Grund scheint uns die Neuraminsäure als Verlaufskenngröße beim Blasenkarzinom geeignet. Erhöhte Neuraminsäurespiegel sollten an eine bereits erfolgte Metastasierung denken lassen. Bei erfolgreicher Therapie (Operation, Chemotherapie) kommt es zu einem Abfall des NANA-Spiegels und macht so eine Verlaufsbeobachtung möglich.

Literatur

Becht E et al. (1985) Exp Urol, Berlin 409
Ohoka et al. (1985) Urol Res 13: 47
Coon et al. (1982) Am J Clin Pat 77: 629
Lipton et al. (1979) Cancer 43: 1766

Dr. med. E. Becht
Urologische Universitäts-Klinik
D-6650 Homburg/Saar

Zur Frage der Kardiotoxizität der MVEC Polychemotherapie bei Tumoren der ableitenden Harnwege

U. Rüther, J. Rassweiler, K. Bäuerle, D. Bach, P. Jipp, F. Eisenberger und C. G. Schmidt

Einleitung

Harnblasen-, Nierenbecken- und Harnleitertumoren treten im allgemeinen erst im höheren Lebensalter auf. Ihr Häufigkeitsgipfel liegt zwischen dem 60. und 80. Lebensjahr. In den letzten Jahren hat sich neben den operativen und radiotherapeutischen Behandlungsmethoden beim invasiv fortgeschrittenen, lokoregional oder fernmetastasierten Tumorstadium die Polychemotherapie mit MVAC als eine sehr effektive Behandlungsmethode herausgestellt.

Aufgrund des hohen Lebensalters unserer Patienten und der gehäuften kardialen Vorschädigungen stellten wir uns die Frage, ob durch den Wechsel von Adriamycin auf Epirubicin dem MVAC vergleichbare Ansprechraten erzielt werden können, ohne daß es gleichzeitig zu einer Verschlechterung der kardialen Situation kommt. Diese Entscheidung, Epirubicin einzusetzen, basiert auf Erkenntnissen von präklinischen und klinischen Studien, die eine geringere Kardiotoxizität zeigten als beim Adriamycin.

Material und Methodik

Patientengut. 33 Patienten (29 ♂ und 4 ♀) mit metastasierten Nierenbecken-, Harnleiter- oder Blasentumoren wurden zytostatisch behandelt mit einer Kombination aus:

Methotrexat 30 mg/m^2 Tag 1, 15, 22
Velbe 3 mg/m^2 Tag 2, 15, 22
Epirubicin 30 mg/m^2 Tag 2 und
Cisplatin 70 mg/m^2 Tag 2

Wir verwendeten in unserer Zytostatikakombination statt Adriamycin 4'-Epidoxirubicin (Epirubicin, ebenfalls ein Anthrazyklinderivat).

Durchschnittlich erhielten die Patienten 4 bis 6 Zyklen dieser Zytostatikakombination, was einer Gesamt-Epirubicindosis von 240–300 mg entsprach. Das Durchschnittsalter unserer Patienten betrug 67 Jahre (48–78 Jahre). Vor Beginn und nach Abschluß der Polychemotherapie wurde jeweils mit der Radionuklidventrikulographie unter Ruhebedingungen die linksventrikuläre Ejektionsfraktion (LVEF) bestimmt.

Bei der Mehrzahl der Vergleichsuntersuchungen haben sich in den letzten Jahren die nuklearmedizinisch gewonnenen Werte denen der angiokardiographisch bestimmten weitgehend genähert, unabhängig davon, ob eine Untergrundsubstraktion erfolgte oder nicht, solange zur Gewinnung der Zeitaktivitätskurve über dem linken Ventrikel multiple Regionen verwandt wurden.

Die Korrelationskoeffizienten mit beiden Verfahren liegen im Mittel um etwa 0,90. Bei der Reproduzierbarkeit sollten zwei Gesichtspunkte berücksichtigt werden:

1. Reproduzierbarkeit bei Messungen zu verschiedenen Zeitpunkten:
   Bei wiederholten Untersuchungen in Ruhe zu verschiedenen Zeitpunkten war die LVEF unserer Patienten innerhalb 5% reproduzierbar.
2. Intra- und Interobservervarianz:
   Bei wiederholter Auswertung derselben Messung durch denselben Untersucher (Intraobservervarianz) oder durch verschiedene Untersucher (Interobservervarianz) wurden bei der LVEF Bestimmung bei unseren Patienten Unterschiede von 2% gefunden.

Die szintigraphische Bestimmung der LVEF weist eine gegenüber der Angiokardiographie vergleichbare Reproduzierbarkeit auf.

Ergebnisse

Bei 33 Patienten wurden jeweils vor Beginn der MVEC-Therapie und/oder nur nach Abschluß der zytostatischen Behandlung die LVEF mittels eines Technitium-Scans unter Ruhebedingungen gemessen. Bei keinem Patienten lag zum Zeitpunkt des Therapiebeginns eine klinisch manifeste Herzinsuffizienz vor oder bestanden Rhythmusstörungen. 20 Patienten (60%) hatten vor Therapiebeginn eine normale LVEF (67,7 ± 8,1%), während 13 Patienten eine herabgesetzte LVEF aufwiesen (< 59,6%). Von den 20 Patienten mit initial normaler Ejektionsfraktion zeigten 3 Patienten nach Abschluß der MVEC-Therapie eine pathologische LVEF. Unter den 13 Kranken mit einer schon vor Therapiebeginn erniedrigten LVEF verschlechterte sich die LVEF nur bei einem Patienten, während bei 12 Patienten nach Abschluß der Therapie die LVEF unverändert im pathologischen Bereich blieb bzw. sich sogar verbesserte. 12% unserer Patienten zeigten nach abgeschlossener zytostatischer Therapie (4-6 Kurse) eine Verschlechterung der LVEF ohne klinisch manifeste Herzinsuffizienzzeichen.

Da die Anthracycline komplexe biochemische Reaktionen hervorrufen, werden u.a. die interkalierende DNS-Bindung, die Chelatbildung unter Einschluß von Metallionen, der Einschluß von Peroxyd-Radikalen und die Hemmung von Ubichinon-Enzymen als kardiotoxische Faktoren angesehen. Während die akute Toxizität nicht vorhersehbar und unabhängig von der Dosis auftritt, ist die chronische Kardiotoxizität kumulativ dosisbezogen. Schon vorher bestehende Herzerkrankungen oder höheres Alter erfordern eine Reduktion der Gesamtdosis [1].

Aufgrund der bekannten kardiotoxischen Wirkung des Adriamycins verbot sich der Einsatz dieses Pharmakons bei unseren Patienten, von denen 30% bereits vor Therapiebeginn kardiale Schädigungen aufwiesen.

In der von uns durchgeführten Studie zeigte sich, daß ein gravierender kardiotoxischer Effekt mit Epirubicin weder in der Behandlungsphase noch während der Nachbeobachtungszeit von im Mittel 18 Monaten eintrat.

Bei einem Vergleich der Ansprechraten von Adriamycin (MVAC) [2] und Epirubicin (MVEC) ergibt sich kein signifikanter Unterschied.

Diskussion

Zur chemotherapeutischen Behandlung des metastasierten Harnblasen-, Harnleiter- oder Nierenbeckentumors zeigt MVAC bis heute die besten Remissionsraten (komplette Remission 36%, Gesamtansprechrate 76%) [2].

Die adriamycin-induzierte Kardiotoxizität tritt in akuter und chronischer Form auf. Erstere kann innerhalb von Stunden bis Tagen nach Applikation zu unterschiedlichen Herzrhythmusstörungen oder zur Herzinsuffizienz führen. Sie umfaßt auch das seltene Perikarditis-Myokarditis-Syndrom mit 20% Letalität und Myocardinfarkt ohne Sklerose der Koronararterien.

Die chronische, oft noch lange nach Absetzen der Therapie einsetzende Kardiotoxizität äußert sich in zunehmender Herzvergrößerung mit nachfolgender Links- und Rechtsherzinsuffizienz. Sie korreliert mit der toxischen Schädigung der Myozyten und Myofibrillen, die sich als Verlust der Myofibrillen, Vakuolisierung des sarkoplasmatischen Retikulums bis zum Untergang aller kontraktilen Elemente, der Mitochondrien und in einer Kerndegeneration äußert.

Wir empfehlen aufgrund unserer Untersuchungen Epirubicin in der Behandlung dieser Tumorentität wegen seiner geringen Kardiotoxizität bei vergleichbarer zytotoxischer Wirkung in der Kombination mit Methotrexat, Velbe und Cisplatin dem Adriamycin vorzuziehen.

Darüber hinaus kommen wir zu dem Schluß, daß auch kardial vorgeschädigte Patienten mit der vorgestellten Zytostatikakombination unter engmaschiger kardiologischer Kontrolle ohne höheres Risiko behandelt werden können.

Literatur

1. Osieka R, Schmidt CG (1985) Allgemeine Chemotherapie. In: Gross R, Schmidt CG (Hrsg) Klinische Onkologie. pp 18.1-18.73
2. Sternberg CN et al. (1985) Preliminary results of M-VAC (Methotrexate, Vinblastine, Doxorubicin and Cisplatin) for transitional cell carcinoma of the urothelium. J Urol 133: 403-407

Dr. U. Rüther
Zentrum Innere Medizin
Katharinenhospital Stuttgart
Kriegsbergstr. 60
D-7000 Stuttgart 1

Zusammenfassung der Postersitzung 1: Das fortgeschrittene Urothelkarzinom

U. E. Studer

1.1

Petritsch und Mitarbeiter aus Graz analysierten in einer retrospektiven Studie 23 Patienten ihrer Klinik, welche ein Urothelkarzinom im Bereiche des Nierenbeckens hatten. Diese Urothelkarzinome machten 10% aller zu jener Zeit operierten Nierentumoren aus, aber nur in 12% der Fälle wurden sie bereits präoperativ als Urothelkarzinom diagnostiziert. Die Hälfte der Nierenbeckenkarzinome waren multizentrisch, womit sie die Problematik der organerhaltenden Chirurgie unterstreichen und das Vorhandensein von regionären Lymphknotenmetastasen bei 25% der Patienten weist auf die häufig schlechte Prognose und die Grenzen der radikalen Chirurgie hin.

Vahlensieck aus Freiburg referierte über 49 Patienten. Auch an ihrer Klinik machen die Urothelkarzinome 10% aller Nierentumoren aus und 12% davon sind kombiniert mit Blasentumoren. Nicht jedoch wie bei den letzteren ist das Verhältnis Männer zu Frauen 50:50%.

Kröpfl aus Essen bestätigt die Zahlen von Vahlensieck: sie fanden bei 15% der Patienten mit einem Nierenbeckenkarzinom ebenfalls Blasentumoren. 10% der Patienten zeigten später Ureterstumpfrezidive, womit sie die Bedeutung der Nephroureterektomie hervorheben. Bei 80% der Patienten wurden die regionären Lymphknoten und Fernmetastasen im 1. postoperativen Jahr manifest, was einerseits auf den raschen Verlauf dieser Krankheit hindeutet, zum andern eine intensive Nachsorge im 1. postoperativen Jahr rechtfertigen würde, sobald man über eine effiziente systemische Therapie verfügen wird.

1.2 Diagnostik Urothelkarzinome

Frau Kollega Rüther aus Stuttgart fand eine Korrelation zwischen dem Serumspiegel von tissue polypeptide antigen (TPA) und dem Ansprechen auf die Chemotherapie beim metastasierten Harnblasenkarzinom, *Becht aus Homburg-Saar* machte dieselbe Feststellung mit der zirkulierenden Neuraminsäure im Serum. Wir sind uns einig, daß es sich dabei um eine weder organ- noch blasenkarzinomspezifische Änderung in der Stoffwechsellage handelt. Scholman aus Berlin zeigt auf eindrückliche Weise, wie verschiedene Aufarbeitungstechniken desselben Tumormaterials unterschiedliche Ergebnisse zeigen können: mit zytologischen Ausstrichpräparaten reagiert der monoklonale Antikörper Ki-67 zu 50% weniger stark als mit Gefrierschnitten desselben Tumors.

1.3 Strahlentherapie und Chemotherapie

Bergner stellte die Erfahrungen der Essener Klinik mit der kombinierten Chemo- und Strahlentherapie bei Harnblasenkarzinom vor. Die Resultate waren bezüglich Überleben, wie auch Erhalten der Blasenfunktion schlecht; es muß allerdings beigefügt werden, daß es sich um ein prognostisch schlechtes Patientengut (inoperabel, periphere Metastasen) und um eine Kobalt-Strahlentherapie handelte.

1.4 Systemische Chemotherapie

Im Vordergrund der Präsentationen standen die beiden am besten bekannten und am häufigsten eingesetzten Therapieschematas zur systemischen Behandlung des Urothelkarzinoms, nämlich das sog. CISCA, resp. das M-VAC/M-VEC-Schema. Die Düsseldorfer hatten bisher bei 35 Patienten, welche nach dem CISCA oder M-VAC-Schema behandelt wurden, keine therapiebedingten Todesfälle beobachtet und führen dies auf ein konsequentes Monitoring einer allfälligen Kardio-Neuro-Ototoxizität zurück. Grups aus Würzburg stellte erste Erfahrungen bei 15 Patienten vor und weist insbesondere auch auf die Grenzen dieser Therapie hin: nach der Behandlung mit dem CISCA-Schema zeigten 6/7 Patienten eine klinisch komplette Remission, 3 Patienten hatten jedoch bald danach eine erneute Progression. Diese Erfahrung stimmt sehr wohl mit jenen des Memorial Sloan Kettering Centers in New York bei einem größeren Patientengut überein: bei Patienten mit endoskopisch, zytologisch und bioptisch vermeintlich tumorfreier Harnblase nach M-VAC-Chemotherapie fanden die Pathologen im Zystektomiepräparat in 50% der Fälle dennoch Tumorzellnester. Die Würzburger beobachteten unter M-VAC Therapie nicht nur Remissionen, sondern in mindestens 2 Fällen eine Progression und verzeichneten zudem einen therapiebedingten Todesfall.

In Homburg-Saar wurden 17 Patienten mit einem modifizierten CISCA Schema (höhere Dosis, zusätzlich Methotrexat) behandelt. *E. Becht* berichtet, daß dennoch lediglich einer von 13 Patienten eine komplette Remission verzeichnete. Der Unterschied in den Therapieergebnissen zwischen Würzburg und Homburg-Saar zeigt einmal mehr, daß Resultate nur bedingt vergleichbar und Unterschiede nicht so sehr allein durch die Therapie, sondern auch die Verschiedenartigkeit der Patientenselektion, deren Allgemeinzustand, dem unterschiedlichen Metastasierungsgrad etc. bedingt sein müssen. Am Wilhelminenspital in Wien ist bei 22 Patienten mit fortgeschrittenem Urothelkarzinom mit der M-VAC Therapie ähnlich den Erfahrungen anderer Kliniken eine 32% Remissionsrate erzielt worden. Das besondere an diesem Patientengut ist, ist daß das Durchschnittsalter 72 Jahre beträgt und gemäß Sagaster das M-VAC Schema ebenfalls bei Patienten älter als 70 Jahre angewandt werden kann. Die initiale Erfolgsrate bei 12 Patienten, welche in Kempten nach dem M-VAC Schema behandelt wurden, ist mit 7/12 Respondern mit den Ergebnissen anderer Zentren vergleichbar, allerdings bei noch sehr kurzem Follow-up. *Block aus München* berichtete über erste Erfahrungen bei der Kombination von M-VAC und Radiotherapie bei lokal für eine primäre Zystektomie zu weit fortgeschrittenen Tumoren. Die Morbidität war vertretbar, aber auch in ihrem Patientengut fanden sich Patienten, bei welchen es klinisch und bioptisch nach der kombinierten Chemo/Strahlentherapie bei negativen Biopsien zu einem vermeintlich völligen Verschwinden des Primärtumors kam, Überreste davon jedoch durch die Pathologen im perivesikalen Fettgewebe (pT3b) nachgewiesen wurden. Die Stuttgarter ersetzten ebenfalls das Adriamycin durch 4-Epiadriamycin im M-VAC Schema. Nach einer durchschnittlichen Gesamtdosis von 212 mg Epirubicin konnte bislang keine Verschlechterung der Ejektionsfraktion szintigraphisch nachgewiesen werden; dies bei einer allerdings noch verhältnismäßig geringen Anthrazyklindosis.

Als interessant müssen die Ergebnisse aus den Kliniken St. Urban Berlin und Celle gewertet werden: sie haben ihren Patienten 40 mg/m² Cisplatinum am Tag 1 und 8 verabreicht, an den Tagen 3–5 je 150 mg/m² VP16. Mit dieser verhältnismäßig wenig toxischen Kombination konnte eine komplette Remission bei 6/15 Patienten (40%) beobachtet werden. Obwohl angesichts des kleinen Patientengutes noch von beschränkter Aussagekraft, zeigen uns diese Ergebnisse eindeutig, daß wir noch keineswegs wissen, welche Zytostatika in welcher Dosierung zu welcher Zeit bei der Polychemotherapie gegeben werden müssen, respektiv ob sie überhaupt notwendig sind und ob unter diesem Blickwinkel die relativ hohe Toxizität des CISCA oder M-VAC Schemas vertretbar ist. Andererseits wissen wir auch bei dem von Herrn Kleinschmidt vorgestellten Cisplatinum/VP16 Schema nicht, inwieweit der Therapieerfolg auf die Hinzugabe von Podophyllinen oder lediglich auf die fraktionierte Cisplatinum-Therapie zurückzuführen ist.

Die Postersitzung hat deutlich gezeigt, daß wir erstmals mit dem CISCA oder M-VAC Schema über eine systemische Chemotherapie verfügen, die beim fortgeschrittenen, resp. metastasierten Harnblasenkarzinom in einer beschränkten Anzahl von Fällen eine therapeutische Wirksamkeit hat und daß die Resultate aus Übersee reproduzierbar sind. Dennoch hat die Postersitzung auch ein gewisses Unbehagen hervorgerufen: das Aufzeigen interessanter Ergebnisse aus einzelnen Kliniken erinnert etwas an das, was wir bei der systemischen Therapie des Prostatakarzinoms seit 40 Jahren, resp. bei der intravesikalen Therapie bei oberflächlichen Harnblasentumoren seit 20 Jahren kennen: viele interessante Resultate, welche sich zum Teil ergänzen, zum Teil widersprechen und womit sich viele Kongresse beschäftigt haben. Dennoch können die meisten relevanten Fragen, so etwa welche Patienten überhaupt einer Behandlung bedürfen, resp. davon profitieren würden, bei welchen Patienten mit der Therapie überhaupt eine Lebensverlängerung erwartet werden kann oder in welcher Dosierung und wie oft die Chemotherapie verabreicht werden sollte, immer noch nicht beantwortet werden. Es ist sehr zu hoffen, daß uns dies nicht ein 3. Mal, bei der systemischen Therapie des Urothelkarzinoms, widerfährt. Dazu benötigen wir vergleichende, randomisierte Studien, die in der Regel nur in Form von Multizenter-Studien in kurzer Zeit ein repräsentatives Krankengut umfassen können. Es ist deshalb zu hoffen, daß wir Urologen uns möglichst bald zu dieser Zusammenarbeit entschließen können.

Priv.-Doz. Dr. med. U. E. Studer
Urologische Universitätsklinik
Inselspital
CH-3010 Bern

Postersitzung 2: Das metastasierte Prostatakarzinom

Zur Epidemiologie des Prostatakarzinoms im Saarland

G. Seitz, H. Kolles, A.-H. Niemeyer, N. Wernert und G. Dhom

Weltweit sind beträchtliche Unterschiede in der Morbidität und Mortalität des Prostatacarcinoms bekannt. Die höchste Inzidenz besteht bei der schwarzen Bevölkerung in den USA, Asiaten hingegen erkranken nur sehr selten.

Anhand des Datenmaterials des Saarländischen Krebsregisters werden im Zeitraum von 1967-1984 die Inzidenzen und die Überlebenszeiten für das Prostatacarcinom ermittelt.

Im oben genannten Zeitraum sind 3490 Prostatacarcinome dem Krebsregister gemeldet worden. Die „rohen" Inzidenzen schwanken im Beobachtungszeitraum zwischen 25 und 55. Im internationalen Vergleich zählt das Saarland zu den Ländern mit vergleichsweise hoher Inzidenz, es liegt in der Spitzengruppe der europäischen Länder (vgl. Abb.1). Bei der Untersuchung altersspezifischer Inzidenzen zeigt sich ein starker Anstieg ab dem 60. Lebensjahr, der bis in die hohen Altersgruppen anhält. Die Kurven der altersspezifischen Inzidenzen zeigen über den Beobachtungszeitraum von 18 Jahren einen fast identischen Verlauf, d.h. es findet keine Verschiebung des Erkrankungsalters in höhere oder jüngere Altersgruppen statt (Abb.2).

Die 5-Jahresüberlebensrate aller Fälle beträgt 47% und liegt nur gering unter der Lebenserwartung der altersgleichen Normalbevölkerung (vgl. Abb.3). Ein Jahr bzw. zwei Jahre nach Diagnosestellung leben noch 70 bzw. ca. 60% der Patienten mit Prostatacarcinom, diese Überlebensrate liegt 15-20% niedriger als die der Normalbevölkerung. In einem Fünftel der Fälle lagen uns Angaben zur Tumorausdehnung vor. Überlebenszeiten in Abhängigkeit vom Tumorstadium (lokalisiert, d.h. ohne Metastasen; regionär, d.h. mit Lymphknotenmetastasen; Fernmetastasen) zeigen, daß zwischen lokaler und

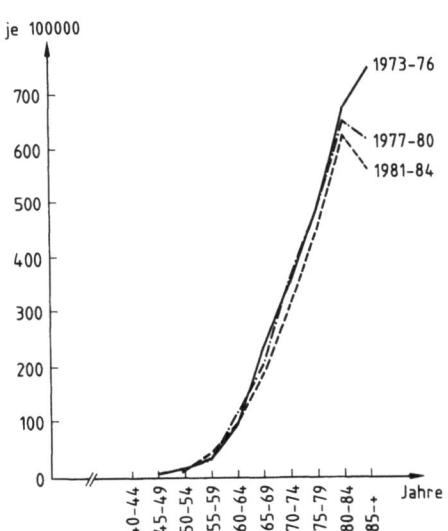

Abb.2. Altersspezifische Inzidenzen

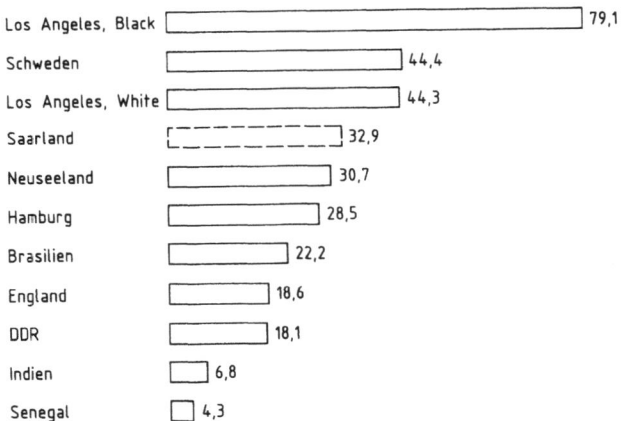

Abb.1. Inzidenz des Prostatakarzinoms: Internationaler Vergleich. (Nach Silverberg 1987)

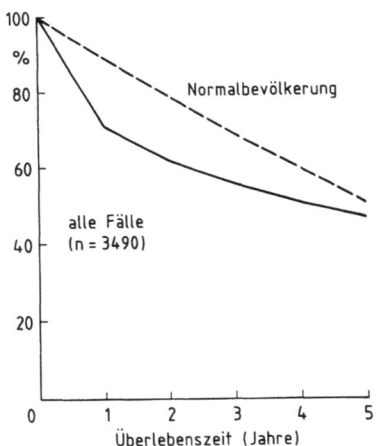

Abb.3. Überlebensraten

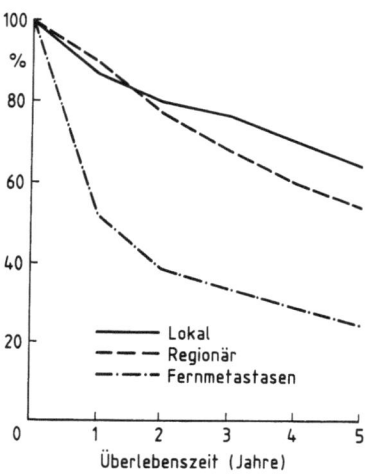

Abb. 4. Überlebensraten in Abhängigkeit vom Tumorstadium

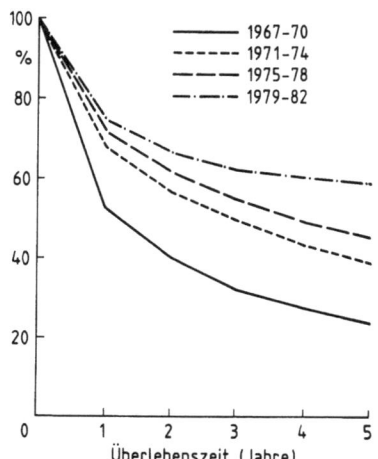

Abb. 5. Überlebensraten in Abhängigkeit vom Zeitraum der Diagnosestellung

regionärer Tumorausbreitung keine nennenswerten Unterschiede bestehen (55–60% 5-Jahresüberlebensrate); Patienten mit Fernmetastasen bei der Diagnosestellung haben eine deutlich schlechtere Prognose (25% 5-Jahresüberlebensrate) (Abb. 4). Die tumorstadiumabhängigen Überlebensraten zeigen keine Unterschiede für die drei von uns untersuchten Altersgruppen (<65 Jahre, 67–74 Jahre und <74 Jahre). Von 1967–1982 ist eine stetige Verbesserung der Überlebensrate in Abhängigkeit vom Zeitraum der Diagnosestellung zu verzeichnen. Während im Zeitraum von 1960–1970 nur 25–30% der Patienten 5 Jahre überlebten, hat sich diese Zahl für den Zeitraum von 1979–82 auf annähernd 60% erhöht (Abb. 5).

Literatur

1. Silverberg E (1987) Cancer 60 (Suppl): 692–717

Dr. med. G. Seitz
Pathologisches Institut
der Universität des Saarlandes
D-6650 Homburg/Saar

Vergleich organspezifischer mit tumorassoziierten Antigenen in der Diagnostik des Prostatakarzinoms

E. Allhoff, W. Franzen und R. Engelking

Bei der Diagnose eines Prostatakarzinoms wirkt sich das Fehlen einer Erhöhung der Serumwerte von prostataspezifischer saurer Phosphatase (PAP) sowie des prostataspezifischen Antigens (PSA) in immerhin 39% nachteilig aus. Die mögliche Erfassung dieses „falsch-negativen" Kollektivs durch den simultanen Einsatz von tumorassoziierten Antigenen wie des Tissue Polypeptide Antigens (TPA) und des Carcino-Embryonalen Antigens (CEA) war Ziel der vorgelegten Studie, in der bei 100 Patienten mit unbehandelten Prostatakarzinomen sämtlicher Stadien und Differenzierungsgrade sowie bei 63 Prostata-Adenom-Patienten (histologisch gesichert) die Serumwerte für PSA, PAP, TPA und CEA bestimmt wurden. Die Titer für PSA bzw. TPA wurden durch ein Immuno-Radiometric-Assay, die für PAP und CEA durch ein Enzym-Immuno-Assay ermittelt; als Normwerte galten für PSA, PAP, TPA und CEA 10,0 ng/ml, 5,0 ng/ml, 55,0 U/l sowie 5,0 ng/ml.

Im Einzelvergleich erwies sich PSA als der mit Abstand zuverlässigste Marker; auffällig die hinsichtlich einer Karzinom-Diagnose „falsch-positive" Erhöhung von TPA in immerhin 54% (Tabelle 1). In der Kombination erwiesen sich PSA und PAP als organspezifische Marker den tumorassoziierten Antigenen deutlich überlegen (Tabelle 2). In einer di-

Tabelle 1. Einzelvergleich von organspezifischen mit tumorassoziierten Antigenen. (PCA = Prostata-Karzinom-Pat., PAD = Adenom-Pat.) (pCa n = 100, pad n = 63)

	PSA↑ (%)	PAP↑ (%)	TPA↑ (%)	CEA↑ (%)
pad	27	5	54	2
pCa	61	31	36	9

Tabelle 2. Paarweiser Vergleich unterschiedlicher Markerkombinationen. (pCa n = 100, pad n = 63)

	PSA↑ PAP↑ (%)	CEA↑ TPA↑ (%)	PSA↓ PAP↑ (%)	PSA↑ TPA↑ (%)	PSA↑ CEA↑ (%)	PSA↑ PAP↓ (%)
pad	5	2	73	14	0	22
pCa	31	2	39	27	4	30

Tabelle 3. Direkter Vergleich von organspezifischen mit tumorassoziierten Markerkombinationen. (pCa n = 100, pad n = 63)

	PSA↑ PAP↑ TPA↑ CEA↓ (%)	PSA↓ PAP↓ TPA↑ CEA↑ (%)	PSA↑ PAP↓ TPA↑ CEA↓ (%)	PSA↑ PAP↑ TPA↓ CEA↓ (%)	PSA↑ PAP↑ TPA↑ CEA↑ (%)
pad	3	2	13	33	0
pCa	11	0	7	25	1

rekten Gegenüberstellung waren die tumorassoziierten Antigene den organspezifischen in keinem Fall überlegen (Tabelle 3).

Als Ursache der fehlenden Erhöhung der organspezifischen Antigene PSA und PAP muß eine mangelnde sekretorische Potenz der malignen Zellklone bei uncharakteristischer Variabilität angenommen werden. Die im Rahmen des Tumormetabolismus beim Prostatakarzinom anfallenden Spiegel der tumorassoziierten Antigene TPA bzw. CEA sind – wie die vorgelegten Daten zeigen – nicht ausreichend, die Treffsicherheit für die Diagnosestellung dieser Tumorerkrankung im Sinne eines multiple-Marker-Systems zu erhöhen.

Schlußfolgerung

Bei Diagnostik eines Prostatakarzinoms ist die Solitärbestimmung von PSA die einzig sinnvolle Maßnahme. Aufgrund eigener Untersuchungen empfiehlt sich jedoch die Erhebung eines Basiswertes für TPA als zusätzlicher Parameter für die spätere Verlaufskontrolle.

Prof. Dr. E. Allhoff
Leitender Oberarzt der Klinik für Urologie
Medizinische Hochschule Hannover
Konstanty-Gutschow-Str. 8
D-3000 Hannover 61

Der indikatorische Wert des PSA bei kurativer und bei palliativer Behandlung des Prostatakarzinoms

Z. Csapo, J. Weißmüller und A. Sigel

Unsere früheren Untersuchungen haben in der Diagnostik des Prostatakarzinoms eine mindestens zweifach höhere Sensitivität des prostataspezifischen Antigens (PSA) im Vergleich zur Bestimmung der sauren Prostata-Phosphatase (PAP) gezeigt, dies sowohl im frühen und lokal begrenzten Stadium (T_{1-2}) als auch im kapselüberschreitenden Prozeß (T_3). Die vorausgegangenen Arbeiten fortführend, haben wir inzwischen den indikatorischen Wert des prostataspezifischen Antigens weiter ermittelt und gefunden, daß PSA wesentlich verläßlicher und früher als PAP Heilung, Stillstand und Progression anzeigt und therapeutische Folgerungen begründet.

Patientengut und Methodik

Im Rahmen einer prospektiven Studie wurden 148 Prostatakarzinom-Patienten nach einer Behandlung mit kurativer Zielsetzung (n = 46) oder während einer palliativen Therapie (n = 102) im Durchschnitt 12 (2–32) Monate lang monitorisiert. Seit 1985 wurden auch bei allen neuentdeckten unbehandelten Prostatakarzinom-Fällen (n = 103) die PSA-Werte bestimmt. Die Serumwerte wurden grundsätzlich in 3–6monatigen Intervallen überprüft. Bei dieser Verlaufsbeobachtung lagen bei den 148 Patienten Ergebnisse insgesamt von 555 Einzelbestimmungen (2–11/Patient, mittels „Pros-Check™ PSA", Yang Laboratories, Inc.) zur Auswertung vor. Der aktuelle klinische Status wurde mittels rektaler Palpation, Sonographie (Abflußhindernis der oberen Harnwege, Restharn-Bildung, TPS) und Knochenszintigraphie festgelegt.

Ergebnisse

Im Kollektiv der histologisch gesicherten neuentdeckten Prostatakarzinom-Patienten waren zum Zeitpunkt der Erstdiagnose 89% der PSA-Werte > 7.0 ng/ml (83% > 10, 30% > 50 ng/ml) (Abb. 1). Bei der Verlaufsbeobachtung von Patienten behandelt mit *radikaler Prostatovesikulektomie* (n = 23) oder *interstitieller Strahlentherapie* (n = 23) wurden bisher bei 7 Patienten (15%) konsequent ansteigende PSA-Werte festgestellt, in jedem Fall folgend mit Zeichen der klinischen Progression innerhalb

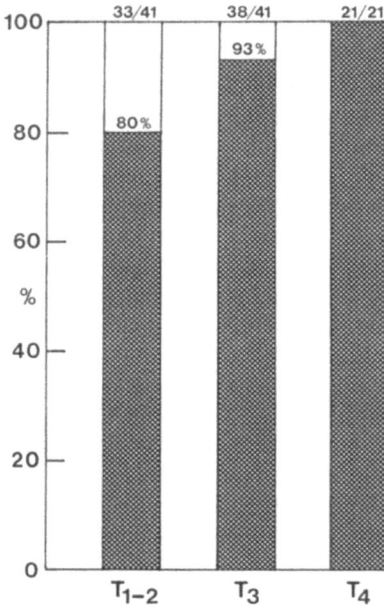
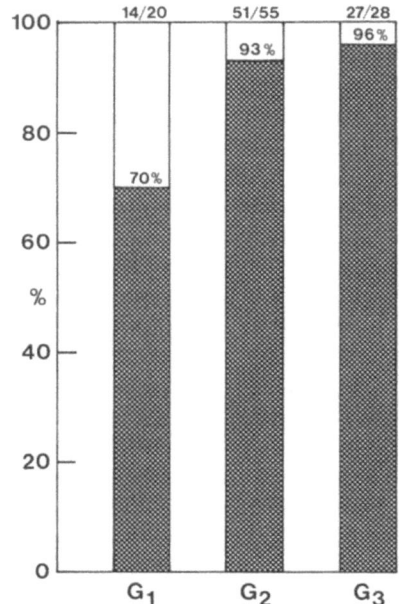

Abb. 1. Prozentuale Häufigkeit der pathologischen PSA-Werte (> 7.0 ng/ml) bei 103 neuentdeckten noch unbehandelten Prostatakarzinom-Patienten nach dem T-Stadium bzw. Malignitätsgrad geordnet

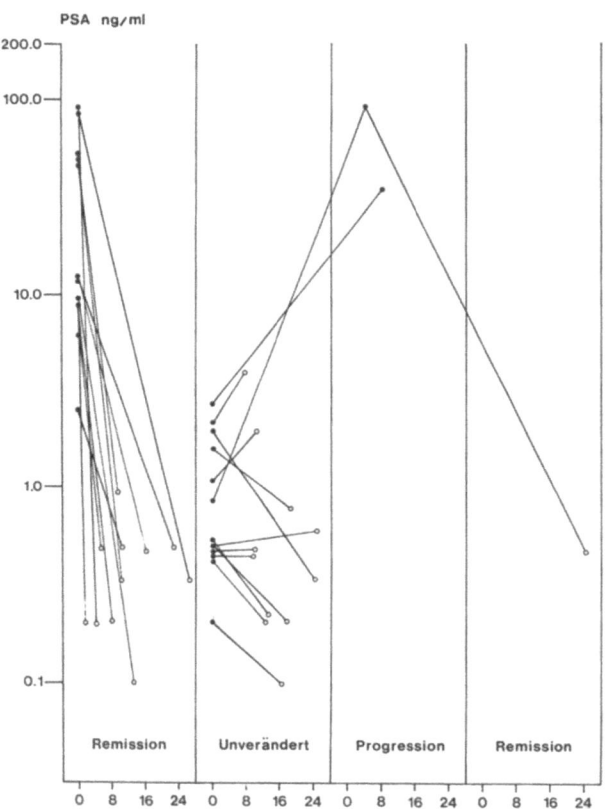

Abb. 2. PSA-Monitoring von 23 Prostatakarzinom-Patienten nach radikaler Prostatektomie. Durchschnittliche Beobachtungszeit 14 (2–32) Monate

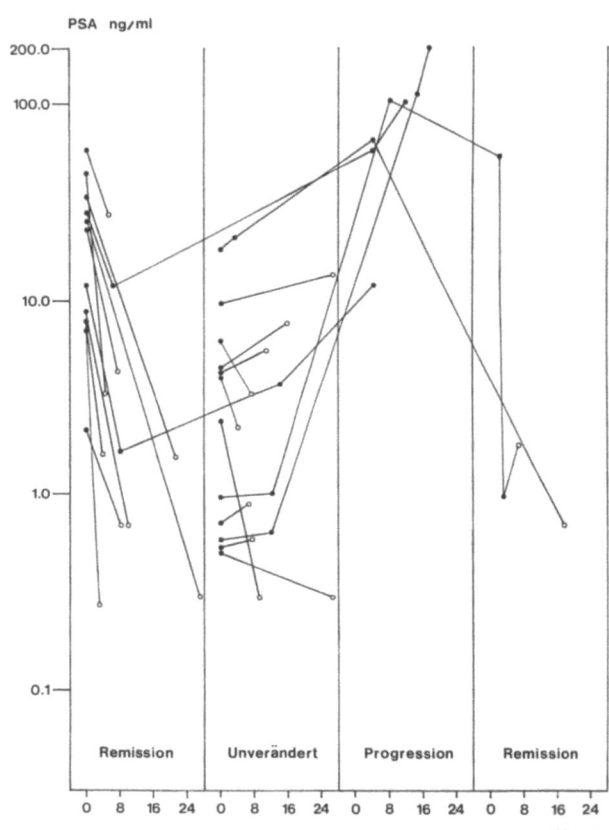

Abb. 3. PSA-Monitoring von 23 Prostatakarzinom-Patienten nach interstitieller Radiotherapie. Durchschnittliche Beobachtungszeit 12 (2–29) Monate

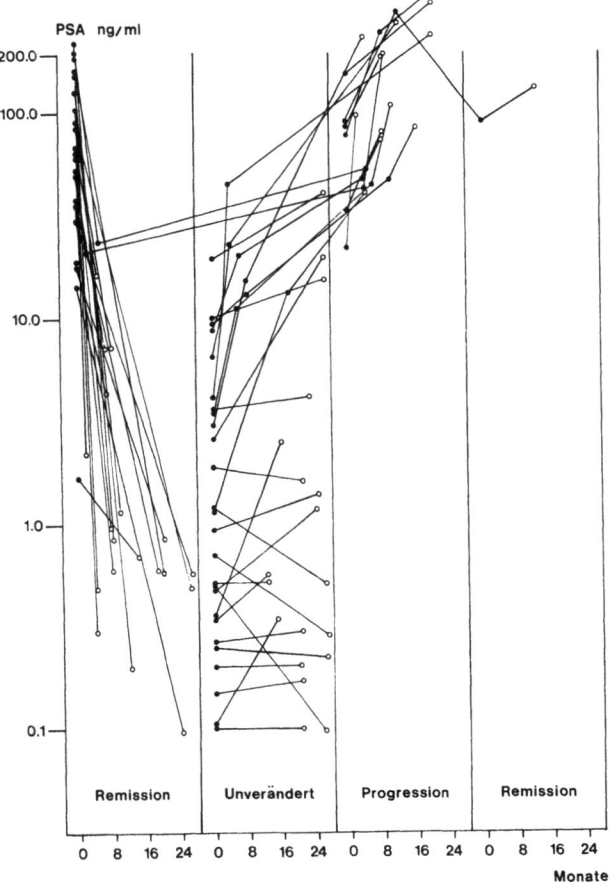

Abb. 4. PSA-Monitoring von 54 Prostatakarzinom-Patienten unter palliativer Behandlung

2-6 Monaten (Lokalbefund, Stauung der oberen Harnwege, Auftreten von Knochenmetastasen, etc.) (Abb. 2-3).

Auch in der *palliativ* behandelten Gruppe (n = 102) bei keinem der Patienten mit klinischer Progression (n = 23) wurde ein normaler PSA-Wert gefunden. Zehn Prozent der Patienten in klinischer Remission zeigten auch pathologische Serumspiegel von PSA bei noch meistens unauffälligem PAP-Wert. In diesen Fällen kam meistens zu einer klinisch objektivierbaren Progression der Krankheit in 6-9 Monaten (Abb. 4).

Zusammenfassung

Unsere Untersuchungen weisen darauf hin, daß die PSA-Diagnostik als wesentlicher Parameter der Therapiebeurteilung des Prostatakarzinoms herangezogen werden soll. Der konstante PSA-Anstieg kann am frühesten im Vergleich zu anderen Faktoren eine Progression des PC vorhersagen. Anhand der Verlaufsbeobachtung unseres Kollektivs hat sich gezeigt, daß die regelmäßige PSA-Kontrolle den bisher sensitivsten Parameter des Fortschreitens oder Rezidivs der malignen Prostataerkrankung darstellt und eine rechtzeitige Ergänzung bzw. Modifizierung der Therapie ermöglicht.

Dr. med. Z. Csapo
Urologische Klinik der
Universität Erlangen-Nürnberg
Postfach 3560
D-8520 Erlangen

Serum-Tumormarker bei Prostatakarzinomen

G. Oremek, U. B. Seiffert, W. H. Siede, R. Kirsten und G. Heinert

Die Wertigkeit der Bestimmung verschiedener Tumormarker in der Diagnostik und Verlaufskontrolle ist bei Prostata-Karzinomen heute umstritten. Bei 157 Patienten mit Prostata-Karzinomen wurde die Saure Phosphatase (SP), die Prostataspezifische Saure Phosphatase (PAP), das Prostataspezifische Antigen (PSA), das Carcinoembryonale Antigen (CEA) und das Alpha-1-Fetoprotein (AFP) bestimmt [1, 2, 3].

Zur Bestimmung der Parameter wurden enzymatisches, immunologisches bzw. radioimmunologisches Verfahren angewandt [2]. Die Probenahmen erfolgten präoperativ, am 1., 3. und 7. postoperativen Tag. Die Stabilität der Parameter im Probematerial sollte bei +25 °C, +4 °C und bei -20 °C untersucht werden. Zusätzlich sollte deren Relevanz in der Diagnostik und Prognose urologischer Tumorerkrankungen festgestellt werden.

Enzymaktivitäten, stabilisiert in saurem Milieu, weisen die größte Stabilität aller untersuchten Faktoren auf, der Verlust innerhalb von 24 h beträgt 3,4%, während Antigene für immunologische Tests labil sind, bei PAP beträgt der Verlust vergleichsweise 13,8%, bei PSA 12,8%, PAP und PSA steigen postoperativ nach Tumorexstirpation bei 99% der Patienten zunächst deutlich an. Dieser Anstieg könnte mit einer Enzym- bzw. Antigenausschwemmung aus traumatisiertem Prostatagewebe in die periphere Blutbahn erklärt werden und ist in Abb. 1 und 2 dargestellt. Danach, ab dem 3. postoperativen Tag erfolgt eine signifikante Reduktion der Werte (p < 0,001).

In Abb. 3 sind die Meßergebnisse von PAP und PSA quantitativ gegeneinander aufgetragen. Im Stadium TM_{3-4} liegt eine sehr gute Korrelation zwischen PAP und PSA vor. Der Korrelationskoeffizient beträgt r = 0,95.

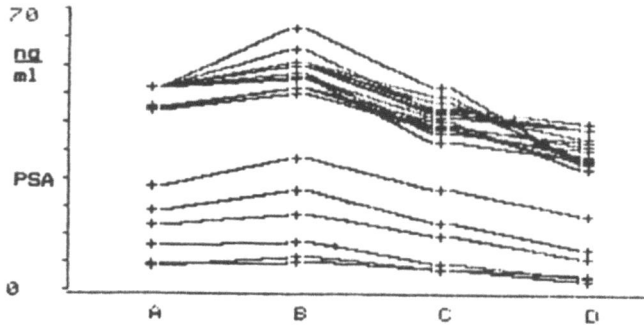

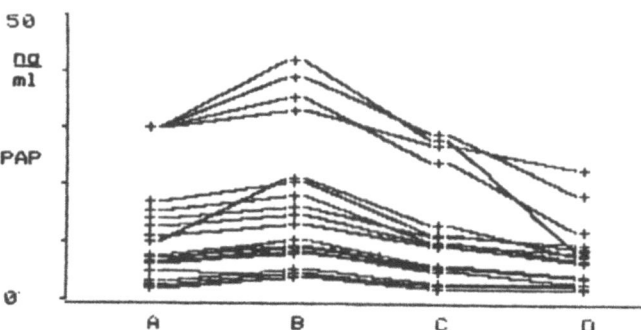

Abb. 1. Konzentrationen (ng/ml) des PSA = Prostataspezifisches Antigen in Seren von Patienten mit gesicherten Prostata-Karzinomen. Zeitpunkte der Probenahme: *A*, vor; *B*, 1. Tag; *C*, 3. Tag; *D*, 7. Tag nach der Tumorexstirpation

Abb. 2. Konzentrationen (ng/ml) der PAP = Prostataspezifische saure Phosphatase in Seren von Patienten mit gesicherten Prostata-Karzinomen vor und nach Tumorexstirpation. Zeitpunkte der Probenahme: *A*, vor; *B*, 1. Tag; *C*, 3. Tag; *D*, 7. Tag nach der Tumorexstirpation

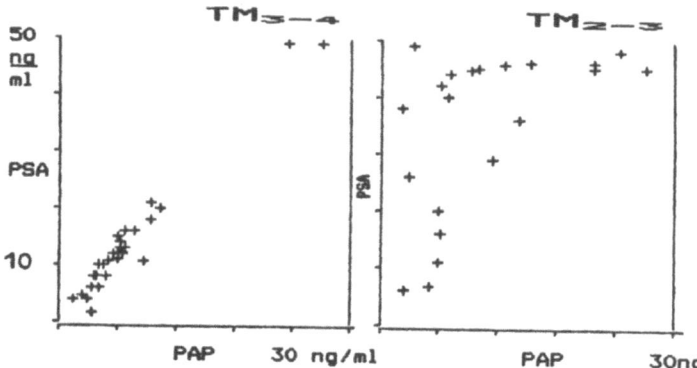

Abb. 3. Vergleich der Konzentrationen *(ng/ml)* von *PAP* = Prostataspezifische saure Phosphatase (Antigen) auf der X-Achse gegen *PSA* = Prostataspezifisches Antigen auf der Y-Achse aufgetragen. Seren von Patienten mit gesichertem Prostata-Karzinom im Stadium TM_{3-4} links (N = 26) und TM_{2-3} rechts (N = 21). Obere Richtwerte PAP = 2,2; PSA = 2,7 (ng/ml)

Für Prostata-Karzinome ist die PAP und PSA als geeignetes Diagnostikum anzusehen, vor allem zur Verlaufskontrolle bei konservativer oder nach operativer Therapie [4, 5].

Nichtinvasive Tumorstadien beim Prostata-Karzinom können mit PAP und PSA nicht sicher erkannt werden. PSA und PAP bei anderen urogenitalen Tumorerkrankungen liegen im Normbereich. Bei Tumoren der Prostata sind durch die Bestimmung von CEA und AFP keine zusätzlichen Informationen zu erzielen.

Literatur

1. Oremek G, Seiffert UB et al. (1987) Diagnostik und Verlaufskontrolle urologischer Tumorerkrankungen durch den Einsatz von Tumormarkern. Lab Med 11: 180
2. Oremek G, Seiffert UB et al. (1986) Welche analytische Methode zur Bestimmung der sauren Phosphatase (SP) beziehungsweise Prostataphosphatase (PAP) sollte im Routinelabor angewendet werden? Lab Med 10: 171
3. Siede W, Oremek G, Seiffert UB (1987) Tumormarker Medwelt 38: 1113–18
4. Spitz J, Clemenz N (1987) Vergleichende Untersuchungen Radioimmunoassays zur Bestimmung des prostataspezifischen Antigens (PSA). Lab Med 7/8: 342
5. Wirth M (1986) Diagnostik und Verlaufskontrolle urologischer Karzinome: Wertigkeit verschiedener Tumormarker. Diagnose Labor 36: 75

Dr. G. Oremek
Klinikum der
Johann-Wolfgang-Goethe-Universität
Zentrum der Inneren Medizin
Theodor-Stern-Kai 7
D-6000 Frankfurt 70

Das prostataspezifische Antigen zur Verlaufskontrolle und Beurteilung des Therapieerfolges bei Prostatakarzinompatienten

J. Breul, E. Kreuzfelder und J. Behrendt

Einleitung

Das prostataspezifische Antigen (PSA) ist ein Glykoprotein mit einem Molekulargewicht von 33 000 d. Es ist vornehmlich in der Membran der Zellen lokalisiert. Bei Patienten mit Prostatakarzinom finden sich, in Abhängigkeit vom Tumorstadium, deutlich erhöhte PSA-Werte im Serum. Patienten mit einer benignen Prostatahyperplasie weisen mäßig erhöhte Werte auf.

Unser Interesse galt in erster Linie dem Verhalten der PSA-Werte unter verschiedenen Therapiemodalitäten, insbesondere bei Therapieumstellungen wegen eines Tumorprogresses.

Patienten

Kontrollgruppen

15 Patienten mit Nierenzellkarzinom; 15 Patienten mit Urothelkarzinom der Harnblase; 15 Patienten mit einer benignen Prostatahyperplasie.

Prostatakarzinompatienten

Vor Therapiebeginn und zu verschiedenen Zeitpunkten danach wurden bei folgenden Patienten Serumproben entnommen:

3 Patienten mit PC im Stadium A 2 und Radikaler Prostatektomie; 5 Patienten im Stadium D 2 und bilateraler Orchiektomie; 3 Patienten im Stadium D 2 mit einem Progreß unter Androgenentzug (Orchiektomie) und Therapieumstellung auf Estramustinphosphat (Estracyt); 5 Patienten im Stadium D 2 mit einem Progreß unter Erstamustinphosphat und Therapieumstellung auf Chemotherapie (Leucovorin + 5 FU).

Die Bestimmung der PSA-Werte erfolgte mit Hilfe des monoclonalen Antikörpers der Fa. Hybritech.

Ergebnisse (Tabelle 1)

Tabelle 1

Diagnose	n	Alter	PSA ng/ml
Nierenzellkarzinom	15	66 ± 11	1,0 ± 1
Blasenkarzinom	15	69 ± 15	1.5 ± 1.8
BPH	15	71 ± 8	4.4 ± 3.0
Prostatakarzinom:			
Insgesamt	45		48.3 ± 40.1
Stadium A	9		3.9 ± 3.8
Stadium C/D 1	7		24.8 ± 19.2
Stadium D 2	29		73.3 ± 40.2

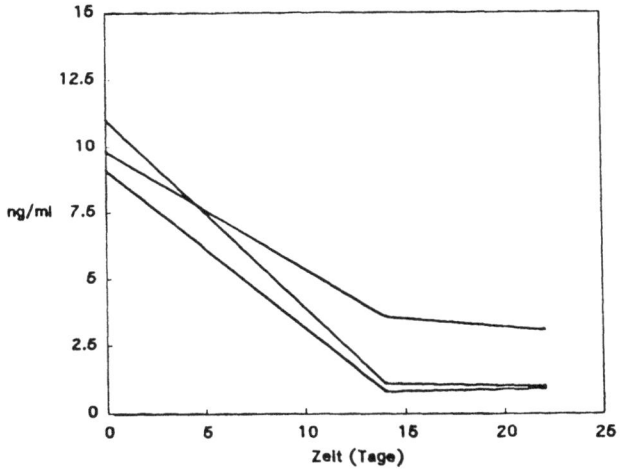

Abb. 1. PSA-Werte nach radikaler Prostatektomie

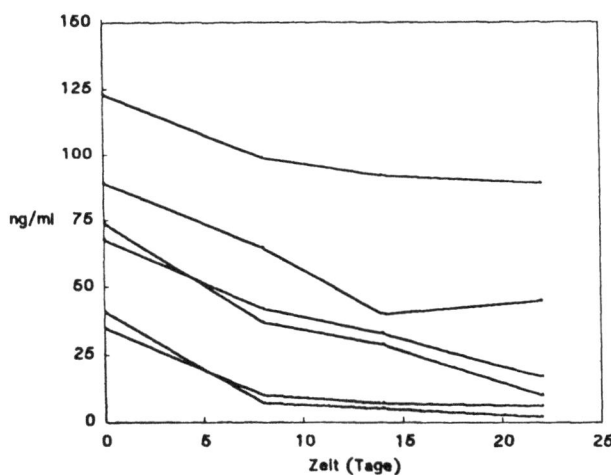

Abb. 2. PSA-Werte nach Orchiektomie

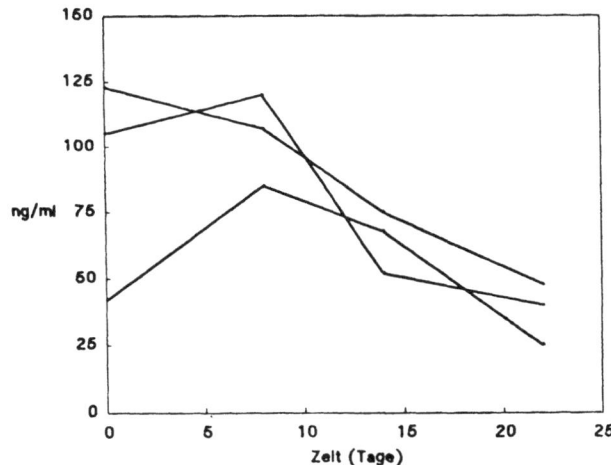

Abb. 3. Therapieumstellung auf Estracyt

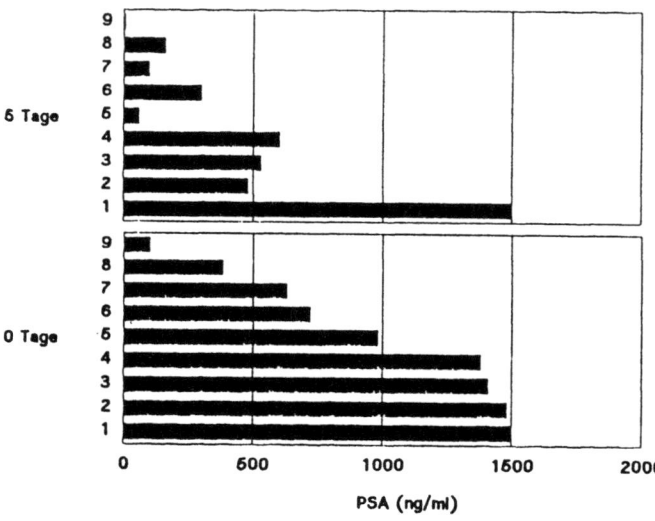

Abb. 4. Unter Chemotherapie

Die Kurven (Abb. 1-4) zeigen den Verlauf der PSA-Werte unter verschiedenen Therapieformen.

Schlußfolgerung

In dem untersuchten Krankengut zeigt das PSA eine ähnliche Sensitivität und Spezifität wie von anderen Arbeitsgruppen beschrieben. Die vorgestellten Untersuchungen haben gezeigt, daß das PSA ein sehr empfindlicher Parameter zur kurzfristigen Beurteilung eines Therapieerfolges zu sein scheint. Noch kann nicht gesagt werden, ob aus einem Abfall der PSA Werte auch auf ein klinisches Ansprechen des Patienten geschlossen werden kann, oder, ob umgekehrt, ein fehlender Abfall zu einer erneuten Therapieumstellung zwingt.

Dr. J. Breul
Urologische Klinik
Klinikum rechts der Isar
der TU München
Ismaningerstr. 22
D-8000 München

Korrelation zwischen Plasma-Urokinase und Knochenszintigraphie beim Prostatakarzinom

G. Hienert, J. C. Kirchheimer, G. Christ, H. Pflüger und B. R. Binder

Beitrag nicht eingereicht

Zur diagnostischen Wertigkeit der Nukleolen bei Prostatakarzinomen und atypischer Hyperplasie

B. Helpap

Bei der histologischen und zytologischen Diagnostik unterschiedlicher Prostataerkrankungen werden neben charakteristischen morphologischen Mustern wie normale, hyperplastische, entzündlich alterierte und carcinomatöse Strukturen auch eine Reihe von zytologischen Parametern beurteilt. Sie beziehen sich vor allem auf Veränderungen am Kern. Neben Kernformen, Kernchromasien, Kernplasmarelationen werden vor allem die Nukleolen befundet. Die Größe und Zahl der Nukleolen ist von Bedeutung. Bislang liegen jedoch über die Lokalisation von Nukleolen mit den verschiedensten entzündlich und tumorösen Prozessen keine Angaben vor. Da der Nukleolenpathologie vor allem bei der atypischen Prostatahyperplasie als Präneoplasie eine wichtige Rolle zukommt, haben wir im Folgenden an einem unausgewählten histologischen und zytologischen Untersuchungsmaterial die Häufigkeit und Lokalisation der Nukleolen bei verschiedensten Prostataerkrankungen untersucht.

Methodik

428 histologische und zytologische Untersuchungsproben mit 300 Carcinomen und 128 entzündlich oder hyperplastischen Läsionen, unter denen sich 104 Fälle von atypischer Prostatahyperplasie fanden, wurden in üblicher Weise nach Formalinfixierung und Paraplasteinbettung mit Hämatoxylin-Eosin gefärbt. Die zytologischen Aspirate wurden feucht mit Merckofix-Spray fixiert sowie Hämatoxylin-Eosin oder nach Papanicolaou gefärbt. 1000 Kerne pro Fall wurden im Mittel ausgewertet. Dabei wurden die Nukleolenzahl pro Kern (1,2 und mehr als 2) sowie die Lokalisation der Nukleolen (zentral, intermediär und peripher) registriert.

Ergebnisse

Zahl der Nukleolen

In der normalen Prostata finden sich bis 0,5% Epithelzellkerne mit einem Nukleolus. Bei chronisch-recidivierender, vor allem granulomatöser Prostatitis kommt es zu einem Frequenzanstieg der Nukleolen bis auf 48%. Die Kerne besitzen jedoch nur einen Nukleolus. Bei der typischen Prostatahyperplasie kann es bei den verschiedenen Unterformen z. B. mit kribriformen Muster bis zu einer Nukleolenfrequenz von 1,1% pro Kern kommen.

Bei der atypischen Prostatahyperplasie zeigen die leichten und mäßig atypischen Formen (Grad I und Grad II) ein Verteilungsmuster von Nukleolen, das nur geringfügig über dem der normalen Prostata liegt. Bei der schweren atypischen Hyperplasie Grad III können jedoch bis 5,3% der Kerne prominente Nukleolen aufweisen.

In 2 Fällen, die histologisch als borderline-Fälle klassifiziert wurden, fanden sich in 20% der Kerne singuläre, prominente Nukleolen.

Die Nukleolenzahl pro Kern in Prostatacarcinomen nach histologischer oder zytologischer Analyse zeigt mit Zunahme des Malignitätsgrades einen deutlichen Anstieg von 5,8 bzw. 10,0% bei G I a-Carcinomen bis zu einer Frequenz von 80 bzw. 91% bei G III-Carcinomen.

Durch die detailliertere Betrachtungsmöglichkeit zytologischer Aspirate zeigen sich höhere Prozentsätze von Kernen mit Nukleolen der Zytologie als in der Histologie. Mit Zunahme des Malignitätsgrades nimmt auch die Zahl der Nukleolen pro Kern zu. G I a-Carcinome zeigen in 100% singuläre Nukleolen. Mit Zunahme des Malignitätsgrades fallen 2 und mehr als 2 Nukleolen pro Kern auf. Die Analyse zytologischer Aspirate zeigt bei G III-Carcinomen lediglich in 6,7% einen singulären Nukleolus, in 22,0% zwei Nukleolen pro Kern und in 71,3% mehr als 2 Nukleolen pro Kern.

Lokalisation von Nukleolen

Entzündliche, typisch hyperplastische Veränderungen in der Prostata zeigen ausschließlich zentral gelagerte Nukleolen in den Kernen. Dies gilt auch für die leichte Form der atypischen Hyperplasie, während die schwere atypische Prostahyperplasie in 10,3% intermediäre und in 6,8% periphere (exzentrische) Lagerungen der Nukleolen in den Kernen erkennen läßt.

Bei den Carcinomen ist die Verlagerung zur Peripherie mit Zunahme des Malignitätsgrades sehr viel deutlicher. Bei der histologischen Analyse sind 53% der Nukleolen der G I a-Carcinome und 24,5% der G III-Carcinome zentral gelagert. Die Verlagerung zur Peripherie steigt von G I a-Carcinomen von 13,6%, bei G III-Carcinomen auf 48,7%. Die zytologische Analyse zeigt auch hier wieder ausgeprägtere Werte. Mit Zunahme der Malignität steigt die exzentrische Lage der Nukleolen von 0% bei G I a-Carcinomen auf 92,1%, bei G III-Carcinomen an.

Diskussion

Die Analyse unterstreicht den geringen zytologischen Atypiegrad hochdifferenzierter Prostatacarcinome G I a gegenüber atypischen Hyperplasien. Zytologische Parameter lassen hier nur eine bedingte Differentialdiagnose zu. Das Schwergewicht liegt in der Störung des histologischen Musters mit dem Nachweis der Invasion des Carcinoms. G II b- und G III-Carcinome sind hinsichtlich Nukleolenzahl und Lokalisation deutlich von atypischen, hyperplastischen Prozessen zu trennen. Die Nukleolenfrequenz und die Lokalisation der Nukleolen bei schwerer atypischer Hyperplasie ähneln sehr den Verhältnissen bei G I b- und G II a-Carcinomen, vor allem durch die Nukleolenverlagerung zur Peripherie hin. Durch diese Nukleolenanalyse werden frühere zellkinetische Untersuchungen gestützt, nach denen die schwere atypische Hyperplasie aufgrund ihrer Proliferationstendenz als Präneoplasie einzustufen ist (Helpap 1980; McNeal und Bostwick 1986; Bostwick und Brawer 1987).

Literatur

Bostwick DG, Brawer MK (1987) Prostatic intraepithelial neoplasia and early invasion in prostate cancer. Cancer 59: 788–794

Helpap B (1980) The biological significance of atypical hyperplasia of the prostate. Virchows Arch A 387: 307–317

Mc Neal JE, Bostwick DG (1986) Intraductal dysplasia. A premalignant lesion of the prostate. Human Pathol 17: 64–71

Prof. Dr. B. Helpap
Postfach 720
D-7700 Singen

Prognostische Bedeutung von Ploidie und proliferativer Aktivität beim Prostatakarzinom

H.-Al Abadi und R. Nagel

Einleitung

Die pathomorphologische Klassifizierung maligner Prostatatumoren bereitet heute noch häufig Schwierigkeiten.

Das Prostatakarzinom ist morphologisch ein sehr heterogener Tumor mit überlappender Histologie, unterschiedlichem biologischen Verhalten und klinischem Verlauf.

Eine Verbesserung der Behandlung könnte dadurch erreicht werden, daß neben detailliertem Grading, Bestimmung von Hormonrezeptoren sowie histochemischen und immologischen Untersuchungen zusätzliche Malignitätskriterien außerhalb der Histologie gebildet werden. Die Ploidie und die Proliferationsaktivität der einzelnen Tumoren können solche differenzierende Faktoren darstellen.

In einer experimentellen Studie in der Zeit von 1980 bis 1987 haben wir durch Feinnadelbiopsie gewonnenes Tumorzellmaterial mit dem Ziel untersucht, neben dem bisherigen prognostischen Faktoren weitere zu finden.

Mit Hilfe der Absorptionscytophotometrie untersuchten wir die Ploidie, die DNS-Heterogenität und die Anteile der Zellzyklusphasen der einzelnen Malignitätsgrade des Prostatakarzinoms.

Patientengut und Methodik

Von Januar 1980 bis September 1987 wurden bei 269 Patienten mit lokal fortgeschrittenem Prostatakarzinom Untersuchungen mit der Einzelzell-DNS-Absorptionszytophotometrie durchgeführt und der klinische Verlauf der entsprechenden Patienten dokumentiert. Der Zeitraum der Verlaufsbeobachtung betrug 1 bis 7 Jahre. Das Durchschnittsalter dieser Patienten betrug 68,6 Jahre (42 Jahre bis 83 Jahre). Bei der Diagnosestellung befanden sich 209 (77,7%) der Patienten im Stadium T3 NO MO, während bei 60 Patienten (22,3%) das Stadium T3/T4 N+M1 vorlag (Tabelle 1).

Die Materialgewinnung für die DNS-Analyse erfolgte mit der transrektalen Feinnadelaspirationsbiopsie. Ein Teil des Aspirates wurde von uns zytologisch für die Tumordiagnostik und -differenzierung entsprechend der Empfehlungen des Pathologischen-Urologischen Arbeitskreises „Prostatakarzinom" beurteilt, während die andere Hälfte mit Carnoy-Fixationslösung fixiert und mit der Feulgen'schen Nuklealreaktion gefärbt wurde (30 Min. Hydrolyse in 5 N HCl bei Zimmertemperatur).

Der DNS-Gehalt wurde mittels Einzelzell-Absorptionsphotometrie ermittelt. Die gemessenen Werte der jeweiligen Totalextinktion wurde zusammen mit Mittelwert, Standardabweichung, Varianz und Variationskoeffizient ausgedruckt. Als Standard zur Bestimmung der Diploidie dienten Leukozyten aus dem peripheren Blut. Die Ergebnisse der Messungen werden als Histogramme zusammengefaßt, wobei auf der Ordinate die Zellzahl und auf der Abszisse der relative DNS-Gehalt der Zellen in AU (Arbitrary units) angegeben wird.

Häufigkeit der Malignitätsgrade

Die Stadieneinteilung wurde entsprechend der Empfehlungen der UICC nach dem TNM-System eingeteilt. Im gesamten Untersuchungsgut war der zytologische Malignitätsgrad II mit 64,3% der Patienten am häufigsten, gefolgt vom Malignitätsgrad III mit 23,9% und Malignitätsgrad I mit 11,8% vertreten (Tabelle 2).

Ploidie, DNS-Heterogenität und Malignitätsgrad

Der Ploidie-Grad des Prostatakarzinoms erreichte DNS-Werte von 2 c (diploid) bis zu 19 c. Die häufigsten Ploidie-Werte der DNS-Stammlinien lagen im 5 c, 6 c, 9 c, 10 c und 12 c-Bereich. Die DNS-Werte von 32 Patienten mit Malignitätsgrad I-Karzinomen wurden mit 68,3% im diploiden (2 c), 10,9% im polyploiden (4 c) und 20,8% im aneuploiden Bereich (3 c und 5 c) ermittelt.

Die 173 Patienten mit Malignitätsgrad II-Karzinomen zeigten eine sehr heterogene Verteilung, obwohl die Karzinome eine einheitliche zytomorphologische Differenzierung aufwiesen.

Tabelle 1. Januar 1980 bis September 1987; Prostatakarzinom; n=269

Stadium	n	%
T3 NO MO	209	77,7
T3/T4, N+M1	60	22,3

Tabelle 2. Januar 1980 bis September 1987; Prostatakarzinom; n=269

Malignitätsgrad	n	%
I	32	11,8
II	173	64,3
III	64	23,9

Tabelle 3. Januar 1980 bis September 1987; Prostatakarzinom; n = 269

Grad (n)	diploid %	polyploid %	aneuploid %
I (32)	68,3	10,9	20,8
II (173)	23,8	25,2	51,0
III (64)	4,2	24,8	71,0
			P = 0,001

Grad (n)	Aneuploidie (%)
I (32)	20,8
II (173)	51,0
III (64)	71,0

Tabelle 4. Januar 1980 bis September 1987; Prostatakarzinom; n = 269

Ploidie	n	%	M + n (%)	verstorben n	(%)	klinisch stabil n	(%)
diploid	63	(23,4)	– –	3[a]	(4,7)	60	(95,3)
poly/nahe diploid	73	(27,1)	26 (35,6)	18 4[a]	(24,6) (5,4)	51	(69,8)
aneuploid	133	(49,5)	92 (69,1)	80 3[a]	(60,1) (4,7)	50	(37,5)
	269		118 (43,8)	98 10[a]	(36,4) (3,7)	161	(59,8)

[a] Herzkreislaufversagen

Wie aus Tabelle 3 hervorgeht, ließen sich DNS-Meßwerte in 23,8% im diploiden (2 c), 25,2% im polyploiden (4 c, 6 c, 8 c) und 51% im aneuploiden (3 c, 5 c, 7 c, 9 c) Bereich ermitteln. Bei den 64 Patienten mit Grad III-Karzinomen fand sich eine diploide DNS-Verteilung in nur 4,2% der gemessenen Ploidie, während 24,8% einen polyploiden und 71% einen aneuploiden DNS-Gehalt aufwiesen mit mehr als 2 DNS-Stammlinien und Streuung der Ploidie-Werte bis 19 c.

Malignitätsgrade und Anteile der Zyklusphasen

Durch Zell-Zyklusanalyse mittels Einzelzellzytophotometrie kann der Anteil der Tumorzellen in G0/G1-Phase, in S-Phase und in G2/M-Phase bestimmt werden.

Wie aus Tabelle 4 hervorgeht, zeigt sich bei Grad I-Karzinomen ein Anteil von 20,8% proliferierender Tumorzellen, während bei den Grad II und III-Tumoren dieser Anteil auf 51% bzw. 71% ansteigt. Patienten mit einem hohen Aneuploidie-Anteil (proliferierende Aktivität) wurden früher klinisch progredient und starben früher als Patienten mit einer geringeren proliferativen Aktivität (S/G2/M ≤ 21%).

Zwischen den Ergebnissen der DNS-Zytophotometrie und dem klinischen Verlauf bestand eine statistisch signifikante Korrelation. Patienten mit diploiden Tumorzellkernen entwickelten *keine* Metastasierung und *keine* lokale Tumorprogression bis zu 7 Jahren, während Patienten mit aneuploiden Tumorzellkernen eine Metastasierung und eine lokale Tumorprogression innerhalb 8 bis 22 Monaten aufwiesen. Die Patienten starben durchschnittlich 18 Monate nach dem Zeitpunkt der Primärdiagnose an ihrem Tumorleiden.

Schlußfolgerung

Die Einzelzellzytophotometrische Analyse bei 269 Patienten erlaubten in unserer Studie signifikante klinische und prognostische Aussagen. Von Bedeutung sind hauptsächlich die Ploidie, die Anzahl der DNS-Stammlinien und die Anteile der Zellzyklusphasen.

H.-Al Abadi
Urologische Klinik und
Poliklinik der FU Berlin
Spandauer Damm 130
D-1000 Berlin 19

Hormonrelaps und Tumortod beim metastasierenden Prostatakarzinom nach LHRH-Analog Hormontherapie

H. von Wallenberg Pachaly, U. K. Wenderoth, M. Gatto und G. H. Jacobi

Zahlreiche Publikationen in den letzten Jahren haben bewiesen, daß die medikamentöse Kastration mit LHRH-Analoga der Orchiektomie und der Gabe von Östrogenen in der palliativen Therapie des Prostatakarzinoms ebenbürtig ist. LHRH-Analoga supprimieren nach ca. 3-4 Wochen das Serum-Testosteron auf Kastrationsspiegel. Es wurden Ansprechraten (CR, PR, „no change") von 60-80% angegeben [1-4]. Diese Ergebnisse basieren jedoch auf einer Beobachtung nach 6 Monaten und spiegeln letztlich nicht den endgültigen Therapieeffekt beim fortgeschrittenen Prostatakarzinom wider.

In einer Langzeitstudie über 5 Jahre sollte nun erstmals der definitive Therapieeffekt der medikamentösen Kastration untersucht werden.

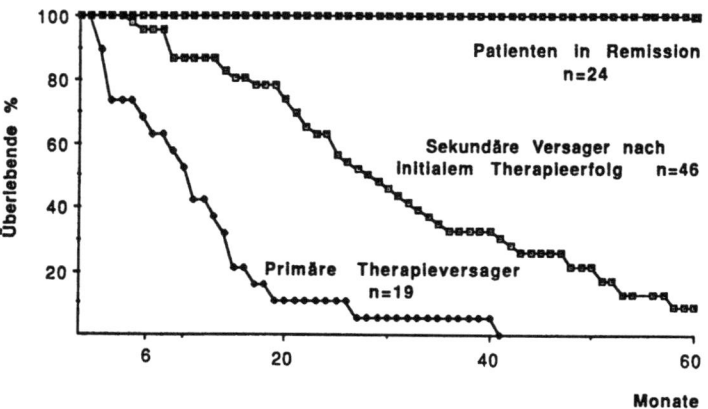

Abb. 1. Überlebenszeit aller ausgewerteten Patienten (n = 89)

Material und Methodik

Von November 1981 bis Oktober 1986 wurden 153 Patienten mit einem virginellen, fortgeschrittenen Prostatakarzinom pernasal (3 × 400 μg/Tag) mit dem LHRH-Analog Buserelin (Suprefact®) behandelt. Von 99 bis März 1984 therapierten Patienten konnten 89 ausgewertet werden (Nachbeobachtungszeit 41–70 Monate). 46 Patienten, die nach initialem Therapieerfolg in Progression kamen, wurden weiter untersucht. Das Durchschnittsalter betrug 68 Jahre. Die Patienten wurden nach folgenden Kriterien ausgewertet (Tabelle 1).

Ergebnisse

Stadium bei Therapiebeginn: $39 \times M_1$, $30 \times N_{1-4}$, $14 \times T_4$. Das durchschnittliche Intervall von Therapiebeginn bis zur Progression betrug 14,4 Monate, die Zeit von Progression bis Tod weitere 15 Monate. Die mittlere Überlebenszeit von Therapiebeginn bis Tumortod betrug 27 Monate. 38 Patienten (83%) starben, 37 am Prostatakarzinom, 1 Patient am Myocardinfarkt. Progressionsintervall und Überlebenszeit waren unabhängig vom prätherapeutischen Testosteronausgangswert.

Abbildung 1 zeigt die Überlebenszeit (nach Kaplan-Meier) aller 89 Patienten, die bis März 1984 behandelt worden waren.

Erstes Zeichen der Tumorprogression waren in 78% Knochenfiliae bzw. Knochenschmerzen.

Unter Beibehaltung der Buserelin-Therapie erhielten 36 Patienten eine adjuvante Therapie: Honvan und/oder Estrazyt 34, palliative Radiatio der Knochenfiliae 6 und i.v.-Yttrium-Radioisotopen-Therapie 12 Patienten.

Schlußfolgerung

79% der Patienten, die mit Buserelin behandelt wurden, sprechen initial (3 Monate) auf die Therapie an. 52% (46) werden jedoch anschließend progredient und sterben am Prostatakarzinom. 27% überleben länger wie 5 Jahre. Trotz aufrechterhaltener Testosteronsuppression durch LHRH-Analoga und adjuvanter Maßnahmen bei eingetretener Progredienz beträgt die Zeit bis zur Progression nur etwa 1 Jahr, die Zeit von Progression bis Tod ein weiteres Jahr, die durchschnittliche Überlebenszeit der sekundären Therapieversager etwas mehr als 2 Jahre. Der Testosteronausgangswert hat keinen Einfluß auf den Therapieerfolg der Hormontherapie.

Zusammenfassend zeigt diese Langzeitstudie mit Progression und Tumortod als Endpunkt der Untersuchung erstmals, daß die allgemein berichteten Ansprechraten von 60–80% nach initialer LHRH-Analog Hormontherapie (3–6 Monate) den wahren Behandlungseffekt dieser Therapie verschleiern. Diese Studie hingegen belegt den zeitlich begrenzten Effekt auch dieser Kastrationsform.

Literatur

1. Jacobi GH, Wenderoth UK (1982) Gonadotropin-releasing hormone analogues for prostate cancer: untoward side effects of high-dose regimens acquire a therapeutical dimension. Eur Urol 8: 129–134
2. Labrie F et al. (1983) New approach in the treatment of prostate cancer: complete instead of partial withdrawal of androgens. Prostate 4: 579–594
3. Schroeder FH et al. (1987) Metastatic cancer of the prostate managed with Buserelin versus Buserelin plus Cyproterone acetate. J Urol Vol 137: 912–918
4. Wenderoth UK, Jacobi GH (1985) Langzeitergebnisse mit dem Gn-RH-Analogon Buserelin (Suprefact) bei der Behandlung des fortgeschrittenen Prostatakarzinoms seit 1981. Akt Urol 16: 58–63

Dr. med. H. v. Wallenberg Pachaly
Urologische Klinik und Poliklinik
der Johannes Gutenberg-Universität
Langenbeckstr. 1
D-6500 Mainz

Tabelle 1. Untersuchungsparameter

- TNM-Stadium bei Therapiebeginn (Markerläsion)
- Zeit bis zur Progression
- Überlebenszeit
- Zeit von Progression bis Tod
- Erstes Zeichen der objektiven und subjektiven Progression (lokal, ossär, lymphogen, pulmonal, Schmerz)
- Adjuvante Therapie
- Initialer Testosteronspiegel, fortlaufende monatliche Bestimmung

Langzeitergebnisse der LHRH-Depot-Therapie (Zoladex) zur Behandlung des metastasierten Prostatakarzinoms

P. Fernandez del Moral, J. W. Hoefakker, F. M. J. Debruyne
und die urologische Arbeitsgruppe Süd-Ost Niederlande

Zusammenfassung

75 Patienten mit einem metastasierten Prostatakarzinom ohne vorangegangene Therapie wurden mit dem Depotpräparat LHRH (4-wöchentliche Injektionen von 3,6 mg. Zoladex, ICI 118,630 subkutan) behandelt. Die Remissionsrate betrug 42,8 Prozent nach 2 Jahren. Eine komplette Remission konnte bei 7,1% der Patienten erreicht werden, während 35,7% eine partielle Remission zeigten. Lokale oder allgemeine Nebenwirkungen wurden nicht beobachtet. Die Wirksamkeit dieser Art hormoneller Therapie ist mit der Orchiektomie oder Oestrogentherapie vergleichbar.

Beim metastasierten Prostatakarzinoms wird die Hormontherapie als Behandlung erster Wahl betrachtet. Diese Therapie zielt auf eine Reduktion des Testosterons bis unter dem Kastrationsniveau. Die LHRH-Analoge haben sich als effektive Therapeutika erwiesen, diese Reduktion des Testosteronspiegels zu erreichen. Der Zweck dieser Studie ist, die Langzeitergebnisse der LHRH-Depot-Therapie mittels Zoladex (ICI 118,630) zur Behandlung des metastasierten Prostatakarzinoms zu bestimmen.

Material und Methode

75 zuvor unbehandelte Patienten mit einem metastasierten Prostatakarzinom wurden 4-wöchentlich mit Injektion des LHRH-Analogen Zoladex (ICI 118,630), in einer Dosierung von 3,6 mg subkutan behandelt. Die endokrinologische Antwort wurde anhand einer 4-wöchentlichen Kontrolle der Testosteron-, Dihydrotestosteron-, LH- und FSH-Spiegel beurteilt.

Ebenfalls alle 4 Wochen wurden die hämatologischen und biochemischen (Leber- und Nierenfunktionsbestimmung, alkalische und Prostat-Säure-Phosphatase) Werte kontrolliert. Die Remissionsrate wurde mittels einer 6-monatlichen Isotopenuntersuchung des Skeletts, die subjektive Wirksamkeit mittels Befragung der Patienten nach Schmerz, allgemeines Wohlbefinden, Gebrauch von schmerzlindernden Medikamenten beurteilt. Auf mögliche Nebenwirkungen wurde sorgfältig geachtet. Die Patienten wurden bis zur Objektivierung einer Progression behandelt. Die Behandlung wurde ebenfalls eingestellt, wenn der Patient eine weitere Therapie ablehnte oder ernste Nebenwirkungen auftraten.

Ergebnisse

Zur Beurteilung der Remissionrate nach 6 Monaten Therapie mit Zoladex waren insgesamt 68 der 75 behandelten Patienten auswertbar. Fünf Patienten erfüllten die Einschlußkriterien nicht, bei 2 Patienten wurde die Behandlung in den ersten 6 Monaten geändert. Nach 24 Monaten Therapie betrug die Anzahl der auswertbaren Patienten 56. Nach 24 Behandlungsmonaten zeigten 42,8% der Patienten eine Remission (7,1% komplette, 35,7% partielle Remission. Tabelle 1).

Eine Abnahme der P.A.P. bis auf Normalwerte wurden bei fast allen Patienten beobachtet. Zu Beginn der Therapie zeigten 18,6% der Patienten eine normale P.A.P., nach 12 Monaten Therapie 68,5% und nach 24 Monaten 83,3% (Tabelle 2).

Das Kastrationsniveau des Testosterons wurden bei allen Patienten innerhalb von 28 Tagen erreicht. Dieses Niveau blieb während des gesamten Beobachtungszeitraums, bis zu 36 Monaten erhalten.

Tabelle 1. Allgemeine objektive Respons

	6 Monate	12 Monate	18 Monate	24 Monate
Komplette Remission	1 (1,5%)	3 (4,6%)	4 (7,1%)	4 (7,1%)
Partielle Remission	52 (76,5%)	36 (55,4%)	22 (39,3%)	20 (35,7%)
Stabilisierung der Krankheit	4 (5,8%)	–	–	–
Progression	11 (16,2%)	26 (40,0%)	30 (53,6%)	32 (57,2%)
Evaluierbare Patienten	68	65	56	56
Nicht „eligible"	5	5	5	5
Ausgefallen	2	5	14 (8[a])	14 (8[a])

[a] Behandlung geändert

Tabelle 2. P.A.P. Evolution während der Therapie

	Start	6 Monate	12 Monate	24 Monate
Gestiegen	57 (81,4%)	21 (30,9%)	17 (31,5%)	5 (16,7%)
Normalwert	13 (18,6%)	47 (69,1%)	37 (68,5%)	25 (83,3%)
Evaluierbar	70	68	54	30
Nicht evaluierbar	5	5	5	5
Ausgefallen	–	2	16	40

Nebenwirkungen

Die hämatologischen und biochemischen Untersuchungen konnten keine durch das Medikament bedingte Toxizität nachweisen. Als lokale Nebenwirkung wurde 2× eine schmerzhafte Injektion und 2× ein lokales Hämatom beobachtet. Bei allen sexuellaktiven Patienten entstand eine Impotenz. „Hot Flushes" wurde bei 72% der Patienten gesehen. 9,3% der Patienten zeigten eine Schwellung und Empfindlichkeit der Brustdrüsen. Ein symptomatisches „Flare-up" wurde bei 8,1% der Patienten gesehen. Nur einmal wurde eine allgemeine allergische Reaktion beobachtet. Dieser Patient wurde aus der Studie zurückgezogen.

Schlußfolgerungen

Die Therapie mit Zoladex Depot bei Patienten mit einem metastasierten Prostatakarzinom ist effektiv und wirksam. Bei allen Patienten wurde ein Kastrationsniveau des Testosterons erreicht und während die Beobachtungszeit von 24 Monaten aufrechtbehalten. Diesbezüglich ist die Effektivität dieser Behandlung mit der Orchiektomie oder Oestrogentherapie vergleichbar. Demgegenüber hat die Zoladextherapie keine Toxizität und fast keine Nebenwirkungen.

Die 4-wöchentliche Injektion garantiert weiter eine optimale Patienten-Compliance was ein wichtiger Vorteil bedeutet, besonders da es sich um ältere Patienten handelt.

Literatur

1. Borgmann V, Hardt W, Schmidt-Gollwitzer M, Adenauer H, Nagel R (1982) Sustained suppression of testosterone production by the luteneising-hormone releasing hormone agonist buserelin in patients with advanced prostate carcinoma. A new therapeutic approach. Lancet II: 1097
2. Debruyne FMJ, Karthaus HFM, Schröder FH, De Voogt HJ, De Jong FH, Klijn JGM (1985) Results of a Dutch phase II trial with the LHRH agonist Buserelin in patients with metastatic prostatic cancer. In: Schröder FH, Richards B (eds) Therapeutic principles in metastatic prostatic cancer. Liss, New York, pp 251
3. Denis L, Mahler C, Debruyne F, Lunglmayr G, Newling D, Richards B, Robinson M, Smith P, Whelan P (1986) Long-term results with depot LHRH analogue in patients with advanced prostatic cancer. In: Kuss R, Murphy G, Chatelain C, Khoury S, Denis L (eds) Second International Conference on Prostatic Cancer. Liss, New York
4. Kerle D, Williams G, Ware H, Bloom SR (1984) Failure of long-term luteinizing hormone treatment for prostatic cancer to suppress serum luteinising hormone and testosterone. Br Med J 289: 468
5. Murphy GP, Beckley S, Brady MF et al. (1983) Treatment of newly diagnosed metastatic prostate cancer patients with chemotherapy agents in combination with hormones versus hormones alone. Cancer 51: 1264
6. Presant CA, Soloway MS, Klioze SS, Kosola JW, Yakabow AL, Mendez RG, Kennedy PS, Wyres MR, Neassig VL, Ford KS (1985) Buserelin as primary therapy in advanced prostatic carcinoma. Cancer 56: 2416
7. Robinson MRG, Denis L, Mahler C, Walker K, Stitch R, Lunglmayer G (1985) An LHRH analogue (Zoladex) in the management of carcinoma of the prostate. A preliminary report comparing daily injections with monthly depot injections. Eur J Surg Onc 11: 159
8. Schröder FH, Lock TMTW, Chadha DR, Debruyne FMJ, de Jong FH, Klijn JGM, Matroos AW, De Voogt HJ (1987) Metastatic cancer of the prostate managed by Buserelin (HOE 766) versus Buserelin plus cyproterone acetate (CPA). J Urol 131: 912–918
9. Smith JA, jr (1984) Androgen suppression by a gonadotropin releasing hormone analogue in patients with metastatic carcinoma of the prostate. J Urol 131: 1110
10. Trachtenberg J (1983) The treatment of metastatic prostatic cancer with a potent luteinizing-hormone releasing-hormone analogue. J Urol 129: 1149

Dr. P. Fernandez del Moral
Kliniek voor Urologie
Katholieke Universiteit Nijmegen
Postbus 9101
NL-6500 HB Nijmegen

Die Therapie des fortgeschrittenen Prostatakarzinoms mit Buserelin Depot

W. Kramer, J. Sandow, P.-H. Althoff, M. Balducci und D. Jonas

Die Therapie mit LH-RH-Analoga bietet eine Alternative der androgendepriven Behandlung des fortgeschrittenen Prostatakarzinoms bei Patienten, die eine operative Kastration ablehnen oder als nicht operabel gelten. Das LH-RH-Analogon Buserelin senkt in supraphysiologischer Dosierung den Testosteronspiegel auf Kastrationsniveau. Bei einer Therapie, deren Wirkung bislang in hohem Maße von der Compliance des Patienten abhängt (Applikation als Nasalspray $12 \times$ tgl.), ist die Entwicklung einer Depot-Darreichungsform zu begrüßen; ein neuentwickeltes injizierbares Depotpräparat wird nach subkutaner Applikation auf Kontinuität der Buserelinfreisetzung und der Testosteronsuppression bei Patienten mit fortgeschrittenem Prostatakarzinom hin untersucht.

Material und Methode

5 Prostatakarzinompatienten konnten bislang für die Untersuchung evaluiert werden. Die Diagnose ist bei allen Patienten histologisch gesichert. Die Staging-Untersuchungen umfaßten: Klinische Untersuchung, suprapubisch-transvesikale Prostatasonographie, Sonographie des Abdomens (LK, Leber) alle 28 Tage; i.v.-Urogramm, CT-Becken, Skelettszintigramm alle 6 Monate.

Die Hypothalamus-Hypophysen-Gonaden-Achse war bei allen Patienten intakt; nicht vorbehandelt waren alle Patienten mit Ausnahme von Patient A (Zustand nach 2monatiger kombinierter Polychemo- und Radiotherapie).

Die Patienten A und B erhielten während 14 Tagen vor und bis zum 10. Tag nach der ersten Buserelinimplantatinjektion je 100 mg Cyproteron-Azetat p.o. (Tabelle 1).

FSH, LH, Prolaktin, Testosteron, Freies Testosteron und Buserelin im Serum wurden bestimmt am Tag 1 (vor Implantation, 2, 4 und 8 Std. nach Implantation), Tag 2, 3, 5, 8, 10, 12, 15, 17, 20, 22 und 24. Ab dem 2. Implantat an den ersten 3 Tagen, Tag 15 und 22. Zu den gleichen Zeiten erfolgte die Buserelin-Bestimmung im Urin. PAP und PSA wurden alle 28 Tage gemessen.

Das strangförmige Buserelinimplantat ist 1,2 bis $1,3 \times 10$ mm groß; es besteht aus einem resorbierbaren Copolymer aus Milchsäure/Glykolsäure mit 3,3 mg Buserelingehalt, welches alle 28 Tage mittels eines Applikators durch eine Stahlkanüle mit Mandrin subkutan injiziert wurde (Abb. 1).

Tabelle 1

Patient	Alter	Stadium	Zahl der Implantate
A	55 J	$D(T_3N_0M_1)$	5
B	67 J	$C(T_3N_0M_0)$	6
C	72 J	$C(T_3N_0M_0)$	6
D	67 J	$C(T_3N_0M_0)$	4
E	81 J	$C(T_3N_0M_0)$	4

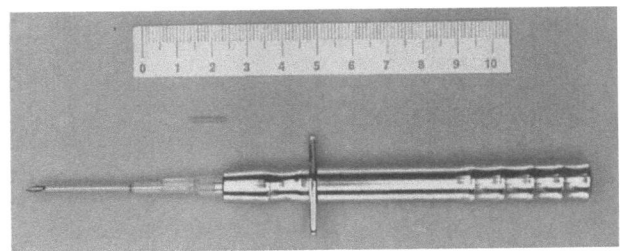

Abb. 1

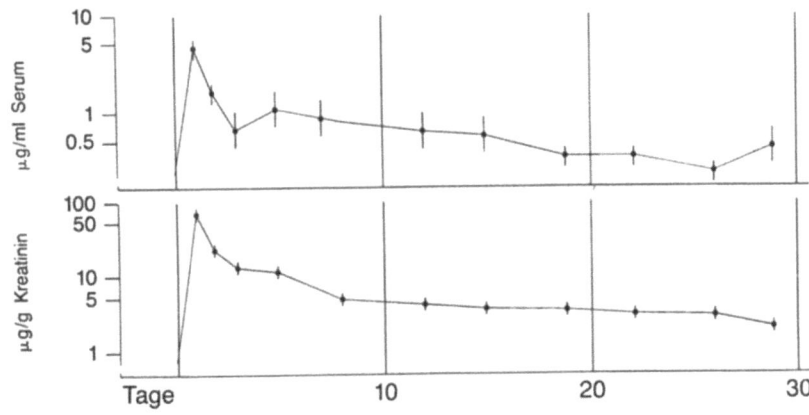

Abb. 2. Buserelin-Pharmakokinetik Prostatakarzinom. 70:25 PLG/Buserelin Implantat 3,3 mg

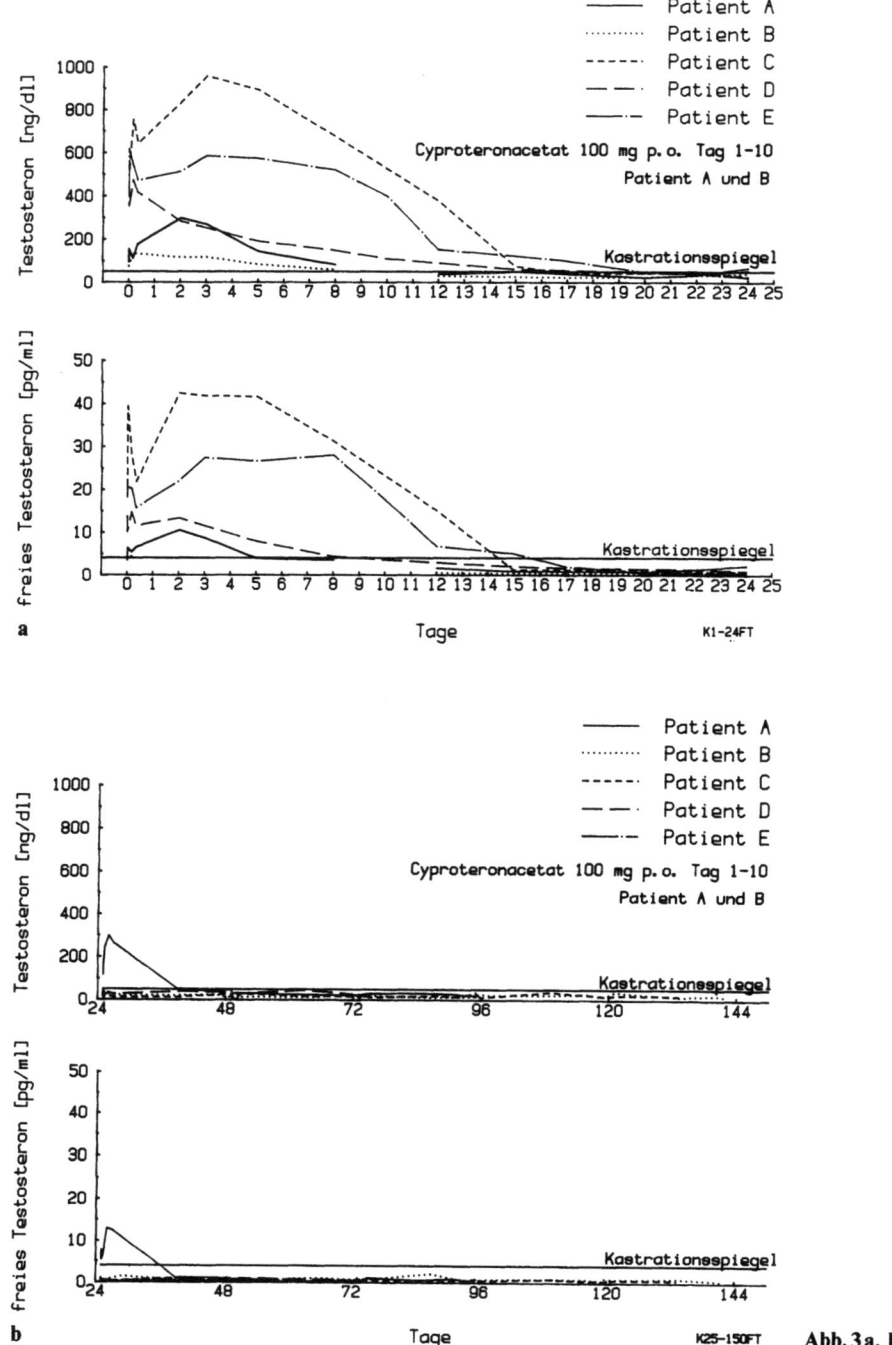

Abb. 3a, b

Ergebnisse

5 Patienten mit fortgeschrittenem Prostatakarzinom wurden durchschnittlich 4,25 Monate mit einem 3,3 mg-Buserelin-Implantat alle 28 Tage behandelt. 25 subkutane Depotinjektionen wurden – ohne Lokalanaesthesie – von den Patienten problemlos toleriert.

Die Buserelinfreisetzung war kontinuierlich (1–3 ng Buserelin/ml Serum); die Buserelinexkretion im Urin war gleichmäßig (24–64 µg Buserelin/24 Std.) (Abb. 2). Die Werte für Testosteron sowie das aktive freie Testosteron erreichten am 14. Tag bleibend das Kastrationsniveau (unter 50 ng/dl Testosteron; unter 3,5 µg/ml freies Testosteron) (Abb. 3a, b).

FSH und Prolaktin befanden sich zu jeder Zeit im Normbereich; LH zeigte 4 Stunden nach Depotinjektion einen max. Anstieg auf das 4–8fache des Ausgangswertes und fiel ab dem 8. Tag bleibend in den Normbereich.

Eine initiale Begleittherapie mit 100 mg Cyproteronazetat bei 2 Patienten hatte niedrigere Ausgangswerte von Testosteron und freiem Testosteron, einen schnelleren Eintritt in das Kastrationsniveau (10.–12. Tag) und ein Ausbleiben des „Flare up"-Phänomens zur Folge. Ein LH-Anstieg wurde nicht beobachtet.

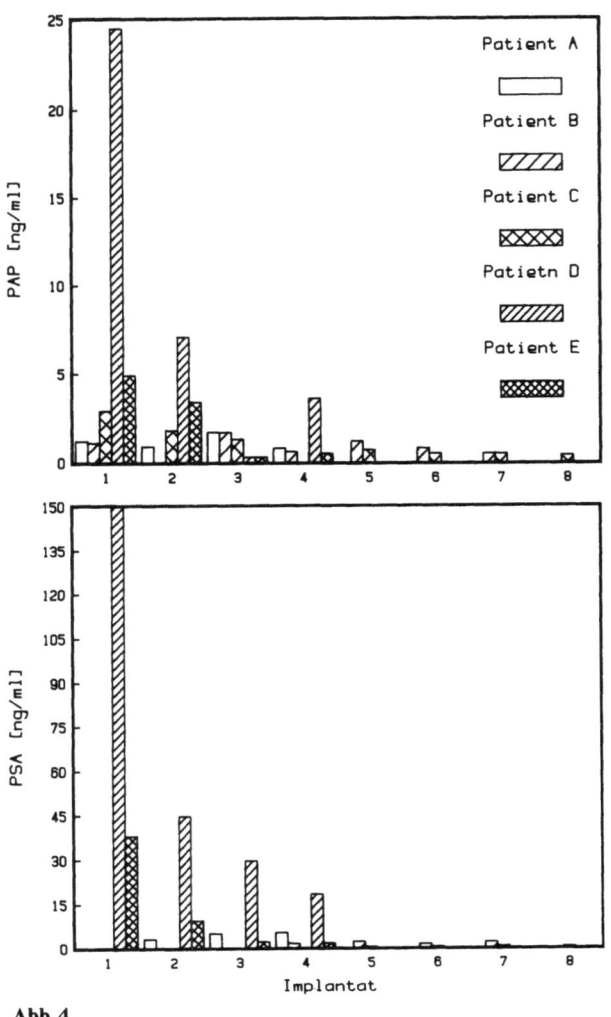

2 der 4 Prostatakarzinompatienten im Stadium C zeigten klinisch eine anhaltende Normalisierung der Restharnmengen; der liegende Zystofix-Katheter wurde jeweils nach 6 und 8 Wochen entfernt. Entsprechend den EORTC-Kriterien ist der Einfluß der Buserelin-Therapie bei diesen 4 Patienten als „No change" zu bewerten. Ein Patient im Stadium D zeigte gemessen am Skelettszintigramm nach dem 3. Implantat einen Progreß, eine foudroyante Zunahme ossärer Metastasen.

PAP und PSA korrelierten mit dem klinischen Verlauf (Abb. 4).

Das Buserelin 4-Wochen-Depot ist bei initialer Kombination mit Cyproteron-Azetat in der Therapie des fortgeschrittenen Prostatakarzinoms der operativen Kastration gleichwertig und stellt eine wesentliche Verbesserung der bisherigen LH-RH-Analoga-Therapie dar. Die subkutane Injektion des resorbierbaren Implantats ist unproblematisch.

Wünschenswert ist ein zuverlässiges 3-Monatsimplantat bei ähnlicher Größe und Applikationsart.

Dr. med. W. Kramer
Urologische Abtlg. Zentrum Chirurgie
Klinikum der J. W. Goethe Universität
Theodor-Stern-Kai 7
D-6000 Frankfurt 70

Abb. 4

Erfahrungen mit der „kompletten Androgenblockade" bei Patienten mit fortgeschrittenem Prostatakarzinom

J. Breul, S. Bergner und R. H. Ringert

Einleitung

In Anlehnung an das von Labrie vorgeschlagene Behandlungskonzept der kompletten Androgenblockade bei Patienten mit fortgeschrittenem Prostatakarzinom wurden an der Urologischen Universitätsklinik Essen 13 Patienten von Mai 1985 bis Januar 1986 behandelt. Die Patienten erhielten zur primären Testosterondeprivation der Tumorzellen, einen Tag vor der testikulären Androgenausschaltung, das Antiandrogen Flutamid (3 × 250 mg/die). Die Medikation wurde nach der bilateralen Orchiektomie (11 Patienten) oder der RH-LH Analoga-Gabe (2 Patienten) als Dauermedikation zur Blockierung der adrenalen Androgene beibehalten.

Patienten

Die Patienten waren im Mittel 72.15 ± 7.2 Jahre (54–80 Jahre) alt. Bei 6 Patienten lag ein Stadium D 2, bei 3 Patienten ein Stadium D 1 und bei 4 Patienten ein Stadium C vor. Die Festlegung des C Stadiums erfolgte *nicht* aufgrund einer pelvinen Lymphadenektomie, sondern allein durch bildgebende Verfahren. In 8 Fällen handelte es sich um einen Malignitätsgrad G 2, bei 5 Patienten um einen Malignitätsgrad G 3.

Die Patienten wurden in der Regel in halbjährlichem Abstand nachuntersucht. Es wurden die Serumwerte mit den Tumormarkern bestimmt und Röntgenaufnahmen des Thorax und ein Knochenszintigramm durchgeführt. Die Beurteilung des Ansprechens erfolgte nach NPCP Kriterien.

Ergebnisse

Primäres Ansprechen nach 6 Monaten

Keine *Komplette Remission* (CR)
6 Patienten mit *partieller Remission* (PR):
Rückgang der ossären Filiae im Knochenscan und Abfall der Serumparameter (SP und PSP)
4 Patienten mit *Stabiler Erkrankung* (S)
1 Patient mit *Progreß* im Knochenscan (P)
2 Therapieabbrüche wegen gastrointestinaler *Nebenwirkungen* (NW)

Beurteilung nach 24 Monaten

Keine *Komplette Remission* (CR)
1 Patient mit *partieller Remission* (PR)
2 Patienten mit *stabiler Erkrankung* (S)
5 Patienten mit *Progreß* (P)
4 Therapieabbrüche wegen gastrointestinaler *Nebenwirkungen* (NW)
1 Patient verstarb im Stadium der Partiellen Remission nach 12 Monaten an einem Zweitkarzinom

Die primäre Ansprechrate (nach 6 Monaten; CR; PR; S) lag in dem vorgestellten Krankengut bei knapp unter 80% (10/13). Nach 24 Monaten lag die Ansprechrate nur noch bei 25% (3/12).

Die Zeit bis zum Progreß betrug bei den 5 Patienten: 8,1 Monate (6, 6, 10, 12 Monate).

Tabelle 1 zeigt eine Aufstellung über den Krankheitsverlauf der einzelnen Patienten.

Tabelle 1

Nr.	Alt	Stad.	G	Therapie	Beurteilung
1	80	C	2	FL+OE	Abbr. n. 14 D wg Nebenwirk.
2	76	D2	2	FL+RHLH	PR 6 Monate; Exitus an 2. Tu.
3	54	D2	2	FL+OE	PR 12 Monate, dann P im Scan.
4	74	D2	3	FL+OE	PR 12 Monate, dann P im Scan.
5	80	D2	2	FL+OE	S 10 Monate, dann P im Scan.
6	66	D2	3	FL+OE	P nach 6 Monate im Scan.
7	78	D2	2	FL+OE	S 8 Mo; dann Abbr. wg Nw.
8	73	D1	3	FL+OE	S nach 24 Monaten.
9	74	D1	2	FL+OE	Abbr. n. 1 Mo. wg Nebenwirk.
10	70	C	2	FL+OE	PR 8 Mo., dann Abbr. wg Nw.
11	72	D1	2	FL+OE	PR nach 24 Monaten im CT.
12	64	C	3	FL+RHLH	PR 6 Mo., dann P im Scan.
13	77	C	3	FL+OE	S nach 24 Monaten im CT

Schlußfolgerung

Auch in dem hier vorgestellten, kleinen Krankengut erfüllte die von Labrie vorgeschlagene komplette Androgenblockade nicht die hochgesteckten Erwartungen. In der Literatur ist die Ansprechrate der alleinigen testikulären Hormonausschaltung durch bilaterale Orchiektomie oder Gabe von RHLH Analoga mit 60–80% angegeben. Die Ergebnisse anderer Arbeitsgruppen mit größeren Fallzahlen deuten darauf hin, daß durch die komplette Androgenblockade (soweit dies überhaupt möglich ist) keine höhere Ansprechrate erzielt werden kann.

Dr. J. Breul
Urologische Klinik
Klinikum rechts der Isar
der TU München
Ismaningerstr. 22
D-8000 München

Erfahrungsbericht bei der Behandlung des fortgeschrittenen Prostatakarzinoms: Orchiektomie und Fugerel versus Orchiektomie und Estracyt

W. Rössler, W. Wieland, F. Tischer und H.-P. Peters

Seit Oktober 1985 wurden in unserer Klinik im Rahmen einer prospektiven, randomisierten Studie 39 Patienten mit metastasiertem Prostata-Karzinom (G3) nach Orchiektomie entweder mit Fugerel (3 × 250 mg) oder Estracyt (2 × 280 mg) therapiert. Durch die Untersuchung sollte geklärt werden, ob der primäre Einsatz einer zytostatischen Therapie-Komponente durch Estracyt einer rein endokrinen Behandlung beim G3-Tumor überlegen ist. Zur Bewertung der Therapieformen wurden das objektive Ansprechen (gemäß NCP-Kriterien) sowie Ansprech-Dauer bzw. die Zeit bis zur Progression herangezogen. Weiterhin wurden Verträglichkeit und Nebenwirkungen der verschiedenen Therapieformen beurteilt.

Das Alter der Patienten lag zwischen 54 und

84 Jahren. Drei Patienten sind inzwischen verstorben (Fugerel 2, Estracyt 1). Zwei Patienten haben die Therapie abgesetzt, zwei weitere lehnten Nachuntersuchungen ab, ein Patient entwickelte einen zweiten Tumor. Zur Zeit auswertbar bzgl. Nebenwirkungen blieben 32 Patienten, bzgl. Effektivität 30 Patienten.

In der vorliegenden Studie ist die Therapie des metastasierten Prostata-Karzinoms mittels Orchiektomie und Gabe von Estracyt der rein endokrinen Behandlung bzgl. Response signifikant überlegen. So sahen wir in der Estracyt-Gruppe bei 10 von 16 (63%) Patienten eine komplette bzw. partielle Remission. In der Fugerel-Gruppe war dies nur bei 4 von 14 (29%) der Fall (p=0,06). Bei jeweils 3 Patienten der Estracyt-Gruppe und der Fugerel-Gruppe war zwischenzeitlich eine Progression eingetreten. Bzgl. der Nebenwirkungsrate sahen wir in der Estracyt-Gruppe zwei thromboembolische Erkrankungen (Beinvenenthrombosen), sechs Patienten klagten über Übelkeit mit Erbrechen, zweimal kam es zum Auftreten einer Gynäkomastie. In der Fugerel-Gruppe wurde von vier Patienten über Hitzewallungen geklagt, bei einem Patient kam es zum Auftreten einer Gynäkomastie. Weitere Nebenwirkungen wurden nicht beobachtet.

Anhand der vorliegenden Daten scheint eine abschließende Beurteilung beider Therapieformen noch nicht möglich zu sein. Ein Weiterführen der Studie wird zeigen, ob sich die derzeit günstigeren Ergebnisse der Behandlung mit Estracyt bestätigen und die primär zytostatisch-endokrine Therapie des fortgeschrittenen Prostata-Karzinoms mit Malignitätsgrad G3 als Strandardbehandlung empfohlen werden kann.

Dr. med. W. Rössler
Krankenhaus St. Josef
Landshuter Str. 65
D-8400 Regensburg

Zytostatische Kombinationsbehandlung beim metastasierten Prostatakarzinom

M. Wirth, J. Grups, W. Heckl und H. Frohmüller

Einleitung

Die Behandlung hormonrefraktärer metastasierter Prostata-Carcinome ist Gegenstand der Forschung, da bis heute noch keine kurative Therapie zur Verfügung steht. Die moderne Chemotherapie steht im Mittelpunkt des Interesses [2, 3]. Fortschritte scheinen möglicherweise durch die Kombination verschiedener Cytostatika erzielbar zu sein.

Material und Methodik

An der Urologischen Klinik der Universität Würzburg wurden zwischen Januar 1986 und September 1987 14 Patienten wegen eines metastasierten Prostata-Carcinoms cytostatisch behandelt. Das Durchschnittsalter der Patienten betrug 60 Jahre. Alle Patienten waren orchiektomiert und 12 der 14 Patienten waren hormonell therapiert worden. 6 der 14 Patienten waren außerdem chemotherapeutisch vorbehandelt worden. 13 der 14 Patienten erhielten zunächst eine Chemotherapie bestehend aus Cisplatin (DDP), Adriamycin (ADM) und Vepesid (VP 16) (Tabelle 1).

Bei Vorliegen von cytostatikabedingten Nebenwirkungen oder bei einem Nichtansprechen des Tumors wurden Methotrexat (MTX) und/oder Cyclophosphamid (CTX) eingesetzt. In einem Fall wurde zunächst mit einer Chemotherapie, bestehend aus DDP, ADM und CTX begonnen.

Ergebnisse

Eine Analyse der Behandlungsergebnisse konnte bei 11 der 14 behandelten Patienten vorgenommen werden (Tabelle 2).

Tabelle 1. Chemotherapie metastasierter Prostata-Carcinome

Tag 1–5	Cisplatin	20 mg/m^2/die
Tag 1–5	Vepesid	100 mg/m^2/die
Tag 1	Adriamycin	40 mg/m^2

Wiederholung in 3-wöchentlichen Intervallen

Tabelle 2. Chemotherapie des metastasierten Prostatakarzinoms

	n	Dauer (Monate)
Komplette Remission	1	4
Partielle Remission	3	6
Stabile Phase (SD)	4	5
Progression	3	–
Gesamt	11	

3 Patienten mit einer zu kurzen Behandlungsdauer wurden nicht ausgewertet. In einem Fall konnte eine komplette Remission des Tumors für einen Zeitraum von 4 Monaten nachgewiesen werden. Der Patient kam dann wieder in eine Tumorprogression. Bei 3 Patienten besteht seit durchschnittlich 6 Monaten eine partielle Remission. 4 Patienten zeigten eine sog. stabile Phase (SD) für durchschnittlich 5 Monate. 2 dieser 4 Patienten kamen dann erneut in die Tumorprogression und verstarben nach 1 Jahr bzw. 11 Monaten. Bei 3 weiteren Patienten konnte durch die Chemotherapie nur eine Schmerzfreiheit für durchschnittlich 7 Monate erreicht werden. Schwere therapiebedingte Nebenwirkungen wurden nicht beobachtet.

Diskussion

Die Kombinationschemotherapie gehört noch nicht zur Standard-Behandlung des metastasierten Prostata-Carcinoms [1]. Da aber aufgrund des heutigen Kenntnisstandes der Forschung davon ausgegangen werden muß, daß mit dem Beginn der hormonellen Behandlung eine Selektion hormoninsensitiver Tumoranteile erfolgt, muß auch die Ausschaltung dieser Zellen angestrebt werden. In der vorliegenden Untersuchung wurden selektierte Patienten, die zum überwiegenden Anteil multipel vorbehandelt worden waren, mit einer Kombinationschemotherapie behandelt. In allen Fällen konnte durch die Chemotherapie zunächst eine Schmerzfreiheit der Patientin erreicht werden. Die Tatsache, daß bei 4 der 11 ausgewerteten Patienten eine komplette oder partielle Remission erzielt werden konnte, zeigt, daß auch beim Prostata-Carcinom eine Chemotherapie erfolgreich sein kann. Das Ziel der weiteren Forschung muß es deshalb sein, durch prospektive randomisierte Untersuchungen eine möglichst effektive Form der Chemotherapie des Prostata-Carcinoms zu entwickeln.

Literatur

1. Einhorn LH (1983) An overview of chemotherapeutic trials in advanced cancer of the prostate. In: Skinner DJ (ed) Urological cancer. Grune & Stratton, New York, pp 89–100
2. Logothetis CJ, von Eschenbach AC, Samuels ML, Trindade A, Johnson DE (1982) Doxorubicin, Mitomycin and 5-FU (DMF) in the treatment of hormone-resistant stage D prostate cancer: A preliminary report. Cancer Treat Rep 66: 57–63
3. Smalley RV, Bartolucci AA, Hemstreet G, Hester M (1981) A phase II evaluation of a 3-drug combination of Cyclophosphamide, Doxorubicin and 5-Fluorouracil in patients with advanced bladder carcinoma or stage D prostatic carcinoma. J Urol 125: 191–195

Priv.-Doz. Dr. M. Wirth
Urologische Klinik und Poliklinik
der Universität Würzburg
Josef-Schneider-Str. 2
D-8700 Würzburg

Experimentelle Therapie des Humanprostatakarzinoms PC EW auf der Nacktmaus mit neuem 5-alpha-Reduktasehemmer

R. Walther, Z. Csapo, K. M. Schrott und V. Petrow

Es wurde ein auf der Ebene der Prostatazelle selbst wirksames Prinzip des Androgenentzuges, die Hemmung der Reduktion von Testosteron zu seiner für das Prostatawachstum wirksamen aktiven Form Dihydrotestosteron, am Nacktmaustiermodell des Human-Prostata-Karzinoms PC EW getestet.

PC EW ist ein G_3 Prostatakarzinom, das seit 1981 auf männlichen Nacktmäusen wächst und serienmäßig transplantierbar ist. Bisherige Therapiestudien zeigten gute Übereinstimmung mit klinischen Ergebnissen. Jetzt wurde einer der ersten auch in vivo wirksamen 5-alpha-Reduktasehemmer, 6-Methylenprogesteron in zwei Dosierungen, 10 und 20 mg/kg KG/d appliziert. Während sich bei der niedrigen Dosierung weder makroskopisch noch mikroskopisch ein Effekt zeigte, konnte bei höherer Dosierung makroskopisch ein Wachstumsstillstand und histologisch deutliche Regressionszeichen, jedoch weniger ausgeprägt als bei Kastration, beobachtet werden (Abb. 1, 2). Die DNA-Histogramme zeigten bei behandelten Tumoren eine reduzierte S-Phase, ein indirekter Parameter für eine geringere proliferative Aktivität.

Der Vergleich der Behandlung von PC EW mit den Antiandrogenen Cyproteronacetat und Flutamide anhand älterer Kollektive erbrachte makroskopisch einen schwächeren Effekt als bei 6-MP, jedoch histologisch ähnliche Regressionszeichen.

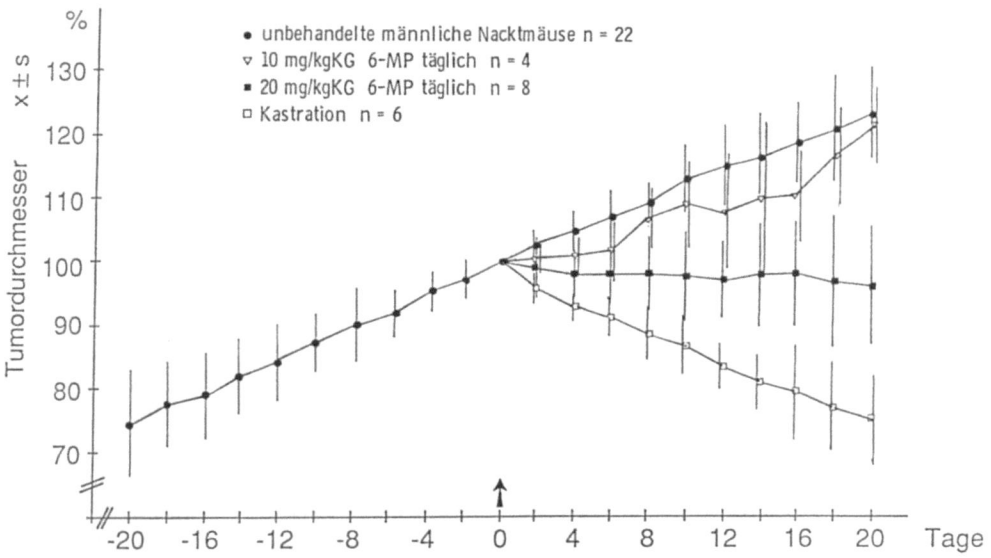

Abb. 1. Wachstums- bzw. Regressionskurve

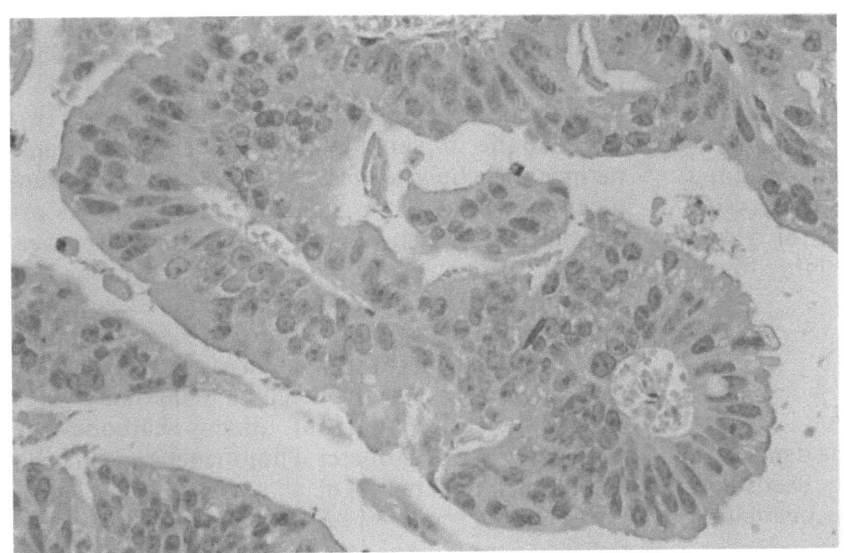

Abb. 2. PC EW 24 d nach 20 mg/kg KG 6-MP. Vakuolisierung von Cytoplasma und Kernen, reduzierte Epithelhöhe

Literatur

Padilla GM, Petrov V, Sherry AM, Mukherji S (1985) Approaches to prostatic cancer chemotherapy using the Dunning R 3327 prostatic adenocarcinoma. Prostate 6: 129–143

Petrov V (1986) The dihydrotestosteron (DHT). Hypothesis of prostate cancer and its therapeutic implications. Prostate 9: 343–361

Schrott KM, Walther R (1987) Tierexperimentelle Modelle zur Therapie des Prostatakarzinoms. In: Nagel R (Hrsg) Konservative Therapie des Prostatakarzinoms. Springer, Berlin Heidelberg New York

Für die histologischen Präparate danken wir Herrn Priv. Doz. J. Giedl, Abteilung für klinische Pathologie, für die Histogramme Herrn Dr. F. Kiesewetter, Dermatolog. Uni-Klinik. Die Arbeit wurde gefördert mit Mitteln der Wilhelm-Sander-Stiftung und der American Cancer Society.

Dr. R. Walther
Urologische Universitätsklinik
Maximiliansplatz
D-8520 Erlangen

Tumorprogression nach Brachytherapie mit I-125: Analyse bestimmender Faktoren

A. Frankenschmidt und H. Sommerkamp

Die erwartete Überlegenheit der Brachytherapie gegenüber der perkutanen Hochvolttechnik beim lokal begrenzten Prostatakarzinom ist bislang nicht überzeugend gelungen. Beide Therapieverfahren versagen gleichermaßen in rund 15% der Fälle [4]. Eine Analyse der bestimmenden Faktoren soll klären, inwieweit durch eine Optimierung der Therapiemodalitäten der Erfolg der Brachytherapie gesteigert werden kann.

Methode

Zwischen 1978 und 1987 wurden in Freiburg 77 Patienten mit lokal begrenztem Prostatakarzinom einer pelvinen Lymphadenektomie und interstitiellen Strahlentherapie mit I-125 unterzogen. Die Abhängigkeit der lokalen Tumorkontrolle und Fernmetastasierung von der Tumorgröße, dem regionären Lymphknotenstatus, dem Differenzierungsgrad und der Seedverteilung wurde untersucht. Der Beobachtungszeitraum betrug mindestens 1 Jahr für den lokalen Therapieeffekt und mindestens 2 Jahre für die Metastasierung.

Ergebnisse

Als wichtigster bestimmender Faktor für den Therapieerfolg erweist sich eine homogene Seedverteilung, die allein eine tumorizide Isodosenverteilung gewährleistet.

Für die lokale Versagerquote (local failure) ergibt sich keine signifikante Abhängigkeit vom T-Stadium; hingegen ist die histologische Differenzierung (grading) von größerer Bedeutung:

Lokaler Progreß bei n = 52:
G I   0%
G II   10%
G III   33%

Dementgegen spielt für die Fernmetastasierung der regionäre Lymphknotenbefall die ausschlaggebende Rolle:

Metastasen bei n = 43:
pN_o 18%
pN_+ 66%

Diskussion

Gerade bei Jod-125 ist eine möglichst homogene Seedverteilung äußerst wichtig, da infolge der geringen Photonenenergie die Reichweite der Strahlung mit 1,5–2 cm sehr gering und der Randabfall der Isodosen besonders steil ist. Die bis 1986 bei uns geübte retropubische offene Implantationstechnik gewährleistet bei großem Tumorvolumen keine ausreichend homogene Plazierung der Seeds [2]. Besonders beim T_3G_{III}-Tumor ist daher die lokale Tumorkontrolle ungenügend.

Bei positivem regionärem Lymphknotenbefund ist die Gefahr lokaler Progredienz und vor allem die Neigung zur Fernmetastasierung so hoch, daß im N_+-Stadium die Brachytherapie als Monotherapie nicht geeignet ist.

Zur Optimierung der Seedverteilung haben wir seit 1986 die Implantation auf die perkutane, transperineale Technik umgestellt, bei der die Seeds unter transrektaler Ultraschallkontrolle besonders exakt plaziert werden können [3, 5]. Außerdem werden alle Patienten mit tumorpositiver Lymphadenektomie von der Brachymonotherapie ausgeschlossen. Bei der high-risk-Gruppe der T_3G_{III}-Tumoren erfolgt zusätzlich zur Brachytherapie eine externe Aufsättigung in Hochvolttechnik. Alternativ wäre auch eine Umstellung auf andere Radionuklide (z. B. Ir-192) mit größerer Photonenenergie in solchen Fällen denkbar [1, 6].

Literatur

1. Brindle JS, Benson RC, Martinez A, Edmundson GK, Zincke H, Utz DC (1985) Urology 25: 233–238
2. Herr HW (1983) In: Cancer of the prostate. Clinics in oncology vol 2. Saunders, Philadelphia
3. Holm HH, Juul N, Hansen H, Stroyer I (1983) J Urol 130: 283–289
4. Sommerkamp H, Knüfermann H, Wannenmacher M (1987) Tumordiagn Therapie 8: 16–21
5. Sommerkamp H, Knüfermann H, Wannenmacher M (1987) Tumordiagn Therapie 8: 22–27
6. Seyd AM, Puthawala A, Tansey LA, Shanberg AM, Neblett D, Mendez R, Barloon JW, Ingram JE, Naftel WT, McNamara C (1983) Radiology 149: 829–842

Dr. A. Frankenschmidt
Urologische Abteilung im Universitätsklinikum
Hugstetter Str. 55
D-7800 Freiburg

Radikale Prostatektomie nach kontrasexueller Vorbehandlung

U. K. Wenderoth, D. Frohneberg und R. Hautmann

Nach Bressel [1] und Zincke et al. [2] liegt die 5-Jahres-Überlebensrate bei lokal fortgeschrittenem Prostatakarzinom nach radikaler Prostatektomie und adjuvanter kontrasexueller Therapie bei über 80%. Die reversible medikamentöse Kastration durch LHRH-Analoga läßt die radikale Prostatektomie auch nach kontrasexueller Vorbehandlung mit einem möglichen Down-Staging bei gleichzeitiger Verlängerung des tumorfreien Überlebens als sinnvoll erscheinen.

Retrospektiv wurden 10 Patienten mit einem Durchschnittsalter von 60 Jahren (47-73 Jahre), die nach kontrasexueller Therapie radikal prostatektomiert wurden, ausgewertet. Sie waren als primär inoperabel eingestuft worden oder hatten den radikalen Eingriff zunächst abgelehnt. Die durchschnittliche Vorbehandlungsdauer betrug 17 Monate (1-52 Monate). 3 Patienten waren orchiektomiert worden, 6 Patienten wurden mit LHRH-Analoga und/oder Antiandrogenen, 1 Patient mit Östrogenen vortherapiert.

Ergebnisse

Das pathologische Tumorstadium nach radikaler Prostatektomie wurde gegenüber dem klinischen Stadium vor Beginn der kontrasexuellen Vorbehandlung in 3 von 10 Fällen niedriger, in 3 Fällen erhöht und bei 4 Patienten unverändert gefunden. Der Differenzierungsgrad war in einem Fall besser, bei 3 Patienten schlechter und in 6 Fällen identisch mit dem der prätherapeutischen Prostatastanzbiopsie. Nur bei einem Patienten waren Tumorstadium *und* Tumorgrad nach radikaler Prostatektomie günstiger als vor Beginn der kontrasexuellen Behandlung (Abb. 1).

In allen 10 Fällen kam es zu einer Größenreduktion der tumortragenden Prostata auf durchschnittlich 55% des Ausgangsvolumens von im Mittel 38 ml auf 21 ml (Abb. 2).

Intraoperativer Blutverlust ($1,7 \pm 0,3$ l) und Operationsdauer (240 ± 17 min) unterschieden sich nicht signifikant von einer Vergleichsgruppe nicht vorbehandelter, im gleichen Zeitraum prostatektomierter Patienten (n=47; Blutverlust $1,6 \pm 0,2$ l, OP-Dauer 237 ± 10 min). 3 Monate nach radikaler Prostatektomie waren 8 von 10 Patienten kontinent, bei 2 Patienten lag eine Stressinkontinenz Grad I-II vor. Nach einer mittleren Nachbeobachtungszeit von 9 Monaten (2-21 Monaten) sind alle 10 Patienten rezidivfrei, 5 Patienten (Stadium $pT_2 pN_0$) sind ohne prostatakarzinomspezifische Therapie.

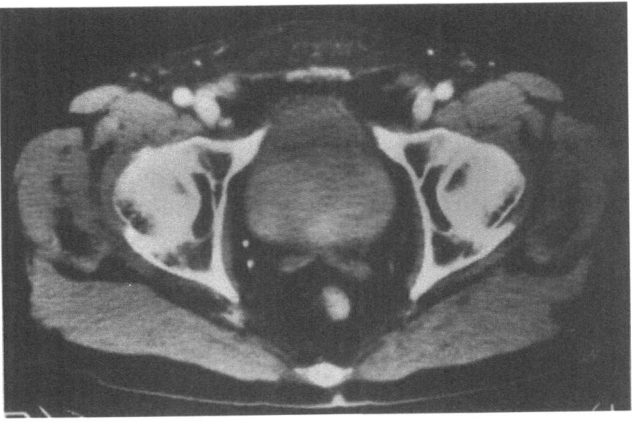

Abb. 2. Sonographisches Prostatavolumen vor und nach kontrasexueller Vorbehandlung

Abb. 1. Down-Staging durch kontrasexuelle Vorbehandlung: Vor Beginn der Therapie $T_3 N_1$ (a), 9 Monate nach LHRH + Flutamid $T_2 N_0$ (b), nach radikaler Prostatektomie $pT_2 pN_0$

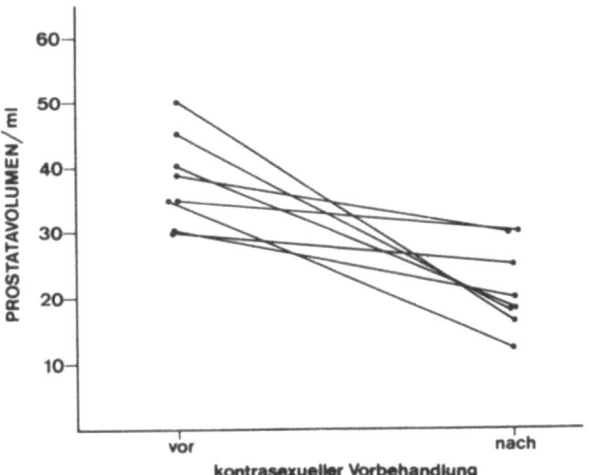

Zusammenfassung und Schlußfolgerung

10 Patienten mit lokal fortgeschrittenem Prostatakarzinom wurden nach kontrasexueller Vorbehandlung radikal prostatektomiert. Nur in einem Fall wurde ein Down-Staging und Down-Grading beobachtet. In allen 10 Fällen kam es jedoch zu einer signifikanten Verkleinerung der tumortragenden Prostata.

Eine Verlängerung des tumorfreien Überlebens ist zu erwarten, der Wert der kontrasexuellen Vorbehandlung vor radikaler Prostatektomie bei lokal fortgeschrittenem Prostatakarzinom kann jedoch erst nach prospektiven, randomisierten Studien abschließend beurteilt werden.

Literatur

1. Bressel M (1986) Spätergebnisse nach radikaler Prostatektomie. Verhandlb Dtsch Ges Urologie 38: 230
2. Zincke H, Utz DC, Taylor WF (1986) Bilateral pelvic lymphadenectomy and radical prostatectomy for clinical stage C prostatic cancer: role of adjuvant treatment for residual cancer and in disease progression. J Urol 135: 1199–1205

Dr. med. U. K. Wenderoth
Urologische Universitätsklinik Ulm
Prittwitzstr. 43
D-7900 Ulm

Recycling der nicht ejakulierten Spermien als Ursache des Prostatakarzinoms – eine Arbeitshypothese

E. Elsäßer † und A. Elsäßer

Nach E. Elsäßer besteht die Aufgabe der Samenwege in der *ständigen* Bereitstellung *befruchtungsfähiger* Spermien in den Ampullen des ductus deferens. Bei der Kurzlebigkeit der Spermien ist diese Bereitstellung seiner Ansicht nach nur möglich, wenn – in sexueller Ruhe – ein *kontinuierlicher „Ruhestrom"* der Spermien aus den *kontinuierlich produzierenden* Tubuli seminiferi durch die Samenwege in die *kontinuierlich rückresorbierenden* Samenblasen fließt. Der „Ruhestrom" wird durch die stets *englumigen* Samenwege, die nirgends ein Reservoir besitzen, erzwungen. Er sorgt für ständigen Wechsel und stets jugendliches Alter der Spermien in den Ampullen des Ductus deferens.

A. Elsäßer fand Indizien dafür, daß die *Prostata* in dieses ständige Recycling einbezogen ist: Nach *Vasektomie* atrophieren Samenblasen *und Prostata* [3]. Die Samenblasen haben nur die Aufgabe der Trypsinverdauung und des *raschen* Abtransportes der ankommenden, überalterten Spermien um Stauungen in den Samenwegen zu vermeiden. Die für den Mann *artfremden* Spermienlipoproteine *(SLP)* werden von den Samenblasenepithelien durch *adsorptive Pinocytose,* wie in einem isolierenden Containerbläschen, aufgenommen (vgl. hierzu [1], Abb. 105, 118, 119, 122) und über die Basalzellen an die Dendriten des Plexus Prostato-Vesiculo-Deferentialis übergeben. Die elektronenoptisch dichten SLP-Granula lassen sich durch (Para-)Ganglienzellen und Neuriten bis *in* die Basalzellen der *dorsalen* Prostata *(dP)* verfolgen[1]. Die bekannte, *rückläufig-endoneurale* Ausbreitung des Prostatacarcinoms in Richtung auf die Samenblasen bestätigt die Existenz der neuralen Transportverbindung zwischen Samenblasen und Prostata (Abb. 1).

Die Basalzellen verteilen die SLP mit ihren langen Zellfortsätzen an die *Drüsen*zellen der dP zur *Phagocytose,* d. h. zum biochemischen Abbau durch Lyso- und Peroxisomen. Bei Phagocytose*überlastung* kommt es zur kompensatorischen Vermehrung dieser Zellorganellen und damit zur „interstitiellen, sclerosierenden Prostatitis", zu toxischer Zellschädigung und schließlich zur *malignen Entartung* (Tabelle 1). Das Nebeneinander von *zugrunde-*

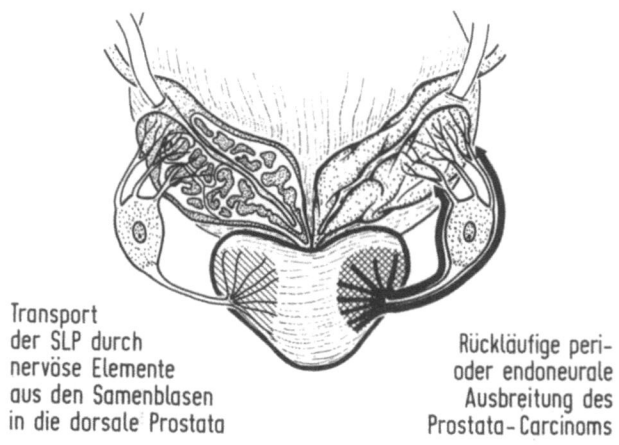

Abb. 1

---
[1] Literatur kann beim Verfasser angefordert werden.

Tabelle 1

Die Hypothese vom Recycling der Spermien läßt eine logische Deutung des ungeklärten histologischen und elektronenoptischen Bildes des Prostatacarcinoms zu: Bei **Phagocytoseüberlastung** laufen folgende Vorgänge **nebeneinander** ab:

1. Kompensatorische Vermehrung
der SLP-abbauenden **Lysosomen** und **Peroxisomen** in den Drüsenzellen.

Diese überschießend gebildeten Zellorganellen können von der - u.U. schon leicht toxisch geschädigten - Zelle nicht mehr beherrscht werden. Sie greifen sowohl die eigene, wie benachbarte Stromazellen an und lösen sie auf. Es kommt zur **interstitiellen Prostatitis** (A) mit Schwund von Stroma- und Drüsenzellen. Die lytischen Zellorganellen dringen auch in die SLP-zuliefernden Achsenzylinder ein ⟶ und bereiten so die spätere rückläufige endoneurale Carcinomausbreitung vor. (B)

Untergang von Drüsen und Stromazellen.

2. Toxische Zellschädigung

Phagocytose ist mit Bildung von Peroxidradikalen und Peroxiden verbunden, die durch Dismutasen entschärft und fermentativ abgebaut werden müssen:

$$2 H_2O_2 + R'H_2 \xrightarrow{Peroxidase} R' + 2 H_2O$$

Hat die Zelle ihren Vorrat an $R'H_2$ d.h. an Wasserstoffdonatoren verbraucht, kommt es zur "Notfallreaktion"

$$2 H_2O_2 \xrightarrow{Katalase} 2 H_2O + \boxed{O_2}$$

Der **molekulare Sauerstoff** macht das Protoplasma **schaumig**. Kleinste O_2-Bläschen entweichen und vereinigen sich zu größeren, inter- oder intrazellulären Gasblasen. (C)
Zellkerne werden schwärzlich ⟶ unstrukturiert ⟶ pyknotisch ⟶

Zelltod

3. Maligne Entartung

Einigen Zellen gelingt es zu überleben, indem sie -unter Opferung von Chromatin des Zellkerns- Mitochondrien bilden, die in der Lage sind den Sauerstoff auf anderem Wege abzubauen. (D)

Vermutlich hängt es vom **Ausmaß des Chromatinverlustes** des Zellkerns ab, ob diese überlebenden Zellen "nur" **dysplastisch** werden -oder aber sich zu **anaplastischen Carcinomzellen** entdifferenzieren. (E)

Die anaplastischen Carcinomzellen nehmen keine SLP zur Phagocytose mehr an. Die Mitochondrien verkümmern wieder, sodaß die **Carcinomzellen** letztlich gekennzeichnet sind durch **großen, chromatinarmen Zellkern und rudimentäre Mitochondrien**.

Den **Basalzellen** werden die angelieferten SLP von Carcinomzellen nicht mehr abgenommen. Sie sind von den elektronenoptisch **schwarz** erscheinenden SLP bis in ihre Zellausläufer hinein erfüllt und fallen in entarteten Drüsenacini **randständig als schwarze Zellen mit langen schwarzen Fortsätzen zwischen den großen, hellen Carcinomzellen** auf. (F)

Vergleiche hierzu Abbildungen aus KASTENDIECK (2): (A) = Nr. 68, 62, 73b; (B) = Nr. 67, 64, (26 bei Dysplasie); (C) = Nr. 58, 60, 61, 72b; (D) = Nr. 40b, 45; (E) = Nr. 26, 42b, 44, 47, 56; (F) = Nr. 52a+b, 57, 69, 74

gehenden und *sich vermehrenden, malignen Zellen* macht das Erscheinungsbild des Prostatacarcinoms so verwirrend.

Das *physiologische Recycling* der SLP wird wie folgt beendet: Die dP sezerniert die immunbiologisch abgebauten SLP in die hintere Harnröhre mit Utriculus prostaticus, von wo dieselben durch die „weibliche", adenombildende Prostata *(waP)* angesaugt, reabsorbiert und zu wiederverwertbaren Produkten aufbereitet werden. Vermutlich werden Aminosäuren auf dem Blutweg, Lipide (Lipofuscin) auf dem Lymphweg an die Sertolizellen zurückgegeben. Die waP ist *entodermalen* Ursprungs und unterscheidet sich durch stromahaltige Zotten deutlich von der dP, die mit ihren Basalzellen, Sekretionszeichen (Blebbing) und Membraninvaginationen als Organ des Wolff'schen Ganges und somit *mesodermalen* Ursprungs erscheint.

Vasectomie unterbricht das Recycling der Spermien und müßte so zur Therapie der „interstitiellen, sclerosierenden Prostatitis" und zur *Prophylaxe des Prostatacarcinoms* geeignet sein[1].

Literatur

1. Aumüller G, Oksche A, Vollrath L (1979) Prostate gland and seminal vesicles. Springer, Berlin Heidelberg New York
2. Kastendieck H (1977) Ultrastrukturpathologie der menschlichen Prostatadrüse. In: Veröffentlichungen aus der Pathologie 106. Fischer, Stuttgart New York
3. Pierrepoint CG, Davies P, Lewis MH, Moffat DB (1975) J Reprod Fert 44: 395

Dr. A. Elsäßer
Frauenärztin
Germeringstr. 34
D-8035 Gauting

---

[1] Richtigstellung: Entsprechend neuer Statistik [Sidney St. (1987) J Urol 138: 795] kann Vasektomie *nicht* vor Prostatakarzinom schützen. Offensichtlich kann nur eine erzwungene Beendigung der Spermiogenese die dors. Prostata vom Abbau der SLP entlasten.

Zusammenfassung der Postersitzung 2: Das metastasierte Prostatakarzinom

G. H. Jacobi

Diese aus 18 Postern zusammengestellte Sektion behandelte zwei moderne Teilaspekte des metastasierten Prostatakarzinoms, nämlich

1. die Therapieformen der sog. totalen Androgenblockade bzw. der Monotherapie mit LHRH-Analogen, sowie
2. die neueren Aspekte bei Serum-Tumormarkern, hier vornehmlich das Prostataspezifische Antigen PSA.

Androgenentzug

Zum ersten Themengebiet berichteten *Rössler und Mitarbeiter aus Regensburg* über 30 auswertbare Patienten der Tumorkategorie Grad III/M_1, welche von Anbeginn nach Orchiektomie randomisiert entweder durch sog. totale Androgenblockade (Flutamid) oder mit der zytostatischen Therapiekomponente Estramustinphosphat bis zum Auftreten einer Progression behandelt wurden. Diese kleine, aber sauber evaluierte Studie zeigt, daß die totale Androgenblockade (Orchiektomie plus Flutamid) signifikant schlechtere Ergebnisse im Hinblick auf eine komplette oder partielle Remissionen ergibt als die Kombinationstherapie mit Estracyt.

Breul und Mitarbeiter aus Essen haben 13 Patienten mit lokoregionär fortgeschrittenem Karzinom entweder durch Orchiektomie oder Buserelin androgenausgeschaltet und im Sinne der totalen Androgenblockade Flutamid 750 mg/d gegeben. Bereits während relativ kurzer Nachbeobachtungszeit konnte gezeigt werden, daß die totale Androgenblockade im Vergleich zu historischen Kontrolldaten keine Überlegenheit gegenüber der alleinigen Orchiektomie hat.

Hoefakker und Mitarbeiter aus Nimwegen benutzten das Depot-Präparat Zoladex als LHRH-Analogon bei 75 Patienten mit metastasiertem Prostatakarzinom. Nach 18 Monaten registrierten sie eine komplette oder partielle Remission in 44,5%, ein Therapieversagen in 55,5%, Daten, wie sie auch anläßlich des 1986er Kongresses in Würzburg nahezu identisch von dem Depot-Präparat Decapeptyl berichtet wurden.

Kramer und Mitarbeiter aus Frankfurt arbeiteten mit einem subkutan implantierbaren Depot-Buserelin. Die im 4-wöchentlichen Intervall durchgeführte Behandlung führte ab dem 14. Tag zu einer Testosteronsenkung in den Kastrationsbereich. Diese subkutane Therapie ist problemlos und ohne lokale Nebenwirkungen, sie hat hinsichtlich der Patientencompliance der pernasalen Applikationsform gegenüber Vorteile zu erwarten.

v. Wallenberg und Mitarbeiter aus Mainz berichteten über Langzeitergebnisse mit Buserelin als Monotherapie. Von 89 Patienten mit einer Nachbeobachtungszeit von bis zu 70 Monaten sind lediglich 27% der Patienten in kontinuierlicher Remission. 46 Patienten zeigten ein sekundäres Therapieversagen durchschnittlich 14 Monate nach initial objektivem Therapieerfolg. 38 dieser Patienten sind hiernach mittlerweile am Tumor verstorben, dies nach durchschnittlich 26 Monaten. Dieser eher enttäuschende Sachverhalt spiegelt sich augenfällig in der 5-Jahres-Überlebensrate wider. Sekundäre Tumorprogression resultiert in einer 3-Jahres-Überlebensrate von 34% und in einer 5-Jahres-Überlebensrate von nur noch 10%.

Inwieweit konventioneller oder totaler Hormonentzug ein noch lokales Prostatakarzinom für eine radikale Prostatektomie geeigneter machen, konnten *Wenderoth und Mitarbeiter aus Ulm* nicht eindeutig nachweisen. Sie fanden zwar sonographisch eine Größenreduktion der tumortragenden Prostata von 40%, jedoch nur gelegentlich Veränderungen im Tumorstadium oder im Differenzierungsgrad. Daten über die tumorfreie Überlebenszeit stehen derzeit noch aus.

Tumormarker und andere Prognostikatoren

Csapo und Mitarbeiter aus Erlangen konnten prospektiv an einem großen, wohl definierten Krankengut die Überlegenheit des Prostataspezifischen Antigens PSA gegenüber der Sauren Prostataphosphatase PAP belegen. In Fällen von klinischer Remission fanden sie 6 bis 9 Monate nach erstmaligem PSA-Anstieg auch eine klinisch objektivierbare Progression. *Oremek und Mitarbeiter aus Frankfurt* konnten außerdem zeigen, daß die Meßgenauigkeit von PSA und PAP von ihrer temperaturabhängigen Stabilität (Raum- versus Kühlschranktemperatur) abhängig ist.

Breul und Mitarbeiter aus Essen fanden ein proportionales Verhalten der gemessenen PSA-Werte zur Tumormasse. Allerdings ist die Beurteilung der Tumormasse beim Prostatakarzinom unterschiedlichen Metastasenausmaßes nicht unproblematisch. Gleiche Autoren fanden trotz erfolgreicher Sekundärtherapie oft einen initialen PSA-Anstieg, der in seinem Mechanismus wohl dem sog. „Marker-Surge" bei chemotherapierten Hodentumoren entsprechen dürfte.

Das umfangreichste Datenmaterial zum Thema wurde von *Allhoff und Mitarbeitern aus Köln* vorgestellt. Die Autoren fanden in einem großen Kollektiv entgegen früherer Hinweise doch einen sozusagen PSA-blinden Bereich von immerhin 39%. Lediglich 61% der Patienten zeigten ein erhöhtes PSA über alle Stadien. Der Versuch, diesen PSA-blinden Bereich durch die tumorassoziierten Marker TPA und CEA zu decken (in Analogieschluß zum Hodentumor) ist fehlgeschlagen. Nur in 2% der Fälle erfaßte TPA und/oder CEA das PSA-negative Prostatakarzinom, so daß sie für ein routinemäßiges Zusatz-Screening nicht in Frage kommen.

Das Plasma-Urokinase-Antigen, eine trypsinähnliche Serinprotease, kommt in Prostatakarzinomgewebe erhöht vor, ohne daß eine Korrelation zum Serumwert vorliegt. *Hienert und Mitarbeiter aus Wien* untersuchten dieses mögliche Karzinomprodukt auf eine eventuelle Markerfunktion hin. Entsprechend des szintigraphisch bestimmten Metastasenausmaßes fanden sich erhöhte Plasmawerte des Urokinase-Antigens mit zunehmendem Ausmaß der Skelettmetastasierung. Derzeit dürfte jedoch die Eignung dieses Antigens als Tumormarker noch zurückhaltend diskutiert werden, zumal sich neue Marker beim Prostatakarzinom zunächst an den Markern PAP und PSA zu messen haben.

Umfangreiche Untersuchungen über die DNS-Einzelzell-Zytophotometrie wurden von *Al Abadi und Nagel aus Berlin* vorgestellt. Insgesamt wurden 269 Patienten über 7 Jahre nachbeobachtet und die zytophotometrischen Daten zum klinischen Verlauf korreliert. Die Aneuploidie des Tumorzellkerns korreliert ausgezeichnet mit dem primären histologischen Differenzierungsgrad, ebenso die Prognose. Beim diploiden DNS-Muster trat keine lokale Progression und keine Fernmetastasierung auf, während bei Aneuploidie spätestens nach 2 Jahren eine lokale Progression oder Fernmetastasen zu verzeichnen waren. Damit hat die DNS-Einzelzell-Zytophotometrie ihren klinischen Stellenwert erneut behauptet. Diese Aussage deckt sich im übrigen mit von *Helpap aus Singen* vorgestellten zytologischen Untersuchungen, nach welchen beim Prostatakarzinom mit ansteigendem Malignitätsgrad eine Zunahme multipler Nukleolen pro Zellkern nachzuweisen waren.

Prof. Dr. G. H. Jacobi
Leitender Oberarzt
Urologische Klinik und Poliklinik
im Klinikum der
Johannes Gutenberg-Universität Mainz
Langenbeckstr. 1
D-6500 Mainz

Postersitzung 3: Der metastasierte Hodentumor – Probleme der Palliativtherapie urologischer Tumoren

Computertomographische Untersuchungen am Hoden

H. Derouet, H. U. Braedel, M. Ziegler, Th. Zwergel und Ch. Khorsandian

Einleitung und Problemstellung

Trotz Einführung der Sonographie als ein adjuvantes diagnostisches Verfahren zur Abklärung pathologischer Scrotalprozesse bereitet die Differentialdiagnose zwischen tumorösen und entzündlichen Veränderungen der Hoden präoperativ weiterhin Schwierigkeiten [1, 3]. Gegenstand der vorliegenden Untersuchung war es, zu prüfen, ob die Computertomographie, insbesondere im Vergleich mit der Sonographie, einen Beitrag zur weitergehenden praeoperativen Differenzierung von Erkrankungen des Scrotums zu leisten vermag.

Material und Methodik

Die CT-Untersuchungen wurden am Somatom DR 2 Siemens durchgeführt. Die dabei anfallende Strahlenbelastung war auf ca. 1 rad pro Hoden errechnet worden (Thermoluminiszenzmessung am Beckenphantommodell).

Sonographische Vergleichsuntersuchungen wurden am LSC 7000 Picker mit einer 5 MHz Linearsonde durchgeführt.

Patientengut

49 Patienten im Alter von 20–77 Jahren.

Ergebnisse

In der Hodentumordiagnostik deckten sich die computertomographisch gefundenen Ergebnisse im wesentlichen mit den sonographischen Vergleichsbefunden. Die anhand der CT-Kriterien Gewebsdichte und Gewebsmuster angestellten differentialdiagnostischen Überlegungen (Tabelle 1) zeigten in mehr als 90% der Fälle eine Übereinstimmung mit der Histologie (Abb. 1).

Vorteile gegenüber der Sonographie ließen sich jedoch bei der Diagnostik alter Torsionen, bei der Beurteilung des Abdominalhodens sowie bei seltenen Scrotaltumoren erarbeiten.

Tabelle 1. DD path. Scrotalprozesse im CT

CT-Kriterium	Erkrankung
Inhomogen hypodens	– Hodenteratom
	– Epididymitis
Homogen hypodens	– Hydrocele
	– altes Hämatom
	– alte Hodentorsion
Inhomogen hyperdens	– Hodenteratom
Homogen hyperdens	– Seminom
	– granulom. Orchitis
	– Lymphom

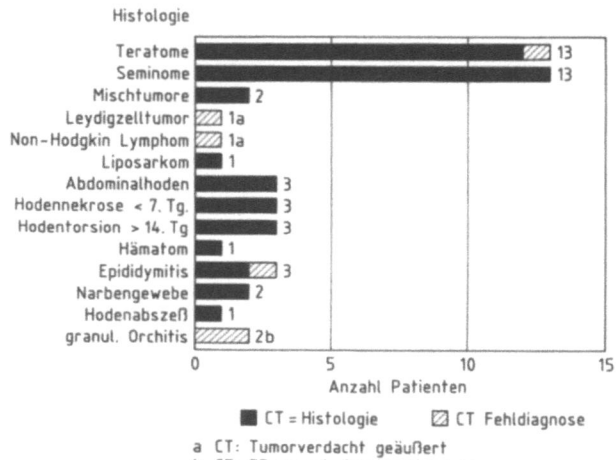

Abb. 1. Übereinstimmung CT/Histologie (n = 49)

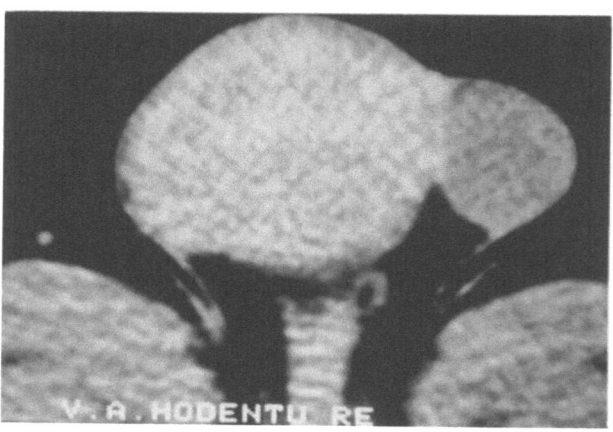

Abb. 2. Rechtsseitiger Hodentumor, histologisch Seminom

Eine Differentialdiagnose Teratom-Seminom (Abb. 2) ist approximativ möglich, darf eine histologische Untersuchung aber keineswegs ersetzen.

Schlußfolgerung

Indikationen zur CT-Untersuchung am Hoden
1. okkulter Tumor (Sonographie negativ [4])
2. Abdominalhoden (maligne Entartung [2])
3. alte Hodentorsion (> 14 Tage)
4. unklarer Scrotaltumor (DD Entzündung, Tumor).

Literatur

1. Hausegger K (1987) Fortschr Röntgenstr 146/5: 538–543
2. Lee JKT, Glazer HS (1982) Urol Clin North Am 9/3: 397–404
3. Stoll S, Goldinfer V, Rothberg R (1986) AJR 146: 349–350
4. Willscher MK, Conway JF, Daly KJ (1983) J Urol 130: 931–932

Dr. med H. Derouet
Urologische Universitätsklinik
D-6650 Homburg/Saar

Wert der Kernspin-(MR)-Tomographie bei der Behandlung fortgeschrittener teratoider Metastasen des Retroperitoneums

N. Jaeger und W. Dewes

Zur Abklärung retroperitonealer Raumforderungen ist neben der konventionellen Röntgentechnik, der Sonographie und der Computertomographie in den letzten Jahren die Kernspintomographie als neues bildgebendes Verfahren hinzugetreten [2]. Ob diese Methode Eingang in die Routinediagnostik finden wird, hängt vor allem von der Möglichkeit ab, ob genauere Aussagen über Art, Lokalisation, Größe und Begrenzung von diesen Tumoren möglich sind oder ob eine Signaländerung der Lymphome uns Hinweise auf den Effekt der induktiven Polychemotherapie bieten kann. Wir sind diesen Fragen beim retroperitoneal metastasierten Keimzell-Tumor nachgegangen.

Patienten und Methode

Von I/86 bis VI/87 wurden an der Urologischen und Radiologischen Klinik der Universität Bonn 26 Patienten im Stadium $T_X, N_{2-4}, M_{0,1}$ eines Keimzell-Tumors vor Lymphadenektomie einer Kernspintomographie unterzogen. Nach Bildgebung durch eine Spinecho-Suchsequenz mit kurzen Repetitions- und Echozeiten erfolgte die Bestimmung der T_1- und T_2-Relaxationszeiten durch eine „mixed-Sequenz" mit Einstellung der T_1- und T_2-berechneten Bildern. In 14 Fällen mit fortgeschrittener Erkrankung („bulky disease") konnten entsprechende Untersuchungsbefunde vor und nach Chemotherapie miteinander verglichen und der Histologie des Dissektats gegenübergestellt werden (Tabelle 1).

Ergebnisse

Große retroperitoneale Metastasen (> 3 cm) waren sonographisch, computertomographisch und auch kernspintomographisch vergleichbar eindeutig identifizierbar. Die T_1-Werte der nicht-chemotherapierten Metastasen bewegten sich unabhängig von der Histologie des Primärtumors bei einer Feldstärke von 0,5 Tesla zwischen 880–1000 msec und bei einer Feldstärke von 1,5 Tesla in einem Bereich zwischen 950 und 1230 msec; die T_2-Werte lagen dagegen unabhängig von der Feldstärke (0,5 bzw. 1,5 Tesla) zwischen 60 und 120 msec. Nach 4 chemotherapeutischen Zyklen reduzierte sich der Meßbereich für die T_1-Relaxation bei jeweils einer Feldstärke von 1,5 Tesla auf 430–910 msec und der Meßbereich für die T_2-Relaxation auf 55 bis 80 msec (Tabelle 1). Von Interesse ist die patho-histologische Dignität

Tabelle 1. Änderung der T_1- und T_2-Relaxationszeiten von Hodentumor-Metastasen unter Chemotherapie (n = 14)

T_1-Zeit (msec)		T_2-Zeit (msec)		Histologie des Residual-Tumors
Vor Chemotherapie	Nach Chemotherapie[a]	Vor Chemotherapie	Nach Chemotherapie[a]	
900–1230	830–910	60–95	75–80	Aktiv maligner Tumor (n = 3)
900	620	120	80	(Degeneriertes) adultes Teratom (n = 1)
880–1140	430–600	65–110	55–74	Nekrose/Fibrose (n = 10)

[a] Gemessen bei jeweils einer Feldstärke von 1,5 Tesla

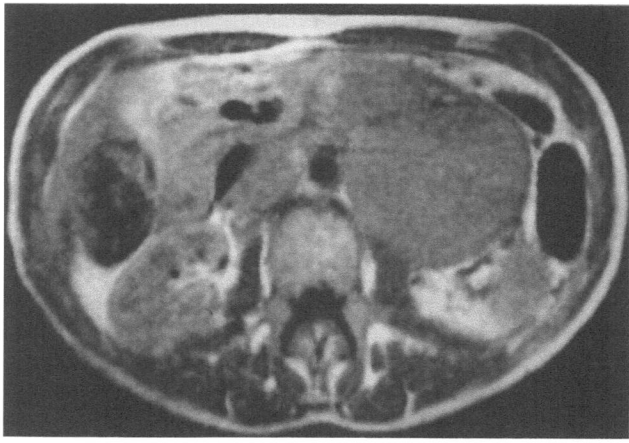

Abb. 1a. Retroperitoneale Lymphknotenmetastasen vor Chemotherapie; T_1-gerichtete Spin-Echo-Sequenz; 0,5 Tesla. Relaxationszeiten: T_1 - 950 msec; T_2 - 100 msec

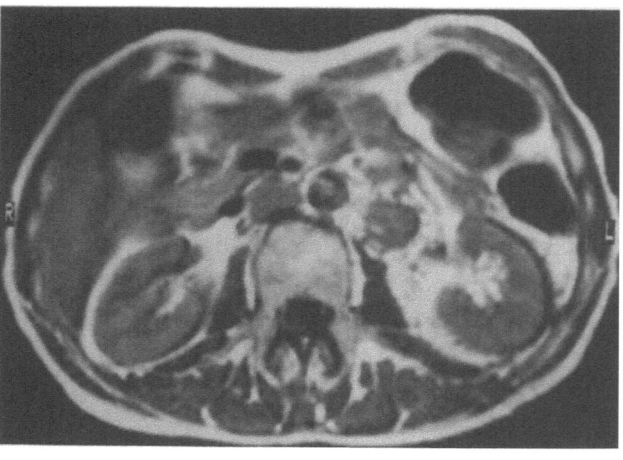

Abb. 1b. Gleicher Patient wie Abb. 1a nach Chemotherapie; T_1-gerichtete Spin-Echo-Sequenz; 1,5 Tesla. Relaxationszeiten: T_1 - 600 msec; T_2 - 55 msec. Dissektat: Nekrose/Fibrose

des exstirpierten Residual-Tumors in Korrelation zu diesen Werten: Ein nur geringer Abfall oder eine Persistenz der T_1-Werte unter medikamentöser Behandlung spricht nach unserer Erfahrung für eine aktivmaligne Histologie (n=3); entsprechende Unterschiede bei den T_2-Zeiten fallen allerdings nicht so deutlich aus, da die Streubreite dieser Werte gegenüber den T_1-Zeiten ausgeprägter ist. Ein signifikanter Abfall der T_1-Relaxationszeiten unter Chemotherapie auf Werte <650 msec bei 10 Patienten korrelierte in jedem Fall mit einem benignen Befund (Nekrose/Fibrose).

Diskussion und Schlußfolgerungen

Das praeoperative Lymphknoten-Staging durch NMR-Tomographie erbrachte bislang keine Überlegenheit gegenüber konventionellen bildgebenden Verfahren (Computertomographie, Sonographie, Lymphographie) [1]. Durch die Möglichkeit, die Änderung der Relaxationszeiten unter einer chemotherapeutischen Behandlung zu bestimmen, stellten Beer et al. jedoch eine Verbesserung der Überwachung des retroperitonealen Malignoms unter Zytostase in Aussicht [1]. - Nach unseren dargelegten Erfahrungen entsprechen Signaländerungen auf Werte <650 msec einer effektiven Regression der teratoiden Metastase [patho-histologisch: Nekrose/Fibrose (Abb. 1a, b) bzw. adultes Teratom]. Es zeigen sich Ansätze, unter Zuhilfenahme der Kernspintomographie das Ausmaß der toxischen Chemotherapie (Anzahl der Zyklen) zu begrenzen und im Falle von Tumorresiduen die Salvage-Lymphadenektomie zeitlich entsprechend vorzuziehen.

Literatur

1. Beer M, Rath M, Staehler G, Seiderer M, Schmiedt E (1985) Urologe A 24: 9-14
2. Hricak H, Williams RD (1984) Urology 23: 442-454

Prof. Dr. N. Jaeger
Urologische Universitätsklinik Bonn
Sigmund-Freud-Str. 25
D-5300 Bonn 1

HLA-Typisierung beim Seminom. Ein Argument für die Wirksamkeit genetischer Faktoren in der Pathogenese der Keimzelltumoren*

K.-P. Dieckmann, H. von Keyserlingk, T. Becker und H. W. Bauer

Aufgrund klinischer und epidemiologischer Studien ist eine Beteiligung genetischer Faktoren in der Ätiopathogenese der Keimzelltumoren (KZT) wahrscheinlich [1]. Die HLA-Antigene stellen aufgrund ihres Polymorphismus und des einfachen Erbganges ein genetisches Markersystem dar, das oft Assoziationen mit der angeborenen Resistenz oder Suszeptibilität für bestimmte Krankheiten aufweist. Die vorliegende Studie hat zum Ziel, durch den Nach-

---
* Mit Unterstützung der Deutschen Krebsgesellschaft, Landesverband Berlin.

weis einer HLA-Assoziation ein weiteres Indiz für die Beteiligung genetischer Faktoren in der Ätiopathogenese der KZT zu erbringen.

Patienten, Methode

Untersucht wurden 52 mitteleuropäische Patienten mit histologisch reinem Seminom, davon 38 Patienten im Stadium I und 14 Patienten im Stadium II. Die Rekrutierung erfolgte retrospektiv aus den Krankenakten.

Mit der Standard-Mikrolymphozytotoxizitätsmethode wurden jeweils 13 HLA-A-Antigene, 23 B-, 7 C-, und 10 DR-Antigene untersucht. Als Kontrollpersonen dienten 310 gesunde Blutspender für den A- und B-Locus, sowie 147 Spender für den DR-Locus. Der statistische Vergleich wurde mit dem Chi-Quadrat-Test unter Anwendung der Yates-Korrektur für kleine Patienten-Kollektive vorgenommen.

Ergebnisse

Aufgrund ungenügender Zellzahl war nur bei 45 Patienten eine DR-Typisierung möglich. Signifikante Häufigkeitserhöhungen fanden sich für B14 (5,8% versus 1,9% normal, $p=0,096$), B18 (17,3% vs. 9,3%, $p=0,079$), BW41 (9,6% vs. 1,2%, $p=0,0005$) und DR7 (37,7% vs. 24,1%, $p=0,061$). DR1 war vermindert häufig (6,7% vs. 22,1%, $p=0,017$). Bei metastasierten Seminomen findet sich ein Trend zur Häufigkeitserhöhung von A29 (4/14 vs. 5,4%), BW41 (3/14 vs. 1,2%) und DR7 (5/10 vs. 24,1%).

Diskussion

Im Vergleich mit anderen HLA-Studien sind die Ergebnisse kontrovers. Gegensätzlich ist die von Aiginger et al. [2] gefundene DR1-Vermehrung beim Seminom. Die von Oliver et al. [3] beschriebene DR5-Erhöhung konnte ebenfalls nicht bestätigt werden. Dagegen ist die von Oliver et al. errechnete DR7-Erhöhung für die Gesamtheit aller KZT mit den vorliegenden Befunden gut vereinbar. Wahrscheinlich ist die Heterogenität der bisherigen Untersuchungskollektive in Verbindung mit kleiner Fallzahl der Grund für die unterschiedlichen Studienergebnisse.

Für Seminom-Patienten erscheint auch eine retrospektive Untersuchung akzeptabel, da von 96 Patienten nur insgesamt drei an den Folgen der Erkrankung verstorben sind. Eine Selektion der günstig verlaufenden Fälle ist daher zu vernachlässigen.

Die gesonderte Auswertung der 14 Patienten mit lymphogener Metastasierung zeigt einen deutlichen Trend zur Häufigkeitserhöhung von A29, BW41 und DR7. Somit erscheint es denkbar, daß vor allem die Neigung zur Metastasierung eine HLA-assoziierte genetisch determinierte Eigenschaft ist.

Zusammenfassung

Die vorliegende Studie konnte bei Seminom-Patienten eine statistisch signifikante Häufigkeitsänderung bei insgesamt fünf HLA-Antigenen nachweisen. In Anbetracht der hohen Anzahl untersuchter Antigene bei noch geringer Fallzahl sowie konträren Literaturergebnissen sollte dies einstweilen lediglich als ein weiteres Indiz für die Beteiligung genetischer Faktoren in der Ätiopathogenese der Seminome gewertet werden.

Literatur

1. Dieckmann K-P, Becker T, Jonas D, Bauer HW (1987) Inheritance and testicular cancer. Oncology 44: 367–377
2. Aiginger P, Kuzmits R, Kratzig C et al. (1987) HLA-antigens and germ-cell tumours. Lancet I: 276–277
3. Oliver RTD, Stephenson CA, Parkinson MC et al. (1986) Germ-cell tumours of the testicle as a model of MHC influence on human malignancies. Lancet I: 1506

Dr. K.-P. Dieckmann
Urologische Klinik
Klinikum Steglitz
Hindenburgdamm 30
D-1000 Berlin 45

HLA-Antigene beim metastasierten nicht-seminomatösen Hodentumor

Ch. Kratzik, R. Kuzmits, P. Aiginger, H. P. Schwarz, W. Kuber und W. R. Mayr

In letzter Zeit häufen sich die Berichte, in welchen auf die Bedeutung genetischer Regulationsmechanismen bei der Entwicklung von malignen Hodentumoren hingewiesen wurde [1, 2]. Wenngleich auch bis heute die Assoziation von Hodentumorerkrankungen mit HLA Antigenen nicht als erwiesen gelten kann, spricht doch gelegentliches familiäres Auftreten von Hodenkarzinomen, aber auch die unterschiedliche Inzidenz der Erkrankung in den einzelnen ethnischen Gruppen für einen Zusammenhang.

In der vorliegenden Studie untersuchten wir, ob zwischen dem metastasierten und dem nicht metastasierten nicht-seminomatösen Hodentumor Unterschiede hinsichtlich der HLA Verteilung bestehen. Insgesamt wurden 87 Patienten mit einem nicht seminomatösen Keimzelltumor des Hodens HLA typisiert. Als Kontrollgruppe dienten 160 gesunde Blutspender derselben ethischen und geographischen Zusammensetzung.

Bei allen in dieser Studie aufgenommenen Patienten wurden 14 HLA-A; 18 HLA-B; 5 HLA-C Antigene mit dem NIH-Standard Mikrolymphotoxizitätstest bestimmt. Weiters wurden 6 HLA-DR Antigene mit der Zweifarbenfluoreszenztechnik (Antisera des 8. Int. Histokompatibilitätsworkshop) ausgewertet. Für die Berechnung der Assoziationen zwischen den einzelnen Antigenen und einzelnen Tumorgruppen wurde der Chi-Quadrattest verwendet und die Wahrscheinlichkeitswerte wurden mit der Zahl der bestimmten Antigene multipliziert und als p_{corr} berechnet. Bei Vorliegen kleiner Zahlen wurde außerdem die Korrektur nach Yates durchgeführt.

Fand sich zunächst in der Gesamtgruppe der Patienten mit Hodenkarzinomen (inkl. Seminomen) eine verminderte Inzidenz von HLA-A2 ($p < 0{,}005$), so war diese Zahl jedoch nach Korrektur der p-Werte mit der Zahl der untersuchten Antigene nicht mehr signifikant. Signifikant blieb jedoch ein häufigeres Auftreten von B13. Besonders ausgeprägt war diese Erhöhung bei Patienten mit nicht seminomatösen Keimzelltumoren und Fernmetastasen.

Diese Assoziation war in der NSGCT Patientengruppe mit $p_{corr} < 0{,}005$ deutlicher ausgeprägt als in der Gruppe aller Hodenkarzinome ($p_{corr} < 0{,}01$). Da eine erhöhte Haplotypfrequenz B13-DR7 bei Kaukasiern bekannt ist, waren 80% der HLA-B13 positiven Patienten im Stadium IV zusätzlich noch HLA-DR7 positiv. Ebenso fand sich das Antigen DR5 bei metastasierten Hodenkarzinompatienten häufiger als in der N_0 Gruppe. Diese Tatsache scheint insofern von Interesse zu sein, als eine erhöhte Inzidenz von DR5 bei Patienten mit Karposi-Sarkom mit und ohne Aids, bei Patienten mit Melanomen und Schilddrüsenkarzinomen beobachtet wurde [3, 4]. Sicherlich werden jedoch weitere Studien auch bei anderen Karzinomen notwendig werden, um klarzustellen, ob bei DR5 positiven Patienten eine erhöhte Bereitschaft zur haematogenen Dissemination maligner Erkrankungen besteht.

Tabelle 1. HLA Frequenz (%) in Abhängigkeit vom Tumorstadium bei NSGCT

	Stadium I (n=22)	II–IV (n=65)	Alle Tumorstadien n=87	Kontrollgruppe (n=160)
HLA B 13	9	17[a]	15	5
DR 1	9	15	13	20
2	59[b]	25	33	22
3	14	20	18	20
4	23	25	24	26
5	14	37[c]	31	23
7	32	28	29	28

[a] Stadium II–IV vs Kontrollgruppe $p_{corr} < 0{,}01$
[b] Stadium I vs Kontrollgruppe $p_{corr} < 0{,}01$
[c] Unterschied statistisch nicht signifikant

Weiters fanden wir ein signifikant häufigeres Auftreten von HLA-DR2 bei Patienten ohne Metastasen. Dieses Stadium war in allen Fällen durch retroperitoneale Lymphadenektomie und durch Kontrolle der AFP und HCG Serumspiegel gesichert. Somit könnte dieser Gen-locus einen gewissen protektiven Effekt gegen die Metastasierung bei Hodentumorerkrankungen darstellen.

Übereinstimmend mit der Literatur [2] findet sich auch in unserer Studie ein gehäuftes Auftreten von HLA-DR5 Antigenen bei Patienten mit Fernmetastasen. Weiterer Klärung bedarf jedoch die Frage, warum sich nur in der vorliegenden Studie das Antigen HLA-B13 bei Patienten in metastasierten Erkrankungsstadien signifikant häufiger gefunden hat. Ebenso müßte noch die Frage geklärt werden, warum nur in dieser Studie das Antigen DR2 im Stadium $N_0 M_0$ signifikant häufiger anzutreffen war. Eine Erklärung dafür könnte die deutlich unterschiedliche Zusammensetzung der verschiedenen Studien sowohl im Bezug auf Histologie und Tumorstadium als auch eine unterschiedliche Haplotypfrequenz B13-DR7 in den einzelnen Ländern sein. Bei weiteren Studien über HLA Antigen Assoziationen mit Tumorerkrankungen sollte somit auch auf das Tumorstadium eingegangen werden.

Literatur

1. Aiginger P, Kuzmits R, Kratzik Ch et al. (1987) HLA-antigens and germ-cell tumours. Lancet I: 276f.
2. Oliver RTD, Stephenson CA, Parkinson MC et al. (1986) Germ-cell tumours of the testicle as a model of MHC influence on human malignancy. Lancet I: 1506
3. Pollack MS, Safai B, Myskowski PL et al. (1983) Frequencies of HLA and Gm immungenetic markers in Kaposi's sarcoma. Tissue Antigens 21: 1-8
4. Pollack MS, Livingstone PQ (1985) HLA and DR antigen frequencies in melanoma patients: possible relation to disease prognosis. Tissue Antigens 26: 262-265

Dr. Ch. Kratzik
Urologische Universitäts-Klinik Wien
Alser Str. 4
A-1090 Wien

Inguinale und skrotale Absiedlungen bei germinalen Hodentumoren

R.-H. Ringert, M. Meyer-Schwickerath, S. Bergner und H. Behrendt

Der lymphogene Metastasierungsweg nicht-seminomatöser Hodentumoren spart die inguinalen Lymphknotengruppen aus. Die Freilegung eines Hodens, von dem vermutet wird, daß sich in ihm ein Tumor entwickelt hat, erfolgt vom Inguinalschnitt [7]. Diese inguinale, hohe Absetzung des tumortragenden Hodens vermeidet eine Kontamination des Skrotum beim pT_1 bis pT_3-Tumor. Freilegungen des Hodens durch einen Skrotalschnitt sind unbedingt zu vermeiden, da sie einerseits eine Änderung des Lymphabflußgebietes bewirken, andererseits hierbei häufig die Samenstranggebilde nicht vollständig bis zum Anulus inguinalis internus entfernt werden.

Material und Ergebnisse

Im Essener Krankengut wurden von 1967 bis 1981 58 Patienten beobachtet, die außerhalb einer skrotalen Hodenfreilegung unterzogen worden waren (17% aller Orchiektomien). In der Zeit von 1982 bis 1986 reduzierte sich der Anteil skrotaler Hodenfreilegungen auf 7% (n=12). Diese Patienten und solche, die palpable Knoten in Leiste oder Skrotum nach inguinaler Orchiektomie aufwiesen (n=8), wurden operativer Revision der Leiste und Skrotumresektion bzw. Hemiskrotektomie zugeführt. Retrospektiv wurde überprüft, ob diese zusätzlichen operativen Maßnahmen erforderlich waren. Bei diesen 20 Pat. wurden Revisionen der Leiste mit Entfernung der vor Ort liegenden Lymphknoten und Exzisionen des skrotalen Zugangsweges bis hin zur Hemiskrotektomie durchgeführt. Das Alter der Patienten lag zwischen 17 und 41 Jahren, im Mittel 29,9 Jahre.

Tabelle 1 zeigt die Verteilung der pT-Stadien und die Verteilung des klinischen Stadiums.

Patho-histologisch wurde bei 4 von 20 Pat. maligner Tumor festgestellt. 2mal wurde bei Patienten nach skrotaler Orchiektomie maligner Tumor im Samenstrangrest nachgewiesen. 2mal war bei Patienten mit palpablem Tumor (1mal in der Leiste, 1mal im Skrotum) patho-histologisch malignes Gewebe nachweisbar.

Tabelle 1

		Klinisches Stadium	
pT_1	3	I	6
pT_2	3	IIa	8
pT_3	7	IIb	3
pT_4	5	IIc	-
pT_x	2	III	2
		IV	1

Diskussion

In dem hier vorgestellten Krankengut konnte eine sichere Korrelation zwischen dem klinischen Stadium des Primärtumors, der patho-histologischen Diagnose des Primärtumors und dem Tumorbefall in der Leiste und/oder Skrotum nicht festgestellt werden. Bildgebende Untersuchungsverfahren zur Differenzierung palpabler Knoten in Leiste oder Skrotum, wie Ultraschall-Untersuchungen und die Computertomographie, versagten, so daß bei Knoten, die nach inguinalen und auch skrotalen Orchiektomien getastet werden, eine operative Revision angeraten wird. Zur ilio-inguinalen Lymphadenektomie haben wir uns in den Jahren 1982 bis 1986 nicht mehr entschließen können. Analog dem Vorgehen von Johnson et al. [2] wurden allerdings immer Leistenrevisionen durchgeführt nach skrotaler Orchiektomie, um eine sichere hohe Absetzung der Samenstranggebilde zu gewährleisten. Entsprechend wurde auch 2mal Tumor im Samenstrang festgestellt. Erfahrungen mit Patienten im klinischen Stadium I der Hodentumor-Krankheit [4, 5, 6] zeigen, daß Patienten mit skrotalen Orchiektomien ein höheres Risiko aufweisen, eine Progression der Erkrankung zu erleiden. Entsprechend halten wir sie wie auch Herr et al. [1] nicht für geeignet, einem wait-and-see-Protokoll unterzogen zu werden. Beim kontaminierten Skrotum [3], das durch pT_4-Tumoren bewirkt wird, ist primär eine Hemiskrotektomie und ilio-inguinale Lymphadenektomie angezeigt.

Literatur

1. Herr HW, Whitmore WJ, Sogani P, Watson RC, Fair WR (1986) J Urol 135: 500-503
2. Johnson DE, Babaian RJ (1980) J Urol 123: 44-46
3. Jonas D, Weber W (1979) Verhandlb Dtsch Ges Urologie 30: 53-55
4. Kröpfl D, Ringert RH, Niederle N, Scheulen ME, Seeber S, Eickenberg HU, Hartung R (1983) Akt Urol 14: 123-126
5. Markland C, Kedia K, Fraley EE (1973) JAMA 224: 1025-1026
6. Sigel A, Krieger F (1977) Recent Results Cancer Res 60: 212
7. Vahlensieck W (1968) Z Urol 61: 537-557

Prof. Dr. R.-H. Ringert
Urologische Universitätsklinik
Hufelandstr. 55
D-4300 Essen 1

Metastasen als Primärsymptomatik bei Keimzelltumoren

K.-P. Dieckmann, T. Becker und H. W. Bauer

Keimzelltumoren (KZT) werden in der Regel aufgrund einer skrotalen Symptomatik erkannt [3]. In einer retrospektiven Untersuchung wurden Häufigkeit und Besonderheiten einer primär durch Metastasen ausgelösten extraskrotalen Symptomatik analysiert.

Material und Methode

In 21 Fällen (10,4%) von insgesamt 202 Patienten mit Keimzelltumoren führte eine extraskrotale Symptomatik zur Diagnose. Die Krankenblätter dieser Patienten wurden bezüglich Symptomatik, skrotalem Tastbefund, Verlauf, Metastasenlokalisation und Histologie ausgewertet.

Ergebnisse

Das Durchschnittsalter der 21 Patienten betrug 30 (15-49) Jahre. Histologisch handelte es sich sechsmal um ein reines Seminom, 14mal um ein Nichtseminom und einmal um ein beta-HCG-positives Seminom. Die zur Diagnose führenden Symptome und die objektiven Befunde sind in den Tabellen 1-2 verzeichnet.

Richtungweisend waren in zwei Fällen eine Gynäkomastie sowie erhöhte Markerwerte in sechs von elf untersuchten Fällen. Bei 13 Patienten fand sich eine palpable intraskrotale Raumforderung, die vom Patienten vorher nicht bemerkt worden war. Einmal bestand ein entarteter Bauchhoden, einmal ein primärer mediastinaler KZT. In den übrigen sechs Fällen (Tabelle 3) gab zweimal die Sonographie Hinweise für einen Hodentumor, einmal wurde aufgrund einer vorwiegend einseitigen retroperitonealen Metastasierung die ipsilaterale Semikastratio durchgeführt. In drei Fällen wurde erst durch den Verlauf ein primärer Hodentumor evident. Von den 21 Patienten sind 12 an den Folgen ihrer Tumorerkrankung verstorben, acht sind NED, ein Patient ist derzeit wegen eines Rezidivs unter Chemotherapie.

Tabelle 1. Primär extraskrotale Symptome bei Keimzelltumoren (n = 21)

Abdominale Schmerzen	5/21
Dyspnoe	5/21
Rückenschmerzen	4/21
Palpable Lymphknoten	2/21
Röntgenologischer Zufallsbefund	2/21
Palpabler Bauchtumor	1/21
Intraoperativer Zufallsbefund	1/21
Gewichtsabnahme	1/21

Tabelle 2. Metastasenlokalisation bei KZT mit primär extraskrotaler Symptomatik (n = 21)

Retroperitonealer bulky disease	12/21
Lungenmetastasen	6/21
Zervikale Lymphknoten	2/21
Mediastinale Lymphknoten	1/21

Tabelle 3. Okkulte Hodentumoren: Histologievergleich Primärtumor/Metastasen (n = 6)

Pat.	Alter	Primärtumor (Hoden)	Metastasenhistologie
P. K.	29 J.	Seminom	Seminom (retroperit.)
M. K.	38 J.	Seminom	Seminom (zervikaler L. K.)
F. K.	15 J.	Teratom, reif	Dottersacktumor (retroperit.)
T. J.	27 J.	Teratom, reif	Teratom, unreif (retroperit.)
R. M.	27 J.	Teratom, reif	Embryonales Ca (retroperit.)
A. P.	28 J.	Teratom, reif[a]	Embryonales Ca (retroperit.)

[a] = 6 Jahre nach Chemotherapie

Schlußfolgerungen

1. Die Tatsache, daß bei 13 von 21 Patienten ein palpabler Hodentumor bestanden hatte, der dem Patienten nicht aufgefallen war, illustriert den mangelhaften Kenntnisstand in der Bevölkerung. Daraus ergibt sich die Forderung nach verstärkter Laienaufklärung [4]. Die routinemäßige Hodenpalpation sollte integraler Bestandteil jeder vom Arzt durchgeführten Untersuchung sein.
2. Bei jüngeren Patienten mit unbekanntem Primärtumor müssen Keimzelltumoren in die Differentialdiagnose einbezogen werden [2], selbst wenn ein unauffälliger skrotaler Tastbefund besteht.
3. Ein primär extragonadaler KZT ist bei ausschließlichem mediastinalen Befall wahrscheinlich. Bei retroperitonealer Lokalisation muß nach einem primären Hodentumor gesucht werden [1]. Fast immer sind winzige, z.T. „ausgebrannte" Tumoren zu identifizieren. Falls Palpation und Sonographie keine Indikation für die operative Exploration einer Skrotalhälfte geben, ist bei vorwiegend einseitiger Metastasierung die ipsilaterale Semikastratio indiziert.

Literatur

1. Blech M, Truss F, Zimmermann A (1982) Metastasen als Erstsymptom maligner Hodentumoren. Verh dtsch Ges Urol 34: 151–152
2. Böhle A, Studer U, Sonntag RW, Zingg EJ (1985) Extragonadale (mediastinale und retroperitoneale) Keimzelltumoren. Akt Urol 16: 178–183
3. Dieckmann K-P, Becker T, Bauer HW (1987) Testicular tumors: Presentation and role of diagnostic delay. Urol Int 42: 241–249
4. Lutzeyer W (1974) Urologische Präventivuntersuchung und therapeutische Konsequenz. Urologe A 13: 210–212

Dr. K.-P. Dieckmann
Urologische Klinik
Klinikum Steglitz
Hindenburgdamm 30
D-1000 Berlin 45

Hirnmetastasen beim Hodentumor

H. van Ahlen, E. Probst, I. Boldt, A. von Stauffenberg und W. Vahlensieck

Zusammenfassung

In der Zeit von I/71 bis XII/86 wurden an der Urologischen Universitätsklinik Bonn bei 10 der insges. 73 Patienten mit Keimzelltumoren des Stadiums III (13,9%) cerebrale Metastasen beobachtet. Unabhängig von der Art der Chemotherapie ist die Prognose im wesentlichen vom Verlauf der peripheren Erkrankung bestimmt. Bei allen Patienten lag zum Zeitpunkt der Diagnose auch eine pulmonale Dissemination vor. Nur in 1 Fall gelang es, durch die Enukleation einer cerebralen Metastase eine 13monatige Remission zu erzielen. Für die Patienten, die durch die neueren cytostatischen Kombinationstherapien in eine Remission zu bringen sind, erscheint die frühzeitige Diagnose einer cerebralen Metastasierung wesentlich, da dann auch langfristige Therapieerfolge möglich sind. So bietet neben einer aggressiven Induktionstherapie nur die Einbeziehung eines Schädel-CT in die Staging-Untersuchungen beim Keimzelltumor des Stadiums III die Möglichkeit, eine cerebrale Beteiligung frühzeitig aufzudecken und unter kurativer Zielsetzung zu behandeln.

Problemstellung

Bei der Behandlung disseminierter germinaler Hodentumoren haben sich während der letzten zehn Jahre beeindruckende Behandlungsfortschritte ergeben, so daß sich auch in metastasierten Fällen die Prognose deutlich verbessert hat. Hirnmetastasen stellen dabei aufgrund ihrer ungenügenden chemotherapeutischen Zugänglichkeit (Blut-Hirnschranke) ein ernstzunehmendes Problem dar. Anhand des eigenen Patientengutes sollen klinische, prognostische und therapeutische Aspekte dargestellt werden.

Material

Zwischen I/1971 und XII/1986 wurden in der Urologischen Universitätsklinik Bonn 73 Patienten we-

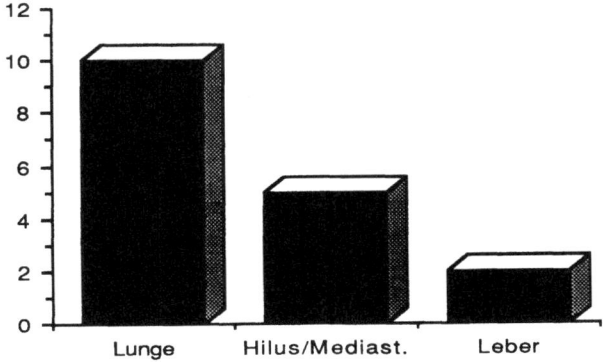

Abb. 1. Weitere Organmetastasen bei cerebraler Absiedlung

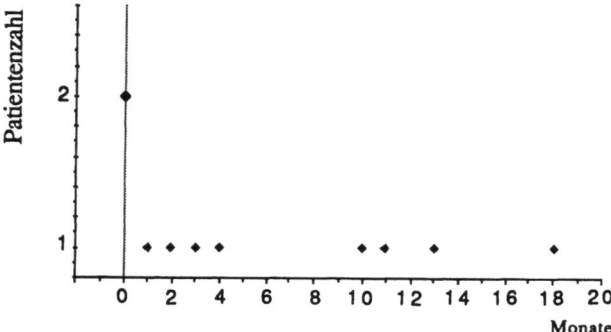

Abb. 2. Auftreten von Hirnmetastasen in Abhängigkeit von der Dauer der pulmonalen Metastasierung

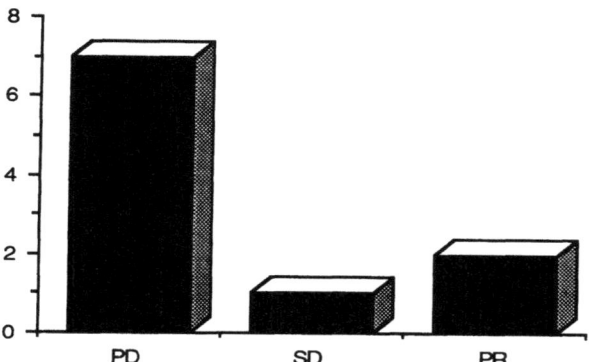

Abb. 3. Aktivität der Erkrankung zum Zeitpunkt der Hirnmetastasierung

gen eines germinalen Keimzelltumors mit Fernmetastasen (Stadium III) behandelt. 10 dieser Patienten (13,7%, Alter 19-33 J., m=23,3 J.) zeigten im Verlauf der Erkrankung Hirnmetastasen. Gezielte diagnostische Maßnahmen zum Nachweis von Hirnmetastasen wurden erst bei Auftreten klinischer Symptome eingeleitet und umfaßten neben einer neurologischen Untersuchung eine Hirnszintigraphie und in späteren Jahren die Computertomographie.

Diskussion

Neben einer Gruppe von Patienten mit primär bestehenden oder frühzeitig nach pulmonaler Filialisierung auftretenden ZNS-Metastasen existiert offenbar eine zweite Gruppe, bei der cerebrale Metastasen erst nach mehreren Monaten auftreten. Da die Prognose durch den Verlauf der peripheren Erkrankung bestimmt ist, ergibt sich keine Indikation zu einer prophylaktischen Radiatio. Andererseits sind im Falle einer frühzeitig diagnostizierten zentralen Metastasierung ermutigende, auch langfristige Therapieerfolge sowohl durch eine Strahlentherapie [1, 2], als auch in geeigneten Fällen durch eine neurochirurgische Enukleation von solitären Hirnmetastasen beschrieben [3], während die Rolle einer ultrahoch dosierten oder intrathekalen Chemotherapie unterschiedlich beurteilt wird [4, 5, 6].

Schlußfolgerung

Obwohl eine Hirnmetastasierung prognostisch nach wie vor als ausgesprochen ungünstig angesehen werden muß, ist der Verlauf beim überwiegenden Teil der Patienten durch eine periphere systemische Tumorprogression bestimmt. In Anbetracht einer noch möglichen kurativen Behandlung bei Beherrschung der subdiaphragmalen und pulmonalen Metastasen bleibt eine aggressive chemotherapeutische Induktionsbehandlung im Stadium IIc und III wesentlichster Aspekt einer Prävention. Auch ist durch die Einbeziehung von Schädel-CTs/MRs in die Staging-Untersuchungen beim fortgeschrittenen disseminierten Keimzelltumor eine Hirnbeteiligung frühzeitiger erfaßbar, um so die Erfolge einer strahlentherapeutischen oder neurochirurgischen Behandlung zu verbessern.

Literatur

1. Higi M, Scheulen ME, Schmidt CG, Seeber S (1981) Hirnmetastasen bei malignen Hodenteratomen. Onkologie 4: 84-86
2. Lester SG, Morphis JG, Hornback NB, Williams SD, Einhorn LH (1984) Brain metastases and testicular tumors: need for aggressive therapy. J Clin Oncol 2: 1397-1403
3. Stolinsky DC (1981) Prolonged survival after cerebral metastasis of testicular carcinoma. Cancer 47: 978-981
4. Rustin GJ, Newlands ES, Bagshawe KD, Begent RHJ, Crawford SM (1986) Successful management of metastatic and primary germ cell tumors in the brain. Cancer 57: 2108-2113
5. Williams SD, Einhorn LH (1979) Brain metastases in disseminated germinal neoplasms. Cancer 44: 1514-1516
6. Yamamoto N, Sakatoku J, Takihara H, Fujisama S, Yanagi K, Matuyama H, Shinohara Y, Shimizu T, Hayashida S, Tuwa M (1985) The effectiveness of chemotherapy and craniotomy for brain metastasis of non-seminomatous testicular tumor. Hinyokika Kiyo 31: 1489-1499

Dr. H. van Ahlen
Urologische Universitätsklinik
Sigmund-Freud-Str. 25
D-5300 Bonn 1

Seltene maligne primär retroperitoneale Tumoren

M. Schaefer und P. Brühl

Problemstellung

Die primär retroperitonealen nicht renalen Tumoren sind abzugrenzen von den lediglich aus topographischer Sicht dazu gehörigen „sekundären" retroperitonealen Tumoren. Diese betreffen Tumormetastasen diverser Carzinome, die etwa 70% der retroperitonealen Tumoren ausmachen. Mit einer Metastasierung zum Zeitpunkt der Diagnosestellung ist in ca. 33% der Fälle zu rechnen. Die Betreuung dieser Patienten fällt nicht nur wegen der Tumortopographie, sondern wegen der provozierten Symptomatik in die Behandlung des Urologen, der nicht selten die Diagnose stellt und mit der Therapieplanung konfrontiert ist.

Symptomatik

Von den Patienten werden oft intermittierende, mit Spannungsgefühlen einhergehende, abdominelle Beschwerden, Gewichtsverluste, Inappetenz, sowie Rückenschmerzen und eher selten Brechreiz und Obstipation angegeben. Die bei weitem häufigeren Symptome wie Dysurie, Hämaturie, Fieber, kolikartige Flanken- und Unterbauchbeschwerden sind uncharakteristisch und Folge einer Verdrängung, Kompression oder Infiltration des Harntraktes. In Spätstadien kann dies zur Oligurie oder sogar Anurie und Urämie führen.

Diagnostik

Da der Retroperitonealraum der klinischen Untersuchung meist nicht zugänglich ist, sind zur Diagnostik zahlreiche bildgebende Verfahren erforderlich. Die obligatorische Ausscheidungsurographie, die eine häufig vorkommende Verdrängung von Ureter, Niere und Blase nachweisen kann, wird ergänzt durch Sonographie, Röntgenthoraxaufnahmen, Computertomographie, Kernspintomographie, Angio- sowie Cavographie. Kolonkontrastaufnahmen, Lymphographie sowie nuklearmedizinische Verfahren sind fakultative Untersuchungsmethoden, deren Einsatz im Einzelfall zu diskutieren sind. Laborchemische Veränderungen sind meist uncharakteristisch und häufig nur als Hinweis auf eine konsumierende Erkrankung zu werten. Lediglich bei den teratoiden Tumoren, die auch als primär extragonadale Keimzelltumoren bezeichnet werden, kann im Einzelfall laborchemisch eine direkte Tumorcharakterisierung und später Verlaufskontrolle erfolgen.

Klassifikation

Die Klassifikation richtet sich nach embryogenetischen Gesichtspunkten. Die häufigsten Tumoren sind mesenchymalen Ursprungs wie Liposarkome, Leiomyosarkome, Fibrosarkome, maligne Perizytome, maligne Mesenchymome sowie „Sarkome". Von den epithelialen Relikttumoren sind weniger als ein Drittel Karzinome. Als retroperitonealer maligner Tumor neurogenen Ursprungs muß das Neuroblastom genannt werden.

Die teratoiden Tumoren, die auch als primär extragonadale Keimzelltumoren bezeichnet werden, sind von besonderem urologischen Interesse, da sich bei ihnen Diagnostik und Therapie an dem Vorgehen bei Hodentumoren orientieren. Dementsprechend finden sich histologisch Seminome und Nichtseminome wie Embryonalcarzinome, Chorionepitheliome sowie Teratome. Patienten mit primär extragonadalem Hodentumor (12) waren zwischen 17 und 44 Jahre (im Durchschnitt 28,9 Jahre) alt, bei den übrigen Tumoren fand sich bei einer Geschlechtsverteilung von 4 zu 4 ein Alter zwischen 43 und 76 (im Durchschnitt 55,5 Jahre).

Therapie

Die Therapie der nichtteratoiden primär malignen retroperitonealen Tumoren besteht in der radikalen Tumorresektion, bei Tumoren mesenchymalen Ursprungs ist eine adjuvante Chemotherapie erfolgversprechend. Die von uns durchgeführte modifizierte Chemotherapie setzte sich aus folgenden Substanzen zusammen: Holoxan 1,5 g/m^2/Tag 1-5 plus Adriblastin 50 mg/m^2 (Gesamtdosis).

Bei Patienten mit einem primär extragonadalen Keimzelltumor wird im allgemeinen zunächst eine induktive Polychemotherapie modifiziert nach Einhorn durchgeführt. Nach Normalisierung der meist positiven Tumormarker kann eine Salvage-Operation die Heilungschancen deutlich erhöhen.

Zusammenfassung und Schlußfolgerung

Mit einem Anteil von ca. 0,3-3 pro mille an der Gesamtzahl sämtlicher Tumoren ist der primär retroperitoneale Tumor selten. Bei Patienten mit uncharakteristischen Bauch- und Rückenschmerzen muß auch an die Möglichkeit eines primär retroperitonealen Tumors gedacht werden. Die Diagnostik des retroperitonealen Tumors wird heute durch bildgebende Verfahren ganz wesentlich erleichtert. Computertomographie und Sonographie haben die Lymphographie abgelöst. Auch die Angiographie hat nicht mehr den klassischen Stellenwert und wird mehr aus operationstaktischen Erwägungen durchgeführt. In ihrer Dignität unklare Raumforderungen können durch computertomographisch-gesteuerte perkutane Feinnadelbiopsie abgeklärt werden. Die große Mehrzahl dieser Tumoren sind bei urologischer Beteiligung bereits weit fortgeschritten und nicht durch alleinige Operation kurabel. Aufgrund eigener Untersuchungen ist ein solcher Tumor aber nicht inkurabel. Der kombinierte Einsatz von Polychemotherapie und operativer Behandlung kann beim primär extragonadalen Hodentumor wie auch bei malignen primär retroperitonealen mesenchymalen Tumoren Heilungschancen ergeben.

Literatur

1. Abell MR, Fayos JV, Lampe I (1965) Retroperitoneal germinomas (seminomas) without evidence of testicular involvement. Cancer 18: 273-290
2. Böhle A, Studer U, Sonntag RW, Zingg EJ (1985) Extragonadale (mediastinale und retroperitoneale) Keimzelltumoren. Akt Urol 16: 178-182
3. Donohue JP, Roth LM, Zachary JM, Rowland RG, Einhorn LH, Williams SG (1982) Cytoreductive surgery for metastatic testis cancer: Tissue of retroperitoneal masses after chemotherapy. J Urol 127: 1111-1114
4. Einhorn LH, Donohue JP (1977) Cis-diamine-dichloro-platinum, vinblastine and bleomycin combination chemotherapy in disseminated testicular cancer. Ann Intern Med 87: 293-298
5. Fine G, Smith RW, Patcher MR (1962) Primary extragenital chorioncarcinoma in the male subject. Am J Med 32: 776-794
6. Göbel U, Jürgens H, v. Matthiessen H, Müller E, Haas RJ, Harms D, Janka G, Brämswig J, Weißbach L (1986) Maligne, nichttestikuläre Keimzelltumoren im Kindes- und Jugendalter. Dtsch Ärzteblatt 83: 1694-1695
7. Kühn MW (1983) Das metastasierende extragonadale Nicht-Seminom. Verh Ber Dtsch Ges f Urol 34. Tagung: 213-215
8. Kühn MW, Weißbach L (1985) Localisation, incidence, diagnosis and treatment of extratesticular germ cell tumors. Urol Int 40: 166-172
9. Schulte TJ, Emmett JL (1939) Urography in the differential diagnosis of retroperitoneal tumors. J Urol 42: 215-221
10. Vahlensieck W, Weißbach L, Hartlapp J (1980) Therapie von Hodentumoren. Urologe B 20: 113-118

M. Schaefer
Urologische Klinik der Universität Bonn
Sigmund-Freud-Str. 25
D-5300 Bonn 1

Primäre oder metastatische extragonadale Keimzelltumoren

U. E. Studer, A. Böhle, R. W. Sonntag und R. Kraft

Einleitung

Der Ursprung der sog. primär extragonadalen Keimzelltumoren ist unklar: ausgehend von embryonal versprengten Keimzellen oder Metastasen eines Hoden(mikro-)Karzinoms? Diese Frage ist von klinischer Bedeutung, da für gewisse Chemotherapeutika eine Blut-Testisbarriere besteht und demzufolge die Semikastration indiziert wäre.

Um als Keimzelltumor mit extragonadaler Primärlokalisation bezeichnet werden zu können, muß mindestens eine der folgenden Bedingungen erfüllt sein:

- Nicht-neoplastisches Keimzellgewebe in unmittelbarer Nähe des Tumors
- Eingekapselter Tumor ohne Lymphknotengewebe
- Kranial gelegener, retroperitonealer Tumor mit benachbarten, aber nicht distal davon (Becken) gelegenen Lymphknotenmetastasen (Abell et al. 1965).

Patienten und Methode

Im Rahmen einer retrospektiven Analyse sind jene 24 Patienten ausgewertet und nachuntersucht worden, welche zwischen 1973 und 1987 am Inselspital wegen einem sogenannten „primär extragonadalen Keimzelltumor" behandelt wurden. Vor Therapiebeginn sind bei allen 24 Patienten die Hoden von zwei oder mehr Ärzten als nicht tumorverdächtig beurteilt worden. Die Behandlung der sog. primär extragonadalen Keimzelltumoren erfolgte zuerst mit Kombinationschemotherapie, selten mit Radiotherapie oder primär chirurgischer Entfernung.

Lokalisation der extragonadalen Keimzelltumoren:

Mediastinum	3 Seminome
	1 Nicht-Seminom
Retroperitoneum	12 Seminome
	8 Nicht-Seminome (davon 2 mit Lungenmetastasen)

Bei 20/24 Patienten war der Tumor größer als 10 cm im Durchmesser. Die zu einem späteren Zeitpunkt erhobenen pathologischen Hodenbefunde wurden im Rahmen der posttherapeutisch regulären Nachkontrollen oder der gezielten Nachkontrolle (mit Hodenultraschall) im Zusammenhang mit dieser Studie erfaßt.

Resultate

Pathologische Befunde, welche nach der Therapie der sogenannten primär extragonadalen Keimzelltumoren des Retroperitoneums auftraten und retrospektiv für eine primär testikuläre Tumorlokalisation sprechen:

	Patienten
retroperitonealer Tumor = Lymphknotenmetastase entlang der V. spermatica	1
auffällige Volumenabnahme eines Hodens nach der Chemotherapie	3
atypische Keimzellen, resp. Ca in situ des Hodens	5
ausgedehnte testikuläre Narben	6
adultes Teratom in einem Hoden	3
	18

Schlußfolgerung

Bei Patienten mit sog. primär extragonadalen, *retroperitonealen* Keimzelltumoren ist auch bei palpatorisch unauffälligem Hoden an eine primär testikuläre Genese zu denken. Dabei kann es sich auch um sogenannte ausgebrannte (nekrotische) Tumoren handeln.

Werden anläßlich der Hoden-Ultraschalluntersuchung unregelmäßige Reflexionsmuster gefunden, so empfehlen wir die operative Freilegung und gegebenenfalls die Semikastration.

Literatur

Abell et al. (1965) Cancer 18: 273

Priv.-Doz. Dr. med. U. E. Studer
Urologische Universitätsklinik
Inselspital
CH-3010 Bern

Sacrococcygeale Teratokarzinome im Kindesalter

R.-H. Ringert, W. Havers, B. Stollmann und D. Kröpfl

Bevorzugter Sitz von Teratomen im Neugeborenenalter ist die sacrococcygeale Region [1]. Die Prognose der häufigen gutartigen sacrococcygealen Teratome im Neugeborenenalter ist als sehr gut anzusehen, mit steigendem Kindesalter wird sie jedoch mäßig bis schlecht [1]. In der Kinderurologie werden insbesondere Kinder mit intrapelvinen Steißbein-Teratomen gesehen, die als Erstsymptom die Zeichen der subvesikalen Obstruktion aufweisen.

Fallberichte

Von September 1982 bis September 1986 wurden 4 Mädchen mit Teratokarzinomen der Steißbeinregion vom Altman-Typ IV untersucht und behandelt.

Das Alter der Mädchen lag bei Diagnosestellung zwischen 8 und 25 Monaten, im Mittel 20 Monaten. Erstsymptom war dreimal der Harnverhalt, zweimal eine einseitige Schwellung der Glutealregion. Tabelle 1 faßt die Daten der 4 Fallbeobachtungen zusammen.

Entsprechend den aufgefundenen Yolk sac-Anteilen wiesen alle vier Mädchen Erhöhungen des Tumormarkers Alpha-Fetoprotein präoperativ auf. Bei den zwei Erstbeobachtungen folgte auf die primäre Exstirpation eine zytostatische Polychemotherapie, die Cisplatin einschloß. Seit 1983 werden maligne Steißbein-Teratome nach dem MAKEI-Schema der Gesellschaft für Pädiatrische Onkologie (GPO) chemotherapiert [4]. Tabelle 2 gibt das Polychemotherapie-Protokoll wieder.

Tabelle 1

	Operation	Chemotherapie	Reoperation	Verlauf
Sch. K. *11.12.80	10/82: abdominosakrale Exstirpation	11/82: Cisplatin, VCR, Act. D., Cyclo	10/83: Lokal-Rezidiv 6/84: Lokal-Rezidiv	NED seit 6/84
T. J. *8.4.81	6/83: abdominelle Exstirpation	7/83: MAKEI 83	10/83: Second look, Steißbeinresektion	NED seit 11/83
G. M. *21.5.84	6/86: PE 8/86: sakrale Exstirpation	MAKEI – 3 Kurse prä-OP		NED seit 8/86
Schü. K. *5.1.86	9/86: PE 12/86: sakrale Exstirpation	MAKEI – 3 Kurse prä-OP		NED seit 12/86

Tabelle 2. MAKEI-83-Protokoll der GPO (4)

VP 16 (Etoposid)	100 mg/m²	Tag 1–3
Ifosphamid	1500 mg/m²	Tag 1–5
Cisplatin	20 mg/m²	Tag 1–5

Diskussion

Die chirurgische Behandlung bei ausgedehntem intrapelvinen Wachstum von Steißbein-Teratomen erfolgt nach dem Vorschlag von Hendren [5] durch die kombinierte abdomino-sakrale Operation, die auch in unserer ersten Fallbeobachtung durchgeführt wurde. Durch eine entsprechende Technik der Vorbereitung des vorderen und hinteren Operationsfeldes wird ein Lagewechsel des Kindes von der Rückenlage zur Bauchlage ohne erneutes Abdecken intraoperativ möglich. Nachdem die Platingestützte Polychemotherapie Eingang fand in die Therapie der nicht-testikulären Teratokarzinome scheint sich eine wesentliche Änderung der Prognose dieser bösartigen Tumoren auch im Kindesalter einzustellen. Darüber hinaus zeigte sich bei den beiden letzten Fallbeobachtungen, daß analog zu den günstigen Erfahrungen der primären Chemotherapie ausgedehnt retroperitoneal metastasierter Hodentumoren auch beim Steißbein-Teratokarzinom eine deutliche Verkleinerung erreicht werden kann, so daß die verzögerte Tumorexstirpation allein vom Sakralschnitt aus möglich wurde. Die Nachbeobachtungszeit für die beiden letzten Mädchen ist noch kurz (9 + 15 Monate), jedoch in Hinsicht auf eine endgültige Heilung vielversprechend.

Literatur

1. Altmann RP, Randolph JG, Lilly JR (1974) J Pediat Surg 9: 389–398
2. Dewan PA, Davidson PM, Campbell PE, Tiedemann K, Jones P (1987) J Pediat Surg 22: 274–277
3. Ein SH, Mancer K, Adeyemi SD (1985) J Pediat Surg 20: 473–477
4. Göbel U, Gutjahr P, Jürgens H, Kabisch H, Lampert F, Spaar HJ, Steinschulte W, Harms D (1986) Klin Pädiat 198: 237–244
5. Hendren WH (1970) Ann Surg 171: 77–84

Prof. Dr. R.-H. Ringert
Urologische Universitätsklinik
Hufelandstr. 55
D-4300 Essen 1

Diagnose und Therapie von Leydigzelltumoren

P. Jung, E. Becht und G. J. Mast

Einführung

Leydigzelltumoren sind Tumoren des spezialisierten Gonadenstromas. Sie machen etwa 3% aller testikulären Tumoren aus [1]. Die Leydigzellen dienen sowohl der Testosteron- als auch der Östrogenproduktion.

Zellen von Leydigzelltumoren zeigen Pleomorphie, bizarre Zellformationen und erhöhte Mitoseraten. Die Diagnose eines malignen Leydigzelltumors kann histologisch nicht mit Sicherheit gestellt werden, lediglich Nekrosen und Veneneinbrüche können den Verdacht der Malignität nahelegen. Ansonsten ist das einzige Kriterium der Malignität die Fernmetastasierung.

Die benigne Form der Leydigzelltumoren hat zwei Altersgipfel (5.–10. L.J./30.–35. L.J.). Die maligne Form der Leydigzelltumoren macht weniger als 10% aus (Altersdurchschnitt 60. L.J.).

Hauptsymptom ist der tastbare Hodentumor. Präpubertale Leydigzelltumoren bieten das Bild einer Pseudopubertas praecox durch Anstieg der Testosteronproduktion. Postpubertale Leydigzelltumoren bedingen durch den Anstieg der Östrogenproduktion eine Gynäkomastie, oft Monate vor Auftritt des Tumors.

Unter den Laborparametern sieht man einen Anstieg der Östrogene i.S. bei der adulten Form und einen Testosteronanstieg bei der kindlichen Form.

Differentialdiagnostisch muß an eine Leydigzellhyperplasie, an germinale Hodentumoren und an zerebrale und idiopathische Formen der Pubertas praecox gedacht werden.

Patientengut und Ergebnisse

In den Jahren 1970 bis 1986 wurden in unserer Klink ca. 250 Patienten mit Hodentumoren behandelt. Dabei wurde bei 11 Patienten ein Leydigzelltumor festgestellt. Das entspricht etwa 4%. Dieses Krankengut wurde retrospektiv überarbeitet.

Unter den 11 Patienten waren 9 Erwachsene und 2 Kinder. Kein Tumor zeigte auch im follow up malignes Wachstum.

Bei beiden Kindern war das Leitsymptom die Pseudopubertas praecox, die sich in beiden Fällen nach Entfernen des Tumors wieder zurückbildete. Es bestand in beiden Fällen eine Erhöhung des Testosteron im Serum.

Die Erwachsenen hatten ein Durchschnittsalter von 29,2 Jahren. Hier war neben dem Tumor das

Leitsymptom die Gynäkomastie, die bei 6/9 Patienten durchschnittlich seit 3 Jahren bestand. In 5/9 Fällen war der Östradiolwert im Serum erhöht. In 4/5 Fällen bildete sich die Gynäkomastie wieder zurück, in einem Fall mußte eine Mammareduktionsplastik durchgeführt werden.

In 9/11 Fällen wurde eine Ablatio testis durchgeführt. In 2/11 Fällen wurde wegen der geringen Tumorausdehnung ohne nachweisbare Malignität eine Tumorenukleation durchgeführt.

Die Nachbeobachtungsdauer betrug im Mittel 4,3 Jahre.

Schlußfolgerung und Diskussion

In vielen Fällen tritt eine Gynäkomastie Jahre vor dem Auftreten eines tastbaren Hodentumors auf. Es ist daher notwendig, Patienten mit Gynäkomastie konsequent urologisch zu untersuchen.

Die präoperative Durchführung einer Computertomographie und einer Lymphangiographie ist zum Ausschluß von retroperitonealen Metastasen notwendig, da die Malignität nur durch Metastasen bewiesen wird.

Die Therapie der Wahl ist die Hodenfreilegung zu Schnellschnittdiagnostik. Bei kleinem lokalisiertem Befund ist die Tumorenukleation ausreichend, wie 2 unserer Fälle bei einer Nachbeobachtungszeit von 4 bzw. 6 Jahren zeigen. Bei größeren Tumoren oder histologisch unsicherem Befund ist die Ablatio testis durchzuführen. Im Falle einer Metastasierung bzw. des histologischen Verdachts auf Malignität ist die retroperitoneale Lymphadenektomie durchzuführen.

Eine konsequente Nachkontrolle ist notwendig, da Fälle von Metastasierung Jahre nach Ersttumor bekannt sind [2].

Als adjuvante bzw. tumorreduktive Maßnahmen wurden verschiedene Therapien erprobt. So wurde in einigen Fällen eine Radiatio durchgeführt, die jedoch nicht zur Tumorreduktion geführt hat [3]. Auch Chemotherapeutika wie 5-Fluoruracil, Endoxan und Methotrexat zeigten keine Wirkung.

Es ist lediglich eine Metastasenverkleinerung unter o,p-DDD beschrieben [4].

Da eine systemische Metastasentherapie fragwürdig ist, ist zu fordern, daß durch konsequente Nachsorge eventuell auftretende Metastasen frühzeitig erkannt werden, um einer chirurgisch kurativen Therapie zugeführt werden zu können.

Literatur

1. Azer FC, Braunstein GD (1981) Malignant Leydig cell tumor response to op-DDD. Cancer 47: 1251–1255
2. Mostofi FK (1973) Testicular tumors. Cancer 32: 1186–1201
3. Ward JA, Krantz S, Mendeloff J, Haltiwanger E (1960) Interstitial-cell tumor of the testis: Report of 2 cases. J Clin Endocrinol 20: 1622–1632
4. Tamoney HJ, Noriega A (1969) Malignant interstitial cell tumor of the testis. Cancer 24: 547–551

Dr. med. P. Jung
Urologische Universitätsklinik
D-6650 Homburg/Saar

„Surveillance"-Therapie beim nicht-seminomatösen Hodentumor im klinischen Stadium I

W. F. Thon, C. Sparwasser und P. Gilbert

Seit Einführung einer sog. „Surveillance"-Therapie durch Peckham et al., 1982 [2] ist die bisher als standardisiertes Therapiekonzept angesehene modifizierte retroperitoneale Lymphadenektomie bei Patienten mit non-seminomatösen Hodentumoren im klinischen Stadium I in die Diskussion geraten. Non-invasive Staginguntersuchungen (Computertomographie, Lymphographie, Sonographie und Tumormarker) ermöglichen eine relativ genaue klinische Differenzierung des Tumorstadiums mit einer Irrtumswahrscheinlichkeit von 10–15% [1, 4]. Die von Peckham 1983 [3] publizierte Rezidivrate der „Wait and See" Strategie von 16%, die bei einem Rezidiv zur Verfügung stehende hochpotente Polychemotherapie mit 5-Jahres-Überlebensraten von nahezu 100% bei kleinvolumigen Metastasen und die auch bei modifiziert durchgeführter Lymphadenektomie mögliche Ejakulationsstörung veranlaßten uns im Januar 1984 mit der „Surveillance"-Therapie zu beginnen.

Von Januar 1984 bis August 1987 wurde bei 34 Pat. mit non-seminomatösen Hodentumoren die Indikation zur Durchführung einer „Surveillance„-Therapie entsprechend den von Peckham 1983 [3] angegebenen Aufnahmekriterien überprüft. 11 Patienten (33%) im klinischen Stadium I nach Semikastration wurden mit ihrem Einverständnis nach vollständiger Aufklärung über die möglichen Risiken einer nicht durchgeführten retroperitonealen Lymphadenektomie in unser Protokoll aufgenommen. Histologisch wurden 4 maligne undifferenzierte Teratome, 6 intermediäre maligne Teratome und ein trophophlastisch malignes Teratom diagnostiziert. In 7 Fällen war der Tumor auf das Hodenparenchym beschränkt (pT_1), einmal wurde die Tunica albuginea infiltriert (pT_2) und in 3 Fällen fand sich eine Invasion des Rete testis mit vaskulärer Infiltration (pT_3). In den ersten beiden Jahren erfolgten die Kontrolluntersuchungen 2-monatlich, ab dem 3. Jahr vierteljährlich.

Bis August 1987 stellten sich 10 der 11 Patienten regelmäßig in unserer Sprechstunde vor. Bei 3 von 10 Patienten (30%) wurde im 1. Jahr ein Rezidiv retroperitoneal computertomographisch (N+) diagnostiziert, in 1 Fall mit Erhöhung der Tumormarker AFP und Beta-HCG und bei einem anderen Patienten mit Beta-HCG Erhöhung. Diese 3 Pat. sind nach retroperitonealer Lymphadenektomie und PVB Polychemotherapie bei einer mittleren Nachbeobachtungszeit von 10 Monaten tumorfrei. Alle Rezidive traten innerhalb der ersten 6 Monate nach Semikastration auf.

Die Non-Compliancerate von 10% und die doppelt so hohe Rezidivrate wie nach modifiziert durchgeführter Lymphadenektomie lassen uns die „Surveillance"-Therapie im klinischen Stadium I non-seminomatöser Hodentumoren nicht mehr vertretbar erscheinen.

Literatur

1. Knecht K, Bürger RA (1983) Computertomographie beim retroperitonealen Staging maligner nicht-seminomatöser Hodentumoren. Akt Urol 14: 297-299
2. Peckham MJ, Barrett A, Husband A, Hendry WF (1982) Orchidectomy alone in testicular stage I nonseminomatous germ cell tumors. Lancet II: 678-680
3. Peckham MJ, Barrett A, Horwich A, Hendry WF (1983) Orchidectomy alone for stage I testicular nonseminoma. Br J Urol 55: 754-759
4. Williams RD, Feinberg SB, Knight LC, Fraley EE (1980) Abdominal staging of testicular tumors using ultrasonography and computed tomography. J Urol 123: 872-875

Dr. med. W. F. Thon
Urologische Abteilung
Bundeswehrkrankenhaus Ulm
Oberer Eselsberg 40
D-7900 Ulm

Ist der Verzicht auf die primäre RLA bei metastasierendem Hodentumor gerechtfertigt?

B. Ulshöfer, K.-H. Pflüger, J. Mack, A. von Keitz und G. Rodeck

Ab dem Stadium 2a (Lugano 1979) gilt die primäre retroperitoneale Lymphadenektomie (RLA) nach Orchiektomie (OE) als obligat; die Chemotherapie (ChT) erfolgt als zweiter Schritt.

Die Erfolge der Chemotherapie haben uns veranlaßt, dieses Vorgehen zu verlassen, indem nach der Orchiektomie unter Verzicht auf die primäre RLA sofort mit der Chemotherapie begonnen wird. Allein bei Restlymphomen nach Chemotherapie schließen wir eine diagnostische RLA an.

Am eigenen Krankengut soll die Berechtigung dieser Vorgehensweise überprüft werden.

Patienten

Von 69 Patienten die zwischen Juli 1976 und Juli 1987 wegen nichtseminomatöser Hodentumoren orchiektomiert wurden, wiesen 53 Patienten ein Stadium $\geq 2a$ auf. 14 dieser Patienten waren der high risk-Gruppe zuzurechnen, 39 der low risk-Gruppe (Prognosegruppen der AIO).

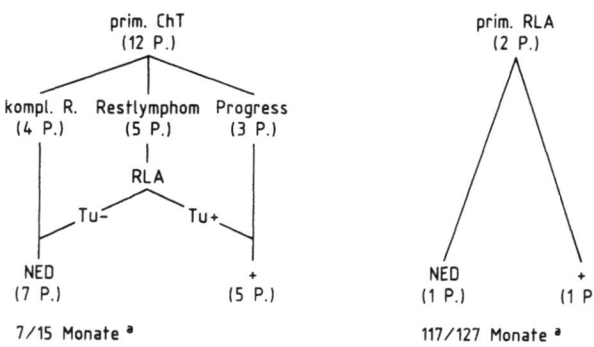

Abb. 1. Ergebnisse primäre Chemotherapie vs primäre RLA in der high-risk-Gruppe

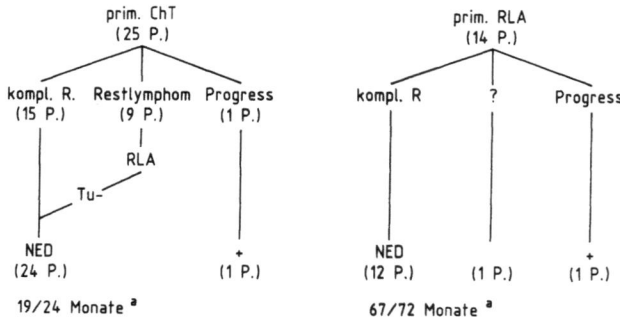

Abb. 2. Ergebnisse primäre Chemotherapie vs primäre RLA in der low-risk-Gruppe

Ergebnisse

Die Ergebnisse für die high risk-Gruppe sind in Abb. 1, die für die low risk-Gruppe in Abb. 2 dargestellt.

Zusammenfassung

1. Es ist gerechtfertigt, bei bereits metastasierten Hodentumoren (Stadium $\geq$ 2a) auf die primäre RLA zugunsten der primären Chemotherapie zu verzichten.
2. Dies gilt sowohl für die low, als auch für die high risk-Gruppe.
3. Eine RLA bei metastasierten und nichtseminomatösen Hodentumoren erscheint nurmehr gerechtfertigt, wenn nach Chemotherapie noch Restlymphome nachweisbar sind.
4. Diese Ergebnisse stehen in Übereinstimmung mit den von Packham u. Sutton (1984) und Vugrin u. Whitemore (1985) erhobenen Befunden.

Priv.-Doz. Dr. med. B. Ulshöfer
Urologische Universitäts-Klinik
Baldingerstraße
D-3550 Marburg/Lahn

Regeneration des Harnleiters

M. Kazoń

Bei einer 57jährigen Patientin mit einem Karzinom einer Restniere wurde eine transversale Amputation des unteren Tumor tragenden Nierensegmentes mit Teilresektion einer Nierenbeckenhälfte sowie Teilresektion des oberen Harnleitersegmentes durchgeführt. Es wurden eine circuläre Nephrostomie sowie ein Harnleitersplint eingelegt. Nach Entfernung des Splintes, nach 100 Tagen, konnte die Patientin auf normalem Wege Urin lassen.

Während eines Beobachtungszeitraumes von 1 Jahr blieb die Patientin beschwerdefrei, ein Tumorrezidiv wurde nicht diagnostiziert. Auf Wunsch der Patientin entfernte man bis heute den Nephrostomiekatheter nicht.

Die Regeneration des Harnleiters ist möglich, wenn der Defekt nicht mehr als eine Strecke von 3-5 cm in der Länge und 2-3 cm in der Breite umfaßt.

Die besten Resultate werden von Operateuren erreicht, die sowohl eine Nephrostomie- als auch einen Harnleitersplint einlegen.

Beim Karzinom einer Rest- oder Einzelniere erhebt sich die Frage, ob hier eine Nierenteilresektion oder eine Tumornephrektomie durchgeführt werden soll.

Es gibt 2 Indikationsstellungen zur kompletten Entfernung einer Einzel- bzw. Restniere: maligner Tumor und lebensbedrohlich Urosepsis. Organerhaltende Operationen werden heute seltener beobachtet.

Wir sind der Meinung, daß sich die Nierenteilresektion mit Entfernung eines Harnleitersegmentes lohnt, weil hierdurch letztendlich die Möglichkeit einer zu einem späteren Zeitpunkt durchzuführende Nierentransplantation nicht genommen ist.

Literatur

Borkowski A, Kazoń M (1975) Regeneration of 2,5 cm of the Ureter. Eur Urol 1: 245-247

M. Kazon
Centrum Medyczne
Ksztalecenia Podyplomowego
Warszawa
ul. Czerniakowska 231
Polen

Das Beckensarkom: Möglichkeit und Grenzen der Chirurgie

G. Egghart, R. Hautmann und D. Frohneberg

Zusammenfassung

Prinzipiell ist bei Becken- u. viszeralen Weichteilsarkomen eine dauerhafte Kontrolle mit ultraradikaler Chirurgie allein oder in Kombination mit Strahlentherapie möglich. Die adjuvante oder neo-adjuvante Chemotherapie ist hier noch Studien vorbehalten.

1. Das Chondrosarkom muß gegenüber dem Osteosarkom abgegrenzt werden. Es wächst langsam, weist eine deutliche Tendenz zur lokalen Invasion und zum Lokalrezidiv auf. Die Fernmetastasierung ist selten und erst in späten Tumorstadien. Chondrosarkome sind radio- und chemotherapieresistent [6].
2. Weichteilsarkome mit einer jährlichen Inzidenz 1:50000 stellen weniger als 1% aller malignen Tumoren dar. Außer dem kindlichen Rhabdomyosarkom zeigen sie kein Prädilektionsalter. Sie sind von einer fibrösen Pseudokapsel umgeben, die keine anatomische Barriere für die Tumorinfiltration darstellt. Diese Tumoren weisen ebenfalls eine hohe Invasivität auf [6].

Chirurgie

1. Biopsie zur Diagnosesicherung
2. Radikale Resektion mit Abstand von 3-5 cm unter Mitnahme benachbarter Strukturen, regionale Lymphadenektomie (Kompartiment-Resektion) [1]
3. Alternativ „weite" Tumorexzision und Nachbestrahlung.

Strahlentherapie

1. Weichteilsarkome nur mäßig strahlensensibel
2. Alleinige Strahlentherapie nur bei Verweigerung der Chirurgie
3. Nachbestrahlung bei „weiter" Tumorexzision und bei hohem Risiko einer Lymphknoten-Metastasierung, wenn keine Lymphadenektomie möglich [5].

Chemotherapie

1. Adriamycin Monotherapie z. Zt. Therapie der Wahl [6]
2. Adjuvante Chemotherapie nur innerhalb prospektiver Studien [2]
3. Induktive Chemotherapie bei primärer Inoperabilität: 50% PR, 10% CR. Möglichkeit der anschließenden radikalen Chirurgie! [3, 4]

Tabelle 1. Eigenes Krankengut. An der Urologischen Universitätsklinik Ulm wurden zwischen 1982 und 1987 13 Patienten wegen KNORPEL- oder WEICHTEILSARKOMEN des Beckens interdisziplinär urologisch und orthopädisch operiert.

Geschl.	Alter	Diagnose	Therapie
w	56	Synovialom Becken li.	Erweiterte Hemipelvektomie li., Cystektomie, Vaginektomie, Hysterektomie, Ileum-Conduit, Quer-Colon AP.
m	30	Chondrosakrom II Becken li.	Hemipelvektomie li., Blasenteilresektion
m	66	Chondrosarkom I Becken li.	Hemipelvektomie, Blasenteilresektion Psoas hitch li.
m	41	Chondrosarkom II	Hemipelvektomie, Blasenteilresektion
w	47	Chondrosarkom III	Hemipelvektomie, Blasenteilresektion, Psoas hitch li.
m	25	Chondrosarkom III Becken re.	Hemipelvektomie re., Ureterektomie re., Boari-Küss-Plastik re.
m	36	Malignes Hämangiopericytom Beckenboden re.	Radikale Prostatektomie, Beckenbodenteilresektion re.
w	38	Endometriales Stromasarkom des Uterus	Vordere Eviszeration, Ileum-Conduit
w	65	Leiomyosarkom Scheidenstumpf	Vordere Eviszeration, Vulvektomie, Ileum-Conduit
w	58	Leiomyosarkom Scheide	Palliative subcapsuläre Tumorentfernung, Dünndarm-Resektion, Transuretero-Ureterokutaneostomie
m	42	Fibrosarkom Prostata	Radikale Prostatektomie
w	78	Leiomyosarkom	Palliative subcapsuläre Ausräumung
m	36	Pleomorphes Rhabdomyosarkom Priapismus	Cystostomie, Schmerztherapie

Tabelle 2. Ergebnisse

Patienten n=13	Tod am Tumor	lebt Monate postoperativ	Rezidiv
Synovialom	nein	4	nein
Chondrosarkom II	nein	16	nein
Chondrosarkom I	ja	50	ja
Chondrosarkom II	nein	9	nein
Chondrosarkom III	nein	5	nein
Chondrosarkom III	nein	21	ja
Endometriales Stromasarkom Uterus	nein	5	nein
Leiomyosarkom Vagina	nein	8	nein
Malignes Hämangiopericytom	nein	14	nein
Leiomyosarkom Vagina	nein	1	ja
Fibrosarkom Prostata	nein	19	nein
Leiomyosarkom Beckenboden	ja	4	ja
pleomorphes Rhabdomyosarkom	ja	14	ja

Schlußfolgerung

Die multimodale chirurgische, chemotherapeutische und Strahlentherapie des Chondro- und Weichteilsarkoms ist in der Regel nur in erfahrenen Onkologischen Zentren möglich. Das Prinzip der Therapie besteht in einer radikalen Tumorentfernung, soweit technisch möglich, unter maximaler möglicher Schonung von Organen und Funktionen, aber keinesfalls auf Kosten der Radikalität. Wegen der geringen Fallzahlen sind kooperative klinische Studien dringend nötig.

Literatur

1. Karakouris CP (1984) The abdomino-inguinal incision in limb salvage and resection of pelvic tumors. Cancer 54: 2543-2548
2. Rosenberg SA (1984) Prospective randomized trails demonstrating the efficacy of adiuvant chemotherapy in adult patients with soft tissue sarcomas. Cancer Treat Rep 68: 1067-1078
3. Rouesse J, Le Chevalier T, Carde P, Spielmann M, Contesso G, Sarrazin D, Genin J (1986) Primary chemotherapy in locally advanced soft tissue sarcomas. Proc Am Soc Clin Oncol 5: 511
4. Schoenfeld DA et al. (1982) A comparison of adreomycin versus vincristin and adreamycin, and cyclophosphamid versus vincristine, actinomycin-D, and cyclophosphamide for advanced sarcoma. Cancer 50: 2757-2762
5. Suit HD et al (1985) Weichteilsarkome. Behandlung mit organerhaltender Chirurgie und Strahlentherapie. Münch Med Wochenschr 127: 14
6. Varini M (1985) Maligne Tumoren der Knochen und Weichteile. In: Brunner KW, Nagell GW (Hrsg) Internistische Krebstherapie. Springer, Berlin Heidelberg New York Tokyo

Priv.-Doz. Dr. med. G. Egghart
Urologische Universitätsklinik und Poliklinik
Prittwitzstr. 43
D-7900 Ulm

Maligner Priapismus

R. Bachor, H. G. Egghart und R. E. Hautmann

Ein Priapismus, der durch Metastasen oder kontinuierliches Einwachsen solider Tumoren in den Penis bedingt ist, wird als maligne bezeichnet [3, 5].

Kasuistiken

Patient 1: A. T., 56 Jahre

Vier Monate nach einer Tumornephrektomie wegen eines Hypernephroms trat ein metastasenbedingter Priapismus auf (Abb. 1). Bei starken Schmerzen erfolgte eine lokale Bestrahlung, die Gabe von Analgetika und Antiphlogistika. Wegen einer obstruktiven Miktionsstörung mußte eine Cystostomie gelegt werden.

Patient 2: S. H., 32 Jahre

Computertomographisch wurde ein kindskopfgroßer Tumor im kleinen Becken gefunden. Bei nicht radikaler Operabilität wurde postoperativ eine Chemotherapie angeschlossen. Histologisch handelte es sich um ein Rhabdomyosarkom, das durch eine ausgedehnte Metastasierung zu einem Priapismus führte. Wegen eines Harnverhaltens wurde ein suprapubischer Blasenkatheter gelegt.

Patient 3: B. Z., 77 Jahre

Ein halbes Jahr nach Cystektomie wegen eines Harnblasen-Carcinoms trat ein Priapismus auf. Es handelte sich um ein Lokalrezidiv mit Vorwachsen des Tumors in den Penis.

Penis-Metastasen solider Tumoren treten selten auf; noch seltener sind Tumor-Priapismen, die in ca. 40% der Penis-Metastasen vorliegen [3, 5, 6]. Penis-Metastasen gehen meist von Tumoren des Uro-

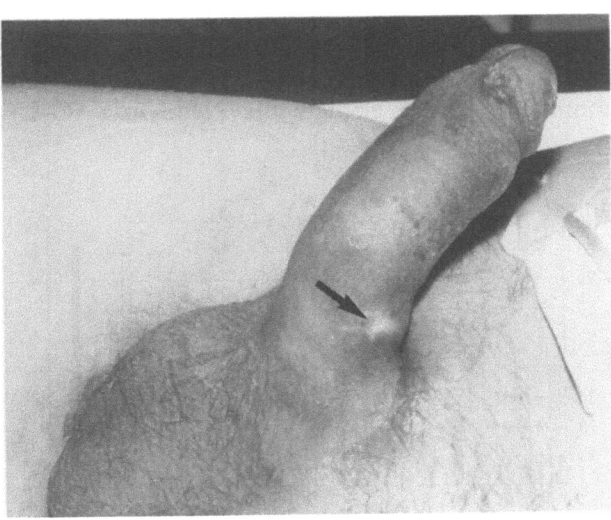

Abb. 1. Maligner Priapismus bei Hypernephrom, Haut-Metastase *(Pfeil)*

genitaltraktes, aber auch vom Rektosigmoid aus [5, 6]. Von 140 Penis-Metastasen lag bei 105 Patienten der Primär-Tumor im Urogenital-, bei 24 Patienten im Gastrointestinaltrakt [1].

Bei Hypernephromen sind Penis-Metastasen extrem selten [4]. Andere ungewöhnliche Primär-Tumoren finden sich in Pankreas, Leber, Lunge, Nasopharynx, in der Haut und im Knochen [5].

Die Diagnostik umfaßt die Ultraschall-Untersuchung des Penis und die Anfertigung eines Cavernosogramms [2]. Zur weiteren Diagnostik sollte bei Patienten mit einer malignen Erkrankung bei Auftreten eines Priapismus eine Biopsie durchgeführt werden [6]. Differentialdiagnostisch sind thrombotisch oder mechanisch bedingte Priapismen bei Leukosen oder Tumoren im kleinen Becken, Priapismen ohne maligne Erkrankung, primäre Penis-Carcinome, eine exzessive Induratio penis plastica oder eine Cavernitis auszuschließen [5]. Die therapeutischen Möglichkeiten sind sehr begrenzt. Neben der Gabe von Analgetika und der suprapubischen Harnableitung bei Miktionsstörungen kommen eine Excision der Metastase, eine Penisamputation, eine Bestrahlung oder Chemotherapie in Frage [1, 3, 5]. Die Lebenserwartung der meisten Patienten liegt unter einem Jahr [1, 4, 5, 6].

Literatur

1. Abeshouse BS, Abeshouse GA (1961) Metastatic tumors of the penis: A review of the literature and a report of two cases. J Urol 86: 99–112
2. Cherrie RJ, Brosman SA (1985) Case profile: priapism secondary to metastatic adenocarcinoma of rectum. Urology 26: 229–232
3. Krco MJ, Jacobs SL, Lawsoh RK (1984) Priapism due to solid malignancy. Urology 22: 264–266
4. Narayana AS, Kelly DG, Duff FA (1977) Malignant priapism. Br J Urol 49: 326
5. Robey EL, Schellhammer PF (1984) Four cases of metastases to the penis and a review of the literature. J Urol 132: 992–994
6. Witters S, Cornelissen M, Vereecken RL (1985) Malignant priapism. Eur Urol 11: 431–432

Dr. R. Bachor
Urologische Universitätsklinik
Prittwitzstr. 43
D-7900 Ulm

Behandlung des Plattenepithelkarzinoms des Penis unter spezieller Berücksichtigung des Lymphabflußgebietes

A. Schilling, A. Friesen, G. Schmid und A. Voigt

Zwischen Dezember 1977 und August 1987 wurden von uns 22 Patienten mit einem Plattenepithel-Carcinom des Penis behandelt.

Material und Methode

Nach einer routinemäßig durchgeführten Circumcision wurde eine Probebiopsie aus dem Tumor entnommen. Danach erfolgte die Neodym-YAG-Laserkoagulation der Laesion. Routinemäßig wurde nach Abstoßung der Nekrosen und Reepithelialisierung etwa 8 Wochen postoperativ eine Kontrollbiopsie entnommen.

Alle Patienten mit einer palpatorisch suspekten Inguinalregion wurden entweder einer Feinnadelpunktion (n=10) und/oder einer inguinalen Staging-Lymphadenektomie (n=4) und/oder einer pedalen Lymphographie (n=11) sowie einer computertomographischen Abklärung (n=12) zugeführt.

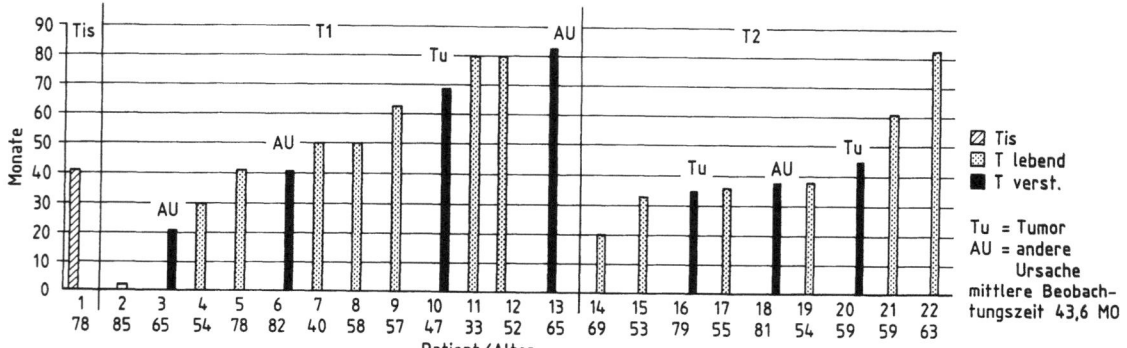

Abb. 1. Korrelation der Beobachtungszeit mit der T-Kategorie

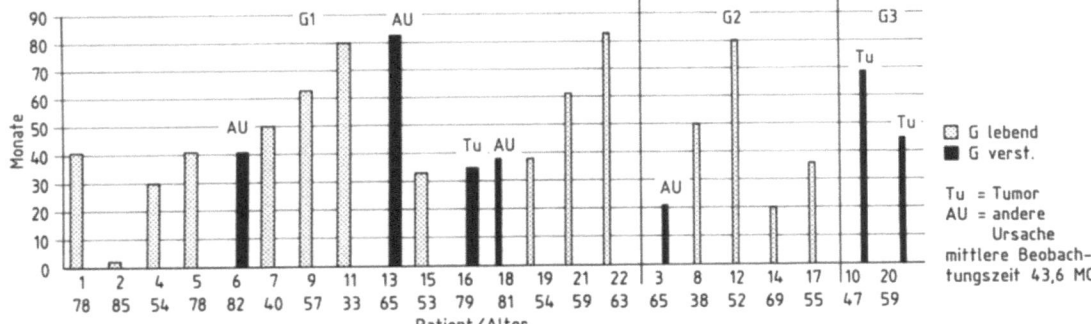

Abb. 2. Korrelation der Beobachtungszeit mit der G-Kategorie

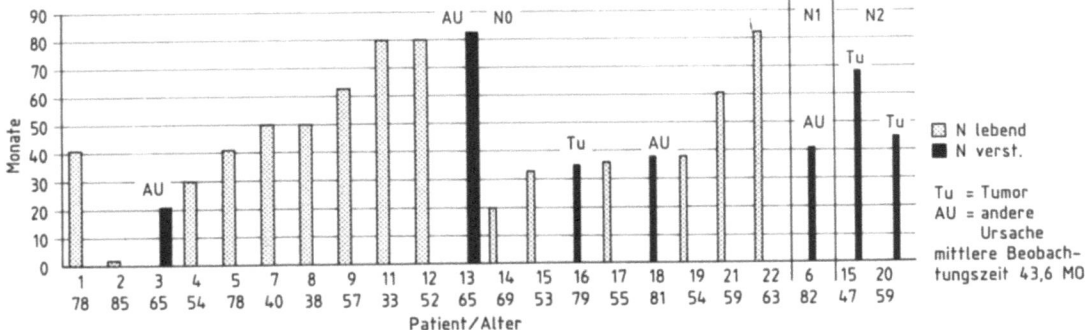

Abb. 3. Korrelation der Beobachtungszeit mit der N-Kategorie

An anatomischen Präparaten wurden Untersuchungen zum Lymphabflußgebiet des Penis unter Vergleich mit aus der Literatur bekannten Daten vorgenommen.

Ergebnisse

1. Das kosmetische und funktionelle Resultat ist nach Neodym-YAG-Laser-Tumorkoagulation zufriedenstellend. Von 11 befragten Patienten konnten 9 weiterhin uneingeschränkt sexuell aktiv sein. In keinem Fall konnte in der 8 Wochen postoperativ entnommenen Kontrollbiopsie Tumorgewebe nachgewiesen werden.
2. Zur Staging-Diagnostik:
   Mit der Feinnadelbiopsie und der inguinalen Staging-Lymphadenektomie konnten bei 3 Patienten positive Lymphknoten nachgewiesen werden (Patient Nr. 10; T 1, G 3; Patient Nr. 6, T 1, G 1; Patient Nr. 20, T 2, G 3). Bei einem Patienten (Patient Nr. 10, T 1, N 2, G 3) trat postoperativ ein Lymphödem im Bereich des linken Beines auf. Bei diesem Patienten wurden computertomographisch iliakale, paraaortale und mediastinale Metastasen gesichert. Von 4 lymphographisch verdächtigen Lymphknotenbefunden (iliaca externa-Gebiet) waren 3 sowohl inguinal als auch iliacal bioptisch positiv. Bei einem Patienten war der Befund falsch positiv.
3. Die Korrelation der Beobachtungszeit mit der T- N- und G-Kategorie ist in Abb. 1-3 dargestellt.

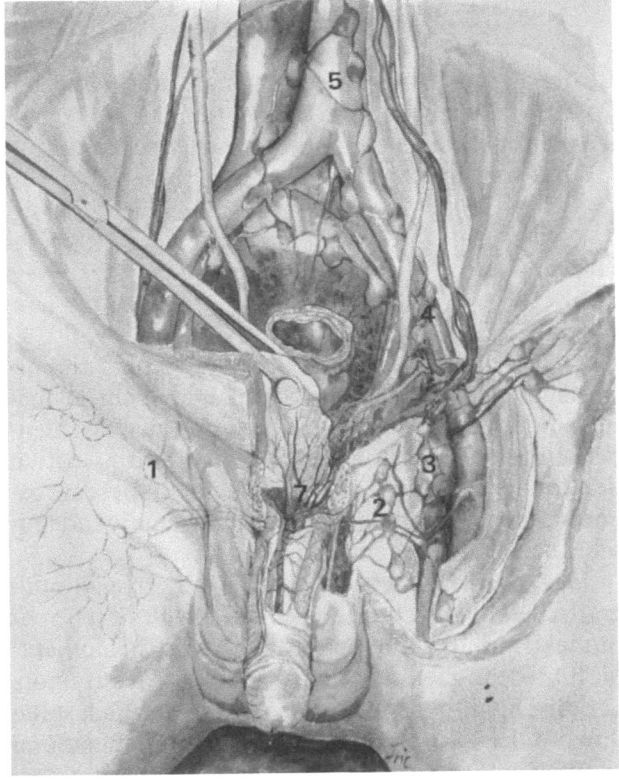

Abb. 4. Lymphabflußgebiet des Penis. *1* Sentinel-Lymphknoten (Cabanas); *2* Nodi lymphatici inguinales superficiales; *3* Nodi lymphatici inguinales profundi; *4* Nodi ymphatici iliaci externi; *5* Nodi lymphatici prae- et paraaortici; *6* Nodus lymphaticus praepubicus; *7* Prävesikaler Lymphplexus; *8* Hauptabflußbahn der Prostata

4. Die sorgfältige Studie des Lymphabflußgebietes (Abb. 4) zeigt, daß die Regio inguinalis übersprungen werden kann.

Diskussion und Schlußfolgerung

Von verschiedenen Arbeitsgruppen wird von der Effektivität einer ausgedehnten inguinalen Lymphadenektomie berichtet [1, 2, 3]. Angesichts der Kenntnis der Lymphabflußwege (s. Abb. 4) scheint uns die alleinige Biopsie des Cabanaschen Lymphknotens nicht zulässig. Allerdings ist die inguinale Lymphadenektomie mit einer Komplikationsrate bis zu 82% behaftet [4]. Bei Ausräumung in kurativer Absicht scheint uns sowohl die inguinale als auch zusätzlich die iliacale Lymphadenektomie notwendig.

Dies scheint uns bei T 1, G 1-Carcinomen angesichts unserer guten Ergebnisse bei reiner lokaler Behandlung und der hohen Komplikationsrate nicht gerechtfertigt. Bei niederdifferenzierten T 1-Tumoren sowie fortgeschritteneren Stadien halten wir heute allerdings eine abwartende Haltung als zu risikoreich.

Literatur

Fraley et al (1985) Cancer of the penis prognosis and treatment plans. Cancer 55: 1618–1624

Grabstald et al (1980) Controversias concerning lymph node dissertation for cancer of the Penis. Urol Clin North Am 7: 793–799

Johnson et al (1984) Complications of groin dissertation in penile cancer, Experience with lymphadenectomies. Urology 24: 312–324

Dr. med. A. Schilling
Chefarzt d. Abteilung f. Urologie
Städt. Krankenhaus München-Bogenhausen
Englschalkinger Str. 77
D-8000 München 81

Zusammenfassung der Postersitzung 3: Der metastasierte Hodentumor/Probleme der Palliativtherapie urologischer Tumoren

W. Jellinghaus

In der Postersitzung wurden von 18 angemeldeten Postern 17 demonstriert. Hodentumoren (11), primär retroperitoneale Tumoren sowie Beckensarkom (3) und sonstiges (3).

Hodentumoren

Derouet und Mitarbeiter zeigten den Wert von CT-Untersuchungen am Hoden zur Bewertung tumorverdächtiger Hodenindurationen und nicht tastbarer Hodentumoren. Unter Beachtung der Strahlenbelastung und der hohen Sensitivität und Spezifität der Sonografie wurde in der Diskussion diesem diagnostischen Verfahren überwiegend eine akademische Bedeutung zugemessen.

Jaeger und Dewes berichteten über kernspintomografische Untersuchungen bei Patienten mit retroperitonealem Bulky-Tumor vor und nach Chemotherapie mit dem Ziel, aus dem Signal des Resttumors auf die Dignität schließen zu können. Letztlich sollte durch solche Informationen eine Überbehandlung vermieden werden. Änderungen der Relaxationszeiten unter Chemotherapie waren vorhanden, ihr Aussagewert bedarf jedoch weiterer Abklärung.

Dieckmann und Mitarbeiter, Berlin, sowie Kratzik und Mitarbeiter, Wien, demonstrierten HLA-Typisierung beim Seminom zur Frage der Tumorgenese bzw. beim metastasierten nicht seminomatösen Hodentumor um weitere Marker zu erhalten, die bei der Wait and See Strategie das Risiko besser erfassen würden. Wegen der kontroversen Ergebnisse auch im Vergleich zur Literatur, waren Aussagen mit den vorliegenden Ergebnissen nicht möglich.

Ringert und Mitarbeiter fanden bei Samenstrangnachresektionen nach skrotaler Semikastration wegen Hodentumoren in 2 von 12 Fällen noch Residualtumor. Bei „kontaminiertem" Skrotum und bei tastbarer Resistenz in der Leiste oder im Skrotum empfehlen sie eine inguinale Lymphknotendissektion mit Hemiskrotektomie.

Dieckmann und Mitarbeiter fanden bei 13 von 21 Patienten mit Primärsymptomatik durch die Metastasen eines Hodentumors einen palpablen Tumor am Hoden, ein Hinweis auf die Bedeutung der Hodenpalpation.

Von Ahlen und Mitarbeiter berichteten über die infauste Prognose von 10 Patienten mit Hirnmetastasen bei Hodentumoren. Da in allen Fällen auch Lungenmetastasen vorlagen, wurde diskutiert, ob in diesem Stadium immer ein Schädel-CT erforderlich sei. In der allgemeinen Diskussion wurde ein CT jedoch erst bei Vorliegen von neurologischen Symptomen befürwortet.

Jung und Mitarbeiter beschrieben 10 Fälle mit Leydigzelltumoren ohne Malignitätszeichen.

Thon und Mitarbeiter belegten an einer kleinen Fallzahl eine hohe Versagerquote bei Surveillance-

Therapie beim nicht-seminomatösen Hodentumor im klinischen Stadium I und begründeten dies mit der besonderen Situation eines Bundeswehrkrankenhauses.

Ulshöfer und Mitarbeiter propagierten auch im klinischen Hodentumor-Stadium II A und II B eine Chemotherapie mit Verzicht auf die RLA. Die Diskussion spitzte sich auf die vergleichende Morbidität der RLA und Chemotherapie zu. Die Mehrheit der Diskutanten empfahl eine Chemotherapie erst nach dem histologischen Nachweis von Metastasen mit Hilfe der RLA.

Schaefer und Brühl machten Klinik, Diagnostik und Therapie seltener retroperitonealer Tumoren deutlich. In der allgemeinen Diskussion wurden vor allem die Tumormarker zur Abklärung dieser Fälle hervorgehoben.

Studer und Mitarbeiter vermuten, daß primäre extragonadale Keimzell-Tumoren nur im Mediastinum vorkommen. In allen Fällen mit vermeintlichem primären Befall des Retroperitoneums ließ sich die testikuläre Aetiologie belegen.

Ringert und Mitarbeiter berichteten über eine Kombinationstherapie von sacrococcygealen Teratokarzinomen bei 4 Mädchen mit guten Erfolgen nach vorausgegangener Chemotherapie und

Egghardt und Mitarbeiter zeigten Möglichkeiten und Grenzen der Chirurgie des Beckenkarzinoms.

Kazoń und Kalbarczyk, Warschau, zeigten einen Fall zur Regeneration des Ureters und

Bachor und Mitarbeiter bestätigten die infauste Prognose bei Tumormetastasen in den Corpora cavernosa mit malignem Priapismus.

Schilling und Mitarbeiter zeigten anhand von 12 Fällen mit Plattenepithel-Karzinom des Penis, daß die primäre lymphogene Aussaat auch unter Umgehung der inguinalen Station direkt in die pelvinen Lymphknoten erfolgen kann.

Insgesamt zeigt die Postersitzung, daß man bemüht ist, das Risiko der Tumoren durch Markersubstanzen besser zu qualifizieren, um eine Übertherapie zu vermeiden und um die therapiebedingte Morbidität weiter zu senken.

Prof. Dr. med. W. Jellinghaus
Urologische Klinik des
Stadtkrankenhauses Worms
Gabriel-von-Seidl-Str. 31
D-6520 Worms

Postersitzung 4: Das metastasierte Nierenzellkarzinom

Retrospektive Definition von Risikofaktoren beim hypernephroiden Nierenkarzinom

H.-E. Mellin, V. Häger, St. Peter und R. Ackermann

Einleitung

In begrenzten klinischen Studien wurde gezeigt, daß die Proliferation fortgeschrittener hypernephroider Nierenkarzinome durch verschiedene Verfahren der „biological response modification" beeinflußt werden kann.

Bei erheblicher Toxizität hat diese Therapie nur Erfolg, wenn die Tumormasse gering ist. Voraussetzung für ein solches Behandlungsverfahren ist deshalb die Identifizierung der Patienten, für die die Therapie von Vorteil ist.

Grundsätzlich handelt es sich um Patienten, die nach der Tumornephrektomie keine klinisch erfaßbare oder nur eine geringe residuelle Tumormasse aufweisen, bei denen aber auf Grund von Risikofaktoren mit einer späteren Tumorprogression zu rechnen ist.

Methodik

In die retrospektive Untersuchung wurden 67 Patienten im Alter zwischen 28 J. und 84 J. (Durchschnittsalter 62 J.) aufgenommen, die in den Jahren von 1983 bis Juli 1987 an der Urologischen Universitätsklinik Düsseldorf wegen eines Nierenkarzinoms behandelt wurden. Zum präoperativen Staging gehörte neben einem Ausscheidungsurogramm ein Computertomogramm des Abdomens sowie eine Röntgenuntersuchung der Thoraxorgane. Die Therapie bestand bei allen Patienten in einer transperitonealen Tumornephrektomie, die eine Adrenalektomie mit regionaler Lymphknoten-Dissektion einschloß. Das Stadium der Erkrankung wurde mit dem klinischen Stadium, der Lokalisation des Primärtumors, der lokalen Ausbreitung des Tumors, der regionalen Lymphknotenmetastasierung sowie der Histologie korreliert.

Von den 67 Patienten der retrospektiven Studie waren 3 in der postoperativen Phase verstorben, die übrigen Patienten überlebten zwischen 4 Wochen und mehr als 44 Monaten.

Die durchschnittliche Nachbeobachtungszeit für alle Patienten betrug 16 Monate.

Diskussion

Mit 32 Patienten befanden sich zum Zeitpunkt der Operation knapp die Hälfte der 67 Nachuntersuchten im klinischen Stadium I, der Tumor war also auf das Nierenparenchym beschränkt. Aus dieser Gruppe sind nach einer durchschnittlichen Nachbeobachtungszeit von 16 Monaten 5 Patienten verstorben, 27 sind ohne Nachweis für eine Progression. Im Gegensatz dazu hatten 35 Patienten ein fortgeschrittenes Tumorstadium. Von diesen sind bereits 18 verstorben. Wie sich zeigte, beeinträchtigen eine Entdifferenzierung des Tumors, Infiltrationen in Venen des Nierenparenchyms, in das Nierenbeckenkelchsystem oder Einbruch des Tumors in Capsula fibrosa und perirenales Fettgewebe oder Metastasen in regionären Lymphknoten die Prognose des Krankheitsverlaufs.

In vorliegender Untersuchung fällt auf, daß nur zwei Patienten dem klinischen Stadium II zugeordnet werden konnten. Dies kann dadurch erklärt werden, daß bei etwa der Hälfte der Patienten ein Tumorprogress in mehreren Risikofaktoren dokumentiert wurde. Die Summe dieser Faktoren ist sicherlich auch für die schlechte Prognose verantwortlich.

Bei allen Patienten wurde eine radikale Tumornephrektomie durchgeführt. Da sich eine Progression in der Regel in Fernmetastasen, nicht aber in einem lokalen Rezidiv darstellte, muß bei vielen Patienten mit einem lokal fortgeschrittenen Nierenkarzinom zum Zeitpunkt der Nephrektomie schon eine mit heutigen Methoden nicht nachweisbare Mikro-Metastasierung vorgelegen haben. Nach unserer Untersuchung stellen insbesondere Tumorinfiltrationen in Nierenvenen, Nierenkapsel und perirenales Fettgewebe, Einbruch des Tumors in das Nierenbeckenkelchsystem oder Entdifferenzierung des Tumors Faktoren dar, die schon zu einer okkulten

Metastasierung geführt haben könnten. Da nur die Hälfte dieser Patienten mit einem solchen lokal fortgeschrittenen Nierenkarzinom zwei Jahre überlebten, sollte bei diesen Patienten eine adjuvante Therapie wie ein Verfahren der „biological response modification" erwogen werden. Diese Patienten dürften von einer solchen Therapie den größten Nutzen haben.

Dr. H.-E. Mellin
Urologische Universitätsklinik
Moorenstr. 5
D-4000 Düsseldorf

Nierenzellkarzinome mit venösen Tumorthromben

J. Vogel, D. Molitor und W.-D. Miersch

Fragestellung und Einleitung

Die mittlerweile routinemäßig durchgeführte Ultraschalluntersuchung des Abdomen erfaßt zunehmend niedrige Tumorstadien (T1/T2) und gibt auch mit zunehmend breiterer Anwendung der Kernspintomographie Anlaß zu der Hoffnung, daß weit fortgeschrittene Nierentumoren seltener werden. Bereits 1972 hat Skinner darauf hingewiesen, daß in seinem Krankengut die Ausdehnung der Nierenzellkarzinome in die Vena renalis oder Vena cava eine Bedeutung für die Prognose dieses Tumorleidens hat [1-5]. Die daraus resultierte Forderung nach einem radikalen chirurgischen Vorgehen bleibt nach wie vor umstritten.

Material und Methoden

Aus dem zahlreichen Untersuchungsmaterial von Nierenzellkarzinomen konnten in den letzten 15 Jahren 33 Fälle mit venösen Tumorthromben in den großen Venen untersucht werden. Die Tumoren wurden nach den allgemeinen Richtlinien in die Differenzierungsgrade I-III eingeteilt und nach den Richtlinien der UICC den Stadien zugeordnet. Dabei wurde die Einteilung die V1- und V2-Stadien beibehalten, obwohl in der Zwischenzeit in der gültigen TNM-Klassifikation der Veneneinbruch dem T3-Stadium zugeordnet wird. Unter Anwendung verschiedener Spezialfärbungen wurde die Thrombusbeschaffenheit, die Thrombusoberfläche, das Verhalten der Tumorthromben zur Gefäßwand und der Zustand der Gefäßwand analysiert.

Ergebnisse und Diskussion

Der größere Anteil der Tumorthromben besteht überwiegend aus Tumorgewebe (Abb. 1a), in einem Drittel liegen aus Blutbestandteilen und Tumorgewebe gemischte Thromben vor (Abb. 1b). Tumorgewebe in der Vena renalis und Vena cava inferior zeigt keinen Unterschied in seiner histologischen Beschaffenheit. Sog. gemischte Tumorthromben liegen gehäuft bei Patienten mit Metastasen vor. Dagegen überwiegen aus Tumorgewebe bestehende Thromben bei den Patienten, bei denen keine Metastasen beobachtet werden konnten. Gemischte Thromben haben häufig unregelmäßige und z.T.

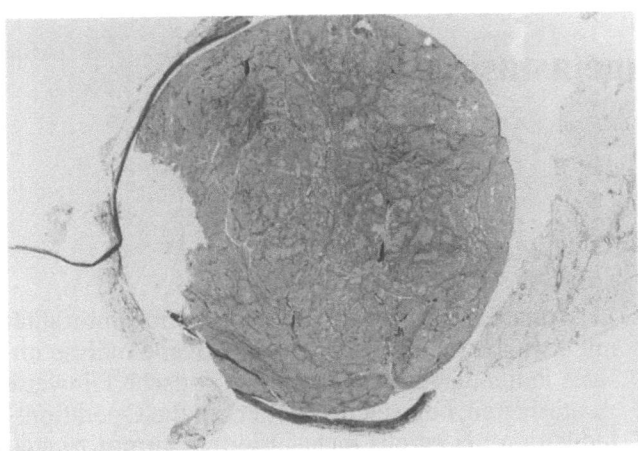

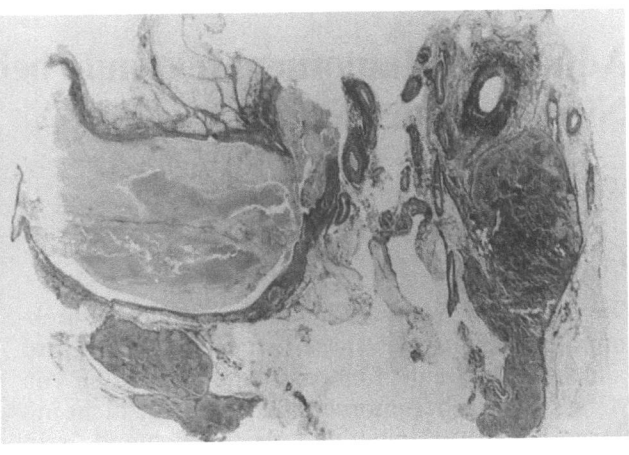

Abb. 1. a Querschnitt durch eine deutlich erweiterte zartwandige Vene mit einem locker im Lumen liegenden, oberflächlich endothelialisierten Tumorthrombus.

b Längsschnitt durch die Vena renalis mit einem herdförmig wandadhärenten und teilweise oberflächlich endothelialisierten, gemischten Tumorthrombus

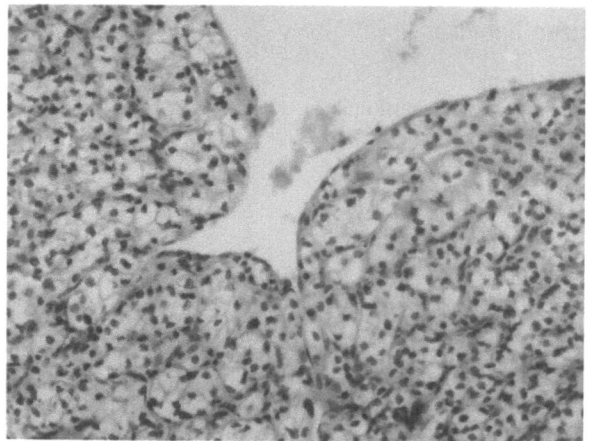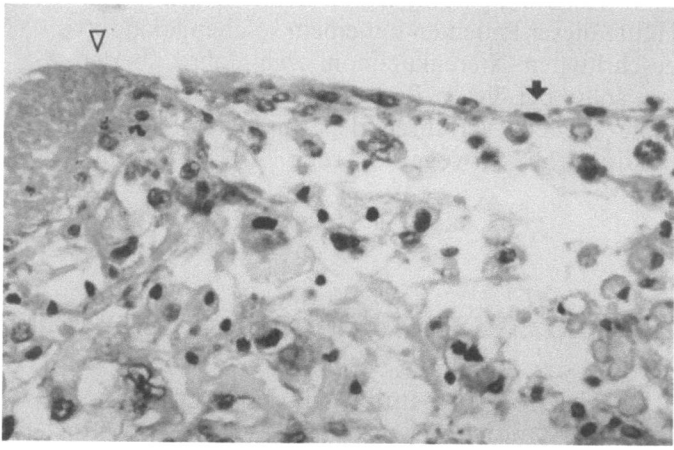

Abb. 2. a Ausschnitt von der Oberfläche eines reinen Tumorthrombus mit bedeckendem Endothel.

b Ausschnitt aus einem Randbezirk eines gemischten Thrombus mit teilweise bedeckendem Endothel (↓) und teils unregelmäßiger von Fibrin und Detritus bedeckter Oberfläche (▽)

nicht endothelialisierte, herdförmig nekrotische Oberflächen, von denen leicht eine Absiedlung denkbar ist (Abb. 2b). Die Thromben in der Vena renalis sind, offenbar bedingt durch das kleinere Gefäßkaliber, häufiger wandadhärent als die Thromben in der Vena cava inferior. Im Vordergrund der morphologischen Untersuchungen an Tumorthromben steht die Endothelialisierung der Tumorthrombusoberfläche (Abb. 2a). Unter Anwendung eines spezifischen Antikörpers gegen Gefäßendothel konnte belegt werden, daß es sich an der Thrombusoberfläche tatsächlich um Endothel und nicht um Fibroblasten handelt. Besonders bei reinen Geschwulstthromben ist die Endothelialisierung deutlich ausgebildet. Damit ist offenbar ein weitgehender Schutz vor Ablösung von Tumoranteilen und damit vor der Metastasierung gegeben. Die Klinik bestätigt diese Annahme. Im Vergleich der Kollektive ohne und mit Tumorthromben ist in den V-Stadien keine häufigere Metastasierung im eigenen Krankengut nachzuweisen.

Literatur

1. Skinner DG, Colvin RB, Vermillion CD, Pfister RC, Leadbetter W (1971) Diagnosis and management of renal carcinoma, a clinical and pathologic study of 309 cases. Cancer 28: 1165–1177
2. Skinner DG, Pfister RC, Colvin R (1972) Extension of renal cell carcinoma into the vena cava: The rationale for aggressive surgical management. J Urol 107: 711–716
3. Cox EE, Lacy SS, Montgomery WG, Boyce WH (1970) Renal adenocarcinoma. J Urol 104: 53–61
4. Scheftt P, Novick AC, Straffon RA, Stewart BH (1978) Surgery for renal cell carcinoma extending into the inferior vena cava. J Urol 120: 28–31
5. Smith RB (1981) Long-term survival of a vena cava recurrence of renal cell carcinoma. J Urol 125: 575–578

Priv.-Doz. Dr. med. J. Vogel
Pathologisches Institut der Universität
Sigmund-Freud-Str. 25
D-5300 Bonn 1

Adjunktive Tumornephrektomie bei metastasierenden Nierenzellkarzinomen

W. F. Thon, A. Köhler und J. E. Altwein

Die Indikation zu einer adjunktiven Tumornephrektomie bei bereits metastasiertem Nierentumor wird kontrovers beurteilt. Eine spontane Regression von Metastasen nach Tumornephrektomie, die nicht mit einer Lebensverlängerung gleichbedeutend sein muß, ist in unter 1% zu erwarten [2]. Die durchschnittliche Überlebenszeit der Patienten wird mit und ohne Tumornephrektomie mit weniger als 12 Monaten angegeben, die Operationsmortalität mit etwa 5% [5]. Ziel der retrospektiven Analyse unseres Patientengutes war es, prognostische Hinweise zu erarbeiten, bei welchen Patienten die Operationsindikation bei bereits metastasiertem Tumor zu stellen ist, abgesehen zur Kontrolle lokaler Symptome und aus psychologischen Gründen.

Von 1981 bis 1986 wurden 120 radikale Tumornephrektomien in unserer Abteilung durchgeführt. 25 (21%) Patienten im Alter von 39 bis 76 Jahren (Durchschnittsalter 58 Jahre) mit Karnofsky-Index >50 wurden trotz präoperativ szintigraphisch oder röntgenologisch nachgewiesener Metastasierung adjunktiv tumornephrektomiert. In 15 Fällen wurde ein G_2, in 10 Fällen ein G_{3-4} hypernephroides Nierenzellkarzinom histologisch diagnostiziert. Bei 21 der 25 Patienten war eine lymphogene Metastasierung nachzuweisen. 10 Patienten hatten lediglich Lymphknotenfiliae, 7 Lungenfiliae, 3 Knochenfiliae und 5 multiplen Organbefall. 6 Patienten hatten einen pT_2, 15 einen pT_3 und 4 einen pT_4 Tumor. Kein Patient mit bereits metastasierendem Hypernephrom verstarb an den Folgen des operativen Eingriffs.

1 Jahr nach adjunktiver Nephrektomie waren bereits 17 Patienten (68%), 2 Jahre postoperativ 22 Patienten (88%) an ihrer Tumorerkrankung verstorben. Die mittlere Überlebenszeit betrug 9,8 Monate, bei Lungenmetastasen 5,5 Monate und bei Knochenfiliae 10,1 Monate. Es fanden sich signifikante Unterschiede der Überlebensraten (Wilcoxsen-Test, Alpha = 0,02) in Abhängigkeit vom pT-Stadium und Tumorgrading. Es fand sich eine signifikant längere Überlebenszeit der nur lymphogen metastasierten Nierenzellkarzinome gegenüber Tumoren mit Organmetastasen.

Nach unseren Ergebnissen sehen wir eine Indikation zur radikalen Tumornephrektomie bei bereits metastasiertem Nierenzellkarzinom:

a) zur Kontrolle lokaler Symptome (alternativ Tumorembolisation),
b) aus psychologischen Gründen,
c) bei computertomographisch noch auf die Niere begrenztem Tumor ($<T_3$), aspirationsbioptisch diagnostiziertem Tumorgrading $<G_3$ und zytophotometrisch diploidem oder fast diploidem DNA-Gehalt [3, 4],
d) im Rahmen kontrollierter prospektiver adjuvanter Therapie-Studien.

Literatur

1. Golimbu M, Al-Askari S, Tessler A, Morales P (1986) Aggressive treatment of metastatic renal cancer. J Urol 136: 805–807
2. Kavoussi LR, Levine SR, Kadmon D, Fair WR (1986) Regression of metastatic renal cell carcinoma: a case report and literature review. J Urol 135: 1005–1007
3. Kiser GC, Totonchy M, Barry JM (1986) Needle tract seeding after percutaneous renal adenocarcinoma aspiration. J Urol 136: 1292–1293
4. Ljungberg B, Stenling R, Roos G (1986) Prognostic value of deoxyribonucleic acid content in metastatic renal cell carcinoma. J Urol 136: 801–804
5. Montie JE, Stewart BH, Straffon RA, Banowsky LHW, Hewitt CB, Montague DK (1977) The role of adjunctive nephrectomy in patients with metastatic renal cell carcinoma. J Urol 117: 272–275

Dr. med. W. F. Thon
Urologische Abteilung
Bundeswehrkrankenhaus Ulm
Oberer Eselsberg 40
D-7900 Ulm

Das primär fernmetastasierte Nierenzellkarzinom

W. Kramer, Chr. Fürstenau, K. Burk und D. Jonas

Die Resektion sekundär auftretender Solitärmetastasen bei Patienten mit Nierenzellkarzinom erscheint allgemein akzeptiert. Wäre die primär bei Diagnosestellung vorhandene solitäre Metastase bei Patienten mit Nierenzellkarzinom als prognostisch günstiger zu beurteilen, als die primär multiple Metastasierung und wäre somit ihre Resektion zur Lebensverlängerung evtl. sinnvoll?

In der Zeit vom 15.7.1969 bis zum 30.10.1985 wurden in der Urologischen Klinik und Poliklinik des Klinikums Steglitz, Berlin, 383 Patienten mit einem Nierenzellkarzinom (RCC) behandelt. 367 Patienten (95,8%) waren für eine retrospektive Analyse auswertbar.

Im Sinne der Fragestellung waren 168 Patienten auswertbar.

Die Krankheitsstadien wurden anhand des histopathologischen, computertomographischen, skelettszintigraphischen und intraoperativen Befundes festgelegt und nach Robson klassifiziert.

Zum Zeitpunkt der Diagnosestellung hatten 87 Patienten mit Nierenzellkarzinom Fernmetastasen (23,7%). Eine primäre multiple Metastasierung wurde bei 17,2% der Patienten festgestellt; nur 6,5% der 367 retrospektiv auswertbaren Patienten aus einem Zeitraum von 16 Jahren wiesen eine im Rahmen der Fragestellung interessierende primäre solitäre Fernmetastasierung auf.

Der Vergleich der kumulativen Jahresüberlebensraten von Patienten mit fortgeschrittenem RCC ohne (M_0; Robson III) und mit (M_1; Robson IV) Metastasen veranschaulicht den negativen Einfluß von Metastasen auf die Lebenserwartung: M_0 versus M_1; 1 JÜR 83% versus 46%, 5 JÜR 42% versus 14%, 10 JÜR 17% versus 4% (Abb. 1).

Der Vergleich der kumulativen JÜR von Patienten mit primären solitären Fernmetastasen versus solchen mit primären multiplen Metastasen zeigt keinen signifikanten Unterschied in der generell schlechten Prognose. Somit könnte die klinisch dia-

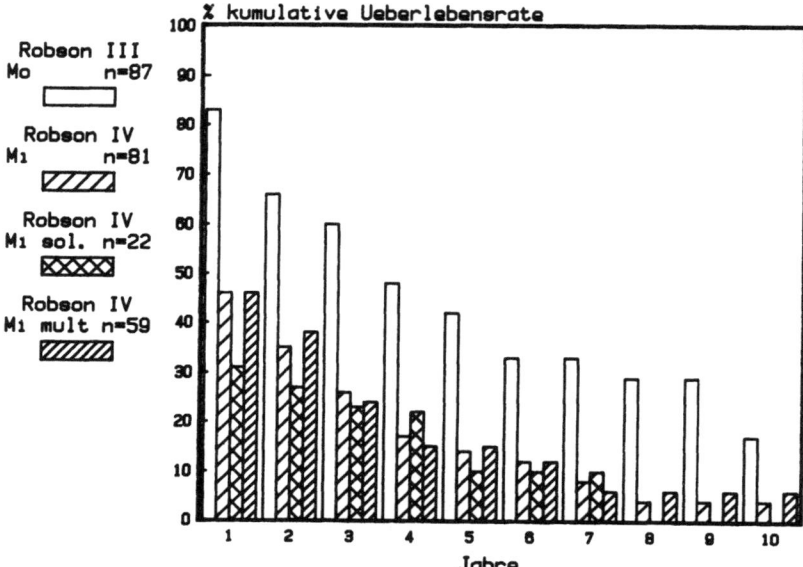

Abb. 1. Nierenzellkarzinom in fortgeschrittenem Stadium

gnostizierte Solitärmetastase der Spitze eines Eisbergs entsprechen, d. h. die klinisch initial unentdeckt gebliebene Anzahl von Mikrometastasen bestimmt den weiteren Krankheitsverlauf. Als Ausdruck einer dissiminierten Erkrankung mag die operative Entfernung der primären solitären Fernmetastase aufgrund der retrospektiven Daten für das weitere Überleben bedeutungslos sein. Ihr Wert kann letztlich allerdings nur in einer langfristigen prospektiven Studie bestimmt werden.

Dennoch ist eine Resektion der primären Solitärmetastase bei Patienten mit fortgeschrittenem RCC nicht nur bei Beschwerden zu erwägen. Auch die palliative lumbale Tumornephrektomie wird in unserer Klinik stets angestrebt, um dem Patienten eine zu erwartende Verschlechterung der Lebensqualität (Haematurie, Tumorzerfall, Koliken, lokale Raumforderung) zu ersparen und die Tumormasse vor einer adjuvanten Therapie zu reduzieren.

Dr. med. W. Kramer
Urologische Abteilung, Z. Chir.
Klinikum der J. W. Goethe Universität
Theodor-Stern-Kai 7
D-6000 Frankfurt 70

Therapie solitärer ipsi- und contralateraler Nebennierenmetastasen beim Nierenzellkarzinom

G. Riedasch, T. Kälble, K. Möhring und L. Röhl

Metastasen des Nierenzellkarzinoms in die ipsilaterale Nebenniere werden bei der radikalen Tumornephrektomie in 2,7–10 Prozent [2], bei Sektionen in 6–23 Prozent gefunden [1, 5]. Über isolierte Metastasen in die contralaterale Nebenniere wird nur in Einzelfällen berichtet [3, 4, 6]. Bei Sektionen wurden solitäre Metastasen in die contralaterale Nebenniere nur in 0,7 Prozent aller Fälle, bei multiplem Organbefall jedoch in bis zu 11,5 Prozent beobachtet [5]. Die routinemäßige Entfernung der ipsilateralen Nebenniere im Rahmen der radikalen Tumornephrektomie ist folglich nicht unproblematisch.

Patientengut und Methodik

Zwischen 1982 und 1986 wurden in der Urologischen Universitätsklinik Heidelberg bei 210 Patienten (Alter: 39–82 Jahre) radikale Tumornephrektomien einschließlich Entfernung der ipsilateralen Nebenniere durchgeführt. Im gleichen Zeitraum erfolgte bei 42 Patienten (Alter: 43–78 Jahre) die alleinige Entfernung der tumorbefallenen Nebenniere. Bei allen Patienten war vor dem Eingriff eine Angiographie und/oder eine Computertomographie sowie eine sonographische Untersuchung der Oberbauchorgane durchgeführt worden. Nach dem operativen Eingriff wurden alle Patienten in einem Tumornachsorgeprogramm in ¼-jährlichen Abständen auf Spätmetastasen untersucht.

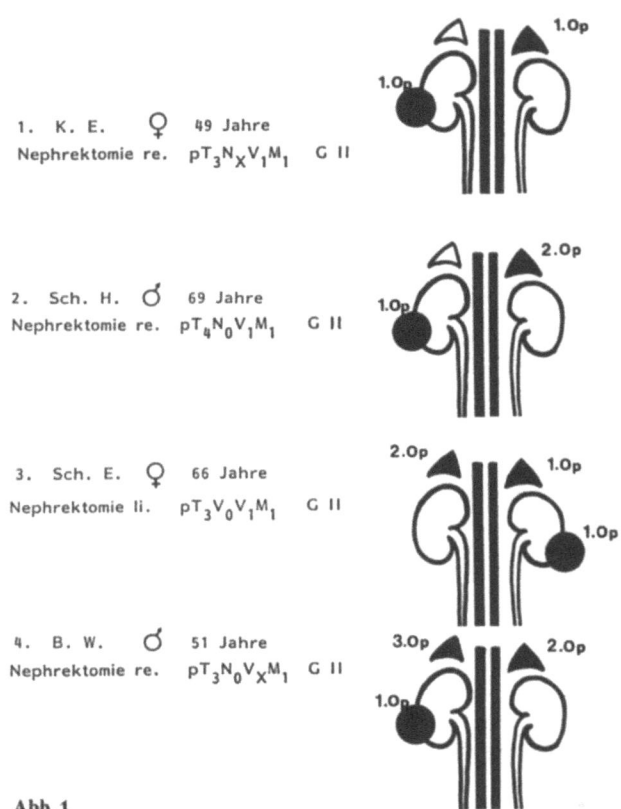

1. K. E. ♀ 49 Jahre
Nephrektomie re. $pT_3N_XV_1M_1$ G II

2. Sch. H. ♂ 69 Jahre
Nephrektomie re. $pT_4N_0V_1M_1$ G II

3. Sch. E. ♀ 66 Jahre
Nephrektomie li. $pT_3V_0V_1M_1$ G II

4. B. W. ♂ 51 Jahre
Nephrektomie re. $pT_3N_0V_XM_1$ G II

Abb. 1

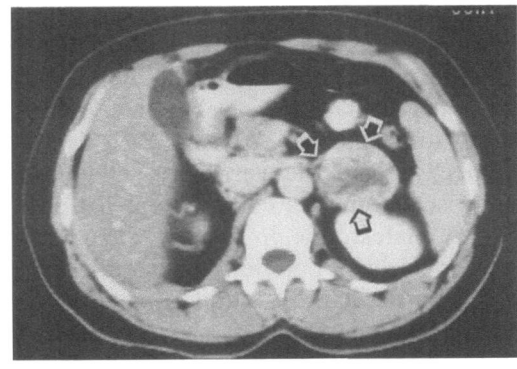

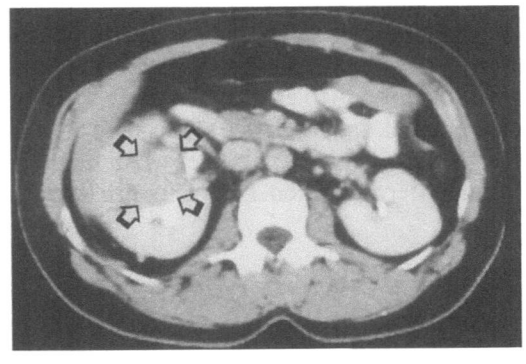

Abb. 2. Computertomogramm eines Nierencarcinoms rechts *(untere Bildhälfte)* und contralaterale Nebennierenmetastasierung links *(obere Bildhälfte)*

Ergebnisse

Bei den 210 radikalen Tumornephrektomien wurden gleichzeitig 8 (3,8 Prozent) ipsilaterale Nebennierenmetastasen des bekannten Nierenzellkarzinoms entfernt. Bei einem dieser 8 Patienten mußte wegen einer Spätmetastase 21 Monate nach der Tumornephrektomie die contralaterale Nebenniere entfernt werden (Abb. 1, Fall 3). Unter den 42 Patienten, bei denen auf eine ipsilaterale Adrenalektomie verzichtet wurde, traten bei 2 Patienten Metastasen in die contralaterale Nebenniere auf, die konsekutiv entfernt wurden (Fall 2 und 4). Im Fall 4 mußte in einer dritten Operation auch die ipsilaterale Nebenniere wegen einer Spätmetastase exstirpiert werden. Nur in einem Fall wurde die intakte ipsilaterale Nebenniere nach Tumornephrektomie belassen und gleichzeitig die metastatisch befallene Nebenniere der Gegenseite mitentfernt (Fall 1).

Diskussion

Die radikale Tumornephrektomie unter Mitnahme der ipsilateralen Nebenniere ist die Therapie der Wahl, auch wenn die Inzidenz des metastatischen Befalls der Nebenniere unter 5 Prozent liegt. Bei Simultanbefall der contralateralen Nebenniere und der Möglichkeit des sukzedanen Befalls der gegenseitigen Nebenniere stellt sich die Frage, ob die gleichzeitige ipsilaterale Adrenalektomie in jedem Fall gerechtfertigt ist.

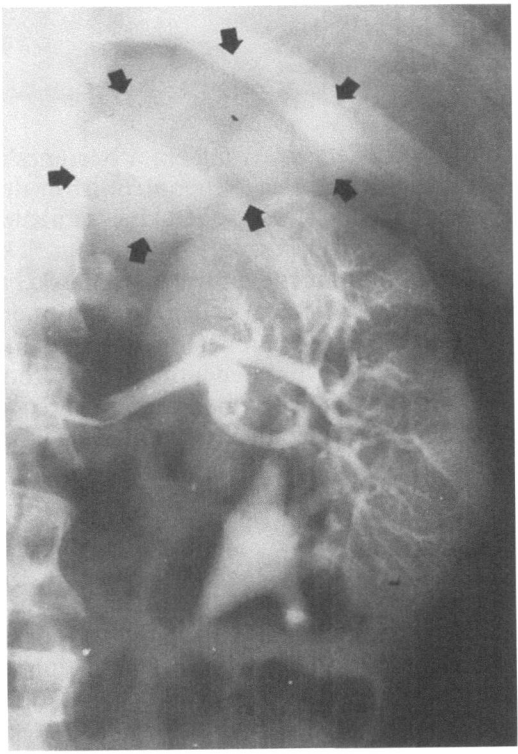

Abb. 3. Selektive Angiographie der linken Niere mit einer Nebennierenmetastase eines contralateralen Nierenzellcarcinoms (Fall 1)

Durch eine gezielte Diagnostik mittels Computertomogramm und Angiographie ließ sich lediglich in einem Fall die contralaterale Nebennierenmetastase und Dignität der ipsilateralen Nebenniere vor der Tumornephrektomie sichern (Abb. 2, 3). In den anderen 3 Fällen machte die verzögerte Diagnostik bzw. Spätmetastasierung der contralateralen Nebenniere eine Adrenalektomie in zweiter Sitzung, im Fall 3 sogar eine dritte Operation (ipsilaterale Adrenalektomie) erforderlich. Die hohe Inzidenz von ipsilateralen Nebennierenmetastasen in unserem Krankengut (3,8 Prozent) bzw. die Tatsache, daß lediglich 2 von 4 Patienten mit verspäteter Metastasierung der contralateralen Nebenniere durch primäres Belassen der ipsilateralen Nebenniere eine Cortisonsubstitutionstherapie erspart werden konnte, ergibt keine stichhaltigen Gründe für eine Änderung des Konzepts der gleichzeitigen Adrenalektomie im Rahmen der radikalen Tumornephrektomie.

Literatur

1. Glomset DA (1938) The incidence of metastasis of malignant tumors to the adrenals. Am J Cancer 32: 57-61
2. Jaschke W, van Kaick G, Peter S, Palmtag H (1982) Accuracy of computed tomography in staging of kidney tumors. Acta Radiol Diagn 23: 593-595
3. Neal PM, Leach GE, Kaswick JA, Lieber MM (1982) Renal cell carcinoma: recognition and treatment of synchronous solitary contralateral adrenal metastasis. J Urol 128: 135-136
4. Previte StR, Willscher MK, Burke CR (1982) Renal cell carcinoma with solitary contralateral adrenal metastasis: experience with 2 cases. J Urol 128: 132-133
5. Saitoh H, Nakayama M, Nakamura K, Satoh T (1982) Distant metastasis of renal adenocarcinoma in nephrectomized cases. J Urol 127: 1092-1095
6. Winter P, Nicolas V, von Stauffenberg A (1987) Hypernephroides Nierenzellkarzinom und kontralaterale Nebennierenmetastase. Akt Urol 18: 240-243

Priv.-Doz. Dr. med. G. Riedasch
Urologische Universitätsklinik
Im Neuenheimer Feld 110
D-6900 Heidelberg

Häufigkeit und Prognose der Nebennierenmetastasierung beim Nierenzellkarzinom

R. Schwaiger, D. Neisius und M. Ziegler

Einleitung

Die Häufigkeit der Metastasierung eines Nierenzell-Karzinoms in die ipsilaterale Nebenniere ist in der Literatur unterschiedlich angegeben, bei radikaler Tumornephrektomie in 2,7% bis 10% [1, 3] im Sektionsgut in 29% [2]. Retrospektiv wurde untersucht, inwieweit eine Korrelation zwischen Nierentumorstadium T und einer Nebennierenmetastasierung besteht. Dies erscheint von Bedeutung, da besonders im Stadium T1 und T2 eine nierenerhaltende Tumorresektion ohne Adrenalektomie durchgeführt werden kann.

Material und Methode

In den Jahren von 1975 bis 1981 wurden 315 Nierenzell-Karzinome mittels standardisierter retroperitonealer Tumornephrektomie operiert. Dies beinhaltete die Entfernung der tumorbefallenen Niere inklusive Fettkapsel, die ipsilaterale Lymphadenektomie und die ipsilaterale Adrenalektomie. Als präoperative Diagnostik war routinemäßig ein Urogramm, eine Angiographie und Cavographie erfolgt. Die Stadieneinteilung (UICC 1987) ergab 8 Nierentumore im Stadium T1, 163 Nierentumore im Stadium T2, 165 Nierentumore im Stadium T3 sowie 19 Nierentumore im Stadium T4. Insgesamt fanden sich 12 Nebennierenmetastasen.

Besprechung der Ergebnisse

Die operative Therapie des Nierenzellkarzinoms ist nicht einheitlich, die Operationsmethoden reichen von der Tumorenukleation, der einfachen Tumornephrektomie bis hin zur radikalen Tumornephrektomie mit Adrenalektomie. Auch die Frage der Notwendigkeit der Adrenalektomie wird unterschiedlich diskutiert.

Unter diesem Aspekt war es von Interesse, retrospektiv in unserem Patientengut die Häufigkeit der Nebennierenmetastasierung insgesamt und in Abhängigkeit vom Tumorstadium zu untersuchen. Bei 12 Patienten mit Nebennierenmetastasen lagen bereits in 7 Fällen entweder regionäre Lymphknoten und/oder Fernmetastasen vor. Bei diesen Patienten wird die Prognose nicht mehr durch die gleichzeitig bestehende Nebennierenmetastasierung, sondern durch das positive N- oder M-Stadium bestimmt. 4 weitere Patienten hatten zusätzlich einen Tumoreinbruch in die Venen mit Verschlechterung der Prognose. Ein Patient, der zum Zeitpunkt der Operation (T3 N0 M0 V0) weder Lymphknotenmetastasen noch Fernmetastasen aufwies, verstarb trotz Entfernung der Nebennierenmetastase nach 15 Monaten, ein Patient im Stadium T2 N0 M0 V1 sechs Jahre nach der Operation an einer Tumorprogression. Lediglich ein Patient mit histologisch gesicherter Mikrometastase in der Nebenniere (T2 N0 M0

Tabelle 1. Kasuistik

Tu-Stadium[a]	Tumorlokalisation	Tumordurchmesser (cm)	Überlebenszeit
T2 N0 M0 V1	unten	10	>7 Jahre
T2 N0 M0 V1	multizentrisch	–	6 Jahre
T2 N0 M+ V1	zentral	3	<1 Jahr
T3 N0 M0 V0	zentral	9	15 Monate
T3 N0 M0 V1	oben	8	27 Monate
T3 N0 M0 V1	multizentrisch	–	15 Monate
T3 NX M0 V1	zentral	9	27 Monate
T3 N+ M0 V1	oben	10	<1 Jahr
T3 NX M+ V1	oben	8	<1 Jahr
T3 NX M+ V0	zentral	3	<1 Jahr
T3 N+ M+ V1	multizentrisch	–	<1 Jahr
T3 N+ M+ V2	oben	8	<1 Jahr

[a] M+: Fernmetastasierung, Nebenniere ausgenommen

V1) überlebt jetzt im 7. Jahr, so daß zum jetzigen Zeitpunkt nur in einem Fall von einer kurativen Adrenalektomie ausgegangen werden kann. Mit Ausnahme des letzten Falles war jedoch in allen 11 Fällen die Nebennierenmetastase entweder präoperativ bekannt oder intraoperativ palpabel. Bezogen auf das Gesamtkollektiv konnte somit bei einem von 315 Patienten durch die Adrenalektomie ein kurativer Effekt erzielt werden. Im Falle von locoregionären Metastasen in Lymphknoten oder Nebenniere halten wir eine radikale Tumornephrektomie zur Vermeidung eines frühzeitigen lokalen, evtl. zu einem erneuten Eingriff zwingenden Rezidivs für sinnvoll. Die geringe Metastasierungsrate in der Nebenniere insgesamt im Tumorstadium T1 oder T2 und das extrem seltene Vorkommen einer Solitärmetastase in der Nebenniere lassen unseres Erachtens einen Verzicht auf die Adrenalektomie in diesen Stadien für vertretbar erscheinen (Tabelle 1).

Schlußfolgerung

Die Metastasierung eines Nierenzellkarzinoms in die Nebenniere ist abhängig vom Tumorstadium T und V-Stadium. Bei 8 Patienten im Stadium T1 fand sich keine Metastasierung des Nierenzellkarzinoms in die ipsilaterale Nebenniere; trotz kleiner Fallzahl erscheint die Notwendigkeit zur Adrenalektomie im Stadium T1 nicht gegeben zu sein. Da nur in einem Falle im Stadium T2 erst durch die Adrenalektomie eine Mikrometastase in der Nebenniere histologisch gesichert werden konnte, erscheint eine Tumornephrektomie ohne Adrenalektomie vertretbar, wenn die präoperative Diagnostik und intraoperative Exploration keinen Anhalt für eine Nebennierenmetastasierung ergeben. Beim lokal metastasierten Nierentumor im Stadium T3 und T4 erscheint uns jedoch eine radikale Tumornephrektomie mit Entfernung der regionären Lymphknoten und ipsilateralen Nebenniere sinnvoll, da zurückgebliebene Metastasen durch schnelles Wachstum und Psoasinfiltration zu einem Rezidiveingriff zwingen können, noch bevor der Patient an seiner Fernmetastasierung verstirbt.

Zusammenfassung

1. Die Häufigkeit einer Nebennierenmetastasierung beim Nierenzellkarzinom beträgt 3,8%.
2. Mit zunehmendem T-Stadium nimmt die Wahrscheinlichkeit einer Nebennierenmetastasierung zu (T1: 0%, T2: 1,84%, T3: 8,0%)
3. Ein Zusammenhang zwischen Nebennierenmetastasierung des Nierenzellkarzinoms und Tumorgröße bzw. Tumorlokalisation fand sich in unserem Krankengut nicht.
4. Bei 10 von 12 Fällen mit Nebennierenmetastasierung lag ein Tumoreinbruch in die Nierenvenen vor.
5. 5 der 12 Patienten hatten zum Zeitpunkt der Operation bereits zusätzlich zur Nebennierenmetastasierung auch Lymphknoten- oder Fernmetastasen. Von den übrigen 7 Patienten, bei welchen zum Zeitpunkt der Operation keine weiteren Metastasen nachzuweisen waren, überlebten lediglich 2 länger als 5 Jahre, so daß die Nebennierenmetastase hier wahrscheinlich einziger Metastasenort war, die übrigen 5 Patienten verstarben an progredienter Fernmetastasierung.

Literatur

1. Angervall L, Wahlqvist L (1978) Follow-up and prognosis of renal carcinoma in a series operated by perifascial nephrectomy combined with adrenalectomy and retroperitoneal lymphadenectomy. Eur Urol 4: 13
2. Hellsten S, Berge T, Linell F (1983) Clinically unrecognised renal carcinoma: aspects of tumour morphology, lymphatic and haematogenous metastatic spread. Br J Urol 55: 166
3. Höhn W, Hermanek P (1983) Invasion of Veins in Renal Cell Carcinoma - Frequency, Correlation and Prognosis. Eur Urol 9: 276–280
4. Jaschke W, van Kaick G, Peters S, Palmtag H (1982) Accuracy of computed tomography in staging of kidney tumours. Acta Radiol Diagn 23: 593

Dr. R. Schwaiger
Urologische Universitätsklinik
D-6650 Homburg/Saar

Die thoraxchirurgische Intervention beim pulmonal-metastasierten Hypernephrom

M. Walter, H. Pichlmaier, E. Allhoff und W. Franzen

Einleitung

Die Lungenmetastasierung bedeutet in der Regel die Generalisation eines Tumors. Nach Yavadpour [8] betragen die 3- bzw. 5-Jahres-Überlebensraten beim auf die Niere beschränkten Hypernephrom 74 bzw. 63%; im Falle einer Metastasierung überleben jedoch nur 10% der Patienten 3 und nur 6% einen Zeitraum von 5 Jahren. Wenngleich bei der Generalisation eines Tumors die internistische Therapie (Chemo- oder Hormontherapie) im Vordergrund steht, zeigen Ergebnisse der letzten Jahre und eigene Erfahrungen, daß lokale Maßnahmen (Operation oder Radiotherapie) unter bestimmten Voraussetzungen durchaus indiziert sein können und allein oder in Kombination mit einer internistischen Therapie eine potentiell kurative Wirkung entfalten. In der Therapie des metastasierten Nieren-Carcinoms konnten mittels Radio-, Chemo- und Immuntherapie keine günstigeren Überlebensraten erreicht werden. Operation und konservative Behandlungsmethoden stellen keine Konkurrenzverfahren dar. So besteht eine Indikation zur Radiotherapie stets dann, wenn eine operative Tumorentfernung aus funktionellen oder anderen Gründen nicht möglich ist sowie bei Metastasen, die auf eine internistische Tumortherapie nicht oder nicht mehr ansprechen und bei Patienten mit Kontraindikationen gegenüber einer Chemotherapie [3].

Wir sind daher anhand des eigenen Krankengutes der Jahre 1977–1986 der Frage nachgegangen, welchen Stellenwert die chirurgische Entfernung von Lungenmetastasen in der Behandlung des metastasierten Hypernephroms besitzt. Ausgangspunkt der Überlegungen zur chirurgischen Behandlung aller Lungenmetastasen muß die Frage sein, ob diese palliativen Eingriffe mit einer niedrigen Kliniksletalität bei akzeptabler postoperativer Lebensqualität durchführbar sind.

Material und Methode

In die vorliegende Untersuchung gingen 10 Patienten der Jahre 1977–1986 ein, die vom Zeitpunkt der Diagnosestellung bis 31.12. 1986 lückenlos in der Nachsorge unserer Kliniken dokumentiert sind.

Ausgeschlossen wurden bereits auswärts voroperierte Patienten sowie jene mit einem Zweittumor. Mit einer Ausnahme erfolgte die Metastasenresektion über eine mediane Sternotomie, um beide Lungen explorieren zu können. Lediglich beim Metastasensitz im linken Unterlappen bevorzugen wir die posterolaterale Thorakotomie.

Ergebnisse

Von den 10 Patienten mit Lungenmetastasen eines hypernephroiden Carcinoms verloren wir in der postoperativen Phase einen; die Kliniksletalität betrug hier somit 10%. Bei Zusammenfassung aller im vorgenannten Zeitraum wegen Lungenmetastasen operierten Patienten betrug die Kliniksletalität jedoch nur 2%. Die 3-Jahres-Überlebensrate beträgt 60, die 5-Jahres-Überlebensrate 40% (Abb. 1). Die Lebensqualität wurde mittels des Karnofsky-Index bestimmt und lag bei allen Patienten über 80%.

Diskussion

Auch mit den heute zur Verfügung stehenden differenzierten bildgebenden diagnostischen Methoden, wie der Computertomografie, ist die prä-operative Festlegung der tatsächlichen Metastasenzahl nur sehr unzureichend möglich. Nach Untersuchungen von Vogt-Moykopf [3] wird intraoperativ lediglich bei 58% der Patienten die gleiche Metastasenzahl wie prä-operativ nachgewiesen. Bei 39% der Patienten werden bei der Operation mehr und nur bei 3% weniger Metastasen gefunden. Wenngleich die Kliniksletalität nach medianer Thorakotomie in der Literatur mit 5,4% angegeben wird und damit deutlich höher als jene nach lateraler Thorakotomie (2,4%) liegt, bevorzugen wir diesen Zugang wegen der Möglichkeit, beide Lungenflügel evaluieren zu können. Es muß berücksichtigt werden, daß bei der la-

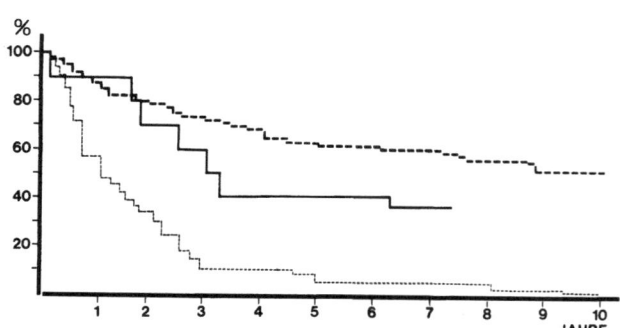

Abb. 1. Überlebenskurve (Kaplan-Meier) bei Nierenkarzinom. ---- Auf Niere beschränkt (Yavadpour 1985) n = 51. ——— Met. Carcinom (Yavadpour 1985) n = 21. ——— Res. Lungenmetastasen 1977–1986 n = 10

teralen Thorakotomie eine Lunge nicht exploriert werden kann und häufig zwei Operationen notwendig werden [3, 5, 6, 7].

Prognostische Faktoren – wie die Metastasenzahl, die Tumorverdopplungszeit sowie das krankheitsfreie Intervall zwischen Operation des Primärtumors und dem Auftreten von Lungenmetastasen sind in der Literatur umstritten [1, 2, 4, 5, 6, 7]. Ohne Bedeutung auf die Prognose ist die Tatsache des uni- oder bilateralen Lungenbefalls [3].

Eine chirurgische Intervention ist jedoch lediglich bei Erfüllung der im Folgenden genannten Voraussetzungen sinnvoll:
  ausreichender Allgemeinzustand des Patienten,
  Resektion funktionell möglich,
  Resektion anatomisch möglich,
  Primärtumor unter Kontrolle,
  keine extrapulmonalen Metastasen,
  Fehlen gleichwertiger oder besserer nicht operativer Therapie.

Entscheidend ist, daß die vorhandenen Metastasen tatsächlich vollständig entfernt werden können.

Bei der geringen Fallzahl schlägt die Kliniksletalität eines Patienten mit 10% zu Buche und liegt damit deutlich höher als jene der im gleichen Beobachtungszeitraum wegen Lungenmetastasen operierten Patienten (n=51), die 2% betrug. Die Lebensqualität der Patienten war mit einem Karnofsky-Index von über 80% akzeptabel. Wir führen dies darauf zurück, daß bei der Resektion von Lungenmetastasen parenchymsparende Verfahren bevorzugt zum Einsatz kamen.

Aus unseren Ergebnissen folgern wir bei Erfüllung der vorgenannten Voraussetzungen, daß die Resektion von Lungenmetastasen sinnvoll ist. Lediglich durch chirurgische Maßnahmen – evtl. in Kombination mit Radio-, Chemo- oder Immuntherapie – können signifikant bessere Überlebensraten erzielt werden. Die Resektion synchroner, metachroner und bilateraler Metastasen – ggfs. einzeitig durch mediane Sternotomie – erscheint uns begründet. Parenchymsparende Resektionsverfahren sollten bevorzugt werden, da auch die wiederholte Entfernung von Lungenmetastasen zweckmäßig sein kann. Die 5-Jahres-Überlebensrate liegt um 40% bei einer Kliniksletalität von nur 2%. Eine prospektiv randomisierte Studie fehlt; sie ist gegen Nulltherapie ethisch fragwürdig.

Zusammenfassung

In den Jahren 1977–1986 wurden an unserer Klinik 10 Patienten mit Lungenmetastasen hypernephroider Carcinome operiert. Mit einer Ausnahme erfolgte die Resektion über eine mediane Sternotomie. Die Kliniksletalität betrug 10%, liegt jedoch bei allen im gleichen Zeitraum wegen Lungenmetastasen operierten Patienten bei 2%. Die 3-Jahres-Überlebensrate betrug 60, die 5-Jahres-Überlebensrate 40%.

Die Lebensqualität der Patienten war mit einem Karnofsky-Index größer 80% akzeptabel.

Literatur

1. Beattie E (1984) Surgical treatment of pulmonary metastasis. Cancer 54: 2729–2731
2. Le Chevalier T, Rouesse J, Lemoine G, Baldeyru P, Pejovic MH, Ariagada R (1982) Traitement chirurgical de métastases pulmonaires de L'adulte. Nouv Presse Méd 11: 995–997
3. Drings P (1987) Die Therapie von Lungenmetastasen im interdisziplinären Konzept. Dtsch Ärztebl 84: 237–239
4. Flye MW, Woltering G, Rosenberg StA (1984) Agressive pulmonary resection for metastatic osteogenic and soft tissue sarcoma. Ann Thorac Surg 37: 123–127
5. Fujimura S, Kondo T (1984) A ten year experience with surgical resection for patients with metastatic lung tumors. Tohoku J Exp Med 142: 217–225
6. Mountain CF, Mc Murtrey MJ, Hermes KE (1984) Surgery for pulmonary metastasis: A twenty year experience. Ann Thorac Surg 38: 323–330
7. Toomes H, Manke HG, Vogt-Moykopf I, Drings P (1981) Eingriffe bei Lungenmetastasen. Chirurg 52: 21–24
8. Yavadpour N (1985) Carcinoma of the kidney. Springer, Berlin Heidelberg New York Tokyo

Dr. med. M. Walter
Chirurgische Universitäts-Klinik Köln
Chir. Kreislauflabor
Joseph-Stelzmann-Str. 9
D-5000 Köln 41 (Lindenthal)

Lohnt die Chirurgie der solitären Metastase beim Nierenkarzinom?

P. Hanke, D. Schmelz, W. Kramer und D. Jonas

Einleitung

Nach Literaturangaben weisen etwa 26% aller Patienten mit einem Nierenkarzinom bei Diagnosestellung eine diffuse Metastasierung auf, wobei die Frage nach dem Sinn einer Nephrektomie noch strittig beantwortet wird. Die Literaturschau zeigt jedoch, daß Angaben über solitäre Metastasen demgegenüber relativ spärlich sind. Die Häufigkeitsangaben schwanken zwischen 1,6 und 3,2%. Die Solitärmetastase eines Nierenkarzinoms stellt somit einen seltenen Fall dar. Im Regelfall wird sie entweder gleichzeitig mit der Diagnosestellung des Primärtumors entdeckt, oder auch unter Umständen sehr viel später im Rahmen der Tumornachsorge. Nicht selten läßt auch die histologische Untersuchung eines extirpierten „anderen Tumors" an ein Nierenkarzinom denken und führt letztlich zu dessen Diagnose. Einigkeit besteht offenbar über eine agressive chirurgische Therapie der lokal operablen solitären Metastase - auch bei wiederholtem Auftreten. Es erscheint sinnvoll, das eigene Krankengut bezüglich solcher seltener Fälle durchzusehen und anhand der Verläufe prognostische Aussagen zu treffen und Folgerungen bezüglich einer Therapie zu ziehen.

Material und Methode

An der Urologischen Abteilung der Universitätskliniken Frankfurt am Main wurden in den letzten 15 Jahren 381 Patienten wegen eines Nierenkarzinoms nephrektomiert. 40,2% dieser Patienten wiesen bei der Klinikaufnahme bereits eine Metastasierung auf. Als Grundlage für die weiteren Vergleiche wurde die kumulative Überlebensrate nach Kaplan-Meier für 350 Patienten in Abhängigkeit vom Tumorstadium und der Metastasierung ermittelt (Abb. 1). Dieses Kollektiv beinhaltete 33 Patienten (8,6%) mit einem Durchschnittsalter von ($\pm$SD) $52,6 \pm 11,3$ Jahren, die Solitärmetastasen aufwiesen. Die Aufschlüsselung des Primärtumorgradings bzw. -stagings zeigt die Tabelle 1. Die Metastasendiagnose wurde bei 14 Patienten (4%) gleichzeitig mit der des Primärtumors gestellt und unter Umständen in einer 2. Sitzung extirpiert. Bei den anderen 19 (4,9%) Patienten (Tabelle 2) trat die Metastase erst nach ($\pm$SD) $37,5 \pm 15,1$ Monaten auf, wobei das längste Intervall 145 Monate betrug. Zwei zeitlich aufeinanderfolgende Solitärmetastasierungen wurden in 7 Fällen beobachtet, wobei dann der mittlere Zeitabstand $30,2 \pm 20,3$ Monate betrug. Bei 3 dieser Patienten konnte $24,7 \pm 11,2$ Monate später das Auftreten einer 3. Solitärmetastase nachgewiesen werden. Alle Tumorabsiedelungen wurden lokal exciert. Die Verteilung der Metastasen im Einzelnen zeigt die Tabelle 3.

Zusätzlich zum Gesamtkrankengut (n = 350) wurde die kumulative Überlebensrate zunächst für alle

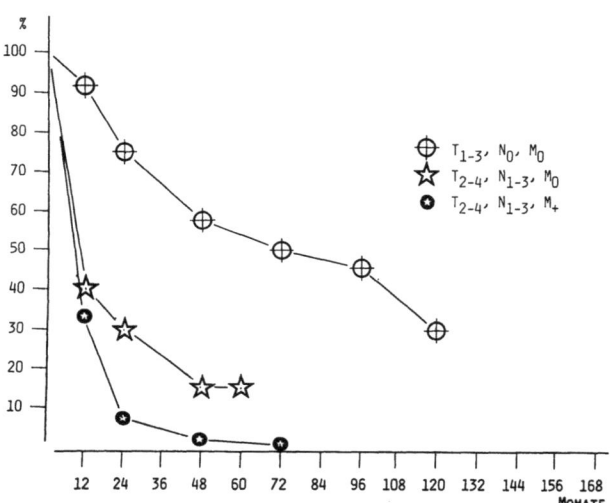

Abb. 1. Kumulative Überlebensrate bei 350 Patienten mit Nierenkarzinom

Tabelle 1. Prinärtumor-„Staging/Grading"

T_1 : n = 0
T_2 : n = 21
T_{3A} : n = 8
T_{3B} : n = 3
T_4 : n = 1

N_0 : n = 25
N_1 : n = 7
N_2 : n = 1

G_1 : n = 2
G_2 : n = 23
G_3 : n = 8
G_4 : n = 0

Tabelle 2. Zeitlicher Ablauf von Solitärmetastasierungen

Primärtumor
N = 33
⇩
$37,5 \pm 15,1$ Monate
⇩
1. Metastase
N = 19
⇩
$30,2 \pm 20,3$ Monate
⇩
2. Metastase
N = 7
⇩
$24,7 \pm 11,2$ Monate
⇩
3. Metastase
N = 3
⇩
$29,5 \pm 18,5$ Monate
⇩
Exitus

Tabelle 3. Solitärmetastasenlokalisation bei 33 Nierenkarzinomen

1. Metastase
- Skelett   N = 12
- Gehirn   N = 11
- Lunge   N = 5
- Nebenniere N = 2
- Schilddrüse N = 2

2. Metastase
- Lunge   N = 3
- Skelett   N = 2
- Gehirn   N = 1
- Schilddrüse N = 1

3. Metastase
- Skelett   N = 1
- Nebenniere N = 1
- Schilddrüse N = 1

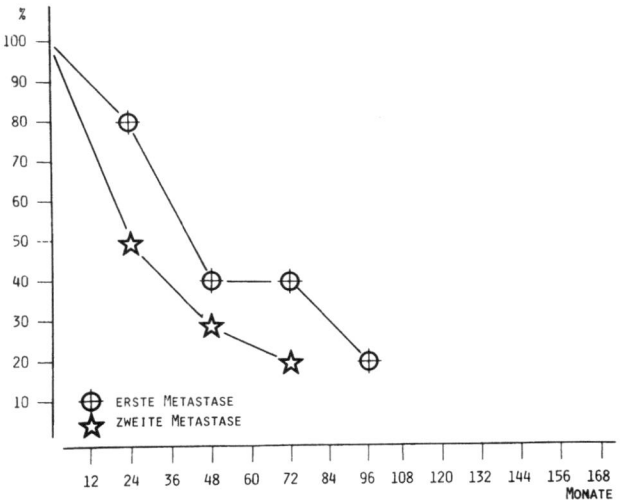

Abb. 2

Patienten mit Solitärmetastasen ermittelt. Eine Differenzierung erfolgte für folgende Untergruppen:

1. Metastasendiagnose gleichzeitig mit Primärtumor (Abb. 2)
2. Metastasendiagnose später als Primärtumor (Abb. 2)
3. Histopathologisches Grading G1 + G2 (Abb. 3)
4. Histopathologisches Grading G3 (Abb. 3)
5. Keine regionären Lymphknotenmetastasen (Abb. 4)
6. Regionäre Lymphknotenmetastasen (Abb. 4)
7. Weichteilmetastasen (Abb. 5)
8. Skelettmetastasen (Abb. 5)
9. Erste Metastase ab Zeitpunkt der Diagnosestellung (Abb. 6)
10. Zweite Metastase ab Zeitpunkt der Diagnosestellung (Abb. 6)

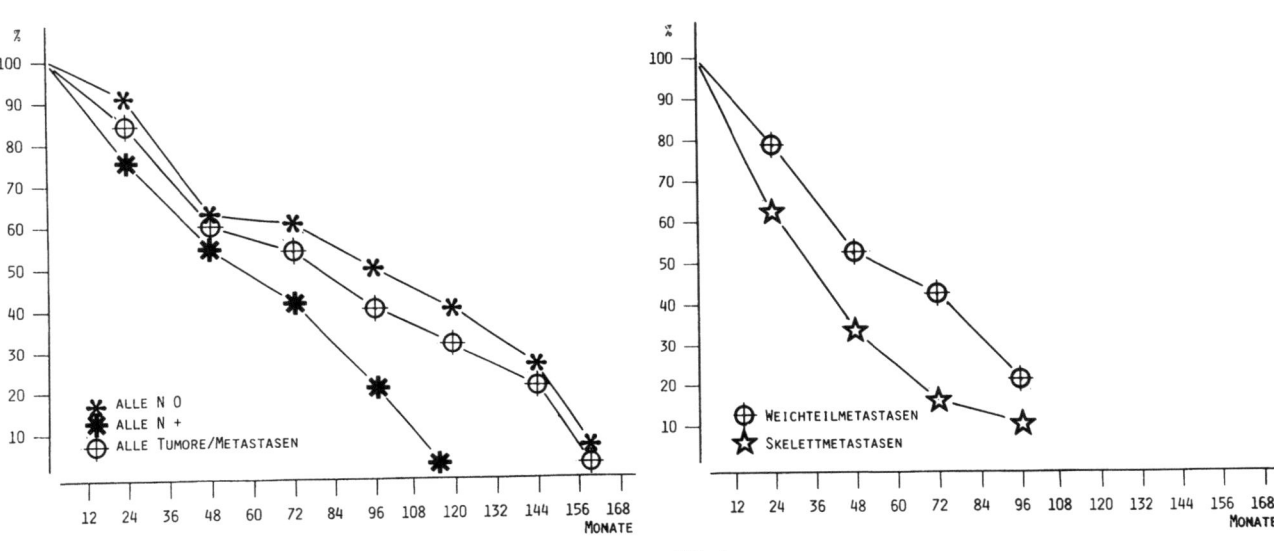

Abb. 3

Abb. 4

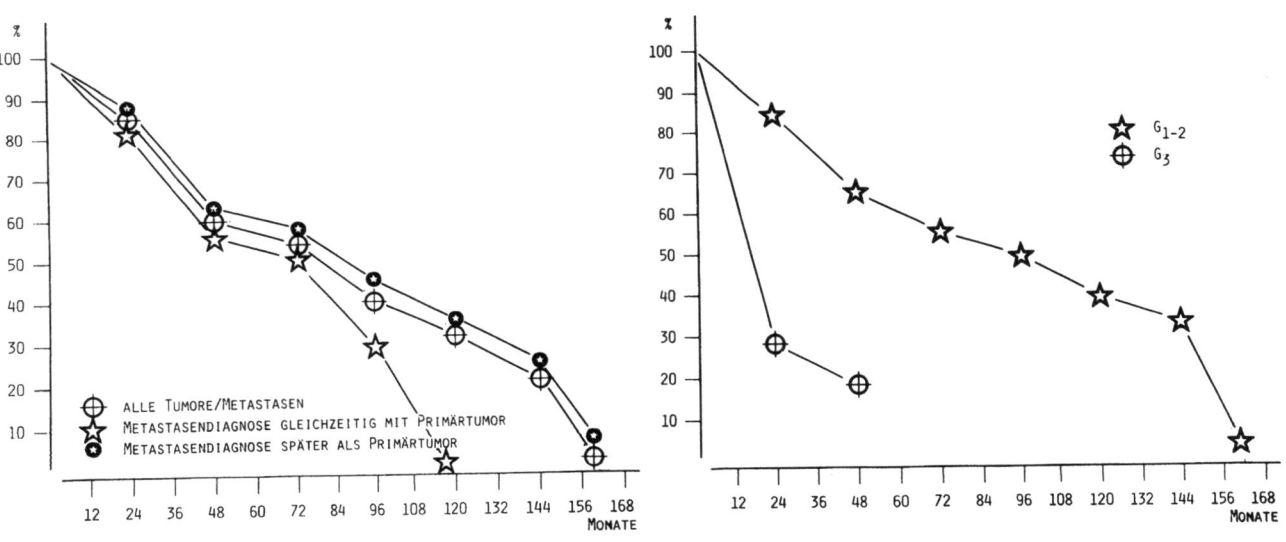

Abb. 5

Abb. 6

Abb. 2–6. Kumulative Überlebensrate bei Patienten mit Solitärmetastasen eines Nierenkarzinoms

Ergebnisse und Folgerungen

Bei der Berechnung der kumulativen Überlebensrate für alle 33 Patienten ist der prolongierte Verlauf auffallend. Nach 60 Monaten lebten noch 58%, nach 120 Monaten 33% der Patienten, die mit 161 Monaten längste Überlebenszeit erreichte ein, bei Diagnosestellung 59-jähriger Patient, mit einem Schilddrüsenrezidiv, an dessen Folgen er 18 Monate später verstarb.

Bei gleichzeitiger Diagnosestellung von Primärtumor und Metastase (Abb. 2) beträgt der Unterschied in den ersten 60 Monaten zugunsten einer späteren Feststellung zunächst nicht mehr als 10%, jedoch erreicht kein Patient der erstgenannten Gruppe die 10-Jahresgrenze. Demgegenüber liegt die Prognose bei einer späteren Diagnosestellung nach 10 Jahren noch bei 37%.

Der Prognosevergleich bezüglich des histopathologischen Gradings (Abb. 3) und der regionären Lymphknotenmetastasierung (Abb. 4) zeigt die erwarteten Unterschiede, wobei jedoch vielmehr der schlechtere Malignitätsgrad und weniger die Lymphknotenmetastase die Prognose negativ beeinflußt.

Weichteilmetastasen sind gegenüber Skelettmetastasen (Abb. 5) als prognostisch günstiger anzusehen.

Nach Auftreten der ersten Solitärmetastase (Abb. 6) verschlechtert sich zwar die Prognose auf 40% bezogen auf 60 Monate, ist jedoch damit immer noch als günstig zu bezeichnen. Der entsprechende Wert von 24% nach der Diagnose einer zweiten Metastase (Abb. 6) ist unter dem Aspekt des Grundleidens als auffallend günstig zu bezeichnen. Eine dritte Metastase wurde im Mittel noch um 29,5 Monate überlebt (Tabelle 2).

Insgesamt augenscheinlich ist die relativ gute Überlebensprognose für Nierenkarzinome mit lediglich solitärer Metastasierung. In unserem Krankengut tritt sie vornehmlich bei T2-3a, G1-2, N_0-Tumoren auf. Aufgrund dessen ist der agressiven chirurgischen Metastasentherapie der Vorzug zu geben.

Literatur

1. Clagett OT, Woolner LB (1964) Surgical treatment of solitary metastatic pulmonary lesion. Med Clin North Am 48: 939
2. de Kernion JB, Berry D (1980) The diagnosis and treatment of renal cell carcinoma. Cancer 45: 1947–1956
3. Golimbu M, Al-Askari S, Tessler A, Morales P (1986) Aggressive treatment of metastatic renal cancer. J Urol 136: 805–807
4. Hedinger Chr, Corbat F, Egloff B (1967) Schilddrüsenmetastasen hypernephroider Nierenkarzinome. Schweiz Med Wochenschr 43: 1420–1426
5. Jonas D, Thomas B, Beckert H, Weber W (1985) The value of morpholocycal prognostic criteria in the assessment of renal cell carcinoma. Urol Int 40: 148–154
6. Maldazys JD, de Kernion JB (1986) Prognostic factors in metastatic renal carcinoma. J Urol 136: 376–379
7. Middleton RG (1967) Surgery for metastatic renal cell carcinoma. J Urol 97: 973–982
8. O'Dea MJ, Zincke H, Utz DC, Bernatz PE (1978) the treatment of renal cell carcinoma with solitary metastasis. J Urol 120: 540–542
9. Stelter WJ, Sunder-Plassmann L, Heberer G (1983) Lungenmetastasen – Stellenwert der Resektion im onkologischen Therapiekonzept. Chirurg 54: 513–520
10. Swanson DA, Orovan WL, Hohnson DE, Giacco G (1981) Osseous metastases secondary to renal cell carcinoma. Urology 18: 556–561
11. Takatera H, Maeda O, Oka T, Namiki M, Nakano E, Matsuda M, Arita N, Jamshidi J, Ushio Y, Sonoda T (1986) Solitary late recurrence of renal cell carcinoma. J Urol 156: 799–800
12. Tolia BM, Whitmore WF (1975) Solitary metastasis from renal cell carcinoma. J Urol 114: 836–838

Dr. med. P. Hanke
Klinikum der Johann-Wolfgang-Goethe-Universität
Frankfurt a. M.
Abteilung für Urologie
Theodor-Stern-Kai 7
D-6000 Frankfurt

Präoperative Tumorembolisation beim metastasierten Hypernephrom

H.-R. Ovelgönne, T. Kälble, K. Möhring und G. Riedasch

Spontane Metastasenremissionen eines Nierenzellkarzinomes werden nur selten beobachtet und in der Literatur mit einer Inzidenz von bis zu 0,8% angegeben [2, 3, 5, 8, 9, 10, 11]. Nachdem Swanson et al. [12] bei 18 von 50 Patienten mit nachgewiesenen Fernmetastasen eine Stabilisierung des metastasierten Leidens bzw. eine partielle oder komplette Remission von Metastasen nach präoperativer Tumorembolisation nachweisen konnten, wurde das kombinierte Verfahren Embolisation – Tumornephrektomie von anderen Gruppen nachvollzogen. Von einigen Gruppen wurden Metastasenremissionen in Knochen [7, 10] oder Lunge [5, 12, 13] beobachtet, während andere Gruppen keine positive Beeinflussung des Krankheitsverlaufes nach vorangegangener Embolisation sahen [4, 6, 9].

Von August 1978–April 1982 wurden von uns 25 Patienten mit metastasiertem Nierenzellkarzinom nach Ausschluß eines Harnwegsinfektes in kurativer Zielsetzung durch Okklusion der die tumortragende Niere versorgenden Gefäße mittels Gianturco-Spirale durchschnittlich 9 Tage vor der Tumor-

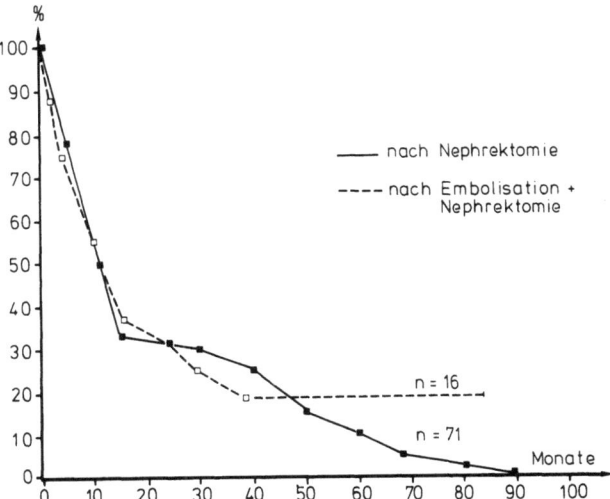

Abb. 1. Überlebensrate bei metastasiertem Hypernephrom mit und ohne präoperative Embolisation

nephrektomie embolisiert. Das zeitliche Intervall zwischen Embolisation und Nephrektomie wurde unter der Vorstellung, daß im Rahmen des Tumorinfarktgeschehens erst eine hypothetische immunologische Umstimmung des Tumorträgers erfolgen muß, bevor ein diesbezüglicher kurativer Effekt eintritt, bewußt eingehalten. Wir fanden 13 Lungenmetastasen, 7 Knochenmetastasen, 5 Lebermetastasen sowie je eine Metastase im Gehirn, in der Vagina sowie in der Schilddrüse bei multiplem Organbefall einzelner Patienten.

Dem Krankheitsverlauf dieser Patienten wurde jetzt nachgegangen. 16 dieser Patienten konnten über einen Zeitraum bis zu 7,2 Jahren verfolgt werden, während über 9 Patienten keine Informationen zu erhalten waren. Zwei Patienten mit Lungenmetastasen sowie eine Patientin mit einer Wirbelkörpermetastase befinden sich seit 6,5 Jahren (median) in Vollremission, ein Patient mit Wirbelkörpermetastase zeigt ohne weitere Therapie einen stabilen Verlauf. Ein weiterer Patient mit Lungenmetastasen hatte eine partielle Remission über 18 Monate, kam anschließend in Progress und wird zur Zeit chemotherapiert. Alle anderen Patienten sind in der Zwischenzeit an ihrer Grundkrankheit verstorben.

Abbildung 1 zeigt die Überlebenskurven der embolisierten und tumornephrektomierten Patienten im Vergleich zu den als Kontrollgruppe dienenden 71 Patienten, die im gleichen Zeitraum ausschließlich der Tumornephrektomie zugeführt wurden. Im Gegensatz zu den lediglich tumornephrektomierten Patienten, bei denen wir keine Spontanremission von Metastasen beobachten konnten und die seit der Tumornephrektomie ausnahmslos verstorben sind, bestätigen die 5 überlebenden, präoperativ embolisierten Patienten den potentiell kurativen Charakter dieser Maßnahme. Der Mechanismus der immunologischen Umstimmung ist noch unbekannt und bedarf weiterer Untersuchungen, jedoch scheint die Embolisation zur Freisetzung von Tumor-Antigen und anschließender Bildung von antitumorspezifischen Antikörpern zu führen [1, 9, 12].

Literatur

1. Almgard LE, Fernström I, Haverling M, Ljungqvist A (1973) Treatment of renal adenocarcinoma by embolic occlusion of the renal circulation. Br J Urol 45: 474–479
2. Dreikorn K, Terwey B, Drings P, Horsch R, Palmtag H, Rössler W (1983) Complete regression of multiple pulmonary metastases in a patient with advanced renal cell carcinoma treated by occlusion of the renal artery with subsequent radical nephrectomy and progesterone. Eur Urol 9: 254–256
3. Freed SZ, Halperin JP, Gordon M (1977) Idiopathic regression of metastases from renal cell carcinoma. J Urol 118: 538–542
4. Gottesman JE, Crawford ED, Grossman HB, Scardino P, McCracken JD (1985) Infarction-nephrectomy for metastatic renal carcinoma. Urology XXV/3: 248–250
5. Kaisary AV, Williams G, Riddle PR (1984) The role of preoperative embolization in renal cell carcinoma. J Urol 131: 641–646
6. Konchanin RP, Cho KJ, Grossman HB (1987) Preoperative devascularization of advanced renal adenocarcinoma using a sclerosing agent. J Urol 137: 199–201
7. Kurth KH, Bollack C, Oliver RRD, Schulman CC, Cinqualbre J (1982) Embolisation and subsequente Nephrektomie bei primär metastasiertem Nierenkarzinom. Verhandlb Dtsch Ges Urologie 34: 93–94
8. McDonald MW (1982) Current therapy for renal cell carcinoma. J Urol 127: 211–217
9. Mebust WK, Weigel JW, Lee KR, Cox GG, Jewell WR, Krishnan EC (1984) Renal cell carcinoma – angioinfarction. J Urol 131: 231–235
10. Montie JE, Stewart BH, Straffon RA, Banowsky LHW, Hewitt CB, Mantague DK (1977) The role of adjunctive nephrectomy in patients with metastatic renal cell carcinoma. J Urol 117: 272–275
11. Ovelgönne H-R, Terwey B, Ikinger U, Möhring K (1982) Embolisation der Nierenarterie, eine Behandlung bei metastasierten Nierentumoren? Verhandlb Dtsch Ges Urologie 34: 86–89
12. Swanson DA, Wallace S, Johnson DE (1980) The role of embolization and nephrectomy in the treatment of metastatic renal carcinoma. Urol Clin North Am 7/3: 719–730
13. Swanson DA, Johnson DE, von Eschenbach AC, Chuang VP, Wallace S (1983) Angioinfarction plus nephrectomy for metastatic renal cell carcinoma – an update. J Urol 130: 449–452

H.-R. Ovelgönne
Urologische Abteilung/Chirurg. Zentrum
Im Neuenheimer Feld 110
D-6900 Heidelberg

Die kapilläre Nierentumorembolisation mit Ethibloc

V. Laible, J. Rassweiler, O. Arlart, B. Kraus und F. Eisenberger

Die bisherigen Erfahrungen mit der palliativen Nierentumorembolisation waren, unabhängig vom verwendeten Embolisationsmaterial unbefriedigend. Hierfür waren Kollateralenbildung, Rekanalisation und inkomplette Embolisation verantwortlich, die zu einem Wiederauftreten der Makrohämaturie sowie einer lokalen Progression führten. Experimentell konnten Rassweiler (1980) und Richter (1981) zu 73% mittels kapillärer Embolisation (Glucose/Ethibloc) eine vollständige Nekrose DMN-induzierter Nierentumoren der Ratte erreichen. Seit 1981 wurde die kapilläre Ethibloc-Embolisation am Katharinenhospital durchgeführt, wobei versucht wurde, die tierexperimentellen Erfahrungen auf die Klinik zu übertragen. Hierbei waren folgende Punkte von Bedeutung: Ausmaß der Nekrose, Operationserleichterung (?), lokale Regression oder Progression, klinische Wirksamkeit (Sistieren der Makrohämaturie) versus Morbidität (Fieber, Schmerzen), Überlebenszeit und Ansprechrate.

Die Embolisation wurde in Analgosedierung und Periduralkatheter durchgeführt. Über den zuvor in die Nierenarterie gelegten, geblockten Ballonkatheter wird durch vorherige Kontrastmittelperfusion unter Durchleuchtung das Embolisationsvolumen bestimmt, wobei sich Nieren- und Tumorparenchym gleichmäßig verteilt anfärben sollen. Nach Vorinjektion 40%iger Glucose mit 15 bis 30% des zuvor bestimmten Embolisationsvolumens wird das Ethibloc unter Monitorbedingungen langsam injiziert.

Anschließend Nachinjektion von 2 bis 3 ml 40%iger Glucose (Volumen bis 3faches Katheterinnenvolumen). Dann langsames, schrittweises Entblocken des Ballons und Entfernen des Katheters.

Cave: Reflux mit z. B. Lungenembolie (deshalb geblockter Ballon-Angiographiekatheter). Transvenöse Verschleppung (deshalb langsame Injektion des Embolisats unter Durchleuchtung).

Die durchschnittliche Nachbeobachtungszeit (n = 45) betrug 49 Monate. 2 Patienten nach präoperativer und 3 Patienten nach palliativer Embolisation konnten nicht nachbeobachtet werden.

Bei der *präoperativen Embolisation* sind 4 von 13 Patienten während des Beobachtungszeitraums verstorben. 8 Patienten befinden sich in kompletter Remission (CR). 1 Patient lebt in partieller Remission (PR). Das durchschnittliche Embolisationsvolumen betrug 19,6 ml. In 3 Fällen konnte eine komplette und in 5 Fällen eine nahezu vollständige Nekrose durch die kapilläre Embolisation erreicht werden. Mit Zunahme der Tumorgröße (entspricht Embolisationsvolumen) wird die komplette Vasookklusion schwieriger.

Bei der *palliativen Embolisation* sind 26 von 27 Patienten verstorben (96%). 1 Patient ohne Fernmetastasierung lebt in kompletter Remission (CR). 2 Patienten mit Leber- und Lymphknotenmetastasen sind nach partieller Remission verstorben. Eine minimale Response (MR) zeigten 7 Patienten. 17 Patienten waren Non-Responder. Eine Korrelation zwischen Patienten mit oder ohne Organmetastasen bzw. Venenbefall und der Ansprechrate konnten nicht festgestellt werden. Patienten mit soli-

Tabelle 1. Histologie

n	Tumornekrose nach Embolisation	Embolisationsvolumen	Tumorgröße
3	komplett	14,6 ml (14–15 ml)	9,3 cm ⌀ (6–14)
5	80–90% (Reste im Hilus oder Kapselbereich)	16,7 ml (4–32 ml)	8,7 cm ⌀ (6–12)
3	70–80%	30,3 ml (25–52 ml)	16,3 cm ⌀ (12,5–20)
4	< 70% (unterembolisiert)	13,7 ml (12–14 ml)	14,1 cm ⌀ (10,5–20)

Tabelle 2

	NR (n = 17)	MR (n = 7)	CR/PR (n = 3)
Embolisationsvolumen	28,1 ml (8–42)	26,2 ml (10–37)	31,3 ml (27–35 ml)
Überlebenszeit	3,7 Monate (1–6)	11,1 Monate (7–17)	32,6 Monate (24–48 Monate) 1 Patient lebt
M0	3	2	1
M1	14	5	2
LK-Metastasen	6	1	2
Lungenmetastasen	9	3	–
Lebermetastasen	4	–	1
Knochenmetastasen	2	2	–
Nebennierenmetastasen	1	1	–
Venenbefall	6	2	1

tären Lymphknotenmetastasen befanden sich nicht in der Untersuchungsgruppe.

Die durchschnittliche Überlebenszeit betrug 9,1 Monate (1-48 Monate).

Im unmittelbaren postembolischen klinischen Verlauf wurde zwischen der palliativen und der präoperativen Gruppe kein signifikanter Unterschied festgestellt. Vorübergehend zeigte sich bei 90% eine Temperaturerhöhung, bei 71% ein Blutdruckanstieg sowie bei 97% ein Leukozytenanstieg. Schmerzen trotz PDK-Katheter traten bei 10 Patienten auf. 3 Patienten erlitten eine Lungenembolie, 2 Patienten bekamen ein akutes Nierenversagen wegen Kontrastmittelüberdosierung bzw. wegen eines Crush-Syndroms. Bei 1 Patienten trat eine Embolie nach Reflux in den Oberschenkel mit einem lokalen Abszeß auf. Schlußfolgerungen:

1. Durch die kapilläre Embolisation mit Ethibloc/ Glucose kann eine vollständige Nekrose von Nierentumoren erreicht werden. Der Erfolg hängt jedoch von der Größe des Tumors ab (bis 10 cm ⌀).
2. Die Rate objektiver Remissionen (11%) nach palliativer Embolisation ist gering. Die durchschnittliche Überlebenszeit (9,1 Monaten) unterscheidet sich nicht von den Erfahrungen anderer Untersucher ohne kapilläre Embolisation.
3. Bei diffuser Metastasierung wird durch die Embolisation keine Verbesserung der Überlebenszeit oder des Allgemeinzustandes erreicht.
4. Eine spezifische Immunantwort nach palliativer Embolisation konnte in unserem Krankengut weder klinisch noch laborchemisch (Lymphozytenmarker) nachgewiesen werden.
5. Indikationen zur kapillären Embolisation:
   Präoperativ: Temporäre Inoperabilität (z. B. Herzinfarkt)
   Palliativ: Hb-wirksame Makrohämaturie (ausreichender Allgemeinzustand).

Literatur

1. Rassweiler J, Kauffmann GW, Rohrbach R, Richter G (1980) Kapilläre Embolisation I. Verschluß des gesamten arteriellen Gefäßsystems der gesunden Rattenniere. Fortschr Geb Röntgenstr Nuklearmed 133: 644-653
2. Richter G, Rohrbach R, Kauffmann GW, Rassweiler J (1981) Kapilläre Embolisation II. Verschluß des gesamten arteriellen Gefäßsystems experimentell erzeugter Nierentumoren. Fortschr Geb Röntgenstr Nuklearmed 135: 85-97
3. Marx FJ, Chaussy Ch, Moses E (1982) Grenzen und Gefahren der palliativen Embolisation inoperabler Nierentumoren. Urologe A 21: 206-210
4. Swanson DA, Douglas EJ, von Eschenbach AC, Chuang VC, Wallace C (1983) Angioinfarction plus Neprektomie for metastatic renal cell carcinoma-an update. J Urology 130: 449-452
5. Richter GM, Kauffmann GW, Wimmer B (1985) Die kapilläre Embolisation des blutenden Nierentumors. Ein ungewöhnlicher Fallbericht. Radiologe 25: 346-370

Dr. med. V. Laible
Urologische Klinik
Katharinenhospital Stuttgart
Kriegsbergstr. 60
D-7000 Stuttgart 1

Zyklische Interferon-Gamma-Therapie beim metastasierten Nierenzellkarzinom

J. W. Grups, M. P. Wirth, V. Heller und H. G. W. Frohmüller

Einleitung

Da beim Vorliegen einer Nierenzellkarzinom-Metastasierung derzeit keine erfolgversprechenden Therapieverfahren bekannt sind [1], wurde versucht, ob durch die Einleitung einer systemischen Immuntherapie mit rekombinantem Interferon (rHu IFN) Gamma der weitere Krankheitsverlauf bei diesen Patienten positiv beeinflußt werden kann.

Material und Methodik

13 Patienten wurden mit rHu-IFN-Gamma systemisch behandelt. Bei allen Patienten lagen Metastasen eines Nierenzellkarzinoms vor. Bei 11 dieser 13 Patienten war vor der Behandlung mit rHu-IFN-Gamma eine Tumornephrektomie durchgeführt worden. Bei 2 Patienten war dies aufgrund ihres schlechten Allgemeinzustandes nicht möglich gewesen. In 4 Fällen wurden die Metastasen durch eine Biopsie histologisch gesichert. Bei den anderen 9 Patienten erfolgte die Befundsicherung der Metastasierung jeweils durch zwei verschiedene bildgebende Verfahren. Nach ausgiebiger Aufklärung und Einholung einer schriftlichen Einverständniserklärung wurde den Patienten als Standarddosis täglich über 8 Tage 0,25 mg rHu-IFN-Gamma i. m. injiziert. Nach Beendigung der 8-tägigen IFN-Applikation folgte ein behandlungsfreies Intervall von jeweils 3-4 Wochen, an das sich erneute 8-tägige IFN-Zyklen anschlossen. Bei einzelnen Patienten wurden bis zu 11 Therapiezyklen durchgeführt.

Ergebnisse

Von den 13 bisher mit rHu-IFN-Gamma behandelten Patienten kann in 7 Fällen eine Aussage über die Effektivität der Therapie gemacht werden. Bei den anderen Patienten liegt entweder keine adäquate Behandlungsdauer vor oder aber die Nachbeobachtungszeiten sind für eine endgültige Beurteilung zu kurz.

Eine partielle Tumorremission konnte bei 2 der 7 auswertbaren Patienten und ein Krankheitsstillstand bei weiteren 2 Patienten erzielt werden. Bei 3 Patienten war die Erkrankung weiter progredient. 2 Patienten sind nach dem ersten Behandlungszyklus an IFN-unabhängigen Todesursachen verstorben. Bei 4 Patienten liegt bis jetzt noch keine ausreichend lange Nachbeobachtungszeit vor (weniger als 3 Monate), so daß in diesen Fällen noch keine Aussage über den Behandlungserfolg gemacht werden kann.

Diskussion

Bei dem fortgeschrittenen Krankheitsstadium und der schlechten Prognose dieser 13 mit rHu-IFN-Gamma behandelten Patienten, für die sonst keine erfolgversprechenden therapeutischen Methoden zur Verfügung stehen, sind die vorliegenden Resultate ein ermutigendes Ergebnis. Obwohl bisher keine komplette Tumorremission erzielt werden konnte, sondern nur partielle Tumorremissionen nachweisbar waren, könnte dieses Therapiekonzept eine palliative Therapieform darstellen. Der behandelnde Arzt wird oftmals von Patienten dazu gedrängt, auch bei Vorliegen von Fernmetastasen und der infausten Prognose helfend tätig zu werden, so daß die IFN-Behandlung zumindest einen neuen Therapieansatz darstellt.

Die Behandlung kleinerer Tumorvolumina führt in der Onkologie meist zu besseren Therapieergebnissen. Es sollte deshalb daran gedacht werden, ob die IFN-Behandlung nicht bei Vorliegen ausgedehnter Lymphknotenmetastasen als adjuvante Behandlung nach der Tumornephrektomie erfolgen sollte, da bei diesen Patienten in besonderem Maße Tumorprogressionen zu erwarten sind [2].

Literatur

1. Neidhart JA (1986) Interferon therapy for the treatment of renal cancer. Cancer 57: 1696–1699
2. Williams RD, Jensen B, Higgins M, Whidden R, Neri R (1984) Alpha 2 interferon therapy of disseminated renal cell cancer. J Urol 131: 178 A, 298

Dr. med. J. W. Grups
Urologische Klinik und Poliklinik
der Universität Würzburg
Josef-Schneider-Str. 2
D-8700 Würzburg

Interferon beim metastasierten hypernephroiden Nierenzellkarzinom

M. Schaefer und N. Jaeger

Problemstellung

Beim metastasierten Nierenzellkarzinom konnten bislang weder Bestrahlung oder Chemotherapie noch die hormonelle Behandlung mit Gestagenen oder Östrogenrezeptorenblockern überzeugende Therapieerfolge zeigen. Umso verständlicher ist es, daß bei dieser Erkrankung neue therapeutische Ansätze im Sinne einer immunmodulierenden Therapie unter Einsatz von Interferon gesucht werden.

Wirkungsweise des Interferon

Natürliches Interferon ist ein Glykoprotein, das nahezu alle Zellen des Organismus bilden. Das von uns therapeutisch eingesetzte alpha 2-Interferon wird gentechnologisch in Bakterien produziert und steht daher in ausreichender Menge zur Verfügung. Der antivirale Mechanismus des Interferon ist auf die Induzierung der Produktion von Schutzproteinen, die die virale Reproduktion inhibieren können, zurückzuführen [2]. In vitro-Experimente haben aufgezeigt, daß Interferon zum einen die Makrophagen aktiviert und dadurch die Phagozytose steigert, zum anderen die T- und „nature-killer"-Zellen aktiviert, Vorgänge, die eine direkt zytotoxische Wirkung auf das Wachstum maligner Zellen zur Folge haben [5]. So konnten bei disseminierten Nierenzellkarzinomen bislang in Einzelfällen eindrucksvolle Remissionen beobachtet werden [4, 7, 10].

Patienten und Methode

Im Rahmen einer multizentrischen Studie wurden an der urologischen Universitätsklinik Bonn acht männliche Patienten im Alter zwischen 43 und 76 Jahren (Durchschnitt 56,2) therapiert. Fünf Patienten wurden randomisiert entweder einer Monotherapie (n = 3) mit rekombiniertem Leukozyten-alpha 2-Interferon 3 × 18 Mio IE i.m./Woche oder einer Kombinationstherapie (n = 2), bestehend aus alpha 2-Interferon (3 × 18 Mio IE i.m./Woche) plus Vinblastin (0,1 mg pro kg KG i.v./monatlich) zugeführt. Drei Patienten wurden wegen einer Studienprotokollverletzung infolge Belassung der tumortragenden Niere (n = 2) bzw. wegen Altersüberschreitung (n = 1) als „compassionate case exemption" mit der Monotherapie behandelt. Mit den bildgebenden Verfahren Computertomographie, Sonographie, Knochenszintigraphie, Ausscheidungsurographie sowie Röntgenthoraxaufnahmen wurde eine Klassifizierung nach dem TNM-System vorgenommen. Wir fanden Lungen- (n = 3), Leber- (n = 2), Knochen- (n = 1) sowie Mehrfachmetastasierung (Lunge und Leber; n = 2). Bei sechs Patienten war eine Tumornephrektomie vorausgegangen, bei zwei Patienten wurde angesichts der Inoperabilität lediglich eine palliative Embolisation der arteria renalis vorgenommen. Tumorprogress wurde als Tumorvolumenzunahme um mehr als 25% innerhalb der vorangehenden drei Monate definiert (WHO-Definition). Bei Nichtansprechen der Monotherapie wechselten wir auf die Kombinationstherapie mit Vinblastin. Bei fehlender Regredienz unter der Kombinationstherapie wurde diese beendet und der Patient einer hormonellen Therapie mit dem Antiöstrogen Tamoxifen zugeführt.

Ergebnisse

Eine vorübergehende Stabilisation erreichten wir bei vier Patienten für die Dauer von 4-5 Monaten. Nach einer mittleren Beobachtungszeit von mehr als 4 Monaten war jedoch bei sieben der acht behandelten Patienten (87,5%) der Progress nicht aufzuhalten. Lediglich bei einem Patienten beobachteten wir eine partielle Remission. Die Behandlungsdauer betrug zwischen 1 und 11 Monaten (Durchschnitt 6,1 Monate), im Fall der partiellen Remission wird die Therapie gegenwärtig mit 3 × 18 Mio IE i.m./Woche und 7 mg Vinblastin i.v./monatlich fortgesetzt. In zwei Fällen gelangte primär die Kombinationstherapie gemäß Randomisierung zur Anwendung, bei vier Patienten wurde die Interferonmonotherapie nach anfänglicher Stabilisation zugunsten der Kombinationstherapie verlassen. Bei zwei Patienten mußte die Interferonmonotherapie bereits nach 5 bzw. 7 Wochen abgebrochen werden, weil unter der Therapie zusätzlich eine Lebermetastasierung sowie eine gastroskopisch gesicherte erosive Gastroduodenitis bzw. der deutliche Progress einer ossären Metastasierung verifiziert wurden. Wir verzichteten bei diesen beiden Patienten auf den Wechsel zur Kombinationstherapie.

Schlußfolgerung

Skinner et al. [13] stellten bereits 1972 fest, daß trotz radikaler Tumornephrektomie ca. 50% der Patienten mit einem Nierenzellkarzinom Grad I-III innerhalb von 5 Jahren an Tumormetastasen sterben.

Trotz zahlreicher Untersuchungen - auch im tierexperimentellen Modell - kann bislang Patienten mit metastasiertem Nierenzellkarzinom kein erfolgversprechendes Therapieschema angeboten werden. Als alternative Behandlung bietet sich die Interferontherapie an. Nach den ersten Erfahrungen liegt die Ansprechrate bei durchschnittlich 15% und damit deutlich über der Spontanremissionsrate von etwa 1%. Nach unseren Untersuchungen konnten wir den in vitro festgestellten synergistischen und teils sogar additiven Effekt einer Kombinationstherapie von Interferon und Vinblastin, die der Interferonmonotherapie überlegen zu sein scheint, bestätigen. Ob beim Nierenzellkarzinom eine adjuvante Interferontherapie auch nach erfolgter radikaler Tumornephrektomie bessere Langzeitergebnisse herbeiführen kann, sollte im Rahmen einer multizentrischen Studie überprüft werden.

Literatur

1. Castaigne S (1986) Interferon alpha in the treatment of hairy cell leukemia. Cancer 57: 1681-1684
2. Daniel V, Lenhard V (1986) Immunmodulation: Immunologische und therapeutische Aspekte. Die gelben Hefte 2/86
3. de Kernion JB (1983) Treatment of advanced renal cell carcinoma-traditional methods and innovative approaches. J Urol 130: 2-7
4. de Kernion JB et al. (1983) The treatment of renal cell carcinoma with human leukocyte alpha-interferon. J Urol 130: 1063-1066
5. Drews J (1986) Immunpharmakologie. Springer, Berlin Heidelberg New York Tokyo
6. Einzig AI, Krown SE, Oettgen HF (1984) Recombinant leukocyte A interferon in renal cell cancer. Proc Am Soc Clin Oncol 3: 54
7. Fossa SD et al. (1986) Recombinant Interferon alpha 2a with or without vinblastine in metastatic renal cell carcinoma. Cancer 57: 1700-1704
8. Harris DT (1983) Hormonal therapy and chemotherapy of renal cell carcinoma. Semin Oncol 10: 422-438
9. Hrushesky WJ, Murphy GP (1977) Current status of therapy of advanced hypernephroma. J Surg Oncol 9: 277-288
10. Neidhart JA (1986) Interferontherapy for the treatment of renal cancer. Cancer 57: 1696-1699
11. Priestman TJ (1983) Interferons and cancer therapy. J Pathol 141: 187-295
12. Schmidt CG, Niederle N (1985) Klinische Erfahrungen mit Interferon in der Tumortherapie. Aktuelle Onkologie 24: Entwicklung, Prüfung und Anwendung von biologisch aktiven Substanzen in der Krebstherapie. Zuckschwerdt, München Bern Wien
13. Skinner DG, Vermillion CD, Colvin RB (1972) The surgical management of renal cell carcinoma. J Urol 107: 705

M. Schaefer
Urologische Klinik der Universität Bonn
Sigmund-Freud-Str. 25
D-5300 Bonn 1

Interferontherapie beim metastasierten renalen Karzinom

R. Hofmann und R. Hartung

Interferone (α: Leukozyteninterferon, β: Fibroblasteninterferon, γ: Immuninterferon) sind Glykoproteine mit antiviraler, antiproliferativer und immunmodulierender Wirkung. Ihr Effekt beruht auf einer Aktivierung von natürlichen Killerzellen, Stimulierung von Makrophagen und einer verstärkten Expression von Fc-Rezeptoren und HLA-Antigenen auf der Zelloberfläche. In vitro agieren IF und die meisten Cytostatika synergistisch und gelegentlich additiv. Lediglich bei Kombination von α-IF und Methotrexat wurde ein antagonistischer Effekt beobachtet. Die Wirkung von IF ist dosisabhängig, wobei eine mittlere Dosis am wirkungsvollsten erscheint (15–20 Mill IU).

Neben einer Aktivierung von Effektorzellen tritt bei der Zellstimulation mit IF jedoch auch eine Aktivierung von Suppressorzellen auf. In einer klinischen Verlaufsbeobachtung wurden Patienten mit metastasiertem renalen Karzinom vom hypernephroiden Typ mit humanem rekombinantem α-Interferon und Cimetidine zur Hemmung der Suppressoraktivität behandelt.

Patientengut und Methoden

10 Patienten mit metastasiertem renalen Karzinom nach vorausgegangener Tumornephrektomie wurden behandelt. 6 Patienten wiesen Lungen-, 3 multiple Lymphknoten- und 1 Patient Knochenmetastasen auf.

Dosierung:
1. Paracetamol 1000 mg 2 Std. vor IF-Gabe
2. Paracetamol 1000 mg 1 Std. vor IF-Gabe
3. Rekombinantes α-Interferon (Essex) 18 Mill. IU i.m. 3 × wöchentlich
4. Cimetidine 400 mg/d

Der Therapieerfolg wurde nach dem Ansprechen einer meßbaren Läsion beurteilt:
Kompletter Resp. (CR): alle Läsionen sind vollständig verschwunden und keine neuen aufgetreten.
Partieller Resp. (PR): mindestens 50% Rückgang der Tumorgröße.
Stabile Phase (SD): Abnahme der Läsion weniger als 50% oder Zunahme weniger als 25%.
Progressive Erkrankung (PD): Zunahme der Läsion um mindestens 25% oder/und Neuauftreten von Metastasen.

Zu Beginn der Therapie wurden die Patienten täglich, später monatlich hinsichtlich Nebenwirkungen bzw. Response untersucht.

Ergebnisse

Die durchschnittliche Behandlungsdauer war 2,8 Monate (1–7 Mon.). Eine partielle Remission konnte bei einem Patienten für 7 Monate, stabile Phase bei 2 Patienten für jeweils 2 Monate erreicht werden. Alle anderen Patienten waren trotz Therapie rasch progredient.

An *Nebenwirkungen* wurden beobachtet:

Fieber	10/10	Erbrechen (anfangs)	2/10
Schüttelfrost	8/10	Kopfschmerz	3/10
Übelkeit	5/10	Leukopenie	1/10

Blutbildveränderungen, Erhöhung der Leberenzyme, Gerinnungsstörungen oder die beschriebenen cerebralen, kardialen oder allergischen Reaktionen wurden nicht beobachtet.

Bei Fieberanstieg erhielt der Patient eine symptomatische Therapie und Paracetamol Supp. Antipyretika vom Typ der Acetylsalicylsäure wurden nicht verwendet, da diese Präparate in den Interferonstoffwechsel eingreifen können. Eine Dosisreduktion war wegen Nebenwirkungen bei 5 von 10 Patienten auf 10 Mill. IU IF s.c. 3 × wöchentlich nötig. Bei einem Patienten mußte wegen anhaltendem Fieber auch nach Dosisreduktion die Therapie nach 2 Monaten abgebrochen werden.

Diskussion

In vitro weisen Interferone eine starke antiproliferative Wirkung auf. Eine Kombination von IF mit Cytostatika (z.B. Vinblastin) zeigt synergistische Effekte an Nierentumorzellkulturen. Klinische Studien konnten bisher jedoch keinen signifikanten Effekt an größeren Patientengruppen nachweisen. Durch

Tabelle 1

Name	Alter	Metast. ort	Auftr. d. Met. nach Tu-nephr.	IF-Gabe (Mon.)	Resp. (Mon.)	Dosis red.
B.J.	45	LK	5 Mon.	7	PR 7 Mon.	–
S.H.	56	Lunge	vorh.	1	PD	+
K.H.	56	Lunge	vorh.	1	PD	+
L.A.	60	Lunge	3 Mon.	2	PD	–
N.A.	52	Lunge	vorh.	4	SD	–
G.D.	37	LK	vorh.	2	SD 2 Mon.	
A.Ch.	48	Lunge	5 Mon.	2	PD	+
A.K.	63	Lunge	vorh.	3	PD	+
B.R.	79	Knochen	vorh.	4	PD	+
S.G.	70	Lu/LK	vorh.	2	PD	–

Kombination verschiedener Interferone und Chemotherapeutika wurde lediglich eine additive Toxizität beobachtet. Die durch IF gesteigerte T- und NK Suppressorzellaktivität kann mit Cimetidine blockiert werden. Cimetidine hemmt die Aktivierung Histamin-H_2-Rezeptortragender Suppressorzellen. In vitro wird dadurch eine Verminderung des Tumorwachstums und der Metastasierung erreicht.

In unserer klinischen Studie mit Kombination von rekombinantem α-Interferon und Cimetidine konnte kein signifikant über der Placebowirkung liegender Therapieerfolg erzielt werden.

Dr. R. Hofmann
Urologische Klinik und Poliklinik
der Technischen Universität München
Klinikum rechts der Isar
Ismaninger Str. 22
D-8000 München 80

IFN-Gamma Therapie des RCC – Hinweise für dosisabhängige Blockade des zellulären Immunsystems

W. Aulitzky, W. E. Aulitzky, J. Frick, G. Gastl, Ch. Huber und B. Lanske

Einleitung

Interferone sind natürliche Wirkstoffe, die für den Zellstoffwechsel und den Ablauf bestimmter Immunfunktionen von entscheidender Bedeutung sind.

Insbesondere beeinflussen sie das biologische Verhalten des Wirtsorganismus gegenüber Tumorzellen und Viren. Man zählt sie deshalb auch zu den „Biological Response Modifier's" (BRM) [7, 4].

Der therapeutische Einsatz verschiedener Interferone beim metastasierenden Nierenzellkarzinom (M-RCC) hat zum Teil überraschend gute Ergebnisse mit hohen Remissionsraten (15%–33%) erbracht [1, 3, 10, 12]. Der Antitumor Effekt wird dabei in erster Linie auf die starke immunstimulatorische Komponente (IFN-gamma) zurückgeführt, wenngleich direkt cytotoxische Wirkungen (insbesondere IFN-gamma) nicht ausgeschlossen werden können [9, 11].

Auch bei den selten auftretenden Spontanremissionen von mitunter multiplen RCC-Metastasen scheinen immunologische Phänomene eine entscheidende Rolle zu spielen [5, 8]. Es erschien uns deshalb sinnvoll, jene Dosis und Applikationsfrequenz zu definieren, die eine optimale Stimulation des zellulären Immunsystems und damit der tumorgerichteten Abwehr ermöglicht [2, 4].

Material und Methode

15 Patienten mit metastasierendem RCC nahmen an der offenen Phase II-Studie teil. Recombinantes IFN-gamma wurde subcutan in drei verschiedenen Dosen (0,01; 0,1; 0,5 mg) 1× wöchentlich verabreicht. Jede Dosis wurde 3× wiederholt mit einer einwöchigen Behandlungspause zwischen den einzelnen Behandlungszyklen. Unmittelbar vor und 4 bzw. 24, 48, 72, 96 und 120 Stunden nach jeder Applikation wurden folgende Immunparameter bestimmt: Pan T, T-Helper, T-Suppressor, T-H/S, HLA-DR, IL-2-Receptor, Pan B, β-2-Mikroglobulin (β-2M), Neopterin (NEO) in Harn/Serum, Lysozym, IL-2-conc., IFN-gamma-conc.

Durch die wiederholten Messungen sollten sowohl maximale Stimulationsamplitude als auch Kinetik der durch IFN-gamma stimulierten Parameter erfaßt werden. Nach abgeschlossenem Immunmonitoring sollte jene Dosis, die den stärksten immunstimulatorischen Effekt aufwies, für die anschließende Dauertherapie gewählt werden.

Während der Dauertherapiephase erfolgen in monatlichen Abständen weitere klinische und immunologische Kontrollen. Auf Grund der vorliegenden Ergebnisse eignen sich β-2M, NEO und HLA-DR am besten zur Kontrolle des immunmodulatorischen Effektes von IFN-gamma.

Substanz: Recombinantes IFN-gamma (Code: IF-RC 1001 XX G), Boehringer Ingelheim International.

An Hand detaillierter Ergebnisse soll das Prinzip der optimierten biologischen Dosisfindung dargestellt werden.

Ergebnisse

Nach Einzelapplikation findet sich sowohl bei β-2M als auch bei NEO eine klare Dosis-Wirkungsbeziehung. Mit steigender IFN-gamma Dosis kann eine verstärkte Stimulation der biologischen „Response" beobachtet werden. Lediglich bei HLA-DR wird der größte Anstieg schon nach 0,1 mg IFN-gamma erzielt; mit 0,5 mg IFN-gamma kann keine stärkere HLA-DR Expression erzielt werden.

Eine Rückkehr zu „Baseline"-Werten wird erst nach 5–7 Tagen beobachtet.

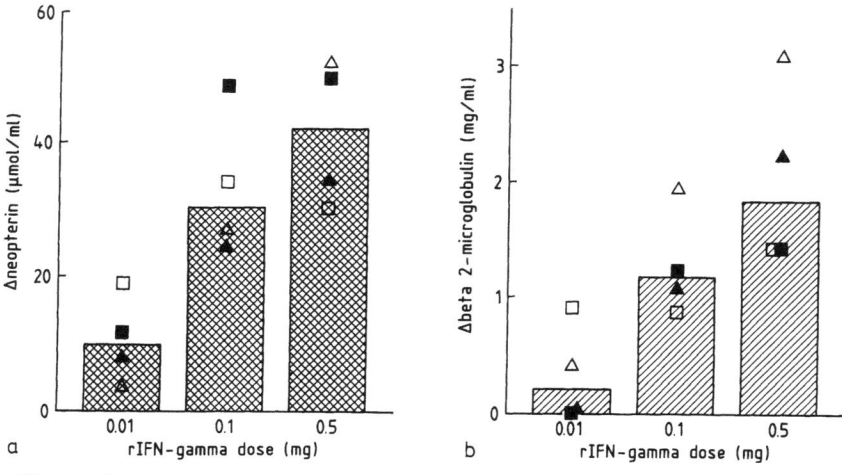

Abb. 1. a Stimulation of neopterin release in serum by rIFN-gamma. **b** Stimulation of beta 2-microglobulin release in serum by rIFN-gamma

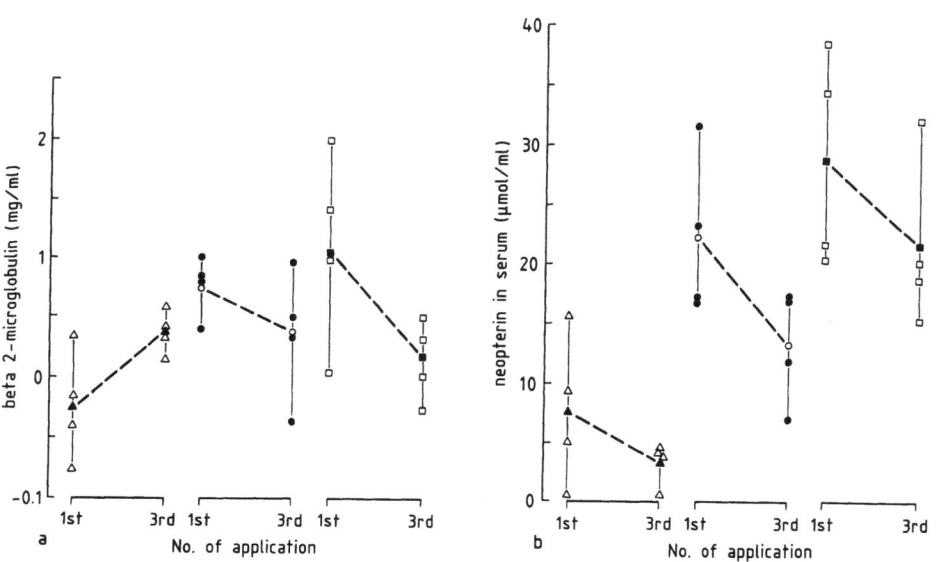

Abb. 2. a Down regulation of beta 2-microglobulin release in serum after repeated rIFN-gamma application, **b** Down regulation of neopterin release in serum after repeated rIFN-gamma application. △ 0.01 mg rIFNxx; ● 0.10 mg rIFNxx; □ 0.50 mg rFNxx

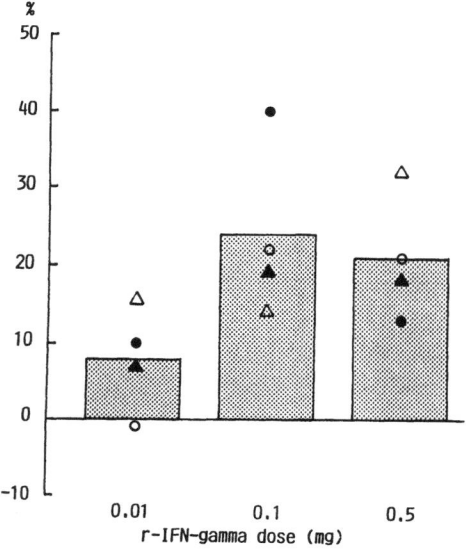

Abb. 3. Stimulation of HLA-DR in serum by rIFN-gamma

Nach Mehrfachapplikationen (3 ×) mit einwöchigen Intervallen wird sowohl bei β-2M als auch bei NEO mit 0,1 und 0,5 mg IFN-gamma Gaben eine „Downregulation" beobachtet. Nur nach 0,01 mg wird bei β-2M, nicht aber bei NEO, eine Zunahme der Stimulationsamplitude festgestellt. HLA-DR scheint hingegen durch Mehrfachapplikation gleichermaßen stimulierbar zu bleiben (Abb. 1, 2, 3).

Diskussion und Zusammenfassung

Es besteht eine klare und reproduzierbare Dosiswirkungsbeziehung bei allen drei präsentierten Parametern (β-2M, NEO, HLA-DR) in den niederen Dosen. Hingegen kann mit 0,5 mg IFN-gamma lediglich bei NEO eine deutliche zusätzliche Stimulation erzielt werden. Deshalb, und wegen der deutlich stärkeren Downregulation nach wiederholter

Applikation von 0,5 mg wurde für die Dauertherapie 0,1 mg gewählt. Auch die Nebenwirkungen (Fieber, Übelkeit) waren unter 0,1 mg wesentlich weniger stark ausgeprägt als unter 0,5 mg.

Auf Grund der 5 bis 7 Tage andauernden Kinetik haben wir uns für eine einmalige Gabe pro Woche entschieden.

Eine einwöchige Pause nach drei Applikationen diente dem Zweck, eine Downregulation oder Blokkade der Immunfunktionen möglichst zu verhindern.

Es ist derzeit noch zu früh, die klinische Bedeutung einer optimierten biologischen Dosisfindung bei der IFN-gamma Therapie zu beurteilen. Erste klinische Ergebnisse bestätigen jedoch die Annahme, daß eine sehr enge Korrelation zwischen Immunstatus und Prognose bestehen. Es wurden nämlich bei jenen Patienten mit normalen Immunparametern vor Beginn der Therapie eindeutig konstantere Dosiswirkungsverhältnisse und auch wesentlich günstigere klinische Verläufe beobachtet. Nach einer Beobachtungszeit von 6–15 Monaten können wir über 4 × PR, 1 × mixed R, 5 × Stabilisierung und 5 × Progression berichten.

Literatur

1. Aulitzky W, Frick J, Porzsolt F, Scrinzi U (1987) Therapie des metastasierenden Hypernephroms mit IFN-RC 2-alpha als Monotherapie und in Kombination mit MPA. Verhandlb Dtsch Ges Urologie 38: 459
2. Aulitzky W, Frick J, Gastl G, Huber Ch (1987) A new concept to define optimal biological response modifying doses of interferon gamma in patients with renal cell carcinoma. J Urol 4: 254 A
3. Aulitzky W (1987) Therapiemöglichkeiten beim fortgeschrittenen Hypernephrom. Praktischer Arzt 566: 1225–1236
4. Aulitzky W, Gastl G, Aulitzky WE, Nachbaur K, Lanske B, Kemmler G, Flener R, Frick J, Huber C (1987) Interferon gamma for the Treatment of Metastatic Renal Cancer: Dose-Dependent Stimulation and Downregulation of Beta-2 Microglobulin and Neopterin Responses. Immunbiology 13 600 (im Druck)
5. Bloom HJE (1983) Hormone induced and spontaneous regression of metastatic renal cancer. Cancer 32: 1066
6. Huber CH, Batchelor JR, Fuchs D, Hauser A, Lang A, Niederwieser D, Reibnegger G, Swetly P, Troppmair J, Wachter H (1984) Immune response-associated production of neopterin. Release from macrophages primarely under control of interferon-gamma. J Exp Med 160: 310
7. Maluish A (1986) Immunological monitoring of clinical trials using biological response modifiers. Lymphokine Res 5: (Suppl 1): 183
8. Montio JE, Stewart BH, Straffon A (1977) The role of adjunctive nephrectomy in patients with metastatic renal carcinoma. J Urol 117: 272
9. Neidhart JA (1986) Interferon therapy for the treatment of renal cancer. Cancer 17 (Suppl): 1696
10. Otto V, Huland H, Zschaber M, Gutwitter E (1985) Preclinical and clinical studies of r-interferon gamma in renal cell carcinoma. Cytokine Res Biogen Symposium in Stockholm - Abstract
11. Otto U, Baisch H, Hammerer P, Schneider A (1987) Influence of tumor necrosis factor, interleukin II, alpha 2 interferon and gamma interferon alone and in combination on human renal-cell and bladder carcinoma transplantation into NMRI NU/NU mouse. J Urol 4: 253 A
12. Quesada JR, Swanson DA, Gutterman JU (1985) Phase II study of interferon alpha in metastatic renal-cell carcinoma: A progress report. J Clin Oncol 3: 1086
13. Peterson PA, Rask L, Ostberg L (1977) Beta-2 microglobulin and the major histocompatibility complex. Adv Cancer Res 24: 115
14. Sanderson AR, Beverly PC (1983) Interferon, beta-2 microglobulin and immunoselection in the pathway of malignancy. Immunol Today 4: 211

Dr. W. Aulitzky
Urologische Abteilung
Landeskrankenanstalten
A-5020 Salzburg

Immundiagnostisch flankierte Interferon-Cisplatin-Therapie beim metastasierenden Nierenkarzinom

W. L. Strohmaier, K.-H. Bichler und M. Schreiber

Problemstellung

Zytostatika und Hormone haben beim metastasierenden Nierenkarzinom keine überzeugenden Erfolge erbracht, die Ansprechraten liegen kaum über 15% [1]. In den letzten Jahren wurde zunehmend über eine Interferon-Therapie des metastasierenden Nierenkarzinoms berichtet mit Ansprechraten zwischen 0 und 30% [2, 3, 7, 8, 9, 12, 15]. Eigene Untersuchungen unter kombinierter Beta- und Gamminterferontherapie zeigten nur geringe Erfolge [14]. Bessere Ergebnisse wurden mit Interferon-Zytostatika-Kombination beschrieben [10].

In vitro Untersuchungen an menschlichen Nierenzellkarzinomlinien zeigten einen guten Erfolg bei einer Kombination von Interferon und Cisplatin [4].

Material und Methoden

Ausgehend davon behandelten wir 7 Patienten (4 Männer, 3 Frauen) mit histologisch gesichertem

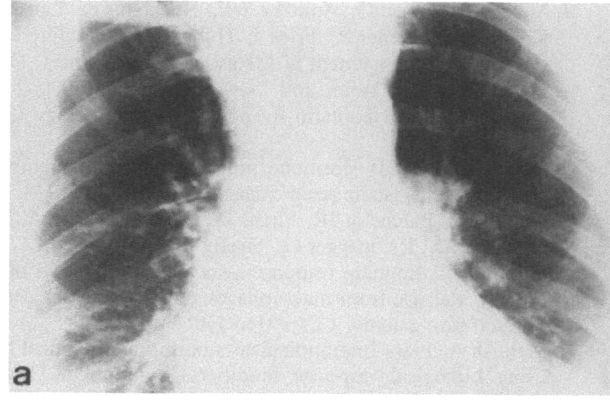

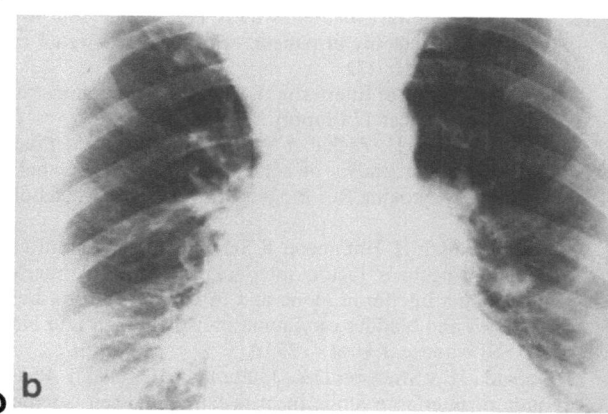

Abb. 1 a, b. Progrediente Lungenmetastasen (A. E. ♀, 67 Jahre) unter Cisplatin-Interferon-Therapie

metastasierendem Nierenkarzinom. 3 Patienten hatten Lungen-, 1 Patient Knochen-, 2 Patienten Leber- und 1 Patient Lungen- und Hirnmetastasen. Alle Patienten hatten zuvor eine Tumornephrektomie. Die Patienten erhielten mindestens 3 Zyklen der kombinierten Beta-Interferon-Cisplatin-Therapie. Ein Zyklus dauert 28 Tage, Cisplatin wird jeweils am Tag 1 (100 mg/M²KOF i. v.) gegeben, Beta-Interferon (Fiblaferon) an den Tagen 8, 12, 15, 19, 22, 26 (3mal 10^6 IE s. c.).

Zur Bestimmung des Tumorstadiums bzw. Therapieerfolges wurden vor Therapiebeginn, nach 4 Wochen bzw. 3 Monaten Röntgenthorax, Computertomogramm bzw. Knochenscan durchgeführt. Vor und nach Cisplatin- bzw. Interferongabe wurde Blut entnommen zur Untersuchung immunologischer Parameter (Lymphozytensubpopulationen, Immunglobuline, Ferritin, Beta-2-Mikroglobulin, Neopterin). Der Therapieerfolg wurde anhand der WHO-Kriterien beurteilt.

Ergebnisse

Bei keinem Patienten mußte die Therapie wegen Nebenwirkungen abgebrochen werden. Eine komplette oder partielle Remission bzw. Minor Response konnten wir bei keinem Patienten sehen. Je 1 Patient mit Leber- bzw. Lungenmetastasen zeigte eine Stabilisierung, bei den übrigen 5 Patienten war das Tumorleiden progredient (Abb. 1). Bei den stabilisierten Patienten hält der Therapieerfolg z. Zt. noch an (6 Monate).

Jeweils 3-7 Tage nach Cisplatingabe kam es zu einem deutlichen Anstieg von Neopterin, Ferritin, Beta-2-Mikroglobulin, während die T-Lymphozyten, T_4- und T_8Zellen einen Tag nach der Cisplatin-Gabe deutlich abfielen, nach rund 7 Tagen stiegen sie gipfelartig an. Beispielhaft ist der Verlauf der immunologische Parameter bei einem Patienten in Abb. 2 a und b dargestellt.

Diskussion

Obwohl in vitro Untersuchungen an menschlichen Nierenkarzinomlinien ein gutes Ansprechen der Kombinationstherapie Gamma- bzw. Beta-Interferon mit Cisplatin zeigten [4], konnten wir bei keinem unserer Patienten ein sicheres Ansprechen auf die Beta-Interferon-Cisplatin-Therapie feststellen. 5 von 7 Patienten waren sogar progredient. Die Ursachen für diese Diskrepanz sind letztlich unklar. Diskutiert werden muß vor allem eine Antikörperbildung gegen Interferon [11]. Interessant erscheint das Verhalten der immunologischen Parameter, das Absinken der T-Lymphozyten unmittelbar nach Cisplatin-Gabe dürfte als suppressive Wirkung des Zytostatikums zu verstehen sein. Der gipfelartige Wiederanstieg nach 7 Tagen ist wahrscheinlich als Stimulation des Immunsystems durch zerfallende Tumorzellen aufzufassen. So zeigt auch Neopterin, dessen Freisetzung mit einer Stimulation des Immunsystems korreliert [5], einen synchronen Gipfel. Ebenso ist der Anstieg des Beta-2-Mikroglobulins, das sich an der Oberfläche von T- und B-Lymphozyten nachweisen läßt [13] als Immunstimulation aufzufassen. Die passagere Erhöhung des Ferritin könnte durch die Tumorzellzerstörung hervorgerufen sein, bei verschiedenen Tumoren wurden erhöhte Ferritin-Konzentrationen im Tumorgewebe beschrieben [6].

Schlußfolgerungen

Unsere Ergebnisse zeigen, daß Cisplatin eine deutliche Wirkung auf die Tumor- und immunkompetenten Zellen ausübt. Nach anfänglicher Suppression der T-Zellen kommt es wahrscheinlich durch zerstörte Tumorzellen zu einer sekundären Immunstimulation. Das Beta-Interferon scheint in unserer Dosierung keinen Einfluß auf die Parameter des Immunsystems zu nehmen. Die klinischen Resultate waren enttäuschend, 5 von 7 Patienten waren unter der Therapie progredient. Für den klinischen Routineeinsatz können wir diese Therapie daher nicht empfehlen.

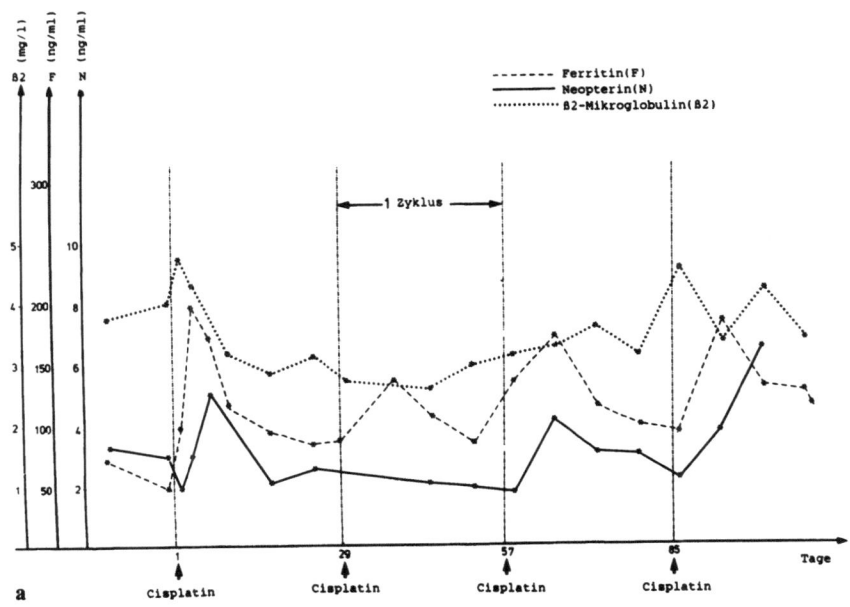

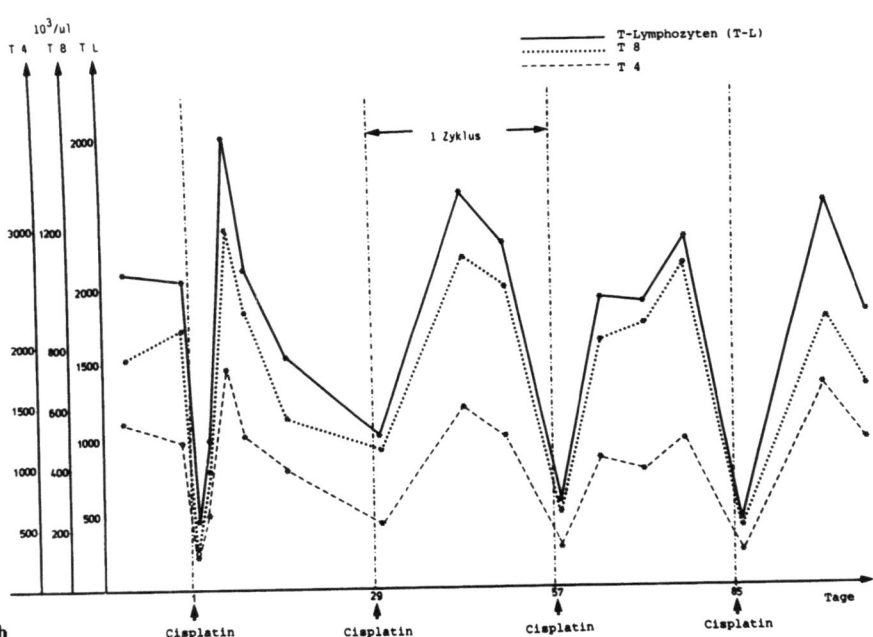

Abb. 2a, b. Verlauf immunologischer Parameter unter Cisplatin-Interferon-Therapie (F.D., ♀, 61 Jahre) a Neopterin, Ferritin, Beta-2-Mikroglobulin. b T, T_4, T_8-Zellen

Literatur

1. DeKernion JB (1983) Treatment of advanced renal cell carcinoma - traditional methods and innovative approaches. J Urol 130: 2-7
2. DeKernion JB, Sarna G, Figlin R, Lindner A, Smith RB (1983) The treatment of renal cell carcinoma with human leukocyte alpha-interferon. J Urol 130: 1063-1066
3. Fossa SD, DeGaris ST, Heier MS, Flokkmann A, Lien HH, Salveson A, Moe B (1986) Recombinant Interferon Alpha 2a with or without Vinblastine in metastatic renal cell carcinoma. Cancer 57 (Suppl): 1700-1704
4. Gohji K, Maeda S, Sugiyama T, Ishigami J, Kamidono S (1987) Enhanced inhibition of anticancer drugs by human recombinant Gamm-Interferon for human renal cell carcinoma in vitro. J Urol 137: 537-543
5. Lewenhaupt A, Ekmann P, Eneroth P (1987) Increased Neopterinrelease in prostatic cancer. Abstracts Symposium „Welche Chancen bietet uns die Tumorimmunologie heute" Stuttgart
6. Linkesch W (1986) Ferritin bei malignen Erkrankungen. Springer, Wien New York
7. Magnusson K, Christopheresen IS, Jordal R, Holm HH, Mygind T (1983) Interferon therapy in recurrent renal carcinoma. Acta Med Scand 213: 221-223
8. Neidhart JA (1986) Interferon therapy for the treatment of renal cancer. Cancer 57 (Suppl): 1696-1699
9. Neidhardt JA, Gagen MM, Yound D, Tuttle R, Melink TJ, Ziccarrelli A, Kisner D (1984) Interferontherapy of renal cancer. Cancer Res 44: 4140-4143
10. Otto U, Huland H, Denkhaus H, Klosterhalfen H (1986) Therapie mit rekombinantem Gamma-Interferon bei Patienten mit metastasierendem Nierenkarzinom. Verhandlb Dtsch Ges Urologie 37: 152-153

11. Quesada JR, Rios A, Swanson D, Trown P, Gutterman JU (1985) Antitumor activity of recombinant-derived interferon Alpha in metastatic renal cell carcinoma. J Clin Oncol 3: 1522–1528
12. Quesada JR, Swanson DA, Gutterman JU (1985) Phase II study of interferon Alpha in metastatic renal-cell carcinoma: a progress report. J Clin Oncol 3: 1086–1092
13. Shuster J, Guster P, Poulik MD (1976) β_2-microglobulin levels in cancereous and other disease stated. Clin Chim Acta 67: 307–313
14. Strohmaier WL, Bichler KH, Schanz F (1986) Immundiagnostisch flankierte Interferontherapie beim metastasierenden hypernephroiden Karzinom. Helv Chir Acta 53: 317–319
15. Vugrin D, Hood L, Taylor W, Laszlo J (1985) Phase II study of human lymphoblastoid interferon in patients with advanced renal carcinoma. Cancer Treat Rep 69: 817–820

Dr. med. W. L. Strohmaier
Urologische Abteilung der Universität
Calwerstr. 7
D-7400 Tübingen

Die Zytostatika-Mikrospheren-Karzinom-Infusion (CMCI) des fortgeschrittenen Nierenzellkarzinoms (NZK)

St. H. Flüchter, K.-H. Bichler, H.-G. Laberke und W. L. Strohmaier

Die Prognose des fortgeschrittenen Nierenzellkarzinoms (NZK) ist ungünstig. Was die Möglichkeiten der Zytostase betrifft, so besteht eine Korrelation von Zytostatika-Gewebe-Konzentration, Zytostatika-Effizienz und systemischer Toxizität. Die intravenöse Gabe zeigt beim NZK nur geringe Wirkung. Die systemischen Nebenwirkungen können beträchtlich sein. Eine Steigerung der Gewebekonzentration bei niedrigen Spiegeln in der Peripherie ist möglich durch die intraarterielle Tumorperfusion. Die kombinierte intraarterielle Gabe von Zytostatica und Mikrospheren[1] (CMCI) ermöglicht höchste Zytostatikagewebespiegel bei fast fehlender systemischer Toxizität (Abb. 1) [1, 2, 3]. Berichtet wird über die Erfahrungen mit der Mitomycin[2]-CMCI.

Methode	Zytostatika-Konzentr. Tu	Wirksamkeit	System. Toxizität
intravenös	↑	↑	↑
intraarteriell	↑↑	↑↑	↑
intraarteriell + Mikrospheren	↑↑↑↑	↑↑↑↑	↑
intraarteriell + Mikrospheren + Hyperthermie	↑↑↑↑	**↑↑↑↑**	↑

Abb. 1. Formen der Zytostatikaapplikation, die lokalen und peripheren Zytostatikaspiegel, die Zytostatikaeffektivität am Zielorgan

---

[1] Pharmacia, Freiburg, FRG.
[2] Medac, Hamburg, FRG.

Patienten und Methodik

Bei lokoregional fortgeschrittenen Karzinomen (T3/4 No Mo; n = 9) erfolgte die CMCI unter neoadjuvanter Zielsetzung bis zu 3 × innerhalb 14 Tagen vor der Operation. Patienten mit metastasierendem Tumor (n = 7) erhielten die CMCI zur Palliation. Der 1. CMCI Zyklus aus 3 CMCI wurde innerhalb von 14 Tagen gegeben. Nach 3-wöchiger Pause erfolgte ein 2. Zyklus. Die maximale Beobachtungszeit beträgt 36, die minimale 18 Monate. Insgesamt wurden 64 CMCI durchgeführt.

Nach der Seldingertechnik wurde ein Katheter über die A. femoralis in die A. renalis vorgeschoben, je Behandlung 10 mg Mitomycin gemischt mit 900 mg Spherex appliziert.

Ergebnisse

Bei einem lokoregionalen NZK fand sich nach Nephrektomie histologisch eine komplette Tumornekrose. 6 Karzinome zeigten Tumornekrosen von mehr, 2 Karzinome von weniger als 50%. Alle Patienten sind bis jetzt rezidivfrei. Die Karzinome waren teilweise makroskopisch massiv nekrotisch demarkiert. Obwohl die gesamte Niere infundiert wurde, fanden sich nur vereinzelt kleine Einblutungsherde am gesunden Parenchym. Mikroskopisch waren – wie häufig beim NZK – unterschiedlich alte, spontan auftretende regressive Tumorveränderungen nachweisbar. Die Wirkung der Chemotherapie zeigte sich durch charakteristische CMCI-induzierte Befunde im Karzinomgewebe: Atypische frische thrombotisch verschlossene Gefäße und frische, flächenhafte Tumornekrosen in der Frühphase und narbig regressive Tumorareale als Spätbefunde.

Die Patienten mit metastasierendem Karzinom zeigten meist unmittelbar nach der ersten CMCI eine Verbesserung des Allgemeinbefindens und der Belastungs- und Bewegungsfähigkeit, eine Schmerzlinderung oder Beseitigung. Am Tumorvolumen meßbar resultierte eine Stabilisierung, die 12 bis 34 Wochen anhielt. 5 der 7 Patienten verstarben am Tumorleiden. Die Therapieeffektivität ließ sich durch Tumornekrosen in den Obduktionspräparaten untermauern.

Die CMCI wurde unter anästhesiologischen Maßnahmen schmerzlos toleriert. Komplikationen fanden sich nicht.

Diskussion

Das operable NZK bedarf der sofortigen Tumornephrektomie. Hat das Karzinom umliegende Strukturen oder Organe infiltriert, hängt die Prognose quoad vitam davon ab, ob es gelingt, den Tumor mit neoadjuvanten Maßnahmen so zu verkleinern, daß er ohne Zurücklassen von vitalen Karzinomresten entfernt werden kann. Diese Möglichkeit wird mit der hier vorgestellten Technik gesehen. Die Effektivität der CMCI mit anderen Zytostatika bleibt abzuwarten. Eine Erhöhung der lokalen Zytostatikadosis erscheint sinnvoll. Die CMCI führt beim metastasierenden Tumor zur Palliation. Voraussetzung ist eine ausreichende Gefäßversorgung.

Literatur

1. Aigner KR (1985) Regionale Chemotherapie der Leber. In: Eckhardt S, Holzner IH, Nagel GA (Hrsg) Beiträge zur Onkologie, vol 21. Karger, Basel
2. Davis SS, Illum L, McVie JG, Tomlinson E (1984) Microspheres and drug therapy, pharmaceutical, immunological and medical aspects. Elsevier, Amsterdam New York Oxford
3. Flüchter SH, Bichler KH, Walter E, Laberke HG, Müller-Schauenburg W, Nelde HJ, Rothe KF (1986) Intraarterielle synchrone Mikrosphären-Zytostatika-Infusion urologischer Tumoren. In: Aktuelle Onkologie 28. Zuckschwerdt, München Bern Wien, 172 ff.

Priv.-Doz. Dr. med. St. H. Flüchter
Urologische Universitätsklinik
Calwerstr. 7
D-7400 Tübingen

Erste Ergebnisse einer palliativen Chemotherapie metastasierender Nierenkarzinome mit Vinblastin und Tamoxifen

G. Gregor, H. Wagner, G. Staehler, B. Liedl und F. J. Marx

Beitrag nicht eingereicht

Vinblastintherapie des metastasierenden Nierenkarzinoms nach Versagen der Immuntherapie

W. Levens, N. Fischer, F.-J. Deutz und H. Rübben

Zusammenfassung

8 Patienten mit einem metastasierenden Nierenkarzinom wurden mit 10 mg Vinblastin als Kurzinfusion 3 × im Abstand von 3 Wochen nach erfolgloser Interferontherapie behandelt. Die Behandlung wurde von allen Patienten gut vertragen. Eine partielle Remission konnte bei einer Patientin erzielt werden. Diese dauerte allerdings nur 3 Monate. Bei einem weiteren Patienten kam es zum Wachstumsstillstand der Metastasen („Stable Disease").

Problemstellung

Die Behandlungsmöglichkeiten des metastasierenden Nierenkarzinoms sind gering. Die Hormon- und Strahlentherapie sind unwirksam [2, 4]. Mit Vinblastin sind Remissionen bis zu 15% zu erwarten, ansonsten ist die Chemotherapie kaum effektiv [7]. In den letzten Jahren wird vor allem die Immuntherapie des metastasierenden Nierenkarzinoms erprobt [5, 6, 8]. Die Interferon alpha und beta Monotherapie hat eine gewisse Wirksamkeit, die Remissionsrate beträgt ±25%. Eine synergistische Wirkung zwischen Interferon und Vinblastin wurde beschrieben [1, 3]. In unserer Studie wurde untersucht ob eine Vinblastintherapie nach Versagen der Interferontherapie sinnvoll ist.

Material und Methodik

8 Patienten mit einem nachgewiesenen metastasierenden Nierenkarzinom wurden 3× mit Vinblastin 10 mg als Kurzinfusion im Abstand von 3 Wochen behandelt. Die Patienten wurden ambulant betreut. Unmittelbar vor und eine Woche nach Vinblastingabe fanden Laborkontrollen mit Bestimmung des weißen und roten Blutbildes einschließlich Thrombozyten, sowie die Bestimmung der Leber- und Nierenfunktionsparameter statt und wurden eventuelle Nebenwirkungen dokumentiert. Bei allen Patienten war eine Behandlung mit Interferon alpha-2b (Essex) über 4-8 Monate vor der Chemotherapie vorausgegangen.

In keinem Falle erzielte die Interferontherapie eine Remission. Alle Patienten befanden sich in einem guten Allgemeinzustand. 6 Patienten hatten Lymphknotenmetastasen, 5 Lungenmetastasen, 2 ein lokales Rezidiv, einer Knochenmetastasen und einer Pleurametastasen. Bis auf Patient 1 war in allen Fällen eine Nephrektomie erfolgt. Bei keinem fand eine hormonelle Vorbehandlung statt (Tabelle 1).

Ergebnisse

Die Vinblastintherapie erzielte bei einer Patientin eine partielle Remission der Lymphknotenmetastasen. Die Patientin gab während der Vinblastintherapie auch eine subjektive Besserung des Allgemeinbefindens an. Nach 3 Monaten zeigte die Patientin wieder eine progrediente Metastasierung. Bei einem weiteren Patienten kam es zum Wachstumsstillstand der Lungenmetastasen. Die übrigen Patienten zeigten auch während der Vinblastintherapie eine Progredienz. Außer leichter Müdigkeit bei Patient 1 und leichter Appetitlosigkeit bei Patient 4 wurden keine Nebenwirkungen beobachtet (Tabelle 2).

Diskussion

Die Prognose beim metastasierenden Nierenkarzinom ist schlecht. Mehr als 90% aller Patienten sterben innerhalb von 2 Jahren. Bei einem Patienten in gutem Allgemeinzustand ist es vertretbar eine Interferon-, Vinblastin- oder Kombinationstherapie durchzuführen. Die Remissionsraten sind jedoch gering. Daß Vinblastin nach Versagen der Interferontherapie wirksam sein kann zeigt Patient 1 unserer Studie. Die Nebenwirkungen sind zwar gering aber die Frage ob eine an der Symptomatik orientierte Behandlung nicht genauso effizient wäre ist berechtigt. Die Indikation zur Chemotherapie soll deshalb von Fall zu Fall beurteilt werden, wobei die Erhaltung der Lebensqualität Priorität besitzt.

Schlußfolgerungen

Die Vinblastintherapie des metastasierenden Nierenkarzinoms kann zu einer Remission führen, auch nach Versagen einer Interferonbehandlung.

Die Behandlung kann ambulant durchgeführt werden. Wesentliche Nebenwirkungen wurden in unserer Studie nicht beobachtet.

Trotz Interferon- und Vinblastintherapie bleibt die Prognose beim metastasierenden Nierenkarzinom schlecht. Meist steht eine symptomorientierte Behandlung immer noch in Vordergrund.

Literatur

1. Bergerat JP, Dufour P, Bailly G, de Garris S (1985) Abstracts of the 3rd Eur Conf Clin Oncol Cancer Nursing, Stockholm: 57
2. Bono AV, Benvenuti L, Gianneo E, Comeri GC, Rogia A (1979) Progesterons in renal cell carcinoma. A retrospective study. Eur Urol 5: 94-99
3. Cetto GL, Franceschi T, Bassetto A, Bellini A, Mollino M (1986) Phase I-II trial of recombinant alpha-2 interferon and vinblastin in metastatic renal cell carcinoma. Proc Am Soc Clin Onc 5: 110
4. Finney R (1973) The value of radiotherapy in the treatment of hypernephroma. A clinical trial. Br J Urol 45: 258-269
5. Kempf RA, Grunberg SM, Daniels JR (1986) Recombinant interferon alpha-2 in a phase II study of renal cell carcinoma. J Biol Response Mod 5: 27-35
6. Krown SE (1985) Therapeutic options in renal cell carcinoma. Semin Oncol 12 (Suppl 5): 13-17
7. Leavitt LD (1984) Cancer of the kidney. Thieme, Stuttgart New York, pp 109-120
8. Quesada JR, Swanson DA, Trindale A, Gutterman JV (1983) Renal cell carcinoma: antitumour effects of leucocyte interferon. Cancer Res 43: 940-947

Dr. med. W. Levens
Abteilung Urologie der Medizinischen Fakultät
RWTH Aachen
Pauwelsstraße
D-5100 Aachen

Tabelle 1. Metastasierungstyp, Allgemeinzustand vor der Vinblastintherapie. (ECOG-score) und Dauer der Interferonvorbehandlung

Patient	Alter (Jahre)	Metastasen	ECOG-score	Dauer der Interferonbehandlung (Monate)
1	66	Lk, Kn	1	6
2	46	Kn, Pl, Lu	1	6
3	46	Lk, Lu	0	4
4	65	Lk, Lu	1	4
5	53	Lk, Lok Rez	0	8
6	45	Lk, Lu, Lok Rez	0	4
7	52	Lk	0	6
8	60	Lu	0	4

Tabelle 2. Ergebnisse der Vinblastintherapie

Patient	Ergebnis	Nebenwirkungen
1	Partielle Remission	Müdigkeit
2, 3	Progress	–
4	Stable Disease	Appetitlosigkeit
5, 6, 7, 8	Progress	–

Kombinierte hormonelle und Chemotherapie beim metastasierenden Nierenkarzinom

P. Carl

Problemstellung

Die Chemotherapie des metastasierenden Nierenkarzinoms stellt ein weitgehend *ungelöstes* onkologisches Problem dar [4].

Von den bisher klinisch getesteten Substanzen erscheint bis heute *Vinblastin* mit einer Ansprechrate von bis zu 25% [5] am effektivsten.

Unterschiedliche *polychemotherapeutische* Konzepte – z.T. unter Einbeziehung hormoneller Maßnahmen oder einer Immuntherapie (BCG, Interferon) – ergaben *keine* besseren Resultate bei jedoch erwartungsgemäß höheren Nebenwirkungsraten [8].

Auf Grund tierexperimenteller Untersuchungen, die allerdings ausschließlich die Spezies Syrischer Goldhamster betrafen [7], wurden hormonelle Behandlungskonzepte, insbesondere mit Progesteron und Antioestrogen, angegeben und z.T. mit Zytostatika kombiniert [1].

Material und Methodik

Bei *33 Patienten* mit *primärer* (z.Z. der Tumornephrektomie nachweisbarer) oder *sekundärer* Metastasierung und z.T. in Kombination mit *Metastasen-Operationen* erfolgte eine *Chemotherapie* mit Vinblastin: 0,1 mg Velbe/kg KG, 1× wöchentlich i.v., in Kombination mit Tamoxifen: 2× tägl. 20 mg oral. Die Behandlung erfolgte in der Regel *ambulant*.

Metastasierung: primär: 15×, sekundär 18× (in 7 Fällen erst 2–7 Jahre nach Nephrektomie).

Metastasen-Operation (primär und/oder sekundär): 20 Eingriffe bei 14 Patienten

♀ = 17 ♂ = 16 Alter (z.Z. des Metastasennachweises) = 25–74 Jahre, ⌀ 57,5 Jahre.

Ergebnisse

Tabelle 1

Primäre Metastasierung (n = 15)	P	SD	PR	CR
Mit OP	–	1 (8)	1 (22)	1 (26)
Ohne OP	8	2 (6, 7)	1 (12)	1 (16)
Sekundäre Metastasierung (n = 18)				
Mit OP	–	2 (10, 12)	2 (9, 14)	4 (13, 14, 26, 36)
Ohne OP	6	4 (6, 7, 7, 8)	–	–
Zusammen	14	9	4	6

( ) = Dauer in Monaten

Es fand sich eine *Remissionsrate* (CR = 6/33, PR = 4/33) von 30% (10/33). Eine Stabilisierung für mindestens 6 Monate (SD) wurde bei 9 (27%) weiterer Patienten beobachtet.

Tabelle 2

Komplette Remission (CR)	Lokalisation		
	Lunge	Knochen	Niere
Mit Metastasen-OP	2	2	1
Ohne Metastasen-OP	1	–	–

Nebenwirkungen

An wesentlichen Nebenwirkungen traten auf:
Leukopenie   (Velbe)
Thrombozytopenie (Velbe und Tamoxifen)
Hyperkalziämie (Tamoxifen n. paraneoplast. Syndrom)
Nephrotoxizität (Velbe)

Die Nebenwirkungen waren in keinem Fall Anlaß für eine dauerhafte Unterbrechung bzw. einen Abbruch der Therapie.

Schlußfolgerungen

Im Hinblick auf die gute Verträglichkeit, die geringe Nebenwirkungsrate und eine Remissionsrate von 30% halten wir die *Kombinationstherapie von Velbe und Tamoxifen gerechtfertigt* bei

- pulmonaler Metastasierung
- spätem Auftreten von Metastasen
- adjuvanter Therapie nach Metastasen-Operation

Eine *fragliche* Indikation liegt vor bei

- inoperablem Primärtumor
- füher diffuser Metastasierung
- Metastasierung in mehrere Organe

Inwieweit durch eine Vinblastin-Monotherapie gleiche Ergebnisse zu erzielen sind, sollte in einer randomisierten Studie geklärt werden.

Prof. Dr. P. Carl
Urologische Abteilung des
Hauptkrankenhaus Deggendorf
Akademisches Lehrkrankenhaus
D-8360 Deggendorf

Zusammenfassung der Postersitzung 4: Das metastasierte Nierenzellkarzinom

H. Behrendt

In der Postersitzung 4 wurden 19 Beiträge mit folgenden thematischen Schwerpunkten präsentiert: Nephrektomie beim metastasierten Nierentumor (4 Poster), Metastasenchirurgie (4 Poster), Embolisation (3 Poster), Interferon-Therapie (5 Poster), Zytostatika-Therapie (3 Poster).

Operation beim metastasierten Nierentumor

Mellin und Mitarbeiter definierten an einer retrospektiven Studie an 127 operierten Patienten das fortgeschrittene pT-Stadium sowie das N+ − Stadium und ein schlechtes Grading als Risikofaktoren, welche das Überleben einschränkten. Darüber hinaus verstarben 59% der Patienten mit einem V+ Stadium innerhalb von 2 Jahren. Auch *Thon und Mitarbeiter* wiesen auf die prognostische Bedeutung des pT und G-Stadiums hin. In ihrem Patientengut überlebten 8 von 25 Patienten ein Jahr, 3 von 25 Patienten (12%) 2 Jahre. *Kramer und Mitarbeiter* fanden keinen prognostischen Unterschied in der Tatsache, ob zum Zeitpunkt der Nephrektomie nur eine Solitärmetastase oder multiple Metastasen vorlagen. Dies spricht dafür, daß auch die Solitärmetastase zu diesem Zeitpunkt häufig Ausdruck einer über das „Solitär"-Stadium hinausgegangenen Dissemination ist. *Vogel und Mitarbeiter* konnten in einer sehr schönen pathohistologischen Untersuchung an venösen Tumorthromben zeigen, daß es zu einer Endothelialisierung dieser Thromben kommt, welche offenbar das Abschwemmen von thrombotischem Material verhindert. Dies erklärt die aus der Literatur bekannten Daten über eine recht gute Prognose bei lokal begrenztem Tumor mit alleinigem Venenbefall.

In der Diskussion wurde die Frage erörtert, ob beim disseminierten Nierentumor vor Tumornephrektomie eine perkutane Biopsie zur Definierung des G-Stadiums sinnvoll sei. Angesichts der bekannten Heterogenität dieser Tumore muß dies aber als zweifelhaft beurteilt werden. Auch der Wert der palliativen Nephrektomie wurde in diesem Zusammenhang diskutiert. Angesichts der schlechten Überlebensraten nach alleiniger OP muß die Indikation eng gestellt werden; der Eingriff sollte in der Tat eine Palliation für den Patienten mit sich bringen.

Metastasenchirurgie

Riedasch und Mitarbeiter sowie *Schwaiger und Mitarbeiter* stellten Daten zur Inzidenz des Tumorbefalls der ipsilateralen Nebenniere vor. In beiden Untersuchungen lag die Inzidenz der Nebennierenmetastasierung bei knapp 4%. Im Homburger Krankengut hatte kein Patient im pT_1-Stadium eine Nebennierenmetastase, dagegen 3 von 163 Patienten im pT_2-Stadium und 9 von 125 Patienten im pT_3-Stadium. Bei der geringen Inzidenz der Nebennierenmetastasierung, welche zudem heute fast immer durch bildgebende präoperative Diagnostik erkennbar ist, scheint es vertretbar, bei kleinem Nierentumor auf die Adrenalektomie zu verzichten.

Bei syn- oder metachronen pulmonalen Metastasen sollte bei Zumutbarkeit des operativen Eingriffs die Resektion, ggf. auch die wiederholte Resektion dieser Metastasen angestrebt werden. Die 5-Jahres-Überlebensrate so behandelter Patienten betrug in dem von *Walter und Mitarbeitern* präsentierten Krankengut 40%. Diese Daten wurden im wesentlichen auch durch *Hanke und Mitarbeiter* bestätigt. Diese Autoren konnten anhand der kumulativen Überlebensraten zeigen, daß das synchrone Auftreten von solitären Metastasen prognostisch deutlich ungünstiger ist, als die metachrone Metastasierung.

Embolisation

Övelgönne und Mitarbeiter berichteten über 25 unter kurativer Zielsetzung durchgeführte Nierentumorembolisationen beim metastasierten Nierentumor. Von 16 nachkontrollierten Patienten leben 2 mit primären Lungenmetastasen und einer mit einer Wirbelkörpermetastase seit 6½ Jahren nach Embolisation und Tumornephrektomie in Vollremission. Die kapilläre Embolisation mit Ethibloc bringt, wie *Laible und Mitarbeiter* zeigen konnten, Tumoren mit einer Größe von 9–10 cm zur kompletten Nekrose. Allerdings zeigten nur 3 von 27 so behandelten Patienten eine objektive Remission im Bereich ihrer Metastasen.

Flüchter und Mitarbeiter berichteten über die intraarterielle Zytostatikamikrosphären Infusion (Mitomycin) beim fortgeschrittenen Nierentumor. Wenngleich nicht eindeutig zu klären war, inwieweit die beobachteten Tumornekrosen auf die Embolisationsbehandlung bzw. auf die intraarterielle Verabreichung von Mitomycin zurückzuführen war, kann diese Methode insbesondere bei so behandelbaren Metastasen möglicherweise einen gewissen Stellenwert haben.

Interferon-Therapie

Die von den verschiedenen Autorengruppen vorgestellten, mit Interferon behandelten Patientenkollektive, waren sämtlich recht klein. *Grups und Mitarbeiter* sahen bei einer zyklischen Therapie mit rekombiniertem Gamma-Interferon bei 7 Patienten zweimal eine partielle Remission, zweimal eine stable-disease und dreimal einen Tumorprogreß. Die Nebenwirkungen der Behandlung waren verhältnismäßig gering. Dagegen konnten *Schaefer und Mitarbeiter* bei 8 Patienten, welche sie mit alpha-2-Interferon mit oder ohne zusätzliche Gabe von Vinblastin behandelten, lediglich einmal eine partielle Remission beobachten. Ebenfalls mit alpha-Interferon behandelten *Hofmann und Mitarbeiter,* gaben jedoch zusätzlich Cimetidine zur Hemmung der T-Supressor Aktivität. Trotz dieser Zusatzbehandlung konnten sie bei 8 Patienten nur einmal eine partielle Remission und zweimal eine stable-disease beobachten. Die Nebenwirkungen der Therapie waren so gravierend, daß bei 5 der Patienten die Interferondosis reduziert werden mußte. Mögliche Ursachen eines Therapieversagens der Interferon-Therapie könnten in der von *Aulitzky und Mitarbeiter* beobachteten dosisabhängigen Blockade des zellulären Immunsystems unter Interferon-Therapie liegen. Für die Therapie eignet sich offenbar am besten die quasi auszutitrierende Interferon-Dosis, mit der der stärkste immunstimulierende Effekt erreicht wird. Für das Monitoring der Interferon-Gamma-Therapie eignen sich nach Aussage der Autoren am besten die Kontrollen von HLA-DR, Beta-2-Microglobulin sowie Neopterin im Harn/Serum. Maximalwerte werden nach 12-48 Stunden, Basalwerte nach spätestens 7 Tagen beobachtet. Wiederholte Gaben hoher Dosen von Gamma-Interferon führen nach 7 Tagen zu einer Down-Regulation von z.B. Beta-2-Microglobulin. Es ist denkbar, daß diese Befunde eine Erklärung für die reduzierte klinische Wirksamkeit der Interferon-Gamma-Therapie darstellen. Allerdings konnten *Strohmaier und Mitarbeiter* trotz einer Orientierung an kontrollierten Parametern der humoralen und zellulären Immunität bei einer Kombinationstherapie mit Beta-Interferon und Cisplatin bei 7 Patienten keinen wesentlichen therapeutischen Effekt erzielen.

Insgesamt sind bei der Interferon-Therapie des metastasierten hypernephroiden Karzinoms viele Fragen offen, Fragen, welche die Auswahl des geeigneten Interferons betreffen, wie auch die Dosierung, die Applikationsintervalle und die Behandlungsdauer. Bei bisher bescheidenen klinischen Erfolgen und doch erheblichen Nebenwirkungen sollte - wie auch *Debruyne* in einem Statement betonte - diese Therapieform zur Zeit vorrangig bei in gutem Allgemeinzustand befindlichen Patienten mit pulmonalen Filiae und gesichertem Tumorprogreß eingesetzt werden. Eine adjuvante Interferon-Therapie beim nicht metastasierten Tumor, wie sie in der Diskussion angeregt wurde, muß nach den bisherigen Ergebnissen dieser Therapieform als nicht gerechtfertigt angesehen werden.

Chemotherapie

Bei allen hier vorgestellten Patientenkollektiven wurde vor Beginn der Chemotherapie die adjunktive Tumornephrektomie durchgeführt. *Gregor und Mitarbeiter* konnten bei 54 Patienten, die mit Vinblastin und Tamoxifen behandelt wurden, zweimal eine komplette Remission, achtmal eine partielle Remission erzielen. Allerdings lagen die Überlebensraten für 1, 2 und 3 Jahre mit 39, 11 und 6% praktisch im Bereich des natürlichen Verlaufs. Mit gleichem Therapiekonzept konnte Carl bei 31 behandelten Patienten eine Remissionsrate von 32% erzielen. Hierbei ist allerdings zu berücksichtigen, daß 13 der Patienten einer z.T. mehrfachen operativen Metastasenentfernung unterzogen wurden. *Levens und Mitarbeiter* wiesen darauf hin, daß die wenig belastende Vinblastin-Therapie ambulant durchgeführt werden kann. Bei 8 Patienten erreichten sie einmal eine partielle Remission und einmal eine stable-disease. Wesentlich neue Aspekte ergaben sich aus den vorgestellten Daten zur Chemotherapie nicht. Nach wie vor fehlt ein wirklich effizientes Chemotherapiekonzept für das metastasierte hypernephroide Karzinom.

Prof. Dr. H. Behrendt
Komm. Leiter der Urologischen
Universitätsklinik
Hufelandstr. 55
D-4300 Essen 1

Postersitzung 5: Extrakorporale Stoßwellenlithotripsie (ESWL) - Grundlagen - Neuentwicklungen

Messung des zur ESWL verwendeten Schockwellendruckes in vivo

R. Muschter, S. Hofsäß, N. T. Schmeller, W. Scheu und A. G. Hofstetter

Zusammenfassung

Mit einer piezoelektrischen Drucksonde wurden die beim Dornier-Lithotripter HM 3 mit 40 nF-Schockwellengenerator bei verschiedenen Generatorspannungen im Fokus und in definierten Abständen vom Fokus auftretenden Drucke gemessen. Diese Messungen wurden in Wasser und in der Schweineniere in vivo durchgeführt. In Wasser ergaben sich um ca. 30% höhere Werte.

Problemstellung

Bisher wurden keine Messungen der während einer ESWL in der Niere auftretenden Drucke durchgeführt, so daß das Ausmaß der Gewebeabsorption unbekannt ist.

Material und Methodik

Zur Messung wurde eine piezoelektrische Drucksonde, deren Charakteristik es erlaubt, Drucke mit extremer Anstiegssteilheit und hohem Absolutwert zu registrieren, verwendet. Die erste Meßreihe erfolgte in Wasser mit starr befestigter, die zweite mit flexibel aufgehängter Sonde, da im Versuchstier eine starre Fixierung unmöglich ist. Wegen der bzgl. Größe und Gewicht der Niere und der darüberliegenden Schichtdicke menschlichen Verhältnissen nahekommenden lokalen Anatomie wurde ein Schwein mit einem Gewicht von 30 kg gewählt. Die Drucksonde wurde operativ von ventral weitgehend atraumatisch ins Nierenbecken implantiert.

Der Druck im Fokus sowie in definierten Abständen (3 mm, 6 mm, 9 mm) in den drei Raumachsen wurde bei verschiedenen Generatorspannungen (14, 18, 22, 26 und 30 KV) gemessen.

Ergebnisse

Zwischen den Meßergebnissen in Wasser mit starr fixierter und flexibel aufgehängter Sonde ergaben sich keine nennenswerten Differenzen. Die Druckwerte im Nierenbecken lagen um ca. 30% unter denen in Wasser bei annähernd parallelen Kurvenverläufen (Abb. 1). In den drei Raumachsen zeigten sich keine wesentlichen Unterschiede.

Diskussion

Erstmalig konnten Druckmessungen der ESWL-Schockwellen in vivo durchgeführt werden. Damit läßt sich die Größenordnung der vom Gewebe absorbierten Energie abschätzen, sie liegt um 30%. Weiterhin konnte die Fokusbreite gemessen werden, sie beträgt auch in vivo nur einige Millimeter (Abb. 2).

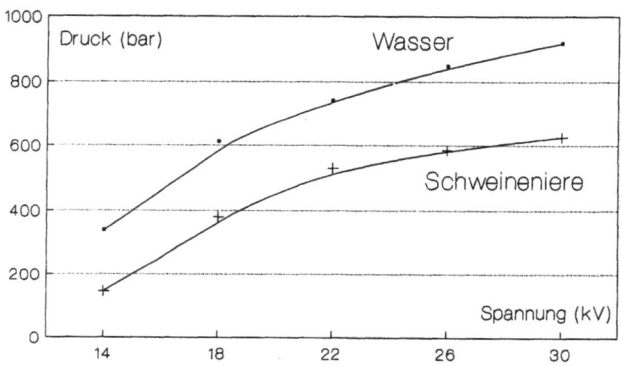

Abb. 1. Fokusdruck im Wasser und in der Schweineniere

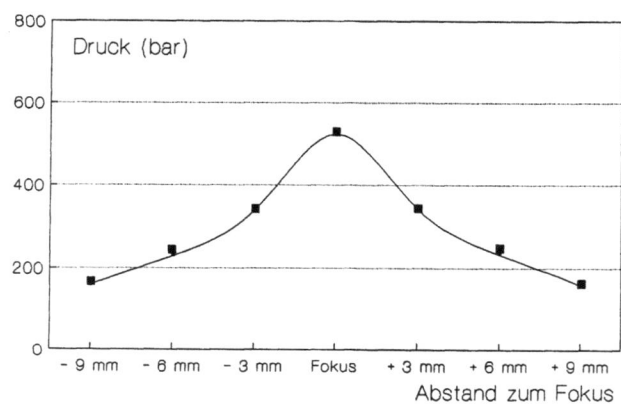

Abb. 2. Druck im Umfeld des Fokus bei der Schweineniere in vivo (Generatorspannung: 22 kV)

Interpretationsschwierigkeiten verursacht eine im zeitlichen Abstand von ca. 500 μsec. nach der ursprünglichen Schockwelle zu messende positive Druckauslenkung mit immerhin 25% der Amplitude und nahezu identischem Verlauf der Primärwelle. Als Ursache ist in erster Linie der Kollaps der entstandenen Gasblasen zu sehen.

Schlußfolgerungen

Die auf die Haut auftreffende Schockwellenenergie wird vom Gewebe vor Erreichen der Niere zu ca. einem Drittel absorbiert.

Die Abhängigkeit des Fokusdruckes von der Generatorspannung ist in vivo ähnlich wie in Wasser. Auch in vivo ist ein definierter Fokus von wenigen Millimetern Durchmesser meßbar.

Dr. med. R. Muschter
Klinik für Urologie der Medizinischen Universität zu Lübeck
Ratzeburger Allee 160
D-2400 Lübeck

Unmittelbare Beeinflussung der Nierenpartial- und Globalfunktion durch ESWL

B. Ulshöfer, H. Gömpel, H. Kuhl und G. Rodeck

Nach ESWL-Behandlung kann es sowohl zu einer vorübergehenden globalen (Kreatinin i.S. ↑) als auch zu einer einseitigen partiellen (tubulär, Seitenanteiligkeit im DMSA-uptake ↓) Nierenfunktionseinschränkung kommen.

In einer prospektiven Untersuchung sollte geklärt werden:
1. Häufigkeit einer globalen bzw. partiellen Funktionseinschränkung.
2. Welche Faktoren sind als ursächlich für die Schädigung in Betracht zu ziehen?

Untersuchungsablauf und Patienten

Es wurden 50 zufällig ausgewählte Patienten (Tabelle 1) zwischen Oktober 1986 und September 1987 untersucht. Der Untersuchungsablauf erfolgt in der in Tabelle 2 dargestellten Form.

Tabelle 1. Patientengut (10/1986–9/1987)

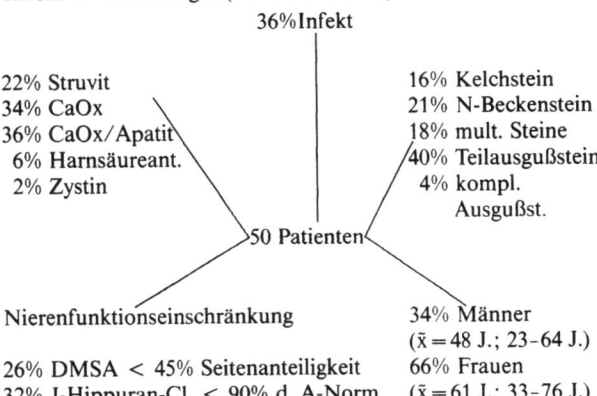

Tabelle 2. Untersuchungsablauf und -umfang

	vor ESWL	1. Tag post	5. Tag post	6 Wochen post
Routinelabor	x	x	x	x
Kreatininclearance	x	x	x	x
J-Hippuranclearance	x			
Ultraschall Niere	x	x	x	x
Urogramm	x			x
Leeraufnahme		x	x	

Tabelle 3. Beeinflussung der globalen Nierenfunktion durch ESWL

Patient		NF[a] (% AN)	Seitenant. (DMSA), % Kreatinin i.S. (mg/dl)			Impulse/ kV
			prae	1.T. p.	5.T. p.	
1	männl. 37 J.	77	42 1,1	40 1,1	33 1,4	1000/18
2	männl. 35 J.	100	51 0,8	44 1,2	50 1,5	900/18
3	männl. 62 J.	99	52 1,1	51 1,1	47 1,6	1200/18
4	männl. 60 J.	87	46 1,0	45 1,1	49 1,5	1500/18 350/22
5	männl. 35 J.	100	51 0,8	44 1,3	52 0,8	700/18
6	männl. 49 J.	82	54 0,9	56 0,9	46 1,5	1400/18
7	weibl. 67 J.	100	45 0,8	35 1,2	38 0,6	1400/18
8	weibl. 67 J.	38	74 1,7	72 2,1	74 2,1	2600/18

Wedd./Whew./Apatit 6×; Apatit/Wedd./Whew. 1×; Whew. 1×
[a] Nierenfunktion in % der Altersnorm (J-Hippuranclearance)

Tabelle 4. Partielle Nierenfunktionseinschränkung nach ESWL. Seitenanteiligkeit (DMSA) der behandelten Niere nach ESWL

Faktor	n	Unverändert ±10% (%)	Vermindert um			insgesamt
			10–15% (%)	15–30% (%)	30% (%)	(%)
Seitenanteil <45%	13	62	15	23		38
Infekt	18	72	11	11	6	28
22/24 kV	16	75	13	6	6	26
Stein <2 cm	20	70	25	5		30
Stein >2 cm	11	90		10		10
J-Hippurancl. <90%	16	81	13	6		19
insgesamt	50	76	14	6	4	24

Ergebnisse

Eine globale Nierenfunktionseinschränkung (Kreatinin i.S. ↑) wurde bei 8/50 Patienten beobachtet (Tabelle 3).

Eine partielle Nierenfunktionseinschränkung wurde immerhin bei 24% aller behandelten Patienten festgestellt (Tabelle 4).

Zusammenfassung

1. Nach 16% der ESWL-Behandlungen ist eine deutliche, vorübergehende, Einschränkung der globalen Nierenfunktion zu beobachten. Es besteht kein Zusammenhang zwischen Alter, Geschlecht, Nierenfunktion, Infektion oder applizierter Energie; ein humoraler Mechanismus ist anzunehmen.
2. Nach 24% der ESWL-Behandlungen ist eine deutliche, vorübergehende, Einschränkung der Tubulusfunktion (mehr als 10%) der behandelten Seite zu beobachten.

Als disponierende Faktoren konnten wahrscheinlich gemacht werden: Eingeschränkte Funktion vor ESWL > Infekt > applizierte Energie/Fläche.

Priv.-Doz. Dr. med. B. Ulshöfer
Urologische Universitäts-Klinik
Baldingerstraße
D-3550 Marburg/Lahn

Vermeidung stoßwelleninduzierter Störeinflüsse auf Herzschrittmacher – Vorschläge zum praktischen Vorgehen während ESWL

W. Weber, D. Jocham, H. Wildgans, P. Bach, U. Jänicke und A. Markewitz

Fragestellung

Herzschrittmacher können infolge der elektromagnetischen und mechanischen Belastung während experimenteller Stoßwellenexposition in ihrer Funktion empfindlich gestört werden. Das Spektrum der bislang beobachteten Interferenzen umfaßt transitorische Inhibitionen [1, 2, 5], gravierende Frequenzanstiege [1, 4, 5] und komplette Ausfälle der Aggregate [3, 4].

In einer Vorstudie mit 50 verschiedenen Schrittmachermodellen prüften wir den Wert diverser Präventivmaßnahmen [5]. Auf der Basis dieser Vorbefunde untersuchten wir, ob – unter strikter Beachtung adäquater Schutzmaßnahmen – bei Patienten mit Schrittmachern Interferenzen während ESWL vermeidbar sind.

Methodik

12 Patienten mit meist hochgradigen kardialen Vorerkrankungen wurden der ESWL im Dornier-Lithotriptor HM 3 bzw. im immersionsfreien Niederdrucksystem HM 4 zugeführt (Tabelle 1). Bei 8 Patienten waren Einkammerschrittmacher, bei 2 Pat. Zweikammeraggregate in pektoraler Position implantiert (Abb. 1). 2 Patienten hatten einen passageren externen Schrittmacher. Während der EKG-synchronen Stoßwellenapplikation überprüften wir die Stabilität von Programmierung, Stimulations- und Detektionsverhalten unter verschiedenen Betriebsarten, Frequenzen, Impulsamplituden und Steuerempfindlichkeiten. Die synchrone Aufzeichnung von Stoßwellenimpuls, EKG und arteriellem Druck ermöglichte eine exakte Identifikation des stoßwellenauslösenden EKG-Ereignisses sowie eine Analyse hämodynamischer Veränderungen.

Tabelle 1. Patientencharakteristika und Verfahrensdaten

♂/♀ Alter (J)	ASA-Status	Schritt-macher (SM)	Implantations-ort des SM	Steinlokalisation R=rechts L=links	Distanz Stein/SM (cm)	Litho-triptor	Stoss-wellen Kilovolt	ESWL-Dauer (min)	Anästh.-verfahren
M 47	3	Medtronic 5375 VVI	externer SM	Harnleiter L	extern	HM 3	1500 18-20	60	ITN
M 70	4	Medtronic 5983 VVI	pektoral R	part. Ausguss R 2 x Kelch	30	HM 3	1700 18	50	ITN
M 60	3	CPI 522 VVI	pektoral L	Nierenbecken L	25,5	HM 3	1000 18	30	ITN
M 72	4	Pacesetter 283 DDI	pektoral R	Harnleiter R	32	HM 3	1000 18	40	ITN
F 66	3	Medtronic 5375 VVI	externer SM	part. Ausguss L	extern	HM 3	1700 18-20	35	ITN
F 64	4	Cordis 337 VVI	pektoral R	multiple Kelch-St. L	20	HM 3	1500 18	45	ITN
				multiple Kelch- L und NB-St. R	16,5	HM 3	1700 18	65	ITN
M 57	3	Cordis 337A VVI	pektoral R	2 x Kelch R	25	HM 3	500 18	20	ITN
F 54	3	Medtronic 7000 DDD	pektoral R	Nierenbecken R	16	HM 3	1000 18	45	ITN
M 72	3	Biotronic Neos 01 VVI	pektoral R	Kelch R	23	HM 3	900 18	34	ITN
M 66	3	Pacesetter 221A VVI	pektoral R	Nierenbecken L	24	HM 3	1300 18	50	ITN
F 74	4	Biotronic Neos 01 VVI	pektoral R	Nierenbecken R	20	HM 3	900 18	33	ITN
F 65	3	Biotronic Neos 01 VVI	pektoral R	multiple Kelch- und NB-St. R	16,5	HM 4 (NDL)	1200 18	40	ITN
				multiple Kelch-St. L R	16,5	HM 4 (NDL)	1300 18	43	Opioid-analgesie

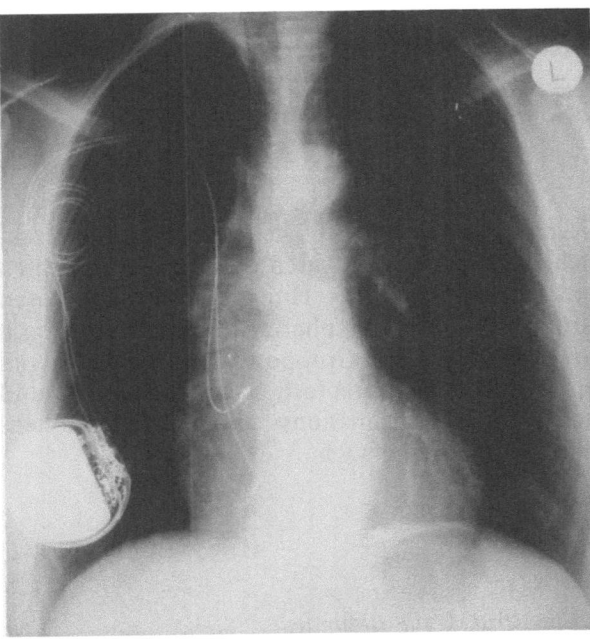

Abb. 1. Zweikammerschrittmacher in pektoraler Position mit atrialer und ventrikulärer Stimulationssonde

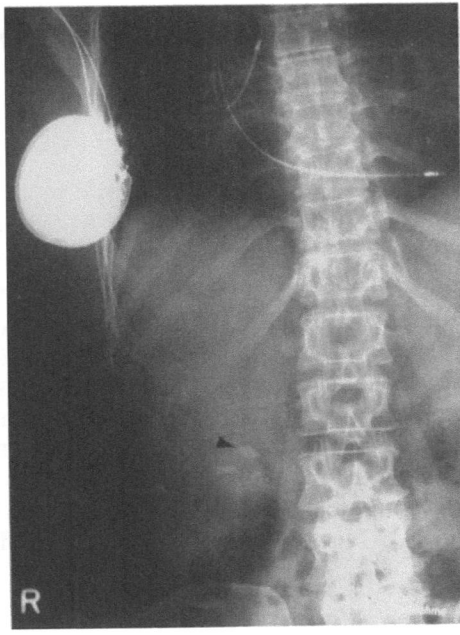

Abb. 2. Übersichtsaufnahme zur Ermittlung der approximativen Distanzen zwischen Nierenstein *(Pfeil)*, Schrittmacheraggregat und Elektroden

Ergebnisse

Zunächst waren alle Schrittmacher auf Einkammerbetrieb programmiert; unter keiner der diversen Versuchsbedingungen fanden wir eine stoßwelleninduzierte Dysfunktion. Auch in den komplizierten Betriebsarten (AAI, VAT, DVI, DDI, DDD), welche daraufhin bei den beiden Patienten mit Zweikammeraggregaten eingestellt wurden, zeigte sich keine Änderung der Programmierung, der Impulsgabe oder der Empfindlichkeit. Die approximative Distanz zwischen Konkrement und Schrittmacher betrug mindestens 16 cm, diejenige zwischen Stein und Elektrodenspitze mindestens 10 cm.

Schlußfolgerungen

Die vorliegende Studie belegt, daß trotz der in vitro unter Extrembedingungen gefundenen Störeinflüsse die ESWL-Therapie bei Schrittmacherpatienten sicher durchgeführt werden kann. Entsprechend dem derzeitigen Kenntnisstand empfehlen wir hierzu folgende Sicherheitsmaßnahmen:

- Prä- und postoperative Kontrolle der Schrittmacherfunktion
- Fakultative Adaptierung der Schrittmacherprogrammierung an die Bedingungen der ESWL (Änderung der Betriebsart oder der Refraktärzeit)
- Validierung der Distanz des Konkrements zum Schrittmacheraggregat und zur Elektrodenspitze (Abb. 2). Besondere Vorsicht bei abdominal implantierten Pulsgeneratoren
- Verfügbarkeit des modellspezifischen Programmiergerätes
- Stoßwellenauslösung nur durch den QRS-Komplex, nicht durch den Schrittmacherimpuls
- Insertion einer Stimulationssonde bei fehlendem Eigenrhythmus.

Literatur

1. Abber JC, Langberg J, Griffin JC (1987) Cardiovascular pathology and ESWL. J Urol 137, 4/II: 142A
2. Fetter J, Hayes D, Aram G, Patterson D (1987) Electrohydraulic shock wave lithotripsy effects on cardiac pulse generators. Pace 10, 3/II: 674
3. Garza J, Tansey M, Florio J, Messenger J, Li K (1987) The effect of extracorporeal shock wave lithotripsy on implantable cardiac pacemakers. Pace 10, 3/II: 675
4. Irnich W, Lazica M, Gleissner M (1987) Pacemaker patients and extracorporeal shock wave lithotripsy. Pace 10, 3/II: 692
5. Markewitz A, Weber W, Wildgans H, Weinhold C (1987) Does extracorporeal shock wave lithotripsy affect pacemaker function? Pace 10, 3/II: 711

Dr. W. Weber
Institut für Anästhesiologie
der Ludwig-Maximilians-Universität
Klinikum Großhadern
Marchioninistr. 15
D-8000 München 70

Extrakorporale Stoßwellenlithotripsie (ESWL) – erhöhtes Hämatomrisiko durch Azetylsalizylsäure (ASS)?

C. Fischer, K. Morgenroth, J. Pastor und J. Wöhrle

Problemstellung

Als Komplikation der ESWL tritt in bis zu 0,3% der Fälle ein subkapsuläres/perirenales Hämatom auf. 1. Der zugehörige Pathomechanismus ist auf ultrastruktureller Ebene ungenügend geklärt. 2. Klinische Beobachtungen ließen vermuten, daß die Gabe von ASS vor der ESWL die Inzidenz der Hämatombildung erhöht. Schon die einmalige Gabe von 250 mg ASS bewirkt eine Hemmung der Thrombozytenaggregation für 3–6 Tage.

Methodik

Im Dornier-Experimentallithotriptor wurde jeweils die linke Niere ausgewachsener männlicher Wistar-Ratten in Nembutal-Narkose über ein Laser-Ortungssystem der Stoßwelle (Generatorspannung 18 kVm Impulszahl 500) ausgesetzt. Die Tiere wurden in folgende Gruppen eingeteilt:

Gruppe 1: Kontrollgruppe, ohne ASS-Gabe
Gruppe 2: 1,5 mg ASS/kg Körpergewicht
Gruppe 3: 4,5 mg ASS/kg Körpergewicht
Gruppe 4: 15,0 mg ASS/kg Körpergewicht

Die am Tag vor der Stoßwellenapplikation verabreichten ASS-Mengen waren definiert und reichten von therapeutischen Human-Äquivalent-Dosen (Gruppe 2) bis zu pharmakologischen Dosen (Gruppe 4). In jeder Gruppe wurden beide Nieren von jeweils 2 Tieren sofort, nach 24 Stunden und nach 7 Tagen transmissions- und rasterelektronenmikroskopisch untersucht.

Ergebnisse

1. Ultrastrukturelle Befunde

Durch die Stoßwelle kommt es zu glomerulären Blutungen mit ösematöser Schwellung am Kapillarendothel. Die Basalmembran lockert sich auf, und herdförmige Thrombozytenaggregationen werden nachweisbar. Es kommt zur Ausbildung von Kapillarwanddefekten („gaps"), aus denen einzelne Erythrozyten in den Kapselraum austreten können (Abb. 1). Diese erscheinen als Erythrozytenzylinder in den Tubuluslichtungen (Abb. 2). Am Tubulusepithel kommt es vereinzelt zu Kernpyknosen, vakuolären Umwandlungen der Mitochondrien, Einwäs-

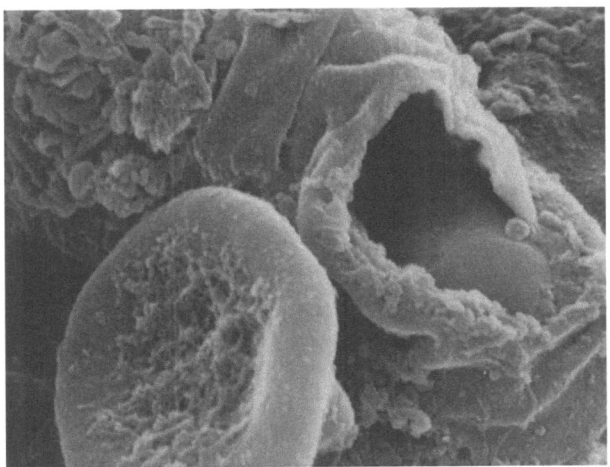

Abb. 1. Wanddefekt einer Kapillarschlinge mit ausgetretenen Erythrozyten. 21 500 ×

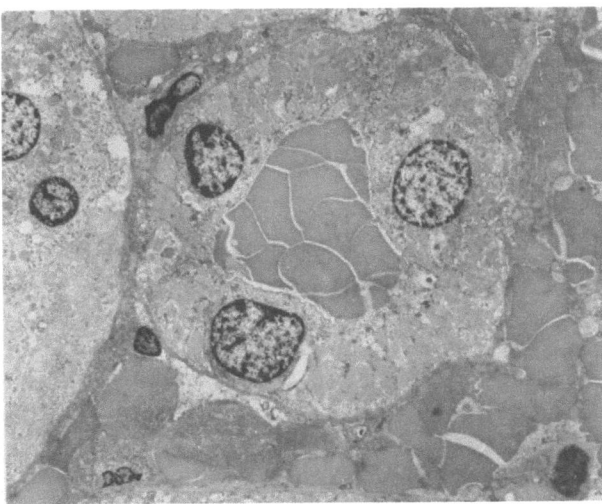

Abb. 2. Erythrozytenzylinder in einem Mittelstück. Peritubuläre Einblutung. 7200 ×

serung der zytoplasmatischen Matrix und einem Verlust der oberflächlichen Mikrovillistruktur mit Bildung von Epithelprotrusionen. An den Arterien der Markrindengrenze sind umschriebene Wandnekrosen mit perivaskulärer Hämatomentstehung zu beobachten.

2. Abhängigkeit der Befunde von der ASS-Medikation

Die Veränderungen treten in der Regel sofort nach der Stoßwellenapplikation auf und zeigen bereits nach 7 Tagen eine ausgeprägte Rückbildungstendenz. Die Gewebsreaktionen treten unabhängig von einer etwaigen ASS-Gabe in wechselndem Ausmaß auf. Größere Hämatome entstehen am ehesten durch eine zufällige Häufung der verschiedenen ultrastrukturellen Reaktionsmöglichkeiten des Gewebes.

Dr. C. Fischer
Urologische Klinik der Ruhr-Universität Bochum
Marienhospital
Widumer Str. 8
D-4690 Herne 1

Behandlung von Herzschrittmacherpatienten im Nierenlithotripter Dornier HM 3

M. Lazica, J. Gleißner und W. Irnich

Wegen der befürchteten mechanischen und elektromagnetischen Störungen wurden die Herzschrittmacherpatienten am Anfang der ESWL-Praxis von der ESWL-Behandlung ausgeschlossen. Im experimentellen Simulationsmodell wurden 25 Schrittmachertypen der ESWL-Wirkung unmittelbar im Fokus II ausgesetzt.

Anschließend wurden die Funktion und Programmierbarkeit der exponierten Schrittmacher am Institut für Medizinische Technik der Justus-Liebig-Universität Gießen überprüft.

In keinem Fall wurden mechanische oder elektronische Defekte festgestellt. Nach der erfolgreichen in vitro-Testung wurden 15 Herzschrittmacherträger wegen Nephrolithiasis der ESWL-Behandlung zugeführt. Die Behandlungen wurden unter speziellen Sicherheitsmaßnahmen durchgeführt. Alle Behandlungen waren erfolgreich.

Experimenteller Teil

Tabelle 1. Liste der getesteten Schrittmacher

Alpha	Alpha 20	
Biotronik	Kalos 03-2	
Biotronik	Axios 04	(2 Exemplare)
Biotronik	Neos M	
Cordis	190 A	
Cordis	190 E	
Cordis	334 A	
CPI	0507	
CPI	0523	
Intermedics	253-07	
Intermedics	253-05	
Medtronic	5985	(2 Exemplare)
Medtronic	5995	
Medtronic	8423	
OS Acculith	51	
Pacesetter	221 A	
Precimed	210-07	
Siemens-Elema	674	
Siemens-Elema	668	(2 Exemplare)
Siemens-Prolog	P686	
Telectronics	Optima	
Telectronics	183	
Vitatron	P 4122	(3 Exemplare)
Vitatron	Ceryx 1	
Vitatron	Ceryx 6	

Klinischer Teil

Tabelle 2. Kardiologische und urologische Diagnosen der bisher behandelten Patienten

Pat. Nr.	Kardiologische Diagnose	SM Typ	SM Lage	Steinlage
1	AV-Block	Biotronik 03-02	rechts	Calix li.
2	Bradycardie	Medtronic 8423	rechts	Pyelon li.
3	AV-Block	Intermedics 253-07	rechts	Pyelon re.
4	Sick-Sinus-S.	Medtronic 5985	rechts	Calix li.
5	Sick-Sinus-S.	Medtronic 5985	rechts	Calix re.
6	AV-Block	Precimed 210-07	rechts	Pyelon li.
7	SA-Block	Vitatron Ceryx-1	rechts	Calices bds.
8	SA-Block	Vitatron Ceryx-1	epigastr.	Pyelon re.
9	AV-Block	Vitatron P-4122	rechts	Pyelon li.
10	Sick-Sinus-S.	Vitatron P-4122	rechts	Calix li.
11	AV-Block	Medtronic 5995	rechts	Calix li.
12	SA-Block	Biotronik Neos M	rechts	Pyelon re.
13	Sick-Sinus-S.	Intermedics 253-05	rechts	Pyelon li.
14	AV-Block	Siemens-Elema 668	rechts	Calix li.
15	Sick-Sinus-S.	Cordis 334 A	rechts	Calix re.

Notwendige Sicherheitsmaßnahmen

Vor der Behandlung

1. Schrittmachertestung unter ESWL-Bedingungen
2. Bereitstellung des Instrumentariums zur Kardioversion
3. Training der Notevakuation aus der ESWL-Anlage
4. Prüfung des Herzeigenrhythmus
5. Ggfs. Anlage einer zusätzlichen passageren SM-Sonde (Pat. Nr. 6 ohne spontane Herzaktion)
6. Bereitstellung eines extrakorporalen Reserve-SM

Während der Behandlung

1. Präsenz des kardiologischen Fachkollegen
2. Maximal 800 Stoßentladungen pro Elektrode
3. Elektrodenspannung stufenweise bis maximal 22 kV erhöht
4. Maximale Stoßwellenzahl 2000
5. Stoßwellenapplikation EKG-synchron

Konklusion

Die Behandlung von Herzschrittmacherträgern im ESWL-HM-3 ist möglich. Vor einer Therapie ist die in-vitro-Testung eines Schrittmachers gleichen Typs mit anschließender medizinisch-technischer Prüfung notwendig. Wegen der nahezu unübersehbaren Zahl möglicher Schrittmachertypen auch älterer Bauart halten wir diese Maßnahme für sehr wichtig. Die Behandlung muß unter den beschriebenen Vorsichtsmaßnahmen erfolgen. Regelmäßige engmaschige Nachkontrollen der SM-Funktion sind zur Früherkennung von evtl. Spätschäden notwendig.

Literatur

1. Büchner CH (1985) Schrittmachertherapie 1984. Ergebnisse einer Umfrage in der Bundesrepublik Deutschland zur 6. Jahrestagung der Deutschen Arbeitsgemeinschaft Herzschrittmacher e. V., Freiburg. Herzschrittmacher, Erdmann - Brenger Med Verlag GmbH, München, März 1985
2. Butrous GS, Meldrum SJ, Barton DG, Male JC (1982) Effects of high-intensity powerfrequency electric fields on implanted modern multiprogramable cardiac pacemakers. I. R. Soc Med 75: 327
3. Chaussy CH, Staehler G (1980) Berührungsfreie Nierensteinzertrümmerung durch extrakorporal erzeugte fokussierte Stoßwellen. Beiträge zur Urologie, Bd 2. Karger, Basel München Paris London New York
4. Diewitz M (1975) Grundlagen der Schrittmacher-Therapie. Modellübersicht, technische Details und Funktion gebräuchlicher Schrittmacher-Typen in Europa. Pacemaker Digest 6: 65
5. Dornier Medizintechnik (1984) Wartungsprotokoll Nierenlithotripter 14
6. Forßmann B (1982) Elektrische Potentiale in der Koppelflüssigkeit des Nierenlithotripters HM 2. Dornier System GmbH 22.11. 1982
7. Irnich W, de Bakker JMT, Bisping HJ (1974) Störbeeinflussung von Herzschrittmachern, Störquellen, Störverhalten, Gegenmaßnahmen. Biomed Techn 19: 193
8. Lazica M, Gleißner J, Irnich W, Albrecht KF (1985) Erste Untersuchungen und Erfahrungen mit der ESWL-Behandlung der Schrittmacherpatienten. Verhandlb Dtsch Ges Urologie 36: 157–158
9. Neu H, Thull R, Karr DE (1980) Funktionsbeeinflussung implantierter Herzschrittmacher durch Hochspannungs-Zündanlagen. Biomed Tech 25: 116
10. Ohm OJ (1980) Inhibition/Filter characteristics and input impedances of QRS - inhibited demand pacemakers. Determined by in vitro studies. Pace 3: 318

Dr. med. M. Lazica
Oberarzt der Urologischen Klinik im
Klinikum Barmen
Heusnerstr. 40
D-5600 Wuppertal 2

Veränderung des zentralen Venendruckes unter ESWL-Bedingungen bei Vollnarkose

V. Häger, L. Azevedo, T. Vögeli und R. Ackermann

Die Lagerung des Patienten unter Vollnarkose in der Behandlungsliege sowie die Wasserimmersion beim Dornier HM 3 Lithotripter bedingen Umverteilungsvorgänge des Blutvolumens mit möglichen unerwünschten Kreislaufveränderungen. Ziel dieser Untersuchung war eine Feststellung dieser Parameter sowie eventueller prognostischer Kriterien für das Auftreten dieser Kreislaufveränderungen.

Material und Methodik

Die Erfassung der Kreislaufveränderungen erfolgte durch Messung des zentralen Venendruckes (ZVD) sowie des arteriellen Mitteldruckes (MAP) in Vollnarkose bei 22 Patienten (Alter 44-82 Jahre, Durchschnittsalter 63 Jahre) auf der Trage, in der Behandlungsliege und im Wasserbad. Die in die Studie eingegangenen Patienten mußten sich wegen einer Urolithiasis einer ESWL-Behandlung unterziehen. Alle Patienten boten ein erhöhtes kardiales und/oder pulmonales Narkoserisiko, das die Einlage eines zentralen Venenkatheters notwendig machte. Die ZVD-Messung erfolgte über einen Transducer mit Monitoranzeige, der Blutdruck wurde mit Hilfe einer Dinamap in Minutenabstand gemessen.

Ergebnisse

Bei der Patientenlagerung trat bei 3 Patienten ein Abfall des ZVD mit Abfall des MAP auf kleiner 60 mm Hg auf, der die Gabe von Katecholaminen notwendig machte. Es wurde 2 mg Norfenefrin i.v. verabreicht. Bei weiterhin niedrigem MAP wurde die Dosis nach 1 Minute erneut gegeben. Unter dieser Behandlung kam es zur Stabilisierung der Kreislaufverhältnisse. Schwere Komplikationen traten nicht auf.

Bei erheblicher Erhöhung des ZVD unter Wasserimmersion war keine Behandlung erforderlich.

Bei den 3 Patienten bestanden als Vorerkrankung bei einer 64-jährigen Frau ein Myocardinfarkt, Apoplex und Asthma bronchiale; bei einer 60-jährigen Frau eine arterielle Hypertonie, koronare Herzkrankheit und Herzinsuffizienz; bei einem 44-jährigen Mann eine Herzrhythmusstörung. Die ZVD-Werte dieser 3 Patienten lagen bei +4, +4 und +8 mm Hg, der ZVD-Abfall bei Lagerung lag mit 6 mm Hg, 8 mm Hg und 8 mm Hg über dem Mittelwert.

Prognostische Kriterien ließen sich aus dem untersuchten Kollektiv nicht ableiten.

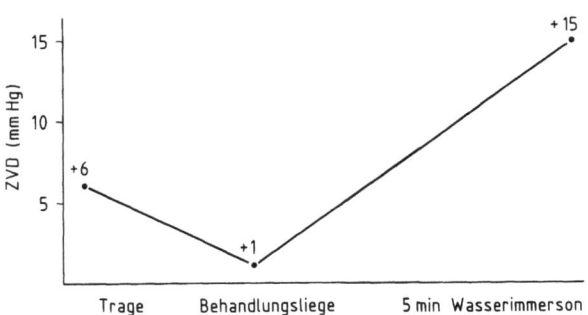

Abb. 1. Veränderung des zentralen Venendruckes (Mittelwert) bei 22 Patienten bei Lagerung und Wasserimmersion (Wasserhöhe bis Xyphoid, Temperatur 37 °C)

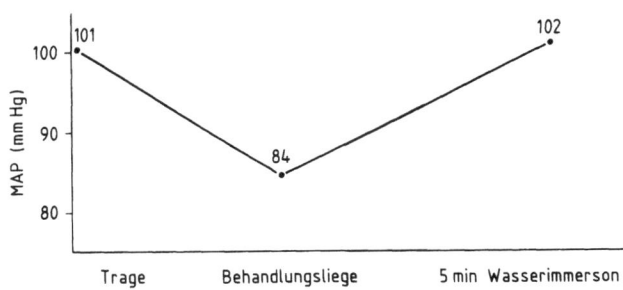

Abb. 2. Veränderung des arteriellen Mitteldruckes (Mittelwert) bei Lagerung und Wasserimmersion (Wasserhöhe bis Xyphoid, Temperatur 37 °C)

Diskussion

Die von Weber et al. beschriebenen hämodynamischen Veränderungen bei der Wasserimmersion konnten bestätigt werden. Lagerungsbedingte Umverteilungsvorgänge mit Kreislaufveränderungen wurden bisher nicht erwähnt. In dieser Untersuchung trat jedoch eine Behandlungsnotwendigkeit bei ZVD-Abfall während der Patientenlagerung ein und nicht bei ZVD-Anstieg unter Wasserimmersion.

Schlußfolgerung

Die kritische Phase mit Abfall des ZVD und konsekutiver Kreislaufveränderung fand sich bei dem untersuchten Kollektiv unter Vollnarkose während der Lagerung in der Behandlungsliege.

Dr. med. V. Häger
Urologische Universitätsklinik
Moorenstr. 5
D-4000 Düsseldorf 1

Hörschäden nach ESWL?

D. Jocham, C. Schuster, B. Liedl und E. Schmiedt

Einleitung

Beim Einsatz von Nierensteinlithotriptern wird Schall erzeugt, der das Gehör von Patienten und Bedienungspersonal schädigen könnte. Vereinzelt wurde über eine Hörminderung im unmittelbaren Zusammenhang mit der ESWL-Behandlung berichtet. Anläßlich eines Gutachtens wurde eine internationale Umfrage zur Klärung der Inzidenz und Art von Hörminderungen durchgeführt.

Material und Methodik

Es wurden zum Stichtag 02.02. 1987 insgesamt 215 ESWL-Zentren weltweit angeschrieben und gebeten über ihre Hörschäden bei Patienten und Personal zu berichten. Rückantworten von 102 Zentren (entspricht 47,4%) repräsentieren eine Zahl von 95000 Behandlungen an 81300 Patienten und von 901 ESWL-Mitarbeitern. Von der Firma Dornier wurde die Geräuschemission an den Lithotriptern HM 3 und HM 4 gemessen.

Ergebnisse

Wie aus Tabelle 1 hervorgeht wurde bei einem einzigen Patienten über einen irreversiblen Hörschaden (entspricht 0,001%) und bei 15 Patienten über reversible Hörstörungen (entspricht 0,018%) berichtet.

Tabelle 1. Ergebnisse der internationalen Umfrage an 102 ESWL-Zentren vom 02.02. 87

Hörschaden	Patienten		Personal	
	n	%	n	%
Irreversibel	1/81310	0,001	0/901	0,00
Reversible	15/81810	0,018	5/901	0,55
Summe	16/81310	0,019	5/901	0,55

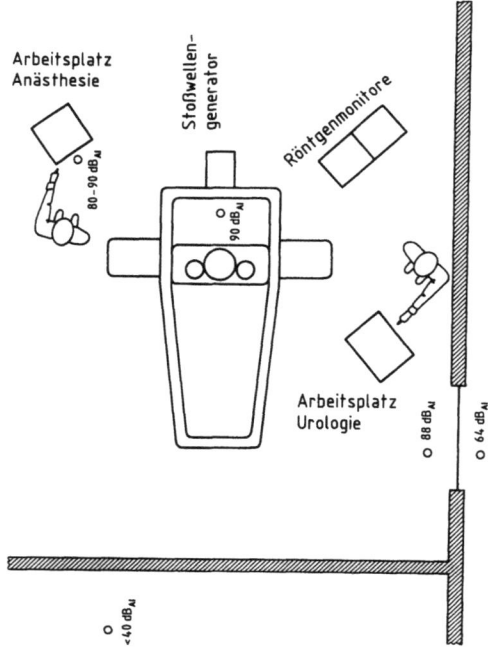

Abb. 1. Geräusch-Emission des HM 3 Lithotripters

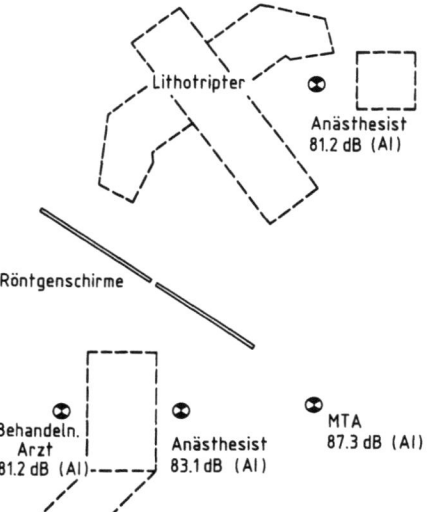

Abb. 2. Geräusch-Emission des HM 4 Lithotripters

Die Grafik in Abb. 1 und 2 zeigt die maximale Geräuschemission an verschiedenen Stellen im Behandlungsraum an den Dornier-Lithotriptern HM 3 und HM 4. Die mittlere Geräuschemission liegt am HM 3 zwischen 80 und 90 db(AI). Maximale Pegel wurden zwischen 93 und 95 dB(AI) gemessen. Laut Arbeitsstättenverordnung [1] ist bei einer mittleren Einwirkdauer des Schalls von ca. 48 Minuten pro Tag ein maximaler Schallpegel von 100 dB(AI) unbedenklich. Am HM 4 sind maximale Schallpegel von 81-87 dB(AI) gemessen worden. Nach Berücksichtigung der Einwirkdauer ergibt sich ein durchschnittlicher Schallpegel von 80 dB(AI). Die Geräuschemission liegt beim HM 4 mit max. 87 dB(AI) deutlich unter dem HM 3 mit max. 95 dB(AI).

Diskussion

Die Einzelfallanalyse zeigt, daß das zeitliche Auftreten und die Art der Hörschädigungen sehr unterschiedlich sind. Die geringe Inzidenz von 0,001% bei irreversiblen Hörschäden und 0,018% bei reversiblen Hörschäden spricht ebenfalls gegen einen kausalen Zusammenhang mit der ESWL. Es können weitere Faktoren für die Genese einer Hörschädigung – insbesondere narkosebedingte Schädigungen – nicht ausgeschlossen werden. Hier kommen vor allem Lagerungsschäden im Bereich der Halswirbelsäule sowie ein Blutdruckabfall in Frage.

Weiter zeigt eine Studie an 150 Patienten, die vor ESWL, nach ESWL und im Verlauf von 3 Tagen audiometrisch kontrolliert wurden, daß sich kein signifikanter Unterschied im Audiogramm findet [3]. Wegen der längeren Expositionszeiten müßten Hörschädigungen am ehesten beim Personal zu erwarten sein (entsprechend der höheren Inzidenz von 0,55%). Zur Klärung dieser Frage ist eine kontrollierte klinische Verlaufsstudie bei ESWL-Mitarbeitern zu diskutieren.

Literatur

1. Bernhardt H (1975) Unfallverhütungsvorschrift „Lärm". Schmidt, Berlin
2. Arbeitsplatz-Lärmschutz-Richtlinien (1970) Arbeitsschutz 12: 345
3. Tauscher, Vorabinformation. Inaugural-Dissertation, HNO-Klinik Wuppertal

Prof. Dr. med. D. Jocham
Urologische Klinik der Ludwig-
Maximilians-Universität München
Marchioninistr. 15
D-8000 München 70

Welche Parameter beeinflussen den Abgang der Desintegrate nach ESWL?

B. Ulshöfer und M. Schumacher

Der Genesungs- bzw. Rehabilitationsverlauf nach überstandenen Krankheiten respektive Operationen wird multidimensional durch:

1. physische
2. psychologische
3. soziale Parameter

bestimmt. Am Beispiel der „mechanisierten Operation" ESWL, die, modellhaft, individuelle Einflüsse weitestgehend ausschließt, soll anhand des Rehabilitationsverlaufes (= Desintegratabgang, Schmerzen, subjektive Befindlichkeit) evaluiert werden, welches Gewicht diesen Parametern jeweils zukommt.

Studiendesign

Es handelt sich um eine prospektive, kontrollierte Pilotstudie mit quasi - experimentellem Charakter.

Untersuchungsablauf: Nach Überprüfung der Ein- bzw. Ausschlußkriterien Erhebung der Prädiktoren 1–2 Tage vor ESWL. Nach erfolgter ESWL, Erhebung der Kriterien des Rehabilitationsverlaufes 1–2 Tage vor Entlassung.

Ein- bzw. Ausschlußkriterien: Männer oder Frauen, 20–80 Jahre; Broca-Index ± 20%; IQ > 80, deutschsprachig; keine psychiatrischen Erkrankungen, RVO-versichert, keine Risikopatienten (nur ASA 1 u. 2). 1. ESWL-Behandlung, kein „Probebad", nur „easy stones" (≤ 2 cm), Niere bzw. unmittelbar nach Reposition; maximal erstes Harnsteinrezidiv, im letzten Jahr keine Stein-OP, PCL oder URS.

Nachträgliches Ausschlußkriterum: Keine sichtbare Desintegration.

Patienten: Es wurden 76 Patienten, die zwischen dem 11.2.1986 und 23.6.1986 in der Urologischen Universitätsklinik Marburg stationär behandelt wurden, untersucht (36 Frauen, 40 Männer; 20–80 Jahre; $\bar{x} = 50$ Jahre).

Die Prädiktoren (Voraussagevariablen) und Rehabilitationskriterien sind in Tabelle 1 aufgelistet.

Tabelle 1. Prädiktoren und Rehabilitationskriterien

Prädiktoren
1. Physischer Allgemeinzustand (Anamnese und Befund)
2.1 Informationssuche, sachbezogen (eigener Fragebogen)
2.2 Kontrollüberzeugungen, gesundheitsbezogen [internal, chance, powerful others; mod. MHLC (Wallston et al.)]
2.3 Situative Ängstlichkeit [STAI (Spielberger)]
2.4 Depressive Verstimmtheit [BDI (Beck)]
3. Soziale Unterstützung, real (eig. Fragebogen aufgrund Linn et al.)

Rehabilitationskriterien
1. Beurteilung durch den Arzt (Desintegratabgang, Rö, US, Verlauf)
2. Beurteilung durch die Schwester (Compliance, eig. Fragebogen)
3. Subjektive Befindlichkeit des Patienten [B-L (Zerssen)]
4. Medikamentenverbrauch (Analgetika, Spasmolytika)
5. Aufenthaltsdauer nach ESWL

Tabelle 2. Ergebnis der 1. canonischen Korrelation

Prädiktorvariable	Transform.-gewicht	Ladungen der 1. can. Variablen	Transform.-gewicht	Rehabilitations-Kriterium
Physischer Allgemeinzustand	−0,084	−0,258		
		−0,087	+0,625	Aufenthaltsdauer
Soziale Unterstützung	+0,476	+0,332		
		+0,809	+0,972	Rehabilitation, Desintegratabg.
Situative Ängstlichkeit	−0,912	−0,794		
		+0,434	+0,101	Medikamente, Analg., Spasmol.
Depressive Verstimmtheit	+0,031	−0,368		
Kontrollüberzeugung	+0,463	+0,248	+0,101	−0,252	Compliance
		−0,530	−0,471	subjektive Befindlichkeit
Informationssuche	+0,072	−0,092		

Das hierarchische Hypothesentesten erfolgte durch canonische Korrelationsanalyse, multiple Regressionsanalyse sowie multivariate Mittelwertsunterschiede.

Ergebnis

Die Ergebnisse der ersten canonischen Korrelation sind in Tabelle 2 dargestellt; weitere canonische Lösungen mußten für die Aufklärung der signifikanten Varianzanteile nicht herangezogen werden.

Zusammenfassung

1. Es besteht eine hochsignifikante canonische Korrelation zwischen den Prädiktor- und den Kriteriumvariablen ($r = +0,57$; $chi^2 = 53$; $d.f. = 30$; $p < 0,006$), dh.
   - der Verlauf nach ESWL (Desintegratabgang, Schmerzen) korreliert unzweifelhaft mit den erhobenen physischen, psychologischen und sozialen Parametern.
2. Diese multiple Korrelation wird entscheidend durch die Prädiktorvariable „situative Ängstlichkeit" und das Rehabilitationskriterium „Desintegratabgang" (röntgen. Kontrolle) bestimmt.
3. Die Subgruppenanalyse (Männer vs. Frauen) zeigt geschlechtsspezifische Unterschiede in der Weise, daß bei Männern eher die kognitiven, bei Frauen die emotionalen Variablen enger mit den Rehabilitationskriterien in Beziehung stehen.

Die Ergebnisse dieser Arbeit sind Teil der Diplom-Arbeit (Fach Psychologie) mit dem Titel: Einfluß medizinischer, psychologischer und sozialer Variablen auf den Rehabilitationsverlauf Nierensteinerkrankter nach Behandlung mit Extrakorporaler Stoßwellenlithotripsie (ESWL).

Priv.-Doz. Dr. med. B. Ulshöfer
Urologische Universitäts-Klinik
Baldingerstraße
D-3550 Marburg/Lahn

Schmerzfreie ESWL mit dem Dornier HM 3 Nierenlithotripter durch ein modifiziertes Stoßwellenerzeugungs- und Fokussierungssystem

A. Schmidt, J. Rassweiler, H. Kohl und F. Eisenberger

Nachdem sich die ESWL weltweit in über 400000 Behandlungen zur Therapie der Urolithiasis als wenig invasives, reproduzierbares und erfolgversprechendes Verfahren bewährt hat, wurden verschiedene Versuche unternommen, dem wenig invasiven Behandlungsverfahren ein ähnlich einfaches Anästhesiekonzept zur Seite zu stellen [1, 2]. Nachdem die Erfahrung mit piezoelektrisch erzeugten Stoßwellen gezeigt hat, daß die Schmerzempfindung von der applizierten Energie und deren geometrischer Verteilung abhängt, wurden von der Firma Dornier Medizintechnik technische Modifikationen am bewährten HM 3 Nierenlithotripter durchgeführt, die eine Behandlung mit wenig invasiven Anästhesieformen ermöglichen soll [3].

Zunächst wurde ein Stoßwellengenerator mit einer um 50% verminderten Kapazität eingeführt, der wiederum um 30% reduzierte Drücke im Fokus er-

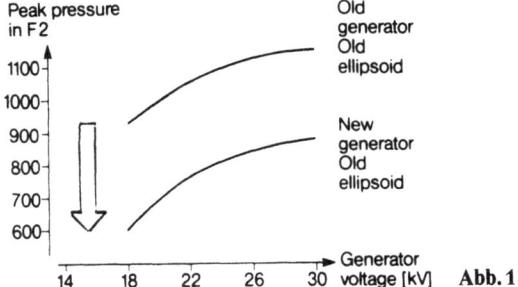

Abb. 1

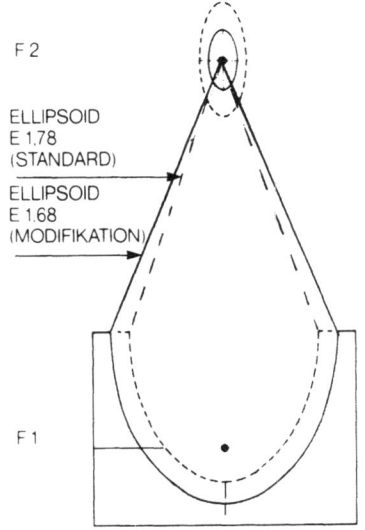

Abb. 2

Tabelle 1. Behandlungsdaten

	80 nF Generator 14cm Ellipsoid	40 nF Generator 14cm Ellipsoid	40 nF Generator 17cm Ellipsoid
Patientenzahl	3700	124	378
Stoßwellenzahl	1270	1850	2000
Endgeneratorspannung	20 kV	23 kV	18 kV
Fokusdruck	960 bar	790 bar	770 bar
Vollständige Desintegration	97%	95%	98%
Zusatzmaßnahmen			
vor ESWL	10%	22%	24%
nach ESWL	14%	14%	24%
Mehrfach-ESWL	14%	14%	11%

Tabelle 2. Anästhesieverfahren

	80 nF Generator 14cm Ellipsoid	40 nF Generator 14cm Ellipsoid	40 nF Generator 17cm Ellipsoid
Patientenzahl	3700	124	378
Peridural	90%	35%	4%
Allgemein	10%	15%	2%
i.v. Analgesie	–	30%	72%
+ Sedierung	–	15%	17%
+ Ketamin	–	5%	3%
Anästhesiefrei	–	–	2%

zeugt (Abb. 1). Zweitens wurde ein erweitertes Ellipsoid zur Stoßwellenfokussierung eingesetzt, das zu einer kleineren Fokusausdehnung und erhöhten Drücken bei korrespondierenden Generatorspannungen im Fokus F2 führt. Weiterhin läßt sich durch eine Vergrößerung des Öffnungswinkels des Stoßwellenkegels ein geringerer Druckflächenquotient an der Hautoberfläche erzielen (Abb. 2).

Seit Ende 1986 befindet sich der neue Stoßwellengenerator und seit Februar 1987 das neue Ellipsoid in unserer Klinik im Einsatz. Die Zusammensetzung des Patientengutes zeigte im zeitlichen Verlauf eine Zunahme von Harnleitersteinen und Kelchsteinen, gleichzeitig eine Abnahme von Nierenbeckensteinen.

Ein Vergleich der Behandlungsdaten zeigt bei gleichem Desintegrationserfolg von ca. 95% einen Anstieg der Stoßwellenzahl um ca. 30%. Die nach Einführung des 40nF Stoßwellengenerators erhöhten Generatorspannungen ließen sich nach Anwendung des neuen Ellipsoids wieder reduzieren. Die Mehrfachbehandlungsrate war geringgradig erhöht. Der auffällige Anstieg der Zusatzmaßnahmen vor ESWL im aktuellen Krankengut läßt sich am ehesten durch die vermehrte Anwendung von Double-J Ureterenkathetern zur Vermeidung praevesicaler Steinstraßen erklären (Tabelle 1).

Nach Einführung der technischen Modifikation wurden nahezu alle Behandlungen in intravenöser Analgesie durchgeführt. Indikation für peridurale oder allgemeine Anästhesie stellt die Behandlung von Kindern, Oligophrenen oder extrem sensitiven Patienten dar, die eine andere Anästhesieform ablehnten. Alle übrigen Patienten wurden nach einer Prämedikation mit 1–2 ml Thalamonal (Droperidol und Fentanyl) und 0,5–1 mg Atropin 1 Stunde vor der Stoßwellenapplikation mit 50–100 mg Tramadol analgesiert. Diese Dosis wurde gegebenenfalls bis auf 200 mg erhöht. Bei extrem unruhigen und ängstlichen Patienten erfolgte eine Sedierung mit 50–10 mg Midazolam. Falls sich nach dieser Medikation keine ausreichende Analgesierung einstellen ließ erfolgte die Applikation von 100–200 mg Ketamin.

Während früher 90% der Behandlungen in Peridural- und 10% in Vollnarkose durchgeführt wurden, ließen sich nach Einführung der technischen Modifikationen 70% der Patienten in reiner intravenöser Analgesie behandeln. Bei 17% der Patienten war die zusätzliche Gabe von Sedativa notwendig. In ca. 2% erfolgte die zusätzliche Gabe von Ketamin. 2% der Patienten wurden ohne Medikation – also anästhesiefrei – behandelt (Tabelle 2). Anästhesiebedingte Komplikationen wurden nicht beobachtet.

Es zeigte sich, daß die Schmerzreaktion auf die ESWL-Behandlung im wesentlichen abhängig ist von der applizierten Energie und der Ausdehnung des Fokusbereiches. Während sich nach Einstellung des neuen Stoßwellengenerators noch die Hälfte der Patienten in invasiver Anästhesie behandeln ließen, war nach zusätzlicher Einführung des vergrößerten Ellipsoids die überwiegende Zahl der Behandlungen in oberflächlicher intravenöser Analgosedierung möglich.

Literatur

1. Aeikens B, Feitz KW, Hoehne E (1986) Initial experience with local anesthesia in extracorporeal shockwave lithotripsy. Urol Int 41: 246-247
2. Fair WR, Malhofra V (1986) Extracorporeal shockwave lithotripsy (ESWL) using local infiltration anesthesia. J Urol 135,2 181 A (Abstr. No. 310)
3. Ziegler M, Kopper B, Riedlinger R et al. (1986) Die Zertrümmerung von Nierensteinen mit einem piezoelektrischen Gerätesystem. Erste klinische Erfahrungen. Urologe A 25: 193-197

Dr. med. A. Schmidt
Urologische Klinik
Katharinenhospital
Kriegsbergstr. 60
D-7000 Stuttgart 1

Spätergebnisse der ESWL mit dem Lithotripter HM 3 – Altes und neues Stoßerzeugungssystem im Vergleich

N. Fischer, W. Levens, D. Rohrmann und F.-J. Deutz

Einleitung

Durch die technische Verbesserung bestehender Geräte und Neuentwicklungen hat die Extrakorporale Stoßwellenlithotripsie im vergangenen Jahr große Veränderungen erfahren. Die anästhesiefreie Behandlung von Steinpatienten ist mittlerweile zur Regel geworden. An unserer Klinik wurde im September 1986 der Standard-Lithotripter Dornier HM 3 technisch so verändert, daß schmerzfreie Behandlungen möglich wurden. Die Änderungen bestanden im einzelnen aus einer Reduktion der Kondensatorkapazität des Stoßgenerators und einer Optimierung der Reflektorgeometrie mit Vergrößerung der Ellipsoidapertur. Die Änderungen haben neben anästhesiologischen Effekten auch Auswirkungen auf perioperative Morbidität und die Inzidenz invasiver Auxiliärmaßnahmen nach ESWL [1, 2] (Tabelle 1).

Methodik

Wichtigstes Kriterium der Erfolgskontrolle nach ESWL ist die Erzielung steinfreier Verhältnisse im Abflußsystem der behandelten Niere. Daneben kommen Infekt- und Beschwerdefreiheit eine große Bedeutung zu. Naturgemäß ist bei ESWL-Patienten die Behandlung mit der stationären Entlassung noch nicht abgeschlossen, der Prozentsatz erfolgreich behandelter Fälle steigt im weiteren Verlauf ohne weitere Therapiemaßnahmen noch deutlich an. Nach allgemeinen Erfahrungen ist jedoch nach Ablauf von drei Monaten nach ESWL nur noch in Ausnahmefällen mit einer weiteren Verbesserung der Ergebnisse zu rechnen. Im Rahmen der hier vorliegenden Kontrolluntersuchungen wurden die weiterbetreuenden niedergelassenen Urologen von uns angeschrieben und um die Dokumentation ihrer Kontrolluntersuchungen nach etwa drei Monaten gebeten. Die Gesamt-Rücklaufquote der entsprechenden Fragebögen betrug 83%, insgesamt auswertbar waren 77%.

Ergebnisse

Die Ergebnisse der Kontrolluntersuchungen nach drei Monaten zeigen nur minimale Unterschiede

Tabelle 1. Behandlungsverlauf

	Standard (n=150)	Modifikation (n=300)
Steinlokalisation		
– Nierenkelche	37	37
– Nierenbecken	29	32
– Harnleiter	34	30
– Choledochus	–	1
Steingröße		
< 100 mm^2	62	49
100–400 mm^2	36	44
> 400 mm^2	2	7
Stoßwellen	1151±470	1554±676
Beschwerdefrei	42	80
Koliken	53	19
Fieber	16	6
Erbrechen	33	5
Monotherapie	69	74
RE-ESWL	16	22
Schlinge/URS	15	6
PCN	8	3

Tabelle 2. Steinfreiheit

	Standard (n = 120)	Modifikation (n = 228)
Gesamt	72% (n = 86)	69% (n = 157)
Nierenkelche	67%	61%
Nierenbecken	71%	74%
Harnleiter	85%	83%
Choledochus	–	100%

Tabelle 3. Steinfreiheit

	Standard (n = 120)	Modifikation (n = 228)
Gesamt	72% (n = 86)	69% (n = 157)
Steingröße		
< 100 mm^2	82%	79%
100–400 mm^2	59%	65%
> 400 mm^2	33%	28%

Tabelle 4. Postklinischer Verlauf

	Standard (n = 120) (%)	Modifikation (n = 228) (%)
Komplikationen		
– Koliken	7,5	7,0
– Harnstauung	5,8	3,9
– Harnwegsinfekt	4,2	3,1
Behandlungsmaßnahmen		
– ESWL	0,8	4,4
– Retrograd	1,7	1,3
– PCN	–	0,9
– OP	0,8	0,4

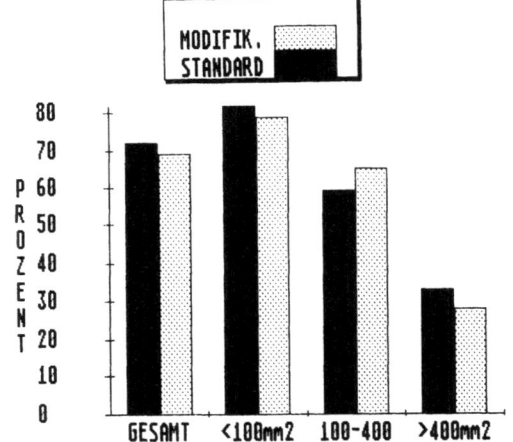

Abb. 1. Steinfreiheit/Steingröße (Steingrößte in mm^2)

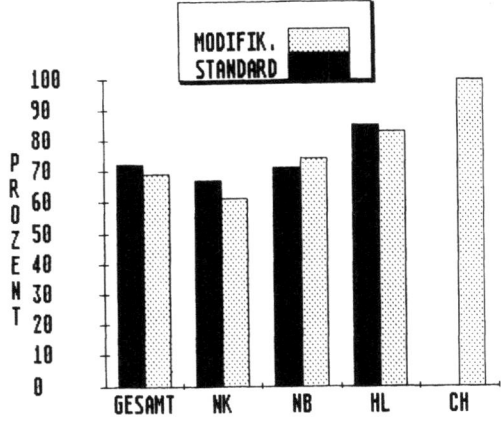

Abb. 2. Steinfreiheit/Steinlokalisation

zwischen den beiden Behandlungsgruppen, die sämtlich im Bereich statistischer Schwankungen liegen. Der Anteil steinfreier Patienten betrug beim modifizierten Stoßerzeugungssystem 69% im Vergleich zu 72% des Standardsystems. Es ließen sich aber deutliche Unterschiede im Vergleich der verschiedenen Steinlokalisationen und Steingrößen beobachten (s. Tabelle 2, 3). Die nach Ablauf des Kontrollzeitraums noch vorhandenen Restkonkremente waren fast ausschließlich im Bereich der unteren Kelchgruppe lokalisiert und größtenteils symptomlos. Der Anteil von Patienten, bei denen subjektive Beschwerden oder Harnwegsinfekte im Anschluß an die stationäre Behandlung auftraten war in beiden Gruppen entsprechend. Unterschiede zeigten sich in den innerhalb der drei Monate durchgeführten additiven Behandlungsmaßnahmen. Eine erneute ESWL wurde mit dem modifizierten Lithotripter häufiger durchgeführt (s. Tabelle 4). Inwieweit dies auf den problemloseren Behandlungsablauf oder die bessere Akzeptanz durch den Patienten zurückzuführen ist, läßt sich im einzelnen nicht feststellen.

Zusammenfassung

Insgesamt läßt sich anhand der hier vorliegenden Daten die Gleichwertigkeit des modifizierten Dornier-Lithotripters mit dem Standardgerät belegen. An den Behandlungsergebnissen dieses Gerätes mit einem unselektierten Patientengut müssen sich auch weiterhin alle Neuentwicklungen auf dem Gebiet der Stoßwellenlithotripsie orientieren. Problematisch bleibt nach wie vor die Einordnung der asymptomatischen Restkonkremente nach ESWL, die überwiegend in der unteren Kelchgruppe lokalisiert sind. Inwieweit hier Aussagen über die weitere Prognose bzw. Therapiebedürftigkeit möglich sind, muß in weitergehenden Untersuchungen geklärt werden.

Literatur

1. Fischer N, Rübben H, Hofsäß S, Forßmann B, Schockenhoff B, Giani G (1987) Schmerzfreie ESWL mit dem Dornier Lithotripter HM 3. Urologe A 26: 29
2. Muschter R, Kutscher K, Böhle A, Schmeller N, Renner P, Bünner G, Hofstetter A, Hofsäß S, Forßmann B (1987) Die ESWL mit dem Dornier-Lithotripter HM 3 mit modifiziertem Stoßgenerator. Urologe A 26: 33

Dr. med. N. Fischer
Abteilung Urologie der RWTH
Pauwelsstraße
D-5100 Aachen

Die ESWL ohne Narkose –
Klinische Erfahrungen mit dem modifizierten Dornier HM 3

R. Muschter, G. Bünner, A. Böhle und A. G. Hofstetter

Zusammenfassung

Durch Modifikationen am Dornier HM 3 wurde aufbauend auf die seit 1984 in Lübeck gewonnenen Erfahrungen die ESWL ohne Narkose möglich. 90% der ESWL-Behandlungen wurden ohne jede Medikation bzw. in Analgosedierung durchgeführt, lediglich 10% erforderten eine Narkose, meist wegen vorangehender Auxiliärmaßnahmen. Der Behandlungserfolg blieb im Vergleich zum herkömmlichen Gerät nahezu unverändert.

Problemstellung

Bereits 1984 wurde in Lübeck zur ESWL-Behandlung den bis dahin routinemäßig angewandten Anästhesieverfahren (Allgemein- und Regionalanästhesie) die „Analgosedierung" an die Stelle gestellt, mit der nach kurzer Lernperiode der größte Teil der Behandlungen durchgeführt wurde. Mit der technischen Umrüstung unseres Dornier HM 3 – Austausch des Hochspannungsgenerators gegen einen mit 40 nF und als zweiten Schritt Tausch des Ellipsoids gegen einen mit veränderter Geometrie – war theoretisch eine Reduktion der Dosis des Analgetikums und des Sedativums zu erwarten, möglicherweise bis auf Null.

Material und Methodik

Die oben beschriebenen Modifikationen wurden zweizeitig vorgenommen. Vom 3.9.86 bis zum 24.2.87 erfolgten 384 Behandlungen mit neuem Generator, vom 26.2.87 bis zum 1.4.87 weitere 82 Behandlungen mit zusätzlich neuem Ellipsoid. Bis zum Stichtag dieser Studie (1.4.87) konnten vom ersten Kollektiv (I) 160, vom zweiten (II) 75 vollständig ausgewertet werden.

Die Durchführung der ESWL erfolgte nach intensivem Aufklärungsgespräch nach dem in Tabelle 1 dargestellten Schema. Den Indikator zur Medikation stellte das subjektive Schmerzempfinden oder ein Zeichen der Unruhe dar.

Alle anderen Behandlungsparameter blieben unverändert, pro Behandlung wurden max. 1400 Schockwellen verabreicht, die Generatorspannung lag zwischen 15 und 23 kV, bei allerdings deutlich niedrigerem Fokusdruck.

Ergebnisse

Die prozentuale Verteilung der zur Behandlung verabreichten Medikationen der Kollektive I und II ist in Tabelle 2 dargestellt.

Bezüglich des Anteils notwendiger Zweitbehandlungen, der Auxiliärmaßnahmen nach ESWL und des Anteils steinfrei bzw. mit spontan abgangsfähigen Restkonkrementen entlassenen Patienten war der Behandlungserfolg praktisch unverändert im Vergleich zum ursprünglichen HM 3 ohne wesentliche Unterschiede zwischen I und II. Die Ergebnisse sind daher summarisch in den Tabellen 3, 4 und 5 dargestellt.

Tabelle 1. Durchführung der ESWL-Behandlung

Beginn und gesamte Therapie ohne Medikation
Beginn ohne Medikation,
    Fortsetzung der Therapie mit Medikation
oder bereits
Beginn mit Medikation
    von alternativ bzw. additiv
- Pentazocin (Fortral) 0,25–0,6 mg/kg KG
- Midazolam (Dormicum) 0,01–0,05 mg/kg KG

Tabelle 2. Anästhesieverfahren bei ESWL

	I/II (%)
Keine Medikation	17/80
Sedierung	41/ 1
Sedierung + Analgesie	32/ 3
Analgesie	–/ 7
Regional-/Allgemeinnarkose	10/ 9

Tabelle 3. Auxiliärmaßnahmen nach ESWL

	I + II (%)
Re-ESWL	16
PNS	4
PNL	6
Ureterschiene	2
Ureteroskopie	8

Tabelle 4. Steinstatus nach ESWL zum Zeitpunkt der Entlassung

	I + II (%)
Steinfrei	45
Spontan abgangsfähige Restkonkremente	50
Große Restkonkremente	5

Tabelle 5. Steinstatus nach ESWL 3 Monate nach Entlassung

	I + II (%)
Steinfrei	61
Spontan abgangsfähige Restkonkremente	34
Große Restkonkremente	5

Diskussion

Anfangs erfolgte die ESWL ausschließlich in Allgemein- oder Regionalanästhesie. In Lübeck und einigen anderen Kliniken wurde erfolgreich an Konzepten zur Durchführung der ESWL ohne Narkose gearbeitet, mit den technischen Modifikationen des HM 3 konnten diese weiterentwickelt werden.

Da sich – wie inzwischen die guten Ergebnisse dieser Kliniken zeigen – der Behandlungserfolg bei wesentlich vermindertem Fokusdruck nahezu unverändert einstellt, ist hier offensichtlich der richtige Weg eingeschlagen worden.

Schlußfolgerung

Mit Ausnahme weniger Patienten kann die ESWL routinemäßig ohne Narkose bzw. in Analgosedierung durchgeführt werden, als Voraussetzung ist eine Herabsetzung des Schockwellendruckes und eine Vergrößerung der Einleitungsfläche der Haut zu sehen.

Durch den Verzicht auf eine Narkose nimmt die Invasivität der ESWL weiter ab, der logistische Vorteil ist eminent.

Literatur bei den Verfassern

Dr. med. R. Muschter
Klinik für Urologie der Medizinischen Universität zu Lübeck
Ratzeburger Allee 160
D-2400 Lübeck

Behandlungsergebnisse der ESWL nach Einführung technischer Neuerungen

J. Graff, J. Pastor, D. Herberhold und U. Hankemeier

Seit Oktober 1986 wurden an unserem Zentrum in Folge 3 technische Neuerungen am HM3-Lithotripter der Firma Dornier eingeführt:

1. ein Niederdruckgenerator, bei welchem der Druck im 2. Fokus um 30% reduziert wurde (Gruppe II; n = 149 Patienten).
2. ein modifizierter Halbellipsoid-Reflektor mit vergrößerter Apertur (17,2 cm) und einer veränderten Geometrie. Folge: verbesserte Fokussierung, Verkleinerung des Fokusvolumens sowie Vergrößerung der Hauteintrittsfläche für Stoßwellen (Gruppe III; n = 109 Patienten).
3. Die Doppelschußtechnik: Synchronisiert mit der R-Zacke des EKG werden 2 Stoßwellenimpulse abgegeben in einem konstanten zeitlichen Abstand von 70 msec. Die Auslösung des ersten Impulses erfolgt 30-40 msec nach Erkennung der R-Zacke (Gruppe IV; n = 132 Patienten).

Bei 390 Patienten wurden insgesamt 489 ESWL-Behandlungen durchgeführt. Die Ergebnisse wurden mit den Resultaten von 1000 Patienten, welche im Standard-HM3-Lithotripter behandelt wurden (Gruppe I), verglichen. Die Daten einer zwischenzeitlich durchgeführten multizentrischen Studie sind hierbei nicht berücksichtigt.

Die Verteilung der Steinlokalisation zeigt eine Verschiebung zu Kelch- und Harnleitersteinen; 30-40% der Patienten wiesen multiple Konkremente auf. Die Steinvolumina waren in allen 4 Gruppen vergleichbar. Präoperative adjuvante Maßnahmen wurden in durchschnittlich 24% durchgeführt und betrafen vorwiegend Repositionen von Harnleitersteinen. Die perioperativen Behandlungsdaten sind in Tabelle 1 dargestellt. Nach Einführung des Niederdruckgenerators betrug die maximale Impulszahl 3000 pro Behandlung. Die Re-ESWL-Rate stieg von 8,1% (Gruppe I) auf durchschnittlich 17,8%.

Anästhesietechnik

Seit Einführung des Niederdruckgenerators wurde das Anästhesiekonzept zugunsten einer ausschließlich oralen Medikation geändert. Die technischen Neuerungen ließen theoretisch eine Schmerzreduktion erwarten. Medikation und Ergebnisse dieses neuen Konzeptes sind in Tabelle 2 zusammengefaßt.

Tabelle 1. Ergebnisse: Perioperative Behandlungsdaten in 4 Behandlungsgruppen

	Alter Generator	Niederdruckgenerator	Neues Ellipsoid	Doppelschußtechnik
Mittlere Impulszahl	1370	2300	1650	2100
Mittlere Behandlungszeit (min)	24	50	28	18
Postoperative Auxiliärmaßnahmen (%)	15,4	18,1	11,9	14,3
Erfolgreiche Steindesintegration (%)	93	96	94,5	95,6
Hautpetechien (%)	7,2	4,8	–	2,8
Nierenkolik (%)	32	16,9	11,6	12,4
Fieber (>38 °C) (%)	6,6	8,8	1,6	3,7
Perirenale Hämatome (%)	0,3	0,54	–	–

Tabelle 2. Ergebnisse der Anästhesie

Methode: Prämedikation: Dikaliumclorazepat (Tranxilium) 0,3 mg/kg KG p.o. am Vorabend. Analgesie: Tilidin-Naloxon (Valoron-Tropfen) 1,5–1,8 mg/kg KG p.o. 45 min vor Behandlung

Ergebnisse (n = 475 Patienten) in den Gruppen II–IV:

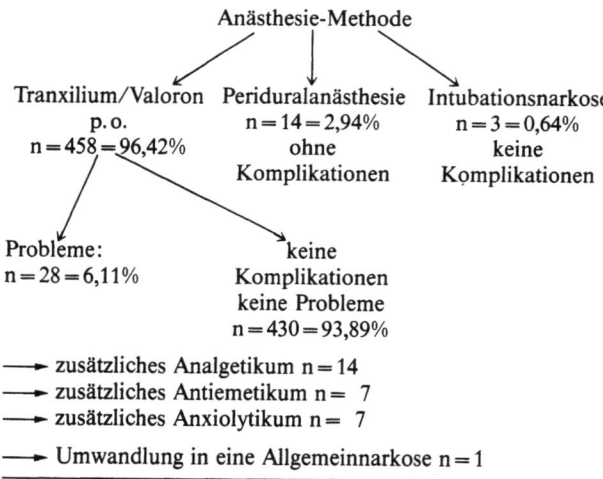

Diskussion

Eine erfolgreiche Steindesintegration ist trotz erheblicher Verminderung des Druckes im 2. Fokus unverändert möglich. Die Erhöhung der Stoßwellenzahl pro Behandlung sowie die Steigerung der Re-ESWL-Rate sind einerseits durch die niedrigeren Drucke, andererseits durch den steigenden Anteil von Harnleitersteinen (bis zu ⅓ der Steinlokalisationen) sowie die zunehmende Akzeptanz komplizierter Steinerkrankungen zu erklären.

Die Senkung der Häufigkeit petechialer Hautblutungen deutet auf eine geringere Gewebebelastung hin. Die Häufigkeit ESWL-bedingter Hämatome ist bei der relativ geringen Patientenzahl nicht aussagekräftig. Die deutlich erniedrigte Rate postoperativer Koliken ist auf eine effektivere Steindesintegration (höherer Anteil von residualen Steinen < 2 mm) sowie auch auf die zunehmende Verwendung eines double-J-stents zurückzuführen.

Die wesentlichste Veränderung ist die Anwendung eines oralen Anästhesiekonzeptes, welches an unserer Klinik entwickelt wurde. Individuelle Schmerztoleranz und Angst vor der Behandlung sind wichtige, sich auch gegenseitig beeinflussende Faktoren. Die Kombination eines langwirkenden Anxiolytikums mit einem stark wirksamen, nicht atemdepressiven Analgetikum hat sich als ausschließliche Medikation bei über 90% der Patienten bewährt. Eine gute psychologische Patientenvorbereitung und -führung erscheint hierbei jedoch unerläßlich.

Zusammenfassend belegen die Ergebnisse nach Einführung technischer Neuerungen, daß der Behandlungsstandard beibehalten, andererseits eine erhebliche Schmerzreduktion erreicht werden konnte. Reproduzierbarkeit, Sicherheit und eine hohe Patientenakzeptanz belegen den erreichten Fortschritt.

Dr. J. Graff
Urologische Klinik der Ruhr-Universität Bochum
Marienhospital
Widumer Str. 8
D-4690 Herne 1

Behandlung des Harnsteinleidens mittels EPL

R. Mayer, R. Gumpinger und Ch. Lübben

Die extracorporale piezoelektrische Lithotrypsie ist eine neue Variante der ESWL. Ihre bemerkenswerten baulichen Besonderheiten und die sich daraus ergebenden Vorteile sind die folgenden:

1. Die Stoßwellenerzeugung durch piezoelektrische Elemente, wodurch sich ein kostengünstiger Betrieb durch verschleißfreie Stoßwellenerzeugung und Verzicht auf Röntgeneinrichtung ergibt.
2. Die breitflächige Energieverteilung auf Haut und Unterhautgewebe durch breites Eintrittsfenster und schmalen, definierten Fokus sind die wesentlichen Ursachen für die schmerzfreie Stoßwellenapplikation.
3. Die Steinortung durch Ultraschall ermöglicht das permanente Monitoring während der Dauer der Behandlung unter Vermeidung einer Strahlenexposition.

Patientengut und Ergebnisse

In der Zeit vom 15.1.-15.9.87 wurden 378 Patienten mit Harnsteinleiden durch EPL behandelt. Die Lage der Steine im ableitenden Harnsystem ist aus dem Schema zu entnehmen (Abb. 3, Tabelle 1).

Während der Idealstein für jede Art der extracorporalen Stoßwellenapplikation zweifellos der kleine Nierenbecken- bzw. Kelchstein darstellt, lassen sich die sogenannten Problemsteine in 2 Gruppen zusammenfassen:

1. Die Behandlung des großen Steines im Nierenbecken - und Kelchsystem - borderline, inkompletter und kompletter Ausgußstein
2. Die Ortung des Harnleitersteines.

Tabelle 1

Ergebnisse

Gesamtzahl der Patienten	n 378
Steindesintegration	n 357 = 94,5%
Anzahl der Sitzungen:	
Steindesintegration in 1 Sitzung	n 209 = 55 %
Steindesintegration in 2 Sitzungen	n 120 = 32 %
Steindesintegration in 3 u. mehr Sitzungen	n 49 = 13 %
durchschnittliche Anzahl der Stoßwellen pro Sitzung: 2855	

Nachuntersuchung

Steinfrei bei Entlassung 35%
Steinfrei nach 3 Monaten (Kollektiv n 182) 105 = 58%
Behandlungsbedingte Funktionsbeeinträchtigung der Nieren: 0

Komplikationen

Kolik in	n 45 = 12%
Initiale Makrohämaturie	n 118 = 31% (nicht Hb.-wirksam)
Perineales Hämatom	0
subcutanes Hämatom	0
Urosepsis	n 2 = 0,5%

Abb. 1. Unterschiedliche Fokuszone und Eintrittsfläche durch die Haut bei EPL und ESWL

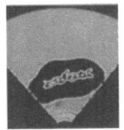 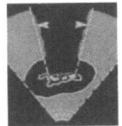 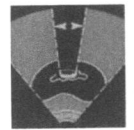

1. "Zerfließender" Steinreflex und breiter werdender Schlagschatten.

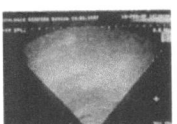 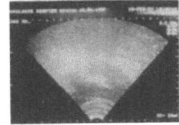 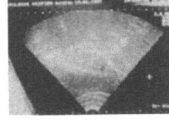

2. Applikationssynchrone Bewegung der Steinfragmente.

Abb. 2. Permanente Information der fortschreitenden Steindesintegration durch Ultraschall

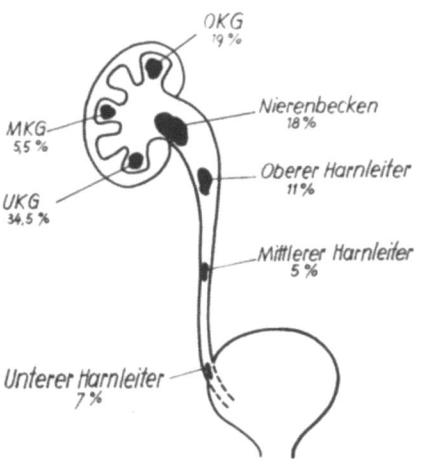

Abb. 3

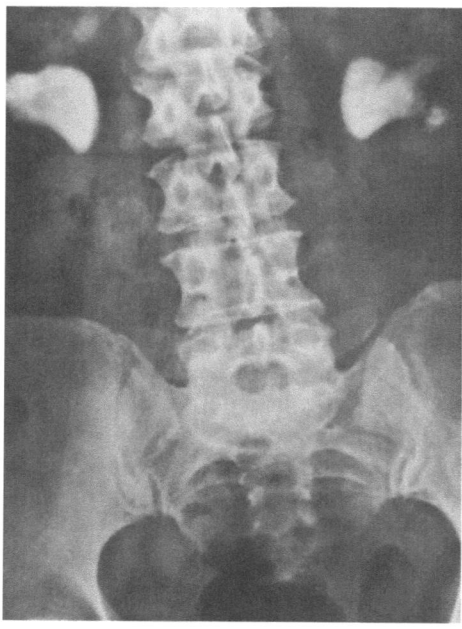

Abb. 4. Doppelseitiger Ausgußstein

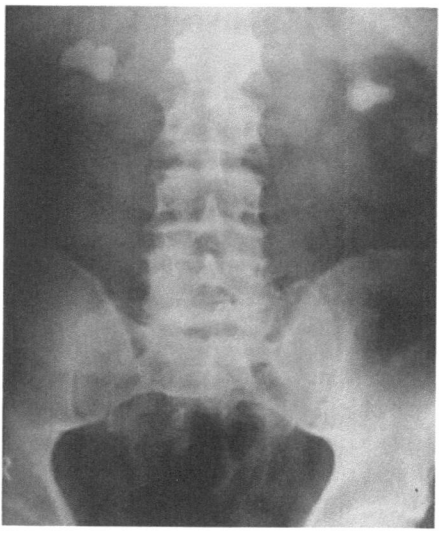

Abb. 6. Großer Nierenbeckenstein bds. (borderline) + Kelchstein li.

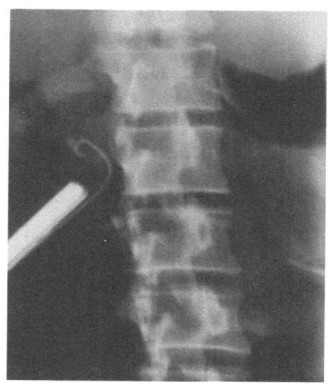 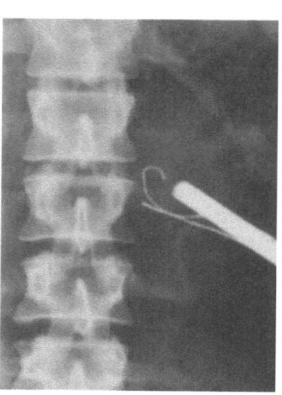

Abb. 5. Restkonkremente nach PCN bds., die problemlos durch EPL therapiert wurden

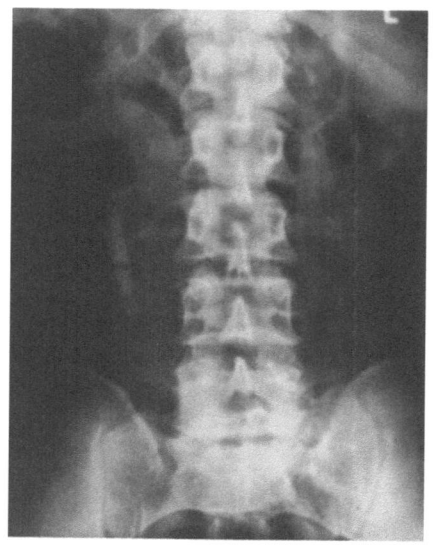

Abb. 7. Kolikfreier Krankheitsverlauf mit Steinfreiheit li. und Steinstraße re. ohne adjuvante Maßnahmen

ad 1.: Unsere Erfahrungen in der Behandlung des inkompletten Ausgußsteines (N 31) zeigen, daß mit einer geänderten Behandlungsstrategie – Mehrfachsitzungen mit erhöhter Stoßwellenapplikation – eine völlige Steindesintegration in situ ohne adjuvante Maßnahmen in mehr als 65% zu erreichen ist, während die Therapie beim kompletten Ausgußstein (N 11) immer noch in der kombinierten Behandlung mit primärer percutaner Litholapaxie und sekundärer EPL der Restkonkremente besteht. Ein willkommener Nebeneffekt der durch die schmale Fokuszone bedingten feinkörnigen Desintegration der Steine ist die auffällig geringe Kolik- und relativ günstige initiale Hämaturierate, die uns ermutigt hat, die prae- und postoperativ adjuvanten Maßnahmen deutlich zu verringern.

ad 2.: Die Behandlung des Harnleitersteines ist ein Ortungsproblem, da im Gegensatz zum Hohlsystem im Bereich des Harnleiters standardisierte, definierte, Orientierungspunkte schlecht zu erkennen sind, bzw. im mittleren Harnleiterabschnitt völlig fehlen. Durch Nutzung benachbarter Landmarken – Nierenunterpol, Querfortsatz der Wirbelkörper, gestauter Harnleiter, halbgefüllte Blase und Symphyse – lassen sich bei einiger Übung zumindest Steine im proximalen Harnleiterabschnitt bzw. im intramuralen Harnleiterabschnitt mit hoher Sicherheit orten und therapieren.

Die vorliegenden Ergebnisse zeigen, daß der proximale und distale Harnleiterstein durchaus in situ behandelt werden kann, während im mittleren Harnleiterabschnitt eine primäre, instrumentelle Reposition bzw. Extraktion unvermeidbar ist.

Die Besonderheiten der Behandlung des intramuralen Harnleitersteines (Abb. 9)

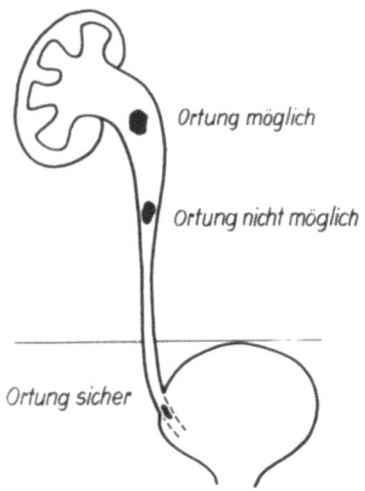

Abb. 8. Ortungsmöglichkeiten im Bereich des Harnleiters

Tabelle 2. Ergebnisse hoher Harnleiterstein (n = 43)

Desintegration in situ	28 = 65%
Desintegration mit adjuvanten Maßnahmen (push and smash)	6 = 14%
PCN + URS	5
ESWL (HM 3)	2
Retrograde URS	2

Tabelle 3. Ergebnisse tiefer Harnleiterstein (n = 25)

Desintegration ohne adjuvante Maßnahmen	18 = 72%
Desintegration mit adjuvanten Maßnahmen	0
URS + Dormia-Steinextraktion	4
URS + US-Lithotrypsie	2
Zeiß'sche Schlinge	1

1. Lagerung in Bauchlage (Abb. 9a)
2. Erleichterung der Ortung durch halbgefüllte Blase
3. Kontrolle des Desintegrationserfolges durch Abtropfen der Fragmente in die gefüllte Blase (Abb. 9b, c).

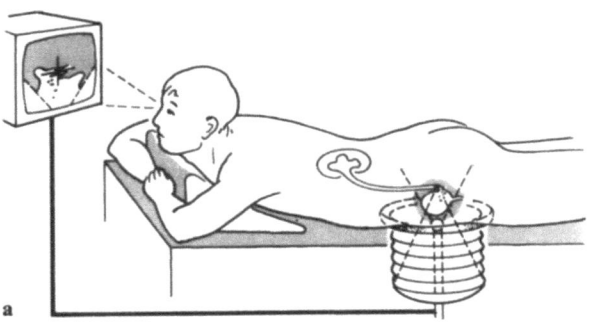

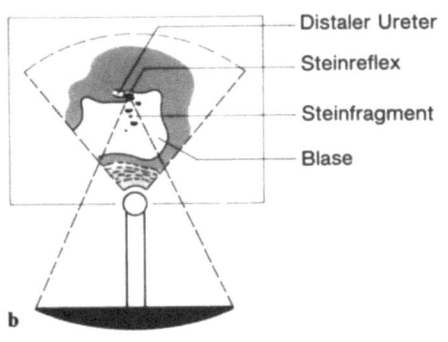

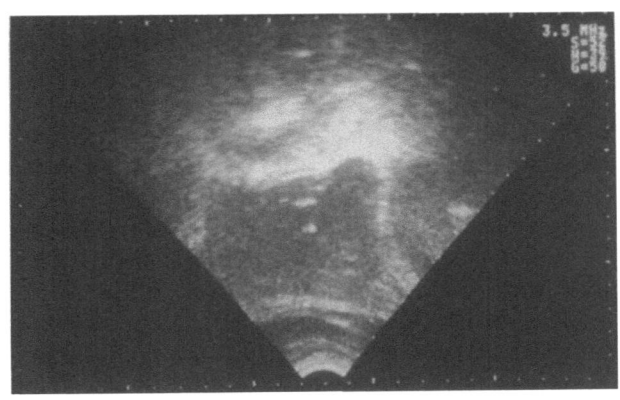

Abb. 9 a–c

Zusammenfassung

1. Die relativ hohe Stoßwellenzahl, teilweise in Mehrfachsitzungen, ist bedingt durch die besonderen physikalischen Eigenschaften des Piezolith 2200, die in dem sehr kleinen Fokus bestehen, der zwar hohe Drucke, aber ein ganz umschriebenes Desintegrationsareal erreicht. Dies ist aber auch die Ursache für die besonders feinkörnige Desintegration und damit verbundene, geringe Kolik- und Hämaturierate.

2. Die Behandlung des Harnleitersteins ist ein Ortungsproblem. Vor allem im Bereich des mittleren Harnleiterabschnittes, wo definierte Strukturen fehlen. Wo diese vorhanden sind, ist die Therapie erfolgversprechend.

3. Die Behandlung großer Steinkompartemente erfolgt in mehrstufigen Behandlungsphasen, wobei zunehmend auf adjuvante prae- oder postoperative Maßnahmen verzichtet werden kann. Die Mehrfachbehandlung wird vom Patienten wegen fehlender Vorbereitungs- und anästhesiologischer Maßnahmen generell nicht als belastend empfunden.

Schlußfolgerung

Die EPL ist ein effektives Behandlungsverfahren des Harnsteinleidens. Sie erfordert eine sorgfältige Therapieplanung und subtile Kenntnisse in der Ultraschalldiagnostik und setzt die sichere Beherrschung aller adjuvanter endoskopischer Maßnahmen voraus.

Die Komplikationsrate ist extrem niedrig, therapiebedingte Schädigungen der Harnorgane sind nachweislich ausgeschlossen. Geringer Personal- und Raumbedarf, verschleißfreie Energieerzeugung und Verzicht auf Röntgeneinrichtungen gestalten Beschaffung und Unterhalt besonders kostengünstig.

Literatur

1. Schmiedt E, Chaussy C (1984) Extracorporeal shock wave lithotripsie of kidney and ureteric stones. Urolog Int 39: 193–198
2. Riedlinger R, Ueberle F, Wurster H, Krauss W, Vallon P, Konrad G, Kopper B, Stoll HP, Goebbels R, Gebhardt Th, Ziegler M (1986) Die Zertrümmerung von Nierensteinen durch piezoelektrisch erzeugte Hochenergieimpulse. Urologe A 25: 193
3. Ziegler M, Kopper B, Riedinger R, Wurster H, Ueberle F, Neisius D, Krauss W, Vallon P, Gebhardt T (1986) Die Zertrümmerung von Nierensteinen mit einem piezoelektrischen Gerätesystem. Urologe A 25: 188

Dr. med. R. Mayer
Chefarzt Urologische Abteilung
Kreiskrankenhaus
Memminger Straße 52–54
D-8960 Kempten

Niederdrucklithotripsie (NDL) am modifizierten Dornier HM3 und piezoelektrische Lithotripsie (EPL) mit dem Wolf-Piezolith 2200 – Effektivität und Indikationsbereich

H. Kohl, R. Gumpinger, J. Rassweiler, R. Mayer, F. Eisenberger und P. Bub

Seit Februar 1987 ist an der Urologischen Klinik des Katharinenhospitals Stuttgart ein modifizierter Dornier HM3 mit Niederdruckgenerator und Halbllipsoid mit erweiterter Apertur zur Schmerzreduktion der extrakorporalen Stoßwellenlithotripsie (ESWL) im Einsatz (Niederdrucklithotripsie = NDL).

Die Urologische Klinik des Kreiskrankenhauses Kempten betreibt seit Januar 1987 die Elektropiezolithotripsie (EPL) mit dem Piezolith 2200 der Firma Wolf.

Zum Vergleich von Effizienz und Indikationsbereich beider Lithotriptoren wurde an den o.g. Kliniken von Februar bis September 1987 eine kooperativ-prospektive Studie unter Verwendung der gleichen Steinklassifikation durchgeführt (s. Tabelle 1).

Die Schmerzreduktion am HM3 wurde einerseits durch eine Erweiterung des Ellipsoiddurchmessers von 15 cm auf 17 cm, andererseits durch Einsatz eines sogenannten Niederdruckgenerators erreicht (s. Tabelle 2). Die Stoßwellenerzeugung und Fokussierung beim Piezolith 2200 erfolgt durch 3000 sphärisch angeordnete piezokeramische Elemente (s. Tabelle 2).

Durch das Ultraschallortungssystem ist eine permanente Behandlungskontrolle möglich und der Patient kann das Konkrement durch seine Atmung fokussieren.

Durch die Modifikationen am HM3 war nur noch in 1,8% eine ITN und in 4,2% eine Peridural-

Tabelle 1. Steinverteilung

Steinverteilung	NDL n=334 (%)	EPL n=376 (%)
Kelch		
oberer	5,9	19,0
mittlerer	9,5	5,5
unterer	24,5	34,5
Gesamt	39,9	59,0
Nierenbecken	28,7	18,0
Harnleiter		
oberer	20,4	11,4
mittlerer	6,6	5,0
unterer	4,4	6,6
Gesamt	31,4	23,0
Steingröße	EPL	NDL
1 cm	67,6	65,0
2 cm	22,7	24,0
<3 cm	5,1	4,3
>3 cm	7,1	8,2
part. Ausgußstein	0,5	1,3
kompl. Ausgußstein	1,7	2,9

Tabelle 2. Vergleich technischer Daten

Charakteristika	EPL	NDL
Stoßwellenerzeugung	3000 piezokeramische Elemente	Unterwasserelektrode Funkenstrecke
Fokussierung	Sphärische Schale	Reflektierendes Halbellipsoid
Apertur	30 cm	17 cm
Fokusgröße	1,8 cm × 0,28 cm	5,5 cm × 1,2 cm
Fokusdruck (bar)	500–1000	500–950
Ankopplung	Partielles Wasserbad	Vollbad
Lokalisation	Coaxiale Ultraschallortung	Zweidimensionale Röntgenortung

Tabelle 3. Anästhesie

NDL		EPL	
i.v.-Analgesie mit Tramal	71,3%	Zur Durchführung auxiliärer Maßnahmen vor EPL	
Analgesie und Sedierung	17,9%	Maskennarkose bei 4,5%	
Analgesie und Ketanest	2,4%	Zur ESWL ist *keine* Anästhesie erforderlich	
Periduanästhesie	4,2%		
ITN	1,8%		
Indikation zur ITN bzw. Pd: Auxiliäre Maßnahmen vor ESWL: überängstliche Patienten, Kinder (15 Jahre)			

Tabelle 4. Erfolgsquoten

	NDL	EPL
Erfolgsquote = Steinfreiheit oder Desintegratgröße von 5 mm	95,2%	94,5%
Status bei Entlassung		
- Steinfreiheit	25,1%	30,0%
- Größtes Konkrement		
Staub	21,6%	29,5%
2 mm	40,1%	24,0%
5 mm	8,4%	11,0%
Erfolgsquote in bezug auf Lokalisation	EPL	NDL
Kelche		
oberer	90,0%	84,0%
mittlerer	90,0%	86,0%
unterer	100,0%	96,0%
Nierenbecken	95,5%	91,0%
Harnleiter		
oberer	70,6%	85,0%
mittlerer	82,0%	0,0%
unterer	71,4%	79,0%

anästhesie erforderlich. Bei 71,3% aller Patienten war eine einfach i.v.-Analgesie mit Tramal und bei 17,9% und Dormicum ausreichend. Bei 2,4% wurde zusätzlich zum Analgetikum Ketanest gegeben (s. Tabelle 3).

Zusammenfassend konnte festgestellt werden, daß die Niederdrucklithotripsie als auch die Elektropiezolithotripsie bezüglich der Kelch- und Nierenbeckensteine, einschließlich der Ausgußsteine – bei erhöhter Mehrfachbehandlungsrate der EPL – als gleichwertige Verfahren anzusehen sind (s. Tabelle 4).

Dahingegen zeigt sich, daß der Dornier HM3 im gesamten Harnleiterbereich, mit Ausnahme seines intramuralen Anteils, dem Piezolith 2200 überlegen ist (s. Tabelle 4).

Mehrfachsitzungen, schwierige Steinortung und lange Behandlungsdauern stehen der Notwendigkeit zur i.v.-Analgesie gegenüber (s. Tabelle 3).

Literatur

1. Eisenberger F, Miller K, Fuchs G, Gumpinger R, Rassweiler J (1987) Urologische Steintherapie. Thieme, Stuttgart New York
2. Marberger M, Türk CH, Steinkogler I (1987) Piezo-ESWL changing the therapeutic concept of renal calculi. J Urol 137/2: 144 A (Abstr 162)
3. Rassweiler J, Schmidt A, Eisenberger F, Gumpinger R, Mayer R ESWL - practical hints and future aspects. J Urol 137/2: 141 A (Abstr 149)
4. Ziegler M, Kopper B, Riedlinger R, Wurster H, Veberle F, Neisius D, Krauss W, Vallon P, Gebhard T. Die Zertrümmerung von Nierensteinen mit einem piezoelektrischen Gerätesystem. Eine klinische Erfahrung. Urologe A 25: 193-197

Dr. med. H. Kohl
Urologische Klinik des
Katharinenhospitals
Kriegsbergstr. 60
D-7000 Stuttgart 1

Technik und Ergebnisse bei der Behandlung nicht schattengebender Gallengangssteine durch die extrakorporale Stoßwellenlithotripsie

W. H. Meyer, N. Soehendra und D. Wurbs

Einleitung

Die endoskopische Behandlung von Gallengangssteinen ist nach Einführung der Papillotomie 1974 ein standardisiertes Verfahren mit einer Erfolgsrate von über 95%. Die Indikation für dieses Vorgehen ist vor allem bei Patienten mit Risikofaktoren wie Ikterus, Cholangitis und Pancreatitis gegeben. Die meisten Konkremente gehen nach Papillotomie spontan aus dem Gallengang ab oder lassen sich mit Hilfe eines Dormia-Körbchens extrahieren. Große Konkremente werden mechanisch mit einer Sonde in abgangsfähige Fragmente zerlegt.

Problematisch ist die Behandlung von großen, impaktierten Choledochus- sowie intrahepatisch gelegenen Steinen. Sauerbruch et al. beschrieben als erste die mögliche Zertrümmerung von solchen Gallengangssteinen durch die extrakorporale Stoßwellenlithotripsie. An unserer Klinik wird diese Technik seit Mai 1986 bei endoskopisch nicht therapierbaren Gallengangssteinen eingesetzt. Wir berichten über unsere Erfahrungen mit den ersten 19 so behandelten Patienten.

Material

Seit Mai 1986 wurden in der endoskopischen Abteilung der Chirurgischen Klinik der Universität Hamburg-Eppendorf und der III. Medizinischen Klinik des Allgemeinen Krankenhauses Hamburg-Barmbek 826 Patienten mit Gallengangssteinen endoskopisch behandelt. In 19 Fällen (2,3%) gelang es nicht, mittels Papillotomie und mechanischer Lithotripsie die Konkremente zu entfernen. Diese Patienten wurden der Urologischen Klinik der Universität Hamburg zur extrakorporalen Stoßwellenlithotripsie vorgestellt. Es handelte sich um:
- 13 große, impaktierte Choledochus-Konkremente
- 3 intrahepatisch gelegene Steine und
- 3 Steine bei Patienten mit einem Mirizzi Syndrom (Choledochusstenosierung durch impaktierten Ductus cysticus Stein).

Das durchschnittliche Alter des Patientenkollektivs (14 Frauen/5 Männer) betrug 72 Jahre.

Methodik

Alle Patienten wurden mit dem Dornier-HM3 Lithotriptor behandelt. Die Lagerung erfolgte in extremer Rechts-Seitenlage. In allen Fällen wurde vor der ESWL-Behandlung eine Papillotomie durchgeführt und eine nasobiliäre Sonde in den Choledochus gelegt. Durch Gabe von 20–50 ml Kontrastmittel (Urovison) über die Sonde konnten die Choledochussteine als kontrastnegative Aussparungen im Gallengangsbaum sichtbar gemacht und fokussiert werden. Die Stoßwellenbehandlung erfolgte stets in ITN-Narkose mit High-Frequency-Jet-Ventilation (HFJV). Es wurden max. 2200 Einzelschüsse mit Drucken bis 1100 bar im Stoßwellenfokus entsprechend 26 kv („alter Generator") appliziert. Zur Vermeidung septischer Komplikationen erhielten alle Patienten perioperativ ein Breitbandantibiotikum bei kontinuierlicher Ableitung des Choledochus über die nasobiliäre Sonde. Die ESWL-Behandlung wurde abgebrochen, wenn der Stein sichtbar in mehrere, endoskopisch gut extrahierbare Fragmente zerfallen war.

Eine postoperative Thoraxkontrolle erfolgte zum Ausschluß einer Lungenruptur.

Ergebnisse

Bei allen 19 Patienten konnten die Gallengangssteine problemlos nach Kontrastmittelgabe über die nasobiliäre Sonde georted werden. Alle intrahepatischen Steine wurden bereits durch die 1. ESWL-Behandlung in kleinste, spontan abgangsfähige Fragmente zerlegt. Bei den 13 Patienten mit impaktierten Gallengangssteinen mußte in 3 Fällen die ESWL-Behandlung für eine ausreichende Desintegration wiederholt werden. Bei 8 Patienten mußten die Steinfragmente nach der ESWL endoskopisch entfernt werden. Bei 2 von 3 Patienten mit einem Mirizzi-Syndrom war die ESWL wegen der hochgradigen Stenose des Gallenganges erfolglos, hier war eine offen-operative Therapie unumgänglich.

Narkosezwischenfälle traten bei den relativ alten Patienten nicht auf. 1 Patientin entwickelte postoperativ trotz antibiotischer Abschirmung und Drainage des Choledochus passager septische Temperaturen. In 2 Fällen ergaben sich transfusionsbedürftige Hämatome bei unauffälligem praeoperativen Gerinnungsstatus und hoher Einzelimpulszahl. Die anderen Patienten tolerierten die ESWL-Behandlung gut und wurden bereits am 1. postoperativen Tag voll mobilisiert.

Diskussion

Wenn die endoskopische Technik primär nicht erfolgreich ist, erweist sich die extrakorporale Stoßwellenlithotripsie bei der weiteren Behandlung von Gallengangssteinen als praktikabel. Optimal lassen sich so intrahepatisch gelegene, endoskopisch und operativ nicht erreichbare Steine mit der ESWL therapieren. Auch große impaktierte Choledochussteine können in über 90% der Fälle durch Stoßwellen fragmentiert und zum Abgang gebracht werden. In diesen Fällen sollte die ESWL routinemäßig vor einer möglichen offen-operativen Behandlung eingesetzt werden.

Dr. med. W.-H. Meyer
Urologische Klinik der
Universität Hamburg-Eppendorf
Martinistr. 52
D-2000 Hamburg 20

Leberteilresektion und ESWL – Erfolgreiches chirurgisches und urologisches Vorgehen zur intrahepatischen Steinsanierung beim Caroli-Syndrom

W. Bühmann, P. C. Esk, E. Seidl, E. Schindler, G. Gubernatis und R. Pichlmayr

Das sehr seltene Krankheitsbild des Caroli-Syndroms ist charakterisiert durch kongenitale, regionale intrahepatische Gallenwegsstrikturen mit davor sich ausbildenden Gallenwegserweiterungen und Steinbildungen. Hauptkomplikationen sind Infektionen des gestauten Gallenwegssystems, Koliken und sekundär biliäre Cirrhose. Zur Vermeidung bzw. Behandlung dieser Komplikationen ist bei Patienten mit Symptomen stets eine Therapie indiziert. Eine medikamentöse Litholyse gelingt kaum, solange die Ursache nicht zu beseitigen ist. Diese muß chirurgisch angegangen werden.

Als Behandlungsmethoden kommen in Betracht: eine Segment-, ggf. Lappenresektion bei ausschließlich oder vorwiegend isoliertem Befall eines Leberbereiches; eine Anastomosierung von proximal der Stenose gelegenen Gallenwegsabschnitten mit einer Roux-Y-Schlinge mit Umgehung oder Einschluß der Stenose und ggf. chirurgische oder auch röntgenologisch-interventionell gelegte Drainagen, wobei letztere jedoch allein kaum befriedigende Langzeitchancen haben. Bei vorliegenden ausgeprägten sekundär biliären Cirrhosen käme auch eine Lebertransplantation in Betracht.

Da das Caroli-Syndrom meist nicht streng regional begrenzt, aber doch häufig regional unterschiedlich stark ausgebildet ist, erscheint für die meisten Situationen eine beschränkte Resektion des am stärksten betroffenen Gebietes (meist ein bis zwei Lebersegmente) mit Darstellung, sorgfältiger Drainage und ggf. Steinausräumung des übrigen betroffenen Gallenwegssystems angezeigt. Belassen von Strikturen mit drohenden Stein- und Infektionskomplikationen erscheint problematisch.

Unser Fallbericht

Bei einem 28-jährigen Mann mit leerer Anamnese werden bei einer Einstellungsuntersuchung erhöhte Transaminasen festgestellt. Durch weitergehende intensive Diagnostik werden sonographisch und computertomographisch multiple intrahepatische Gallenwegskonkremente mit Gangerweiterungen und Strikturen gesichert. Zusätzlich findet sich eine linksseitige Markschwammniere (in der Literatur zu 70–80% vergesellschaftet). Die Diagnose lautet: Caroli-Syndrom.

Verlauf

12/1985 linkslaterale Leberresektion und Cholecystektomie

4/1986 Abszeßdrainage Segment IV nach septischer Cholangitis

5/1986 Relaparatomie wegen Drainagendislokation

6/1986 Anlage zweier biliodigestiver Anastomosen und Endlosdrainagen wegen rezidivierender septischer Cholangitiden in der Klinik für Abdominal- und Transplantationschirurgie der MHH

9/1986 bei Kontrolluntersuchung in der MHH Feststellung eines 4 × 9 mm großen Restkonkrementes in einem Hepaticusast zweiter Ordnung durch Kontrastmittelaussparung im Rö-Bild.

Da eine erneute chirurgische Intervention sicher als risikoreich und ggf. auch nicht sicher erfolgversprechend erscheint, Vorstellung in der Urologischen Klinik. Nach Probeortung des Konkrementes im Dornier HM3-Lithotriptor erfolgt unter Kontrastmittelinjektion über die liegenden Endlosdrainagen die extrakorporale Stoßwellenlithotripsie in störungsfreier Periduralanästhesie mit 1700 Stoßwellen bei 20 kV Generatorspannung. Die anschließende Rö-Kontrolle zeigt freie Kontrastmittelpassage über das ehemalige Steinlager – der Stein ist völlig desintegriert.

Mit steigender Erfahrung in der Behandlung von Nierensteinen durch extracorporale Stoßwellenlithotripsie erscheint es mittlerweile auch möglich, intrahepatische oder auch extrahepatische Gallenwegskonkremente mit dieser Methode anzugehen. Wir sehen darin eine interessante, wenn auch wegen geringer Inzidenz (in unserem Fall) seltene, Erweiterung des Lithotriptor-Einsatzes, wie er ja bereits andernorts bei der Zertrümmerung von Gallenblasenkonkrementen durchgeführt wurde. Unabdingbare Voraussetzung dafür ist jedoch die gute interdisziplinäre Kooperation mit der jeweiligen Abdominalchirurgischen Klinik sowie Erfahrung des Urologen bei der Ortung von sehr problematisch liegenden Konkrementen.

Literatur

1. Hermann RE (1979) Choledochal cyst. In: Hermann RE (ed) Manual of surgery of the gallbladder, bile ducts, and exocrine pancreas, Chapter 2. Congenital anomalies. (Comprehensive manuals of surgical specialities). Springer, Berlin Heidelberg New York, pp 306
2. Powell CS, Sawyers JL, Reynolds VH (1981) Management of adult choledochal cysts. Ann Surg 193: 666
3. Todani T, Watanabe Y, Narusue M, Tabuchi K, Okajima K (1977) Congenital bile duct cysts. Am J Surg 134: 263
4. Yamaguchi M (1980) Congenital choledochal cyst. Am J Surg 140: 653

Dr. med. W. Bühmann
Urologische Klinik der
Medizinischen Hochschule
Konstanty-Gutschow-Str. 8
D-3000 Hannover 61

Beseitigung von Inkrustationen an alloplastischem Harnblasenersatz durch extrakorporale Stoßwellenlithotripsie

D. Rohrmann, N. Fischer, J. Hannappel, H. A. Richter, W. Lutzeyer und D. Albrecht

An der Abteilung Urologie der RWTH Aachen wurde eine alloplastische Prothese zum Ersatz der ableitenden Harnwege entwickelt und tierexperimentell eingesetzt. Diese Prothese besteht aus zwei miteinander verklebten Halbschalen. Sie ist so konstruiert, daß während der Füllungsphase in ihr ein Unterdruck herrscht, der mit zunehmender Füllung abnimmt. Durch Implantation der Prothesen in das Subkutangewebe ist eine Entleerung durch manuelle Kompression möglich. Beide Nieren werden separat an eine solche künstliche Blase angeschlossen, über ein Y-Stück erfolgt die Verbindung des Systems mit der Urethra.

Die an mehreren Stellen in das System integrierten Ventile dienen einerseits der Vermeidung eines vesicorenalen Refluxes, auf der anderen Seite ermöglichen sie einen kontinenten Anschluß an die Urethra [1].

Das Ventil besteht aus einem Führungsschlauch und zwei miteinander verschweißten Folien, die nur den Urinfluß in eine Richtung erlauben. Der Öffnungsdruck läßt sich dabei durch Änderung der Folienvorspannung variieren. Inkrustationen dieser Ventile wurden im Tierexperiment häufiger beobachtet. Eine Versuchsserie beschäftigte sich mit der Frage, inwieweit solche Inkrustationen mit der extracorporalen Stoßwellenlithotripsie behandelt werden können.

Methode

Bei 6 Kaninchen wurde jeweils ein alloplastisches Ventil mittels einer Sectio alta in die Harnblase eingelegt und dort zwei Monate belassen. Danach ließen sich deutlich Inkrustationen am gesamten Ventil nachweisen. Bei der Hälfte der Tiere wurden die Ventile in vivo mittels der ESWL behandelt und anschließend explantiert, die übrigen Ventile wurden unbehandelt lediglich entnommen. Vor der Implantation und nach der Entnahme wurden die Eigenschaften der Ventile anhand von Druck-Fluß-Studien untersucht.

Ergebnisse

Für die Ventile, die nach der Inkrustation lediglich entnommen wurden, ohne mit der ESWL behandelt worden zu sein, zeigt die Druck-Fluß-Messung fehlende Durchgängigkeit und damit ihre Funktionsuntüchtigkeit.

Die Druck-Fluß-Messung der mit der ESWL behandelten Ventile zeigt einen ähnlichen Kurvenverlauf vor und nach der Inkrustation.

Schlußfolgerung

Die vorgestellte Untersuchung soll lediglich einen Funktionsvergleich vor und nach ESWL darstellen. Sie dient damit lediglich als Modellversuch und erlaubt keine direkten Rückschlüsse auf das exakte Druck-Fluß-Verhalten der in unsere Prothese integrierten Ventile. Festzustellen bleibt jedoch, daß Inkrustationen, wie sie an alloplastischem Material häufiger zu beobachten sind, gut mit der ESWL behandelt werden können. Eine Funktionsbeeinträchtigung wurde nach der Behandlung an unseren Ventilen nicht festgestellt.

Literatur

1. Gerlach R et al. (1985) Entwicklung und Erprobung einer künstlichen Blase mit Sphinkter. Experimentelle Urologie. Springer, Berlin Heidelberg New York

Dr. D. Rohrmann
Klinikum der RWTH Aachen
Abteilung Urologie
Pauwelsstraße
D-5100 Aachen

Zusammenfassung der Postersitzung 5: Extrakorporale Stoßwellenlithotripsie (ESWL)-Grundlagen und Neuentwicklungen

K. Miller

Die Sitzung über Grundlagen und Neuentwicklungen der extrakorporalen Stoßwellenlithotripsie war in 4 Themenkreise gegliedert:

- Experimentelle Arbeiten über physikalische Parameter der ESWL.
- Arbeiten über allgemeine Komplikationen und Nebenwirkungen der berührungsfreien Nierensteinzertrümmerung.
- Beurteilung der narkosefreien ESWL-Systeme, hauptsächlich des Dornier HM3 Lithotriptors und des Wolf Piezoliths.
- Indikationsbereiche der ESWL, die über die Behandlung der Urolithiasis hinausgehen.

Zu den **physikalischen Parametern** präsentierte die *Arbeitsgruppe aus Lübeck* unter der Federführung von Herrn *Muschter* eine Studie über Messung von Drucken in vitro und in vivo. Es zeigte sich dabei, daß in vivo in Tierexperimenten rd. 73% des in vitro gemessenen Druckes nachgewiesen werden konnten und daß bereits in 1 cm Abstand seitlich des Fokus F2 nur noch ¼ des im Fokus gemessenen Druckes zur Verfügung stand, so daß die Wichtigkeit einer genauen Ortung durch diese Arbeit unterstrichen wird.

Sieben Poster hatten allgemeine **Komplikationen und Nebenwirkungen der ESWL** zum Thema. *Ulshöfer* hat mit der *Arbeitsgruppe aus Marburg* bei Patienten am 1. und 5. Tag nach ESWL Parameter der Nierenfunktion wie Kreatinin-, Jod-Hippuran- und DMSA-Clearance bestimmt. Dabei fand sich bei Stoßwellenzahlen bis 2300 bei konstanter Energie von 18 kV keine Veränderung der Nierenfunktion, bei 1000 Stoßwellen mit 24 kV fand sich eine reversible Reduktion bei der Hälfte der behandelten Nieren um 8-10% und interessanterweise zeigte sich unabhängig von der applizierten Energie eine Globalreduktion der Nierenfunktion bei 7% der Patienten um jeweils 20%, wobei hier erstens keine Erklärung gefunden wurde und zweitens der Nachweis der Reversibilität noch aussteht. Diese Untersuchungen wurden mit dem alten Dornier HM3-System gemacht und zeigen zumindest, daß im klinisch angewandten Energiebereich bei der überwiegenden Mehrzahl der Patienten mit einer Schädigung der Nierenfunktion wohl nicht zu rechnen ist.

Die Untersuchungen von *Lazica, Wuppertal* und *Weber aus München* über die Beeinflussung von Herzschrittmachern durch die ESWL bestätigen die bereits bekannte Tatsache, daß weder in vitro noch in vivo Funktionsstörungen an den Schrittmachern auftreten, wiewohl von der Münchner Gruppe bestimmte Vorbereitungsmaßnahmen empfohlen werden.

Die Arbeit über die Veränderung des zentralen Venendrucks bei vollnarkotisierten ESWL-Patienten *(Häger et al., Düsseldorf)* hat sowohl durch die Einführung der anästhesiefreien ESWL als auch durch das Umsichgreifen wannenfreier Geräte etwas an Aktualität verloren.

Schließlich hat die *Marburger Gruppe um Ulshöfer* gezeigt, daß nicht nur somatische Parameter die Morbidität nach ESWL beeinflussen: Patienten, die als situativ ängstlich eingestuft wurden, haben eine deutlich erhöhte Morbidität nach ESWL im Vergleich zu einem normalen Patientenkollektiv gezeigt.

Mit dem Komplex der **narkosefreien Stoßwellenlithotripsie** haben sich 6 Poster aus *Stuttgart, Aachen, Herne, Kempten* sowie eine kombinierte Arbeit aus *Stuttgart und Kempten* befaßt.

Zusammenfassend kann man sagen, daß die Umstellung des Dornier HM3 Lithotriptors auf die Narkosefreiheit zumindest nach den hier präsentierten Daten zu keiner signifikanten Einschränkung der Effektivität geführt hat und daß die Kemptner Erfahrungen mit dem Wolf Piezolith eine deutlich erhöhte Zweitbehandlungsreihe von 41% sowie erwartungsgemäß eine Indikationseinschränkung beim Harnleiterstein gezeigt haben.

Im Rahmen der ESWL-Indikationserweiterung haben *Meyer et al.* über ihre Erfahrungen mit der Behandlung des Choledochussteines im Dornier HM3 berichtet. Es zeigt sich hier der Trend, daß bei erfolgloser endoskopischer Steinextraktion vor der operativen Choledochusrevision in jedem Falle eine berührungsfreie Nierensteinzertrümmerung versucht werden sollte, weil nach Zerkleinerung der Steine eine endoskopische Steinextraktion doch noch möglich sein kann. 16 von 18 Patienten konnte auf diese Weise eine offene Operation erspart werden.

Schließlich hat die *Arbeitsgruppe aus Aachen um Frau Rohrmann* gezeigt, daß sich mit der Stoßwelle auch Inkrustitionen an alloplastischem Material im Harntrakt beseitigen lassen. Ob sich diese Technik in Anbetracht der Kosten der berührungsfreien Nierensteinzertrümmerung als praktikabel erweist, erscheint zur Zeit noch zweifelhaft.

Priv. Doz. Dr. med. K. Miller
Urologische Klinik und Poliklinik
Universität Ulm
Prittwitzstr. 43
D-7900 Ulm

Postersitzung 6: Extrakorporale Stoßwellenlithotripsie (ESWL) bei komplizierter Urolithiasis

Kritische Beurteilung der Behandlung von Ausgußsteinen durch die Kombination von perkutaner Nephrolithotomie (PCNL) und extrakorporaler Stoßwellenlithotripsie (ESWL)

H. Schulze, L. Hertle und A. Kutta

Die Nierensteinbehandlung hat sich mit Einführung von PCNL und ESWL innerhalb weniger Jahre dramatisch gewandelt. Die Kombination von PCNL plus ESWL minimiert die Nachteile beider Techniken, die sie in ihrer alleinigen Anwendung bei der Behandlung von Ausgußsteinen aufweisen. Über unsere ersten Erfahrungen mit diesem Therapiekonzept haben wir bereits berichtet [1]. Bisher ist jedoch noch unklar, welche Spätergebnisse in diesen mit PCNL plus ESWL behandelten Patienten erzielt werden. In dieser Studie haben wir daher Patienten nachuntersucht, die 1984 und 1985 an unserer Klinik wegen Ausgußsteinen kombiniert mit PCNL plus ESWL behandelt worden waren.

Von 87 der 105 in diesem Zeitraum behandelten Patienten erhielten wir Daten von Nachuntersuchungen (57 Frauen, 30 Männer, Alter 17-81 Jahre). Drei dieser Patienten wurden wegen bilateraler Ausgußsteine behandelt, so daß die Ergebnisse von 90 Nieren in dieser Studie berücksichtigt werden konnten. 21 der 87 Patienten wiesen vor der Behandlung eine eingeschränkte Nierenfunktion mit einem Serum-Kreatinin-Wert von über 1,5 mg% auf. Der Nachbeobachtungszeitraum für diese Studie betrug durchschnittlich 18,7 Monate (12-28 Monate).

Die erzielten Ergebnisse zum Zeitpunkt der Entlassung, nach 3 Monaten und am Ende der Nachbeobachtung sind in den Tabellen 1 und 2 zusammengefaßt.

Von den 21 Patienten mit präoperativ eingeschränkter Nierenfunktion wiesen nach der Behandlung 8 normale Serum-Kreatinin-Werte (< 1,0 mg%) auf.

Unsere Ergebnisse zeigen, daß es nach einer Kombinationsbehandlung mit PCNL plus ESWL in mehr als der Hälfte aller Fälle innerhalb der ersten 3 Monate zum Spontanabgang der im Hohlsystem verbliebenen desintegrierten Konkremente kommt (31/57 ≙ 54,4%). Nach 3 Monaten ist nur noch in Ausnahmefällen ein Spontanabgang aller verbliebe-

Tabelle 2

	Bei Entlassung (%)	Nach 3 Monaten (%)	Insgesamt (%)	Nach 18,7 Monaten (12-28) (%)
Steinfrei	33 (36,7)	61 (67,8)	67 (74,4)	53 (58,9)
Des. Reste NBKS	49 (54,4)	26 (28,9)	-	23 (25,6)
Rezidiv	-	3 (3,3)	-	14 (15,5)

Tabelle 1

	Entlassung	Nach 3 Monaten			Nach 18,7 Monaten (12-28)		
		steinfrei	des. Reste	Rezidiv	steinfrei	des. Reste	Rezidiv
Steinfrei	33	30	-	3	27	-	6
Desintegrierte Reste NBKS (<3 mm)	40	19	21[c]	-	16	19[d]	5
Ureterale Reste (mit Nephrostomie)[b]	17[a]	12	5[c]	-	10	4[d]	3

[a] Nephrostomiekatheter wurde durchschnittlich 11,5 Tage nach Entlassung entfernt (2-28 Tage)
[b] 9 Patienten wiesen zusätzlich desintegrierte Reste im NBK-System auf
[c] 3 Patienten wurden nach 4-18 Monaten steinfrei
[d] bei 5 Patienten war ein erneutes Steinwachstum nachweisbar

nen Reststeine zu erwarten (3/26 ≙ 11,5%). Der Therapieerfolg nach einer PCNL/ESWL-Behandlung kann daher, anders als bei offenen Operationen, nicht bei Entlassung, sondern erst nach 3 Monaten beurteilt werden.

Die Anzahl steinfreier Nieren (67/90 ≙ 74,5%) ist mit publizierten Ergebnissen offener Operationen vergleichbar [2, 3, 4, 5, 6]. Die Anzahl von Rezidivsteinen (14/90 ≙ 15,5%) ist wegen des relativ kurzen Beobachtungszeitraumes mit publizierten Daten zur offenen Operation (30% über 6 Jahre [7]) nicht vergleichbar, mag aber hoch erscheinen. Da Sekundäreingriffe von PCNL und ESWL jedoch, im Gegensatz zur offenen Operation, unter konstant niedrigem Risiko wie die Ersteingriffe durchgeführt werden können, erscheint dieser mögliche Nachteil vertretbar.

Literatur

1. Schulze H, Hertle L, Graff J, Funke P-J, Senge Th (1986) Combined treatment of branched calculi by percutaneous nephrolithotomy and extracorporeal shock wave lithotripsy. J Urol 135: 1138
2. Marshall VF, Lavengood RW, Kelly D (1965) Complete longitudinal nephrolithotomy and the Shorr regimen in the management of staghorn calculi. Ann Surg 162: 366
3. Singh M, Chapman R, Tresidder GC et al. (1973) The fate of the unoperated staghorn calculus. Br J Urol 45: 581
4. Boyce WH, Elkins IB (1974) Reconstructive renal surgery following anatrophic nephrolithotomy: Follow-up of 100 consecutive cases. J Urol 111: 307
5. Wickham JP, Coe N, Ward JP (1974) One hundred cases of nephrolithotomy under hypothermia. J Urol 112: 702
6. Sutherland JW (1981) Residual postoperative upper urinary tract stone. J Urol 126: 573
7. Griffith DP (1978) Infection induced stones. In: Coe FL (ed) Nephrolithiasis, Pathogenesis and Treatment. Year Book Medical Publ, Chicago

Dr. H. Schulze
Urologische Klinik der Ruhr-Universität Bochum
Marienhospital
Widumer Str. 8
D-4690 Herne 1

Reststeine nach Therapie von Ausgußsteinen

W. W. Meyer, R. Bieber und D. Jonas

In der Behandlung des kompletten Nierenbecken- und Kelchausgußsteines hat sich in den letzten Jahren ein deutlicher Wandel vollzogen. War dies früher die Domäne der offenen Schnittoperation unter Zuhilfenahme von Hypotermie und Dopplersonographie, so dominieren jetzt eindeutig die perkutane Nephrolitholapaxie evtl. auch in Kombination mit der extrakorporalen Stoßwellenlithotripsie.

Material und Methode

An der Urologischen Universitätsklinik in Frankfurt sind seit der Installation des Nierenlithotripters in der Zeit von Juli 1984 bis Juli 1987 insgesamt 140 Patienten mit Ausgußsteinen einer alleinigen perkutanen Nephrolitholapaxie oder auch einer Kombinationstherapie unter Zuhilfenahme der extrakorporalen Stoßwellenlithotripsie unterzogen worden (s. Tabelle 1).

Nach Endoskopie der Blase und Einlegen eines Ballonokklusionskatheters subpelvin wird das Hohlraumsystem der Niere mit einer Mischung aus Kontrastmittel und Indigokaminblau aufgefüllt. In Bauchlage erfolgt dann unter sonographischer Kontrolle zuerst die Punktion der dorsalen unteren Kelchgruppe und anschließend die Kanaldilatation. Bei der Punktion und Kanaldilatation ist darauf zu achten, daß nur bis an den Unterrand des Steines dilatiert werden darf, da sonst stärkere Blutungen sowie eine Perforation des Nierenbeckens auftreten können. An der eigenen Klinik wird versucht die Punktion, Dilatation und Lithotripsie einzeitig durchzuführen.

Zur endoskopisch kontrollierten Lithotripsie verwenden wir entweder die starre Ultraschallwandlersonde oder elektrohydraulisch erzeugte Stoßwellen über eine flexible Sonde. In peripheren Kelchen gelegenes Reststeinmaterial wird unter Zuhilfenahme des flexiblen Pyeloskopes nach Möglichkeit mit einem Dormia-Körbchen in das Nierenbecken luxiert und dort lithotripsiert. Die Patienten erhalten am Ende der Behandlung eine Ballonkatheternephrostomie. Diese wird nach Verifizierung der Steinfreiheit und freier Abflußverhältnisse entfernt. Sollte je-

Tabelle 1. Material. Beobachtungszeitraum 7/84–7/87 (n = 140 Patienten)

1984	20 Pat	10 ♂ / 10 ♀	69 ♂ Pat
1985	44 Pat	25 ♂ / 19 ♀	49,6 (19–86) Jahre
1986	54 Pat	27 ♂ / 27 ♀	71 ♀ Pat
1987	22 Pat	7 ♂ / 15 ♀	46,3 (18–76) Jahre

Tabelle 2. Behandlungen

	n Pat.	PNL	PNL/Pat.	PNL+ESWL n	PNL+ESWL %	ESWL	ESWL/Pat.
1984	20	36	1,8	13	65	21	1,6
1985	44	76	1,7	27	61	36	1,3
1986	54	71	1,3	24	44	31	1,3
1987	22	24	1,1	11	50	16	1,4
			1,48				1,4

doch im Sinne einer Kombinationsbehandlung eine ESWL notwendig sein, wird die Nephrostomie so lange belassen, bis der größte Teil des desintegrierten Steinmaterials abgegangen ist.

Wird in der ersten Sitzung der perkutane Litholapaxie kein ausreichendes Debulking oder gar Steinfreiheit erreicht, wird die Lithotripsie nach einigen Tagen wiederholt. Die Behandlung einer kleinen Reststeinmasse erfolgt ansonsten mit der Stoßwellenlithotripsie.

Ergebnisse

Im Laufe der Zunahme der Erfahrung mit der perkutanen Nephrolitholapaxie hat sich auch die Zahl der pro Patient durchgeführten Behandlungssitzungen deutlich reduziert. Im Mittel waren 1,48 perkutane endoskopische Behandlungen pro Patient notwendig. Bei 55% der Patienten waren dann im Mittel noch 1,4 zusätzliche Sitzungen ESWL notwendig (s. Tabelle 2).

Im Rahmen dieser Behandlungen traten folgende Minorkomplikationen auf:
- Blutung mit Hb-Abfall 2 g% 25%
- Transfusionsbedürftige Blutungen 11%
- Nierenbeckenperforation 5%
- Nephrostomiedislokalation 5%

Majorkomplikationen waren mit 2,1% zu verzeichnen. Es handelte sich hierbei einmal um septische Temperaturen nach PNL die eine offene Operation notwendig machten. In zwei Fällen entstand eine AV-Fistel, die sich einmal durch superselektive Embolisation verschließen ließ und die im anderen Fall nach völliger Steinfreiheit des Organs dann doch zur Nephrektomie führte.

58,6% der Patienten verließen nach alleiniger PNL oder der Kombinationsbehandlung mit ESWL steinfrei die Klinik. Bei 41,4% der Patienten fanden sich noch abgangsfähige Reststeine.

In einer Kontrolluntersuchung bei 53 der 140 Patienten 4–24 Monate postoperativ zeigte sich, daß insgesamt 88,7% dieser Patienten zum Zeitpunkt der Kontrolle steinfrei waren. Bei 2 Patienten hatte sich ein Rezidivstein entwickelt und bei 4 Patienten war es zu einem deutlichen Wachstum des Steinmateriales gekommen. Dies bedeutet, daß in 11,3% aller nachuntersuchten Patienten nach alleiniger perkutaner Nephrolitholapaxie oder der Kombinationsbehandlung mit der ESWL noch Reststeine nachweisbar waren.

Konklusion

Wir halten die perkutane endoskopische Behandlung des Nierenbecken- und Kelchausgußsteines evtl. in Kombination mit der ESWL aufgrund der geringen Invasivität der Methode und der geringen Komplikationsrate von 2,1% Majorkomplikationen trotz einer Reststeinrate von ca. 11% für ein empfehlenswertes Therapiekonzept in der Behandlung des Nierenbecken- und Kelchausgußsteines. Neben den schon genannten Gründen sprechen ebenso die niedrige postoperative Morbidität und Mortalität dafür, diese Therapie als renoprotektives Verfahren einzustufen. Durch die Wiederholbarkeit der ESWL (anästhesiefrei) ist die Therapie des Restes und auch rechtzeitig erkannten Rezidivsteines relativ problemlos geworden. Wichtig ist jedoch in jedem Fall, daß Patienten mit Ausgußsteinen auch nach der Steinsanierung engmaschig kontrolliert werden.

Dr. med. W. W. Meyer
Urologische Universitätsklinik
Johann Wolfgang Goethe Universität
Theodor-Stern-Kai 7
D-6000 Frankfurt 70

Ist die ESWL als primäre Behandlungsmethode von Nierenausgußsteinen geeignet?

M. Wirth, V. Heller, J. Grups und H. Frohmüller

Einleitung

Die Behandlung von großen Nierenkonkrementen durch die primäre extracorporale Stoßwellenlithotripsie ist weiterhin Gegenstand der Diskussion [1, 2]. Während bei der Einführung dieses neuen Verfahrens zunächst nur Konkremente < als 2 cm therapiert wurden, konnte das Indikationsspektrum mit zunehmender Erfahrung erweitert werden. In der Urologischen Klinik der Universität Würzburg werden seit dem Jahre 1984 auch Ausgußkonkremente primär mit der extracorporalen Stoßwellenlithotripsie behandelt.

Material und Methodik

Zwischen Dezember 1984 und September 1987 wurden an der Urologischen Klinik der Universität Würzburg 165 Patienten mit Nierenausgußsteinen primär mittels der extracorporalen Stoßwellenlithotripsie behandelt. Die ESWL wurde mit dem Dornier HM3 System durchgeführt. Die durchschnittliche Stoßwellenzahl pro Patient betrug 1900 bei einer Standardabweichung von ± 380 Stoßwellen. Die verwendete Generatorspannung variierte zwischen 17 und 25 KV.

Ergebnisse

Die Lokalisation der behandelten Konkremente sowie die maximalen Konkrementdurchmesser und die stationäre Verweildauer der Patienten sind in Tabelle 1 wiedergegeben. An auxiliären Verfahren wurden vor der ESWL in 3 Fällen eine perkutane Nephrostomie vorgenommen und in 4 weiteren Fällen wurden innere Uretersplints eingelegt. Die auxiliären Verfahren nach der ESWL sind in Tabelle 2 dargestellt. Bei kompletten Ausgußsteinen waren in 47% der Fälle mehr als eine ESWL pro Patient erforderlich (Tabelle 3). Schwere Komplikationen wurden nicht beobachtet. Bei Entlassung waren 19% der Patienten steinfrei.

Diskussion

Die Ergebnisse der vorgestellten primären Behandlung von Ausgußsteinen der Niere durch die ESWL zeigen, daß diese nichtinvasive Methode auch hier erfolgreich angewandt werden kann. Der Vorteil liegt in der Vermeidung schwerer Komplikationen, die im eigenen Krankengut nicht beobachtet wurden, da durch die auxiliären Verfahren, insbesondere die der passageren Harnableitung durch eine PCN die Gefahren der Harnstauung mit einer daraus möglicherweise resultierenden Urosepsis vermieden werden können. Wegen der großen Steinmasse war häufig mehr als 1 ESWL-Behandlung erforderlich. Dies gilt insbesondere für komplette

Tabelle 1. ESWL-Behandlung von Ausgußsteinen

	Anzahl der Patienten	Maximaler Konkrementdurchmesser		Stationärer Aufenthalt	
		X	SD	X	SD
Kelchausgußsteine	61	24	7	13,8	7,8
Nierenbeckenausgußsteine	19	30	8	22,5	15,6
Partielle Nierenbeckenkelchausgußsteine	53	39	12	14,9	7,4
Komplette Ausgußsteine	32	61	16	22,2	12,2

Tabelle 2. Auxiliäre Maßnahmen nach der ESWL von Ausgußsteinen

	PCN	percutane Lithotripsie	Ureteroskopische Manipul.	JJ-Katheter	Anzahl der Patienten
Kelchausgußsteine	9	–	1	–	9 (14,7%)
Nierenbeckenausgußsteine	3	–	3	3	3 (16,0%)
Partielle Nierenbeckenkelchausgußsteine	4	–	6	4	10 (19,0%)
Komplette Ausgußsteine	9	2	8	4	16 (50,0%)

Tabelle 3. Anzahl der ESWL-Behandlungen bei Patienten mit Ausgußsteinen

	1 × ESWL	2 × ESWL	3 × ESWL	4 × ESWL
Kelchausgußsteine	50 (82%)	11 (18%)	–	–
Nierenbeckenausgußsteine	11 (58%)	7 (37%)	1 (5%)	–
Partielle Nierenbeckenkelchausgußsteine	33 (62%)	18 (34%)	2 (4%)	–
Komplette Ausgußsteine	17 (53%)	10 (31%)	3 (10%)	2 (6%)

Ausgußsteine. Die auxiliären Maßnahmen nach der ESWL liegen ebenfalls hoch. Eine offene Operation zur Steinsanierung war jedoch in keinem Fall erforderlich. Nur bei 2 Patienten mit kompletten Ausgußsteinen wurde zusätzlich zur ESWL noch eine percutane Lithotripsie vorgenommen. In allen Fällen gelang es, die Konkremente soweit zu desintegrieren, daß diese spontan abgangsfähig erschienen. Der mittlere stationäre Aufenthalt ist jedoch im Vergleich zu Patienten mit kleineren Konkrementen verlängert. Bis auf 2 Fälle mit vor der ESWL nicht erkennbarer Urinausscheidung im Urogramm, die nach der ESWL sekundär nephrektomiert wurden, konnte bei allen anderen Patienten ohne Verlust einer funktionsfähigen Niere die erfolgreiche Behandlung der Ausgußkonkremente mittels der primären ESWL durchgeführt werden. Die ESWL erscheint deshalb auch hier als Therapie der Wahl.

Literatur

1. Eisenberger F, Rassweiler J (1986) Extrakorporale Stoßwellenlithotripsie im Wandel. Akt Urol 17: 229-233
2. Schulze H, Hertle L, Graff J, Funke P-J, Senge T (1986) Combined treatment of branched calculi by percutaneous nephrolithotomy and extracorporeal shock wave lithotripsy. J Urol 135: 1138-1141

Priv.-Doz. Dr. med. M. Wirth
Urologische Klinik und Poliklinik der Universität Würzburg
Josef-Schneider-Str. 2
D-8700 Würzburg

ESWL und PCL von Ausgußsteinen: Das Problem der multiresistenten und chronischen Infektion

K. H. Kurth, N. van Adrichem, P. Maksimovic und R. Gilhuis

Durch erfahrene Operateure lassen sich in über 90% Korallensteine vollständig entfernen. Neue Behandlungsmethoden (PCL/ESWL) müssen sich an diesem Ergebnis messen lassen. Behandlungsdauer, Behandlungskomfort, iatrogene Spätfolgen müssen gegeneinander aufgewogen werden. Die mit der Endurologie verknüpfte instrumentelle Manipulation sowie die auxiliären Maßnahmen nach ESWL/PCL von Korallensteinen (längere Harnableitung über Nephrostomie) sind mit einem zu definierendem Infektrisiko behaftet.

Von März 1985 bis März 1987 wurden 151 Patienten mit kompletten oder partiellen Ausgußsteinen behandelt, 63/151 mit einer Verlaufskontrolle von 6-24 Monaten wurden analysiert. Indikation zur kombinierten ESWL/PCL-Behandlung waren eine Steinoberfläche > 900 mm², deformierte Hohlsysteme mit dilatierten Kelchen, assoziierte Pathologie wie Harnableitungen (10 Patienten), Cystinsteine (3 Patienten), Fanconisyndrom (1 Patient). Das Durchschnittsalter der Patienten betrug 54,1 Jahre (18-78 Jahre), die mittlere Steinoberfläche 1690 mm² (375-4200 mm²). 38 Patienten hatten infizierte Harnwege, 25 waren infektfrei. Über Behandlung und Behandlungsresultate informieren Tabelle 1 und 2. 63,5% waren nach Behandlung steinfrei. Bei den 36,5% mit Rest- und/oder Rezidivsteinen ergab sich ein sehr unterschiedliches Bild reichend von kleinsten Restfragmenten (< 5 mm) bis zu großen Restausgußkelchsteinen nach beidseitiger Ausgußsteinbehandlung in mehreren Sitzungen (bis zu 7 Sitzungen). Bei diesen Patienten wurde initial nicht die Sanierung, sondern Verminderung der Steinmasse angestrebt. Ausschließlich handelte es sich hierbei um voroperierte Patienten. Überra-

Tabelle 1. Behandlung[a] (n = 63 Patienten)

	N-Patienten
Perkutane Lithotripsie	61
Unilateral	59 (97%)
Bilateral	2 (3,0%)
Mehrfach (≥ 2)	15 (24,5%)[b]
Monotherapie	7 (11,5%)
ESWL	56
Unilateral	52 (93%)
Bilateral	4 (7%)
Mehrfach (≥ 2)	25 (44,6%)[c]
Monotherapie	2 (3,5%)
Kombiniert ESWL/PCL	54 (86%)

[a] Alle instrumentellen Manipulationen unter Antibiotikaschutz (24 h).
[b] 33 Behandlungen bei 15 Patienten.
[c] 66 Behandlungen bei 25 Patienten.

Tabelle 2. Resultate

	N-Patienten
Steinfrei	40 (63,5%)
Reststeine/Rezidivsteine	23 (36,5%)
Total	63
Harnwegsinfekt	
Infektfrei (nach Lithotripsie)	32 (51%)
Infiziert (nach Lithotripsie)	31 (49%)
Total	63

Tabelle 3. Korrelation Behandlungsresultat – Infektionsstatus

	N-Patienten
Steinfrei – Infektfrei	28 (45%)
Steinfrei – Infiziert[a]	12 (19%)
Reststeine/Rezidivstein – Infektfrei[b]	4 (6%)
Reststeine/Rezidivstein – Infiziert	19 (30%)
Total	63 (100%)

[a] Steinfrei, infizierte Patienten wiederholt erfolglos infektbehandelt.
[b] Konkremente ≤ 5 mm, abgangsfähig bzw. Steinsand.

Konversion

	N-Patienten
Infiziert – Infektfrei	14 (22,5%)
Infektfrei – Infiziert	7 (11,0%)
Unverändert infiziert	24 (38,0%)
Unverändert infektfrei	18 (28,5%)
Total	63 (100,0%)

Infektionsstatus (nach Lithotripsie)

Erregerspektrum (Mono- und Mischinfektionen)	N-Patienten		N-Patienten
E. coli	15	Mono-Erreger	13
Proteus mirabilis (incl. indolpositive Proteae)	14	Multi-Erreger (> 2 Erreger)	18
Pseudomonas aeroginosa	19	Total	31
Klebsiella pneumoniae	6		
Enterokokken	4		
Enterobacter	6		
Andere (Serratia, Acinobacter)	6		

schend war der hohe Prozentsatz steinfreier chronisch infizierter Patienten (19%) und der Anteil zunächst infektfreier Patienten, die durch Behandlung chronisch infiziert wurden (Tabelle 3).

Aus unseren Erfahrungen schlußfolgern wir:

1. Der Erfolg der Ausgußsteinbehandlung durch ESWL/PCL wird wesentlich bestimmt durch die Beschaffenheit des pyelo-calicielen Systems. Bei deformierten Hohlsystemen mit gestörter Transportfunktion ist der vollständige Abgang disintegrierter Steine nicht zu erwarten.
2. 30% der Patienten bleibt trotz Steinsanierung infiziert (12/40).
3. Mit iatrogenen Infektionen ist zu rechnen (7/25 vor Behandlung infektfreier Patienten).
4. Nach Abwägen aller Vor- und Nachteile einer kombinierten oder Monotherapie mit ESWL/PCL wird man auch in der Zukunft dem nicht idealen ESWL/PCL-Patienten vermutlich schneller und erfolgreicher durch die offene Operation helfen.

Prof. Dr. K. H. Kurth
Urologische Universitätsklinik
Erasmus Universität
NL-3015 Rotterdam

Langzeitbeobachtung bei mit ESWL behandelten Ausgußsteinen

B. Ulshöfer und J. Ebermayer

Die Behandlung der Ausgußsteine ist problematisch, da sie mit einem hohen Rezidivrisiko behaftet sind. Ursächlich dafür sind zumeist persistierende Infekte, insbesondere im Zusammenhang mit Reststeinen. Wir konnten schon früher feststellen, daß die ESWL-Behandlung von Infektsteinen ungewöhnlich erfolgreich im Bezug auf Infekt und damit Rezidivfreiheit ist. Außerdem fanden wir, daß abgangsfähige Restdesintegrate klinisch wie Steinfreiheit und nicht wie Restkonkremente zu werten sind.

An einem größeren Patientengut in einem Beobachtungszeitraum von mindestens 1 Jahr, sollen diese Aussagen überprüft, bzw. bestätigt werden.

Patientengut

Es wird über 111 Patienten berichtet, die entsprechend Tabelle 1 aufzuschlüsseln sind.

Tabelle 1. Patientengut

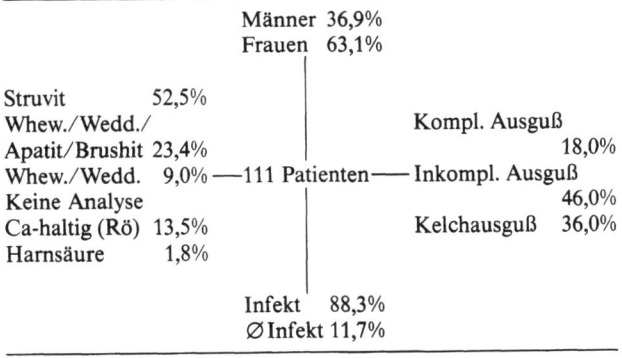

Tabelle 2. Behandlung und Auxiliärmaßnahmen

	1 ESWL (%)	2 ESWL (%)	3 ESWL (%)	4 ESWL (%)	Imp × kV
Kompl. Ausguß, komb. Behandlg.	83,3	8,3	8,3	–	28,029
Kompl. Ausguß, ESWL-Mono-B.	–	37,5	37,5	25,0	110,183
Inkompletter Ausguß	53,2	36,2	8,5	2,1	52,896
Kelchausguß	82,1	12,8	2,6	2,6	38,017

Auxiliärmaßnahmen

	PCN	UK	URS	Schlinge	Steinlock'g	insg. %
Kompl. Ausguß (20)	0/12	2	1	1	–	20,0
Inkompl. Ausguß	6	2	2	–	4	27,5
Kelchausguß	2	1	–	–	2	12,5
Insgesamt	8	5	2	1	6	19,8

Tabelle 3. Steinfreiheit nach 1 Jahr (%)

	Kompl. Ausguß	Inkompl. Ausguß	Kelchausguß	Insgesamt
Steinfrei	58,8	48,8	58,1	53,8
Desintegrate	11,8	39,5	35,5	33,0
Restkonkrement	23,5	2,3	6,4	7,7
Rezidive	5,9	9,3	–	5,5

Tabelle 4. Infektfreiheit nach 1 Jahr (%)

	Kompl. Ausguß	Inkompl. Ausguß	Kelchausguß	Insgesamt
Infektfrei	70,6	84,4	82,3	81,25
Reinfekt	11,8	8,9	5,9	6,25
Persist. Infekt	17,7	6,7	11,8	12,50

Tabelle 5. Steinfreiheit vs. Infektfreiheit nach 1 Jahr (%)

	Infektfrei	Reinfekt	Pers. Infekt
Steinfrei	93,9	6,1	–
Desintegrate	78,8	9,1	12,1
Restkonkremente	25,0	12,5	62,5
Rezidive	60,0 (a)	20,0 (a)	20,0 (s)

(a) infektunabhängige Rezidive aseptischer Steine
(s) Proteusinfekt mit Struvitrezidiv

Behandlung

Die Einzelheiten der Behandlung sowie der erforderlichen Auxiliärmaßnahmen sind der Tabelle 2 zu entnehmen.

Ergebnisse

Steinfreiheit und Infektfreiheit sind den Tabellen 3 und 4 zu entnehmen. Die Tabelle 5 zeigt, den Zusammenhang zwischen Steinfreiheit, Restdesintegraten sowie Restkonkrementen und dem bakteriologischen Befund nach 1 Jahr.

Zusammenfassung

1. Nach ESWL-Behandlung von kompletten, inkompletten und Kelchausgußsteinen lassen sich nach 1 Jahr nur noch in 7,7% kompakte Reststeine nachweisen.
2. Während vor ESWL-Behandlung bei 88,3% der Patienten ein Harnwegsinfekt nachgewiesen wurde, waren 1 Jahr nach ESWL 81,3% infektfrei, bei 6,3% war es zu einem Reinfekt gekommen.
3. Abgangsfähige Restdesintegrate von Struvitsteinen sind klinisch wie Steinfreiheit zu werten. Desintegrate behindern die Ausheilung von Infekten nahezu nicht, während kompakte Restkonkremente die Infektsanierung absolut verhindern. Desintegrate unterscheiden sich bezüglich des Infektes grundsätzlich von kompakten Konkrementen. Deshalb ist die Desintegration aller Konkrementanteile, wenn nötig auch in mehreren Sitzungen, anzustreben.

Priv.-Doz. Dr. med. B. Ulshöfer
Urologische Universitäts-Klinik
Baldingerstraße
D-3550 Marburg/Lahn

Erfahrungen mit dem Double-J-Katheter (DJ) bei der ESWL großer Nierensteine

H. Schuldes, U. Behrendt, R. Roggenbuck und R. Nagel

Die alleinige ESWL sowie die Kombination mit perkutaner Steinreduktion erfordern, insbesondere zur Behandlung von kompletten und partiellen Ausgußsteinen, eine große Anzahl invasiver Maßnahmen, lange Liegezeiten der Patienten und sind belastend für diese.

Ziel dieser Untersuchung war es, erste Angaben aus dem Jahre 1986 [1] zu überprüfen, ob allein durch die innere Harnleiterschiene des DJ-Katheters der Spontanabgang großer Steinmengen möglich ist.

Material

Von Oktober 1986–Juli 1987 wurden *85 Nierensteine (> 2 cm)* darunter *49 komplette und partielle Ausgußsteine* bei 80 Patienten nach Einlage eines DJ ausschließlich mit der ESWL behandelt.

- 19 Komplette Ausgußsteine
- 30 partielle Ausgußsteine
- 36 Nierensteine >2 cm

5 Patienten hatten doppelseitige Steine, 1 Patient einen kompletten Ausgußstein in einer Einzelniere. Es wurden 41 Frauen u. 39 Männer im Alter von 52 (14–88) Jahren behandelt.

Methodik

Unmittelbar vor der ESWL bzw. am Vortag wurde ein 7 Charr. DJ gelegt und antibiotisch nach Austestung behandelt. Das Behandlungsintervall betrug 3–5 Tage.

Ergebnisse

Bei Entlassung waren 50,6% der Nieren steinfrei. 12 Patienten wurden mit DJ entlassen, der ambulant entfernt wurde. Die Stoßwellenanzahl/Stein betrug 3550, die Liegezeit nach ESWL 15 Tage. Lediglich in 16,4% der Fälle waren auxiläre Eingriffe in Form der Nephrostomie und eine Ureteroskopie wegen Harnstauung erforderlich. Außer einer Pyelonephritis gab es keine Komplikationen. Von den 19 Nieren mit Korallensteinen waren 47,4% bei Entlassung steinfrei. Durchschnittl. wurden 5050 Stoßwellen/Stein bei 2–5 Behandlungen appliziert. Die Patienten wurden nach 23 Tagen entlassen. 26,3% der Nieren mit Korallensteinen wurden wegen Harnstauungen nephrostomiert, wonach die Steinstrecken spontan ausgeschieden wurden, ohne daß der DJ gewechselt werden mußte. 84,2% der Korallensteine bestanden aus Struvit und/oder Apatit.

Diskussion

Durch den Einsatz des DJ ist der Abgang der Steintrümmer entlang des Katheters gegenüber der ESWL ohne innere Harnleiterschiene erleichtert. Die meisten Patienten haben keine Koliken oder Schmerzen. Mit dieser Methode waren 50,6% aller Nieren bzw. 47,4% der Nieren mit Korallensteinen steinfrei bei der Entlassung. Das entspricht bzw. übertrifft die Ergebnisse der alleinigen ESWL an nicht selektioniertem Krankengut und die Kombination PNL/ESWL [2]. Postoperative Komplikationen und auxiläre Eingriffe bei der ESWL mit DJ waren selten.

Lediglich 12% der 66 großen und 26% der Korallensteine bedurften eine Urinableitung durch eine Nephrostomie.

Schlußfolgerung

Die ESWL mit DJ-Katheter ist insbesondere bei kompletten und partiellen Ausgußsteinen der alleinigen ESWL und der kombinierten Behandlung von PNL/ESWL überlegen, weil sie weniger invasiv ist, weniger auxiläre Eingriffe erfordert und den Patienten weniger belastet.

Literatur

1. Gunst MA, Ackermann D, Zehntner Ch, Zingg EJ (1987) ESWL bei Ausgußsteinen ohne perkutane Reduktion der Steinmasse. Verhandlb Dtsch Ges Urologie 38: 315–316
2. Schulze H, Hertle L, Graff J, Michel W (1986) Kombinierte Behandlung von Ausgußsteinen durch perkutane Nephrolithotomie und extrakorporaler Stoßwellenlithotripsie. Verhandlb Dtsch Ges Urologie 37: 460–461

Dr. H. Schuldes
Urologische Klinik und Poliklinik
Klinikum Rudolf Virchow der Freien Universität Berlin
Standort Charlottenburg
Spandauer Damm 130
D-1000 Berlin 19

ESWL und Double-J-Stent

W. W. Meyer, R. Bieber, W. Boeckmann und D. Jonas

Die ESWL Monotherapie ist mit einer hohen Rate auxiliärer Maßnahmen belastet. Wird die Rate der Auxiliärmaßnahmen durch die Einlage eines Double-J-Stents reduziert und geht das desintegrierte Steinmaterial schneller ab?

Methode

In einer prospektiv randomisierten Studie an 100 Patienten wollten wir die Wertigkeit der Einlage eines Double-J-Stents prüfen. Nach Randomisierung wurden jeweils 50 Patienten mit Double-J-Stent oder ohne Double-J-Stent behandelt. Alle Patienten hatten entweder Nierenbeckensteine, Nierenkelchsteine, partielle Ausgußsteine oder komplette Ausgußsteine im nicht gestautem Hohlraumsystem. Die Mindestgröße betrug 12×12 mm.

Die Einlage des Double-J-Stents erfolgte grundsätzlich direkt prae ESWL in Periduralanästhesie. Es wurden dazu Double-J-Stents aus Softpolyuretan von 6,0 oder 7,0 Charr. und einer Länge zwischen 26 und 30 cm verwandt.

Zur Beantwortung der gestellten Fragen wurden alle Auxiliärmaßnahmen berücksichtigt sowie der Tag festgelegt an dem zuerst 50% des Steinmaterials abgegangen waren.

Material

Im Beobachtungszeitraum zwischen September 1986 und Juli 1987 wurden insgesamt 100 Patienten nach obigen Randomisierungsplan behandelt. 70 Patienten kamen dann in die endgültige Auswertung. Von diesen wurden 37 mit Double-J-Stent behandelt und hatten eine mittlere Steingröße von $19,7 \times 15,4$ mm. 33 Patienten waren in dem Kollektiv ohne Double-J-Stent und dort betrug die mittlere Steingröße $16,6 \times 14,2$ mm.

Diskussion

Die vorliegende Untersuchung zeigt eindeutig, daß die Einlage eines Double-J-Stents bei der ESWL großer Steine Vorteile mit sich bringt. Ohne Einlage dieser Schiene ist in 5 Fällen wegen ausgeprägter Steinstraßen mit Nierenstauung die Anlage einer perkutanen Nephrostomie notwendig gewesen. Dies führte in einem Fall dann zu einer AV-Fistel mit Makrohämaturie, die durch superselektive Embolisation verschlossen werden konnte. Die perkutane Nephrolitholapaxie in dem Kollektiv ohne Double-J-Stent war notwendig geworden, da ein Pilotstein der im Röntgen nicht mit Sicherheit als solcher auszumachen war, nach zweimaliger erfolgloser ESWL den Abgang aus dem Nierenbecken in den Harnleiter verlegt hatte.

In dem Kollektiv mit Double-J-Stent sind neben röntgenologischer Kontrollen auch regelmäßige Ultraschallkontrollen unbedingt notwendig um rechtzeitig das Verstopfen der Schiene zu erkennen. Bei einer mit liegendem Double-J-Stent entlassenen Patientin trat anschließend eine Urosepsis auf. Diese war nach Entfernung des verstopften Double-J-Stents und antibiotischer Therapie jedoch sofort beherrschbar. Auch in diesem Kollektiv mußte eine perkutane Nephrolitholapaxie durchgeführt werden, da bei Ausgußstein trotz dreimaliger ESWL es nicht zum Abgang von desintegrierten Steinbestandteilen kam.

Im Vergleich beider Patientenkollektive zeigt sich, daß die absolute Zahl der auxiliären Maßnahmen in beiden Kollektiven gleich war. Im Kollektiv mit Double-J-Stent traten jedoch bis auf die Urosepsis keine für die Patientin bedrohlichen Komplikationen auf. Im Gegensatz dazu steht im Kollektiv ohne Double-J-Stent in 5 Fällen das invasive Vorgehen mit Einlage einer perkutanen Nephrostomie und in einem Fall sich daraus nochmals entwickelnde Komplikation zur Beherrschung der Erstkomplikation.

Tabelle 1. Ergebnisse

	Steinstraße	Nephrostomie bei Stauung	Auxiliärmaßnahmen		50% Steinmaterial abgegangen
n = 37 Pat. mit Double-J-Stent	11	0	Stauung →Double-J-Stent verstopft	3 Pat.	6,2 Tage
			Urosepsis →Double-J-Stent verstopft	1 Pat.	
n = 33 Pat. ohne Double-J-Stent	14	5	kein Steinabgang →Double-J-Stent↑	2 Pat.	5,5 Tage
			PNL da kein Steinabgang	1 Pat.	
			Double-J-Stent disloziert	1 Pat.	
			Stauung →Double-J-Stent 9. Tag post ESWL	1 Pat.	
			AV-Fistel nach Nephrostomie →Embolisation	1 Pat.	
			PNL da kein Steinabgang	1 Pat.	

Schlußfolgerung

Aufgrund der vorliegenden Untersuchung empfehlen wir bei der ESWL großer Steine praeoperativ die Einlage eines Double-J-Stents, da hierdurch die Rate der invasiven Auxiliärmaßnahmen (perkutane Nephrostomie) äußerst gering gehalten werden kann.

Die Einlage eines Double-J-Stents beschleunigt, wie unsere Untersuchung zeigt, den Abgang des desintegrierten Steinmaterials nicht.

Dr. med. W.W. Meyer
Urologische Universitätsklinik
Theodor-Stern-Kai 7
D-6000 Frankfurt 70

Der versenkte Splint als Adjuvans bei der lokalen Stoßwellenlithotripsie

D.M. Wilbert, T. Esen, G. Voges und T. Philp

Anläßlich früherer Auswertungen der mit extrakorporaler Stoßwellenlithotripsie (ESWL) behandelten Patienten hat sich gezeigt, daß mit zunehmender Steingröße die Häufigkeit von desintegrat-bedingter Obstruktion, Fieber und auxiliären Maßnahmen nach ESWL steigt [1]. Relativ unabhängig von der Steingröße ist das Auftreten von Koliken, welches mit 30% aller Patienten angegeben wird. Um diese unangenehmen Folgeerscheinungen zu reduzieren, wurde in einer prospektiven, randomisierten Studie der Wert eines vor ESWL einzulegenden versenkten Splints überprüft.

Material und Methoden

Bei 73 Patienten wurde unmittelbar vor ESWL, in gleicher Anästhesie ein 7 Charr. Doppel-J Katheter (Fa. Braun, Melsungen) cystoskopisch unter Durchleuchtungskontrolle eingelegt. Dieser wurde dann für durchschnittlich 2 Wochen belassen um anschließend entweder cystoskopisch oder mittels eines angeknüpften Fadens extrahiert zu werden. Als Kontrollgruppe dienten 70 Patienten, bei denen die ESWL ohne Splint durchgeführt wurde. Der mittlere Steindurchmesser lag in der gesplinteten Gruppe bei 1,53 cm und in der Kontrollgruppe bei 1,50 cm. 44 Nierenbeckensteine, und 40 Kelchsteine bei der gesplinteten Gruppe gegenüber 41 Nierenbeckensteinen und 41 Kelchsteinen in der Kontrollgruppe machen beide Gruppen auch hinsichtlich der Steinlokalisation vergleichbar. Die Stoßwellenlithotripsie und die vorausgehende Splinteinlage erfolgte auf dem Siemens Lithostar, einem multifunktionellen Lithotriptor der zweiten Generation [2].

Ergebnisse

Bei der gesplinteten Gruppe wurde in 57,9% eine Periduralanästhesie und in 42,1% eine Lokalanästhesie oder Analgosedierung erforderlich. Dem steht eine Rate von 77,2% Lokalanästhesie und 22,8% Periduralanästhesie in der Kontrollgruppe gegenüber. Hier lag die Durchleuchtungszeit bei 86 sec im Vergleich zu 141 sec in der gesplinteten Gruppe. Die Zahl der verabreichten Stoßwellenimpulse und die Rate der Zweitbehandlungen unterschieden sich nicht signifikant. Bezüglich der Liegedauer ergab sich für die Kontrollgruppe im Mittel 4,58 Tage im Vergleich zu 3,37 Tagen in der Splintgruppe. In der Gegenüberstellung der Kontrollgruppe zu der Splintgruppe fanden sich für die Obstruktion (51,4% vs. 4,1%), Koliken (41,4% vs. 2,7%), die Fieberrate (11,4% vs. 1,4%) und die Anzahl der auxiliären Maßnahmen (18,5% vs. 4,1%) ein deutlicher Unterschied zugunsten der Splintträger (Abb. 1).

Gelegentlich traten klinische Probleme auf, die auf die eingelegten Doppel-J Katheter zurückgeführt werden mußten. Bei 21,9% der Patienten kam es zu passageren dysurischen Beschwerden und zu einem Refluxschmerz während der Miktion. Eine reponable Splintdislokation trat in 12,3% auf. Bei drei Patienten (4,1%) kam es zur Ausbildung einer Steinstraße ohne Abgangstendenzen neben dem Splint, bei einem Patient mußte der Splint zweimal, nach einem ersten gescheiterten Versuch wegen Ureterkinking, eingelegt werden. Bei den Röntgenkontrollen nach ESWL zeigte sich, daß die Steindesintegrate bis zu einer Größe von etwa 3 mm un-

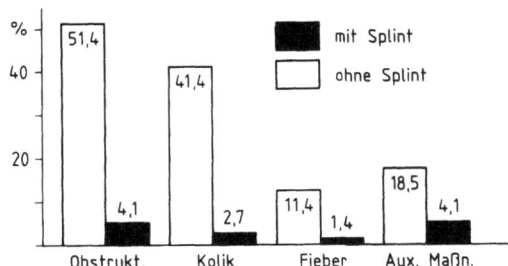

Abb. 1. Ergebnisse der prospektiven Untersuchung Patienten mit Splint (n=73) im Vergleich zu einer Kontrollgruppe (n=70) hinsichtlich der klinischen Folgeerscheinungen

gehindert neben dem Splint den Harnleiter passierten. Größeren Partikeln blieb der Eintritt in den pyeloureteralen Übergang verwehrt, so daß eine Zweitbehandlung durchgeführt werden konnte.

Diskussion

Aufgrund der vorliegenden Ergebnisse konnte gezeigt werden, daß die Einlage eines Doppel-J Katheters vor ESWL den Patienten in der Nachbehandlungsphase vor den stoßwellentypischen Folgeerscheinungen mit großer Sicherheit bewahrt. Dafür ist häufiger eine Periduralanästhesie, besonders bei Männern, erforderlich. Gelegentliche Splint-bezogene Probleme überwiegen nicht in Anbetracht der durch die Splinteinlage gewonnenen Vorteile. Besonders günstig hat sich die Möglichkeit erwiesen, die Einlage des versenkten Splints auf dem gleichen Arbeitsplatz wie die Stoßwellenlithotripsie durchführen zu können. Zusätzlicher Transport der Patienten ist unnötig.

Offensichtlich kommt es durch den Splint zu einer atonischen Dilatation des Ureters, die eine Passage der Fragmente neben dem Katheter erlaubt. Als zusätzlicher Faktor ist der permanente Reflux zu werten, der für eine Durchspülung des Hohlsystems zu sorgen scheint. In der Konsequenz aus den gewonnenen Daten läßt sich bei Steinen ab etwa 1-1,5 cm oder bei geplanter ambulanter Behandlung die Einlage eines versenkten Splints vor ESWL angeraten erscheinen.

Literatur

1. Wilbert DM, El Seweifi A, Alken P (1986) Die Bedeutung der Steingröße bei der ESWL. Akt Urol 17: 181-185
2. Wilbert DM, Reichenberger H, Noske E, Riedmiller H, Alken P, Hohenfellner R (1987) New generation shock wave lithotripsy. J Urol 138: 563-565

Dr. med. D. M. Wilbert
Urologische Klinik und Poliklinik
Johannes-Gutenberg-Universität
Postfach 3960
D-6500 Mainz

Die Behandlung von Teilausguß- und Ausgußsteinen mit dem Piezolith

D. Neisius, Th. Zwergel, R. Schwaiger, Th. Gebhardt und M. Ziegler

Einleitung

Im Zeitraum von April 1986 bis Juni 1987 wurden 16 Patienten mit totalen Ausgußsteinen (AS) und 26 Patienten mit partiellen Ausgußsteinen (PAS) mit dem Piezolith behandelt. Die Intention war, diese großen Steinmassen nur mit dem Piezolith im Sinne einer *Monotherapie* zu behandeln. Insbesondere wird die Problematik der Anzahl der Sitzungen, der Gesamtschußzahl sowie der auxiliären Maßnahmen vor und nach extrakorporaler piezoelektrischer Lithotripsie (EPL) dargestellt.

Patienten

16 Patienten mit totalen Ausgußsteinen, davon 2 Männer und 14 Frauen, waren im Schnitt 46 Jahre alt (Alter mini-max: 13-73 Jahre). 26 Patienten mit partiellen Ausgußsteinen, davon 10 Männer und 16 Frauen, waren im Durchschnitt 57 Jahre alt (Alter mini-max: 24-81 Jahre). 6 von 16 AS-Patienten sowie 8 von 26 PAS-Patienten wurden als Problempatienten von anderen ESWL-Zentren abgelehnt. Davon hatten 4 Patienten deutlich funktionsgeminderte steintragende Nieren (Jod-Hippuran-Clearance 120-140 ml/min pro 173 qcm). Bei 4 Patienten waren die Steine nicht röntgendicht. 5 Patienten konnten in der Dorniermaschine nicht gelagert werden, darunter 3 Patienten mit einer Adipositas per magna. Für einen Herz-Risiko-Patienten wurde von Seiten der Anästhesie die Behandlung mit der Dorniermaschine abgelehnt.

Methode und auxiliäre Maßnahmen

Bei Patienten mit Ausgußsteinen betrugen die mittlere Schußzahl 11500 ± 2200, das Mittel der Sitzungen 4,8 ± 0,58 und der stationäre Aufenthalt 22,7 ± 3,5 Tage. Für Patienten mit partiellen Ausgußsteinen betrugen die mittlere Schußzahl 6344 ± 812, die Anzahl der Sitzungen 2,38 ± 0,27 und der stationäre Aufenthalt 13,4 ± 1,9 Tage (Mittelwerte ± SEM).

Seit September 86 wurde als auxiliäre Maßnahme vor der Behandlung das Einlegen eines inneren Splintes (DJ) für größere Steinmassen preferiert [1]. Bei 10 Patienten mit Ausgußsteinen und 16 Patienten mit partiellen Ausgußsteinen wurde vor der Behandlung ein innerer Splint eingelegt. Die postauxiliären Maßnahmen konnten somit deutlich reduziert werden (Abb. 1). Nur bei 4 Patienten mußte nach EPL eine praevesikale Steinstraße zusätzlich mittels Lithotripsie behandelt werden, zweimal war das Wechseln eines DJ's notwendig, bei 2 Patienten wurde eine perkutane Nephrostomie zur Urinablei-

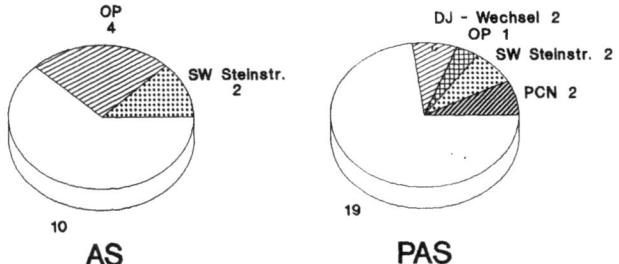

Abb. 1. Auxiliäre Maßnahmen nach EPL bei Ausgußsteinpatienten *(AS)* und partiellen Ausgußstein-Patienten *(PAS)*

tung angelegt. Bei 4 von 16 AS-Patienten und einem von 26 PAS-Patienten war eine ausreichende Steindesintegration trotz Gesamtschußzahlen zwischen 4000 und 12000 Schockwellen nicht zu erreichen. Die Steine der „Versager-Patienten" konnten nach erfolgloser EPL auch mit der Dornier-Maschine nicht zufriedenstellend desintegriert werden, so daß anschließend eine offen operative Steinsanierung durchgeführt wurde.

Ergebnisse

Bei 12 AS-Patienten und 25 PAS-Patienten konnte eine Monotherapie mittels EPL erfolgreich angewandt werden. 4 Monate nach Behandlungsbeginn waren 75% der AS-Patienten und 72% der PAS-Patienten steinfrei, die restlichen Patienten hatten abgangsfähige Restdesintegrate im Nierenhohlsystem.

Diskussion und Schlußfolgerung

Der kleine Fokus des Piezolith ermöglicht die Applikation der Schockwelle gezielt im Stein, so daß die Energie nahezu vollständig von der Steinmasse absorbiert und nicht an das umliegende Gewebe weitergegeben wird [2, 4]. Kleiner Energiefokus und die besondere Methodik, die große Steine, vom Nierenbecken beginnend, bis in die Kelchgruppen hin aufzuarbeiten, führen zu höheren Schußzahlen und zum Anstieg der Mehrfachsitzungen. Die absolute Anästhesiefreiheit und die Doppel-J-Splintung erlauben jedoch vermehrt ambulante Behandlungen, gleichzeitig können die postauxiliären Maßnahmen erheblich gesenkt werden. Bisher wurden trotz hoher Gesamtschußapplikationen keine ernsthaften Komplikationen der jeweils behandelten Niere oder der benachbarten Organe beobachtet [1, 4]. Bei 9 Patienten mit Ausgußsteinen und 4 Patienten mit partiellen Ausgußsteinen konnten vor und nach EPL-Behandlung Jod-Hippuran-Clearance-Kontrollen durchgeführt werden, ohne daß sich eine signifikante Veränderung der Nierenfunktion nach Behandlung zeigte. 5 Patienten wurden offen operativ behandelt, nachdem weder mit EPL noch mit ESWL eine ausreichende Steindesintegration zu erreichen war. Die Steinanalysen ergaben mit Ausnahme eines Cystinsteines keine ausreichende Erklärung für die erfolglose Behandlung mittels EPL/ESWL [3], konnten doch Mischsteine und Calcium-Oxalat-Steine bei den anderen Patienten mittels EPL desintegriert werden.

Zusammenfassend kann festgestellt werden, daß auch größere Steinmassen wirkungsvoll mit dem Piezolith zu desintegrieren sind. Die Zahl der Behandlungen und Einzelapplikationen werden durch den kleinen Energiefokus und die Steinmasse bestimmt. Grundsätzlich sind Mehrfachbehandlungen wegen der absoluten Anästhesiefreiheit *ambulant* auch bei Problempatienten möglich. Die innere Splintung vor EPL reduziert die Zahl der auxiliären Maßnahmen nach EPL erheblich. Prinzipiell gibt es für die EPL-Behandlung keine Grenze. Das Indikationsspektrum für die extrakorporale Lithotripsie kann bei Patienten mit totalen und partiellen Ausgußsteinen mittels EPL auf Problempatienten erweitert werden.

Literatur

1. Neisius D, Kopper B, Ziegler M (1987) Die Zertrümmerung von Nierensteinen mit dem Piezolith – klinische Erfahrungen. In: Die extrakorporale und laserinduzierte Stoßwellenlithotripsie bei Harn- und Gallensteinen. Springer, Berlin Heidelberg New York, S 50–52
2. Riedlinger R, Überle F, Wurster H, Krauss W, Vallon P, Konrad G, Kopper B, Stoll HP, Goebbels R, Gebhardt Th, Ziegler M (1986) Die Zertrümmerung von Nierensteinen durch piezoelektrisch erzeugte Hochenergie-Schallpulse. Urologe A, 25: 188–192
3. Schuldes H, Waldthausen v W, Behrendt U, Drossel H-Ch, Nagel R (1986) Steinzusammensetzung und Ergebnisse der extrakorporalen Stoßwellenlithotripsie (ESWL). Akt Urol 17: 186–188
4. Ziegler M, Kopper B, Riedlinger R, Wurster H, Überle F, Neisius D, Krauss W, Vallon P, Gebhardt Th (1986) Die Zertrümmerung von Nierensteinen mit dem piezoelektrischen Gerätesystem. Urologe A 25: 193–197

Dr. med. D. Neisius
Urologische Universitätsklinik
D-6650 Homburg/Saar

Kelchdivertikelsteine: ESWL versus PNL

J. W. Thüroff, P. Alken und D. Wilbert

Kelchdivertikel sind kongenitale Fehlbildungen des Nierenhohlsystems und mit diesem durch einen schmalen Kanal verbunden. Die Inzidenz liegt zwischen 0,21% und 0,45%, in 50% dieser Divertikel entwickeln sich Steine. Eine Indikation zur Therapie besteht allerdings nur bei Entwicklung einer Symptomatik wie Infekt oder Schmerz.

Material und Methodik

18 Patienten mit Kelchdivertikelsteinen wurden durch extrakorporale Stoßwellenlithotripsie (ESWL) (Dornier HM3) behandelt, bei 16 Patienten wurde eine perkutane Nephrolithotomie (PNL) durchgeführt. Schmerzen und/oder rezidivierende Harnwegsinfekte waren in allen Fällen die Indikation. Bei 8 von 16 Patienten mit Behandlung durch PNL war zuvor eine ESWL erfolglos durchgeführt worden.

Ergebnisse (Tabelle 1)

3 Monate nach extrakorporaler Stoßwellenlithotripsie waren 2 von 18 Patienten steinfrei, 4 hatten noch Desintegrat im Divertikel, 4 behielten größere Reststeine, und bei 8 Patienten erschien der Stein röntgenologisch unverändert. Bei 8 Patienten aus dieser Gruppe bestand eine Symptomatik unverändert fort, so daß eine weitere Therapie erforderlich wurde.

Von insgesamt 16 Patienten mit Kelchdivertikelsteinen, die mittels perkutaner Nephrolithotomie behandelt wurden, stammen 8 aus der Gruppe der erfolglos mit ESWL behandelten Patienten. 4 von 16 Patienten hatten neben den Kelchdivertikelsteinen zusätzlich Steine im Hohlsystem, die jeweils in gleicher Sitzung perkutan angegangen wurden. 15 Patienten wurden nach PNL steinfrei, bei einer Patientin mit partiellem Ausgußstein und einem zusätzlichen 4 mm-Stein in einem oberen Kelchdivertikel konnte nach perkutaner Ausgußsteinsanierung der Zugang zum Divertikel endoskopisch nicht gefunden werden. Es wurde auf eine zusätzliche direkte Punktion des Divertikels verzichtet und der Divertikelstein belassen. Die Patientin wurde und blieb nach Entfernung des partiellen Ausgußsteines symptomfrei.

In beiden Behandlungsgruppen traten keinerlei erwähnenswerte peri- oder postoperative Komplikationen auf.

Diskussion

Im Zeitalter der Stoßwellenlithotripsie ist die offene Chirurgie von Kelchdivertikelsteinen oder gar eine partielle oder totale Nephrektomie [1] obsolet. ESWL ist die am wenigsten invasive Behandlungsmodalität für Steine des oberen Harntraktes, jedoch für die Behandlung von Kelchdivertikelsteinen nicht die beste Wahl. Der Grund für Mißerfolge liegt entweder in einer inadäquaten Steindesintegration, die wahrscheinlich durch Fehlen eines Expansionsraumes im Divertikel bedingt ist, eine ähnliche Situation wie bei der in-situ-Behandlung von Uretersteinen [2]. Bei erfolgreicher Steinfragmentation bleibt der Spontanabgang durch den meist engen Verbindungskanal zum Hohlsystem fraglich.

Die perkutane Nephrolithotomie erreicht in der Behandlung von Kelchdivertikelsteinen exzellente Ergebnisse bei geringer Morbidität, was die Ergebnisse der Minneapolis-Serie [3] bestätigt. Für den Erfolg ist der perkutane Zugang zum Divertikel entscheidend. Eine direkte Punktion des Kelchdivertikels ist der Punktion des Hohlsystems mit endoskopischem Zugang zum Divertikel vorzuziehen. Bei primärer Punktion des Hohlsystems benötigten 3 von 8 Patienten eine zusätzliche Zweitpunktion des Divertikels zur antegraden Insertion eines Führungsdrahtes, der erst die Identifikation des Verbindungsganges zum Divertikel vom Hohlsystem aus ermöglichte. Der einzige Mißerfolg der Serie ergab sich aus der Unmöglichkeit, nach Entfernung eines partiellen Ausgußsteines vom Hohlsystem den Zugang zum Kelchdivertikel zu finden, und eine Direktpunktion wurde in diesem Fall nicht versucht.

Schlußfolgerung

Zur Behandlung von Kelchdivertikelsteinen bietet die perkutane Nephrolithotomie eine hohe Erfolgsrate bei geringer Invasivität und Morbidität. Die extrakorporale Stoßwellenlithotripsie bietet in der Behandlung von Kelchdivertikelsteinen unzuverlässige Ergebnisse, einerseits wegen Schwierigkeiten einer

Tabelle 1. Kelchdivertikelsteine

ESWL (n=18)		PNL (n=16)	
Steinfrei	2	Steinfrei	15
Kleine Reststeine	4	Mißerfolg	1
Große Reststeine	4		
Unverändert	8		

suffizienten Steindesintegration und andererseits wegen der Unvorhersehbarkeit der Passage von Steindesintegrat.

Literatur

1. Abeshouse BS, Abeshouse GA (1963) Calyceal diverticulum: a report of sixteen cases and review of the literature. Urol Int 15: 329
2. Müller SC, Wilbert D, Thüroff JW, Alken P (1986) Extracorporeal shock wave lithotripsy of ureteral stones: clinical experience and experimental findings. J Urol 135: 831
3. Hulbert JC, Reddy PK, Hunter DW, Castaneda-Zuniga WR, Amplatz K, Lange PH (1986) Percutaneous techniques for the management of caliceal diverticulum containing calculi. J Urol 135: 225

Prof. Dr. J. Thüroff
Direktor der Urologischen Klinik im Klinikum Barmen
Heusnerstr. 40
D-5600 Wuppertal 2

Die Behandlung von Harnsäuresteinen durch die extrakorporale Stoßwellenlithotripsie

W. H. Meyer, H. Huland und H. Klosterhalfen

Einleitung

5 bis 10% aller Harnsteine bestehen aus Harnsäure. Bei diesen Konkrementen ist nach wie vor die medikamentöse Chemolitholyse mit Allopurinol und Urinalkalisierung sowie bei nicht abgangsfähigen Steinen die Operation bzw. perkutane Nephrolitholapaxie die Therapie der Wahl.

Die extrakorporale Stoßwellenlithotripsie wurde bislang bei Harnsäuresteinen mit dem Dornier HM3 Lithotriptor routinemäßig nicht durchgeführt, da diese Konkremente im Bildwandler des Lithotriptors nicht geortet werden konnten. Erstmalig wurden vor 2 Jahren nicht schattengebende Gallengangsteine durch Gabe von Kontrastmittel über eine Choledochusdrainage sichtbar gemacht und mit der ESWL behandelt. Diese Erfahrungen ermutigten uns dazu, seit 1986 auch Harnsäuresteine im Rahmen einer prospektiven Studie konsekutiv indirekt mit Kontrastmittel darzustellen und anschließend mit der ESWL zu behandeln.

Material

Seit Mai 1986 haben wir im Rahmen einer prospektiven Studie konsekutiv 13 Patienten mit nicht abgangsfähigen Harnsäuresteinen durch ESWL mit Kontrastmittelgabe über eine Sonde behandelt. Es handelte sich um:

6 nicht abgangsfähige, hochsitzende Harnleitersteine,
4 große Nierenbeckensteine bis 2,5 cm Durchmesser und
3 inkomplette Nierenbeckenausgußsteine.

Die Patienten fielen durch Flankenschmerzen und Hämaturie auf. In keinem Fall lag ein septisches Krankheitsbild vor. Es handelte sich um 3 weibliche und um 10 männliche Patienten mit einer nachgewiesenen Hyperurikosurie (13/13) und Hyperurikämie (6/13). Das durchschnittliche Alter unseres Patientenkollektivs betrug 43 Jahre (29–74).

Die Dauer der ambulanten medikamentösen Vorbehandlung mit Allopurinol und Urinalkalisierung betrug 4 Wochen bis 6 Monate. Nicht abgangsfähige Harnleitersteine wurden primär mit einer Sonde in die Niere reponiert und der Abfluß durch einen pig-tail-Katheter gesichert, bevor die medikamentöse Therapie begann. In allen Fällen konnte durch die Chemolitholyse kein ausreichender Erfolg erzielt werden, weswegen die Patienten zur ESWL vorgestellt wurden.

Methodik

Die ESWL-Behandlung wurde bei allen Patienten mit dem Dornier-HM 3 Lithotriptor in Narkose (High-Frequency-Jet-Ventilation) durchgeführt. Nach Einführen einer Sonde in das Nierenhohlsystem konnte der nicht schattengebende Stein durch Kontrastmittelgabe indirekt sehr gut dargestellt und geortet werden. Bei Ausgußsteinen erfolgte die Fokussierung der Stoßwelle zunächst am Nierenbeckenabgang und später an den peripheren Anteilen des Steines. Es wurden dabei max. 2200 Einzelimpulse mit Druckwerten bis zu 1000 bar appliziert. Während der Behandlung wurde in größeren Abständen nach erneuter Kontrastmittelgabe die Position des Steines kontrolliert und die Desintegration des Konkrementes dokumentiert.

Ergebnisse

Bei allen 13 Patienten konnte mit jeweils 1 ESWL-Behandlung der Harnsäurestein vollständig desintegriert werden, wie die retrograde Darstellung bei noch liegender Sonde am 1. postoperativen Tag zeigte.

5 Patienten beklagten nach der Behandlung kolikartige Schmerzen, keiner entwickelte jedoch erhöhte Temperaturen. In 2 Fällen legten wir wegen einer Harnstauung am 9. und 14. postoperativen Tag eine perkutane Nierenfistel. 1 Patient mit einem Ausgußstein erhielt wegen der erheblichen Steinmasse direkt nach ESWL einen pig-tail-Katheter, der nach Abgang aller Steintrümmer am 30. postoperativen Tag gezogen werden konnte.

Unter der adjuvanten Therapie mit Allopurinol und Urinalkalisierung sowie einer erhöhten Flüssigkeitszufuhr konnten wir bei allen Patienten eine komplette Steinfreiheit feststellen:

– bei 7 Patienten bereits nach 1 Woche
– bei den übrigen spätestens nach 5 Wochen.

Der stationäre Aufenthalt nach ESWL betrug durchschnittlich 6 Tage, wobei 3 Patienten schon am 2. postoperativen Tag ambulant weiterbehandelt werden konnten.

Diskussion

Harnsäuresteine, die spontan nicht abgangsfähig sind und sich nicht durch medikamentöse Chemolitholyse ausreichend behandeln lassen, können erfolgreich mit der extrakorporalen Stoßwellenlithotripsie nach indirekter Ortung durch retrograde Kontrastmittelgabe therapiert werden. Durch die Zertrümmerung der Konkremente kann die Steinoberfläche für die adjuvante medikamentöse Therapie um ein Vielfaches vergrößert und damit in kurzer Zeit eine komplette Steinfreiheit erzielt werden.

Seit einiger Zeit kann die Stoßwellenlithotripsie mit dem Dornier-HM 3 Lithotriptor anästhesiefrei durchgeführt werden. Daher ist die ESWL der früher geübten Operation, aber auch der perkutanen Nephrolitholapaxie und Ureterorenoskopie bei Harnsäuresteinen wegen ihres kaum invasiven Charakters deutlich überlegen und sollte zukünftig als Methode der Wahl eingesetzt werden.

Dr. med. W.-H. Meyer
Urologische Klinik des
Universitäts-Krankenhauses Eppendorf
Martinistr. 52
D-2000 Hamburg 20

Der Uratstein – Kombinationstherapie durch ESWL, PNL und URS

W. Kramer, W. Boeckmann, W. W. Meyer und D. Jonas

Während der symptomfreie, nicht obstruierende Uratstein gewöhnlich einer langfristigen Chemolitholyse mit den Urin alkalisierenden Substanzen unterzogen wird, rechtfertigt der symptomatische, obstruierende, nicht spontan abgangsfähige Harnsäurestein eine kurzfristige, meist invasive Therapie.

Nicht schattengebende Konkremente lassen sich bei dem auf Röntgenortung basierenden System des Dornier-Lithotriptors ohne geeignete Kontrastmit-

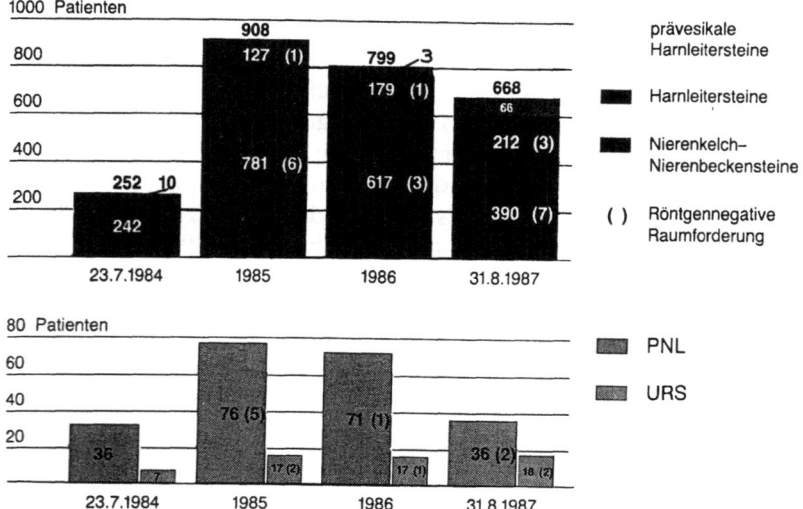

Abb. 1. Behandlungsbeispiele

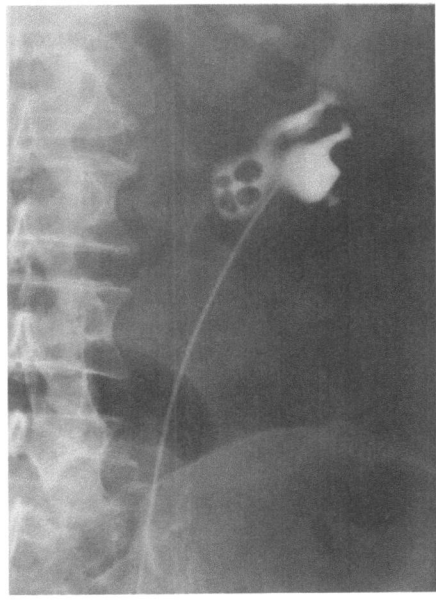

Abb. 2. J. L. m. 65 J. ESWL

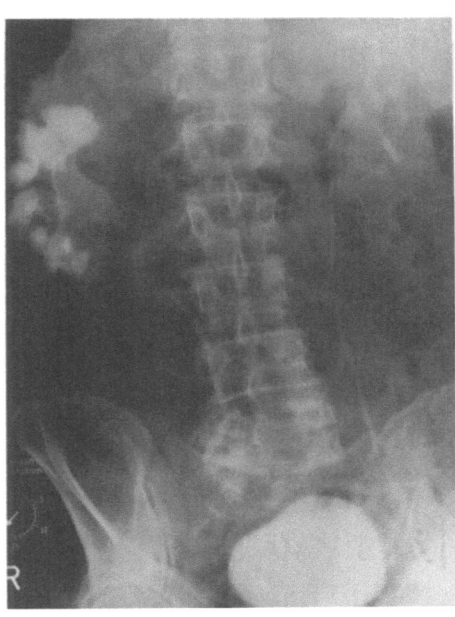

Abb. 4. F. S. m. 57 J. PNL

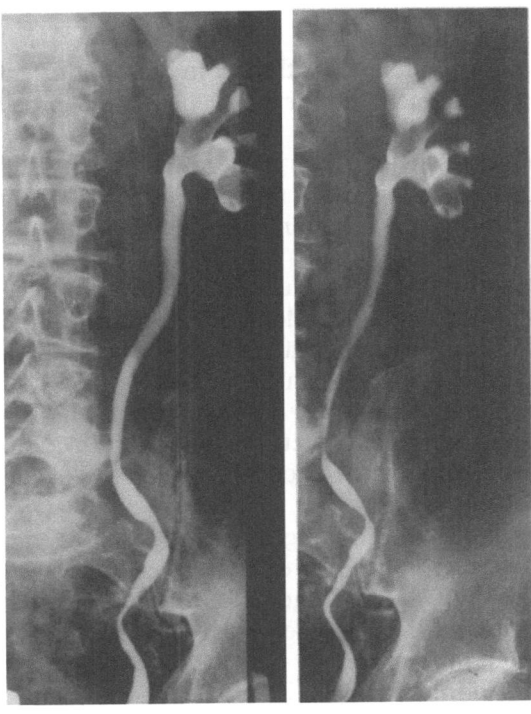

Abb. 3. H. R. m. 83 J. PNL

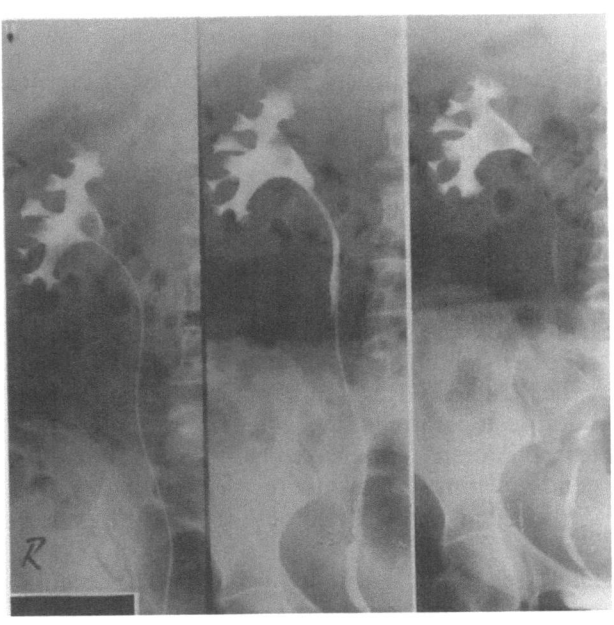

Abb. 5. M. S. w. 56 J. ESWL

telapplikation nicht visualisieren und behandeln. Zudem entziehen sich Uratfragmente der posttherapeutischen Erfolgskontrolle durch übliche Nierenleeraufnahmen.

Stellt sich bei Kontrastmittelaussparungen im Hohlsystem die Differentialdiagnose „Nicht schattengebendes Konkrement – Tumor", so hat sich die zytologische Untersuchung des Urins aufgrund ähnlicher Zellalterationen bei Urolithiasis und Urotheltumoren oft als inkonklusiv gezeigt.

Material und Methode

In einer retrospektiven Analyse wurden die Behandlungen von Uratsteinen (postoperative Steinanalyse) bzw. steinsuspekter Kontrastmittelaussparungen an unserem Zentrum untersucht. Schwach schattengebende Steine bzw. Uratmischsteine oder Cystinsteine wurden nicht berücksichtigt.

An der Urologischen Abteilung der Universitätsklinik Frankfurt wurden vom 23.7. 1984 bis zum 31.8. 1987 durch ESWL 2627 Steinbehandlungen durchgeführt (Abb. 1). Davon entfallen 21 Uratsteinbehandlungen (0,8%) auf 20 Patienten. Im glei-

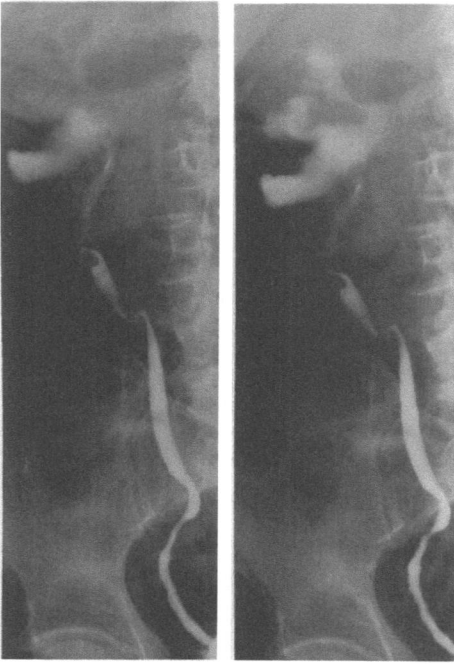

Abb. 6. P. H. m. 84 J. URS, Stein

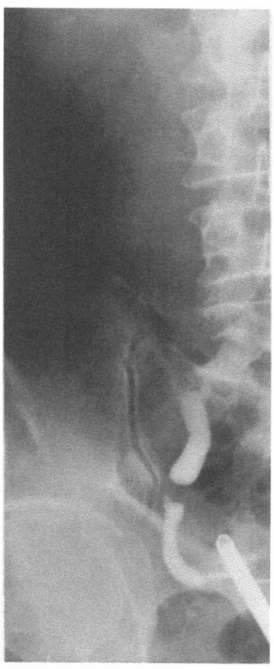

Abb. 7. G. B. m. 69 J. URS, Tumor

chen Zeitraum wurden 219 perkutane Eingriffe (PNL) und 59 Ureterorenoskopien (URS) vorgenommen. 8 PNL (3,7%) und 5 URS (8,5%) erfolgten wegen nicht schattengebender Kontrastmittelaussparungen im Hohlsystem.

Ergebnisse und Diskussion

1. Die perkutane Therapie eines Uratsteins unterscheidet sich nicht wesentlich von der röntgenpositiver Steine; Restkonkremente werden intra- oder postoperativ mittels antegrader Kontrastmittelapplikation visualisiert. Der postoperativ liegende Nephrostomiekatheter gestattet, falls erforderlich, eine lokale Chemolitholyse von Restfragmenten.
2. Die Ureterorenoskopie ist in der Differentialdiagnostik der röntgennegativen Raumforderung gerade bei inkonklusiver Spülzytologie sehr wertvoll. Bei visualisiertem Stein ermöglicht die URS zugleich die Therapie, beim Tumor die histologische Klärung. Im untersuchten Kollektiv wurde 3mal ein diagnostiziertes Konkrement als Uretertumor entlarvt.
3. Die Ortung eines nicht schattengebenden Konkrementes gelingt mittels retrograder oder, bei liegender Nephrostomie, antegrader Kontrastmittelapplikation sicher und zuverlässig. Die intravenöse Kontrastmittelapplikation ist in dieser Hinsicht wenig erfolgreich und für den Patienten potentiell belastend.
4. Urate unterscheiden sich in der mittleren Anzahl der zur Desintegration applizierten Stoßwellen (1555) nicht von schattengebenden Konkrementen.
5. Die Alkalisierung des Harns als adjuvante Chemolitholyse vermag bei der durch Desintegration vergrößerten Steinoberfläche die Frist zur Steinfreiheit möglicherweise zu verkürzen.
6. Kontrolluntersuchungen unmittelbar nach Behandlung erfolgten stets sonographisch. Ein i. v.-Urogramm wurde nach Ablauf von 6 Wochen empfohlen.
7. Unter dieser Behandlung wurden Patienten mit Nierenbecken- oder Nierenkelchuratsteinen nach durchschnittlich 16,1 Tagen (5-30 Tage) steinfrei, Patienten mit Uretersteinen nach durchschnittlich 9,4 Tagen (4-16 Tage).
8. Wachsende Erfahrungen in der Behandlung nicht schattengebender Konkremente lassen diese seltene Indikation für die ESWL häufiger werden.

Dr. med. W. Kramer
Urologische Abteilung Z. Chir.
Klinikum der J. W. Goethe Universität
Theodor-Stern-Kai 7
D-6000 Frankfurt 70

Urolithiasis bei Patienten mit Harnableitungen: ESWL und/oder PCL

K. Ackaert und K. H. Kurth

Von Mai 1985 bis März 1987 wurden 2394 Patienten (2980 Behandlungen) mit dem Dornier HM-3 Lithotriptor wegen Urolithiasis der oberen Harnwege behandelt. Neben den auch von anderen Behandlungszentren definierten Problemfällen stellten Patienten mit Harnableitung sowohl seitens der Behandlungsdauer als auch der Erfolgsquote eine bisher nicht näher analysierte Problemgruppe dar.

29 Patienten mit Harnableitungen wurden behandelt (Tabelle 1).

Bei 22/34 Nieren erfolgte ESWL - und in 3 Fällen Litholapaxie - Monotherapie, in 9 Fällen kombinierte PCL/ESWL Behandlung (Tabelle 2). Alle Eingriffe erfolgten in Allgemein- oder Spinalanästhesie.

Auxiliäre Maßnahmen waren bei 32% erforderlich. Aufnahmedauer betrug per Behandlung im Mittel 11,5 Tage (3-42 Tage), die Gesamtbehandlungsdauer im Mittel 23,8 Tage (3-95 Tage).

Die Behandlungsresultate sind in der Tabelle 3, Komplikationen in Tabelle 4 aufgeführt.

Tabelle 1. Patientencharakteristika

Geschlecht:	21 Männer/8 Frauen
Alter:	12-75 Jahre (Durchschnitt 46,6 Jahre)
Steingröße:	6 × 3 - 60 × 55 mm
	mittlerer Längsdurchmesser 23,2 mm
	mittlere Oberfläche 455 mm^2

Steinlokalisation (in 34 Nieren)

- Kraniale Kelchgruppe	11	- Unilateral rechts (13)	
- Mediale Kelchgruppe	6	links (9)	22
- Cardiale Kelchgruppe	14	- Bilateral	6
- Ausgußstein	10	- Niere und Ureter	(5)
- Pyelum	4	- Ureter	(1)
	45		
- Ureter	6		
	51		

Form der Harnableitung		*Begleiterkrankungen*	
Ileum-Conduit	21	Harnwegsinfektion	27
Colon-Conduit	2	Einzelniere	4
Conduito-Sigmoidostomie	3	Ureterstenose	2
Colozystoplastik	1	Ureterobliteration	1
Rektumblase	1	Stomahernie	1
Transureter-Ureterocutaneostomie	1		
Patienten	29		

Tabelle 2. Behandlung (29 Patienten, 34 Nieren)

Behandlungsform (primär)		Behandlungsform (sekundär)	
Niere: PCL	3	Antegrade Manipulation	8
ESWL	22	Retrograde Manipulation	2
PCL + ESWL	9	Chemolyse (Irrigation)	5
	34	Ureterotomie	1
Ureter: PCL	3		16
ESWL	2		
PCL + ESWL	1		
	6		

Behandlungssitzungen			
N-Patienten	N-Narkose	*Auxiliäre Maßnahmen nach ESWL*	
13	1	Nieren: Keine	23
6	2	Uretersplint	3
4	3	Perkutane Nephrostomie	
1	4	- präoperativ	1
1	5	- postoperativ	7
3	6		34
1	7	Ureter: Keine	5
n = 29	n = 71 Sitzungen	Nephrostomie post ESWL	1
			6

Tabelle 3. Behandlungsresultate

Dauer	N-Patienten
1 Woche - 2 Monate	14 70%
4-16 Monate	5 30%
Steinfrei	20 Patienten
Reststeine	9 Patienten

Harnwegsinfektion	N-Patienten
Infektions- und steinfrei	6
Steinfrei und Harnwegsinfekt	14
Reststeine und Harnwegsinfekt	9
	29

Korrelation Steingröße - Behandlungsdauer

Oberfläche	N-Patienten	Mittlere Behandlungsdauer
< 150 mm^2	7	7,4 Tage
150-300 mm^2	7	10,2 Tage
300-600 mm^2	5	26 Tage
600-900 mm^2	3	37 Tage
> 900 mm^2	7	44,1 Tage

Tabelle 4. Komplikationen

	N-Patienten
Harnfistel (n. PCL)	2
Wundfistel (n. PCL)	1
Pyonephrose	1
Pyelonephritis	5
Septikaemie	3
Perirenales Hämatom	1
Steinstraße	1
	14/29

Behandlung Komplikationen	N-Patienten
Nephrektomie	2
Perkutane Nephrostomie	6
Exzision Wundfistel	1
ESWL-Steinstraße	1
Konservativ (Hämatom, Septikämie, Harnfistel)	3
Splint	1
	14/29

Schlußfolgerung

1. 95% der Patienten mit Harnableitung (28/29) konnten durch ESWL und/oder PCL behandelt werden.
2. Steinfreiheit wurde in 69% erreicht.
3. Anzahl der Behandlungszyklen und Behandlungsdauer waren abhängig von der Steingröße.
4. Die Häufigkeit auxiliärer Maßnahmen (32%) nach ESWL und von Komplikationen (48%) liegt höher als bei vergleichbaren Patientenkollektiven.
5. Überwiegend waren die Komplikationen auf die der Lithiasis assoziierten Harnwegsinfektion zurückzuführen (HWI in 93%).

Prof. Dr. K. H. Kurth
Dr. Molewaterplein 40
NL-3015 GD Rotterdam

ESWL-Behandlung steintragender, mißgebildeter Nieren

M. Wiesel, W. Sturm, D. Jocham, B. Liedl und R. Werner

Die Indikation zur Durchführung einer ESWL hat sich zunehmend erweitert.

Im Zeitraum von Januar 1983 bis August 1987 wurden an unserer Klinik 66 Patienten mit Urolithiasis in mißgebildeten Nieren einer ESWL-Behandlung mit einem Dornier-Lithotripter unterzogen.

Wir führten eine retrospektive Analyse von 57 dieser Patienten durch. Tabelle 1 gibt Auskunft über Art und Häufigkeit der Nierenanomalien sowie die Steinlokalisation.

Ergebnisse

Steintragende Doppelnieren sind problemlos mit ESWL zu behandeln (Tabelle 2). Während die Dynamik des Steinabgangs beim Ureter duplex normal war, kam es beim Ureter fissus gehäuft (13%) zur passageren Bildung von Steinstraßen vor der Harnleitervereinigungsstelle, was auf die häufige Dyssynergie der Ureterperistaltik zurückzuführen sein könnte.

In der Behandlung von steintragenden Hufeisennieren können vor allem bei medialen Kelchsteinen sowie hohen Harnleitersteinen Ortungsprobleme auftreten, die eventuell eine Lagerung in Bauchlage sowie retrograde Mobilisierung von Harnleitersteinen notwendig machen. Bei Vorliegen von ausreichenden Abflußverhältnissen, die durch ein Ausscheidungsurogramm dokumentiert werden müssen, ist die ESWL ebenfalls Therapie der Wahl.

Bei Markschwammnieren ist die ESWL hervorragend geeignet zur Behandlung von obstruierenden, Beschwerden verursachenden oder mit einer Harnwegsinfektion vergesellschaftenden Steinen im Nierenhohlraumsystem.

Im Hinblick auf die in 90% aller Fälle gute Prognose ist der Wert der ESWL-Behandlung von intraparenchymatösen Steinen bei asymptomatischen Markschwammnieren sehr fraglich.

Tabelle 1. Häufigkeit der Nierenanomalien und Steinlokalisation

	Kelch-stein	NB-Stein	Part. Ausguß-stein	HL-Stein
Doppelnieren n = 44				
30mal Ureter Fissus	20	5	1	4
14mal Ureter Duplex	9	2	0	3
Hufeisennieren n = 12	6	3	1	3
Markschwammnieren n = 2	1	1	0	1

Dr. R. Werner
Urologische Klinik und Poliklinik der LMU München
Klinikum Großhadern
Marchioninistr. 15
D-8000 München 70

Tabelle 2. Steinfreiheitsraten (2–40 Monate nach ESWL) und Auxiliärmaßnahmen

	n	Steinfrei	Desintegrierte Steine (<3 mm)	Kompakte Steine (>3 mm)	Transurethrale Eingriffe	PCN	OP nach ESWL
1. Ureter Fissus	30	25 (83%)	3	2	1×DJ/3×UK	1×	0
2. Ureter Duplex	14	10 (71%)	2	2	1×DJ	–	0
3. Hufeisenniere	12	7	2	2	2×DJ/1×UK	–	1
4. Markschwammniere	2	1 (Hohlsystem)	1	0	0	–	0

PCN bei Hufeisenniere

R. Pfab

Die perkutane Nephrolitholapaxie ist heute ein sicheres Verfahren Nierensteine endourologisch zu extrahieren [1, 3, 7]. Die extrakorporale Stoßwellenlithotripsie [2] ist jedoch derzeit die Methode erster Wahl Nierensteine zu behandeln.

Nierensteine in Hufeisennieren können in einigen Fällen besser mit der PCN behandelt werden [4], da diese Konkremente häufig in Knochendeckung liegen und so einer ESWL-Therapie nicht zugängig sind.

Es wird im Folgenden über 4 Patienten mit Nierensteinen berichtet, bei denen eine perkutane Nierensteinentfernung durchgeführt wurde.

Material und Methodik

Die PCN wurde in Lokalanästhesie mit systemischer Sedierung durchgeführt. Die Patienten waren in Bauchlage auf dem Röntgentisch gelagert.

Die Punktion des Nierenhohlsystems erfolgte unter sonografischer und/bzw. radiologischer Kontrolle.

Nach Dilatation des Punktionskanales wurde ein 26 Charr. Nephroskop in das Nierenbecken vorgeschoben. Während einer Niederdruckdauerirrigation erfolgte die Manipulation der Nierensteine.

Die Desintegration großer Konkremente erfolgte mit der Ultraschall-Lithotripsie. Kleine Restkonkremente wurden mit dem Steinsauger nach Pfab [6] gezielt endoskopisch abgesaugt.

Die Nephrostomiekanäle wurden postoperativ mit einem 25 Charr. PVC-Nephrostomiekatheter versorgt. In 2 Fällen wurde das Kollagen-Fibrinklebesystem über einen 5 Charr. Nephrostomiekatheter in den Parenchymkanal implantiert [5].

Patienten

Die PCN wurde bei 4 Patienten (3 Männer und 1 Frau) durchgeführt.

Lokalisation, Anzahl und Größe der Nierensteine
Patient 1: Kleiner Isthmusstein im linken Anteil der Hufeisenniere
Patient 2: Nierenbeckenstein (Durchmesser ca. 2,5 cm) und ein Nierenkelchstein links
Patient 3: Partieller Ausgußstein rechts
Patient 4: Multiple Steine in beiden Anteilen der Hufeisenniere

Bei allen 4 Patienten lag eine dicke Parenchymverbindungsbrücke der Hufeisenniere vor.

Bei einem Patienten lag diese Brücke in der Mittellinie und bei 3 Patienten lateral der Mittellinie.

Ergebnisse

Bei allen 4 Patienten wurde die PCN komplikationslos durchgeführt.

Postoperative sonografische und radiologische Kontrollen zeigten keine Restkonkremente und keine Harnstauung.

Bei Patient 1 und 2 genügte je ein Nephrostomiekanal, um die Konkremente komplett aus dem Nierenhohlsystem zu entfernen. Bei diesen beiden Patienten wurde postoperativ der Kollagen-Fibrinkleberverbund [5] in den Parenchymkanal eingebracht und in beiden Fällen eine rasche und sichere Blutstillung erreicht. Der 5 Charr. Nephrostomiekatheter wurde am ersten postoperativen Tag komplikationslos entfernt.

Bei Patient 3 und 4 waren je 2 Nephrostomiekanäle in je 2 Sitzungen erforderlich, um eine Steinfreiheit zu erzielen.

Der stationäre Aufenthalt betrug zwischen 5 und 12 Tage.

Diskussion

Eine ESWL-Therapie kann bei Nierensteinen in Hufeisennieren schwierig sein, da diese Steine häufig in Knochendeckung liegen [4].

Weiterhin ist der spontane Abgang von desintegrierten Konkrementen vom Nierenkelchsystem in den Harnleiter der Hufeisenniere oft erschwert.

Die PCN konnte bei allen 4 Patienten mit Nephrolithiasis und Hufeisenniere komplikationslos, mit Extraktion aller Steine durchgeführt werden.

Das Nierenbecken liegt bei Hufeisennieren mit einer dicken Parenchymbrücke anterior und lateral. Ist eine dünne Parenchymbrücke vorhanden, befindet sich das Nierenbecken meist anterior/medial. Die Gefäßversorgung bei Hufeisennieren weist eine große Variation auf. Arteria und Vena renalis verlaufen jedoch hauptsächlich ventral.

Auf Grund dieser anatomischen Verhältnisse bei Hufeisennieren sollte die perkutane Punktion des Nierenhohlsystems eher dorsal der hinteren Axillarlinie subkostal der 12. Rippe erfolgen.

Literatur

1. Alken P, Hutschenreither G, Günther R, Marberger M (1981) Percutaneous stone manipulation. J Urol 125: 463–466
2. Chaussy Ch, Schmiedt E, Jocham D, Schüller J, Brandl H (1984) Extrakorporale Stoßwellenlithotripsie - Beginn einer Umstrukturierung in der Behandlung des Harnsteinleidens? Urologe A 23: 25–29

3. Korth K (1984) Perkutane Nierensteinchirurgie. Springer, Berlin Heidelberg New York
4. Peartree R, Ruotolo RA, Khuri FJ, Valvo JR (1986) Percutaneous stone removal in horseshoe kidney. Urology 1: 41-43
5. Pfab R, Ascherl R, Blümel G, Hartung R (1987) Local hemostasis of nephrostomy tract with fibrin adhesive sealing in percutaneous nephrolithotomy. Eur J Urol 13: 118-121
6. Pfab R, Kloiber W (1986) Steinsauger für die perkutane Nephrolitholapaxie. Urologe B 26: 282-283
7. Wickham JEA, Kellett MJ (1981) Percutaneous nephrolithotomy. Br J Urol 53: 297-299

Dr. R. Pfab
Urologische Klinik und Poliklinik
der Technischen Universität München
Klinikum rechts der Isar
Ismaningerstr. 22
D-8000 München 80

Ergebnisse der ESWL bei Anomalien der oberen Harnwege

M. Wirth, V. Heller, J. Grups und H. Frohmüller

Einleitung

Bei der Einführung der extracorporalen Stoßwellenlithotripsie (ESWL) zur Behandlung von Nieren- und Harnleitersteinen wurde zunächst angenommen, daß nur ein ausgewähltes Krankengut therapiert werden kann [1]. Mit zunehmender Erfahrung konnte dann das Indikationsspektrum erweitert werden [2]. Anhand einer Untersuchung des Krankengutes der Urologischen Klinik der Universität Würzburg sollte nun geprüft werden, wie erfolgreich die ESWL bei Anomalien der oberen Harnwege ist.

Patientengut und Methodik

An der Urologischen Klinik der Universität Würzburg wurde zwischen Dezember 1984 und September 1987 in 39 Fällen eine ESWL bei Anomalien der oberen Harnwege vorgenommen. Bei 16 Patienten handelte es sich um eine Hufeisenniere. In 17 Fällen lag ein gedoppeltes Hohlsystem mit Ureter fissus vor und bei 4 Patienten bestand ein Ureter duplex. Je 1 Patient wurde bei Vorliegen eines Megaureters bzw. einer gekreuzten Dystopie behandelt. Das Durchschnittsalter der Patienten betrug 50 Jahre. Die ESWL erfolgte mit dem HM3 Dornier-System.

Ergebnisse

Im Mittel betrug der maximale Durchmesser der behandelten Konkremente 19,4 mm ± 15,4 mm. Die durchschnittliche Anzahl der vorgenommenen ESWL-Behandlungen lag bei Hufeisennieren bei 1,3 und bei Vorliegen eines Ureter fissus bei 1,1 pro Fall. Bei den Patienten mit einem Ureter duplex oder mit einem Megaureter sowie bei Patienten mit einer gekreuzten Dystopie wurde jeweils nur eine Lithotripsie vorgenommen. Schwerwiegende Komplikationen wurden in keinem Fall beobachtet. Die auxiliären Maßnahmen vor und nach der ESWL sowie der durchschnittliche stationäre Aufenthalt sind in Tabelle 1 wiedergegeben.

Tabelle 1. Ergebnisse der ESWL bei Anomalien der oberen Harnwege

	n	auxiliäre Maßnahmen vor ESWL	auxiliäre Maßnahmen nach ESWL	Krankenhausaufenthalt $\bar{X} \pm SD$
Hufeisenniere	16	2 (PCN)	1 (JJ) 1 (URS)	12,6 ± 11,7
Ureter fissus	17	-	-	11,4 ± 9,5
Ureter duplex	4	-	2 (PCN) 1 (JJ)	4,5 ± 2,1
Megaureter	1	-	-	8
gekreuzte Dystopie	1	-	-	24

Die durchschnittliche Krankenhausverweildauer nach der ESWL war bei Patienten mit Hufeisennieren mit 12,6 Tagen am längsten und bei Patienten mit Ureter duplex mit 4,5 Tagen am kürzesten. In allen Fällen konnten die Konkremente durch die ESWL ausreichend desintegriert werden.

Diskussion

Die Ergebnisse zeigen, daß bei Patienten mit Anomalien der oberen Harnwege die ESWL mit gutem Erfolg durchgeführt werden kann. Das Fehlen schwerwiegender Komplikationen beweist auch in diesen Fällen die Überlegenheit der extracorporalen Stoßwellenlithotripsie gegenüber primär invasiven Eingriffen. Es gelang in allen Fällen, die Konkremente soweit zu zerkleinern, daß diese spontan abgangsfähig erschienen. In 13% konnten die Patienten bereits konkrementfrei aus der Klinik nach Hause entlassen werden. Auxiliäre Verfahren mußten nur selten angewandt werden. Die durchschnittliche Krankenhausverweildauer von 12,6 Tagen bei Patienten mit Nierendoppelanlagen und Ureter fissus erscheint in Anbetracht dieser Anomalien akzeptabel. Möglicherweise läßt sich jedoch die stationäre Verweildauer durch die vermehrte Verwendung innerer Harnleiterschienen senken.

Literatur

1. Chaussy Ch, Schmiedt E, Jocham D, Brendel W, Forssmann B, Walther V (1982) First clinical experience with extracorporeally induced destruction of kidney stones by shock waves. J Urol 127: 417-420
2. Chaussy Ch, Schmiedt E, Jocham D, Schüller J, Brandl H (1984) Extracorporale Stoßwellenlithotripsie - Beginn einer Umstrukturierung in der Behandlung des Harnsteinleidens? Urologe A 23: 25-29

Priv.-Doz. Dr. med. M. Wirth
Urologische Klinik und Poliklinik der Universität Würzburg
Josef-Schneider-Str. 2
D-8700 Würzburg

Markschwammniere und Nephrokalzinosis: Ein Fall für ESWL?

W. H. Hirdes, M. T. Lock, F. H. Schroeder und K. H. Kurth

Für die Behandlung intrarenal gelegener Steine durch ESWL gibt es keine theoretischen Grundlagen. Daß sie wirksam sein kann, erfuhren wir bei 3 Patienten mit heftigen Kolikanfällen und Makrohämaturie bei schwerer Nephrokalzinosis. In der Folge wurden seit März 1985 35 Patienten mit 62 Markschwammnieren und Nephrokalzinosis mit ESWL behandelt (1,4% von 2384 Patienten). Bei 27 Patienten fanden sich intraparenchymale Konkremente bilateral, bei 8 Patienten unilateral (23 Männer, 12 Frauen). Klinisch stand bei allen Patienten die lokale Schmerzsymptomatik, HWI und Hämaturie im Vordergrund, bei 18 Patienten bestanden diese Symptome länger als 10 Jahre (Tabelle 1). 58 Behandlungen (1.65/Patient) wurden durchgeführt. Im Mittel wurden in 55 Minuten 1645 Stoßwellen verabreicht (Durchleuchtungszeit im Mittel 87 Sekunden). Intrarenale Hämatome wurden nicht beobachtet, perirenales Hämatom bei einem Patienten. 33/35 Patienten wurden nach ESWL schmerzfrei oder gebessert. Der Harnwegsinfekt persistierte bei 5/31 prae-ESWL infizierten Patienten. Bei allen 8 Patienten mit Belastungsmakrohämaturie verschwanden die Symptome (Tabelle 2).

Analyse der Konkremente nach ESWL ergab Kalziumoxalat bei 12/35, Kalziumphosphat bei 7/35 und Mischsteine bei 16/35. Die Gesamtsteinmasse wurde durch Planigraphie röntgenologisch vor und 3 Monate nach ESWL ermittelt. Im Mittel nahm sie um 65% ab (20-95%).

Die ESWL zusammen mit metabolischen, metaphylaktischen Maßnahmen bietet sich zur Behandlung von intraparenchymalen Steinen in Markschwammnieren an.

Tabelle 1. Patientencharakteristika

Lokalisation	unilateral - 8 Patienten	
	bilateral - 27 Patienten	
	(35 Patienten, 62 Nieren)	
Alter	26-65 Jahre	
	Durchschnittsalter 45 Jahre	
Geschlecht	23 Männer/12 Frauen	
Symptome	N-Patienten	(%)
Koliken	21	60
Lendenschmerzen	25	71
Mikrohämaturie	26	74
Harnwegsinfektion	16	40
Makrohämaturie (Belastungs-)	8	23
Stoffwechsel		
Hyperkalziurie	8	
Hyperurikosurie	6	
Hyperoxalurie	6	
Renale tubuläre Azidose	7 (6/7 leichte Form)	
Normal	20	

Tabelle 2. Resultate

Follow-up	9-24 Monate (mittlerer FU 14)	
Steinmenge vermindert (Röntgenplanometrie)	20-95% (im Mittel 65%)	
Symptome (>3 Jahre)	N-Patienten	
	Prae-ESWL	Post-ESWL
Koliken	21	4
Lendenschmerzen	25	8
Mikrohämaturie	26	8
Makrohämaturie	8	0
Harnwegsinfekte	16	5
Auxiliäre Maßnahmen	N-Patienten	
Inzision Ureterocele	1	
Steinschlingen	2	
Ureteroscopie	1	

Prof. Dr. K. H. Kurth
Urologische Universitätsklinik
Dr. Moelwaterplein 40
NL-3015 GD Rotterdam

Endoskopische Therapie bei Patienten mit Ileum-Conduit: Ausgußstein – Ureterobstruktion – Nippelstenose

H. Knönagel und D. Hauri

Bei Patienten mit einem Ileum-Conduit oder einer anderen Ersatzblase ist es in der Regel nicht möglich, den Harnleiter retrograd zu sondieren. Aus diesem Grunde haben hier die anterograden Techniken Vorrang: Abgesehen von ultraschallgesteuerter perkutaner Füllung des Hohlsystems zu diagnostischen Zwecken müssen Uretersondierung, -dilatation und Ureteroskopie von anterograd vorgenommen werden, teilweise nach vorgängiger Nephroskopie.

Patienten

Einzelheiten zu den fünf behandelten Patienten sind aus Tabelle 1 zu entnehmen.

Therapeutische Maßnahmen

Bei dem Patienten mit einem partiellen Ausgußstein (C_4 nach ROCCA) besteht die Gefahr, daß abgehende Konkremente nach extrakorporellen Stoßwellen-Lithotripsie (ESWL) den Harnleiter blockieren. Aus diesem Grunde wurde hier zunächst die Hauptsteinmasse durch eine perkutane Nephrolithotripsie ausgeräumt. Gleichzeitig erfolgte eine anterograde Schienung des Harnleiters mit einem Doppel-J-Splint. Bei der anschließenden ESWL war der Abgang der Steintrümmer durch eine weitlumige Nephrostomie von Ch. 20 gewährleistet. Leider ließ sich der Doppel-J-Splint nicht durch die Ileoblase entfernen, weil diese sehr lang war und sich der Katheter an ihrem Boden verfangen hatte. Er wurde deshalb durch eine Nephroskopie herausgenommen.

Bei einer Patientin mit einer langstreckigen Ureterstenose, die retrospektiv auf eine sekundäre retroperitoneale Fibrose und später auch diffuse Metastasierung zurückzuführen war, war eine operative Korrektur wegen zahlreicher früherer Abdominaleingriffe als aussichtslos beurteilt worden. Zudem trug sie einen Anus praeter transversalis. Aus diesem Grunde wurde der Entscheid zur Dauerschienung beider Harnleiter getroffen. Bei relativ weitem Nierenbecken und engem Harnleiterabgang ließ sich der Harnleiter nur nach vorheriger Nephroskopie sondieren. Die langstreckige Harnleiterstenose wurde anschließend unter direkter ureteroskopischer Sicht (mit dem starren Instrument) dilatiert und ein Doppel-J-Splint eingelegt. Wegen des kurzen Conduit ließen sich diese beiden Katheter vor das Stoma ziehen. Auf diese Weise war ein Katheterwechsel durch das Stoma über einen Führungsdraht möglich, was in zweimonatlichen Abständen vorgenommen wurde.

Drei Patienten wurden endoskopisch wegen einer Stenose des Nippels an der Ureterileoanastomose behandelt. Die Ureterimplantation in das Conduit war nach der Einzugstechnik [1] erfolgt. Da wegen mehrerer abdomineller Voroperationen eine offene Revision umgangen werden sollte, hat man sich hier zur endoskopischen Behandlung statt der offenen Revision entschieden. Nach anterograder Schienung des Harnleiters, teilweise unter nephroskopischer Sicht, sind die Nippel im Conduit markiert. Bei einem Patienten (Z.H.) wurde der Splint für zwei Monate belassen und keine weitere Maßnahme durchgeführt. Bei den anderen erfolgte nach anterograder Markierung des Ureternippels eine endoskopische Resektion und Inzision durch das Conduit hindurch. Der Splint wurde für eine bzw. vier Wochen belassen.

Diskussion

Die perkutane Behandlung eines Ausgußsteines bei einem Conduit-Träger ist wahrscheinlich der sicherere Weg, wenn nicht genau bekannt ist, wie durchgängig der Harnleiter oder die Anastomose zum Conduit ist. Werden die endoskopischen Techniken einschließlich der anterograden Ureteroskopie aber gut beherrscht, darf sicher die Indikation zur ESWL wie bei anderen Steinen gestellt werden.

Tabelle 1. Patienten mit Ileum-Conduit und endoskopischer Therapie

Patient	Alter	Diagnose	Conduit wegen	Conduit seit	Beobachtungszeit
S.J. (m)	67 J.	Ausgußstein	Blasenkarzinom	11 Jahren	9 Monate
L.R. (f)	56 J.	sek. Ormond	Collumkarzinom	13 Monaten	6 Monate
L.C. (m)	30 J.	Nippelstenose	Blasenekstrophie	3 Jahren	9 Monate
G.A. (f)	69 J.	Nippelstenose	Blasenkarzinom	2 Monaten	3 Monate
Z.H. (m)	30 J.	Nippelstenose	neurogene Blase	8 Jahren	2 Jahre

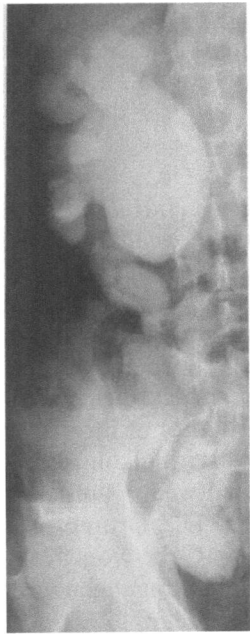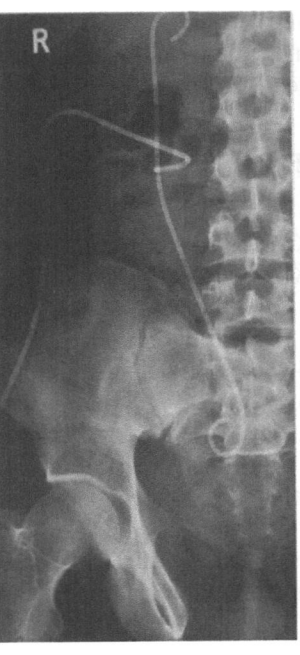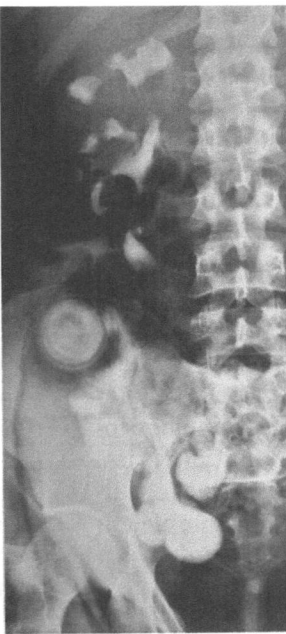

Abb. 1. Röntgenaufnahmen des Patienten L.C. (s. Tabelle 1), bei dem sekundär ein Ileum-Conduit angelegt wurde nach früherer Ureterosigmoideostomie wegen Blasenexstrophie. Die i.v.-Urographie zeigt eine deutliche Dilatation des rechten Nierenbeckenkelchsystems und des Harnleiters bis zum Conduit *(links)*; Leeraufnahme mit anterograd eingelegtem Doppel-J-Katheter und Pigtailnephrostomie in situ *(Mitte)*; Kontrollurographie nach zwei Monaten *(rechts)*

Die Dilatation und Schienung einer langstreckigen Ureterstenose ist nur eine Palliativmaßnahme. Dennoch ist sie in gewissen Fällen indiziert und kann über längere Zeit eine wirkungsvolle Drainage gewährleisten.

Die Ureternippelstenose am Conduit tritt je nach operativer Technik der Ureterileumanastomose in unterschiedlichem Ausmaß auf. Ein Einzug des Harnleiters ins Conduit ohne offene Anastomosierung [1] scheint dieses Problem zu begünstigen, während eine andere Anastomosentechnik [3] weniger Schwierigkeiten erwarten läßt. Eine Behandlung nur durch Dilatation und anterograde Schienung hat bei uns in einem Fall ein gutes Dauerresultat geliefert und wird auch von anderen Autoren [2] angewendet. Wahrscheinlich läßt sich aber ein besseres Langzeitresultat nur nach Resektion und Inzision des Nippels erreichen.

Literatur

1. Mayor G, Zingg EJ (1973) Urologische Operationen. Thieme, Stuttgart, S 539–579
2. Münch PJ, Cates HB, Raney AM, D'Elia FL, Bagley DH (1987) Endoscopic management of the obliterated ureteroileal anastomosis. J Urol 137: 277–279
3. Wallace D (1966) Ureteric diversion using a conduit: a simplified technique. Br J Urol 38: 522–527

Dr. H. Knönagel
Urologische Klinik
Universitätsspital
CH-8091 Zürich

Zusammenfassung der Postersitzung 6: Extrakorporale Stoßwellenlithotripsie (ESWL) bei komplizierter Urolithiasis

T. Schärfe und G. Fuchs

Die Postersitzung „ESWL der komplizierten Urolithiasis" beschäftigte sich mit der Behandlung von Ausgußsteinen durch ESWL alleine oder in Kombination mit PNL, sowie der Frage nach Reststeinen und den Problemen der chronischen Infektion bei Reststeinen nach Behandlung. Hinzu kamen technische Aspekte bei der Behandlung der ausgedehnten Lithiasis in der Niere sowie die Behandlung von Patienten mit Harnableitungen, mißgebildeten Nieren oder anderen Anomalien des oberen Harntraktes.

I. ESWL des Ausgußsteines

H. Schultze, L. Hertle, A. Kutter aus dem Marienhospital Herne berichteten über die Nachuntersuchung von 87 Patienten (Dornier HM3-Lithotripter) wobei 10–18 Monate nach Behandlung eine Steinfreiheitsrate von 74,4% erreicht werden konnte. Bei vier Patienten mußte eine Zweitbehandlung durchgeführt werden. Alle Patienten wurden mit einer Kombination von perkutaner Litholapaxie und ESWL behandelt.

Im Gegensatz dazu berichtet die Arbeitsgruppe um *M. Wirth, V. Heller, J. Krups und H. Frohmüller aus Würzburg* über die Behandlung von 93 Patienten mit ESWL alleine. Die perkutane Litholapaxie wurde hier nicht zur Reduktion der Steinmasse eingesetzt. In 20 Patienten mußten auxilläre Maßnahmen erfolgen. An schwerwiegenden Komplikationen traten einmal Urosepsis, einmal Lungenödem und zweimal die sekundäre Nephrektomie durchgeführt werden. Auch die Arbeitsgruppe um *D. Neisius, Th. Zwergel, R. Schwaiger und M. Ziegler aus Homburg* berichtet über die alleinige ESWL-Behandlung von Teilausguß- und Ausgußsteinen unter Verwendung des Piezoliths. Nach Einlage eines inneren Splintes wird die Steinmasse fraktioniert desintegriert, der Desintegratabgang ist problemlos, allerdings müssen mehrere Sitzungen zur kompletten Steindesintegration in Kauf genommen werden.

II. ESWL und Infekt

Die Arbeitsgruppe *R. Gilhus, K. H. Kurth aus Rotterdam* erreichten bei 151 Patienten mit Ausgußsteinen eine Steinfreiheitsrate von 78% drei Monate nach Behandlung. Bei der Hälfte der Patienten nur wurde Infektfreiheit nach der Behandlung erzielt.

B. Ulshöfer und J. Ebermaier aus Marburg berichteten, daß bei ihren 47 Patienten zu 80% Infektfreiheit erreicht werden konnte, wenn lediglich abgangsfähige Restdesintegrate vorhanden waren. Bei kompakten Reststeinen war eine Infektsanierung nicht möglich, die Rezidiv-Steinrate betrug hier 40%. *W. W. Maier, R. Biber, D. Jonas aus Frankfurt* berichteten über eine retrospektive Analyse von 100 Patienten, deren Ausgußsteine durch Kombination von PNL und ESWL behandelt wurden. Vier dieser Patienten entwickelten Rezidivsteine, wobei ein Rezidivausgußstein gefunden wurde. Nach ihrer Ansicht fand sich keine eindeutige Korrelation zwischen Steinrezidiv und Harnwegsinfekten bei diesen Patienten. Als Komplikationen traten einmal eine AV-Fistel und einmal eine operativ behandlungsbedürftige Blutung auf.

III. ESWL mit Doppel-J

Die Arbeitsgruppe *D. M. Wilbert, T. Esen, G. E. Voges, T. Philp aus Mainz* und *Schultes, Behrend, Rokkenbrug, Nagel aus Berlin* propagierte die Einlage eines Doppel-J-Katheters bei großer Steinmasse vor ESWL. In beiden Gruppen fanden sich signifikante Unterschiede in der Häufigkeit des Auftretens von Fieber und Koliken sowie der Notwendigkeit auxillärer Maßnahmen bei Obstruktion der ableitenden Harnwege. Der Doppel-J-Katheter wurde als wenig invasives Verfahren, alternativ zu auxillären Maßnahmen favorisiert.

Im Gegensatz dazu steht die Aussage der Arbeitsgruppe von *W. W. Maier, R. Biber, W. Bökmann und D. Jonas aus Frankfurt,* die bei 100 Patienten randomisiert keinen schnelleren Desintegratabgang und keinen Vorteil zur Vermeidung der Ausbildung von Steinstraßen nachweisen konnten. Die Steingröße bewegte sich in diesem Kollektiv um 9 mm.

IV. ESWL bei Harnsäuresteinen

Die Autoren *W. H. Maier und H. Huland und H. Klosterhalfen aus Hamburg Eppendorf* sowie *W. Kramer, W. Bökmann, W. W. Maier und D. Jonas aus Frankfurt* waren sich einig, daß auch Patienten mit nichtröntgendichten Harnsäuresteinen durch Stoßwellenlithotripsie behandelt werden können. Durch die ESWL-Behandlung erfolgt die Zerstörung der Konkremente, welche dann mit ihrer sehr viel größeren Oberfläche durch Urinalkalisierung innerhalb von wenigen Tagen entweder aufgelöst oder spontan abgegangen waren. Die Ortungsprobleme können durch zusätzliche Gabe von Kontrastmittel während der Behandlung umgangen werden.

V. ESWL bei Anomalien des Harntraktes

Die Arbeitsgruppen *Ackert et al. aus Rotterdam, Wiese et al. aus München Groß-Hadern, Köhnagel et al. aus Zürich* und *Hirdes et al. aus Rotterdam* gingen der Frage nach, ob Harnableitungen, Doppelnieren, Megaureteren oder Markschwammnieren für eine Stoßwellenlithotripsie geeignet sind. Alle Arbeitsgruppen waren sich darin einig, daß Steine in anomalen oberen Harntrakten durch extrakorporale Stoßwellenlithotripsie behandelt werden können, wenn keine Abflußstörungen vorliegen. Lediglich die Hufeisenniere mit dem hohen Harnleiterabgang sollte durch perkutane Litholapaxie steinsaniert werden, da der Desintegratabgang häufig unbefriedigend ist und Anlaß zu auxillären Maßnahmen gibt.

Die Arbeitsgruppe um *Thüroff et al. aus Mainz* beschäftigte sich mit der Frage der Kelchdivertikelsteine und konnte zeigen, daß durch ESWL alleine nur 10% Steinfreiheit erreichten, so daß dieses Verfahren als unbefriedigend zu gelten hat. Bei klinischer Symptomatik sollte die perkutane Steinsanierung erwogen werden.

Die Arbeitsgruppe *W. Hirdes, M. T. W. T. Lock, K. H. Kurth, F. H. Schröder aus Rotterdam* behandelten 35 Patienten mit Markschwammnieren und Nephrokalzinose. Sie konnten zeigen, daß die lokale Schmerzsymptomatik in der überwiegenden Anzahl der Fälle gebessert werden konnte. Die bestehenden Harnwegsinfekte persistierten nur bei 5 von 31 Patienten. Die Belastungsmakrohämaturie verschwand in allen Fällen. Die ESWL zusammen mit metabolisch-metaphylaktischen Maßnahmen bietet sich zur Behandlung von Markschwammnieren an.

Dr. T. Schärfe
Urologische Universitäts-Klinik
der Johannes Gutenberg-Universität
Langenbeckstr. 1
D-6500 Mainz

Postersitzung 7: Urologische Tumoren – Grundlagenforschung

Mikrochirurgisches Modell zur Untersuchung der Karzinominduktion durch Harnableitung über Darmabschnitte an der Ratte – Erste Ergebnisse

W.-D. Miersch

Nach Ureterosigmoidostomie (UST) wurde bis 1986 über 79 im Anastomosenbereich entstandene Adenocarcinome berichtet. Zwei entsprechende Carcinome sind im Colon-Conduit, vier im Ileum-Conduit beschrieben [6, 10]. Die Carcinomentstehung, insbesondere nach Ureterosigmoidostomie, wird meist auf eine durch gemeinsame Ableitung von Stuhl und Urin induzierte endogene Nitrosaminsynthese im Darm zurückgeführt [9]. Crissey [3, 4] beschrieb 1980 in einem von ihm inaugurierten Rattenmodell in 66% eine Carcinomentstehung bei gemeinsamer Ableitung von Urin und Stuhl im Darm. Die Latenzzeit betrug 8–11 Monate. Bei Gittes [5] entstanden bei der Weiterführung dieses Modells in 80% Carcinome nach 8–12 Monaten. Dieses Modell ist von der operativen Technik her kaum mit der beim Menschen durchgeführten Ureterosigmoidostomie zu vergleichen, da die gesamte Blase divertikelartig mit dem Colon anastomisiert wurde.

Auf andere eventuell mitauslösende Ursachen der Carcinomentstehung – wie z.B. den durch die hyperchlorämische Azidose alterierten Stoffwechsel [1, 2, 7, 8] – wurde bisher nicht eingegangen.

Bei unserem Modell wurde die Ureterosigmoidostomie nach Goodwin/Hohenfellner mikrochirurgisch an 79 männlichen, 200 gr schweren Wistar-Ratten durchgeführt. Der linke Harnleiter wurde implantiert, während der rechte Harnleiter in situ verblieb. Durch die rechte, nach wie vor über die Harnblase ausscheidende Niere wurde die Entstehung einer hyperchlorämischen Azidose verhindert. Die Anastomosen wurden ca. 6 Wochen postoperativ durch I.V.-Urogramme überprüft (Abb. 1).

Nach einer mittleren Beobachtungszeit von 16,4 Monaten entstanden bisher bei 34 Tieren drei Adenocarcinome (Abb. 2) im Anastomosenbereich. Das entspricht 8,8% der verstorbenen Tiere. Berücksichtigt man die noch im Versuch stehenden Tiere (n=45) mit gleicher Beobachtungszeit, verringert sich diese Zahl auf 3,8%. Ein im Sinne einer hyperchlorämischen Azidose alterierter Stoffwechsel scheint uns als mitauslösender carcinogener Faktor wesentliche Bedeutung zu haben, da bei unserem Modell die Carcinominduktion offenbar sehr viel seltener vorkommt als bei Versuchsmodellen, die zu einer hyperchlorämischen Azidose führen.

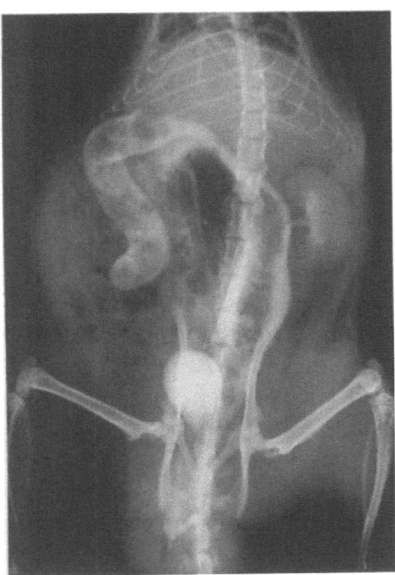

Abb. 1. I.v.-Urogramm 6 Wochen postoperativ

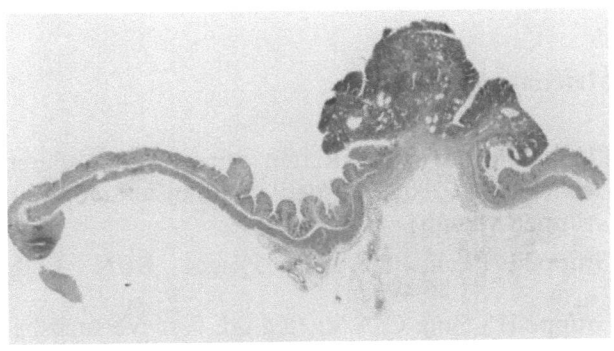

Abb. 2. Adenocarcinom im Anastomosenbereich

Literatur

1. Boyd JD (1931) Chronic acidosis secondary to ureteral transplantation. Am J Dis Child 42: 366–371
2. Caprilli R, Frieri G, Latella G, Gallucci M, Bracci U (1986) Electrolyte and acid base imbalance in patients with rectosigmoid bladder. J Urol 135: 148–150
3. Crissey MM, Steele GD, Jr., Gittes RF (1979) Carcinoma in colonic urinary diversion in rats. Surg Forum 30: 554–555
4. Crissey MM, Steele GD, Gittes RF (1980) Rat model for carcinogenesis in ureterosigmoidostomy. Science 207: 1079–1080
5. Gittes RF (1986) Carcinogenesis in ureterosigmoidostomy. Urol Clin North Am 13: 201–205
6. Harzmann R, Kopper B, Carl P (1986) Karzinominduktion durch Harnab- oder -umleitung über Darmabschnitte? Urologe A 25: 198–203
7. Heidler H, Marberger M, Hohenfellner (1979) The metabolic situation in uterosigmoidostomy. Eur Urol 5: 39–44
8. McConnell JB, Murison J, Stewart WK. (1979) The role of the colon in the pathogenesis of hyperchloraemic acidosis in ureterosigmoid anastomosis. Clin Sci 57: 305–312
9. Stewart M, Hill MJ, Pugh RCB, Williams JP (1981) The role of N-nitrosamine in carcinogenesis at the ureterocolic anastomosis. Br J Urol 53: 115–118
10. Urdaneta LF, Duffell D, Creevy CD, Aust JB (1966) Late development of primary carcinoma following ureterosigmoidostomy: report of three cases and literature review. Ann Surg 164: 503–513

Dr. med. W.-D. Miersch
Urologische Universitätsklinik Bonn
Sigmund-Freud-Str. 25
D-5300 Bonn

Blasentumorinduktion unter Immunsuppression mit Cyclosporin A – Eine experimentelle Studie

F. Recker, H. Rübben, F. J. Deutz und S. Enger

Einleitung

Die Induktion des Harnblasenkarzinoms (aromatische Amine, Nitrosamine) ist klinisch und experimentell belegt. Ungeklärt bleibt hingegen, inwieweit das Immunsystem bei der Entstehung klinisch manifester Tumoren beteiligt ist. Wenn das Immunsystem bei der Carcinogenese eine Rolle spielt, dann sollte sich im Rahmen der experimentellen Tumorinduktion unter Immunsuppression eine erhöhte Rate an Tumoren bilden. Klinisch besteht eine solche Hypothese, unterstützt durch die Beobachtung, daß bei immunsupprimierten Transplantationspatienten eine erhöhte Quote an Neoplasien gefunden wird (PENN).

Ziel der Untersuchung war die Frage, inwieweit Cyclosporin A als ein spezifisches Immunsuppressivum der T-zellabhängigen Immunantwort die Blasentumorinduktion durch das chemische Carcinogen BBN verändern würde.

Material und Methode

170 männliche Wistar-Ratten mit einem mittleren Gewicht von 200 g wurden randomisiert auf fünf Gruppen verteilt:

Gruppe I   kein CSA, 0,05%iges BBN Ende 1.–9. Woche
Gruppe II 5 mg CsA/kg/Kg tgl. vom Versuchsbeginn an für 11 Wochen +0,05%iges BBN Ende 1.–9. Woche
Gruppe III 0,5 mg CsA/kgKg tgl. vom Versuchsbeginn an für 11 Wochen +0,05%iges BBN Ende 1.–9. Woche
Gruppe IV 5 mg CsA/kgKg tgl. vom Versuchsbeginn an für 11 Wochen kein BBN
Gruppe V   12,5 mg CsA/kgKg tgl. vom Versuchsbeginn an für 11 Wochen kein BBN

Blutbild, SMA-12 und Cyclosporin-A-Spiegel wurden regelmäßig kontrolliert. 2 Wochen nach Absetzen der peroralen CsA-Zufuhr (Ende 13. Woche) wurden die Tiere seziert, Nierenbecken, Harnleiter und Blase histologisch untersucht. Dabei wurden die Blasen in vier Ringe und zwei laterale Kappen aufgeteilt. Die lateralen Kappen wurden für spätere elektronenmikroskopische Untersuchungen aufbewahrt. Die vier Ringe wurden in je 16 Segmente aufgeteilt und Ausdehnung, Invasion jedem Blasenteilstück prozentual zugeordnet.

Ergebnisse

Die folgende Tabelle gibt Aufschluß über die Cyclosporin-Plasmaspiegel, täglich aufgenommene BBN-Menge pro Ratte sowie den Anteil der infiltrativen und exophytisch wachsenden Blasentumoren (Tabelle 1 s. S. 331 oben):

Alle Cyclosporin-Spiegel lagen in einem sicher immunsuppressiven Bereich. Elektrolyte, Nierenretentions- sowie Leberfunktionswerte sämtlicher Gruppen waren unauffällig. Die Tiere der Gruppen I, II, und III hatten eine vergleichbare tägliche BNN-Aufnahme. Der Anteil der exophytischen Tu-

Tabelle 1

	Gr. I	Gr. II	Gr. III	Gr. IV	Gr. V
CsA Spiegel ng/ml	0	617 ±87	985 ±254	572±104	1105±270
BBN-Aufnahme tgl.	2,525±0,3	2,444± 0,3	2,806± 0,4	0	0
Exophytisch	4,2 ±0,4%	8,0 ± 0,9%	11,6 ± 1,4%	0	0
Infiltriert	0,7 ±0,08%	2,5 ± 0,3%	3,3 ± 0,5%	0	0
	p=0,004				
	p=0,001				

moren war in Gruppe II mit BBN und 5 mg/kgKg tgl. CsA wesentlich ausgeprägter als in Gruppe I, nur BBN; Gruppe III mit BBN und 12,5 mg/kgKg tgl. CsA zeigte eine statistisch signifikant erhöhte Tumorinduktion im Vergleich zu Gruppe II. Ein paralleles Bild boten die infiltrativen Tumoren. In den Gruppen IV und V ließen sich keine Tumoren nachweisen.

Diskussion

CsA ist ein spezifisches Immunsuppressivum der T-zellabhängigen Immunantwort, indem es über eine Beeinflussung der T-Helfer-Zellen eine antigeninduzierte Immunantwort blockiert. In unseren Versuchen zeigte sich eine dem Ausmaß der Immunsuppression entsprechende Verstärkung der Blasentumorinduktion durch BBN, wodurch die Immundefekthypothese (Klein) als mögliche Mitursache (oder Promotor) der Carcinogenese unterstützt wird. Diese Befunde stehen in Einklang mit der Beobachtung, daß zu Beginn der Carcinogenese beim Blasentumor ein Defizit an cytotoxischen Lymphozyten beschrieben wurde (Droller 1983). Unklar ist, inwieweit es sich dabei um eine Folge der Neoplasie oder aber um deren Auslöser handelt (Enturk). Der experimentelle Nachweis des Einflusses des Immunsystems bei einer multifaktoriellen Carcinogenese des Blasentumors bestätigt indirekt die Ansätze der Immuntherapie des Blasentumors mit Aktivierung der natural Killer cells, des Tumornekrosisfaktors u. a. Außerdem muß bei Blasentumorpatienten unter Immunsuppression mit erhöhter Rezidivneigung gerechnet werden. Dieser Beobachtung sollte bei der Indikation zu Organtransplantationen von Patienten mit Blasentumoren Rechnung getragen werden.

Dr. F. Recker
Abteilung Urologie
der RWTH Aachen
Pauwelsstraße
D-5100 Aachen

Prognostische Relevanz des DNS-Histogramms beim invasiven Blasenkarzinom

M. Stöckle, H. J. Tanke, R. de Goey und U. Jonas

Einleitung

Das Blasenkarzinom stellt ein heterogenes Krankheitsbild mit einem häufig schwer vorhersagbarem Verlauf dar. Vor allem beim oberflächlichen Blasentumor wurde intensiv nach Parametern geforscht, die die Rezidiv- und die Progressionsgefahr des Tumors besser abschätzen lassen. Die Bestimmung der Blutgruppenantigene [1] auf den Tumorzellen oder des DNS-Flußhistogramms [2] konnte unterschiedliche Tumortypen nachweisen. Diese Parameter konnten sich jedoch in der klinischen Routine als Charakteristikum der Tumorbiologie bisher nicht durchsetzen, teilweise aufgrund technischer Probleme, teilweise aufgrund ihrer begrenzten prognostischen Aussagekraft. In der vorliegenden Studie wurde das DNS-Histogramm von 65 paraffinkonservierten Blasenkarzinomen aus Zystektomiepräparaten mit Hilfe der automatisierten Bildzytometrie (Leytas, 5) ermittelt und auf seine prognostische Aussagekraft überprüft.

Material und Methoden

Die Tumorareale innerhalb des Paraffinmaterials wurden anhand HE-gefärbter Referenzschnitte identifiziert. 50 µm-Schnitte der Tumoren wurden entsprechend der von Hedley et al. [3] beschriebenen Technik entwachst, rehydriert und mit Hilfe enzymatischer und mechanischer Aufbereitung zu wäßrigen Einzelzellsuspensionen weiter verarbeitet. Ausstrichpräparate dieser Suspensionen wurden in standardisierter Technik hergestellt und mit Feulgen-SITS gefärbt, wodurch eine quantitative Messung des DNS-Gehaltes möglich wird [5].

Die Ermittlung des DNS-Histogramms aus den derart hergestellten Ausstrichpräparaten erfolgte mit Hilfe des computergesteuerten TV-Analysesystems Leytas [5]: dieses besteht aus einem Mikroskop mit automatischer Fokussierung und Bewegung des Objektträgers. Ein Computerprogramm ermöglicht die selektive Auswahl von einzeln liegenden Zellkernen epithelialen Ursprungs. Durch die Selektivität der Messung können somit Histogramme ermittelt werden, die allein auf der Tumorzellpopulation sowie den nichttumorösen Epithelien aus der Tumorumgebung basieren.

Ergebnisse

Anhand des DNS-Histogramms konnten die untersuchten Tumoren im wesentlichen drei Hauptgruppen zugeordnet werden:

1. Diploide Tumoren zeigten einen Tumorzell-Peak im gleichen Bereich wie nichttumoröse Zellen (2c, entsprechend dem normalen diploiden Chromosomensatz). Im Rahmen des Zellzyklus erreichen die Tumorzellen in der prämitotischen Ruhephase (G2M) einen DNS-Gehalt im tetraploiden Bereich (4c). Tumorzellen mit einem DNS-Gehalt von mehr als 4c fanden sich dementsprechend nicht. Das DNS-Histogramm dieser Tumoren ließ sich nicht zuverlässig von dem einer nichttumorösen Zellpopulation unterscheiden.
2. Polyploide (diploid-tetraploide) Tumoren zeigten ebenfalls einen ausgeprägten Tumorzell-Peak im diploiden Bereich. Zusätzlich fand sich bei diesem Tumortyp je ein weiterer Peak im tetraploiden und im oktoploiden Bereich. Im Gegensatz zur Aneuploidie (s. u.) erwies sich Polyploidie als reversibles Phänomen: der Anteil tetraploider und oktoploider Tumorzellen in verschiedenen Abschnitten gleicher Tumoren konnte beträchtlich schwanken. Insbesondere in Lymphknotenmetastasen fand sich gelegentlich ein komplett diploides Histogramm.
3. Aneuploide Tumoren zeigten eine Tumorstammzelle mit einem DNS-Gehalt, der sich eindeutig von dem der nichttumorösen Zellelemente im Histogramm abgrenzen läßt. Diploide Tumorzellen fanden sich nicht. Im Rahmen der Zellproliferation erreichen die Tumorzellen einen DNS-Gehalt bis zum doppelten der Stammzellinie.

Innerhalb der Gruppe aneuploider Tumoren konnte in Abhängigkeit vom DNS-Gehalt der Stammzellinie eine Unterscheidung in drei Subtypen vorgenommen werden:

I. Hypotriploide Tumoren zeigten eine Stammzellinie unterhalb von 3c.
II. Hypertriploide Tumoren hatten eine Stammzellinie oberhalb des Bereichs von 3c. Im Gegensatz zu den hypotriploiden Tumoren fanden wir bei diesem Tumortyp nicht selten hohe Proliferationsraten, bei denen sich mehr als 20% aller nachweisbaren Tumorzellen in den Proliferationsphasen S und G2M befanden.
III. Hypertetraploide Tumoren, in nur zwei von 65 Fällen nachgewiesen, hatten eine Tumorstammzellinie oberhalb des tetraploiden Bereichs.

Bei der Korrelation dieser verschiedenen Tumortypen mit dem klinischen Verlauf der Patienten kamen signifikante Differenzen zur Darstellung (p = 0,009, log-rank-Test): Die 5-Jahresüberlebensraten nach Zystektomie lagen bei 80% (hypotriploider Typ), 72% (diploider Typ), 40% (polyploider Typ) und 32% (hypertriploider Typ). Beide Patienten mit dem hypertetraploiden Tumortyp verstarben innerhalb weniger Monate nach der Zystektomie tumorbedingt.

Diskussion

Die DNS-Bildzytometrie erlaubte eine reproduzierbare Typisierung des invasiven Blasenkarzinoms, die eine größere prognostische Aussagekraft besitzt als das am gleichen Tumormaterial durchgeführte histologische Grading [4].

Hauptvorteil der automatisierten Bildzytometrie im Vergleich zur Flowzytometrie ist die Möglichkeit, selektiv den DNS-Gehalt von Zellen epithelialen Ursprungs zu messen. Dadurch konnte der Nachweis geführt werden, daß die in der Literatur bisher übliche Einteilung des Blasenkarzinoms [2] in diploide und aneuploide Tumoren um einen polyploiden Tumortyp erweitert werden muß. Als Kriterium der Tumor*diagnostik* erscheint das DNS-Histogramm weniger sinnvoll, da diploide Karzinome sich nicht zuverlässig von nichttumorösen Blasenepithelien unterscheiden lassen.

Ob die vorgestellte Typisierung des Blasenkarzinoms künftig differenziertere Behandlungsstrategien ermöglicht, bedarf weiterer Untersuchungen.

Literatur

1. Bergmann S, Javadpour N (1978) The cell surface antigen A, B or O (H) as an indicator of malignant potential in stage A bladder carcinoma. J Urol 119: 49–51
2. Gustafson H, Tribukait B, Esposti PL (1982) The prognostic value of DNA analysis in primary carcinoma in situ of the urinary bladder. Scand J Urol Nephrol 16: 141–146

3. Hedley DW, Riedlander ML, Taylor IW, Rugg CA, Musgrove EA (1983) Method for analysis of cellular DNA content of paraffin-embedded pathological material using flow cytometry. J Histochem Cytochem 31: 1333–1335
4. Jacobi GH, Klippel KF, Hohenfellner R (1983) 15 Jahre Erfahrung mit der radikalen Zystektomie ohne präoperative Radiotherapie beim Harnblasenkarzinom. Akt Urol 14: 63–69
5. Tanke HJ, Ploem JS, Jonas U (1982) Kombinierte Durchflußzytometrie und Bildanalyse zur automatisierten Zytologie von Blasenepithel und Prostata. Akt Urol 13: 109–115

Dr. med. M. Stöckle
Urologische Klinik und Poliklinik
im Klinikum der
Johannes Gutenberg-Universität
Langenbeckstr. 1
D-6500 Mainz

Mono- und Polychemotherapie beim invasiv wachsenden Harnblasenkarzinom der Maus

W. Kropp, M.-L. Mlynek, G. Cevc und R. Hartung

Einleitung

Die Effektivität einer Chemotherapie wurde tierexperimentell bisher am FANFT induzierten Blasentumor der Maus oder Ratte sowie am transplantierten Blasenkarzinom der immunkompetenten Maus als auch Nacktmaus untersucht.

Problemstellung

Um die Wirksamkeit einer systemischen Mono- oder Polychemotherapie zu überprüfen, wurde ein von uns entwickeltes Tiermodell verwandt. Als Beurteilungskriterien dienten die Überlebensrate der Tiere sowie Tumor- und Metastasenfreiheit bei Versuchsende.

Material und Methoden

Tumor. MBT-2, eine wenig differenzierte Zellinie des Harnblasenkarzinoms der Maus.

Tiere. C3H/He-Han Mäuseweibchen (22–24 g). Die Anästhesie erfolgte i.p. mit einem Ketanest/Rompun-Gemisch. Die transurethrale Katheterisierung wurde mit einem PE-10 Polyäthylenschlauch durchgeführt. Von allen Tieren wurden Harnblase, Leber, Lunge und Nieren histologisch untersucht.

Chemotherapie

Für die Versuche wurden in die Harnblase der CeH/He-Han Mäuseweibchen nach kalter, mechanischer Läsion 1×10^5 MBT-2 Zellen in 0,1 ml Medium instilliert. Die Monotherapie erfolgte mit CDDP oder MTX, die Polychemotherapie mit CDDP+MTX, MVAC- oder CISCA-Schema.

Ergebnisse und ihre Bedeutung

Gruppe A. (Tabelle 1) Lediglich 2/30 Tiere (6,6%) aus der CISCA-Gruppe lebten bei Versuchsende am Tag 35. Durch keine Therapieform konnte das Tumorwachstum gebremst werden (Tumorangehrate 100%). Die Metastasierungsrate war bei den chemotherapeutisch behandelten Tieren niedriger als in der Kontrollgruppe. Die kaum nachweisbare Wirksamkeit der Chemotherapie kann auf die zu große Tumormasse bei Therapiebeginn und das zu schnelle weitere Wachstum des Tumors zurückgeführt werden.

Gruppe B. (Tabelle 2). Wird mit der Chemotherapie bereits 7 Tage nach Tumorzellinstillation begonnen,

Tabelle 1. Gruppe A. Effekt der Chemotherapie auf Überlebensrate (Ü-Rate), Tumorfreiheit (T-Freiheit) und Metastasenrate (M-Rate) in Abhängigkeit des Therapiebeginnes (Tag 14). Als Kontrolle (K) dienten mit Puffer behandelte Tiere

Exp. Gruppen	Ü-Rate	(%)	T-Freiheit	(%)	M-Rate	(%)
K	0/16	(0)	0/16	(0)	7/16	(43)
CDDP	0/31	(0)	0/31	(0)	11/31	(35)
MTX	0/22	(0)	0/22	(0)	9/22	(40)
CDDP+MTX	0/30	(0)	0/30	(0)	9/30	(30)
MVAC	0/27	(0)	0/27	(0)	8/27	(29)
CISCA	2/30	(6.6)	0/30	(0)	8/30	(26)

Tabelle 2. Gruppe B. Effekt der Chemotherapie auf Überlebensrate (Ü-Rate), Tumorfreiheit (T-Freiheit) und Metastasenrate (M-Rate) in Abhängigkeit des Therapiebeginnes (Tag 7)

Exp. Gruppen	Ü-Rate	(%)	T-Freiheit	(%)	M-Rate	(%)
K	7/30	(23)	1/30	(3)	13/30	(43)
CDDP	15/40	(37.5)	7/40	(17.5)	5/40	(12.5)
MTX	14/40	(35)	3/40	(7.5)	15/40	(37.5)
CDDP+MTX	2/20	(10)	4/20	(20)	4/20	(20)
MVAC	2/20	(10)	9/20	(45)	0/20	(0)
CISCA	4/22	(18)	18/22	(82)	0/22	(0)

Tabelle 3. Gruppe C. Effekt der Chemotherapie auf Überlebensrate (Ü-Rate), Tumorfreiheit (T-Freiheit) und Metastasenrate (M-Rate) in Abhängigkeit der Dosis. Therapiebeginn am Tag 7

Exp. Gruppen	Ü-Rate	(%)	T-Freiheit	(%)	M-Rate	(%)
K	7/30	(23)	1/30	(3)	13/30	(43)
CDDP+MTX	3/21	(14)	0/21	(0)	3/21	(14)
MVAC	5/19	(26)	1/19	(5)	5/19	(26)
CISCA	12/19	(63)	2/19	(11)	6/19	(31)

ist allgemein ein Anstieg der Überlebensrate zu verzeichnen. Diese ist in der Gruppe mit Monosubstanzen behandelter Tiere deutlich höher als bei Verwendung einer Kombinationschemotherapie, mit der wiederum die höchste Tumorfreiheit und eine Metastasenrate von 0% erreicht werden konnte. Aufgrund dieser Ergebnisse ist eine eindeutig bessere Wirksamkeit der Kombinationschemotherapie, insbesondere mit MVAC- und CISCA-Schema festzustellen. Wahrscheinlich führt die erhöhte Toxizität der einzelnen Substanzen in der Kombinationstherapie zu der niedrigen Überlebensrate.

Gruppe C. (Tabelle 3). Nach Reduzierung der Dosis einzelner Substanzen in der Kombinationschemotherapie ist eine deutliche Verbesserung der Überlebensrate in der MVAC- und CISCA-Gruppe zu erzielen, während bei der CDDP+MTX-Gruppe weniger Tiere überleben. Die Verbesserung in der Überlebensrate wird mit einer geringeren Tumorfreiheit und erhöhten Metastasenrate erkauft.

Zusammenfassung

Die Versuchsergebnisse zeigen, daß sowohl mit Mono- als auch Kombinationschemotherapie beim in situ wachsenden Harnblasenkarzinom der Maus Therapieeffekte, gemessen an Überlebensrate, Tumorfreiheit und Metastasenreduktion nachzuweisen sind. Die Wirksamkeit ist dabei in hohem Maße abhängig von der vorhandenen Tumormasse. Aus den bisherigen Versuchen kann nicht belegt werden, daß die Polychemotherapie der Monochemotherapie überlegen ist.

Dr. med. W. Kropp
Urologische Klinik u. Poliklinik
der TU München, Klinikum rechts der Isar
Ismaninger Str. 22
D-8000 München 80

Die iatrogene Tumorzellimplantation beim Blasenkarzinom

D. Mack, E. Rammal, J. Feichtinger und G. Jakse

In dieser Arbeit haben wir uns folgende Fragen gestellt:

Experimentell: Ist eine Schädigung der Tumorzellen durch Harn oder durch die bei der Resektion verwendeten Spüllösungen zu erwarten?

Klinisch: a) Ist durch die gleichzeitig durchgeführte systematische Schleimhautbiopsie ein erhöhtes Risiko für eine iatrogene Tumorzellimplantation (TZI) gegeben? b) Spielt die begleitende Urotheldysplasie eine Rolle bezüglich des Tumorrezidivrisikos? c) Ist eine TZI durch die zufällige Blasenwandperforation bei der transurethralen Blasentumorresektion möglich?

Material, Methodik, Ergebnisse

Experimentell: J 82 Monolayer und 647 V Multizelluläre Tumorsphäroide wurden in Resektal (R), Urin (pH 5,5; 7,5) und in destilliertes Wasser 5 bis 30 Minuten inkubiert. Sowohl bei der Monolayer-Zellkultur als auch bei den Tumorsphäroiden wurde durch Inkubation mit destilliertem Wasser eine maximale Wachstumshemmung erreicht (Abb. 1, 2).

Klinisch: a) 133 Patienten wurden wegen eines oberflächlichen Blasentumors (Ta, T1) transurethral reserziert; bei 60 Patienten wurde eine Quadrantenbiopsie gemacht, bei 73 Patienten nicht. Es war kein signifikanter Unterschied hinsichtlich der Rezidivrate zwischen biopsierten und nicht biopsierten Patienten. Jedoch entwickelten alle Patienten mit Dysplasie in der Blasenbiopsie ein Tumorrezidiv. b) Von 1969–1984 wurde bei 12 Patienten mit Ta, T1 Bla-

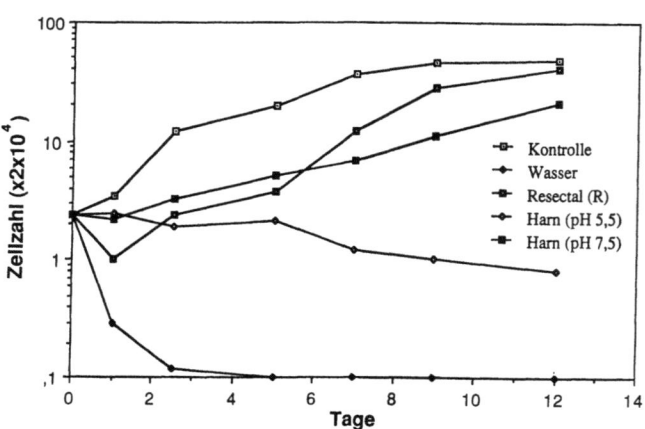

Abb. 1. J 82 Monolayer

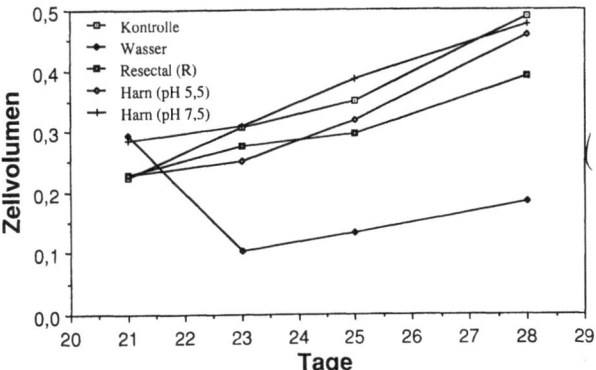

Abb. 2. 647V-Sphäroide

senkarzinom im Rahmen der TUR die Blasenwand perforiert. Keiner dieser Patienten entwickelte intra- oder extraperitoneale Metastasen.

Schlußfolgerung

In der Monolayerzellkultur und bei den Tumorsphäroiden erreichten wir durch destilliertes Waser mit einer Inkubationszeit von 30 Minuten eine maximale Wachstumshemmung. Bei intakten Tumorzellaggregaten, wie sie Tumorzellsphäroide darstellen, werden jedoch nicht alle Zellen in ihrem Wachstum gehemmt. Es kommt nach einer deutlichen Proliferationshemmung zu neuerlicher Volumenzunahme der Sphäroide. Will man diese experimentellen Daten auf die Verhältnisse bei der transurethralen Resektion, Tumorkoagulation und Biopsie übertragen, so kann die Implantation von einzelnen Tumorzellen sicher durch die intra- und postoperative Spülung mit destilliertem Wasser verhindert werden. Eine kostenintensive Spülung oder Instillation mit Zytostatika erscheint daher in der unmittelbaren postoperativen Phase nicht gerechtfertigt zu sein. Werden größere, intakte Tumorzellaggregate durch die Blasenspülung aus der Blase nicht entfernt, so ist eine Implantation in die traumatisierte Blasenwand vorstellbar. Auf eine exakte Irrigation der Blase unmittelbar nach dem operativen Eingriff ist zu achten. Keinen Einfluß auf die Rezidivrate hatte die systematische Schleimhautbiopsie bei dem von uns retrospektiv ausgewerteten und nicht randomisierten Krankengut. Die begleitende Urotheldysplasie ist jedoch ein Indikator für das Tumorrezidivrisiko. Die Erfassung von Tumorvorstufen durch die systematische Schleimhautbiopsie ist gerechtfertigt, da damit Patienten rechtzeitig einer individuellen additiven Therapie zugeführt werden können. Die Blasenwandperforation im Rahmen der Blasentumorresektion führt mit großer Wahrscheinlichkeit nicht zur TZI in die Peritonealhöhle oder ins Retroperitoneum. Eine zusätzliche Therapie in Form einer systemischen Chemotherapie ist bei diesen Patienten nicht angezeigt.

Dr. D. Mack
Urologische Universitäts-Klinik Innsbruck
Anichstr. 35
A-6020 Innsbruck

Angioneogenese im Bereich von Harnblasenkarzinomen

M. Günther und G. E. Schubert

Problemstellung

Bösartige Tumoren wachsen nur bei entsprechender Angioneogenese (AN). Hemmungen der AN könnten sich als Ansatzpunkt für ein therapeutisches Prinzip in der Tumorbehandlung erweisen. Auf der Suche nach Indizien für die Wirkung angiogenetischer Faktoren in nicht invasiven Blasentumoren wurde an pTis- und pTA-Karzinomen die Blutgefäßdichte morphometrisch ermittelt.

Material und Methodik

An Biopsien von 43 pTis- und 83 pTA-Karzinomen, 21 normalen und 23 entzündlich veränderten Harnblasen wurden mit dem MOP Digiplan-Gerät an 6 µ dicken Paraffinschnitten die Blutgefäße im subepithelialen „Korridor" und in tieferen Abschnitten der Submukosa planimetriert. Gemessen wurden Längs- und Querdurchmesser der Kapillaren, Anzahl der Anschnitte, Basalmembranlänge und prozentualer Anteil der Gefäßquerschnittsflächen an der Gesamtfläche.

Ergebnisse

Der Gefäßflächenanteil unter der Basalmembran beträgt im Mittel bei Gesunden 7%, bei Urozystitis 10–20%, bei pTis 35% und bei pTA 45–60%. Zwischen Tumorgrad, Höhe der Tumorzellagen und AN bestehen keine Beziehungen. In der tiefen Lamina propria (Submucosa) sind auch bei Tumoren keine Vermehrungen des Gefäßflächenanteils erkennbar.

Diskussion

Angiogenetische Faktoren sind offenbar schon bei nicht invasiven Blasentumoren wirksam. Zwischen pTis und pTA besteht kein eindeutiger Unterschied im Gefäßflächenanteil. In pTA-Karzinomen könnte das Stromagerüst in Kapillarbreite der limitierende Faktor für das exophytische Tumorwachstum sein, da nach Folkman eine ausreichende Ernährung des Tumorgewebes per diffusionem nur auf eine Strecke von 150 µ möglich ist.

Schlußfolgerungen

Der sprunghafte Anstieg des Gefäßflächenanteils unter nicht invasiven Karzinomen zeigt die lokale Wirkung eines angioneogenetischen Faktors. Ein Gefäßflächenanteil über 30% unmittelbar unter der Basalmembran spricht für ein Karzinom in diesem Bereich. Offenbar findet eine AN schon bei intakter Basalmembran statt.

Zusammenfassung

Morphometrische Untersuchungen an 43 pTis- und 83 pTA-Karzinomen ergaben unmittelbar unter der Basalmembran bei pTis 5fach-, bei pTA 8,6fach erhöhte Gefäßflächenanteile. Ein Gefäßflächenanteil über 30% spricht für ein Karzinom. Auch nicht invasive Karzinome produzieren offenbar einen angiogenetischen Faktor.

Prof. Dr. G. E. Schubert
Institut für Pathologie
Heusnerstr. 40
D-5600 Wuppertal 2

Proto-Oncogene Expression in Human Renal Cell Xenografts

H. F. M. Karthaus, M. J. G. Bussemakers, J. A. Schalken, K. H. Kurth, W. F. J. Feitz, F. M. J. Debruyne, H. P. J. Bloemers and W. J. M. Van de Ven

Introduction

In a recent paper [1], we described proto-oncogene expression patterns in primary human renal cell carcinomas. We found that c-*ras* and c-*myc* were clearly detectable in most of the tumors. Furthermore, expression of c-*fes/fps* was observed in a small percentage of these tumors. Since RNA isolated from primary human renal cell carcinomas was often of low quality probably due to necrosis in the tumor, we wanted to test xenograft tumor lines of renal cell carcinomas in nu/nu mice as a suitable alternative.

Also proto-oncogene expression patterns in xenografts of human renal cell carcinomas were studied. A major problem in studying mRNA from primary human renal cell carcinomas is degradation of mRNA. In contrast to primary tumors high amounts of intact mRNA could be isolated routinely from xenografts of human renal cell carcinomas. This was probably due to the fact that the time period elapsing between excision of the primary tumor and its freezing in liquid nitrogen was much longer in the clinical setting than under the conditions of a laboratory experiment. It is well established that tumor devitalization starts when the renal vascular pedicle in radical nephrectomy is clamped. The better presentation of tumor tissue in xenografts was confirmed by microscopic examination of the xenografts revealing homogenous tumor structures and almost to necrosis.

Results

Our results indicated that as far as proto-oncogene expression patterns are concerned, xenografts of human renal cell carcinomas provide a good alternative for primary tumors. Expression of all three members of the *ras* gene family was found in the xenografts. This is in accordance with earlier observations in primary renal tumors in our laboratory (Schalken, unpublished observation) and in agreement with results from other groups [2] (Table 1).

Similarly, expression of c-*myc* in xenografts also agrees with studies on primary tumors. The fact that

Table 1. Summary of proto-oncogene expression in xenografts of human renal cell carcinomas and the Vero cell line. Symbols: 0: no expression detected; + to + + +: detectable to high levels of expression; NT: not tested

probe	mRNA	RC2	RC14	RC21	RC43	NC65	Vero
N-*ras*	2.2 kb	+	+	0	+	+	+ +
c-Ki-*ras*	4.6 kb	+ +	+	+	+ +	+	NT
c-Ha-*ras*	1.4 kb	0	+	+ +	+	0	NT
c-*myc*	2.3 kb	+ + +	+ +	0	+ + +	+ +	NT
c-*myb*	5.0 kb	0	0	0	0	0	0
p53	3.0 kb	+ +	0	0	+	0	+ +
c-*fes*	3.0 kb	+ +	+	+	+ +	+	0
v-*abl*	6.6 kb	0	0	0	0	0	+ +
	4.8 kb	+	+	+	+	0	+ + +
	2.9 kb	0	+	0	0	0	+ +
	0.8 kb	0	0	0	0	0	NT
v-*sis*	3.5 kb	0	0	0	0	0	NT

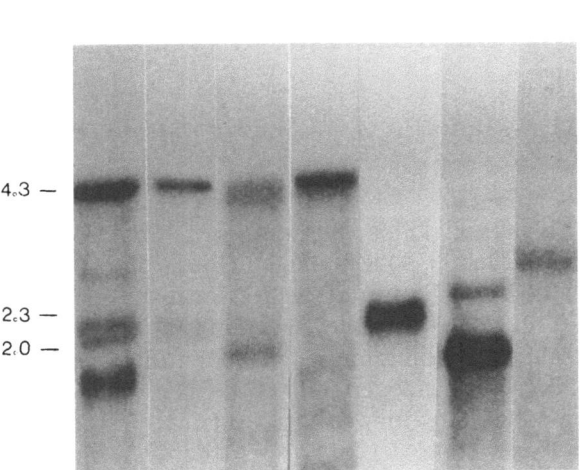

Fig. 1. Northern blot analysis of xenografts of human renal cell carcinomas. Poly-A selected RNA from RC2 (lane E, F and H), RC14 (lane B and D) RC43 (lane C and G) and Vero (lane A) was size fractioned by agarose gel electrophoresis and analyzed by Northern blot technique. Molecular probes used were N-*ras* (lane A and B), v-Ki-*ras* (lane C), c-Ha-*ras* (lane D), c-*myc* (lane E), p53 (lane F), c-*fes* (lane G) and v-*abl* (lane H). Molecular weight markers included are single strand HindIII digested lambda DNA molecules

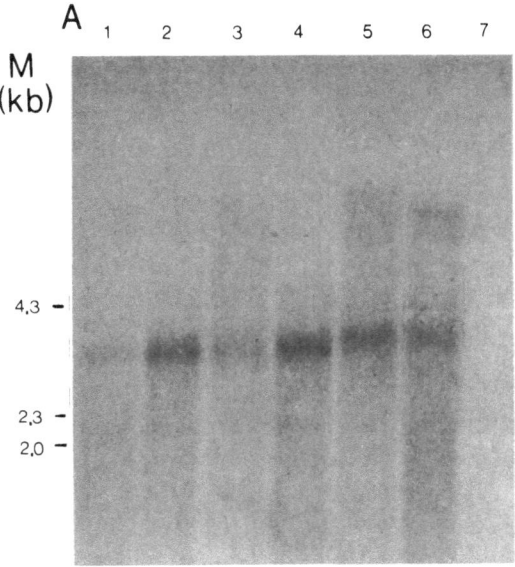

Fig. 2. Comparative Northern blot analysis of c-*fes* mRNA in xenografts RC2 (lane 2) RC8 (lane 3), RC14 (lane 5), RC21 (lane 6), RC43 (lane 4) and NC65 (lane 1). The c-*fes* EcoR1EcoR1 0.95 kb DNA fragment was used as a molecular probe. Molecular weight markers included are single strand HindIII digested lambda DNA molecules

in one of the xenograft tumor lines no c-*myc* transcripts could be found does not necessarily mean that this tumor does not contain a transcript that is related to c-*myc*. However, limited nucleotide sequence homology could explain the failure to detect transcripts of them with a c-*myc* probe, especially under the stringent hybridization condition employed. Expression of the c-*fes/fps* proto-oncogene in renal cell tumors is a matter of interest. In contrast to primary human renal cell carcinomas in which c-*fes/fps* expression was found in only 10% of the cases, the xenografts exhibited in all cases tested a clearly elevated level of *fes/fps* expression. At the moment it is not clear how to explain this observation. It is well established that in normal cells expression of c-*fes/fps* is restricted to cells of hemopoietic origin and mainly to those of the myeloid lineage. The possibility that many myeloid cells were present in the xenografts and that the observed *fes/fps* expression was due to such cells in the tumor specimens could be ruled out on the basis of histopathological analysis. The fact that all xenografts exhibited *fes/fps* expression suggests that xenograft-specific factors are involved and may be selected for, during in vivo propagation of the tumor cells. In situ hybridization or immunofluorescence analysis could shed light upon this matter by identifying in xenografts as well as in primary tumors the cell types that express the proto-oncogene.

The high levels of *fes/fps* expression in xenografts of renal cell carcinomas is also remarkable. In specimens of normal kidney, the *fes/fps* DNA region seems transcriptionally silent [3].

The fact that xenografts of human renal cell carcinomas resemble primary renal cell carcinomas and that mRNA of high quality can be isolated from them enables characterization of the *fes/fps* transcription unit in these tumor cells by cDNA analysis and S1 nuclease protection experiments.

References

1. Karthaus HFM, Feitz WFJ, Schalken JA, Bloemers HPJ, Van de Ven WJM, Debruyne FMJ (1986) Multiparameter analysis of four human renal cell carcinoma xenografts in nude mice. (in press)
2. Slamon DJ, deKernion JB, Verma IM, Cline MJ (1984) Expression of cellular oncogenes in human malignancies. Science 224: 256–262
3. Roebroek AJM, Schalken JA, Leunissen JAM, Onnekink C, Bloemers HPJ, Van de Ven WJM (1986) Evolutionary conserved close linkage of the c-fes/fps protooncogene and genetic sequences encoding a receptor-like protein. EMBO J 5: 2197–2202

H. F. M. Karthaus
Department of Urology
Canisius Wilhelmina Hospital
St. Annastraat 289
NL-6525 GA Nijmegen

Bewertung tumor-assoziierter zellulärer und humoraler Immunreaktionen beim disseminierten Nierenzellkarzinom (RCC)

M. Hermanns, P. Mallmann und P. Brühl

Beim disseminierten und beim nicht-metastasierten Nierenzellkarzinom (RCC) haben Untersuchungen des Immunstatus relativ einheitlich eine Einschränkung der zellulären Immunität ergeben [4, 5]. Basierend auf der in vitro nachgewiesenen Reaktivität gegenüber Tumorgewebe liegen Untersuchungen vor, die die Existenz tumor-assoziierter Transplantationsantigene nahelegen [3]. Ziel unserer Untersuchungen war, über bereits vorliegende Untersuchungen hinausgehend, festzustellen, in welchem Ausmaß beim disseminierten RCC neben quantitativen immunologischen Parametern auch funktionelle Parameter der allgemeinen, besonders aber der zellulären Immunität beeinträchtigt sind.

Material und Methode

10 Patienten mit disseminiertem RCC wurden vor und nach Tumornephrektomie untersucht. 10 alters- und geschlechtsgepaarte Probanden mit benignen, nicht-entzündlichen urologischen Erkrankungen dienten der Kontrolle. Der Nachweis funktionell differenter Lymphozytensubpopulationen mittels monoklonaler Antikörper erfolgte zur Bestimmung der allgemeinen zellulären Immunität. Ermittelte Subpopulationen: Gesamt T-Zellen (anti leu 5, Becton Dickinson), T-Helfer/Inducer-Zellen (anti leu 3a/b), T-Suppressor/zytotoxische-Zellen (anti leu 2a/b), natural killer cells (anti leu 11), LGL/NK cells (anti leu 7), Makrophagen (Biorad) und B-zellen (Biorad). Die intradermale Recall-Antigen-Applikation mittels Multitest Merieux [2] erfolgte zusätzlich zur Bestimmung der Überempfindlichkeitsreaktion vom verzögerten Typ (DCH). Der Leukozyten-Migrations-Inhibitions-Test (LMI-Test) wurde zur Bestimmung der tumor-assoziierten zellulären Immunität herangezogen. Er beruht auf dem Prinzip des funktionellen, quantitativen Nachweises der bei positiver Antigenerkennung freigesetzten Lymphokine aufgrund ihres Einflusses auf die Migration von Makrophagen. Antigene waren die Eluate in RPMI 1640 des autologen und homologen Tumors sowie zur Kontrolle Streptokinase/Streptodornase. Eine positive Antigenerkennung kann differenziert werden als Hemmung (verkleinerter Migrationshof) oder als Enhancement (vergrößerter Migrationshof bei beschleunigter Makrophagenmigration).

Ergebnisse

Im Vergleich zur Kontrollgruppe waren nach intradermaler Recall-Antigen-Applikation die Anzahl der positiven Reaktionen sowie der Mittelwert der Scores vermindert ($p < 0,05$). An der Regulation der Immunantwort beteiligte Zellpopulationen wie die Gesamt T-Zellen ($p < 0,05$), T-Helfer/Inducer-Zel-

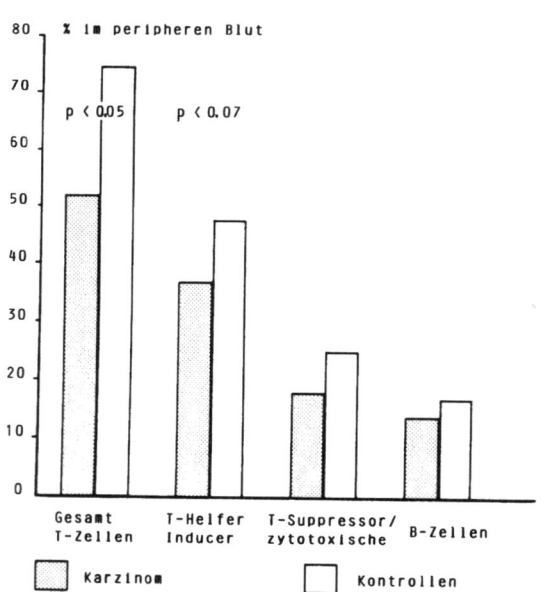

Abb. 1. Verteilung differenter Zellpopulationen – Vergleich Karzinomkontrollen

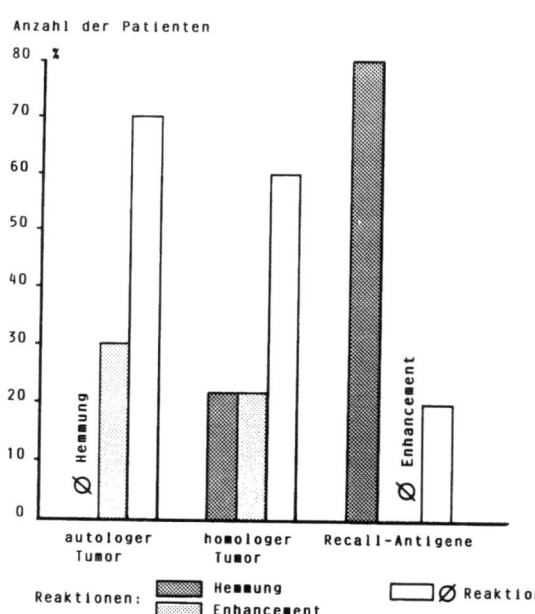

Abb. 2. LMI-Reaktivität beim metastasierten Nierenzellkarzinom

len (p<0,07) und Makrophagen (p<0,05) waren ebenfalls vermindert. Die übrigen Zellpopulationen imponierten unverändert. Nach Nephrektomie stiegen die natural killer cells an (p<0,001). Im LMI-Test ließ sich bei keinem der untersuchten Patienten eine Reaktion im Sinne einer Hemmung gegen den autologen Tumor nachweisen, es fand sich jedoch bei 2/7 Patienten ein Enhancement. 4/10 Patienten zeigten eine Reaktion gegen den homologen Tumor. Bezüglich der Reaktivität gegen Recall-Antigene im LMI-Test fanden sich keine Unterschiede zwischen Patienten und Kontrollgruppe (Abb. 1, 2).

Exemplarisches Behandlungsergebnis

Ausgehend von diesen Ergebnissen erfolgte eine immunmodulierende Therapie mit Thymostimulin (TS), Tp-1 Serono, mit 1 mg TS/kg KG/die i.m. während 4 × 4 Wochen bei einer 53jährigen Patientin mit pulmonalen Metastasen, bei der der prä- und postoperative Immunstatus mit den genannten Ergebnissen übereinstimmte. Die Bestimmung des Immunstatus erfolgte vor und nach TS-Applikation.

Ergebnisse

Nach dem 1. Behandlungszyklus: Anstieg der DCH Reaktivität (Score und absolute Anzahl der positiven Hautreaktionen). Anstieg der Gesamt T-, T-Suppressor- und NK Zellen annähernd in den Normbereich; Abfall der B-Zellen in den Normbereich. Im LMI-Test Hemmung gegenüber Recall-Antigenen und indifferente Reaktion gegen autologes und homologes Tumorgewebe, wobei vor Therapie ein Enhancement gegen autologes und homologes Tumorgewebe sowie eine indifferente Reaktion gegenüber Recall-Antigenen beobachtet wurde. Nach dem 2. Behandlungszyklus: DCH im Normbereich. Anstieg der Gesamt T-, T-Helfer-, T-Suppressor- und NK Zellen; Abfall der B-Zellen. Im LMI-Test: Enhancement gegenüber homologem Tumorgewebe und indifferente Reaktion gegenüber autologem Tumorgewebe und Recall-Antigenen. Nach dem 3. Behandlungszyklus: Keine Restauration der DCH. Abfall der Gesamt T-, T-Suppressor- und NK Zellen. Im LMI-Test: Enhancement gegenüber homologem Tumorgewebe und indifferente Reaktion gegenüber autologem Tumorgewebe und Recall-Antigenen (Abb. 3, 4).

Diskussion

Beim metastasierten RCC ist offensichtlich die allgemeine zelluläre Immunität wesentlich eingeschränkt, da sowohl die DCH gegen Recall-Antigene als auch die Verteilung bestimmter, wesentlich an der Regulation der Immunantwort und der Transplantatabstoßung beteiligter Zellpopulationen vermindert ist. Eine zelluläre Reaktion – wie die Hemmung im LMI-Test gegen den autologen Tumor – konnte bei keinem der untersuchten Patienten nach-

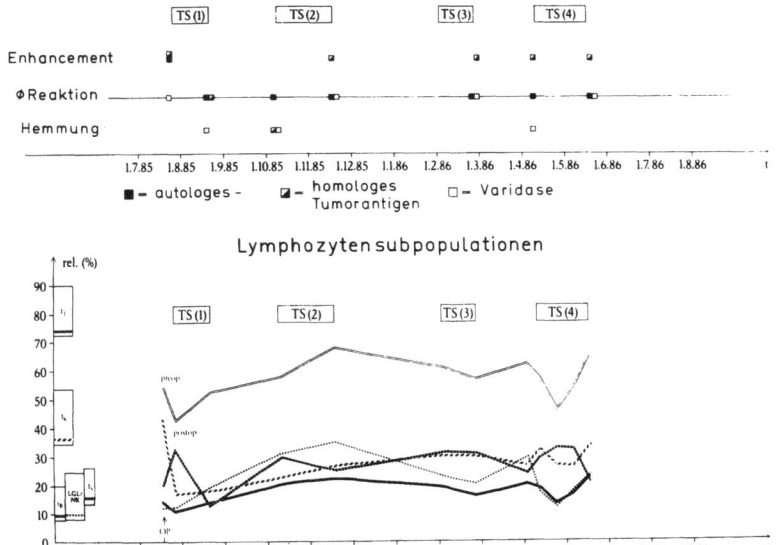

Abb. 3. Leukozyten-Migrations-Inhibitions-Test (LMI-Test)

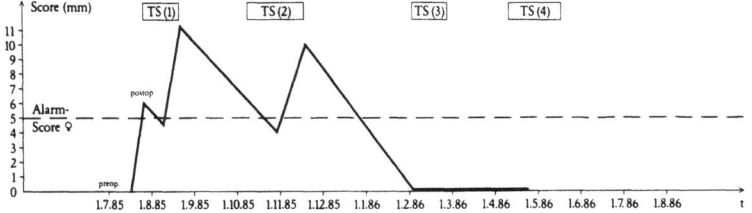

Abb. 4. Multitest Mérieux

Antigenic Heterogeneity of Long-Term Cultures Renal Carcinoma Cell Line (KU-2) Analyzed by Tumor Specific Monoclonal Antibodies

S. Nakamura, M. Tachibana, S. Baba and H. Tazaki

The antigenic heterogeneity of a long term cultured cell line has not been clearly demonstrated. In the presant study, monoclonal antibodies (mAbs) against an established renal carcinoma cell line KU-2 were generated, and used to analyze antigenic variations of KU-2 and its subclones.

Cell fusion technique and a limiting dilution method were used to produce mAb. Characterization of thus produced mAbs was attempted by determining the binding ability to other established cell lines, by enzyme linked immunosorbent assay (ELISA). Reactivity of these mAbs with KU-2 sub-

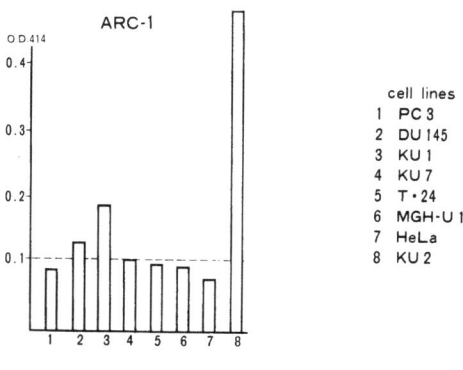
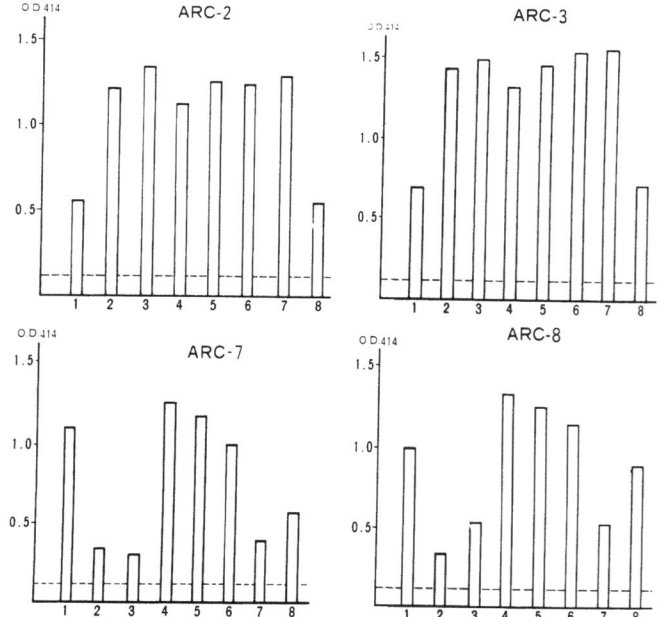

Fig. 1. Cross reactivity patterns of the mAbs against various human cancer cell lines. ARC-1 showed high specificity for KU-2

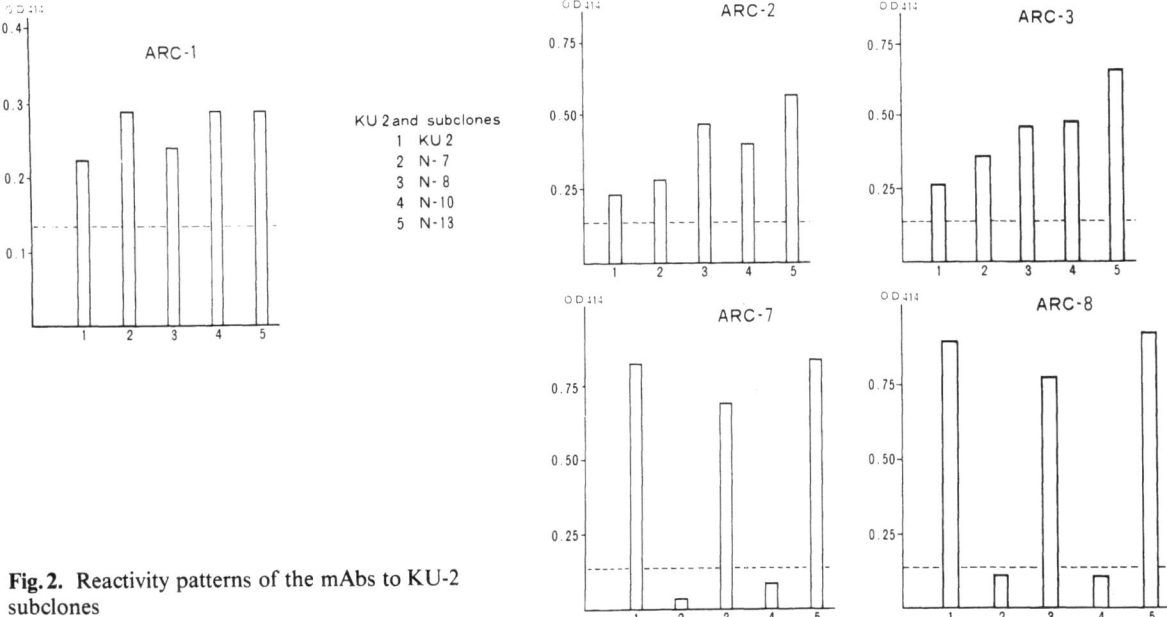

Fig. 2. Reactivity patterns of the mAbs to KU-2 subclones

clones was also determined by the ELISA technique.

Five mAbs (ARC-1, ARC-2, ARC-3, ARC-7 and ARC-8) which reacted with KU-2 were obtained. With these mAbs three different antigenic determinants were detected on KU-2. According to the degree of expression of these three antigenic determinants, the presence of antigenic variants of KU-2 subclones was demonstrated (Fig. 2). Among these mAbs, ARC-1 showed high specificity for KU-2, and the antigenic determinant detected by ARC-1 was proven to be shared by each KU-2 subclone (Figs. 1 and 2).

Dr. S. Nakamura
Department of Urology
School of Medicine
Keio University
Tokyo/Japan

Charakterisierung humaner Nierenadenokarzinome mit Hilfe von Leitenzymen, Lektinrezeptoren und monoklonalen Antikörpern

P. Hanke, G. Wolf, J. E. Scherberich, H. Karich, P. Fischer, W. Schoeppe und D. Jonas

Einleitung

Nierenadenokarzinome (NieCa) sollen aus aberrierten Derivaten proximaler Tubulusepithelzellen entstehen. Präkanzerosen können tubuläre Adenome, Onkozytome oder proximale Epithelzysten sein [2]. Ob diese malignen, proliferierenden Zellen erkannt und durch das Immunsystem eliminiert werden können, hängt von einer spezifischen Interaktion zwischen immunkompetenten Zellen und den Oberflächenantigenen der Tumorzellmembran ab. Nierenkarzinome weisen gegenüber anderen soliden Tumoren mehrere Besonderheiten auf: so sind z. B. immer wieder Spontanremissionen von Metastasen nach Primärtumorentfernung beschrieben worden, andere Autoren konnten im Serum von NieCa Patienten zirkulierende Antikörper und Immunkomplexe gegen Tumorantigene nachweisen [1], auch scheint die zelluläre Immunität durch NieCa-Antigene beeinflußt zu werden. Im NieCa scheinen im Vergleich zu anderen Tumoren gehäuft sog. oncofetale Antigene reexprimiert zu werden [6]. Diese können die spezifische Immunabwehr supprimieren.

Zur weiteren Abklärung des Kommunikationsverlustes der ehemaligen renalen Stammzellen ist es naheliegend, Membranantigene aus Nieren und NieCa vergleichend zu untersuchen.

Material und Methoden

NieCa-Gewebe wurde nach Tumornephrektomie mit Tissue-Tec in flüssigen Stickstoff eingefroren und im Kryostaten (System Dittes-Duspiva) geschnitten (Dicke der Schnitte 7 um). Zur enzymhistochemischen Darstellung der Aminopeptidase A (APA), der Aminopeptidase M (APM), der G-Glutamyltranspeptidase (GGT) und der Dipeptidylaminopeptidase IV (DAP IV) wurde die Methode der simultanen Azokupplung angewandt [4]. Lektinrezeptoren wurden histologisch über die Avidin-Biotin-Komplex-Methode dargestellt. Polyklonale Antikörper gegen das Hauptoberflächenglykoprotein des proximalen Tubulus („SGP"-Antigen) wurden in Kaninchen durch Immunisierung mit lektinaffinitätschromatografisch angereicherten Glykoproteinfraktionen des proximalen Tubulus gewonnen [5].

Monoklonale Antikörper (moAK) gegen NieCa-Antigene wurden durch Immunisierung von 3–4 Wochen alten, weiblichen BALB/c-Mäusen mit Plasmamembranen (PM) aus NieCa und somatischer Zellhybridisierung der Milzlymphozyten mit X63Ag8-Myelomzellen erzeugt (Einzelheiten siehe [3]).

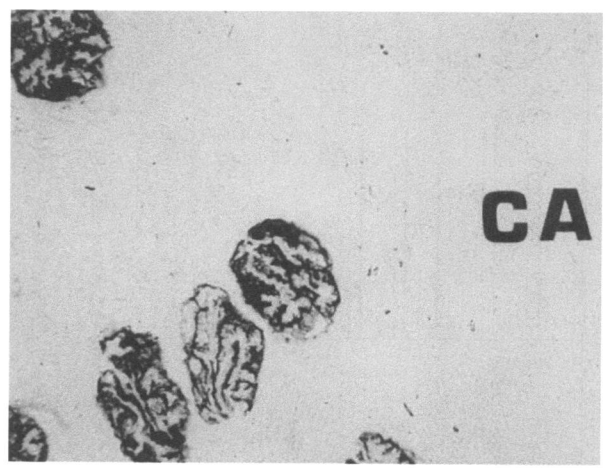

Abb. 1. Infiltrationsgebiet eines NieCa (Hellzelltyp) in die normale Niere. Darstellung der APA. Die normale Niere *(linke Seite)* synthetisiert das Glykoprotein, das NieCa *(rechte Seite)* zeigt keine Reaktion mehr. Vergrößerung: × ca. 110

Ergebnisse und Diskussion

Die normale Niere ist durch ein komplexes Muster von Peptidasen ausgezeichnet. Die APA ist glomerulär in Endothelien und Podozyten lokalisiert und spaltet spezifisch Angiotensin II [8, 9]. Die membrangebundenen Peptidasen APM, DAP IV und GGT sind Leitenzyme des Bürstensaums des proximalen Tubulus. Sie sind Bestandteil eines Multienzymkomplexes, welcher ultrastrukturell durch 7 nm große, globuläre Partikel der PM-Oberfläche charakterisiert ist [5]. Durch Untersuchungen mit einem polyklonalen Ak konnte gezeigt werden, daß die APM des Multienzymkomplexes das SGP-Antigen des proximalen Tubulus repräsentiert (Molekulargewicht 240 kD) und auf der Oberfläche den Zucker N-azetyl-Glukosamin exprimiert. Lektinrezeptoren lassen sich in der normalen Niere im Glomerulus (ConA), in Gefäßen (UEA) und im proximalen Tubulus (WGA, RCA) nachweisen. Das distale Konvolut der Humanniere war durch die starke Ausprägung eines Glykoproteins mit endständiger N-azetylierter Galaktose (PNA-Rezeptor) charakterisiert.

Nierenkarzinome zeichnen sich durch einen signifikanten Verlust von Differenzierungsantigenen aus. In NieCa unterschiedlichsten Differenzierungsgrades (n = 16) konnten die Enzyme APA und APM nicht mehr nachgewiesen werden (Abb. 1).

Der Verlust von ConA-, WGA- und RCA-Rezeptoren im NieCa weist auf eine massive Veränderung der Glykosylierungsmusters der Ca-Oberflächenproteine hin. Das SGP-Antigen ließ sich immunologisch im NieCa nicht mehr nachweisen. Der Nieren-PM vergleichbare globuläre Oberflächenpartikel sind ultrastrukturell im NieCa nicht mehr erkennbar. Die Peptidasen DAP IV und GGT konnten in allen NieCa, unabhängig vom „Grading", in einem diffusen Verteilungsprofil nachgewiesen werden. Die GGT aus NieCa zeichnet sich durch ein anderes Glykosylierungsmuster (50% ConA-Bindung, GGT aus normalen Nieren bis zu max. 18% Bindung). Die NieCa-GGT könnte als tumorassoziiertes Antigen über eine erhöhte Glutathionsynthese der Tumorzelle vor autooxidativen Prozessen schützen und über eine Beeinflussung des Leukotrienstoffwechsels die spezifische Immunabwehr supprimieren [7]. Der PNA-Rezeptor kann als weiteres tumorassoziiertes Antigen gelten, da er in allen NieCa des Hellzelltypes membrangebunden lokalisiert war. Über Glykoproteine mit N-azetylierten Galaktoseresten bestehen Beziehungen zu oncofetalen/-plazentalen Antigenen, welche nur während der fetalen Differenzierung aktiv sind. Diese Antigene können im Tumorgewebe reexprimiert werden [6].

MoAk reagierten mit verschiedenen Strukturen der Niere. Einige moAk zeigten keine Bindung mit NieCa-Gewebe (IF4, IIF8), andere Klonotypen (1H51, 1H12, IIB9, IH5, IIC2) reagierten mit NieCa-Antigenen. Der moAk (IIC2) färbte auch Leber-, Kolon- und Pankreastumoren. Die Reaktion des moAk 1H12 war vom Tumor-„Grading" abhängig: NieCa der Typen 1 und 2 (WHO-Klassifikation) reagierten mit dem moAk, während entdifferenzierte NieCa (Typ 3) das entsprechende Antigen nicht mehr exprimierten. Mit dem moAk 1H12 ließen sich Mikrometastasen von NieCa histologisch in Lymphknoten nachweisen.

Die geringeren immunreaktiven Eigenschaften von Oberflächenantigenen sowie das Glykosylierungsprofil spiegeln die veränderte Membranarchitektur des NieCa wider. Sie entspricht dem Prinzip der fortgeschrittenen Dedifferenzierung und zunehmender Kommunikationsinkompetenz („asoziales Membrangitter") mit Suppression und Unterlaufen der spezifischen Immunabwehr. Die geringere Antigenpenetranz kann mit einem erhöhten Invasions-

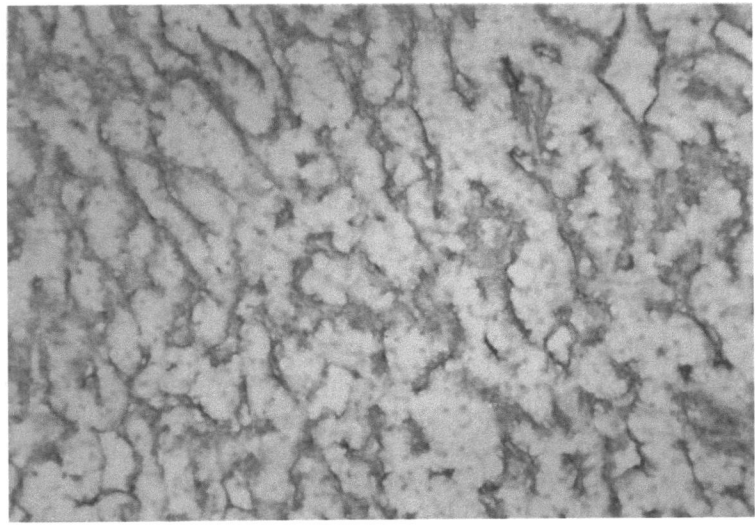

Abb. 2. Reaktion des moAk IH5 mit einem Nierenkarzinom vom Hellzelltyp. Vergrößerung: ×ca. 75

Tabelle 1. Zusammenfassender Überblick der Lokalisation von Epitopen in der normalen Niere und im Nierenkarzinom, welche durch verschiedene moAk erkannt wurden

MoAk	Normale Niere	Nierenkarzinom
IF4	Distaler Tubulus	Keine Bindung
IIF8	Distaler Tubulus	Keine Bindung
IH12	Distaler Tubulus	Zytoplasma
IH5	Proximaler Tubulus	NieCa-Membranen
IIB9	Proximaler Tubulus	NieCa-Membranen
IIC2	Glomeruli	NieCa-Stroma

potential und stärkerer Tendenz zur Metastasierung einhergehen.

Unsere Befunde zeigen, daß morphologisch gleichartige NieCa-Zellen keineswegs gleiche Oberflächenantigene exprimieren, vielmehr liegt eine Mikroheterogenität der NieCa-Antigene vor. Diese Befunde sind klinisch für eine eventuelle Chemotherapie sowie für das Metastasierungsverhalten des NieCa von Bedeutung, da bestimmte Zellpopulationen aufgrund ihres heterogenen Antigenmusters frühzeitig metastasieren bzw. sich gegenüber einer Chemotherapie resistent verhalten könnten. Die starke Ausprägung von Antigenen des distalen Konvoluts der normalen Niere im Tumor deutet darauf hin, daß NieCa nicht ausschließlich aus proximalen, sondern auch aus transformierten distalen Tubulusepithelien entstehen können.

Literatur

1. Ackermann R (1975) Tumour-associated antibodies against renal cell carcinomas detected by immunofluorescence. Eur Urol 1: 154–156
2. Bennington J (1973) Cancer of the kidney. Cancer 32: 1017–1029
3. Goding JW (1983) Production of monoclonal antibodies. Academic, London
4. Kugler P, Wolf G, Scherberich JE (1985) Histochemical demonstration of peptidases in the human kidney. Histochem 83: 337–341
5. Scherberich JE, Kinne R, Gauhl C, Mondorf W, Schoeppe W (1981) Isolation and characterization of basal-lateral and luminal plasma-membranes from the proximal tubnule of human kidney. Prot Biol Fluids 29: 139–142
6. Scherberich JE, Wolf G, Mauck J, Hess H (1984) Charakterisierung von Membranantigenen der Humanniere und des Nierenadenokarzinoms. Immunität Infektion 12: 267–278
7. Vanderlaan M, Phores W (1981) G-glutamyltranspeptidase: a tumour cell marker with a pharmacological function. Histochem J 13: 865–877
8. Wolf G, Stuckhardt C, Scherberich JE (1986) Biochemical and immunhistochemical studies on angiotensinase A in human kidney and renal adenocarcinoma. Immunobiology 173: 445
9. Wolf G, Scherberich JE, Stuckhardt C, Schoeppe W (1987) Angiotensin-degrading aminopeptidase A (APA) of human kidney. Acta Endocr 114: 185–186

Dr. med. P. Hanke
Zentrum der Chirurgie
Abteilung Urologie, Universitätsklinikum
Theodor-Stern-Kai 7
D-6000 Frankfurt

Tumorheterogenität des Nierenkarzinoms: Ergebnisse der Untersuchungen an 81 transplantierten humanen Nierenkarzinomen auf der Nacktmaus

U. Otto, H. Huland und H. Klosterhalfen

Problemstellung

Nierenkarzinompatienten haben bekannterweise die unterschiedlichsten klinischen Verläufe, die bislang durch keine der üblichen Methoden, wie Festlegung des Tumorstadiums oder -grades, sicher vorausgesagt werden können [1]. Insbesondere ist unklar, ob die Tumoreigenschaft selbst oder Einflußfaktoren, wie die Immunlage des Patienten, für die extrem hohe Variationsbreite der Prognose verantwortlich ist.

In der vorliegenden Studie sollte die dahinter vermutete Tumorheterogenität dieser Tumorart mit Hilfe der Transplantation von menschlichem Tumorgewebe auf die Nacktmaus erfaßt, die Einflußfaktoren untersucht und die daraus resultierenden klinischen Folgerungen evaluiert werden. Dieses Tumormodell ist u.E. deswegen zur Beantwortung dieser Frage geeignet, da wir an über 10 000 solcher Transplantationen mit humanem Nierenkarzinomgewebe eine extrem hohe Akzeptanzrate beobachtet haben.

Material und Methoden

Tumormaterial von 81 Patienten mit einem Nierenkarzinom aller Stadien wurde subcutan in Form solider Tumorstückchen unter standardisierten Bedingungen, wie von uns früher ausführlich beschrieben, auf die thymusaplastische Maus transplantiert [2, 3, 4]. Bei den transplantierten Nierenkarzinomen wurde:

1. Die Akzeptanzrate, die Tumorpassagierbarkeit sowie die Tumorverdopplungszeit in der expotentiellen Wachstumsphase,
2. die Identität zwischen dem Xenotransplantat und dem primären Tumorgewebe mit Hilfe morphologischer, biochemischer, immunhistochemischer, funktioneller und proliferationskinetischer Parameter,
3. die Korrelation der Wachstumsparameter der xenotransplantierten Karzinome und der klinische Verlauf der korrespondierenden Patienten und
4. das Sensibilitätsmuster gegenüber antitumoralen Substanzen untersucht.

Ergebnisse

1. Die Akzeptanzrate aller transplantierten Nierenkarzinome lag bei 86%, aller nicht vorbehandelten Nierenkarzinome bei 96%. Von diesen konnten 90% serienmäßig passagiert werden. 39% dieser xenotransplantierten Karzinome wiesen Tumorverdoppelungszeiten von unter 7 Tagen, 36% eine Tumorverdoppelungszeit von über 24 Tagen auf (Bereich 2,2- > 300 Tage). Die Tumorverdoppelungszeit jedes individuellen Transplantates blieb in der Langzeitbeobachtung konstant (Abb. 1).

2. Die Identität zwischen Primärtumor und Xenotransplantat konnte mit Hilfe der unterschiedlichen Parameter, insbesondere in der Langzeitbeobachtung bestätigt werden. Auffallend war die enorme Vielfältigkeit der einzelnen Parameter, wie z.B. die Parathormon- und Erythropoetinproduktion, der Androgenrezeptorbesatz, die Produktion von Tumormarkern wie CEA – 19/9, der DNA-Gehalt der Tumorzellen, der Anteil proliferierender Tumorzellen usw. (Abb. 2).

3. Die Transplantation einer großen Anzahl von Nierenkarzinomen zeigte, daß sich aus dem Wachstum des Tumors als Xenotransplantat Rückschlüsse auf dessen Dignität bzw. Aggressivität ziehen lassen, d.h. das Wachstum des Xenotransplantates korrelierte mit der Prognose des korrespondierenden Patienten.

4. Die durchgeführten Behandlungsstudien deckten ein spezifisches individuelles Sensibilitätsmuster

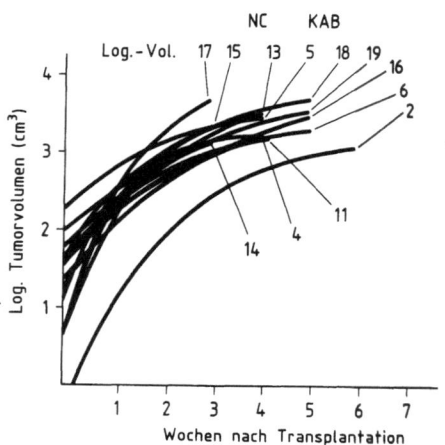

Abb. 1. Wachstum des xenotransplantierten Nierenkarzinomes KAP nach Transplantation auf die Nacktmaus in unterschiedlichen Tumorpassagen. Die Linien repräsentieren die Gombartzfunktion aufgrund der experimentellen Daten

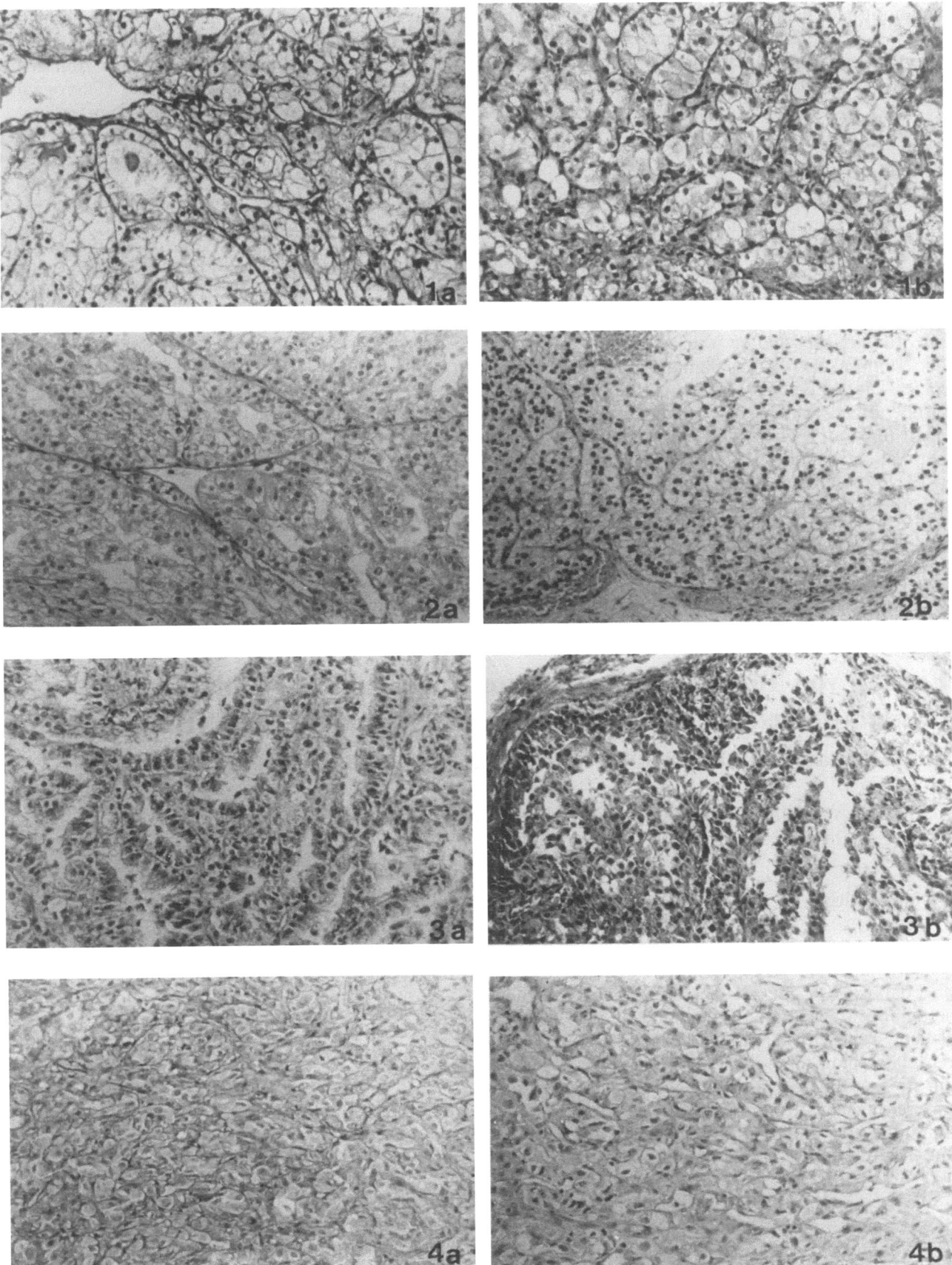

Abb. 2. Histologisch differente Nierenkarzinome (Grad I–IV nach Syrjänen und Hjelt 1978) vor und nach Transplantation auf die Nacktmaus

von antitumoralen Substanzen auf. So erwiesen sich z. B. bei 25 Patienten mit einem metastasierenden Nierenkarzinom 11 unterschiedliche Substanzen als jeweils am effektivsten.

Schlußfolgerung

Das Nierenkarzinomgewebe zeichnet sich durch eine enorme Heterogenität aus, die von uns erstmalig mit Hilfe des Nacktmausmodells experimentell objektiviert und quantifiziert werden konnte. Die bekannte Vielfalt des klinischen Verlaufes von Patienten mit einem Nierenkarzinom korreliert eindeutig mit Tumoreigenschaften wie z.B. dem Wachstum der Tumore nach Transplantation auf die Nacktmaus. Diese Ergebnisse sprechen dafür, daß biologische Eigenschaften des Tumors selbst entscheidend für die Prognose und den Verlauf des einzelnen Patienten sind.

Für die klinische Behandlungsstrategie muß aufgrund der in diesem Modell gefundenen Heterogenität sowohl in diagnostischer als auch therapeutischer Hinsicht mehr Flexibilität gefordert werden.

Insgesamt haben wir mit der Bestimmung und Untersuchung des Tumorwachstums und der Tumorcharakteristika auf der Nacktmaus zum ersten Mal eine Methode in der Hand, die Heterogenität humaner Nierenkarzinome objektiv zu erfassen.

Literatur

1. Campbell LV Jr., Gilbert E, Chamberlain CR Jr., Watne AL (1985) Metastases of cancer to cancer. Cancer 22: 635
2. Otto U, Huland H, Klöppel W, Baisch H (1984) Transplantation of human renal cell carcinoma to NMRI nu/nu mice. I. The reliability of an experimental model. J Urol 131: 130
3. Otto U, Huland H, Klöppel W, Biasch H (1984) Transplantation of human renal cell carcinoma to NMRI nu/nu mice. II. The Evaluation of the response to vinblastine monotherapy. J Urol 131: 134
4. Otto U, Huland H, Klöppel H, Baisch H (1985) Transplantation of human renal cell carcinoma to NMRI nu/nu mice: III. effect of radiation on tumor acceptance and tumor growth. J Urol 134: 170

Dr. U. Otto
Urologische Universitäts-Klinik Eppendorf
Martinistr. 52
D-2000 Hamburg 20

Einfluß von Tumor Nekrose Faktor, Interleukin 2, Alpha-2- und Gamma-Interferon auf humane Nierenkarzinome nach Transplantation auf die Nacktmaus, allein und in der Kombination

U. Otto, A. W. Schneider, H. Baisch, G. Klöppel und P. Hammerer

Problemstellung

Die momentane Therapie des metastasierten Nierenkarzinoms ist gekennzeichnet durch die Tatsache, daß ca. 40% aller Patienten bereits bei Diagnosestellung Metastasen aufweisen, daß ca. 50% der Patienten mit einem vermeintlich lokalisierten Nierenzellkarzinom trotz radikaler Tumornephrektomie an ihren Metastasen versterben und daß aufgrund unserer eigenen Erfahrungen 80% der Patienten in Stadium I-III innerhalb von 5 Jahren Metastasen entwickeln und letztlich an ihrem Tumor versterben [1].

Wegen der bekannten Chemo-, Hormon- und Radiotherapieresistenz des metastasierten Nierenkarzinoms haben wir in einer präklinischen Studie die Wirksamkeit von Lymphokinen (alpha-2- und gamma-Interferon (IFN), Tumor Nekrose Faktor (TNF) und Inter-leukin 2 (IL 2) mit Hilfe des bewährten Nacktmausmodells an transplantierten humanen Nierenkarzinomen allein und in der Kombination überprüft [2, 3].

Die Studie sollte

1. die Wirksamkeit unterschiedlicher Lymphokine unter standardisierten Bedingungen vergleichen,
2. eine Optimierung der klinischen Behandlungsstrategie ermöglichen und
3. Erkenntnisse über den möglichen Wirkmechanismus liefern.

Material und Methoden

An mehr als 1000 Nacktmäusen mit transplantierten humanen Nierenkarzinomen von 20 verschiedenen Patienten wurden pro einzelne Therapiegruppe mind. 8 Tumortransplantate getestet. Die Lymphokine wurden intravenös, intracardial, intraperitoneal oder peritumoral gegeben. Es wurde die LD 10 bestimmt sowie das Dosisoptimum bei den jeweils unterschiedlichen Applikationsarten. Die verwendeten Dosierungsbereiche betrugen für

a) Tumor Nekrose Faktor 0,1-1,5 mg/kg KG 1-5 ×/Woche

b) alpha-2-Interferon 10^2-10^6 E/kg KG 1-5×/Woche

c) gamma-Interferon 10^2-10^6 E/kg KG 1-5×/Woche

d) Interleukin 2 5^4-10^6 E/kg KG 1-5×/Woche

Die Volumina der behandelten Tumore wurden regelmäßig gemessen, es wurden die Wachstumskurven erstellt, die Tumorverdoppelungszeit bestimmt sowie vor, während und nach der Behandlung mit den Lmyphokinen histologische, flußcytometrische sowie immunhistologische Tumorcharakteristika erfaßt.

Tabelle 1. Ergebnisse der immunhistologischen Markierung mit dem monoklonalen Antikörper Kl-67 (Anzahl der positiven Tumorzellen in Prozent)

Zeit (Tage)	Kontrollen	TNF	alpha-2-IFN	alpha-2-IFN + TNF
1	25	28	28	32
2	22	24	15	8
5	30	18	29	2
14	30	12	12	0
28	25	2	10	0

Ergebnisse

Tumorwachstum

1. Die untersuchten Lymphokine zeigten alle in der *Monotherapie* einen mehr oder weniger ausgeprägten hemmenden Einfluß auf das Tumorwachstum. Während TNF und IL 2 einen deutlich dosisabhängigen therapeutischen Effekt zeigten, lag das Dosisoptimum für alpha-2-IFN bei 2×10^5 E/kg KG. Für das gamma-IFN konnte keine Dosisabhängigkeit nachgewiesen werden bei einem Dosisoptimum von 10^3 E/kg KG.

Die *Kombination* aus Tumor Nekrose Faktor und alpha-2-Interferon war jedoch *allen anderen Mono- und Kombinationstherapien* bei 80% der getesteten Tumoren deutlich überlegen. Unter den Respondern zeigten wiederum 60% eine vollständige Remission der transplantierten Tumore (Abb. 1).

2. Die *intravenöse* Applikation von IL 2, TNF sowie gamma-IFN zeigte den besten therapeutischen Effekt, für alpha-IFN war die *intramuskuläre* Gabe gleich wirksam. Dabei war die fraktionierte Gabe (z.B. 1×tgl.) jeder Bolustherapie überlegen.

3. Nach unseren Beobachtungen scheint die Wirkung von IL 2, alpha-2- und gamma-IFN direkt cytotoxisch zu sein, während TNF antiproliferativ wirkt.

Histologie

Unter der Kombinationstherapie TNF und alpha-IFN reduzierte sich die Mitoserate und der Anteil der humanen Tumorzellen zu Gunsten einer bindegewebigen Einsprossung. 4 Wochen nach Therapiebeginn waren bei den Respondern keine humanen Tumorzellen mehr nachweisbar.

Immunhistologie

Mit dem monoklonalen Antikörper Ki-67 konnten wir zeigen, daß bei den auf die Therapie ansprechenden Tumoren eine Blockierung nahezu aller Zellen innerhalb von 5 Tagen in der G0/G1-Phase erfolgt (Tabelle 1).

Flußcytometrie

Wir konnten eine rasche Abnahme der menschlichen Tumorzellen nachweisen (Abb. 2), bedingt durch eine Blockierung der Tumorzellen in der G0/G1-Phase (Abb. 3).

Schlußfolgerung

Die Überprüfung der Wirksamkeit der heute gentechnologisch verfügbaren Lymphokine unter standardisierten Bedingungen an humanen Nierenkarzinomen auf der Nacktmaus zeigen eine signifikante wachstumshemmende Wirkung mit entsprechenden histologischen und zellkinetischen Veränderungen. Die Erfolge der bereits heute klinisch angewandten Monotherapie mit alpha- oder gamma-Interferon mit Remissionsraten von 20-30% im eigenen Klien-

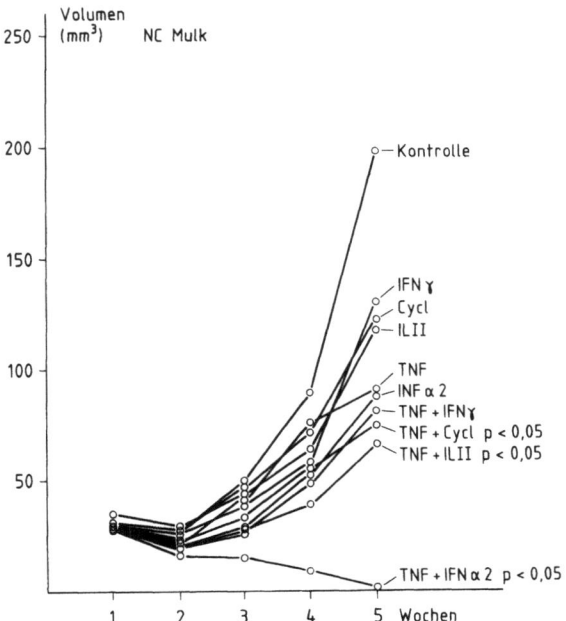

Abb. 1. Einfluß von unterschiedlichen Lymphokinen (Alpha-2- und Gamma-Interferon, Tumor Nekrose Faktor, Interleukin 2) und deren Kombinationen auf den xenotransplantierten Nierentumor *Mulk*

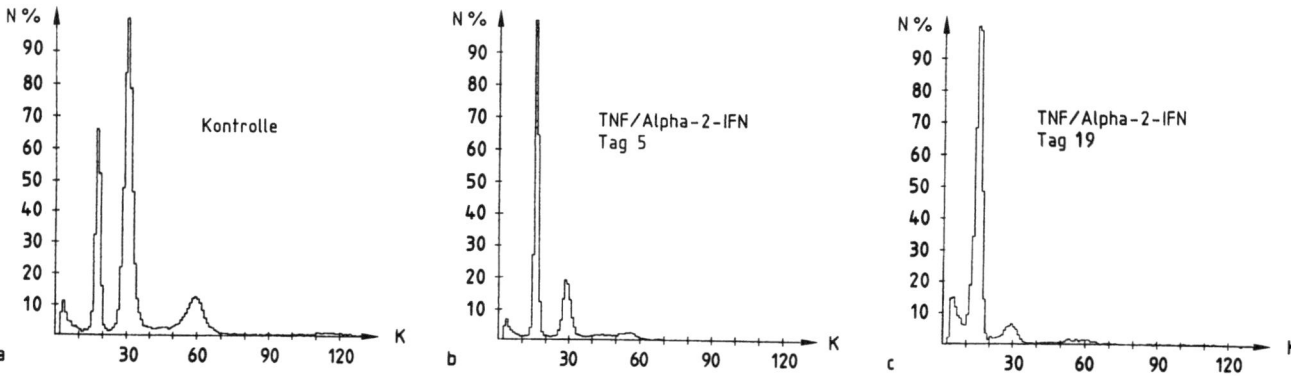

Abb. 2 a–c. DNA Histogramm transplantierter Nierentumore. a Kontrolle, b Tumor 5 Tage nach Behandlung mit TNF und Alpha-2-IFN, c Tumor 19 Tage nach Behandlung mit TNF und Alpha-2-IFN

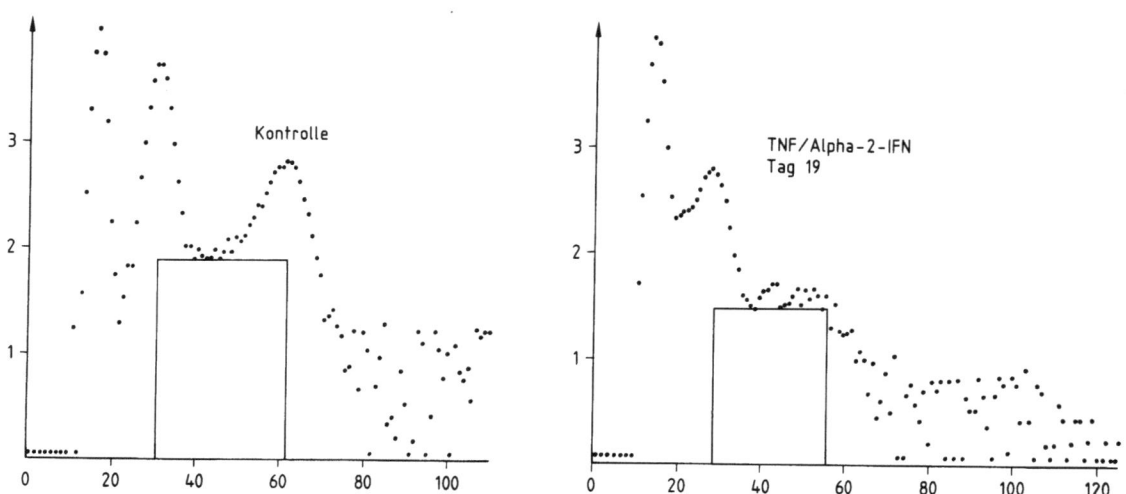

Abb. 3. DNA Histogramm eines unbehandelten und eines mit TNF und Alpha-2-Interferon Behandelten xenotransplantierten Nierentumors

tel bestätigen die Relevanz solcher präklinischen Austestungen [1].

Mit der Kombination von Tumor Nekrose Faktor und alpha-2-Interferon konnten wir jedoch erstmals in präklinischen Studien ein neues Behandlungskonzept vorstellen, welches allen anderen Therapieformen weit überlegen scheint und daher für die klinische Anwendung dringend zu empfehlen ist.

Literatur

1. Otto U, Schneider AW, Conrad S (1988) Die Behandlung des metastasierenden Nierenkarzinoms mit rekombinantem alpha-2 oder gamma-Interferon: Ergebnisse zweier klinischer Phasen II bzw. III Studien. Onkologie 9 Suppl (in Druck)
2. Otto U, Huland H, Klöppel W, Baisch H (1984) Transplantation of human renal cell carcinoma to NMRI nu/nu mice. I. The reliability of an experimental model. J Urol 131: 130
3. Otto U, Huland H, Klöppel W, Baisch H (1984) Transplantation of human renal cell carcinoma to NMRI nu/nu mice. II. The evaluation of the response to vinblastine monotherapy. J Urol 131: 134

Dr. U. Otto
Urologische Universitäts-Klinik Eppendorf
Martinistr. 52
D-2000 Hamburg 20

Die Wirkung von Alpha- und Gamma-Interferon und Tumornekrose-Faktor auf in vitro Kolonienbildung zweier humaner Nierentumorenxenografte

A. J. M. C. Beniers, R. J. A. van Moorselaar, W. P. Peelen, B. Th. Hendriks, J. A. Schalken und F. M. J. Debruyne

Transplantation von humanen Nierenkarzinomzellen in thymusfreien nackten Mäusen hat experimentelle Tumormodelle geliefert, welche die Entwicklung von neuen therapeutischen Vorgehensweisen ermöglicht hat. Direkte und indirekte in vivo und in vitro Antikrebsaktivität von Interferonen (IFN) und Tumornekrose-Faktor (TNF) gegen Humane Tumorenxenografte sind bewiesen [1-3].

Rezente Immunohistochemische und Flowzytometrische Forschung an humanen Nierentumoren (Grawitztumoren) hat erwiesen, daß diese Tumoren aus verschiedenen karzinomatösen und sarcomatösen Komponenten bestehen. Diese Heterogenität beeinflußt die Prognose und Therapie. Um diesen Effekt besser unterscheiden zu können, ist nach der Chemosensitivität von Nierentumorenxenografte mittels des Humanen Tumoren Cloning Systems geforscht worden. Getestet ist die direkte in vitro antiproliferative Wirkung von alpha- und gamma-Interferon sowie von Tumornekrose-Faktor an zwei Nierenzellenkarzinomlinien, RC-43 und NC-65. Dazu sind pro Schale (2 ml) 100000 Xenograftezellen resuspendiert in Soft-Agar gemäß der Methode Salmon und Hamburger. Nach Gerinnung des Agars werden die verschiedenen Interferonen und das TNF, entweder einzeln oder in Kombination, in verschiedene Konzentrationen als Oberschicht auf die Schälchen gebracht in einem Volumen von 200 µl. Darauf wird zwei mal pro Woche die Anzahl Kolonien gezählt mittels einem Omnicon FAS II automatischen Kolonienzähler.

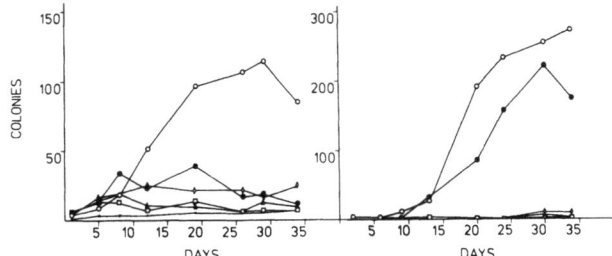

Abb. 1. Effekt von Kombinationen von IFN-alpha (10 ng/Schale=1500 IU/ml), IFN-gamma (10 ng/Schale=100 IU/ml) und TNF (100 ng/Schale=3000 IU/ml) auf die Kolonienbildung von a, RC-43 und b NC-65 Nierentumorenxenograftezellen in Soft Agar nach kontinuierlicher Inkubation. ○——○ Wachstumskontrolle ●——● Zytotoxische Wachstumskontrolle (100 µg $HgCl_2$/ml) ●——● IFN-alpha, IFN-gamma □——□ IFN-alpha, TNF ◆——◆ IFN-gamma, TNF ▲——▲ IFN-alpha, IFN-gamma, TNF

Tabelle 1. Überlebensprozentsatz von RC-43 und NC-65 Nierentumorenxenograftezellen nach Wachstum in Soft Agar bei kontinuierlicher Inkubation mit verschiedenen Kombinationen von alpha-IFN, gamma-IFN und TNF im Vergleich zu dem Wachstum in der unbehandelten Wachstumskontrolle. Konzentrationen sind angedeutet in ng/Schale

Drug combinations	% Survival RC-43	% Survival NC-65
α-IFN 10	25	70
γ-IFN 10	45	90
TNF 100	55	75
α-IFN 10, γ-IFN 10	3	65
α-IFN 10, TNF 100	0	0
γ-IFN 10, TNF 100	20	2
α-IFN 10, γ-IFN 10, TNF 100	1	0

Ergebnisse und Diskussion

Eine deutliche dosisabhängige Wachstumshemmung der Kolonien in Soft Agar konnte sowohl für alpha- und gamma-IFN als auch für TNF gefunden werden. Die Wirkung von alpha- und gamma-IFN alleine war größer auf RC-43 Tumorzellen als auf NC-65 Tumorzellen. Dagegen war die Wirkung von TNF auf die Kolonienbildung deutlicher auf NC-65 als auf RC-43.

Abbildung 1 zeigt die Effekte von Kombinationen der sogenannten Biological Respons Modifiers (BRM) auf in vitro Kolonienbildung der zwei Nierentumorenxenograftezellen und Tabelle 1 faßt die Überlebungsprozentsätze nach Drogentherapie zusammen.

Die verschiedenen Tumorlinien zeigen unterschiedliche Empfindlichkeiten für die antiproliferativen Effekte der verschiedenen BRM combinationen. Obwohl mehrere Kombinationen von Agentien eine totale Hemmung auf die in vitro Kolonienbildung von entweder RC-43 oder NC-65 Tumorlinien zeigen, ist die Kombination von IFN-alpha (10 ng/Schale) und TNF (100 ng/Schale) die einzige, welche eine totale Hemmung auf die in vitro Kolonienbildung beider Tumorlinien hat.

Literatur

1. Balkwill FR, Proietti E (1986) Effects of mouse IFN on human tumour xenografts in the nude mouse host. Int J Cancer 38: 375–380
2. Saito T, Berens ME, Welander CE (1986) Direct and indirect effects of human recombinant gamma-interferon on tumor cells in a clonogenic assay. Cancer Res 46: 1142–1147
3. Tsujimoto M, Yip YK, Vilcek J (1985) Tumor necrosis factor: Specific binding and internalization in sensitive and resistant cells. Proc Natl Acad Sci USA 82: 7626–7630

A.J.M.C. Beniers
St. Radboudziekenhuis
Urologisch Research Laboratorium
Geert Grooteplein Zuid 16
NL-6525 GA Nijmegen

Neue experimentelle Ansätze zur Therapie des Nierenzellkarzinoms mit Tumor-Nekrosefaktor (TNF-α)*

R. Heicappell, S. Naito, R. Ackermann und I.J. Fidler

Einleitung

Tumor Nekrosefaktor (TNF-alpha) ist ein von Monozyten sezerniertes Lymphokin, dessen Herstellung seit kurzem durch gentechnologische Methoden in nahezu unbegrenzter Menge möglich ist [12]. Aufgrund seiner in vitro und in vivo nachgewiesenen anti-Tumor-Wirksamkeit ist TNF derzeit Gegenstand umfangreicher experimenteller [6, 9, 10] und klinischer [1] Untersuchungen. In vitro wirkt TNF direkt zytostatisch und zytotoxisch auf eine ganze Reihe von unterschiedlichen Tumorzellinien [5, 11]. Für die Behandlung des metastasierenden Nierenzellcarcinoms gibt es heute kein erfolgreiches, allgemein anerkanntes Therapiekonzept [4]. Ziel der vorliegenden Untersuchungen war es daher, die zytostatische und zytotoxische Wirkung von Tumor-Nekrosefaktor auf Linien menschlicher Nierenzellcarcinome in vitro näher zu charakterisieren. Dabei standen folgende, für einen potentiellen therapeutischen Einsatz wesentliche Fragen im Vordergrund:

1. Wie ist die Dosiskinetik der direkten TNF-Wirkung in vitro?
2. Gibt es in ein und demselben Tumor Subpopulationen unterschiedlicher Sensitivität gegenüber TNF-α?
3. Zu welchem Zeitpunkt werden durch TNF-α irreversible Veränderungen in den Tumorzellen induziert?
4. Kann Resistenz gegen TNF in vitro erzeugt werden?

Material und Methoden

Zellinien und Zellkultur

Aus dem Nierenzellcarcinom eines 43jährigen männlichen Patienten wurden durch in-vivo-Selektion in der Nacktmaus fünf Nierenzellcarcinomlinien gewonnen, die sehr unterschiedliche biologische Eigenschaften haben [8]. Alle Zellinien wurden als Monolayer in Plastik-Kulturflaschen in supplementiertem Eagles's MEM (Hazelton, Denver, CO, USA) kultiviert wie beschrieben [5].

Rekombinanter menschlicher Tumor-Nekrosefaktor (r-m-TNF)

Rekombinanter menschlicher Tumor-Nekrosefaktor wurde in E. coli produziert [12]. Die Präparation (Reinheit 95%; spez. Aktivität 10 U TNF/ng Protein) wurde uns freundlicherweise von Dr. Leo S. Lin (Cetus Corp., Emoryville, CA, USA) zur Verfügung gestellt.

TNF-Zytostase und TNF-Zytotoxizität

Die Zytostase wurde durch den Einbau des Fluoreszenzfarbstoffes Hydroethidine (HET; Polysciences, Warrington, PA, USA) in metabolisch aktive Zellen bestimmt [2, 5]. Die Messung der TNF-induzierten Zytotoxizität beruhte auf der Freisetzung von radioaktiv markierter (^{125}I-Iododeoxyuridine) DNA durch lysierte Zielzellen [5, 7].

Statistik

Alle Experimente wurden in Triplikaten durchgeführt und mindestens dreimal mit dem gleichen Ergebnis reproduziert. Unterschiede zwischen Grup-

---

* Gefördert aus Mitteln der Mildred-Scheel-Stiftung der Deutschen Krebshilfe und der R.E. „Bob" Smith Foundation.

pen wurden mit dem t-Test für gepaarte Stichproben auf Signifikanz untersucht.

Ergebnisse und Diskussion

In der vorliegenden Untersuchung wird die Wirkung von TNF auf menschliche Nieren-Tumorzelllinien beschrieben, die alle vom gleichen Primärtumor stammen und in vivo in der Nacktmaus selektioniert wurden. Somit repräsentiert jede Linie eine oder mehrere Subpopulationen, die bereits im Originaltumor vorhanden war.

TNF wirkte zytotoxisch auf alle von uns untersuchten Nierenzellkarzinomlinien. Das Dosisoptimum lag zwischen 10 und 100 ng/ml. In diesem Dosisbereich wurden ca. 70% der Zellen lysiert. Mehr als 70% aller Zellen wurden allerdings auch mit wesentlich höheren Dosen nicht lysiert. Somit werden bei direkter Einwirkung von TNF - auch in sehr hohen Dosen - auch TNF-sensitive Zellinien nicht zu 100% lysiert.

TNF wirkt zytostatisch und zytotoxisch auf alle untersuchten Nierenzellcarcinomzellinien. Das Ausmaß der Zytostase ist aber sehr unterschiedlich: die Lebermetastasensublinie wird um mehr als 70% im Wachstum gehemmt, während bei der subkutan selektionierten Linie SN12S1 nur etwa 30% Zytostase erreicht werden (p<0,05). Gleiche Ergebnisse zeigten Untersuchungen der Zytotoxizität. Die hier untersuchten Zellinien stammen aus dem gleichen Primärtumor und repräsentieren Subpopulationen von Tumorzellen, die im Primärtumor vorhanden gewesen sein müssen. Somit wirkt TNF selektiv auf einige Subpopulationen, während andere nur wenig beeinträchtigt werden. Bei den von uns verwendeten Zellinien wurde die aus einer Lebermetastase in der Nacktmaus gewonnene Zellinie am stärksten, die aus einem subkutanen Primärtumor in der Nacktmaus entwickelte Linie am schwächsten lysiert. TNF bewirkt bereits nach einer Einwirkungszeit von nur 30 Minuten Veränderungen in sensitiven Tumorzellen, die nach 72 Stunden zur Lyse der Mehrheit der Zellen führen. Es gibt Hinweise dafür, daß TNF möglicherweise Zellzyklus-spezifisch wirkt [3].

Eine Resistenzentwicklung konnten wir in vitro nicht beobachten. Um dies zu testen, wurden Zellen der sensitiven Sublinie SN12L1 wiederholt mit TNF inkubiert. Wenn nach der ersten Exposition Resistenz aufgetreten wäre, hätte eine zweite Inkubation mit TNF keine Zytostase/Zytolyse mehr bewirkt. Wir konnten jedoch eine Resistenzentwicklung in vitro nicht feststellen. Auch nach wochenlanger Exposition mit hohen Dosen von TNF konnten wir in vitro keine stabilen TNF-resistenten Varianten generieren.

Schlußfolgerungen

Obwohl klinische Phase-1 Studien mit TNF bereits publiziert sind [1], ist der Wirkmechanismus von TNF bisher in wesentlichen Punkten unbekannt. Unsere Ergebnisse zeigen, daß das Wirkungsspektrum von TNF begrenzt wird durch die Heterogenität seiner Wirkung auf unterschiedliche Zellklone im gleichen Tumor und die nur 70% Lyse von sensitiven Zielzellen bei der direkten Einwirkung. Resistenz gegen TNF konnten wir in vitro nicht erzeugen. Möglicherweise interferiert TNF mit Zellfunktionen hoher Priorität, die nach Entzug des TNF intrazelluläre Reparaturmechanismen rasch aktivieren.

Für einen sinnvollen und gezielten Einsatz von TNF in der Therapie des metastasierenden Nierenkarzinoms werden weitere Untersuchungen auch über die Kooperation von TNF mit anderen humoralen und zellulären Elementen des Immunsystems notwendig sein.

Literatur

1. Blick M et al. (1987) Cancer Res 47: 2986
2. Bucana et al. (1986) J Histochem Cytochem 34: 1109
3. Darzynkiewicz et al. (1984) Cancer Res 44: 83
4. Graham SD Jr (1986) In: Graham SD Jr, Urologic Oncology. Raven, New York
5. Heicappell R et al. (1987) J Immunol 138: 1634
6. Kettelhut I et al. (1987) Proc Natl Acad Sci USA 84: 4273
7. Kleinerman et al. (1983) Cancer Res 43: 2010
8. Naito et al. (1986) Cancer Res 46: 4109
9. Ostensen M et al. (1987) J Immunol 138: 4185
10. Palladino M et al. (1987) J Immunol 138: 4023
11. Sugarman et al. (1985) Science 230: 943
12. Wang A et al. (1985) Science 228: 149

Dr. R. Heicappell
Urologische Universitätsklinik
Moorenstr. 5
D-4000 Düsseldorf

Immunological Study of Anti-Cancer Effects of Interleukin 2 in Patients with Advanced Urological Cancer

K. Marumo, S. Baba, N. Deguchi and H. Tazaki

Recombinant interleukin 2 (IL2) was given to 12 patients with renal cell carcinoma, 4 patients with carcinoma of the prostate and a patient with bladder carcinoma (Table 1), by two-hour intravenous drip infusions containing 5×10^5 Jurkat units of IL2 (Biogen, Inc., Switzerland) twice daily to inpatients and after at least 28 days of this mode of administration, subcutaneus injection of IL2 at a dose of 1×10^6 units was given six days a week to outpatients.

Natural killer (NK) cell activity against K562 cells and lymphokine-activated killer (LAK) cell activity were determined by $4hr^{51}Cr$-release assay at effector/target cell ratio of 20/1. NK cell activity increased (20% or more) in 11 of 17 patient in 2 weeks, and in 11 of 14 patients in 4 weeks after initiation of the therapy. LAK cell activity increased (20% or more) in 10 of 12 patients tested in 4 weeks.

Peripheral blood lymphocytes increased (20% or more) in 14 of 17 patients in 2 weeks.

Lymphocyte surface antigens were enumerated by a direct immunofluorescence assay using fluorescein isothiocyanate-conjugated monoclonal antibodies and flowcytometer. IL2 receptor positive cells in peripheral blood lymphocytes increased (20% or more) in 15 of 17 patients, and HLA-DR positive lymphocytes increased (20% or more) in 16 of 17 patients in 2 weeks after initiation of the therapy. However, there were no significant changes in Leu 2, 3, 4, 7 and 11 positive cells.

Toxicities due to IL2 were fever over 38°C in 7 patients, chill in 5 patients, fatigue in 7 patients, nausea and vomiting in 2 patients, anorexia in 7 patients, headache in 1 patient, and elevation of serum glutamic oxaloacetic transaminase in 3 patients. Eosinophilia was observed in all patients by administration of IL2. Local skin rash was observed in all patients who received subcutaneous injection of IL2. Weight gain, cardio-vascular abnormality, bone marrow suppression or renal dysfunction were not observed by the present dosage schedule of administration.

In 12 patients with renal cell carcinoma, 2 patients showed complete remission; 1 patient partial remission; 7 patients stable disease, and 2 patients progressed. In patients with carcinoma of the prostate or bladder carcinoma, all patients were stable (Table 2) from criteria of Japan Society for Cancer Therapy, however, marked decrease in serum acid-phosphatase and improvement of performance status in 1 patient with carcinoma of the prostate and massive necrosis of tumor in pelvic space accompanied by disappearance of leg edema in a patient with bladder carcinoma were observed.

Obtained results demonstrated that IL2 increased non-specific cell-mediated cytotoxicity, and activated peripheral blood lymphocytes in patients with advanced urological cancer. It was concluded that IL2 has a potential anti-tumor activity in treatment of patients with urological cancer.

Ken Marumo, M.D.
Tokyo Electric Power Hospital
Shinanomachi 9-2
Shinjuku-Ku, Tokyo, 160 Japan

Table 1. Characteristics of patients treated with rIL2

Number Case		Age	Sex	Metastases	PS
R- 1	IS	65	M	Lung, bone, lymphnodes	3
R- 2	EY	62	M	Lung, bone	4
R- 3	IY	62	M	Bone	3
R- 4	KM	55	M	Lung	0
R- 5	SM	68	M	Bone	4
R- 6	OS	75	M	Lung, bone, brain	4
R- 7	OT	67	M	Liver	4
R- 8	TS	55	M	Lung	0
R- 9	WY	62	M	Lung, colon	1
R-10	IT	29	F	Lymphnodes	2
R-11	SM	59	M	Lung, liver	1
R-12	AS	73	M	Lung, mediastinum	1
P-1	HS	64	M	Bone	2
P-2	YE	75	M	Bone	3
P-3	DK	78	M	Bone	4
P-4	IK	76	M	Bone	4
B-1	HS	85	M	Local extension	4

R = renal cell carcinoma, P = prostatic carcinoma, B = bladder carcinoma, PS = performance status

Table 2. Results of IL2 therapy for advanced urological cancer

Case	IL2 therapy		Response (months)
	Duration (days)	Doses (units)	
R- 1	33	33×10^6	PG
R- 2	85	52×10^6	ST
R- 3	21	21×10^6	ST
R- 4	56	56×10^6	CR (10+)
R- 5	39	39×10^6	ST
R- 6	21	21×10^6	ST
R- 7	80	80×10^6	ST
R- 8	198	167×10^6	CR (5+)
R- 9	140	133×10^6	ST
R-10	81	67×10^6	ST
R-11	56	56×10^6	PG
R-12	91	77×10^6	PR (1+)
P-1	41	39×10^6	ST
P-2	43	43×10^6	ST
P-3	14	14×10^6	ST
P-4	30	30×10^6	ST
B-1	98	65×10^6	ST

CR = complete remission; PR = partial remission; ST = stable; PG = progression

Alkohol zur kapillären Nierentumorembolisation?

G. M. Richter, J. Rassweiler, Th. Roeren und G. W. Kauffmann

Einleitung

In tierexperimentellen Studien an chemisch induzierten Nierentumoren bei Wistarratten konnte gezeigt werden, daß eine im histologischen Sinne vollständige Tumorzerstörung durch eine Embolisation nur dann erreicht wird, wenn gleichzeitig das gesamte arterielle Tumorgefäßkompartiment vom Embolisat ausgefüllt wird [1, 2]. Dies führte zum Begriff der *Kapillären Embolisation*. Mittlerweile verfügbare Langzeitergebnisse dieser kapillären Embolisation beim Nierenkarzinom des Menschen belegen, daß auch im klinischen Einsatz eine völlige Vernichtung des Primärtumors erreicht werden kann [3-5]. Als das beste Embolisationsmaterial galt bislang dafür das Okklusionsgel *Ethibloc* kombiniert mit der sogenannten Glukosesteuerung.

Da *Alkohol* eine sehr niedrig viskose Flüssigkeit ist, gelangt er sehr leicht bis zum Kapillarbett. Theoretisch erscheint dadurch mit Alkohol die Verwirklichung einer echten kapillären Embolisation ebenfalls möglich. Im Gegensatz zu Ethibloc, das im Gefäßbett auf Grund seines spezifischen Okklusionsmechanismus (alkohollösliches, aber nicht wasserlösliches Maisprotein) präzipitiert (= ausfällt), bewirkt Alkohol durch Endothelzerstörung eine intravasale Thrombose. Es erscheint daher sinnvoll, beide Substanzen in einem malignen Nierentumormodell zu vergleichen.

Material und Methode

Tumormodell

Das Yoshida-Sarkom ist ein spontan entstandener Weichteiltumor der Ratte, der im DKFZ (= Deutsches Krebsforschungszentrum, Heidelberg) in ständiger Passage gehalten wird. Die Kultur dieses hochmalignen Tumor ist möglich als solider, subkutan wachsender Tumor, als Aszitestumor oder in Einzelzellsuspension. Bei *60 männlichen*, etwa 350 g schweren Wistarratten wurden 1 Million vitale Zellen nach entsprechender Aufbereitung einer ständig in Passage befindlichen Kultur zur Tumorerzeugung verwendet. Dazu wurde in Pentobarbitalnarkose (50 mg/kg Körpergewicht) eine Laparotomie durchgeführt, die Aorta und die linke Nierenarterie proximal freigelegt und eine feine Lymphographienadel nach Punktion zunächst der Aorta in die linke Nierenarterie vorgeschoben und vorübergehend einligiert. Nach Tumorzellinstillation erfolgte abdomineller Verschluß. Sämtliche Tiere entwickelten nach etwa 9 bis 12 Tagen Nierentumoren, die dann in einem Tumorstadium behandelt wurden, das in etwa einem T 3 Stadium der UICC entsprach. Bei 19 Tieren wurde eine Alkohol- und bei 21 Tieren eine kapilläre Ethiblocembolisation durchgeführt. 20 Tiere erhielten zur Kontrolle eine Tumornephrektomie im gleichen Stadium.

Versuchsdauer

Maximal 60 Tage - falls nicht zuvor spontan verstorben - dann Sektion der Tiere und histologische Untersuchung.

Ergebnisse

4 von 20 Tieren der nephrektomierten und ebenso *4 der 21* mit Ethibloc embolisierten Tiere verstarben während der Versuchsdauer ausnahmslos auf Grund einer multiplen Metastasierung. Die anderen Tiere dieser beiden Gruppen waren bei der Sektion tumorfrei entsprechend einer Heilungsrate von 75%. Völlig konträr dazu trat nach Alkoholembolisation bei 2 Tieren eine tödliche Lungenembolie auf und nur 6 der 19 Tiere waren bei Sektion tumorfrei; die übrigen waren zuvor entweder durch lokal progrediente Tumoren oder multiple Metastasierung verstorben. Bei 11 der 17 die Alkoholembolisation überlebenden Tiere fanden sich histologisch Endothel- und Medianekrosen der Vena cava inferior und bei 5 umschriebene Lungeninfarkte. Eine statistische Betrachtung zeigt bei Indifferenz nach Ethiblocembolisation und Nephrektomie hohe Signifikanz im schlechteren Therapieergebnis durch Alkohol ($p < 0,001$).

Diskussion

Die kapilläre Alkoholembolisation im hochmalignen Yoshida-Sarkommodell bei Wistarratten hat eine viel geringere therapeutische Wirksamkeit dabei jedoch eine vielfach höhere Komplikationsrate als die kapilläre Ethiblocembolisation. Deren therapeutische Wirksamkeit unterscheidet sich nicht von der in der Kontrollgruppe durchgeführten Nephrektomie. Diese Ergebnisse beruhen in erster Linie auf dem völlig unterschiedlichen Gefäßverschlußprinzip der beiden Substanzen in Verbindung mit den Wesenszügen der Tumorgefäßarchitektur. Der Fließwiderstand in peripheren Tumorgefäßen einerseits, der bis zu 20fach höher als im Normalgewebe ist, und das häufige Vorkommen von arteriovenösen Kurzschlüssen andererseits mit niedrigem Fließwiderstand in den abhängigen Gefäßen kennzeichnen im wesentlichen die rheologische Problematik von Tumorgefäßen [6, 7]. Eine niedrig viskose Substanz, wie Alkohol, die während der Gefäßpassage ihre Viskosität nicht ändert, wird daher nach dem *Hagen-Poiseuille'schen Gesetz* quantitativ durch die Kurzschlußverbindungen abströmen, gleichzeitig jedoch die so wichtige Tumorgefäßperipherie, wo meist das Tumorwachstum am vitalsten ist, nicht ausreichend erreichen. Dies wird durch die Ergebnisse nach Alkoholembolisation eindeutig belegt.

Der Okklusionsmechanismus von Ethibloc beruht dagegen auf einer Präzipitation, die in kleinkalibrigen Gefäßen sehr viel langsamer als in großkalibrigen erfolgt. Besonders in av-Kurzschlüssen entwickelt sich eine schnelle Präzipitation während dann genügend Ethibloc bis in die Peripherie transportiert wird. Dies erklärt auch die hohe therapeutische Effektivität beim Nierenkarzinom des Menschen.

Literatur

1. Raßweiler J, Kauffmann GW, Rohrbach R, Richter GM (1980) Kapilläre Embolisation, Teil 1: Verschluß des gesamten arteriellen Gefäßsystems der gesunden Rattenniere. Fortschr Roentgenstr 133: 644–653
2. Richter GM, Rohrbach R, Kauffmann GW, Raßweiler J (1981) Kapilläre Embolisation, Teil 2: Verschluß des gesamten arteriellen Gefäßsystems experimentell erzeugter Nierentumoren. Fortschr Roentgenstr 135: 85–97
3. Kauffmann GW, Rohrbach R, Richter G, Raßweiler J, Sommerkamp H (1984) Nierentumorembolisation. Fortschritte, Erfahrungen und Komplikationen. Urologe A 23: 109–116
4. Richter GM, Kauffmann GW, Wimmer B (1985) Die kapilläre Embolisation des blutenden Nierentumors. Ein ungewöhnlicher Fallbericht. Radiologe 25: 364–370
5. Kauffmann GW, Richter GM (1986) Palliative capillary embolization in renal carcinoma. Ann Radiol 29: 205–207
6. Vaupel P (1977) Effect of hyperoxia, hypoxia and hypercapnia on O_2-supply of malignant tumors in situ. Bibl Anat 15: 288–290
7. Barth KH, White RI Jr, Marshal FF (1981) Quantification of arteriovenous shunting in renal carcinoma. J Urol 125: 161–163

Dr. G. M. Richter
Abteilung Röntgendiagnostik
Universitätsklinik
D-7800 Freiburg

Monoklonale Antikörper gegen Urotheltumoren

B. J. Schmitz-Dräger, D. Rohde, C. Peschkes und R. Ackermann

Die Zuverlässigkeit der Urincytologie wird durch den Grad der zellulären Anaplasie und entzündliche Veränderungen beeinflußt. Die Treffsicherheit dieser Methode beträgt für hoch differenzierte Urotheltumoren etwa 20%, für mäßiggradig differenzierte Tumoren 50% und für entdifferenzierte Urotheltumoren etwa 75%. Mit der Entwicklung der Hybridomatechnologie durch Köhler und Milstein ergab sich die Möglichkeit der Produktion von unbegrenzten Mengen monospezifischer Antikörper gegen definierte Antigene [1]. Ziel der vorliegenden Arbeit war die Produktion von monoklonalen Antikörpern gegen Urotheltumoren sowie eine Analyse ihrer Spezifität.

Zur Immunisierung von BALB/c-Mäusen wurden jeweils 10^7 SW 1710 Harnblasencarcinomzellen in Freund'schem Adjuvans intraperitoneal injiziert. Nach 3–5 Boosterinjektionen erfolgte die Zellfusion zwischen Milzzellen von immunisierten Mäusen und P3-X63-Ag8.653 Myelomazellen in Anlehnung an das von Köhler und Milstein beschriebene Verfahren. Die Spezifität der Antikörper wurde mit der Immunperoxidasetechnik auf permanenten Tumorzellinien oder Gefrierschnitten von Tumoren und Normalgeweben durchgeführt. Die Immunelektronenmikroskopie wurde an Vibratomschnitten von Harnblasencarcinomgewebe nach einem von Szymas et al. entwickelten Verfahren durchgeführt [2]. Die Subklassenbestimmung erfolgte durch radiale Immundiffusion in 1% Agarose gegen subklassenspezifische Antiseren.

Die Ergebnisse zeigen, daß das durch den monoklonalen Antikörper (mAk) Due ABC 1 erkannte Antigen vorwiegend auf gering differenzierten Tumoren ausgeprägt ist, während bei mäßig differenzierten Urotheltumoren lediglich eine Fraktion der Tumorzellen mit diesem Antikörper erkannt wurde. Hoch differenzierte Tumoren waren mit diesem Antikörper negativ. Die mAk Due ABC 3 und 4 zeigten eine ausgeprägte Färbung der meisten Urotheltumoren (11/13 und 10/12). Mit allen Antikörpern fand sich bei einigen der 5 bzw. 6 untersuchten normalen Blasenschleimhautproben eine Färbung der oberflächlichen Zellschicht, mit den mAk Due ABC 3 und 4 wurde bei einem Patienten mit einem Prostatacarcinom eine schwache Färbung von normalen Urothelzellen beobachtet. Alle Antikörper zeigten Kreuzreaktionen mit blasenwandinfiltrierenden Zellen, bei denen es sich vermutlich um Granulozyten handelt. Alle Antikörper erkannten Antigene auf Epithelien des proximalen Tubulus. In 2 von 5 Fällen fand sich eine Reaktion der Antikörper gegen Nierencarcinomzellen. Andere Gewebe urogenitalen Ursprungs wie normales Hodengewebe, Hodentumoren und Gewebe von Patienten mit Prostataadenom reagierten mit keinem der 3 Antikörper. Hingegen wurde eine Bindung der mAk an Epithelien des Magen-Darm-Traktes sowie Zellen eines Mammacarcinoms beobachtet. Die immunzytochemische Untersuchung der Antikörper zeigte eine Bindung aller mAk an 3 der 4 untersuchten Harnblasencarcinomzellinien. Eine Bindung der Antikörper an Zellinien nicht urothelialen Ursprungs (Nierencarcinom, Prostatacarcinom, Mammacarcinom, Ovarialcarcinom, Melanom, Burkitt-Lymphom und Erythroleukämie) wurde nicht beobachtet. Die Immunelektronenmikroskopie zeigte für alle mAk eine Lokalisation der Antigene auf der Zellmembran. Während die mAk Due ABC 3 und 4 der IgG-Klasse angehören, handelt es sich beim mAk Due ABC 1 um einen IgM-Antikörper.

Seit der Einführung der Hybridoma-Technologie haben sich eine Reihe von Wissenschaftlern mit der Produktion von monoklonalen Antikörpern gegen Harnblasentumoren beschäftigt.

Nach Berichten von Huland und Mitarbeitern und Chopin und Mitarbeitern besteht offensichtlich die Möglichkeit, die Ergebnisse der konventionellen Zytologie durch eine Immunzytologie signifikant zu verbessern [3, 4]. Im Rahmen der zur Zeit laufenden Untersuchungen wird der Wert der beschriebenen monoklonalen Antikörper in der Immunzytologie für die Diagnostik des Harnblasencarcinoms untersucht.

Literatur

1. Köhler G, Milstein C (1975) Continuous culture of fused cells secreting antibody of predefined specifity. Nature 256: 495–497
2. Szymas J, Hossmann K-A, Morkowski S, Weber F, Oschlies U (1987) Glial fibrillary acidic protein in human glioblastoma. (Eingereicht zur Publikation)
3. Huland H, Arndt R, Huland E, Loening TE, Steffens M (1987) Monoclonal antibody 486 P 3/12: a valuable bladder carcinoma marker for immunocytology. J Urol 137: 654–659
4. Chopin DK, deKernion JB, Rosenthal DL, Fahey JL (1985) Monoclonal antibodies against transitional cell carcinoma for detection of malignant urothelial cells in bladder washing. J Urol 134: 260–265

B.J. Schmitz-Dräger
Urologische Klinik der
Universität Düsseldorf
Moorenstr. 5
D-4000 Düsseldorf

Automatische Identifizierung maligner Blasentumorzellen mit Hilfe der Mehrparameter-Durchflußzytometrie

H. Leyh, G. Valet, A. Lehmer und H. Kahle

Trotz vielfältiger Verbesserungen in der Auswertung durchflußcytometrischer DNS-Bestimmungen zum Nachweis von Harnblasentumoren sind die derzeitigen Identifizierungsraten als Grundlage für klinische Entscheidungen noch nicht ausreichend.

Ziel vorliegender Untersuchungen ist es deshalb, durch gleichzeitige Messungen mehrerer tumorassoziiert veränderter Zelleigenschaften und durch zusätzliche Zelldifferenzierung mit Hilfe von monoklonalen Antikörpern bessere Tumoridentifizierungen zu erhalten als mit DNS-Messungen alleine.

Material und Methodik

Probenmaterial

a) Die Auswertung umfaßt 312 Proben von Patienten mit gleichzeitig histologisch gesichertem Harnblasencarcinom (n=181) und von Kontrollpersonen ohne Nachweis eines Urothelcarcinoms (n=131).

b) Die 312 Zellproben setzen sich außerdem in entsprechendem Verhältnis zusammen aus kalten Gewebebiopsien (n=60), Blasenspülflüssigkeiten (n=138) und Spontanurinen (n=114).

Probenverarbeitung

a) Lebendzellmessung
206 Zellproben wurden für 5 min bei Zimmertemperatur mit einem Farbstoffcocktail aus ADB (1,4-diacetoxy-2,3-dicyano-Benzol) und PI (propidium iodid) zur simultanen Darstellung von intrazellulärer Esteraseaktivität und cytoplasmatischem pH-Wert der lebenden Zellen sowie der DNS der toten Zellen angefärbt.

b) Antikörpermarkierung
Bei 106 äthanolfixierten Proben erfolgte der Antigennachweis mit einem indirekten Immunfluoreszenzansatz durch eine erste Inkubation mit verschiedenen monoklonalen Lewis-Blutgruppen Antikörpern. Nach Waschung der Zellen wurde

mit einem Fluorescein-Isothiocyanat (FITC) markierten Kaninchen-Anti-Maus Antikörper und PI zur DNS-Darstellung wiederum inkubiert.

Durchflußcytometer

Die simultane Messung von Zellvolumen und zwei verschiedenfarbigen Fluoreszenzsignalen der gefärbten Zellen erfolgte mit einem FLUVO-METRICELL Durchflußcytometer (HEKA).

Datenverarbeitung

Mit Hilfe eines neu entwickelten selbstlernenden Datenbankprogrammsystems wurde anschließend eine multifaktorielle Analyse der gespeicherten Meßdaten vorgenommen mit automatischer Erkennung der Abnormität einer Zellprobe. Hierzu erfolgte nach computergesteuerter Aufteilung der verschiedenen Zellen jeder Probe die Kombination der fünf am besten diskriminierenden Meßwerte (z. B. Prozentsatz der antikörper-positiven Epithelzellen, Esterasekonzentration der Epithelzellen) zu neuen Parametern, mit deren Hilfe zusätzlich zur DNS-Verteilung abnorme von normalen Zellproben besser unterschieden werden können.

Ergebnisse

Von den untersuchten Proben wiesen 220 eine für die weitere Auswertung ausreichende Anzahl von mindestens 200 Epithelzellen auf.
a) Lebendzellmessung
   Unter Mitberücksichtigung zellbiochemischer Parameter zusätzlich zur DNS-Bestimmung konnten 83% der Tumorproben richtig identifiziert werden bei einer falsch positiven Rate von 19%.
b) Antikörpermarkierung
   Nicht alle der eingesetzten Antikörper führten zu einer Verbesserung der diagnostischen Treffsicherheit der cytologischen Untersuchung. Die besten Resultate konnten bei der Verwendung von Sialylal-Lewis-A Antikörpern und von CEA Antikörpern erhalten werden. So wurden mit dem Sial-Lewis-A Antikörper 88% der untersuchten Tumorproben richtig erkannt bei einer falsch positiven Rate von 21%.
c) Die Korrelation zwischen durchflußcytometrischen und histologischen/klinischen Befunden war bei Gewebebiopsien und Spülflüssigkeiten etwas höher als bei Spontanurinen.
d) Die Tumorerkennung mit der Durchflußcytometrie war bei oberflächlichen und gut differenzierten Tumoren nicht wesentlich schlechter als bei den prognostisch ungünstigeren Fällen.

Schlußfolgerung

Im Vergleich zu alleinigen DNS-Bestimmungen läßt sich durch die Mehrparameter-Durchflußcytometrie eine deutliche Verbesserung der Identifizierungsrate von Tumorzellen der Harnblase erhalten. Sowohl bei den Lebendzellmessungen wie bei den antikörpermarkierten Proben konnte eine Korrelation zwischen cytologischen und positiven histologischen Befunden bei Untersuchung von Gewebe bzw. Spülflüssigkeit in mehr als 80%, bei Messung von Spontanurin in mehr als 70% erreicht werden, wobei die falsch positive Rate bei den Proben der Normalpersonen bei durchschnittlich 20% lag. Sollten sich die Tumoridentifizierungsraten durch eine Kombination der Mehrparametermessung von zellbiochemischen Merkmalen einschließlich der DNS-Aneuploidie mit der Tumorzellmarkierung mit monoklonalen Antikörpern weiter verbessern lassen, wäre langfristig die Durchflußcytometrie auch als wertvolle Screeninguntersuchung bei Urinproben einsetzbar.

Dr. H. Leyh
Urologische Klinik und Poliklinik der TU München
Klinikum rechts der Isar
Ismaningerstr. 22
D-8000 München 80

Zusammenfassung der Postersitzung 7: Urologische Tumoren – Grundlagenforschung

H. Huland

Die Postersitzung Grundlagenforschung urologischer Tumoren zeigte Arbeiten zur Frage der Tumorheterogenität und ihrer besseren Definierung, zur Tumorinduktion, zur Verbesserung der Tumordiagnostik und Experimente zur praeklinischen Therapieaustestung moderner Therapeutika allen voran die Lymphokine.

2 Arbeiten beschäftigen sich mit der Heterogenität maligner Tumoren *Stoeckle aus Mainz* in Zusammenarbeit mit *Leiden,* gelingt mit Hilfe der DNA-Analyse an 65 paraffinkonservierten Zystektomiepräparaten aus dem Jahre 1975–1984 eine prognostisch relevante Unterteilung dieser Patienten. Es handelt sich ausnahmslos um Blasen mit invasivem Transitionalzellkarzinom, die in 75% als Grad III eingestuft wurden. Mit Hilfe der DNA-Analyse können die mit guter Prognose und die mit schlechter Prognose identifiziert werden. Solche Arbeiten zeigen einmal die Bedeutung des Tumorgewebes für die Prognose, sie zeigen ferner, daß mit modernen Formen der Tumoranalyse die Prognose besser definiert werden kann als mit der herkömmlichen klassischen Morphologie und sie zeigen, daß wir in der Lage sind, die zu identifizieren, die einer zusätzlichen Therapie bedürfen. Otto und Mitarbeiter haben die Heterogenität anhand 81 humaner auf die Nacktmaus transplantierter Nierentumoren objektivieren können. Sie haben dies nicht nur anhand biologischer Eigenschaften wie dem Wachstumsverhalten auf der Nacktmaus anschaulich demonstrieren können, sondern auch durch diverse andere Parameter wie endokrine Funktionen, unterschiedliches Proliferationsverhalten (nachgewiesen mit modernen Proliferationsmarkern) wie biochemische Analyse der Tumoren und anhand unterschiedlicher Chemotherapiesensibilität zeigen können. Diese umfangreichen Untersuchungen zeigen, daß die Tumoren wohl individualspezifisch behandelt werden müssen und machen eine größere Flexibilität des Therapeuten erforderlich.

2 Arbeiten beschäftigen sich mit der Tumorinduktion. Ausgehend von den faszinierenden Untersuchungen von *Folkman,* der einen Tumorangiogenesefaktor identifizieren konnte, der in Tumoren zur Gefäßneubildung produziert wird, legen *Günther und Schubert aus Wuppertal* morphologische Untersuchungen vor. Sie studieren Gefäße bei Frühformen des Blasenkarzinoms (Carcinoma in situ und TA-Tumoren) und können zeigen, daß im Vergleich zu 2 Kontrollgruppen – nämlich Normalblasen und entzündlichen Blasen – in der Nähe der Basalmembran signifikant vermehrt Gefäße mit größerem Kaliber zu finden sind. Diese Gefäßvermehrung läßt sich nicht in tieferen Regionen nachweisen. Die Innsbrucker Klinik trägt eine Arbeit zur Frage der Tumorinduktion bei transurethraler Resektion vor. In einem klinischen Teil können sie zeigen, daß bei Patienten, die keine Quadrantbiopsie hatten, die gleiche Rezidivrate zu finden ist, wie bei solchen, die einer Quadrantbiopsie unterzogen wurden. Obwohl diese beiden Gruppen nicht randomisiert wurden, kann man daraus schließen, daß durch die Quadrantbiopsie keine Tumorimplantation induziert wird. In einem experimentellen Teil überprüfen sie die Wachstumshemmung verschiedener Flüssigkeiten incl. Urinresektat und Aqua dest. auf Zellkulturen und finden, daß Aqua dest. die intensivste Wachstumshemmung hat. Für solche, die an Tumorimplantation während der transurethralen Resektion glauben, ergibt sich daraus, daß Aqua dest. die ideale Spülflüssigkeit bei der transurethralen Resektion ist. Die *Düsseldorfer Arbeitsgruppe Schmitz-Dräger und Ackermann* stellen monoklonale Antikörper mit guter Spezifität gegen tumorassoziiertes Antigen des Harnblasenkarzinoms vor. Auch sie wollen diese Antikörper zunächst zur Verbesserung der Diagnostik, vor allem zur Verbesserung der Zytologie in Form der Immunzytologie einsetzen. *Leyh und Mitarbeiter aus München* versuchen die flowzytometrische Harnanalyse bei Tumorpatienten durch Erfassung weiterer Parameter mit Hilfe monoklonaler Antikörper, die Blutantigen entdecken sowie durch Farbstoffe, die den intrazellulären PH-Wert festlegen zu verbessern. Mit ihrer neuen erweiterten flowzytometrischen Analyse erzielen sie bereits in 75 bis 90% richtig positive Raten bei 10 bis 25% falsch positiven Ergebnisse. *Grob und Mitarbeiter aus München* stellen Ergebnisse aus ihren umfangreichen Untersuchungen an einem experimentellen Mausblasentumormodell vor. Die ersten Austestungen mit Cisplatin, Methotrexat und Adriamycin zeigen, daß die Kombinationstherapie der Monotherapie nicht überlegen ist. In einer sehr umfangreichen Studie beschäftigen sich *Otto und Mitarbeiter* anhand von 20 humanen auf die Nacktmaus transplantierten Nierentumorgeweben mit der Wirkung von verschiedenen Lymphokinen wie Tumornekrosefaktor, Interferon und Interleukin II. Sie versuchen, die beste Applikationsart und das Dosisoptimum zu ermitteln. Aus diesen Untersuchungen geht hervor, daß mit der Kombination von Interferon alpha und Tumornekrosefaktor eine komplette Wachstumsdepression in 80% erzielt werden kann; ein Ergebnis, das bislang mit keiner anderen

Therapie an diesem Modell erzielt werden konnte. *Beniers und Mitarbeiter aus Nijmegen* testen ebenfalls Lymphokine allein und die Kombination an 2 humanen Tumorzellinien aus und finden, daß die Kombination von Interferon alpha und Tumornekrosefaktor die beste Wirkung erzielt. *Heicappell und Ackermann aus Düsseldorf* in Zusammenarbeit mit *Fidler aus Houston* und *Naito aus Japan* testen den Tumornekrosefaktor in unterschiedlichen Dosierungen an der humanen Nierenkarzinomzell-Linie SN12 und deren verschiedenen metastatischen Klonen. Sie finden ein unterschiedliches Ansprechen der einzelnen Zellklone mit unterschiedlicher Sensibilität bei insgesamt jedoch einer Responsrate von 70%. Darüber hinaus können sie zeigen, daß die Sensibilität nach wiederholter TNF-Gabe gegen diese Substanz erhalten bleibt und keine resistenten Zellklone entstehen. *Marumo aus Tokio und Mitarbeiter* stellen erste Ergebnisse einer intravenösen Interleukintherapie an 17 Tumorpatienten vor, die meisten davon Nierentumorpatienten mit Metastasen. Sie erzielen eine komplette Remissionsrate von 10%, eine Gesamtremissionsrate von 20%. Sie können ferner zeigen, daß die NK Zellaktivität gesteigert wird, daß Interleukin II Rezeptor-positive Lymphozyten nachzuweisen sind und, daß die HLA Expression an den Lymphozyten intensiviert wird als Zeichen der Aktivierung dieser Zellen.

Prof. Dr. med. H. Huland
Universitäts-Krankenhaus Eppendorf
Urologische Klinik
Martinistr. 52
D-2000 Hamburg 20

Postersitzung 8: Perkutane Chirurgie – Technische Neuerungen/Nephrolithiasis bei Kindern

Rechnergesteuerte Punktionshilfe für die Litholapaxie

B. Aeikens, K.-H. Sinsen und H. Jansson

Beitrag nicht eingereicht

Neuartiges Nierenpunktionsbesteck mit inliegendem Führungsdraht

M. Gäck, E. Braisz und D. Steffens-Krebs

Zur Nierendrainage oder perkutanen Nierensteinbehandlung ist als erster Schritt die Nadelpunktion eines Nierenkelches erforderlich. Diese sollte gewebeschonend und in wenigen Schritten rasch erfolgen. Da sich nach erfolgreicher Punktion der Führungsdraht, insbesondere im engen Kelchsystem oder in steintragenden Kelchen, nicht immer ohne weiteres in das NHS vorschieben läßt, ist eine Steuerbarkeit der Austrittsrichtung der J-Spitze wünschenswert.

Bei den bisher üblichen Punktionssystemen mußte zunächst im ersten Arbeitsgang mit einer Nadel punktiert und das Abtropfen von Urin abgewartet werden. Erst dann wurde ein Führungsdraht in die Kanüle eingeführt und in das NHS vorgeschoben. Bei diesem zweiten Arbeitsgang kam es öfters zur Dislokation der Nadelspitze, so daß der Führungsdraht nicht mehr in das Hohlsystem, sondern in das Nierenparenchym geschoben wurde. Eine Steuerbarkeit der Führungsdrahtspitze war nicht gegeben.

Bei dem neu entwickelten Instrumentarium liegt der durch eine wasserdichte Quetschverschraubung hinter dem Kanülengriff festgehaltene 0,85 mm dünne Führungsdraht zur Punktion in der nur 1,2 mm starken Flachschliffkanüle. Die erfolgreiche Punktion kann durch Aspiration von Urin über einen Seitenkanal am Kanülenende festgestellt werden. Da die Austrittsrichtung der J-Drahtspitze und der Kanülengriff in gleicher Ebene liegen, ist durch Drehen der Kanüle eine kontrollierbare Steuerbarkeit der J-Spitze gegeben. Außerdem kann über den Seitenkanal eine Kontrastmitteldarstellung des NHS erfolgen.

82 Patienten wurden bisher komplikationslos punktiert.

Dr. med. M. Gäck
Urologische Abteilung
Stadtkrankenhaus Bad Wildungen
D-3590 Bad Wildungen

Endourologie und Stereo-Röntgendurchleuchtung, die optimale räumliche Darstellung des Nierenhohlsystems

R. Gumpinger, F. Eisenberger, H. Horbaschek und H. Sklebitz

Die Punktion des Nierenhohlsystems an geeigneter Stelle ist von entscheidender Bedeutung für den weiteren Fortgang von endourologischen Maßnahmen in der Niere (Nierenstein-Entfernung, Ultraschall-Lithotripsie, Erweiterung von Stenosen im Nierenhohlsystem und palliativer Urothelcarcinom-Entfernung). Die Kombination von Ultraschall und ap-Röntgendurchleuchtung ermöglicht die sichere Punktion des Nierenhohlsystems, bedarf allerdings entsprechender Erfahrung. Die räumliche Darstellung des Nierenhohlsystems mittels Stereo-Röntgendurchleuchtung ermöglicht dem Betrachter die genaue Lokalisation der Nierenkelche und somit die Wahl des geeigneten Punktionskanales. Die Erprobung eines Prototypen für Stereo-Röntgendurchleuchtung als Anwendung in der Endourologie wurde erfolgreich durchgeführt. Die gute räumliche Darstellung ermöglicht einen schnellen, sicheren und optimalen Zugang in das steintragende Nierenhohlsystem. Die Orientierung mittels Stereo-Röntgendurchleuchtung ist eine entscheidende Verbesserung im Vergleich zur Röntgendurchleuchtung in zwei Ebenen und könnte somit auch Anwendung finden in der Steinortung für die extrakorporale Stoßwellen-Lithotripsie (Abb. 1).

Die gittergesteuerte Röntgenröhre gibt insgesamt 50 Röntgenimpulse pro Sek. ab. Von zwei verschiedenen Brennpunkten wird alternativ je ein rechtes und ein linkes Bild erzeugt. So erhält die TV-Kamera eine Folge von rechten und linken Bildern.

Digitaler Bildspeicher. Die Trennung dieser aufeinanderfolgenden Bildsignale in Bildpaare wird in einem digitalen Bildspeicher durch eine Schaltung im 25-Herz-Rhythmus vorgenommen, so daß ein rechtes und ein linkes Bildsignal synchron übertragen wird. Mittels digitaler Subtraktion der Bildsignale wird in ähnlicher Weise wie bei der DSA eine Verbesserung der Bildqualität (Geistbilder ect.) erreicht.

Dreidimensionale Bilddarstellung: Die synchron geschalteten rechten und linken Bildsignale werden auf einen rechten und linken Monitor übertragen. Beide Fernsehschirme sind rechtwinkelig zueinander angeordnet, ein Polarisationsfilter ist vorgeschaltet. Mit Hilfe eines semitransparenten Spiegels können beide Bilder nun als Doppelbilder betrachtet werden. Die Verwendung von korrespondierenden Polarisationsfilterbrillen projeziert das linke Bild auf das linke und das rechte Bild auf das rechte Auge. Durch zentrale Verschmelzung im Sehzentrum entsteht dann das räumliche Bild. Die Basiseinheit für diesen Prototypen der Stereodurchleuchtung ist das Siremobil 3 H.

Variable Parameter. Vergrößerungsmöglichkeit des Objekts. Zur Optimierung des Stereoeffektes stehen zwei Stereobasen zur Verfügung (7 cm und 3,5 cm). Standbildmöglichkeit. Verwendung als konventionelles Durchleuchtungsgerät.

Diskussion

Dosisrate in der Röntgen-Stereodurchleuchtung ist identisch mit der konventionellen Durchleuchtung.
Die Durchleuchtungszeit ist allerdings reduziert
1. durch Verkürzung der Punktionszeit,
2. durch Anlage eines idealen Operationskanales und
3. durch die Möglichkeit der Standbildschaltung.

Die Atembeweglichkeit der Niere verstärkt den stereoskopischen Effekt während der Durchleuchtung und gibt einen weitaus besseren räumlichen Eindruck wieder, als es auf statischen Bildern darzustellen ist.

Schlußfolgerung

Die Stereo-Röntgendurchleuchtung ermöglicht
1. die sichere Punktion des Nierenhohlsystems,
2. die optimale Auswahl eines geeigneten Nierenkelches,

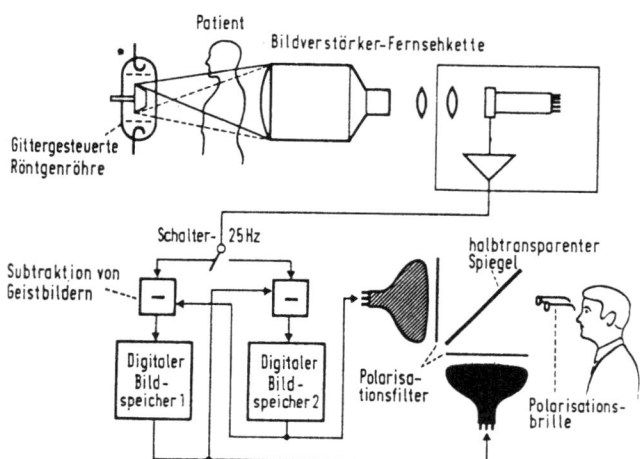

Abb. 1. Endourologie und Stereo-Röntgendurchleuchtung, die optimale räumliche Darstellung des Nierenhohlsystems

3. erleichtert dem Ungeübten die perkutane Punktion erheblich,
4. die Verwendung zur Steinortung im Rahmen der ESWL ist zu prüfen.

Literatur

1. Alken P, Hutschenreiter G, Guenther R, Marberger M (1981) J Urol 125: 463
2. Eisenberger F, Fuchs G, Miller K (1985) World J Urol 3: 41
3. Fernström I, Johannson B (1976) Scand J Urol Nephrol 4: 257
4. Tenner R, Dietz K (1985) Radiologe 25: 241

Dr. med. R. Gumpinger
Chefarzt Urologische Abteilung
Kreiskrankenhaus
Memminger Str. 50
D-8960 Kempten

Elektronisch gesteuerte Punktion des Nierenhohlsystems

R. Pfab, J. Eichmeier, W. Kloiber und G. Blümel

Einleitung

Voraussetzung für eine erfolgreiche perkutane Nierensteinentfernung ist die regelrechte Lage des Nephrostomiekanales. Die Punktion des Nierenhohlsystems kann unter Röntgendurchleuchtungskontrolle [2, 5], ultraschallgesteuert [1, 4] oder einer Kombination beider Verfahren durchgeführt werden.

Eine Punktion unter radiologischer Kontrolle setzt den Patienten und den Operateur einer Strahlenexposition aus [2, 5].

Eine exakte ultraschallgesteuerte Punktion des Nierenkelches kann durch eine Adipositas des Patienten, Darmgasüberlagerungen und kurzer Distanz zwischen 12. Rippe und Beckenkamm schwierig sein. Es wurde deshalb ein neues Punktionsverfahren, das auf der elektronischen Ortung der Ureterkatheterspitze beruht, experimentell entwickelt.

Material und Methodik

Punktionsziel

An die Spitze eines Mandrins wurde 1mCi Technetium (Tc^{99m}) als geschlossene Quelle angebracht. Dieser Mandrin wurde in einen 8 Charr. Ureterkatheter vorgeschoben; die Ureterkatheterspitze war damit markiert.

Zielgerät

Es wurde ein Kollimatorrohr aus Messing angefertigt, das eine seitliche Bohrung für die Punktionsnadel hat.

An das Ende des Kollimators war ein CdTe-γ-Strahlungsdetektor angeschlossen, der die von der Ureterkatheterspitze ankommenden Impulse erfassen konnte.

Peilung

Eine speziell angepaßte Elektronik [3] erfaßte die über den Detektor ankommenden Impulse und setzte sie akustisch (Kopfhörer) und optisch (Meßanzeige) um. Damit wurde eine Peilung der Ureterkatheterspitze möglich.

Test der Versuchsanordnung

A: 12 Schweinenieren wurden in eine 6% Agarlösung gegossen (Simulierung des Körpergewebes und des Abstands von der Haut zum Nierenbecken); im Nierenbecken lag ein mit 1 mCi Tc^{99m} markierter Ureterkatheter.

B: Bei 3 Minischweinen in Intubationsvollnarkose wurde nach einer Ureterotomie in jedes Nierenbecken ein 8 Charr. Ureterkatheter implantiert, dessen Spitze mit 1 mCi Tc^{99m} markiert war.

Ergebnisse

A: Eine exakte Punktion des gewünschten Nierenkelches gelang in allen Fällen im ersten Versuch bei einer Treffsicherheit von ±2 mm.

B: Eine exakte Punktion des Nierenkelches war im ersten Versuch nur an 3 Nieren (50%) möglich. Die Punktion wurde durch die atembedingte Bewegung der Niere erschwert.

Diskussion

Das Nierenhohlsystem, das durch intravenöse oder durch retrograde Applikation mit Kontrastmittel dargestellt wird, ist radiologisch nur in einer Ebene abgebildet. Eine exakte Punktion des Nierenkelches unter Röntgendurchleuchtung erfordert somit von dem Operateur viel Erfahrung in der perkutanen Punktionstechnik und setzt ihn außerdem einer Strahlenexposition aus [2, 5].

Bei einer Punktion des Nierenkelches unter Ultraschallkontrolle kann es schwierig sein, ein nicht dilatiertes Kelchende exakt anzupunktieren.

Die experimentell entwickelte Punktion durch Ortung der Ureterkatheterspitze ist leicht durchzuführen und führt die Punktionsnadel sicher in das Ziel. Die experimentellen Studien zeigten, daß ein Quadrantendetektorsystem einem Einzeldetektorsystem vorzuziehen ist. Damit kann dann durch eine sogenannte Kimme-Korn-Peilung auch die atembedingte Bewegung der Niere ausgeglichen werden.

Geplant ist beim klinischen Einsatz ^{57}Co mit einer Halbwertszeit von 270 Tagen zu verwenden. Da diese Substanz als geschlossene Quelle verwendet wird, ist die Strahlenbelastung minimal und ist wesentlich geringer als die Röntgenstrahlenexposition, die bei einer perkutanen Nierenpunktion auftritt.

Literatur

1. Alken P (1984) Perkutane Nephrolithotomie. Urologe A 23: 20–24
2. Bush WH, Brannen GE, Gibbons RP, Correa RJ Jr, Elder JS (1984) Radiation exposure to patient and urologist during nephrostolithotomy. J Urol 132: 1148–1152
3. Eichmeier J (1983) (Hrsg) Medizinische Elektronik. Springer, Berlin Heidelberg New York Tokyo
4. Korth K (1986) Perkutane Nierenchirurgie. Punktion und Dilatation in der Hand des Operateurs. Urologe A 25: 315–321
5. Pfab R, Schütz W, Vogel E, Kloiber W (1986) Die Röntgenstrahlenexposition des Operateurs bei der perkutanen Nepholitholapaxie. Urologe A 25: 216–219

Dr. R. Pfab
Urologische Klinik und Poliklinik
der Technischen Universität München
Klinikum rechts der Isar
Ismaningerstr. 22
D-8000 München 80

Pulsatile Spülung während und nach der ESWL und perkutaner Nephrolitholapaxie mit EVA (Ejection Variable Amplifire)

T. Vögeli und R. Ackermann

Bei der Behandlung großer Konkremente durch ESWL und/oder perkutane Nephrolitholapaxie bereitet die Entfernung von Steinfragmenten aus Nierenkelchen und Nierenbecken Schwierigkeiten. Die Folge sind eine Verlängerung der Therapiedauer und gegebenenfalls weitere invasive Maßnahmen zur Reduktion der Fragmentmenge. Die maschinelle Applikation eines pulsierenden Flüssigkeitsstrahles über einen Ureterkatheter erschien geeignet zur Lösung diese Problemes beizutragen. In Zusammenarbeit mit der Fa. Wolf wurde ein Gerät entwickelt (EVA), welches nach dem Rollenpumpenprinzip arbeitet, so daß jeweils nur der Flüssigkeit-führende Schlauch gewechselt und resterilisiert werden muß. Das Gerät erlaubt über einen Drehschalter die Einstellung verschiedener Spülflußraten. Ein weiterer in das Gerät integrierter Kanal erlaubt die kontinuierliche Druckmessung im Hohlsystem während der Spülung. Um die Sicherheit der maschinellen Spülung zu gewährleisten schaltet sich das Gerät selbsttätig ab

- bei Überschreiten eines vorgewählten Druckmaximums
- bei Nichtempfang eines Meßsignals (Verlegung des Druckmeßkanals)
- bei Diskonnektion des Druckmeßschlauches

Die Applikation der Spülung erfolgt über einen in Zusammenarbeit mit der Fa. Rüsch entwickelten doppellumigen Ureterkatheter. Als Spülmedium dient handelsübliche sterile physiologische Kochsalzlösung.

Klinische Anwendung

Bei 5 Patienten wurde EVA während der ESWL und bei 10 Patienten postoperativ eingesetzt. Voraussetzung zur Anwendung war ein im Hohlsystem plazierter 24 Charr.-Nephrostomieschlauch. Der Einsatz während ESWL führte bei 4 von 5 Patienten zu einer Reduktion von Steinmaterial noch während der Behandlung. Darüberhinaus kam es zum Abschwemmen desintegrierter Steinpartikel und so war ein Erkennen von noch nicht desintegriertem Steinmaterial besser möglich. Bei 2 dieser Patienten kam es jedoch postoperativ zu einem Temperaturanstieg bis 39 °C, welcher jedoch durch Antibiotikagabe innerhalb von 2 Tagen rückläufig war.

In 10 Fällen wurde die maschinelle Spülung postoperativ nach ESWL oder perkutaner Nephrolitholapaxie eingesetzt. Hierbei gelang in 9 Fällen eine

Reduktion von Fragmentmengen, welches vorher durch manuelle Spülung der Nephrostomie nicht gelungen war. Das Verfahren wurde von den Patienten als nicht schmerzhaft empfunden und war auch im Krankenbett auf der Station ohne großen Aufwand durchführbar.

Diskussion

Spülmanipulationen nach ESWL und/oder perkutaner Nephrolitholapaxie auch unter Verwendung von Spülaggregaten wurden bereits mit Erfolg von anderen Arbeitsgruppen durchgeführt [1, 2]. Die maschinelle Spülung mit dem in Zusammenarbeit mit der Fa. Wolf entwickelten Gerät erwies sich in der Anwendung als erfolgreich und einfach durchführbar. Durch die Verwendung des zweilumigen Ureterkatheters (Fa. Rüsch) welcher eine ständige Druckkontrolle gewährleistet und die Abschaltung des Gerätes bei Überschreiten eines vorgewählten Druckmaximums oder bei Ausbleiben eines Meßsignals, erscheint ein Höchstmaß an Sicherheit für den Patienten gewährleistet.

Schlußfolgerung

Durch die maschinelle Applikation eines pulsierenden Flüssigkeitsstrahles läßt sich eine Reduktion der Fragmentmenge erreichen. Die Durchführung der maschinellen Spülung ist einfach zu handhaben und für den Patienten schmerzfrei. Die Applikation der maschinellen Spülung während ESWL birgt das Risiko eines postoperativen Temperaturanstieges.

Literatur

1. Deutz FJ, Lutzeyer W (1985) Retrograde selektive Kelchspülung – Eine Alternative zur Entfernung persistierender Steinfragmente nach ESWL. Verhandlb Dtsch Ges Urologie 37: 174–175
2. Vogel E, Kuntz RM, Schütz W (1985) Mikroprozessorgesteuerte Irrigation des oberen Harntraktes. Verhandlb Dtsch Ges Urologie 37: 480–481

Dr. med. T. Vögeli
Urologische Universitätsklinik Düsseldorf
Moorenstr. 5
D-4000 Düsseldorf

Ergebnisse nach 275 Litholapaxien

A. Knipper, N. Schmeller und J. Schüller

Seit Einführung der ESWL ist das Indikationsspektrum zur ESWL-Monotherapie bzw. zur Kombinationsbehandlung mit auxiliären Maßnahmen auf nahezu 90% aller Steinformationen des oberen Harntraktes erweitert worden. Deshalb liegt für die perkutane Litholapaxie eine Selektion komplizierter Steinsituationen vor.

Tabelle 1

Indikation zur PL - wann?

1. Kontraindikationen zur ESWL: → Körpergewicht und -größe
   → Geringe Kontrastdichte des Steines
   → Definitive Abflußhindernisse
   → Steingröße
2. Abflußhindernis, fakultativ → PL
   ESWL + enddourolog. Maßnahmen
3. Steingröße → 2,5 cm Durchmesser
   → Ausgußsteine → PL + ESWL
   (Kombinationsbehandlg.)
4. Infizierte Harnstauungsniere → PNS → PL
   → ESWL
5. Zeitfaktor bei Wunsch des Patienten

Material und Methode

In der Klinik für Urologie der Medizinischen Universität zu Lübeck wurden in der Zeit vom 01.07.1984 bis zum 31.03.1987 bei insgesamt ca. 3500 Steinbehandlungen (ESWL/URS/PL/offene Operation) 275 perkutane Litholapaxien durchgeführt. Die Indikation ist in Tabelle 1 angegeben. Das Alter variierte zwischen 10 und 86 Jahren. Die Behandlungsdauer betrug 35 Min. bis 4 Stunden, im Durchschnitt 2 Std. 10 Min.

46% der Patienten waren zuvor bereits behandelt worden (Tabelle 2). 36% hatten große Nierenbek-

Tabelle 2

Maßnahmen vor PL	n = 126	46 (%)
ESWL 1×	n = 40	
2×	n = 24	27
3×	n = 10	
PNS (infiz. Harnstauungsniere)	n = 24	8
Ureteroskopie	n = 8	3
PL auswärts	n = 5	2
Voroperation auswärts mit liegender Nephrostomie	n = 5	2
Ureterschiene auswärts	n = 10	4

kensteine, 34% Nierenkelchsteine, 30% partielle bzw. komplette Ausgußsteine.

Ergebnisse

Nach perkutaner Litholapaxie ließ sich in 80% Steinfreiheit erzielen. 18% benötigten eine zusätzliche, geplante ESWL bei partiellem bzw. komplettem Ausgußstein. 2% waren Therapieversager (Tabelle 3).

Schwere Komplikationen traten in 7,5% auf (n=20), wobei in 17 Fällen Blutungen nach perkutaner Litholapaxie dominierten (Tabelle 4). 13 konnten konservativ behandelt werden, in 2 Fällen war eine Embolisation, in 1 Fall eine offene Umstechung und in einem Fall eine Nephrektomie notwendig. 2 Patienten verstarben an einer Sepsis.

Tabelle 3. Rate der Steinfreiheit nach PL

Entlassungsbefund nach PL	n=275	100 (%)
Steinfrei	n=220	80
Reststeine → ESWL	n= 49	18
Therapieversager ↘ offene Operation	n= 6	2

Tabelle 4. Komplikationsrate nach PL

Schwere Komplikationen	n=20	7,5%
Hydrothorax	n=1	
Hb-wirksamer Blutverlust	n=7	
AV-Fistel	n=1	
Unstillbare Blutung aus dem Nephrostomiekanal	n=2	
Großes retroperitoneales Hämatom	n=7	
Sepsis, Letalität	n=2	

Zusammenfassung

Bei sorgfältiger Selektion, strenger Indikation, zum Teil in Kombination mit auxiliären Maßnahmen erzielt die perkutane Litholapaxie bei komplizierten Steinsituationen in einem hohen Prozentsatz Steinfreiheit. Die perkutane Litholapaxie ist ein die Patienten nur gering belastendes Verfahren mit einer geringen Komplikationsrate, offene Operationen zur Steinbehandlung sind zur Rarität geworden.

Dr. med. A. Knipper
Klinik für Urologie der
Medizinischen Universität zu Lübeck
Ratzeburger Allee 160
D-2400 Lübeck

Flexible Instrumentation von Blase, Harnleiter und Niere: Indikationen, Techniken und klinische Erfahrungen

G. Fuchs, A. Rosciszewski und Ch. Chaussy

Flexible Instrumente zur Diagnose und Therapie im oberen Harntrakt sind in den letzten zwei Jahren ein fester Bestandteil des endourologischen Armamentariums geworden. Nach kurzer Eingewöhnungsphase können diagnostische und therapeutische Eingriffe mit hoher Erfolgsquote und minimaler Morbidität, oftmals ambulant in Lokalanästhesie, durchgeführt werden. Spezialureteroscope und Cystonephroskope stehen zur Verfügung für unterschiedliche Fragestellungen. Speziell mit der Einführung aktiv steuerbarer Ureterorenoskope hat die Erfolgsquote für diagnostische und therapeutische Verfahren in Ureter und Niere deutlich zugenommen. Auf Grund dieser Entwicklung ist die flexible Instrumentation heute ein wertvoller komplementärer Bestandteil von endourologischen Eingriffen in Ureter und Niere geworden (Tabelle 1).

Tabelle 1. Indikationen für die flexible Instrumentation im Harntrakt

Blase/Ersatzblasen aller Art:
Cysto/Nephroskop Entfernung von Fremdkörpern, double J, Ureterverweilkathetern, Steinen, el. hydraulische und Laser, Steindesintegration möglich, Kontrollcystoskopie von Blasen- und Prostatatumoren

Ureter
Ureteroskop, flexibel Abklärung von Stenose, passiv
oder Behandlung: Füllungsdefekt, Stein aktiv steuerbar
Stenose - Ballondilatation
Stein - Laserdesintegration

Niere
Antegrad: Entfernung von Reststeinen
Cysto/Nephroskop in LA durch bestehenden perkutanen Zugangskanal
retrograd: Visualisation des Hohlsystems zur Abklä-
Ureteroskop rung von Füllungsdefekten selektive Urinzytologie möglich Steinentfernung und Laserdesintegration bleibt Einzelfällen vorbehalten

Technik der flexiblen Instrumentation im Harntrakt

Blase
- Meist in Lokalanästhesie und ambulant möglich, nach anfänglichen Gewöhnungsschwierigkeiten zügige Diagnose und Therapie.

Ureter
- Epidural oder Vollnarkose notwendig.
- Initialdilatation des Ureterostiums auf 11 CH mit Initialdilatationsset (7, 11 CH, coaxiale Teflondilatatoren, Angiomed).
- Einführung des Instruments über Führungsdraht unter fluoroskopischer Kontrolle.
- Überdruckirrigation mit 20 cc Spritze für bessere Visualisation.

Niere. Nephroskop
- Über bestehenden perkutanen Zugangskanal in epidural oder Lokalanästhesie.
- Auxiliär zu rigiden Instrumenten durch 30 CH Amplatzschaft;
- Durch 24 CH Nephrostomiekanal bei 2nd Look Steinentfernung (meist in LA-Narkose mit IV Sedation),

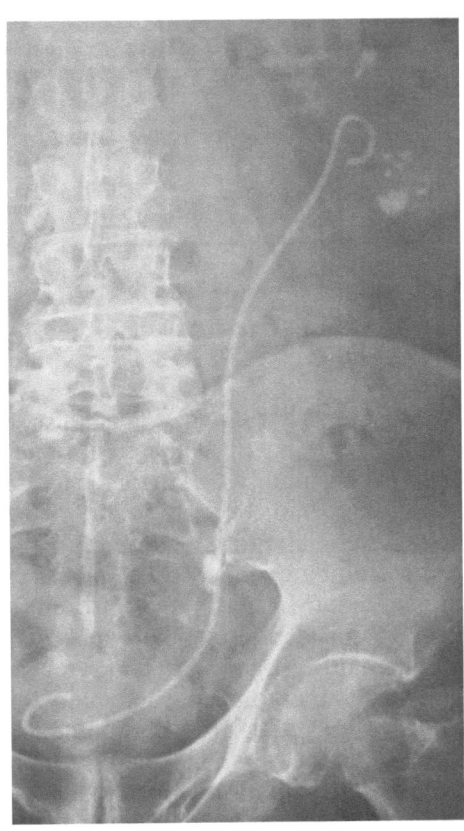
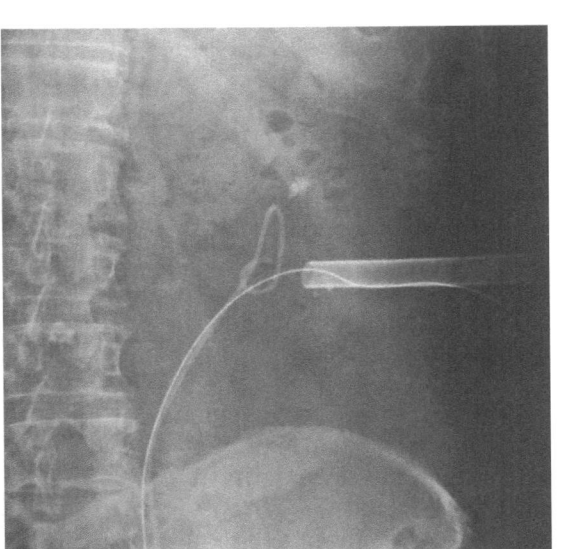
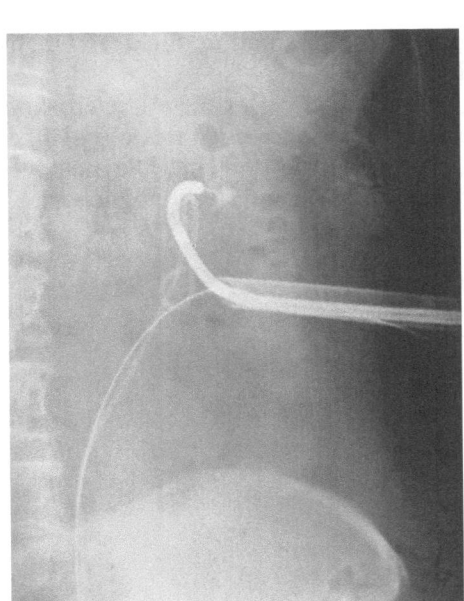
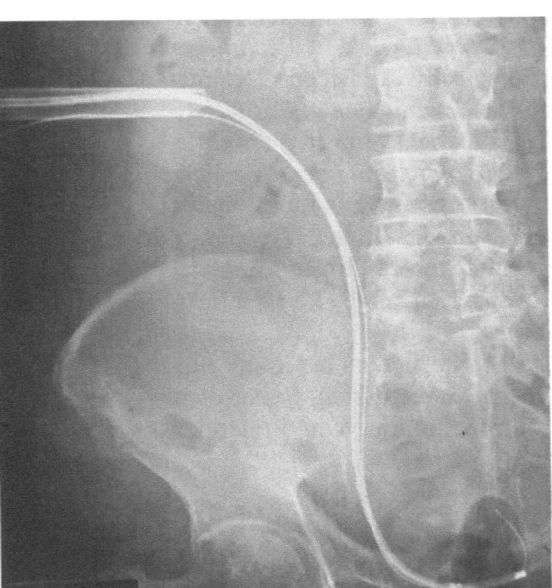

Abb. 1 a–d

- Antegrade Nephroskop-Ureteroskopie über 20 CH zugang möglich (Regional oder Vollnarkose erforderlich).
Ureteroskop
- Systematische Inspektion aller Kelche mit Hilfe von Kontrastmittelgabe durch den Arbeitskanal,
- Nur mit aktiv deflektierendem Instrument möglich.

Instrumente (UCLA)
Passiv steuerbare Ureteroskope:
　Reichardt 7 CH, 9 CH (Arbeitskanal 3 CH)
　Vantech 5 CH, 7 CH (Arbeitskanal 3 CH)
　American Edwards 5 CH (Arbeitskanal 3 CH)
　Storz 6 CH (Prototyp) (Arbeitskanal 3 CH)
Aktiv steuerbare Ureteroskope:
　Storz 10 CH (verschiedene Prototypen)
　　(Arbeitskanal 3.5 CH)
　ACMI 10 CH (Prototyp) (Arbeitskanal 3.5 CH)
Cysto/Nephroskop
　Storz 15 CH (Arbeitskanal 5 CH)

Tabelle 2. Ergebnisse mit flexibler Instrumentation im oberen Harntrakt

A. Cysto/Nephroskopie	Versuch	Erfolg
Blase:		
Entfernung von double J Schienen ambulant, in Lokalanästhesie	56	52
Cystoskopie mit retrogradem Pyelogram und Plazierung von Ureterschienen in		
Lokalanästhesie	32	30
in Regional/Generalanästhesie	12	9
Niere:		
Entfernung von Reststeinen aus Niere nach PCN, ambulant in Lokalanästhesie	10	9

B. Ureterorenoskopie	Flexion	
	passive	aktive
Abklärung Füllungsdefekt Ureter	4/2	6/6
Abklärung Füllungsdefekt Niere	4/1	8/5
Laserlitholapaxy in Ureter	18/8	4/3
Laserlitholapaxy in Niere	–	3/3
Abklärung und Ballondilatation von Harnleiterabgangsenge	–	1/1

Fallbeispiel

Problem: multiple Reststeine in Niere und distalem Ureter nach ESWL und PCN mit rigidem Instrument.
A.H., 81 Jahre, männlich
Initialdiagnose: partieller Ausgußstein, bilateral kompensierte Niereninsuffizienz grenzkompensierte Herzinsuffizienz.
Initialbehandlung: ESWL in 2 Sitzungen für linken Ausgußstein (Abb.1a) mit Plazierung eines double J Stents.
11 Monate nach ESWL Überweisung des Patienten mit multiplen Reststeinen in der linken Niere und großem Solitärkonkrement im distalen Harnleiter (Abb.1b), double J nicht gewechselt.
　Entfernung der Hauptsteinmasse im unteren Polbereich mit rigidem Nephroskop und Ultraschall (Abb.1c). Reststeine aus oberer und unterer Kelchgruppe werden *mit dem flexiblen Nephroskop* (15 CH, Storz) nach elektrohydraulischer Desintegration (5 CH Sonde, Storz) mit der 3-Arm-Greifzange entfernt (3.5 CH, flexibel, Vantech); anschließend *antegrade Ureteroskopie mit dem flexiblen Nephroskop* (15 CH) mit Laser- (504 nm. tunable dye, Candela) und elektrohydraulische Desintegration des ureteralen Solitärsteines, Entfernung der Fragmente mit der 3-Arm-Greifzange (3.5 CH, flexibel, Vantech) (Abb.1d).
　Inspektion des distalen Harnleiters bis in die Blase mit dem *flexiblen, aktiv steuerbaren Ureteroskop* (10 CH, Prototyp, Storz), Spülung von ureteralen Restfragmenten in die Blase.

Zusammenfassung

Die flexible Cystoskopie hat einen festen Platz bei Diagnostik und Therapie im Blasenbereich. Ihr hoher Stellenwert wird bestimmt von guten Resultaten in Diagnose und bei Banaleingriffen (Tabelle 2). Die Möglichkeit zur ambulanten Behandlung in Lokalanästhesie mit Reduktion der Invasivität ist ein weiterer wichtiger Punkt. In der Niere wird die flexible Nephroskopie mit dem Cystoskop an unserer Institution routinemäßig angewandt während der perkutanen Nierensteintherapie zur Suche und Entfernung von Reststeinen, oder als Sekundäreingriff über einen bestehenden perkutanen Zugang. Die retrograde flexible Instrumentation insbesondere mit den neuen aktiv steuerbaren Instrumenten erlaubt die Darstellung von Bezirken im oberen Harntrakt, die der rigiden Instrumentation nicht zugänglich sind (Tabelle 2).
　Derzeitige Grenzen der flexiblen Ureteroskopie sind das Fehlen von funktionellen flexiblen Hilfsinstrumenten, so daß häufig nur eine Diagnose über den endourologischen Zugangsweg möglich ist.

Dr. G. Fuchs
Assoc. Prof. of Surgery/Urology
UCLA Division of Urology, CHS BU-183
10833 Leconte Ave.
Los Angeles, CA 90024/USA

Die ultraschallgezielte Feinnadelpunktion liquider und solider Raumforderungen der Nieren

H. Feiber

Infolge des vermehrten, teilweise routinemäßigen Einsatzes der Sonographie werden eine zunehmende Anzahl klinisch stummer Raumforderungen der Niere diagnostiziert. In der Regel ist es möglich, diese in cystisch-liquide bzw. solide Raumforderung zu differenzieren. In Ausnahmefällen jedoch kann die Unterscheidung Schwierigkeiten bereiten, so daß die Feinnadelpunktion zu diskutieren ist.

Im Zeitraum von Januar 1979–Februar 1987 haben wir insgesamt 83 Feinnadelpunktionen der Nieren durchgeführt. Davon waren betroffen cystisch-liquide Raumforderungen in 71 und solide Raumforderungen in 12 Fällen. Die Punktion erfolgte unter Ultraschall-Leitung mit einem Realtime-Sektor-Scanner mit aufsteckbarer Punktionshilfe. Die Punktionsnadel hatte einen Durchmesser von weniger als 1 mm.

Die Ergebnisse gehen aus Abb. 1 und Tabelle 1 hervor. Sie zeigen eine rückläufige Tendenz der Feinnadelpunktion, die auf verbesserte apparative Ausstattung, die zunehmende Erfahrung in der Befundinterpretation und zusätzlichen Einsatz der Computertomographie zurückgeht. Komplikationen, wie sie gelegentlich in der Literatur beschrieben wurden (Blutung bei einem gefäßreichen Tumor, Tumorzellverschleppung), haben wir nicht beobachtet. In allen Fällen war die endgültige Diagnosesicherung möglich.

Tabelle 1. Ergebnisse II. Punktion solider RF der Nieren (n = 12) und diagn. Nierenbeckenpunktionen (n = 5)

Indikationen: unklare Befunde (s. DD cystische Raumforderung bzw. Nierentumor)	
Solider Tumor	8
Paranephritischer Abszeß	2
Xanthogranulomatöse Pyelonephritis	1
Cystische Kaverne (Tuberkulose)	1
Diagn. Nierenbeckenpunktion (Pyonephrose)	5

Zusammenfassend kommen wir zu dem Schluß

1. Die ultraschallgezielte Feinnadelpunktion liquider und solider Raumforderungen der Niere ist nur in Ausnahmefällen indiziert und sollte als invasive Maßnahme am Schluß der Diagnostik stehen.
2. Eine zweifelsfrei als Cyste identifizierte Raumforderung sollte nicht punktiert werden. Einzige und seltene Ausnahme: „symptomatische" Cysten mit hohem OP-Risiko.
3. Die Punktion einer soliden Raumforderung ist nur bei den wenigen Fällen noch unklarer Dignität indiziert, so z.B. in der Abgrenzung zur xanthogranulomatösen Pyelonephritis und Tuberkulose.
4. Hier kann die Punktion die endgültige Diagnose sichern.

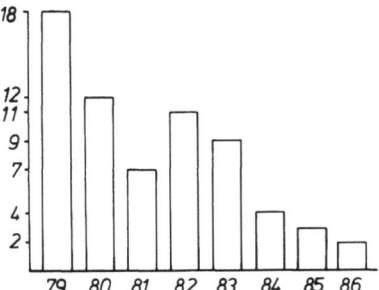

Abb. 1. Ergebnisse I. Nierencystenpunktionen (n = 66). Indikationen: „Symptomatische" Cysten und Inoperabilität, Zweifelhafte Befunde

Dr. med. H. Feiber
Urologische Universitätsklinik
Klinikum Lahnberge
Baldingerstraße
D-3550 Marburg/Lahn

Technik der perkutanen Behandlung von Harnleiterstenosen

J. Zürn, M. Künkel und K. Korth

Einleitung

Die perkutane Operationstechnik ist inzwischen bei der Operation von Nieren- und Harnleitersteinen zum Routineeingriff geworden. Hieraus hat sich eine weitere perkutane Technik, nämlich die endoskopische Operation von Harnleiterstenosen, entwickelt. Ein Vorteil dieser Operationsmethode liegt darin, daß die den Harnleiter ernährenden Gefäßchen weitgehend geschont werden, was uns besonders bei sekundären Stenosen als Rezidivprophylaxe wichtig erscheint.

Material und Methode

Die Patientenauswahl erfolgt nach Anamnese, Bewertung des Urogramms, Nierenclearance und modifizierter Druckstudie nach Whitaker [3].

Nach dem üblichen perkutanen Eingehen wird ein zuvor eingelegter Ureterenkatheter mit einem Zängchen an seinem Ende im Nierenbecken gefaßt und durch den perkutanen Schaft ausgeleitet. Zuvor erfolgt die Druckstudie, wobei bei einem Durchfluß von 10 ml pro Minute ein Druckanstieg auf 25 cm Wassersäule und darüber auf eine Stenose hinweist. Über den Ureterenkatheter wird ein Führungsdraht eingeführt. Der Ureterenkatheter wird entfernt, so daß nur noch der Führungsdraht im Hohlsystem liegt. Danach wird das Urethrotom mit flexiblem Messer bei Harnleiterabgangsengen oder das flexible Ureterotom bei tiefen Harnleiterstenosen eingeführt (Abb. 1-3). Anschließend erfolgt die über den Führungsdraht gesicherte Ureterotomie bei subpelvinen Stenosen nach dorso-lateral bis in das Fettgewebe hinein. Bei tiefen Stenosen erfolgt die Ureterotomie nach ventro-lateral. Durch die jeweilige Inzisionsrichtung wird die Verletzung großer Gefäße vermieden [2].

Anschließend wird zur Schienung des Harnleiters die Ureterotomiewunde durch Einführen eines Splints über den Führungsdraht im Sinne einer modifizierten intubierten Ureterotomie nach Davies überbrückt [1]. Der Führungsdraht wird entfernt. Der perkutan ausgeleitete Splint wird für 21 Tage belassen (Abb. 4).

Ergebnisse und Schlußfolgerung

Von 94 nachuntersuchten Pyeloplastiken zeigten sich bei insgesamt 81% gute und sehr gute Ergebnisse. Bei erst- und zweitgradiger Hydronephrose sind mit 86% bzw. 89% deutlich bessere Ergebnisse zu erwarten als bei drittgradiger Hydronephrose (80%). Eine Schienungszeit von drei Wochen hat sich als optimal erwiesen. Bei der Schienung mit Polyurethan-Splints sind bessere Ergebnisse zu sehen als bei der Schienung mit PVC. An voroperierten Erwachsenennieren sind deutlich bessere Ergebnisse

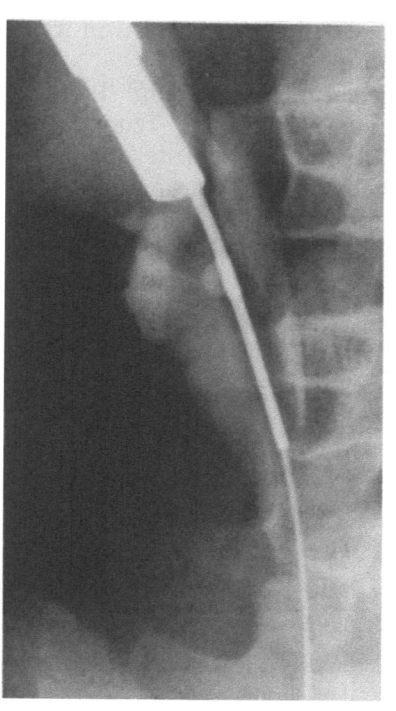

Abb. 3

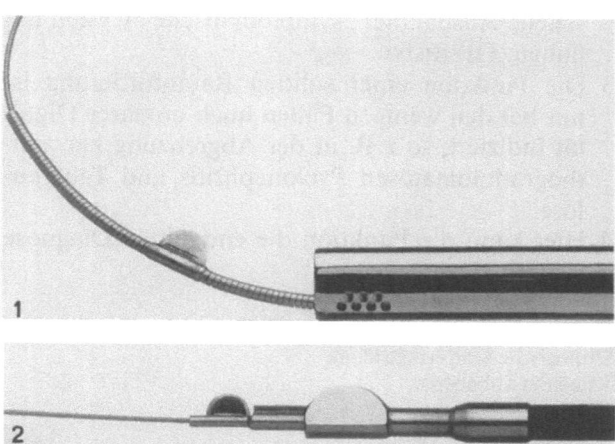

Abb. 1

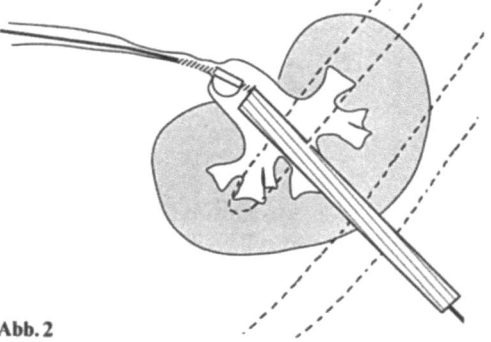

Abb. 2

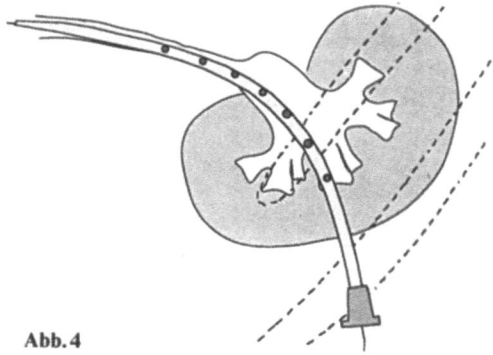

Abb. 4

zu erzielen als bei angeborenen subpelvinen oder anderen tiefen Harnleiterstenosen.

Die perkutane Spaltung von Harnleiterstenosen ist bei sorgfältiger Indikationsstellung, Verwendung geeigneten Instrumentariums, standardisiertem operativem Vorgehen und dreiwöchiger Schienung des operierten Harnleitersegments mit Polyurethan-Splints ein sicheres endourologisches Operationsverfahren, das in über 80% der Fälle zu reproduzierbar guten und sehr guten Ergebnissen führt.

Literatur

1. Davis DM (1958) J Urol 79: 215
2. Korth K, Künkel M, Erschig M (1987) Urologe (A) 26: 173
3. Whitaker RH (1977) Ann Roy Coll Surg 59: 388

J. Zürn
Urologische Abteilung
Loretto-Krankenhaus
Mercystr. 6-14
D-7800 Freiburg

Die perkutane Sklerotherapie bei Zystennieren

R. Harle, W. Epple und H. J. Reuter

Beitrag nicht eingereicht

Früh- und Spätfolgen am Nierenparenchym nach perkutanen Eingriffen

M. Meyer-Schwickerath, A. Henning, H. Behrendt und R. Hartung

Klinische Untersuchungen von Mayo [5] und Marberger [4] über die Folgen perkutaner Eingriffe an der Niere konnten keine globalen Einschränkungen der Nierenfunktion registrieren. In einer Arbeit von Webb [8] wurden erste experimentelle Untersuchungen mitgeteilt an Hundenieren, bei denen nach transparenchymalen Eingriffen keine meßbaren Defekte nachzuweisen waren. Wir stellten 1985 unsere ersten experimentellen Untersuchungen an Schweinenieren vor und konnten in den tierexperimentellen Untersuchungen größere Parenchymdefekte nach perkutanen Eingriffen an der Niere nachweisen. Angeregt durch diese Studien führten wir eine klinische Studie bei Patienten durch. Im Zeitraum von Oktober 1984 bis November 1986 wurden in einer prospektiven Studie die Parenchymläsionen nach perkutanen Operationen bei Patienten untersucht. Neben Untersuchungen der prä- und postoperativen Laborwerte wie Blutbild, Elektrolyte und harnpflichtige Substanzen führten wir bei 44 Patienten prä- und postoperativ eine ^{99}Tc-DMSA-Funktionsstudie der Nieren zur Bestimmung des Parenchymtraumas durch. Die Patienten, die in unsere Studie eingingen, wurden präoperativ, 5-8 Tage postoperativ und 3 Monate postoperativ szintigraphisch untersucht. Es wurden 4-6 mCi ^{99}Tc-DMSA injiziert. 3 Std. später erfolgte die Szintigraphie der Nieren auf der Gamma-Kamera. Die Nuklidanreicherung im Nierenparenchym konnte fotographisch festgehalten werden und mit dem Analyse-Computer berechnet werden. Als Referenz diente die Speicherung der nicht-operierten Niere.

Frühmessungen 6-8 Tage postoperativ

Eine Funktionsminderung der operierten Niere war im Vergleich zur nicht-operierten Niere immer festzustellen. Direkt postoperativ, d.h. 6-8 Tage nach Entfernung der Nierenfistel lag der errechnete Speicherverlust bei 14-18%.

Spätmessungen 3 Monate postoperativ

Nach 3 Mon. ließ sich bei allen operierten Nieren nur noch eine minimale Funktionseinschränkung von 0-2% registrieren. Dies zeigt die gute Kompensationsbreite der Niere. Zu ähnlich guten Ergebnissen kommt Ekelund [3], bei dessen Patienten sich die Nierenfunktion bis auf 2-3% Minderung wieder erholten.

Tabelle 1. DMSA-Studie bei Patienten vor und nach perkutaner Operation an der Niere (ohne präoperative Stauung)

44 Patienten >> ^{99}Tc-DMSA	
1. Messung präoperativ	100% Speicherung
2. Messung 6-8 Tage post-OP	14-18% Speicherverlust
3. Messung 3 Monate post-OP	0- 2% Speicherverlust
4. Messung 12 Monate post-OP	0% Speicherverlust

Postoperative DMSA-Studien bei Patienten mit präoperativer Harnstauung

Schon Chibber [1] zeigte 1981, daß bei einem gestauten Nierenhohlsystem die DMSA-Speicherung geringer ist als bei einer nicht-gestauten Niere und deshalb, nach Behebung der Obstruktion es zu einer verbesserten Tc-Speicherung kommt. Diese Verbesserung ist so gravierend, daß der Parenchymdefekt durch die Operation nicht ins Gewicht fällt. Wir konnten bei unseren Patienten eine Besserung von 3–16% Nierenleistung registrieren.

Diskussion

In vielen Veröffentlichungen der letzten 4 Jahre wird die Komplikationsarmut der perkutanen Eingriffe immer wieder betont und das geringe Operationstrauma am Nierenparenchym. Nur in einzelnen Kasuistiken wird über arteriovenöse Fisteln als größere Komplikationen am Nierenparenchym berichtet [2]. Parenchymdefekte und Nierenfunktionsminderungen konnten in den meisten Arbeiten nicht gefunden werden [4, 7]. Dies liegt an der Methode der Nachuntersuchungen, wie wir in unserer Studie nachweisen konnten. Parenchymdefekte nach perkutanen Eingriffen lassen sich weder laborchemisch erfassen, noch mit dynamischen Isotopen-Untersuchungen, wie Jod-Hippuran-Clearance, nachweisen oder röntgenologisch im Urogramm oder der Computertomographie darstellen. Erst die Verwendung von ^{99}Tc-DMSA macht es möglich, das Parenchymtrauma zu erfassen und zu berechnen. Wir konnten 6–8 Tage postoperativ einen Speicherverlust der operierten Niere von 14–18% nachweisen. Dieser nicht erwartete hohe Speicherdefekt läßt sich durch unsere experimentellen Untersuchungen des Gefäßtraumas nach perkutanen Eingriffen erklären [6]. In den Spätuntersuchungen nach 3 Monaten war die Speicherminderung der operierten Nieren nur noch 0–2%. Dies zeigt die gute Erholungsfähigkeit und Kompensationsbreite der Niere.

Literatur

1. Chibber PJ, Chisholm CD, Hargreave TB, Merrick WV (1981) Br J Urol 53: 492–495
2. Clayman RV, Surya V, Hunter DW, Castaneda-Zuniga WR, Miller RP, Coleman C, Amplatz K, Lange PH (1984) J Urol 132: 228–231
3. Ekelund L, Lindstedt E, Lundquist B, Sundin T, White T (1986) J Urol 135: 682–685
4. Marberger M, Stackl W, Hruby W, Kroiss A (1985) J Urol 133: 170–173
5. Mayo ME, Krieger JN, Rudd TG (1985) J Urol 133: 167–169
6. Meyer-Schwickerath M, Herbstritt J, Busch K, Henning A (1986) Verhandlb Dtsch Ges Urologie 37: 464–465
7. Segura JW (1984) J Urol 132: 1079–1084
8. Webb DR, Fitzpatrick JM (1985) J Urol 134: 587–591

Dr. M. Meyer-Schwickerath
Urologische Universitätsklinik
Hufelandstr. 55
D-4300 Essen 1

Der Stellenwert der perkutanen Nephrostomie (PCN) im Rahmen der ESWL-Behandlung

R. A. Zink, H. Frohmüller, J. Eberhardt und K. Krämer

Die PCN hat ihren festen Platz im therapeutischen Repertoire des Urologen gefunden. Ziel dieser Untersuchung ist es, ihren Stellenwert im Rahmen der ESWL-Therapie zu überprüfen.

Hierzu wurden die letzten 1000 ESWL-Behandlungen (=857 Patienten) herangezogen, die bis März 1987 an der Urologischen Klinik der Universität Würzburg durchgeführt wurden. Bei 51 Patienten ($\approx$5,9%) mußte peritherapeutisch eine PCN appliziert werden: 22mal ($\approx$2,6%) vor und 29mal ($\approx$3,4%) nach ESWL. Der zeitliche Abstand hierzu betrug dabei im Durchschnitt −6,9 bzw. +10,6 Tage. Das Vorliegen einer unkomplizierten Harnstauung stellte mit 50%, bzw. 72% die häufigste Indikation zur PCN vor, bzw. nach ESWL dar. Eine beginnende oder manifeste Urosepsis machte in 41% der PCN's vor und in 28% nach ESWL diese Auxiliärmaßnahme erforderlich. In 2 Fällen wurde wegen einer Hufeisenniere vorsorglich eine PCN angelegt. Bei 44% der behandelten Steine handelte es sich um Kelchkonkremente. Nur jeweils ca. 1% dieser Patienten erhielten vor, bzw. nach ESWL eine PCN. Uretersteine machten insgesamt 24% aus, von denen 4%, vorwiegend wegen akuter Obstruktion vor und ca. 2% nach ESWL mit einer PCN versorgt werden mußten. 28% aller PCN's wurden bei Trägern von Uretersteinen erforderlich. 20% aller Konkremente lagen im Nierenbecken, in nur jeweils 2% dieser Fälle mußte vor, bzw. nach ESWL eine PCN plaziert werden. Partielle oder komplette Nierenbecken-Kelch-Ausgußkonkremente stellten zwar nur 12% aller Steine, allerdings mußte in 2% dieser

Patientengruppe vor und in 14% nach ESWL in Form einer PCN interveniert werden. Insgesamt entfielen 35% aller PCN's auf Patienten mit Ausgußkonkrementen. Bei 3,4% aller Patienten war nach ESWL eine PCN erforderlich. Auf diesen kleinen Anteil des Gesamtkollektivs entfielen allerdings 28% der Gesamtkosten, die für Antibiotika aufzuwenden waren. Mit 28,5 Tagen verweilten diese Patienten auch nahezu 3mal länger als der Durchschnitt aller. Die Zahl der Stoßwellen pro Behandlung lag etwa um 400 über dem Gesamtmittelwert. In 2,2% der Patienten wurde die Indikation zur PCN vor der ESWL gestellt, auf sie entfielen etwa 11% der Aufwendungen für Antibiotika, ihre mittlere Liegedauer betrug 21,2 Tage post ESWL und war somit fast doppelt so lange wie bei den Patienten ohne PCN. Die Anzahl der Stoßwellen unterschieden sich zwischen diesen beiden Patientengruppen nicht.

Bei der retrospektiven Auswertung von 1000 konsekutiven ESWL-Applikationen fand sich ein eindeutiger Zusammenhang zwischen der PCN-Häufigkeit und dem Vorliegen eines komplizierten Harnsteinleidens. Insbesondere gilt dies für partielle oder komplette Nierenbecken-Kelch-Ausgußkonkremente und Infektsteine. Als Hinweis auf den direkten Zusammenhang mit der Steingröße ist sowohl die Zahl der benötigten Stoßwellen als auch die Liegedauer nach ESWL zu werten. Den Zusammenhang mit dem Vorliegen eines Infektes, bzw. der Häufigkeit septischer Komplikationen stellen die Aufwendungen für Antibiotika her. In keinem einzigen Fall wurde durch die prätherapeutische PCN-Applikation die ESWL-Behandlung beeinträchtigt, auch wurden keine PCN-spezifischen Komplikationen beobachtet. Der rechtzeitige PCN-Einsatz verringert mit Sicherheit die Inzidenz septischer Komplikationen und ermöglicht bei großer Steinmasse eine frühere ambulante Behandlung. Lag bei der prätherapeutischen PCN-Anwendung der Schwerpunkt bei der akuten Obstruktion, vorwiegend durch Nierenbecken- und Uretersteine verursacht, so sind nach ESWL große Desintegratmassen im Ureter und/oder Infekt die häufigste Indikation zur PCN.

Auch wenn im vorliegenden Patientengut keine PCN-spezifischen Komplikationen nachzuweisen waren, stellt das Verfahren doch eine invasive Maßnahme mit dem potentiellen Risiko der Blutung oder funktionellen Beeinträchtigung dar. Zwar sollte die Indikation zur PCN frühzeitig gestellt werden, wenn sich ihre Notwendigkeit abzeichnet, aber es ist sicher günstiger durch konsequente, prophylaktische Antibiotikagabe und die Verwendung von JJ-Kathetern septische bzw. obstruktive Komplikationen, und damit die dringlichen Indikationen zur PCN möglichst zu vermeiden. Die *Indikation zur PCN* als auxiläre Maßnahme ist großzügig zu stellen:

Wenn *ureteroskopisches* Vorgehen *nicht möglich*.
Bei Obstruktion und ersten Anzeichen *therapierefraktären Infektes*.
Bei erforderlicher *kombinierter Spültherapie*, z.B. zur Chemolitholyse.
Bei *anatomischen Besonderheiten*.

Die PCN erwies sich als Maßnahme, welche die Sicherheit der ESWL-Therapie zu erhöhen in der Lage ist, ohne die ESWL-Applikation zu beeinträchtigen.

Priv.-Doz. Dr. R. A. Zink
Urologische Klinik der Universität
Josef-Schneider-Str. 2
D-8700 Würzburg

Urolithiasis bei Kindern – Ergebnisse nach ESWL-Behandlung

A. Knipper, A. Böhle, N. T. Schmeller und A. G. Hofstetter

Problemstellung

Die ESWL ist als Methode der Wahl zur Behandlung der Urolithiasis des oberen Harntraktes beim Erwachsenen etabliert. 2–3% aller Harnsteinträger sind Kinder [1]. Diese Arbeit versucht die Frage zu beantworten, ob die ESWL auch bei Kindern ein ähnlich günstiges Behandlungsverfahren wie beim Erwachsenen darstellt.

Material, Methode und Ergebnisse

Vom 1.4.84–15.5.87 wurden in der Urologischen Klinik der Medizinischen Universität zu Lübeck bei insgesamt 2075 Patienten 20 Kinder mit dem Dornier-Lithotripter HM 3 behandelt. Die Körpergröße variierte zwischen 90 und 162 cm. Die Steinlokalisation ist der Tabelle 1 zu entnehmen.

Im Durchschnitt wurden 892 Stoßwellen mit einer Generatorspannung von 16 KV appliziert. In 2 Fällen war eine zweite ESWL zur vollständigen Desintegration der Konkremente notwendig. Der postoperative Aufenthalt in der Klinik betrug

Tabelle 1. Steinlokalisation bei Kindern (n=20)

Nierenbecken	10
Kelche	5
Harnleiter	4
Ausguß	1

Tabelle 2. Steinfreiheit – Ergebnisse nach ESWL bei Kindern (n=20)

Bei Entlassung	14
Nach 6 Monaten	4
Reste	2

Tabelle 3. Steinanalyse nach ESWL bei Kindern (n=20)

Ca Oxalat	10
Ca Oxalat Ca Phosphat	4
Mg Ammonium Phosphat	4
Cystin	1
Keine Analyse	1

durchschnittlich 8 Tage. Das Ergebnis der Steinfreiheit ist in Tabelle 2 dargestellt. Tabelle 3 zeigt das Ergebnis der Steinanalyse. Bei 2 Kindern führten obstruierende Harnleiter-Steinstrecken zu Harnstauungsnieren, die durch eine PNS entlastet wurden, eine transurethro-ureterale Manipulation war in keinem Fall notwendig.

Diskussion

Wegen der von Chaussy [2] beschriebenen tierexperimentellen Befunde einer möglichen Lungenschädigung bei dem anatomisch bedingten geringeren Abstand vom Stoßwellenfokus wurde die ESWL bei Kindern zunächst nur zurückhaltend eingesetzt. Durch Verwendung einer bereits von Chaussy angegebenen Styroporplatte konnte die eigentlich für Erwachsene konzipierte Behandlungsliege in einfachster Weise auf Kindesmaße reduziert werden. So ist die ESWL auch bei Kindern ein erfolgreiches, risikoarmes Verfahren zur Behandlung der Urolithiasis und stellt unter Berücksichtigung der nötigen Vorsichtsmaßnahmen im Vergleich zu offenen und auch perkutanen Operationen die Methode der Wahl dar.

Literatur

1. Bichler KH et al. (1985) Urolithiasis im Kindesalter. Monatsschr Kinderheilkd 133: 256–259
2. Chaussy C et al. (1980) Berührungsfreie Nierensteinzertrümmerung durch extrakorporal erzeugte, fokussierte Stoßwellen. In: Schmiedt E, Bauer H (Hrsg) Beiträge zur Urologie vol 2. Karger, Basel

Dr. med. A. Knipper
Klinik für Urologie der MUL
Ratzeburger Allee 160
D-2400 Lübeck

ESWL bei Kindern – Technik und Ergebnisse

G. Kunit, R. Köhle und J. Frick

Einleitung

Die chirurgische Therapie von Nieren- und Harnleitersteinen hat sich in den letzten Jahren durch die Einführung moderner operativer Techniken entscheidend gewandelt. Während die Benefizien dieser Techniken vorwiegend erwachsenen Patienten zugute kamen, war man sich über die Anwendbarkeit bei Kindern lange Zeit im unklaren. Limitierend für die Perkutantechnik und für endoskopische Eingriffe ist die geringe Größe der anatomischen Strukturen, die zu einer übermäßigen Traumatisierung der Nieren führen und somit keine wesentlichen Vorteile gegenüber einer offenen chirurgischen Intervention bieten. Die extrakorporale Stoßwellenlithotripsie hingegen erschien uns als gangbarer Weg, um auch bei kindlichen Harnsteinträgern die offene Intervention zu vermeiden. Wir stützten uns dabei auf die Ergebnisse der von der Münchner Klinik publizierten in vitro- und auch in vivo Untersuchungen.

Technik

Apparativ:
Dornierlithotripter HM3
Standardliege adaptiert für Kinder mittels hydrophober Industrieschaumstoffplatten
Durchleuchtungsbezogene Markierung des Plattenrandes (Nirostastahldraht)
KV-Zahl 15–22 (tiefsitz. Steine)
Anzahl der Stoßwellen 300–1800
Behandlungszeit 10–35 Min.
Mehrfachbehandlung 3 Pat. (2...2×, 1...3×)
Klinisch:
Übliche präoperative Abklärung (blutchemisch, radiologisch, sonographisch, nuklearmedizinisch)
Sonographische Identifikation der Lungenbasen und Markierung mittels Fettstift
Allgemeinnarkose

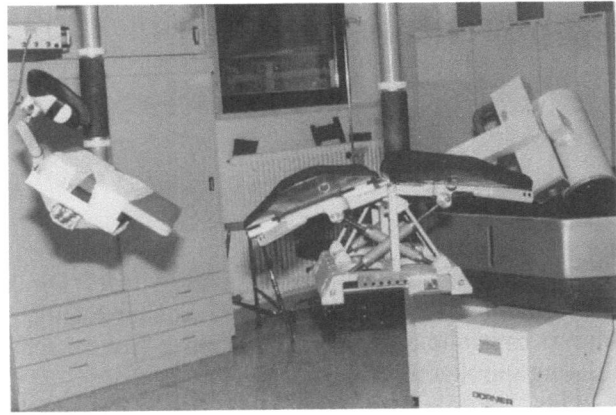

Abb. 1

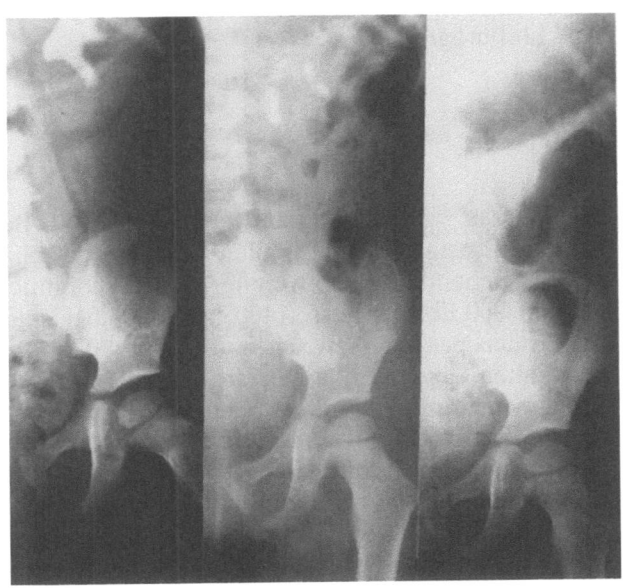

Abb. 2. Befund *links* vor ESWL, *Mitte* 10 Tage nach ESWL, *rechts* 6 Wochen nach ESWL

Patienten

Anzahl:	9 Mädchen und 8 Knaben (n = 17)	
Alter:	2 Jahre, 2 Monate	1
	3 Jahre – 6 Jahre	3
	7 Jahre – 10 Jahre	6
	11 Jahre – 14 Jahre	7

Stein-	Kelchstein	5
lokalisation:	Nierenbeckenstein	5
	Nierenbecken-Kelch-Ausgußstein	4
	Harnleiterstein, hoch	3
	Harnleiterstein, tief	2

Ergebnisse (17 Kinder – 19 Steine)

Steinfrei bei Entlassung	7 (41,2%)
Steinfrei innerhalb von 3 Monaten	7 (41,2%)
Restkonkremente	1 (5,9%)
Keine Nachricht	2 (11,8%)

Zusammenfassung

Dornier HM3 ist ohne Umbauten auch für Kinder geeignet (eine Mindestkörpergröße von 120 cm ist nicht mehr aktuell). Der Abgang auch großer Sandmengen erfolgt beim Kind rascher als beim Erwachsenen. Die ESWL ist als Monotherapie bei allen Steingrößen und Steinlokalisationen geeignet (Ausnahme: Os sacrum).

Schlußfolgerung

Die extrakorporale Stoßwellenlithotripsie stellt eine Wende im therapeutischen Konzept der Behandlung von Harnsteinen im Kindesalter dar. Auch Ausgußsteine können unblutig, selbst bei Kleinkindern, komplikationslos therapiert werden. Bei keinem der Kinder war Blutersatz notwendig, Koliken sind selten, kurzfristig und medikamentös ohne Schwierigkeiten therapierbar. Auxiliärmaßnahmen waren nicht erforderlich. Die Zahl der drei Monate nach der extrakorporalen Stoßwellenlithotripsie steinfreien Kinder berechtigt zu weiteren optimistischen Aspekten für die Zukunft.

Literatur beim Verfasser

Dr. G. Kunit
Urologische Abteilung
Landeskrankenanstalten
A-5020 Salzburg

Erfahrungen mit der extrakorporalen Stoßwellenlithotripsie von Harnsteinen bei Kindern

W. H. Meyer, R. Busch und H. Klosterhalfen

Einleitung

Bei Kindern wurde die Nierensteinbehandlung mit der ESWL in den ersten Jahren nach Entdeckung des Stoßwellenprinzips nur mit großer Zurückhaltung durchgeführt. Die Gründe hierfür lagen darin, daß

1. die Liege des Dornier HM3-Lithotriptors – für die Behandlung Erwachsener konstruiert – für Kinder zu groß ist und
2. man Nebenwirkungen durch die Stoßwelle selbst befürchtete (z. B. Lungenruptur, Hämatom).
3. Strahlenschutzerwägungen ließen die für die Ortung und Positionskontrolle des Konkrementes notwendige Röntgenbelastung für Kinder zu hoch erscheinen.

Diese Probleme haben wir durch einen einfachen Umbau der Dornier HM3-Liege mit Hilfe von Styropor- und Bleiplatten lösen können. Wir berichten über unsere Erfahrungen mit der ESWL bei der Steinbehandlung von Kindern seit 1985 in unserer Klinik.

Material und Methodik

Seit Januar 1985 wurden konsekutiv 28 Kinder mit Harnsteinen im oberen Harntrakt mit der ESWL behandelt. Das jüngste Kind war gerade 2, das älteste mit einer Mukoviszidose 17 Jahre alt. Die Körpergröße schwankte zwischen 91 und 164 cm.

Es handelte sich um 17 Nierenbecken-, 6 Nierenkelch- und 5 Harnleitersteine, die in situ therapiert wurden. Die Indikation zur dringlichen Steinbehandlung war insgesamt 22mal gegeben.

Vor Einleitung der Narkose wurden die Lungengrenzen perkutiert, mit auf die Haut geklebten Ureterenkathetern markiert und waren so im Monitorbild des Lithotriptors leicht erkennbar. Der Umbau der Liege mit Styroporplatten und Röntgenbeikassetten ermöglichte

1. die stabile Placierung der bis zu 2 Jahren alten Kinder,
2. einen sicheren Schutz der benachbarten Organe (besonders der Lungen),
3. den notwendigen Strahlenschutz für die kleinen Patienten.

Die Steinortung und Lithotripsie erfolgte wie bei Erwachsenen, wobei ausschließlich die Durchleuchtung mit kleinem Fenster benutzt wurde. Direkt nach der ESWL-Behandlung wurde eine Röntgenthoraxkontrolle zum Ausschluß einer Lungenschädigung durchgeführt.

Die Steindesintegration und der Abgang der Konkremente wurden durch ausgeblendete Röntgenaufnahmen am 1. und 5. postoperativen Tag dokumentiert. Zusätzliche Sonographiekontrollen gaben Auskunft über die Abflußverhältnisse. 3 Wochen nach der ESWL-Behandlung erfolgte das Abschlußurogramm.

Ergebnisse

Alle Kinder waren 3 Monate nach der ESWL-Behandlung steinfrei. In 3 Fällen war hierfür eine zweite Behandlung notwendig. Durchschnittlich wurden 860 Einzelschüsse (400 bis 1800) bei einer Elektrodenspannung zwischen 16 und 20 kv mit dem „alten Generator" appliziert.

Nennenswerte Komplikationen wie eine fieberhafte Harnstauungsniere, größere Hämatome der Nieren oder eine Schädigung der Lungen traten in keinem Fall auf. Nur 6 der 28 Kinder klagten nach der Behandlung über Koliken, alle anderen waren vom 1. postoperativen Tag an völlig beschwerdefrei. Der stationäre Aufenthalt betrug im Mittel 6 Tage.

Diskussion

Die Nierensteinbehandlung bei Kindern mit der extrakorporalen Stoßwellenlithotripsie ist nach Modifikation der Liege des Dornier-HM3 Lithotriptors risikoarm. Es gelten die gleichen Selektionskriterien wie bei der Behandlung von Erwachsenen.

Mit der modifizierten Liege können auch Kinder unter einer Größe von 90 cm behandelt werden. Die Methode zeichnet sich durch eine hohe Effektivität aus. Außer im septischen Notfall ist die ESWL für die Behandlung von Harnsteinen bei Kindern die ideale Therapie und aufgrund der geringen Invasivität allen anderen Verfahren vorzuziehen.

Dr. med. W.-H. Meyer
Urologische Klinik der
Universität Hamburg-Eppendorf
Martinistr. 52
D-2000 Hamburg 20

Zusammenfassung der Postersitzung 8: Perkutane Chirurgie – Technische Neuerungen/Nephrolithiasis bei Kindern

F. Boeminghaus und P. Rathert

Die Postersitzung 8 befaßte sich vornehmlich mit technischen Neuerungen auf dem Gebiet der perkutanen Nierenchirurgie sowie der ESWL-Anwendung im Kindesalter.

Die Sitzung war gut besucht, die Poster z.T. hervorragend gestaltet und die Diskussion munter.

Die ersten drei Poster beschäftigten sich mit dem Thema der Nierenbeckenpunktion zum Zwecke der endoskopischen Operation.

Gäck und Mitarbeiter aus Bad Wildungen haben ein Nierenpunktionsbesteck mit innenliegendem Führungsdraht entwickelt. Der Vorteil wird darin gesehen, daß der Arbeitsgang um einige Schritte verkürzt wird, zum anderen soll die Dislokation einer nur knapp in die Nierenkelche eingeführten Punktionsnadel durch den sofort vorschiebbaren Führungsdraht verhindert werden. Die Kosten sind derzeit noch erheblich.

Gumpinger und Mitarbeiter aus Kempten bzw. Stuttgart hatten Gelegenheit, mit einem Stereoröntgendurchleuchtungsgerät die räumliche Darstellung zu optimieren und konnten praktisch durch stereoskopische Untersuchungen in das Hohlsystem hineinschauen. Sie weisen darauf hin, daß es sich bei dem Gerät um einen Prototypen handelt, dessen Serienproduktion noch nicht beschlossen ist.

Pfab und Mitarbeiter aus München haben eine elektronisch gesteuerte Punktion des Nierenhohlsystems entwickelt. Ein techneciummarkierter Ureterenkatheter wird in das Nierenhohlsystem gebracht und dann rechnergesteuert eine Punktion vorgenommen. Schwachpunkt ist sicher, daß die Sondierung von unten gelingen muß, und daß am Stein vorbei die Passage frei sein muß. Die unteren Kelchgruppen sind nicht sicher ansteuerbar. Insgesamt wird im Vergleich zur ultraschallgesteuerten Punktion kein Vorteil gesehen. Eine Zulassung für den Umgang mit radioaktiven Substanzen ist nicht erforderlich.

Vögli und Ackermann aus Düsseldorf haben ein Gerät zur pulsatilen Spülung der perkutan abgeleiteten Niere bei ESWL entwickelt. Das Gerät arbeitet automatisch. Werden 5 Sekunden keine Meßwerte registriert oder aber ein vorgegebener Druck überschritten, schaltet das Gerät sich automatisch ab. Wurde das Gerät während der ESWL eingesetzt, kam es in einem Teil der Fälle zu erheblichen Temperaturanstiegen. Nach der ESWL eingesetzt, wurden die uroseptischen Veränderungen nicht beobachtet.

Aus dem Steinzentrum mit ESWL *aus Lübeck berichten Knipper und Mitarbeiter* über 275 perkutane Litholapaxien, die sie während einer Periode durchführten, in der gleichzeitig 1000 ESWL-Behandlungen stattfanden. Die Ergebnisse werden dargestellt, die Indikation auseinandergesetzt. Die Diskussionen spannen sich um das Problem einer stärkeren Blutung, die in dem aufgeführten Krankengut zweimal auftrat und durch Embolisation mittels Gianturco-Spirale gestillt wurde. In 80% konnte eine Steinfreiheit erzielt werden, in 17% wurden Restkonkremente festgestellt, die dann mittels ESWL behandelt wurden. 3% aus dem Gesamtkrankengut werden als Therapieversager eingestuft.

Fuchs und Mitarbeiter berichten über die Entwicklung der flexiblen Endoskopie in den USA. Inzwischen sind die Dimensionen so gering geworden, daß auch der Ureter und die einzelnen Kelche inspiziert werden. Fuchs umschrieb den derzeitigen Stand der Geräte: „mit den Instrumenten kann man viel sehen aber wenig machen, da ein Arbeitskanal noch nicht installiert ist".

Das heikle Thema der Punktion von Raumforderungen in der Niere greift *Feiber aus Marburg* auf, und kommt zu dem Ergebnis, daß sie nur noch in Ausnahmefällen, wenn überhaupt, indiziert ist, da andere Verfahren wie Ultraschall und CT eine hohe Treffsicherheit haben. Bei 11 Patienten wurde ein tumorverdächtiger Prozeß anpunktiert, eine Tumorzellaussaat nach Feinnadelpunktion wurde nicht beobachtet. Herr Rathert wies darauf hin, daß in den skandinavischen Ländern die Punktion, sogar von Hodentumoren, üblich ist.

Zürn und Mitarbeiter aus Freiburg berichten über ihre Ergebnisse mit der perkutanen Behandlung von Harnleiterstenosen. Die Ergebnisse bei sekundären Stenosen sind deutlich besser. Mit 90% guter Ergebnisse nach mehr als einjähriger Beobachtungszeit gegenüber knapp 70% bei primären angeborenen Stenosen. In der Diskussion wird über die Schienung des Harnleiters bis in die Blase bzw. bis nur weit unterhalb der inscidierten Enge gesprochen, da in Lübeck und anderenorts beobachtet wurde, daß es unterhalb des Endes der Endoschiene zu sekundären Stenosen kommen wird. Von anderen Arbeitsgruppen wurde dieses bisher nicht beobachtet.

Harle und Mitarbeiter aus Stuttgart stellen ihre Erfahrungen mit der perkutanen Sklerotherapie bei Zystennieren vor. Die Ergebnisse sind gut, es kommt zum Rückgang der Beschwerden und der Abflußbehinderungen, nicht aber zur Veränderung der Hypertonie. In der Diskussion wird die Möglichkeit einer einfachen Punktion mit kurzfristiger Ableitung erwähnt.

Meyer-Schwickerath und Mitarbeiter aus Essen zeigen die Früh- und Spätfolgen am Nierenparenchym nach perkutanen Eingriffen. Die Untersuchungen zeigen die gute Kompensation der Niere. Schon nach drei bis vier Monaten haben die operierten Nieren ihre Ausgangsspeicherfunktion fast vollständig erreicht. Untersucht wurde mit 6 ml 99Tc-DMSA. Drei bis sechs Tage nach Entfernen der Nephrostomie konnte die Gamma-Kamera einen etwa 15%igen Speicherverlust der operierten Niere registrieren. Der lokal darstellbare Parenchymschaden ist in allen Fällen auch mittelfristig nachweisbar.

Zink und Mitarbeiter aus Würzburg weisen noch einmal auf den besonderen Stellenwert der perkutanen Nephrostomie im Rahmen der ESWL-Behandlung hin. Es wurden 1000 ESWL-Behandlungen an 857 Patienten analysiert. 50 Patienten erhielten peritherapeutisch eine PCN. Bei allen Patienten wurde in Anschluß an die ESWL die PCN solange in situ belassen, bis ein einwandfreier Harnabfluß sichergestellt war. Die PCN hat im Rahmen der modernen Steintherapie auch bei der ESWL-Behandlung einen hohen Stellenwert, die die Sicherheit der ESWL-Behandlung steigert.

Die letzten drei Poster beschäftigten sich mit der Anwendung der ESWL bei Kindern. Die Arbeiten kamen aus *Lübeck (Knipper und Mitarbeiter), Salzburg (Kunit und Mitarbeiter)* und *Hamburg (Meyer und Mitarbeiter)*. Die drei Arbeitsgruppen kommen insgesamt zum gleichen Ergebnis. Bei der Entlassung sind 80% der Kinder steinfrei. Insgesamt wird beobachtet, daß der Abgang der Desintegrate bei Kindern schmerzfreier und schneller vonstatten geht. Die Behandlung erfolgt in allen drei Kliniken in Vollnarkose, gravierende Komplikationen wurden nicht beobachtet. Die ESWL ist auch bei Kindern als die Methode der Wahl in der Behandlung von Urolithiasis zu sehen. Nicht berücksichtigt wurden Fälle, bei denen Harnleiterabgangsbehinderungen den Abgang der Steinmassen behinderten. Hierin ist die Indikation zur perkutanen Nephrolitholapaxie zu sehen.

Prof. Dr. F. Boeminghaus
Chefarzt der Urologischen Abteilung
Lukas-Krankenhaus
Preußenstr. 84
D-4040 Neuss

Postersitzung 9:
Therapeutische Alternativen beim Harnleiterstein

Moderne Therapie des Harnleitersteines

W. W. Meyer und D. Jonas

In der heutigen Therapie des Harnleitersteines dominiert eindeutig die ESWL. Bei erfolgloser ESWL oder bei speziellen Indikationen wie große obere Harnleitersteine oder Steine in Projektion auf die Ileosacralfuge kommen die endourologischen Maßnahmen zum Tragen. Die Indikationsbreite für den Einsatz einer Schlinge ist insbesondere wegen der Gefahr der aufsteigenden Infekte nur noch sehr gering. Da selbst bei anatomischen Veränderungen diese häufig durch endourologische Maßnahmen beseitigt werden können, steht die offene Schnittoperation im Rahmen der Therapie des Harnleitersteines an letzter Stelle.

Methode

Zur Behandlung des Harnleitersteines mittels ESWL können zwei Wege beschritten werden:

a) push and smash
b) primäre in situ ESWL

Bei dem push and smash-Verfahren wird versucht, das Steinmaterial, welches oberhalb der Ileosacralfuge liegt, unter Zuhilfenahme eines Ureterkatheters in das Hohlraumsystem der Niere zu retromanipulieren. Falls mit einem Tiemann-Katheter alleine die Retromanipulation nicht möglich ist, kann ein weiterer Ureterkatheter als Schienung verwandt werden. Gelingt die Retromanipulation nicht, so ist auch eine ESWL in situ möglich. Dabei empfiehlt es sich, den Ureterkatheter als Ortungshilfe zu belassen. Dieser sollte möglichst den Stein passieren, um einen kapillären Spalt im Sinne einer Expansionskammer zwischen Steine und Ureterwand zu erzeugen. Es kommt dadurch zu einem besseren Angreifen der Stoßwelle an dem Konkrement und somit auch zu verbesserten Desintegrationsergebnissen. Steine unterhalb der Ileosacralfuge werden mit einem Ureterkatheter markiert, der die schon erwähnte Expansionskammer schaffen soll und zusätzlich zu einer besseren Ortung des Steines dient. Die Behandlung der praevesikalen Steine erfolgt in der eigenen Klinik in sitzender Position.

Zur endourologischen Behandlung des Harnleitersteines stehen zwei Zugangswege zur Verfügung:
a) der transuretrale retrograde Weg
b) der perkutane antegrade Weg

Harnleitersteine in Projektion auf die Ileosacralfuge sind für die ESWL nicht erreichbar. Hier kommt primär der Einsatz der Ureterorenoskopie mit entweder Steinextraktion in toto oder Ultraschall-Lithotripsie zur Anwendung. Der Patient wird in modifizierter Steinschnittlage gelagert, wobei das der steintragenden Seite kontralaterale Bein zusätzlich abgesenkt wird. Nach Dilatation des Ureterostiums mit einem Teleskop-Bougie-Set erfolgt dann die Steinsanierung. Da bei jeder Manipulation im Harnleiter eine deutliche Traumatisierung des Urothels mit konsekutiver Ausbildung eines Ödems erfolgt, empfiehlt sich die Einlage eines Double-J-Stents für 10 bis 14 Tage.

Größere Konkremente im oberen Harnleiteranteil lassen sich auf perkutanem antegraden Wege endoskopisch entfernen. Dabei erfolgt unter sonographischer Kontrolle die Punktion der mittleren Kelchgruppe und nach Dilatation des Arbeitskanals mit einem starren Teleskop-Bougie-Set unter endoskopischer Sicht die Lithotripsie des Konkrementes. Es kommen dabei entweder Ultraschallwellen über eine starre Ultraschallwandlersonde oder elektrohydraulische erzeugte Stoßwellen über eine flexible Sonde zur Anwendung.

Da auch hier postoperativ sich ein Ödem ausbildet empfiehlt sich die Einlage eines Double-J-Stents.

Material

In der Zeit zwischen Juli 1984 und Juli 1987 wurden insgesamt 470 Patienten mit Harnleitersteinen oberhalb der Ileosacralfuge mittels ESWL behandelt. Dabei stieg prozentual der Anteil der Harnleitersteine am Gesamtkollektiv der Patienten von primär 9% im Jahre 1984 auf 24% im Jahre 1987. Bei 51 Patienten wurden zwischen September 1986 und Juli 1987 Harnleitersteine unterhalb der Ileosacralfuge in sitzender Position mittels ESWL behandelt. Dies entspricht einem Anteil von 8% am Kollektiv der Patienten während der Beobachtungszeit. Im Jahre 1987 betrug somit der Anteil der Patienten mit Harnleitersteinen 32% des gesamt behandelten Steinkollektives.

Ergebnisse

Zum Zeitpunkt der Entlassung waren bei 183 der 470 behandelten Patienten mit Steinen oberhalb der Ileosacralfuge 27,3% steinfrei. In 61,2% fanden sich noch abgangsfähige Reststeine ohne Stauung des oberen Harntraktes und lediglich bei 11,5% der Patienten waren noch abgangsfähige Reststeine mit Stauung des oberen Harntraktes nachweisbar.

Bei den 51 Patienten mit Steinen unterhalb der Ileosacralfuge zeigte sich folgende Verteilung: Steinfrei 41%; abgangsfähige Reststeine ohne Stauung 47%; abgangsfähige Reststeine mit Stauung 12%.

Zwischen Juli 1984 und Juli 1987 wurden 56 Patienten wegen Harnleitersteinen ureterorenoskopiert. 48 dieser Patienten, entsprechend 85,8%, verließen danach steinfrei die Klinik. Bei 8 Patienten, entsprechend 14,2%, war eine offene Operation zur Steinsanierung notwendig. Diese offenen Operationen wurden alle in den Jahren 1984+1985 in der Lernphase der Ureterorenoskopie notwendig.

Schlußfolgerung

Anhand der hier aufgezeigten Behandlungsmöglichkeiten des Harnleitersteinleidens empfehlen wir folgendes Therapiekonzept (Abb. 1). Die ESWL dominiert eindeutig in der Behandlung aller Harnleitersteine, die nicht durch die Ileosacralfuge verdeckt sind. Nur für Steine in diesem Bereich kommt primär die Ureterorenoskopie in Frage. Für die Schlingenbehandlung und letztendlich auch die offene Schnittoperation gibt es nur noch eine sehr schmale Indikationsbreite.

Dr. med. W. W. Meyer
Urologische Universitätsklinik der
Johann-Wolfgang-Goethe Universität
Theodor-Stern-Kai 7
D-6000 Frankfurt 70

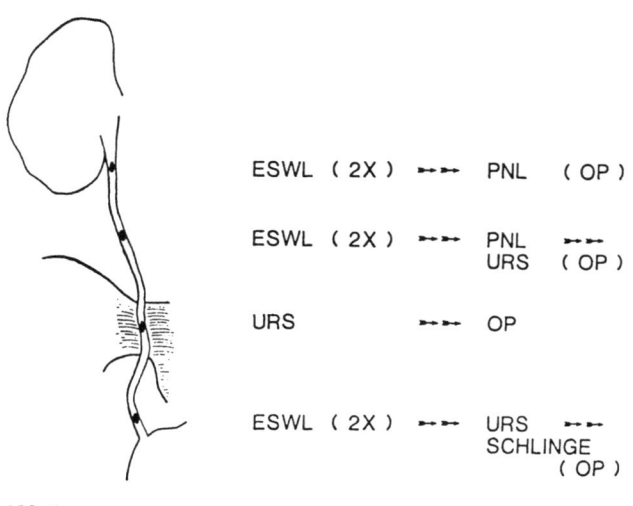

Abb. 1

Extrakorporale Stoßwellenbehandlung hoher Harnleitersteine: Push and Smash oder in situ Therapie

T. Vögeli, H.-E. Mellin, V. Häger und R. Ackermann

Die Behandlung des hohen Harnleitersteins ist inzwischen nahezu vollständig eine Domäne der ESWL und/oder endourologischer Verfahren.

Die Behandlung durch alleinige ESWL besticht durch ihre Nichtinvasivität. Die Erfahrung zeigte jedoch, daß lediglich mit Erfolgsraten von 62–75% gerechnet werden kann [1, 2, 3]. Dieser Umstand ist für eine bis heute floride Diskussion bezüglich der besten Behandlungsstrategie verantwortlich, wobei sich die in situ ESWL und das Push & Smash-Verfahren alternativ gegenüberstehen. Eine retrospektive Auswertung der Daten von insgesamt 81 Patienten, welche in zwei Kollektiven mit den alternativen Verfahren behandelt wurden, sollte helfen, die Frage nach der optimalen Behandlungsform zu klären.

Material und Methode

Zur Auswertung kamen nur Patienten mit einem einzelnen hohen Harnleiterstein ohne urologische Begleiterkrankungen und ohne einen vor Therapie nachgewiesenen Harnwegsinfekt. Es wurden von 81 Patienten 37 in situ behandelt und 44 Patienten erst nach vorheriger Manipulation des Konkrementes in das Hohlsystem. Beide Gruppen waren bezüglich Steingröße, Gewicht der Patienten, Steinmaterial sowie Lokalisation des Steines vergleichbar.

Ergebnisse

Mißt man den Erfolg der Therapie an dem Kriterium der Desintegration so war die in situ ESWL in 68%, das Push- and Smash-Verfahren in 100% erfolgreich. Dies deckt sich lückenlos mit den bisher bekannten Daten aus der Literatur [1, 2, 3]. Bei der Invasivititätsspanne, die zwischen beiden Verfahren klafft, reicht jedoch die alleinige Betrachtung dieser Zahlen nicht aus. In den Behandlungsdaten findet sich kein wesentlicher Unterschied bezüglich Durchleuchtungszeit und Behandlungsdauer. Die mittlere stationäre Aufenthaltsdauer bei den primär nicht-invasiv behandelten Patienten lag 2,6 Tage höher, wobei die Verlängerung des stationären Aufenthaltes im wesentlichen auf die zusätzlich notwendigen Eingriffe nach unzureichender Desintegration zurückzuführen ist. Ein Harnwegsinfekt mußte bei der in situ behandelten Gruppe bei 7 Patienten entsprechend 19%, bei dem zweiten Kollektiv bei 4 Patienten, entsprechend 9%, behandelt werden. In der in situ behandelten Gruppe waren 32% Re-Interventionen notwendig. Sechsmal erfolgte eine 2. ESWL, dreimal eine Kombination von Ureteroskopie und ESWL und dreimal eine Urethrolitholapaxie. Bei den nach der Push- and Smash Strategie behandelten Patienten wurde zweimal eine perkutane Nephrostomie erforderlich. Einmal wegen einer Perforation des Harnleiters bei der Ureteroskopie und einmal wegen eines postoperativen Ödems im Ostiumbereich, welches mit einem Doppel-J-Katheter nicht überwindbar war.

Zusammenfassung

Die in situ Behandlung des hohen Harnleitersteins hat eine reproduzierbare Erfolgsquote von ca. 70%. Mit der push- and smash Strategie steht ein alternatives Behandlungskonzept zur Verfügung, welches in nahezu 100% erfolgreich ist, ohne die Morbidität zu erhöhen.

Literatur

1. Lutz K, Rassweiler J, Gumpinger R, Eisenberger F (1987) Der hohe Harnleiterstein-ESWL in-situ Therapie der Wahl. Akt Urol 18: 187–192
2. Müller SC, van Haverbeke J, El Seweifi A, Alken P (1985) Der hohe Harnleiterstein - ein Problem trotz extrakorporaler Stoßwellenlithotripsie. Akt Urol 16: 294–298
3. Schuldes H, Behrendt U, Roggenbuck R, Herder B, Nagel R (1987) Der hohe Harnleiterstein - Erfahrung mit der ESWL bei 621 Patienten. Akt Urol 18: 185–186

Dr. med. T. Vögeli
Urologische Universitätsklinik Düsseldorf
Moorenstr. 5
D-4000 Düsseldorf

ESWL beim hohen Harnleiterstein – Welcher Weg führt zum Erfolg?

P. Jaeger, G. Alund und D. Hauri

Beitrag nicht eingereicht

Behandlungsergebnisse der ESWL von Harnleitersteinen

V. Heller, M. Wirth, J. Grups und H. Frohmüller

Einleitung

Bei der Einführung der extracorporalen Stoßwellenlithotripsie (ESWL) gehörte die Behandlung von tiefen Harnleitersteinen zunächst nicht zum Indikationsbereich dieses Therapieverfahrens [1]. Im folgenden zeigte es sich jedoch, daß lumbale Ureterkonkremente einer ESWL gut zugänglich sind [2]. Inzwischen ist es auch problemlos möglich, praevesicale Harnleitersteine direkt mit der ESWL zu behandeln. Anhand des eigenen Krankengutes sollen die Behandlungsergebnisse der ESWL insbesondere bei praevesicalen Harnleitersteinen dargestellt werden.

Material und Methodik

Zwischen Dezember 1984 und September 1987 wurden an der Urologischen Klinik der Universität Würzburg 522 Patienten mit Harnleitersteinen mittels ESWL behandelt. Dies entspricht einem Anteil von 25,4% aller mittels ESWL behandelter Patienten. Bei einem Durchschnittsalter von 49,7 Jahren

Tabelle 1a. Auxiliäre Maßnahmen vor ESWL-Behandlung

	Retrogr. Mobil.	Ureterosk. Mobil.	Schlingen-extraktionsversuch	PCN	JJ Splint	Anzahl d. Pat.
Lumbale Harnleitersteine	152	11	1	25	14	196 (41,2%)
Praevesicale Harnleitersteine	5	11	9	5	4	26 (37,1%)

Tabelle 1b. Auxiliäre Maßnahmen nach ESWL-Behandlung

	Retrogr. Mobil.	Ureterosk. Extraktion	Schlingenextraktion	PCN	JJ Splint	Anzahl d. Pat.
Lumbale Harnleitersteine	2	7	7	4	5	12 (2,7%)
Praevesicale Harnleitersteine	0	3	4	0	2	5 (7,1%)

Retrogr. Mobil. = retrograde Mobilisierung; ureterosk. Mobil. = ureteroskopische Mobilisierung; PCN = Percutane Nephrostomie; JJ Splint = innerer Uretersplint

war der älteste Patient 84 Jahre alt, der jüngste Patient 15 Jahre alt. Konkremente, die sich länger als 6 Wochen an einer Stelle im Harnleiter befanden, wurden vor der ESWL retrograd manipuliert. Dies erfolgte normalerweise durch einen zentrallumigen Ureterkatheter unter Anspritzen mit physiologischer NaCl-Lösung. Die ESWL wurde mit dem Dornier HM-3 System vorgenommen.

Ergebnisse

Bei 452 Patienten (86,6%) lag der Harnleiterstein lumbal, bei 70 Patienten (13,4%) befand er sich praevesical. Die durchschnittliche Steingröße betrug 10 mm bei lumbalen Konkrementen und 9 mm bei prävesikalen Steinen. Der durchschnittliche stationäre Aufenthalt nach ESWL lag bei 7,3 bzw. 7,7 Tagen. ESWL-Mehrfachbehandlungen waren in 13,1% rsp. 12,9% erforderlich. *Vor* der ESWL-Behandlung wurden sowohl bei lumbalen (41,2%) als auch bei praevesicalen Ureterkonkrementen (37,1%) häufig auxiliäre Maßnahmen durchgeführt (s. Tabelle 1a und 1b). Hingegen wurden *nach* ESWL auxiliäre Maßnahmen seltener vorgenommen (2,7% rsp. 7,1%).

Nur bei 4 Patienten war eine operative Behandlung erforderlich, da die ESWL nicht erfolgreich war; dreimal wurde eine Ureterolithotomie und einmal eine Pyelolithotomie durchgeführt. 96,5% der Patienten mit lumbalen Harnleitersteinen und 88,6% der Patienten mit praevesicalen Harnleitersteinen wurden mittels der ESWL erfolgreich behandelt.

Diskussion

Die Ergebnisse zeigen, daß die Behandlung von Harnleitersteinen durch die ESWL, ggf. in Verbindung mit auxiliären Maßnahmen, erfolgreich ist. Offene operative Eingriffe mußten in weniger als 1% der Fälle vorgenommen werden. Auffällig ist jedoch die gehäufte Anzahl auxiliärer Maßnahmen. Dies ist darauf zurückzuführen, daß während des Berichtzeitraumes praktisch alle Harnleitersteine mittels der ESWL behandelt worden sind. Harnleitersteine, die sich in Knochendeckung des Beckens befanden, mußten immer mobilisiert werden. Durch die auxiliären Maßnahmen konnte andererseits die Anzahl mehrfacher ESWL-Behandlungen niedrig gehalten werden (13,0%). Die Erfolgsrate bei praevesicalen Harnleitersteinen, die insgesamt bei 89% liegt, konnte aufgrund zunehmender Erfahrung bei den letzten 30 behandelten Patienten auf 97% gesteigert werden.

Literatur

1. Chaussy C, Schmiedt E, Jocham D, Brendel W, Forssmann B, Walther V (1982) First clinical experience with extracorporeal induced distruction of kidney stones by shock waves. J Urol 125: 417–420
2. Miller K, Fuchs G, Rassweiler J, Eisenberger F (1985) Treatment of ureteral stone disease: the role of ESWL and endourology. World J Urol 3: 53–57

Dr. V. Heller
Urologische Klinik und Poliklinik
der Universität Würzburg
Josef-Schneider-Str. 2
D-8700 Würzburg

In situ-ESWL – Therapie der Wahl des hohen und tiefen Harnleitersteins

A. Schmidt, J. Rassweiler, K. Lutz, H. Kohl und F. Eisenberger

Während sich die ESWL als erstrangige Therapie von Konkrementen der Niere in über 400000 Behandlungen bewährt hat, besteht weltweit eine Diskussion über die effizienteste und geringst invasive Therapie von Harnleitersteinen. Mit der Möglichkeit der berührungsfreien Steinzertrümmerung stehen grundsätzlich zwei verschiedene Konzepte zur Verfügung. Zum einen die in-situ-Behandlung, zum anderen die ESWL nach vorheriger retrograder Mobilisation des Konkrementes ins Nierenbecken. Vorteile einer ESWL nach retrograder Mobilisation sind geringere Stoßwellenzahl bei niedriger Energie und eine Desintegrationsrate von ca. 95%. Demgegenüber steht jedoch eine höhere Invasivität mit einer erhöhten Komplikationsrate und der Möglichkeit einer Verletzung oder narbigen Stenosierung des Harnleiters. Außerdem wird die Cystoskopie und anschließende Harnleitermanipulation vom Patienten als schmerzhaft empfunden und erfordert im Regelfall eine invasive Anästhesie [1].

Demgegenüber läßt sich mit der in-situ-ESWL eine vollständige Desintegration der Konkremente in 80% erreichen bei minimaler Komplikationsrate und nach Einführung eines modifizierten Stoßwellenerzeugungssystems in intravenöser Analgosedierung [2].

An unserer Klinik hat sich das folgende Behandlungskonzept bewährt. Therapie der ersten Wahl ist die in-situ-ESWL. Falls sich das Konkrement aufgrund seiner Lage (Wirbelsäulennähe, Adipositas oder Wirbelsäulendeformation) nicht einstellen läßt, wird es primär ins Nierenbecken luxiert. Bei ausgeprägter Harnstauung und gleichzeitiger Harnwegsinfektion wurde versucht, entweder eine retrograde oder antegrade Entlastung des Hohlsystems zu erzielen. Falls eine retrograde Mobilisation nicht möglich war, wurde versucht, das Konkrement ureterorenoskopisch zu extrahieren. Falls dies mißlang, ließ sich durch eine antegrade Ureterorenoskopie über einen perkutanen Zugang eine offene Operation vermeiden, die somit nur in Ausnahmefällen notwendig wurde [3].

Zwischen Juli 1985 und Juli 1986 wurden an der Urologischen Klinik des Katharinenhospitals Stuttgart 224 hohe und 90 tiefe Harnleitersteine behandelt. 162 Patienten wurden mit in-situ-ESWL behandelt, mit einer primären Erfolgsrate von 81%. Eine erfolgreiche retrograde Mobilisation und anschließende extrakorporale Stoßwellenlithotripsie gelang bei 38 Patienten in 79%. Auffällig war eine relativ hohe Mißerfolgsrate der retrograden Ureterorenoskopie von 56% gegenüber einer sehr erfolgreichen Durchführung von antegraden Ureterorenoskopien in 93%. Zu unterstreichen ist die hervorragende Bedeutung der in-situ-ESWL als risikoarmes und zuverlässiges Verfahren zur Behandlung von hohen Harnleitersteinen (Tabelle 1).

Auch für die Behandlung von tiefen Harnleitersteinen hat sich die in-situ-ESWL einen hervorragenden Platz erworben. In unserem Krankengut wurden seit Februar 1986 28 tiefe Harnleitersteine mit der ESWL behandelt, mit einer Erfolgsrate von 75%. Ein Vergleich mit der Zeiss-Schlinge und der retrograden Ureterorenoskopie betont die Bedeutung der wenig invasiven ESWL (Tabelle 2). Eine Ausdehnung der Indikation zur in-situ-ESWL konnte durch Anwendung der ESWL in Bauchlage erreicht werden. Dadurch lassen sich praevesicale und praesakrale Konkremente, bei denen vorher durch eine Reflexion der Stoßwellen an knöchernen Strukturen die Behandlungseffektivität gering war, in situ behandeln. Limitiert wurde das Vorgehen lediglich durch Adipositas, mangelnde Röntgendichte des Konkrementes oder Wirbelsäulenversteifung (Abb. 1).

Seit Einführung eines modifizierten Stoßwellenerzeugungs- und Fokussierungssystems, das zu einer Verminderung der Gesamtenergie bei scharfer Fokussierung führt, werden an unserer Klinik nahezu

Tabelle 1. Hoher Harnleiterstein
Urologische Klinik Katharinenhospital Stuttgart Juli '85–Juli '86
N=224

Therapie	N	Erfolg (%)
In situ ESWL	162	81
ESWL nach Mobilisation	68	79[a]
Antegrade URS	21	90
Retrograde URS	16	44
Operation	2	–

[a] Definitionsgemäß erfolgreiche Mobilisation *und* Desintegration des Konkrementes

Tabelle 2. Tiefer Harnleiterstein
Katharinenhospital Stuttgart Juli '85–Juli' 86 N=96

Therapie	N	Erfolg (%)
In situ-ESWL[a]	28	77
Zeiss-Schlinge	63	67
Retrograde URS	30	93
Operation	1	–
Summe	122	

[a] Seit Februar 1986

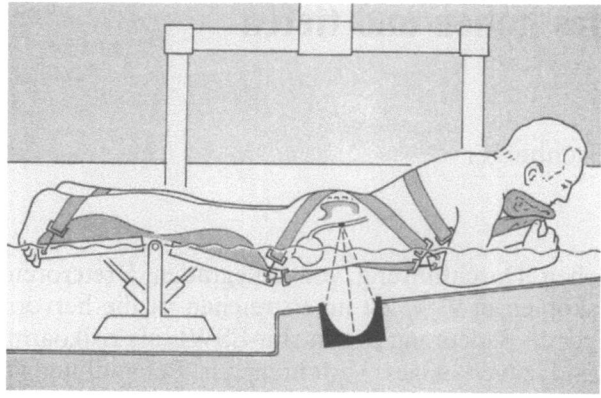

Abb. 1

sämtliche extrakorporale Stoßwellenlithotripsien in intravenöser Analgosedierung durchgeführt. Eine Auswertung der Harnleitersteine vom Februar 1987 bis Juni 1987 zeigt trotz Verringerung der applizierten Stoßwellen keine Einschränkung des Erfolgs in der in-situ-ESWL.

Zusammenfassend stellt die in-situ-ESWL von hohen und tiefen Harnleitersteinen ein in hohem Maß erfolgversprechendes, gering invasives und im Regelfall anästhesiefrei durchführbares Behandlungsverfahren dar.

Literatur

1. Graff J, Pastor J, Hertle L, Mach P, Funke PJ (1987) Erfahrungen mit der ESWL bei 417 hohen Harnleitersteinen. Verhandlb Dtsch Ges Urologie 38: 305-306
2. Lutz K, Rassweiler J, Gumpinger R, Eisenberger F (1987) Der hohe Harnleiterstein - ESWL in-situ Therapie der Wahl. Akt Urol 18: 187-192
3. Miller K, Fuchs G, Rassweiler J, Eisenberger F (1985) Treatment of ureteral stone diesease: The role of ESWL and Endourology. World J Urol 3: 53-57

Dr. med. A. Schmidt
Urologische Klinik
Katharinenhospital
Kriegsbergstr. 60
D-7000 Stuttgart 1

Die Piezo-ESWL des Uretersteines

Ch. Türk, M. Marberger und I. Steinkogler

Beitrag nicht eingereicht

Die lokale Stoßwellenlithotripsie des distalen Harnleitersteines

G. E. Voges, D. M. Wilbert, T. Esen und P. Alken

In jüngster Zeit werden bei distalen Harnleitersteinen endourologische Maßnahmen in zunehmendem Maße durch die ESWL ersetzt [1, 2, 3, 4, 5]. Ureterorenoskopie (URS) oder Schlinge gehören bei Verfügbarkeit eines Lithotripter zu den Ausnahmen.

Material und Methode

Seit März 1986 wurden mit der multifunktionellen Lithotriptereinheit Lithostar (Siemens, Erlangen) 78 Patienten (60 männlich, 18 weiblich) mit distalen Harnleitersteinen behandelt. Die routinemäßige in situ Stoßwellenlithotripsie wurde in Analgosedierung mit Piritramid 15 mg i.v. (Dipidolor) und Midazolam 2,5 mg i.v. (Dormicum) durchgeführt. Die Behandlung erfolgte in Rückenlage. In 19 Fällen (24,3%) wurde zur Lokalisationshilfe ein Ureterenkatheter oder eine Zeiss' Schlinge am Stein vorbei plaziert. Bei gleichzeitig vorliegenden ipsilateralen Nierensteinen erfolgte zuerst die Behandlung des distalen Harnleitersteines. Nach Abgang der Desintegrate schloß sich in einer zweiten Sitzung die Behandlung der Nierensteine an. Bei ungenügender Desintegration wurden zur endgültigen Steinsanierung Zeiss-Schlinge, URS und Ureterolithotomie eingesetzt. Alle auxiliären Maßnahmen (Ausnahme: offene Operation) erfolgten auf dem multifunktionellen Lithotripter.

Ergebnisse

In 85,9% der Fälle (n = 67 Patienten) konnte eine komplette Steindesintegration erzielt werden (Abb. 1). In 14,1% (n = 11 Patienten) mußten auxiliäre Maßnahmen zur kompletten Steinsanierung eingesetzt werden (Tabelle 1). Der komplette Desintegratabgang erfolgte in der Regel 1-3 Tage nach lokaler Stoßwellenlithotripsie. Stoßwellenbedingte Komplikationen wurden nicht gesehen.

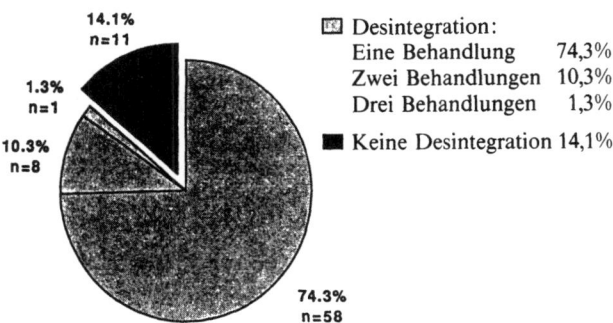

Abb. 1. Ergebnisse der lokalen Stoßwellenlithotripsie. Desintegration 85,9% (n = 67)

Tabelle 1. Behandlungsdaten

Durchschnittliche Steingröße: (größter Längsdurchmesser)	11,5 mm (6-50 mm)
Durchschnittliche Impulszahl:	n = 1547
Durchschnittliche ‚Snapshots':	n = 17
Mittlere Durchleuchtungszeit: (einschließlich präoperativer Manipulationen)	55 Sekunden
Stationärer Aufenthalt:	3 Tage (0-18 Tage)
Keine Desintegration: Konsequenz:	n = 11 (14,1%)
URS	n = 6
Schlinge	n = 2
URS plus Schlinge	n = 1
Ureterolithotomie:	n = 2

Diskussion

Die lokale Stoßwellenlithotripsie des distalen Harnleitersteines mit dem Lithostar ist erfolgreich. Von besonderem Vorteil ist die Multifunktionalität dieses Lithotripters, die alle auxiliären und adjuvanten Maßnahmen (außer offener Operation) auf einem Gerät erlaubt.

Von verschiedenen Untersuchern [1, 4] werden distale Uretersteine bei Frauen im gebärfähigen Alter von der ESWL in situ ausgeschlossen. Stoßwellenbedingte Schäden am Ovar waren im Tierversuch auf dem Lithostar nicht nachweisbar [5]. Bei uns werden Patienten dieser Altersgruppe momentan nicht von der Behandlung ausgeschlossen. Nach unseren Erfahrungen ist die ESWL die Therapie der Wahl beim tiefen Harnleiterstein.

Literatur

1. Chaussy CG, Fuchs GJ (1987) Extracorporal shock wave lithotripsy of distal ureteral calculi: is it worthwhile? J Endourol 1: 1-8
2. Jenkins AD (1986) ESWL treatment of ureteral calculi. J Urol 135: 182 A (Abstract)
3. Miller K, Bubeck JR, Hautmann R (1986) Extracorporal shockwave lithotripsy of distal ureteral calculi. Eur Urol 12: 305-307
4. Rassweiler J, Hath U, Bub P (1986) Extracorporal shock-wave lithotripsy (ESWL) of distal ureteral calculi. Endourology 1: 15-18
5. Wilbert DM, Reichenberger H, Noske E, Riedmiller H, Alken P, Hohenfellner R (1987) New generation shockwave lithotripsy - clinical evaluation. J Urol 138 (in press)

Dr. G. E. Voges
Urologische Klinik und Poliklinik
der Johannes Gutenberg-Universität Mainz
Langenbeckstr. 1
D-6500 Mainz

Lokale Chemolyse okkludierender Harnsäuresteine

F. Breuel, J. E. Altwein und W. Schneider

Problemstellung

Die Lyse von Harnsäuresteinen mittels Harnalkalisierung durch orale Gabe von Uralyt-U gehört zur Standardtherapie bei Urolithiasis. Diese Behandlung ist häufig langwierig und ermüdend; bei obstruierenden Konkrementen erscheint diese Therapie risikoreich und wenig effektiv.

Material und Methode

Eine lokale Chemolyse erfolgte bei 20 Nieren (19 Pat.). Die notfallmäßig durchgeführte perkutane Nephrostomie war am häufigsten wegen infizierter Harnstauungsniere erforderlich. Weitere Indikationen waren Status colicus, stumme Niere bei Uralyt-U-Versagen, Oligurie, Anurie und Urämie. Es handelte sich meist um polymorbide, marginal-operationsfähige Kranke.

Nach erfolgter perkutaner Nephrostomie in Lo-

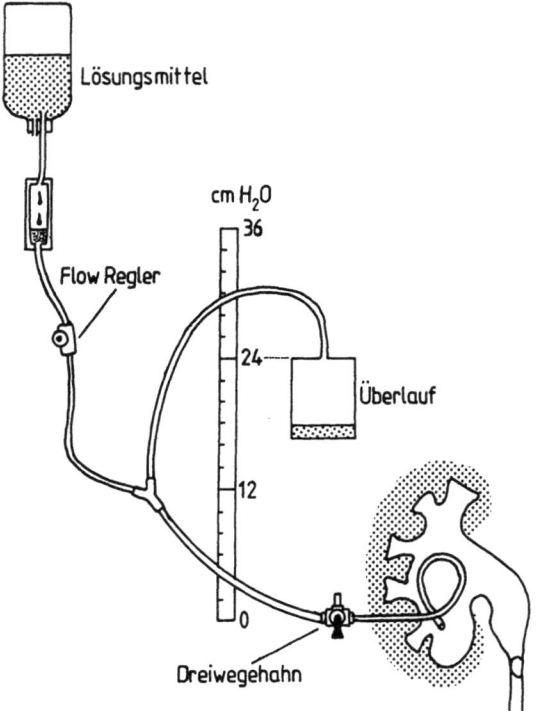

Abb. 1. Technik der direkten Chemolyse von Harnsäuresteinen durch intermittierende Spülung

kalanästhesie wird je nach Vorbefund eine Reduktion der erhöhten Retentionswerte abgewartet. Es wird dann intermittierend das Nierenhohlsystem mit 1,4%iger Natriumbicarbonatlösung (0,16 molar) gespült, wobei durch einen Überlauf höhere Drucke als 24 cm H_2O vermieden werden (Abb. 1). Das Hohlsystem bleibt mit Natriumbicarbonat ca. 5-10 Minuten gefüllt; über einen Dreiwegehahn wird das Nierenbecken entleert. Es werden 500 ml der Spüllösung täglich angewandt. Zeigt sich bei der Kontrolle des antegraden Pyelogrammes ein Vorbeifließen von Kontrastmittel am Stein, so erfolgt die Spülung mit 100 ml/h (500 ml/die) bis zur vollständigen Auflösung des Steines.

Ergebnisse

Eine vollständige Auflösung konnte bei einer mittleren Spüldauer von 9,8 Tagen bei 17/20 NE erzielt werden. Eine Teilauflösung wurde in 2 Fällen erreicht. Als Komplikationen traten je einmal Schmerzen, sowie eine Progredienz einer bekannten Niereninsuffizienz auf.

Diskussion

Nach Sadi et al. [3] ist THAM-E (Tris-Hydroxymethylaminomethan) die beste verfügbare Lösung zur lokalen Auflösung von Harnsäuresteinen. Burns et al. [1] zeigten, daß THAM bei pH 7 einen Harnsäurestein viermal schneller auflöst als eine $NaHCO_3$-Lösung mit gleichem pH. Eshigi et al. [2] geben eine Literaturübersicht, wobei in 18/19 Fällen bei einer Spüldauer von 3-21 Tagen eine Steinauflösung erzielt werden konnte. Die extrakorporale Stoßwellenlithotripsie (KM-ESWL) mit Geräten der 2. Generation (Lithostar, Piezolith) - wie sie auch seit Juni dieses Jahres in unserem Hause zum Einsatz kommt - wird aufgrund der Narkosefreiheit in Zukunft mit der lokalen Chemolyse in Konkurrenz treten.

Schlußfolgerung

Bei okkludierenden Harnsäuresteinen ist nach perkutaner Nephrostomie die Kontrastmittel-ESWL die Therapie der ersten Wahl.

Als auxiliäre Maßnahme ist die lokale Lyse von Harnsäuresteinen bei größeren Steinen sinnvoll.

Die lokale Lyse von okkludierenden Harnsäuresteinen ist auch in Kliniken ohne ESWL durchführbar.

Im Vergleich zur Operation und zur ureteroskopischen Manipulation handelt es sich hier um ein wenig invasives Verfahren, das in geübter Hand eine geringe Komplikationsrate aufweist.

Wie bei den ESWL-Geräten der 2. Generation (Narkosefreiheit) können nicht narkosefähige, polymorbide Stein-Patienten so erfolgreich behandelt werden.

Literatur

1. Burns JR, Gauther JF, Finlayson B (1984) Dissolution kinetics of uric acid calculi. J Urol 131: 708-711
2. Eshghi M, Smith AD (1986) Chemolysis of calculi: Systemic and direct approaches aus endourology-principles and practic
3. Sadi MV, Saltzman N, Feria G, Gittes R (1985) Experimental observations on dissolution of uric acid calculi. J Urol 134: 575-579

Dr. med. F. Breuel
Oberarzt an der
Urologischen Abteilung des
Krankenhauses der
Barmherzigen Brüder München
Romanstr. 93
D-8000 München 19

Einzeitige Harnleitersteinentfernung mit der Uretersteinschleuse (USS)

K. Schwartmann, W. Halbig und F. Boeminghaus

Abhängig von seiner Lage und der Klinik wird der Harnleiterstein heute vor allem durch Reposition ins Nierenbecken mit anschließender ESWL/PNL, ESWL in situ, Schlingeneinlage oder Ureterorenoskopie behandelt. Die Ureterolithotomie stellt inzwischen die Ausnahme dar.

Ausgehend von urologischen Standardverfahren (UK oder Schlinge) bietet sich mit der Uretersteinschleuse eine weitere Behandlungsmethode an, die weitgehend unabhängig von der Lokalisation des Konkrementes eine einzeitige und schonende Steinentfernung erlaubt.

Überwechseln zu anderen Therapieverfahren, z.B. URS ist von jedem Einzelschritt aus möglich.

Methode

Passage des Steins mittels Ureterkatheter 5 Charr. (Tiemann). Nachführen des 8 Charr. semirigiden Dilatators.

Wechsel des UK gegen eine Harnleitersteinschlinge nach Korth, die dadurch sicher oberhalb des Steins plaziert wird.

„Fangen" des Steins mit dem Schlingenkörbchen. Abhängig von der Steingröße werden stufenweise die größeren Dilatatoren bis unmittelbar unter den Stein nachgeführt (der 16 Charr. Dilatator ist nur bei sehr großen Uretersteinen erforderlich).

Zurückziehen der inneren Dilatatoren.

Der Stein kann nun mit der Korth-Schlinge in den letzten Dilatator hineingezogen und extrahiert werden bzw. mit dem Dilatator gemeinsam gezogen werden.

Material

Ureterkatheter 5 Charr. (Tiemannspitze)
semirigide Ureterdilatatoren (Set 8–16 Charr.)
Uretersteinschlinge nach Korth
Gleitmittel

Erfahrungen – Ergebnisse (10.85–10.87)

Einzeitige Steinentfernung mit USS 96/136 = 70,6%
Zweizeitige Steinentfernung mit USS
                                     8/136 = 5,9%
Primäre URS   9/136 = 6,6%
Kombination USS und URS   7/136 = 5,1%
Verweilschlinge   11/136 = 8,1%
Ureterolithotomie   5/136 = 3,7%

Komplikationen

Ureterperforation punktförmig mit UK
                                    16/136 = 11,8%
Ureterperforation bis zu 1 cm   2/136 = 1,5%
Ureterabriß   0/136 =   0%

Fehlschläge

Ureter distal mit UK nicht sondierbar
                                     2/136 = 1,5%
Stein mit UK nicht passierbar   3/136 = 2,2%

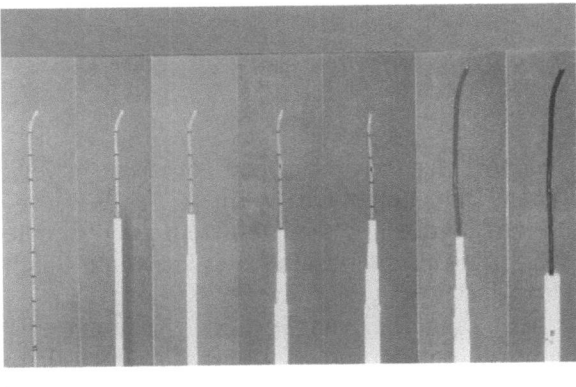 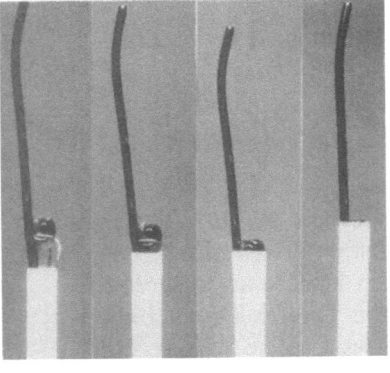 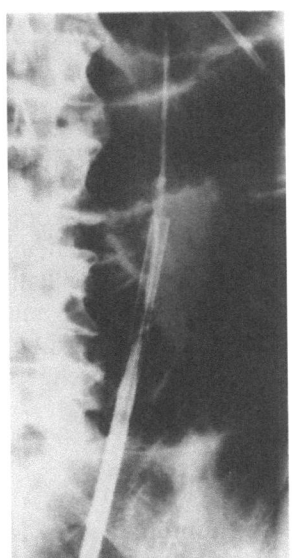

Abb. 1. Ausgehend von initialer UK- oder Schlingeneinlage werden abgestuft semirigide Dilatatoren nachgeführt

Abb. 2. Einziehen des Steins in den als Steinschleuse fungierenden Dilatator

Abb. 3. Hoher Harnleiterstein kurz vor dem Einziehen in die Steinschleuse

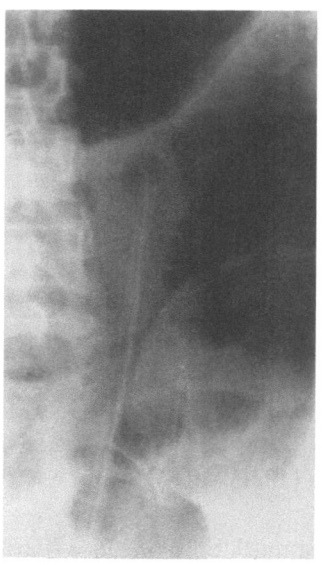
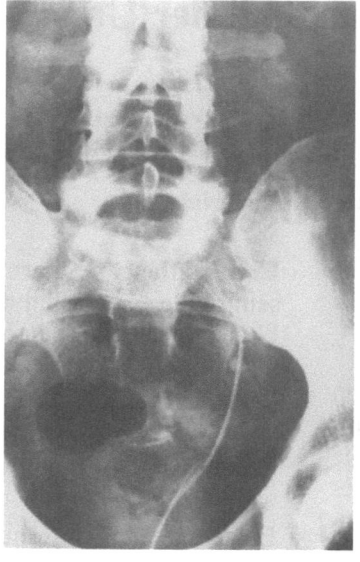
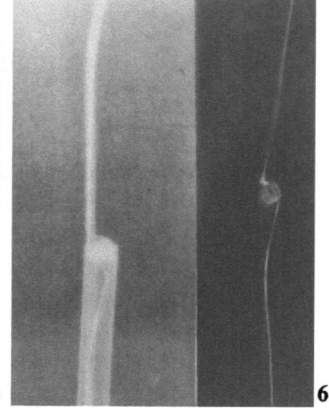

Abb. 4. Direkte Extraktion des Steins durch die Uretersteinschleuse

Abb. 5. Auch nach primärer Schlingeneinlage kann die Steinschleuse nachgeführt werden

Abb. 6. Größere Steine können auf der Steinschleuse „reitend" entfernt werden

Schlußfolgerung

Die Harnleitersteinentfernung mit der *Uretersteinschleuse* ist einzureihen zwischen einer Entlastung der gestauten Niere und der evtl. Therapie mittels Ureterorenoskopie oder ESWL.

Nach unseren Erfahrungen sollte sie vor allem bei Steinen bis zu 5 mm ⌀ der primären Ureterorenoskopie wegen des geringeren Aufwandes vorgezogen werden.

Von jedem Einzelschritt aus – zwischen der Einlage eines gebräuchlichen 5 Charr. UK bis zum Einziehen des Steins in die Schleuse – ist der Übergang zu anderen Therapieverfahren möglich, so daß mit der Uretersteinschleuse ein weiterer Schritt auf dem Weg der einzeitigen und schonenden Harnleitersteinentfernung gegeben ist.

Dr. med. K. Schwartmann
Urologische Klinik
Krankenanstalten Neuss
Preußenstr. 84
D-4040 Neuss

Dilatation des Harnleiterostiums mit Diaflex-Katheter zur Vorbereitung der Ureterorenoskopie

Ch. Bornhof, W. Schafhauser und E. Vecera

Zusammenfassung

Die Ureterorenoskopie erfordert bei 90% der Patienten die vorangehende Ostiumerweiterung.

Bei 97% dieser Patienten konnte an unserer Klinik die Dilatation mit dem Diaflex-Ureter-Ballonkatheter rasch und zuverlässig, ohne weitere Hilfsmaßnahmen durchgeführt werden.

Problemstellung

Das Einführen des Ureterorenoskops in den Harnleiter gelingt selbst mit dem 9,5 Charr-Instrument nur bei 10% der Patienten ohne vorherige Erweiterung des Harnleiterostiums.

Die Ostiumdilatation mit aufsteigender Bougierung kann nicht unter endoskopischer Sicht durchgeführt werden.

Daher kann bei ungünstiger Anatomie des Ostiums die Bougierung erschwert sein und es kann zu einer Via Falsa mit erhöhtem Risiko der Ureterstrikturbildung kommen.

Material und Methode

Wir verwenden den Diaflex-Katheter der Firma American Edwards Laboratories, Länge 70 cm,

Stärke 5 Charr. Der Ballon kann bis zu einem Durchmesser von maximal 5 mm gefüllt werden.

Verschiedene Ausführungen stehen zur Verfügung (Abb. 1):

1. Dilatationskatheter mit 0–2,5 cm Abstand von der Katheterspitze.
2. Länge des Dilatationsballons 3,5 oder 10,5 cm.
3. Der Dilatationskatheter mit endständigem Ballon besitzt einen Arbeitskanal.

Technik der Ballondilatation (Abb. 2 a–d):

1. Einführen des Dilatationskatheters über die Blase mittels Zystoskop oder 11,5 Charr-Ureterorenoskop. (Bei 9,5 Charr-Ureterorenoskop häufig Beschädigung des Ballons).
2. Einführen des Diaflex-Ureterkatheters in das Ostium unter Sicht.
3. Dilatation des Ostiums durch Ballonführung für 2–3 Minuten unter Sicht.
4. Nach Entblocken des Ballons Vorschieben des Ureterorenoskops in den Harnleiter, bei Bedarf über den bereits einliegenden Diaflex-Ureterkatheter.

Ergebnisse

In den vergangenen 30 Monaten wurden an unserer Klinik 90 Ureterorenoskopien durchgeführt.

Ergebnis I: Bei 9 Patienten (10%) konnte das 9,5 Charr-Ureterorenoskop ohne Dilatation eingeführt werden.

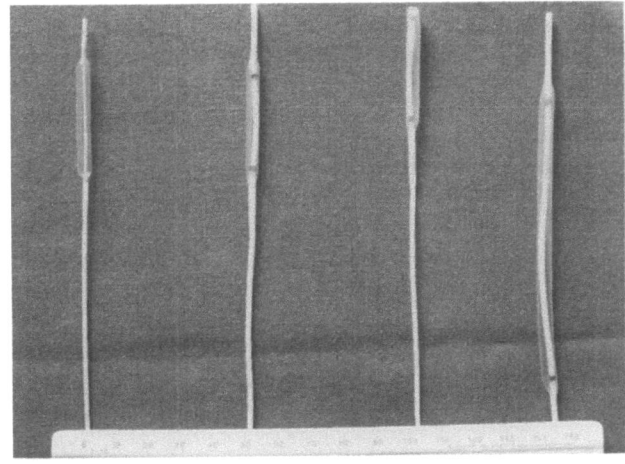

Abb. 1 ▲

Abb. 2 a–d ▼

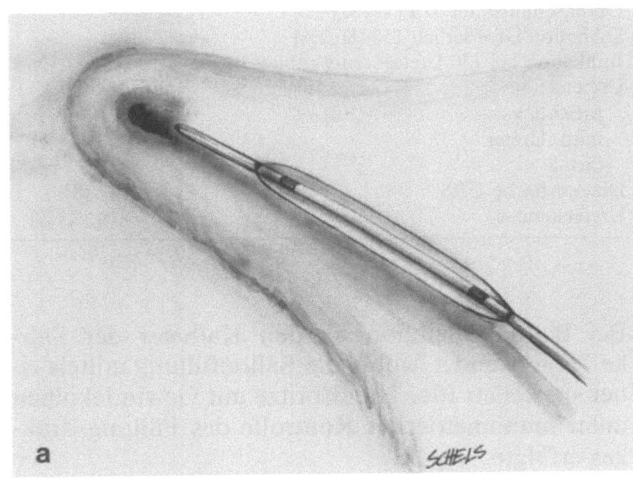

a

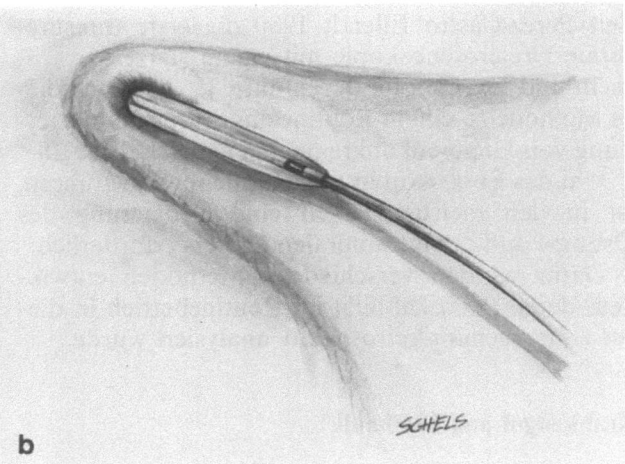

b

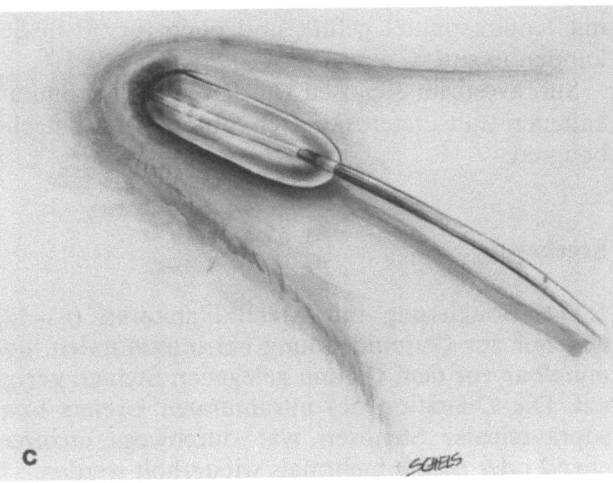

c

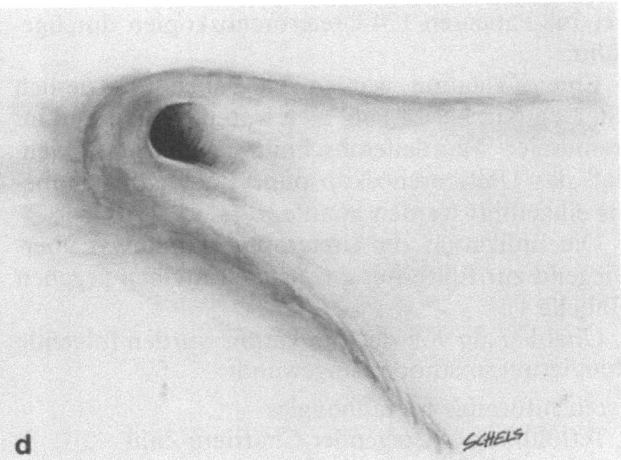

d

Ergebnis II: Bei 79 Patienten (88%) gelang die Ostium-Dilatation mit dem Diaflex-Ureterkatheter. Ostiumverletzungen traten nicht auf.

Ergebnis III: Bei 2 Patienten (2%) war eine Ostiumschlitzung erforderlich.

Diskussion

Die Vorzüge des Diaflex-Katheters liegen in der unter Sicht kontrollierbaren Ostiumdilatation ohne Einwirkung von Scher- oder Zugkräften auf den distalen Ureter.

Die Ostiumdilatation und die Ureterorenoskopie können in der Regel in einem Arbeitsgang ohne Wechsel der Instrumente durchgeführt werden.

Schlußfolgerung

Die Dilatation des Ureterostiums mit dem Diaflex-Ballonkatheter zur Vorbereitung der Ureterorenoskopie hat sich in unserer Klinik als zuverlässige, rasche, atraumatische und risikoarme Methode bewährt.

Dr. E. Vecera
Urologische Universitätsklinik
Maximiliansplatz
D-8520 Erlangen

Bougierung bei Ureterorenoskopie: Retrospektive Analyse unterschiedlicher Verfahren

P. Dollezal und G. Lunglmayr

Problematik

Seit Perez-Castro Ellendt 1980 die erste transurethrale Ureterorenoskopie mit einem starren Instrument und Linsenoptik durchführte [6, 7], wurde diese Methode zu einem Routineeingriff für die Entfernung von Ureterenkonkrementen entwickelt [5, 10].

Um das Endoskop in den Harnleiter einzuführen, ist in den meisten Fällen eine Bougierung des Ostiums und des intramuralen Ureters erforderlich.

Dafür wurden verschiedene Methoden entwickelt, deren Praktikabilität im Routinebetrieb in dieser Untersuchung retrospektiv analysiert wurde.

Krankengut und Methodik

Während eines Zeitraumes von 21 Monaten wurden bei 168 Patienten 174 Ureterorenoskopien durchgeführt.

Eine Dilatation war in 150 Fällen erforderlich (86,2%). Nur bei 24 Patienten waren Ostium und intramuraler Harnleiterabschnitt ausreichend weit, daß das Ureterorenoskop ohne Bougierung mühelos eingeführt werden konnte.

Die Indikation zur Ureterorenoskopie war überwiegend zur Entfernung von Uretersteinen gegeben (Tabelle 1).

Unabhängig von der Indikation wurden folgende Bougierungsmethoden angewandt:
1. olivenförmige Metallbougies
2. Teflonbougies steigender Charriere-Zahl
3. Ballon-Dilatationskatheter.

Tabelle 1. Krankengut (n = 174; m = 93, w = 81)

Durchschnittsalter 57a (19–82)	
Dilatation erforderlich 150 (86,2%)	
Indikation bei 150 Ureterorenoskopien	
Uretersteine	134 (89,3%)
proximal	24
mittl. Ureter	53
distal	57
Diagnostische URS	12 (8%)
Ureterstenose	4 (2,7%)

Bei Ballon-Dilatation wurden Katheter der Stärke 7F verwendet, wobei die Ballonfüllung mittels einer speziellen 10cc Handspritze mit Gewindekolben unter manometrischer Kontrolle des Füllungsdruckes erfolgte.

Der Ballon wurde langsam und kontinuierlich mit Kontrastmittel gefüllt und blieb für 30–60 Sekunden in situ.

Supravesicale Stenosen wurden mit 4,5 F Ballonkatheter transureteroskopisch unter Sichtkontrolle bougiert.

Ergebnisse

1. Die Bougierung mit Metalldilatatoren (n = 12) war nur zur Ostiumdehnung bei intramuralen, unmittelbar vor dem Ostium gelegenen Steinen geeignet. Die Dilatation des intramuralen Ureters bzw. supravesicaler Stenosen war durchwegs unzureichend oder mußte mehrmals wiederholt werden.

2. Das Ergebnis der Dilatation mit Serien-Teflonbougies (n = 78) war bei normaler Ureteranatomie zufriedenstellend. In acht Fällen mit supravesicaler Stenose konnte keine adäquate Bougierung erzielt werden. Dabei kam es dreimal zu größeren Läsionen der Uretermucosa bzw. auch Einriß der Muskularis, bedingt durch das Auftreten von axialen Scherkräften beim Vorschieben der Bougies.

Der mehrmalige Wechsel der Teflon-Bougies bis zur erforderlichen Dilatationsgröße war zeitintensiv. Die Handhabung von Bougies über 12 F war erschwert, da diese nicht durch einen normalen Cystoskopschaft passen. Eine cystoskopische Kontrolle der Dilatation war daher nicht möglich.

3. Ballon-Dilatationskatheter (n = 60) waren in allen Fällen effektiv und komplikationslos anzuwenden. Über einen Führungsdraht eingeführt, war die Bougierung einfach und zeitsparend durchzuführen. Die Lage des Ballons und die Füllung mit Kontrastmittel war fluroskopisch kontrollierbar.

Schlußfolgerungen

Die Vor- und Nachteile der einzelnen Methoden sind in der Tabelle 2 zusammengefaßt.

1. Bougierungen jeder Art sollten nur über einen Führungsdraht erfolgen. Daher ist die Technik mit kompakten Dilatatoren abzulehnen.

2. Flexible olivenförmige Metallbougies sind nur zur Dehnung des Ostiums bei intramuralen Konkrementen geeignet.

3. Serien-Teflonbougies erweisen sich bei normaler Ureteranatomie als günstig. Die Nachteile liegen im oftmaligen Wechsel der Bougies und Traumatisierung der Uretermucosa durch Auftreten axialer Scherkräfte. Verbesserungen sind durch die Anwendung besonders gleitfähiger Katheter und durch Stufenbougies [1] bzw. Metallteleskopbougies [8] zu erwarten.

4. Am besten bewährten sich im vorliegenden Krankengut Ballondilatationskatheter [2, 4]. Sie sind einfach handzuhaben, schonen die Uretermucosa durch Minimierung der Reibung und lassen sich durch radiologische Makierung des Dilatationsballons genau plazieren. Sie bieten die Möglichkeit, supravesikale Ureterstenosen unter endoskopischer Sicht mit 4,5 F Ballon-Katheter, die durch das Ureteroskop eingeführt werden, zu dilatieren.

Literatur

1. Eickenberg HU (1987) Ureterdilatation und -manipulation leicht gemacht. Proc. 10. Int. Symposium des Ludwig Boltzmann-Institutes zur Erforschung der Infektionen und Geschwülste des Harntraktes, S 219–221
2. Giesy JD, Fogarty TH (1986) Ballon catheter assistance in instrument placement. J Urol 135: 256 A
3. Huffman JL, Bagley DH, Lyon ES (1984) Transurethral ureteropyeloscopy. In: Clayman RV (ed) Techniques in endourology. 1984, Minnesota
4. Huffman JL (1986) Ballon dilatation of the ureter for ureteroscopy. Endourology 1: 8–11
5. Marberger M (1984) Die endoskopische Behandlung des Uretersteines. Urologe A, 23: 308–316
6. Perez-Castro Ellendt E, Martinez-Pinerio JA (1980) Transurethral ureteroscopy: A current urological procedure. Arch Esp Urol 33: 445
7. Perez-Castro Ellendt E, Martinez-Pinerio JA (1982) Ureteral and renal endoscopy. A new approach. Eur Urol 8: 117–120
8. Pflüger H (1987) Indikationen und Technik der Uretero- und Transureteropyeloskopie. Proc. 10. Int. Symposium des Ludwig-Boltzmann Institutes zur Erforschung der Infektionen und Geschwülste des Harntraktes, 5: 213–218
9. Reuter MA, Reuter HJ (1983) Die diagnostische und operative Endoskopie von Ureter und Niere. Erste Erfahrungen mit der Ureterorenoskopie. Urologe A 22: 103
10. Rutner AB (1983) Ballon dilatation of lower ureter to facilitate cystoscopic extraction of large ureteral calculi. Urology 21: 226–231

Dr. P. Dollezal
Abteilung für Urologie
a.ö. Krankenhaus Mistelbach/Zaya
Liechtensteinstraße
A-2130 Mistelbach/Zaya

Tabelle 2

Serien-Teflonbougies	Ballondilatationskatheter
Vorteile:	Vorteile:
O niedere Anschaffungskosten	O Bougierung in einem Arbeitsgang
O bei normaler Ureteranatomie zur Dilatation geeignet	O exakte Ballonplazierung durch röntgendichte Markierung der Ballonenden
Nachteile:	O Schonung der Uretermucosa durch Minimierung der Reibung, da nur radial wirkende Dilatationskräfte auftreten
O oftmaliges Wechseln bis zur erforderlichen Größe	
O Bougies ab 12 F nicht durch Zystoskop anwendbar, daher keine optische Kontrolle	
O bei supravesicalen Stenosen oft ungeeignet	O Möglichkeit der Bougierung von supravesicalen Stenosen unter optischer Kontrolle mittels Ballonkatheteren, die durch das Ureteroskop plaziert werden können
O Traumatisierung der Mucosa durch Auftreten von axialen Scherkräften	O manometrische Kontrolle der Ballonfüllung
	Nachteile:
	O hohe Anschaffungskosten

Erfahrungen mit der Ureterorenoskopie

R. Pfab, W. Kropp, U. Kratzer und R. Hartung

Einleitung

Goodmann [2] berichtete 1977 erstmalig über eine Ureterorenoskopie mit einem Kindercystoskop. Perez Castro [4] verlängerte das Instrument und führte damit Ureterorenoskopien beim Erwachsenen durch. Bis 1984 hatte Marberger bereits 131 ureterorenoskopische Eingriffe an 128 Patienten vorgenommen und gab eine Erfolgsquote von 84% an [3]. Schmeller und Mitarbeiter [5] berichteten 1984 über 31 Patienten mit 32 Harnleitersteinen, bei denen eine Ureterorenoskopie durchgeführt wurde. Sie erzielten eine Erfolgsquote von 92%, wobei die Konkremente zumeist ureterorenoskopisch in das Nierenbecken gespült und durch ESWL desintegriert wurden. Eisenberger und Mitarbeiter [1] wiesen 1985 auf die Bedeutung der Kombination von ESWL, PCN und URS als eine moderne Behandlung von Nieren- und Harnleitersteinen hin.

Wir berichten über unsere Erfahrungen mit der Ureterorenoskopie, die seit 1983 mit einem starren 12,5 Charr. Endoskop durchgeführt wird.

Material und Methodik

Die Patienten wurden in Steinschnittlagerung auf dem Röntgentisch gelagert. Die Eingriffe erfolgten in Intubationsvollnarkose, in Periduralanästhesie oder in Lokalanästhesie (Pantocain-Instillation in die Urethra und in die Harnblase) mit systemischer Sedierung (Rohypnol).

Es wurde ein starres 12,5 Charr. Ureterorenoskop mit einer 0° Optik der Fa. Karl Storz verwendet. Dieses Endoskop wurde in die Harnblase vorgeschoben. Nach Einbringen eines 4 Charr. Ureterkatheters in den Harnleiter wurde das Endoskop unter einer 180°-Drehung in den Harnleiter vorgeschoben (5). Nur in seltenen Fällen war eine Bougierung des Ostiums nötig; diese wurde mit Teflonbougiehülsen durchgeführt.

Die Steinentfernung erfolgte mit Steinfaßzangen, größere Steine wurden mit der Ultraschallsonde lithotrypsiert. Je nach Steingröße wurde der Harnleiter für 1–2 Tage mit einem 6 Charr. Ureterkatheter gesplintet. Bei kleinen Steinen konnte auf eine postoperative Splintung des Harnleiters verzichtet werden.

Patienten

Die URS wurde bei 72 Patienten (42 Männer und 30 Frauen) durchgeführt. In 68 Fällen handelte es sich um nicht spontan abgangsfähige Konkremente; in 4 Fällen war die URS ein diagnostischer Eingriff.

Der Harnleiterstein war in 18 Fällen im oberen Drittel, in 9 Fällen im mittleren Drittel und in 41 Fällen im distalen Drittel des Harnleiters lokalisiert.

Ergebnisse und Diskussion

Lernkurve der URS:
Patient 1–20: OP-Zeit: $\bar{x} = 52{,}5$ Min.
              Erfolgsquote: 85%
              Bougierung des Ostiums: 80%
Patient 52–72: OP-Zeit: $\bar{x} = 13{,}5$ Min.
              Erfolgsquote: 100%
              Bougierung des Ostiums: 5%

Eine Bougierung des Ureterostiums wird derzeit nur in seltensten Fällen durchgeführt; dadurch werden kurze Operationszeiten erreicht.

Die diagnostische URS verlief in allen Fällen komplikationslos. Bei 46/68 Patienten (68%) konnte der Harnleiterstein mittels URS komplikationslos entfernt werden.

Bei 13/68 Patienten (19%) wurde der Harnleiterstein in das Nierenbecken gespült und dann durch eine PCN komplikationslos extrahiert. In 10 dieser 13 Fälle handelte es sich um Steine im mittleren und oberen Harnleiterdrittel.

Bei 9/68 Patienten mißlang die URS; so daß eine Ureterotomie erforderlich wurde. Ursachen waren: in 2 Fällen lag ein großes Prostataadenom vor; in 3 Fällen wurde das Ostium unterfahren, und in 4 Fällen handelte es sich um einen hohen fest impaktierten Harnleiterstein.

In keinem Fall trat eine Harnleiterperforation auf, die einer chirurgischen Intervention bedurfte.

In 4 Fällen kam es zu kleinen Harnleiterverletzungen, die durch eine Harnleiterschienung gut versorgt werden konnten.

Literatur

1. Eisenberger F, Fuchs G, Miller K, Bub P, Rassweiler J (1985) Extracorporeal shockwave lithotripsy (ESWL) and endourology: an ideal combination for the treatment of kidney stones. World J Urol 3: 41–47
2. Goodman TM (1977) Ureteroscopy with a pediatric cystoscope in adults. Urology 9: 394–397

3. Marberger M (1984) Die endoskopische Behandlung des Uretersteins. Urologe A 23: 308–316
4. Perez-Castro E, Martinez-Pineiro JA (1980) La ureterorenoscopia transurethral. Arch Esp Urol 33: 3–6
5. Schmeller NT, Baumüller A, Hofstetter AG (1984) Nicht operative Behandlung von Harnleitersteinen mit Hilfe der Ureterorenoskopie. Fortschr Med 102, 36: 895–899

Dr. R. Pfab
Urologische Klinik und Poliklinik
der Technischen Universität München
Ismaningerstr. 22
D-8000 München 80

Ureterorenoskopie – Klinischer Erfahrungsbericht

W. Fenner, P. Ch. Esk, W. Bühmann und U. Jonas

Die URS hat das Spektrum der Verfahren in Diagnose und Therapie pathologischer Noxen der oberen Harnabflußwege wesentlich erweitert. Erstmalig endoskopierten Young und McKay 1929 den dilatierten Ureter eines Kindes. 1970 führten Takayasu et al. eine diagnostische Harnleiter- und Nierenbeckenspiegelung mit einem flexiblen Pyeloskop durch. Erst seit Beginn dieser Dekade fand die URS breite klinische Anwendung, nachdem Perez-Castro 1980 das starre Instrument einführte.

An der Medizinischen Hochschule Hannover wurden im Zeitraum von September '85 bis August '87 insgesamt 63 ureterorenoskopische Eingriffe mit steigender Tendenz durchgeführt. Der Eingriff wurde bei uns grundsätzlich in Leitungs- oder Allgemeinanästhesie in typischer Steinschnittlage vorgenommen. Alle Patienten wurden stationär behandelt.

Anwendung fand überwiegend das Ureterorenoskop der Fa. Karl Storz, Tuttlingen, W.-Germany, Culver City, California, Miami, Florida, mit Schaftstärken von Charr. 11,5 und 14, mit austauschbaren Optiken und diversem Extraktionsgerät sowie Sonotrode.

Hauptsächlich erfuhr die URS ihre Indikation in der transurethralen Ureteropyelolithotrypsie, vor allem nach erfolgloser bzw. teilkurativer Erstbehandlung mit Zeiß'scher Schlinge und ESWL.

Überwiegend war der Eingriff wegen okkludierendem Steinmaterial, davon über die Hälfte Steinketten und Steinsandstraßen nach ESWL, erforderlich.

In 7% der Fälle wurden Stenosen und Raumforderungen im pyeloureteralen Hohlsystem differentialdiagnostisch abgeklärt. Diese Untersuchungen verliefen ohne Komplikationen. 50% der sonotripsierten Steine gingen ohne Auxiliarmaßnahmen spontan ab.

Mehr als die Hälfte aller behandelten Steine waren im distalen Ureterdrittel lokalisiert. Das entspricht etwa der Untersuchung von Papadopoulos '84 bis '86. 85% davon bildeten mehr oder weniger lange Fragmentketten oder Sandkonglomerate. Die restlichen 47%, verteilt auf die mittleren und proximalen Ureterabschnitte, waren größere Restkonkremente nach ESWL, solide Uretersteine oder in geringem Maße Steinsand nach ESWL oberhalb einer Schleife bzw. Kinking.

Ein Drittel aller therapeutischen Eingriffe verliefen frustran und bedurften operativer Nachbehandlung. Dabei entfielen auf das distale Drittel des Ureters nahezu die Hälfte aller limitierenden Faktoren; zählt man das endovesikale Prostata-Adenom dazu, sogar weitaus mehr.

Lediglich in 1 Fall mußte nach Perforation mit dem Instrument im distalen Drittel offen revidiert werden. In einem weiteren furstranen sowie nach 3 erfolgreichen Eingriffen mußte eine Perforationsstelle für wenige Tage durch UK-Schienung gesichert werden.

7 der 18 frustran URS-Behandelten wurden offen ureterolithotomiert, in 2 Fällen gelang die URS in 2. Sitzung.

92% aller bei uns durchgeführten URS dienten dem Zweck der Steinzertrümmerung und -extraktion, davon zu ⅔ adjuvant nach transkutanen und transurethralen Voreingriffen, ⅖ als Primärmaßnahme. 20% der Eingriffe unter optimalem Zugang zum Steinmaterial waren nicht vollständig kurativ und bedurften invasiver Nachbehandlung, inklusive ESWL.

31% aller therapeutischen Invasionen mußten wegen Unüberwindlichkeit der distalen Ureterstrekke ergebnislos abgebrochen werden. In 1 Fall kam es zu notfallmäßiger Revision des Harnleiters. In insgesamt 43% der Untersuchungen konnte das Nierenbecken nicht eingesehen werden.

Das hohe Kontingent frustraner Eingriffe unter Berücksichtigung der Unflexibilität des Gerätes und extrem variierender Uroanatomie bedeutet sorgfältige Indikationsstellung. Die URS erweist sich als bedeutungsvolles Adjuvans nach extrakorporaler und endourologischer Invasion vor offener Steinsanierung.

Dr. W. Fenner
Urologische Klinik und Poliklinik
Medizinische Hochschule Hannover
Karl-Wiechert-Allee
D-3000 Hannover

Erfahrungen mit der splintlosen Ureterorenoskopie (URS)

B. Ulshöfer

Es wird ein klinischer Erfahrungsbericht über die autodidaktische Technik der URS (11/1984–5/1987; n=127) und deren Ergebnisse gegeben. Die dargestellten Ergebnisse sollen den Vergleich mit anderen, invasiveren Vorgehensweisen, ermöglichen.

Patienten, Operationsdauer

Es wurden 71 Frauen (19-87 J.; x̄=52 J.) und 56 Männer (20-83 J.; x̄=56 J.) behandelt.
40,9% der Operationen dauerte 30-60 Minuten, 33,7% weniger als 30 Minuten, 25,3% länger als 1 Stunde.

Technik

Der Ablauf ist inzwischen weitgehend standardisiert (Tabelle 1); auf das präoperative Einlegen eines UK wird grundsätzlich verzichtet, auf einen Splint nach erfolgreicher OP ebenfalls.

Indikation zur URS

Die Indikationen (Tabelle 2) zur URS werden inzwischen weiter, aber immer noch restriktiv gestellt.

Tabelle 1. Technik der URS

1. Antibiotische Prophylaxe, bzw. ausreichende Behandlung eines vorhandenen Infektes, d. h. OP nur bei keimfreiem Urin
2. Ureterorenoskop 11,5 bzw. 9,5 Ch. (Wolf)
3. wenn nötig, intramurale Bougierung mit Ballonkatheter 5 Ch. (Rüsch)
4. Einführen und Handhaben des Instrumentes im Ureter nur unter Sicht
5. Dauernde Beobachtungsmöglichkeit für den Assistenten über Endokamera
6. Abbruch der OP, wenn Engen nicht durch hydraulische Bougierung überwindbar, kein Plazieren des Instrumentes allein durch Röntgenkontrolle oder gegen Widerstand
7. Nach erfolgreicher Beendigung der OP kein UK oder D-J-Katheter
8. Abflußkontrolle nach 1 Woche

Tabelle 2. Indikation zur URS (%)

	Frauen	Männer	Gesamt
Stein, primär	38,9	54,5	45,7
Stein, ESWL	40,3	32,7	37,0
Steine, insgesamt	79,2	87,2	82,7
Diagn./Th (0 Tu)	7,0	1,8	4,8
Diagn./Th (Tu)	13,9	10,9	12,6

Hauptindikationen waren die Primärbehandlung von Uretersteinen und die Ausräumung von Steinstraßen nach ESWL. Als außergewöhnlich hilfreich hat sich die URS als diagnostische Maßnahme zur Diagnostik von Urotheltumoren in den oberen Harnwegen herausgestellt.

Erfolg der URS

Die Ureterorenoskopie läßt sich, will man kein hohes Komplikationsrisiko eingehen, nicht erzwingen, so daß mit einem erfolglosen Abbruch der Operation, aus zumeist anatomischen Gründen, gerechnet werden muß. Aus eben diesen Gründen ist die Ausräumung der Steinstraßen die erfolgreichste Indikation (Tabelle 3); insgesamt waren nur 11,8% der Eingriffe ohne jeden Erfolg.

Komplikationen

Komplikationen, die etwa eine operative Intervention erforderlich gemacht hätten, wurden nicht beobachtet. Als kleine „Komplikationen" wurden in 8 Fällen aufgetretene Temperaturanstiege zwischen 37,8 und 39,0 °C angesehen; in allen Fällen war ein zwar behandelter, fieberhafter Harnwegsinfekt vorausgegangen.

In 4 Fällen wurde eine postoperative Harnableitung erforderlich (1 D.-J.-Katheter (Reposition eines hohen Steines) und 3mal eine PCN (vor erfolgreicher zweiter URS bei tiefem Stein; nach diagnostischer URS nach Ureterresektion bzw. bei Morbus Ormond).

Zusammenfassung und Folgerungen

1. 88,2% erfolgreiche Operationen (6,3% Teilerfolg) und nur 11,8% erfolglose Eingriffe machen die URS zu einer verläßlichen Methode.

Tabelle 3. Erfolg der URS (%)

	+++	+	0
Frauen	84,7	2,8	12,5
Männer	78,2	10,9	10,9
Stein, primär	68,9	12,1	19,0
Stein, ESWL	95,7	2,1	2,1
Steine, ges.	81,1	7,2	11,7
Tumor	87,5	–	12,5
Gesamt	81,9	6,3	11,8
	88,2		

+++ = voller Erfolg, + = Teilerfolg, 0 = erfolglos

2. In keinem Fall war durch die URS ein offener operativer Eingriff erforderlich.
3. Als notwendig wird erachtet:
Einführung und Handhabung des Instrumentes nur unter Sicht, sowie ständige Beobachtungsmöglichkeit für den Assistenten.
4. Als nicht notwendig wird erachtet:
   - Bougierung bis zum Hindernis (z.B. Stein, Tumor)
   - Führungs-UK und plazieren des Instrumentes unter Röntgenkontrolle
   - routinemäßige postoperative Harnleiterschienung durch UK oder Doppel-J-Katheter.
5. Der Mut zum Abbruch einer Operation mindert nicht die Erfolgsrate, aber die Komplikationsrate.

Priv.-Doz. Dr. med. B. Ulshöfer
Urologische Universitäts-Klinik
Baldingerstraße
D-3550 Marburg/Lahn

Endourologische Behandlung der Uretersteine

E. Rosdy und P. Török

Die endourologischen Verhältnisse der Uretersteinentfernung sind öfter viel komplizierter, als die der Pyelumsteine [2]. Zur endourologischen Entfernung sind spontan nicht abgehende Uretersteine geeignet [1].

Unter 37 Fällen, die in unserer Klinik behandelt wurden, waren diejenigen mit wenigster Schwierigkeit verbunden, in denen der Stein mit einem Ureterkatheter in das Pyelum zurückgeschoben werden konnte. In diesen 11 Fällen konnte der Stein perkutan durch den unteren Kelch entfernt werden.

Zahl und Lage der Steine:

im oberen Ureterabschnitt   (o. U.): 7
im mittleren Ureterabschnitt (m. U.): 3
im unteren Ureterabschnitt   (u. U.): 1

Bei Steinen, die im oberen lumbalen Ureterabschnitt - etwa 3-5 cm von dem pyeloureteralen Abgang - lokalisiert waren, gelang die Entfernung vom Nierenbecken aus mit einer perkutan eingeführten Zange durch ein Nephroskop bei 4 Fällen (im m. U.).

In 7 Fällen konnte der Stein durch ein von der Blase her eingeführtes Dormiakörbchen (Dk), oder eine Zeiss-Schlinge entfernt werden. Zur Vermeidung akuter pyelonephritischer Schübe wurde ein Nephrostomiekatheter eingelegt.

Zahl und Lage der Steine:
im m. U. 5
im u. U. 4

In 7 Fällen konnte durch ein Nephroskop, ein Dk oder eine Zeiss-Schlinge unter Röntgenkontrolle neben dem Stein placiert werden. Dieser wurde ins Nierenbecken gezogen und mit einer Zange herausgeholt.

Zahl und Lage der Steine:
im m. U. 4
im u. U. 3

In 4 dieser Fälle wurde der Ureter dabei perforiert. Zur Vermeidung dieser Schwierigkeiten führten wir von der Blase her 2 Ureterkatheter ein. Einer davon wurde vom Nierenbecken mit einer Zange durch das Nephroskop an die Hautoberfläche geführt. Mit einer Naht wurde ein Dk daran befestigt. Dieses konnte ohne Problem hinter den Stein gezogen werden, ohne die Ureterwand zu gefährden. Diese Manipulation konnte bei Bedarf beliebig wiederholt werden. Der zweite Katheter diente zur Kontrastmittelinjektion und zur Absicherung. Mit dieser Methode konnten wir bei 3 Patienten auch größere Steine mit höckeriger Oberfläche mit gutem Erfolg ohne Probleme entfernen. In 8 Fällen mußten wir eine offene Operation durchführen, weil in 4 dieser Fälle eine Ureterperforation mit dem Dk vorgenommen war, oder die Steine für die Entfernung zu groß waren.

Zahl und Lage der Steine:
im o. U. 4
im m. U. 3
im u. U. 1

In zwei der Fälle traten bei sklerotischen Patienten größere Blutungen auf. Alle Eingriffe wurden in Lokalanästhesie durchgeführt.

Zusammenfassung

Unsere Erfahrung an 37 Ureterstein-Patienten hat gezeigt, daß die Kombination mehrerer endourologischer Methoden, die in der Reihenfolge ihres Schweregrades angewandt wurden, bessere Resultate zeitigt und weniger Verletzungsmöglichkeiten.

Literatur

1. Hulbert JC, Reddy PK, Hunter DW, Young AT, Castaneda-Zuniga WR, Amplatz K, Lange PH (1985) Percutaneous management of ureteral calculi facilitated by retrograde flushing with carbon dioxide or diluted radiopaque dye. J Urol 154: 29
2. Drotler SP, Keatin MA, Riley J (1986) An algorithm for management of ureteral calculi. J Urol 136: 1190

Dr. med. hab. E. Rosdy
Urologische Klinik im Bajcsy-Zs.-Krankenhaus
Maglódi u. 89
H-1475 Budapest X

Die steuerbare Ureterschiene – Vereinfachung der Harnleiterschienung

A. Wördehoff und G. Fröhlich

Zusammenfassung

Die herkömmliche Doppel-J-Schiene läßt sich wegen der geringen Steuerbarkeit nur bedingt einsetzen. Harnleiterschlängelung oder -abknickung und Schleimhautfalten limitieren den Einsatz.

Die steuerbare Ureterschiene kann wie ein Ureterkatheter vorgeschoben und zurückgezogen werden, ohne daß sich Schiene und Steuerteil trennen. Die in der Krümmung variable Tiemannspitze kann in jede Richtung gedreht werden. Schwierige Ureterpassagen sind somit einfacher zu überwinden.

Problemstellung

- Harnleiterobstruktionen erfordern häufig das Einlegen von inneren Ureterschienen.
- Siphonbildung, Schlängelung, Einengung des Harnleiters, Ureter fissus und Schleimhautfalten erschweren das Einführen der Schiene.
- Durch die fehlende Verbindung zwischen Ureterschiene und Schieber können die bisherigen Verweilschienen nur vorwärts geschoben werden. Lagekorrekturen sind nur durch weitere Hilfsmittel oder Entfernung der Schiene und erneutes Vorschieben möglich.
- Die steuerbare Harnleiterschiene löst die obengenannten Probleme.

Material und Methode I

Ureterschienung mit herkömmlichen Set:
1. Die Ureterschiene wird auf einen Guide aufgefädelt.
2. Die Schiene wird durch den Führungsdraht vorwärts geschoben.
3. Beim Verhaken muß die Schiene mit Hilfsinstrumenten zurückgezogen werden oder nach Entfernung erneut vorgeschoben werden.
4. Nach Plazierung der Ureterschiene wird der Führungsdraht durch einen aufgesetzten Schieber als Widerlager zurückgezogen.

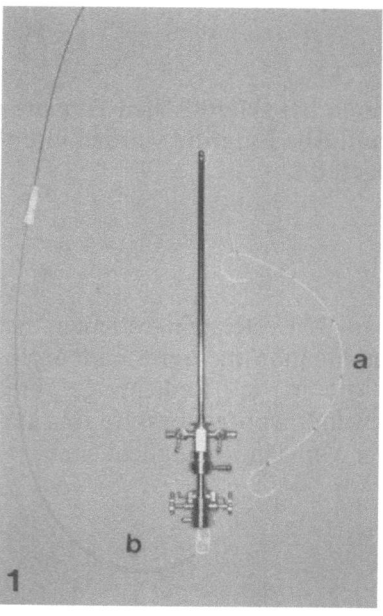
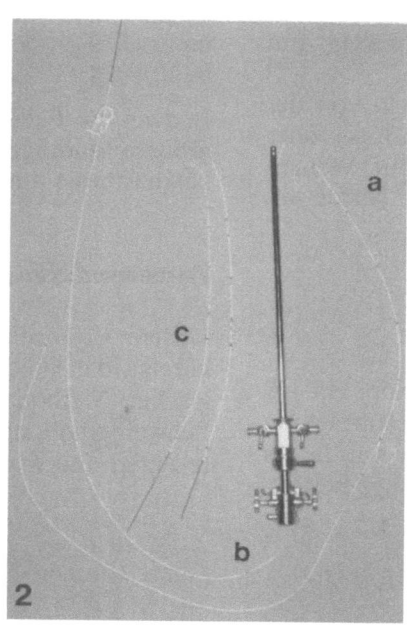

Abb. 1. *a* Schiene nicht gespannt. *b* Schiene im Cystoskop gespannt

Abb. 2.
a Schiene nicht gespannt.
b Schiene im Cystoskop gespannt.
c Variable Tiemannspitze

Material und Methode II

Die steuerbare Ureterschiene (Fa. angiomed):
1. Die Ureterschiene wird auf einem Führungsdraht gestreckt und festgeklemmt.
2. Durch das Steuerteil kann man die Schiene vorwärtsschieben, zurückziehen und drehen.
3. Die Tiemannspitze kann nach Erfordernis durch Zurückziehen der inneren Seele des Führungsdrahtes unterschiedlich gekrümmt werden. Hindernisse können somit leichter überwunden werden.
4. Nach richtiger Positionierung wird das Steuerteil beim Mann in der Blase endoskopisch abgeschnitten.

Bei der Frau schneidet man die Schiene vor dem Meatus urethrae ab und schiebt sie in die Blase zurück.

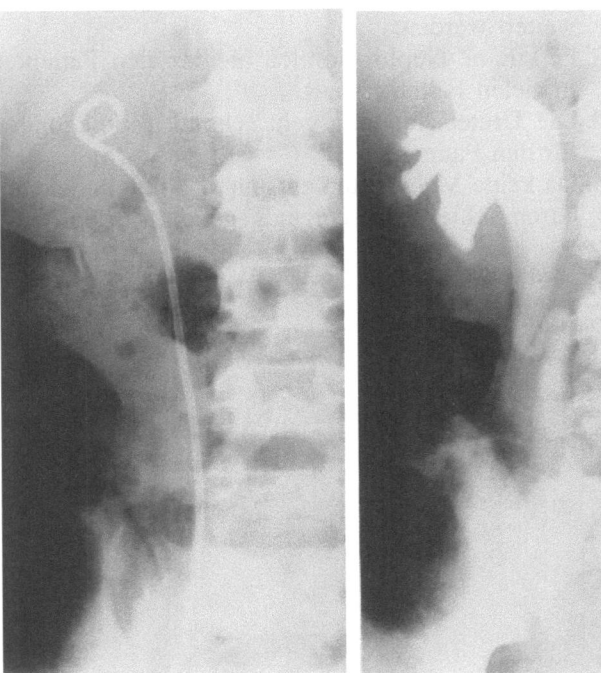

Abb. 3. Ergebnis I

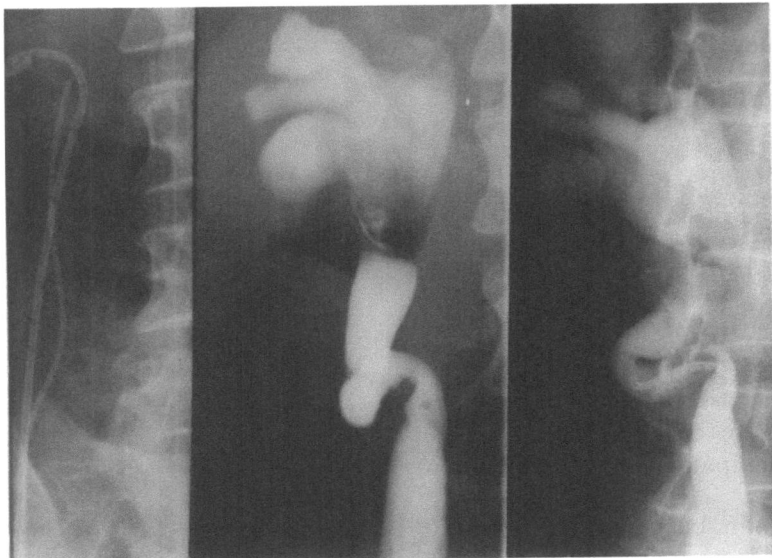

Abb. 4. Ergebnis II

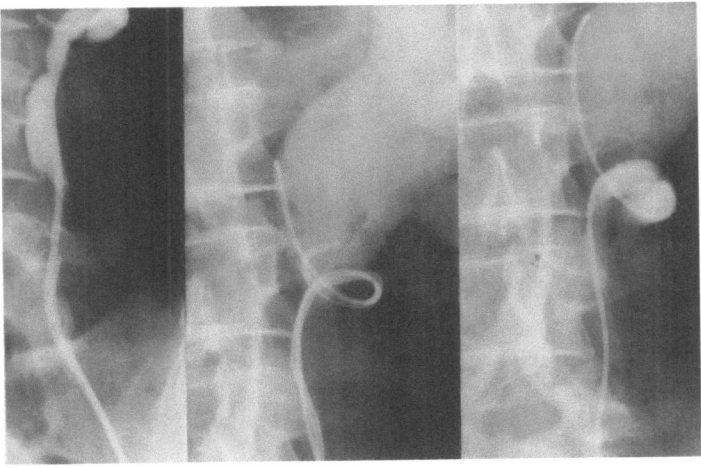

Abb. 5. Ergebnis III

Diskussion

Die herkömmliche Doppelpigtailschiene kann nur bei unkomplizierten Ureterverhältnissen eingesetzt werden. Schwierige Fälle mit Schleifenbildungen, Schleimhautödem, Schleimhautfalten oder Ureter fissus erschweren und begrenzen den Einsatz.

Mit der steuerbaren Ureterschiene lassen sich diese Situationen beherrschen. Dies wurde an mehr als 200 Fällen bewiesen. Die gezeigten Fotos dokumentieren die Schienung komplizierter Harnleiterverläufe, die mit der einfachen Ureterschiene nicht zu überbrücken waren.

Schlußfolgerungen

1. Die steuerbare Ureterschiene erleichtert die Harnleiterschienung.
2. Die Indikation zur Harnleiterschienung kann erweitert werden.
3. Perkutane Nephrostomien bleiben den Patienten in vielen Fällen erspart.
4. Die Ureterschienung geht schnell und schonend für den Patienten.
5. Da keine Mehrkosten entstehen, sollte der steuerbaren Schiene der Vorzug gegeben werden.

Dr. med. A. Wördehoff
Kreiskrankenhaus
Stiftsweg 18
D-5353 Mechernich

Komplette Harnleiterstenose nach Ureterorenoskopie – Ein Fallbericht

P. Fornara, R. Tauber, M. Wiesel und E. Schmiedt

Neben der extrakorporalen Stoßwellenlithotripsie ist die Bedeutung der ureterorenoskopischen Verfahren bei der Behandlung der Harnleitersteine [5, 6]. Als mögliche Komplikation kann es postoperativ zu einer Harnleiterstriktur kommen [1, 2]. Die Genese der Strikturen bleibt unbekannt, wobei eine Traumatisierung der Schleimhaut bzw. eine ischämische Schädigung der Harnleiterwand insbesondere bei länger dauernden ureterorenoskopischen Manipulationen durchaus postuliert werden kann [3, 4].

Berichtet wird über eine 67-jährige Patientin, bei der im Oktober 1986 auswärts eine Ureterorenoskopie links bei Verdacht auf nicht schattengebenden hohen Harnleiterstein links durchgeführt wurde. Nach Entfernung am 3. Tag nach Ureterorenoskopie des Double-J-Katheters entwickelte die Patientin eine symptomatische Harnstauung links, die eine erneute Einlage eines selbsthaltenden Ureterkatheters notwendig machte. 4 Wochen später wurde der Double-J-Katheter probatorisch entfernt und es kam erneut zur Ausbildung einer Harnstauungssymptomatik. Zu diesem Zeitpunkt konnte retrograd pyelographisch in Höhe der Gefäßkreuzung eine etwa 6–7 cm lange filiforme Harnleiterstenose links objektiviert werden.

Nach einem ineffektivem Versuch einer Ballondilatation des Harnleiters mußte erneut ein Double-J-Katheter in den Harnleiter plaziert werden. Parallel hierzu wurde über einen Zeitraum von 4 Wochen

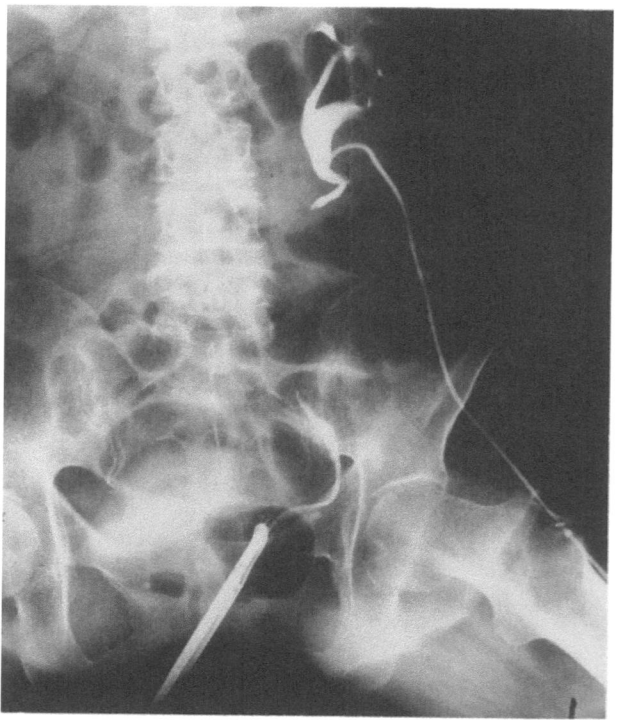

Abb. 1. Simultane antegrade und retrograde Darstellung

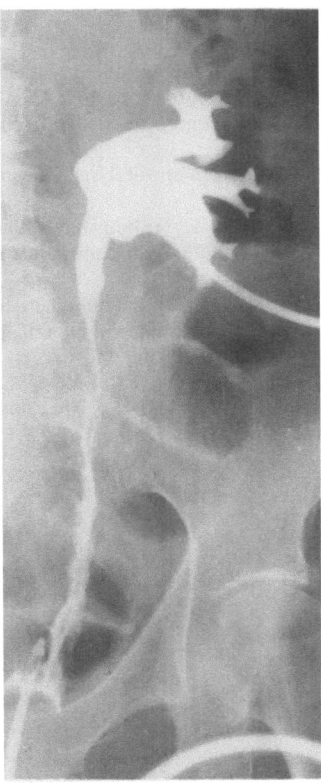

Abb. 2. Extreme Psoas bladder hitch-Plastic mit maximaler Mobilisierung nach kaudal der linken Niere (12. postoperativer Tag)

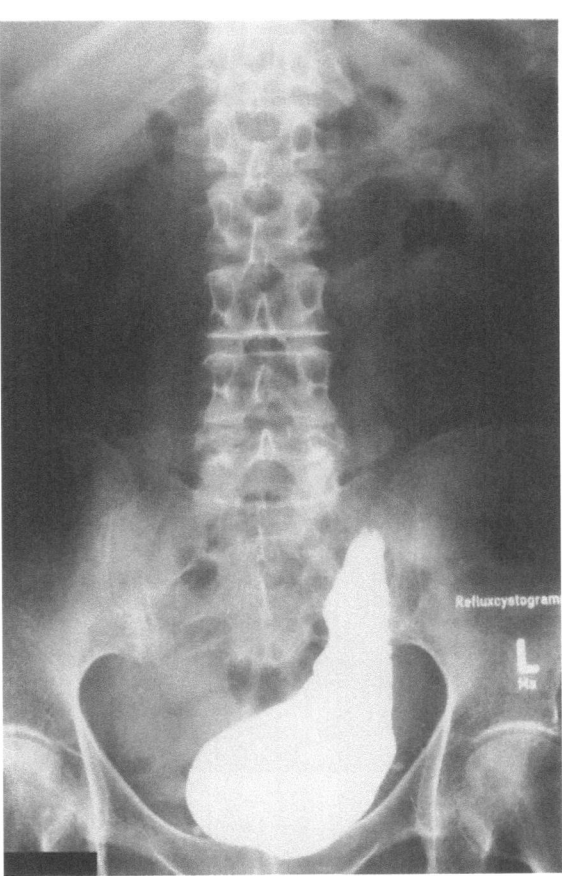

Abb. 3. Refluxzystogramm 3 Monate postoperativ

ein Corticosteroid verabreicht. Die medikamentöse Therapie erbrachte keine wesentliche Befundänderung, so daß nach einer letzten probatorischen Entfernung des Double-J-Katheters die Patientin perkutan gefistelt wurde. Eine simultane antegrade und retrograde Darstellung zeigte eine langstreckige Harnleiterstriktur links (Abb. 1).

Da bei der Patientin wegen der eingeschränkten gesamten Nierenfunktion eine Nephrektomie nur als ultima ratio in Frage kam, und aufgrund der prekären lokalen Gefäßsituation auf eine autogene heterotope Nierentransplantation verzichtet werden mußte, wurde eine extreme Psoas bladder hitch-Plastik mit maximaler Mobilisierung nach kaudal der linken Niere durchgeführt (Abb. 2).

Der histologische Befund des entfernten Uretersegmentes entsprach einem Ureteranteil (11 cm) mit einer ausgeprägten chronischen granulierenden, unspezifischen Entzündung mit Fibrose, Fremdkörperreaktion sowie totaler Lumenobliteration.

Für spezifischen entzündlichen Prozeß, Atypie oder Malignität ergab sich kein Anhalt.

Trotz der relativ kurzen (2 cm) submukösen Verlaufsstrecke des Harnleiters konnte postoperativ kein Reflux objektiviert werden (Abb. 3). Nach einer initialen Pollakisurie kam es 4 Wochen nach dem Eingriff zu einer vollständigen Normalisierung der Miktionsfrequenz. 8 Monate nach dem Eingriff ist die Patientin beschwerdefrei bei guter Nierenfunktion (Abb. 4, 5).

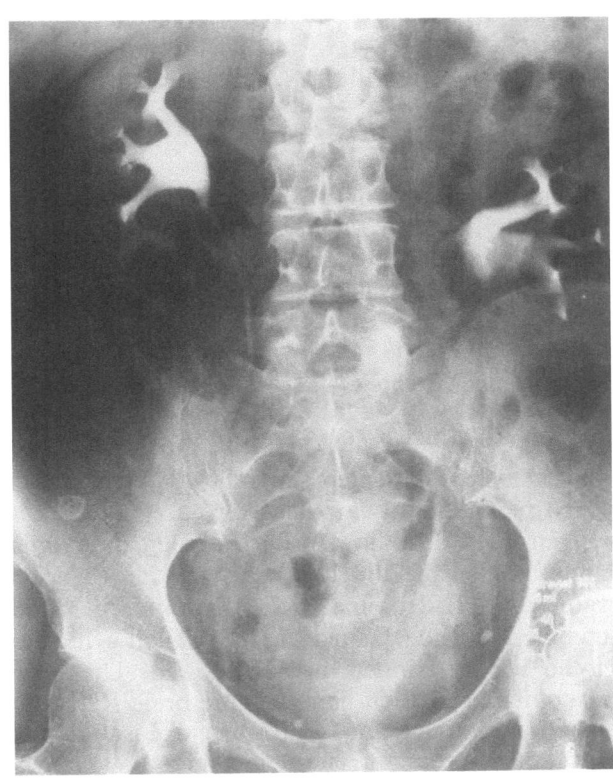

Abb. 4

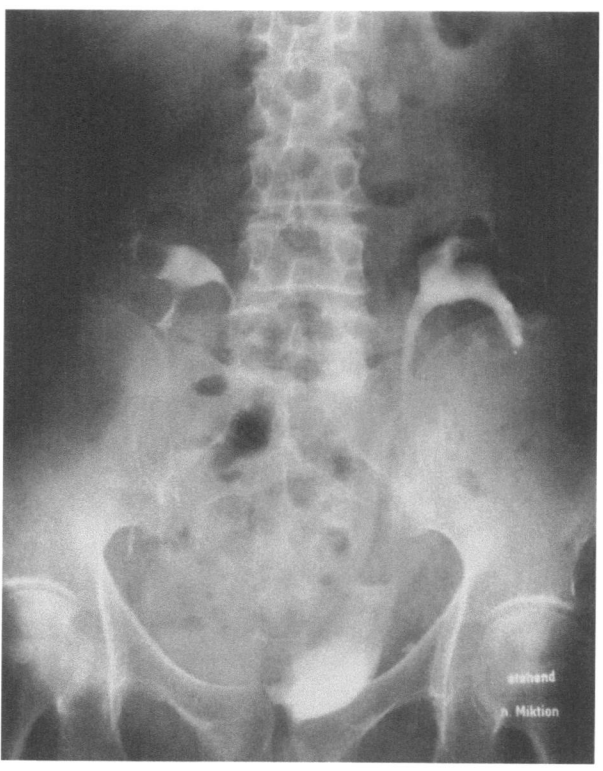

Abb. 5
Abb. 4 und 5. Infusionsurogramm 3 Monate postoperativ

Literatur

1. Banner MP, Pollack HM, Ring EJ, Wein AJ (1983) Catheter dilatation of benign ureteral strictures. Radiology 147: 427
2. Biester R, Gillenwater JY (1986) Complications following ureteroscopy. J Urol 136: 380
3. Chang R, Marshall FF (1987) Management of Ureteroscopic Injuries. J Urol 137: 1132–1135
4. Finnerty DP, Trulock TS, Berkman W, Walton KN (1984) Transluminal balloon dilatation of ureteral strictures. J Urol 131: 1056
5. Huffman JL, Bagley DH, Lyon ES (1983) Extending cystoscopic techniques into the ureter and renal pelvis: experience with ureteroscopy and pyeloscopy. JAMA 250: 2002
6. Huffman JL, Bagley DH, Schoenberg HW, Lyon ES (1983) Transurethral removal of large ureteral and renal pelvic calculi using ureteroscopic ultrasonic lithotripsy. J Urol 130: 31

Dr. med. P. Fornara
Urologische Klinik u. Poliklinik
der Ludwig-Maximilians-Universität München
Klinikum Großhadern
Marchioninistr. 15
D-8000 München 70

Endourologische Behandlung von sekundären Ureterstenosen – Spätergebnisse

A. Knipper, J. Schüller, N. Schmeller und A. G. Hofstetter

Offene operative Eingriffe waren bisher Mittel der Wahl zur Korrektur sekundärer Ureterstenosen. Alternativ ist seit einiger Zeit die endourologische Behandlung von Ureterstenosen möglich.

Material und Methode

In der Zeit vom 01.08.1985 bis zum 31.07.1987 wurden bei 50 Patienten sekundäre Ureterstenosen durch perkutane bzw. transurethro-ureterale Schlitzungen nach dem Prinzip der internen intubierten Ureterotomie behandelt. Ursachen der Stenosen waren in 10 Fällen eine Pyelolithotomie, in 15 Fällen eine Nierenbeckenplastik, in 6 Fällen gynäkologische Voroperationen, in 2 Fällen eine Ureterorenoskopie, in 9 Fällen eine transurethrale Resektion eines Blasentumors, in 1 Fall war ein Zustand nach Laserkoagulation am Harnleiter, in 6 Fällen nach Bestrahlungsbehandlung, in 1 Fall eine perianeurysmatische Fibrose (Tabelle 1). 25 mal war die sekun-

Tabelle 1

Ursache der sek. Stenose:	n = 50
Nach Pyelolithotomie	= 10
Nach NB-Plastik	= 15
Nach gyn. OP	= 6
Nach URS	= 2
Nach TUR-Blase	= 9
Nach Laser-HL	= 1
Nach Radiatio	= 6
Aneurysma	= 1

Tabelle 2. Ergebnisse nach perkutaner und transurethroureteraler Schlitzung

Beobachtungszeit	⌀ 14 Monate (3–25 Monate)
Kontroll-IUG:	
Normalisiert	= 28
Verbessert	= 7
Unverändert	= 5
Mit DJ-Schiene	= 3
Offen-operative Korrektur	= 7

däre Stenose im subpelvinen Bereich gelegen, in 4 Fällen im mittleren Harnleiter, in 21 Fällen handelte es sich um distale Ureterstenosen und in 2 Fällen war sowohl eine Stenose im Ureterabgang als auch im prävesikalen Harnleiter vorhanden.

Ergebnisse

Bei einer Nachbeobachtungszeit von 3 bis 25 Monaten, im Durchschnitt 14 Monate, war bei 28 Patienten das IUG nach 12 Monaten normalisiert, bei 7 Patienten verbessert, in 5 Fällen unverändert, 3 Patienten waren permanent mit einer Double-J-Schiene versorgt und bei 7 Patienten wurde eine offene operative Korrektur in Form eines Psoas bladder hitch bzw. einer erneuten Nierenbeckenplastik nach Anderson-Hynes unternommen (Tabelle 2).

Bei 13 von den 50 Patienten traten intra- bzw. postoperativ Komplikationen in Form von Blutungen, Pyelonephritis, Lumenverschluß auf, die konservativ bzw. durch erneute Schlitzung behandelt werden konnten (Tabelle 3).

Diskussion und Zusammenfassung

Die Entwicklung endoskopischer Techniken erlaubt es, sekundäre Ureterstenosen ohne offene Operation zu korrigieren, Voraussetzung ist eine tiefe Schlitzung durch alle Wandschichten hindurch bis ins periureterale Fettgewebe. Nach Schlitzung sollte der Harnleiter in seiner gesamten Länge über einen Splint für mindestens 3 bis 5 Wochen geschient werden. Bei 70% der Patienten konnte ein gutes Ergebnis erzielt werden. Geringe Morbidität, Wiederholbarkeit des Eingriffes und ein kurzer stationärer Aufenthalt lassen die endourologische Schlitzung von sekundären Ureterstenosen auf perkutanem bzw. trans-urethroureteralem Wege als Methode der Wahl bei kurzstreckigen Stenosen erscheinen. Erst bei Mißlingen ist eine offen operative Korrektur notwendig.

Tabelle 3

Komplikationen:	13/50
Intraoperativ	
Blutung	=4
Postoperativ	
Pyelonephritis	=3
Lumenverschluß	=3
Blutung	=3

Dr. med. A. Knipper
Klinik für Urologie der
Medizinischen Universität zu Lübeck
Ratzeburger Allee 160
D-2400 Lübeck

Ureteroskopische Schlitzung mit der Nadelelektrode – Ein Verfahren zur Behandlung der starren Ureterstriktur

F.-J. Deutz, B. Heinrichs und H. Rübben

Zusammenfassung

Nach der ersten Beschreibung der Ureteroskopie mit einem Kinderzystoskop durch Goodmann im Jahre 1977 [3] und der Weiterentwicklung dieses Verfahrens durch Perez-Castro [4] haben sich die Behandlungsmöglichkeiten pathologischer Prozesse oberhalb des Harnleiterostiums entscheidend verändert. Die transurethrale Ureteropyeloskopie ermöglicht heute neben der Behandlung der Urolithiasis und der Abklärung von Füllungsdefekten des Harnleiters mit Biopsie fraglicher Harnleitertumoren auch die Überwindung von Harnleiterstenosen durch Katheterismus und Dilatation. Die Erfahrungen der ureteroskopischen Schlitzung mittels Nadelelektrode bei 3 Patienten mit erworbener Ureterstriktur werden berichtet und die methodischen Einzelheiten vorgestellt.

Problemstellung

Die Beseitigung postoperativer oder postentzündlicher Strikturen im oberen Harntrakt erforderte noch bis vor wenigen Jahren offen-chirurgische Maßnahmen. Mit der Endourologie bieten sich heute die perkutanen und ureteroskopischen Verfahren an, die das Prinzip der offenen intubierten Ureterotomie nach Davis imitieren [1, 2]. Alle Schichten des strikturierten Segmentes werden durchtrennt, bis auf beiden Seiten normales Harnleitergewebe vorliegt. Bei der Ballondilatation oder einfachen Bougierung erweisen sich die Manipulationskatheter häufig als zu elastisch, um die harte Spange aufzudehnen. Durch eine unter Röntgenkontrolle und direkter endoskopischer Sicht vorgenommenen Schlitzung ist es möglich selbst starre und langstreckige Ureterstrikturen zu behandeln.

Methodik

Nach Dilatation des Ureterorificiums mit Knopfbougies erfolgt die Einführung in den Harnleiter und die Positionierung des Operations-Uretero-Renoskops n. Perez-Castro Ellendt, 12.5 Charr., Geradeausblick-Optik mit geradem Instrumentenkanal 6 Charr. (Firma Storz, Tuttlingen) unmittelbar unterhalb der Striktur. Nach Darstellung des Hohlsystems mit Kontrastmittel, Einführen eines dünnen Uretherkatheters unter Sicht, der die Stenose durchläuft und neben dem geschnitten werden kann. Für das Gelingen der Operation ist ein gut liegender Katheter unbedingte Voraussetzung, da bei schlechter Sicht infolge Blutung die Harnableitung in jedem Falle gewährleistet ist. Eine 5 Charr. Nadelelektrode (Firma Storz, Tuttlingen) wird nun unter Röntgenkontrolle oberhalb der Striktur neben dem Ureterkatheter plaziert und nach Einschalten des Stromes durchgezogen. Alternativ kann die Schlitzung bei guten Sichtverhältnissen auch prograd erfolgen, wodurch unter direkter Beobachtung des Schneidevorgangs ein Vorarbeiten in proximaler Richtung ermöglicht wird. Das Harnleiterlumen wird hierdurch abrupt eröffnet, röntgenologisch erkennbar an der Extravasation. Der Vorgang wird an der gegenüberliegenden Harnleiterwand wiederholt, anschließend ist die Passage mit dem Uretero-Renoskop in den proximalen weit dilatierten Harnleiter leicht möglich. Zur weiteren Dilatation verwenden wir das Ureter-Dilatations-Set nach Eickenberg, wobei unter ureteroskopischer Kontrolle neben dem Ureterkatheter der teflonbeschichtete Führungsdraht bis ins Nierenbecken hochgeführt wird. Nach Entfernung des Uretero-Renoskops wird der Harnleiter unter Röntgenkontrolle coaxial in Schritten bis 16 Charr. bougiert. Abschließend wird wenn möglich die 18 Charr. hochflexible Teflonschleuse über den liegenden 16 Charr. Bougie geschoben über der die Heilung erfolgt und die den neugeschaffenen Kanal offenhält.

Fallberichte

Fall 1: 72jähriger Patient mit linksseitiger praevesikaler Harnleiterstriktur nach Radiatio im Beckenbereich wegen eines Penisneoplasmas. Mehrere vergebliche Sondierungs- und Bougierungsversuche auf zytoskopischem Wege. Unauffälliges Becken-CT. Ureteroskopische Schlitzung der 0,5 cm langen filiformen sehr rigiden Striktur mit der Nadelelektrode (Abb. 1). Aufbougierung bis 18 Charr. Belassung der Teflonschleuse für 2 Wochen, 9 Monate postoperativ normal konfiguriertes Nierenbeckenkelchsystem.

Fall 2: 66jähriger Patient mit ausgeprägter, symptomatischer Harnstauungsniere rechts. 1 cm lange distale Ureterstriktur nach mehreren Schlingenmanipulationen. Risikopatient infolge Herzinsuffizienz und obstruktiver Pneumopathie. Ureteroskopische Spaltung mit der Nadelelektrode. Belassung des 16 Charr. dicken Bougierungskatheters für 10 Tage. 2 Monate postoperativ geringe Rückbildung der Kalipyeloureterektasie. Völlige Beschwerdefreiheit. Weitere engmaschige Kontrolle.

Fall 3: 56jähriger Patient mit 1 cm langer filiformer Ureterstriktur im oberen Harnleiterdrittel links nach Ureterolithotomie vor 2 Jahren. Ureteroskopische Spaltung in proximaler Richtung (Abb. 2). Bougierungskatheter 16 Charr. für 10 Tage. 1 Monat postoperativ deutlicher Rückgang der Harnstauung sowie normale Ausscheidungsfunktion der Niere.

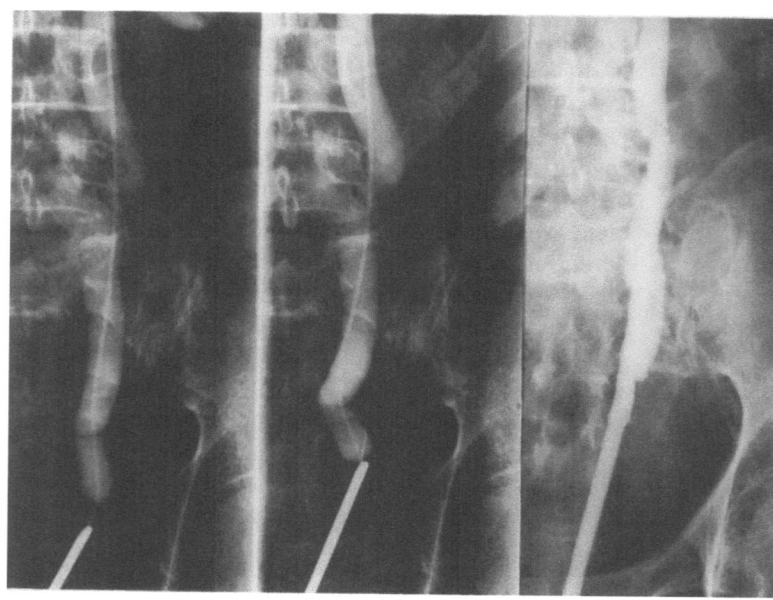

Abb. 1. Ureteroskopische Schlitzung der 0,5 cm lange filiformen Striktur

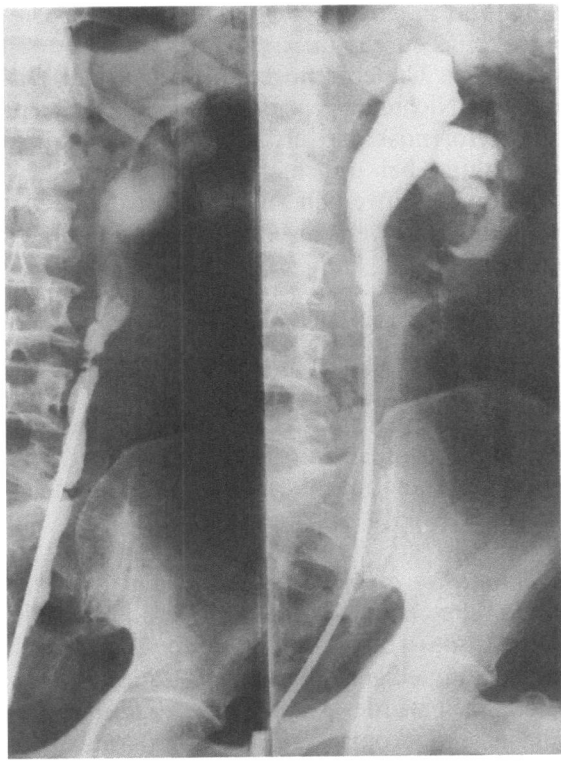

Abb. 2. Schlitzung der 1 cm langen Striktur im oberen Harnleiterdrittel

Diskussion

Die vorgestellte ureteroskopische Schlitzung mit der Nadelelektrode ermöglicht die endoskopische Behandlung von Ureterstrikturen unter direkter Sichtkontrolle nach dem Davis'schen Prinzip, bei dem sich der Harnleiter um einen Splint durch regenerative Vorgänge wieder zu einem weiten Rohr formt. Die Schlitzung muß tief durch alle Schichten der Wand erfolgen, wobei der Vorteil des Verfahrens darin liegt, daß die offene Präparation des stenotischen Harnleiters vermieden wird und die von außen an das enge Segment heranziehenden Blutgefäße nicht verletzt werden. Bei den drei von uns erfolgreich geschlitzten Stenosen waren im ersten Fall eine Radiatio des Beckens, im zweiten Fall mehrere Schlingenmanipulationen und im dritten Fall eine Ureterolithotomie vorausgegangen. Die Schlitzungen erfolgten zweimal praevesikal und einmal im oberen Harnleiterdrittel. Die Länge der Strikturen lag zwischen 0,5 und 1 cm. In einem Fall kam es nach der Schlitzung trotz antibiotischer Behandlung zu einer akuten Pyelonephritis, die jedoch den stationären Aufenthalt nicht verlängerte.

Schlußfolgerungen

Die ureteroskopische Schlitzung mit der Nadelelektrode ist bei Ureterstrikturen in sämtlichen Harnleiterabschnitten gleich welcher Ausdehnung und Genese möglich. Der Eingriff ist wenig belastend und ist auch dem alten Patienten zumutbar. Die einfache Durchführbarkeit dieser Methode rechtfertigt den Behandlungsversuch, da bei Nichtgelingen eine offene plastische Korrektur immer noch erfolgen kann.

Literatur

1. Davis DM, Strong GH, Drala WM (1948) Intubated ureterotomy: experimental work and clinical results. J Urol 59: 851–862
2. Davis DM (1951) Intubated ureterotomy. J Urol 66: 77–84
3. Goodman TM (1977) Ureteroscopy with pediatric cystoscope in adults. Urology 9: 394
4. Perez-Castro Ellendt E, Martinez-Pineiro JA (1980) La ureterorenoscopia transuretral. Arch Esp Urol 33: 3–6

Dr. med. F.-J. Deutz
Oberarzt der Abteilung Urologie
der RWTH Aachen
Pauwelsstraße
D-5100 Aachen

Zusammenfassung der Postersitzung 9: Therapeutische Alternativen beim Harnleiterstein

J. W. Thüroff und H. Brandel

Die Poster dieser Sitzung und die anschließende lebhafte Diskussion behandelten im Wesentlichen 3 Fragenkomplexe:

1. ESWL des Uretersteins: in situ-versus-Reponierung.
2. Ureterorenoskopie: mit oder ohne Ureterbougierung.
3. Therapie der iatrogenen Ureterstenose.

Ad 1. Weitgehendes Einvernehmen wurde darüber erzielt, daß die Stoßwellenbehandlung des proximalen Uretersteins nach Reponierung in das Nierenhohlsystem der in-situ-Therapie überlegen ist. *Meyer und Jonas/Frankfurt* erzielen nach Reponierung in 89% Steinfreiheit. *Vögeli et al./Düsseldorf* berichten bei in-situ-Therapie 32% Auxiliärmaßnahmen, 19% Fieber und 9,6 Tage Liegezeit gegenüber 4,5% Auxiliärmaßnahmen, 9% Fieber und 7 Tage Liegezeit nach Reponierung des Steines und ESWL. *Jaeger et al./Zürich* haben eine um 50% kürzere Hospitalisierungszeit und eine viermal geringere Rate an Auxiliärmaßnahmen nach Reponierung von Uretersteinen gegenüber der in-situ-ESWL. Dagegen erzielen *Heller et al./Würzburg* mit vorwiegender in-situ-Therapie hervorragende Ergebnisse. Auch *Schmidt et al./Stuttgart* bevorzugen bei einer Erfolgsrate von 81% die in-situ-Therapie, wenn auch nach Reponierung des Steines ihre Erfolgsrate mit 90% noch etwas günstiger lag.

Beim distalen Harnleiterstein scheint die in-situ-Therapie Methode der Wahl zu sein, *Vogel et al./Mainz* haben 85% Erfolg mit der in-situ-Behandlung des distalen Ureteresteines bei unproblematischer Patientenpositionierung und radiologischer Steinlokalisation mit dem Lithostar.

Ad 2. Schwartmann et al./Neuss stellen die Ureterdilatation mit Sequenzdilatatoren und Einlegen einer Kunststoffhülse („Steinschleuse") als radiologisch kontrollierte Alternative zur Ureterorenoskopie vor. Der Stein wird dann mittels DORMIA-Körbchens in die Kunststoffhülse gezogen und durch diese oder zusammen mit dieser in toto entfernt.

Die Dilatation erfolgt bis Charr. 16, die Erfolgsrate liegt bei 70%, beim Mißerfolg kann durch die Steinschleuse das Ureterorenoskop direkt zur endoskopisch kontrollierten Steinentfernung eingeführt werden. *Bornhof et al./Erlangen* führen in 88% der Fälle eine Ballon-Dilatation des intramuralen Ureters zur Einführung von Charr. 9,5–11,5 Ureterorenoskopen durch. *Dollezal und Lunglmayr/Miestelbach* vergleichen verschiedene Dilatationstechniken, wonach olivenförmige Metall-Dilatatoren den sequentialen Teflon-Dilatatoren unterlegen sind und letztere den Ballon-Dilatatoren. Auch *Ulshöfer/Marburg* führt in der Regel eine Dilatation vor Ureterorenoskopie durch; trotz guter Erfahrungen mit der splintlosen Ureterorenoskopie wird in der Diskussion das Nichteinlegen einer Doppel-J-Schiene nach Ureterorenoskopie als unnötiges Risiko der Urinombildung bei unbemerkter Perforation und der Stauungsbeschwerden bei postinstrumenteller Ödembildung und Verschwellung des intramuralen Ureters angesehen. *Pfab et al./München* betonen die Rolle der Lernkurve bei Durchführung der Ureterorenoskopie: bei den ersten 20 Patienten mit einer Erfolgsquote von 85% war eine Bougierung des Ostiums in 80% der Fälle notwendig, bei den folgenden 50 Patienten mit einer Erfolgsquote von 100% jedoch nur noch in 5%. Demnach wird eine Ureterorenoskopie ohne vorherige Ostiumbougierung bevorzugt.

Ad 3. Fornara et al./München berichten über eine komplette Ureterstenose nach Ureterorenoskopie, die durch Psoas-Hitch-Uretercystoneostomie nach vorheriger ausgiebiger Nierenmobilisation erfolgreich behandelt wurde. *Knipper et al./Lübeck* erzielen mit der endoskopischen Schlitzung von sekundären Ureterstenosen in 80% ein gutes Ergebnis. Dabei handelte es sich in 50% der Fälle um retrograde Schlitzungen distaler Ureterstenosen, in der anderen Hälfte der Fälle um perkutane antegrade Schlitzungen von Stenosen des uretero-pelvinen Überganges. *Deutz et al./Aachen* stellen anhand einer prävesicalen radiogenen Ureterstriktur das Verfahren der radiologisch kontrollierten Elektroinzision von Strikturen mit der Nadelelektrode vor.

Prof. Dr. J. Thüroff
Direktor der Urologischen Klinik im
Klinikum Barmen
Heusnerstr. 40
D-5600 Wuppertal 2

Postersitzung 10: Operative Techniken

Anatomiegerechte Schnittführung bei transperitonealen Tumornephrektomien

P. Fornara, W. Sturm, R. Tauber und G. Staehler

Abdominale Wunddehiszenzen treten postoperativ mit einer absoluten Häufigkeit von 1–3% auf und sind mit einer Mortalität von bis zu 35% belastet. Die postoperative Festigkeit der Abdominalaponeurose beruht bis zum 7. postoperativen Tag allein auf dem chirurgischen Faden. Die Reißfestigkeit des Wundverschlusses steigt dann durch die Wundheilungsvorgänge bis zum 21. Tag schnell an. Nach einem Vierteljahr ist eine endgültige Festigkeit erreicht [2, 4]. Die vordere Bauchwand weist durch den Faserverlauf der drei seitlichen Bauchmuskeln und der sie fortsetzenden Aponeurosen eine vorwiegend quere Struktur auf (Abb. 1, 2, 3). Die Zugfestigkeit der Abdominalaponeurosen ist in querer Richtung 3mal größer als die in Längsrichtung. Umgekehrt proportional dazu verhält sich die Widerstandsfähigkeit der Aponeurosen gegenüber dem Durchschneiden von chirurgischen Fäden [5]. Bei maximaler Beanspruchung der seitlichen Muskeln (Husten, Pressen etc.), der nur in beschränktem Ausmaß die MM. recti abdominis und die kleinen MM. piramidales entgegenwirken, werden in der Funktionsrichtung Werte um 8 kp/cm² erreicht. Der zusätzliche intraabdominale Druck beträgt 80 cm Wassersäule, was 0,6 kp/cm² entspricht. Die in Funktionsrichtung der vorwiegend quer strukturierten Bauchdecke angreifenden Kräfte sind beim Längsschnitt 3mal größer als beim Querschnitt.

Die Belastbarkeit intakter Abdominalaponeurosen beträgt in Querrichtung für die Linea alba 8,4 kp/cm², für das vordere Blatt der Rektusscheide 7,5 kp/cm² und für das hintere Blatt der Rektusscheide 6,8 kp/cm² und die in Längsrichtung respektive 3,3 kp/cm², 2,0 kp/cm² und 1,5 kp/cm², d.h., daß die Zugfestigkeit der die drei seitlichen Bauchmuskeln fortsetzenden Aponeurosen in querer Richtung deutlich höher ist als in Längsrichtung [1, 4, 5].

Retrospektiv wurde die Häufigkeit postoperativer aseptischer Wunddehiszenzen im eigenen Krankengut untersucht. Insgesamt konnten 816 Oberbauchquerschnitte und 124 mediane Laparotomien ausge-

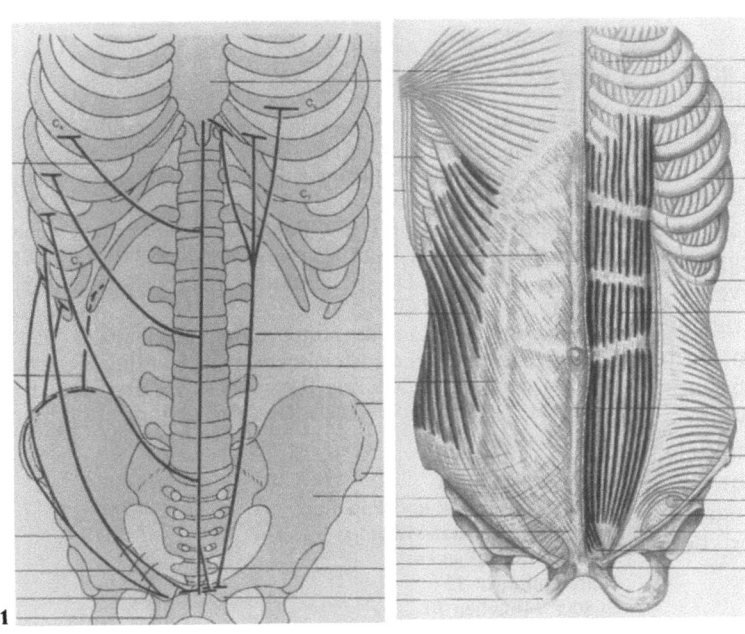

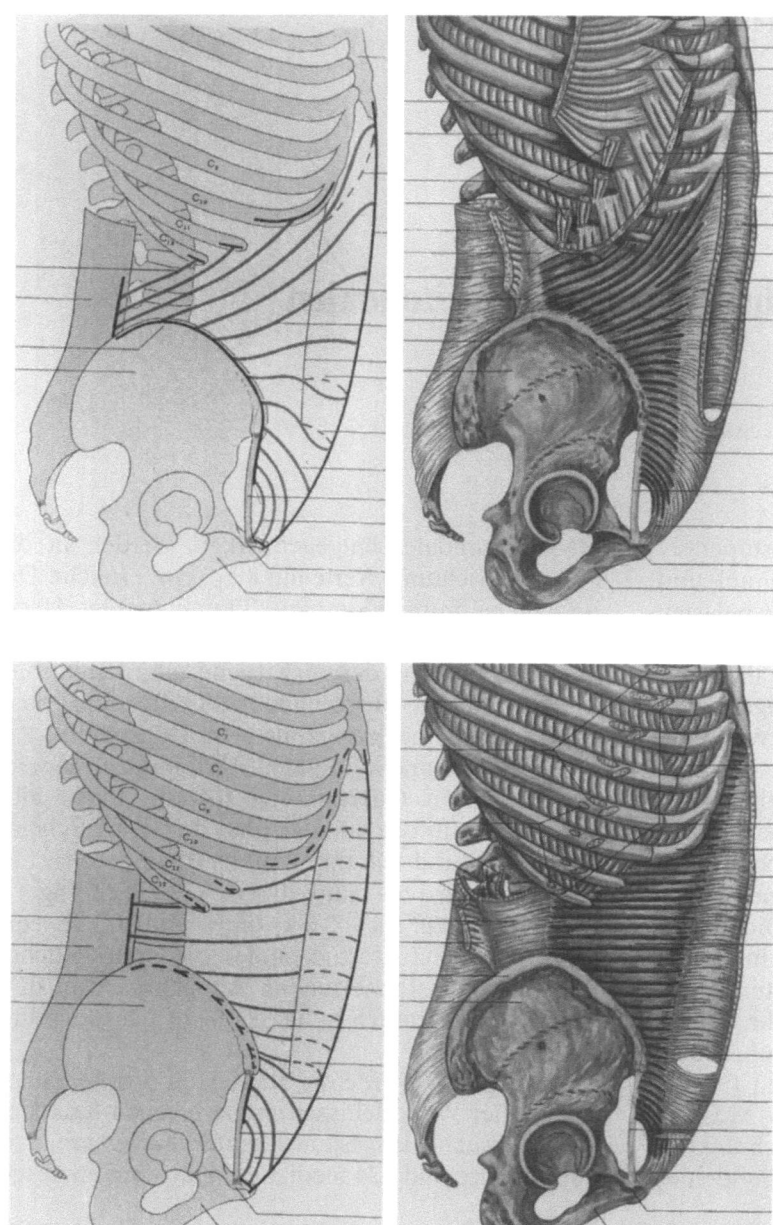

Abb. 1-3. Anatomie des M. obliquus externus, M. obliquus internus u. M. transversus und der sie fortsetzenden Aponeurosen mit schematischer Darstellung des Faserverlaufes

wertet werden. Es fand sich eine Häufigkeit abdominaler Wunddehiszenzen bei Oberbauchquerschnitten in 4 Fällen (0,49%) und von 3 Fällen (2,41%) bei medianen Laparotomien.

Zusammenfassend stellt der Oberbauchquerschnitt eine geringere Beeinträchtigung der anatomischen Bauchdeckenarchitektur dar. Die segmental, daher vorwiegend quer verlaufenden Nervenfasern, werden nicht durchtrennt. Bei einer Häufigkeit aseptischer postoperativer Wunddehiszenzen von 0,49% ist die anatomiegerechte Oberbauchquerschnittführung im wesentlichen nur durch Wundheilungsstörungen gefährdet. Bei Längsschnitten sollte die Anlage im Bereich der Linea alba bevorzugt werden, da diese den höchsten Widerstand (3,3 kp/cm^2) gegenüber dem Durchschneiden der chirurgischen Fäden aufweist [3].

Literatur

1. Becker W (1967) Partielle und komplette Wunddehiszenzen nach Laparotomien. Zentralbl Chir 92: 730-734
2. Böttger G, Vorster C (1969) Die postoperative Bauchwandruptur. Chirurg 40/2: 80-85
3. Martin JD jr, Bobo E (1970) Postoperative abdominal wound disruption. An analysis of 125 cases. Mod Surg 33: 1071-1076
4. Seidel W (1967) Die postoperative Bauchdeckendehiszenz. Chirurg 38/8: 377-381
5. Tauber R (1979) Kann der postoperativen abdominalen Wunddehiszenz durch eine anatomiegerechte Schnittführung vorgebeugt werden? In: Schnitzer F, Margreiter R (Hrsg) Kongreßbericht 20. Tagung der Österr. Ges. für Chirurgie, Innsbruck 14.-16. Juni 1979

Dr. med P. Fornara
Urologische Klinik und Poliklinik
der LM-Universität München
Klinikum Großhadern
Marchioninistr. 15
D-8000 München 70

Die Omentum-Majus-Plastik in der Urologie

R. Tauber, D. Wilker und L. Schweiberer

Problemstellung

Operationen und Bestrahlungen am Urogenitaltrakt können Gewebsdefekte mit erheblichen, zum Teil irreversiblen Komplikationen zur Folge haben (Tabelle 1).

Gestieltes Omentum majus ist zum Decken oder Ausfüllen solcher Gewebsdefekte und somit zur Prophylaxe oder Therapie der aufgelisteten Komplikationen geeignet.

Operationsverfahren und Krankengut

Das Omentum majus wird durch die von der A. gastroduodenalis abgehende A. gastroepiploica dextra und durch die von der A. lienalis abgehende A. gastroepiploica sinistra und von den aus ihnen entspringenden Segmentarterien und deren arkadenförmigen Anastomosen versorgt. Diese doppelte, voneinander unabhängige Vaskularisation kann sich auch der Urologe zunutze machen, um das Omentum majus als gefäßgestieltes Präparat zum Decken und Ausfüllen von Gewebsdefekten im Urogenitaltrakt bis ins kleine Becken hinein zu verwenden, vorausgesetzt, das Omentum majus ist ausreichend groß und vaskularisiert.

Tabelle 1

Therapeutischer Eingriff	Komplikationen
Operationen am Nierenbecken	Insuffizienz der Nierenbeckennaht mit Urinextravasat und nachfolgender Infektion
Nierenteilresektion	Blutung, Urinextravasat mit nachfolgender Infektion
Harnleiterfreilegung	Harnleiterwandnekrose mit Urinextravasat und nachfolgender Infektion
Operationen an der Harnblase nach Voroperationen und Bestrahlungen	Insuffizienz der Harnblasennaht mit Urinextravasat und nachfolgender Infektion
Zystektomie	Blutung und Lymphfluß in die Resthöhle mit nachfolgender Infektion. Prolaps von Dünndarmschlingen in die Resthöhle mit Gefahr der Ileusbildung. Eröffnung der Peritonealnaht über der ausgeräumten Sakralhöhle mit Gefahr der Infektion und abdominalen Wunddehiszenz
Prostataadenomektomie	Retroprostatische Fistel
Radiatio der Beckenorgane	Sigmoideovesikale, vesikovaginale, vesikorektale, vesikovaginorektale Fistel

Präparation des Netzlappens

1. Ablösen des Omentum majus vom Colon transversum.
2. Absetzen des Omentum majus entlang der großen Magenkurvatur.
3. Eventuelles Verlängern des Netzes durch weitere Inzision unter besonderer Beachtung der Gefäßversorgung.
4. Transabdominale oder laterocolische Verlagerung des mobilisierten Netzes zum Gewebsdefekt.
5. Fixieren des gestielten Netzlappens entlang der Verlagerungsstrecke und am zu deckenden Bezirk.

Ergebnisse

Tabelle 2. Plastische Deckung mit mobilisiertem Omentum majus

	Anzahl eigener Fälle	Komplikationen
1. Sichern der Naht nach Operationen am Nierenbecken	2	0
2. Abdecken der Resektionsfläche nach Nierenteilresektion	1	0
3. Deckung des denudierten Ureters	2	0
4. Ausfüllen der Beckenhöhle nach Exenteration	9	0
5. Sichern der Harnblasennaht nach Voroperationen und Bestrahlungen	3	0
6. Verschluß vesikovaginaler und vesikorektaler Fisteln	5	0
7. Drainage einer Abszeßhöhle	1	0

Diskussion

In der Chirurgie wird die plastische Deckung von Gewebsdefekten mit mobilisiertem Omentum majus vielfach angewendet. Dazu bietet sich nicht nur die ausgezeichnete, voneinander unabhängige doppelte Vaskularisation des Omentum majus an, sondern auch seine Fähigkeit, über pathologischen Prozessen schnell zu verkleben, wodurch einerseits Defekte verschlossen, unerwünschte Verwachsungen der Wunde mit ihrer Umgebung andererseits vermieden werden können [1, 2, 3]. Auch der Urologe kann nach operativen Eingriffen an den Nieren und ableitenden Harnwegen wie Nierenteilresektion (Abb. 1b), Nierenbeckenverschluß (Abb. 1b), Harnleiterfreilegung (Abb. 1c), Harnblasenverschluß

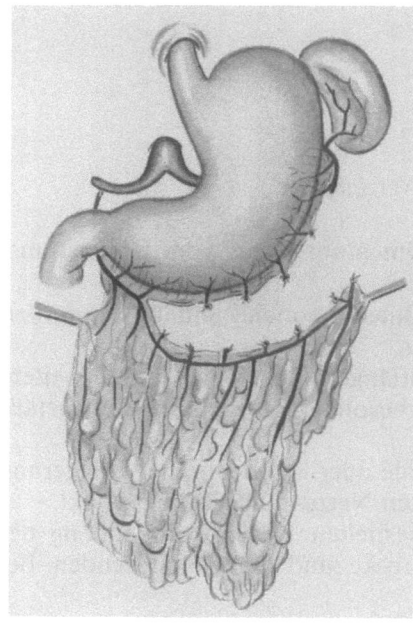
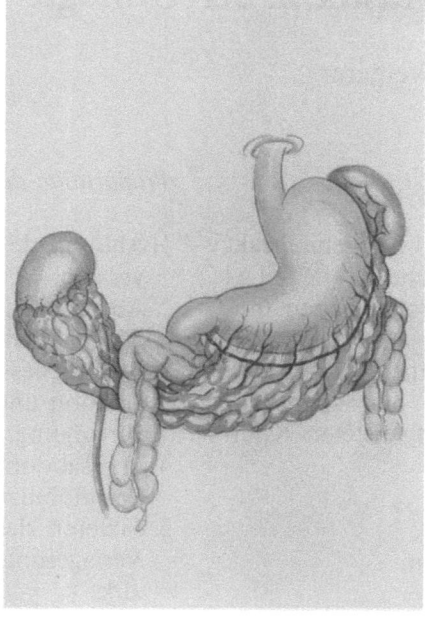
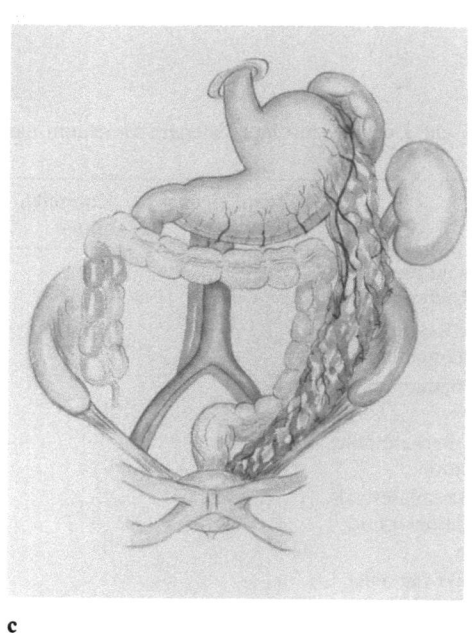
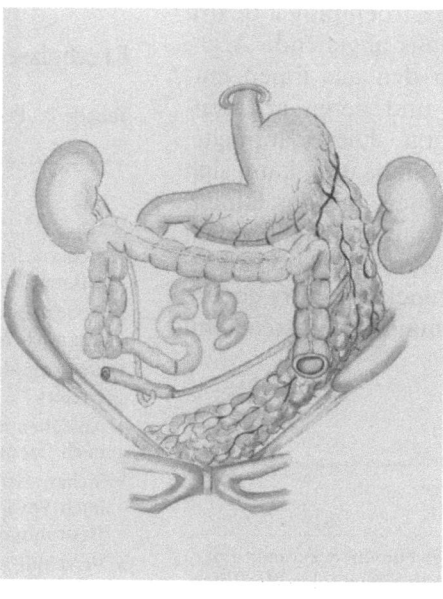
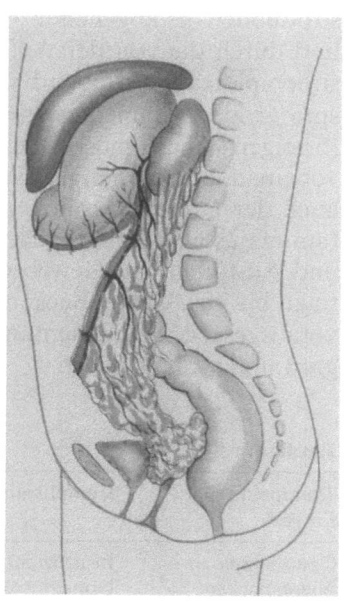

Abb. 1a. Rechtsseitig gestielter Netzlappen

Abb. 1b. Plastische Deckung der Niere mit transponiertem Omentum majus

Abb. 1c. Plastische Deckung eines denudierten Ureters

Abb. 1d. Ausfüllen der Beckenhöhle nach Exenteration

Abb. 1e. Plastische Deckung einer Rektum-Blasen-Scheidenfistel

nach Voroperation oder Vorbestrahlung und Zystektomie (Abb. 1d) von der Netzplastik Gebrauch machen, um das Risiko einer postoperativen Blutung, Nahtdehiszenz, Prolaps von Dünndarmschlingen mit den absehbaren Folgen der Infektion, Urinextravasation und Ileusbildung einzuschränken oder überhaupt zu vermeiden. Auch zur plastischen Deckung strahlenbedingter Fisteln zwischen Sigmoid, Rektum, Vagina und Blase (Abb. 1e) ist das Omentum majus geeignet.

Die Mobilisierung des Omentum majus (Abb. 1a) sowie seine Verlagerung zum Ort des Defekts bergen auch Risiken in sich, mit denen aber selten zu rechnen ist:

Total- und partielle Nekrose des Omentum majus, Blutung aus den Netzgefäßen und Ileus. Diese Risiken können bei Beachtung einiger Grundregeln soweit eingeschränkt werden, daß der Nutzen das Risiko bei weitem überwiegt. Zunächst muß abgeklärt werden, ob die Größe des individuell sehr unterschiedlich ausgeprägten Omentum majus für eine Transposition ausreicht. Sehr sorgfältig muß auch die Vaskularisierung des Omentum majus geprüft werden, eine ausreichende Durchblutung des gestielten Lappens muß gesichert sein. Jede Ischämie auf der Höhe des Netzstiels sowie des Magens muß vermieden werden, ebenso Kompression und Zug auf die Wurzel. Der gestielte Lappen muß entlang seiner Durchzugsstrecke innerhalb der Peritonealhöhle mit Einzelknopfnähten fixiert werden, damit es nicht zu Torsionen und Bridenbildung kommt.

Literatur

1. Liebermann-Meffert D, White H (1983) The greater omentum. Springer, Berlin Heidelberg New York
2. Hollender LF, Bur F (1985) Chirurgie des großen Netzes. Springer, Berlin Heidelberg New York Tokyo
3. Schweiberer L, Richter-Turtur M, Stock W, Wilker D, Geissler K (1987) Operative Behandlung von großen Thoraxwandrezidiven beim Mammakarzinom. Chirurg 58: 607–611

Prof. Dr. med. R. Tauber
Urologische Klinik und Poliklinik
der Ludwig-Maximilians-Universität
Klinikum Großhadern
Marchioninistr. 15
D-8000 München 70

Elektronenmikroskopische Untersuchungen nach mikrochirurgischer Anastomosierung des Harnleiters

D. Rohrmann, J. Hannappel, F. Hofstädter und W. Lutzeyer

Elektronenmikroskopische Untersuchungen zeigen, daß die Nierenbecken- und Uretermuskulatur keine intramuralen Ganglien besitzt. Die Aktivität des Pyeloureters entsteht vielmehr aus spontanen Depolarisationen, die multifokal in den kleinen Nierenkelchen entstehen und direkt myogen fortgeleitet werden. Im Bereich des Nierenbeckenabganges werden viele einzelne spontane Depolarisationen durch Überschreiten eines Schwellenpotentials in Form einer Alles-oder-Nichts Reaktion zu einer geordneten Harnleiterkontraktion verarbeitet. Auch im Ureter erfolgt die Erregungsfortleitung primär myogen. Träger der Erregungsfortleitung sind Interzellularbrücken, sog. gap-junctions [1, 3].

Im Falle der kongenitalen Nierenbeckenabgangsstenose stellen Defekte in der Muskelzellanordnung und ein Mangel an Interzellularbrücken das morphologische Korrelat gestörter Erregungsfortleitung dar [2]. Ziel unserer Untersuchungen war es, am Analogmodell einer Harnleiterdurchtrennung und Reanastomosierung die Frage zu klären, inwieweit eine restitutio ad integrum nach operativer Korrektur möglich ist.

Methode

Bei 20 Kaninchen wurde der Ureter im mittleren Drittel durchtrennt und mittels mikrochirurgischer Techniken End-zu-End reanastomosiert. Etwa zwölf Monate nach der Anastomosierung wurden radiologische Kontrolluntersuchungen in Form eines intravenösen Ausscheidungsurogramms durchgeführt. Der Ureter wurde anschließend erneut freigelegt

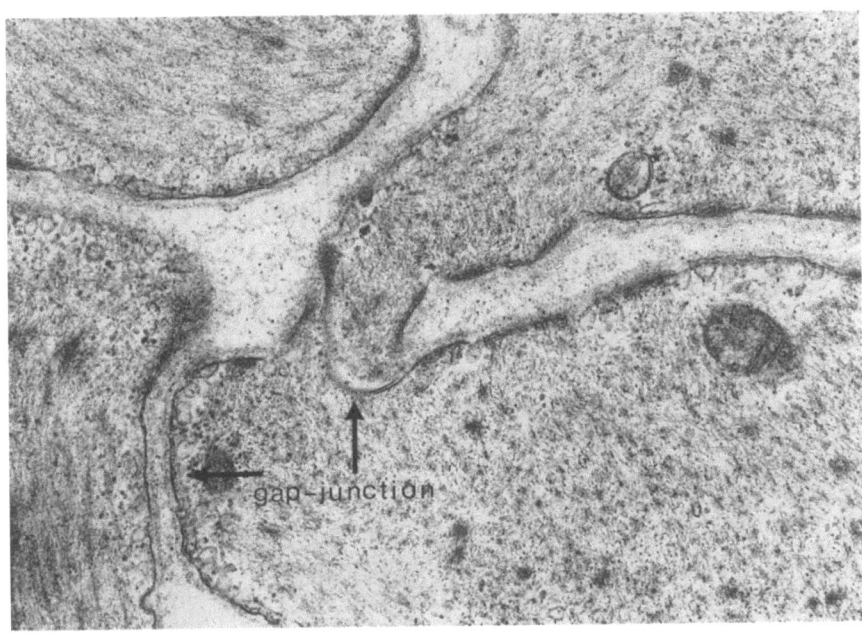

Abb. 1. Vergrößerung x29900

und durch Anlegen zweier Elektroden proximal und distal der Anastomose elektromyographisch untersucht. Die Ureteren wurden entnommen und im Anastomosenbereich histopathologisch aufgearbeitet. Gefrierschnitte von Ureteranteilen wurden mit monoklonalen Antikörpern gegen gap-junction-Proteine nach einer indirekten Immunfluoreszenzmethode inkubiert. Glutaraldehyd-fixiertes Material wurde Epon eingebettet und die Ultradünnschnitte wurden mit einem Elektronenmikroskop untersucht.

Ergebnisse

Videobandaufzeichnungen nach Injektion von Kontrastmittel zeigen eine ungestörte Peristaltik über die Nahtstelle hinweg. Die elektromyographische Untersuchung belegt, daß jede Erregung proximal der Anastomose mit einer im Vergleich zum kontralateralen Ureter ungestörten Geschwindigkeit nach distal fortgeleitet wird. Die mit Hilfe der indirekten Immunfluoreszenz markierten gap-junctions finden sich bevorzugt im Propriabindegewebe, in geringerem Maße auch in der Ureteradventitia, nicht jedoch in der Ringmuskulatur. Dabei zeigen die dem Anastomosenbereich entstammenden Schnitte reichlich gap-junction Proteine. Elektronenmikroskopisch lassen sich diese Befunde bestätigen. Im Anastomosenbereich lassen sich besonders im Propriabindegewebe gap-junctions erkennen (Abb. 1).

Schlußfolgerung

Die vorliegenden Untersuchungen zeigen, daß sich nach Reanastomosierung des Ureters nicht nur in funktioneller, sondern auch in morphologischer Hinsicht eine Restitution bis hin zur Ausbildung neuer Interzellularbrücken ergibt. Damit dürfte auch im Falle der angeborenen Nierenbeckenabgangsstenose nur von einem offen-operativen Vorgehen eine definitive Sanierung zu erwarten sein.

Literatur

1. Gosling J, Dixon J (1982) Functional anatomy of the urinary tract. Gower, London
2. Hanna MK et al (1979) Ureteral structure and ultrastructure, part II. J Urol 116: 725-729
3. Notley RG (1970) The musculature of the human ureter. Br J Urol 42: 724

Dorothea Rohrmann
Klinikum der RWTH Aachen
Abteilung Urologie
Pauwelsstraße
D-5100 Aachen

Die organerhaltende Therapie bei distalen Harnleitertumoren

A. Reissigl und G. Jakse

Wegen der multizentrischen Entstehungsmöglichkeit und dem dadurch bedingten „Rezidivrisiko" wurde bei Uroltheltumoren des oberen Harntraktes die Nephroureterektomie als Therapie der Wahl empfohlen. Dieses Vorgehen ist aber keineswegs mehr umstritten, seitdem sich die Berichte über erfolgreich durchgeführte, konservativ-chirurgische Eingriffe häufen [1, 2, 3].

Krankengut

Vom Jänner 1976 bis Dezember 1985 wurden 17 Patienten mit einem distalen Harnleitertumor organerhaltend behandelt. Es handelte sich um 4 Frauen und 13 Männer mit einem Durchschnittsalter von 68 Jahren. Die Tumorstadien und der Tumorgrad waren wie folgt: Stadium Ta=4, T1=8, T2=2, T3a=1, T3b=1, T4=1; Grad I=4, II=8, III=3, IV=2. 3 Patienten hatten zum Operationszeitpunkt bereits iliacale Lymphknotenmetastasen.

Therapie

Pelvine Lymphadenektomie. Verschluß des Harnleiters mit Klips. Mobilisation. Eröffnung der Blase und Umschneidung des Ostiums. Entfernung des Präparates. Schnellschnitt des proximalen Ureterschnittrandes. Ureterzystoneostomie nach Boari (n=2) oder mit der Psoas-Hitch-Technik. Schienung der Anastomose. Harnableitung mit Dauerkatheter.

Ergebnisse

Nach einer Beobachtungszeit von 5½ Monaten bis 10 Jahren war bei keinem der 13 überlebenden Patienten ein Rezidiv im oberen Harntrakt zu beobachten. 7 Patienten entwickelten Blasentumoren. Bei 2 Patienten wurde ein Tumor des kontralateralen Harnleiters diagnostiziert. 1 Patient verstarb an einer cerebralen Blutung, die durch eine Chemotherapie induzierte Thrombozytopenie verursacht war. Die 5-Jahresüberlebensrate beträgt 70%.

Diskussion

Entsprechend der Sammelstatistik von Mazeman, der prospektiven Untersuchung von Johnson und Babaian, sowie unserem eigenen Krankengut ist die konservativ-chirurgische Behandlung des distalen Harnleiters gerechtfertigt [1, 2, 3]. Im Gegensatz zu Johnson scheint dieses Vorgehen, jedoch auch bei infiltrierenden, schlecht differenzierten Tumoren angezeigt zu sein. Eine regionale Lymphadenektomie ist zur Beurteilung des Tumorstadiums unerläßlich. Hinsichtlich eines kurativen Effektes der Lymphadenektomie kann keine Aussage getroffen werden.

Literatur

1. Aufderklamm J, Jakse G (1982) Konservativ-chirurgisches Vorgehen beim distalen Harnleitertumor. Akt Urol 13: 252–255
2. Johnson DE, Babaian RJ (1979) Conservative surgical management for non-invasive distal ureteral carcinoma. Urology 13: 365–367
3. Mazeman E (1976) Tumors of the upper urinary tract calyces, renal pelvis and ureter. Eur Urol 2: 120–128

Dr. A. Reissigl
Universitätsklinik für Urologie
Anichstr. 35
A-6020 Innsbruck

Harnleiterstripping nach transurethraler Ostiumumschneidung – Eine Alternative zur Ureterektomie

P. Bub, J. Rassweiler und F. Eisenberger

Problemstellung

Heutzutage wird die Indikation zur (Nephro-)Ureterektomie in mehr als 90% der Fälle wegen maligner urothelialer Tumoren von Nierenbecken und Harnleiter gestellt. Gelegentlich ist eine Ureterektomie bei der Entfernung refluxiver Schrumpfnieren zur Verminderung von Ureterstumpfempyemen erforderlich. Nachdem schon 1910 durch Suter erstmals ein Durchzugsverfahren zur Harnleiterentfernung – kombiniert mit sectio alta – angegeben wurde, haben in der Folge McDonald (1953) und Bibus (1966) eine endoskopische Absetzung des in die Blase durchgezogenen Harnleiters beschrieben. Wir haben eine Modifikation des Verfahrens mit präliminarer Ostiumumschneidung entwickelt, das in unserer Klinik routinemäßig zur Anwendung kommt.

Methodik

Der Eingriff wird in zwei Phasen aufgegliedert:

1. Transurethrale Ostiumumschneidung. Nach der Narkoseeinleitung wird im Rahmen der retrograden Darstellung des betreffenden Hohlraumsystems ein Ureterkatheter Charr. 8 bis zum Nierenbecken eingelegt, anschließend das Resektoskop parallel zum UK in die Blase eingeführt und das Ostium zirkulär mit dem Resektionshäkchen umschnitten. Hierbei ist darauf zu achten, daß die gesamte Blasenwand entlang der Waldeyer'schen Scheide bis zum perivesikalen Fettgewebe durchtrennt wird. Der UK wird gegen Dislokation durch Fixierung an einem Dauerkatheter gesichert.

2. Harnleiterdurchzug nach lumbaler Nephrektomie. Nach Umlagerung des Patienten erfolgt die lumbale Nephrektomie in üblicher Weise. Der Harnleiterstumpf wird mittels einer Klemme zur Erleichterung der Invagination dilatiert, der über dem proximalen Harnleiterstumpf herausragende UK mittels einer Durchstechungsligatur am Harnleiter befestigt. Anschließend wird durch Zug am UK der Harnleiter in sich selbst invaginiert und sofort oder nach Wundverschluß durch Harnröhre und Blase herausgezogen. Das distale Wundgebiet wird separat drainiert, eine Harnableitung erfolgt mittels Dauerkatheter für fünf Tage.

Ergebnisse

Von Oktober 1986 bis September 1987 haben wir 11 Patienten mit der dargestellten Methode behandelt – 7 Patienten waren Männer, 4 Frauen. In 10 Fällen lag eine maligne Grunderkrankung vor (9mal Nierenbeckentumor, 1mal Harnleitertumor im proximalen Drittel), in einem Fall wurde das Harnleiterstripping wegen einer refluxiven Schrumpfniere durchgeführt. Die mittlere Resektionszeit betrug 5 Minuten. In 9 Fällen (82%) ließ sich der Harnleiter problemlos invaginieren und durchziehen. Bei 2 Fällen (18%) war eine offene Ureterektomie erforderlich, da es zu einem Durchschneiden der Durchstechungsligatur kam. Komplikationen (Blutung, Urinextravasation) wurden nicht beobachtet.

Diskussion

In den meisten Kliniken wird heutzutage die Nephroureterektomie von zwei Zugängen (lumbal und pararektal) durchgeführt. Die Harnleiterentfernung mit Invaginationstechnik erlaubt einen Verzicht auf die pararektale Ureterektomie und stellt somit eine deutliche Verkürzung der Operationszeit sowie eine erhebliche Reduktion des operativen Traumas dar. Bei Betrachtung der Kontraindikationen (distale Harnleitertumoren, periureterale Verwachsungen) sind keine nennenswerten Komplikationen zu befürchten. Die Methode ist bei Beachtung der geschilderten technischen Details bei 90% der Patienten erfolgreich durchführbar. Das Harnleiterstripping hat in unserer Klinik die offene Ureterektomie als Standardverfahren zur Harnleiterentfernung abgelöst.

Dr. med. P. Bub
Oberarzt der Urologischen Klinik
des Katharinenhospitals
Kriegsbergstr. 60
D-7000 Stuttgart 1

Mainz-Pouch und modifizierte Blasenhalsplastik nach Young-Dees zur Therapie von Blasenexstrophie und inkontinenter Epispadie

R. A. Bürger, H. Riedmiller und R. Hohenfellner

Das Hauptproblem bei der operativen Versorgung von Blasenexstrophie und inkontinenter Epispadie stellt die Bildung eines zuverlässigen Kontinenzmechanismus dar. Erschwert wird dies bei der Technik nach Young-Dees, zusätzlich durch eine sehr kleine Blasenplatte bei der Exstrophie bzw. durch eine kleinkapazitäre Harnblase bei der inkontinenten Epispadie [2, 4, 5]. Während Arap [1] dieses Problem mit einer intermittierenden Harnableitung über ein Colon-Conduit und spätere „Undiversion" löst, erlaubt die hier vorgestellte Technik die operative Versorgung in einer Sitzung.

Bei drei Knaben (Alter 7, 8 und 13 Jahre) mit kleinkapazitärer Harnblase und Inkontinenz auf dem Boden einer inkontinenten Epispadie (n=2) bzw. bei Status post fehlgeschlagener Blasenaufbauplastik bei Blasenexstrophie (n=1) wurde eine modifizierte Blasenhalsplastik nach Young-Dees mit Blasenersatz nach der Mainz-Pouch-Technik durchgeführt. Die folgenden Abbildungen demonstrieren die einzelnen Schritte der Operation am Beispiel einer Blasenexstrophie.

Bei den drei nach dieser Technik operierten Patienten traten keine intra- oder postoperativen Komplikationen auf. Während des follow up's von 6-18 Monaten konnte eine hohe Blasenkapazität sowie eine vollständige Kontinenz tags und nachts festgestellt werden. Ein postoperativer Reflux war nicht zu verzeichnen.

In einer modifizierten Technik nach Young-Dees kann durch Bildung eines langen muskulären Rohres aus der vorhandenen Blasenplatte bei Exstrophie bzw. der kleinkapazitären Blase bei inkontinenter Epispadie ein suffizienter Kontinenzmechanismus gebildet werden. Die erforderliche Kapazität des Urinreservoirs wird durch Blasenaugmentation bzw. Blasenersatz mittels Mainz-Pouch [3] gewährleistet, welcher sich bislang bei mehr als 120 Patienten zur Bildung eines großkapazitären Niederdruckreservoirs mit sicherem Refluxschutz

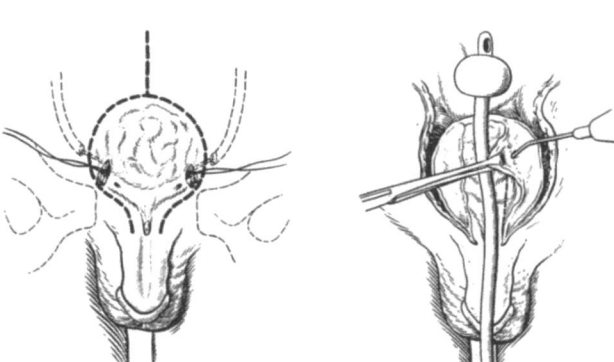

Abb. 1. Umschneiden der Blasenplatte an der Mukosa-Haut-Grenze, Absetzen der Ureteren und Trennung von Mukosa und Muskulatur bis auf eine Gewebsbrücke in der Medianlinie

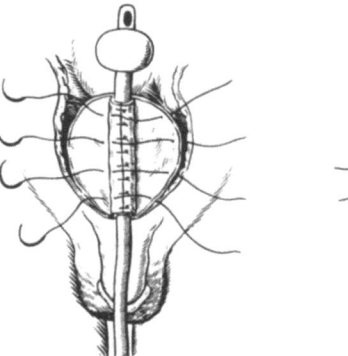 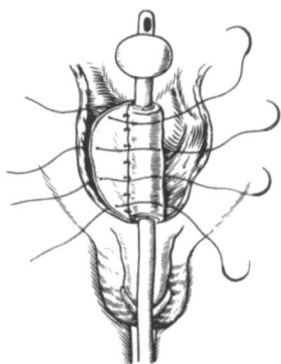

Abb. 2. Bildung eines muskulären „Blasenhalsrohres" als Kontinenzmechanismus durch überlappende Naht von Mukosa und Muskulatur über einem Blasenkatheter

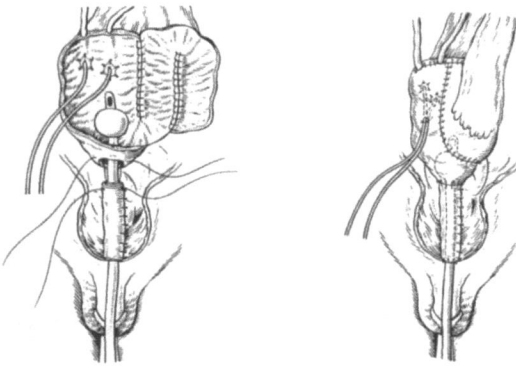

Abb. 3. Großkapazitärer Blasenersatz durch Bildung eines Ileocoecalpouches, der über ein „button-hole" mit dem Blasenhalsersatz anastomosiert wird. Antirefluxive Implantation der Ureteren in den Pouchdickdarmanteil mit submuköser Tunnelierung

bewährt hat. Die Erhöhung des Blasenauslaufwiderstandes sowie die Bildung einer großkapazitären Ersatzblase durch modifizierte Blasenhalsplastik nach Young-Dees und der Blasenersatz mittels Ileocoecalpouch gewährleisten somit eine sichere Kontinenz bei Exstrophie und inkontinenter Epispadie.

Literatur

1. Arap S, Giron MA, deGoes GM (1980) Initial results of the complete reconstruction of bladder exstrophy. Urol Clin North Am 7: 477-491
2. Dees JE (1949) Congenital epispadias with incontinence. J Urol 62: 513-522
3. Hohenfellner R, Alken P, Jacobi GH, Riedmiller H, Thüroff JW (1987) Mainz-Pouch mit ileozökaler Intussuszeption und umbilikalem Stoma. Akt Urol 18: I-IV
4. Jeffs RD (1978) Exstrophy and cloacel extrophy. Urol Clin North Am 5: 127-140
5. Young HH (1922) An operation for the cure of incontinence associated with exstrophy. J Urol 7: 1

Dr. med. R. A. Bürger
Urologische Klinik und Poliklinik
der Johannes Gutenberg-Universität
Langenbeckstr. 1
D-6500 Mainz

Nervschonende (Zysto-)Prostatektomie

N. Schmeller, A. Hofstetter und K.-R. Kutscher

Die genaue Anatomie der Nervi erigentes, die in unmittelbarer Nähe der Prostatakapsel verlaufen und bei einer radikalen Prostatektomie in herkömmlicher Technik in der Regel verletzt werden, wurde durch P. C. Walsh und P. Donker beschrieben und darauf aufbauend wurde eine Operationstechnik entwickelt, bei der diese Nerven geschont werden können.

Bei der Technik der nervschonenden Prostatektomie und Zystoprostatektomie hält sich die Präparation unmittelbar an die Prostatakapsel. Zuführende und abführende Gefäße werden unmittelbar kapselnah ligiert und zur Prostata hin ohne Gegenligatur durchtrennt. Nach den Angaben von Walsh läßt sich bei Anwendung dieser Technik eine postoperative Potenz je nach Tumorstadium bei 50 bis 100% der präoperativen potenten Patienten erreichen.

An der Klinik für Urologie der Medizinischen Universität zu Lübeck wurde die potenzerhaltende nervschonende Technik der Prostatektomie und Zystoprostatektomie bei insgesamt 14 Patienten angewandt, wobei die Nachbeobachtungszeit nun im Mittel über 1 Jahr beträgt. Nach anfänglichen Erfolgen mit der potenzerhaltenden Technik wurden die operierten Patienten nun kritisch nachuntersucht.

Von 12 radikal prostatektomierten Patienten wurde die Operation in 8 Fällen mit nerverhaltender Technik durchgeführt. Bei 22 radikalen Zystektomien wurde diese Technik jedoch nur bei 6 Patienten angewandt, was entweder durch die Präferenz des Operateurs oder dadurch begründet war, daß der Patient bereits präoperativ Potenzstörungen angab.

Die telefonische und persönliche Nachkontrolle aller Patienten zeigte, daß nur in einem Fall nach radikaler Prostatektomie und nur in 2 Fällen nach radikaler Zystoprostatektomie die Erhaltung der Potenz geglückt war. In allen anderen Fällen bestand eine erektile Impotenz bei erhaltener Lipido, die sich auch während der mittleren Nachbeobachtungszeit von 15 Monaten (Prostatektomie) bzw. 14 Monaten (Zystoprostatektomie) nicht zurückbildete. Durch Schwellkörperautoinjektionsbehandlung, die bei 3 Patienten nach radikaler Prostatektomie durchgeführt wird, ließ sich in allen Fällen eine normale Erektion erzeugen. Die dopplersonographisch dargestellte Höhe der Pulskurve stieg nach Papaverininjektion auf mehr als das Doppelte an, was auf eine nervale Ursache der Impotenz hindeutet.

Die Ursache der bisherigen Mißerfolge liegt wohl

in der unmittelbaren Nähe der Nervi erigentes zur Prostatakapsel und in der Schwierigkeit dieser anspruchsvollen Operationstechnik, die nur unter optimalen blutfreien Bedingungen und bei großer Übung des Operateurs erfolgreich zu sein scheint.

Priv.-Doz. Dr. N. Schmeller
Oberarzt der Klinik für Urologie
Medizinische Universität zu Lübeck
Ratzeburger Allee 160
D-2400 Lübeck 1

Experimentelle und klinische Untersuchungen zum Blasenersatz durch Ileum-Pouch

W. Weidner, K. Henneking, K. Jarrar, K. Frese und C. F. Rothauge

Einleitung

Enterourethroplastik (Camey) und Kock-Pouch (Kock, Skinner) sind epochale Neuerungen auf dem Gebiet der Harnableitung mit Dünndarmsegmenten.

Die Kombination beider Techniken in Form des versenkten kontinenten Ileum-Pouches ist mit den Namen Studer, Schreiter, Melchior, Javadpour und Hautmann assoziiert. Alle Operateure streben eine antirefluxive kontinente Neoblase an, wobei eine ileo-ileale Invagination als Refluxnippel analog zum Kock-Pouch verwendet wird. Einzig die Ulmer Arbeitsgruppe um Hautmann führt die pseudomuköse Ureterenimplantation nach Camey und LeDuc durch und erzielt so Antirefluxivität.

Nach den Erfahrungen von Rothauge mit der Uretero-Ileo-Cystoplastik (Harnleiterdünndarmersatz) hat es sich unseres Erachtens gezeigt, daß bei isoperistaltischer Interposition einer mindestens 15 cm langen, von der Niere zur Blase eingeschalteten Dünndarmschlinge, ein *renaler Reflux* nicht auftritt.

Wir haben daher nach einer tierexperimentellen Voruntersuchung mit verschieden langen Dünndarm-Pouch-Harnleiter-Interponaten eine „Ileum-Horn-Pouch-Enterourethroplastik" klinisch angewendet, wobei auf eine Invagination als renaler Refluxschutz vollständig verzichtet wird.

Operationskonzept

Nach experimentellen Untersuchungen an Minischweinen mit Implantation der Ureteren in obere Dünndarmhörner und Verwendung der einfachen „Pull-in-Ureter-Nippeltechnik" nach Turner Warwick, Ashken und Mayor zeigte sich, daß mit dieser Technik der Implantation der Harnleiter in obere Ileumhörner mit Verbindung zu einem distalen Pouchkompartiment eine Antirefluxivität im Niederdrucksystem erzielt werden kann. Analog zu diesen Daten haben wir bisher 4 Patienten (3 Männer, 1 Frau) nach (Prostato)-Zystektomie (T21-T3N0-M0G3) mit einer *Ileum-Horn-Pouch-Enterourethroplastik* versorgt. Dabei wurden circa 60 cm distales Ileum (20 cm Abstand von der Ileocoecalklappe) zur *manuellen Pouchbildung* (~45 cm) und proximalen Ileumhorn-Bildung (min. 15 cm) verwendet. Die Ureterenimplantation erfolgte nach Seit-zu-Seit Anastomose in Form des bereits beschriebenen „Pull-in-Ureter-Nippels" ohne jede Invagination in das obere Ileumhorn.

Die Abb. 1a und b geben das Operationskonzept der verwendeten Technik schematisch wieder.

Klinische Erfahrungen

Verlauf

Alle Patienten haben die perioperative Phase gut überstanden, die Frau verstarb nach Entlassung zu Hause, ohne daß eine weitere Abklärung erfolgen konnte.

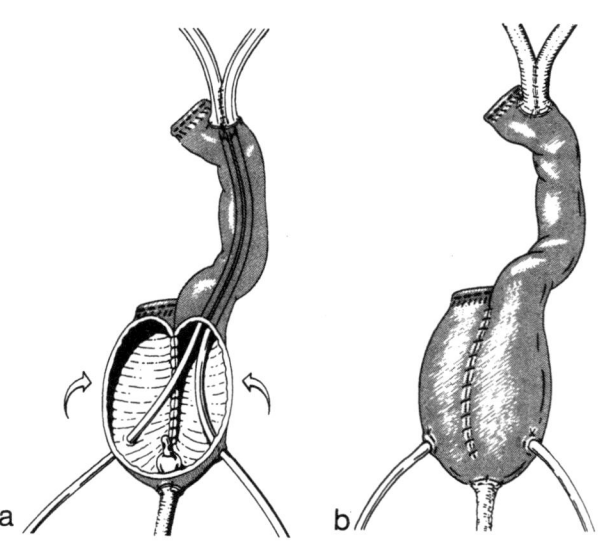

Abb. 1a, b. Operationsskizze

Miktion

Alle 3 Patienten sind bei Tag voll kontinent mit 3-4stündigen Miktionsintervallen. Während der Nacht müssen die Patienten 3stündig die Blase entleeren, weswegen 1 Patient nachts ein Kondomurinal trägt.

Die Neoblasenentleerung erfolgt mit der Bauchpresse in 2 Portionen mit einem Flow von ~25 ml/sec ohne wesentlichen Restharn, was auf die aufeinanderfolgende Entleerung von Pouch- und Ileumhorn-Kompartiment zurückzuführen ist. Die Tonometrie der Blase zeigt intravesikale Druckwerte unter 40 mbar; bei zunehmender Füllung wird die Miktion durch die Bauchpresse mit maximalen Druckanstieg eingeleitet.

Reflux und obere Harnwege

Die Neoblase faßt ein Volumen von 300-400 ml, wobei die Cystografie eine retrograde Füllung des oberen Ileumhorns ohne Anhalt für ureteralen Reflux bestätigt. Die durchgeführten Urografien schlossen eine Hydronephrose aus.

Kommentar

Die bisher vorliegenden experimentellen und klinischen Erfahrungen mit der Giessener ‚Ileum-Horn-Pouch-Enterourethroplastik' demonstrieren, daß eine Neoblasenbildung mit sicherer Antirefluxivität im Niederdruckpouchsystem durch folgendes Konzept erreicht werden kann:

- Großes Ileumpouchreservoir (unteres Kompartiment)
- Langes (min. 15 cm) oberes Ileumhorn (oberes Kompartiment)
- Pull-in-Ureter-Nippel.

Hervorzuheben ist, daß mit dieser Technik auf jede Invagination verzichtet werden kann [1].

Literatur

1. Weidner W, Jarrar K, Rothauge CF: Ileum-Pouch-Neobladder without stoma for urinary diversion after cystoprostatectomy - first experience with a simplified nonrefluxive continent Ileum-Horn-Pouch-Entero-Urethroplasty (Giessen-Pouch). Urology 31: 107 (1988)

Prof. Dr. med. W. Weidner
Urologische Universitätsklinik
Klinikstr. 29
D-6300 Gießen

Der transpubische Zugang bei totaler Prostatektomie und Ileumneoblasen-Operation

J. Flamm, L. Wöber und H. Kiesswetter

Die v-förmige totale oder u-förmige partielle Symphysenresektion erleichtert die Blutstillung in diesem Bereich, verbessert die Übersicht hinsichtlich der Operationsradikalität und der Anastomose zwischen Urethra und Blase bzw. Darm bei Ileumneoblasen. Dies gilt insbesondere bei Prostatakarzinomen in einem großen Adenom oder T3-Tumorstadien, bzw. bei Harnblasenkarzinomen und gleichzeitigem sogenanntem Prostataadenom.

Die technische Durchführung ist einfach und verlängert die Operationszeit kaum.

Bisher führten wir den transpubischen Zugang bei 28 Männern mit einem Durchschnittsalter von 58,2 Jahren (54-72) durch. Die Indikation war 21mal eine totale Prostatektomie (pT2-3 N0-1 M0) und 7mal eine Ileumneoblase (5mal S-pouch und 2mal U-pouch) nach totaler Cystektomie wegen Urothelkarzinom (pT2-3a N0 M0) der Harnblase. Technisch führten wir bei 13 Patienten eine v-förmige Resektion mit der Giglisäge durch. Bei 2 Patienten (15%) traten in der postoperativen Phase Schmerzen im Bereich des Sacro-iliacalgelenks auf. Bei 10 Patienten wurde eine partielle u-förmige Resektion mit dem Osteotom durchgeführt. Bei 2 Patienten (20%) traten postoperativ Knochenschmerzen auf.

Bei 5 Patienten wurde eine u-förmige Resektion mit der oszillierenden Säge durchgeführt. Postoperative Schmerzen traten bisher bei keinem Patienten auf.

Intraoperative Komplikationen traten durch die Resektion keine auf. Spätkomplikationen traten im Beobachtungszeitraum zwischen 5 Monaten und 5 Jahren keine auf.

Diskussion

Auf den Vorteil der Symphysenresektion wurde wiederholt hingewiesen [1, 2, 4]. Einwände hinsichtlich der Beckenstabilität und postoperativer Schmerzen [3] konnten nicht immer bestätigt werden. Bei den eigenen Patienten fanden sich in 14% postoperative Schmerzen weshalb wir zur partiellen Symphysenresektion übergegangen sind. Möglicherweise sind Schmerzen durch die Verwendung des Knochenmeißels bedingt, da solche bei Verwendung der oszilierenden Säge nicht auftraten.

Zusammenfassung

Die Symphysenresektion – insbesonders die partielle – ist ein kaum belastender, die Operationszeit kaum verzögernder Eingriff mit folgenden Vorteilen: bessere Blutstillungsmöglichkeit, bessere Übersicht für Anastomosen Urethra-Blase oder Urethra-Darm.

Literatur

1. Guirguis AB (1973) Transpubic radical prostatectomy: report of a case. J Urol 109: 866
2. Kursh ED, Resnick MI (1984) Radical transpubic prostatectomy. J Urol 132: 1131
3. Middleton AW (1977) A comparison of the morbidity associated with radical retropubic prostatectomy with and without pubectomy. J Urol 117: 202
4. Morales P, Littmann R, Golimbu M (1973) Transpubic surgery: a new approach to difficult pelvic operations. J Urol 110: 564

OA Dr. J. Flamm
Urologische Abteilung des Wilhelminenspitals
Montleartstr. 37
A-1171 Wien

Operative Behandlung der kongenitalen Peniskurvatur: Eine Alternative zur Nesbitschen Operation

M. Reis, W. Derschum und H. von Vietsch

Von 1980–1986 wurden im Bundeswehrzentralkrankenhaus Koblenz 16 Patienten wegen einer kongenitalen Peniskurvatur operiert. Dabei wurde abweichend von der Nesbit'schen Operationsmethode die Tunica albuginea ohne Excision von Ellipsoiden gerafft.

Operationsmthode

Schräg von distal nach proximal verlaufende Dorsalincision der Penishaut. Darstellung der Tunica albuginea im Bereich der Konvexizität. Anlegen eines Tourniques an der Penisbasis. Punktion der Corpora cuvernosa über eine Venenkanüle (Gr. 1,0 mm). Injektion von isotoner Kochsalzlösung in die Schwellkörper bis zum Erreichen einer kompletten Erektion. Lockerung des Tourniques und Legen von Raffnähten an der Konvexität der Deviation mit atraumatischem, nicht resorbierbarem Nahtmaterial. Probatorisches Zusammenziehen der Nähte und neuerliche artefizielle Erektion. Bei unbefriedigendem Effekt Korrektur der Nähte. Bei zufriedenstellendem Effekt definitives Knüpfen der Nähte. Wunddrainage und Wundverschluß mittels atraumatischer, nicht resorbierbarer Nähte.

Ergebnisse

Sämtliche 16 Patienten dokumentierten 3 bzw. 6 Monate nach Aufnahme sexueller Aktivitäten das Operationsergebnis durch Autofotographie und erschienen zu einer Nachuntersuchung.

Diskussion

Das von uns seit 1980 angewandte Operationsverfahren zur Therapie der kongenitalen Peniskurvatur ist eine einfache komplikationsarme Methode, die sich den anatomischen Gegebenheiten des jeweiligen Falles gut anpassen läßt und bei vergleichbaren Ergebnissen wenig traumatisierend ist. Während die meisten Autoren [1, 2, 3, 4, 6, 7, 9, 10] das von Nesbit beschriebene Verfahren benutzen, modifizierten sowohl Riedi [8] als auch Kurth [5] erfolgreich das

Tabelle 1. Operationsergebnisse bei den 16 Patienten

Potenz und Kohabitationsfähigkeit vorhanden	16
Kosmetisch befriedigendes Ergebnis	15[a]
Rezidiv	1[b]
Fadenfistel	1[c]

[a] leichte Hyperkorrektur ohne Beeinträchtigung der Kohabitationsfähigkeit.
[b] Rezidiv nach zu frühzeitiger Aufnahme sexueller Aktivitäten, mit oben beschriebener Operationsmethode erfolgreich nachoperiert.
[c] 13 Monate postoperativ, nach Entfernung des Nahtmaterials keine Veränderung der Kosmetik und Funktion.

Verfahren in ähnlicher Weise wie wir, indem sie eine Raffung der Tunica albuginea ohne Excision von Ellipsoiden durchführten. Da die Ergebnisse der von uns beschriebenen Schwellkörperraffplastik bezüglich Funktion und Kosmetik gleichwertig sind, kann auf die von Nesbit beschriebene Entfernung von Teilen der Tunica albuginea verzichtet werden. Da die von uns angewandte Operationsmethode eine geringere Traumatisierung beinhaltet, stellt sie unserer Meinung nach die Methode der Wahl zur Therapie der behandlungsbedürftigen kongenitalen Peniskurvatur dar.

Literatur

1. Brandl H, Marx FJ, Schmiedt E (1985) Korrektur der idiopathischen juvenilen Penisdeviation mit der modifizierten Nesbit-Operation. Urologe A 24: 164-166
2. Goldstein M, Laungani G, Abrahams J, Waterhouse K (1984) Correction of adult penile curvature with a Nesbit Operation. J Urol 131: 56-58
3. Kelamy A (1981) Behandlung der kongenitalen Penisdeviation. Akt Urol 12: 30-32
4. Kelamy A (1985) Penisdeviation. Urologe A 24: 160-163
5. Kurth KH, Schröder FH, Essed E (1984) Kombiniert chirurgisch-strahlentherapeutische Behandlung der Induratio penis plastica. Bericht über das 7. klinische Wochenende der Urologischen Universitätskliniken Mainz, Bern, Berlin-Charlottenburg, S 59-72
6. Nesbit RM (1965) Congenitale curvature of the phallus: report of three cases with description of corrective operation. J Urol 93: 230-232
7. Porst H, Mayer R, Bach D, Altwein JE (1985) Congenital and acquired penile curvatures: Diagnosis and outcome with the Nesbit Procedure. Urol Int 40: 206-210
8. Riedi E, Hauri D (1981) Die kongenitale Penisschaftkrümmung. Helv Chir Acta 48: 339-343
9. Salameh S, Terhorst B (1986) Erfahrungen mit dem nesbit'schen Verfahren bei der kongenitalen Penisdeviation. Urologe B 26: 126-128
10. Schreiter F (1981) Störung der Penisentwicklung: Die operative Entwicklung der Penisdeviation. Verhandlb Dtsch Ges Urologie 33: 118-121

Dr. M. Reis
Urologische Klinik
Medizinische Universität
Ratzeburger Allee 160
D-2400 Lübeck

Langzeitergebnisse der operativen Behandlung juveniler idiopathischer Penisdeviationen

G. Ernst, T. Block, G. Staehler und W. Sturm

Material und Methode

Vom März 1980 bis August 1987 wurden an unserer Klinik 23 Männer mit juveniler idiopathischer Penisdeviation operativ korrigiert (Durchschnittsalter 22 ± 4 Jahre, Beobachtungszeitraum 31 ± 24 Monate) (Tabelle 1). Bei 12 Patienten wurde eine Korporo-Plastik, wie sie Nesbit 1965 erstmals beschrieben hatte [3], durchgeführt. 11 Patienten wurden nach der modifizierten Nesbit'schen Methode operiert [1]. Der Untersuchungsbefund der äußeren Genitale im nicht erigierten Zustand war bei allen 23 Patienten unauffällig. Schmerzen bei Erektion wurden nicht angegeben. Neben einer ausführlichen Anamneseerhebung sowie subtilen Palpation der äußeren Genitale kommt bei der präoperativen Diagnostik der Photodokumentation bei Erektion durch den Patienten [2] sowie der dynamischen Cavernosographie besondere Bedeutung zu. Routinemäßig wurde präoperativ ein Urethrozystogramm durchgeführt. Der präoperative Status ist der Tabelle zu entnehmen.

Bei der Originaltechnik nach Nesbit, die wir bei 12 Patienten anwandten, werden nach zirkulärer Inzision unterhalb des Sulcus coronarius, sorgfältiger

Tabelle 1. Juv. idiopathische Penisdeviationen-Korrektur. (Nach Nesbit bzw. modifiziert nach Nesbit) n = 23, März 1980-August 1987

Mittl. Beobachtungszeitraum:	31 ± 24 Monate
Durchschnittsalter:	22 ± 4 Jahre
Präoperativer Status	
Deviationsgrad:	45°-90°
GV unmöglich:	14
GV mit Schmerzen oder sehr erschwert:	9
Penisdeviation nach ventral:	16
Penisdeviation nach dorsal:	0
Penisdeviation nach ventrolateral:	7
Postoperativer Status	
Penis gerade:	22
Rezidivdeviation nach ventral:	2
(davon 1 Pat. bereits korrigiert)	
GV möglich:	22
GV erschwert:	1
(erektile Dysfunktion)	
Komplikationen	
Sensibilitätsstörungen an der Schafthaut:	2
Sensibilitätsstörungen an der Glans penis:	1
Serombildung:	1

Denudierung des Penis sowie Erzeugung einer artifiziellen Erektion aus beiden Corpora cavernosa unter Schonung des Schwellkörpergewebes mehrere oväläre Exzisionen durchgeführt. Bei gleichzeitig bestehender lateraler Deviationskomponente wird aus der gegenüberliegenden Schwellkörperseite jeweils entsprechend mehr Tunicagewebe exzidiert.

In der in 11 Fällen von uns angewandten, modifizierten Korporo-Plastik nach Nesbit [1] wird nach sorgfältiger Freipräparierung des medianen neurovaskulären Bündels lediglich ein, sich über die gesamte Breite des Penis erstreckendes Tunica albuginea-Ellipsoid exzidiert. Diese Methode wurde hauptsächlich bei den rein ventralen Penisdeviationen angewandt. Im Rahmen des operativen Eingriffes wurde bei allen Patienten eine suprapubische Blasenpunktionsfistel gelegt, ebenso wurde bei den letzten 15 Fällen eine peri- und postoperative antibiotische Prophylaxe durchgeführt. Weiterhin wurde Diazepam über insgesamt 7 Tage zur Verhinderung von postoperativen Erektionen verabreicht.

Ergebnisse

95,6% unseres Patientengutes haben nach einem mittleren Beobachtungszeitraum von 31 ± 24 Monaten einen geraden Penis und berichten über normalen GV. Ein Patient mit bereits präoperativ bestehender, primär psychogen bedingter erektiler Dysfunktion klagte auch nach erfolgreicher Korrektur der Penisdeviation über fortbestehende erektile Potenzstörungen. Von in 2 Fällen auftretenden Rezidiven nach 4 bzw. 6 Monaten wurde 1 Patient bereits operativ revidiert. 15 Monate nach dieser Operation ist der Penis gerade und der GV uneingeschränkt möglich.

2 Patienten berichteten postoperativ über geringfügige Sensibilitätsstörungen an der Schafthaut, 1 Patient gab Sensibilitätsstörungen an der Glans penis an. Intensitätsverluste beim GV wurden hierdurch nicht angegeben. Bei 1 Patienten entleerte sich am 6. postoperativen Tag ein kleines Serom.

Diskussion

Eine Penisdeviation sollte dann operativ korrigiert werden, wenn ein GV unmöglich oder sehr erschwert oder ein hoher psychischer Leidensdruck besteht. Sowohl die Nesbit'sche Operationsmethode als auch die von uns teilweise durchgeführte modifizierte Form stellen eine relativ leichte, den anatomischen Verhältnissen gut anzupassende operative Korrekturmethode der juvenilen idiopathischen Penisdeviation dar. Insbesondere das kosmetische Korrekturergebnis ist bei der modifizierten Nesbit'schen Operationstechnik ausgezeichnet. Hierbei muß jedoch die größere Gefahr der Läsion des medianen Gefäßnervenbündels beachtet werden. Alle 3 Patienten, die postoperativ über geringfügige Sensibilitätsstörungen an Glans und Schafthaut berichteten, wurden nach der modifizierten Technik operiert.

Die in der bisherigen Literatur angeführten relativ niedrigen Fallzahlen lassen auf eine hohe Dunkelziffer schließen. Schamgefühl der jungen Patienten als auch Unkenntnis über die Existenz einer guten operativen Korrekturmöglichkeit der juvenilen idiopathischen Penisdeviation machen eine breite Aufklärung einmal durch Veröffentlichungen und Vorträge und zum anderen durch gezielte Fragestellungen bei Routineuntersuchungen (z. B. Bundeswehr) dringend erforderlich.

Literatur

1. Brandl H, Marx FJ, Schmiedt E (1985) Korrektur der idiopathischen juvenilen Penisdeviation mit der modifizierten Nesbit-Operation. Urologe A 24: 164–166
2. Kelâmi A (1985) Penisdeviation. Urologe A 24: 160–163
3. Nesbit RM (1965) J Urol 93: 230

Dr. G. Ernst
Urologische Klinik und Poliklinik
Klinikum Großhadern
Ludwig-Maximilians-Universität München
Marchioninistr. 15
D-8000 München 70

Penisdeviationen als Folge einer Penisverknöcherung

W. Vahlensieck Jr. und M. Westenfelder

Eine Penisdeviation kann angeboren oder durch Induratio penis plastica, Traumen oder einen Penisknochen erworben worden sein. Der Penisknochen kommt bei niederen Säugetieren und auch bei Affen regelmäßig vor [2]. Seit der Erstbeschreibung des Penisknochen beim Menschen (Hecker 1844 [3]) sind erst 13 Fälle beschrieben worden, z.T. mit und z.T. ohne Penisdeviation [2].

Material und Methode

Innerhalb von 1 Jahr wurden an unserer Abteilung 3 Patienten im Alter von 35, 51 und 52 Jahren beobachtet, bei denen es zu einer hochgradigen Verhärtung und schmerzhaften, dorsalen Penisabknickung bei Erektion – 1mal mit Dyspareunie – kam.

Ergebnisse

Bei 2 Patienten war die Genese der Läsion unklar, 1 Patient gab ein Trauma (fragliche Penisfraktur) als mögliche Ursache an. Im Bereich der dorsalen Peniszirkumferenz tastete man platten- bis spangenförmige, knochenharte Indurationen.

Bis auf einen insulinpflichtigen Diabetes mellitus bei dem 52jährigen Patienten fanden sich keine Laborauffälligkeiten als Hinweis auf die Genese der Penisknochen.

Nach Sicherung der Diagnose und Information über die Ausdehnung der Knochen durch eine Röntgenweichteilaufnahme des Penis erfolgte die Operation.

Nach sterilem Abwaschen und Abdecken erfolgte ein dorsaler Hautlängsschnitt. Unter Schonung des dorsalen Gefäß-Nervenbündels wurde durch die Tunica albuginea bis zum Knochenmaterial eingegangen. Nach teils stumpfer, teils scharfer Präparation wurden alle makroskopisch sichtbaren und palpablen Knochenteile entfernt. Anschließend erfolgte der Verschluß der Tunica albuginea mit Vicryl und nach Subkutan- und Hautnaht ein Kompressionsverband.

Histologisch fand sich bei allen 3 Patienten unauffälliger Lamellenknochen, der nur aufgrund der Angabe des Operateurs als dem Penis zugehörig beurteilt werden konnte.

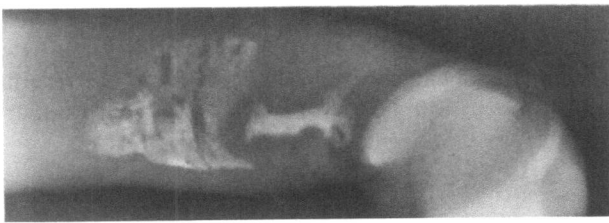
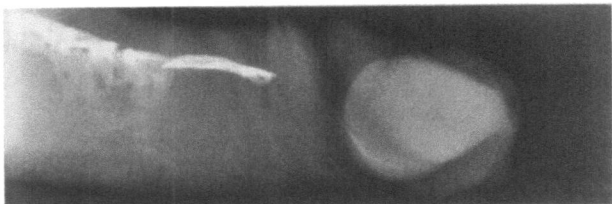

Abb. 1. Penisweichteilaufnahme eines 52jähr. Pat. a.-p. und seitlich: spangenförmiger Penisknochen

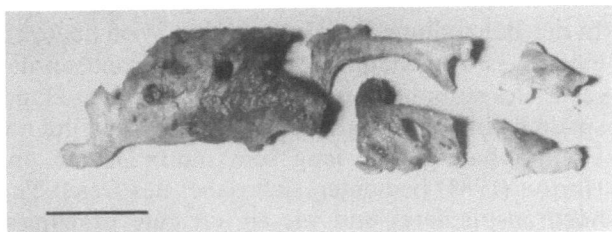

Abb. 2. Operationspräparat eines 35jähr. Pat.: spangenförmiger Penisknochen

Bei dem 35jährigen Patienten fanden sich radiologisch noch Knochenreste im Penis, während die Penisweichteilaufnahme des 51jährigen Patienten keine kalkdichten Verschattungen aufwies. Nach komplikationslosem Verlauf haben 2 Patienten aktuell eine normale Erektion, während ein Patient nach postoperativem Penisabzeß noch nicht abschließend beurteilt werden kann.

Diskussion

Penisknochen sind beim Menschen selten.

Eine Abgrenzung gegenüber einer verknöcherten Induratio penis plastica ist durch den fehlenden Defekt der Tunica albuginea nach Operation und fehlenden, typischen IPP-Herden um das Knochenmaterial herum möglich [2].

Genaueres zur Genese ist nicht bekannt, Traumen und Stoffwechselstörungen werden als mögliche ätiologische Faktoren diskutiert [1, 2, 4].

Im Tierreich finden sich Penisknochen bis zu den Primaten, vor allem im Glansbereich [2]. Beim Menschen wurden sie bisher 13mal beschrieben (1mal angeboren bei einem Kind [1], 1mal metaplastisch in einem Plattenepithelkarzinom der Penishaut [4]) [2].

Schlußfolgerungen

1. Ein Penisknochen kann Ursache einer Penisdeviation sein.
2. Die Diagnose ergibt sich nach Palpation und Röntgenweichteilaufnahme, die Differentialdiagnose zur Induratio penis plastica durch den fehlenden Bezug zur Tunica albuginea.
3. Histologisch finden sich schalen- und plaqueförmige Lamellenknochenneubildungen zwischen Tunica albuginea und spongiösem Gewebe.
4. Therapie der Wahl bei symptomatischem Penisknochen ist die Exzision.
5. Ob es sich beim menschlichen Penisknochen um einen Atavismus handelt, ist fraglich.

Literatur

1. Champion RH, Wegrzyn J (1964) Congenital os penis. J Urol 91: 663
2. Guileyrado JM, Jarma DP (1982) Human penile ossification. Urology 20: 428
3. Hecker A (1844) Exzision eines os penis. Arch Physiol Heilk 3: 269
4. Morgan C Jr (1966) Bone formation in the penis associated with neoplasm. J Urol 96: 229

Dr. med. W. Vahlensieck jr.
Urologische Abteilung der Universität
Hugstetter Str. 55
D-7800 Freiburg

Transglandulärtunnel bei Hypospadie

W. A. de Sy und W. Oosterlinck

Beitrag nicht eingereicht

Die einseitige Versorgung der perinealen Hypospadie

D. Kröpfl, S. Bergner, H. Behrend und R.-H. Ringert

Einleitung

Die seltene perineale Hypospadie wird begleitet von einer ausgeprägten ventralen Abknickung des Gliedes. Nach Excision der Corda entsteht somit eine lange Strecke, die durch die Neourethra überbrückt werden soll.

Krankengut und Methodik

Der operativen Behandlung einer perinealen Hypospadie mit ausgeprägter ventraler Penisabknickung und Scrotenbifitus wurden drei Kinder im Alter zwischen 18 und 24 Monaten unterzogen. Bei zwei Kindern war diese Fehlbildung mit Leistenhoden bds. verbunden.

Operatives Vorgehen

Nach der Orchidopexie bds. erfolgte die Aufrichtung des Gliedes in typischer Weise. Die Neourethra wurde gebildet aus gestielten transversalen Präputialhautlappen (s. Abb. 1a) sowie der in ein Rohr gewickelten, proximalen, penilen Haut (Abb. 1b). Nach der Bildung eines Glanstunnels (Abb. 1c) wurde die aus dem transversalen Präputionalhautlappen gebildete Neourethra durch die Glans durchgezogen und mit der Glanshaut anastomosiert. Ebenso erfolgte die Anastomose mit der proximalen Neourethra.

Nahttechnik

Einstülpende, wasserdichte fortlaufende Naht für die proximale und distale Neourethra. Einzelknopfnähte für die Urethra und Neourethraanastomose.

Nahtmaterial

7-0 und 6-0 Vicryl für die Bildung der distalen bzw. proximalen Neourethra, 6-0 Vicryl für die Urethraanastomose, 6-0 Chrom-Katgut für den Hautverschluß um die Neourethraglansadaptation.

Harnableitung

Suprapubische Blasenfistel für 14 Tage, Harnröhrensplint für 7 Tage.

Wundversorgung

Cirkulärer, lockerer Druckverband für 7 Tage.

Diskussion

In der Behandlung der Hypospadien wird heute ein einseitiges Vorgehen angestrebt. Das Erreichen dieses Zieles stößt bei ausgeprägten proximalen Hypospadien auf Schwierigkeiten, da die neu zu bildende Urethra häufig sehr lang sein muß. Devine und Horton (1983) bedienten sich dabei des freien Vorhauttransplantates und wiesen auf gute Ergebnisse hin. Die gestielten vaskularisierten Vorhautlappen wurden von Asopa (1981), Ducket (1980) und Stran-

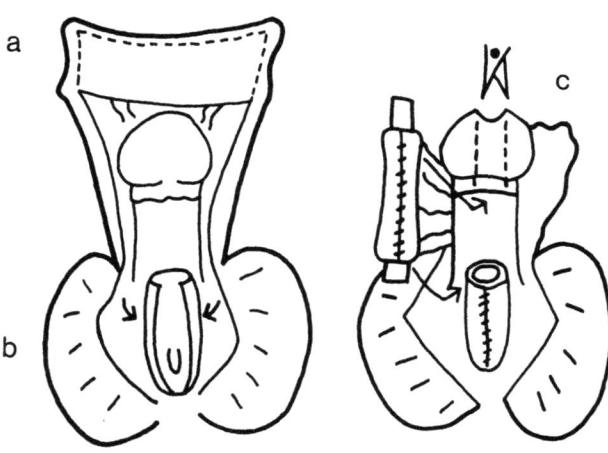

Abb. 1. a, b Präparation des vaskularisierten transversalen Präputial-Hautlappens und der proximalen Penishaut; c Bildung der Neourethra und Durchführen des distalen Urethra durch einen Glanstunnel

doli (1982) angewandt und fanden weite Verbreitung. Die von Ducket (1980) insbesonders popularisierte Durchziehung der Neourethra durch einen Glanstunnel ermöglicht ein sehr gutes kosmetisches Ergebnis. Bei der perinalen Hypospadie stößt auch die Technik des vaskularisierten transversalen Vorhautlappens auf ihre Grenzen und muß durch eine zusätzliche Urethraneubildung aus der proximalen Penishaut komplementiert werden. Die möglichen Komplikationen sind Fistelbildung, Engen im Bereich der Urethra-Neourethraanastomose sowie im Bereich der Glans penis. Darüberhinaus können Nekrosen der penilen Haut auftreten. Bei den hier vorgestellten Kindern haben wir keine Komplikationen beobachtet. Diese Ergebnisse sind wahrscheinlich durch Beachtung bestimmter Regeln (ausreichend weite Neourethra, ein ausreichend weites Glanstunnel, wasserdichte fortlaufende Naht der Neourethra, breite Urethra-Neourethraanastomose, ausreichende Harnableitung und adequate Kompressionsverband) auch bei einer größeren Zahl der Kinder reproduzierbar.

Dr. D. Kröpfl
Urologische Universitätsklinik
D-4300 Essen

Der gestielte penile Hautlappen bei der Rekonstruktion der penilen Harnröhre und bei cirkumzidierten Patienten

D. Kröpfl, M. Schardt und A. Stammel

Einleitung

Der 13jährige afghanische Junge wies eine penile Harnröhrenfistel auf. 12 Monate vorher wurde der Patient durch eine Spielzeugmine verletzt und verlor dabei den rechten Hoden, den linken Unterarm und den rechten Fuß. Seit dieser Zeit entleerte er Urin durch eine hauchdünne Öffnung im mittleren penilen Bereich. Die antegrade und retrograde Urethrographie wiesen eine komplette Unterbrechung der Harnröhrenkontinuität auf. Impraoperativ wurde distal und proximal der Fistel eine Vernarbung von insgesamt 4 cm Länge festgestellt. Somit ist beim Patienten ein 4 cm kompletter Harnröhrendefekt entstanden, der überbrückt werden sollte.

Operatives Vorgehen

Die Harnröhrenrekonstruktion erfolgte mittels eines gestielten vascularisierten Lappens der penilen Haut nach der Methode von Quartey. Die penile Haut wurde im ventralen Bereich von supcoronal bis proximal längs eingeschnitten (s. Abb. 1a). Der gestielte, vascularisierte Penishautlappen wurde gewonnen durch eine subcoronale circuläre Incision der penilen Haut. Dadurch wurde ein 10 × 2½ cm großer gestielter, vascularisierter peniler Hautlappen gewonnen (s. Abb. 1b). Aus dem penilen Hautlappen wurde über ein 20 Ch.-Katheter mittels einer fortlaufenden 6-0 Vicrylnadel ein wasserdichtes Rohr gebildet. Der Penisschaft wurde durch den zweiteiligen Gefäßstil durchgezogen und Neourethra nach ventral transpontiert (Abb. 1c). Die Anastomose der Urethra und des distalen und proximalen Urethrastumpfes erfolgte jetzt mittels Einzelknopf-5-0-Vicrylnähten (Abb. 1d). Die Harnröhre wurde mit einem multiperforierten 10 Ch.-Siliconrohr geschient. Die Harnableitung erfolgte mittels einer suprapubischen Fistel. Die Penishaut wurde mittels multipler Einzelknopf-6-0-Chrom-Katgutnähte verschlossen. Der Penis wurde mit einem lokkeren Druckverband für fünf Tage versorgt. Die erste Miktion erfolgte nach 11 Tagen.

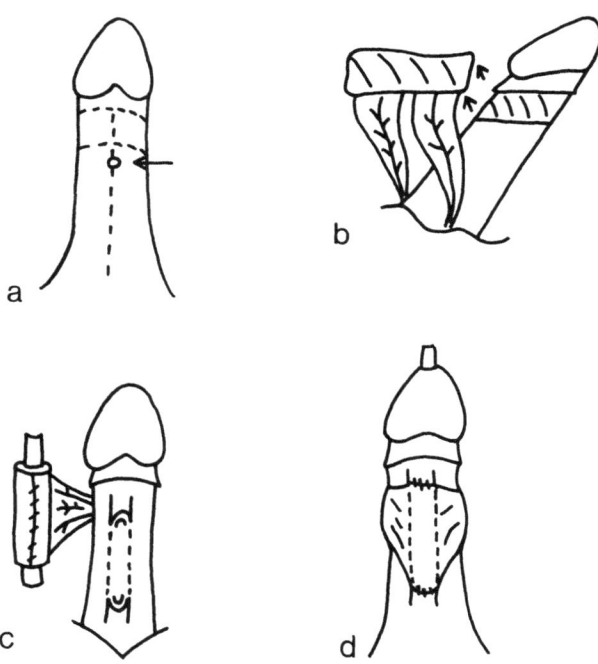

Abb. 1. a Schnittführung, b Präparation eines vaskularisierten Penishautlappens, c Bildung der wasserdichten Neourethra, d Rekonstruktion der Harnröhre

Ergebnis

Das kosmetische Ergebnis war sehr gut. Die Miktion erfolgte im kräftigen Strahl. Die acht Wochen postoperativ durchgeführte radiologische Kontrolle wies im Bereich der distalen und proximalen Anastomose eine relative Enge auf. Die darauffolgende Kalibrierung der Harnröhre zeigte eine für 18 Ch. glatt durchgängige Urethra.

Diskussion

Bei der Behandlung einer Harnröhrenstriktur mit einer kompletten Unterbrechung der Harnröhrenkontinuität sowie einer Harnröhrenfistel kommt nur eine Excision des vernarbten Gebietes infrage. Bei dem hier vorgestellten Harnröhrendefekt von ca. 4 cm Länge und begleitender Vernarbung wäre eine End-zu-End-Anastomose nicht angezeigt. Somit mußte bei Entschluß zu einem einseitigen Vorgehen der Defekt entweder durch ein freies Hauttransplantat oder einen gestielten Hautlappen überbrückt werden. In dem vernarbten Gebiet mit der gestörten Blutversorgung wäre die ausreichende Vascularisation eines freien Hauttransplantates mit Risiken verbunden, die durch Anwendung eines vaskularisierten Hautlappens vermieden werden. Auch beim circumzidierten Patienten kann nach der Methode von Quartey aus nicht behaarter peniler Haut ein vascularisiertes Rohr bis 12 cm Länge gebildet werden. Als Komplikation werden Fistelbildung, Anastomosenengen sowie eine Divertikelbildung beschrieben. Die hier beschriebenen relativen Engen (18 Ch.) im Bereich der Anastomosen werden sicher durch bessere Anastomosenbildung zu vermeiden gewesen.

Dr. D. Kröpfl
Urologische Universitätsklinik
D-4300 Essen

Die Epididymektomie: Eine sinnvolle Operationsmethode

M. Reis, K. Erpenbach, R. Pust und H. V. Vietsch

Vom 1.3. 1981 bis zum 1.3. 1987 wurden im Bundeswehrzentralkrankenhaus Koblenz bei 52 Patienten eine Epididymektomie durchgeführt. Das Alter der Patienten lag zwischen 19 und 60 Jahren, im Durchschnitt bei 23,7 Jahren. Die Operationsindikation wurde wegen therapieresistenter Schmerzen bzw. Schwellung im Nebenhodenbereich gestellt.

Die präoperativen Verdachtsdiagnosen sind in Tabelle 1 dargestellt.

Die Operationsindikation wurde in erster Linie durch Anamnese und Palpationsbefund gestellt.

Der Wert einer zusätzlichen präoperativen Diagnostik war gering. Die Blutlaborparameter einschließlich AFP und ßHCG lagen sämtlich im Normbereich. Bei der mikrobiologischen Diagnostik zeigten sich auch bei entzündlichem Geschehen nur in 65% pathologische Befunde. Die Sonographie ermöglicht keine Unterscheidung zwischen tumorösem und entzündlichem Geschehen. In 39% war der vergrößerte Nebenhoden nicht vom Hoden abgrenzbar, in 17% zeigte die Sonographie keinen pathologischen Befund.

Tabelle 1. Präoperative Verdachtsdiagnose

Verdacht auf	Anzahl
Epididymitis	
Chron. rezidivierend	18
Akut therapieresistent	10
Hodentumor	18
Hodentorsion	1
Nebenhodentumor	4
Nebenhodentuberkulose	1
Gesamt	52

Tabelle 2. Histologie der Epididymektomiepräparate bei den verschiedenen Operationsindikationen

Histologie	V. a. HoTu	Chron. Epi.	ak. Skrotum	NH-Tu	NH-Tbc	Gesamt
Epididymitis						
chron. unspez.	14	11	5	1	0	31
akut eitrig	1	3	1	0	0	5
Narbengewebe	0	3	0	1	0	4
Spermagranulom	0	0	4	0	0	4
Tuberkulose	1	1	0	0	1	3
Spermatocele	1	0	1	1	0	3
Nebenhodenhämangiom	1	0	0	0	0	1
Adenomatoidtumor	0	0	0	1	0	1
Gesamt	18	18	11	4	1	52

Der postoperative Verlauf war bis auf eine sekundäre Wundheilung bei 2 Patienten komplikationslos, insbesondere wurde bei den Nachuntersuchungen keine Hodenatrophie beobachtet.

Nur bei 1 Patienten kam es 6 Monate postoperativ zu einer kontralateralen akuten Epididymitis.

Die histologische Aufarbeitung der Operationspräparate erbrachte die in Tabelle 2 zusammengestellten Diagnosen.

Die feingewebliche Untersuchung der Operationspräparate zeigte, daß bei 48 Patienten, also 92% der Fälle die Tubuli seminiferi et contorti verschlossen waren. Bei den 29 Patienten, bei denen präoperativ der Verdacht auf ein entzündliches Geschehen vorlag, waren in allen Fällen die Tubuli seminiferi et contorti verschlossen. Die Fertilität wurde somit in der Regel durch die Epididymektomie nicht beeinflußt (Tabelle 3).

Tabelle 3. Verschluß der Tubuli seminiferi et contorti

Präop. Verdacht	Pat.anzahl	Verschluß (%)
entzündlich	29	29 (100)
nicht entzündlich	23	19 (83)
Gesamt	52	48 (92)

Schlußfolgerungen

Die Epididymektomie ist eine sinnvolle Operationsmethode, deren Indikation durch Anamnese und Palpationsbefund gestellt wird [10]. Der Wert zusätzlicher Diagnostik ist gering [2]. Die postoperative Komplikationsrate nach Epididymektomie ist niedrig. Durch eine frühzeitige Epididymektomie wird das Risiko der kontralateralen Epididymitis [4] und die Rate der ipsilateralen Orchiektomie vermindert [5]. Die Fertilität wird bei entzündlichen Nebenhodenerkrankungen durch die Epididymektomie nicht beeinflußt [1, 3].

Literatur

1. Hedinger C (1984) Nebenhoden. In: Lehrbuch der allgemeinen und Pathologischen Anatomie. Springer, Berlin Heidelberg New York, S 711-712
2. Hofstetter A (1975) Klinik, Therapie und Differentialdiagnose männlicher Adnexitis. Fortbildung SanOffz Hamburg
3. Fair WR (1979) A reappraisal of treatment in chronic bacterial prostatitis. J Urol 121: 437-438
4. Richaud C, Jean P, Taib E (1986) Epididymitis acute. J Urol 92: 27-31
5. Stähler W (1959) Klinik und Praxis der Urologie, Bd II. Thieme, Stuttgart, S 1061-1062

Dr. M. Reis
Urologische Klinik
Medizinische Universität
Ratzeburger Allee 160
D-2400 Lübeck

Offener Sinus urogenitalis – Möglichkeit einer operativen Rekonstruktion

G. Schott und K. M. Schrott

Zusammenfassung

Kontinente Rekonstruktion bei extremem Sinus urogenitalis mit rudimentärer akzessorischer Harnröhre durch modifizierte Tanagho-Plastik. Darstellung anhand einer Kasuistik.

Problemstellung

6jähriges Mädchen mit permanenter Inkontinenz infolge angeborener Blasen-Scheidenfistel mit Sinus urogenitalis sowie rudimentärer akzessorischer Harnröhre. Somit Extremform eines Sinus urogenitalis mit sog. hoher vesikovaginaler Konfluenz und fehlendem funktionellen Blasenhals. Operative Versuche des Fistelverschlusses blieben bislang ohne Erfolg.

Technik Siehe Abb. 1-9

Nach Durchtrennung von pubovesikalen Bändern wird die Sinus urogenitalis-Region mobilisiert und anterior partiell eingeschnitten. Median der Ostien wird die Trigonalregion mit der angeborenen fingerweiten Fistel umschnitten und die trigonale Muskelschicht mit der Blase von dem Sinus urogenitalis-Schlauch abgehoben. Transvesikal bzw. transtrigonal Vernähen der Sinus urogenitalis-Schicht als künftige Scheidenvorderwand. Anschließend fortlaufende Nahtreihe zum Verschluß der Sinus urogenitalis-Blasenhalsregion bis zum Ende des Trigonums. Harnröhrenaufbau mit kontinentem Anspruch durch anterioren Blasenlappen als Neourethra mit retrosymphysärem subklitoridalem Durchzug im Sinne eines modifizierten Tanagho-

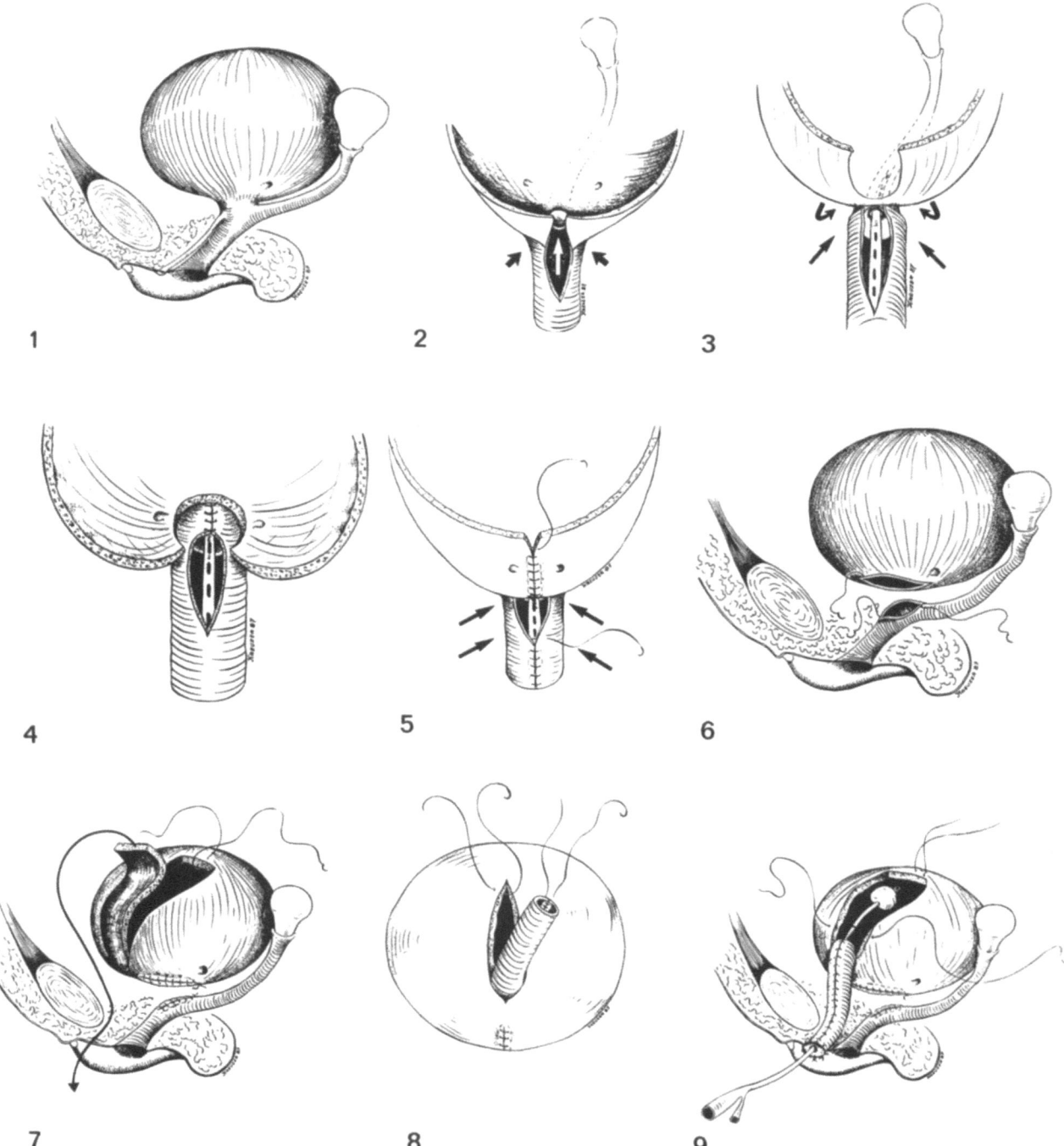

Abb. 1. Hohe vesicovaginale Konfluens mit Sinus urogentialis, rudimentärer akzess. Harnröhre sowie Inkontinenz 3. Grades bei fehlendem funktionellem Blasenhals

Abb. 2. Draufsicht vesicovaginale Fistel mit Sinus urogentialis. Durchtrennung von pubovesicalen Bändern mit Mobilisation der Sinus urogenitalis Region

Abb. 3. Umschneiden der Fistel mit Trennung der trigonalen Blasenmuskelschicht vom Sinus urogenitalis Schlauch

Abb. 4. Verschluß des Vaginalschlauches

Abb. 5. Verschluß der Sinus urogenitalis-Blasenhalsregion bis zum Ende des Trigonum und separate zusätzliche Blasenschleimhautnaht

Abb. 6. Seitenansicht mit mehrreihigem Verschluß der vesicovaginalen Fistel und kompletter Blasenhalsverschluß

Abb. 7. Zuschnitt eines Detrusorstreifens aus der Blasenvorderwand mit blasenhalsnaher Basis (mod. Tanagho-Rohr) bereits initial zur Blaseneröffnung

Abb. 8. Naht des Detrusorstreifens mit 4×0 PDS zu einer etwa 4,5 cm langen Neourethra im Sinne eines „Tanagho-Rohres" mit steilem abruptem Halsübergang

Abb. 9. Nach Präformation einer Öffnung zwischen den restlichen pubovesicalen Bändern retropubischer Durchzug der Neourethra mit etwa normotoper Mündung. Blasenhals durch „Intubationseffekt" mit steilem abruptem Übergang kompetent

Rohres. Blasenhals durch Intubationseffekt der Neourethra mit steilem abruptem Übergang kontinent.

Ergebnis

Initial komplette Kontinenz mit nahezu restharnfreier Blasenentleerung (10–20 ml Restharn bei einer Blasenkapazität von ca. 150 ml 3 Wochen postoperativ; später zunehmende Blasenkapazität auf 300 ml bei bestehender Kontinenz und ohne Hinweis auf Reflux). Kontinenzzeiten tagsüber bis 4 Stunden, nachts intermittierende Enuresis.

Nach 16 Monaten infolge ausgeprägter Meatusstenose neuerliche kleine Blasenboden-Scheidenfistel sowie Hochdruckreflux rechts.

Diskussion

Problem einer ausreichend weiten knickfreien Neourethra nach Durchzug sowie Risiko einer Meatusstenose.

Im vorliegenden Fall fehlende kurzfristige Nachuntersuchungsmöglichkeit infolge großer Entfernung und mangelnder Einsicht. Bei engmaschiger Kontrolle mit frühzeitiger Korrektur der Meatusstenose Vermeidung neuerlicher Fistelbildung wahrscheinlich.

Schlußfolgerung

Möglichkeit einer funktionellen Rekonstruktion anstatt supravesikaler Harnableitung bei extremem Sinus urogenitalis mit fehlendem funktionellem Blasenhals. Engmaschige Nachuntersuchungen und Harnröhrenkontrollen erforderlich.

Literatur beim Verfasser

Dr. G. Schott
Urologische Universitätsklinik
Maximiliansplatz
D-8520 Erlangen

Therapiekonzept bei Doppelnieren mit ektopen Harnleitern und ektopen Ureterozelen

M. Westenfelder und H. Keller

Komplizierte Anomalien können sehr verschieden behandelt werden, so auch ektope Harnleiter (eHL) und ektope Ureterozelen (eUC) bei Doppelnieren. Diesen Anomalien gemeinsam ist die diagnostische Verwirrung, die Beherrschbarkeit der Infektion auch ohne Ureterozelen-Schlitzung oder Punktion und die Möglichkeit der einzeitigen vollständigen Korrektur. Charakteristische Unterschiede sind: Das *Überwiegen der Inkontinenz bei eHL*, während *bei eUC Harnwegsinfektionen und assoziierte Anomalien am Harntrakt* die Klinik bestimmen.

Aus Embryogenese und Pathophysiologie ergibt sich folgendes Therapiekonzept: Bei kranialem primär dysplastischen Nierensegment bleibt die Funktion schlecht, es ist zu entfernen. In den Niederdrucksegmenten ist die Infektion durch antibiotische Therapie beherrschbar. Belassene eUC und die assoziiert in über 50% vorkommenden Harntraktanomalien können erhebliche Probleme bereiten, so daß sie besser primär korrigiert werden. Dagegen können eHL, so lange sie nicht zu lange bestehen oder refluxiv sind, belassen bleiben. Bei eUC empfiehlt sich also die einzeitige Heminephrektomie, Ureterektomie, Ureterozelenausschälung und Sanierung der Blase durch zwei Inzisionen in einer Narkose. Bei eHL erfolgt die Heminephrektomie und weitgehendste Ureterektomie. Nur bei gut funktionstüchtigen oberen Segmenten ist die ausschließliche Sanierung durch Ureterozelenausschälung bzw. Ureterimplantation indiziert.

Material und Methode

Von 1972 bis 1986 wurden an der Urologischen Abteilung der Universität Freiburg 25 Patienten mit eHL im Alter von 6 Monaten bis 52 Jahren behandelt. Bei 5 männlichen Patienten bestanden 3mal rezidivierende Epididymitiden, bei 20 weiblichen Patienten bestand 16mal eine Inkontinenz, 7mal eine Harnwegsinfektion, 3mal handelte es sich um Zufallsbefunde. Der Großteil der Anomalien war z.T. jahrelang übersehen worden.

Im gleichen Zeitraum wurden 44 Patienten mit eUC vom ersten Lebenstag bis zum 37. Lebensjahr behandelt. Nur bei 9 männlichen Patienten bestand 7mal eine Urosepsis, eine Anomalie wurde pränatal erkannt. Von den 35 weiblichen Patienten war die Harnwegsinfektion das Leitsymptom, bei weniger als 50% bestand eine Urge-Inkontinenz.

Tabelle 1. Therapie ektoper Ureterozelen (eUC) bei Doppelnieren (n = 44)

Korrektur n = 31	Einzeitig n = 31	Sekundär zweizeitig n = 6	Primär mehrzeitig n = 7
Nephrektomie	1	1	0
Heminephrektomie	18	5	6
Segment erhalten	12	0	1
eUC-Ausschälung Ureterreimplantation	28	6	6
ipsi- u. kontralateral	27	2	9
Schlitzung eUC	3	0	5

Tabelle 2. Therapie ektoper Harnleiter (eHL) bei Doppelnieren (n = 25)

Einzeitig korrigiert	21	Zweizeitig korrigiert n = 2
Nephrektomie	1	–
Heminephrektomie	15	2
Pyelo-Pyelostomie	3	–
Ureterektomie	17	2
Ureter-Blasenimplantation	2	–

2 asymptomatische männliche Patienten nicht operiert

Bei 2 asymptomatischen Patienten mit eHL war keine Therapie erforderlich, 23 Patienten wurden 21mal einzeitig und wegen zu lang belassener Harnleiterstümpfe 2mal sekundär zweizeitig operiert (s. Tabelle 1). 3 Pyelopyelostomien waren unbefriedigend. 31 der 35 weiblichen Patienten mit eUC wurden primär einzeitig korrigiert. 6mal war eine einzeitige Operation geplant, Komplikationen am unteren Harntrakt zwangen zur zweiten Op. (s. Tabelle 2). 7mal wurde primär mehrzeitig, 6mal dreizeitig mit Ureterozelenschlitzung vorgegangen. Nach 1977 erfolgte bei 37 Patienten keine Ureterozelenschlitzung mehr wegen Sepsis, aber 3mal wegen Ureterozelensteinen.

Diskussion

Nur bei guter Funktion sollte das obere Segment von Doppelnieren mit eHL bzw. eUC erhalten werden, die alleinige Blasensanierung reicht dann aus, sonst sind diese Segmente zu entfernen, und der restliche Harntrakt ist, falls erforderlich, mitzusanieren. Dies erfolgt heute einzeitig, wenn auch durch zwei Inzisionen. Eine Ureterozelenspaltung oder -punktion zur Beherrschung der Sepsis ist nicht mehr erforderlich [1]. Berichte, daß bei eUC die alleinige Heminephrektomie in 80% ausreichend sei [2], können nicht bestätigt werden.

Literatur

1. Kroovand LR, Perlmutter AD (1979) A one-stage surgical approach to ectopic ureteroceles. J Urol 122: 367–369
2. Retik AB (1986) Etopic ureter and ureterocele. Campbell's urology, 5th ed, vol 2. Saunders, Philadelphia, Chap 50, pp 2089–2115

M. Westenfelder
Urologische Abteilung
des Krankenhauses Maria-Hilf
D-4150 Krefeld

Zusammenfassung der Postersitzung 10: Operative Techniken

G. Rutishauser und J. E. Altwein

In 18 Postern wurde zu operativen Techniken Stellung genommen, deren Diskussion zum Teil hohes Niveau erreichte. Aus dem Potpourri kristallisierten sich thematisch folgende Gesichtspunkte heraus:

Fornara und Mitarbeiter plädierten für eine anatomiegerechte Schnittführung in transperitonealen Tumornephrektomien. Der Faserverlauf der drei seitlichen Bauchmuskeln und der sie fortsetzenden Aponeurosen gewährleistet eine höhere Resistenz gegen das Auftreten eines Platzbauches; denn die Zugfestigkeit in querer Richtung ist viermal größer als in Längsrichtung, so daß der Oberbauchquerschnitt – vergleichbar ist die Chevron-Inzision – günstig sei. Dies wird in einer retrospektiven Studie bei einer Platzbauchhäufigkeit von 0,4% bei 172 Querschnitten gegenüber 2,3% bei 120 Längsschnitten begründet. In der Diskussion wurde allerdings bezweifelt, daß bei einer retrospektiven Studie, in die beispielsweise das Problem der Präselektion einfließt, eine stichhaltige statistische Schlußfolgerung möglich sei. Über die Entwicklung von Narbenhernien konnte keine Aussage gemacht werden. Unterstrichen wurde hingegen im Auditorium die gute Eignung des Oberbauchquerschnittes bei problematischen Nierentumoren.

Die Eignung des Omentum majus zur Sicherung von Nähten, Auffüllen von Defekten und in der Position von komplexen Blasen-Scheiden-Rektumfisteln wurde überzeugend von *Tauber und Mitarbeitern* demonstriert.

Experimentelle Untersuchungen zur Erregungsleitung nach Harnleiteranastomosen stellten *Rohrmann und Mitarbeiter* vor. Sie konnten zeigen, daß das morphologische Korrelat einer von Zelle zu

Zelle fortgeleiteten myogenen Erregung die Interzellulärbrücke („gap junction") darstellt. Voraussetzung für deren Neubildung ist eine glatte Muskel-Muskelnaht.

Einen besonders interessanten Beitrag zur organerhaltenden Chirurgie bei distalen Uretertumoren lieferten *Reissigl et al.,* die eine Ureterteilresektion vornahmen. Bei keinem der 17 Patienten traten Tumoren im ipsilateralen Hohlsystem auf. Tumortodesfälle waren Folge primär fortgeschrittener Harnleitergeschwülste und nicht auf eine unzureichende Exzision zurückzuführen.

Bub et al. zeigten, daß die Harnleiterentfernung auch durch eine transurethrale Strippung möglich ist.

Zwei Beiträge behandeln die radikale Chirurgie im kleinen Becken:

Flamm und Mitarbeiter wählen einen transpubischen Zugang nach U-förmiger Symphysenresektion zur radikalen Prostatektomie oder Ileum-Neoblase. Die Resektion im Bereich der hinteren Harnröhre kann präzisiert werden und die Anastomose wird erleichtert. Sie bestätigen damit die Erfahrungen von *Hauri,* der dieses Prinzip auf dem Schweizer Urologen-Kongreß 1983 vorstellte.

Schmeller und Mitarbeiter führten 8 potenzerhaltende radikale Prostatektomien und 6 potenzerhaltende Zysto-Prostatektomien zwischen 1984 und 1986 nach Walsh durch. Bei einer mittleren Beobachtungszeit von 14 Monaten ergab eine telefonische oder persönliche Nachkontrolle der 14 Patienten, daß nur dreimal die Potenz erreicht werden konnte. Die Autoren kamen zu der Feststellung, daß die unvollkommene Beherrschung der sehr anspruchsvollen Operationstechnik Ursache hierfür sei.

Einem Hypospadie-Äquivalent widmeten sich 3 Arbeitsgruppen:

Während in dem Beitrag von *Reis und Mitarbeitern,* die über die Nesbit'sche Corporoplastik berichteten, unklar blieb, warum die Penisschafthaut inzidiert wurde, konnten *Ernst und Mitarbeiter* die guten Ergebnisse des Schrifttums auch bei ihren Nachuntersuchungen bestätigen. Einen besonders interessanten Beitrag zum gleichen Themenkreis lieferten Keller und Mitarbeiter. Sie fanden 3 Patienten mit einer Penisverknöcherung, extremer Penisschaftdeviation und Schwellkörperinduration. Bei der Verknöcherung handelt es sich nicht um einen atavistischen Penisknochen, sondern um eine lamelläre subtunikale Knochenplatte. Dies ließ sich stets operativ von dem spongiösen Gewebe der Schwellkörper trennen.

Drei Autorengruppen behandelten spezielle Probleme der Hypospadie-Rekonstruktion:

De Sy et al. senkten die Zahl der Meatusstenosen bei transglandulärer Tunnelung dadurch, daß der Kanal breit exzidiert wurde. Nur 9 von 112 Patienten entwickelten eine Meatusenge.

Kröpfl widmete sich der einzeitigen Versorgung der perinealen Hypospadie. Bei der Demonstration wurden sie allerdings darauf hingewiesen, daß es sich bei den vorgestellten Patienten nicht um eine perineale, sondern lediglich um eine skrotale Hypospadie handelte. Der gleiche Autor demonstrierte die Anwendung eines gestielten Penishautlappen zur Rekonstruktion der penilen Harnröhre nach Zirkumzision (Operationstechnik nach Quartey). Allerdings kam es bei dem vorgestellten Patienten zur Ausbildung von zwei Stenosen.

Westenfelder und Mitarbeiter orientierten die operative Behandlung von Doppelnieren mit ektopen Ureteren an embryologischen Gesetzmäßigkeiten. Bei 29 von 37 ektopen Ureterozelen wurde eine Heminephroureterektomie mit Ureterzelenresektion durchgeführt. Bei 18 von 22 ektopen Harnleitern wurde die Heminephroureterektomie vorgenommen, dabei wurde der Ureter proximal des Sphinkterbereiches abgesetzt.

Die Höhepunkte der Postersitzung waren die Beiträge von *Schott und Mitarbeiter* über die operative Rekonstruktion bei persistierendem Sinus urogenitalis mit hoher Kommunikation und Streßinkontinenz III. Grades und von Bürger und Mitarbeiter über die Anwendung des Mainz-Pouch mit Blasenhalsplastik nach dem Prinzip von Young-Dees (1. Preis unter den Postern mit klinischer Thematik): beim Epispadie-Ekstrophie-Syndrom kann durch Blasenerweiterung mit dem Pouch die gesamte Blasenplatte zur Bildung eines kontinenten Rohres (Prinzip der hinteren Tubularisation nach Young-Dees) eingesetzt werden. Drei Patienten wurden erfolgreich operativ versorgt.

Prof. Dr. J. E. Altwein
Chefarzt an der Urologischen Abteilung
Krankenhaus der BarmherzigenBrüder
Romanstr. 93
D-8000 München 19

Postersitzung 11: Erektile Dysfunktion

Risikofaktoren der erektilen Dysfunktion – I. Zigarettenrauchen und kavernöse Insuffizienz

K.-P. Jünemann, T. F. Lue und H. Melchior

Klinische Beobachtungen haben gezeigt, daß Zigarettenrauchen eine wichtige pathogenetische Rolle bei der erektilen Dysfunktion spielt. In unserer Impotenz-Sprechstunde fiel uns auf, daß einige unserer Patienten mit geringgradiger arterieller Insuffizienz nach Zigarettengenuß eine verminderte pharmako-induzierte Erektion erzielten. Einige dieser Patienten wurden nach Einstellung des Zigarettenkonsums wieder potent, ohne daß zusätzliche Papaverin-Phentolamin-Injektionen notwendig gewesen wären. Aus diesen Beobachtungen heraus entwikkelten wir eine tierexperimentelle Studie, um den Einfluß des Zigarettenrauchens auf die penile Erektion zu untersuchen.

Methodik

Sechs ausgewachsene Bastardhunde wurden der Implantation einer bipolaren Mantelelektrode um den N. cavernosus unterzogen. Mittels Elektrostimulation konnte bei allen Hunden eine vollständige Erektion erzielt werden. Nach Ermittlung der Schwellenwertparameter für eine elektrostimula-

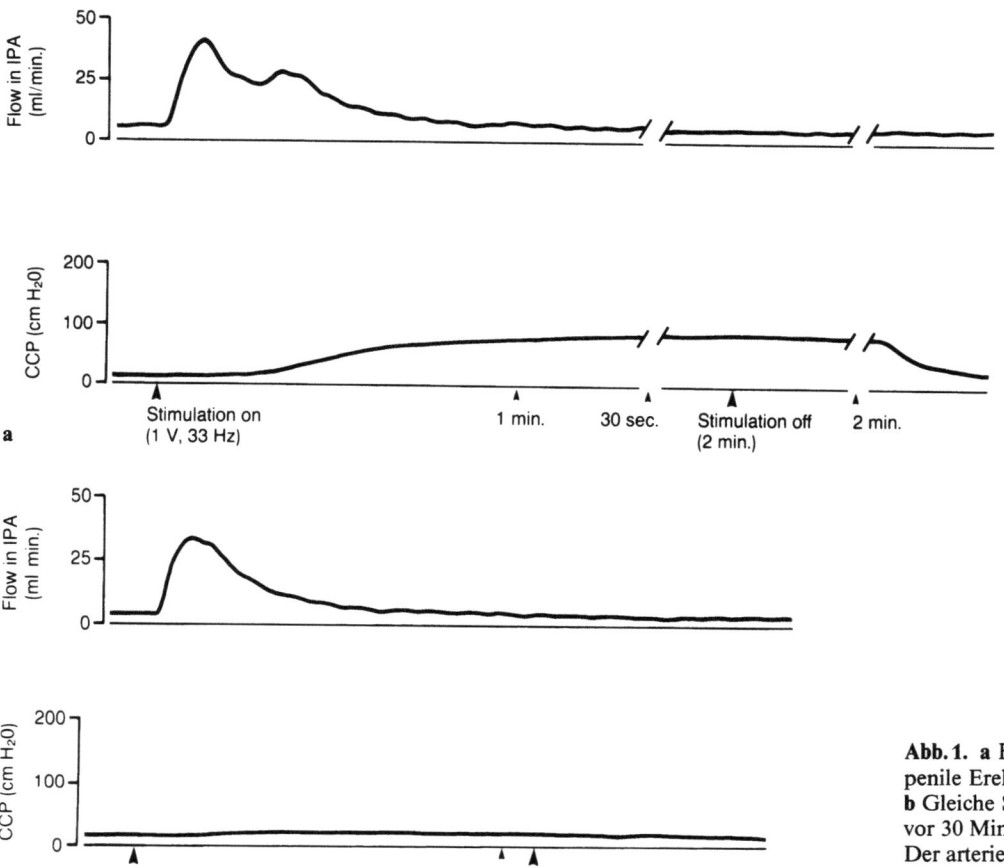

Abb. 1. a Elektrostimulationsinduzierte penile Erektion, Normalbefund.
b Gleiche Stimulationsbefunde wie zuvor 30 Minuten nach zwei Zigaretten. Der arterielle Flow hat sich kaum geändert, ein intracorporaler Druck läßt sich nicht aufbauen

tionsinduzierte Erektion (Kontrolle) wurde der in einer 60 ml Spritze gesammelte Rauch einer Zigarette neben der Schnauze des jeweils untersuchten Tieres langsam freigesetzt und während der normalen Atemexkursionen des Hundes eingeatmet. Vor und nach Inhalation einer jeden Zigarette wurde die erektile Reaktion der penilen Schwellkörper mittels Neurostimulation getestet sowie Blutproben für Nikotin, Cotinin und Blutgasanalysen entnommen. Systemischer Blut- und intracorporaler Druck, arterieller Flow durch die A. pudenda interna zum Penis wurden gemessen.

Ergebnisse

Die hämodynamischen Veränderungen in den Corpora cavernosa nach Neurostimulation und vor Zigarettenkonsum sind Abb. 1 zu entnehmen. Die Aktivierung der Stimulationsimpulse auf die N. cavernosi resultiert in einem rasanten Flowanstieg in der internen Pudendusarterie und einer verzögert einsetzenden intracorporalen Druckzunahme bis hin zur vollständigen Erektion (Druckplateau, Abb. 1a). 30 Minuten nach Inhalation von zwei Zigaretten ist die Erektionsreaktion, mit den gleichen Stimulationsparametern wie zuvor durchgeführt, *nicht* mehr erzielbar, die arteriellen Blutflußveränderungen nach Zigarettengenuß sind gegenüber der zuvor durchgeführten Kontrolluntersuchung gering (Abb. 1b). Es zeigten sich keine wesentlichen Veränderungen im arteriellen Flow nach dem Rauchen, die maximalen intracorporalen Druckwerte unter Elektrostimulation waren auf über 50% reduziert, eine Erektion war bei keinem der untersuchten Hunde induzierbar. Bemerkenswert waren die er-

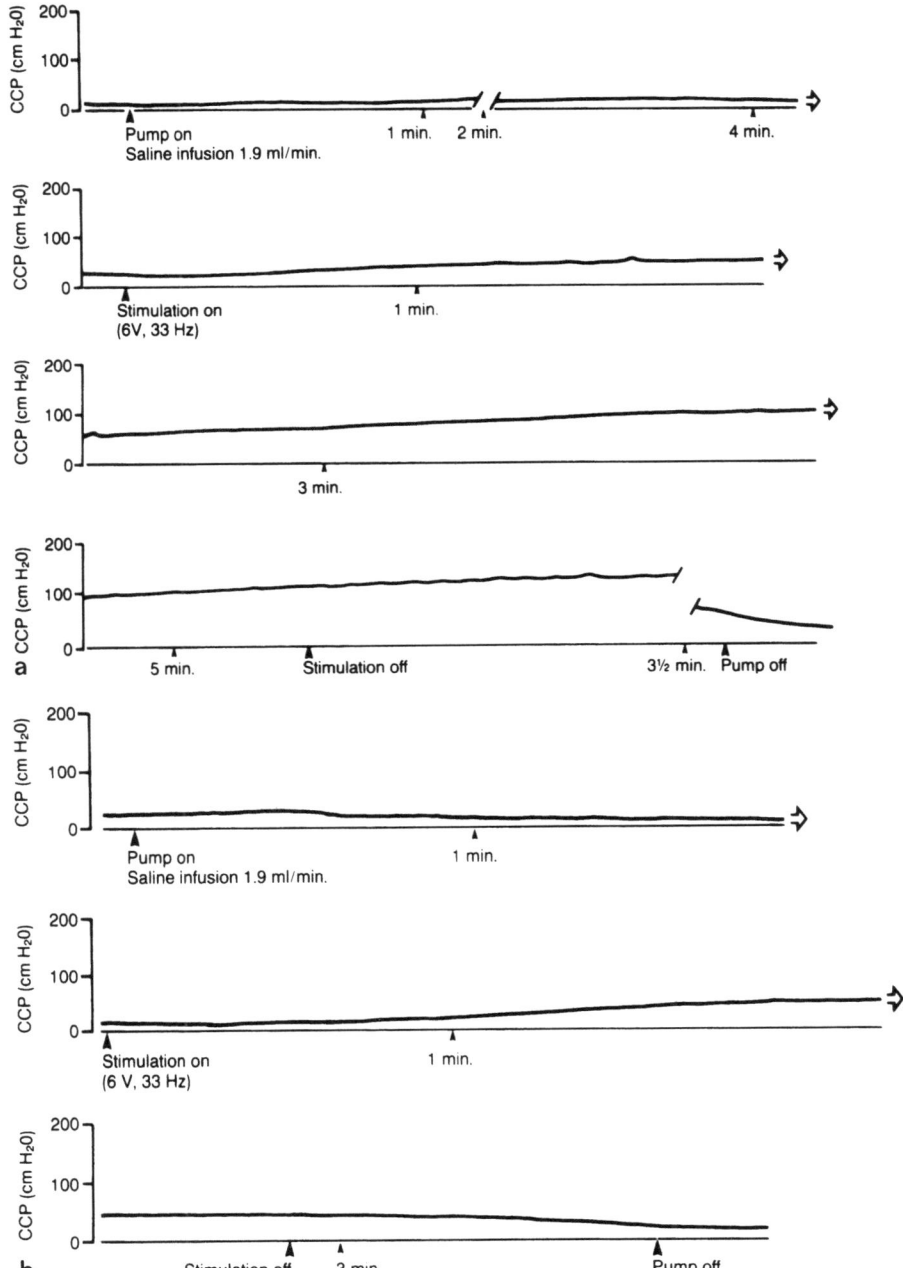

Abb. 2. a Normalbefund einer venösen Restriktionsreaktion unter Kochsalzperfusion und Stimulationsbedingungen. Nach elektrostimulationsinduzierter cavernöser Relaxation werden intracorporale Druckwerte von weit über den systemischen Blutdruck aufgebaut. b Nach Applikation von zwei Zigaretten ist der Relaxationseffekt und somit die Erektionsreaktion aufgehoben

höhten Serumwerte für Nikotin und Cotinin nach Zigarettenkonsum; sie entsprachen denen von männlichen und weiblichen Kettenrauchern. Durch Abklemmen der Aorta und anschließender Perfusion der Corpora cavernosa mit normaler Kochsalzlösung und konstantem Flow ist es möglich, das venöse Ausstromsystem des Penis zu studieren. Die Abb. 2a zeigt eine typische neurostimulationsinduzierte Erektionsreaktion unter konstanter Kochsalzperfusion. Durch die Relaxation der glatten Schwellkörpermuskulatur kommt es zu einer Restriktion des venösen Rückstromnetzes, die zu einem kontinuierlichen Druckanstieg in den Schwellkörpern führt; es resultiert eine volle Erektion mit maximaler Rigidität und Druckwerten bis weit oberhalb des systemischen Blutdruckes. Nach Zigarettenkonsum war dieser Effekt aufgehoben, eine Erektion war nicht mehr erzielbar (Abb. 2b). Die intracorporalen Druckwerte nach Zigarettengenuß waren im Mittel um ca. 60% reduziert gegenüber den zuvor erzielbaren Druckspitzen; die Meßwerte für Nikotin und Cotinin entsprachen erneut denen chronischer Kettenraucher.

Intravenöse Nikotinapplikationen sollten klären helfen, inwieweit Nikotin und nicht die Rauchnebenprodukte als ursächlich für den temporären Erektionsverlust anzusehen seien. Es fanden sich die gleichen pathophysiologischen Veränderungen nach intravenöser Nikotingabe wie nach Zigarettenkonsum. Wiederholte Blutgasanalysen waren unverändert normal.

Diskussion

Kürzlich durchgeführte, eigene Untersuchungen über die Anatomie, Physiologie und Neurophysiologie des Erektionsmechanismus haben gezeigt, daß die penile Erektion drei wichtigen morphologischen und funktionell wirksamen Veränderungen unterliegt: Arterieller Dilatation und der daraus resultierenden Flowzunahme zum Penisgebiet, cavernösen Relaxation mit peripherer Widerstandsabnahme und venösen Restriktion, die zur Drosselung des venösen Abstromes aus den Schwellkörpern führt. Die Blockade einer dieser drei Komponenten kann zu dem Krankheitsbild organische erektile Dysfunktion führen. Anhand unserer Untersuchungsbefunde hat sich gezeigt, daß bei fünf von sechs untersuchten Hunden nach zwei bis drei Zigaretten eine temporäre Blockade der zuvor erzielbaren Erektion eintrat. Wichtig erscheint hierbei die vernachlässigbar geringe Abnahme des arteriellen Flows in der A. pudenda interna, wobei nach Zigarettenkonsum der Mechanismus der venösen Ausstrom-Restriktion vollständig aufgehoben war. Dieser Pathomechanismus erklärt die Wirkungsweise von Nikotin auf die penile Erektion. Nach Applikation bzw. Inhalation von Nikotin kommt es offenbar zu einer temporären Blockade der glattmuskulären Strukturen in den Corpora cavernosa, die ihre Fähigkeit zur Relaxation verlieren. Dieses Phänomen führt zum Ausbleiben der cavernösen Relaxation der Schwellkörper, was ein Ausbleiben der für die Erektion notwendigen peripheren Widerstandsabnahme bedingt. Dieses Relaxationsversagen der Corpora cavernosa resultiert in einem Versagen des venösen Restriktionsmechanismus, wodurch es zu einer cavernös-venösen Insuffizienz kommt. Dieser Mechanismus erklärt auch, warum es trotz der nahezu gleichgebliebenen Blutflußverhältnisse nach Zigarettenkonsum unter Stimulationsbedingungen nicht zur Erektion kam bzw. die nicht fortgesetzt werden konnte, da das gesamte in die Schwellkörper einfließende Blutvolumen über das offene venöse Drainagenetz sofort abströmen konnte. Da die intravenöse Nikotinapplikation den gleichen pathophysiologischen Effekt zur Folge hatte wie Zigarettenrauchen, läßt sich der gefundene Pathomechanismus auf die Wirkungsweise des Nikotins beziehen.

Aufgrund unserer Befunde können wir folgern, daß Zigarettenrauchen zu einem temporären Erektionsverlust führen kann, wobei es zu einer Blockade der glattmuskulären Relaxation in den Schwellkörpern kommt. Dieser Effekt führt zum Ausbleiben der venösen Restriktion während der Erektion und resultiert in einer cavernösen Insuffizienz. Der Einfluß auf den arteriellen Gefäßbaum des Penis war eher gering.

Dr. K.-P. Jünemann
Klinik für Urologie
Städtische Kliniken Kassel
D-3500 Kassel

Risikofaktoren der erektilen Dysfunktion – II. Pathophysiologie der arteriogenen Impotenz

K.-P. Jünemann, T. F. Lue und H. Melchior

Die Pathogenese der erektilen Impotenz ist vielgestaltig und variabel, infolgedessen im Sinne einer exakten Diagnostik und daraus resultierenden Behandlung mitunter problematisch. Grundlage für das Erkennen und die erfolgreiche Therapie einer jeden Erkrankung ist das Verständnis für die ablaufenden Pathomechanismen. Klinische Studien haben gezeigt, daß bei der Mehrzahl der Patienten mit diagnostizierter organisch-erektiler Dysfunktion eine arterielle Pathogenese vorliegt. Wenn nicht unbedingt vorrangig, so werden weltweit Zahlen von bis zu 80% von arterieller Beteiligung an dem Krankheitsbild „peniles Erektionsversagen" aufgeführt. Um die hämodynamischen Funktionsveränderungen während der penilen Erektion unter eingeschränkten Blutflußverhältnissen zum Penis studieren zu können, untersuchten wir bei vier Primaten die elektrostimulationsinduzierte Erektionsantwort unter verschiedenen reduzierten arteriellen Flowverhältnissen.

Methodik

Vier männliche Macacacynomologusaffen wurden der Implantation einer monopolaren Platinmantelelektrode um die Nn. cavernosi unterzogen. Mittels Elektrostimulation sollte eine Erektion induziert und die intracorporalen Druck- und Blutflußverhältnisse in den vorgeschalteten Aa. iliacae internae gemessen werden. Nach den Kontrollstimulationsuntersuchungen wurde die linke A. iliaca interna ligiert, Blutflow und intracorporaler Druck unter den gleichen zuvor benutzten Stimulationsparametern gemessen. Im Anschluß daran wurde mittels einer Schraubklemme zusätzlich die rechte A. iliaca interna partiell okkludiert (25, 50, 75, 90% des Maximalflows) und die Erektionsantwort registriert.

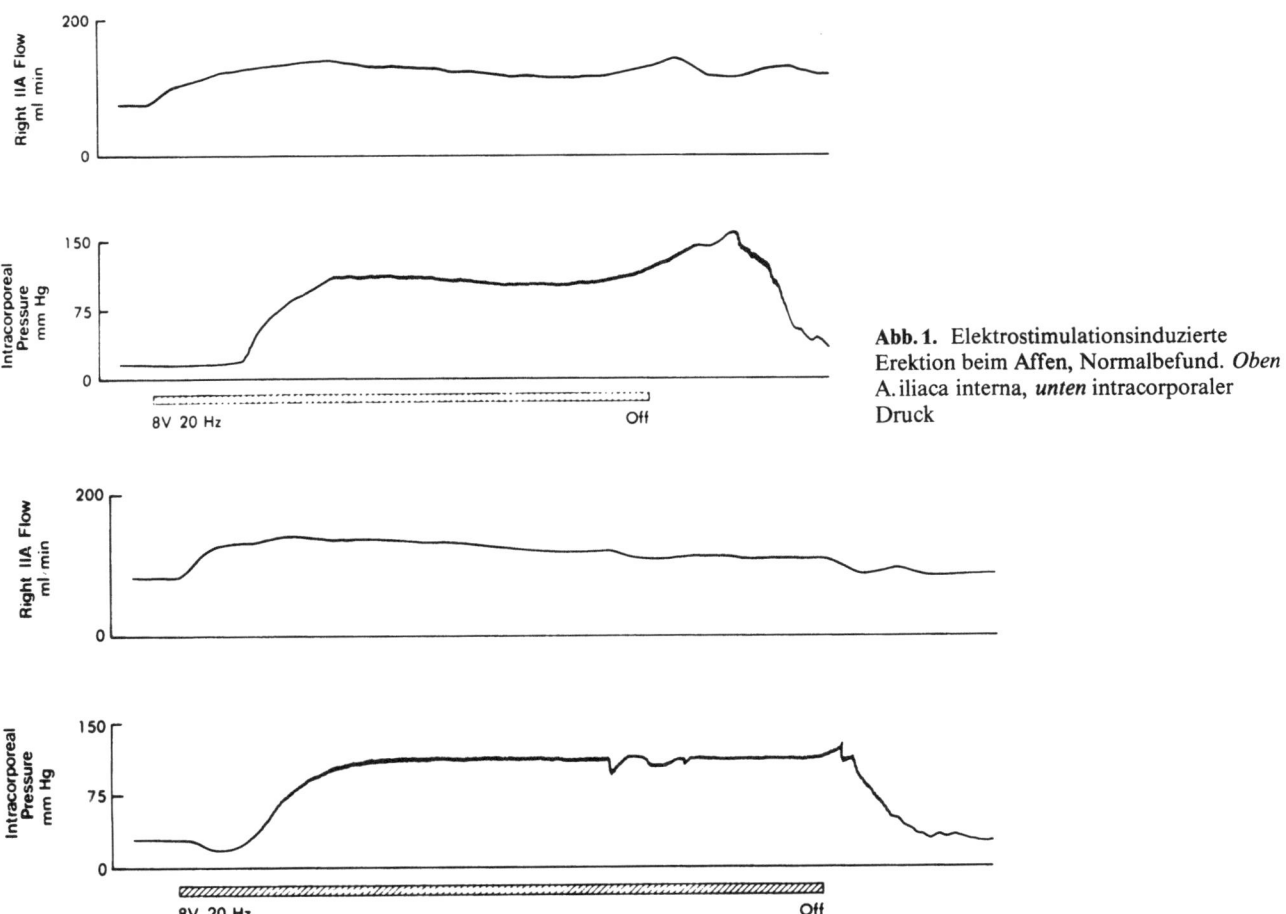

Abb. 1. Elektrostimulationsinduzierte Erektion beim Affen, Normalbefund. *Oben* A. iliaca interna, *unten* intracorporaler Druck

Abb. 2. Gleiche Stimulationsstudie wie in Abb. 1, jedoch die linke A. iliaca interna ligiert

Ergebnisse

Unsere Studien haben gezeigt, daß die komplette unilaterale Obstruktion eines zuführenden Hauptarterienastes (A. iliaca interna) keine signifikante Einschränkung der Erektionsantwort bewirkt. Die gemessenen intracorporalen Druckwerte differierten nicht signifikant von den Kontrolluntersuchungen. Lediglich der arterielle Basisflow erhöhte sich nach Ligatur der kontralateralen linken Arterie, bedingt durch den kompensatorisch vermehrten Blutfluß durch die rechte Iliaca-Arterie. Lediglich der Zeitpunkt bis zur vollständigen Erektion war mit 33 sec gegenüber 24 mäßiggradig verlängert (Abb. 1, 2; Tabelle 1). Die zusätzliche Floweinschränkung der kontralateralen A. iliaca interna von über 25% des Maximalflows resultierte in einer verspätet einsetzenden Tumeszenz und abgeschwächten Errektionsreaktion (Abb. 3, Tabelle 1). Jede weitere Reduktion des Blutstromes zum Penis führte zu einer Reduktion des intracorporalen Druckanstieges und der Erektionsantwort unter Stimulationsbedingungen gegenüber den Kontrollversuchen. Ab einer Blutflußverminderung zum Penis von über 75% (Abb. 4) lag ein vollständiges Stimulationsversagen vor; eine Erektion war nicht mehr induzierbar.

Tabelle 1. Mittelwerte der Meßergebnisse an 4 Macaca cynomologus Affen

Art. Flow Reduktion		Intrakorporaler Druck		Arterieller Flow		Zeit bis Erektion
links %	rechts %	Basis (cm H$_2$0)	Peak	Basis (ml/min.)	Peak	(sec.)
0	0	26	123	34	74	24
100	0	30	125	48	89	33
100	25	24	92	37	61	72
100	50	28	60	16	24	-
100	75	20	42	8	18	-
100	90	19	38	3	9	-

Schlußfolgerungen

1. Signifikant eingeschränkte arterielle Blutflußverhältnisse zum Penis können zum Erektionsversagen führen.
2. Der unilaterale Verschluß eines Hauptarterienastes bei voll funktionstüchtigem kontralateralen Arterienast und gesundem corporalem Gewebe muß nicht unbedingt zum Erektionsversagen führen.
3. Frühsymptom oder Hinweis auf eine „vorgeschaltete" arterielle Pathogenese bei erektiler Dysfunk-

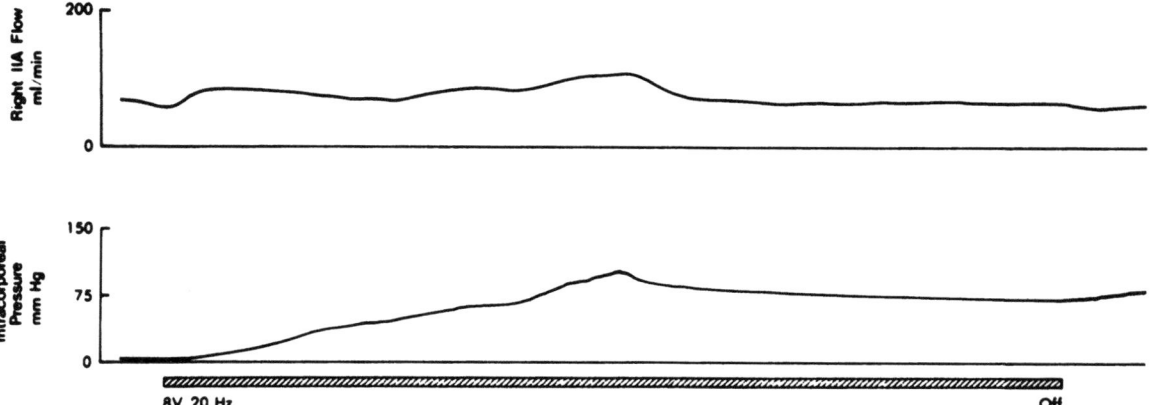

Abb. 3. Die zusätzliche 25%ige Okklusion der kontralateralen, rechten Iliacaarterie resultiert in einer verspäteten Erektionsantwort mit geringeren intracorporalen Druckwerten

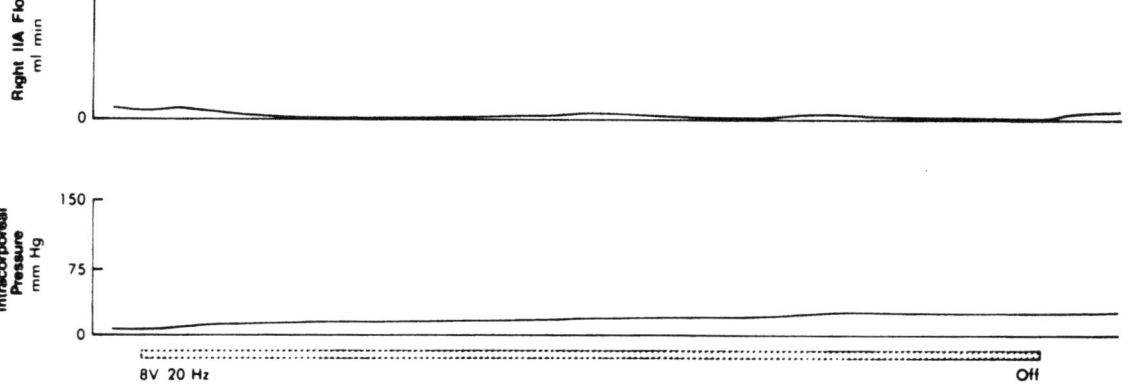

Abb. 4. Ab einer zusätzlichen Okklusion von über 75% war eine Erektion mittels Elektrostimulation nicht mehr induzierbar

tion kann die verspätet einsetzende, aber noch erreich- und fortsetzbare Erektion sein.
4. Eine ausgeprägte „vorgeschaltete" Stenose des zuführenden Gefäßstammes bzw. der Arterienäste zum Penis resultiert im Verlust der Erektionsfähigkeit.

Demzufolge glauben wir, daß eine gewissenhafte diagnostische Abklärung der Pathogenese bei E.D. mittels pharmakodynamischer Dopplersonografie und ggf. peniler Arteriografie unumgänglich ist.

Dr. K.-P. Jünemann
Klinik für Urologie
Städtische Kliniken Kassel
D-3500 Kassel

Rationelle Diagnostik der erektilen Dysfunktion unter Anwendung vasoaktiver Substanzen (BY 023)

W.-H. Weiske, E. Jecht, K. P. Jünemann, V. Müller-Mattheis, U. Wetterauer, M. Baccouche, R. Lühmann, M. Zentgraf, W. Bähren und J. E. Altwein

Zusammenfassung

Berichtet wird über das Ergebnis einer multizentrischen Studie mit insgesamt 115 Patienten.

Sensitivität und Spezifität wurden für einen pharmakologischen Test zur Differentialdiagnose der erektilen Dysfunktion mit einer intrakavernös injizierten Papaverin-Phentolamin-Kombination (30:1) ermittelt. Bezugsgröße war das Ergebnis eines multidisziplinären Untersuchungsprogrammes zur Differentialdiagnostik der erektilen Dysfunktion. Die Injektion des Prüfpräparates führte in jedem Fall zu einer Tumeszenz- und/oder Rigiditätszunahme. Über die Bestimmung der dosisabhängigen erektilen Antwort gelingt mit dem angegebenen pharmakologischen Testverfahren eine Zuordnung der Ursache der erektilen Dysfunktion zu den 3 wesentlichen pathogenetischen Prinzipien:

Der nicht vaskulären, der arteriellen oder der venösen Genese. Das angewandte Testverfahren erfordert 1 bis maximal 4 intrakavernöse Injektionen von 0,5 bis 3 ml Lösung (entsprechend 7,5-45 mg Papaverin, 0,25-1,5 mg Phentolamin).

(Die vollständige Arbeit erscheint im Urologen A 1987 bzw. 1988).

Dr. med. W. H. Weiske
König-Karl-Str. 38
D-7000 Stuttgart 50

Objektive und optimierte Diagnostik der erektilen Impotenz

S. C. Müller und T. F. Lue

Ein wesentlicher Fortschritt der vaskulären Impotenzdiagnostik ist die simultane Anwendung von B-Bild Sonographie und gepulstem Doppler [1, 3].

Untersuchungstechnik

Der Penis wird im erschlafften Zustand sonographisch untersucht. (Sektor Scanner: 10 MHz) Der Durchmesser der cavernösen Arterien wird im Längs- und Querschnitt an der Penisbasis gemessen, ein Blutfluß läßt sich meist nicht nachweisen. Danach werden bei fakultativer Obstruktion der Penisbasis durch ein Gummiband 60 mg Papaverin intracavernös injiziert (ICIP). 2-3 Minuten später wird das Gummiband entfernt und mit zunehmender Tumeszenz des Penis die kombinierte Ultraschall Doppler-Untersuchung durchgeführt, um die Zunahme des Gefäßdurchmessers und die maximale Blutflußgeschwindigkeit der systolischen Phase objektiv zu messen (Tabelle 1) (gepulster Doppler: 4,5 MHz). Danach erfolgt am stehenden Patienten die Beurteilung des Erektionswinkels sowie der penilen Rigidität (Tabelle 1) [1, 3].

Über die resultierende Erektion läßt sich die venöse Drainagesituation indirekt abschätzen, denn bei guter arterieller Blutzufuhr sollte es zur vollen Erektion kommen. Ist dies nicht der Fall, so muß es sich um ein venöses Leck handeln. Bei guter arterieller Funktion und voller Erektion nach ICIP,

Tabelle 1. Impotenz - Funktionelle Diagnostik mit Ultraschall/gepulstem Doppler

Objektive Daten	Arterielles System	Durchmesser Veränderungen diast./syst. Durchmesser Blutfluß Veränderungen
	Qualität der Erektion	Winkel Rigidität
Subjektive Eindrücke	Venöses System	Arterielle Funktion vs. Erektion
	Neurogene/psychogene Ursachen	Arterielle Funktion und Erektion vs. Anamnese, Persönlichkeit und klinisch neurologische Tests

aber anamnestisch beklagten Erektionsstörungen, müssen entweder neurogene oder psychogene Probleme zugrunde liegen. Zwischen beiden ist eine grobe Differenzierung möglich aufgrund des subjektiven Eindrucks über die Persönlichkeit des Patienten und mit Hilfe einfacher, klinisch neurologischer Tests, (z.B. Bulbocavernosus-Reflex) (Tabelle 1). Wie andere Autoren bestätigen [6], reagieren Patienten mit neurogener Impotenz verstärkt auf ICIP, eine Tatsache, die die Diagnosestellung diesbezüglich erleichtert.

Ergebnisse bei 472 Patienten mit erektiler Dysfunktion

Entsprechend den Veränderungen von Durchmesser *und* Blutflußgeschwindigkeit wurden die Patienten in drei verschiedene Gruppen eingeteilt (Tabelle 2): Gruppe 1 mit normalem arteriellen System, Gruppe 2 mit mäßiger, arterieller Insuffizienz und Gruppe 3 mit ausgeprägter, arterieller Insuffizienz.

Im nicht-erigierten Zustand beträgt der innere Durchmesser der cavernösen Arterien durchschnittlich 0,5 mm mit kaum meßbarem Blufluß. Während der Tumeszenzphase nach ICIP, konnte mit der gewonnenen Erfahrung und anhand der Kontrollgruppe, eine „normale" Reaktion definiert werden, die primär eine Verdopplung des inneren Durchmessers der cavernösen Arterien mit kräftiger Pulsation und maximale Flowwerte von mindestens 25 cm/sec. beinhaltet.

Tabelle 3

Patienten mit erektiler Dysfunktion (n=472)		Kontrollgruppe (n=11)
Objektive Daten		
Durchschnittsalter (Jahre)	55,8	50,5
Durchmesser nicht erigiert (mm)	0,5	0,57
Durchmesser erigiert (mm)	0,8	1,03
Durchmesser Zunahme (%)	60	81
Max. Fließgeschwindigkeit (cm/sec)	26,7	40,5
„Volle Erektion" (%)	10,2	100
Arterielle Funktion nach Papaverin Injektion		
Gruppe 1	17,3%	55%
Gruppe 2	67,2%	45%
Gruppe 3	15,5%	/

Tabelle 4. Risikofaktoren der Impotenz (n=472)

Objektive Daten	Diabetes (n=67)	Hypertonie (n=117)	Rauchen (n=105)	Alkohol (n=228)
Durchschnittsalter (Jahre)	52,4	59	54,6	58,4
Durchm. nicht erigiert (mm)	0,5	0,5	0,55	0,5
Durchm. erigiert (mm)	0,75	0,8	0,8	0,8
Durchm. Zunahme (%)	50	60	45,5	60
Max. Fließgeschw. (cm/sec)	25	26,6	25,3	26,5
Volle Erektion (%)	10,4	12	9,5	8,8
Keine Daten	5	9	4	9
Risikofaktoren der Impotenz				
Arterielle Funktion nach Papaverin-Injektion	Diabetes (n=67) (%)	Hypertonie (n=117) (%)	Rauchen (n=105) (%)	Alkohol (n=228) (%)
Gruppe 1	8	14,8	8,9	14,2
Gruppe 2	74,2	67,6	72,3	69,4
Gruppe 3	17,8	17,6	18,8	16,4

Es ist wichtig, die Arterien vor Erreichen der vollen Erektion zu vermessen. Mit zunehmender Rigidität wächst der intracavernöse Druck und somit reduzieren sich arterieller Durchmesser und Blutflußgeschwindigkeit. Daß trotz guter Funktion nicht alle Patienten der Gruppe 1 eine volle Erektion erreichten, lag am venösen System. Viele die diesbezüglich untersucht wurden [2], hatten ein venöses Leak.

Tabelle 2. Patienten mit erektiler Dysfunktion (n=472)[a]

Kriterien		Arterielle Funktion nach Papaverin-Injektion		Zahl der Patienten	Anteil der Patienten (%)	Mittleres Alter (Jahre)
mittlere Durchmesser-Zunahme	mittlere maximale Fließgeschwindigkeit[a]					
≥75%	≥25 cm/sec	gute arterielle Funktion	Gruppe 1	77	17,3	52
alle anderen Werte[b]		mäßige arterielle Insuffizienz	Gruppe 2	299	67,2	57
≤25%	<20 cm/sec	schwere arterielle Insuffizienz	Gruppe 3	69[b]	15,5	57

[a] n=27 Patienten ohne Daten
[b] n=48 Patienten mit schwerer, unilateraler arterieller Insuffizienz

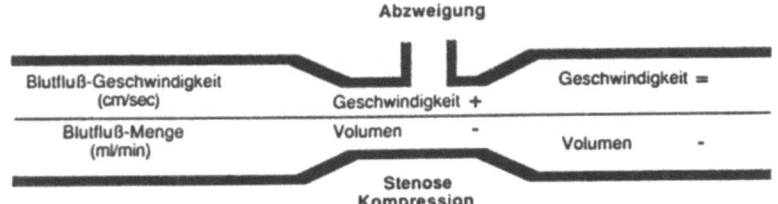

Abb. 1

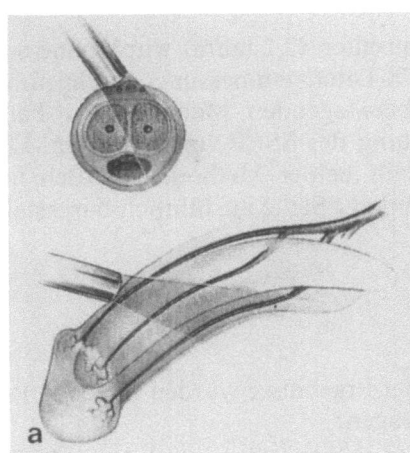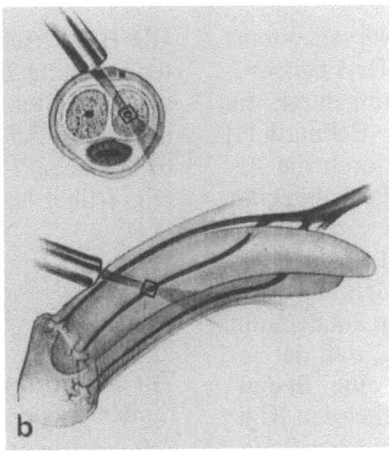

Abb. 2 a, b

Analysiert man die Patienten, getrennt nach verschiedenen Risikofaktoren der Impotenz mit dieser Methode, so wird deutlich, daß die Diabetiker und Raucher ein sehr schlechtes arterielles System aufweisen, obwohl sie die jüngeren Patienten sind (Tabelle 4).

Diskussion

Ein Blutfluß, gemessen in ml/min müßte die arterielle Durchblutung besser wiedergeben, als die Fließgeschwindigkeit, gemessen in cm/sec. Bei unterschiedlichen Penisvolumina und sich verzweigenden cavernösen Arterien, ist jedoch eine Standardisierung für die Volumenmessung sehr schwierig. Anfängliche Vergleiche beider Meßsysteme [1] zeigten die Messung der Durchmesser- *und* Blutflußgeschwindigkeitszunahme überlegen in der Beurteilung des arteriellen Systems (Abb. 1).

Die immer noch sehr häufige Bestimmung des PBI mittels Doppler erfuhr mit Einführung der ICIP sicherlich eine Verbesserung, bleibt jedoch bei Verwendung der üblichen CW-Doppler fragwürdig, wenn es um die Beurteilung der, für die Erektion wichtigen cavernösen Arterien geht, denn der CW-Doppler erfaßt alle Gefäße die in seinem Schallbereich liegen (Abb. 2 a). Die cavernösen Arterien sind aber durch periphere, große Arterien, wie die A. dorsalis penis und A. urethralis „abgeschirmt". Physiologische Untersuchungen zeigen, daß im nicht erigierten Zustand diese cavernösen Arterien kontrahiert sind und kaum einen arteriellen Flow aufweisen [3]. Man wird sie daher mit dem üblichen CW-Doppler nicht erfassen können [4, 5]. Im Zustand der artefiziellen Erektion dilatieren aber auch die Dorsal- und Urethralarterien, imponieren daher als gut durchblutete Gefäße und werden aufgrund ihrer peripheren Lage immer leichter erfaßt, als die schwer zu ortende cavernöse Arterie. Der gepulste Doppler bei gleichzeitiger Ultraschallkontrolle hat den Vorteil, daß man die cavernöse Arterie genau definieren und vermessen kann (Abb. 2 b).

Literatur

1. Lue TF, Hricak H, Marich KW, Tanagho EA (1985) Evaluation of vasculogenic impotence with high resolution ultrasonography and pulsed Doppler spectrum analysis. Radiology 155: 777
2. Lue TF, Hricak H, Schmidt RA, Tanagho EA (1986) Functional evaluation of penile veins by cavernosography in papaverine-induced erection. J Urol 135: 479
3. Lue TF, Müller SC, Jünemann KP, Fournier Jr GR, Tanagho EA (1987) Hämodynamische Veränderungen während der Erektion und funktionelle, klinische Diagnostik der penilen Gefäße mittels Ultraschall und gepulstem Doppler. Akt Urol 18: 115
4. Reiss HF (1985) Difficulties in Doppler auscultation of cavernous arteries of the penis. Urology 26: 222
5. Sharlip ID (1986) Further evidence that Doppler auscultation of the penis does not detect the central artery. J Urol 135: 234A
6. Sidi A, Cameron S, Duffy M, Lange PH (1986) Intracavernous drug-induced erections in the management of male erectile dysfunction: Experience with 100 patients. J Urol 135: 704

Dr. med. S. C. Müller
Oberarzt der Urologischen Klinik
Johannes Gutenberg-Universität
Langenbeckstr. 1
D-6500 Mainz

Stellenwert neurophysiologischer Untersuchungen bei erektiler Dysfunktion (ED) – Ergebnisse der BCR-Latenzzeitmessung und der somatosensorisch evozierten Potentiale (SSEP) bei über 250 Patienten

H. Porst, W. Tackmann und H. van Ahlen

Während die Rolle des autonomen Nervensystems (Parasympathikus – Nervi erigentes, Nervi cavernosi) im Sinne der Induktion der Erektion durch die tierexperimentellen Erkenntnisse von Eckhard [1] seit über 120 Jahren bekannt ist und durch die Arbeiten von Juenemann et al. [2] weiter abgeklärt wurde blieb die Funktion der penilen somatischen Innervation (N. pudendus – N. dorsalis penis) bis vor kurzem weitgehend unerforscht. Auch hier führten die tierexperimentellen Studien von Juenemann et al. [2] dahingehend zu einer Klärung, daß der somatischen Innervation insbesondere eine Bedeutung in der Manifestation einer ausreichenden Rigidität und somit der Aufrechterhaltung einer kohabitationsfähigen Erektion zukommt. Während Läsionen der autonomen penilen Innervation noch nicht direkt erfaßbar sind können Schädigungen der penilen somatischen Innervation mittels BCR-Latenzen und SSEP direkt erfaßt werden. Die vorliegende Untersuchungsserie sollte Stellung zur Häufigkeit und Bedeutung von Läsionen der penilen somatischen Innervation sowohl bei einem normal-potenten Kontrollkollektiv als auch bei Patienten mit ED nehmen.

Material und Methodik

Bei 39 normal-potenten Kontrollpatienten (Durchschnittsalter 41,7 Jahre) sowie bei 264 Patienten mit ED (Durchschnittsalter 47,1 Jahre) wurde eine seitengetrennte BCR-Latenzzeitmessung durchgeführt sowie in der überwiegenden Mehrzahl der Fälle auch eine Ableitung der SSEP vorgenommen. Die technischen Details beider Methoden wurden bereits früher an anderer Stelle ausführlich dargestellt [3, 4].

Ergebnisse

Zur Bewertung der Ergebnisse wurden folgende Parameter herangezogen:
Seitengetrennte minimale, mittlere und maximale Latenzen
Zeitliche Dispersionen der Latenzen
Minimale und maximale Seitendifferenzen
Latenzen und Amplituden der SSEP

Kontrollkollektiv (n = 39): Orientierend an den Meßergebnissen des normal-potenten Kontrollkollektivs wurden folgende oberen Grenzwerte festgelegt:
Minimale Latenzen: 42 msec.
Maximale Latenzen: 49 msec.
Mittlere Latenzen: 44 msec.
Zeitliche Dispersion: 10 msec.
Minimale Seitendifferenz: 2 msec.
Maximale Seitendifferenz: 5 msec.

Die Latenzen der SSEP zeigten hierbei eine Abhängigkeit von der Körpergröße und schwankten

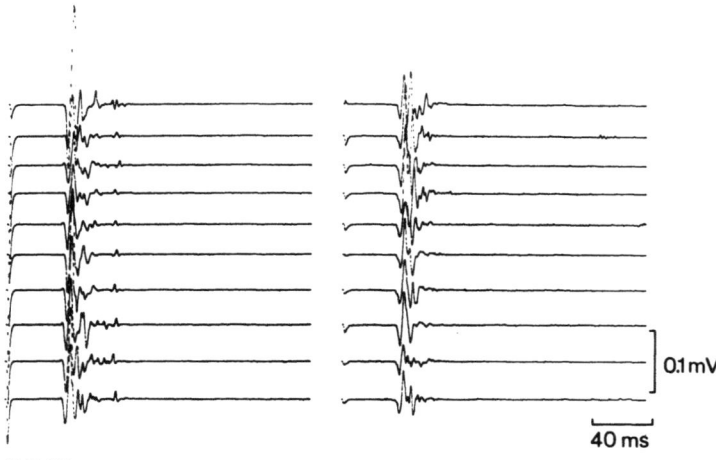

Abb. 1. Normale BCR-Latenzen, aber pathologische SSEP bei einem 58jährigen Patienten mit ED

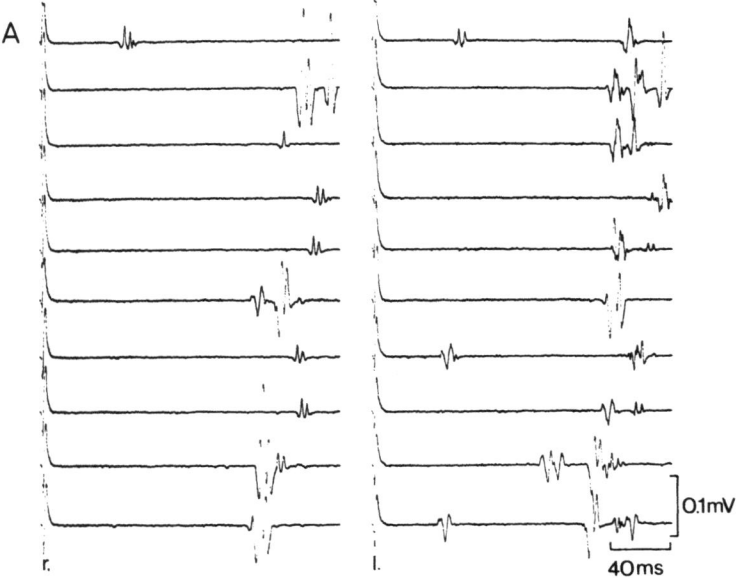

Abb. 2. Pathologisch verlängerte BCR-Latenzen mit teilweise fehlenden Reflexantworten

für den ersten positiven Gipfel (P_1-Komponente) zwischen 36 und 46 msec. (Durchschnitt 41,7 msec., Standardabweichung 2,8 msec.) und für den ersten negativen Gipfel (N_1-Komponente) zwischen 48 und 58 msec. (Durchschnitt 53,1 msec., Standardabweichung 3,0 msec.)

Die Werte sämtlicher 39 Kontrollpatienten lagen unterhalb der obig angegebenen oberen Grenzwerte.

Patienten mit ED (n = 264): 121/264 (45,8%) Patienten zeigten Normalbefunde 143/264 (54,2%) Patienten zeigten pathologische Auffälligkeiten bei den jeweiligen Meßergebnissen und konnten wie folgt aufgeschlüsselt werden:

Pathologische BCR-Befunde: 121/264 (45,8%) (Abb. 2)

Pathologische SSEP-Befunde: 54/264 (20,4%) (Abb. 1)

Pathologische BCR- und SSEP-Befunde: 32/264 (12,1%)

130/143 (90,9%) Patienten mit pathologischen Befunden bei den BCR-Latenzen u./o. SSEP zeigten in der weiteren multidisziplinären Diagnostik (Schwellkörper-Pharmakontestung, Cavernosographie, Penis-Doppler, NPT-Messungen, Hormonanalysen) zusätzlich pathologische Befunde, insbesondere im Hinblick auf vaskuläre Störungen.

Diskussion

Die vorliegende Untersuchungsserie an einer repräsentativen Fallzahl unterstreicht die klinische Relevanz der tierexperimentellen Erkenntnisse von Juenemann et al. [2] bezüglich der Rolle der penilen somatischen Innervation in der Physiologie der Erektion bzw. der Pathophysiologie von Erektionsstörungen. Wenngleich die Mehrzahl der hier untersuchten Patienten mit ED insbesondere relevante vaskuläre Störungen meist in Form arteriell-venöser Mischformen zeigten, so scheinen oftmals auch Läsionen der somatischen penilen Innervation teilverantwortlich für die meist multifaktorielle Genese der erektilen Dysfunktion zu sein.

Literatur

1. Eckhard C (1863) Beitr Anat Physiol 3: 123
2. Juenemann K-P, Lue TF, Melchior H (1987) Urologe A 26: 289
3. Porst H, Tackmann W, van Ahlen H (1987) Aktuel Urol 18: 198
4. Porst H (1987) Erektile Impotenz. Enke, Stuttgart

Prof. Dr. H. Porst
Urologische Universitätsklinik
Sigmund-Freud-Str. 25
D-5300 Bonn 1

Nitroglycerin-Test zur Impotenzdiagnostik

L. V. Wagenknecht

Die penile Gefäßdurchströmung kann durch die Dopplermessung über der A. dorsalis penis und A. profunda penis erfaßt werden. Dieses Untersuchungsverfahren wurde 1975 von Abelson in die Impotenzdiagnostik eingeführt. Die zweidirektionale Dopplermessung erfolgt mit der 8 MHZ-Sonde, welche mit Kontaktgel versehen, im Winkel von 45 Grad an dem Penisrücken über der A. dorsalis penis herangeführt wird.

Wenn ein akustisches Signal der Gefäßdurchströmung sein Maximum erreicht hat, wird eine Referenzkurve geschrieben. Nach Umschlag des Penis zur Symphyse wird im Penoscrotalwinkel die Durchströmung der A. profunda und hinter der Glans diejenige der A. frenularis gemessen. Indexwerte des in den Penisarterien gemessenen Drucks zu demjenigen am Arm und Finger sind weniger aussagekräftig als die absoluten Druckkurven über den Penisgefäßen. Die Messung der Gefäßdurchströmung mit dem Dopplergerät ist gelegentlich störanfällig. Um Artefakte der Doppler-Messung auszuschalten, haben wir eine Gefäßerweiterung mit Nitroglycerin-Spray durchgeführt.

Nitroglycerin-Test

Wir haben 1985 einen Hinweis aus der Laienpresse aufgegriffen, wonach ein Patient mit Angina pectoris einen Nitroglycerin-Effekt im Penisbereich nach Spray-Einwirkung auf die Glans penis bemerkte. Nitroglycerin hat einen lokal-gefäßerweiternden Effekt durch Einwirkung auf die glatte Muskulatur. Im Bereich der neuro-muskulären Endplatte soll eine Wirkung über eine Nitroglycerin-Rezeptur erfolgen. Die nicht-invasive und nebenwirkungsarme Applikation von Nitroglycerin wurde unter Dopplerkontrolle zu einem Test für die Gefäßreaktivität entwickelt. Nach Glans-Einwirkung bis 15 Min. später wurden Dopplerkurven in verschiedenen Penisbereichen bei einer Gruppe von 70 Patienten mit organischer Impotenz gemessen.

Ergebnisse

Es zeigte sich eine Durchblutungsverbesserung bei der überwiegenden Anzahl der untersuchten Männer (Tabelle 1). Bei 35 von 70 Patienten zeigte die einfache Doppleruntersuchung V. a. eine Arterienstenose im Penisbereich. Bei 25 dieser Männer konnte durch den Nitroglycerin-Test eindeutig eine Arterienstenose ausgeschlossen werden. Der Penis-Arm-Blutdruckindex (PBPI) stieg nach Nitroglycerin-Einwirkung von 0,68 auf 0,82. Die Notwendigkeit einer Angiographie war daher bei diesen Patienten nicht gegeben. Lediglich bei 10 Patienten erschien eine Arteriographie notwendig (Tabelle 1). Die spätere Arteriographie zeigte in 9 von 10 Fällen eine relevante Arterienstenose.

Vorteile des Nitroglycerin-Testes:

1. Doppler-Störfaktoren können eliminiert werden.
2. Nachweis einer ausreichenden penilen Durchblutung.
3. Abgrenzung einer funktionellen Arterienstenose.
4. Weitere Einschränkung der Notwendigkeit von Arteriographien.

Tabelle 1. Ergebnisse des Nitroglycerin-Tests (n = 70) mit Erektionsstörungen

1. Verbesserung der Penisdurchblutung – bei 60 Patienten (85%)
   (A. dors.: 85% (Penisbasis), 60% (Penismitte), 41% (hinter Glans))
   (A. profunda: 76%, A. frenularis: 34%)
2. In Doppler Gefäßdurchströmung – V. a. Penisarterienstenose bei 35 Patienten (50%)
3. Unter Nitroglycerin PBPJ-Anstieg von 0,68 auf 0,82 bei 25 Patienten
4. Notwendigkeit der Angiographie bei 10 von o. g. 35 Patienten

A) Bei ± normalem Gefäßbild steigt Dopplerkurve um mehr als zweifach an
B) Bei arterieller Zuflußstörung fehlt eine Nitroglycerinwirkung
C) Bei venöser Abflußstörung steigt Doppler-Kurve nur wenig an (Abfluß des Nitroglycerin über allg. Körperkreislauf)

Literatur

1. Wagenknecht LV (1987) Impotenz: Pathophysiologie – Diagnostik – Therapie. Diesbach, Berlin

Prof. Dr. L. V. Wagenknecht
Urologische Klinik
Stadtkrankenhaus Cuxhaven
Altenwalder Chaussee 10–12
D-2190 Cuxhaven

Rigi-Scan kontrollierte, konzentrationsabhängige Veränderungen der Tumeszenz und Rigidität bei der Schwellkörperautoinjektionstherapie

R. Sikora, F.-J. Deutz, F. Recker und W. Lutzeyer

Zusammenfassung

Der kombinierte Einsatz der Schwellkörperautoinjektionstherapie unter Realtime Monitoring und der NPT-Messung mit dem Rigi-Scan ermöglicht die exakte Abklärung der erektilen Dysfunktion. Durch den Einsatz beider Verfahren kann die Patientengruppe herausgefunden werden, bei der die Behandlung der erektilen Dysfunktion nur durch operative Maßnahmen möglich ist.

Material und Methodik

Von Februar bis September 1987 wurden 52 Patienten mit erektiler Dysfunktion nach folgendem Schema untersucht: Ausführliche Anamnese, körperliche Untersuchung, Labordiagnostik, Doppleruntersuchung des penilen arteriellen Flows, 3-malige NPT-Messung, intrakavernöse Gabe von Papaverin in steigender Dosierung (25, 50, 60, 70, 80 mg). Bei Nichtansprechen Injektion von 4 ml Papaverinhydrochlorid (15 mg/ml) und Phentholaminmethansulfat (0,5 mg/ml) unter Realtime Monitoring mit dem Rigi-Scan. Wir beobachteten 12 Patienten mit Diabetes mellitus, 9 mit Arteriosklerose, 3 mit implantiertem AMS-800 Sphinkter, 5 mit kombinierter psycho-organischer Impotenz, 10 mit psychogener Impotenz, 1 Patient mit Z.n. Priapismus (Op. n. Winter) und 1 Patient ohne bekannte Vorerkrankungen. Die Impotenz bestand seit 1,5–16 Jahren (x = 5,6 Jahre). Die konzentrationsabhängigen Veränderungen der Tumeszenz und Rigidität wurden aufgezeichnet und in Beziehung zu den anamnestisch erhobenen Grundkrankheiten gebracht.

In der Tabelle 1 sind die Ergebnisse der SKAT-Testung bzw. operativen Maßnahmen wiedergegeben.

Ergebnisse und Diskussion

Arteriell bedingte Impotenz: Bei 9 Patienten mit Arteriosklerose und einem penilen arteriellen Flow unter 5 ml/min., 0% Rigidität, Tumeszenzzunahme unter 0,4 cm in der NPT-Messung konnte mit der SKAT-Therapie kein Erfolg erzielt werden. Nach max. Gabe von 80 mg Papaverin bzw. 4 ml Papaverin/Phentholamin-Lösung zeigte sich eine Tumeszenzzunahme von 1–1,3 cm bei einer Rigidität zwischen 10–20%. 12 Patienten mit Diabetes mellitus zeigten einen penilen art. Flow von 5–8 ml/min. Bei der BCR-Latenzzeitmessung hatten 6 Patienten deutliche Anzeichen einer Polyneuropathie, 6 andere waren unauffällig. Bei den Patienten mit Polyneuropathie war die SKAT-Therapie erfolglos. Die restlichen Patienten konnten problemlos mit Papaverin zwischen 25–60 mg eingestellt werden. 3 Patienten hatten keine bekannte Grunderkrankung. Der penile art. Flow lag zwischen 5–10 ml/min. Bei 2 Patienten konnte mit einer Papaverindosierung zwischen 50–60 mg eine normale Erektion erzielt werden. Der dritte Patient zeigte keine Reaktion auf die injizierten Pharmaka. Bei 4 Patienten lag ein einseitiger Verschluß der A. dorsalis penis vor. Der penile arterielle Flow betrug 6–10 ml/min. Die Tumeszenzanstiege lagen zwischen 2–3,5 cm, die Rigidität zwischen 20–45% in der NPT-Messung. Die SKAT-Therapie war bei allen Patienten erfolglos.

Arterio-venöse Insuffizienz: Bei 4 Patienten war keine Grunderkrankung bekannt. Der penile art. Flow

Tabelle 1. Ergebnisse der SKAT-Testung und operative Maßnahmen bei Patienten mit erektiler Dysfunktion unterschiedlicher Genese

Genese	Alter	n	mit SKAT erfolgreich	SKAT resistent	Hydroflex Implantation	Arterialisation n. Hauri bzw. Virag	Venenligatur	keine weitere Therapie gewünscht
Arteriell	56,08 (30–73)	28	8	20	6	6	–	8
Arteriovenös	52,75 (42–65)	4	0	4	2	–	–	2
Venöse Lecks	46,5 (41–52)	4	0	4	–	–	2	2
Psychoorganisch	54,6 (50–60)	5	4	1	–	–	–	1
Psychogen	41,2 (25–61)	10	10	0	–	–	–	–
Z. n. Priapismus	48	1	0	1	1	–	–	–

lag zwischen 6-9 ml/min. In der NPT-Messung betrug die Tumeszenzzunahme zwischen 1,5-2 cm an Tip und Base. Bei 2 Patienten war keine Rigidität vorhanden, die restlichen 2 Patienten zeigten eine max. Rigidität zwischen 15-35% an Tip und Base. Die SKAT-Therapie war bei allen erfolglos. Nach max. Gabe von 80 mg Papaverin bzw. 4 ml Papaverin/Phentholamin betrug der Tumeszenzanstieg an Tip und Base 1,2-1,9 bzw. 1,5-2,2 cm. Die Rigidität lag zwischen 50-65% an Tip und Base, die Erektionsdauer zwischen 5-10 min. bzw. 10-20 min. Auch nach mehreren Versuchen in häuslicher Umgebung konnte kein Erfolg erzielt werden.

Venöse Lecks: Bei 4 Patienten, bei denen in der NPT-Messung deutliche Instabilitäten an der Base-Tumeszenzlinie (größer als 1,5 cm) bestanden, konnte mit der SKAT-Therapie kein Erfolg erzielt werden. Bei allen Patienten war die Tumeszenzzunahme von 3,5-5 cm bei einer Dosis bis zu 50 mg Papaverin zu verzeichnen. Die Rigiditätszunahme schwankte zwischen 30-45% an Tip und Base. Nach Gabe von 80 mg Papaverin traten bei allen Patienten systemische Wirkungen auf (Hitzegefühl, Herzklopfen etc.). Die Erektionsdauer nach Gabe von 25 bzw. 50 mg Papaverin betrug 65 bzw. 85 min. Nach Gabe von 80 mg Papaverin Rückgang der Erektionsdauer auf 25 min. als eindeutiges Zeichen eines großen venösen Lecks (Abb. 1).

Psychogene Impotenz: Bei allen 10 Patienten konnte mit 12,5 bzw. 25 mg Papaverin eine normale Erektion erzielt werden. In drei Fällen trat eine prolongierte Erektion (3-4 Std.) auf, die mit 0,1 mg Metaraminol problemlos unterbrochen werden konnte.

Schlußfolgerungen

Bei Patienten mit Arteriosklerose ohne Rigiditäts- und Tumeszenzanstieg in der NPT-Messung ist eine SKAT-Therapie nicht sinnvoll. Bei Diabetikern mit deutlichen Anzeichen einer Polyneuropathie in der BCR-Latenzzeitmessung und einem penilen art. Flow zwischen 5-8 ml/min ist ein SKAT-Erfolg nicht zu erwarten. Bei einseitigem Verschluß der A. dorsalis penis mit normalem Tumeszenzanstieg und einer Rigidität zwischen 20% und 40% in der NPT-Messung ist eine SKAT-Therapie nicht erfolgreich. Bei Vorliegen von venösen Lecks mit Schwankungen an der Base-Tumeszenzlinie zwischen 1,5-2,5 cm ist eine SKAT-Therapie ohne zusätzliche Untersuchungen nicht sinnvoll und sogar gefährlich. Bei psychogener Impotenz sollte die Anfangsdosis 12,5 mg Papaverin nicht übersteigen, da die Gefahr einer prolongierten Erektion (ca. 30%) besteht.

Literatur

1. Porst H (1987) Erektile Impotenz. Enke, Stuttgart
2. Stief CG, Bähren W, Gall M, Scherb W, Gallwitz A, Altwein JE (1986) Schwellkörper-Autoinjektionstherapie (SKAT): Erste Erfahrungen bei erektiler Dysfunktion. Urologe A 25: 63-66
3. Brandley WE (1987) New techniques in evaluation of impotence. Urology A 383-388

R. Sikora
Abteilung Urologie der RWTH Aachen
Pauwelsstraße
D-5100 Aachen

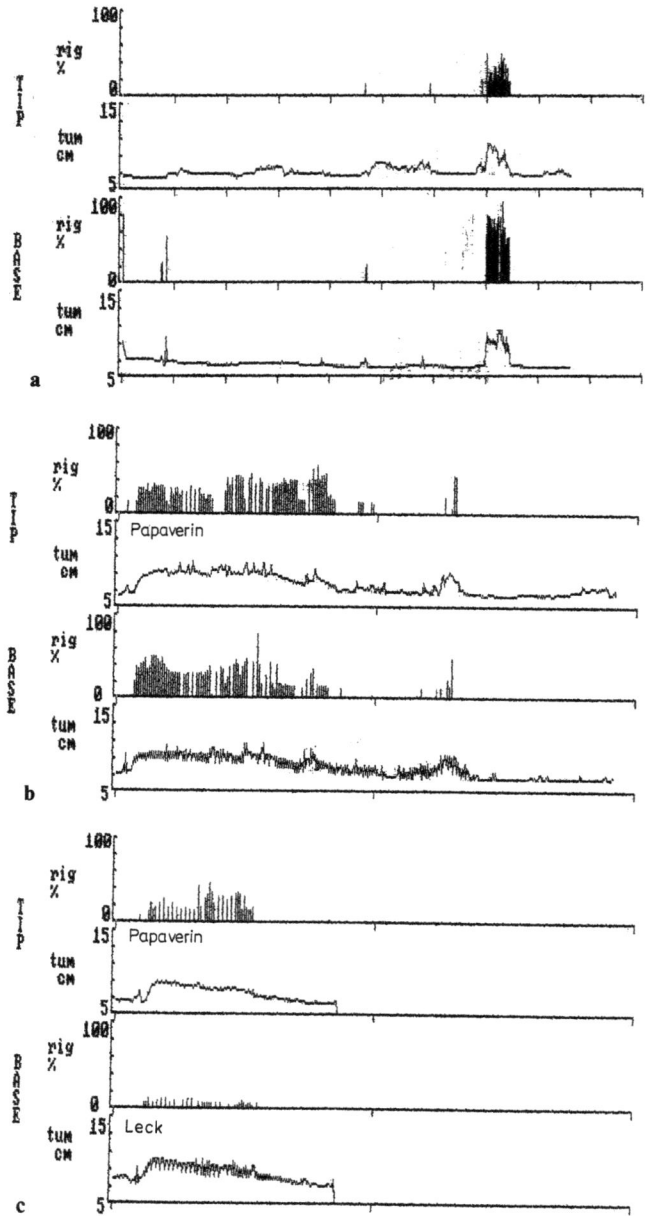

Abb. 1a-c. Beispiel für ein venöses Leck bei einem Patienten bei Z.n. Beckenringfraktur. **a** NPT-Messung; **b** Injektion von 50 mg Papaverin, Erektionsdauer 85 min; **c** Injektion von 80 mg Papaverin, Erektionsdauer 25 min

Vergleichende Studie zur Aussage der dynamischen und der Pharmako-Cavernosographie in der Diagnostik von Erektionsstörungen

C. G. Stief, U. Wetterauer, W. Vahlensieck und H. Sommerkamp

Einleitung

Newman und Mitarbeiter beschrieben 1964 erstmals das Phänomen der passiven Erektion [1]. Sie stellten während der penilen Perfusion fest, daß nach Erreichen einer artifiziellen Erektion die Flußrate, die zum Erzielen der Gliedversteifung nötig war, zum Erhalt dieser deutlich zurückgenommen werden konnte. Virag führte die artifizielle Erektion 1979 in die Diagnostik der erektilen Dysfunktion ein [2]. Er postulierte, daß nur in artifizieller Erektion die physiologischen cavernösen Abflußwege verschlossen sind. Demzufolge ist die Kontrastmitteldarstellung der (pathologischen) cavernösen Drainage nur in artifizieller Erektion sinnvoll („dynamische Cavernosographie").

Lue [3] und Jünemann [4] zeigten, daß die durch vasoaktive Substanzen hervorgerufene Erektion der durch direkte Neurostimulation induzierten entspricht. Um eine Annäherung an die physiologische Erektion zu erreichen, schlug Lue 1986 vor, die Cavernosographie nach der intracavernösen Applikation von Papaverin durchzuführen („Pharmaco-Cavernosographie") [5].

Indikation

Die Cavernosographie als invasive Methode mit möglichen Nebenwirkungen wie Cavernitis, Hämatombildung oder anaphylaktoider Reaktion erfordert eine strenge Indikationsstellung. Ihr muß eine ausführliche nicht-invasive Diagnostik der Erektionsstörung einschl. Anamnese, körperlicher Untersuchung, Doppler nach vasoaktiven Substanzen, SKAT-Testung und psychologischer Abklärung vorausgehen. Da die Doppler-Untersuchung zusammen mit der SKAT-Testung einen hohen Voraussagewert für die Intaktheit der penil-venösen Verschlußmechanismen besitzt, sehen wir die Indikation zur Cavernosographie neben den üblichen Präselektionskriterien gegeben bei:

- intakter peniler Dopplerbefund und mäßiges Ansprechen auf vasoaktive Substanzen
- keine volle Rigidität auf maximale Dosen vasoaktiver Substanzen
- primäre erektile Dysfunktion (in ca. 50% venöses Leck)

Patientengut und Methode

Bei 65 konsekutiven Patienten mit erektiler Dysfunktion und Verdacht eines venösen Lecks wurden zuerst eine dynamische und anschließend eine Pharmako-Cavernosographie durchgeführt.

Unter sterilen Bedingungen wurde das proximale linke c. cavernosum mit einer 19-G-Nadel punktiert und mit einer Perfusionspumpe verbunden. In das rechte c. cavernosum wurde eine 26-G-Nadel zur Druckableitung eingebracht. Die Flußrate zur Erektionsinduktion betrug 300 ml/min. Nach Erreichen der artifiziellen Erektion wurde die geringst mögliche Flußrate zum Erhalt dieser bestimmt („Maintenance Flow") (MF 1). Anschließend erfolgte in artifizieller Erektion die Kontrastmittelperfusion. Nach Erreichen der Flaccidität wurden 30 mg Papaverin + 1 mg Phentolamin intracavernös appliziert und die Relaxation des cavernösen Gewebes 10 min lang abgewartet. Im Anschluß hieran wurde erneut der Maintenance Flow (MF 2) bestimmt und die Kontrastmittelperfusion durchgeführt.

Als Kontrollgruppe wurde bei 14 normal potenten Männern mit kongentialer Penisdeviation eine dynamische – und bei 8 eine Pharmako-Cavernosographie durchgeführt.

Ergebnisse

Bei der Kontrollgruppe fand sich in der dynamischen Cavernosographie ein MF_I von 18 bis 65 (durchschnittlich 41) ml/min, in der Pharmako-Cavernosographie ein MF_{II} von 4 bis 14 (durchschnittlich 7) ml/min. Nach Kontrastmittelperfusion zeigte sich keine oder nur eine sehr geringe kavernöse Drainage.

Der MF 1 betrug bei 41 Patienten 35–275 (durchschnittlich 103,7) ml/min. Bei 24 Patienten ließ sich mit einer Flußrate von 300 ml/min keine artifizielle Erektion erreichen. Der MF 2 betrug 3–220 ml/min bei 63 Patienten, bei 2 Patienten ließ sich keine artifizielle Erektion induzieren.

Bei 8 Patienten, die in der dynamischen Cavernosographie eine pathologische Drainage der cc. cavernosa über das Dorsum penis zeigte, fand sich in der Pharmakocavernosographie ein Normalbefund (Abb. 1, 2). Der inverse Befund mit pathologischer Pharmako- und normaler dynamischer Cavernosographie wurde bei 3 Patienten erhoben. Bei 11 Patienten wurde in der dynamischen Cavernosographie eine pathologische Drainage über die tiefe und die

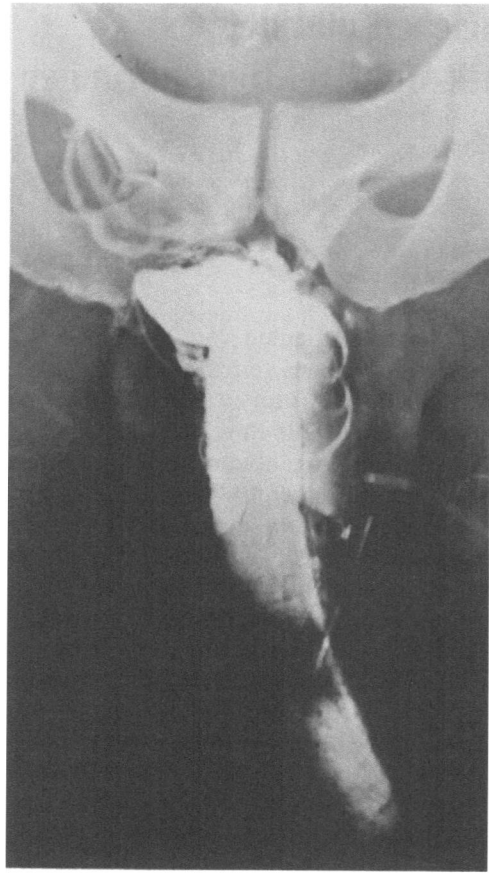

Abb. 1. Dynamische Cavernosographie mit pathologischem cavernösen Abstrom, ap

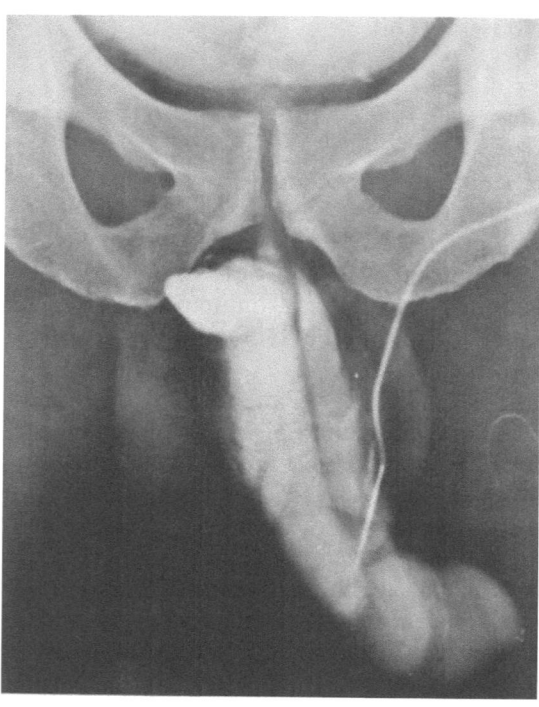

Abb. 2. Normale Pharmakocavernographie, ap (identischer Patient wie Abb. 1)

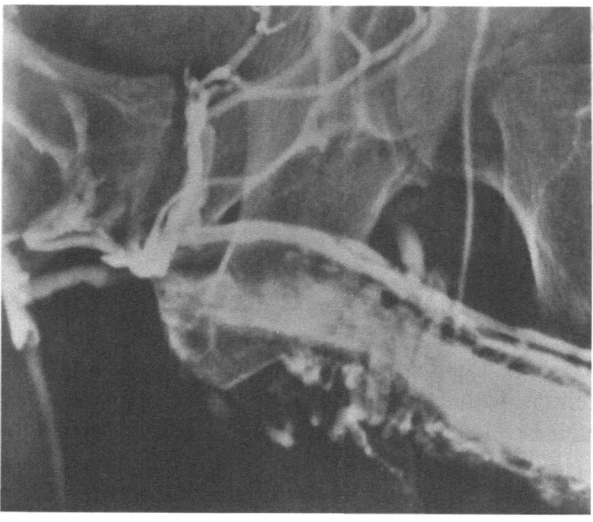

Abb. 3. Drainage über das dorsum Penis und eine ektope Vene (dyn. Cav.)

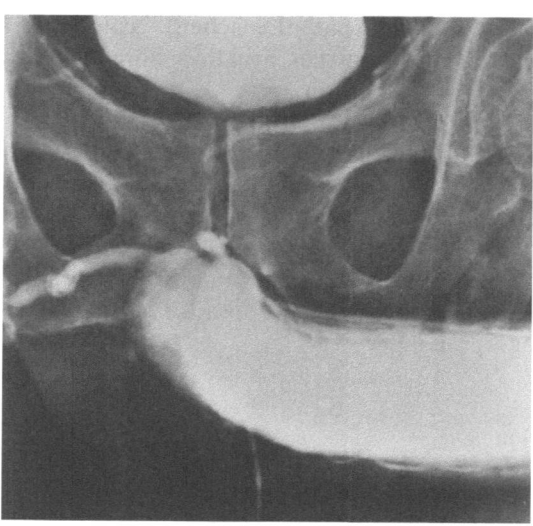

Abb. 4. Drainage über eine ektope Vene (Pharmacocav.)

oberflächlichen Penisvenen diagnostiziert. In der Pharmakocavernosographie zeigte sich bei diesen Patienten die pathologische Drainage lediglich über oberflächliche Penisvenen in die v. saphena magna (Abb. 3, 4). Bei 3 von 10 Patienten, die in der dynamischen Cavernosographie eine pathologische Drainage über die vv. cavernosae zeigten, konnte dieser Befund in der Pharmakocavernosographie nicht erhoben werden.

Bei 40 Patienten wurden in der dynamischen und der Pharmakocavernosographie identische Befunde erhoben. Bei 32 dieser Patienten fand sich ein venöses Leck, 8 zeigten eine normale cavernöse Drainage.

Außer 12 kleinen (<5 mm) Ecchymosen an der Einstichstelle der 19-G-Nadel wurden 2 ausgeprägte subcutane Ödeme beobachtet. Ein Ödem wurde durch die Dislokation der Perfusionsnadel während der Kochsalzlösung-Perfusion, das zweite durch

Dislokation während der Kontrastmittel-Perfusion verursacht. Beide resorbierten sich unter konservativer Behandlung folgenlos.

Diskussion

Tierexperimentelle und histologische Untersuchungen der letzten Jahre belegten zumindest zwei grundsätzlich verschiedene Pathomechanismen des abnorm gesteigerten cavernös-venösen Abstroms. Zum einen eine allgemeine Insuffizienz der glatten Muskelzellen des cavernösen Gewebes, wie z.B. eine diabetisch bedingte cavernöse Fibrose, zum anderen eine lokalisierte Störung im Sinne einer nicht innerhalb der tunica albuginea abgescherten und somit gedrosselten Vene. Geht man von diesem hämodynamischen Modell der Erektion aus, so scheint die dynamische Cavernosographie die wichtige Komponente der Relaxation des cavernösen Gewebes nicht oder nur unvollständig zu erfassen. Dies könnte die intraindividuell unterschiedlichen Ergebnisse bei 25/65 Patienten (38,5%) erklären.

Da die cavernosographischen Ergebnisse von entscheidender Bedeutung für die „venous leak"-Chirurgie sind und die Ergebnisse der dynamischen – nicht mit denen der Pharmacocavernosographie übereinstimmen, sollte auf Grund theoretischer Überlegungen die Pharmakocavernosographie die Methode der Wahl in der Diagnostik cavernöser Abflußstörungen sein.

Literatur

1. Newman HF, Northup JD, Devlin J (1964) Mechanism of human penile erection. Invest Urol 1: 350
2. Virag R, Legman M, Zwang G, Dermange H (1979) L'utilisation de l'erection passive dans l'exploration de l'impuissance d'origine vasculaire. Contraception Fertilite Sterilite 7: 707
3. Lue TF, Takamura T, Umraya M, Schmidt RA, Tanagho EA (1984) Hemodynamics of canine corpora cavernosa during erection. Urology 24: 347
4. Jünemann KP, Lue TF, Hellstrom WJG, Fournier GR, Tanagho EA (1985) Hemodynamics of erection in monkeys and dogs. J Urol 133: 218A
5. Lue TF, Hricak H, Schmidt RA, Tanagho EA (1986) Functional evaluation of penile veins by cavernosography in papaverine induced erection. J Urol 135: 479

Dr. C.G. Stief
Urologische Abteilung der Universitätskliniken Freiburg
Hugstetterstr. 55
D-7800 Freiburg

Befundinterpretation bildgebender Verfahren bei der Diagnostik von Erektionsstörungen

H. Porst

Tierexperimentell und klinisch konnte nachgewiesen werden, daß sowohl eine erhebliche Steigerung der arteriellen Blutzufuhr (durchschnittlich 6–8fach) als auch eine starke Drosselung des venösen Abflusses Voraussetzung für die Manifestation einer rigiden und damit kohabitationsfähigen Erektion sind [1]. Vaskuläre Störungen (arteriell u./o. venös) stehen deshalb im Mittelpunkt der Diagnostik von Erektionsstörungen [2, 3]. Bei pathologisch (negativ) verlaufender Schwellkörper-Pharmakontestung führen die bildgebenden Verfahren wie Dopplersonographie, Penisangiographie und dynamische bzw. Pharmakoncavernosographie zur weiteren Klärung der Situation [2, 3, 4].

Material und Methodik

Dynamische Cavernosographie und Pharmakoncavernosographie: Bei 308 Patienten, darunter 26 normalpotente Kontrollpatienten, wurde eine dynamische Cavernosographie und bei 61/282 Patienten mit ED eine zusätzliche Pharmakoncavernosographie durchgeführt. Die technischen Details dieser Methoden wurden bereits an anderer Stelle ausführlich behandelt. [2, 3].

Penis-Dopplersonographie und Penisangiographie: Bei 68 Patienten, entsprechend 136 Seiteneinheiten wurde sowohl eine Penis-Dopplersonographie als auch eine Penisangiographie vor und 10 min nach intracavernöser Papaverininjektion durchgeführt und die Ergebnisse beider Methoden miteinander verglichen. Die technischen Details wurden ebenfalls andernorts bereits ausführlich dargestellt [3, 4].

Ergebnisse

Dynamische und Pharmakoncavernosographie (Tabelle 1): Den relevantesten Parameter zur Beurteilung der venösen Abflußsituation stellt der Erhaltungsflow dar, dessen oberer Grenzwert bei der dynamischen Cavernosographie mit 80 ml/min und bei der Pharmakoncavernosographie mit 25 ml/min veranschlagt wurde.

Tabelle 1. Ergebnisse der Dynamischen Cavernosographie und Cavernosometrie bei 308 Patienten (Urologische Universitätsklinik Bonn 1987)

	Zahl	Alter	Induktionsflow (ml/min)	Erhalt.flow (ml/min)	Erektionsdruck (mmHg)
I Kontrollgruppe	26	31,4	95,6	36,3	112 (n=8)
II ED ohne venöse Insuffizienz	129	43,8	103,4	35,4	123,2 (n=83)
III ED mit venöser Insuffizienz	153	47,1	154,2	129,5	76,5 (n=107)

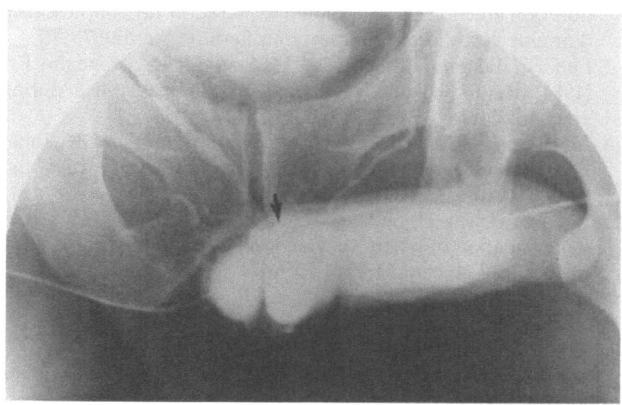

Abb. 1. Klassische „Dorsalveneninsuffizienz" *(Pfeil)*

Tabelle 2. Korrelation Dopplersonographie – Penisangiographie (Urologische Universitätsklinik Bonn 1987)

	Volle Korrelation	Partielle Korrelation	Keine Korrelation
A. dorsalis penis	115/136 (84,5%)	16/136 (11,8%)	5/136 (3,7%)
A. profunda penis	107/136 (78,7%)	19/136 (14,0%)	10/136 (7,3%)

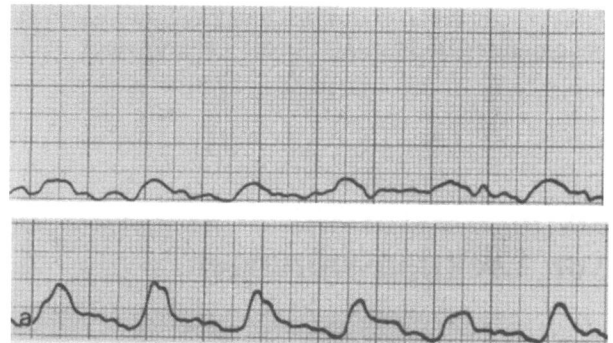

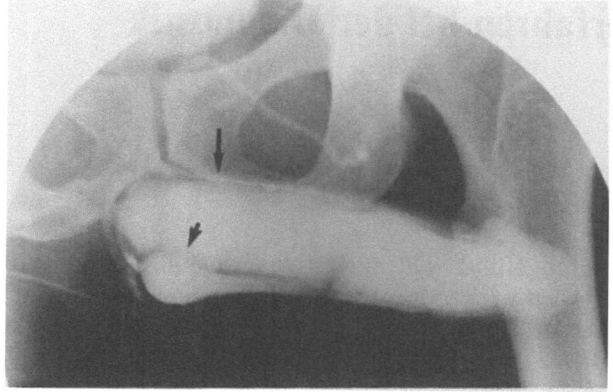

Abb. 2. „Komplexe venöse Insuffizienz". *Langer Pfeil* Dorsalvene; *kurzer Pfeil* spongioso-cavernöses Leak

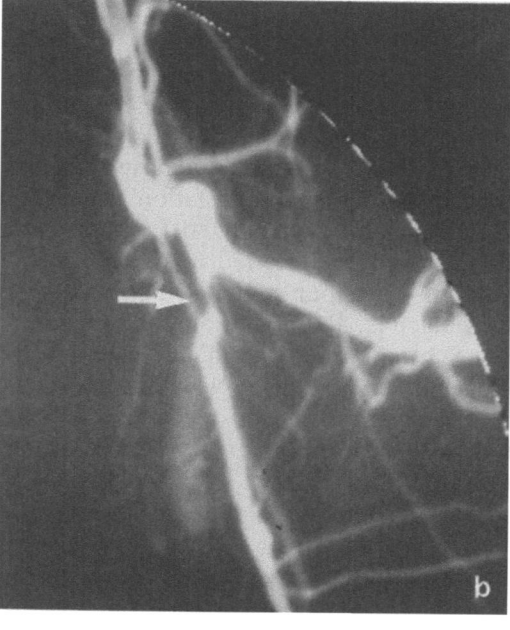

129/282 (45,7%) Patienten mit ED zeigten hierbei normale venöse Abflußverhältnisse und 153/282 (54,3%) eine sogenannte venöse Insuffizienz (Abb. 1, 2). 44/61 (72,2%) Patienten, bei welchen sowohl eine dynamische als auch eine Pharmakoncavernosographie durchgeführt wurde, zeigten bei beiden Untersuchungsmethoden ein venöses Leak, 17/61 (27,8%) Patienten hingegen nur in der dynamischen und nicht in der Pharmakoncavernosographie.

Penis-Dopplersonographie und Penisangiographie (Tabelle 2): Volle Korrelation beider Methoden bedeutete identische Befunde bezüglich der Beurteilung des Gefäßstatus, partielle Korrelation bedeute-

Abb. 3. a Penis-Doppler li. A. dorsalis penis vor *(obere Zeile)* und nach *(untere Zeile)* Papaverininjektion mit deutlich pathologisch veränderten Flowkurven als Zeichen einer hämodynamisch relevanten Gefäßobstruktion in der vorgeschalteten Gefäßregion, b Korrespondierende Penisangiographie: Hochgradige Stenose der A. pudenda interna im Segment I *(Pfeil)*

te, daß dopplersonographisch noch pathologische Flowkurven nachweisbar, angiographisch die betreffenden Gefäße aber nicht mehr darstellbar waren.

Bezüglich der A. dorsalis penis war eine volle Korrelation in 115/136 (84,5%) und eine partielle Korrelation in 16/136 (11,8%) Seiteneinheiten zu verzeichnen.

Bezüglich der A. profunda penis betrugen die Korrelationszahlen 107/136 (78,7%) bzw. 19/136 (14,0%).

Schlußfolgerungen

1. In Kombination mit vasoaktiven Substanzen wie Papaverin (Opdensit) oder Prostaglandin E_1 (Prostavasin) ermöglicht die Dopplersonographie in über 95% der Patienten mit ED eine zuverlässige Beurteilung des arteriellen penilen Gefäßsystems und macht somit die invasive Penisangiographie weitestgehend entbehrlich.
2. In der überwiegenden Mehrzahl der Fälle (72%) kommen dynamische und Pharmakoncavernosographie zu der gleichen Aussage in Bezug auf die Diagnose „venöse Insuffizienz", bei einer Minorität der Patienten (28%) ist hingegen nach intracavernöser Papaverininjektion keine venöse Insuffizienz mehr nachweisbar.
3. In Ermangelung allgemein anerkannter Normalwerte bei der Pharmakoncavernosographie ist eine endgültige Beurteilung der Methode gegenüber der dynamischen Cavernosographie im Nachweis oder Ausschluß eines venösen Leaks derzeit noch nicht möglich.
4. Von venenchirurgischen Maßnahmen profitieren nur die Patienten, bei welchen während der Cavernosographie lediglich ein pathologischer Kontrastmittelabfluß über die Dorsalvene u./o. ektope Venen nachweisbar ist (Abb. 1), hingegen nicht die Patienten, welche eine sog. komplexe venöse Insuffizienz mit Anfärbung von Glans und Corpus spongiosum aufweisen (Abb. 2).

Literatur

1. Jünemann K-P, Lue TF, Melchior H (1987) Urologe A 26: 283
2. Porst H, van Ahlen H (1987) Urologe A 26: 152
3. Porst H (1987) Erektile Impotenz. Enke, Stuttgart
4. Porst H (1987) Urologe A 27 (im Druck)

Prof. Dr. H. Porst
Urologische Universitätsklinik
Sigmund-Freud-Str. 25
D-5300 Bonn 1

Zuverlässigkeit und Anwendungsmöglichkeiten der SKAT Testung von Patienten mit erektiler Dysfunktion (ED)

K. H. Schneider, C. G. Stief, W. Bähren und J. E. Altwein

Virag et al. [5] konnten mit der konstanten Dosis von 80 mg Papaverin intracavernös die Unterscheidung organische versus non organische ED treffen. Ziel ist es, die Differentialdiagnostik der erektilen Dysfunktion schnell, praxisorientiert und therapierelevant zu betreiben. Bei 100 konsekutiven Patienten, die wegen einer ED von mehr als einem Jahr Dauer untersucht worden waren, wurde multidisziplinär nach einem Programm [1] verfahren. Aus der multidisziplinären Abklärung konnte folgende Differentialdiagnose der ED getroffen werden: Psychogen (9%), neurogen (9%), hormonell und psychogen (5,9%), arteriell (39,5%), arteriell und neurogen bzw. psychogen (22,4%), venös (3%), venös und arteriell bzw. neurogen 11,2%. Bei allen Patienten wurde eine SKAT-Testung mit 0,5 mg Regitin und 15 mg Paveron pro ml, das in das rechte oder linke Corpus cavernosum injiziert wurde, durchgeführt. Die Erektionsstärke wurde klinisch beurteilt. Da die vaskulären Ursachen als dominierend bei der *organischen* ED erkannt worden waren [3, 4], wurden die drei therapierelevanten Gruppen non-vaskulär (I), pathologischer Inflow (II) und pathologischer Outflow unterschieden. Die SKAT-Dosen zum Erreichen einer mittleren (E 4) und vollen Rigidität (E 5) wurden zu den Hauptursachengruppen I, II und III korreliert. Dabei ergaben sich für die SKAT-Testung folgende Effizienz: Die *Sensitivität* der Aussage „non-vaskulär" betrug 38%, „pathologischer Inflow" 86% und „pathologischer Outflow" 90%. Die entsprechende *Spezifität* betrug 76%, 91% und 96%. Als *Nebenwirkung* der SKAT zeigten 8 der 100 Patienten eine prolongierte Erektion, die jedoch mit einem Alpha-Mimetikum gut therapierbar war. Weitere Nebenwirkungen waren zu vernachlässigen. Als weitere *diagnostische* Möglichkeiten der SKAT bieten sich die SKAT-gestützte *Penisdopplersonographie* und die *Peniscavernosographie* an. Erstere korreliert positiv mit der Penisangiographie [2]. Für die letztere gilt nach Wespes et al. [6], daß der venöse Abfluß erst durch sie schlüssig darzustellen ist. Zusammenfassend ergibt sich somit für die rationale

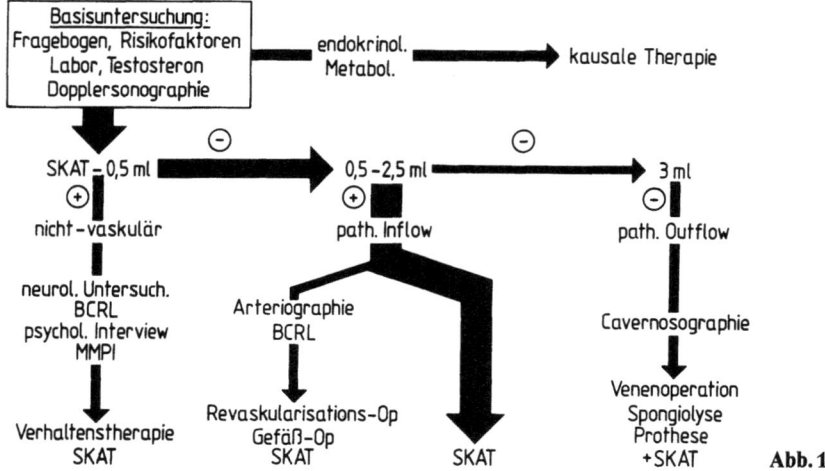

Abb. 1

Diagnostik der ED das in der Abb. 1 aufgezeigte Vorgehen.

Literatur

1. Bähren W (1986) Erektile Dysfunktion: Selektive arteriographische Diagnostik und Therapie unter Anwendung vasoaktiver Substanzen. Habilitationsschrift, Ulm
2. Buvat J, Buvat-Herbaut M et al. (1986) Is intracavernous injection of papaverine a reliable Screening test for vascular impotence. J Urol 135: 476
3. Lue TF et al (1985) Diagnostische Abklärung der erektilen Potenz. Aktuel Urol 16: 244
4. Virag R (1984) The multidisciplinery evaluation of the impotent. Symposium: Controversy in the diagnosis and treatment of erectil impotence. Leiden
5. Virag R (1984) The treatment of angiogenic impotence. Int Angiol 3: 275-279
6. Wespes E, Delcaur J, Stuyven et al (in press) Pharmacocavernometrie-Cavernometrie ind impotence. Br J Urol

Dr. med. K. H. Schneider
Urologische Abteilung
Krankenhaus der Barmherzigen Brüder München
Romanstr. 93
D-8000 München 19

Diagnostik und Therapie der erektilen Impotenz

A. Stammel, G. Zöller, D. Kröpfl und R.-H. Ringert

Einleitung

Wegen der Komplexität des Erektionsvorganges und der oft multifaktoriellen Genese der erektilen Impotenz ist ein umfangreiches multidisziplinäres Abklärungsprogramm trotz Rationalisierungsversuchen weiterhin notwendig.

Krankengut und Methode

Von September 1986 bis September 1987 wurden an der Urologischen Universitätsklinik Essen 108 Patienten mit erektiler Impotenz untersucht. Das Durchschnittsalter liegt bei 49,6 Jahren; der älteste Patient war 71 Jahre, der jüngste 21 Jahre.

An Begleiterkrankungen wurde der Diabetes mellitus, die Hypertriglyceridämie/Hypercholesterinämie, Durchblutungsstörungen sowie die arterielle Hypertonie am häufigsten gesehen. 70% des Patientengutes wiesen in der Anamnese einen langjährigen Nikotinabusus auf.

Durch die Doppler-Untersuchung aller 4 Penisarterien vor und nach Papaverin sowie die Schwellkörper-Pharmakontestung lassen sich vaskuläre Ursachen, durch die Erhebung eines Neurostatus mit nachfolgender BCR und SSEP-Messung neurogene Ursachen ausschließen.

Bei unauffälligem organischen Befund wird der Pat. in der Psychiatrischen Klinik vorgestellt.

Muß man bei der Schwellkörper-Pharmakontestung den Verdacht auf eine venöse Insuffizienz äußern, wird ebenfalls ambulant die dynamische Kavernosographie und Kavernosometrie durchgeführt. Bei dopplersonographisch nachgewiesener Minderperfusion der Penisarterie erfolgt nur dann eine selektive Iliaca interna-DSA, wenn durch die Schwellkörper-Pharmakontestung unterhalb einer Dosis von 45 mg Papaverin und 1,5 mg Phentolamin eine zum GV-befriedigende Rigidität des Penis erzielt wird. Ziel der Behandlung ist in solchen Fällen die Epigastrica inferior-Shunt-Operation.

Ergebnisse

Bei 68% wurde eine organische Ursache der Impotenz gesichert. 32% waren psychogener Ursache. Eine Differenzierung der organischen Genese ergab in 54% eine rein vaskuläre Störung. Die rein venöse Insuffizienz der Schwellkörper bei pathologischem Maintenance-Index und deutlich erhöhten Flußraten über 200 ml/min wurde nur bei 9 Pat. gesehen. Eine arteriell/venöse Ursache der erektilen Impotenz wurde bei 18 Pat. gesehen. Hier ließ sich bei der Schwellkörper-Pharmakontestung nur in Maximaldosierung des Papaverin/Phentolamin-Gemisches eine deutliche Tumeszenzzunahme, jedoch keine zum GV ausreichende Rigidität des Penis bei 11 Pat. erzielen. 7 Pat. zeigten keinerlei Rigiditätszunahme.

Therapeutische Maßnahmen wurden bei 70 Pat. durchgeführt.

Tabelle 1

Therapie	n = 70
Schwellkörperinjektion	38
Venenligatur	6
A. epigastrica inf.-Shunt	12 (geplant)
Psychosomatische Therapie	14

An Komplikationen wurde 11mal eine prolongierte Erektion von über 4 Std. gesehen. In 2 Fällen war diese Erektion Metaramidolrefraktär. Eine Entlastung erfolgte mittels beidseitiger Schwellkörper-Punktion durch Butterfly-Kanülen.

Diskussion

Das Patientenkollektiv, das wegen erektiler Dysfunktion abgeklärt wird, ist nach Alter, Manifestationsdauer, Ätiologie, Grunderkrankung, Leidensdruck und Motivation sehr heterogen. Es ist daher notwendig, durch eine effiziente Diagnostik in Form eines Stufenplanes zwischen den verschiedenen Ursachen der Erektionsstörung zu differenzieren. Die therapeutisch leicht anzugehende rein venöse Insuffizienz läßt sich nach unseren Ergebnissen nur in einem geringen Anteil des Krankengutes diagnostizieren. Bei der Kombination von arterieller und venöser Störung ist die venöse Komponente zumeist stark ausgeprägt, so daß eine Therapie in Form einer Venenligatur in diesen Fällen keinen Erfolg verspricht. Revaskularisierende Operationen sollten der SKAT-Therapie vorgezogen werden.

Dr. A. Stammel
Urologische Universitätsklinik
Hufelandstr. 55
D-4300 Essen 1

Erektile Dysfunktion: Ergebnisse der Diagnostik und Therapie

W. Sturm, T. Block, G. Ernst und E. Schmiedt

Einleitung und Problemstellung

Die Behandlung erektiler Dysfunktionen lag in den letzten Jahrzehnten nahezu ausschließlich in Händen der Psychiater. Da objektive Untersuchungskriterien fehlten, wurde der überwiegende Anteil der Potenzstörungen ohne wissenschaftliche Prüfung als psychogen klassifiziert. Erst seit Abklärung der physiologischen und neurophysiologischen Grundlagen der Erektion (Literaturübersicht in H. Porst, Erektile Impotenz, Enke-Verlag 1987) hat sich unser Kenntnisstand über das Ursachenspektrum erektiler Dysfunktionen grundlegend verändert.

In einer Spezialsprechstunde wurde vom 1.7. 1986 bis 15.4. 1987 160 Männer mit Potenzstörungen interdisziplinär durchuntersucht, wobei durch ein subtiles abgestuftes diagnostisches Konzept die Ursachen der erektilen Dysfunktion abgeklärt wurde, so daß konsekutiv eine entsprechende Therapie eingeleitet werden konnte.

Diagnostisches Vorgehen

Tabelle 1 zeigt die obligate Diagnostik, während in Tabelle 2 die fakultative Diagnostik erektiler Dysfunktionen zusammengefaßt ist.

Wenn maximal 50 mg intracavernös injiziertes Papaverin ausreichten, um eine zufriedenstellende Erektion zu induzieren, so erfolgte grundsätzlich eine neurologische und psychiatrische Untersuchung.

Tabelle 1. Obligate Diagnostik bei erektiler Impotenz

Allgemeinanamnese
Sexualanamnese
Körperliche Untersuchung
Laborchemische Untersuchungen (Testosteron, Prolaktin, Kreatinin, GPT, GGT, Triglyceride, Cholesterin, Glucose, Gerinnung, Leukozyten)
Dopplersonographie der Penisarterien vor und nach intracavernöser Papaverin Stimulation (25 mg)

Tabelle 2. Fakultative Diagnostik bei erektiler Dysfunktion

Weitere laborchemische Untersuchungen (FSH, LH, Östradiol, T_3, T_4, TSH, Blutzuckertagesprofil etc.)
Dynamische Cavernosometrie mit artifizieller Erektion
Neurologische Untersuchung (BCR-Latenzzeitmessung, SSEP)
Psychiatrische Untersuchung
Selektive Angiographie der AA. pudendae internae

Tabelle 3. Ergebnisse der diagnostischen Abklärung der erektilen Dysfunktion (n = 160) 48,0 ± 12,7 A

Vaskuläre Ursachen	n = 92 (57,5%) 53,7 ± 10,8 A
arteriell	n = 82 (51,1%)
venös	n = 10 (6,3%)
Neurogene Erkrankungen:	n = 6 (3,8%) 54,6 ± 9,4 A
Hormonelle Störungen:	n = 3 (1,9%) 36,3 ± 10,7 A
Primär psychogene Impotenz:	n = 57 (35,6%) 39,4 ± 11,1 A
Keine Zuordnung möglich	n = 2 (1,3%) 54,0 ± 21,2 A

Tabelle 4. Therapie der erektilen Dysfunktion (n = 160)

Vaskulär	venös (n = 10):	Venenligatur n = 2
		Penisprothese n = 7
		Bisher keine Therapie n = 1
	arteriell (n = 82)	SKAT n = 63 (76,8%)
		Keine Akzeptanz von SKAT n = 10 (12,2%)
		Kontraindikation gegen SKAT n = 6 (7,3%)
		Keine Einstellung mit SKAT möglich n = 3 (3,7%)
Neurogen (n = 6):		SKAT n = 6 (100%)
Hormonell (n = 3):		Bromocriptinapplikation n = 2
		Testosteronsubstitution n = 1
Psychogen (n = 57):		sexualpsychiatrische Therapie n = 57 (100%)

Tabelle 5. SKAT-Komplikationen

Pipe	n = 6 (3,8%)
Hämatome	n = 8 (5,0%)
Infektion	n = 0
Fibrose	n = 1 (1,1%)

Ergebnisse der diagnostischen Abklärung

In Tabelle 3 sind die Ergebnisse der diagnostischen Abklärung der erektilen Dysfunktion aufgezeigt. Eine primäre psychogene Impotenz lag in 35,6% der Männer vor, bei 63% der Kranken fanden sich organische Erkrankungen als Ursache der Potenzstörung. Nur bei 2 Männern (1,3%) konnte die Ursache der Impotenz mit dem vorgestellten diagnostischen Vorgehen nicht abgeklärt werden.

Therapie

Tabelle 4 zeigt das eingeschlagene therapeutische Vorgehen. Bei 88 Männern wurde eine Schwellkörperinjektionstherapie eingeleitet, wobei der überwiegende Anteil (70%) mit Papaverin als Monosubstanz behandelt wird. Die Hälfte dieser Männer führt die Therapie als Autoinjektionstherapie durch, bei 45 Kranken erfolgt die Injektion von Papaverin bzw. Papaverin und Phentolamin im Sinne einer Intervalltherapie in der Klinik.

Kontraindikationen gegen die Schwellkörperinjektion von Papaverin lagen nur bei 6 Männern vor, 10 Kranke konnten diese Therapieform nicht akzeptieren.

Die aufgetretenen Komplikationen der Schwellkörperinjektionstherapie zeigt Tabelle 5. Die angegebene Fibrose der Corpora cavernosa trat bei einem Kranken auf, der die Injektionstherapie einmal wöchentlich über einen Zeitraum von 15 Monaten durchgeführt hatte.

Diskussion und Schlußfolgerung

Auch unsere Untersuchungen zeigen, daß erektile Dysfunktionen zum überwiegenden Teil organisch bedingt sind und psychogene Störungen häufig erst sekundär das Krankheitsbild der Impotenz bestimmen.

Die Schwellkörperinjektionstherapie mit Papaverin bzw. einem Gemisch aus Papaverin und Phentolamin findet eine hohe Akzeptanz, wobei die Hälfte der behandelten Männer allerdings die Injektion durch den Arzt vorziehen.

Während die pharmakologische Testung Papaverin einen festen Stellenwert in der Abklärung erektiler Dysfunktionen einnimmt, bleibt abzuwarten, ob Schwellkörperfibrosen nach längeren Therapieintervallen diese Behandlung zeitlich limitieren.

Prof. Dr. W. Sturm
Urologische Klinik und Poliklinik
der Ludwig-Maximilians-Universität
Klinikum Großhadern
Marchionistr. 15
D-8000 München 70

Intrakavernöse Selbstinjektion mit Phentolamin und Papaverin zur Behandlung der erektilen Impotenz

T. C. Gasser

Beitrag nicht eingereicht

Intrakavernöse Injektion vasoaktiver Substanzen mittels Injektionsautomat

H. Derouet, E. Becht, J. Steffens, D. Caspari, S. Alloussi und M. Ziegler

Problemstellung

Im Rahmen der Diagnostik und Therapie erektiler Funktionsstörungen erfolgt die Injektion vasoaktiver Substanzen in den Penisschwellkörper (1-3). Vorbehalte gegenüber diesem Verfahren bei einem Teil der Patienten machen die Suche nach alternativen Applikationsmöglichkeiten aktuell. Ein bereits in der Diabetesbehandlung erfolgreich eingesetzter Injektionsautomat wurde zur Testapplikation bei 30 Patienten verwendet.

Material und Methodik

Die Schwellkörperinjektionen wurden mit dem Injektionsautomaten „DBGM Diamatic" (Fa. W. Haselmeier, GmbH & Co, Stuttgart) durchgeführt (Abb. 1). Nach Aufziehen des für die Schwellkörperinjektionstherapie empfohlenen Papaverin- oder Papaverin-Phentolamin-Gemisches in eine Einmal-Insulinspritze mit eingeschweißter Kanüle wird diese in den Injektor gelegt, nachdem zuvor die Federmechanik gespannt wurde. Der Injektor wird an der gewünschten Injektionsstelle aufgesetzt und durch Druck auf den Auslöseknopf wird die Nadel durch die zuvor gespannte Penishaut eingeschossen. Die Injektion erfolgt jetzt ohne erneute Auslösung mit gleichbleibender Geschwindigkeit. Vor der Injektion wird die gewünschte, zwischen 3 und 12 mm variierbare Einstichtiefe eingestellt.

Ergebnisse

Bei 29 Patienten war eine komplikationslose Anwendung bei einer Stichtiefenwahl von 8 mm möglich. Bei 2 Patienten mit Induratio penis plastica (IPP) konnte die Nadel die Tunica nicht durchdringen. In einem Fall war es bei maximaler Stichtiefenwahl zu einer Harnröhrenverletzung mit kurzzeitiger Hämaturie gekommen (Abb. 2).

Diskussion

Durch die limitierte applizierbare Höchstmenge von 1 ml Lösung bei einem Injektionsvorgang stellt das vorgestellte Verfahren eine Alternative für solche Patienten dar, deren Erhaltungsdosis keine Injektion größerer Mengen des Papaverin oder Papaverin-Phentolamin-Gemisches erforderlich macht. Die Injektion mittels Automat erlaubt zusätzlich eine Standardisierung, insbesondere für die Einstichtiefe bei Ersttestung und die diagnostische Applikation

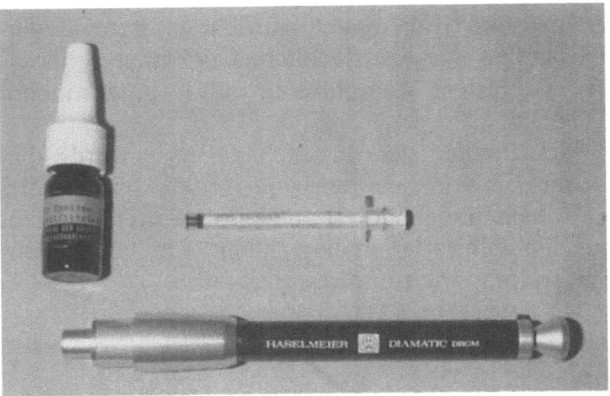

Abb. 1

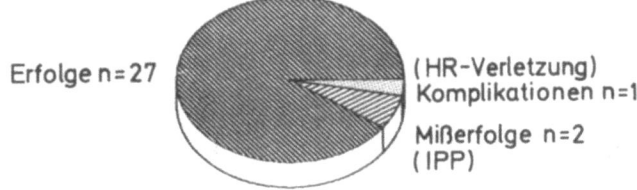

Abb. 2. Ergebnisse. Intracavernöse Injektion mittels Injektionsautomat (n=30)

vasoaktiver Substanzen. Das Verfahren stellt eine Alternative für die Patienten dar, die für die Schwellkörperinjektionsbehandlung geeignet sind, die sich aber nicht in der Lage fühlen, diese selbst mit der konventionellen Spritze durchzuführen.

Literatur

1. Buvat J, Buvat-Herbaut M, Dehaeme JL, Lemaire A (1986) Is intracavernous injection of papaverine a reliable screening test for vascular impotence? J Urol 135: 476–478
2. Stief CG, Bähren W, Gall H, Scherb W, Gallwitz A, Altwein JE (1986) Schwellkörper-Autoinjektionstherapie (SKAT): Erste Erfahrungen bei erektiler Dysfunktion. Urologe A 25: 63–66
3. Zorgniotti AW, Lefleur RS (1985) Autoinjektion of the corpus cavernosum with a vasoactive drug combination for vasculogenic impotence. J Urol 133 (1985): 39–41

Dr. med. H. Derouet
Urologische Universitäts-Klinik und Poliklinik
D-6650 Homburg/Saar

Ergebnisse der dorsalen Penisvenenligatur bei venöser/kavernöser Insuffizienz

U. Wetterauer, C. G. Stief und H. Sommerkamp

Bei Patienten, die selbst auf hohe Dosen vasoaktiver Substanzen (3 ml einer Mischung aus 15 mg Papaverin/ml und 0,5 mg Phentolamin/ml intrakavernös) nicht ansprechen, kann ein venöses bzw. kavernöses Leck vermutet werden. Die Ligatur bzw. Resektion der tiefen dorsalen und oberflächlichen Penisvenen drosselt diesen Abfluß und ist derzeit (von der Prothese abgesehen) die einzige Therapiemöglichkeit. Wegen einer zu erwartenden Kollateralenbildung bestehen jedoch aus anatomischer Sicht Bedenken hinsichtlich einer Langzeitwirkung dieses Eingriffs.

Material und Methode

Bei 50 Patienten mit einer nachgewiesenen venösen/kavernösen Insuffizienz wurde eine dorsale Penisvenenligatur durchgeführt. Kriterien waren ein negativer SKAT-Test (keine Rigidität bei 3 ml des

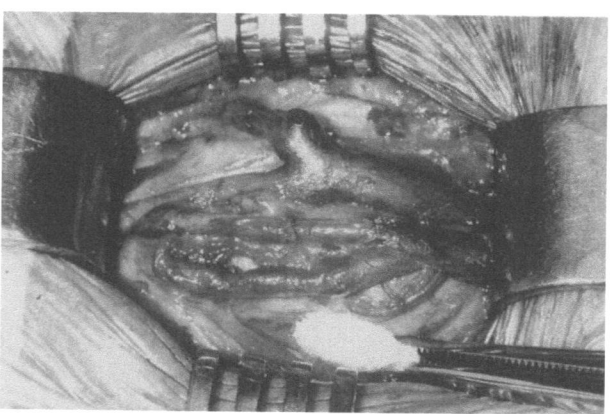

Abb. 1. Oberflächliche, deutlich dilatierte dorsale Penisvenen

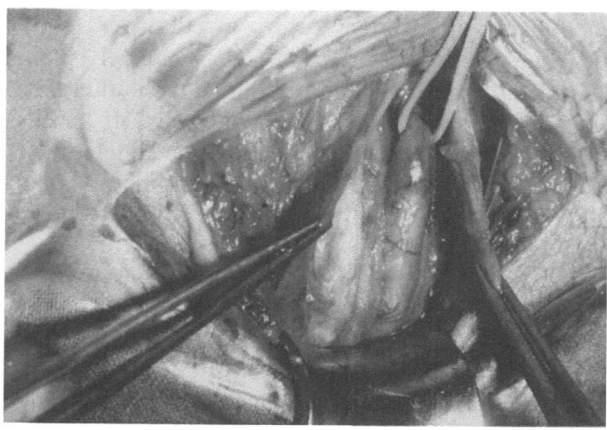

Abb. 2. Angezügelte tiefe dorsale Penisvene (Buck'sche Faszie gespalten)

Papaverin-Phentolamin-Gemisches) und ein Maintenance-Flow von über 80 ml/min bei der dynamischen Infusions-Cavernosographie. Der Maintenance-Flow betrug präoperativ 80 bis über 300 ml/min.

Von einem 2,5 cm breiten infrapubischen, quer verlaufenden Hautschnitt wurden im Bereich der Peniswurzel alle oberflächlichen dorsalen Penisvenen dargestellt, durchtrennt und unterbunden (Abb. 1).

Nach Spalten der Buck'schen Faszie wurde die unpaare tiefe dorsale Penisvene (in 20% paarig), die der Tunica albuginea fest aufsitzt und zwischen den dorsalen Penisarterien liegt, über eine Länge von 2 cm freipräpariert und reseziert (Abb. 2).

Ergebnisse (Tabelle 1)

Von 50 operierten Patienten konnten 48 nachuntersucht werden. Bei acht lag die Operation kürzer als drei Monate zurück, so daß diese zur Auswertung nicht herangezogen wurden. Die Infusions-Cavernosographie deckte 45mal einen massiven Kontrastmittelabfluß über dorsale Penisvenen, 29mal über ektope Venen und 6mal über einen glandulären Shunt auf. Bei den 40 auszuwertenden Patienten lag der Beobachtungszeitraum zwischen 13 und drei Monaten, die mittlere Beobachtungszeit betrug sieben Monate.

Die postoperativ benötigte SKAT-Dosis (bei 16 Patienten) zur Erzielung einer vollständigen Erektion von mindestens 20 min Dauer betrug 0,2 bis 1,5 ml.

Patienten mit gleichzeitiger arterieller Einflußstörung waren in der Gruppe, die postoperativ zusätzlich SKAT benötigten, deutlich häufiger vertreten.

Mit zunehmender Beobachtungszeit ist eine langsam zunehmende Verschlechterung der spontanen Erektionsfähigkeit festzustellen.

Tabelle 1. Ergebnisse der dorsalen Penisvenenligatur

Normale Erektionsfähigkeit mit ausreichender Rigidität (Geschlechtsverkehr ohne weitere Hilfsmittel möglich)	bei 16 Patienten (40%)
Postoperativ weiterhin keine ausreichenden Erektionen	bei 18 Patienten (45%)
Postoperativ GV möglich, jedoch nicht zufriedenstellend	bei 4 Patienten (10%)
16 dieser Patienten erreichten postop. mit SKAT zufriedenstellende Erektionen 2 stehen noch zur erneuten SKAT-Testung an 2 Non-Responder auf Penisvenenligatur und postop. SKAT wurden einer Rezidiv-Venen-Ligatur unterzogen	

Diskussion

Da die oberflächlichen und die tiefe dorsale Penisvene ein kommunizierendes Abflußsystem des Schwellkörpers darstellen, sollten zur Drosselung des venösen Abflusses beide Systeme erfaßt werden. Experimentelle Arbeiten von Lue et al. (1986) konnten zeigen, daß der Mechanismus der venösen Restriktion im Schwellkörper selbst liegt. Ein klinischer Beweis hierfür ist, daß sich bei gesunden Kontrollpersonen in artefizieller Erektion mit Kontrastmittelperfusion weder die tiefe dorsale noch die oberflächlichen dorsalen Penisvenen anfärben.

Die Penisvenenligatur (Wooten 1902, Wespes et al. 1985) ist also eine rein symptomatische Drosselung des venösen Abflusses. Schon aufgrund theoretischer Überlegungen und Analogieschlüssen zur venösen Insuffizienz anderer Organe ist eine Kollateralenbildung denkbar und wahrscheinlich.

Da derzeit bei dieser Patientengruppe außer einer Penisprothesen-Implantation jede therapeutische Alternative fehlt, kann die Penisvenenligatur trotz fehlender und aus theoretischer Sicht fraglicher Langzeitergebnisse als die Methode der Wahl zur symptomatischen Behandlung der venösen/cavernösen Insuffizienz gelten.

Literatur

Lue, TF, Hricak H, Schmidt RA, Tanagho EA (1986) Functional evaluation of penile veins by cavernosography in papaverine-induced erection. J Urol 135: 479-482

Wooten JS (1902) Ligation of the dorsal vein of the penis as a cure for atonic impotence. Tex Med J 18: 325-328

Wespes E, Schulman CC (1985) Venous leakage: Surgical treatment of a curable cause of impotence. J Urol 133: 796-798

Priv.-Doz. Dr. U. Wetterauer
Urologische Abteilung
Klinikum der Universität
Hugstetter Str. 55
D-7800 Freiburg

Dorsale Penisvenenligatur des venösen Lecks bei erektiler Dysfunktion

U. Treiber, P. Gilbert und W. F. Thon

Problemstellung

Bei 25-30% der Patienten mit erektiler Dysfunktion (eD) findet sich nach multidisziplinärer Abklärung eine venöse Insuffizienz der Schwellkörper als (Mit-) Ursache der Erektionsstörung [1]. Als gezielte operative Maßnahme nimmt die dorsale Penisvenenligatur (DPVL) eine wichtige Stellung ein, da die venöse Drainage der Schwellkörper im wesentlichen über die V. dorsalis profunda penis erfolgt.

Methoden und Materialien

In der Zeit von Juni 1985 bis Juni 1987 wurden bei 94 Patienten unseres multidisziplinär-andrologi-

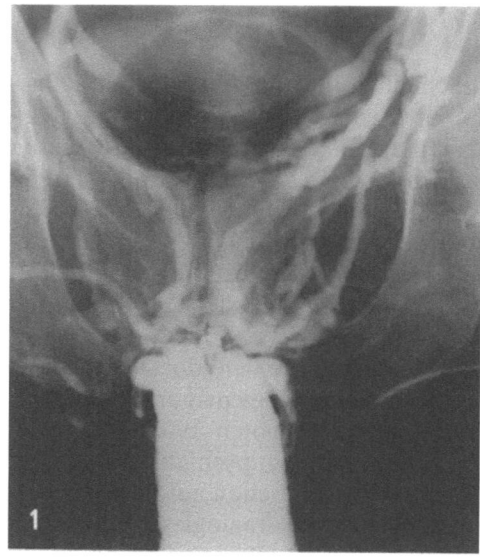
◀ Abb. 1

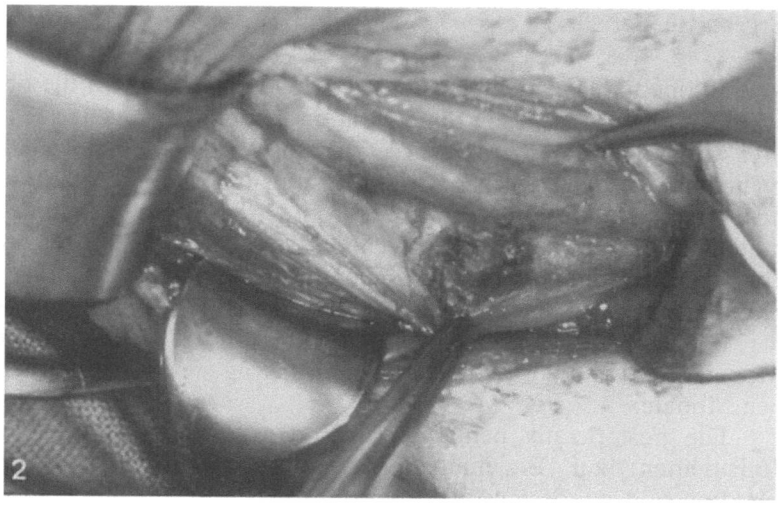
▲ Abb. 2

schen Abklärungsprogrammes durch die mehrprojektionale, dynamische (Pharmako-) Cavernosographie sog. „venöse Lecks" nachgewiesen. In der Mehrzahl der Fälle lag eine Insuffizienz der tiefen dorsalen Penisvene vor (Abb. 1). Alle Patienten wurden einer DPVL unterzogen. Hierbei wurden von einem kleinen infrapubischen Hautschnitt ausgehend zunächst die oberflächlichen Venen, dann die unter der Buck'schen Faszie zwischen beiden Aa. dorsales penis verlaufende tiefe dorsale Penisvene (Abb. 2) doppelt ligiert und durchtrennt. Abschließend wurde die Peniswurzel zirkulär freipräpariert um eine Unterbindung zirkumflexer Venen zu ermöglichen.

Ergebnisse

Die Nachuntersuchung der 94 Patienten erbrachte bei einer mittleren Beobachtungsdauer von 11 Monaten einen Op-Erfolg von 59,6%. Die Unterteilung der Patienten in 2 Gruppen (reines venöses Leck/venöses Leck + Begleitursachen) zeigte für die Gruppe mit konkomittierenden Ursachen eine niedrigere Erfolgsquote (56%) als für die Gruppe mit reiner venöser Insuffizienz (63,6%) (Tabelle 1).

Diskussion

Für die Ligatur der dorsalen Penisvenen werden in der Literatur Erfolgsquoten von 25–80% angegeben. In unserem Patientenkollektiv liegt dieser Wert bei 59,6%.

Bei der Beurteilung des Op-Erfolges kommt der Dauer der postoperativen Patientenkontrolle eine wesentliche Bedeutung zu. Bei längerer Verlaufskontrolle nimmt die Rezidivneigung durch Ausbildung venöser Nebenschlüsse zu.

Literatur

1. Bähren W, Stief Ch, Scherb W, Gall H, Gallwitz A, Altwein JE (1986) Rationelle Diagnostik der erektilen Dysfunktion unter Anwendung eines pharmakologischen Testes. Aktuel Urol 17: 177

Dr. U. Treiber
Abteilung Urologie
Bundeswehrkrankenhaus Ulm
Oberer Eselsberg 40
D-7900 Ulm

Tabelle 1. Dorsale Penisvenenligatur (Juni 1985 – Juli 1987)

	Pat. (n)	Mittl. Alter (J)	Pat. spontan GV-fähig	Pat. GV-fähig mit SKAT
Sog. „venöses Leck"	44	43,0	16 (36,4%)	12 (27,2%)
			28 (63,6%)	
Sog. „venöses Leck" + zusätzliche Ursachen (art./neur./psych.)	50	47,2	7 (14%)	21 (42%)
			28 (56%)	

Ergebnisse eines neuen Operationsverfahrens bei erhöhter Venendrainage und erektiler Impotenz

L. V. Wagenknecht

Lecks der cavernösen Albuginea und erhöhte Venendrainage können Ursache einer Erektionsstörung sein.

Eine derartige Leckage des Cavernosus-Hochdrucksystems wird durch eine dynamische Cavernosographie mit Frühaufnahmen und späteren Kamerabildern, durch die Glans-Erscheinungszeit und die Erhaltungsflußrate einer künstlichen Erektion diagnostiziert. Wenn eine Erhaltungsflußrate von mehr als 100 ml/Min. für eine Erektion nötig ist, muß ein Leckfaktor angenommen werden.

Bei der Pharmaco-Cavernosographie sind Erhaltungsflußraten von über 40 ml/min als pathologisch anzusehen. Die Cavernosographie bei 300 Männern mit Erektionsstörung (Tabelle 1) zeigte bei 112 von Ihnen eine erhöhte venöse Drainage mit hohen Flußraten zur Erreichung (Mittel: 270 ml/min) und zur Erhaltung der Erektion (Mittel: 98 ml/min).

Frühaufnahmen unter 100 ml/min Flußrate zeigen erweiterte Venen am Penisansatz mit Flußrichtung ins kleine Becken und zur V. femoralis. Erweiterte und korkenzieherartig geformte Venengeflechte vom Penisansatz mit Konfluenz zur V. iliaca interna lassen sich vom Penis dorsum nicht operativ ligieren.

Neues Operationsverfahren

Die seit Ende des letzten Jahrhunderts durchgeführte dorsale Penis-Venenligatur kann nur einen kleinen Teil der erweiterten Venen erreichen.

Die dynamische Cavernosographie hat gezeigt, daß bei den meisten Patienten die korkenzieherartig erweiterten Venensysteme vom Penisansatz zum peripostatischen Plexus und Plexus pampiniformis überwiegend zum Venenkonfluenz, der V. iliaca interna ziehen. Es erscheint logisch, diesen Venenkonfluenz bei erhöhter Venendrainage zu unterbinden. Gegebenenfalls müssen seitliche Venenkollateralen zur V. fem./V. saph. sowie seitlich an der Beckenwand vom periprostatischen Plexus zur V. iliaca externa zusätzlich unterbunden werden (Abb. 1). Durch einen Pfannenstielquerschnitt gelangt man paravesikal zur V. iliaca interna bds. und kann durch diesen Schnitt auch zusätzliche abnorme Venenkollateralen an der seitlichen Beckenwand gut darstellen und ligieren. Von einem zusätzlichen Schnitt an der Penisbasis werden Kollateralen zur V. saph. und V. fem. erreicht. Die intraoperative Cavernosus-Perfusion zeigt den Erfolg der Venenligatur durch Absinken der Flußrate, die zum Aufrechterhalten der Erektion nötig ist.

Ergebnisse

Von 52 Operierten ergab sich bei 36 (=70%) p.o. eine klare Besserung der Erektionsfähigkeit. Die maximale p.o. Verlaufszeit betrug 3 Jahre, durchschnittlich 8 Monate. Keine Besserung der Erektionsqualität ergab sich bei 60 Patienten (30%). 10 von diesen waren Diabetiker mit einer kombinierten neurovaskulären Erektionsstörung. Bei allen Patien-

Tabelle 1. Ergebnisse der dynamischen Cavernosographie bei 300 Männern mit Erektionsstörungen

Krankheitsbild	Anzahl der Patienten	Aussage des Cavernosogramms	Durchschnittliche Flußraten zur Erektions-	
			-Erreichung (ml/min)	-Aufrechterhaltung (ml/min)
Peniskrümmung	26	Deviationsgrad, Torquierung, Festlegung der Keilexzision	92	25
Induratio penis plastica	44 (5)	Narbengröße, Deviationsgrad Rekonstruktions-OP oder Penisprothese	158	80
Penistrauma	13	Cavernosusläsion Operationsmodus;	105	35
Zustand nach Priapismus	25	Cavernosussklerose, offener Shunt;	110	35
Erhöhter Venenabfluß	112 (12)	Frühe Venendrainage in V. iliaca interna u. V. femoralis, frühe Glans/corp. spong.-Darstellung	272	98
Verminderter Blutzufluß	42	Flußrate zur künstlichen Erektionserhaltung. Op.-Chance für Arterialisation oder Notwendigkeit der Penisprothese	140	45
Kombinierte arterio-venöse Insuffizienz	38 (4)	Flußrate zur Erreichung u. Aufrechterhaltung der Erektion, Möglichkeit der rekonstruktiven Gefäßchirurgie oder Penisprothese	232	85

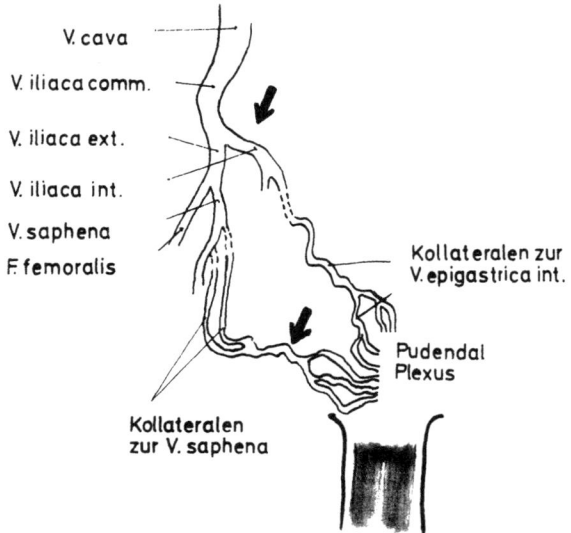

Abb. 1. Schematische Darstellung der operativen Ligatur der Iliaca interna bds. und der seitlich penilen Venenkollateralen zur V. saph./V. fem

Tabelle 2. Ergebnisse der Iliakalvenen-Ligatur (n = 52) sowie Vorteile des Verfahrens

1. Besserung der Erektionsfähigkeit bei 36 Pat. (= 70%)
2. Keine Besserung bei 16 Pat. (= 30%)
   - 10 davon waren Diabetiker mit neurovaskulärer Störung
   - bei 6 Pat. wurde der präoperativ negative Papaverin-Test positiv. (Papaverin- oder SKAT-Behandlung erst nach Venenligatur!)

Vorteile:
1. Ligatur des Venen-Konfluens
2. Drosselung der venösen Drainage
3. Ermöglichung der Papaverin-/SKAT-Behandlung

ten, außer 2, wurde der präoperativ negative Papaverin-Test p.o. positiv. Eine Papaverin-Therapie bzw. SKAT ist bei erhöhtem Venenabfluß erst *nach* Venenligatur angeraten, da es sonst zum Abfluß in den Gesamtkreislauf und zu erheblichen Nebenwirkungen kommen kann. Wenig effektiv ist die iliakale und penile Venenligatur bei Albuginea-Lecks über große Shunts zum Spongiosus-System oder bei traumatischen Einrissen bzw. multiplen Alterungsdefekten der Albuginea.

Langzeitergebnisse des aufgezeigten Operationsverfahrens müssen zeigen, ob sich diese ersten ermutigenden Resultate bestätigen.

Literatur

1. Wagenknecht LV (1987) Impotenz: Pathophysiology – Diagnostik – Therapie. Diesbach, Berlin

Prof. Dr. L. W. Wagenknecht
Urologische Klinik
Stadtkrankenhaus Cuxhaven
Altenwalder Chaussee 10-12
D-2190 Cuxhaven

Erste Erfahrungen mit der operativen Revaskularisation des Penis in der Modifikation nach Hauri

J. Zumbé und G. Kierfeld

Die standardisierte Diagnostik der erektilen Dysfunktion hat zu einem neuen Verständnis in der Ätiologie der Impotenz geführt, wobei die vaskuläre Minderdurchblutung als Ursache der Potenzstörung einen großen Raum einnimmt. Die derzeitigen Behandlungskonzepte stützen sich auf die Schwellkörperinjektion vasoaktiver Substanzen, auf penile Revaskularisationsverfahren und auf die Prothesenchirurgie.

Krankengut und Methode

Seit 1983 ist die operative Revaskularisation des Penis in der Modifikation nach Hauri durch eine Anastomose zwischen A. epigastrica inferior mit der A. dorsalis penis bei gleichzeitigem arterio-venösem Shunt mit der V. dorsalis profunda bekannt. Von April 1986 bis Mai 1987 wurden 9 Patienten nach dieser Methode operiert, das Durchschnittsalter betrug 46 Jahre, der mittlere Beobachtungszeitraum war 8 Monate. Der Nachweis pathologischer Gefäßveränderungen im Abstromgebiet der Aa. iliacae internae in der selektiven konventionellen oder digitalen Subtraktionsangiographie war Voraussetzung für die operative Indikationsstellung. Zum Ausschluß eines venösen Leakage diente ein positiver Papaverintest und normale Flowwerte im Rahmen der dynamischen Cavernosographie. Postoperativ war eine sechsmonatige Behandlung mit Thrombozytenaggregationshemmern erforderlich. Die Nachuntersuchung gliederte sich in eine direktionale Dopplersonographie und in eine Befragung zur vita sexualis. Die Gefäßanastomose wurde unter Lupenbrille mit achtfacher Vergrößerung in mikrochirurgischer Nahttechnik gebildet. Die durchschnittliche Operationszeit betrug drei Stunden.

Tabelle 1. Ergebnisse der Revaskularisation des Penis in der Modifikation nach Hauri (Nachuntersuchung mit einem mittleren Beobachtungszeitraum von 8 Monaten)

Anzahl	Diagnose	Postoperative Dopplersonographie				Vita-sexualis		Komplikationen (n)	Erfolg	Mißerfolg
		Anastomose		A. dors. penis		uneingeschränkt	unzufrieden			
		+	−	+	−					
7	Periphere Stenose der A. pud. int. (Segment II und III)	6	1	6	1	6	1	Nachblutung [1], thrombosierender Verschluß der Anastomose [1]	6	1
1	Gemischt arteriellvenöse Störung bei Gefäßdysplasie	1		1		1		Dorsalvenenthrombose mit Präputialödem [1]	1	
1	Traumatisch induzierte Impotenz (arteriell/neurogen) nach Beckenringfraktur	1		1			1	Nachblutung [1]		1

Ergebnisse

Bei 7 von 9 Patienten konnte ein zufriedenstellendes Ergebnis erreicht werden, was sich postoperativ in einer uneingeschränkten vita sexualis ausdrückte. Als Komplikationen traten zweimal Nachblutungen auf, die eine operative Revision erforderlich machten.

Diskussion

Während sich direkte Schwellkörperrevaskularisationen mit schlechten Langzeitergebnissen als unphysiologisch erwiesen haben, erscheinen penile Gefäßanastomosen wie die epigastrico-penile Arterialisation (Michal II) und das Arterialisationsverfahren der V. profunda penis (Virag) der logische Weg zur Behandlung der vaskulär bedingten erektilen Dysfunktion zu sein [2, 3, 4, 5]. Der zusätzliche arteriovenöse Shunt in der von Hauri beschriebenen Operationsmethode erhöht die arterielle Flowrate und verringert damit die Thromboseneigung. Die Langzeitergebnisse lassen sich somit deutlich verbessern.

Schlußfolgerung

Bei der operativen Behandlung der vaskulär bedingten erektilen Dysfunktion steht mit der Revaskularisation des Penis in der Modifikation nach Hauri ein Therapieverfahren der ersten Wahl zur Verfügung. Der kurze Beobachtungszeitraum läßt allerdings allgemeinverbindliche Aussagen noch nicht zu.

Literatur

1. Hauri D (1984) Therapiemöglichkeiten bei der vaskulär bedingten erektilen Impotenz. Akt Urol 15: 350–354
2. Hawatmeh JS, Houttuin E, Grgory JG, Blair OM, Purcell MH (1982) The diagnosis and surgical management of vasculogenic impotence. J Urol 127: 910
3. Michal V, Kramar R, Hejhal L, Pospichal J (1973) Direct arterial anastomosis to the cavernous body in the treatment of erectile impotence. Rozhl Chir 52: 587
4. Michal V, Kramar R, Hejhal L (1980) Revascularization procedures of the cavernous bodies. In: Zorgniotti AW, Rossi G (eds) Vasculogenic impotence. Thomas, Springfield/IL, pp 239
5. Virag R (1986) Surgical treatment of impotence: Indications and late results on 300 cases. Second World Meeting on Impotence, 17.–20. Juni, Prag

Dr. J. Zumbé
Urologische Abteilung
Städtisches Krankenhaus Leverkusen
Dhünnberg 60
D-5090 Leverkusen 1

Zusammenfassung der Postersitzung 11: Erektile Dysfunktion

J. Frick

Die Abhandlung der Problematik der erektilen Impotenz scheint wirklich ein Dauerbrenner und ein Faß ohne Boden zu sein. Alle Jahre wieder, ja nicht nur das, fast monatlich hätte man die Chance an einem Seminar, Symposium oder Workshop über erektile Impotenz teilzunehmen. Das Sujet hat seit Jahren die Brisanz behalten, und wenn es so weitergeht, wird es vielleicht auch nicht mehr lange dauern, bis ein winziges computergesteuertes Erektionspümpchen die meisten Probleme spielend zu regulieren hilft.

Die ersten beiden Poster von *Jünemann und Melchior aus Kassel*, sowie von *Tom Lue aus San Francisco* – der übrigens für mehrere an dieser Sitzung vertretenen Arbeitsgruppen als Kristallisationspunkt fungiert hat – behandeln Risikofaktoren der erektilen Dysfunktion. Thema I setzt sich mit dem Zigarettenrauchen und der cavernösen Insuffizienz auseinander. Der Untersuchung liegt eine Beobachtung zugrunde, daß Raucher mit Erektionsstörungen nach Aufgabe des Zigarettenkonsums wieder potent geworden sind. Die Autoren sind in einem sehr elegant angelegten Tierexperiment an gesunden Bastardhunden den pathophysiologischen Mechanismen nachgegangen. Das Ergebnis dieser Untersuchungen: nach Genuß von 2–5 Zigaretten zeigte sich bei allen Versuchstieren eine temporäre Blockade der zuvor durch Neurostimulation erzielbaren penilen Erektion, die mit einer markanten Abnahme des arteriellen Flows als auch einer nahezu vollständigen Aufhebung der venösen Abflußhemmung einherging. Direkte intravenöse Nikotinverabreichung führte zum selben Phänomen.

Thema II dieser Gruppe: Pathophysiologie der arteriogenen Impotenz. Auch diese Problematik wurde in einer gut durchdachten tierexperimentellen Studie am Macaccus synomologus durchleuchtet. Tenor dieser Untersuchung: das Absinken des Blutflusses zum Penis unter 25% des maximalen Erektionsflows führt zum Erektionsverlust. Entscheidend für eine normale Erektion ist der effektive Blutzufluß zum Penis und nicht etwa der Gefäßdurchmesser. Diese Arbeiten wurden bereits mit dem Alkenpreis honoriert.

Die folgenden acht Poster sind vornehmlich der Diagnostik der erektilen Dysfunktion gewidmet, die unterschiedlich invasiv und intensiv betrieben wird, ein einfaches Rezept läßt sich aus dem Dargebotenen nicht ableiten.

Weiske, Stuttgart stellt eine Multicenterstudie zur „Rationellen Diagnostik" der erektilen Dysfunktion unter Verwendung des Präparates BY 023 vor: dabei handelt es sich um die Kombination von 15 mg Papaverin und 0,5 mg Phentolamin pro ml. Der Test beruht auf der dosisabhängigen Reaktion des kavernösen Gewebes. Wenn nach 0,25–0,50 ml intrakavernöse Injektion des Gemisches eine volle Erektion auftritt, ist die Störung nicht vaskulär; volle Erektion erst mit 2 ml spricht für eher arterielle Ursache; wenn auch 3 ml des Gemisches intracavernös appliziert keine Erektion ergeben, betrifft die Störung den venösen Ast.

Zu ähnlichen Ergebnissen kommen *K. H. Schneider und Mitarbeiter, München-Ulm*, und diskutieren Zuverlässigkeit und Anwendungsmöglichkeiten der SKAT-Testung bei Patienten mit erektiler Impotenz.

Sikora und Mitarbeiter aus Aachen plädieren für eine exakte und umfangreiche Abklärung der erektilen Dysfunktion. Bei der dosisabhängigen intrakavernösen Injektion des Gemisches aus Papaverin und Phentolamin berichten sie über ähnliche Erfahrungen wie *Weiske* aus der Multicenterstudie. Kritisch merken die Autoren jedoch an, daß die dosisabhängige Tumeszenzsteigerung nicht in jedem Fall mit einer Rigiditätssteigerung einhergeht.

Müller, Mainz und wiederum *Tom Lue aus San Francisco* stellen sich dem Problem der Objektivierung und Optimierung der Impotenzdiagnostik. Der apparative Einsatz ist bedeutend, führt aber letztlich durch hervorragende Handhabung zu optimalen Ergebnissen.

Recht aufwendige und bemerkenswerte Untersuchungen neurophysiologischer Art werden von *Porst und Mitarbeitern aus Bonn* berichtet. Die Frage war, ob bei Patienten mit erektiler Impotenz häufiger Störungen der somatischen, penilen Innervation nachweisbar sind gegenüber einem normalen Kontrollkollektiv. Untersucht wurde folgendes: seitengetrennte Bulbocavernosusreflex-Latenzzeit und Ableitung der somatosensorisch evozierten Potentiale. Die Autoren kommen zum Schluß: normal potente Männer zeigen auf Grund dieser Untersuchungen keine auffälligen pathologischen Veränderungen, dagegen fanden sich bei mehr als 50% der impotenten Patienten Störungen unterschiedlichen Ausmaßes.

Ballmajo und Wagenknecht aus Cuxhaven demonstrieren einen Nitroglycerin-Test zur Impotenzdiagnostik. Mittels Doppler wurde die Gefäßdurchströmung in verschiedenen Penisbereichen gemessen und zwar ohne und mit Nitroglycerineinwirkung auf die Glans. Bei mehr als 50% wies der Pulsationsausschlag über der Arteria dorsalis und profunda penis nach Nitroglycerin das zwei- bis vierfache auf. Aus dem Test könnte man ablesen, ob eine funktionelle Minderdurchblutung vorliegt, weiter Abgrenzung funktioneller und echter Stenosen der Penisarterien, Prüfung der Reaktibilität der Penisgefäße hinsichtlich Arterialisationsverfahren.

Stief und Mitarbeiter aus Freiburg versuchten basierend auf recht umfangreichen Untersuchungen an 50 Patienten mit erektiler Dysfunktion die Aussagekraft der dynamischen Cavernosographie der der Pharmakocavernosographie gegenüberzustellen. Zur Pharmakocavernosographie wird wiederum die Kombination Papaverin und Phentolamin verwendet. Schlußfolgerung aus ihren Untersuchungen: Pharmakocavernosographie ist der dynamischen Cavernosographie überlegen.

Porst zergliedert in einem weiteren Poster unterschiedliche Pathologien der erektilen Impotenz anhand von mehr als 300 dynamischen Cavernosographien, 300 Penis-Dopplersonographien und 100 Penisarteriographien. Er kommt zum Schluß, daß die Dopplersonographien in 95% mit den Penisangiographien korrelieren.

Die restlichen sieben Poster beschäftigen sich schließlich mit der Therapie der erektilen Dysfunktion: 3 davon vornehmlich mit SKAT, 3 mit der Chirurgie des venösen und schlußendlich 1 Poster mit der Chirurgie des arteriellen Schenkels.

Stammel und Mitarbeiter aus Essen fanden bei 108 Patienten in 54% eine vaskuläre, in 32% eine psychogene, in 8% eine neurogene und bei weiteren 8% eine gemischte Form der erektilen Impotenz. Der weitaus größte Prozentsatz der Patienten wurde mit Erfolg der SKAT-Therapie zugeführt.

Sturm und Mitarbeiter aus München sahen in ihrem Krankengut von 149 Patienten in ca. 62% eine primär organische und in ca. 35% eine primär psychogene Ursache der erektilen Dysfunktion. Es wird je nach Ursache die gesamte Therapiepalette angeboten, jedoch der weitaus größte Anteil der Patienten wurde der SKAT-Therapie zugeführt, wobei etwa zu gleichen Teilen die Injektionen zu Hause bzw. im Krankenhaus vorgenommen worden sind.

Derouet und Mitarbeiter, Homburg-Saar, bieten zur SKAT-Therapie einen Injektionsautomaten aus zweierlei Gründen an: erstens der automatische Injektionsvorgang verursacht einen kaum spürbaren Einstich und zweitens vermag er scheinbar die „Angst vor der Nadel" zu koupieren.

Wettauer und Mitarbeiter aus Freiburg berichten über „Ergebnisse der dorsalen Penisvenenligatur bei venös bedingter erektiler Dysfunktion". Bei 30 von 110 untersuchten Patienten fanden sie ein sogenanntes venöses Leck. Sie kommen zum Schluß: die dorsale Penisvenenligatur stellt eine geeignete Methode dar zur symptomatischen Behandlung der venösen Insuffizienz.

Treiber und Mitarbeiter aus Ulm nehmen zur selben Problematik Stellung und folgern aus ihren Erfahrungen: bei richtiger Indikationsstellung kann bei der Mehrheit der Patienten durch die dorsale Penisvenenligatur die Impotenz beseitigt werden.

Wagenknecht stellt „Ergebnisse eines neuen Operationsverfahrens bei erhöhter Venendrainage und erektiler Impotenz" vor. In die Operationsplanung werden neben der dorsalen Venenligatur die Confluentes verschiedener Venensysteme, die Vena iliaca interna und Kollateralen am Dorsum Penis miteinbezogen. Bei 70% der so operierten käme es zu einer Besserung der Erektion.

Der letzte Poster von *Zumbe und Kierfeld aus Leverkusen* setzt sich als einziger mit der operativen Revaskularisation auseinander. Sie berichten über ihre Erfahrungen mit der Hauri-Technik. Die Indikation basiert auf dem röntgenologischen Nachweis pathologischer Gefäßveränderungen im Abstromgebiet der Arteriae iliacae internae. Bei 7/9 mit dieser Methode operierten Patienten war das Ergebnis gut. Die Autoren glauben, daß die Revaskularisierungsoperation als Therapieverfahren der ersten Wahl ins Auge gefaßt werden sollte.

Abschließen möchte ich mit einem Satz von *Tom Lue*, einem der besten Kenner der Problematik der erektilen Impotenz: „Es ist unsere Verantwortlichkeit, diese Methoden zu perfektionieren, um für unsere Patienten eine maximale Obsorge zu erreichen."

Prof. Dr. J. Frick
Urologische Abteilung
der Landeskrankenanstalten
Müllner Hauptstr. 48
A-5020 Salzburg

Postersitzung 12: Aktuelles zum Prostataadenom

Kann die benigne Prostatahyperplasie hormonell induziert werden? Transplantation von menschlichem Prostatagewebe auf die NMRI Nu/Nu Maus

B. Wagner, U. Otto, H. Becker, G. Klöppel und H. Klosterhalfen

Einleitung

Die Rolle von Steroidhormonen in der Ätiologie der benignen Prostatahyperplasie (BPH) wird bis heute kontrovers diskutiert [1]. Ihr Einfluß auf die Prostata ist unbestritten, aber die hormonelle Induktion der benignen Prostatahyperplasie wurde bislang noch nicht bewiesen. Dies ist vor allem auf das Fehlen geeigneter Modellsysteme mit menschlichem Gewebe zurückzuführen [2, 3].

Insbesondere bei Ratten und Hunden wurden der Steroidmetabolismus sowie die hormonellen Einflüsse untersucht, die Übertragung auf den Menschen blieb jedoch immer problematisch [3, 5]. Aufgrund ihrer angeborenen Immuninsuffizienz (Thymusaplasie) ist es teilweise möglich, humanes Tumorgewebe auf diesen Tieren zu etablieren und somit viele Fragestellungen mit Hilfe dieses Modells zu beantworten [4, 5].

Wir transplantierten erstmals normales und hyperplastisches menschliches Prostatagewebe auf NMRI Nu/Nu Mäuse, um folgende Fragen zu klären:

Ist die Transplantation von normalem menschlichem Prostatagewebe auf die Nacktmaus möglich?

Welche Veränderungen werden durch Steroidhormone induziert?

Ist die Induktion von BPH in normalem Gewebe durch Steroidhormone möglich?

Material und Methodik

Menschliches normales Prostatagewebe wurde nach Entnahme von jungen Donoren bzw. Patienten in Kulturmedium (TC 199) inkubiert und in 2 Serien in Höhe der vorderen Milchleiste der Nacktmäuse subcutan transplantiert (Stücke von $3 \times 3 \times 3$ mm). Nach 2 Monaten erfolgte die teilweise Exstirpation des Gewebes zur histologischen Untersuchung (zusammen mit entsprechendem Referenzgewebe vor Transplantation). Folgende Gruppen wurden gebildet:

Serie 1: Transplantation von normalem Prostatagewebe (17–24jähr. Donoren):
I   Männliche Mäuse ohne Behandlung
II Weibliche Mäuse ohne Behandlung
III Männliche Mäuse nach Orchiektomie.
IV Männliche Mäuse, behandelt mit 5-alpha-Dihydrotestosteron (DHT), (0,01 mg/d i.p.).
V   Männliche Mäuse, behandelt mit DHT (0,01 mg/d i.p.) und Östradiol (0,1 mg/d i.m.).

Serie 2: Transplantation von BPH-Gewebe (64-jähr. Patient):
I   Weibliche Mäuse ohne Behandlung
II Männliche Mäuse nach Orchiektomie
III Männliche Mäuse, behandelt mit DHT (0,01 mg/d i.p.) und Östradiol (0,1 mg/d i.m.).

Ergebnisse

In allen Fällen findet sich nach zwei Monaten vitales Prostatagewebe. In den weiblichen und orchiektomierten männlichen Mäusen der Serie 1 findet sich eine Reduktion der Drüsen. Basalzellhyperplasie und squamöse Metaplasie der Epithelien werden in den mit DHT substituierten Mäusen beobachtet. Unter synchroner Substitution von DHT und Östradiol zeigt sich eine Volumenzunahme des Gewebes sowie das typische histologische Bild der BPH.

Die Ergebnisse der Serie 1 sind in Tabelle 1 zusammengefaßt.

In den Mäusen der Serie 2 finden sich die gleichen regressiven Veränderungen des BPH-Gewebes entsprechend Serie 1 in weiblichen und orchiektomierten männlichen Mäusen. Unter synchroner Substitution mit DHT und Östradiol persistiert die Hyperplasie im transplantierten Gewebe und zeigt bereits nach 2 Monaten eine meßbare Volumenzunahme.

Tabelle 1. Alterationen von normalem humanem Prostatagewebe nach Transplantation auf Nacktmäuse

Gruppen	Reduktion normaler Drüsen	Atrophische Drüsen	Degenerierte Drüsen	Basalzell-hyperplasie	Squamöse Metaplasie	Zunahme von Bindegewebe	Glanduläre Hyperplasie
I	1-3	1-2	0	1-2	0-1	0-1	0
II	3	2	1	1	1	1	0
III	3	3	2	0	0	1	0
IV	3	1	0	2	1-2	2	0
V	3	0	0	1	3	0	1

0, nicht vorhanden; 1, minimal; 2, mäßig; 3, deutlich

Tabelle 2. Alterationen von humanem BPH-Gewebe nach Transplantation auf Nacktmäuse

Gruppen	Reduktion normaler Drüsen	Atrophische Drüsen	Degenerierte Drüsen	Basalzell-hyperplasie	Squamöse Metaplasie	Zunahme von Bindegewebe	Glanduläre Hyperplasie
I	0	1	1	3	1	0	0
II	0	1	1	2	1	0	0
III	0	1	1	1	3	1	1

0, nicht vorhanden; 1, minimal; 2, mäßig; 3, deutlich

Die Ergebnisse der Serie 2 sind in Tabelle 2 zusammengefaßt.

Das histologische Bild des transplantierten Prostatagewebes ist in den Abb. 1-4 dargestellt.

Diskussion

Durch die erfolgreiche Transplantation von normalem und hyperplastischem Prostatagewebe auf Nacktmäuse entwickelten wir erstmals ein geeignetes Modell zum Studium des Induktionsmechanismus der BPH. Die Hundeprostata zeigt zwar auch eine Hyperplasie, die Übertragung von Erkenntnissen aus diesem Modell auf den Menschen muß jedoch kritisch betrachtet werden. In der Ratte ist eine spontane BPH unbekannt [1, 6]. In diesem hier vorgestellten Modell können alle Untersuchungen an menschlichem Gewebe vorgenommen werden.

Wir konnten darin erstmals humanes, primär normales Prostatagewebe in durch Stimulation mit DHT und Östradiol so verändern, daß das klassische histologische Bild einer BPH entstand. Dieser Befund unterstützt die These, daß die Induktion der BPH im Menschen in der Tat hormonell verursacht wird. Dem Synergismus dieser beiden Steroidhormone kommt demnach eine entscheidende Bedeutung zu.

Die regressiven Veränderungen des normalen und hyperplastischen Gewebes nach Hormondepri-

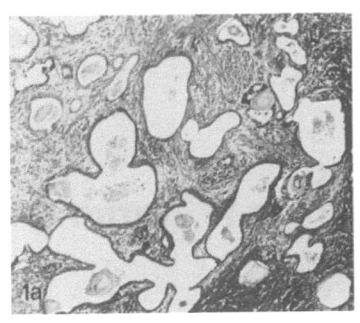
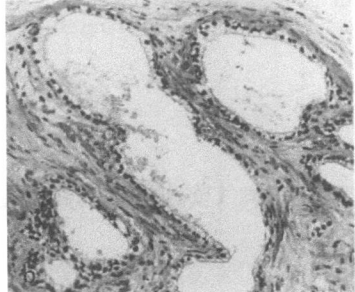

Abb. 1a, b. Normales Prostatagewebe, 2 Monate nach Transplantation auf männliche Nacktmäuse. Die gut erhaltenen Drüsen sind unregelmäßig geformt (**a**) und von atrophischem Epithel umgeben (**b**). HE × 40 und 125

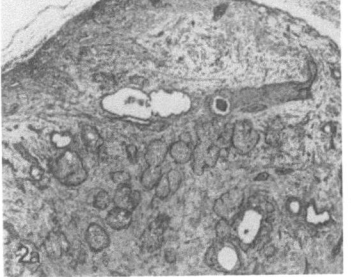
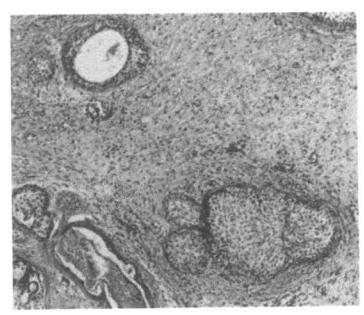

Abb. 2a, b. Normales Prostatagewebe, 2 Monate nach Transplantation auf orchiektomierte Nacktmäuse. Die Drüsenatrophie (**a**) wird von Basalzellhyperplasie begleitet (**b**). HE × 40 und 125

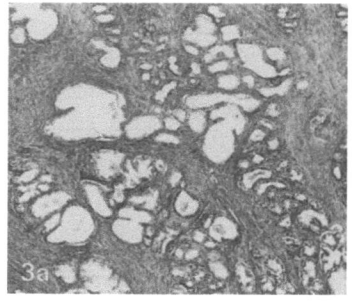 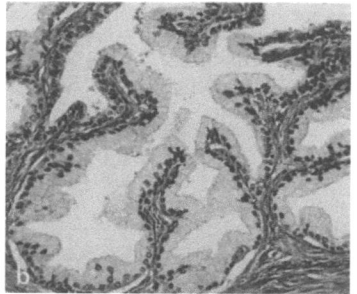

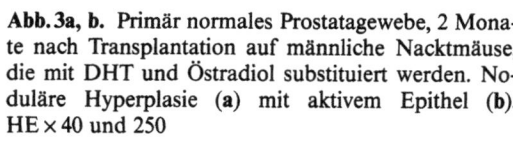

Abb. 3a, b. Primär normales Prostatagewebe, 2 Monate nach Transplantation auf männliche Nacktmäuse, die mit DHT und Östradiol substituiert werden. Noduläre Hyperplasie (**a**) mit aktivem Epithel (**b**). HE × 40 und 250

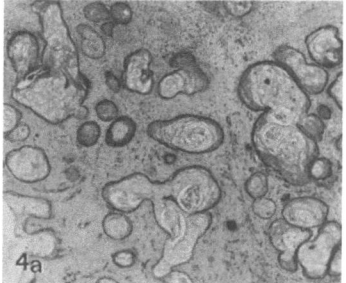 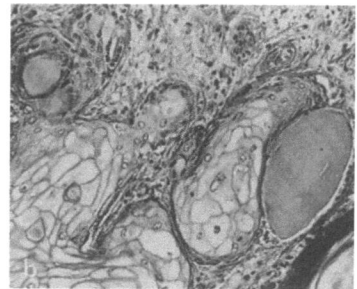

Abb. 4a, b. Gewebe von einem Patienten mit BPH, 2 Monate nach Transplantation auf männliche Nacktmäuse, die mit DHT und Östradiol substituiert werden. Zahlreiche Drüsen, squamöse Metaplasie. HE × 40 und 250

vation zeigen die Möglichkeit der Reduktion einer bestehenden BPH durch antihormonelle Therapie [7].

Unser Modell bietet die Möglichkeit, Induktionsmechanismen zu verstehen und therapeutische Konzepte an menschlichem Gewebe zu erproben.

Literatur

1. Bartsch W, Becker H, Pinkenburg F-A, Voigt K-D (1979) Hormone blood levels and their interrelationships in normal men and men with benign prostatic hyperplasia (BPH). Acta Endocrinol 90: 727
2. Bartsch W, Voigt K-D (1984) Endocrine aspects in the male. Maturitas 6: 243
3. Bruchovsky N, Lieskovsky G (1979) Increased ratio of 5-alpha-reductase, 3-alpha (beta) hydroxysteroid dehydrogenase activities in the hyperplastic human prostate. J Endocrinol 80: 289
4. Kleine W (1985) Die thymusaplastische Nu/Nu Maus als in vivo Testmodell: Möglichkeiten und Grenzen am Beispiel der gynäkologischen Onkologie. In: Nagel GA, Sauer R, Schreiber HW (Hrsg) Aktuelle Onkologie. Zuckschwerdt, München Bern Wien, S 17
5. Otto U, Klöppel G, Baisch H-P (1984) Transplantation of human renal cell carcinoma into NMRI Nu/Nu mice. I. Reliability of an experimental tumor model. J Urol 131: 130
6. Tunn UW, Kaivers P, Schweikert HU (1985) Conservative treatment of human benign prostatic hyperplasia. In: Bruchovsky N, Neumann F (eds) Regulation of androgen action. The proceedings of an international symposium. Montreal, 1984. Brückner, Berlin, pp 87
7. Wagner B, Niemand A, Klein H, Leichtweiss H-P, Voigt K-D (1987) Perfused human full-term placenta: a new model for in vivo investigation of aromatase inhibitors. In: Jacobi GH (ed) Investigative urology 2. Springer, Berlin Heidelberg New York

Dr. med. B. Wagner
Urologische Universitätsklinik und Poliklinik
Universitätskrankenhaus Eppendorf
Martinistr. 52
D-2000 Hamburg 20

Immunzytochemische Darstellung von Östrogenrezeptoren in Harntrakt und Prostata des Hundes

H. Schulze und E. R. Barrack

Experimentell ist gezeigt worden, daß die Gabe von Östrogenen morphologische und biochemische Veränderungen an der Hundeprostata hervorrufen. Zum Beispiel wurde morphometrisch eine Volumenzunahme des fibromuskulären Gewebes [1, 2] und eine Aktivierung der glatten Muskelzellen [3] in der Prostata kastrierter Hunde nach Östrogenbehandlung beschrieben. Weiterhin wird in der Prostata durch die Gabe von Östrogenen eine squamöse Metaplasie induziert [2, 4, 5, 6, 7, 8]. Östrogene scheinen auch in der Pathogenese der benignen Prostatahyperplasie (BPH) eine wesentliche Rolle zu spielen [7, 9, 10, 11]. Während die Behandlung kastrierter Hunde mit Androgenen alleine nicht ausreichend ist, eine BPH zu induzieren, kann durch die gleichzeitige Gabe von Östradiol und 5α-Dihydrotestosteron oder 5α-Androstan-3α,17β-diol eine BPH induziert werden.

Der biochemisch gesicherte Nachweis von Östrogenrezeptoren (ÖR) in der Prostata unterstützt dabei die Vermutung, daß derartige Östrogeneffekte durch diese spezifischen Steroidrezeptoren vermittelt werden. Die zum biochemischen Nachweis von Östrogenrezeptoren notwendige Gewebehomogenisierung verhindert jedoch eine exakte histologische Zuordnung. In diese Studie haben wir mit dem monoklonalen Antikörper H222Spγ (Abbott Laboratories, North Chicago, Ill.) eine immunzytochemische Lokalisierung von Östrogenrezeptoren in Gefrierschnitten des Harntraktes von Hunden beiderlei Geschlechts und der normalen Hundeprostata vorgenommen. Die Immunzytochemie wurde mit der Avidin-Biotin-Peroxidase-Komplex-(ABC)-Technik nach Hsu et al. [12] durchgeführt.

Im *Harntrakt* war die spezifische ÖR-Immunoperoxidase-Färbung auf die Zellkerne der Mukosa und Submukosa der prostatischen Harnröhre bzw. der proximalen weiblichen Harnröhre begrenzt. Dabei zeigte sich ein Gradient spezifisch gefärbter Zellkerne entlang der Harnröhre. In der prostatischen Harnröhre ergab sich im Gebiet des Colliculus seminalis die höchste ÖR-Konzentration. Anzahl, Intensität und Verteilung spezifisch gefärbter Zellkerne waren in prostatischer und proximaler weiblicher Harnröhre vergleichbar. Dies deutete auf gleich hohe ÖR-Konzentrationen in diesen Geweben beiderlei Geschlechts. Keine spezifische Färbung war in den Nieren, Harnleitern, Blasen und distalen Harnröhren beiderlei Geschlechts auffindbar.

In der normalen *Prostata* war die spezifische ÖR-Färbung auf die Zellkerne des Epithels der periurethralen Prostatagänge und des Stromas beschränkt. Innerhalb des Prostatastromas nahm die ÖR-Konzentration von der periurethralen Region zur Peripherie hin kontinuierlich ab. Im Drüsenepithel war keine spezifische Färbung auffindbar.

Basierend auf diesen immunzytochemischen Befunden erschien die ÖR-Konzentration in der Harnröhre höher als in der Prostata. Scatchard-Analysen mit radioaktiv markiertem Östradiol an Serien-Gefrierschnitten – parallel zu den Schnitten, die zur Immunzytochemie verwandt wurden – bestätigen den gleichen Gehalt von ÖR in der männlichen und weiblichen Hundeharnröhre und einen höheren ÖR-Gehalt in der prostatischen Harnröhre als in der Prostata selbst ($p < 0,001$). Auch biochemisch waren in Niere, Harnleiter und Blase keine ÖR nachweisbar.

Die immunzytochemische Lokalisation von ÖR in Prostata und prostatischer Harnröhre des Hundes stimmt mit der Lokalisation histologischer Veränderungen unter Östrogentherapie überein (Stroma-Aktivierung; squamöse Metaplasie in prostatischer Harnröhre und prostatischen Gängen). Daher darf angenommen werden, daß diese immunreaktiven Östrogenrezeptoren biologisch funktionelle Rezeptoren darstellen.

Literatur

1. Funke P-J, Tunn UW, Senge Th, Neumann F (1982) Effects of the antioestrogen tamoxifen on steroid induced morphological and biochemical changes in the castrated dog prostate. Acta Endocrinol 100: 462
2. Bartsch G, Bruengger A, DeKlerk DP, Coffey DS, Rohr HP (1987) Light-microscopic stereologic analysis of spontaneous and steroid-induced canine prostatic hyperplasia. J Urol 137: 552
3. Rohr HP, Naef HR, Holliger O, Oberholzer M, Ibach B, Weissbach L, Bartsch G (1981) The effect of estrogen on stromal growth of the dog prostate (quantitative-ultrastructural study). Urol Res 9: 201
4. Huggins CH, Clark PJ (1940) Quantitative studies of prostatic secretion. II. The effect of castration and of estrogen injection on the normal and on the hyperplastic prostate glands of dogs. J Exp Med 72: 747
5. Leav I, Merk FB, Ofner P, Goodrich G, Kwan PWL, Stein BM, Sar M, Stumpf WE (1978) Bipotentiality of response to sex hormones by the prostate of castrated or hypophysectomized dogs. Direct effects of estrogen. Am J Pathol 93: 69
6. Tunn U, Senge Th, Schenck B, Neumann F (1979) Biochemical and histological studies on prostates in castrated dogs after treatment with androstanediol, oestradiol and cyproterone acetate. Acta Endocrinol 91: 373
7. DeKlerk DP, Coffey DS, Ewing LL, McDermott IR, Reiner WG, Robinson CH, Scott WW, Strandberg JD, Talalay P, Walsh PC, Wheaton LG, Zirkin BR (1979) Comparison of spontaneous and experimentally induced canine prostatic hyperplasia. J Clin Invest 64: 842
8. Merk FB, Ofner P, Kwan PWL, Leav I, Vena RL (1982) Ultrastructural and biochemical expressions of divergent differentiation in prostates of castrated dogs treated with estrogen and androgen. Lab Invest 47: 437
9. Walsh PC, Wilson JD (1976) The induction of prostatic hypertrophy in the dog with androstanediol. J Clin Invest 57: 1093
10. Tunn UW, Schuering B, Senge Th, Neumann F, Schweikert HU, Rohr HP (1980) Morphometric analysis of prostates in castrated dogs after treatment with androstanediol, estradiol, and cyproterone acetate. Invest Urol 18: 289
11. Walsh PC (1976) Experimental approaches to benign prostatic hypertrophy: animal models utilizing to dog, rat, and mouse. In: Grayhack JT, Wilson JD, Scherbenske MJ (eds) Benign prostatic hyperplasia. DHEW Publication (NIH) 76-113, US Government Printing Office, Washington DC, pp 215-222
12. Hsu S-M, Raine L, Fanger H (1981) Use of avidin-biotin-peroxidase complex (ABC) in immunoperoxidase techniques: a comparison between ABC and unlabeled antibody (PAP) procedures. J Histochem Cytochem 29: 577

Dr. H. Schulze
Urologische Klinik der Ruhr-Universität Bochum
Marienhospital
Widumer Str. 8
D-4690 Herne 1

Wertigkeit der präoperativen sonographischen Größenbestimmung der Prostata

H. Feiber und Ch. Ohmann

Eine objektive und möglichst genaue Größenbestimmung der Prostata ist von besonderer Bedeutung für die Wahl des Operationsverfahren (TUR/TVP) bei obstruktiven Prostataadenomen. Fehlentscheidungen können zu einer Erhöhung der operativen Komplikationsrate führen [2]. Die folgende Untersuchung soll die Antwort geben auf die Frage, ob die Sonographie den Ansprüchen an eine möglichst genaue Größenbestimmung der Prostata gerecht wird?

Bei insgesamt 196 Patienten wurde präoperativ eine sonographische Größenbestimmung der Prostata durchgeführt und das Ergebnis anschließend dem Resektions- bzw. Enukleationsgewicht nach transurethraler Elektroresektion (n = 168) bzw. transvesicaler Adenomektomie (n = 28) gegenübergestellt. Die sonographischen Untersuchungen erfolgten suprapubisch-transvesical, die Volumenberechnung wurde nach der Formel für das Rotationsellipsoid durchgeführt.

Getrennt für die Gruppen TURP und TVP wurde eine lineare Regressionsanalyse mit dem präoperativen Gewicht als unabhängiger Variablen (x) und dem postoperativen Gewicht als abhängiger Variablen (y) durchgeführt. Bei dieser Analyse wird mit Hilfe der Methode der kleinsten Quadrate eine sogenannte Regressionsgerade (Gleichung: $y = b_0 + b_1 \cdot x$) bestimmt, dergestalt, daß die Streuung der Punkte um die Regressionsgerade minimal wird. Mit Hilfe einer Varianzanalyse wurde die Nullhypothese $H_0: b_1 = 0$ getestet um festzustellen, ob der Regressionskoeffizient b_1 in der Grundgesamtheit tatsächlich von Null verschieden ist, d. h. ob ein Zusammenhang zwischen dem präoperativen und postoperativen Gewicht besteht. Als Maß für die Streuung der Meßpunkte um die Regressionsgerade wurde der Korrelationskoeffizient r berechnet ($r = \pm 1$, wenn alle Punkte auf der Regressionsgeraden; $r = 0$, wenn die Streuung der Punkte um die Regressionsgerade gleich der Gesamtstreuung).

Die Ergebnisse gehen aus den Abb. 1–3 hervor. Ein Vergleich präoperativer Volumenbestimmungen der Prostata mit dem postoperativen Gewicht ist grundsätzlich problematisch, und zwar aus folgenden Gründen:

1. Problem der Gleichsetzung von Volumen/Gewicht.
2. Problem der Abgrenzbarkeit der Prostatakapsel und speziell des Adenoms.
3. Problem der Radikalität der Operation.
4. Problem des Gewichtsverlustes nach transurethraler Elektroresektion.

Dabei ist der mathematische Fehler bei der Gleichsetzung Volumen/Gewicht relativ unbedeutend, wenn man von einem spezifischen Gewicht der Prostata von 1,05 gr/cc ausgeht [1]. Während sich das Adenom oft nicht isoliert darstellen läßt, ist die Prostatakapsel fast immer gut abgrenzbar, nur in Ausnahmefällen, z. B. bei ungenügender Blasenfüllung und extremer Adipositas ergeben sich hier Schwie-

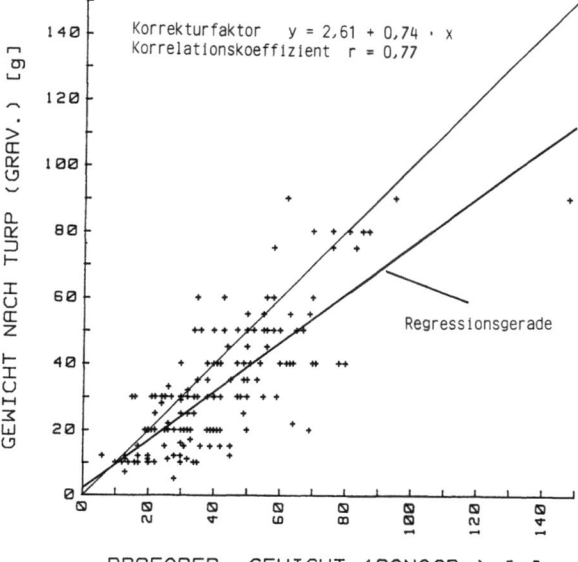

Abb. 1

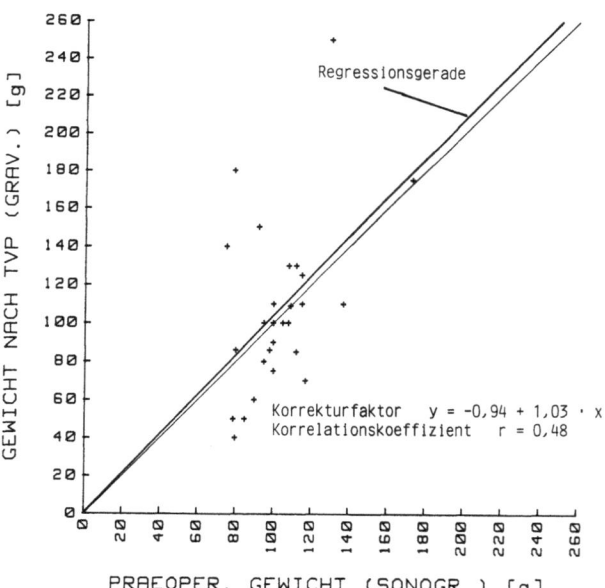

Abb. 2

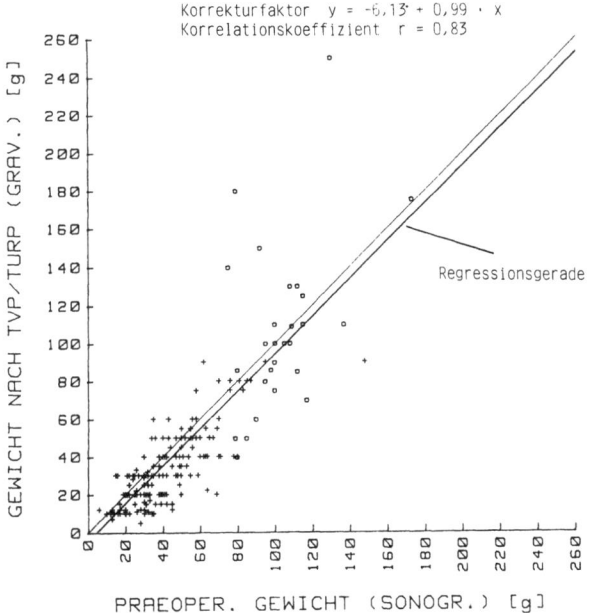

Abb. 3

rigkeiten beim suprapubischen Vorgehen. Die Ergebnisse wesentlich stärker beeinflussen können dagegen die Radikalität der Operation, die von der besonderen Situation beim Patienten und der Qualität des Operateurs abhängig ist, sowie der unter der Resektion nachweisbare Gewichtsverlust, der nach Einschätzungen von Whisenand [4] und Rubin [3] 10 bzw. 20% betragen kann.

Unter Berücksichtigung der Gesamtproblematik lassen unsere Untersuchungen dennoch folgende Aussagen zu:

1. Das Gewicht nach transurethraler Elektroresektion beträgt in etwa ¾ des sonographisch ermittelten Volumens, d. h. daß zur Errechnung des zu erwartenden Resektionsgewichts 25% des präoperativen Gewichtes in Abzug zu bringen sind.
2. Bezogen auf die transvesicale Adenomektomie kann gesagt werden, daß das errechnete Gewicht annähernd dem postoperativen entspricht, allerdings bei sehr großen Volumina auch eine erhebliche Abweichung zu erkennen ist.
3. Im für die Wahl des Operationsverfahren wichtigen Grenzbereich (ca. 70 g) ergibt sich eine gute Übereinstimmung zwischen prä- und postoperativem Gewicht.
4. Außerhalb dieses Bereiches zeigt sich eine relative Überschätzung kleiner und Unterschätzung großer Adenome.

Zusammenfassend ist somit zu sagen, daß nach unserer Einschätzung die Sonographie allen anderen Untersuchungsmethoden zur Größenbestimmung der Prostata überlegen ist.

Literatur

1. Abu-Yousef M, Narayana A (1982) Transabdominal ultrasound in the evaluation of prostate size. J Clin Ultrasound 10: 275-278
2. Kidd EE, Burnside K (1965) Bacteraemia, septicaemia and intravascules haemolysis during transurethral resection of the prostate gland. Br J Urol 37: 551-559
3. Rubin JS (1950) Prostatic tissue weight loss during resection. J Urol 63: 887
4. Whisenand JM, Moses JJ (1960) Weight loss of the prostate gland during transurethral surgery, with a note on the effect of formalin on the fragments. J Urol 83: 718

Dr. med. H. Feiber
Urologische Universitätsklinik
Klinikum Lahnberge
Baldingerstraße
D-3550 Marburg/Lahn

Sonographische RH-Bestimmung – Wertigkeit und Vergleichsuntersuchung zweier rechnerischer Verfahren

H. Feiber und U. Schmitt

Die Sonographie ist als non-invasives Verfahren die Methode der Wahl zur Restharnbestimmung. Zur Berechnung des Blasenvolumens werden mehrere mathematische Verfahren angewandt. Am häufigsten erfolgt die Berechnung nach der Volumenformel für das Rotationsellipsoid bzw. nach der planimetrischen Methode.

Wir haben die Genauigkeit dieser Methoden in 123 bzw. 109 Fällen überprüft. Untersucht wurden Frauen, Männer und Kinder, urologisch Gesunde und Kranke, sowie Patienten mit kleinen, mittleren und großen Blasenvolumina.

Unsere Ergebnisse gehen aus den Abb. 1 und 2 hervor. Danach erwiesen sich beide Verfahren als nahezu gleichwertig.

Bei der Verwendung der Formel für das Rotationsellipsoid lag der absolute Fehler bei kleinen Volumina niedriger als bei großen Volumina. Umgekehrt verhielt es sich mit dem relativen Fehler, der bei 11,3% bei Volumina über 200 ml (Mittelwert 445 ml) auf 14,4% bei Mengen zwischen 0 und 100 ml (Mittelwert 68 ml) steigt.

Bei der planimetrischen Methode stieg der prozentuale Fehler von 8,9% bei großen Volumina auf

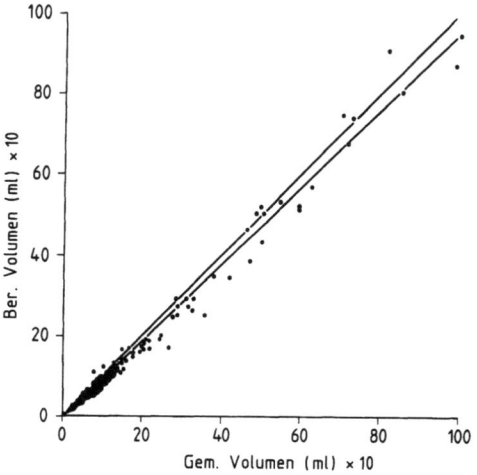

Abb. 1. Regressionsgerade durch die Meßwerte nach der Methode I (Rotationsellipsoid). Ergebnisse n = 123 (12–909 ml); Korrelationskoeffizient r = 0,991; Standardfehler s = 31,9 ml; Mittl. rel. Fehler 12,6%

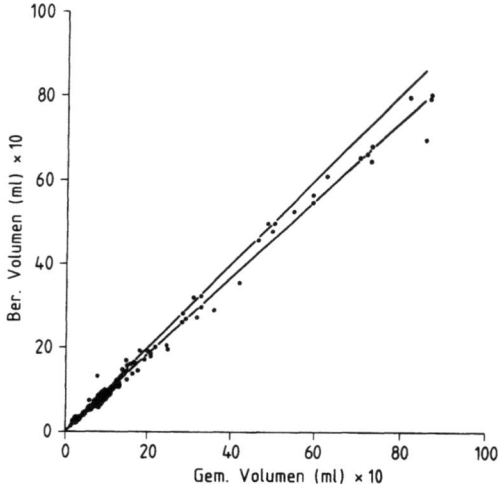

Abb. 2. Regressionsgerade durch die Meßwerte nach der Methode II (Planimetrie). Ergebnisse n = 109 (13–790 ml); Korrelationskoeffizient r = 0,995; Standardfehler s = 29 ml; Mittl. rel. Fehler 10,9%

12,6% für Volumina unter 100 ml, dagegen fiel der mittlere absolute Fehler von 37,6 ml bei großen Restharnmengen auf 8,3 ml bei kleinen Volumina.

Beiden Methoden gemein ist demnach eine nahezu exakte und insbesondere für die Praxis voll ausreichende Genauigkeit. Wegen des etwas geringeren Zeitaufwandes ist der Berechnung nach der Volumenformel für das Rotationsellipsoid der Vorzug zu geben.

Dr. med. H. Feiber
Urologische Universitätsklinik
Klinikum Lahnberge
Baldingerstraße
D-3550 Marburg/Lahn

Stellenwert der suprapubischen transvesikalen und transrektalen Prostatasonographie bei der präoperativen Beurteilung von Prostataadenomen

W. Dierkopf, P. G. Fabricius, R. Werner und Ch. Saul

Zusammenfassung

75 Patienten (Alter 47–88 Jahre) wurden der suprapubischen transvesikalen und der transrektalen Prostatasonographie zugeführt. Die Prostatavolumetrie beider Untersuchungstechniken ergab keinen signifikanten Unterschied.

Bei 23 der untersuchten Patienten (Alter 52–85 Jahre) konnte im Vergleich zum gemessenen Gewicht der Adenomektomiepräparate bzw. der Resektionsspäne gezeigt werden, daß eine Operationsentscheidung zugunsten der transvesikalen Adenomektomie bzw. der transurethralen Prostataresektion mittels der Prostatasonographie möglich ist.

Bezüglich der präoperativen Diagnostik von Prostataadenomen wird daher folgendes Vorgehen vorgeschlagen:

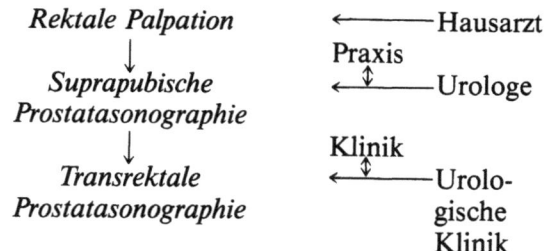

Material und Methode

75 Patienten mit einem palpablen Prostataadenom wurden mit der suprapubischen transvesikalen (3,5 MHz-Schallkopf) und der transrektalen (5 MHz-Schallkopf) Prostatasonographie (Gerät: Brüel & Kjaer, Ultrasound Scanner 1846) auf bekannter Weise untersucht.

Die Prostatavolumetrie erfolgte bei der transrektalen Untersuchungstechnik mittels integrierten Rechner, bei der suprapubischen Methode anhand der gemessenen größten transversalen, ventrodorsalen und craniocaudalen Durchmesser durch Berechnung anhand der Ellipsoidformel $V = \pi/6 \, a \cdot b \cdot c$. Die Prostatavolumetrie beider Untersuchungstechniken wurde miteinander verglichen, bei 23 der untersuchten Patienten, die einer Adenomektomie bzw. TUR Prostata zugeführt worden waren, erfolgte der Vergleich zwischen dem vorher sonographisch gemessenen Prostatavolumen und dem Gewicht der Adenomektomiepräparate bzw. Resektionsspäne. Zugrunde gelegt wurde ein spezifisches Gewicht von 1,05 g/cm³ für das Prostatagewebe.

Ergebnisse

1. Beim Vergleich zwischen den transrektal ($V_{TRS} = 37,8 \pm 2,6$ cm³) und den suprapubisch ($V_{SPS} = 42,9 \pm 3,0$ cm³) sonographisch ermittelten Prostatavolumina ergab sich kein signifikanter Unterschied. Es bestand eine hohe Korrelation ($r = 0,937$).
2. Der Vergleich zwischen den sonographisch gemessenen Prostatavolumina und dem histopathologischen Organgewicht ergab sowohl für die transrektale als auch suprapubische Untersuchungstechnik eine hohe Korrelation ($r = 0,943$ bzw. 0,959).
3. Eine Differenzierung zwischen den zu adenomektomierenden und den transurethral zu resezierenden Prostataadenomen war mit beiden sonographischen Untersuchungstechniken möglich: $V_{TRS} = 63,5 \pm 5,0$ cm³ bzw. $V_{SPS} = 74,0 \pm 7,4$ cm³ bei den Adenomektomie-Fällen, $V_{TRS} = 26,9 \pm 3,1$ cm³ bzw. $V_{SPS} = 29,1 \pm 2,1$ cm³ bei den TURP-Fällen.

Diskussion

Neben dem lokalen Tumorstaging und der Verlaufskontrolle von Prostatakarzinomen dient die Prostatasonographie der präoperativen Beurteilung von Prostataadenomen [1]. Bisherige Ergebnisse mit der transrektalen Prostatasonographie zeigten eine hohe Korrelation zwischen den sonographisch bestimmten Prostatavolumina und den gemessenen Organgewichten nach Adenomektomie [2, 3, 4, 5]. Vergleichende Untersuchungen zwischen der transrektalen und suprapubischen Prostatasonographie waren uns bislang nicht bekannt; anhand unserer Untersuchungen bei 75 Prostataadenomträgern empfehlen wir bei der präoperativen Diagnostik von Prostataadenomen in der Praxis die suprapubische Prostatasonographie als wenig belastende, risikolose und mit jedem konventionellen Ultraschallgerät schnell durchführbare Untersuchungsmethode, während die transrektale Prostatasonographie erst in der Klinik bei Grenzbefunden (z. B. 50 g Prostataadenome bzw. bei Verdacht auf ein Karzinom) Anwendung finden sollte.

Literatur

1. Denkhaus H et al (1983) In: Bücheler E, Friedmann G, Thelen M (Hrsg) Real-time Sonographie des Körpers, S 355
2. Hastak SM et al (1982) J Urol 128: 69
3. Miyazaki Y et al (1983) J Urol 129: 48
4. Okafor PIS et al (1983) Br J Urol 55: 721
5. Watanabe H et al (1975) J Urol 114: 734

Dr. med. W. Dierkopf
Klinikum Großhadern
Urologische Abteilung
Marchioninistr. 15
D-8000 München 70

Erste Erfahrungen mit dem 7 MHZ-Schallkopf zur Durchführung der transrektalen Prostatasonographie (TPS)

Ch. Saul, R. Werner, M. Wiesel und P. C. Fabricius

Zusammenfassung

In der vorliegenden Arbeit wird über die Verwendung eines 7 MHZ-Schallkopfes bei der TPS mittels Rotationsellipsoid berichtet. Bei 174 Patienten wurden Form, Größe und das Strukturmuster der Prostata dokumentiert und mit einem 4 MHZ Schallkopf verglichen. Eine sonographisch gesteuerte perineale Feinnadel-/Stanzbiopsie wegen eines unklaren Tastbefundes oder verdächtigen Ultraschallbefundes wurde bei 40 Patienten durchgeführt und mit der postoperativen Histologie verglichen. Aufgrund der Ergebnisse ist die ultraschallgesteuerte Feinnadel-/Stanzbiopsie bei verdächtigem Befund allen anderen Diagnostikverfahren überlegen.

Material und Methode

Bei 174 Patienten wurde die Prostata mit dem 4 MHZ und 7 MHZ-Schallkopf (Fa. Bruel & Kjaer) bezüglich Form und Echomuster untersucht.

Eine ultraschallgesteuerte Feinnadel-/Stanzbiopsie wurde bei 40 Patienten mit Verdacht auf Prostatakarzinom in Lokalanästhesie durchgeführt und beide Biopsieverfahren miteinander verglichen (Feinnadel nach Kernen, der Fa. Rüsch, Stanzbiopsie: Fa. Danimed, Automatisches Biopsiesystem Biopty und Biopty Cut).

Ergebnisse

Bei 114 Patienten (76 TUR-Prostata, 38 Prostatektomien) konnten wir bezüglich Gewicht und Form keinen Unterschied zwischen dem 4 MHZ und 7 MHZ feststellen. Bei 60 histologisch gesicherten Prostatakarzinomen (TUR-Prostata, radikale Prostatektomie) konnten wir in 39 Fällen (65%) mit dem 4 MHZ-Schallkopf und in 51 der Fälle (85%) präoperativ sonographisch suspekte Echomuster nachweisen und als karzinomverdächtig zuordnen. In 21 (35%) der Fälle bzw. in 9 (15%) der Fälle konnte das Karzinom sonographisch nicht nachgewiesen werden. Bei 123 sonographisch zugeordneten Prostataadenomen (BPH) konnte postoperativ (TUR-Prostata, Adenomektomie) 114mal ein Adenom histologisch nachgewiesen werden. In 9 Fällen wurde keine Histologie gewonnen (Patientenverlust).

Bei 40 Patienten mit Verdacht auf Prostatakarzinom wurde eine ultraschallgesteuerte (7 MHZ) Feinnadel- und Stanzbiopsie in Lokalanästhesie in einer Sitzung durchgeführt. Die TPS ergab bei allen Patienten ein suspektes Echomuster, daraufhin wurde die Feinnadel-/Stanzbiopsie durchgeführt. In 26 Fällen konnte zytologisch, in 33 Fällen durch Stanzbiopsie das Prostatakarzinom bestätigt werden. Die postoperative Histologie (TUR-Prostata, Prostatektomie) ergab in 33 Fällen ein Prostatakarzinom. Somit lag in 7 Fällen ein falsch-positives Ergebnis für die TPS vor.

Diskussion

Der 7 MHZ-Schallkopf bietet aufgrund seines höheren Auflegungsvermögens eine signifikant bessere Beurteilung der Echostruktur.

Zu diskutieren ist, warum die ultraschallgesteuerte Feinnadelbiopsie eine geringere Trefferquote als die Stanzbiopsie aufweist. Wir stellten fest, daß die perineale Feinnadelpunktion technisch schwieriger ist, da die Nadel schon beim Einstich eine Ablenkung erfährt. Hier stellt sich die Frage, ob durch eine kleine Inzision eine exaktere Punktion möglich wäre. Die von uns verwendeten Biopsienadeln zur Stanze zeichneten sich durch optimale Handhabung, einwandfreies Echomuster und gute Akzeptanz (Lokalanästhesie) durch den Patienten aus.

Schlußfolgerung

1. Bei der Beurteilung der Binnenechostruktur der Prostata erweist sich der 7 MHZ-Schallkopf um 20% sensiver als der 4 MHZ-Schallkopf.
2. Eine ultraschallgesteuerte Stanzbiopsie bei Verdacht auf Prostatakarzinom ist der Feinnadelpunktion überlegen, zumal die Feinnadelpunktion eine geringere Trefferquote aufweist.

Literatur beim Verfasser

Dr. med. Ch. Saul
Urologische Klinik und Poliklinik
der LM-Universität München
Klinikum Großhadern
D-8000 München 70

Qualitative und quantitative Analyse der computergestützten Ultraschalldiagnostik beim Prostatakarzinom und anderen urologisch relevanten Tumoren

G. Heinert, G. Cürten, G. Oromek, H. Hutten und W. Wildmeister

Die frühzeitige Erkennung von benignen und malignen Erkrankungen der Prostata und anderer urologisch relevanter Organe ist für ihre Prognose von entscheidender Bedeutung. Zur Verbesserung der Diagnostik dient die Ultraschalluntersuchung der männlichen Vorsteherdrüse und der benachbarten Organe. Dabei können sowohl die Abgrenzbarkeit gegenüber den Nachbarorganen sowie die lokalen Echointensitäten beurteilt werden. So kann bereits durch die visuelle Beurteilung des Ultraschallschnittbildes der Prostata eine Reihe von Problemen gelöst werden. Es sind so die Volumina der Organe sowie die Diameter mit großer Genauigkeit bestimmbar [4]. Vorteilhaft und von höherer Sensitivität und Spezifität ist die Sonographie der Prostata gegenüber der rektalen, digitalen Untersuchung, die nur die basalen, den palpierenden Finger zugänglichen Prostataanteile analysieren läßt. Bei der Urethrocystoskopie und indirekt bei der Urethrographie können nur die der Harnröhre anliegenden Anteile der Vorsteherdrüse beurteilt werden. Computertomographie und Stanzbiopsie sind invasive Verfahren. Dagegen ist die Prostatasonographie und die computerassistierte Strukturanalyse eine objektivierbare, reproduzierbare, nicht belästigende und nicht invasive Methode.

Patientengut und Methodik

In einer prospektiven Studie erfolgten in über 170 Fällen computerassistierte Messungen von urologisch relevanten Organen zur spezifischen Gewebsmusterdifferenzierung. Sämtliche Diagnosen wurden histologisch gesichert. Die rechnergestützte Analyse wurde mittels eines konventionellen Ultraschalldatenerfassungs- und -verarbeitungssystems durchgeführt: Real Time Scanner der Fa. Picker International: Hitachi Japan; Modell LSC 7000 mit einem 3,5 MHz Transducer und einer Differenzierung von 64 Graustufen. Es erfolgten Messungen der Häufigkeitsverteilungen von Graustufen und deren graphische Darstellung in Histogrammen.

Ergebnisse und Diskussion

Die computerassistierten sonographischen Graustufenanalysen von Probandenprostatageweben (n=10) ergaben einen Graustufenmittelwert von 15,8 ± 8 (s. Abb. 1a, 2a und 3). Bei Prostataadenomen lagen nur einige wenige Binnenechos von nahezu gleicher Intensität vor. Die Graustufenmittelwerte der exakt meßbaren Adenome waren signifikant höher (2p < 0,01; 20,88 ± 8,88; n = 17) als bei Probanden (s. Abb. 1b, 2b und 3).

Prostatacarcinome wiesen teilweise hohe lokale Echodensitäten und eine starke Streuung der Graustufenhäufigkeiten in dunkleren und helleren Bereichen auf. Bei Prostatacarcinomen konnte ein signifikanter stärkerer Anstieg der Graustufenmittelwerte als bei Adenomen dokumentiert werden (27,15 ± 11,21; n = 31), s. Abb. 1c, 2c und 3.

Wie aus der Literatur bekannt ist, kann durch die Prostatasonographie die Sensitivität und die Spezifität der Gewebsanalyse gesteigert und zusätzlich durch die rechnergestützte Bildanalyse die Treffsicherheit bei benignen und malignen Geweben weiter um 10% erhöht werden [2, 3]. Mit dem Ultraschall gelingt es, alle Anteile der Prostata zu messen und zu analysieren. Bei einem kleinen Tumor ist die Prostata allseits gut abgrenzbar. Die planimetrische

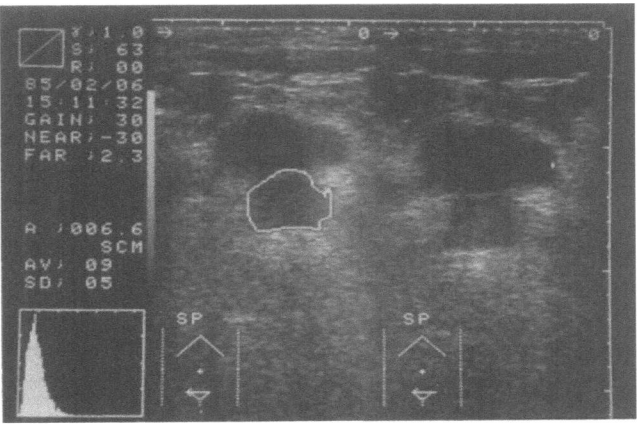
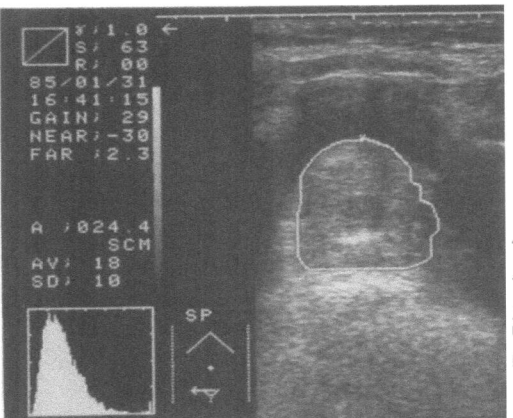
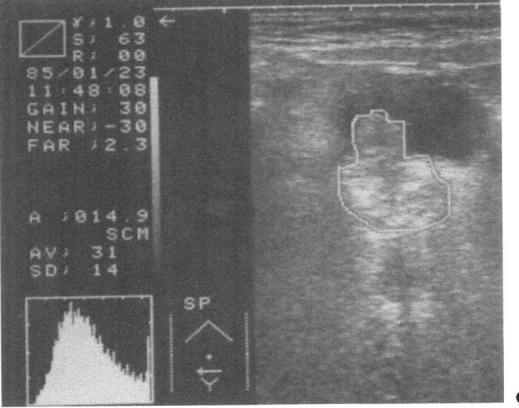

Abb. 1a–c zeigt das Ultraschallbild von Prostatageweben und unten links im Bild jeweils das dazugehörige Histogramm einer Graustufenanalyse sowie den Graustufenmittelwert (*AV*) und deren Standardabweichung (*SD*). Mit einer Linie umfahren ist jeweils das gemessene Prostatagewebsmuster. **a** Kontrollprostatagewebe mit homogenem, gleichförmigem echodensem Strukturmuster. **b** Großes Prostataadenom mit relativ homogenem jedoch gegenüber Kontrollgeweben gering vermehrten echogenem Strukturmuster; mäßige Rechtsverschiebung des Histogrammes in den Hellbereich. **c** Ausgedehntes Prostatacarcinom; die simultane computergestützte Graustufenanalyse *(unten links)* dokumentiert eine zunehmende Rechtsverschiebung des Histogrammes in den Hellbereich, vermehrten Echodensitäten entsprechend. Eine zunehmende Streuung der Graustufen wird durch eine höhere Standardabweichung dokumentiert

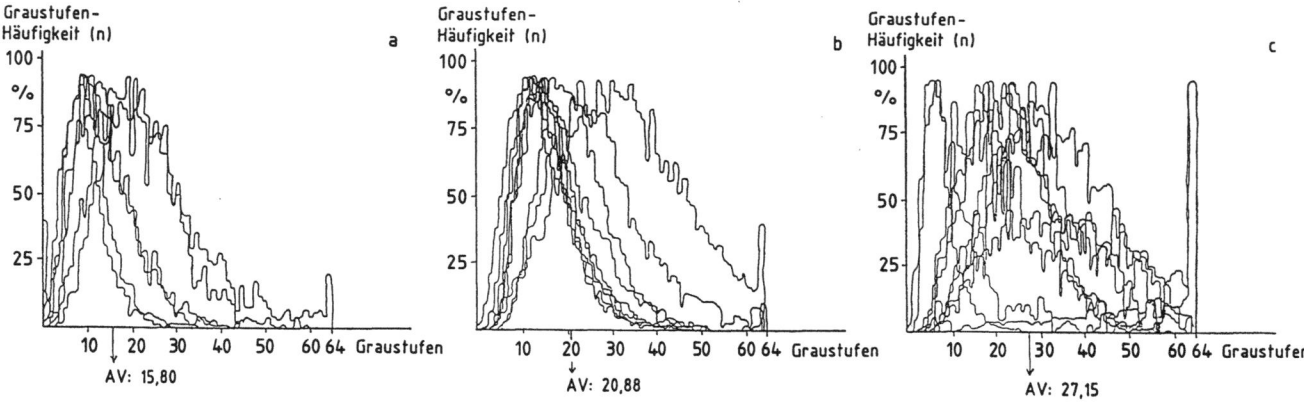

Abb. 2a-c. Sonographisch computerassistiert gemessene Prostatahistogramme. **a** Prostatagewebe von Probanden (n = 10), Graustufenmittelwert (AV) 15,8. 6 repräsentative graphische Darstellungen sind hier dokumentiert. **b** Prostatagewebe von Adenomen (n = 17); der Graustufenmittelwert liegt höher als bei Probanden: AV = 20,88. 10 repräsentative Kurven sind hier dargestellt. **c** Echotomographische Analysen bei Prostatacarcinomen (n = 31). Der Graustufenmittelwert war signifikant höher als bei Probanden: AV = 27,15. 10 typische Kurvenverläufe sind hier der Übersicht halber dargestellt. Abszisse: Graustufen; (dunkel: *links*, hell: *rechts*); Ordinate: Häufigkeit der gemessenen Graustufenwerte (n) in Prozent

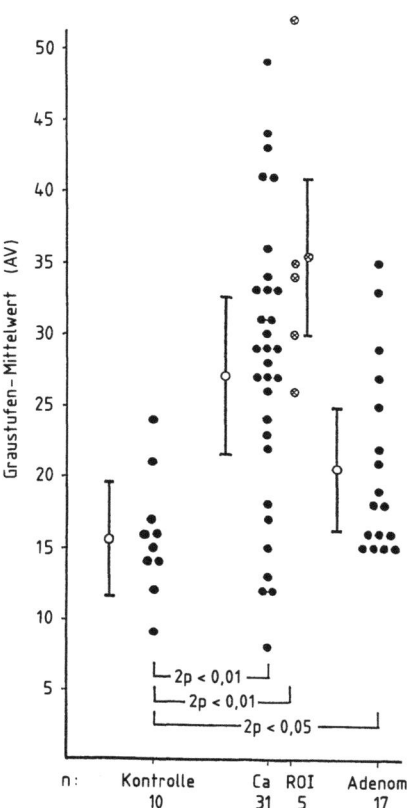

Abb. 3. Sonographische computergestützte Graustufenanalysen von Prostatageweben bei Probanden, Carcinomen, regions of interest (ROI) und Adenomen. Signifikant ist die Zunahme der Graustufenmittelwerte bei Prostataadenomen und stärker ausgeprägt bei Prostatacarcinomen gegenüber Probanden. Die höchsten Echodensitäten konnten in „regions of interest" bei Prostatacarcinomen gemessen werden. Abszisse, Graustufenmittelwerte (AV); Ordinate, Anzahl der gemessenen Prostatagewebe (n)

Hochdifferenzierte Prostatacarcinome weisen nur geringe Impedanzsprünge und damit niedrigere Echodensitäten auf. Hochdifferenzierte Carcinome sind wegen ähnlicher Ultraschallmuster wie Prostatae von Probanden oft nur sonographisch schwer diagnostizierbar. Wenig differenzierte Carcinome wiesen jedoch hohe Echodensitäten und damit Verschiebung der Histogramme in den Hellbereich auf [1]. Für die primäre Diagnostik des Prostatacarcinoms ist jedoch die visuelle Beurteilung des B-Bildes nicht exakt genug. Das Bild enthält eine große Zahl von Informationen, die von dem Auge nicht alle so rasch aufgenommen und weiter gespeichert werden können. Zur Optimierung der visuellen Bildbeurteilung wird das Schallbild direkt vom Speicher des Gerätes abgegriffen und in einen integrierten Rechner eingegeben, der die hier dargestellten Graustufendiagramme erstellt. Detailinformationen, die sonst nicht ausreichend erkannt werden können, werden zur Darstellung gebracht und unter Umständen verstärkt ausgewertet. Damit werden sie teilweise erst für das Auge lesbar [3]. Mit diesem Verfahren werden die visuellen und im Ultraschallbild gespeicherten Parameter objektiviert. Sie sind damit der weiteren qualitativen und quantitativen Auswertung urologisch relevanter Strukturmuster zugänglich und vergleichbar gemacht worden. Mit der computergesteuerten Ultraschalldiagnostik gelingt es mit einer nicht invasiven Methode eine bessere Differenzierung und Gewebsmusteranalyse bei benignen und malignen urologischen Organalterationen durchzuführen.

Ausdehnung des Tumors und damit das Stadium kann besonders in subklinischen Fällen besser durch die Sonographie als durch die Palpation festgelegt werden. Damit gelingt es klinisch wichtige Differenzierungen zwischen T_2 und T_3 Tumoren durchzuführen.

Literatur

1. Bertermann H (1985) Transrektale Prostatasonographie - Rotationsscanner. Verhandlb Dtsch Ges Urologie 36: 699–702
2. Brooman P, Peeling W, Griffiths G, Roberts E, Evans K (1981) Comparison between digital examination and per-rectal ultrasound in the evaluation of the prostate. Br J Urol 53: 617–620

3. Feiber H (1985) Verhandlb Dtsch Ges Urologie 36: 716–718
4. Heinert G, Stark E, Daniel M (1984) Möglichkeiten und Grenzen der suprapubisch-transvesikalen und der perinealen Sonographie zur morphologischen Analyse von Prostatatumoren. Verhandlb Dtsch Ges Urologie 35: 248–251

Priv.-Doz. Dr. med. G. Heinert
Leiter der Abteilung für Urologie
am Hospital zum Hl. Geist
Akademisches Lehrkrankenhaus der
Universität Düsseldorf
D-4152 Kempen 1

Detrusorkontraktilität: Parameter zur Indikationsstellung der Prostatektomie

H. J. Rollema und R. van Mastrigt

Einleitung

Die zu erwartenden Entwicklungen in der Urodynamik stehen in einem sehr engen Zusammenhang mit der zunehmenden Anwendung von Computern. Der Computer ermöglicht Parameter, die aus Modellversuchen abgeleitet wurden, klinisch anzuwenden [1].

Mit dem Ziel die Indikationsstellung zur Prostatektomie zu verbessern und den Operationserfolg zu evaluieren wurden in dieser prospektiven Studie Detrusor Kontraktilitäts- und Obstruktionsparameter [2] die den in vitro entwickelten Modellen für Harnblasenmuskulatur entsprechen [3–5], computer-gestützt berechnet und analysiert. Außerdem wurde betrachtet, ob diese Parameter eine Voraussage des Prostatektomie Erfolgs erlauben.

Methode und Material

Während einer suprapubischen Wasserfüllungszystometrie durch einen suprapubischen Doppellumen-Katheter (Abb. 1) wurden Blasendruck- und Harnflußdaten in einen Minicomputer eingelesen. Der Computer analysiert und speichert diese Daten „on-line". Das Ergebnis wird direkt grafisch dargestellt [6, 7].

Die wichtigsten Parameter sind W, Annäherung der von Detrusor pro Oberfläche generierte Leistung (Abb. 2, 3) [8], und U/l, extrapolierte maximum Kraftszunahme-Rate pro Längeneinheit (Abb. 4) [9]. Diese Parameter werden einerseits aus Druck-Harnflußstudien abgeleitet und andererseits aus den isometrischen Kontraktionen des Detrusors.

Zur Zeit werden bei 39 Patienten, vorgesehen zur Prostatektomie, die präoperativen Druck-Fluß-Kurven analysiert (mindestens 3 Studien pro Patient und pro Zystometrie). Außerdem werden bei 21 Patienten mindestens 3 Monate postoperativ die Druck-Fluß Studien wiederholt. Die Mittelwerte von W und U/l pro Patient wurden beurteilt.

Aufgrund randomisierter visueller Inspektion der Druck-Fluß-Diagramme wurden die Patienten als obstruktiv (OBS) (Abb. 5) bzw. nicht-obstruktiv (NOBS) (Abb. 6) eingeteilt.

Ergebnisse und Diskussion

Der Parameter U/l erlaubt es sehr gut zwischen OBS und NOBS Patienten zu unterscheiden (Abb. 7) (Sensitivität: 95%, Spezifität: 93%; Diskriminationsgrenzwert: 55 W/m²).

Bei allen OBS Patienten (n = 16) behob die Prostatektomie die subjektiven Beschwerden.

Diese subjektive Verbesserung neigte sich parallel mit normalisierten U/l Werten (15/16) (Tabelle 1; Abb. 7). Wmax zeigte postoperativ eine signifikante Senkung (Tabelle 1). Restharn Verringerung korrelierte signifikant mit Normalisierung der W-Kurven (Abb. 2, 3).

Postoperativ waren bei NOBS Patienten (n = 5) 2 nicht beschwerdefrei. Ein NOBS Patient ohne subjektive Verbesserung hatte sowohl prä- als auch postoperativ Restharn (> 500 ml) sowie abweichende W-Kurven. Dieser Patient hatte postoperativ eine paradoxale Steigerung von U/l (41→76 W/m²;

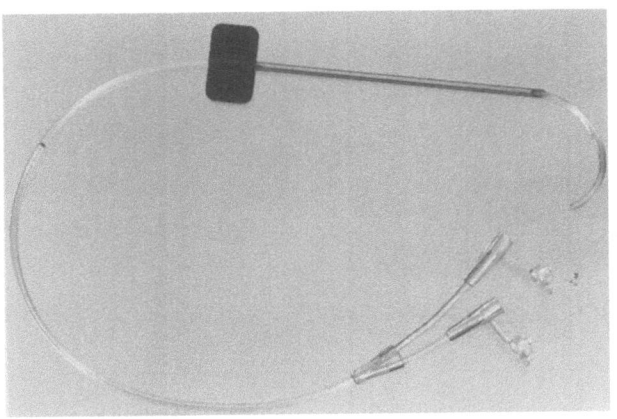

Abb. 1. Doppellumen-Katheter zur suprapubischen Zystometrie (PVC, 9 Charr.; Braun, Melsungen)

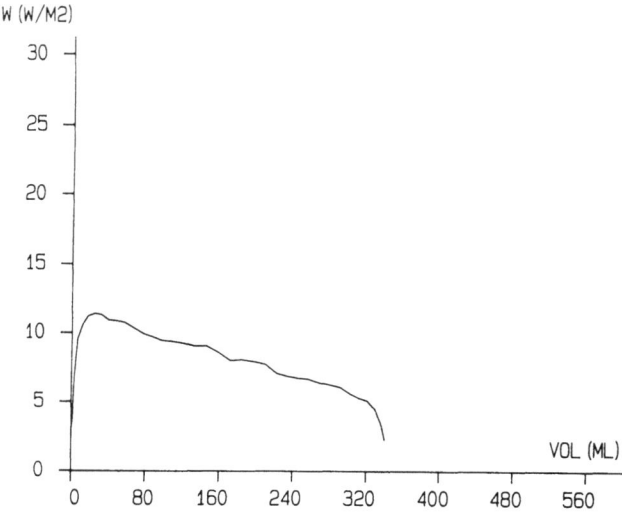

Abb. 2. Kontraktilitätsparameter W abhängig von dem Blasenvolumen; normale Kontraktion

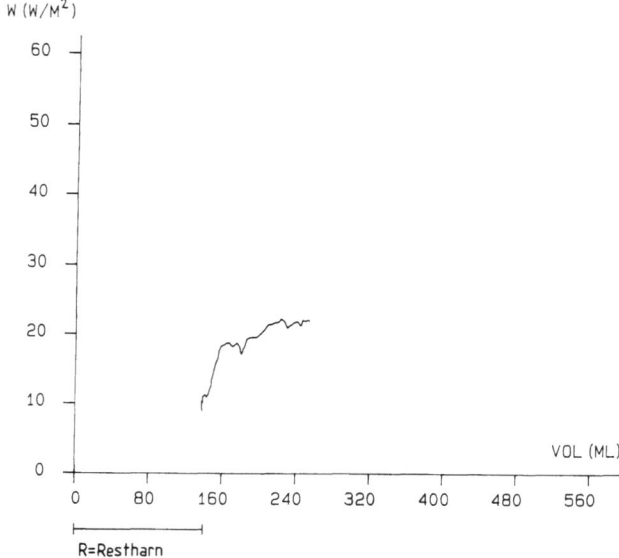

Abb. 3. Kontraktilitätsparameter W; „unsustained" Kontraktion mit Restharn

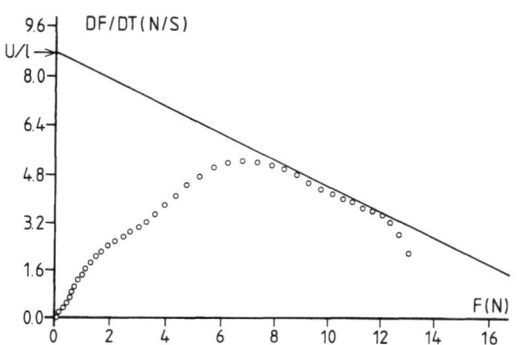

Abb. 4. „Phase plot" (Kraftzunahmerate in Abhängigkeit von Kraft am Beginn der Harnblasenkontraktion) mit Obstruktionsparameter U/l

Patient no. 10 in Abb. 7); wahrscheinlich hatte er eine primär neurogen gestörte Blase (Diabetes Neuropathie). Der andere NOBS Patient ohne subjektive Verbesserung hatte bei Restharn prä- und postoperativ eine ungeänderte W-Kurve mit ungeändertem normalem U/l Wert (Patient 30 in Abb. 7). Die anderen 3 Patienten waren postoperativ Restharnfrei und fühlten sich, bei ungeändertem U/l (<55 W/m^2), subjektiv gebessert. Bei 2 von ihnen war der Maximalwert von W postoperativ gestiegen (neurogene Effekte?). Die prä- und postoperativen Ergebnisse der NOBS Gruppe zeigen sich in Tabelle 1.

Die Frage, ob Kontraktilitätsparameter prognostische Bedeutung in der Voraussage des Prostatektomieerfolgs haben, wird beantwortet für die OBS Gruppe (n = 16) in Tabelle 2. Es zeigt sich, daß Patienten mit postoperativen Restharn (>50 ml) präoperativ signifikant niedrigere Wmax-Werte hatten ($p<0,0001$).

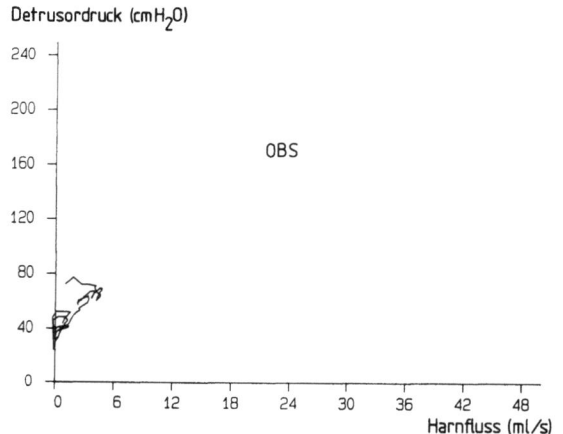

Abb. 5. „Druck-Fluß-Diagramm" klassifiziert als obstruiert *(OBS)*

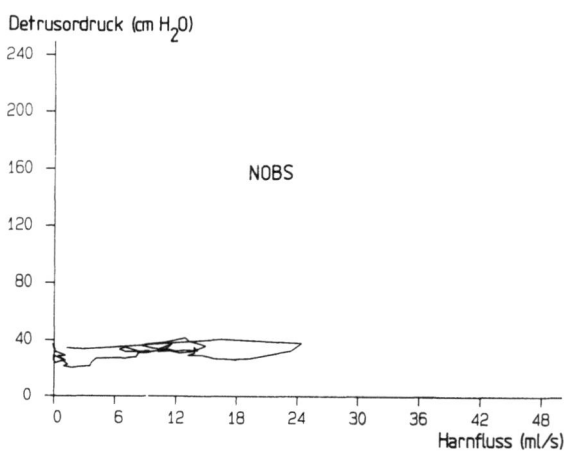

Abb. 6. „Druck-Fluß-Diagramm" klassifiziert als nicht-obstruiert *(NOBS)*

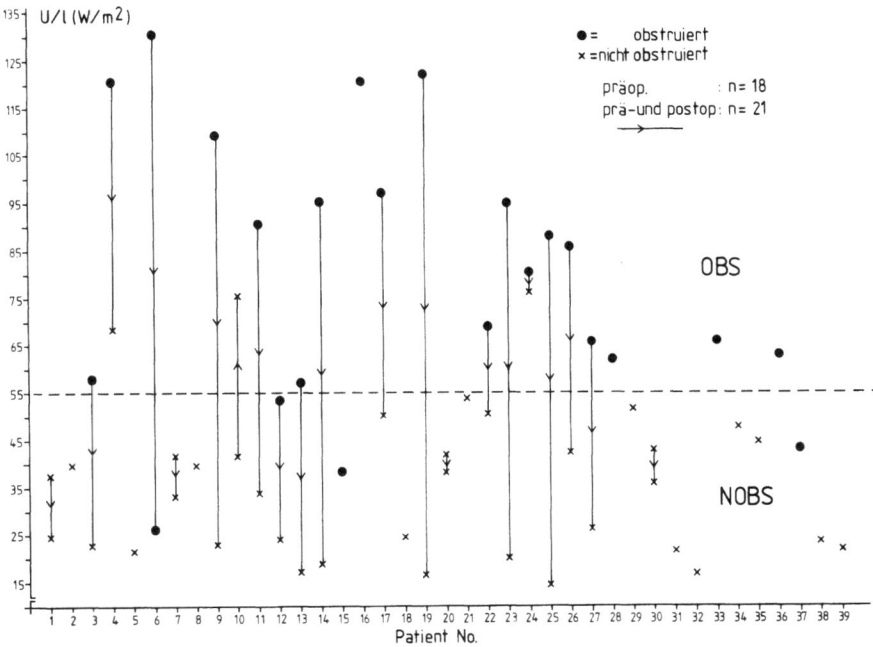

Abb. 7. Individuelle prä- und postoperative Ergebnisse für *U/l*

Tabelle 1. Prä- und postoperative Ergebnisse

	NOBS 5			OBS 16		
	Präop.		Postop.	Präop.		Postop.
n						
Σm	18		15	53		48
U/l	41 ± 16	NS	38 ± 23	87 ± 31	p < 0,0001	31 ± 16
Wmax	8,3 ± 2,5	NS	9,9 ± 4,3	12,3 ± 4,2	p = 0,0039	10,5 ± 4,5
R	181 ± 250	NS	138 ± 236	191 ± 102	p < 0,0001	73 ± 95

Mittelwerte ± SD; Mann Whitney U-Test; R, Restharn (ml)

Tabelle 2. Prä- und postoperative Ergebnisse

	OBS Präop.			OBS Postop.			
	Postop. R ≤ 50		Postop. R > 50	Postop. R ≤ 50		Postop. R > 50	
n	10		6	10		6	
Σm	33		21	29		19	
U/l	96 ± 33	p = 0,0028	71 ± 19	29 ± 17	NS	34 ± 14	
Wmax	14,1 ± 4,5	p < 0,0001	9,5 ± 1,2	12,5 ± 4,8	p < 0,0001	7,4 ± 1,0	
R	166 ± 99	p = 0,048	228 ± 98	20 ± 27	p < 0,0001	155 ± 104	

Mittelwerte ± SD; Mann Whitney U-Test; R, Restharn (ml)

Folgerungen

Diese Untersuchung beweist, daß computer-gestützte Analysen von Detrusor Kontraktilitäts- und Obstruktionsparameter sehr wichtig sind für die Indikationsstellung zur Prostatektomie und für die postoperative Auswertung. Außerdem erlauben sie präoperativ eine quantitative Voraussage des Operationserfolges. Werte von $U/l > 55$ W/m² deuten auf eine Obstruktion hin. W hat prognostischer Wert in der Voraussage des Prostatektomieerfolgs und weist auf die Notwendigkeit einer nicht-chirurgischen Therapie hin.

Literatur

1. Rollema HJ, Kramer AEJL, Jonas U (1987) Neue Entwicklungen in der Urodynamik. In: Abrams P, Feneley R, Torrens M (Hrsg) Urodynamik, Kap 6. Springer, Berlin Heidelberg New York
2. Rollema HJ, van Mastrigt R (1987) Detrusor contractility before and after prostatectomy. Neurourol Urodynamics 6-3: 220–221
3. van Mastrigt R, Griffiths DJ (1979) The contractility of the urinary bladder. Urol Int 34: 410–420
4. van Mastrigt R, Glerum JJ (1985) Electrical stimulation of smooth muscle strips from the urinary bladder of the pig. J Biomed Eng 7-1: 2–8
5. van Mastrigt R, Glerum JJ (1985) In vitro comparison of iso-

metric and stop-test contractility parameters for the urinary bladder. Urol Res 13: 11-17
6. van Mastrigt R (1984) Computer programs for urodynamics. Neurourol Urodyn 3-2: 141-142
7. van Mastrigt R (1987) Urodynamic analysis using an on-line computer. Neurourol Urodyn 6-3: 206-207
8. Griffiths DJ, Constantinou CE and van Mastrigt R (1986) Urinary bladder function and its control in normal females. Am J Phys 251-2: R225-R230
9. van Mastrigt R and Griffiths DJ (1986) An evaluation of contractility parameters determined from isometric contractions and micturition studies. Urol Res 14: 45-52

Dr. H.J. Rollema
Urologische Universitätsklinik
Postfach 1918
NL-6201 BX Maastricht

Harnfluß-Klassifikationsfaktoren (KF) vor und nach Prostatektomie

H.J. Rollema, A.E.J.L. Kramer und D. van den Ouden

Einleitung

Auf Grund der z. Z. bekannten Daten können automatisierte Systeme entwickelt werden, die nach Aufzeichnung einer urodynamischen Untersuchung die erhaltenen Meßwerte interpretieren können.

Die erste urologische Realisierung eines so aufgebauten „Experten-Systems" bietet das beschriebene Mikroprozessorprogramm zur Interpretation von Harnflußmessungen [1-4].

Das UDI („Uroflow Diagnostic Interpretation") Computerprogramm (Dantec Electronic) arbeitet in drei Stufen [3, 4, 6]:
1. Analyse des Harnflußsignals durch Variablen mit hoher Sensitivität und Spezifizität.
2. Vergleich mit normalen Referenzwerten.
3. Klassifikation, „normal" und „abnormal".

Diese Untersuchung hat das Ziel den klinischen Wert von UDI Harnfluß-Variablen weiter zu evaluieren und ihren Zusammenhang mit klinischen Symptomen darzustellen bei Patienten mit Prostatahyperplasie.

Methode und Material

Die Harnflußraten wurden mit einem Dantec Uroflowmeter (rotierende Scheibe) gemessen. Die Harnfluß Signale wurden mikrocomputer-gesteuert analysiert und klassifiziert (Abb.1).

Da die erhaltenen Meßwerte mit dem schlechtesten Wert des Entleerungsvolumens verglichen werden, kann dieses Verhältnis als Klassifikationsfaktor (KF) ausgedrückt werden [5]. Der KF der Zeitvariablen ist der Quotient aus dem höchsten Normalwert und dem gemessenen Wert (Abb. 2).

Sind die Harnflußvariablen bei Patienten mit infravesikaler Obstruktion geringer als normal, dann wird der KF für die Harnflußvariablen als Quotient von dem Meßwert und dem geringsten Normalwert errechnet. Dabei entspricht ein KF von „1" dem schlechtesten Normalwert. Werte ≤ „1" sind „pathologisch". Werte > „1" sind „gesund".

Die Harnflußmeßdaten werden mit Hilfe folgender i. a. verwendeten und neuen Variablen analysiert [3-6] (Abb. 3):

1. Qmax: Maximale Harnflußrate.
2. T100:   Miktionszeit.
3. TQmax: Flußanstiegszeit.
4. T90:   Miktionszeit der zentralen 90% des Miktionsvolumens (V). Die Punkte auf der Zeitkoordinate, die mit 5% bzw. 95% des Miktionsvolumens (V) korrespondieren, werden t5 bzw. t95 genannt. T90 wird somit definiert: T90 = t95 − t5.
5. QM90:   Mittlerer Harnfluß während der zentralen 90% des Entleerungsvolumens. Diese Variable wird definiert als: 90% des Entleerungsvolumens (V) dividiert durch T90.

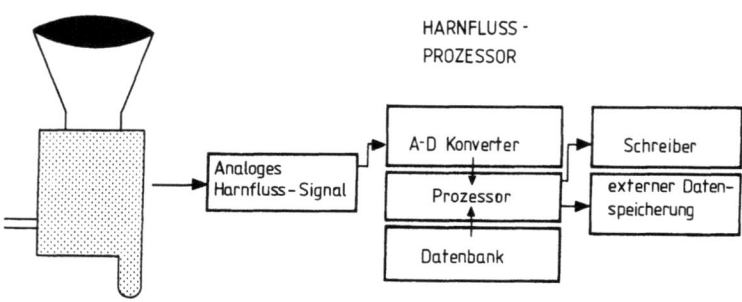

Abb. 1. Schematische Darstellung der Mikroprozessor-gesteuerten Interpretation von Harnflußkurven (UDI software, Dantec Elektronik)

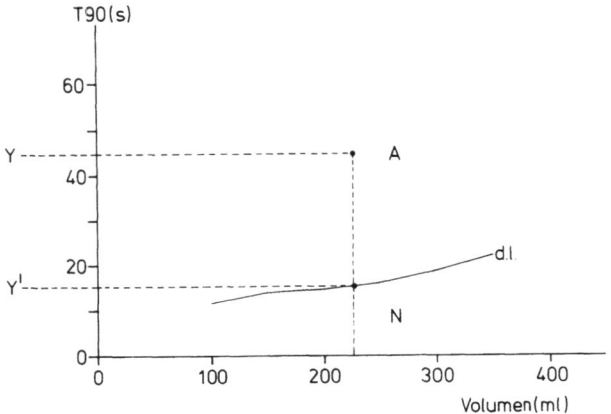

Abb. 2. KF (Klassifikationsfaktor y'/y) gezeigt für *T90*. *d.l.* = Diskriminationslimit zwischen gesund *(N)* und krank *(A)*; y = Meßwert; y' = höchster Normalwert. KF ≤ 1.0: krank-Klassifikation, KF > 1.0: gesund-Klassifikation

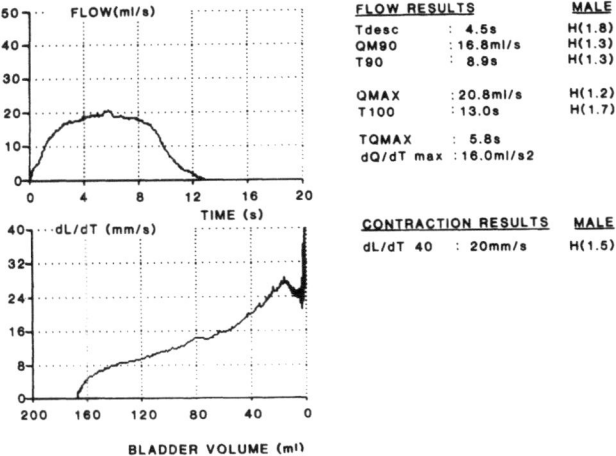

Abb. 3. „Print-out" eines gesunden Mannes. Gezeigt werden Harnflußkurve, erwartete Blasenkontraktionsschnellheit, die Numerischen Variablen, sowie für jede Variable die Klassifikation (*H* = gesund). In Klammern steht für jede Variable der Klassifikationsfaktor (KF)

6. Tdesc: Flußabfallzeit: Zeit vom Moment des maximalen Harnflusses (Qmax) bis zum Moment, bei dem 95% des Entleerungsvolumens registriert sind (t95).

7. dl/dt40: Die erwartete Blasenwandkontraktionsschnellheit bei einem Blasenvolumen von 40 ml. Für die Kalkulation dieser Variablen wird angenommen, daß:
1. die Blase ein dünnwandiges sphärisches Organ mit einem Radius „R" ist, einem Umfang „l" und einem Volumen „Vves" hat.
2. die Blase am Ende der Miktion restharnfrei entleert ist. Basierend auf diesen Voraussetzungen kann die angenommene Blasenkontraktionsschnellheit dl/dt folgendermaßen kalkuliert werden [3, 6]:

$$dl/dt = CQ^{2/3} \sqrt[3]{(Vves)^2}.$$

Dabei gelten folgende Symbole:
C = konstant = $\sqrt[3]{6\Pi^2}$
Q = Flußrate und
Vves = momentanes Blasenvolumen.

Bei 66 Prostatektomie-Kandidaten (Alter: 41–91 Jahre) wurde der präoperative Uroflow klassifiziert. Bei 21 dieser Männer wurde 3 Monate postoperativ der Flow in gleicher Weise kontrolliert. Eine separate Gruppe von 67 gesunden Probanden (Alter: 15–57 Jahre) wurde zum Vergleich ebenfalls klassifiziert. Das Alter hat von 15–58 Jahre keinen signifikanten Einfluß auf den Wert der Variablen ($p = 0.05$) [6]. Es ist nicht empfehlenswert die gesunden Probanden im gleichen (älteren) Lebensalter der Patienten zu wählen, da asymptomatische Erkrankungen (z. B. eine Prostatahypertrophie) unentdeckt aufgenommen werden [3].

Bei der Patientengruppe wurde die Diagnose einer Prostatahypertrophie mit Harnabflußstörung auf Grund von Symptomatologie, Nachweis von Restharn und urodynamischen Befunden (Druck-Harnfluß) gestellt. In der Patientengruppe wurden die Symptome anhand einer Punktebewertung quantifiziert, separat für Obstruktions- und Irritationssymptome:

Punktebewertung für Obstruktionssymptome: 0–4 (schwacher Strahl, Startverzögerung, Nachträufeln, Entleerung mittels Bauchpressen); Punktebewertung für Irritationssymptome: 0–3 (Pollakisurie, Nykturie, Dranginkontinenz).

Die Punktebewertungen wurden mit Hilfe einer Varianzanalyse mit den KF's korreliert.

Ergebnisse und Diskussion

UDI Harnflußvariablen repräsentiert durch Klassifikationsfaktoren (KF) zeigen eine sehr hohe Sensitivität in der Diagnostik von Miktionsbeschwerden bei Patienten mit Prostatahyperplasie: 97%–100% ($n = 66$). TQmax hat eine niedrige Sensitivität (< 50%) und ist dadurch klinisch nicht anwendbar. Diese Ergebnisse bestätigen frühere Befunde in separaten Patientengruppen [3, 6, 7]. Die Spezifizität in der Probandengruppe ($n = 67$) lag zwischen 75% und 94%. Die Spezifizität von dl/dt40 und Tdesc ist superior im Vergleich zu anderen Variablen (Abb. 4).

Verglichen mit Qmax geben die KF von dl/dt40, QM90 und Tdesc eine deutlichere Trennung zwischen Patienten und der Kontrollgruppe an; z. B. für dl/dt40 lagen 65% der KF Werte bei Patienten unter 0,5, bei Qmax nur 40% (Abb. 5).

Im Vergleich mit Qmax zeigen die KF von dl/dt40, QM90 und Tdesc ein besseres Verhältnis zur semi-objektiven Punktebewertung der Symptome. Die Punktebewertung für Obstruktionssymptome und das Restharnvolumen korrelieren signifikant mit den KF von QM90 ($p < 0.001$) und dl/dt40

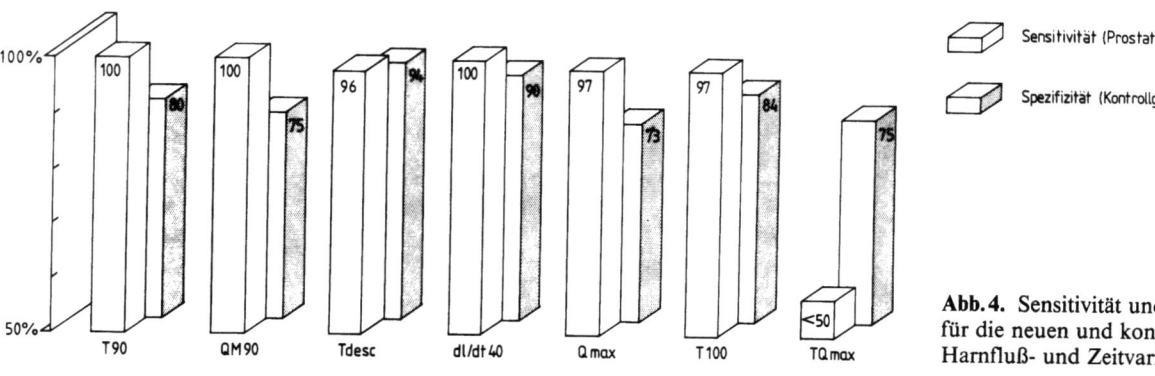

Abb. 4. Sensitivität und Spezifität für die neuen und konventionellen Harnfluß- und Zeitvariablen

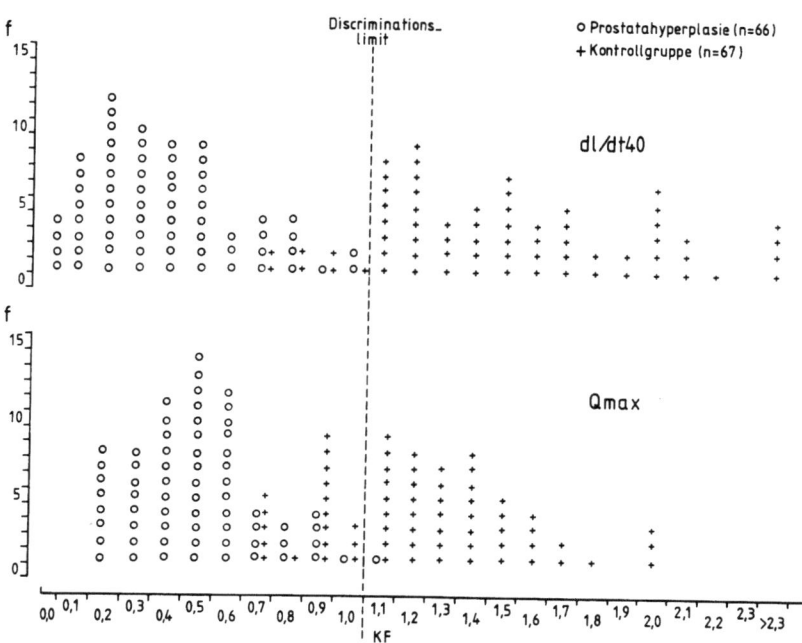

Abb. 5. Vergleich zwischen den KF-Häufigkeitsverteilungen von *dl/dt40* und *Qmax* bei Patienten mit Prostatahyperplasie (n=66) und bei einer Kontrollgruppe (n=67)

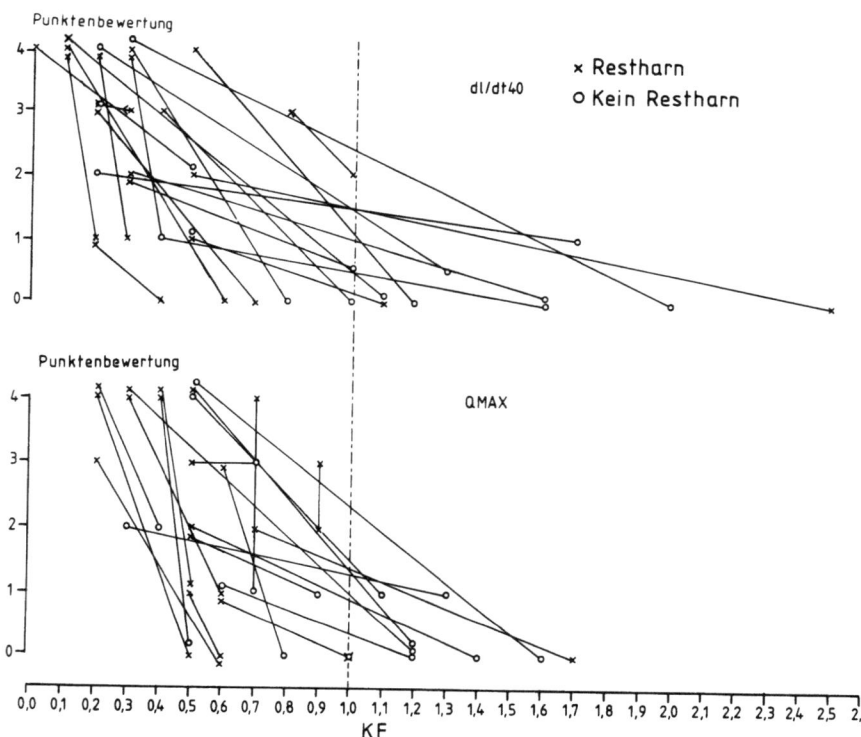

Abb. 6. Prä- und postoperative Korrelationen zwischen der Punktebewertung für Obstruktionssymptome und *KF*, gezeigt für *dl/dt40* und *Qmax* (n=21)

(p<0,0001). Keine Korrelation wurde für den KF von Qmax gefunden.

Nach einer Prostatektomie zeigen die KF von dI/dt40, QM90 und Tdesc eine signifikante Steigerung, parallel zur Senkung der Punktebewertung der Symptome an. Die KF von Qmax zeigen diese Steigerung weniger ausgesprochen (Abb. 6). Die Ergebnisse für die Obstruktions- und Irritationspunktebewertungen zeigen keinen wesentlichen Unterschied. Dennoch fand sich bei 8/21 Patienten noch Restharn. Bei 12/21 Patienten lagen postoperativ noch abnormale KF-Werte vor. Dieser Befund benachdruckt die klinische Relevanz des Harnfluß-Expertensystems zur objektiven Registrierung von relativen Änderungen.

Folgerungen

UDI Klassifikationsfaktoren (KF) sind objektive Kriterien mit einer hohen Sensitivität zur Feststellung von Miktionsbeschwerden. Sie sind klinisch gesehen sehr bedeutungsvoll, da sie die Indikationsstellung zur Prostatektomie erleichtern und postoperative Änderungen quantitativ und sensitiv aufzeichnen.

Literatur

1. Rollema HJ (1983) Microprocessor controlled interpretation of urinary flow rate patterns. In: International Continence Society and Urodynamics Society, Proceedings 2nd Joint Meeting, Aachen, pp 230–231
2. Rollema HJ, Kramer AEJL, Jonas U (1985) Computer-based urodynamics: on-line decision-making in uroflowmetry and construction of permanent data files. J Urol 133: 263 A
3. Rollema HJ, van Batenburg PC, Jonas U (1986) Automatisierte Uroflowmetrie: Neue Variablen. Urologe A 25: 281–285
4. Rollema HJ, Kramer AEJL, Jonas U (1987) Neue Entwicklungen in der Urodynamik. In: Abrams P, Feneley R, Torrens M (Hrsg) Urodynamik, Kap 6. Springer, Berlin Heidelberg New York
5. Rollema HJ, Frimodt-Møller C, Kramer AEJL, van den Ouden (1987) Der Harnflußklassifikationsfaktor (KF): Eine Hilfe in der standardisierten Bewertung von Flowkurven; Anwendung bei Frauen mit Blasenhalsdyssynergie und nach radikaler Hysterektomie. Verhandlb Dtsch Ges Urologie 38: 444–446
6. Rollema HJ (1981) Uroflowmetry in males. Ph D Thesis
7. Mizunaga M, Miyata M, Yamauchi K, Sasaki M, Nakata Y, Tokunaka S, Yachiku S (1986) Male uroflow diagnostic interpretation. Acta Urol Jpn 32: 361–367

Dr. H.J. Rollema
Urologische Universitätsklinik
Postfach 19 18
NL-6201 BX Maastricht

HF-Generator mit automatischer Leistungsregelung für Schneiden und Koagulieren

G. Flachenecker und K. Fastenmeier

Einführung

Zur Minimierung der bekannten Gefahren, die bei der TUR von einem zu hoch eingestellten Hochfrequenzgenerator ausgehen [1], wurde bereits vor einigen Jahren ein Hochfrequenzgenerator mit automatischer Regelung der Schneidleistung vorgestellt [2]. Ausgehend von den mit diesem Generator gewonnenen Erfahrungen, konnte nun auch eine automatische Leistungsregelung für die Koagulation entwickelt werden.

Regelprinzip

Mit dem beim Schneiden leistungsgeregelten Generator konnte gezeigt werden, daß zum Schneiden ein kleiner Lichtbogen zwischen Schneidschlinge und Gewebe notwendig ist. Aufgrund seiner nichtlinearen Strom-Spannungskennlinie erzeugt dieser Lichtbogen Spektralanteile auf den zur Generatorfrequenz harmonischen Frequenzen. Eine Regelung der harmonischen Spektralanteile auf konstant niedrigen Wert, wie es in dem in Abb. 1 vorgestellten Blockschaltbild schematisch dargestellt ist, bringt immer niedrigste, zum Schneiden gerade ausreichende Ausgangsleistung des Generators.

Das von einem Oszillator erzeugte und mit Hilfe eines Modulators und Leistungsverstärkers einregelbare Generatorsignal wird durch ein Ausgangsfilter von allen unerwünschten Signalanteilen befreit. Die durch den Lichtbogen erzeugten harmonischen Spektralanteile werden mit einer aus Meßfilter, Verstärker und Meß-Gleichrichter bestehenden Lichtbogenerkennung in eine Meß-Gleichspannung umgewandelt. Ein Regelverstärker regelt die Ausgangsleistung des Generators über den Modulator so lange, bis die gemessene Wirkung des Lichtbogens gleich einem voreingestellten Sollwert ist.

Wird nun im Gegensatz dazu der Lichtbogen völlig verhindert, so findet kein Gewebeschneiden statt, sondern das Gewebe wird nur koaguliert. Zur Koagulationsregelung wird deshalb das Ausgangssignal der Lichtbogenerkennung auf einen Kompara-

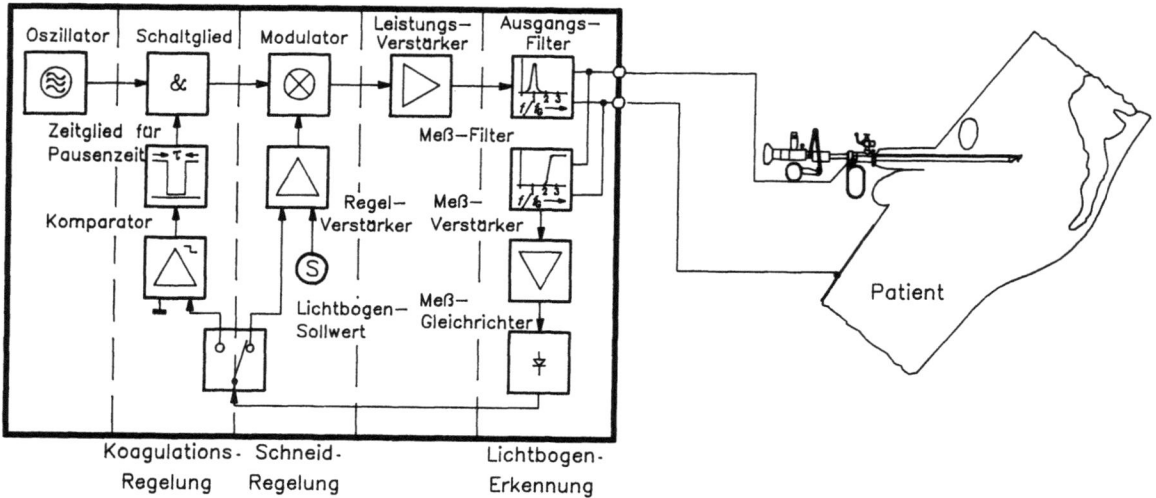

Abb. 1. Blockschaltbild eines automatisch leistungsgeregelten HF-Chirurgie-Generators für Schneiden und Koagulieren

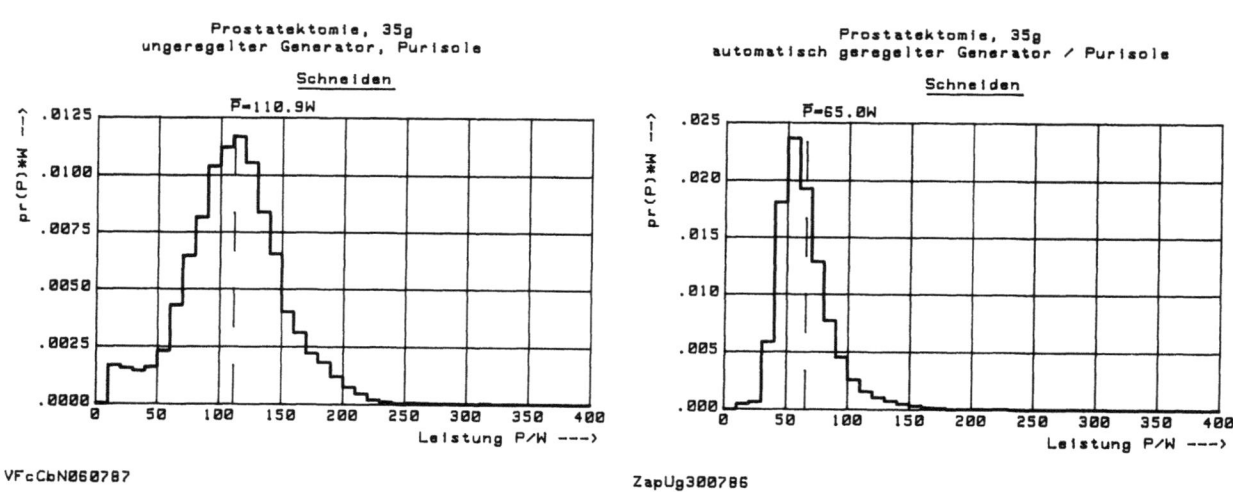

Abb. 2. Wahrscheinlichkeitsdichtefunktion der Schneidleistung

tor gegeben, der über ein Schaltglied in weniger als einer zehntausendstel Sekunde das Generatorsignal abschaltet. Nach einer kurzen, voreingestellten Pausezeit, in der sich das vom Lichtbogen erzeugte Plasma abbaut, wird der Generator wieder aktiviert, bis erneut ein Lichtbogen auftritt. Mit wachsender Austrocknung des Gewebes werden die Aktivierungszeiten immer kürzer, die abgegebene Leistung immer geringer.

Messung der an den Patienten abgegebenen Leistungen

Zum Nachweis der Leistungsverminderung durch die Regelung wurden in den letzten Jahren viele TUR vollständig meßtechnisch erfaßt und analysiert [3]. Als Beispiel dafür zeigt Abb. 2 eine Gegenüberstellung der Wahrscheinlichkeitsdichtefunktion der Schneidleistung einer TUR, die mit einem ungeregelten Generator durchgeführt wurde (links) und einer TUR mit geregeltem Generator (rechts). Beide Operationen wurden vom selben Operateur unter möglichst gleichartigen Operationsbedingungen vorgenommen.

Die mittlere, dem Patienten zugeführte Leistung reduziert sich von 110,9 Watt beim ungeregelten Generator auf 65 Watt beim geregelten Generator.

Die entsprechenden Messungen der Koagulationsleistungen sind in Abb. 3 dargestellt. Mit 62,4 W als Mittelwert der Leistung beim ungeregelten Generator und 47,2 W beim geregelten Generator wird auch hier die dem Patienten zugeführte Leistung durch die Regelung vermindert. Bedeutender jedoch ist die Verbesserung der Koagulationseigenschaften bei gleichzeitiger Verminderung des Schneideffektes.

Zusammenfassung

Mit der Regelung kann sowohl beim Schneiden als auch beim Koagulieren die dem Patienten im Mittel zugeführte Leistung deutlich gesenkt werden. Dabei

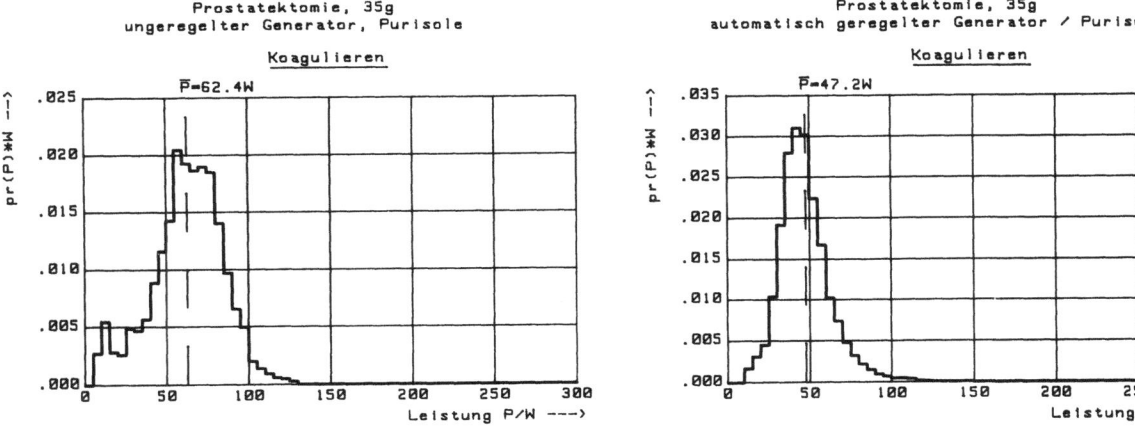

Abb. 3. Wahrscheinlichkeitsdichtefunktion der Koagulationsleistung

besitzt der Generator jedoch die Möglichkeit, bei Bedarf hohe Leistungen zur Verfügung zu stellen. Als Ergebnis erhält man deutlich geringere Gefährdungen des Patienten bei günstigeren Schneid- und Koagulationseigenschaften.

Literatur

1. Fastenmeier K, Flachenecker G (1981) Hochfrequenztechnische Aspekte: Wirkungsweise und Gefahren. In: Mauermayer W (Hrsg) Transurethrale Operationen. Springer, Berlin Heidelberg New York, S 51-66
2. Flachenecker G, Fastenmeier K (1987) Hochfrequenzgenerator mit automatischer Stromregelung für optimalen Schnitt. Urologe B 27: 1
3. Gminder F (1987) Bestimmung der elektrischen Parameter bei der Hochfrequenzchirurgie. Dissertation, Universität der Bundeswehr München

Prof. Dr.-Ing. G. Flachenecker
Institut für Hoch- und Höchstfrequenztechnik
Universität der Bundeswehr München
Werner-Heisenberg-Weg 39
D-8014 Neubiberg

Klinische Anwendung eines Hochfrequenzgenerators mit automatischer Leistungsregelung bei der transurethralen Elektroresektion

H. Leyh, R. Hartung, G. Flachenecker und K. Fastenmeier

Bei der transurethralen Elektroresektion sind während eines Schnittes durch variierende Gewebearten, Berührung von Blutgefäßen, durch die Schnitttiefe, die Schnittgeschwindigkeit und durch Koagulationen innerhalb kürzester Zeitabstände unterschiedliche Stromleistungen und hiermit eine sich ständig ändernde Generatoreinstellung notwendig. Kommt es bei zu geringer Stromstärke zu einer eingeschränkten Schneide- und Koagulationsqualität bis hin zum Hängenbleiben der Schlinge im Gewebe, führt eine zu große Stromstärke zu einer Überhitzung des Gewebes in Schlingennähe und zu einem zu ausgeprägten Lichtbogen zwischen Schlinge und Gewebe. Folge hiervon sind Gewebsnekrosen, Knallgasbildung und durch niederfrequente elektrische Ströme unerwünschte Nerven- und Muskelreizungen. Trotz dieser Risiken wird üblicherweise aus den gestuften Einstellmöglichkeiten des Generators diejenige ausgesucht, bei der es während des gesamten Eingriffes zu keinem Hängenbleiben der Schlinge kommt. Dadurch wird jedoch während des größten Teils der OP mit überschüssiger Leistung geschnitten.

Durch die Entwicklung eines Hochfrequenzgenerators mit automatischer lichtbogenabhängiger Stromregelung ist es inzwischen möglich geworden, die Schneideleistung in jedem Augenblick auf das wirklich notwendige Minimum zu reduzieren. Die Adaptationszeit des Gerätes liegt unter 10 ms, was bei einer üblichen Schnittgeschwindigkeit von 1 cm/s einer Schnittstrecke von 0,1 mm entspricht. Damit können selbst beim Durchtrennen kleiner Blutgefäße die in jeder Phase notwendigen Stromstärken erhalten werden.

Durch die verbesserte gewebeangepaßte Schneideleistung wird nicht nur die mittlere Hochfrequenzleistung während der OP vermindert, zu erwarten ist auch eine Verringerung der elektrischen Gefahren und Schäden.

In vorliegender Untersuchung sollen die nach längerer Anwendungszeit eines automatisch sich regulierenden HF-Gerätes gemachten Erfahrungen dargestellt werden.

Material und Methodik

An Hand von je 10 histologischen Präparaten von Blasentumorresektionen (kalte Biopsie, Resektionsmaterial mit HF-Gerät ohne bzw. mit automatischer Leistungsregelung) wurde untersucht, inwieweit Vor- oder Nachteile bei der histologischen Gewebebeurteilung der einzelnen Proben zu erkennen waren.

Zusätzlich registriert wurden weitere, nicht statistisch quantifizierbare Unterschiede, die beim Vergleich von HF-Generatoren mit und ohne automatischer Leistungsregelung aufgefallen waren.

Ergebnisse

Beobachtete Vorteile des Hochfrequenzgenerators mit automatischer Leistungsregelung bei der TUR im Vergleich zu herkömmlichen Geräten:

1. Bessere histologische Verwertbarkeit des resezierten Gewebes durch geringere Koagulation: Die resezierten Gewebeproben zeigen zwar im Vergleich zu den kalten Biopsien durch die Koagulation unterschiedlich stark ausgeprägte artefizielle Schädigungen, zum Teil war es auch zu einer Abschilferung des Urothels gekommen. Im Vergleich zu den Resektionsstücken, die mit einem HF-Generator herkömmlicher Art gewonnen wurden, waren die Gewebsschädigungen jedoch generell deutlich weniger ausgeprägt.
2. Schärferer, weicherer Schnitt, glattere Schnittfläche, geringere Nekrosenbildung mit damit auch verbesserter Gewebeerkennbarkeit.
3. Abnahme des Auftretens von Harnröhrenstrikturen (evtl. dank der Reduzierung der mittleren Hochfrequenzleistung).
4. Verminderung der Knallgasbildung.
5. Weniger häufig auftretende Stimulation des Nervus obturatorius.
6. Schonung der Resektionsschlinge, die nicht so oft gesäubert werden muß und eine längere Lebensdauer aufweist.
7. Geringere Störung weiterer elektrischer Geräte wie EKG und Endo-Fernsehkameras.

Schlußfolgerung

Während herkömmliche Hochfrequenzgeneratoren durch eine fest eingestellte hohe Leistungsabgabe die für den gesamten Resektionsvorgang erforderliche Schneide- und Koagulationsqualität erbrachten, ist durch die Einführung des HF-Generators mit automatischer lichtbogenabhängiger Leistungsregelung eine schnelle Anpassung an die wechselnden Bedürfnisse während jeder Phase der OP möglich geworden. Durch die Reduzierung der Ausgangsleistung auf den jeweils kleinstmöglichen notwendigen Wert sind dadurch einerseits die mittlere Leistung und alle elektrischen Schäden und Gefahren deutlich geringer geworden, andererseits ist die histologische Gewebebeurteilung der resezierten Proben durch die geringere Koagulation verbessert worden.

Dr. H. Leyh
Urologische Klinik und Poliklinik der TU München
Klinikum rechts der Isar
Ismaningerstr. 22
D-8000 München 80

Neue Erkenntnisse bei der Niederdruck-TURP und automatischer Leistungsregelung des Hochfrequenzgenerators

W. Epple und H. J. Reuter

Die Anforderungen an einen Hochfrequenzgenerator bei der TURP lassen sich wie folgt formulieren:
- ausreichende thermische Wirkung für zügiges, glattes Schneiden im Gewebe
- effektive Koagulationsleistung ohne Schneideeffekt
- geringe Gewebsverschorfung und -nekrotisierung
- optimaler Schneidezustand beim Anschneiden und Abschneiden des Gewebestreifens
- keine Auswirkungen auf Nerven- und Muskelgewebe
- geringe Gasbildung
- Verminderung der thermischen und elektrischen Belastung der Harnröhre
- keine Gefährdung des Patienten durch das elektrische Strömungsfeld

Ziel der Arbeit war es, im praktischen Resektionsalltag die theoretischen Vorteile des geregelten Hochfrequenzgenerators zu überprüfen.

Die Meßwerterfassung erfolgte bei 7 transurethralen Prostatektomien mit einem computergestützten System nach Flachenecker/Fastenmeier.
Gemessen wurde unter anderem

- Leistung P
- Spannung U
- Strom I
- Impedanz Z

mit einer Zeitauflösung von 0,5 ms. Das System ist in der Lage, Wahrscheinlichkeitsdichten für die Meßgrößen Spannung, Strom, Impedanz und Leistung von kompletten Prostataresektionen zu liefern. In einem dreidimensionalen Impedanz-Leistungs-Netz können die Häufigkeiten des Auftretens bestimmter Impedanz-Leistungs-Kombinationen vom Rechnersystem eingetragen werden. (Verbundwahrscheinlichkeit Leistung-Impedanz)

Der ungeregelte Generator wird üblicherweise so eingestellt, daß die abgegebene Leistung während der Schneidevorgänge zügiges Schneiden ohne Hängenbleiben erlaubt. Überschüssige Energie wird im Lichtbogen und im Gewebe verbraucht, was zu vermehrter Gewebsverschorfung führt und die histologische Beurteilung erschweren kann.

Die Erfahrung bei 220 Niederdruck-Resektionen von verschiedenen Operateuren mit dem geregelten Generator hat übereinstimmend ergeben, daß die Anschneidphase ohne Hängenbleiben der Schlinge und ein glatter, weicher Schnitt mit optisch geringer Verschorfung beobachtet wird. Die Anschneidphase geht am schnellsten vor sich, wenn der Generator schon vor der Gewebeberührung aktiviert wird. Während der Gewebetrennung steht ungeachtet der Gewebeart, der Leitfähigkeit des Gewebes, der Spülflüssigkeit, Schnittiefe und -geschwindigkeit immer eine adäquate Leistung zur Verfügung. Die postoperative Leukozyturie sistiert nach unseren Erfahrungen früher, was für eine schnellere Wundheilung spricht.

Die Kombination eines leistungsgeregelten Hochfrequenzgenerators mit einer ionenarmen Spülflüssigkeit ergibt bei der Niederdruck-TURP die günstigsten Leistungswahrscheinlichkeiten. In einem Fall ergaben die Messungen bei zwei vergleichbaren Adenomresektionen eine Einsparung von 65,1% an abgegebener Energie in Joule/g reseziertem Gewebe.

W. Epple
Urologische Klinik
Humboldtstr. 16
D-7000 Stuttgart 1

Erfahrungen mit der suprapubischen Blasenpunktionsfistel in der intra- und postoperativen Phase der transurethralen Resektion der Prostata

P. Stockmann, W. Rößler und W. Wieland

Indikationsstellung, Technik, Vorteile und Komplikationsmöglichkeiten einer großlumigen suprapubischen Blasenpunktionsfistel in der perioperativen Phase der transurethralen Resektion der Prostata (TUR-P) werden dargestellt [1, 2, 3, 4].

Von Februar 1986 bis April 1987 wurde der Einsatz einer Blasenpunktionsfistel mit 15 Charr. bei 200 TUR-P. überprüft. Dabei wurden Kontraindikationen für eine Blasenpunktionsfistel wie Zustand nach Unterbauchlapratomie, Blasentumor und Störungen der Blutgerinnung berücksichtigt [2].

Die Anlage der Blasenpunktionsfistel erfolgt nach der Lagerung des Patienten in Steinschnittlage unmittelbar vor Beginn der Resektion. Nach dem Auffüllen der Harnblase über den liegenden Resektionsschaft erfolgt die Punktion in typischer Weise. Die Punktionsfistel wird mit zwei Haltenähten an der Haut fixiert und ein einfacher Verband angebracht.

Die Blasenpunktionsfistel wird nach der postoperativen Normalisierung der Miktion am 3. bis 5. Tag nach der TUR-P. entfernt.

Die Vorteile einer suprapubischen Ableitung der Spülflüssigkeit während der TUR-P. liegen erstens in einer ausgezeichneten endoskopischen Übersicht, zweitens in der Verkürzung der Resektionszeit um 30% und drittens in der Einsparung von Blutkonserven durch geringen Blutverlust.

In der postoperativen Phase ergeben sich zahlreiche Vorteile.

Die durchschnittliche Verweildauer des postoperativen Dauerkatheters ist auf 24 Stunden begrenzt. Die Gefahr einer Blasentamponade wird durch die gute Steuerbarkeit der postoperativen Blasenspülung sehr gering gehalten.

Durch die kürzere Operationsdauer und die auf 24 Stunden begrenzte Verweildauer des postoperativen Dauerkatheters wird die Strikturrate nach TUR-P. günstig beeinflußt. Eine einfache postoperative Restharnbestimmung durch das Pflegepersonal ist möglich. Die postoperative Dysurie nach TUR-P. wird durch eine mehrtägige suprapubische Urinableitung vermindert.

Während der operativen Phase gewährleisten die

kontinuierliche Ableitung der Spülflüssigkeit über die Blasenpunktionsfistel sowie die verminderte manuelle Blasenspülung eine Verkürzung der Resektionszeit um 30% im Vergleich zur TUR-P. ohne Blasenpunktionsfistel. Der kontinuierliche Spülstrom ermöglicht permanent eine ausgezeichnete endoskopische Übersicht. Dadurch wird eine Verringerung der venösen Einschwemmrate und eine bessere Koagulation von Blutungen erzielt.

Wesentliche Vorteile einer suprapubischen Blasenpunktionsfistel in der postoperativen Phase sind neben einer optimalen Spülung der Prostata-Loge und der Harnblase die deutliche Verkürzung der Verweildauer des postoperativen Dauerkatheters sowie die Verminderung der postoperativen Dysurie und die Möglichkeit zur einfachen Restharnkontrolle.

Literatur

1. Hofstetter A, Rothenberger K (1980) Infektionsgefährdung durch transurethrale Dauerkatheter und suprapubische Harnableitung. Urologe B 20: 161–163
2. Marx FJ (1979) Indikationen, Technik und Komplikationen der suprapubischen Harnableitung. Vortrag auf dem Symposium Probleme der Harnableitung, Stuttgart, 05.05.1979
3. Petri E, Jonas O (1980) Indikationen der transurethralen und suprapubischen Harnableitung. Urologe B 20: 164
4. Reuter HJ (1980) Atlas der urologischen Endoskopie, Bd 1, 2. Aufl. Thieme, Stuttgart

Dr. med. P. Stockmann
Krankenhaus St. Josef
Urologische Abteilung
Landshuter Str. 65
D-8400 Regensburg

Blutverlust und alveolo-arterielle Sauerstoffdruckdifferenz bei der transurethralen Prostatektomie (TURP) mit Niederdruckirrigation

H. J. Reuter, W. Epple, M. Haumer, W. Schuck, H. Weiske und Z. Bujan

Die Niederdruckirrigation wurde zwischen 1968 und 1970 an unserer Klinik entwickelt [6, 7, 9, 11, 14]. Das Spülwasser aus der Blase wird durch einen suprapubischen Trokar mit Selbstreinigungsmechanismus abgeleitet, dabei entfallen die Spülintervalle bei der TURP [10]. 1972 hat P. O. Madsen diesen Trokar überprüft und 1973 mit Hilfe von Isotopen nachgewiesen, daß bei der Trokar-TUR keine nennenswerte Einschwemmung von Spülwasser auftritt [3, 4, 5]. Auch mit dem Rückspülresektoskop ist die Niederdruck-TUR möglich [2], jedoch ist hier infolge der nicht entleerten Blase eine höhere Einschwemmung von Spülwasser und eine infolge der hydraulischen Hämostasis entsprechende verminderte venöse Blutung zu beobachten [2, 9]. Die Dauerabsaugung macht die Intervallspülung überflüssig, so daß etwa 30–50% an Zeit eingespart werden kann (TUR von 1,3 g pro min). Der intraoperative Blutverlust vermindert sich infolge der kollabierten Prostataloge bzw. der Venen deutlich (Blutverlust von 5,3 ml pro g). Bei Adenomen bis 100 g und nicht selten bis 200 g wird daher keine Bluttransfusion notwendig (durchschnittlicher Blutverlust 238,1 ml (Tabelle 1, 2).

Die Ausbildung wird erheblich erleichtert, der Lernende hat genügend Zeit, um sich im Operationsfeld zu orientieren, in Ruhe zu koagulieren und zu schneiden ohne von den Spülintervallen gestört zu werden [10, 11, 12]. – Ein neuer Trokar mit einer 2 cm langen Kanüle als Spitze vermeidet das Abrutschen der Blasenwand und läßt das Eindringen in

Tabelle 1. Durchschnittliche Werte incl. Blutverlustbestimmung bei der Niederdruck-TURP (5 Operateure, 1986)

Operateur	Anzahl der Patienten	Alter	Spülmenge in l	Zeit in min	Gewicht in g	Blutverlust in ml
R	95	67,7	19,0	33	51,7	228,1
E	54	67,6	18,5	28	38,2	224,9
H	29	66,9	23,8	46	42,9	270,1
W	16	66,8	27,9	40	41,3	211,3
S	30	72,5	22,6	41	38,8	277,3
Gesamt	224	68,1	20,6	35	44,8	238,1

Tabelle 2. Niederdruck-TURP (Durchschnittswerte bei 5 Operateuren, n = 224)

Blutverlust pro min	6,8 ml
Blutverlust pro g Gewicht	5,3 ml
Blutverlust pro l Spülmenge	11,6 ml
Spülmenge pro g Gewicht	0,5 l
Spülmenge pro min	0,6 l
Gewicht pro min	1,3 g

das Blasenlumen cystoskopisch leicht kontrollieren bevor der Trokar selbst die Blase perforiert [13]. Letztlich wird die Wasserintoxikation mit Sicherheit vermieden, weil klinisch relevante Flüssigkeitsmengen nicht mehr extravasieren. Dies kann mit Hilfe der alveolo-arteriellen Sauerstoffdruckdifferenz nachgewiesen werden. Wir haben die Messungen der alveoloarteriellen Sauerstoffdruckdifferenz (Aa-DO2) zu Beginn und kurz vor dem Ende der TUR ausgeführt. Bei den Untersuchungen zeigte sich ein Anstieg der AaDO2 um 2,9%, dies liegt weit unter dem Wert der konventionellen Prostataresektion mit Hochdruckirrigation, bei der der AaDO2 um 37,7% nach Casthely ansteigt [1]. Dazuhin ist das mittlere Adenomgewicht bei Casthely mit 25,3 g +/− 3 g weit niedriger als das unsrige (44,8 g). Daraus wird geschlossen, daß die Menge der Influx-Flüssigkeit bei Niederdruck-TURP entscheidend kleiner ist; dies erklärt auch, daß bei den letzten 2000 TURP kein Wassersyndrom mehr zu beobachten war [12]. Seltene Fälle von TUR-Syndrom bei Niederdruck-TURP kommen bei technischen Fehlern und bei Perforation der Kapsel vor [15].

Zusammenfassung

Wir stellen fest, daß die Niederdruck-TURP mit Trokar oder Rückflußresektoskop bei einem Wasserdruck des Inflow von unter 40 cm die Blutung soweit reduziert, daß Bluttransfusionen bei Resektionen bis 100 und nicht selten auch bei Resektionen bis 200 g Adenom nicht notwendig werden. Das Wassersyndrom kann auch beim großen Adenom mit Sicherheit vermieden werden. Die Mortalität war 0,45% und die Emboliorate null (2000 TURP). Bei einem Adenom-Durchschnittsgewicht von 44,8 g war der durchschnittliche Blutverlust 238,1 ml und das Durchschnittsalter 68,1 Jahre. Der Autocon-TUR-Generator reduziert die elektrische Strommenge auf ca. 50%, wenn elektrolytfreies Wasser (Purisole) verwendet wird.

Literatur

1. Casthely P, Ramanathan S, Chalon J, Turndorf H (1981) Decreases in electric thoracic impedance during thransurethral resection of the prostate: an index of early water intoxication. J Urol 125: 347
2. Iglesias JJ, Perez-Castro Ellendt E, Madduri SD, Sporer A, Seebode JJ (1977) Hydraulic hemostasis in transurethral resection of the prostate using the Iglesias continuous suction resectoscope. J Urol 117: 306
3. Madsen PO (1974) Low pressure irrigation in TUR pg 101 and irrigation fluid absorption (trocar, no trocar). Reuter HJ (ed) Cryosurgery in urology. Thieme, Stuttgart, p 103
4. Madsen PO, Naber KG (1973) The importance of the pressure in the prostatic fossa and absorption of irrigating fluid during transurethral resection of the prostate. J Urol 109: 446
5. Perez-Castro Ellendt E (1975) Reseccion transuretral. Combinacion de dos metodos; baja presion e irrigacion continua. Hosp Gen 15: 211
6. Reuter HJ (1969) Das Trokarzystoskop – ein neues Endoskop zur diagnostischen und operativen Zystoskopie auf suprapubischem Weg. Endoscopy 1: 34
7. Reuter HJ (1970) Die Aufbereitung von Leitungswasser zur Irrigation in der Urologie. Z Urol 63: 262
8. Reuter HJ (1970) Technik der Niederdruckirrigation (mit 25–50 cm Wasserdruck und Dosiergerät). In: Heise-Hienzsch (Hrsg) Transurethrale Operationslehre Bd 6 A. Thieme, Leipzig, S 44
9. Reuter HJ (1974) Intravesical hydrostatic pressure and low pressure irrigation. In: Cryosurgery in urology. Thieme, Stuttgart, p 106
10. Reuter HJ, Jones LW (1974) Physiologic low pressure irrigation for TUR: Suprapubic trocar drainage. J Urol 111: 210
11. Reuter HJ (1974) Die permanente TUR unter physiologischem Blasendruck. (Niederdruckirrigation und kontinuierliche Wasserableitung). Urologe 13: 114
12. Reuter HJ (1980) Atlas der urologischen Endoskopie. Thieme, Stuttgart
13. Reuter HJ (1986) Ein neuer suprapubischer Trokar zur kontinuierlichen Irrigation bei der transurethralen Elektroresektion der Prostata (TURP). Urologe B 26: 189
14. Wolf R (1979) Niederdruckdauerspülresektion nach Reuter 1968. In: 100 Jahre Cystoskopie. Selbstverlag, S 97
15. Weiss N, Jorgenson PE, Bruun E (1987) „TUR-Syndrome" after transurethral resection of the prostate, using suprapubic drainage. Int Urol Nephrol 19: 165 N

Prof. Dr. H. J. Reuter
Urologische Klinik
Humboldtstr. 16
D-7000 Stuttgart 1

Urologische Spüllösungen und Instillate und ihr Einfluß auf die Blutkoagelbildung in vitro

W. Vahlensieck jr. und S. Popov-Cenic

Eine Spülbehandlung in der Urologie zielt u. a. häufig auf eine Beherrschung von Blutungen der Harnwege ab. Abgesehen von dem reinen Verdünnungs- und Spüleffekt einer Spülung versucht man dabei speziell auf die Geschwindigkeit und den Umfang von Koagelbildungen, die Festigkeit der Koagel bzw. die Voraussetzungen zu ihrer leichteren Desintegration Einfluß zu nehmen. Grundlegende Untersuchungen zu diesem Problem wurden bisher nur von Fowell und McLean durchgeführt [1].

Ziel dieser Untersuchung war es, häufig benutzte urologische Spüllösungen (physiologische NaCl, Purisole SM, verdünnte Betaisodonalsg.) und Instillate (Farco-Uromycin) bezüglich ihres Einflusses auf die Blutgerinnung in vitro zu überprüfen.

Material und Methode

Physiologische Kochsalzlösung (Lösung A), eine handelsübliche Lösung von 0,54% Mannit und 2,7% Sorbit in destilliertem Wasser (Purisole SM 1+9) (Lösung B), Polyvidon-Jod-Lösung (Betaisodona) – unverdünnt und 5% in physiol. NaCl (Lösung C u. F), 10% Neomycin/Lidocain Lösung in Urin (Farco-Uromycin) (Lösung D) und frischgelassener Morgenurin (Lösung E), wurden jeweils im Verhältnis 1:1 mit Citratblut, das pro Versuchstag morgens aus der Cubitalvene eines Probanden entnommen wurde, gemischt.

Bei jedem Testlösung-Blut-Gemisch wurde sofort (Ansatz 1) bzw. nach 30 min Inkubation (Ansatz 2) das Blut recalcifiziert und damit gerinnbar gemacht. Als Kontrolle diente Citratblut ohne Zusatz von Testlösungen. In jedem Ansatz wurden nach Recalcifizierung folgende Gerinnungsparameter bestimmt:

1. Thrombelastogramm (TEG) (Hartert [2]) (Thrombelastograph D, Fa. Hellige) mit Reaktionszeit r (min), Gerinnselbildungszeit k (min) und Thrombuselastizität $m\varepsilon$
2. Resonanzthrombelastogramm (RTG) (Hartert [3]) (Resonanzthrombelastograph RTG 801, Fa. Fresenius Medizintechnik) mit Gerinnungszeit r (min), Fibrinbildungszeit f (min) Fibrinamplitude F (cm), Plättchenamplitude P (cm) und Plättchenwert $PR = 10 \times P/F$
3. Thrombozytenzahl (Thrombozytenzähler Linson 433+431 A)
4. Aktivierte partielle Thromboplastinzeit (Kugelkoagulometer) (APTT) (sek)
5. Thrombinzeit (Kugelkoagulometer) TZ (sek)
6. Reptilasezeit (Kugelkoagulometer) RZ (sek)

Ergebnisse

Bei physiologischer Kochsalzlösung ließen sich keine ausgeprägte Beeinflussung der Gerinnung über einen Verdünnungseffekt hinaus feststellen.

Purisole SM verringert gegenüber Urin und physiolog. NaCl die Thrombinbildung oder die Thrombokinasefunktion, ablesbar an einer Verlängerung der Gerinnselbildungszeit k (min) des TEG, der Fibrinbildungszeit f (min) des RTG, einer Vergrößerung der Fibrinamplitude F (cm) des RTG, einer Verkürzung der RZ und einer Verlängerung der TZ. Die Thrombozytenfunktion scheint ebenfalls gegenüber den anderen Lösungen beeinträchtigt zu sein, ablesbar an einer, allerdings nicht signifikanten Verlängerung der Plättchenamplitude P des RTG. Die Thrombusfestigkeit, ablesbar am Scherkoeffizienten $m\varepsilon$ ist gegenüber den anderen Spüllösungen herabgesetzt.

Während unverdünnte Betaisodonalösung die Gerinnung völlig hemmt, führt verdünnte Betaisodonalösung (5% in physiol. NaCl) zu einer Hemmung der Thrombinbildung und zu einer Hyperfibrinolyse, ablesbar an einer Verlängerung der Reaktionszeit r des TEG, der APTT und der RZ.

Farco-Uromycinlösung stört die Thrombozytenfunktion und Fibrinbildung, ablesbar an einer Verlängerung der APTT und einer Vergrößerung der Plättchenamplitude P des RTG.

Urin stört die Fibrinpolymerisation, ablesbar an einer Verlängerung der Reaktionszeit des TEG, der Fibrinbildungszeit des RTG und der APTT gegenüber physiolog. NaCl und Purisole SM. Weiterhin weist die Verlängerung von RZ, TZ und Gerinnungszeit r des RTG gegenüber physiologischer NaCl und Purisole SM auf eine verstärkte Fibrinolyse, wohl durch Urokinase hin.

Schlußfolgerungen

1. Physiologische NaCl, 1:20 verdünnte Betaisodonalösung und Purisole SM 1+9 eignen sich unter dem Aspekt der Blutgerinnselbildung und -festigkeit in vitro als Spüllösungen in der Urologie.
2. Purisole SM 1+9 und Blut ergeben in vitro weniger feste Gerinnsel als physiologische NaCl und Blut, verdünnte Betaisodonalösung und Blut bzw. Urin und Blut.
3. Urin bewirkt eine Hyperfibrinolyse. Physiologische Kochsalzlösung führt nur über eine Verdünnung der Gerinnungskomponenten zu einer abgeschwächten Gerinnung. Purisole SM 1+9 scheint sowohl die Thrombozytenfunktion und die Thrombinbildung zu verringern. Verdünnte Betaisodonalsg. hemmt die Thrombinbildung und führt zu einer Hyperfibrinolyse.
4. Unverdünnte Betaisodonalösung hemmt die Blutgerinnung völlig, und sollte nicht am Harntrakt eingesetzt werden.
5. Farco-Uromycin führt zu einer ausgeprägten Reduktion von Fibrinbildung und Thrombozytenfunktion und sollte bei stark blutenden Läsionen des Harntraktes nicht eingesetzt werden.
6. Vor Einbringung einer Spül- oder Instillationslösung in den blutenden Harntrakt sollte auch ihr Einfluß auf die Blutgerinnung bekannt sein.

Literatur

1. Fowell AH, McLean EB (1955) Effect of irrigating fluids upon clotting time of plasma. J Urol 73: 888
2. Hartert H (1948) Blutgerinnungsstudien mit der Thrombelastographie, einem neuen Untersuchungsverfahren. Klin Wochenschr 26: 577
3. Hartert H (1981) Resonance-thrombography, theoretical and practical elements. Biorheology 18: 639

Dr. med. W. Vahlensieck jr.
Urologische Abteilung der Universität
Hugstetter Str. 55
D-7800 Freiburg

Die transurethrale Ballondilatation der Prostata bei benigner Prostatahyperplasie – Erste klinische Ergebnisse

A. Goldmann, H. Starck und H. Melchior

Einleitung

Schon früher wurde bei der Behandlung der benignen Prostatahyperplasie an eine mechanische Sprengung des Organs gedacht, 1844 propagierte Mercier die Durchtrennung der vorderen und hinteren Kommissur mit Platinplättchen, in den 40er Jahren fand die Prostatadilatation mit einem von Deisting entwickelten Metalldilatator in Europa Verbreitung. Deisting berichtete über 324 Patienten, wobei die Erfolgsrate über 90% betrug, nach 8 Jahren waren noch knapp 85% der Behandelten rezidivfrei. Die Methode, die in geringer Modifikation auch von anderen Autoren angewandt wurde, ist jedoch Ende der 50er Jahre wegen zu großer Komplikationen und insgesamt noch nicht überzeugender Langzeiterfolge wieder in Vergessenheit geraten. 1984 berichteten Burhenne et al. über die Ballondilatation der Prostata, die sie zuerst an Leichen und später im Selbstversuch durchgeführt hatten. Nach tierexperimentellen Studien am Hund publizierten Castaneda et al. erste klinische Ergebnisse der retrograden transurethralen Ballondilatation der Prostata im Dezember 1986 auf dem 72. Kongreß der Radiological Society of North America. Die Dilatation wurde als risikolose und kostensenkende Alternative zur TUR-P und Prostatektomie bezeichnet, sie erfordere keine Regional- oder Allgemeinanästhesie. Wir wollten im Rahmen einer klinischen Studie an 8 Patienten mit hohem Operationsrisiko prüfen, ob das Verfahren eine Senkung des infravesikalen Widerstandes bewirkt und bei inoperablen Patienten als Alternative zur Harnableitung geeignet ist.

Methodik

In der Studie aufgenommen wurden 8 inoperable Patienten im Alter von 72 bis 88 Jahren, bei denen die Harnableitung vor dem Eingriff über einen suprapubischen oder transurethralen Katheter erfolgte. Präoperativ wurde nach der üblichen urologischen Diagnostik bei allen Patienten eine Zystometrografie sowie ein Urethrogramm angefertigt.

Der Eingriff erfolgte in Prämedikation. Urethrozystoskopie und Einlegen eines Seldinger-Führungsdrahtes, darüber Einführen des Ballondilatators unter Bildwandler-Kontrolle. Ballondurchmesser 25 mm, Ballonlänge 3 oder 5 cm. Katheter Charr. 10, Länge 100 cm (Mansfield Scientific Inc. Mansfield MA. USA). Unter Bildwandler-Kontrolle wurde der mit Kontrastmittel nur halbgefüllte Dilatator in der prostatischen Harnröhre plaziert, die Dilatation erfolgte mit 3 bar für 10–15 Minuten. Hierbei wurde mehrfach röntgenologisch und digitorektal die Lage überprüft. Bei der Dilatation wurde ein Manometer zur Kontrolle des Druckes verwendet, da es bei Drucken über 3 bar zur Ballonruptur kommt. Am Ende der Dilatation Entblockung, Entfernung von Führungsdraht und Katheter. Einlegen eines Spülkatheters für 24 Stunden. Bei den ersten 4 Patienten wurde am Operationstag eine Computertomografie des Beckens angefertigt.

Tabelle 1. Ergebnisse der transurethralen Ballondilatation der Prostata bei 8 inoperablen Patienten

Pat.	Alter	Blasen-kapazität (ml)	Restharn (ml)	P Detrusor	Nach Dilatation			
					Restharn (ml)	P Detrusor	Komplikationen	Endgültige Versorgung
D. F.	88	225	180	>80 mbar instabil	150	>60 mbar instabil	0	DK
N. T.	79	450	250	>70 mbar instabil	200	50 mbar instabil	0	DK
B. G.	77	750	750	0	700	0	0	TUR, DK
B. P.	87	70	0	>90 mbar instabil	0	60 mbar instabil	0	DK
P. K.	81	250	120	50 mbar instabil	100	40 mbar instabil	0	DK
F. F.	72	400	400	20 mbar	750	100 mbar	0	DK
S. E.	81	350	200	40 mbar	200	65 mbar	0	DK
N. O.	84	650	650	0	450	0	0	DK

Ergebnisse

Während und nach der Dilatation traten bis auf eine vorübergehende leichte Hämaturie bei allen Patienten keine Komplikationen auf. Der Eingriff wurde 5mal in Prämedikation allein gut toleriert, bei 3 Patienten war zusätzlich ein Analgetikum erforderlich. Blutungen im Beckenbereich waren computertomografisch bei den ersten 4 Patienten nicht nachweisbar. Die Behandlung war bei allen Patienten praktisch erfolglos, 4mal wurde eine geringfügige Verringerung des Restharns und 4mal eine Abnahme des Detrusordruckes registriert, so daß bei 7 Patienten am 3.-7. postoperativen Tag Dauerkatheter eingelegt wurden. 1 Patient mit akontraktilem Detrusor konnte am 6. Tag nach der Dilatation transurethral reseziert werden. Dies blieb jedoch auch ohne Erfolg, so daß ein Dauerkatheter eingelegt werden mußte (Tabelle 1).

Folgerung

Die transurethrale Ballondilatation der Prostata ist als Alternative zur Harndauerableitung bei inoperablen Patienten mit BPH nicht geeignet. Da unser Patientengut jedoch eine extrem negative Selektion darstellte, bleibt zu prüfen, ob an einem normalen Patientenkollektiv die guten Ergebnisse von Castaneda et al. zu reproduzieren sind.

Literatur

1. Deisting W (1956) Transurethal dilatation of the prostata. A new method in the treatment of prostatic hypertrophy. Urol Intervention 2: 158-171
2. Burhenne HS, Chrisholm RS, Quenville NF (1984) Prostatic hyperplasia. Radiological intervention. Radiology 152: 655-657
3. Castaneda F, Reddy P, Wasserman N et al. Benign prostatic hypertrophy: Retrograde transurethral dilatation of the prostatic urethra in humans

Dr. med. A. Goldmann
Klinik für Urologie
Städtische Kliniken Kassel
Mönchebergstr. 41/43
D-3500 Kassel

Transanale Resektion obstruierender Tumore des Rektums mittels TUR-Technik (TAR) – 5-Jahresbericht einer interdisziplinären Zusammenarbeit

F. Boeminghaus und A.-J. Coburg

Die Hauptforderung jedweder onkologischer Therapie ist der Erhalt bzw. die Verbesserung der Lebensqualität. Die alleinige Lebensverlängerung tritt demgegenüber in den Hintergrund, dies besonders dann, wenn diese bei älteren Patienten auf natürliche Weise nur noch begrenzt ist. Darüberhinaus werden alte Menschen, abgesehen von Frühkomplikationen mit den Folgen eingreifender Operationen sehr viel schlechter fertig als jüngere, bei denen aufgrund der größeren geistigen Beweglichkeit die Gewöhnung z. B. an Prothesen oder Stomaversorgung eher zu erzielen ist.

An unseren beiden Kliniken haben wir durch vorurteilsfreie interdisziplinäre Kooperation ein Verfahren entwickelt, das es erlaubt, auf transanalem Wege einfach und sicher auch große und obstruierende Tumoren des Rektums zu entfernen.

Wir haben erstmals 1984 in Bremen vor dieser Gesellschaft berichtet. Im Prinzip handelt es sich um die Übertragung der transurethralen Resektionstechnik (TUR) auf das Rektum: Transanale Resektion (TAR). Es wurde ein spezieller Analadapter (Abb. 1) entwickelt, der verhindern hilft, daß bei dem meist schlaffen Analsphinktertonus des Patienten die Spüllösung dem Operateur entgegengepreßt wird.

Einzelheiten des operativen Vorgehens sind auf einem Videofilm festgehalten, der bei den Autoren abgerufen werden kann.

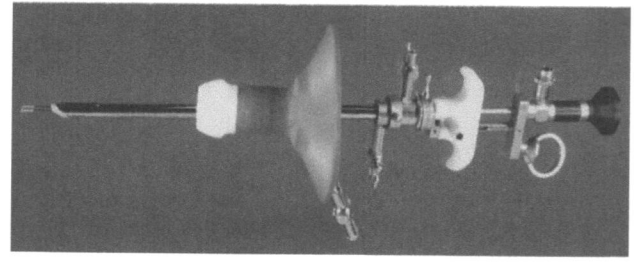

Abb. 1. Analadapter der Fa. Winter & Ibe, Olympus

Patientengut (V, 1987)

Anzahl der Operationen	n = 56
Durchschnittsalter	82 Jahre
Operationsdauer	15–45 min
Blutverlust	200–300 ml
Spüllösung Defizit bis 4 Std. postop.	< 2000 ml
Elektrolytdisbalance	0
Kardiale Reaktion	0
sog. TUR-Syndrom	0
Blutzuckeränderung	

Komplikationen

Eine 81jährige Patientin verstarb innerhalb einer hypertonen Krise am 4. postoperativen Tag. Ein 81jähriger polymorbider Patient verstarb 48 Stunden postoperativ.

Keiner der Patienten mußte eine Colostomie über sich ergehen lassen. Durch die Summe der Verminderung von Schmerzen, Tenesmen, Stuhldrang, Blähungen, Schleimhautblutungen kommt es zur Steigerung bzw. Erhalt der Lebensqualität. Gegenüber anderen Verfahren der palliativen Behandlung von Rektumkarzinomen inkurabler Art hat die TAR erhebliche Vorteile. Die Indikation ist gegeben bei sonst inoperablen Patienten bzw. strikter Ablehnung einer Colostomie.

Das vorgestellte Verfahren der TAR kann jedem routinierten „Resektionisten" empfohlen werden, um es seinem Chirurgen anzubieten.

Prof. Dr. med. F. Boeminghaus
Urologische Klinik
Krankenanstalten Neuss
Preußenstr. 84
D-4040 Neuss

Zusammenfassung der Postersitzung 12: Aktuelles zum Prostataadenom

U. W. Tunn

Von den 17 Präsentationen der Poster-Sitzung beschäftigten sich 2 mit der Thematik der Grundlagenforschung zur Ätiologie der benignen Prostatahyperplasie (BPH), 7 mit diagnostischer Thematik unter Einschluß von Sonographie und Urodynamik, und 8 mit der Thematik der transurethralen Resektionstechnik bzw. einem möglichen Alternativverfahren.

Grundlagenforschung

Die Arbeitsgruppe von *Wagner et al. (Hamburg)* transplantierte normales menschliches Prostatagewebe auf Nacktmäuse und induzierte das morphologische Bild einer benignen Prostatahyperplasie (BPH) nach Gabe von Dihydrotestosteron (DHT) und 17-Beta-Östradiol (E_2). Mit diesem experimentellen Modell gelang erstmals die Umwandlung von normalem menschlichen Prostatagewebe in BPH-typisches Gewebe nach endokriner Manipulation. Dieses Modell wird deshalb zukünftig hilfreich sein in der weiteren Abklärung der Ätiologie der BPH und in der Effektivitätsprüfung neu zu konzipierender antihormonaler Therapieprinzipien.

Die Induktion einer experimentellen BPH beim Hund mit DHT und E_2 ist ein zwischenzeitlich etabliertes BPH-Modell. Die Vermittlung des E_2-Effektes in der Hunde-Prostata war bisher nicht eindeutig geklärt. *Schulze (Herne/Bochum)* und *Barrack (Baltimore)* haben jetzt immunzytochemisch Östrogenrezeptoren (ER) in Harntrakt und Prostata des Hundes mit monoklonalen Antikörpern dargestellt und topisch zugeordnet. Sie dokumentierten die Lokalisation von ER im Stroma und in den periurethralen Drüsengängen der Prostata. Der immunzytochemische Lokalisationsnachweis der ER deckt sich dabei mit den typischen östrogeninduzierten morphologischen Veränderungen (Stomaproliferation und squamöse Metaplasie des Epithels) und demonstriert die rezeptorabhängige E_2-Wirkung.

Diagnostik

In 5 Präsentationen wurde der Themenkreis Prostatasonographie unter dem Aspekt Größenbestimmung und Dignitätsdiagnostik behandelt, in 2 Präsentationen die Thematik objektivierbarer urodynamischer Parameter bei Blasenhalsobstruktion.

Feiber und Ohmann (Marburg) fanden bei 196 Patienten mittels suprapubischer Prostatasonographie eine gute Korrelation zwischen präoperativ ermitteltem Prostatavolumen und reseziertem oder enukleiertem Prostatagewicht. Das Rotations-Ellipsoidverfahren ließ sich in einer weiteren Präsentation von Feiber nicht nur für die Volumenbestimmung der

Prostata, sondern auch für die Volumenbestimmung des Restharns reproduzierbar anwenden.

Dierkopf et al. (München) bestätigte bei 50 Patienten die Korrelation zwischen suprapubischer und transrektaler Prostatasonometrie. Die transrektale Prostatasonographie war dabei die eindeutig überlegenere Methode in der Beurteilung der Echomorphologie der Prostata. Mit diesen sonometrischen Ergebnissen finden frühere Untersuchungen anderer Autoren Bestätigung, die zwischen Sonometrie und reseziertem Prostatagewicht Korrelationskoeffizienten zwischen 0,82 und 0,99 aufzeigten. Die Prostatavolumenbestimmung mittels Planimetrie weist dabei die höchste Korrelation auf, während das einfacher zu handhabende Rotations-Ellipsoidverfahren eine ausreichende Genauigkeit für den klinischen Routinebetrieb hat.

Eine Überlegenheit des 7 MHz-Schallkopfes gegenüber dem 4 MHz-Schallkopf in der echomorphologischen Diskriminierung von BPH und Prostatacarcinom fand die Arbeitsgruppe von *Saul (München)* bei 148 untersuchten Patienten. Ob die Anwendung des 7 MHz-Schallkopfes auch das Erkennen initialer maligner Läsionen der Prostata ermöglicht, läßt sich gegenwärtig noch nicht beantworten.

Nach computergestützter Auswertung sonographischer Prostatabilder fanden *Heinert et al. (Kempen)* bei Carcinomläsionen eine signifikante Zunahme der Graustufen-Mittelwerte. Sie empfehlen diese Methodik zur Verbesserung der sonographischen Dignitätsdiagnostik. Frühere Untersuchungen erzielten diese positiven Erfahrungen nicht, so daß eine definitive Beurteilung dieses Verfahrens abgewartet werden muß.

Rollema et al. (Leiden) präsentierte 2 Poster mit urodynamischer Thematik. Die computergestützte Auswertung von Detrusor-Kontraktibilität und Harnfluß-Klassifikationsverfahren ermögliche die diagnostische Trennung von obstruktiver zu nicht obstruktiver Blasenentleerungsstörung. In Verbindung mit der computergestützten Harnflußanalyse wird durch reproduzierbare Ermittlung der Leistungsreserve des Detrusors die Indikationsstellung zur Prostataoperation erleichtert und der funktionelle operative Erfolg besser prognostizierbar.

TUR-Technik

Flachenecker und Fastenmeier (München) stellten die technischen Details des von ihnen entwickelten Hochfrequenz-Generators (HF) mit automatischer Leistungsregelung vor. Die Vorteile dieses Hochfrequenz-Generators bei der klinischen Anwendung bestätigten *Leyh et al. (München)* sowie *Epple und Reuter (Stuttgart)*. Die neue Technologie des HF-Generators mit ist zwischenzeitlich klinisch etabliert. Ebenso etabliert ist das Verfahren der Niederdruck-Irrigation bei TURP. Dies wurde von *Reuter et al. (Stuttgart)* mit der suprapubischen Troikar-Technik und von *Stockmann et al. (Regensburg)* durch Einsatz eines Charriere 15-suprapubischen Fistelkatheters dokumentiert.

Über die erfolgreiche palliative transanale Resektion (TAR) obstruierender Tumore des Rektums bei 56 Patienten berichteten *Boeminghaus und Coburg (Neuss)*. Die TAR stellt dabei eine Erweiterung des Anwendungsbereiches der TUR-Technik dar.

Vahlensieck jr. et al. (Freiburg) untersuchten den Einfluß von urologischen Spüllösungen auf die Blutgerinnung in vitro und fanden, daß insbesondere Purisole SM den Anforderungen einer diesbezüglich optimalen Spüllösung entspricht, die die Koagelbildung und Festigkeit von Koageln vermindert, ohne negative Auswirkungen auf die Blutgerinnung zu haben.

Goldmann et al. (Kassel) beschäftigten sich mit der Effektivität der transurethralen Ballondilatation der Prostata bei Patienten mit BPH-bedingter Blasenentleerungsstörung. Bei 10 mit diesem Verfahren behandelten Patienten konnte kein Erfolg erzielt werden, so daß diese Methode keine Alternative zur TURP darstellt.

Zusammenfassung

Es ergeben sich aus den Präsentationen der Poster-Sitzung neue Erkenntnisse in der Grundlagenforschung der BPH und der sonographischen Diagnostik der Prostata sowie aktuelle Kommentare zur Objektivierung der obstruktiven Blasenentleerungsstörung und Verbesserung transurethraler Resektionstechniken.

Prof. Dr. med. U. W. Tunn
Urologische Klinik der
Städtischen Kliniken
Starkenburgring 66
D-6050 Offenbach

Postersitzung 13: Inkontinenz – Harnabflußstörungen

Die urethrale Suspensionsplastik nach Stamey-Pereyra kombiniert mit einem neuen röntgenologisch-endourologischen Verfahren

J. Deppe

Problemstellung

Den guten Frühresultaten von 80–90% stehen mäßige Langzeiterfolgsquoten von 50–70% nach 5 Jahren bei den bekannten urethralen Suspensionsmethoden entgegen. Aus der Schlußfolgerung, daß primär befriedigende funktionelle Verhältnisse vorliegen, ergibt sich der Ansatz, durch Optimierung bereits bestehender Verfahren bessere Langzeitergebnisse anzustreben.

Zum Röntgenverfahren

1. Retropubische Phase: (Instillation von 50 ml Kontrastmittel in die Harnblase, durchleuchtungskontrolliertes Führen der Stamey-Nadel zum palpierenden Finger) a) Vermeiden von Blasenwand- und Urethralläsionen, b) Blasenbodendislokation nach cranial.

2. Penetrationsphase: a) Durchleuchtungskontrollierte exakte Rekonstruktion des ursprünglichen rechtwinkligen lateralen Urethra-Blasenbodenwinkels, damit Aufbau der normalen Urethralänge trotz vesikalisierter proximaler Urethra, b) Chance zur genügend hohen kontrollierten Penetration außerhalb der rigiden Narbenstrukturen, bedingt durch die Voroperationen (Abb. 1, 2).

3. Kontrollphase: (2–300 ml Kontrastmittel nach Legen der Suspensionsschlingen) a) Beurteilung der Bewegungsamplituden des Blasenbodens bei Zug an den Stamey-Nähten gleichzeitig oder getrennt. b) Ausschluß von Blasenwanddeformierungen durch Schlingenimpressionen, ggf. Korrektur.

4. Suspensionsphase: Operationsziel: Positionierung der Harnblase in der physiologischen Ausgangssituation der jüngeren Frau. Aufgrund der Auswertung von 186 weibl. Urogrammen mit Vergleich Liegen-Stehen liegt die Ideallinie in Höhe der Symphysenoberkante in der ap.-Ebene bei Geradeauslage. Die Operationslagerung verursacht eine Veränderung der Projektion aufgrund der Beckendrehung (Abb. 3). In Steinschnittlage projiziert sich der vesikourethrale Übergang in den Bereich 10 mm kaudal der Symphysenoberkante in der ap.-Ebene.

Röntgenologische Beweisführung

Deutliche Korrelation zwischen intraoperativer Suspensionsposition (Abb. 5), postop. lat. Kathetercystogramm (Abb. 6) und postop. Stehurogramm (Abb. 7). Bei planmäßig ausgeführter Suspension mit Fixierung des Blasenhalses in den Bereich ca. 10 mm kaudal der Symphysenoberkante in der

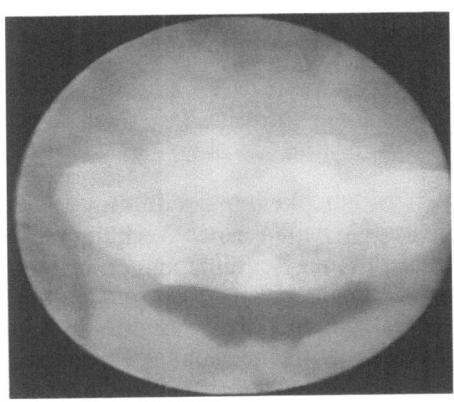
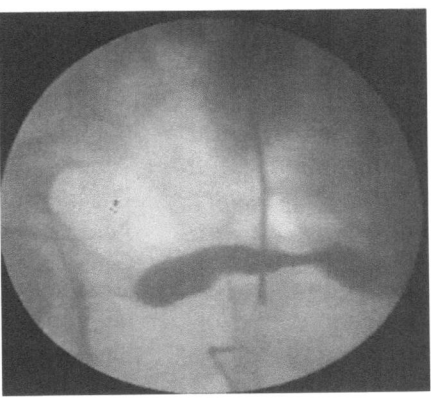

Abb. 1. Katheterballon in vesikalisierter proximaler Urethra

Abb. 2. Penetration im lateralen vesikourethralen Winkel

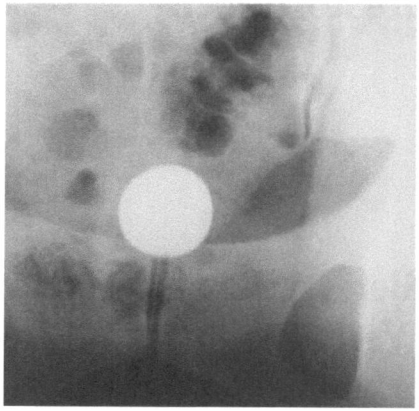
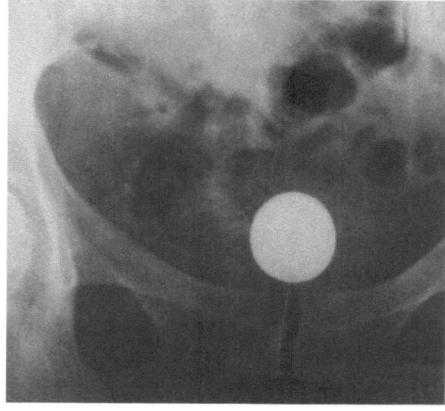

Abb. 3. Veränderte Projektionsverhältnisse, bedingt durch die intraop. Lagerung. *Links:* Steinschnitt-, *rechts:* Geradeauslage (Markierung des Blasenbodens durch den kontrastmittelgefüllten Katheterballon)

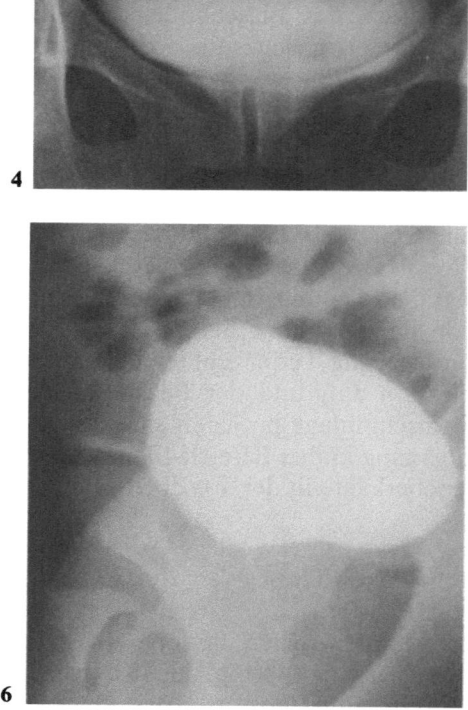
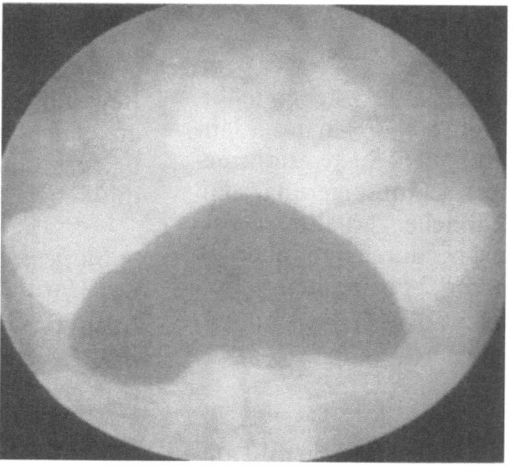
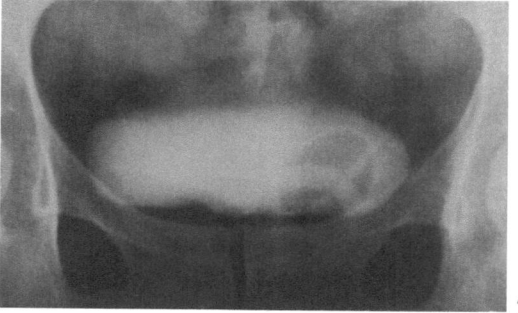

Abb. 4. Stehcystogr. präop.
Abb. 5. Suspensionsposition
Abb. 6. Seitl. Kath. cystogr.
Abb. 7. Stehaufn. postop.

ap.-Ebene kommt es regelmäßig bzw. fast automatisch zu idealen Winkelverhältnissen (hinterer vesikourethraler Winkel 60–80°), sowie auf der späteren Stehaufnahme zur Projektion des Blasenbodens präzise an die Symphysenoberkante. In einer seit März 1987 nach diesen Parametern operierten Serie von 15 Fällen lassen sich in jedem Einzelfall diese Ergebnisse reproduzieren. Andererseits fiel eine kleine Zahl von vier vorher eher konventionell, nur mit partiellem Einsatz der Röntgenmöglichkeiten operierten Fällen im Ergebnis ungünstiger und weniger präzise aus. Trotz dieser naturgemäß statistisch nicht vergleichbaren kleinen Gruppen läßt sich ein insgesamt günstiges Bild bei den „vorschriftsmäßig" operierten 15 Fällen hervorheben. In keinem Fall war die suprapubische Harnableitung länger als 14 Tage erforderlich, nur abgeschwächte Reizblasensymptome von maximal 8 Wochen Dauer, nur vereinzelt gut beherrschbare, kurzfristige suprapubische Schlingenbeschwerden, keine persistierende oder rezidiv. Harninkontinenz bisher.

Schlußfolgerungen

Die optimierten Möglichkeiten der intraoperativen Nadelführung tragen neben einer Verkürzung der Operationszeiten zu einer Begrenzung von intraoperativen Komplikationen durch Organperforationen bei. Die außerordentlich präzise Beurteilung der Suspensionsposition läßt eine sichere Rekonstruktion der ursprünglichen Urethra bezüglich Länge und Verlauf zu. Daraus resultieren gleichzeitig günstige Blasenboden-Urethrawinkelverhältnisse mit den entsprechenden Vorteilen für Kontinenz und Verhinderung von urethraler Obstruktion. Die „physiologischen" Suspensionsverhältnisse vermindern die gefürchteten Überkorrekturen und helfen somit, Spätkomplikationen (paraurethrales Durchschneiden der Schlingen, persist. funktionelle urethrale Obstruktionen, suprasymphysäre Schlingenbeschwerden) zu reduzieren, um so zu verbesserten Langzeiterfolgsquoten zu kommen.

Dr. med. J. Deppe
Bahnhofstr. 63–65
D-2090 Winsen/Luhe

Vagino-Cystopexie nach Burch als operative Therapie der Streßinkontinenz der Frau

G. Graeff, W. Wieland und W. Rößler

Problemstellung

Ist die Vagino-Cystopexie nach Burch, insbesondere nach Voroperationen (Hysterektomie und Kolp. ant., Kolposuspension nach Marshall-Marchetti-Krantz, Tefloninjektionen) ein geeignetes Verfahren zur operativen Therapie der weiblichen Stressinkontinenz II.–III. Grades?

Material und Methodik

Von Jan. 1986 bis Febr. 1987 wurde an unserer Klinik bei 20 Patientinnen wegen einer Stressinkontinenz II.–III. Grades eine Vagino-Cystopexie nach Burch durchgeführt. Das Alter lag zwischen 37 und 75 Jahren entsprechend einem Durchschnittsalter von 50 Jahren. Praeoperativ wurde in allen Fällen eine neurogene Blasenentleerungsstörung sowie eine Urge-Inkontinenz durch eine urodynamische Messung ausgeschlossen. 17 Patientinnen waren gynäkologisch und urologisch voroperiert. Bei 6 Patientinnen waren eine oder mehrere Tefloninjektionen erfolglos geblieben.

Ergebnisse (siehe Tabelle 1)

Tabelle 1. Ergebnisse (n = 20)

	Post-op.	Bei Entlassung	Kontrolle (nach 7–17 Monaten)
Kontinenz	20	20	20
Beschwerdefreiheit	19	19	20
Erhöhter Restharn	3	1	0
Suprapubische Dauerableitung	1	1	0
Einseitige Harnstauung	2	0	0
Revision	1	0	0
Urge-Symptomatik	0	0	0
Enterocele	0	0	0

Diskussion

Die Vorteile sind:

1. Stabile und zugleich elastische Fixation durch Suspension am Cooper'schen Ligament (Abb. 1, 2).

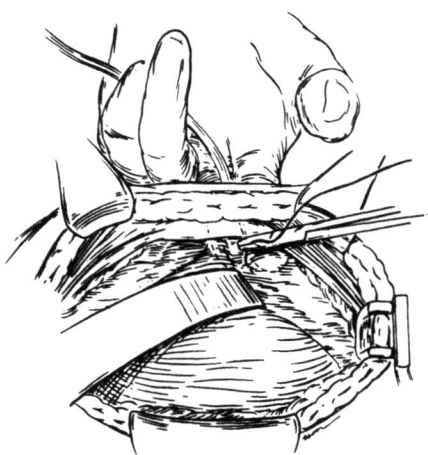

Abb. 1. (Aus Glenn 1983)

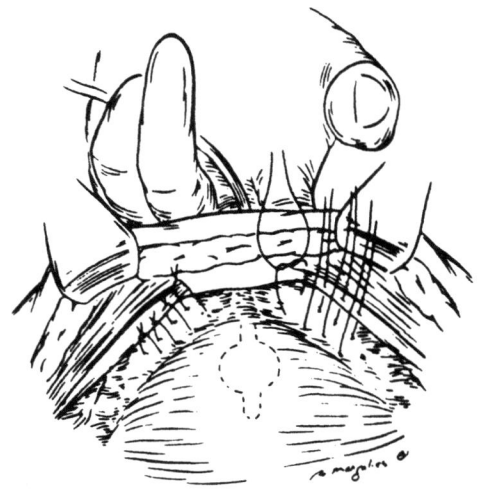

Abb. 2. (Aus Glenn 1983)

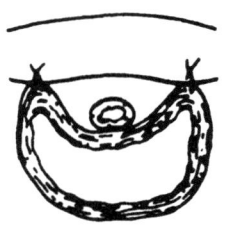

Abb. 3. (Aus Glenn 1983)

2. Keine postoperative Einengung der Urethra, die zu einer „Urgesymptomatik" führen könnte (Abb. 3).
3. Keine Gefahr einer Ostitis pubis im Vergleich zur Operation nach Marshall-Marchetti-Krantz.
4. Kurze Operationszeit.
5. Kurze Liegedauer (Mobilisierung der Patientin am 1. postoperativen Tag).

Erwähnenswert wäre noch, daß eine in der Literatur beschriebene, gelegentliche Ausbildung einer postoperativen Enterocele in unserem Krankengut bislang nicht beobachtet werden konnte.

Schlußfolgerung

Bei exakter Indikationsstellung (vertikale Cystocele, Ausschluß Urge-Inkontinenz und neurogene Blasenentleerungsstörung) ist die Vagino-Cystopexie nach Burch, insbesondere nach Voroperationen eine gute und sichere Operationsmethode zur Behandlung der weiblichen Stressinkontinenz Grad II-III.

Literatur

1. Burch (1961) Urethrovaginal fixation to Cooper's ligament for correction of stress incontinence, cystocele and prolapse. Am J Obstet Gynecol 81: 281-290
2. Marshall, Marchetti, Krantz (1949) The correction of stress urinary incontinence by simple vesico-urethral suspension. Surg Gynecol Obstet 88: 590
3. Glenn JF (ed) (1983) Urologic Surgery. Lippincott, Philadelphia Toronto

Dr. G. Graeff
Urologische Abteilung Krankenhaus St. Josef
Landshuter Str. 65
D-8400 Regensburg

Chirurgische Behandlung inkontinenter Frauen mit Myelomeningozele

C. P. Schmidbauer, R. Ehrlich und S. Raz

Kinder, die mit einer Myelomeningocele (MMC) auf die Welt kommen, müssen nachdem sie in den ersten Lebensjahren ihre neurologischen Komplikationen überlebt haben, mit der Morbidität von Komplikationen des Harntraktes zurecht kommen [1, 2]. Bei Mädchen und Frauen mit MMC kann die Harninkontinenz ein großes soziales Handicap sein. Die Ursachen unwillkürlichen Harnverlustes können Detrusorhyperreflexie, verminderte Compliance des Detrusor oder Insuffizienz des urethralen Sphinktermechanismus sein; diese Ursachen treten entweder einzeln oder in Kombination auf. Intermittierender Selbstkatheterismus und pharmakologische Therapie sind nur in ungefähr 60% der Fälle in der Lage von der Inkontinenz zu befreien. Bei Patientinnen mit offenem Blasenhals und offener Urethra, die trotz intermittierender Selbstkatheterisierung und Pharmakotherapie naß sind, kann eine Erhöhung des urethralen Widerstandes die Inkontinenz verbessern [3, 4]. Die urodynamische Untersuchung ermöglicht die spezifischen Störungen der vesikourethralen Funktion dieser Patientinnen festzustellen. Die Patientenselektion muß sorgfältig sein. Eine ‚low-compliance' Blase soll beherrschbar sein oder sie muß vor einer chirurgischen Erhöhung des urethralen Widerstandes durch eine Blasenaugmentation zum Schutz des oberen Harntraktes erweitert werden.

Material und Methode

42 Patientinnen mit MMC wurden zwischen 1979 und 1985 chirurgisch behandelt. Die Indikation für einen operativen Eingriff stellte sich, wenn anticholinerge oder alphaadrenerge Medikation und intermittierende Selbstkatheterisierung nicht zur Kontinenz führten. Das Alter lag zwischen 4-25 Jahren. Der kürzeste Nachbeobachtungszeitraum war 12 Monate, der längste 7 Jahre. Zystometrisch fand sich bei 33 von 42 Patientinnen eine Detrusorareflexie mit schlechter Compliance (78%) und in 9 von 42 eine Detrusorhyperreflexie (22%). Der sogenannte ‚leak-pressure' lag bei 55% der Patientinnen über 40 cm H_2O und bei 45% unter 40 cm H_2O. Bei 27 Patientinnen war der obere Harntrakt unauffällig; bei 15 kam es zu vesikoureteralem Reflux verschiedener Schweregrade.

Chirurgisches Verfahren

War der obere Harntrakt unauffällig, wurde eine Blasendenervierung (bei Hyperreflexie), Blasenaugmentation und eine Kolposuspension nach Burch durchgeführt. Bei Patientinnen mit vesikoureteralem Reflux wurden die Ureteren antirefluxiv nach Leadbetter-Politano in das Zökum implantiert. Stark dilatierte Ureteren wurden in das distale Ileumsegment implantiert und die Ileocecalklappe wurde durch Nippelbildung unter Verwendung von Klammern verstärkt.

Ergebnisse

Alle Patientinnen benötigen intermittierenden Selbstkatheterismus. 33/42 Patientinnen (78%) waren postoperativ völlig kontinent, mit 4-6stündigem intermittierendem Selbstkatheterismus. 6 Patientinnen (14%) waren deutlich verbessert und benötigten nur mehr eine Vorlage täglich. 3 Patientinnen (7%) mußten mit einer pubovaginalen Schlinge wegen fortdauernder Streßinkontinenz versorgt werden [4]. *Komplikationen* traten in 5% der Fälle auf und waren nicht schwerwiegend.

Denervierung der Harnblase, Suspension und Blasenerweiterungsplastik stellen eine wichtige alternative Behandlung bei Fällen konservativ unbehandelbarer weiblicher Harninkontinenz mit Myelomeningocele dar.

Literatur

1. Brock WA, So EP, Harbach LB, Kaplan GW (1981) Intermittent catheterization in the management of neurogenic vesical dysfunction in children. J Urol 125: 391-393
2. Okamoto GA, Sousa J, Telzrow RW, Holm RA, McCartin R, Shurtleff DB (1984) Toiletting skills in children with myelomeningocele: rates of learning. Arch Phys Med Rehabil 65: 182-185
3. Woodside JR, Borden TA (1986) Suprapubic endoscopic vesical neck suspension for the management of urinary incontinence in myelodysplastic girls. J Urol 135: 97-99
4. McGuire EJ, Wang CC, Usitalo H, Savastano J (1986) Modified pubovaginal sling in girls with myelodysplasia. J Urol 135: 94-96

Dr. C. P. Schmidbauer
Urologische Abteilung
Allgemeine Poliklinik
Mariannengasse 10
A-1090 Wien

Anatomische Zugangswege für die hintere Harnröhrenchirurgie

K. Colleselli, H. Strasser, S. Poisel, G. Bartsch und B. Moriggl

Membranöse Harnröhre und Beckenboden

Die membranöse Harnröhre durchsetzt das Diaphragma urogenitale. Am Centrum tendineum (distale Begrenzung des Perinealkeiles) treffen verschiedene Muskel- und Bindegewebszüge zusammen (Musculus sphincter ani externus, Musculus bulbospongiosus, Musculi transversi perinei superficialis et profundus; Abb. 1). Nach kranial setzt sich das Centrum tendineum keilförmig über den Musculus rectourethralis in das Septum rectoprostaticum fort. Dieser Perinealkeil ist der Schlüssel zum perinealen operativen Zugangsweg zur hinteren Harnröhre.

Der Musculus transversus perinei profundus wird durch eine oberflächliche und tiefe Faszie bedeckt.

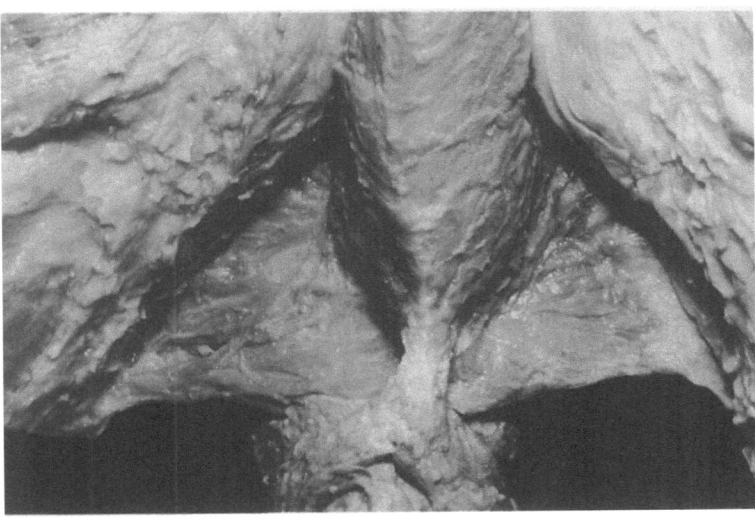

Abb. 1

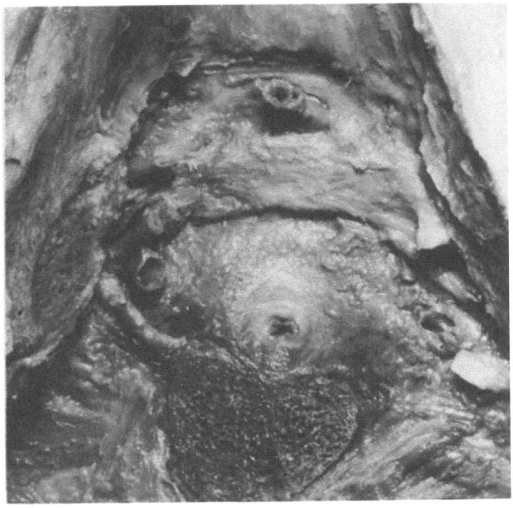

Abb. 2

Die Fasern des Muskels werden nach vorne zu spärlicher, das Bindegewebe nimmt zu; das Diaphragma urogenitale ist im präurethralen Anteil vornehmlich aus Bindegewebsfasern und Fettgewebe aufgebaut (Ligamentum transversum perinei). Die Bindegewebsfasern, die sich dem Angulus subpubicus anschließen, werden als Ligamentum arcuatum pubis bezeichnet. In und zwischen diesen Strukturen finden sich die Perforationsstellen für die Vena dorsalis profunda, die Arteria dorsalis penis und die Nervi dorsales penis. (Abb. 2)

Membranöse Harnröhre und Arterien

Am Hinterrand des Diaphragma urogenitale verläßt die Arteria pudenda interna den Canalis pudendalis und durchzieht in der Folge den Musculus transversus perinei profundus und dessen Faszien. In diesem Verlauf gibt sie Äste an die Prostata, die Arteria bulbi penis und einen Ast an die membranöse Harnröhre ab. Schließlich teilt sie sich in die Arteria dorsalis penis und die Arteria profunda penis auf (Abb. 3).

Diese unmittelbare Nachbarschaft der Arteria bulbi penis, der Arteria profunda penis und der Arteria dorsalis penis zur membranösen Harnröhre kann die Ursache einer erektilen Impotenz bei Beckenbruch mit Abriß der membranösen Harnröhre bzw. bei radikaler retropubischer Prostatektomie und bei chirurgischen Eingriffen an der hinteren Harnröhre sein.

Membranöse Harnröhre und Venen

Die Vena dorsalis penis profunda verläuft entlang des Penisrückens und tritt zwischen Ligamentum transversum perinei und Ligamentum arcuatum pubis in das Becken ein. Ventral der membranösen Harnröhre liegend, mündet sie in den Plexus veosus prostaticus (Abb. 4).

Beim perinealen Zugang kann durch entsprechende Präparation dieser Venenplexus nach oben abgeschoben und damit geschont werden; bei retropubischer radikaler Prostatektomie bzw. beim kleinen transsymphysären Zugangsweg zur hinteren Harnröhre muß der Plexus venosus im Sinne des Walsh' Manövers in einem unterfahren und ligiert werden.

Membranöse Harnröhre und Nerven

Der annähernd sagittal eingestellte Plexus hypogastricus inferior (Plexus pelvinus) bzw. dessen Äste reichen vom Kreuzbein bis zur Harnblase. Die das Corporus cavernosum penis versorgenden Nervenäste, die Nervi cavernosi penis, verlaufen zunächst laterocaudal der Prostata. Am Apex der Prostata ziehen sie nach ventral und verlaufen lateral der membranösen Harnröhre (Abb. 5).

Die Nervi cavernosi penis können bei medianem Zugangsweg durch den Perinealkeil geschont werden. Bei retropubischem Zugangsweg (transsymphysärer Zugangsweg zur membranösen Harnröhre, radikale Prostatektomie) werden diese Nerven nach exakter Darstellung der membranösen Harnröhre

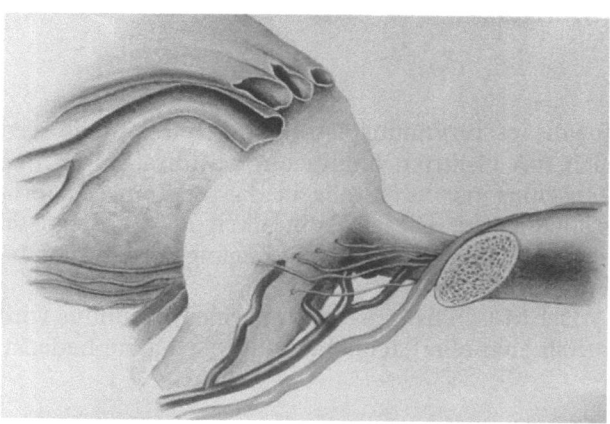

Abb. 3

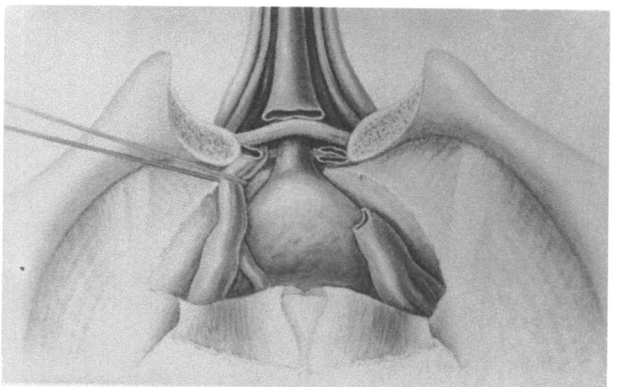

Abb. 4

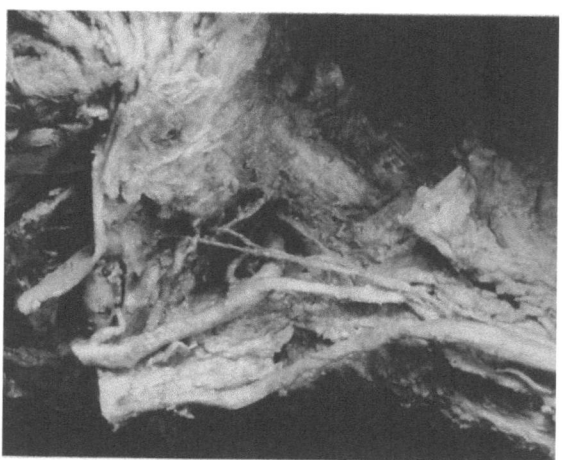

Abb. 5

durch Beiseiteschieben der Gefäße und Nerven des neurovaskulären Bündels erhalten.

Anatomischer Zugangsweg

Nach Hautinzision (längs oder quer), medianem Zugangsweg durch das Spatium perinei superficiale werden die Äste der Vasa pudenda interna und des Nervus pudendus geschont. Es folgt die mediane Inzision des Musculus bulbospongiosus, der Perinealkeil wird am Centrum tendineum eröffnet. Der Bulbus des Corpus spongiosum penis wird vom Musculus transversus perinei profundus abpräpariert und von kaudal durchtrennt (Abb. 6). Damit kann die membranöse Harnröhre dargestellt werden.

Die Präparation der membranösen Harnröhre muß in der Medianen erfolgen. Das Ligamentum transversum perinei wird teilweise entfernt, die Vena dorsalis profunda bzw. der Plexus venosus prostaticus werden geschont. Damit kann die Vorderfläche der Prostata dargestellt werden. Ein transsymphysärer Zugangsweg ist um vieles aufwendiger und gefahrenreicher.

Dr. K. Collesselli
Univ.-Klinik für Urologie
Universität Innsbruck
Anichstr. 35
A-6020 Innsbruck

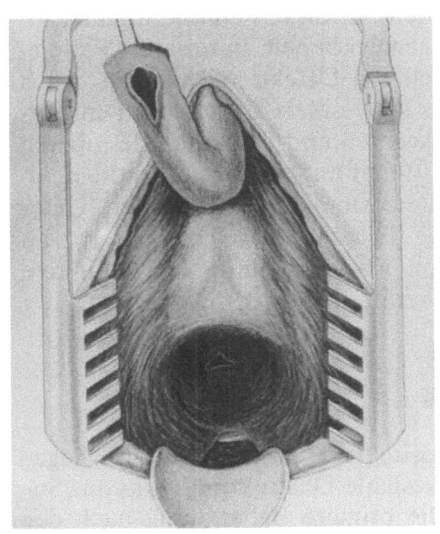

Abb. 6

Die Megalourethra – Ein Bericht über vier Patienten

J. Breul, S. Bergner, M. Meyer-Schwickerath und R. H. Ringert

1. Einleitung

Die Megalourethra stellt eine Aussackung der penilen Urethra dar. Es existieren zwei von Stephens 1963 beschriebene Formen: der scaphoide und der fusiforme Typ. Bei der scaphoiden Megalourethra fehlt das Corpus spongiosum der distalen Urethra, die Corpora cavernosa sind intakt. Bei der fusiformen Megalourethra, der gravierenden Form dieser Fehlbildung fehlen zusätzlich beide Corpora cavernosa. Der gesamte Penis ist ohne stützende Struktur. Diese Form ist oft von anderen Fehlbildungen begleitet die in vielen Fällen nicht mit dem Leben vereinbar sind.

2. Embryologie

Dem beschriebenen Krankheitsbild liegt eine fehlerhafte mesenchymale Differenzierung zugrunde. In der 5.-6. Woche der Fetalentwicklung trennt das urogenitale Septum die Kloake in den vorderen urogenitalen und den hinteren rektalen Anteil. Die penile Urethra bildet sich durch Verschluß der Urogenitalrinne. In der 7. Woche sproßt mesenchymales Gewebe zur Bildung der Corpora Cavernosa und des Corpus spongiosum ein. Bei Patienten mit scaphoider Megalourethra ist die Weiterdifferenzierung des C. spongiosum, bei Patienten mit fusiformer Megalourethra ist die Differenzierung beider Schwellkörperanteile fehlerhaft.

3. Fallbeschreibung

3.1.

Das Kind wies ein sogenanntes „prune belly" Syndrom auf. Das „prune belly" Syndrom besteht aus einer Aplasie der Bauchwandmuskulatur, urogenitalen Fehlbildungen und Kryptorchismus. Es bestand eine scaphoide Megalourethra. Der obere Harntrakt war beidseitig dilatiert, die Retentionswerte waren erhöht. Als primäre Behandlung wurde eine Ureterocutaneostomie beidseits durchgeführt. Trotz dieser Maßnahme verstarb das Kind im progredienten Nierenversagen, so daß es zu keiner definitiven Versorgung der Urethra kam.

3.2.

Dieses Kind wies eine scaphoide Megalourethra auf. Assoziierte Fehlbildungen bestanden nicht. Wegen der subvesikalen Obstruktion, gekennzeichnet durch Dilatation des oberen Harntraktes und erhöhte Retentionswerte, führten wir im Alter von 14 d die beidseitige Ringureterocutaneostomie durch. Unter dieser Maßnahme fielen die Retentionswerte bis in den Normbereich, die beidseitige Ektasie des Hohlsystems verschwand. Im Alter von 12 Monaten erfolgte die definitive Versorgung der Urethra im Sinne einer Urethrareduktionsplastik.

3.3.

Bei diesem Kind bestand eine scaphoide Megalourethra ohne assoziierte Mißbildungen. Wegen leicht erhöhter Kreatininwerte bei fehlender Dilatation des oberen Harntraktes führten wir im Alter von 14 d die beidseitige perkutane Nierenfistelung durch. Nach Normalisierung der Kreatininwerte erfolgte die Rekonstruktion der Urethra im Alter von 3 Monaten ebenfalls im Sinne einer Reduktionsplastik.

3.4.

Dieses Kind zeigte den Befund einer fusiformen Megalourethra. Meist ist diese Fehlbildung mit anderen Fehlbildungen gekoppelt. In unserem Fall ließen sich keine weiteren Defekte nachweisen. Auch hier bestand eine subvesikale Obstruktion mit erhöhten Retentionswerten und Dilatation des oberen Harntraktes. Wir führen im Alter von 14 d die beidseitige Ureterocutaneostomie n. Sober durch. Unter dieser Maßnahme fielen die Retentionswerte ab und die Dilatation war rückläufig. Die definitive Versorgung der Urethra ist bisher nicht erfolgt.

4. Schlußfolgerung

Bei den hier vorgestellten Kindern war die Megalourethra als subvesikale Obstruktion wirksam. Somit richtet sich die primäre Behandlung nach der Funktion des oberen Harntrakts. Nach der Normalisierung erfolgt die definitive Versorgung der Urethra im Sinne einer Reduktionsplastik.

Dr. J. Breul
Urologische Klinik
Klinikum rechts der Isar
der TU München
Ismaningerstr. 22
D-8000 München

Blasenkonditionierungstraining als Therapie funktioneller Blasenentleerungsstörungen im Kindesalter

R. Röntgen, D. Kröpfl und H. Behrendt

Leitsymptome funktioneller Blasenentleerungsstörungen bei Kindern sind die Enuresis diurna/nocturna sowie rezidivierende Harnwegsinfekte. Funktionelle Blasenentleerungsstörungen können zu subvesikalen Obstruktionen führen, da die Blase mit hohem Druck gegen die verschlossene Urethra arbeitet. Die Folgen sind Harnwegsinfekte, eine Detrusorhyperreflexie und nachfolgend eine Detrusorhypertrophie. Ziel eines Konditionierungstrainings bei funktioneller Blasenentleerungsstörung ist es, eine koordinierte Blasenentleerung zu erlernen.

Wir untersuchten 18 Kinder 6–12 Monate nach Beendigung des Trainings urodynamisch. Alter der Kinder 6–14 Jahre. Trainingsdauer 7–10 Tage. Die Basisuntersuchungen umfaßten Anamnese, i.v.-Urogramm, Sonogramm, MCU, Uroflowmetrie, Labor- und Urinanalysen. Während und 3 Monate nach Beendigung des Trainings wurde eine Reinfektionsprophylaxe durchgeführt.

Entscheidend für die Aufnahme ins Trainingsprogramm war der Nachweis einer Funktionsstörung in der Zystomanometrie:

1. Detrusorinstabilität = Störung der Füllung
2. Beckenbodenüberaktivität (analog Detrusor-Sphinkter-Dyssynergie) = Störung der Entleerung
3. kombinierte Störung

Trainingsprinzipien

1. Feed-back-Mechanismus: Uroflow-Kontrolle bei Miktion (bei Erreichen einer Flußrate von 16 ml/sec ertönt eine Melodie)
2. kognitiver Ansatz: eigenständige Dokumentation
3. sensorischer Ansatz: frühzeitige Wahrnehmung eines Füllungsgefühls
4. Beckenbodengymnastik

Ergebnisse

		n = 18
geheilt (keine Infekte, keine Enuresis)	50%	9
gebessert (keine Infekte, Enuresis 1×/Wo.)	33%	6
unverändert	17%	3

Schlußfolgerung

Die medizinische und soziale Bedeutung der Miktionsstörungen im Kindesalter mit oft langjähriger diagnostischer und therapeutischer Anamnese ist nicht unerheblich. Ursache ist häufig eine funktionelle Blasenobstruktion. Die adäquate Primärbehandlung besteht in einem Biofeetback-gesteuerten Blasenkonditionierungstraining.

R. Röntgen
Urologische Universitätsklinik
Hufelandstr. 55
D-4300 Essen 1

Urodynamische Langzeitmessung im Conduit

J. Hannappel, F. Moll und D. Rohrmann

Problemstellung

Bisher wurde das Ileum-Conduit als ein Niederdrucksystem betrachtet, das keine Druckspitzen aufweist, die über dem systolischen Ureterdruck liegen. Der Netto-Sekretionsdruck der Niere reicht mit 10 cm Wassersäule unter normalen Bedingungen aus, das erschlaffte Nierenbecken mit Urin zu füllen. Den Weitertransport übernimmt dann die Ureterperistaltik. Dabei kann der Kontraktionsring des

Harnleiters einen Druck von maximal 20 bis 40 cm H_2O aufbringen. Darüber hinausgehende Drucke führen zu einer Sprengung des Kontraktionsringes, so daß der Ureter seine Transportfunktion verliert. Nach Anlegen eines Conduits ist also nur dann eine ungestörte Ureterfunktion möglich, wenn die Drucke im Conduit unter 40 cm H_2O liegen. Da die Conduitaktivität über längere Zeiträume hinweg großen Schwankungen unterliegt, kann nur durch Langzeitmessungen eine Aussage über die Druckverhältnisse gemacht werden.

Tabelle 1

Name	Meßdauer	Pendelbewegung			Einzelkontraktion			Rektale Druckwellen		
		mittlere Amplitude [cm H_2O]	Frequenz [min^{-1}]	Ges.-Dauer	mittlere Amplitude [cm H_2O]	Frequenz [min^{-1}]	Ges.-Dauer	mittlere Amplitude [cm H_2O]	Frequenz [min^{-1}]	Ges.-Dauer
Pat.1	7 h 15'	15	9	0h 1'	80	0,7	2h15'	10	0,30	6h 30'
Pat.2	7 h 20'	15	4	0h 13'	60	0,7	1h 10'	10	0,15	1h 40'
Pat.3	10 h 15'	40	9	0h 2'	40	1,3	1h 50'	20	0,20	5h 10'
Pat.4	12 h 0'	8	16	0h 24'	ø	ø	ø	10	0,15	6h 45'
Pat.5	13 h 10'	7	9	0h 17'	50	0,5	0h 30'	10	0,50	3h 30'
Pat.6	9 h 45'	20	14	0h 14'	60	0,6	0h 16'	9	0,30	3h 30'
Pat.7	11 h 10'	5	19	0h 25'	ø	ø	ø	25	0,45	3h 45'
Pat.8	10 h 45'	10	18	0h 45'	ø	ø	ø	12	0,12	1h 40'
Pat.9	10 h 50'	10	6	0h 6'	90	0,8	0h 15'	9	0,13	3h 10'
Mittel	10 h 17'	14	12	0h 15'	63	0,8	0h 63'	13	0,26	3h 58'

Material und Methode

Zur Untersuchung dieser Frage wurden Langzeitdruckmessungen im Conduit durchgeführt. Eine 8-Charr Duodenalsonde wird bis an das retroperitoneal gelegene Ende des Ileum-Conduits eingeführt, wobei das Conduit selbst geöffnet ist. Eine Stomastenose wird vor der Messung durch digitale Kontrolle ausgeschlossen. Zur Registrierung des intraabdominellen Druckes liegt eine zweite Sondenspitze im Rektum. Beide Sonden werden während der gesamten Meßzeit, d. h. über Nacht, mit insgesamt etwa 20 ml Flüssigkeit perfundiert, um eine Verlegung der Sondenspitze zu verhindern. Ein Bandspeichergerät registriert die Meßwerte und erlaubt die Abspielung mit 30facher Zeitraffung auf einen Direktschreiber. Insgesamt untersuchten wir 9 Patienten, denen ein Ileum-Conduit nach einer radikalen Zystektomie angelegt wurde. Zum Untersuchungszeitpunkt lag der operative Eingriff einen Monat bis drei Jahre zurück.

Ergebnisse

Die durchschnittliche Meßdauer dieser Patienten lag bei 10 h 17'. Während dieser Langzeitmessungen wurden neben Phasen ohne Druckschwankungen im Conduit zwei verschiedene Kontraktionstypen beobachtet: Pendelbewegungen und Einzelkontraktionen. Die Amplitude der Pendelbewegungen betrug durchschnittlich 14 cm H_2O. Ihre mittlere Frequenz lag bei 12/min. Dieser Kontraktionstyp trat in den Langzeitregistrierungen durchschnittlich während 15 min auf. Bei den Einzelkontraktionen lag die durchschnittliche Amplitudenhöhe bei 63 cm H_2O. Sie traten mit einer mittleren Frequenz von 0,8/min auf. Dieser Kontraktionstyp wurde im Durchschnitt der Langzeituntersuchungen während 65 min beobachtet. Die gleichzeitig registrierten rektalen Druckwellen besaßen eine mittlere Amplitude von 13 cm H_2O, wobei eine Frequenz von 0,26/min vorlag. Sie traten in den Registrierungen durchschnittlich während 3 h 58' auf (Tabelle 1).

Diskussion

Im Gastrointestinaltrakt werden verschiedene Motilitätsformen beschrieben. Die von der Längsmuskulatur ausgelösten Pendelbewegungen führen zu keiner Druckbelastung des Ureters, da sie nicht okklusiv sind. Zu einer ausgeprägten, refluxiven Belastung des oberen Harntraktes führen dagen die Einzelkontraktionen, die wahrscheinlich durch rhythmische Segmentation des Darmes entstehen. Bei diesem Kontraktionstyp können zwischen zwei Kontraktionsringen umschriebene, große Druckanstiege entstehen. Somit muß davon ausgegangen werden, daß im „Niederdruckreservoir" Ileum-Conduit Druckspitzen zwischen 40 und 90 cm H_2O auftreten. Ein Dünndarmconduit, das angelegt wird ohne antimesenteriale Eröffnung und Pouchbildung und ohne Refluxschutz, führt zu einer Druckbelastung des oberen Harntraktes, die in ihrer Höhe der Belastung beim vesikoureteralen Reflux entspricht, die sich aber unterscheidet durch ihre große Häufigkeit und durch die Tatsache, daß der Conduit-Urin infiziert ist. Diese Beobachtung kann eine Ursache für die in der Literatur beschriebene hohe Zahl der pyelonephritischen Veränderungen nach Anlage eines Ileum-Conduits darstellen.

Priv.-Doz. Dr. med. J. Hannappel
Urologische Klinik
Moltkestr. 14
D-7500 Karlsruhe 1

Computergestützte Videobild-Verarbeitung zur quantitativen Bestimmung der Harnleiterfunktion

Ergebnisse von tierexperimentellen Untersuchungen am oberen Harntrakt der Ratte

F. Eichhorn, A. Frankenschmidt, P. Waechter und C. Constantinou

Zusammenfassung

Neuentwicklungen in der Computertechnologie haben die Aussagekraft bildgebender Verfahren revolutioniert. Dynamische Funktionsabläufe können jedoch anhand weniger Momentaufnahmen nur unvollständig beurteilt werden.

Wir haben im Tierexperiment ein Computerprogramm entwickelt, das die quantitative Messung der auf Videoband (VHS, 30 Bilder/Sek.) dokumentierten Harnleiterfunktion ermöglicht.

Problemstellung

Der peristaltische Harntransport von der Niere zur Blase kann im Tierexperiment nach Anfärben des Urins direkt beobachtet und mit einer Videoeinlage auf Band gespeichert werden. Gesucht war ein geeignetes Verfahren, das die Messung von Parametern wie Kontraktionsfrequenz, Länge und Geschwindigkeit des Urinbolus ermöglicht sowie Durchmesseränderung des Harnleiters quantitativ erfaßt.

Material und Methodik

Junge Munich-Wistarratten (120-180 g) wurden durch intraperitoneale Injektion von Inactin (80-100 mg/kg KG) anästhesiert. Nach chirurgischer Eröffnung des Abdomens und transparenchymatöser Farbstoffperfusion (Lissamin grün 1%) können die Ureteren an verschiedenen Stellen freipräpariert und der Flüssigkeitstransport beobachtet werden. Eine am Operationsmikroskop angebrachte Videokamera ermöglicht die Übertragung und Speicherung der optischen Information auf Band (Abb. 1a). Zur Auswertung wird der Videorecorder an einem IBM AT angeschlossen. Das Computersystem mit der von uns entwickelten Software kann Profile des Urinbolus, Kontraktionsfrequenz und Geschwindigkeit sowie Durchmesseränderung des Harnleiters errechnen und graphisch darstellen (Abb. 1b).

Ergebnisse

Abbildung 2 zeigt digitalisiertes Videoeinzelbild. Ein isolierter Urinbolus wird von der Niere (re. im Bild vorzustellen) Richtung Blase transportiert und

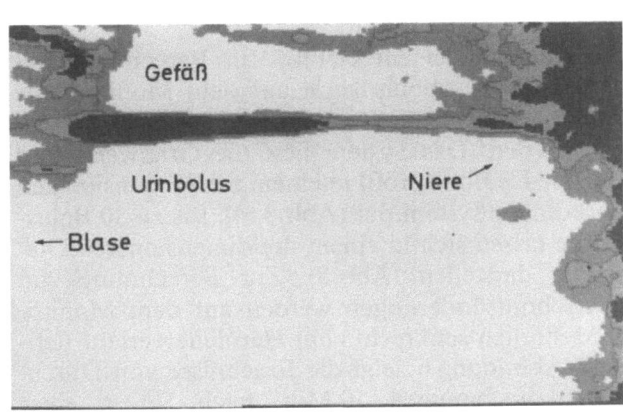

Abb. 2. Urinbolus im proximalen Harnleiter der Ratte: Digitalisiertes Videoeinzelbild

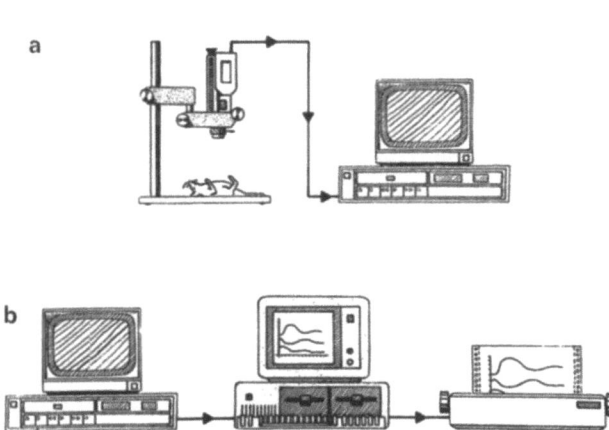

Abb. 1 a, b. Versuchsaufbau

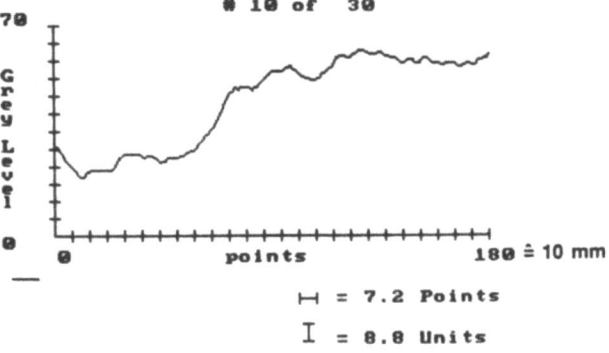

Abb. 3. Bolusprofil 1: Urintransport von li. nach re./Bolusanfang im proximalen Harnleiter

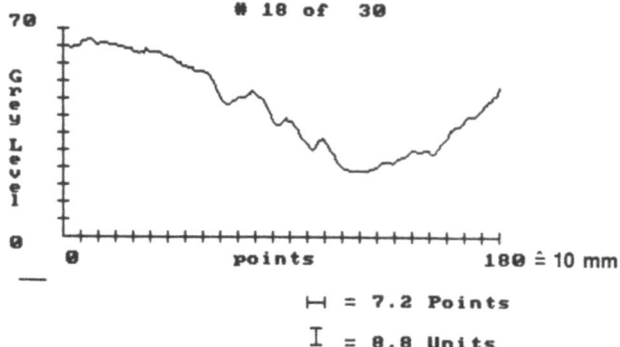

Abb. 4. Bolusprofil 2: Bolusanfang im distalen Harnleiter

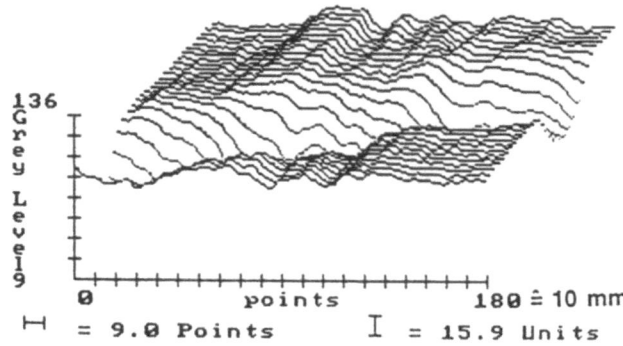

Abb. 5. Dreidimensionale Darstellung von 30 konsekutiven Bolusprofilen

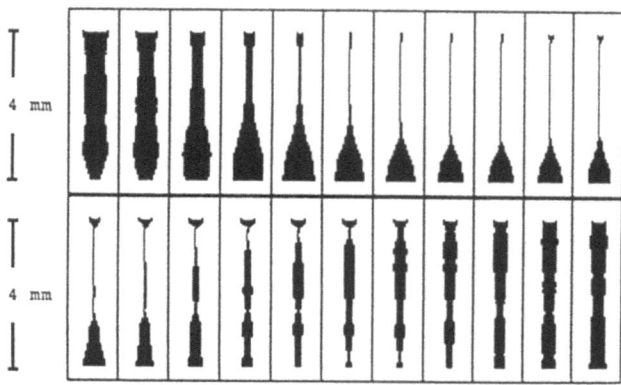

Abb. 6. Peristaltik induzierte Durchmesseränderung des Harnleiters 10 min nach Setzen einer akuten distalen Obstruktion

überkreuzt dabei ein Gefäß. Zur Berechnung der Länge des Urinbolus kann auf dem Monitor eine Meßlinie in Längsrichtung über den Harnleiter gelegt werden. Das System liest die Grauwerte und stellt sie als Bolusprofil in einem zweidimensionalen Koordinatensystem dar (Abb. 3, 4). Bis zu 30 Bolusprofile lassen sich in einem dreidimensionalen Diagramm darstellen (Abb. 5). Zur Berechnung von Querschnittsänderungen werden auf dem Monitor 20 Meßlinien senkrecht zum Harnleiterverlauf definiert. Abbildung 6 zeigt die Ergebnisse von Durchmesserberechnungen 10 Min. nach Setzen einer akuten Obstruktion. Der Kontraktionsring öffnet sich im unteren Harnleiterabschnitt - es läßt sich ein passiver ureteraler Reflux dokumentieren (Abb. 6).

Diskussion

Vorteile des verwendeten Tiermodells
- Versuchstiere relativ billig
- Präparation von einer Person durchführbar
- Flüssigkeitsbewegungen um die Papille beobachtbar

Nachteile
- Kleine anatomische Verhältnisse (Operationsmikroskop erforderlich)
- Begrenzte Beobachtungszeit (8–12 Stunden)
- Relativ aufwendige mikrochirurgische Präparation

Vorteile der computergestützten Videobild-Verarbeitung:
- Keine Artefakte durch intraluminale Meßkatheter
- Dokumentation und Auswertung größerer Harnleiterabschnitte möglich
- Erfassung von Durchmesseränderungen

Nachteile
- Nicht der ganze Harnleiter in einer Einstellung auswertbar
- Keine „real-time"-Übertragung auf den Computer möglich

Schlußfolgerungen

Das von uns im Tiermodell entwickelte Computerprogramm erlaubt die quantitative Bestimmung der Harnleiterfunktion und ist damit geeignet, auch bei unterschiedlichen klinischen Fragestellungen als Entscheidungshilfe zu dienen wie zum rationellen Einsatz auxilliärer Maßnahmen vor und nach ESWL.

Dr. F. Eichhorn
Abteilung Urologie der Universitätsklinik
D-7800 Freiburg

Erste klinische Erfahrungen mit ^{99m}Tc-Mercaptoacetyl-Triglycine (MAG 3) in der Nierensequenzszintigraphie im Vergleich zu ^{131}J-O-Jod-Hippuran (^{131}J-OIH)

H. von Wallenberg Pachaly, H. Hahn, B. Nägele-Wöhrle, P. Alken und H. Riedmiller

Bisher gebräuchliche Radionukleide in der Nierensequenzszintigraphie sind ^{131}J-OIH und ^{99m}Tc-DTPA. ^{99m}Tc-DTPA wird glomerulär filtriert, hat ausgezeichnete physikalische Eigenschaften für die Bildgebung und eine geringe Strahlenbelastung für den Patienten. Diese Eigenschaften erlauben zwar eine gute Untersuchung der Nierenperfusion, jedoch ist eine Beurteilung funktionseingeschränkter Nieren sowie der tubulären Funktion nicht möglich. ^{131}J-OIH wird zu ca. 20% glomerulär filtriert und zu 80% tubulär sezerniert. Neben einer schlechten Detailauflösung und hoher Strahlenbelastung ist eine gleichzeitige Beurteilung der Nierenperfusion nicht möglich.

Der Arbeitsgruppe um Taylor und Fritzberg ist es 1985 gelungen, mit Mercaptoacetyl-Triglycine (MAG 3) eine Substanz zu finden, die sich in ihrer Kinetik ähnlich dem ^{131}J-OIH verhält und sich an ^{99m}Tc binden läßt [2]. ^{99m}Tc-MAG 3 zeigte in Tierversuchen und bei gesunden Probanden eine hervorragende Detailauflösung mit gleichzeitiger Beurteilung der Nierenperfusion bei niedriger Strahlendosis [3, 4].

In der folgenden Arbeit wurde ^{99m}Tc-MAG 3 ausschließlich bei nierenkranken Patienten hinsichtlich Bildqualität, Clearance und Renogrammkurve mit ^{131}J-OIH verglichen.

Material und Methodik

Wir führten bei 25 Patienten simultan Nierensequenzszintigraphien mit ^{99m}Tc-MAG 3 und ^{131}J-OIH mit einer Doppelkopf-Gammakamera durch. Die applizierte Aktivitätsmenge betrug 300 µCi ^{131}J-OIH i.v. bzw. 1,2–3,5 mCi ^{99m}Tc-MAG 3 i.v. Es wurden Bilder im 120 sec-Intervall über 30 min angefertigt.

Ergebnisse

Abbildung 1 zeigt, daß ^{99m}Tc-MAG 3 besonders bei Nierenkranken eine bessere morphologische Detailauflösung (Parenchym-Pyelon-Ureter-Beurteilung) liefert. Die Renogrammkurven beider Substanzen haben sich nicht signifikant voneinander unterschieden.

Nach unseren bisherigen Ergebnissen liegen die Normwerte der ^{99m}Tc-MAG 3-Clearance etwa um die Hälfte niedriger als die entsprechenden Werte der ^{131}J-OIH-Clearance, wobei diese Befunde durch weitere Untersuchungen bestätigt werden müssen.

Abb. 1a, b. Nierensequenzszintigraphie (Hydronephrose beidseits). **a** MAG 3, **b** ^{131}J-OIH

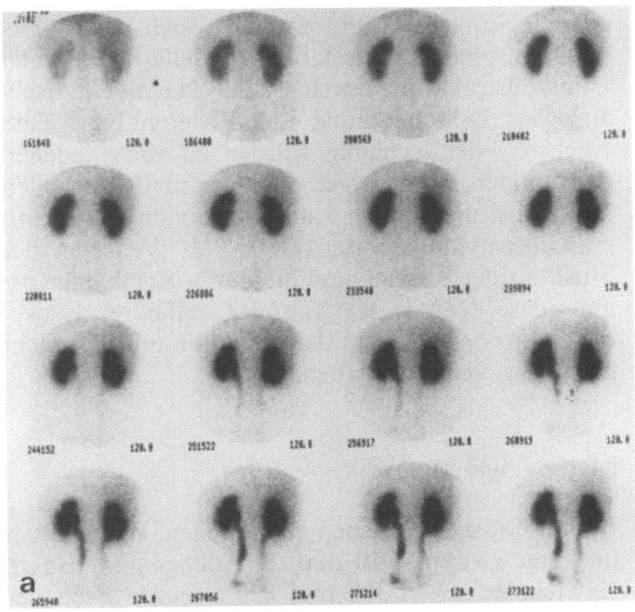
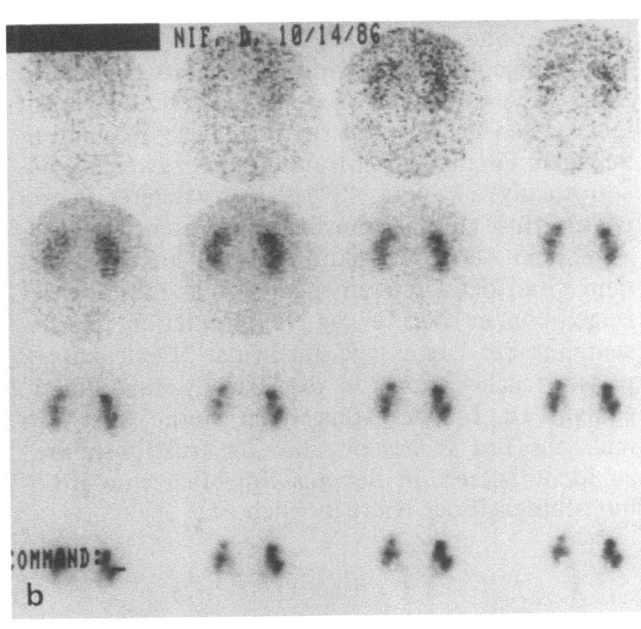

Diskussion

Untersuchungen bei gesunden Probanden und Tieren hatten gezeigt, daß ^{99m}Tc-MAG 3 im Vergleich zu ^{131}J-OIH erhebliche Vorteile besitzt, ohne sich in seiner Kinetik von letzterer Substanz zu unterscheiden [3, 4, 5]. Vorliegende Ergebnisse zeigen, daß ^{99m}Tc-MAG 3 auch bei Nierenkranken gegenüber ^{131}J-OIH eine wesentlich bessere Detailauflösung bei niedrigerer Strahlendosis liefert. Im Gegensatz zu ^{131}J-OIH läßt sich mit MAG 3 die Nierenperfusion beurteilen, was von Bubeck et al. [1] auch bestätigt werden konnte. Ein weiterer wesentlicher Vorteil für Nuklearmediziner und Radiologen ist die wesentlich schnellere Verfügbarkeit der Substanz, da MAG 3 in Kit-Form zur Verfügung steht.

Die vorliegenden Ergebnisse haben uns veranlaßt, ^{131}J-OIH in der Nierensequenzszintigraphie durch ^{99m}Tc-MAG 3 zu ersetzen.

Literatur

1. Bubeck B, Brandau W, Dreikorn K, Steinbächer M, Eisenhut M, Trojan H, zum Winkel K (1986) Clinical comparison of I-131 o-iodohippurate with Tc-99m CO_2-DADS-A and Tc-99m MAG_3 by simultaneous double tracer measurement. NUC-Compact 17: 135–138
2. Fritzberg AR, Kasina S, Eshima D, Johnson DL (1986) Synthesis and biological evaluation of technetium-99m MAG_3 as a hippuran replacement. J Nucl Med 27: 111–116
3. Müller-Suur R, Müller Suur C (1986) Renal and extrarenal handling of a new imaging compound (99m-Tc-MAG-3) in the rat. Eur J Nucl Med 12: 430–442
4. Taylor A Jr, Eshima D, Fritzberg AR, Christian PE, Kasina S (1986) Comparison of iodine-131 OIH and technetium-99m MAG_3 renal imaging in volunteers. J Nucl Med 27: 795–803
5. Taylor A Jr, Eshima D, Alazraki N (1987) 99m-Tc-MAG_3, a new renal imaging agent: Preliminary results in patients. Eur J Nucl Med 12: 510–514

Dr. med. H. von Wallenberg Pachaly
Urologische Klinik und Poliklinik
der Johannes Gutenberg-Universität
Langenbeckstr. 1
D-6500 Mainz

Ein neuer Test zur Identifizierung der reversiblen und irreversiblen hydronephrotischen Atrophie nach partieller Ureterobstruktion

H. Huland, D. Gonnermann, U. Possin und B. Werner

Einleitung

Bislang gibt es kein Testverfahren, bei asymptomatischen Harnstauungsnieren diejenigen zu identifizieren, die im Hinblick auf die Nierenfunktion von einer operativen Korrektur profitieren werden. In vorausgegangenen tierexperimentellen Untersuchungen hatten wir gezeigt, daß die hydronephrotische Atrophie nach partieller stabiler unilateraler Uretereinengung nicht wie bislang angenommen progressiv, sondern in zwei Phasen verläuft. Nur in einer ersten Phase („Destruktionsphase") kommt es zu einem Parenchymschwund. In einer zweiten Phase („steady-state Phase") tritt kein weiterer Parenchymverlust ein. Das Ausmaß der Parenchymschädigung in der „Destruktionsphase" korreliert mit dem Grad der Uretereinengung. Wir haben ferner zeigen können, daß für die Nierenfunktion eine Beseitigung der Ureterenge nur in der „Destruktionsphase", nicht jedoch in der „steady-state Phase" sinnvoll ist. In der vorliegenden Studie wird erstmals ein Test vorgestellt, die „Destruktionsphase" zu identifizieren, in der ausschließlich eine Erholungsfähigkeit der Niere möglich ist.

Problemstellung

Eigene Untersuchungen zur Pathophysiologie der hydronephrotischen Atrophie hatten gezeigt, daß nach Ureterverschluß in der Phase des Parenchymschwundes eine aktive praeglomeruläre Vasokonstriktion auftritt, die in der Rinde eine ischämische Atrophie bewirkt. Darauf fußend wird in der vorliegenden Studie geprüft, inwieweit sich diese „Destruktionsphase" nach stabiler partieller unilateraler Ureterobstruktion durch den Nachweis ischämischer Zellschädigung identifizieren läßt. Zum Nachweis der Ischämie wurden zu verschiedenen Zeitpunkten nach Legen einer partiellen stabilen Ureterobstruktion die Konzentrationen der Gamma-Glutamyltransferase (GGT) als Vertreter der brush-border Enzyme und die der N-Acethylglucosaminidase (NAG) als Vertreter zellulärer lysosymaler Enzyme im Urin der gestauten und der nicht gestauten Niere verglichen.

Material und Methodik

Bei 120 ausgewachsenen männlichen Wistarratten im Alter zwischen 10 und 20 Wochen und einem Gewicht zwischen 300 und 420 g wurde nach der von Ulm und Miller angegebenen Methode eine partielle stabile linksseitige Ureterobstruktion angelegt. Intraoperativ wurde dabei die Harnblase anpunktiert und Urin bei −80 °C zur Analyse eingefroren. Ein Urogramm nach 2 Wochen überprüfte den Grad der Ureterobstruktion, und nur Ratten mit milder oder ausgeprägter Ureterobstruktion wurden für den weiteren Versuch verwandt. Nach 7 Tagen (n=19), nach 10 Tagen (n=7), nach 14 Tagen (n=14), nach 3 Wochen (n=10), nach 10 Wochen (n=12) und nach 12 Wochen (n=8) wurden die Tiere erneut operiert und der Nierenbeckenurin der gestauten Seite abpunktiert; die Niere wurde anschließend nephrektomiert und das Abdomen verschlossen. 7 Tage später wurden die Tiere erneut operiert, wobei der Blasenurin abpunktiert und analysiert wurde. NAG und GGT wurden enzymatisch in den gewonnenen Urinproben gemessen. Es wurde nur klarer Urin für die Auswertung berücksichtigt. Blutiger oder bräunlich verfärbter Urin wurde nicht verwandt, wodurch sich die unterschiedlichen Zahlen in den einzelnen Gruppen ergeben.

Ergebnisse

1. Nach stabiler partieller linksseitiger Ureterobstruktion verläuft die Entwicklung der hydronephrotischen Atrophie in 2 Phasen: In einer 1. „Destruktionsphase" bis zur 8. Woche entwickelt sich der Parenchymverlust bis zu einem praktisch konstanten Wert. In der 2. „steady-state Pha-

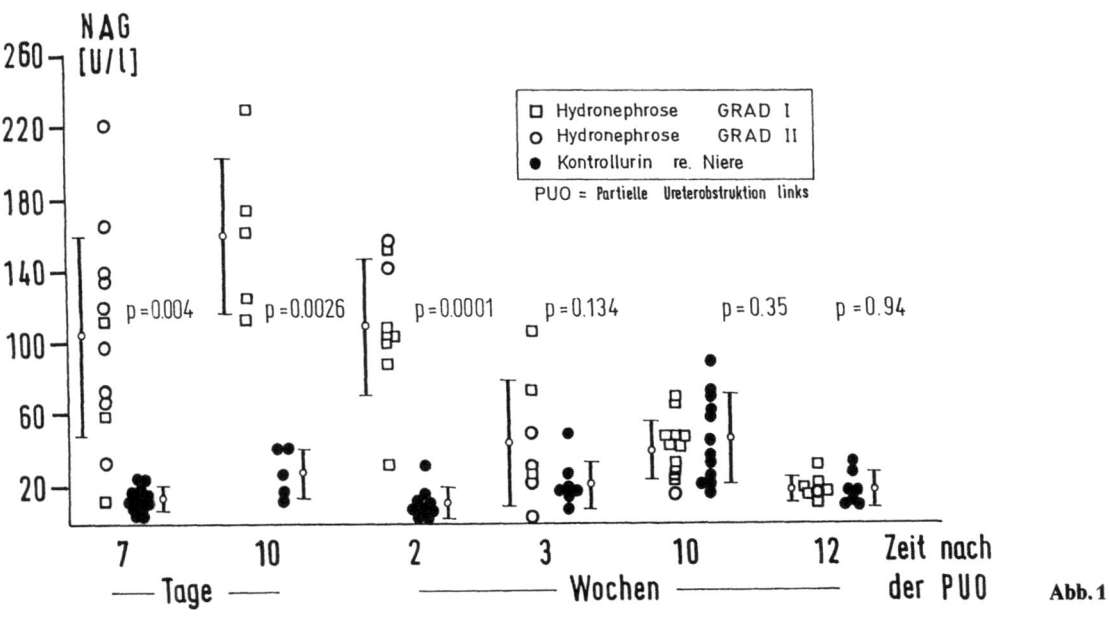

Abb. 1

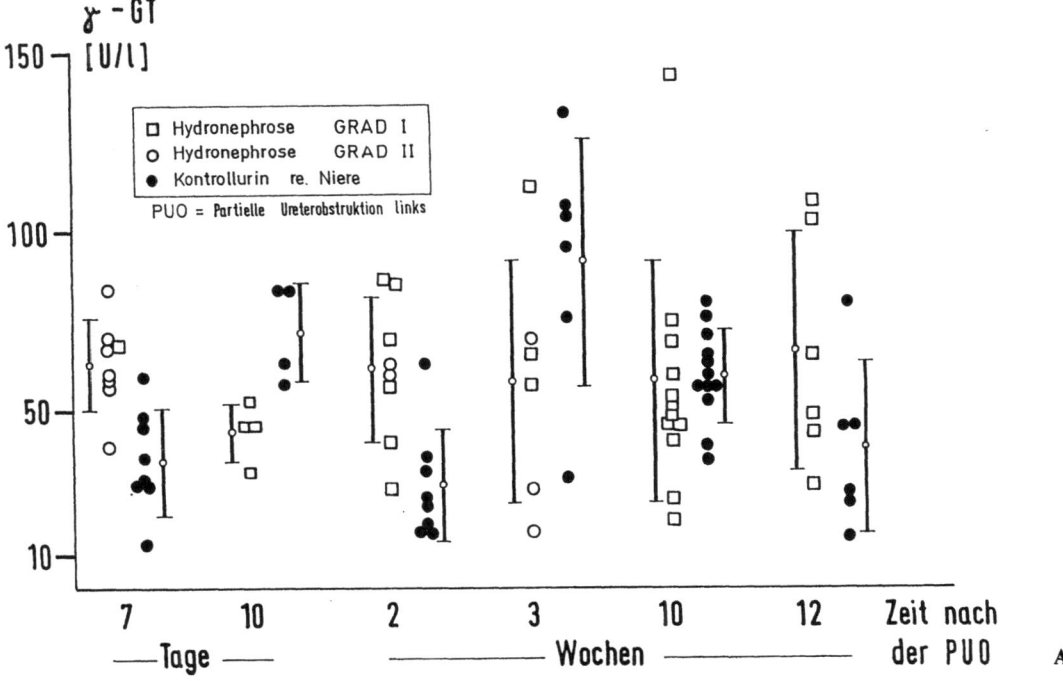

Abb. 2

se" tritt keine zusätzliche Parenchymdestruktion auf.
2. Die erfolgreiche operative Deobstruktion während der 2. „steady-state Phase" bewirkt keinen Rückgang der Parenchymatrophie.
3. Die enzymatische NAG-Messung im Urin der hydronephrotischen und der kontralateralen, nicht gestauten Niere liefert signifikante Unterschiede während der ersten „Destruktionsphase" und gleicht sich während der „steady-state Phase" an. Die NAG als lysosomales Enzym scheint ein verläßlicher Indikator für die Aktivität der hydronephrotischen Parenchymatrophie zu sein und markiert die Phase in der Entwicklung der hydronephrotischen Atrophie, die reversibel ist (Abb. 1).
4. Die enzymatische Messung der GGT im Urin der hydronephrotischen Niere und der kontralateralen, nicht gestauten Niere vermag nicht zwischen „Destruktionsphase" und „steady-state Phase" zu unterscheiden. Die brush-border Enzyme scheinen kein verläßlicher Indikator für die Aktivität der hydronephrotischen Atrophie zu sein (Abb. 2).

Schlußfolgerungen

Lysosomale Enzyme des proximalen Tubulus wie die NAG sind im Harn der partiell gestauten Niere nur während einer ersten Phase nach Uretereinengung erhöht, in der sich die hydronephrotische Atrophie ausbildet („Destruktionsphase"). Der Nachweis der Urinenzymerhöhung ist demnach ein Test, um diese Phase zu identifizieren, in der allein die Nierenfunktion von einer operativen Korrektur profitiert.

Dr. med. D. Gonnermann
Urologische Klinik UKE
Martinistr. 52
D-2000 Hamburg 20

Quantitatives Diuresenephrogramm bei Erweiterung des Nierenhohlraumsystems im Kindesalter

N. Nürnberger und K. Kletter

Das Diuresenephrogramm (DNG) dient zur Unterscheidung zwischen reiner Dilatation und Obstruktion der oberen Harnwege [1]. Zur Beurteilung des DNG verwenden wir einen Parameter (Emax), der eine Quantifizierung erlaubt und dessen Grenzwerte durch vergleichende Druck-Flußmessungen bei *Erwachsenen* festgelegt wurden [2, 3]. Bei Kindern bietet sich das DNG als wenig belastende Methode besonders im Hinblick auf wiederholte Untersuchungen an. Wir überprüften daher die Wertigkeit der Methode für Untersuchungen im Kindesalter.

Material und Methodik

Bei 26 *Kindern* mit 35 ausgeweiteten ureterorenalen Einheiten wurde z.T. mehrmals (z.T. auch prae- und postoperativ) ein DNG durchgeführt. Bei 17 ureterorenalen Einheiten wurde wgen einer vorgesehenen Operation oder wegen eines grenzwertigen Emax im DNG eine invasive Pyeloureterometrie (PUM) durchgeführt, wobei die bei Erwachsenen gefundenen Grenzwerte auch im Kindesalter Anwendung fanden. Nach Applikation von 15 µCi ^{123}J-oJH bzw. 100 µCi ^{99m}Tc-MAG 3/kg KG wird zunächst ein Standard ING (15 Minuten) durchgeführt und die seitengetrennte Clearance bestimmt;

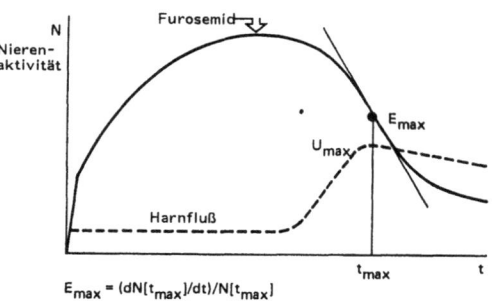

Abb. 1. Die maximale Eliminationsrate entspricht der maximalen prozentuellen Auswaschrate zum Zeitpunkt des maximalen Harnflusses

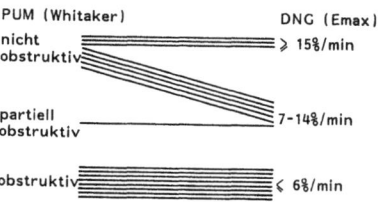

Abb. 2. Korrelation von Pyeloureterometrie vs Diuresenephrographie bei 17 ureterorenalen Einheiten: Emax Werte dienen zur Beurteilung des DNG. Grenzwerte für Emax zwischen der obstruktiven, partiell obstruktiven und nicht obstruktiven Gruppe sind auf der rechten Seite angegeben

20 Minuten p.i. wird 0,5 mg Furosemid/kg KG verabreicht und der Washout des Tracers bestimmt: Nach Furosemidgabe ergibt sich entsprechend der Harnflußsteigerung eine annähernd sigmoidale Kurvenform für das Aktivitätsverhalten der Niere. Der Anstieg der Wendetangente (Zeitpunkt der max. Furosemidwirkung) der Kurve entspricht der max. prozentuellen Entleerungsrate des Harnes aus dem Nierenhohlraumsystem. Dieser kann mit Hilfe eines Prozeßrechners ermittelt werden und wurde als Maß für eine allfällige Obstruktion herangezogen (Abb. 1).

Ergebnisse

Die Abb. 2 zeigt die Korrelation von Pyeloureterometrie vs Diuresenephrographie bei 17 ausgewähl-

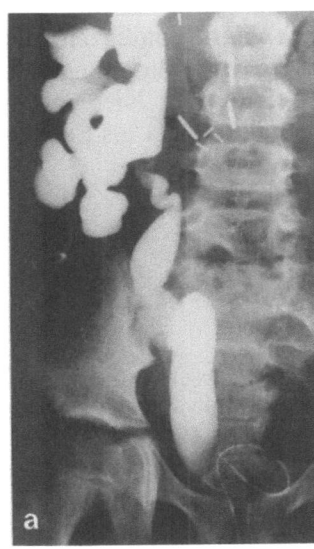
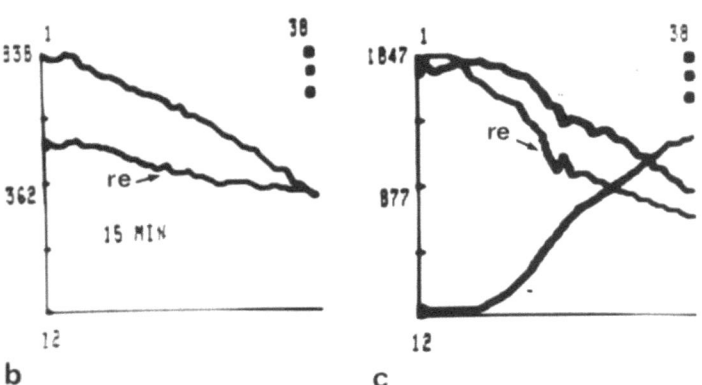

Abb. 3 a–c. Obstruktiver Megaureter bei 9jährigen Knaben: **a** Urogramm im Rahmen der PUM. **b** DNG präoperativ: Emax re = 5%/min (=obstruktiv). **c** DNG postoperativ: Emax re = 18%/min (=nicht obstruktiv)

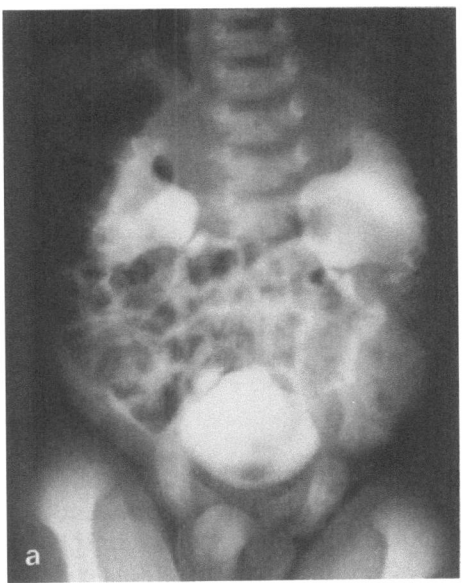

Abb. 4 a–d. Pränatal sonographisch diagnostizierte Pyelektasie als passagere Normvariante. **a** i.v.-Urogramm am 3. Lebenstag. **b** DNG (10. Tag): Emax li = 6%/min, re = 1%/min (bds. obstruktiv). **c** DNG (6. Woche): geringe Verminderung der Obstruktion re. **d** DNG (10. Woche): DNG bds. nicht obstruktiv

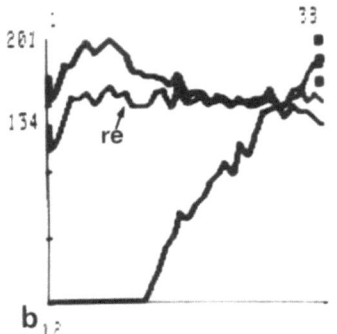
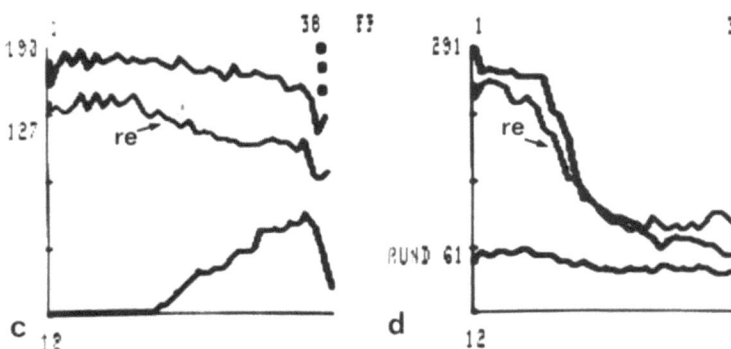

ten ureterorenalen Einheiten. Die Emax Werte dienen zur Beurteilung des DNG. Die Grenzwerte für Emax wurden anhand von Vergleichsmessungen bei 68 Erwachsenen mit Erweiterung des Nierenhohlraumsystems festgelegt. Es zeigte sich auch bei Kindern mit ausgeweiteten Nierenhohlraumsystemen eine gute Korrelation zwischen Pyeloureterometrie und Diuresenephrographie.

In 5 Fällen ergab sich nur eine partielle Übereinstimmung zwischen PUM und DNG, wobei das DNG eine partielle Obstruktion vortäuschte. Bei 2 dieser Fälle fand sich eine hochgradige Nierenfunktionseinschränkung mit Kreatinin über 2 mg% bzw. einer seitengetrennten Kreatininclearance von 10 ml/min. Einmal fand sich eine hochgradige einseitige Nierenfunktionsstörung, und zweimal betrug das Nierenbeckenvolumen 50 ml.

Diskussion

Die von uns erhaltenen Ergebnisse für Vergleichsmessungen zwischen PUM und DNG zeigen, daß die bei Erwachsenen in einer früheren Untersuchung festgelegten Grenzwerte auch auf Kinder übertragbar sind. In jenen Fällen, bei denen sich nur eine teilweise Übereinstimmung zwischen PUM und DNG ergab, lag entweder eine hochgradige Nierenfunktionseinschränkung auf der Seite der Hydronephrose vor bzw. handelte es sich um eine exzessive Dilatation der ableitenden Harnwege. In keinem Fall einer fehlenden Obstruktion im DNG stand das Ergebnis im Widerspruch zur PUM bzw. zur klinischen Verlaufskontrolle. In Fällen von Hydronephrosen bei Neugeborenen konnte mit Hilfe des DNG eine passagere Obstruktion nachgewiesen werden (Abb. 4). Das weist ganz besonders auf die Notwendigkeit einer funktionellen Untersuchung bei z.T. bereits intrauterin gefundenen Hydronephrosen hin. Von der Anwendung des für die Szintigraphie optimalen neuen Radiopharmakons ^{99m}Tc-MAG 3 erhoffen wir uns eine weitere Verbesserung durch erhöhte statistische Genauigkeit und Minimierung der Strahlenbelastung. Zusammenfassend kann daher bei Erweiterung des Nierenhohlraumsystems im Kindesalter das DNG als Screening-Methode empfohlen werden.

Literatur

1. O'Reilly PH, Testa HJ, Lawson RS, Farrar DJ, Edwards ECH (1978) Diuresis renography in equivocal urinary tract obstruction. Br J Urol 50: 76-80
2. Nürnberger N, Kletter G, Dudczak R (1986) Verbesserte Aussagekraft des Diuresenephrogramms durch semiquantitative Auswertung - ein Vergleich zur Pyeloureterometrie. Verhandlb Dtsch Ges Urologie 37: 515-516
3. Kletter K, Nürnberger N, Dudczak R (1987) Quantitative assessment of the diuresis renogram. Contrib Nephrol 56: 261-266

Dr. N. Nürnberger
Urologische Universitätsklinik Wien
Alserstr. 4
A-1090 Wien

Zusammenfassung der Postersitzung 13: Inkontinenz – Harnabflußstörungen

J. Hannappel

Das Thema der Postersitzung 13 kann zusammengefaßt werden unter den Oberbegriffen „Diagnose und Therapie der Inkontinenz" und „Funktionelle Untersuchungen des oberen Harntraktes".

W. Zwiers et al. stellten neuro-urodynamische Untersuchungen zur bereits vieldiskutierten urethralen Instabilität vor, die möglicherweise eine Inkontinenzursache darstellt. Nach Ansicht der Autoren ist dabei ein physiologischer Reflex übersteigert: Die der Detrusorkontraktion vorangehende urethrale Relaxation tritt verfrüht und zu häufig auf. Elektrophysiologische Reflexzeitmessungen machen die Annahme wahrscheinlich, daß es sich dabei vorwiegend um einen Ausfall der den urethralen Verschluß aktivierenden afferenten N.pelvicus-Fasern handelt.

Die zusätzliche röntgenologische Kontrolle der Blasenhalssuspension während des Legens und des Anziehens der Fäden bei der Suspensionsplastik nach Stamey-Pereyra ermöglicht nach Ansicht von *J. Deppe* eine wesentlich exaktere Kontrolle des eingesetzten Zuges und damit eine erhebliche Verbesserung des Operationsergebnisses.

G. Graef et al. berichteten über 20 Patientinnen, deren Streß-Inkontinenzbeschwerden durch eine Vagino-Cystopexie nach Burch korrigiert wurde. 19 von 20 Patientinnen wurden völlig beschwerdefrei. Die Beobachtungsdauer ist allerdings für eine Beurteilung der Langzeitergebnisse noch zu kurz.

42 Patientinnen mit Myelomeningozele wurden von *C. P. Schmidbauer et al.* während einer Zeit von 12 Monaten bis 7 Jahren beobachtet. In geeigneten

Fällen wurde bei diesen Patientinnen eine Blasendenervierung mit gleichzeitiger Blasenerweiterung durch (in der Regel) Zökum und Blasenhalssuspension nach Burch durchgeführt. Die Patientinnen erlernten danach den intermittierenden Selbstkatheterismus und standen bedarfsweise unter anticholinerger Medikation. Die postoperative Komplikationsrate lag mit 7% niedrig. Auch hier erscheint für eine Beurteilung der Langzeitergebnisse die Beobachtungszeit noch zu kurz.

Eine auch optisch besonders schöne Präsentation wurde von *K. Colleselli et al.* vorgelegt: Vorzügliche Farbaufnahmen und danach angefertigte -zeichnungen dokumentierten die Befunde, die im Bereich des oberflächlichen und tiefen Spatium perinei erhoben wurden und für die hintere Harnröhrenchirurgie von großer Bedeutung sind.

Die recht seltene Megalourethra in ihrer scaphoiden und fusiformen Variante war das Posterthema von *J. Breul et al.* In allen Fällen lag eine infravesikale Obstruktion vor, so daß primär eine Harnableitung erforderlich wurde. Nach Normalisierung der harnpflichtigen Substanzen schließt sich die Urethrareduktionsplastik an.

Ein anderes kinderurologisches Thema *(R. Röntgen et al.)* wies auf die Bedeutung des Blasenkonditionierungstrainings in der Behandlung funktioneller Blasenentleerungsstörungen hin: Unter stationären Bedingungen wird die Blasensensorik in der Füllungsphase und die Beckenbodenrelaxation in der Entleerungsphase verbessert.

J. Hannappel et al. konnten durch urodynamische Langzeituntersuchungen zeigen, daß auch das Dünndarmconduit kein Niederdrucksystem darstellt. Durch rhythmische Segmentationen des ausgeschalteten Darmstückes entstehen Drücke zwischen 50 und 100 cm H_2O mit hoher Belastung des oberen Harntraktes.

F. Eichhorn et al. erhielten für ihre völlig neuen computergestützten Videobild-Verarbeitungen einen Posterpreis. Diese tierexperimentellen Untersuchungen können ein erster Schritt zu einer automatisierten Auswertung der Ureterperistaltik an Hand von Röntgen-Video-Aufzeichnungen sein.

Über erste klinische Erfahrungen mit 99m-Technetium-Mercaptoacetoacetylglycin (MAG 3) berichteten *H. v. Wallenberg-Pachaly et al.* In der Nierensequenzszintigraphie scheint diese Substanz 131J-Hippuran überlegen aufgrund ihrer günstigeren physikalischen Eigenschaften, die eine bessere Darstellung der tubulären Funktion bei niedrigerer Strahlenbelastung ermöglichen.

H. Huland et al. unterscheiden bei stabiler partieller Ureterobstruktion zwei Phasen der Nierenschädigung: Eine initiale, reversible Destruktionsphase von 6 bis 8 Wochen ist gefolgt von einer irreversiblen Steady-State-Phase. Durch Bestimmung verschiedener Enzyme im Urin, besonders der Bürstensaumenzyme, kann möglicherweise der Wechsel von Destruktionsphase zu Steady-State-Phase identifiziert werden.

Wird im Diuresenephrogramm ein quantitativer Parameter (maximale Eliminationsrate pro Minute nach Furosemidgabe) eingeführt, kann eine hohe Übereinstimmung zwischen nichtinvasiver Nephrographie und invasivem Whitaker-Test erreicht werden. *N. Nürnberger und K. Kletter* fanden diese Übereinstimmung auch bei gestauten kindlichen Nieren bestätigt. Ausgenommen werden müssen allerdings Nieren mit hochgradiger Funktionseinschränkung und mit exzessiv erweiterten Hohlsystemen.

Priv.-Doz. Dr. J. Hannappel
Riefstahlstr. 8
D-7500 Karlsruhe 1

Postersitzung 14:
Urolithiasis – Metaphylaxe und Infektprophylaxe

Harnsteinrezidivprophylaxe mit dem Kleiepräparat Farnolith

H.-J. Schneider

Neuerkrankungs- und Rezidivrate der Urolithiasis sind in Deutschland ständig angestiegen. Eine wesentliche Ursache dafür ist eine Über- und Fehlernährung mit einem weiterhin abnehmenden Anteil der Faserstoffe in der Nahrung.

Steinträger nehmen noch weniger Ballaststoffe auf als Gesunde. Vegetarier haben seltener Nierensteine und Rezidive.

Trotz der Eleganz moderner, komplikationsarmer und fast beliebig wiederholbarer Therapiemethoden ist eine effiziente, nebenwirkungsarme und auch in der Langzeitanwendung vom Patienten akzeptierte Metaphylaxe dringend erforderlich.

In einer Multicenterstudie wurde der Einfluß von Farnolith auf Rezidivverhalten und Stoffwechsel bei aktiven Kalziumsteinbildnern untersucht (Tabelle 1).

In die Studie aufgenommen wurden Kalziumsteinbildner, die in den letzten drei Jahren regelmäßig mehrere Steine gebildet hatten. Ausgewertet wurden vollständig ausgewertete Protokolle von 62 Patienten (20 Frauen, 42 Männer). Die Patienten nahmen ein Jahr lang täglich 30 g Farnolith zu den Hauptmahlzeiten zu sich. Neben den klinischen, röntgenologischen und Blutuntersuchungen wurde ein Tagessammelurin sechsmal auf seine Inhaltsstoffe analysiert.

Die Verträglichkeit war erwartungsgemäß sehr gut. Als Nebenwirkungen traten lediglich Blähungen und ein Völlegefühl am Anfang der Behandlung auf.

Hervorstechendes Ergebnis der Studie ist die drastische Reduzierung der Rezidivrate. Während im Jahr vor der Therapie 2,76 Steine pro Jahr gebildet wurden, waren es im Behandlungsjahr nur noch 0,46 Steine. 53 Patienten blieben völlig steinfrei (Abb. 1). Die Serumwerte von Kalzium, Kreatinin, Harnsäure, Eisen und Zink blieben unverändert. Im Gegensatz zu eigenen früheren Untersuchungen und den Beobachtungen anderer Autoren verminderte sich bei dieser Studie die Harnkalzium- und Harnoxalsäureausscheidung nicht. Die Harnmenge blieb etwa gleich, der pH-Wert erhöhte sich etwas.

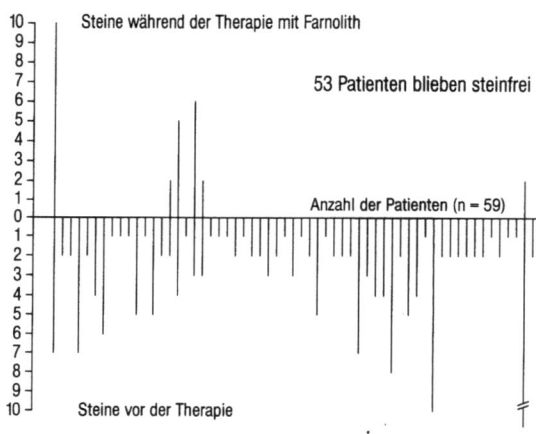

Abb. 1. Steinbildung vor und während der Therapie mit Farnolith

Tabelle 1. Farnolith ist ein aus Geschmacksgründen gemalztes Faserstoffgranulat folgender Zusammensetzung

100 g enthalten:	
Weizenkleie	27,77
Weizenkleie gemalzt	27,77
Sojakleie	27,77
Kaliumtartrat-Hemihydrat	8,14
Magnesiumoxid	1,68
Guarkernmehl	1,00
Eisen (II)-Fumarat	0,18
Zinkoxid	0,04
Weizenstärke	5,65

Tabelle 2. Urinanalysen vor und während der 12monatigen Therapie mit Farnolith (mmol/l)

	vor	1	3	6	12
Oxalat	0,15	0,17	0,16	0,21*	0,16
Harnsäure	1,72	1,84	1,64	1,76	1,57
Sulfat	13,45	15,34	12,91	11,95	13,08
Kreatinin	7,85	8,09	7,93	8,31	8,84
Calcium	3,13	3,21	3,10	3,12	3,56
Magnesium	3,31	4,20	4,07	4,07	3,56
Citrat	1,51	1,87*	1,70*	1,83*	1,83*
Kalium	46,61	67,14*	61,00*	62,69*	60,10*
pH	6,07	6,11	6,28	6,19	6,24
Index Ca x Ox / Ci x Mg	0,094	0,069	0,072	0,088	0,087
Ca/Kreatinin	0,44	0,45	0,43	0,42	0,44

*signifikant

Die Kalium-, Zitrat- und Magnesiumkonzentration des Urins stieg aber an, und entsprechend kleiner wurde der sog. Gefährdungsindex als Quotient aus Kalzium mal Oxalsäure durch Magnesium mal Zitrat (Tabelle 2).

Mit dem gut verträglichen, vom Patienten als „natürliches" Heilmittel empfundenen Kleiepräparat Farnolith kann die insgesamt ballaststoffarme Nahrung des Harnsteinpatienten ausgeglichen werden. Durch die geringen Nebenwirkungen und andere erwünschte Effekte (Verminderung der täglichen Kalorienzufuhr, Beseitigung von Obstipation durch voluminöse Nahrung) ist die Patientenakzeptanz auch bei Langzeitanwendung groß.

Über 90% der Rezidivsteinpatienten blieben im Behandlungszeitraum steinfrei.

Neben den schon bekannten Phytopharmaka kann Farnolith als Basisrezidivprophylaktikum beim Kalziumsteinleiden besonders empfohlen werden.

Prof. Dr. H.-J. Schneider
Oeder Weg 72
D-6000 Frankfurt

Ergebnisse der Metaphylaxe mit Oxalyt-C beim Kalziumoxalat-Steinbildner

G. Kunit, W. Hauser, W. Aulitzky und J. Frick

Einleitung

Die Grundlage unserer 2 Studien bildet die Erkenntnis, wonach Zitrat, wenn in genügender Menge im Urin vorhanden, Kalzium binden und in Lösung halten kann. Damit wird der Bildung schwer löslicher Kalziumoxalatkomplexe vorgebeugt, und es werden leicht lösliche Kalziumzitratkomplexe gebildet. Die Zufuhr von Natriumkaliumzitrat führt zu einer metabolischen Alkalose, und dies führt zu einer Erhöhung der Zitratausscheidung. Im alkalischen Urin kommt es zur verstärkten Komplexierung zwischen Kalzium und Zitrat und damit zur Abnahme des freien, nicht ionisierten Kalziums.

Material und Methode

Studie 1: 8 Patienten (6 ♀ und 2 ♂), Therapiedauer 18 Monate, Steinfrequenz 1–15 Steine (Abb. 1).

Studie 2: 16 Patienten (4 ♀ und 12 ♂), davon haben die Studie schon beendet 8 Patienten (2 ♀ und 6 ♂), Therapiedauer 12 Monate, Steinfrequenz 3–70 Steine (Abb. 2).

Der optimale Therapiebereich mit Oxalyt-C ist im PH-Bereich von 6,8–7,45. Die Patienten nehmen das Präparat 3 × täglich ein und messen 2 × täglich den Harn-PH, um diesen Wert zu erreichen. Nach Ende der Therapie werden die Patienten weiter regelmäßig alle 3 Monate innerhalb von 2 Jahren nachkontrolliert.

Untersuchung vor und während der Therapie:
Serum: Natrium, Kalium, Magnesium, Kalzium, Phosphor, Kreatinin und Harnsäure.

24-Stunden-Harn: Volumen, PH, Kalzium, Phosphor, Kreatinin, Natrium, Kalium, Harnsäure, Zitrat.

Harn: Sediment + Beurteilung in der Fuchs-Rosenthal-Zählkammer, Leukozyten und Erytrozyten. Wenn ein Harninfekt vorliegt, wird ein Uricult an-

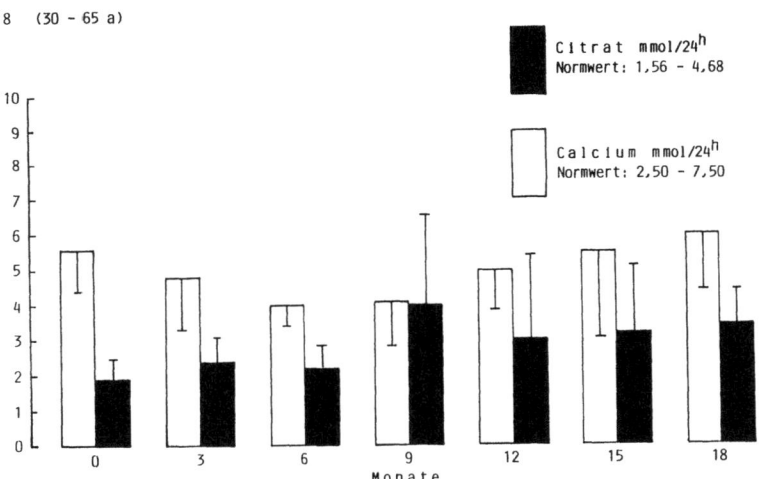

Abb. 1

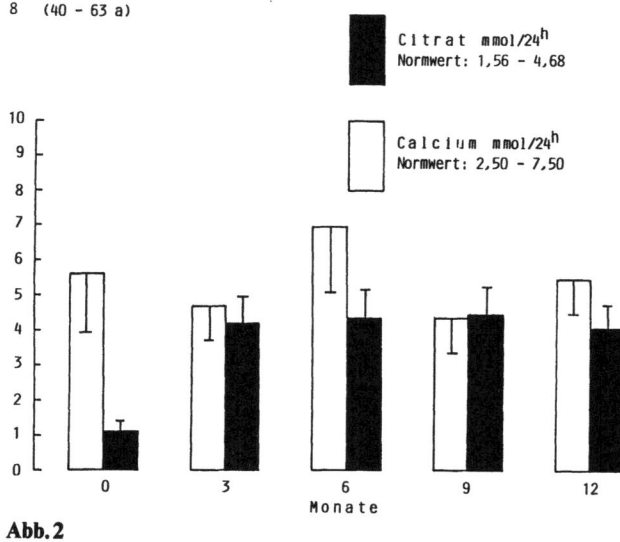
Abb. 2

gelegt und antibiotische Abschirmung vor Oxalyt-C-Gabe.
IVP + Sonographie: Zum Steinausschluß.
Blutgasanalyse.

Ergebnisse

Serum: Nur geringfügige Veränderungen bei Natrium, Kalium, Magnesium, Phosphor und Harnsäure.
24-Stunden-Urin: Zitrat: Ein Anstieg der Zitratausscheidung wurde in beiden Gruppen gefunden, in der Studie 2 (12 Monate) stärker, als in der Studie 1 (18 Monate).
Kalzium, Harnsäure, Phosphor: keine wesentlichen Veränderungen. Natrium, Kalium: Anstieg der Ausscheidung.

Steinrezidivrate: Es wurde kein Rezidiv bei jenen Patienten gefunden, die die Therapie bisher schon beendet haben (16/16). Bei einem Patienten jedoch wurde kurz vor Ende der Therapie (Studie 2) ein Steinrezidiv gefunden, jedoch hatte dieser Patient 70 Steinepisoden in der Anamnese (10 pro Jahr), somit ist die Reduktion auf 1 Rezidiv pro Jahr als Erfolg zu werten.

Schlußfolgerungen

Oxalyt-C ist eine vielversprechende Metaphylaxe für den Kalziumoxalat-Steinbildner, vor allem mit mehreren Rezidiven und Hypozitraturie als pathologischen Laborparameter. Gleichzeitig wird auch einer erhöhten Harnsäuresteinbildung vorgebeugt und es sind keine Hinweise auf eine erhöhte Gefahr der Kalziumphosphat-Steinbildungsrate zu erkennen. Weitere Vorteile sind die geringen Nebenwirkungen (Gastritis) sowie die verbesserten Trinkgewohnheiten durch die 3malige Granulateinnahme pro Tag. Für einen Patienten mit nur einer Steinepisode in der Anamnese halten wir es für eine zu aufwendige Therapie.

Literatur beim Verfasser.

Dr. W. Hauser
Urologische Abteilung
Landeskrankenanstalten
A-5020 Salzburg

Kalziumstoffwechseluntersuchungen unter Farnolith bei Normalpersonen und Hyperkalziurikern

W. L. Strohmaier, K.-H. Bichler und M. Kalchthaler

Problemstellung

Farnolith (Farco-Pharma GmbH, Köln) ist ein Granulat aus Weizen-, Malz- und Soja-Kleie sowie Guar-Kernmehl. Verschiedene Untersuchungen zeigten, daß durch solche Ballaststoffe die Kalziumaufnahme aus dem Darm reduziert werden kann [1, 2, 4]. Bei Harnsteinpatienten konnte die Kalziumausscheidung gesenkt werden [5, 7]. Der hohe Zelluloseanteil des Farnolith bewirkt zusätzlich eine reduzierte Oxalatabsorption. Daher erscheint das Präparat geeignet zur Behandlung der absorptiven Hyperkalziurie Typ I [8]. Diese Patienten wurden bisher mit Natriumzellulosephosphat behandelt. Diese Substanz bewirkt jedoch eine erhöhte Oxalsäureabsorption und Hyperoxalurie. Bei Verabreichung kalziumbindender Substanzen ist prinzipiell nach einer Kalziumverarmung des Organismus zu fragen. Daher führten wir Untersuchungen von Kalziumstoffwechsel unter Farnolith-Therapie bei Normalpersonen und Hyperkalziurikern durch.

Material und Methoden

6 Normalpersonen, 6 Patienten mit absorptiver Hyperkalziurie Typ I und 1 Patient mit renaler Hyperkalziurie wurden mit Farnolith behandelt (3 bzw.

18 Monate). Die Dosierung betrug 2 × täglich 15 g. Vor Beginn, nach 1, 3, 6, 12 und 18 Monaten wurden Blut- und Sammelurinparameter bestimmt. Blut: Gesamtkalzium, ionisiertes Kalzium, Phosphat, Magnesium, Parathormon, 1,25-DHCC, 25-HCC, Kalzitonin. Urin: Kalzium, Phosphat, Magnesium, Zitrat, Oxalat.

Ergebnisse

Die *Normalpersonen* zeigten keine Veränderungen der Serumparameter. Bei einer Person beobachteten wir einen diskreten Anstieg des 1,25-DHCC. Die Urinparameter änderten sich ebenfalls nicht signifikant.

Die Patienten mit *absorptiver Hyperkalziurie Typ I* zeigten einen Anstieg der zuvor erniedrigten Parathormonwerte in den Normbereich. Die übrigen Serumparameter blieben unbeeinflußt. Die Kalziumausscheidung fiel ebenso wie die Oxalsäureausscheidung signifikant ab (Abb. 1). Die übrigen Urinparameter änderten sich nicht.

Der Patient mit *renaler Hyperkalziurie* zeigte einen signifikanten Anstieg der Parathormon- und 1,25-DHCC-Werte (Abb. 2). Die Kalziumausscheidung fiel nicht ab. Die übrigen Parameter blieben unbeeinflußt.

Diskussion

Bei der absorptiven Hyperkalziurie sahen wir einen guten Therapieerfolg: Die Kalziumausscheidung normalisierte sich, die Oxalurie konnte gesenkt werden. Letzteres ist ein wesentlicher Vorteil des Farnolith gegenüber Natriumzellulosephosphat, das häufig Oxalurien verursacht. Eine höhere Zitratausscheidung konnten wir im Gegensatz zu Hesse [3] nicht nachweisen. Die Kalziumhomöostaseparameter blieben bei den Normalpatienten unbeeinflußt, bei absorptiver Hyperkalziurie konnten die zuvor erniedrigten Parathormone als Ausdruck einer ausgeglichenen Kalziumbilanz normalisiert werden. Hier sahen wir also keine Zeichen einer Kalziumverarmung des Körpers. Demgegenüber zeigte der

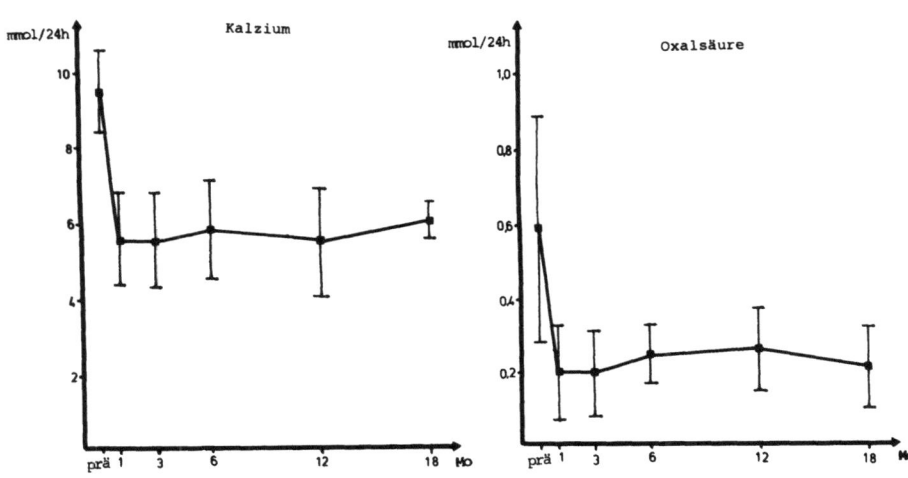

Abb. 1. Kalzium- und Oxalsäureausscheidung bei 6 Patienten mit absorptiver Hyperkalziurie Typ I unter Farnolith ($\bar{x}$ + s)

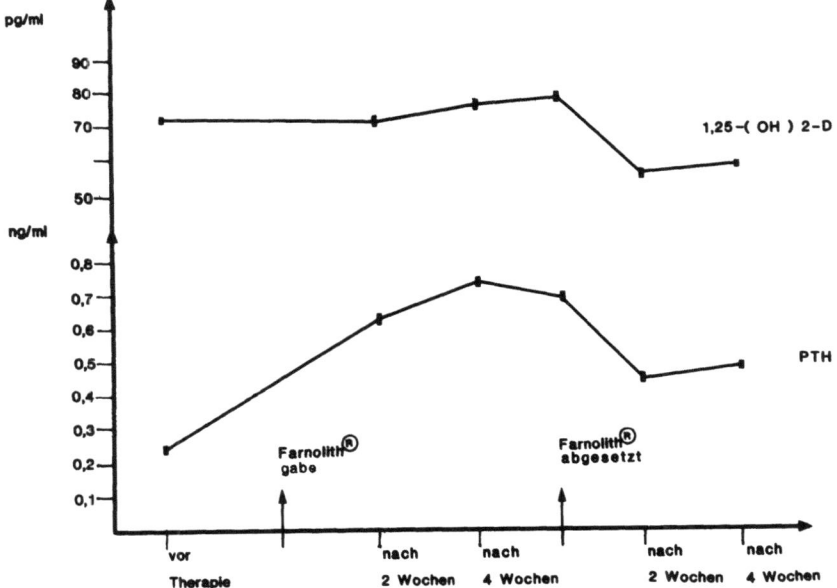

Abb. 2. Parathormon- und 1,25-DHCC bei einem Patienten mit renaler Hyperkalziurie unter Farnolith

Patient mit renaler Hyperkalziurie einen deutlichen Anstieg von Parathormon und 1,25-DHCC als Ausdruck eines Kalziumdefizits. So kommt es bei experimentellem (alimentärem) Kalziummangel bereits nach 10 Tagen zu einem Anstieg des 1,25-DHCC [6].

Schlußfolgerungen

Die ideale Indikation für Farnolith ist die absorptive Hyperkalziurie, die durch kalziumarme Diät nicht normalisiert werden kann. Insbesondere erzeugt Farnolith keine sekundäre Hyperoxalurie. Bei diesen Patienten kommt es zu einer Normalisierung der Kalziumhomöostase. Renale Hyperkalziurien (mit sekundärem Hyperparathyreoidismus) sollten nicht damit behandelt werden, da es hierbei zu einem Kalziumdefizit kommen kann. Daher sind vor und während der Therapie mit Farnolith Kalziumstoffwechseluntersuchungen erforderlich.

Literatur

1. Griffith H, Shea B, Kevany JP, McCormick JS (1981) A control study of dietary factors in renal stone formation. Br J Urol 53: 416-419
2. Harmuth-Hoehne AE (1982) Der Einfluß von Johannisbrotkernmehl auf die Resorption von Mineralstoffen und Spurenelementen beim Menschen. Z Ernährungswiss 21: 202-205
3. Hesse A, Busch B, Classen A, Reimitz P, Vahlensieck W (1987) Experimentelle Untersuchungen über die Wirkung eines Ballaststoffpräparates auf die Harnzusammensetzung. Fortschr Urol Nephrol 25: 253-259
4. James WPT (1978) Calcium binding dietary fibres. Lancet 25: 638-430
5. Jarrar K (1985) The use of wheat bran in prophylaxid of calcium oxalate patients and for reduction of calcium excretion. In: Schwille PO (ed) Urolithiasis and related clinical research. Plenum, New York London, pp 441-443
6. Langman CB (1985) Effects of dietary calcium restriction on 1,25-dihydroxy-D$_3$-net synthesis by rat proximal tubulus. J Lab Clin Med 106: 286-289
7. Ohkawa T (1983) Rice bran treatment of hypercalciuria patients with urinary calculous diseases. J Urol 129: 109-111
8. Pak CYC, Kaplan R, Bone H, Townsend J, Waters O (1975) A simple test for the diagnosis of absorptive, resorptive and renal hypercalciurias. N Engl J Med 292: 497-500

Dr. W. L. Strohmaier
Urologische Abteilung der Universität
Calwer Str. 7
D-7400 Tübingen

Die Bedeutung von Ca-Phosphat-Mikrokonkrementen für die Harnsteinbildung nach phosphat- und proteinangereicherter Diät bei der Ratte

D. B. Leusmann, B. Möller, G. Gehling und K. D. Richter

Die auffälligsten Abweichungen in der durchschnittlichen Nahrungszusammensetzung von den durch die Deutsche Gesellschaft für Ernährung gegebenen Empfehlungen sind eine etwa zweifach erhöhte Proteinzufuhr sowie eine deutlich erhöhte Phosphataufnahme. Letzteres hat gegenüber den Empfehlungen einen um 50% erniedrigten Ca/P-Quotienten von durchschnittlich etwa 0,49-0,51 zur Folge [1]. Die Rolle des mit dem Urin ausgeschiedenen Phosphats ist weiterhin dadurch bemerkenswert, daß sich in den genetischen Zentren von Ca-oxalatreichen Harnsteinen in über 70% Ca-Phosphat in Form von sphärolithischen Aggregaten aus Apatit finden lassen [2].

Auf der Grundlage einer vergleichbaren Ernährungssituation und Physiologie wurden am Beispiel der Ratte die ersten pathologischen Veränderungen nach Gabe einer protein- und phosphatangereicherten Diät durch Analysen der Urinzusammensetzung, des Urinsediments und des Nierengewebes untersucht. Besondere Aufmerksamkeit galt dabei den sog. primären Formelementen der Steingenese sowie dem zeitlichen Verlauf der pathologischen Entwicklungen.

Material und Methodik

Versuchstiere

Weibl. Sprague-Dawley-Ratten (Albino, max. 3 Mon. alt); Versuchsgruppe (VG): 15 Tiere; Kontrollgruppe (KG): 8 Tiere

Ernährung

KG: C-1000-Kontrolldiät (Fa. Altromin, Lage/Lippe); VG: modifizierte C-1000-Kontrolldiät entspr. der Tabelle. Nahrungs- und Flüssigkeitsmenge (aqua dest.) ad libitum

Tabelle 1. Zusammensetzung der Kontroll- und Versuchsdiät

Substanz (mg%)	Kontrolldiät	Versuchsdiät	rel. Abweichung (%)
Rohprotein	17,26	21,25	23,1
Ges.-Phosphat	0,75	0,84	12,0
Kalzium	0,95	0,40	−57,8
Ca/P	1,27	0,48	−62,2

Tierhaltung

Kommerziell erhältliche Stoffwechselkäfige; Optimierung der Urinabtrennung durch spezielle Umrüstung

Urinanalysen

Alle 4 Tage Gewinnung eines 24h-Sammelurins; anschließend zweistufige Filtration (8 µm, 0,2 µm) für die Sedimentuntersuchungen. Im Urin bestimmte Parameter: pH, Kreatinin, Phosphat, Kalzium, Magnesium, Harnsäure, Oxalat, Zitrat, Eiweiß

Sedimentanalysen

Untersuchungen der 0,2 µm Filter im Rasterelektronenmikroskop (REM; Typ Stereoscan 180, Cambridge) nach Beschichtung (Sputtern) mit Silber

Sektionskriterien

Sektionen in festgelegten Abständen, nachdem mindestens 80% der ausgezählten Sphärolithe im Urinsediment Ca-Phosphat enthalten; zusätzlich Sektion eines Kontrolltieres

Nierenpräparation

Äthernarkose und intraperitoneale Injektion eines Ketanest-Valium-Gemisches; Nierenperfusion in situ mit 2,5%iger Glutaraldehyd-Lösung in Collidin-Puffer über die Aorta abd.

Nierenhistologie

a) Lichtmikroskopie: Fixation in Formalin; Hämatoxilin-Eosin-Färbung und van Kossa-Färbung
b) REM: Entwässerung in der aufsteigenden Alkoholreihe, ‚Kritisch-Punkt-Trocknung' und Sputtern mit Silber

Ergebnisse

Signifikante Unterschiede der Gesamtmittelwerte in der 24h-Ausscheidung traten auf bei den Parametern pH-Wert, Phosphat, Magnesium, Harnsäure, Oxalat und Zitrat. Auffällig ist eine konstant etwa doppelt so hohe Phosphat-Elimination der VG gegenüber der KG sowie eine deutliche Abnahme der Kalziumausscheidung gegen Ende der Versuchsserie bei jedoch nicht signifikanten Unterschieden der Gesamtmittelwerte. Während für das Zitrat in der KG starke Schwankungen auftreten, ist die Zitratmenge in der VG relativ konstant und im Durchschnitt ca. 40% niedriger.

Sowohl in der KG als auch in der VG wurden mineralisierte und nicht-mineralisierte korpuskuläre Bestandteile nachgewiesen. Im einzelnen konnten im Urinsediment identifiziert werden: Ca-phosphathaltige Kugeln bzw. Kugelaggregate (Apatit), Brushitkristalle, Struvitkristalle, nicht-mineralisierte Sphärolithe sowie nicht weiter zuzuordnender amorpher Belag. Sämtliche Substanzen traten sowohl in der VG als auch in der KG auf, wobei sich deren Vorkommenshäufigkeiten unterschiedlich verhielten. Der Anteil von mineralisierten und nicht-mineralisierten Kugelaggregaten war in der VG deutlich höher. Das Ca/P-Verhältnis der mineralisierten Sphärolithe war in beiden Tiergruppen deutlich verschieden. Neben der hier in der VG deutlich erhöhten Phosphoranreicherung wurde auch in den nicht-mineralisierten Kugelaggregaten erheblich mehr Phosphor nachgewiesen.

Beide Tiergruppen entwickelten Kalzifizierungen im kortikomedullären Übergang, wobei diese in der VG wesentlich stärker ausgeprägt und am histologischen Präparat bereits makroskopisch zu erkennen waren. REM-Untersuchungen mit Hilfe der Mikrobereichsanalyse zeigen in allen Fällen Ca-Phosphat, Ca-Oxalat wurde nicht beobachtet. Eine genaue Lokalisierung der beginnenden Mineralisierung läßt sich jedoch nur im REM erkennen: Hier erscheinen die primären Formelemente als winzigste sphärische Gebilde eindeutig intratubulär. Der Kalzifikationsgrad zeigte bereits nach 30tägiger Diät keine weitere Zunahme mehr. Bei beginnender Ausscheidung großer Mengen Ca-Phosphatkugeln liegt bereits eine schon fortgeschrittene Nephrokalzinose vor.

Diskussion

Ein erniedrigter Ca/P-Quotient der Nahrung steigert die Phosphatausscheidung im Urin unproportional stark, während die Ca-Elimination nahezu konstant bleibt. Eine Erklärung für die gefundene starke Kalzifizierung im kortiko-medullären Übergang liefert folgende Hypothese:

Durch eine stark toxische Wirkung des Phosphats im proximalen Tubulus kommt es zur tubulären Proteinurie mit Ca-Anreicherung und Bildung von Apatit der im Solzustand sphärolithischen Eiweißpartikel. Diese ‚primären Formelemete' bleiben zum Teil im Tubulussystem haften und wachsen durch

Apposition von weiterem, z.T. schon mineralisiertem Material weiter. Der Beginn der Mineralisation setzt offenbar sehr rasch ein, so daß dessen Grad bereits nach 30 Tagen ein Ausmaß erreicht hat, daß danach eine Zunahme nicht mehr zu erkennen ist.

Die Verläufe der gemessenen Urinparameter lassen sich sämtlich durch fortschreitende Schäden im Bereich der proximalen Tubuli erklären; eine Beteiligung der Glomerula konnte nicht festgestellt werden. Inwieweit sich Rückschlüsse auf die Steinbildung beim Menschen ergeben, läßt sich anhand der beobachteten Befunde nicht direkt sagen. Der in Oxalatsteinen fast immer zu findende Ca-Phosphatanteil im Bereich des genetischen Zentrums weist jedoch stark auf Analogien hin.

Literatur

1. Deutsche Gesellschaft für Ernährung e V (Hrsg) (1984) Ernährungsbericht 1984. Verlag Deutsche Gesellschaft für Ernährung eV, Frankfurt a M
2. Leusmann DB (1983) Routine analysis of urinary calculi by SEM. Scan Electron Microsc 1983: 387–396

Dr. D. B. Leusmann
Urologische Klinik und Poliklinik der Universität
Albert-Schweitzer-Str. 33
D-4400 Münster

Die Wirkung von Alkalizitrat auf das Bildungsrisiko wichtiger Kristallphasen im menschlichen Harn

W. Achilles, D. Schulze, Ch. Schalk, B. Ulshöfer und G. Rodeck

Mit einer neuen Mikrotechnik (Gelkristallisationsverfahren: GKV) sind wir seit einiger Zeit in der Lage, die Kristallbildungsgeschwindigkeit von Kalziumoxalat (Vcr) in unverdünnten Harnproben rationell und präzis zu messen. Mit Ausnahme von Oxalat erfaßt der Parameter Vcr die thermodynamischen und kinetischen Einflüsse aller Harnbestandteile auf das CaOx-Kristallwachstum [1, 2]. Er ist daher ein ausgezeichnetes Maß für das CaOx-Bildungsrisiko im Harn, das mit anderen Methoden nur unzureichend und mit erheblichem Aufwand abzuschätzen ist.

Das GKV ist somit auch ein geeignetes diagnostisches Mittel zur Ermittlung der Wirksamkeit rezidivprophylaktischer Maßnahmen in der CaOx-Urolithiasis [3].

In der vorliegenden Therapiestudie wurde der Einfluß von Na-K-Zitrat (Oxalyt C) auf die im GKV gemessene CaOx-Kristallbildungsrate und andere Harnparameter bestimmt, die für den Steinbildungsprozeß relevant sind.

Methodik

6 gesunde männliche Probanden sammelten bei gleicher, dokumentierter Ernährung vor und während der oralen Gabe von 3×3 g Oxalyt C/Tag jeweils 10 3-h-Harntagesfraktionen und 2 9-h-Nachtfraktionen an je 2 aufeinanderfolgenden Versuchstagen. In allen Einzelfraktionen und daraus zusammengesetzten 24-h-Harnen wurden folgende Parameter bestimmt: pH und Vcr (CaOx) beim Ausgangs-pH und pH 6.0. In den 24-h-Harnen wurden zusätzlich bestimmt: Ca, Mg, Na, K, P, SO_4, Zitrat, Isozitrat, Harnsäure, Oxalat, Kreatinin und Übersättigungsgrade für Kalziumoxalat, Harnsäure und Brushit (berechnete größen S (CaOx), S (HS) und S (Brushit)).

Ergebnisse

Für alle 6 Probanden ergab sich unter Medikation ein drastischer Abfall der Kristallbildungsrate von CaOx (Vcr) sowohl in den Einzelfraktionen wie auch in den 24-h-Harnen (>70%). Signifikante Erniedrigungen resultierten ebenfalls für die normierten Sättigungsgrade von CaOx und Harnsäure.

Wichtige Ergebnisse für 24-h-Sammelharne sind in Tabelle 1 zusammengefaßt.

Der erhebliche Abfall für das Kristallbildungsrisiko (ΔVcr) resultiert aus den kristallisationskinetisch gleichsinnigen Änderungen von Kalzium- und Zitratausscheidung sowie dem Harn-pH mit Anteilen von ca. 57% ($-\Delta Ca_T$), 20% ($+\Delta Cit_T$) und 22% (ΔpH) an ΔVcr.

Schlußfolgerungen

Die in dieser Studie erzielten Ergebnisse weisen Na-K-Zitrat als ein geeignetes Mittel zur Rezidivprophylaxe in der Kalziumoxalat- (und Harnsäure-) Urolithiasis aus und bestätigen vergleichbare positive klinische Ergebnisse, z. B. [4].

Das Bildungsrisiko von Kalziumphosphat (Brushit) war unter den Bedingungen dieser Studie nur tendenziell und nicht signifikant erhöht. Es sollte dennoch am einzelnen Patienten unter Therapie ab-

Tabelle 1. Wichtige Parameter in 24-h-Sammelharnen von 6 gesunden männlichen Probanden vor und während der Gabe von 3 × 3 g Oxalyt C/d

		pH	Ca_T mmol/l	Cit_T mmol/l	Vcr (CaOx)	S (CaOx)	S (HS)	S (Brushit)
Vor Therapie (n=12)	Mittel (±SA)	6,08 (0,31)	4,67 (1,31)	1,55 (0,45)	0,90 (0,36)	0,36 (0,18)	−0,06 (0,28)	1,03 (0,28)
Unter Therapie (n=12)	Mittel (±SA)	6,98 (0,24)	3,54 (0,87)	2,32 (0,70)	0,23 (0,23)	0,21 (0,17)	−0,87 (0,29)	1,20 (0,16)
Signifikanz (p<)		0,001	0,025	0,001	0,001	0,01	0,001	n.s.

geschätzt und/oder durch zusätzliche Flüssigkeitszufuhr kompensiert werden.

Eine bevorzugte Indikation für die Anwendung des Präparates ergibt sich bei folgenden Befunden: a) Harnsäure- oder CaOx-Steine ohne größeren Phosphatanteil, b) Hyperacidurie, Hypocitraturie und Hypercalciurie.

Literatur

1. Achilles W (1985) Methodische Neuerungen des kinetischen Gelkristallisationsverfahrens (GKV): Automatisierte Messung des Kalziumoxalat-Kristallwachstums durch Scanning-Mikroskopphotometrie. In: Pathogenese und Klinik der Harnsteine XI. Steinkopff, Darmstadt, pp 252–260
2. Achilles W (1987) Crystallization in gel matrices: A new experimentel model of calcium stone formation. Contr Nephrol 58: 59–64
3. Achilles W, Schalk Ch, Schulze D (1987) Untersuchungen zum kinetischen und thermodynamischen Einfluß von Zitrat auf das Kristallwachstum von Kalziumoxalat im Harn. In: Pathogenese und Klinik der Harnsteine XIII. Steinkopff, Darmstadt, pp
4. Pak CYC, Fuller C, Sakhaee K, Preminger GM, Britton F (1985) Long-term treatment of calcium nephrolithiasis with potassium citrate. J Urol 134: 11–19

Priv.-Doz. Dr. W. Achilles
Universitätsklinikum Marburg
Urologie/Klinische Forschung
Baldingerstraße
D-3550 Marburg/Lahn

Stellenwert der Kalziumurolithiasis-Metaphylaxe in der ESWL-Ära

M. Butz, H. Knispel und J. Wächter

Beitrag nicht eingereicht

2,8-Dihydroxyadeninsteine: Neue diagnostische und therapeutische Möglichkeiten

P. Jung, R. Bommert, E. Becht und R. Schwaiger

Einleitung

2,8-Dihydroxyadenin-Lithiasis (DHA) ist eine seltene Erkrankung im Kindesalter. Der Erkrankung liegt ein Mangel an Adeninphosphoribosyltransferase zugrunde. Das durch den Enzymmangel akkumulierende Adenin wird durch die Xanthinoxidase zu dem nur schwer löslichen und deshalb nephrotoxischen DHA umgebaut.

Da die Steine röntgenologisch nicht schattengebend sind und zudem in der Murexid-Reaktion das gleiche Bild wie Harnsäuresteine zeigen, werden sie oft als diese mißgedeutet.

Die bisherige Therapiemöglichkeit bestand lediglich aus offener Operation oder Perkutaner Steinchirurgie.

Es wird über einen Fall von DHA-Lithiasis berichtet, über einfache Methodik der Stein- und Enzymbestimmung sowie über ein schonendes Therapieverfahren.

Fallbericht

Ein 13jähriges türkisches Mädchen wird in unserer Klinik nach 5maliger auswärtiger Pyelolithotomie bei rezidivierenden nicht schattengebenden Steinen vorgestellt. Es bestehen sonographisch gesicherte Ausgußsteine beidseits bei stark herabgesetzter J-Hippuranclearance und auf 1,5 mg% i.S. erhöhtem Kreatinin. Harnsäure und Calcium i.S. und i.U. sind normal.

Es wird die Extrakorporale Piezoelektrische Stoßwellenlithotripsie durchgeführt [1].

Die Murexidreaktion der ausgeschiedenen Steine zeigte das Bild von Harnsäuresteinen. Bei der Röntgendiffraktionsanalyse ergab sich die Diagnose der DHA-Steine.

Zum Nachweis eines Enzymmangels wurde das Serum untersucht.

Methodik

Die Bildung von Adeninmonophosphat (AMP) und Pyrophosphat aus Adenin und Phosphoribosylpyrophosphat, katalysiert durch Adeninphosphoribosyltransferase (APRT), wurde spektrophotometrisch gemessen, nachdem AMP von Adenin durch Reverse Phase high Performance Liquid Chromatography (HPLC) separiert wurde. Dadurch konnte der Enzymnachweis geführt werden (Abb. 1). Auch die Steinanalyse wurde mittels HPLC durchgeführt (Abb. 2).

Ergebnisse

Die Resultate zeigen einen Homozygoten APRT-Mangel bei der Patientin, heterozygoten Enzymmangel bei den Eltern und bei zwei der Geschwister, die jedoch alle steinfrei waren. Andere Geschwister zeigten eine normale Enzymaktivität.

Die Aktivität der APRT war folgendermaßen (Tabelle 1):

Tabelle 1

	Alter	APRT (µmol/h/gHb)
Normal		22,17 +/− 3,20
Patient	13	0,49 +/− 0,22
Vater		11,00 +/− 0,07
Mutter		10,16 +/− 1,50
Bruder	18	34,30
Bruder	10	9,70
Bruder	9	9,90
Bruder	6	37,20
Schwester	12	36,60

Bei der Patientin konnte 9 Monate nach Stoßwellenbehandlung bei purinarmer Diät und Allopurinolgabe kein Rezidivstein nachgewiesen werden.

Diskussion

Bei der Erkrankung handelt es sich um ein sehr seltenes Krankheitsbild. Es sind bisher lediglich 30 Fälle in der Literatur beschrieben. Dabei handelt es sich um 29 Patienten mit homozygotem Enzymmangel [2], lediglich in einem Fall ist eine DHA-Lithiasis bei heterozygotem APRT-Mangel beschrieben [3].

Es ist zu fordern, daß trotz der Seltenheit des Auftretens der Erkrankung nicht schattengebende Steine im Kindesalter einer speziellen Diagnostik zugeführt werden sollen. Hier scheint die oben dargestellte Technik am einfachsten zu sein, da einmal Stein und Enzymmangel nachgewiesen werden kön-

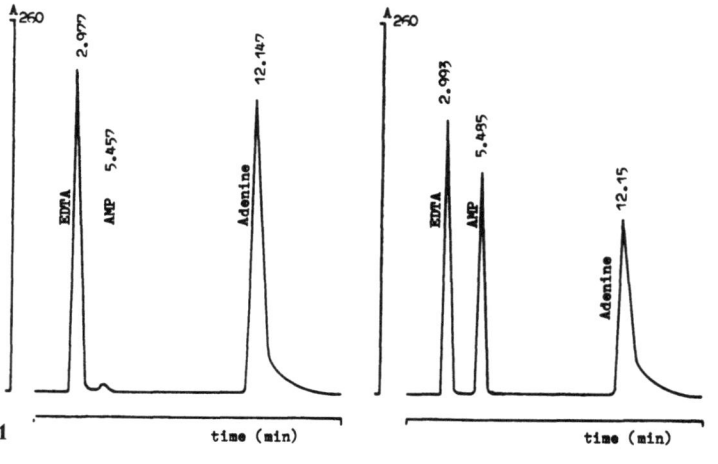

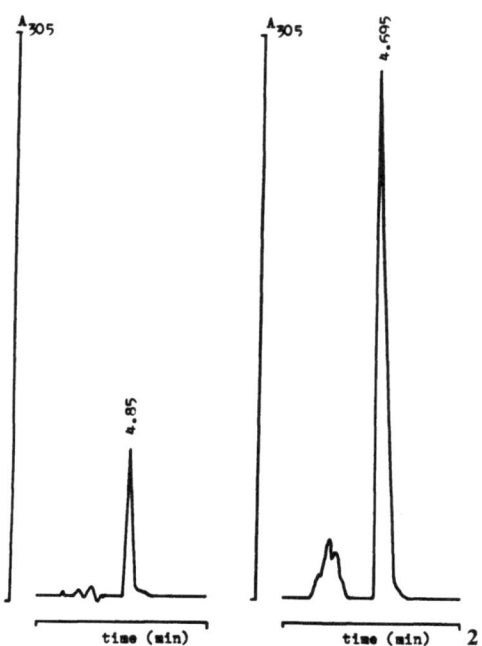

Abb. 1. HPLC-Chromatogramm. *Links*, Patient-APRT; *rechts*, Kontroll-APRT. Zahlen entsprechen Retentionszeiten

Abb. 2. HPLC-Chromatogramm. *Links*, DHA; *rechts*, Pat.stein. Zahlen entsprechen Retentionszeiten

nen und zum anderen der Steinnachweis mit Röntgendiffraktion sehr große Erfahrung erfordert [4].

Die schonendste Therapieform ist die Extrakorporale Piezoelektrische Ultraschallgesteuerte Stoßwellenlithotripsie, die auch bei Kindern problemlos angewendet werden kann. Als Prophylaxe wird eine purinarme Diät und die Gabe von Allopurinol vorgeschlagen [5].

Literatur

1. Dosch W, Altrock K (1974) Aussagemöglichkeiten und technischer Aufwand verschiedener Methoden der Harnsteinanalyse. Akt Urol 5: 105-122
2. Kuroda M, Miki T, Kiyohara H, Usami M, Nakamura T, Kotake T (1980) A case of DHA-lithiasis due to partial deficiency of APRT. Jpn J Urol 71: 283
3. Simmonds HA (1986) 2,8-Dihydroxyadenine lithiasis. Clin Chim Acta 160: 103-108
4. Witten FR, Morgan JW, Foster JG, Glenn JF (1983) 2,8-Dihydroxyadenine lithiasis: Review of the literature and report of a case in the United States. J Urol 130: 938-942
5. Ziegler M (1987) Die extracorporale und laserinduzierte Stoßwellenlithotripsie bei Harn- und Gallensteinen. Springer, Berlin Heidelberg New York Tokyo

Dr. med. P. Jung
Urologische Universitätsklinik
D-6650 Homburg/Saar

Antibiotika-Prophylaxe bei ESWL

W. W. Meyer, S. Sabel, R. Bieber und D. Jonas

Der Sinn oder Unsinn einer perioperativen Chemoprophylaxe bei ESWL und unbekannter Infektsituation des Patienten wird von vielen Autoren sehr kontrovers diskutiert.

Methode

In einer prospektiv randomisierten Studie an insgesamt 100 Patienten mit Nierenbecken- oder Nierenkelchsteinen von mindestens 12 mm Durchmesser wollten wir die Effektivität einer praeoperativen one-shot Chemoprophylaxe untersuchen. 50 Patienten erhielten dazu 30 Minuten vor der ESWL 2 g Cefotaxim i.v. und 50 Patienten wurden ohne Antibiose behandelt. Bei allen Patienten erfolgte prae ESWL eine Urinkultur aus Katheter-Urin und am 3. Tag post ESWL aus Mittelstrahl-Urin. Bei 60 Patienten wurde zusätzlich prae-ESWL, direkt post ESWL und 24 Std. post ESWL eine Blutkultur angelegt. Weiterhin wurden als Beurteilungskriterien prae ESWL und am 3. Tag post ESWL die Leukozytenzahl sowie die Temperatur ermittelt.

Material

Der Beobachtungszeitraum dieser Studie erstreckte sich von April 1986 bis März 1987. Es waren insgesamt 54 männliche und 46 weibliche Patienten. Bei den männlichen Patienten wurden 28 mit Prophylaxe und 26 ohne Prophylaxe therapiert. Bei den 46 weiblichen Patienten erfolgte in 22 Fällen eine Prophylaxe und in 24 Fällen keine Prophylaxe.

Tabelle 1

Pat. Nr.	Geschl.	Proph. j/n	Erreger vor Beh.	Anz. v.	Erreger nach Beh.	Anz. n.
44	w	j	E-coli	100000	E-coli	30000
87	w	j	E-coli	100000	-	
92	w	j	E-coli	100000	-	
72	w	j	E-coli	100000	-	
47	m	j	E-coli	100000	E-coli	30000
54	w	j	E-coli	60000	-	
94	m	j	E-coli	60000	-	
64	w	j	Enterokokken	100000	-	
12	m	j	Enterokokken	100000	Enterokokken	10000
42	w	j	Proteus	10000	Proteus	30000
82	m	j	Pseudomonas		Pseudomonas	
36	m	j	-		Staph. epid.	15000
13	m	j	-		Staph. epid.	100000
38	w	j	-		Enterokokken	30000
46	m	j	-		Staph. epid.	30000
7	w	j	-		Staph. epid.	100

Ergebnisse

Die Tabelle 1 informiert über alle Patienten mit Chemoprophylaxe, bei denen prae- oder postoperativ ein Keim gefunden wurde. In der Tabelle 2 sind alle Patienten ohne Prophylaxe aufgelistet, bei denen prae- oder postoperativ ein Keim gefunden wurde. Tabelle 3 stellt das Spektrum aller Patienten mit Prophylaxe und positivem Keimnachweis post ESWL bei sterilem Urin prae ESWL dar. Alle Patienten mit einem Keimnachweis post ESWL bei sterilem Urin prae ESWL ohne Chemoprophylaxe sind in Tabelle 4 aufgelistet.

Diskussion

Die Chemoprophylaxe erfolgte mit Cefotaxim, einem Antibiotikum der letzten Generation mit einem breiten Spektrum, welches sich in der urologischen Therapie von Harnwegsinfekten wegen der bisher geringen Resistenzquote bewährt hat.

Alle Steinerkrankungen der Niere gehen früher oder später mit einer Infektion des Hohlraumsystems und auch des Nierenparenchyms einher. Klinisch ist jedoch nur selten ein Harnwegsinfekt manifest. Stamey postulierte, daß infektiöses Material im Stein inokuliert sein kann, das dann bei der Lithotripsie freigesetzt wird und evtl. zu einer Septikämie führen kann. Dies konnten wir bei 60 Patienten mit nach obigem Schema durchgeführten Kontrollen der Blutkulturen nie beobachten. Bei den Patienten, bei denen mit Chemoprophylaxe bei

Tabelle 2

Pat. Nr.	Geschl.	Proph. j/n	Erreger vor Beh.	Anz. v.	Erreger nach Beh.	Anz. n.
83	m	n	E-coli		-	
11	w	n	E-coli	100000	Staph. epid.	70000
52	w	n	E-coli	20000	-	
6	m	n	Enterokokken	100000	Enterokokken	10000
14	w	n	Proteus	20000	Proteus	35000
17	w	n	Proteus	8000	Proteus	100000
8	m	n	Staph. epid.	100	-	
57	m	n	-		Klebsiella	40000
56	w	n	-		E-coli	100000
4	w	n	-		Pseudomonas	1000
45	w	n	-		E-coli	10000
39	m	n	-		E-coli	50000
35	w	n	-		Proteus	10000
20	w	n	-		Staph. epid.	
37	m	n	-		Enterokokken	100000
43	w	n	-		E-coli	80000

Tabelle 3

Pat. Nr.	Geschl.	Proph. j/n	Erreger vor Beh.	Anz. v.	Erreger nach Beh.	Anz. n.
36	m	j	-		Staph. epid.	15000
13	m	j	-		Staph. epid.	100000
38	w	j	-		Enterokokken	30000
46	m	j	-		Staph. epid.	30000
7	w	j	-		Staph. epid.	100

Tabelle 4

Pat. Nr.	Geschl.	Proph. j/n	Erreger vor Beh.	Anz. v.	Erreger nach Beh.	Anz. n.
57	m	n	-		Klebsiella	40000
56	w	n	-		E-coli	100000
4	w	n	-		Pseudomonas	1000
45	w	n	-		E-coli	10000
39	m	n	-		E-coli	50000
35	w	n	-		Proteus	10000
20	w	n	-		Staph. epid.	
37	m	n	-		Enterokokken	100000
43	w	n	-		E-coli	80000

praeoperativ sterilem Urin postoperativ Infekte nachgewiesen werden konnten, bestand keinerlei Klinik. Es handelte sich hierbei auch in keinem Fall um Problemkeime. Bei den Patienten ohne Chemoprophylaxe traten postoperativ häufiger Infekte auf, welche evtl. auf aus dem Stein freigesetzte Keime zurückgeführt werden können, jedoch ist die Patientenzahl so gering, daß daraus nicht die Notwendigkeit einer routinemäßigen one-shot Chemoprophylaxe abgeleitet werden kann. Der Unterschied zwischen beiden Kollektiven war nicht signifikant.

Schlußfolgerung

Bei der ESWL größerer Steine und unbekannter Infektlage des Patienten ist eine praeoperative one-shot Prophylaxe nicht notwendig. Erst bei Infektnachweis und/oder entsprechender Klinik sollte eine gezielte Antibiotika-Therapie erfolgen.

Dr. med. W. W. Meyer
Urologische Klinik
Johann Wolfgang Goethe Universität
Theodor-Stern-Kai 7
D-6000 Frankfurt 70

Ist eine Antibiotika-Prophylaxe bei der Urolithiasis des oberen Harntraktes mit ESWL sinnvoll?

A. Knipper, J. Pensel und A. G. Hofstetter

Die Urolithiasis des oberen Harntraktes kann mit einer Harnwegsinfektion verbunden sein. Im Rahmen der ESWL werden selbst bei primär sterilem Urin Keime aus desintegrierten Konkrementen freigesetzt. Theoretisch könnten durch eine Antibiotika-Prophylaxe Komplikationen wie Leukozytose, Fieber, Pyelonephritis bei der ESWL vermieden werden.

Material und Methode

In der Zeit vom 01.05.1986 bis 31.01.1987 wurden an der Klinik für Urologie der Medizinischen Universität zu Lübeck 100 Patienten in einer Antibiotika-Prophylaxestudie bei ESWL aufgenommen. Es wurden 2 Gruppen gebildet. Gruppe 1 (50 Patienten) ohne eine Bakteriurie erhielten 200 mg Ciprofloxacin 8 Std. vor und 200 mg Ciprofloxacin direkt nach ESWL-Behandlung.

Gruppe 2 (50 Patienten) ohne eine Bakteriurie erhielten keine Antibiotika-Prophylaxe bei der ESWL-Behandlung. Beide Gruppen waren hinsichtlich ihrer Zusammensetzung vergleichbar. Bei allen war zuvor eine sterile Urinkultur abgenommen worden. Es war keine vorherige Instrumentation vorgenommen worden. Keine Antibiotikaeinnahme vor Behandlung.

Ergebnisse

Bei der Patientengruppe 1 mit Antibiotika-Prophylaxe (Tabelle 1) war 3 Tage nach ESWL-Behandlung in 20% (n=10) eine Bakteriurie nachweisbar, in der Gruppe 2 ohne Antibiotika-Prophylaxe war eine Bakteriurie in 16% (n=8) nachweisbar (Tabelle 2). Die Rate der Leukozytose, des Fiebers bzw. der auxiliären Maßnahmen variierte statistisch nicht voneinander.

Das Keimspektrum 3 Tage nach ESWL umfaßte E-coli, Proteus mirabilis und Enterokokken jeweils in 3 Fällen, in 1 Fall Pseudomonas aer. bei den Pati-

Tabelle 1. Ergebnisse Gruppe 1: ESWL mit Antibiotika-Prophylaxe

Mit Antibiotika-Prophylaxe	n=50	
Nach ESWL-Behandlung:		
Leukozytose	n=7	14%
Fieber	n=7	14%
Bakteriurie	n=10	20%
Auxiliärmaßnahmen	n=6	12%

Tabelle 2. Ergebnisse Gruppe 2: ESWL ohne Antibiotika-Prophylaxe

Ohne Antibiotika-Prophylaxe	n=50	
Nach ESWL-Behandlung:		
Leukozytose	n=6	12%
Fieber	n=5	10%
Bakteriurie	n=8	16%
Auxiliärmaßnahmen	n=6	12%

Tabelle 3. Keimspektrum 3 Tage nach ESWL bei primär sterilem Urin

	Antibiotika-Prophylaxe	
	mit	ohne
E. coli	n=3	n=3
Proteus mirabilis	n=3	n=2
Enterokokken	n=3	n=2
Pseudomonas	n=1	n=1

enten mit Antibiotika-Prophylaxe, in der Gruppe 2 ohne Antibiotika-Prophylaxe war in 3 Fällen ein E-coli, in 2 Fällen ein Proteus mirabilis und ein Enterokokkeninfekt und in 1 Fall ein Pseudomonas aer.-Infekt nachweisbar (Tabelle 3).

Zusammenfassung

Eine Antibiotika-Prophylaxe mit dem Gyrasehemmer Ciprofloxacin bei ESWL reduzierte die Rate der Bakteriurie gegenüber einer unbehandelten Gruppe nicht, deshalb scheint eine Antibiotika-Prophylaxe mit dem Gyrasehemmer Ciprofloxacin bei der Behandlung der Urolithiasis des oberen Harntraktes mit der ESWL nicht sinnvoll. Die Gabe eines Antibiotikums ist erst bei manifestem Harnwegsinfekt bzw. Auftreten von Symptomen erforderlich.

Dr. med. A. Knipper
Klinik für Urologie der
Medizinischen Universität zu Lübeck
Ratzeburger Allee 160
D-2400 Lübeck

Bakteriämie unter der ESWL-Behandlung

V. Müller-Mattheis, M. Seewald, H. Rosin, D. Schmale, D. Horstkotte und R. Ackermann

Problem

Die Morbidität der bakteriellen Endokarditis beträgt für den mitteleuropäischen Raum pro Jahr 40-100 Fälle/1 Million Einwohner. Passagäre Bakteriämien, die bei invasiven diagnostischen und therapeutischen Maßnahmen auftreten, stellen bei prädisponierten, insbesondere älteren Patienten ein hohes Erkrankungsrisiko dar. Bei vorgeschädigtem Endokard (primär-degenerative Aortenstenose, Mitralinsuffizienz) ist die Gefahr, durch eine Bakteriämie an einer Endokarditis zu erkranken, um den Faktor 10^6 größer. Bei 5% der Gesamtbevölkerung besteht ein angeborener oder erworbener Herzklappenfehler. Die Fragestellung der zugrunde liegenden Untersuchung lautete:
1. Treten während der ESWL Bakteriämien auf?
2. Ist gegebenenfalls eine prophylaktische Antibiotikatherapie erforderlich?

Material und Methodik

Im Zeitraum Oktober 1986 bis Juli 1987 wurden 49 ESWL-Patienten (14 Frauen, 35 Männer) untersucht. Die Altersverteilung betrug 21-72 Jahre (Durchschnittsalter 50,9 Jahre). Bei den Patienten durfte keine auxiliäre Maßnahme (Uretersplint etc.) vorausgegangen sein.

Urinuntersuchung vor ESWL: Nativsediment, bakteriologische Kultur. Bei Keimwachstum wurden die Erreger identifiziert und die Resistenzlage bestimmt.

Vor Beginn der ESWL wurde eine Venenverweilkanüle unter sterilen Bedingungen im Hand-Unterarmbereich gelegt. Hieraus wurde zu definierten Zeitpunkten vor, während und nach der ESWL Blut entnommen. Für die sterile Blutentnahme und zur Blutkultur kamen die Liquoid-Venüle (Behring-Werke) und parallel das Zweiflaschen-Blutkultursystem Hémoline (api/bio-Mérieux) zur Anwendung. Verabreichte Stoßwellen: 800-1500 ($\bar{x} = 1100$).

Das entnommene Blut wurde auf verschiedene aerobe und anaerobe Nährböden verteilt und insgesamt 7 Tage bebrütet. Während dieser Zeit wurden die Kulturbrühen jeden zweiten Tag auf Glucose-Cystein-Hefeextrakt-Platten bzw. Müller-Hinton- und Blutagarplatten ausgestrichen.

Bei Bakterienwachstum erfolgte deren Identifizierung durch Gramfärbung und biochemische Differenzierung, abschließend wurden die Resistenzbestimmungen durchgeführt. Sekundäre Verunreinigungen der Blutkulturen wurden durch sterile Entnahmetechnik und die geschlossenen Blutentnahmesysteme vermieden. Eine Kontamination der zur Weiterverarbeitung benötigten Nährmedien wurde durch eine bakteriologische Eigenkontrolle ausgeschlossen.

Ergebnisse

1. Bei keinem Patienten wurde eine Bakteriämie nach Legen des venösen Zugangs nachgewiesen.
2. Bei 7 der 49 Patienten (=14,3%) wurde unter der ESWL eine Bakteriämie nachgewiesen.
3. 3 der 7 Patienten hatten einen kulturell sterilen Urin, bei 4 wurde ein Bakterienwachstum im Urin festgestellt.
4. Bei diesen 4 Patienten waren die im Urin festgestellten Keime identisch mit denen der Blutkultur.
5. Das Keimspektrum bestand aus: koagulasenegative Staphylokokken, Streptococcus faecalis, Proteus mirabilis.
6. Bei den 3 Patienten mit sterilem Urin fanden sich im Blut: Bacteroides-Keime, Streptococcus du-

rans, koagulasenegative Staphylokokken, Streptococcus sanguis.
7. Die höchste Inzidenz der Bakteriämie war zum Zeitpunkt der Blutentnahme nach 800 verabreichten Stoßwellen.
8. Nur in 2 Fällen (=28,6%) war noch 30 Minuten nach Extubation eine Bakteriämie nachweisbar.

Schlußfolgerungen

- Grundsätzlich sollte vor der ESWL eine Urinkultur, auch bei unauffälligem Nativsediment, durchgeführt werden.
- Eine generelle Antibiotikaprophylaxe erscheint nicht erforderlich.
- *Gefährdete Patienten, die mit einem der o.g. Risiken behaftet sind, müssen prophylaktisch antibiotisch behandelt werden.*
- Auch primär nicht uropathogene Keime stellen bei Prädisposition ein hohes Endokarditisrisiko dar.
- Ein effektiver Antibiotikaspiegel sollte zu Beginn der ESWL erreicht sein.

Antibiotikaempfehlung

Aminopenicilline (Amoxicillin, Ampicillin), bei hohem Risiko Kombination von Aminopenicillinen mit Aminoglykosiden. Bei Penicillinunverträglichkeit: Gyrasehemmer, Vancomycin, Cephalosporine.

Dr. V. Müller-Mattheis
Urologische Klinik der Universität Düsseldorf
Moorenstr. 5
D-4000 Düsseldorf

Antibiotikaprophylaxe bei der ESWL: Vergleich der Wirksamkeit von Ceftriaxon mit Amoxicillin

Ch. Zehntner, G. A. Casanova, D. Ackermann und U. E. Studer

Einleitung

Bei über 25% aller Steinträger mit nachgewiesen steriler Urinkultur liegt eine bakterielle Besiedelung des Nierenhohlsystems oder des Ureters vor [1, 2]. Bei perkutanen und endoskopischen Interventionen zur Harnsteinentfernung sowie bei der ESWL wird heute bei nachgewiesenem Infekt eine antibiotische Therapie und in allen anderen Fällen eine Antibiotikaprophylaxe empfohlen [1, 3, 4]. Das Ziel der vorliegenden Arbeit war es zu eruieren, ob bei mit ESWL behandelten, sog. unkomplizierten, Kelch-, Pyelon- oder Uretersteinen eine 24stündige Antibiotikaprophylaxe genügt. Im Rahmen einer prospektiven, randomisierten und offenen Studie wurde die Wirksamkeit von Ceftriaxon im Vergleich mit Amoxicillin untersucht.

Patientengut und Methode

In die Studie aufgenommen wurden 451 Patienten, die sich aus dem ESWL-Krankengut von 1524 Fällen rekrutierten. Es handelte sich dabei um Patienten mit sog. unkomplizierten Kelch-, Nierenbecken- oder Harnleitersteinen, deren Größe höchstens 2 cm betrug. Nicht in die Studie aufgenommen wurden Patienten, die bis 4 Wochen vor ESWL Antibiotika erhielten, die eine Infektanamnese aufwiesen sowie Patienten mit Verdacht auf Penicillin- oder Cephalosporinallergie.

Randomisiert wurden 279 Männer und 172 Frauen. Das Alter der Patienten bewegte sich zwischen 18 und 84 Jahren, im Mittel 48 Jahre. 59% der behandelten Harnsteine lagen in einem Kelch, 23% im Pyelon und 18% im Harnleiter. Bei 15,5% wurde mehr als 1 Konkrement behandelt und in 8,4% wurde eine beidseitige Lithotripsie durchgeführt. In 70 Fällen (15,5%) ging der ESWL eine retrograde Manipulation voraus.

Die Patienten erhielten jeweils unmittelbar vor der ESWL entweder 1 g Ceftriaxon oder 500 mg Amoxicillin i.v. Ceftriaxon wurde in einer einmaligen Dosis appliziert, währenddessen von Amoxicillin insgesamt 3 Injektionen à 500 mg in 8 h Abständen verabreicht wurden.

Die Wirksamkeit der geprüften Antibiotika wurde nach objektiven und subjektiven Kriterien ausgewertet. Diese beinhalteten die kulturelle Untersuchung des Katheterurines unmittelbar vor der Lithotripsie und ca. 24 Std. nach erfolgter ESWL. Als subjektive Infektkriterien wurden eine Temperaturerhöhung über 37,5 °C, klinische Zeichen einer Pyelonephritis, eine Pollakisurie und/oder Zeichen einer Septikämie gewertet. 3 Monate nach der ESWL-Behandlung wurde eine abschließende Kontrolle durchgeführt.

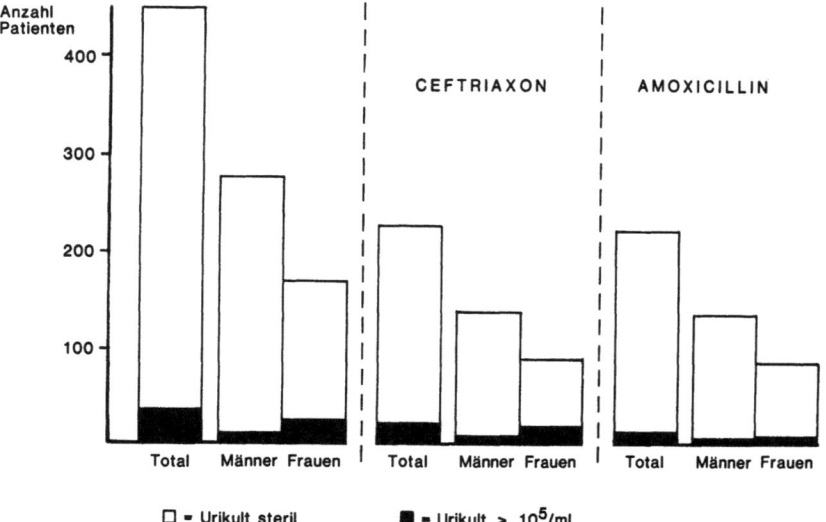

Abb. 1. Urikult des Katheterurines unmittelbar vor ESWL. *Ceftriaxon:* 6/141 Männer, 16/87 Frauen mit positivem Urikult. *Amoxicillin:* 4/138 Männer, 8/85 Frauen mit positivem Urikult

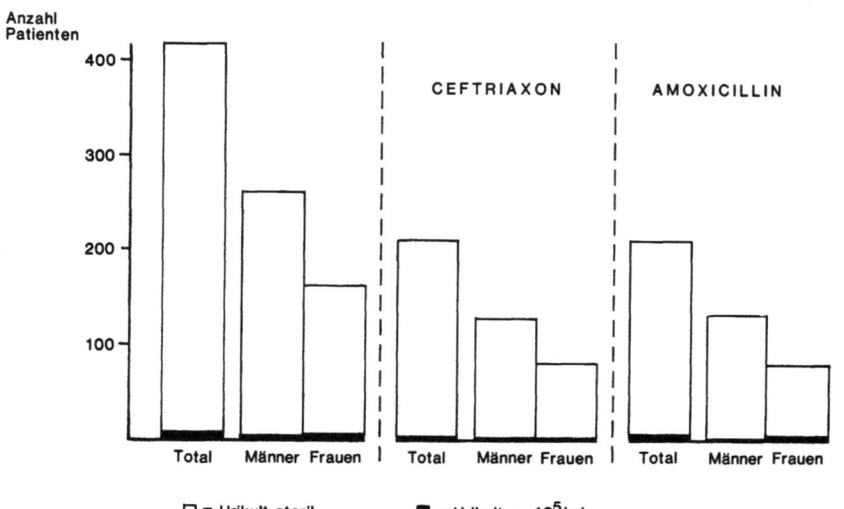

Abb. 2. Urikult des Katheterurines 24 h nach der ESWL. *Ceftriaxon:* 1/129 Männer, 1/82 Frauen mit positiver Urinkultur. *Amoxicillin:* 1/132 Männer, 4/80 Frauen mit positiver Urinkultur

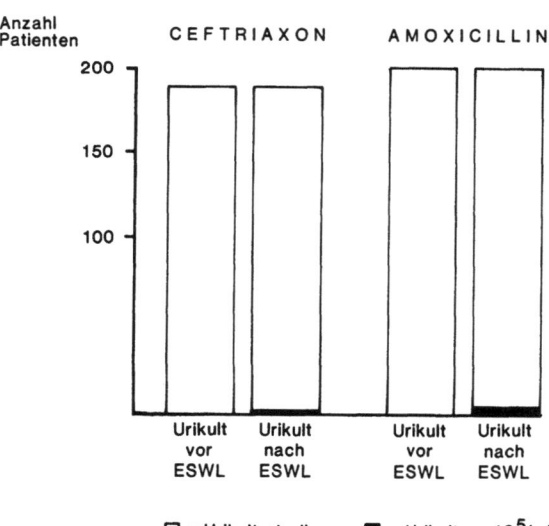

Abb. 3. Prophylaktische Wirksamkeit von Ceftriaxon/Amoxicillin. *Ceftriaxon:* 190/191 Patienten mit steriler Urinkultur. *Amoxicillin:* 198/201 Patienten mit steriler Urinkultur

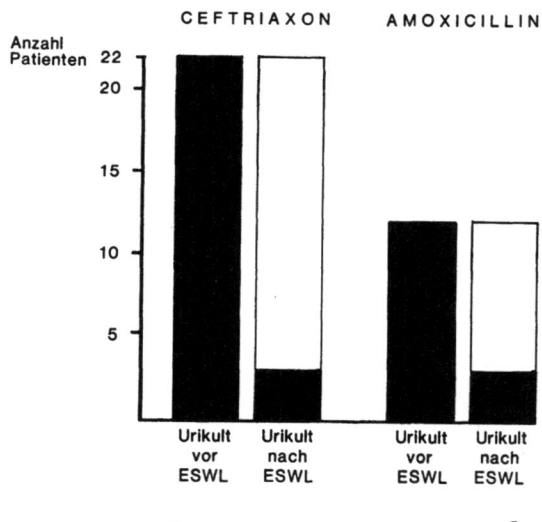

Abb. 4. Therapeutische Wirksamkeit von Ceftriaxon/Amoxicillin. *Ceftriaxon:* In 19/22 Fällen hatte die Prophylaxe einen therapeutischen Effekt. *Amoxicillin:* In 9/12 Fällen hatte die Prophylaxe einen therapeutischen Effekt

Resultate

Die Resultate des Urikultes vor ESWL und 24 Std. danach sind aus den Abb. 1 und 2 ersichtlich. Die prophylaktische bzw. therapeutische Wirksamkeit der geprüften Antibiotika kann den Abb. 3 bzw. 4 entnommen werden.

Im Rahmen des postoperativen Hospitalisationsverlaufes traten bei insgesamt 3 Patienten Temperaturerhöhungen von über 37,5 °C auf.

Diskussion

Die Ergebnisse der vorliegenden Studie haben gezeigt, daß bei Patienten mit sog. unkomplizierten Harnsteinen von weniger als 2 cm Größe eine 24 h-Antibiotikaprophylaxe genügt. Die beiden geprüften Antibiotika erwiesen sich zu diesem Zwecke als wirksam. In über 98% der Fälle konnte nach der Behandlung eine sterile Urinkultur registriert werden.

Bei nur knapp 2% der Patienten mußten nach der ESWL subjektive oder objektive Infektsymptome registriert werden. 3 Monate nach der Lithotripsie zeigten lediglich 3% eine positive Urinkultur und 1% anamnestische Infektzeichen.

Literatur

1. Herring LC (1962) Observations on the analysis of 10 000 urinary calculi. J Urol 88: 545
2. Jonitz H, Heinz A (1987) Bakterielle Besiedelung von Harnsteinen bei negativer Urinbakteriologie. Akt Urol 18: 28
3. Papadopoulos I, Weissbach L (1985) Perioperative Antibiotikaprophylaxe mit Ceftriaxon in der Endourologie (Litholapaxie, Ureterorenoskopie). Urologe B 25: 334
4. Charton M, Vallancien G, Veillon B, Brisset JM (1986) Urinary tract infection in percutaneous surgery for renal calculi. J Urol 135: 15

Dr. Ch. Zehntner
Urologische Universitätsklinik
Inselspital
CH-3010 Bern

Klinische Studie zur Auswirkung von Ursachenforschung und gezielten Hygienemaßnahmen auf die Häufigkeit nosokomialer Harnwegsinfektionen einer urologischen Abteilung

H. Lehr und A. A. Kollwitz

Einleitung

Nosokomiale Harnwegsinfektionen auf Urologischen Abteilungen führen häufig zu komplizierten Krankheitsverläufen und verlängern die Patientenliegedauer [1, 2].

Problemstellung

Zur Früherkennung und sofortigen Bekämpfung des infektiösen Hospitalismus ist eine aktuelle und augenfällige Darstellung des Infektionsstatus der Abteilung zweckmäßig. Hierduch lassen sich Infektionsquellen örtlich eingrenzen und durch Abklatschuntersuchungen Infektionsketten nachweisen. – Eine EDV-gestützte Langzeiterfassung relevanter Patientenmerkmale und deren statistische Auswertung ermöglicht die Analyse von Infektionsursachen und ihre systematische Bekämpfung sowie eine Erfolgskontrolle bei Verbesserungen des Hygienestandards der Abteilung.

Methodik

Zur Durchführung eines methodischen Organisationsschemas für die Früherkennung, Bekämpfung und Langzeitkontrolle nosokomialer Harnwegsinfektionen dienen folgende Hilfsmittel:

1. Ein an zentraler Stelle angebrachtes Stationsabbild zeigt den momentanen Infektionszustand von allen gegenwärtigen Patienten und deren unmittelbaren Vorgängern (Abb. 1). Die veschiedenen Erregerspezies und eine Unterscheidung von Spontaninfektion und im Krankenhaus erworbener Infektion werden durch verschiedenfarbige magnetisch haftende Punkte dargestellt. Dies gestattet die sofortige Erkennung und gezielte Bekämpfung lokaler Infektionsherde.
2. Zur Langzeitüberwachung wurde auf einem PC ein EDV-Datenaufnahme- und Auswertungsprogramm von Krankengeschichten entwickelt, das u. a. eine ständige Kontrolle der Hygieneverbesserungen und der hauseigenen Keimspektren sowie deren Verschiebungen ermöglicht. Die Korrelationsanalyse der Patientendaten hilft bei der Klärung der nosokomialen Infektionsursachen und deren langfristigen Bekämpfung.

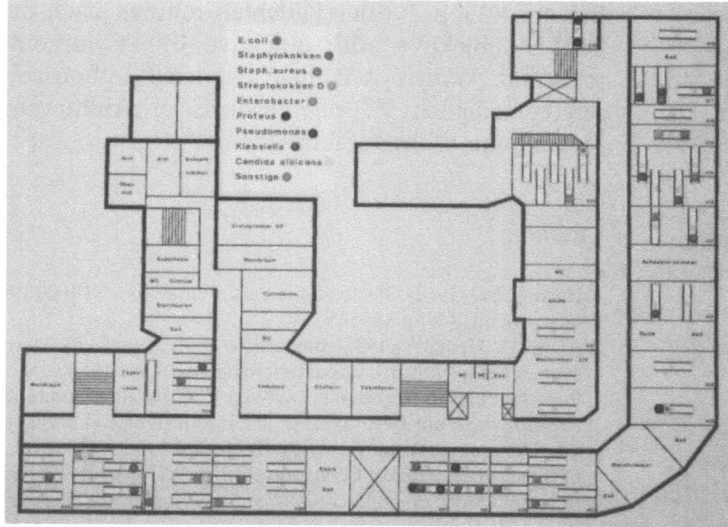

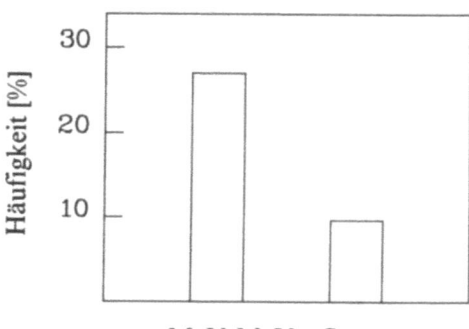

Abb. 3. Erregerhäufigkeit bei Mittelstrahluringewinnung (MsU) sowie bei zusätzlich vorliegenden Krankheitssymptomen (MsU + Sympt)

Abb. 1. Stationsplan mit aktuellem Infektionsstatus

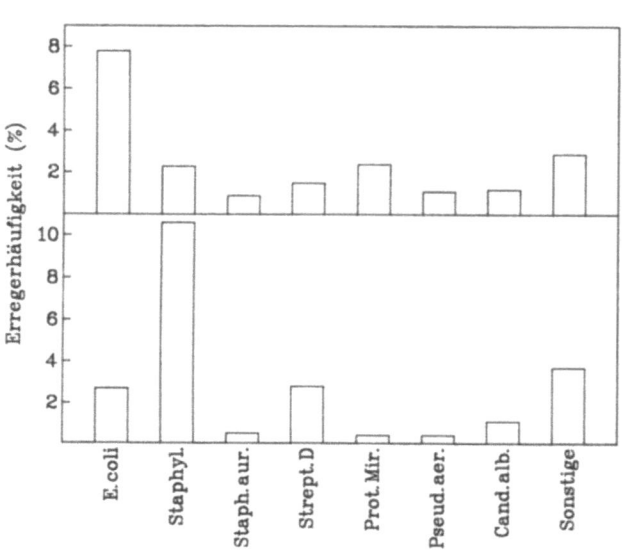

Abb. 4. Nosokomiale Erregerhäufigkeit in einzelnen Zeitabschnitten

Abb. 2. Erregerhäufigkeiten Spontaninfektion *(oben)* und nosokomiale Infektion *(unten)*

Ergebnisse

Bei der Auswertung von 2128 Krankengeschichten aus 2 Jahren zeigten sich signifikante Unterschiede zwischen den Erregerspektren von Spontaninfektionen und nosokomialen Infektionen (Abb. 2).

Als Hauptursachen für im Krankenhaus erworbene Harnwegsinfektionen (Koloniezahl $>10^5$/ml) erweisen sich Katheterismus durch transurethrale Blasenverweilkatheter und resistenzmindernde Krankheiten. – Ein Erregernachweis bei Mittelstrahluringewinnung reicht nicht aus, eine Infektion zu diagnostizieren, da häufig eine symptomlose Keimkolonisation vorliegt (vgl. Abb. 3), so daß eine antibakterielle Chemotherapie nur bei gleichzeitig vorliegenden Krankheitssymptomen erfolgen sollte.

Schlußfolgerung

Durch lokale Sofortmaßnahmen, gezielte Hygieneverbesserungen, spezielle Personalschulung, Beachtung der Erkenntnisse aus der Langzeitkontrolle sowie eine an das Keimspektrum angepaßte Chemotherapie konnte die nosokomiale Infektionsrate innerhalb von 2 Jahren von 32,3% auf 22% reduziert werden (Abb. 4).

Literatur

1. Grossgebauer K (1982) Unspezifische Harnwegsinfektionen. Mikrobiologische Aspekte. Acron, Berlin München
2. Hofstetter A, Schilling A (1984) Harnwegsinfektionen durch infektiösen Hospitalismus. Urologe A 23: 134–140

Dr. H. Lehr
Franziskus Krankenhaus
Urologische Abteilung
Burggrafenstr. 1
D-1000 Berlin 30

Prophylaxe mit einem Breitbandantibiotikum bei endo-urologischen Operationen

A. D. H. Geboers, G. H. J. M. Rikken und F. M. J. Debruyne

Zusammenfassung

In einer prospektiv randomisierten Studie wurde die Effektivität der Prophylaxe mit dem Breitbandspektrum-Antibiotikum Amikacin bei Patienten ohne präoperative Harnweginfektion mit einer Kontrollgruppe ohne Prophylaxe verglichen. Es wurde der Frage nachgegangen, ob die Anzahl postoperativer Harnweginfektionen durch eine prä-operative antibiotische Prophylaxe reduziert werden kann. Insgesamt wurden 105 Patienten evaluiert. Bei 48 Patienten wurde eine transurethrale Resektion der Prostata, bei 32 eine Urethrotomie und bei 25 eine perkutane Nierensteinentfernung durchgeführt.

In der Gesamtgruppe 105 evaluierbarer Patienten zeigten 7 (13,5%) Patienten mit Prophylaxe eine ungenügende *bakteriologische* Wirksamkeit, verglichen mit 12 (22,6%) in der Gruppe ohne Prophylaxe. In der TURP-Gruppe allein wurde bei 18,2% ein ungenügender bakteriologischer Effekt mit und bei 34,6% ohne Prophylaxe beobachtet. In der Urethrotomie-Gruppe zeigte nur ein Patient (6,6%) ohne Prophylaxe einen unzureichenden bakteriologischen Effekt. Auch für perkutane Eingriffe konnte kein Unterschied in bakteriologische Wirksamkeit nachgewiesen werden.

Ein ungenügender *klinischer* Effekt wurde bei 14 (26,9%) Patienten mit Prophylaxe bzw. 16 (30,2%) Patienten ohne Prophylaxe gesehen. Obwohl die Daten der bakteriologischen Wirksamkeit einen gewissen Trend zum Vorteil der antibiotischen Prophylaxe zeigen, konnte weder in der Gesamtgruppe noch für die TURP-Gruppe eine statistische Signifikanz berechnet werden.

Harnweginfektionen stellen nach wie vor wichtige Komplikationen nach (endo)urologischen Operationen dar. Zur Zeit des Eingriffs besteht häufig eine Infektion und die Verwendung post-operativer Katheter verlängert die infektionsgefährdete Zeit um mehrere Tage nach der Operation. Eine Bakteriurie ist meistens gut zu behandeln, sobald der Katheter entfernt wird. Mancher Patient entwickelt aber eine Sepsis, was noch immer mit einer erheblichen Morbidität und sogar Mortalität einhergeht. Die meisten postoperativen Infektionen bei hospitalisierten Patienten werden außerdem von multiresistenten Pathogenen verursacht.

Diese Überlegungen veranlaßten uns, eine klinische Studie mit dem Breitbandantibiotikum vom Aminoglukosidtyp Amikacin (Amukin) zur Prophylaxe bei urologischen Operationen durchzuführen.

Material und Methode

Die prophylaktische Effektivität des Aminoglycosids Amikacin wurde prospektiv verglichen mit einer Kontrollgruppe ohne Prophylaxe. Es handelte sich um Patienten in einem Alter zwischen 17 und 75 Jahren, ohne präoperative Bakteriurie oder Leukozyturie und einer sterilen Harnkultur, die sich einer der folgenden urologischen Operationen unterziehen mußten:

- transurethrale Resektion der Prostata (TURP)
- Urethrotomia interna (nach Otis) oder optische Urethrotomie (nach Sachse)
- Perkutane Nephrolitholapaxie (PNL)

Die wichtigsten Ausschlußkriterien waren eine frühere allergische Reaktion auf Penicillin oder Cephalosporin, Gravidität und der Gebrauch von Antibiotika innerhalb 72 Stunden vor der Operation.

Der bakteriologische Effekt und die klinische Wirkung des Amikacins wurden beurteilt. Der bakteriologische Effekt war ungenügend, wenn eine Keimzahl von 10^5/ml isoliert werden konnte oder wenn die Keimzahl 10^4-10^5/ml mit klinischen Symptomen einer Harnweginfektion betrug. Die klinische Wirkung war ungenügend, wenn Symptome einer Harnweginfektion entstanden zwischen Operation und der zweiten Nachsorgeuntersuchung, wobei operationsbedingte Beschwerden ausgeschlossen wurden.

Die Dosierung des Amikacins war $2\times$ täglich 500 mg i.v., die erste Dosis wurde präoperativ gegeben.

Ergebnisse

Insgesamt wurden 105 Patienten evaluiert, 52 Patienten bekamen das Amikacin prophylaktisch prä- und postoperativ, während 53 Patienten keine antibiotische Prophylaxe bekamen. Bei 48 Patienten wurde eine transurethrale Resektion der Prostata, bei 32 eine Urethrotomie (nach Otis oder Sachse) und bei 25 Patienten eine perkutane Nephrolitholapaxie durchgeführt (Tabelle 1). Von der gesamten Gruppe zeigten 7 Patienten mit Amikacin-Prophylaxe einen ungenügenden bakteriologischen Respons (13,5%), hingegen 12 Patienten in der Gruppe ohne Prophylaxe (22,6%). Die ursächlichen Pathogene waren Gram-negative Organismen bei 52,2%, Gram-positive bei 43,4% und Hefen bei 4,3% der positiven Kulturen.

Tabelle 1. Verteilung nach Art des Eingriffs

	TURP	Urethrotomie	PNL	Total
Prophylaxe	22	17	13	52
Keine Prophylaxe	26	15	12	53
Total	48	32	25	105

Tabelle 2. Postoperative Infektionen

	TURP (n=48)	Urethrotomia (n=32)	PNL (n=25)	Total (n=105)
Bakteriologischer Effekt ungenügend				
Prophylaxe	4 (18,2%)[a]	0 (0%)	3 (23,1%)	7 (13,5%)[b]
Keine Prophylaxe	9 (34,6%)[a]	1 (13,4%)	2 (16,6%)	12 (22,6%)[b]
Total	13	1	5	19
Klinischer Effekt ungenügend				
Prophylaxe	8 (36,4%)	3 (17,6%)	3 (23,1%)	14 (26,9%)
Keine Prophylaxe	10 (40,0%)	3 (20,0%)	3 (25,0%)	16 (30,2%)
Total	18	6	6	30

[a] $p = 0.17$
[b] $p = 0.17$

Dieser Unterschied wurde hauptsächlich in der Gruppe Patienten, die einer TURP unterzogen wurden, beobachtet (18,2% ungenügende bakteriologische Wirksamkeit mit und 34,5% ohne Prophylaxe) (Tabelle 2). Eine statistische Signifikanz konnte nicht nachgewiesen werden.

Ein ungenügender klinischer Effekt (Symptome einer Harnweginfektion, wobei operationsbedingte Beschwerden ausgeschlossen wurden) wurde bei 14 Patienten mit Prophylaxe (26,9%) bzw. 16 Patienten ohne Prophylaxe (30,2%) gesehen. Der klinische Effekt war demnach in beiden Patientengruppen und für alle Eingriffe gleich (Tabelle 2).

Die Zeit bis zur Entfernung des Katheters sowie die Zeit bis zur Entlassung war in beiden Therapiegruppen vergleichbar.

Schlußfolgerung

1. Obwohl die Daten der bakteriologischen Wirksamkeit einen gewissen Vorteil der antibiotischen Prophylaxe zeigen, konnte weder für die gesamte Gruppe, noch in der TURP-Gruppe eine statistische Signifikanz ermittelt werden.
2. Die antibiotische Prophylaxe bei transurethraler Urethrotomie ist diskutabel, da nur bei einem Patienten aus dieser Gruppe eine ungenügende bakterielle Wirkung nachgewiesen wurde.
3. Auch bei der perkutanen Nierensteinentfernung konnte kein Unterschied zwischen beiden Gruppen nachgewiesen werden.
4. Die Verteilung der ursächlichen Erreger ist unabhängig von der antibiotischen Prophylaxe. Bemerkenswert ist aber der relativ hohe Prozentsatz der Gram-positiven Bakterien (43,4%).

Literatur

1. Allo M, Simmons R (1983) Surgical infectious disease and the urologist. Urol Clin North Am 10: 131-137
2. Berger SA, Nagar H (1978) Antimicrobial prophylaxis in urology. J Urol 120: 319-322
3. Childs SJ, Mirelman S, Wells G (1983) Perioperative use of Ceftazidime as a prophylactic agent in transurethral surgery. J Antimicrob Chemother [Suppl]: 71-91
4. Childs SJ, Mirelman S, Wells G (1985) Role of Piperacillin in surgical prophylaxis of genitourinary infections. Urology [Suppl] 26: 43-52
5. Chodak GW, Plaut ME (1979) Systemic antibiotics for prophylaxis in urologic surgery: a critical review. J Urol 121: 695-699
6. Grabe M (1987) Antimicrobial agents in transurethral prostatic resection: review article. Urology 138: 245-252
7. Harrison LH, Lewis RM (1985) Prevention and treatment of postoperative infection. Urology [Suppl] 26: 27-33
8. Hillyard JW (1987) Bacteraemia following perineal prostatic biopsy. Br J Urol 60: 252-253
9. Love TA (1985) Antibiotic prophylaxis and urologic surgery. Urology [Suppl] 26: 2-5
10. Madsen PO (1986) Editorial: Antibacterial therapy and prophylaxis in transurethral surgery. Urol Res 14: 177-178
11. Madsen PO, Larsen EH, Dørflinger T (1985) The role of antibacterial prophylaxis in urologic surgery. Urology [Suppl] 26: 38-42
12. Madsen PO, Larsen EH, Dørflinger T (1985) Infectious complication after instrumentation of urinary tract. Urology [Suppl] 26: 15-17
13. Naber KG (1987) Antibakterielle Chemoprophylaxe bei transurethraler Resektion der Prostata. Akt Urol 18: 34-37
14. Packer MG, Russo P, Fair WR (1984) Prophylactic antibiotics and foley catheter use in transperineal needle biopsy of the prostate. J Urol 131: 687-689
15. Prokocimer P, Quazza M, Gibert C et al (1986) Short-time prophylactic antibiotics in patients undergoing prostatectomy: report of a double-blind randomized trial with 2 intravenous doses of cefotaxime. J Urol 135: 60-64
16. Ward TT (1985) Postoperative infection in urological surgery. Urology [Suppl] 26: 6-10
17. Williams M, Hole DJ, Murdoch RWG, Ogden AC, Hargreave TB (1980) 48-Hour cephradine and post-prostatectomy bacteriuria. Br J Urol 52: 311-315

Dr. A. D. H. Geboers
Urologische Klinik
Universitätsklinikum Nijmegen
NL-6525 GA Nijmegen

Perioperative antibiotische Prophylaxe bei urologischen Operationen mit Cefotaxim*

W. Bischoff

Perioperative antibiotische Prophylaxe (PAP) bedeutet kurzfristige, vor der Operation beginnende Behandlung bei Patienten mit manifesten Infektionen oder hohem Infektrisiko. Die PAP unterscheidet sich dadurch von der reinen präoperativen Prophylaxe dadurch, daß sie postoperativ weitergeführt wird. Ziel der vorliegenden Studie ist es, die verschiedenen Applikationszeiträume auf die Effektivität der PAP zu überprüfen.

Material und Methoden

150 urolog. Patienten werden in 3 Gruppen à 50 Patienten für 1,5/3/5 Tage mit 2 × 2 gr Cefotaxim/die i.v., präoperativ beginnend, behandelt. Mikroskopische und kulturelle Urinuntersuchungen werden vor sowie 3 Tage nach Behandlungsende durchgeführt. Tabelle 1 gibt einen Überblick über die Operationen:

Tabelle 1

Endoskopische Eingriffe	
TUR P/B	n = 75
Urethrotomie	n = 13
diagn. Endoskopie/OP	n = 30
Transrektale Prostata-Biopsie	n = 32
Steinoperationen (Endoskp./offen)	n = 21
Offene Schnittoperationen	n = 8

Ergebnisse

Das durchschnittliche Alter der Patienten beträgt 63,7 Jahre (20–96 Jahre) bei 136 Männern und 14 Frauen. Die Verteilung der präoperativ ermittelten Urinkeime ist in Tabelle 2 zusammengestellt:

Tabelle 2

Keim	n	%
E. coli	50	56,8
Proteus	12	13,6
Klebsiella	9	10,2
Enterokokken	6	6,8
Enterobakter	4	4,6
Staphylokokken	4	4,6
Citrobacter	2	2,3
Serratia m.	1	1,1

* Claforan, Hoechst AG

Die Ergebnisse *vor und nach PAP* sind in Tabelle 3 zusammengefaßt:

Tabelle 3

	Vor PAP		Nach PAP	
	Steril	Infekt	Steril	Infekt
n	54	0	53	1
%	36	0	35,4	0,6
n	0	96	87	9[a]
%	0	64	58	6

n, 150; Pat., 100%; [a] n, 7 Keimreduktion; n, 2 Erregerwechsel

Werden die postprophylaktisch aufgetretenen Infektionen bzw. die „sterilen" Urinkulturen in Relation zur Dauer der PAP gesetzt, so ergibt sich kein Unterschied zwischen der Dauer der PAP und der Häufigkeit von Infekt bzw. Infektfreiheit (Tabelle 4).

64% aller Patienten haben zum Zeitpunkt der stationären Aufnahme eine manifeste Harnwegsinfektion. Durch die Behandlung mit Cefotaxim ergibt sich bei diesen 96 Patienten eine Heilungsquote von 90%. Bei nicht infizierten Patienten kann durch die PAP die Infektionsrate während und nach der Operation unter stationären Bedingungen bei 1,8% gehalten werden.

Nebenwirkungen sind bei insgesamt 1010 Cefotaxim i.v. Applikationen in 0,1% in Form von Allergien aufgetreten.

Diskussion

Cefotaxim ist ein betalaktamasestabiles Cephalosprin der 3. Generation mit einem gegenüber älteren Cephalosporinen wesentlich erweitertem Erregerspektrum [3]. Der Einsatz von Antibiotika zur prä- und perioperativen Prophylaxe stellt eine flankierende Maßnahme bei operativen Eingriffen dar mit dem Ziel, intra- und postoperative Infektionen zu verhindern oder zu reduzieren bei infekttragenden

Tabelle 4

Dauer der PAP	Urinkultur-Ergebnisse			
	Steril		Infekt	
1,5 Tage	n = 49	98%	n = 1	2%
3 Tage	n = 46	92%	n = 4	8%
5 Tage	n = 46	92%	n = 4	8%

oder infektgefährdeten Patienten. Daraus ergibt sich, daß bei der PAP das Antibiotikum kurz vor der Operation appliziert werden sollte, um zum Zeitpunkt der Operation wirksame Gewebe- und Urinspiegel vorliegen zu haben [2]. Ausreichende Erfahrungen über den Einsatz und Erfolg der PAP im Bereich der Magen-Darm-, Kolon-Rektum-, Gallenchirurgie sowie der Gynäkologie liegen vor [1]. Cephalosporine sind als das Mittel der Wahl für die PAP anzusehen [2].

Eine präoperativ begonnene Prophylaxe mit 2 gr Cefotaxim i.v. gewährleistet eine Infektionsprophylaxe bei präoperativ nicht infizierten urologischen Patienten – resultierend in einer postoperativen Infektrate von nur 1,8%. Statistisch besteht kein Unterschied zwischen einer 5- und einer 1,5tägigen Behandlungsdauer, so daß aus ökonomischen Gründen eine 3malige Applikation von Cefatoxim ausreichend ist und zusätzlich das Nebenwirkungsrisiko und die Gefahr der Resistenzentwicklung gering gehalten werden kann.

Zusammenfassung

Bei 150 urologischen Patienten kann bei primär sterilen Urinkulturen durch die PAP die postoperative Infektrate auf 1,8% beschränkt werden; die Heilungsrate bei primär präoperativ vorliegenden Urininfekten liegt bei 90%. Eine 3malige Applikation von je 2 gr Cefotaxim i.v. zeigt die gleiche Wirkung wie eine 5tägige und beinhaltet zudem ökonomische und mikrobiologische Vorteile durch geringere Kosten und verminderte Nebenwirkungsraten sowie geringe Gefahr der Resistenzentwicklung.

Literatur

1. Häring W, Weuta H (eds) (1985) Peri-operative use of braod spectrum penicillins. Excerpta Media, Amsterdam
2. Kaiser AB (1987) Zit in: Infektionen und Klinikhygiene 1: 3–5
3. Simon C, Stille W (1985) Antibiotika-Therapie in Klinik und Praxis, 6. Aufl. Schattauer, Stuttgart New York

Prof. Dr. W. Bischoff
Ed. Breuninger-Str. 3
D-7150 Backnang

„Urethritis posterior" durch Chlamydia trachomatis

R. A. Pust, R. Schäfer und H. Meier-Ewert

Bei endoskopisch und histologisch gesicherter isolierter hinterer Harnröhrenentzündung des ganz überwiegend jungen Mannes stehen die rezidivierenden Beschwerden oft im Widerspruch zu negativem Erregernachweis oder quantitativ nicht signifikanten Erregerzahlen in Urethralabstrich und fraktionierter Urinuntersuchung.

Von 1983–1987 wurden im Rahmen von Sondersprechstunden „Prostatitis" bei über 600 jungen, vorselektionierten Männern (Median 24,2 Jahre) ein gleichbleibendes diagnostisches Schema durchgeführt:

- Anamnese, klinisch-urologische Untersuchung
- Ausschluß Harnwegsinfekt (Urinsediment, Bakteriologie einschl. Mykoplasmen-Ausschluß)
- Prostatitisdiagnostik mit Hilfe der 4-Gläser-Probe ohne Exprimattropfen
- Uroflowmetrie (Miktiograph 14 F 45) (fakultativ)
- Sonographie von Nieren und Harnwegen und/ oder Urogramm
- Infusionsurethrographie
- Urethrozystoskopie mit gezielter PE aus der hinteren Harnröhre einschl. Histologie und Chlamydiendiagnostik im Gewebe (n=81)

Chlamydiendiagnostik im Gewebe-Quetschpräparat:

I. Nachweis von Chlamydien trachomatis-Antigen mit der direkten Immunfluoreszenztechnik unter Verwendung von monoklonalen Antikörpern und Beurteilung der apfelgrünen fluoreszierenden Granula (mind. 10 im Präparat) im Fluoreszenzmikroskop (IFT).
II. Nachweis von Chlamydia trachomatis-Antigen im Festphasenenzymimmunoassay als vom Spektralphotometer bei 492 mm meßbare Extinktion (ELISA).
III. Nachweis von Chlamydia trachomatis in der Zellkultur erfordert ein spezielles Transportmedium und ist technisch aufwendig. Der Nachweis von typischen Chlamydieneinschlüssen in Monolayerkulturen von Cyclohexamid vorbehandelter Mc Coy-Zellen ist die sicherste Methode und gilt als Referenzverfahren für die Berechnung von Sensitivität und Spezifität.

Das Miktionsverhalten der Patienten mit nachgewiesener Urethritis posterior kann durch die endoskopisch sichtbare Lumeneinengung erklärt und die verschiedenen Parameter der Uroflowmetrie objektiviert werden. In diesem Zusammenhang wird an

Tabelle 1. Uroflowmetrische, urethrographische, endoskopische und histologische Befunde bei 81 Patienten mit „Urethritis posterior" innerhalb > 12 Monate nach Behandlung

	Pathologische Uroflowkurve (4 Parameter)	Fehlender spont. KM-Übertritt (hint. Harnr./Blase)	Urethro-Zystoskopie		Hypertroph.-Coll. sem., Utrikuluszyste	Mediane Barre
			Endoskopisch (E) Histologisch (H) „Urethritis posterior"			
			E	H		
Vor Behandlung	81/81	20/56	81/81	55/81	25/81	14/81
Nach Behandlung	18/63	nicht geprüft				

Tabelle 2. Infektionsdiagnostische Daten bei 81 Patienten mit „Urethritis posterior" vor antibiotischer Behandlung

	Urethritis akut	Chronische Urethritis oder Prostatitis	Vegetatives Urogenitalsyndrom
Keine Erreger	n = 21	n = 32	n = 28
	13/21	30/43	28/28
Chlamydia trachomatis (Urethralabstrich)	8/21	3/43	0
Leukozyten	21/21	32/43	0/28
	1. Urinfraktion oder Urethral-Sekret	Urinfraktion 1 Urinfraktion 3 (nach P.M.)	1. + 3. Urinfraktion

das Hagen-Poiseuille'sche Gesetz erinnert, das eine annähernde Proportionalität zwischen dem Ausflußvolumen eines Rohres und der vierten Potenz des Rohrradius aufzeigt. Die Frage, ob die beobachteten Schleimhautveränderungen primärer oder sekundärer Natur sind, läßt sich nicht sicher entscheiden. Denkbar wären eine angeborene Abflußbehinderung mit „Logenprostatitis" und konsekutive Schleimhautveränderung mit zeitabhängiger Fibrose- und Mikrothrombenbildung infolge veränderter Urethrawandbelastung durch Wirbelbildung in der hinteren Harnröhre bei der Miktion. – Die Querschnittseinengung könnte einen begünstigenden Faktor für die Infektion mit Chlamydien an dieser Stelle des Schleimhautepithels darstellen. Darauf würden die histologisch nachgewiesenen Lokalisationen der Chlamydieneinschlüsse und die bekannte Neigung der Schlamydieninfektionen zur Chronizität hinweisen. – Zur möglichen Bedeutung derartiger chronischer Infektionen der hinteren Harnröhre wurden Fälle von Harnröhrenstrikturen, Epididymitis und Chlamydien-assoziierter Prostatitis beschrieben.

Bei Erstinfektionen stellen Tetracycline (Vibramycin) nach unserer Erfahrung das Mittel der Wahl dar. – Bei Mischinfekt, Therapieversagen und beim Rezidiv konnten erfolgreich die neuen Gyrasehemmer (Ofloxacin, Fleroxacin) angewendet werden. Dies gilt insbesondere, sofern der Verdacht einer Chlamydien-assoziierten chronischen Prostatitis besteht, da die Chinoloncarbonsäuren im alkalischen Milieu besonders wirkungsaktiv sind.

Insgesamt ist die Zahl unserer Therapieversager mit rund 20% in einem Beobachtungszeitraum bis zu über 40 Monate anzusetzen. Dies erscheint u.a. bedingt durch die Nichtbehandlung des Partners oder möglicherweise promiskuitäres Verhalten.

Literatur beim Verfasser.

Prof. Dr. R. Pust
Abteilung Urologie
Bundeswehrkrankenhaus Ulm
Oberer Eselsberg 40
D-7900 Ulm

Die Therapie der chronisch bakteriellen Prostatitis mit Ciprofloxacin. Ein Druchbruch in der Behandlung der Prostatitis?

W. Weidner und H. G. Schiefer

Einleitung

Die chronische bakterielle Prostatitis (CBP) ist eine seltene, jedoch klinisch wichtige Erkrankung. Sie wird überwiegend von Coli-Bakterien verursacht. Klinisch charakteristisch sind rezidivierende diffuse „Prostatitis-Symptome" mit Phasen der akuten Exacerbation. Diagnostikum der Wahl ist die „4-Gläserprobe" mit gleichzeitiger Analyse des Prostatasekretes auf Leukozyten [1].

Trimethoprim bzw. Cotrimoxazol sind auf Grund tierexperimenteller Untersuchungen der Stanford-Arbeitsgruppe über zwei Jahrzehnte als Therapeutikum der Wahl bei der CBP angesehen worden [2]. Trotz Langzeittherapie (3–6 Monate) ist die klinische Effizienz einer derartigen Behandlung jedoch häufig unzureichend (Sanierung in 30–60% der Fälle) [3].

Problemstellung

Ciprofloxacin ist ein Quinolon (Gyrasehemmer), das auf Grund der nachgenannten Punkte effizienter für die Behandlung der CBP sein könnte [4]:

1. Hohe in vitro Aktivität gegen alle denkbaren Erreger der CBP, insbesondere gegen E. coli.
2. Hohe Konzentrationen in Prostatasekret, Seminalplasma, Prostatagewebe und Urin.
3. Relative Unabhängigkeit von PH-Verschiebungen des Prostatasekretes auf Grund der Eigenschaft eines Zwitterions.

Patientengut und Methodik

Bisher wurden 17 Männer (Alter 20 bis 53 Jahre, $\bar{x}$ 38 Jahre) in die Therapiestudie eingebracht. Alle Patienten litten unter einer chronisch bakteriellen Prostatitis mit einer Anamnese von > 1 Jahr, sie waren erfolglos mit Trimethoprim bzw. Cotrimoxazol vorbehandelt.

Die Diagnostik erfolgte nach den Standards der Prostatitissprechstunde Giessen („4-Gläserprobe", Leukozytenanalyse), weiterhin erfolgte eine Bestimmung der Ciprofloxacin-Empfindlichkeit der Erreger [4].

Als Einschlußkriterien für die Therapiestudie wurde eine Prostatitiskonstellation für E. coli, Enterokokken und andere gramnegative Bakterien angesehen, weiterhin Nachweis von eitrigem Prostatasekret unter Ausschluß einer Infektion mit Ureaplasmen, Chlamydien und Trichomonaden.

Therapie

Die Therapie erfolgte mit 2 × 500 mg Ciprofloxacin oral für 14 Tage, beim Rezidiv für 4 Wochen. Zur Bestimmung der Compliance wurde bei jedem Patienten eine Ciprofloxacin-Bestimmung im Seminalplasma unter Therapie durchgeführt.

Kontrollen

Die Kontrollen erfolgten unter Therapie (nach 14 Tagen), nach 6 Wochen, nach 3 Monaten und dann dreimonatig bis heute.

Ergebnisse

CBP durch E. coli

Bisher wurden 12 Männer mit Coli-bedingter CBP therapiert. 11 Patienten (Tabelle 1) konnten lt. Protokoll verfolgt werden, bei 1 Patienten wurde die Therapie wegen Kopfschmerzen abgebrochen. Tabelle 1 faßt die Behandlungsergebnisse zusammen.

CBP durch andere Erreger

Tabelle 2 faßt die Behandlungsergebnisse bei weiteren 5 Patienten mit einer chronisch bakteriellen Pro-

Tabelle 1. CBP (E. coli)

No.	Wochen (nach Therapie)		Monate (nach Therapie)				
	2	6	3	6	9	12	15
1	0	L	L, (B)	(L)	L, B	L, B	L, B*
2	0	0	0	0	0	L, B, C+	L, B*
3	(L)	L, B	L, B	L, B	(L), (B)	L, B	
4	0	0	L, (B)	0	0	(L), U+	L
5	0	0	(B)	0	0	0	
6	0	0	0	0	0	0	0
7	0	0	0	0	0	0	0
8	0	0	0	0	0		
9	0	(L), C+	L	L	0	(L), C+	
10	0	0	0	(L), U+	0	(L)	
11	0	0	(L), C+	0	0	(L)	

0, keine Erreger, keine Leukozyten; L, signifikant erhöhte Leukozytenzahlen; (L), Leukozytenzahlen im Grenzbereich; B, Prostatitis-Konstellation; (B), Erregerzahlen im Grenzbereich; C, Chlamydien-Infektion; U, Ureaplasmen-Infektion; *, 2. Therapie

Tabelle 2. CBP (andere Erreger)

	No.	Wochen (nach Therapie)		Monate (nach Therapie)				
		2	6	3	6	9	12	15
S. faecalis (n = 3)	1	0	0	0, C+	0	0	(L)	L, B
	2	0	L	(B), L	B, L	B, L x	0	B, L
	3	0	(B)	0	(B), (L)	0	B, L x	
P. aeruginosa (n = 1)	1	0	B, L	B, L	B, L	B, L x	0	B, L
E. aerogenes (n = 1)	1	1	0	0	0	0	0	0

0, keine Erreger, keine Leukozyten; L, signifikant erhöhte Leukozytenzahlen; (L), Leukozytenzahlen im Grenzbereich; B, Prostatitis-Konstellation; (B), Erregerzahlen im Grenzbereich; C, Chlamydien-Infektion; *, 2. Therapie

statitis, die nicht durch Coli-Bakterien hervorgerufen wurden, zusammen.

Kommentar

Die vorliegenden Ergebnisse bestätigen nach einjährigem Verlauf unsere ersten positiven therapeutischen Erfahrungen mit Ciprofloxacin [5] insbesondere bei der Coli-bedingten CBP. Dabei zeigt sich, daß die mikrobiologische Sanierung der Prostata nicht unbedingt mit dem Abklingen der entzündlichen Aktivität (Leukozyten) einhergeht. Darüber hinaus ist die Möglichkeit einer Infektion der Prostata durch sexuell übertragbare Erreger zu berücksichtigen.

Die vorliegenden Ergebnisse ermutigen jedoch zu einer weiteren Überprüfung dieses neuen antibiotischen Konzeptes.

Literatur

1. Meares EM (1980) J Urol 123: 141
2. Stamey TA, Meares EM, Winningham DG (1970) J Urol 103: 187
3. Pfau A (1986) The treatment of chronic bacterial prostatitis. In: Weidner W et al (eds) Zuckschwerdt, München Bern Wien, pp 27–30
4. Weidner W, Schiefer HG, Dalhoff A (1987) Am J Med 82: 280
5. Weidner W, Schiefer HG (1986) Excerpta Medica (Curr Clin Prat Ser) 34: 325

Prof. Dr. med. W. Weidner
Urologische Universitätsklinik
Klinikstr. 29
D-6300 Gießen

Mikrowellenhyperthermie bei chronischer Prostatitis bzw. Prostatopathie – Vorläufige Ergebnisse

W. L. Strohmaier, K.-H. Bichler, M. Kiefer und A. Lev

Problemstellung

Die Therapie der chronisch-abakteriellen Prostatitis und der Prostatopathie (Prostatodynie) ist nach wie vor schwierig. Selbst bei nachgewiesenem Erreger (Mycoplasmen) und erzielter Keimfreiheit brachte eine Antibiotika-Therapie nur in 15% Beschwerdefreiheit [4]. Alpha-Sympaticolytika bzw. Baclofen erbrachten selbst bei gebesserter Urodynamik häufig subjektiv keine Erfolge [3, 8]. Eine psychosomatische Therapie scheitert oft an der Bereitschaft des Patienten. Anhand psychosomatischer Kriterien ist eine Unterscheidung zwischen Infektprostatitis und Prostatopathie nicht möglich [1]. Bereits früher wurde die Wärmetherapie empfohlen, problematisch war die gezielte selektive Erwärmung der Prostata. In Israel wurde ein Gerät zur Mikrowellentherapie der Prostata entwickelt [5]. Die ersten Erfolge bei chronischer Prostatitis waren ermutigend [6, 7]. Um die Wirksamkeit dieser Methode bei chronisch-abakterieller Prostatitis und Prostatopathie systematisch zu prüfen, haben wir folgende Studie begonnen.

Material und Methoden

Hyperthermiegerät: Prostathermer (Biodan Medical Systems, Rehovot, Israel). Das Gerät besteht aus folgenden Basiselementen: 915 MHz Energiequelle (max. 100 Watt) mit einem speziellen Applikator, der ins Rektum eingeführt wird. Vorrichtungen zur Kühlung der Rektalwand und laufendem Temperatur-Monitoring in Rektum und Urethra sind in das Gerät eingebaut. Abbildung 1 zeigt schematisch die Anordnung von Applikator und Temperatursonden.

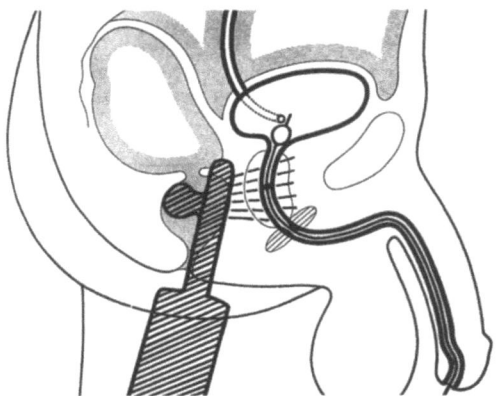

Abb. 1. Anordnung von Applikator und Temperatursonden

96 männliche *Patienten* zwischen 30 und 50 Jahren mit chronisch-abakterieller Prostatitis und Prostatopathie (Klassifikation nach Meares [2]) sollen in die Studie aufgenommen werden. Die Symptomatik muß mindestens 12 Monate bestehen.

Voruntersuchungen: Anamnese, körperliche Untersuchung, Vier-Gläser-Probe, Uroflow (max. Harnsekundenvol.) wird in Abhängigkeit vom Miktionsvolumen mit einer Punktzahl zwischen 1 und 9 bewertet (9 = normal), Restharn (Restharn wird mit einer Punktzahl zwischen 1 (= 200 ml) und 5 (= 50 ml) bewertet, transrektale Sonographie, Proktoskopie.

Fragebogen: Alle Patienten füllen einen Fragebogen über ihre subjektiven Beschwerden aus (Fragen zu Miktionsfrequenz, Harndrang, Dysurie, Schmerzen, Restharngefühl, Ejakulation). Die vorgegebenen Antworten werden mit einer Punktzahl bewertet (1 = schlechtester Zustand, 9 = normal). Daraus wird ein Gesamtscore errechnet. Nur Patienten mit einem Score ≤ 95 werden in die Studie aufgenommen, bessert sich der Score nach einer einwöchigen Doxicyclin-Behandlung um nicht mehr als 15, können die Patienten randomisiert werden.

Behandlungsgruppen: (siehe Tabelle 1)

Nachuntersuchungen: Nach einer Woche, 1, 3 und 6 Monaten werden die Patienten nachuntersucht.

Tabelle 1. Behandlungsgruppen der prospektiven, randomisierten Studie zur Mikrowellenhyperthermie bei chronisch-abakterieller Prostatitis und Prostatopathie

	Prostatopathie
	Fragebogen „subjektive Beschwerden"
Punktzahl	($\bar{x} \pm s$)
vor Behandlung	(n=14) 76,2 ± 15,3
nach 1 Monat	(n=14) 90,6 ± 17,5
nach 3 Monaten	(n= 6) 92,0 ± 16,0
nach 6 Monaten	(n= 5) 101,3 ± 4,2

Dabei werden die gleichen Parameter inklusive Fragebogen bestimmt.

Vorläufige Ergebnisse

Bislang wurden 17 Patienten nach dem Studienprotokoll randomisiert, 14 Patienten konnten ausgewertet werden. Bezüglich der *objektiven Parameter* (Uroflow, Restharn, Vier-Gläser-Probe) ergaben sich keine signifikanten Veränderungen. Die *subjektiven* Beschwerden konnten jedoch signifikant gebessert werden, wie die Auswertung der Fragebögen ergab (Tabelle 2). Ein Unterschied zwischen den einzelnen Behandlungsgruppen ist aufgrund der noch geringen Fallzahl derzeit nicht erkennbar. Nebenwirkungen konnten wir bei keinem Patienten feststellen.

Diskussion

Unsere vorläufigen Ergebnisse zeigen, daß die subjektive Symptomatik der chronisch-abakteriellen Prostatopathie deutlich verbessert werden kann. Der Therapieerfolg hält bislang über 6 Monate an. Langzeitergebnisse liegen uns noch nicht vor. Die objektiven Befunde konnten nicht verändert werden. Allerdings ist die chronisch-abakterielle Prostatitis und Prostatopathie ein Krankheitsbild, bei dem die subjektiven Beschwerden weit mehr im Vordergrund stehen, so daß der Linderung dieser Symptomatik sicher die größere Bedeutung zukommt. Ein Placebo-Effekt ist eher unwahrscheinlich, da bei unseren Patienten eine jahrelange Symptomatik bestand, die bereits von mehreren Urologen mit verschiedensten Medikamenten nicht beeinflußt werden konnte. Über den exakten Wirkmechanismus

Tabelle 1. Ergebnisse des Fragebogens zur subjektiven Symptomatik vor und nach Mikrowellenhyperthermie bei chronisch-abakterieller Prostatitis und Prostatopathie

Beh. Nr.	Medikation	Sitzungsdauer	Temp.	Frequenz/Woche	Behandlungsdauer
1	Doxycyclin	60	39,5 ± 0,5°	1	2
2	Doxycyclin	.	.	1	4
3	Doxycyclin	.	.	2	2
4	.	.	.	2	4
5	.	.	43,0 ± 0,5°	1	2
6	.	.	.	1	4
7	.	.	.	2	2
8	.	.	.	2	4
9	Placebo	.	39,5 ± 0,5°	1	2
10	Placebo	.	.	1	4
11	.	.	.	2	2
12	.	.	.	2	4
13	.	.	43,0 ± 0,5°	1	2
14	.	.	.	1	4
15	.	.	.	2	2
16	.	.	.	2	4

liegen bislang keine Erkenntnisse vor: Diskutiert werden neben einer verbesserten Durchblutung der Prostata auch immunologische Effekte [5].

Schlußfolgerungen

Die lokale Mikrowellenhyperthermie ist eine gute palliative Behandlungsmethode der chronisch-abakteriellen Prostatitis bzw. Prostatopathie. Sie lindert die subjektive Symptomatik deutlich. Der Wirkungsmechanismus ist derzeit unklar, die Mikrowellenhyperthermie stellt wahrscheinlich keine kausale Therapie dar. Weitere Untersuchungen an größeren Kollektiven und zum Wirkmechanismus dieser Therapie müssen daher den endgültigen Stellenwert dieser Behandlung definieren.

Literatur

1. Janssen PL, Kukahm R, Spieler KH, Wiessbach L (1983) Zur Psychosomatik der chronischen Prostatitis. In: Brunner H et al (Hrsg) Chronische Prostatitis. Schattauer, Stuttgart New York, S 265-271
2. Meares EM, Stamey TA (1968) Bacteriologic localization patterns in bacterial prostatitis and urethritis. Invest Urol 5: 492-518
3. Plamtag H, Riedasch G (1983) Medikamentöse Behandlung funktioneller Blasenentleerungsstörungen bei Prostatitis. In: Brunner H et al (Hrsg) Chronische Prostatitis. Schattauer, Stuttgart New York, S 437-454
4. Peeters M, Polak-Vogelzang A, Debruyne F, Ven der Veen J (1983) Abakterielle Prostatitis: Mikrobiologische Daten. In: Brunner H et al (Hrsg) Chronische Prostatitis. Schattauer, Stuttgart New York, S 61-76
5. Servadio C, Leib Z (1984) Hyperthermia in the treatment of prostate cancer. The Prostate 5: 205-211
6. Servadio C, Leib Z, Lev A (1986) Further observations of the use of local hyperthermia for the treatment of diseases of the prostate in man. Eur Urol 12: 38-40
7. Servadio C, Leib Z, Lev A (1986) Further studies on the use of local hyperthermia for the treatment of diseases of the prostate. J Urol 137: 338A
8. Stamey TA (1981) Prostatitis. J Roy Soc Med 74: 22-40

Dr. med. W. L. Strohmaier
Urologische Abteilung der Universität
Calwer Str. 7
D-7400 Tübingen

Pneumonephrose – Ein seltenes und lebensbedrohliches Krankheitsbild

F.-J. Deutz, N. Fischer, R. Knüchel, K.-C. Klose und H. Rübben

Zusammenfassung

Die Pneumonephrose ist eine seltene, lebensbedrohliche, eitrige Infektion der Niere und des Perirenalraumes, die sich überwiegend bei Patienten mit schlecht eingestelltem Diabetes mellitus findet. Charakteristisch ist die intrarenale und gelegentlich auch perirenale Gasbildung. Klinisch steht die gramnegative Sepsis mit einer Mortalitätsrate von 75-90% bei konservativer und von 30-50% bei kombinierter chirurgisch-medikamentöser Behandlung im Vordergrund [3]. Seit der Erstbeschreibung von Kelly und Mac Callum im Jahre 1898 [1] wurden bisher 55 Fälle in der Weltliteratur publiziert [2]. Anhand dreier eigener Fallbeobachtungen werden die klinischen und diagnostischen Aspekte dieses seltenen Krankheitsbildes vorgestellt. Die Therapie erfordert Harnableitung und Drainage, antibiotische Behandlung, Einstellung des Diabetes, u. U. die Nephrektomie.

Fall 1

V. A., 65jährige Patientin, wurde somnolent und verwahrlost stationär aufgenommen. Der Allgemeinzustand habe sich in den letzten 2 Tagen zunehmend verschlechtert. Nach Auskunft der Angehörigen war ein Nierenleiden seit Jahren bekannt. Am gleichen Tage Notfalldialyse (Kalium 8,8 mmol/l, Kreatinin 1850 µmol/l, Harnstoff 95,6 mmol/l, Glukose 11,6 mmol/l). Am nächsten Morgen kam es zum Temperaturanstieg bis 40 Grad C, Schüttelfrost, Leukozytose, Thrombopenie und Verbrauchskoagulopathie. Die Abdomenaufnahme im Stehen bzw. Linksseitenlage und Computertomographie zeigte auf der linken Seite eine Steinpyonephrose mit Gasbildung (Abb. 1, 2). Es wurde sofort die Nephrektomie links durchgeführt. Die histologische Begutachtung ergab eine schwere abszedierende und nekrotisierende Pyelonephritis mit Durchbruch durch die Kapsel und Einwachsen in das perirenale Fettgewebe. Mikrobiologisch Nachweis von E. coli und Klebsiella pneumoniae sowohl im Nierenabstrich als auch in den Blutkulturen. Clostridien konnten nicht nachgewiesen werden. Unter intensivmedizinischer Behandlung (Katecholamingabe, kontrollierter Beatmung, Hämodialyse, testgerechter Antibiose mit Cefotiam (Spizef) und Tobramycin (Gernebcin), pulmonalarteriendruckkontrollierter Volumensubstitution sowie Therapie der Verbrauchskoagulopathie) besserte sich der kardiopulmonale Zustand bis zur möglichen Extubation innerhalb von 5 Tagen. Dann jedoch zunehmende Erschöpfung der respiratorischen Reserven und erneute kontrollierte Beatmung. In den nächsten Tagen Entwicklung eines

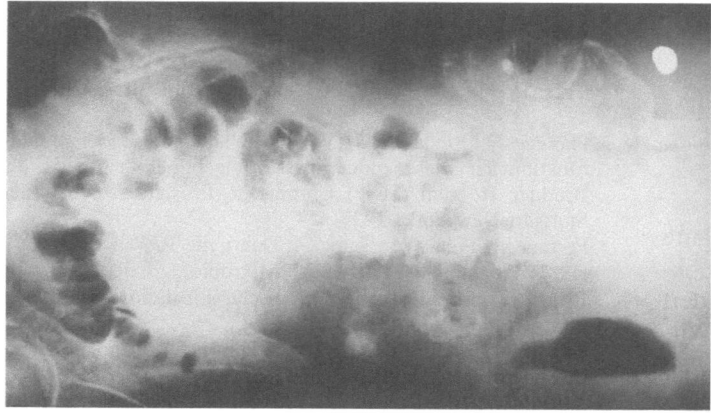

Abb. 1. Abdomenaufnahme in Linksseitenlage: Gasansammlung im Bereich der linken Nierenregion bei Pneumonephrose

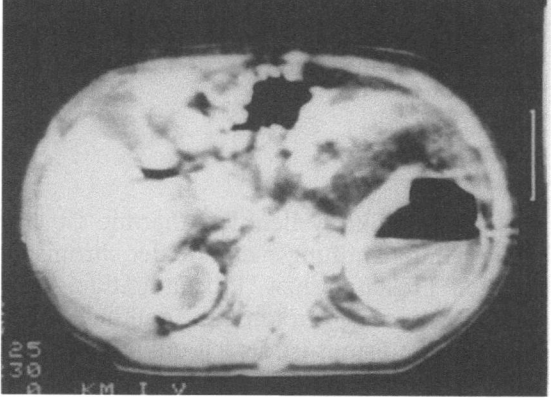

Abb. 2. CT: Klassisches Bild bei Pneumonephrose links

paralytischen Ileus und Laparotomie wegen akuter abdomineller Symptomatik auf dem Boden einer akuten Pankreatitis. Die Patientin verstarb 3½ Wochen nach dem Ersteingriff bei zunehmender Infiltration beider Lungen, nicht beeinflußbarer Darmparalyse an dem durch die Sepsis hervorgerufenen Multiorganversagen.

Fall 2

E. K., 73jährige Patientin, stellte sich wegen anhaltender Obstipation unter dem Bilde eines chronisch inkompletten Ileus in der Klinik vor. 5 Monate zuvor erfolgte eine Hemicolektomie rechts sowie eine palliative entero-enterale Anastomose wegen eines metastasierenden Colon-Karzinoms. Wegen Ummauerung des rechten Harnleiters wurde damals eine perkutane Nephrostomie als palliative Maßnahme angelegt. Bei stets gut funktionierender Nephrostomie, die zuletzt vor 2 Wochen problemlos gewechselt wurde, zeigten sich jetzt eine sistierende Urinausscheidung aus dem Nephrostomiekatheter, Flankenschmerzen, Temperaturen bis 38,5 Grad C bei sonst unauffälligen Laborparametern. Die Abdomenübersichtsaufnahme und die Fistelfüllung mit Kontrastmittel zeigten ein massiv dilatiertes Hohlsystem infolge intrarenaler Gasbildung. Nach Wechseln der Nephrostomie und Spülung mit verdünnter Kaliumpermanganatlösung kam die Nierenfunktion innerhalb von 2 Tagen wieder in Gang, und auch die Ileussymptomatik besserte sich. Die mikrobiologische Untersuchung der aus der Niere gewonnenen eitrigen Flüssigkeit ergab E. coli, Enterokokken und Pseudomonas aeruginosa.

Fall 3

K. M., 65jährige Patientin, wurde wegen ausgeprägter Anämie und seit 4 Wochen bestehender Schwäche und Dyspnoe stationär aufgenommen. Bei der Patientin war bereits früher eine chronische Pyelonephritis beidseits mit kompensierter Niereninsuffizienz bekannt. Die Thoraxaufnahme zeigte einen ausgeprägten Zwerchfellhochstand links mit einer großen Luftsichel subphrenisch. Die Abdomenaufnahme im Stehen und Linksseitenlage zeigte eine große Spiegelbildung sowie kleinfleckige Gasansammlungen im Bereich der linken Nierenregion. In der Computertomographie Nachweis eines kindskopfgroßen nephrogenen Abszesses links mit Gasbildung. Die linke Niere war innerhalb des Prozesses nicht mehr nachweisbar. Wegen drohender Urosepsis wurde die Indikation zur sofortigen Freilegung gestellt. Nach Eröffnung der Gerota'schen Faszie entleerte sich 900 ml weißlich-brauner Eiter, vermischt mit Gas. Normales Nierengewebe war innerhalb der nekrotischen Höhle nicht nachweisbar. Nach weitgehender Resektion der nekrotischen Gewebeareale, Spülung der Wundhöhle und ausgiebiger Drainage erfolgte innerhalb von 7 Wochen eine zufriedenstellende Restitutio, so daß eine Entlassung nach Haus möglich war. In der histologischen Begutachtung Nachweis einer nekrotisierenden Entzündung im Binde- und Fettgewebe. Organspezifische Strukturen waren nicht mehr erkennbar. Die mikrobiologische Untersuchung aus der Abszeßflüssigkeit ergab E. coli.

Diskussion

Gasbildungen im menschlichen Gewebe sind abgesehen vom Gasbrand extrem selten. Im Harntrakt werden Luftansammlungen am häufigsten nach endoskopischen Eingriffen und bei urointestinalen Fisteln beobachtet. Demgegenüber stellt die Pneumonephrose (emphysematöse Pyelonephritis, Pneumonephritis, renale Pneumatose, Pneumonephrogramm und renales Emphysem) eine sehr seltene und kaum bekannte Erkrankung dar. Das klinische Bild gleicht gewöhnlich dem einer schweren akuten Pyelonephritis. Häufig ergab die körperliche Untersuchung jedoch keinen typischen Befund, und Fieber unklarer Genese war das einzige Symptom. Radiologisch fällt die Diagnose mit dem Nachweis intra-/perirenaler Gasbildung auf der Abdomenaufnahme im Stehen und Linksseitenlage. Zusätzliche Verfahren wie Infusionsnephrotomographie, Isotopennephrographie, Ultraschalluntersuchung und Computertomographie erhärten die Diagnose, geben Auskunft über die Ausdehnung des Prozesses, die Nierenfunktion und ermöglichen eine Therapiekontrolle. Aetiologisch findet sich in 87% ein Diabetes mellitus, in 40% eine Harnabflußstörung und in allen Fällen eine Infektion mit gasbildenden Keimen. E.coli ist der am häufigsten nachgewiesene Keim (71%), daneben finden sich Klebsiella pneumoniae, Aerobacter aerogenes, Proteus mirabilis, Pseudomonas und in 19% Mischinfekte. Clostridien konnten in keinem Fall nachgewiesen werden. Der typische histopathologische Befund ist der einer schweren nekrotisierenden Pyelonephritis. In 23% wurde eine komplette Nekrose der Niere beobachtet, so daß organspezifische Strukturen nicht mehr erkennbar waren. Pathogenetisch wird die Verstoffwechselung von Glukose zu CO_2 und Wasserstoff sowie der Abbau von nekrotischem Gewebematerial als Ursache der Gasbildung angesehen.

Schlußfolgerungen

Progrediente Verschlechterung des Allgemeinzustandes, septische Temperaturen und klinische Schockzeichen müssen sofort an eine Urosepsis denken lassen. Nach obligatem Anlegen von aeroben und anaeroben Blutkulturen sowie einer Urinkultur sollte sofort eine parenterale Breitspektrumantibiotikatherapie eingeleitet werden. Bilanzierte Flüssigkeitszufuhr, Einstellung des Diabetes, Elektrolyt-, Alkalose- bzw. Azidosekorrektur und die Behandlung des Schocksyndroms gehören zu den weiteren Erstmaßnahmen. Die chirurgische Intervention ist notwendig bei obstruktiver Uropathie und pararenaler Abszeßbildung. Basierend auf der Tatsache, daß CO_2 und Wasserstoff zu den leicht diffusiblen Gasen gehören, müssen die Patienten mit Pneumonephrose sehr sorgfältig überwacht werden. Persistierender Gasnachweis auf mehreren Röntgenkontrollen trotz aggressiver Therapie beweist die Persistenz der Infektion und macht die Nephrektomie als lebensrettende Maßnahme erforderlich. Trotz der Tatsache, daß die Pneumonephrose in 10% der Fälle bilateral und auch in Einzelnieren beschrieben wurde, sind konservative Maßnahmen zur Erhaltung der Nierenfunktion meistens nicht erfolgreich.

Literatur

1. Kelly HA, Mac Callum WG (1898) Pneumaturia. JAMA 31: 375
2. Michaeli J, Mogle P, Perlberg S, Heiman S, Caine M (1984) Emphysematous pyelonephritis. J Urol 131: 203–208
3. Olazabal A, Velasco M, Martinez A, Villavicencio H, Codina M (1987) Emphysematous pyelonephritis. Urology 29: 95–98

Dr. med. F.-J. Deutz
Oberarzt der Abteilung Urologie
der RWTH Aachen
Pauwelsstraße
D-5100 Aachen

Zusammenfassung der Postersitzung 14: Urolithiasis – Metaphylaxe und Infektprophylaxe

H.-J. Schneider und R. Hubmann

In dieser Sitzung wurden 18 Poster präsentiert.

Butz und Mitarbeiter (Paderborn) unterstrichen den Stellenwert einer Kalziumurolithiasisprophylaxe auch im Zeitalter der ESWL. Die Nachuntersuchung von 226 Kalziumrezidivharnsteinpatienten ergab, daß durch eine prophylaktische Dauertherapie (Medikamente und/oder Diät) bei ⅔ der Patienten Rezidivfreiheit erreicht werden konnte.

Ihre Erfahrungen mit dem Alkalizitrat Oxalyt C erläuterten *Kunit und Mitarbeiter (Salzburg)*. Unter der Therapie steigt die Zitratausscheidung über den Harn an, die des Kalziums fällt bei ⅓ der Patienten ab. Im Therapiezeitraum von über einem Jahr blieben alle Patienten rezidivfrei.

Der Wirkungsmechanismus von Alkalizitraten auf das Bildungsrisiko wichtiger Kristallphasen im Harn war von *Achilles und Mitarbeitern (Marburg)* mit einem Gelkristallisationsverfahren untersucht worden. Der Effekt wird mit einer simultanen Senkung der Kalziumausscheidung und Erhöhung von pH-Wert und der Harnzitratkonzentration erklärt.

Strohmaier und Mitarbeiter (Tübingen) konnten zeigen, daß mit dem Ballaststoffpräparat Farnolith die Harnkalzium- und -oxalsäureausscheidung gesenkt wird. Besonders sinnvoll ist der Einsatz bei Patienten mit einer absorptiven Hyperkalziurie. Es wurden die Ergebnisse sehr spezieller Stoffwechseluntersuchungen vorgestellt.

Über die Resultate einer einjährigen Multizenterstudie mit Farnolith bei Kalziumrezidivsteinpatienten berichtete *Schneider (Frankfurt)*. Bei sehr guter Verträglichkeit und Compliance ließ sich mit diesem Präparat die mittlere Steinbildungsrate von 2,76 auf 0,46 Steine/Patient/Jahr reduzieren. Über 90% der vorher häufiger rezidivierenden Kalziumsteinpatienten blieben im Jahr der Behandlung steinfrei.

Im Tierversuch demonstrierten *Leusmann und Mitarbeiter (Münster)* die initiale Rolle von Kalziumphosphat bei der Harnsteinbildung. Es wird ein Zusammenhang mit der proteinreichen Ernährung gesehen.

Mit diesen Beiträgen wurde nicht nur die Notwendigkeit, sondern auch die Effektivität einer Harnsteinmetaphylaxe belegt. Nach den Vorträgen im Forum konnte leicht der Eindruck entstehen, daß eine Rezidivprophylaxe mit dem Fortschreiten apparativer Techniken immer weniger notwendig ist und daß Kenntnisse auf dem Gebiet Steinpathogenese kaum mehr benötigt werden und auch nicht mehr gefragt sind.

Einen Fall von 2,8-Dihydroxyadeninlithiasis demonstrierten *Jung und Mitarbeiter (Homburg/Saar)*. Die häufige Fehldiagnose kann relativ einfach durch Aktivitätsbestimmung der Adenosylphosphoribosyltransferase durch Hochdruckflüssigkeitschromatographie vermieden werden.

Über den Wert einer Antibiotikaprophylaxe bei der ESWL berichteten 4 Arbeitsgruppen *(Meyer und Mitarbeiter, Frankfurt; Knipper und Mitarbeiter, Lübeck; Müller-Mattheis und Mitarbeiter, Düsseldorf; Zehntner und Mitarbeiter, Bern)*. Die Meinungen dazu waren insgesamt einheitlich: Eine generelle Antibiotikaprophylaxe ist bei der ESWL nicht gerechtfertigt. Andererseits sollte bei allen Risikopatienten (große Steine, Infektsteine, unbekannte Infektlage, Endokarditisgefahr u. a.) eine begleitende Antibiotikatherapie erfolgen.

Lehr und Kollwitz (Berlin) erläuterten ihre guten Erfahrungen mit einem stationären Hygieneregime. Innerhalb von zwei Jahren konnte die nosokomiale Infektionshäufigkeit um 30% reduziert werden. Hauptursache dieser Infektionen sind Katheterismus und resistenzmindernde Erkrankungen.

In einer prospektiven randomisierten Studie hatten *Geboers und Mitarbeiter (Nimwegen)* die Effektivität einer Amikain-Prophylaxe bei transurethralen Operationen untersucht. Die Resultate scheinen vorteilhaft zu sein, der Unterschied zu den Unbehandelten war aber nicht signifikant.

Dagegen fand *Bischoff (Backnang)*, daß eine perioperative Antibiotikaprophylaxe zu einer deutlichen Verminderung der Infektionsrate bei urologischen Patienten führt.

Bei rezidivierender Urethritis jüngerer Männer mit dem so häufig fehlenden Erregernachweis kann in der Zellkultur nicht selten Chlamydia trachomatis nachgewiesen werden. Zur Therapie sind die Gyrasehemmer besonders geeignet *(Pust und Mitarbeiter, Ulm)*.

Auch bei der chronischen bakteriellen Prostatitis scheint durch die Behandlung mit Ciprofloxacin ein Durchbruch erzielt worden zu sein *(Weidner und Schiefer, Gießen)*. In 9 von 17 Fällen hielt die Erregersanierung über 18 Monate an.

Bei der chronischen Prostatitis und der Prostatopathie läßt sich durch eine lokale Mikrowellentherapie eine deutliche Verbesserung der Symptomatik, gemessen an objektiven und subjektiven Parametern, erzielen *(Strohmaier und Mitarbeiter, Tübingen)*. Gerade bei der Prostatitis mit den häufigen therapeutischen Mißerfolgen sollte auf physikalische Maßnahmen nicht verzichtet werden.

Deutz und Mitarbeiter (Aachen) stellten anhand von zwei eigenen Beobachtungen das seltene aber lebensbedrohliche Krankheitsbild einer Pneumonephrose vor. Klinisch steht die gramnegative Sepsis mit einer Mortalitätsrate von 75% im Vordergrund. In 87% besteht gleichzeitig ein Diabetes mellitus. In allen Fällen fand sich eine Infektion mit gasbildenden Keimen.

Prof. Dr. H.-J. Schneider
Oeder Weg 72
D-6000 Frankfurt

Freie Themen

Fertilitätsstörungen – Diagnostik und Therapie

Praxisbezogene erweiterte Fertilitätsdiagnostik: Penetrationstest – immunologische Tests

G. Ludwig, F. Maleika, W.-H. Weiske, J. Frick und E. Rovan

Liegt bei Kinderlosigkeit ein normaler gynäkologischer Befund und ein normales Spermiogramm vor oder soll die Funktion der Spermatozoen beurteilt werden, so müssen bestimmte immunologische und spermatologische Tests im Rahmen einer erweiterten Fertilitätsdiagnostik vorgenommen werden.

Für Praxis und klinischen Alltag kommen dabei die in Tabelle 1 aufgelisteten Tests zur Anwendung:

Tabelle 1

A: Immunologische Tests
   1. Prüfung auf IgG-Antikörper im MAR-Test
   2. Prüfung auf IgA-Antikörper im Kremer-Jager-Test
B: Penetrationstest
   Penetrationstest mit bovinem Mucus (Penetrak-Test)
C: Test zur Prüfung der Membranstabilität der Spermatozoen
   Hypoosmotischer Schwelltest (HOS-Test)

A. Immunologische Tests

Spermatozoen enthalten antigene Komponenten und können so eine Bedeutung für die Infertilität des Mannes bekommen [10, 11]. Man muß hierbei zwischen *Autoantikörpern* im Serum des Mannes gegen die eigenen Spermatozoen und *Isoantikörpern* im Genitalsekret der Frau gegen die männlichen Spermatozoen unterscheiden. Beide können entweder *agglutinierende* oder *immobilisierende* Eigenschaften aufweisen, die bei hohen Titern die Penetration des Cervicalmucus erschweren kann [2].

Spezifische Antikörpernachweise wie der Kibrick-Test, der Isojima-Test und der Friberg-Test haben den Vorteil, daß sie Antikörper spezifisch gegen Spermatozoen nachweisen können und quantitativ sind. Sie haben jedoch den Nachteil, an ein normales Testejakulat gebunden und daher beim OAT-Syndrom nicht verwertbar zu sein. Außerdem ist ihre Empfindlichkeit zu gering und die Reproduzierbarkeit von vielen Variablen abhängig.

Die beiden im Folgenden zu beschreibenden unspezifischen Antikörpernachweise von IgG und IgA-Antikörpern durch den MAR-Test und den Kremer-Jager-Test stellen einfache und sichere Antikörpersuchtests gegen Spermatozoen dar [3, 4, 5].

Prinzip des MAR-Tests

Es sollen an Spermatozoen gebundene IgG-Antikörper mit Hilfe von bivalenten Anti-IgG-Antikörpern an die IgG-beladenen Testerythrozyten gekoppelt werden. Bei positivem Test entstehen – bevorzugt im Bereich des Halses und Mittelstückes der Spermatozoen – halskrausenartige Erythrozytenaggregate. Diese können jedoch auch untereinander sowie an sonstigen Teilen des Spermatozoons auftreten. Bei negativem Testergebnis unterbleibt die Aggregation der Testerythrozyten an die Spermatozoen.

Durchführung des MAR-Tests

Erforderliche Utensilien und Reagenzien
Objektträger
Deckglas (18 × 18 mm)
Tuberkulinspritze mit dünner Nadel
Antiserum gegen Human-IgG (γ-Kette), Behring Werke, Marburg
Testerythrozyten, sensibilisiert mit Anti-Rh-AK (Coombs-Kontrollserum, Dr. Molter, 6903 Neckargemünd).

Ein Tropfen des zu untersuchenden frischen Ejakulats wird auf einen Objektträger aufgebracht und mit einem Tropfen der Erythrozytensuspension vermischt. Eine Kontrolle im Mikroskop zeigt freischwimmende Spermatozoen in der Blutzellsuspension. Erst nach Zugabe eines Tropfens der Anti-IgG-Antikörperlösung verklumpen die Testerythrozyten untereinander und an den Spermatozoen.

Der Sperm-Cervicalmucus-Kontakt-Test (SCMC-Test nach Kremer und Jager)

IgA-Antikörper können sowohl auf dem Spermatozoon als auch im Cervicalmucus vorhanden sein und zu Agglutinationen führen. Im SCMC-Test werden derartige Antikörper im Cervicalmucus nachgewiesen [7]. Sie führen dazu, daß eine Agglutination zwischen Spermatozoon und Glykoprotein-Mycel des Cervicalmucus eintritt. Diese erlaubt dem Spermatozoon nur noch eine begrenzte Bewegungsmöglichkeit, es kann sich nur noch am Ort bewegen und zeigt ein typisches Schüttelphänomen, sogenanntes *Shaking*. Je nachdem, ob die Antikörper am Schwanz oder Kopf sitzen, bleiben entweder Schwanz oder Kopf am Ort agglutiniert, während der antikörperfreie Teil des Spermatozoons – je nachdem Kopf oder Schwanz – sich schüttelnd hin und herbewegt (s. Abb. 1).

Mit dem SCMC-Test läßt sich dieses „Shaking" quantitativ erfassen: man bringt einen Tropfen Mucus breit auf einen Objektträger auf. Direkt auf den ausgebreiteten Mucus gibt man einen kleinen Tropfen verflüssigten Spermas. Durch sanftes stetiges Aufdrücken des Deckglases sollen die beiden Medien ineinander übergehen. Nach ca. 10 Minuten schätzt man unter 200facher Vergrößerung und verschiedenen Blickfeldern ab, wieviel Prozent Spermatozoen das Schüttelphänomen zeigen (Abb. 1).

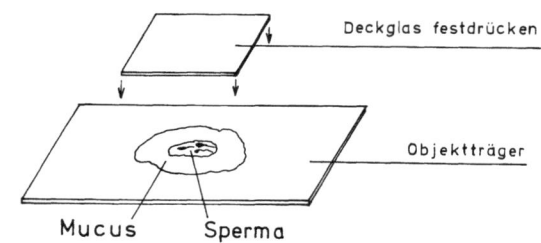

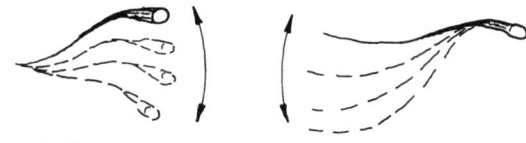

Abb. 1. Positives „Shaking"-Phänomen. Durch Agglutination klebt entweder der Spermatozoenkopf am cervicalen Mucus *(rechts)* oder – seltener – der Spermatozoenschwanz *(links)*. In beiden Fällen ist dem Spermatozoon nur eine begrenzte Am-Ort-Beweglichkeit möglich (ein Schütteln = Shaking), bevor es zur völligen Immobilisation kommt

Ein 3fach positives Schüttelphänomen ist klinisch relevant und geht mit einem hohen Titer lokaler Antikörper einher [8]. Der SCMC-Test ist ein einfach mikroskopisch durchzuführender Screening-Test, der einen Hinweis auf klinisch relevante Antikörper der IgA-Klasse sowohl im Mucus als auch auf den Spermatozoen gibt.

B. Penetrationstest mit bovinem Mucus (BMP-Test, Penetrak-Test)

Mit dem Penetrak-Test steht ein standardisierter Test zur Verfügung, der den aufwendigen und von verschiedenen Variablen abhängigen Postkoital-Test nach Sims-Huhner ersetzt. Ein besonders aufbereiteter gereinigter Rindermucus wird in Flachkapillaren gefüllt, die luftdicht verschlossen sind [1]. Nach Aufbrechen der Kapillaren werden die Teströhrchen in eine Probe verflüssigten Ejakulats gestellt und anschließend die Eindringtiefe der Spermatozoen unter dem Mikroskop auf einem speziell markierten Objektträger abgelesen.

Eine normale Penetration liegt vor, wenn die 30 mm-Marke überschritten wird (Einzelheiten sind der Prospektbeilage des Penetrak-Tests der Firma Serono zu entnehmen).

Der Test ist insbesondere vor einer vorgesehenen homologen Insemination von klinischer Relevanz. Er hat eine Sensivität von 83% und eine Spezifität von 94% [13].

C. Test zur Prüfung der Membranstabilität der Spermatozoen (Hypoosmotischer Schwelltest = HOS-Test)

Beim HOS-Test wird die Fähigkeit der Spermatozoenmembranen, hypoosmolare Belastungen zu tolerieren, prozentual erfaßt [6]. Wenn Spermatozoen

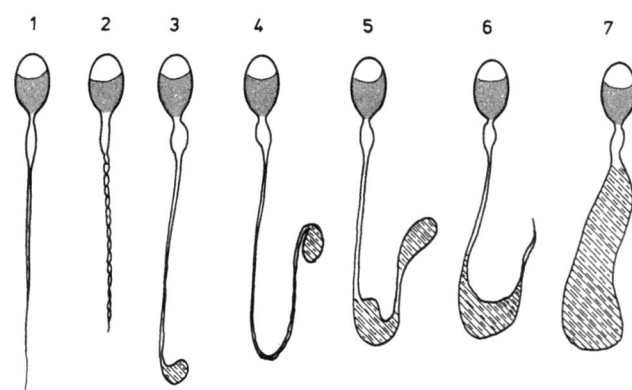

Abb. 2. Hypoosmotischer Schwelltest (schematisiert). Typische morphologische Veränderungen der Spermatozoenschwänze unter hypoosmotischen Bedingungen (modif. nach Jeyendran et al. 1984). *1* keine Veränderung; *2* „Kettenschwellung", minimale segmentierte Schwellung des gesamten Schwanzes; *3–7* verschiedene Schwanzschwellungen in zunehmender Tendenz (geschwollene Schwanzteile *gestrichelt*)

Tabelle 2. Hypoosmotischer Schwelltest (Methode nach van der Ven und Jeyendran)

1. Herstellung der Lösung
  A. Natriumcitrat 1,47 g in 100 ml H_2O
  B. Fruktose 2,75 g in 100 ml H_2O
  A+B mischen und steril filtrieren. Osmolarität mit Osmometer auf 150 mOsm einstellen. Die Lösung kann in 1 ml-Ampullen konfektioniert und tiefgefroren gelagert werden.

2. Versuch
  1 ml o.g. Schwell-Lösung auf Zimmertemperatur bringen, dann in steriles Reagenzglas füllen und mit 0,1 ml sperma für ½ min mischen.
  Das ganze in einem Wasserbad (37 Grad C für ca. 30 min) inkubieren.

in einer niedrig osmolaren Lösung inkubiert werden, dringt Wasser in sie ein, wodurch die Schwänze anschwellen. Der prozentuale Anteil der geschwollenen Spermatozoen wird ausgezählt (Abb. 2). Die Herstellung der hypoosmolaren Lösung ist in Tabelle 2 dargestellt.

Beurteilung

100 Spermatozoen auf Objektträger in 400facher Vergrößerung mit Phasenmikroskop auszählen.
>60% geschwollene Spermatozoen = normal
<60% geschwollene Spermatozoen = abnormal

Als Maß für die funktionale Integrität der Spermatozoen mißt der Test etwas grundsätzlich anderes als die bisher bekannten Parameter. Er korreliert am stärksten positiv mit der Motilität und am stärksten negativ mit dem Eosin-Test, so daß die Schwellrate als neuer Vitalitätsparameter anzusehen ist [9].

Insbesondere vor einer eventuell geplanten in-vitro-Fertilisation, aber auch vor einer homologen Insemination ist der Schwelltest heute dringend zu empfehlen [12].

Literatur

1. Alexander JA (1981) Evaluation of male infertility with in vitro cervical mucus penetration test. Fertil Steril 36: 201
2. Alexander NJ, Bearwood D (1984) An immunosorption assay for antibodies to spermatozoa: comparison with agglutination and immobilization tests. Fertil Steril 41: 270
3. Cimino C, Barba G (1985) The MAR test role for a rapid detection of antisperm autoimmunization in infertile men. Acta Eur Fertil 16: 347
4. Hendry WF, Stedronska J, Lake RA (1982) Mixed erythrocyte-spermatozoa antiglobulin reaction (MAR test) for IgG antisperm antibodies in subfertile males. Fertil Steril 37: 108
5. Jensen HM, Hjort T (1985) Diagnostik of autoimmunisering mod spermatozoer. Ugeskr Laeger 147: 2654
6. Jeyendran RS, van der Ven HH, Perez-Pelaez M, Crabo BG, Zanefeld LJ (1984) Development of an assay to assess the functional integrity of the human sperm membrane and its relationship to other semen charakteristics. J Reprod Fertil 70: 219
7. Kremer J, Jager S (1976) The sperm cervical mucus contact test: a preliminary report. Fertil Steril 27: 335
8. Kremer J, Jager S, Juiken J (1977) The meaning of cervical mucus in couples with antisperm antibodies. In: Insler V, Bettendorf G (eds) The uterine cervix in reproduction. Thieme, Stuttgart, p 181
9. Maleika F, Pilat M, Schwind M (1985) Fertilizability in human in-vitro fertilization in relation to hamster-oocyte-penetration test (HOP), swell-test and other seminal parameters, Abstr 99. Abstract book of the First Meeting of the European Society of Human Reproduction and Embryology, Bonn 23–36 Juni, p 35
10. Schill W-B (1985) Funktionelle und immunologische Untersuchungsmethoden in der Andrologie. Lab Med 9: 63
11. Upadhyaya M, Hibbard BM, Walker SM (1984) Antisperm antibodies and male infertility. Br J Urol 56/5: 531
12. Van der Ven HH, Jeyendran RS, Al-Hasani S, Perez-Pelaez M, Diedrich K, Zaneveld LJD (1986) Correlation between human sperm swelling in hypoosmotic medium (Hypoosmotic Swelling Test) and in-vitro fertilisation. J Androl 7: 190
13. Weiske W-H, Maleika F (1987) Penetrationstest im bovinen Mucus (BMP-Test) (Penetrak-Test). In: Ludwig G, Frick J (Hrsg) Praxis der Spermatologie. Springer, Berlin Heidelberg New York London Paris Tokyo, p 140

Prof. Dr. G. Ludwig
Direktor der Urologischen Klinik
Städtisches Krankenhaus Frankfurt am Main Höchst
Gotenstr. 6–8
D-6230 Frankfurt 80

Fertilitätsstörungen nach Hodentorsion: Besteht ein Unterschied im Ausmaß der Störung in Abhängigkeit zum operativen Vorgehen (Orchiektomie vs Retorsion und Pexie)?

H. U. Peter, R. Guggisberg, M. Schnyder v. W. und E. J. Zingg

Das Problem der Fertilitätsstörung nach Hodentorsion ist allgemein bekannt. Verschiedene Meinungen bestehen bezüglich operationstaktischem Vorgehen: Orchiektomie oder Detorsion und Fixation. Mit dieser Fragestellung haben wir unsere Patienten sowie jene der chirurgischen Kinderklinik untersucht.

An der urologischen Universitätsklinik Bern konnten 26/76 Patienten, die in den Jahren 1974–83 wegen Hodentorsion operiert worden waren, untersucht werden, weitere 18 Patienten konnten aus dem Krankengut der Kinderklinik kontrolliert werden, wo von 1969-81 67 Patienten operiert worden sind. Das Alter der Patienten der urologischen Klinik betrug zum Zeitpunkt der Torsion durchschnittlich 18 Jahre (13-27 Jahre), zum Zeitpunkt der Untersuchung 25 Jahre (19-32 Jahre), seit der Operation sind durchschnittlich 7 Jahre (2¼-13 Jahre) verflossen. Das Alter der Patienten der Kinderklinik betrug zum Zeitpunkt der Torsion durchschnittlich 13 Jahre (5-15 Jahre) [⅔ davon waren weniger als 12 Jahre alt (präpubertär)], zum Zeitpunkt der Untersuchung waren sie durchschnittlich 21 Jahre (17-31 Jahre) alt, seit der Operation sind 9 Jahre (5-16 Jahre) verflossen. Neben einem Spermiogramm wurden FSH, LH, Prolaktin, Testosteron und 17-Beta-Oestradiol bestimmt.

An der urologischen Klinik überwogen die rechtsseitigen Torsionen (rechts 17, links 8), während sie an der Kinderklinik je zur Hälfte rechts, resp. links (je 9) vorlagen. Von 25 Patienten der urologischen Klinik wurden 15 semikastriert und 10 detorquiert, von 18 Patienten der Kinderklinik 4 semikastriert und 14 detorquiert. Die Zeit, welche vom Auftreten der Symptome bis zur Operation verstrich, war mit durchschnittlich 5 Stunden (2-16 Std.) der Detorquierten der urologischen Klinik deutlich kürzer als bei denjenigen der Kinderklinik mit 15 Stunden (3-96 Std.). Bezüglich Hodenvolumina bestand zwischen den Semikastrierten und Detorquierten der urologischen Klinik kein Unterschied, sowohl der detorquierte wie der unbeschädigte Hoden wiesen normale Volumina auf. Hingegen fand sich bei den Detorquierten der Kinderklinik ein deutlicher Größenunterschied, indem der detorquierte Hoden praktisch nur halb so groß war wie der unbeschädigte Hoden (20,1 ml-11,3 ml). Bei beiden Patientenkollektiven waren die Hormonbestimmungen normal.

Bezüglich Spermiogramm fand sich zwischen beiden Patientengruppen ein deutlicher Unterschied bei den Semikastrierten. Während bei den Patienten der Urologie in 2 Drittel [10] normale Spermiogramme gefunden wurden, fand sich bei den Patienten der Kinderklinik kein einziges normales Spermiogramm, wobei zu bemerken ist, daß lediglich 4 Patienten der Kinderklinik semikastriert wurden.

Diskussion

Die Zahl der Patienten mit pathologischem Spermiogramm nach Hodentorsion ist hoch. Im Kollektiv der urologischen Klinik weisen 2 Drittel der semikastrierten Patienten ein normales Spermiogramm auf gegenüber 1 Drittel der Patienten mit Detorsion. Diese Zahlen sind ein Argument für die Theorie, daß der betroffene Hoden den Gegenhoden ebenfalls schädigt, wahrscheinlich aufgrund eines immunologischen Geschehens [1, 3, 4, 5]. Im Kollektiv der Kinderklinik dagegen konnte kein Unterschied zwischen den semikastrierten und den detorquierten Patienten festgestellt werden. Ebenfalls besteht in diesem Patientenkollektiv kein Unterschied, ob früh oder spät operiert wurde. Diese Zahlen sind ein Argument für die Theorie von Hadziselimovic [2], welcher annimmt, daß eine primär wahrscheinlich kongenitale Dysplasie beider Hoden vorliegt.

Aufgrund der kleinen Patientenzahl sind keine signifikanten Resultate zu erwarten; therapeutische Konsequenzen können daraus nicht gezogen werden. Hingegen können folgende Überlegungen angestellt werden: Tritt die Torsion vor der Pubertät auf, hat die Erhaltung des torquierten Hodens keine nachteiligen Folgen. Tritt die Torsion im Erwachsenenalter auf, scheint die Erhaltung eines ischämisch deutlich geschädigten Hodens nicht in jedem Fall angezeigt, da es möglicherweise zu einer Schädigung des Gegenhodens führen kann.

Literatur

1. Gülmez I, Karacagil M, Sade M, Kandemir B (1987) Effect of testicular torsion on the contralateral testis and prevention of this effect by prednisolone. Eur Urol 13: 340-343
2. Hadziselimovic F (1983) Im Kindesalter erkennbare Ursachen der männlichen Sterilität. Schweiz Rundschau Med 72: 316-323
3. Janetschek G, Heilbrunner R, Rohr H, Bartsch G (1985) Unilateral testicular disease: effect on the contralateral testis (morphometric study). J Urol 133: 258 A
4. Mastrogiacomo I, Zanchetta R, Graziotti P, Betterle C, Scrufari P, Lembo A (1982) Immunological and clinical study in patients after spermatic cord torsion. Andrologia 14: 25-30
5. Ryan PC, Fitzpatrick JM (1986) Experimental testicular torsion: do spermatozoal autoantigens cause immunological activation? World J Urol 4: 92-99

Dr. H. U. Peter
Urologische Universitätsklinik
Inselspital
CH-3010 Bern

Erfolgreiche Behandlung bei Oligozoospermie mit hohem FSH durch pulsatile LHRH-Applikation

W. Aulitzky, J. Frick, G. Galvan, F. Hadziselimovic, G. Kunit und H. Steiner

Einleitung

Pathologisch erhöhte Gonadotropine (LH, FSH) und Oligozoospermie galten bislang als prognostisch besonders ungünstige Befunde bei der Beurteilung der männlichen Fertilität. Die Tatsache, daß trotz maximaler Stimulation des tubulären und interstitiellen Compartments des Hodens (hohes FSH und LH) keine normale Spermiogenese induziert werden kann, ließen eine hormonelle Behandlung bisher als sinnlos erscheinen.

Zwischenzeitlich konnte jedoch gezeigt werden, daß mit Hilfe pulsatiler LHRH-Applikation bei einigen dieser Patienten eine selektive Downregulation von FSH in den Normbereich und auch verschiedentlich eine Verbesserung der Spermiogenese beobachtet werden konnte. Diese Befunde wurden auch als Hinweis für eine hypothalamische Ursache der Spermiogenesestörung gewertet. Ziel dieser Studie ist es, die oben erwähnten Ergebnisse zu überprüfen und gleichzeitig objektive Selektionskriterien für die pulsatile LHRH-Therapie beim Mann zu erarbeiten [1-4].

Material und Methoden

14 Männer (25-42 Jahre) nahmen an dieser offenen Phase II Studie teil. Bei allen Patienten wurde eine ausgeprägte Oligozoospermie (0,3-12 Mill/ml), hohes FSH, normales LH und ein gestörtes LH-Sekretionsmuster (unregelmäßige Peakfrequenz, 8 Peaks/24 Stunden) beobachtet.

Zur besseren Beurteilung der Spermiogenese wurde eine Hodenbiopsie entnommen. Mit Hilfe der Semidünnschnittechnik wurde der AD-Spermatogonien/Tubulus Index errechnet und entsprechend diesen Ergebnissen 3 Patientengruppen gebildet.

Gruppe I (n = 4): Spermiendichte 1 Mill. Spermien/ml, SPT-score 0,3

Gruppe II (n = 5): Spermiendichte 1-10 Mill./ml, SPT-score 0,3-1,0

Gruppe III (n = 5): Spermiendichte 1-20 Mill./ml, SPT-score 1,0

Alle Patienten erhielten insgesamt 6 Monate lang pulsatile LHRH-Applikationen (4 μg LHRH/120 Min./subcutan). Das Neurohormon wurde mittels tragbarer Minipumpe (Zyklomat) verabreicht. Diese Pumpe wurde gewählt, da sie auf Grund des geringen Gewichtes und der kleinen Ausmaße in der praktischen Anwendung besonders geeignet erschien.

Zur Überprüfung des Therapieerfolges wurden während eines Zeitraumes von 12 Monaten vor, während, und nach der Therapie in 2monatigen Abständen, je 3×, Spermiogenese-, LH-, FSH- und Testosteronsekretion kontrolliert.

Ergebnisse

Gruppe I: Bei diesen Patienten kann keine signifikante Verbesserung der Spermiendichte erzielt werden. Auch eine Downregulation des FSH-Spiegels wurde nur bei ¼ Patienten beobachtet. Im Gegensatz dazu wurde jedoch eine Zunahme des FSH- und LH-Spiegels beobachtet. Die Veränderungen traten passager während der Therapie auf. Spätestens 4 Monate nach Therapieende wurden wieder prätherapeutische Werte gemessen.

Gruppe II und III: Hier wurde bei 9 von 10 Patienten eine signifikante Verbesserung der Spermiendichte beobachtet. Die Zunahme der Mittelwerte betrug 200-375% und bei 5 Patienten wurde eine normale Spermiendichte am Ende der 6monatigen Therapiephase beobachtet. Auch die Motilität zeigte eine Verbesserung während der Therapie. Bei allen 10 Patienten wurde eine signifikante Abnahme der FSH-Werte schon nach 2 Monaten festgestellt.

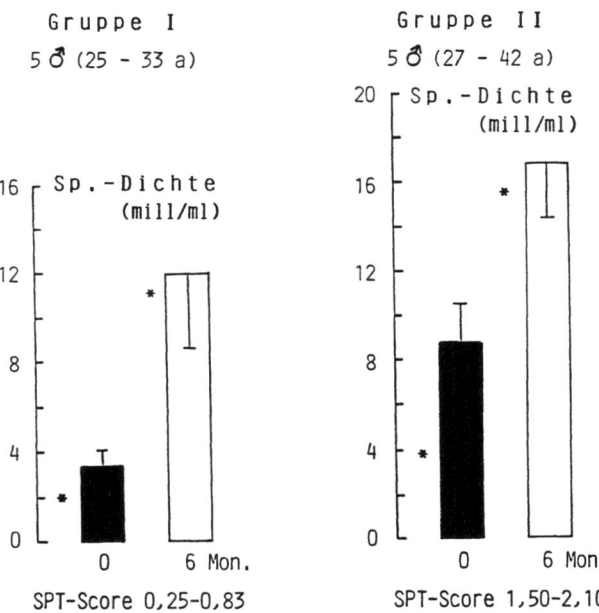

Abb. 1. Pulsatile LHRH-Therapie bei Patienten mit Oligozoospermie und FSH ↗ (*Motilität %)

Die LH-Werte zeigten keine Reduktion, vielmehr wird bei 9 von 10 Patienten ein Anstieg beobachtet (Abb. 1). Auch $\bar{x}$ Testosteron zeigt eher eine Zunahme während der Therapiephase; dieser Unterschied ist jedoch statistisch nicht signifikant.

Auch in Gruppe II und III sind die beschriebenen Veränderungen auf die Therapiephase beschränkt. Nach Therapieende wird bei allen Patienten eine Rückkehr zu den prätherapeutischen Werten beobachtet (nach 2 Monaten). Alle behandelten Patienten (Gruppe I-III) berichteten über subjektives Wohlbefinden während der Therapie. Die lange Dauer und Unannehmlichkeiten der Therapie wurden wohl auf Grund des starken Leidensdruckes durch den Kinderwunsch problemlos akzeptiert. Die aktive Mitarbeit durch die Patienten (Selbstapplikation) hat sicherlich ebenso zur guten Compliance beigetragen. Bis auf 3 Patienten waren alle bereit eine pulsatile LHRH-Therapie zu wiederholen.

Zusammenfassung

Während der Therapiephase konnte in der Gruppe I, im Gegensatz zu den Gruppen II und III, keine Verbesserung der Spermiendichte beobachtet werden. Somit scheint eine Patientenselektion mit Hilfe der Semidünnschnittmethode sinnvoll und ein SPT-score < 0,3 als besonders ungünstiger Ausgangsbefund und für eine pulsatile LHRH-Therapie ungeeignet zu sein. Hingegen zeigt die deutliche Verbesserung der Spermiendichte in den Gruppen II und III, daß durch eine der Physiologie weitgehend nachempfundene Therapie, wie der pulsatilen LHRH-Therapie, ein Therapieerfolg erwartet werden kann. Dies wird weiters noch durch 2 Schwangerschaften bestätigt, die in der Gruppe II und III aufgetreten sind. Auch kann die Tatsache, daß die Normalisierung der Hormonwerte und Verbesserung der Spermiendichte lediglich während der pulsatilen LHRH-Therapie beobachtet wurden, als Hinweis für den hypothalamischen Ursprung dieser männlichen Fertilitätsstörung gewertet werden. Die Ursache dieser hypothalamischen Störung ist allerdings derzeit noch unklar.

Die pulsatile LHRH-Therapie stellt aber jedenfalls eine Bereicherung der therapeutischen Möglichkeiten bei der männlichen Infertilität dar.

Literatur

1. Aulitzky W, Frick J (1984) Evaluation and treatment of infertile men by chronic intermittent (pulsatile) administration of LHRH. Abstract book - 2. Forum International d'Andrologie, Paris 23/06/1984
2. Aulitzky W, Kässman H (1986) Pulsatile LHRH-treatment in 9 patients with oligospermia and high FSH. J Urol 135: 4, 162 A
3. Aulitzky W, Frick J, Hadziselimovic F (1987) Pulsatile LHRH-treatment in male patients with severe oligospermia and selectively elevated FSH. J Andrology 8: 2
4. Aulitzky W, Frick J, Galvan G (1987) Pulsatile LHRH treatment: A new and successful therapy for the management of patients with severe idiopathic hypogonadotropic hypogonadism. Fertil Steril (im Druck)

Dr. W. Aulitzky
Urologische Abteilung
Landeskrankenanstalten
A-5020 Salzburg

Diagnostik und Lokalisation von Samenwegsverschlüssen durch biochemische Ejakulationsuntersuchungen

U. Wetterauer

Ein Verschluß der Samenwege ist eine häufige Ursache männlicher Infertilität. Um den Ort des Verschlusses zu lokalisieren und ggf. über ein geeignetes operatives Verfahren zu entscheiden, will ich eine einfache und nicht-invasive biochemische Untersuchung des Seminalplasma empfehlen.

Das normale Ejakulat ist eine heterogene Mischung der Sekrete von drei Organen des männlichen Genitaltraktes (Abb. 1). Der größte Volumenanteil stammt aus den Bläschendrüsen mit etwa 50 bis 65%, gefolgt vom Prostatasekret mit einem Anteil von 30 bis 40%. Die Sekrete von Hoden, Nebenhoden und Samenleiter steuern lediglich 3 bis 5% zum Gesamtejakulat bei (Wetterauer 1986).

Bezüglich einer biochemischen Analyse des Ejakulates sind solche Stoffe von besonderem diagnostischem Wert, die lediglich in einem Organ produziert werden - also spezifisch sind - und in keinem anderen Organ des männlichen Genitale in nennenswerter Konzentration vorkommen.

Für die Routinediagnostik bevorzugen wir die Initialfruktose als repräsentativen Stoff für die Funktion der Bläschendrüsen, Citrat oder saure Phosphatase als Marker für die Prostatasekretion und freies Carnitin als spezifischen Parameter für die Nebenhodenfunktion (Wetterauer und Heite 1978).

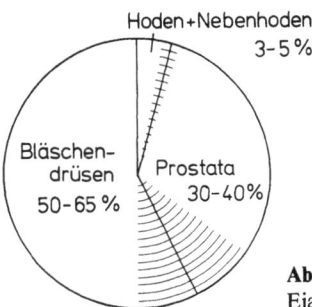

Abb. 1. Die Zusammensetzung des Ejakulats

Carnitin ist eine veresterte Buttersäure und spielt eine wichtige Rolle als Carrier beim Transport von Fettsäuren vom Nebenhodenplasma in die Spermatozoen (Casillas 1973).

In den letzten Jahren wurde gezeigt, daß dieser Stoff in der diagnostischen Andrologie einen hohen Stellenwert besitzt und neben der Fructosebestimmung zu jedem Routinespermiogramm gehören sollte (Wetterauer und Heite 1980).

Wir untersuchten 80 Männer, die sich einer Vasoresektion ein bis 44 Monate vor der Untersuchung unterzogen hatten, also Männer mit einem bilateralen iatrogenen Samenwegsverschluß.

Die Häufigkeitsverteilung der Carnitinwerte dieser 80 Männer mit „Postvasektomie"-Ejakulaten zeigt, daß der Carnitinspiegel nicht konstant bei Null bleibt, sondern zwischen 0 und 2,1 mg% mit einem Medianwert von 0,4 mg% schwankte (Tabelle 1).

Bei einem Verschluß innerhalb des Nebenhodens (Tabelle 2), sei er postentzündlich oder angeboren, treffen wir in der Regel normale Fruktosekonzentrationen an. Carnitin ist deutlich erniedrigt, aber immer noch meßbar.

Bei einer Verschlußazoospermie aufgrund eines Verschlusses der Ductus ejaculatorii (Tabelle 3), also einem zentralen Samenwegsverschluß, finden wir eine Parvisemie von 0,6 bis 2 ml, einen stets sauren pH-Wert von 6,4, ein fast vollständiges Fehlen der Fruktose, einen ungewöhnlich hohen Citratgehalt und das komplette Fehlen von freiem Carnitin.

Diese Konstellation der biochemischen Parameter zeigt an, daß das Ejakulat ausschließlich aus Prostatasekret besteht und ist beweisend für einen bilateralen Verschluß auf Höhe des Kollikels. Die gleiche Konstellation der Werte findet man natürlich auch bei einer beidseitigen Samenleiter- und Bläschendrüsenagenesie.

Während früher die Deferentographie bzw. Vesikulographie als die Methode der Wahl zur Diagnostik eines zentralen Samenwegsverschlusses galt, kann heute diese Art der Diagnostik als obsolet betrachtet werden. Eine einfache und nicht-invasive Ejakulatuntersuchung erlaubt die Diagnose eines Verschlusses auf Höhe des Kollikels, so daß wir in Zukunft keine Vesikulographie mehr durchführen sollten, bei der es oft durch das Kontrastmittel zu schweren Schäden des Samenleiterepithels kommt.

Die aufgezeigte biochemische Ejakulatuntersuchung sollte in jedem Falle einer chirurgischen Exploration der Samenwege vorausgehen.

Tabelle 1. Vergleich der Carnitin-Werte (mg%) bei Euspermie und nach Vasoresektion

	Medianwert	16-Percentile	84-Percentile
100 Euspermien	7,0	4,3	10,5
80 Vasoresektionen	0,4	0,1	0,8

Tabelle 2. Verschlußazoospermie. Spermiogramm von 6 Patienten mit bilateralem Verschluß innerhalb des Nebenhodens

	H.	S.	A.	1587	1635	1835	Normbereich
Ejakulatvolumen (ml)	2,5	1,5	2,7	3,8	2,4	2,8	2 - 6
pH-Wert	7,2	7,0	6,5	7,3	7,3	7,2	7,2- 7,7
Spermiendichte (Mio/ml)	0	0	0	0	0	0	40 -100
Fruktose (mg%)	190	30	166	130	158	416	>150
Citrat (mg%)	593	660	1380	810	764	511	250 -800
freies Carnitin (mg%)	0,8	1,0	0,4	0,9	0,2	1,2	> 4,0
FSH (U/l)	1,5	3,9	-	2,2	-	3,6	2 - 10

Tabelle 3. Verschlußazoospermie. Spermiogramme von 9 Patienten mit bilateralem Samenwegsverschluß auf Höhe des Colliculus seminalis

	J.	B.	H.	Th.	D.	D.-R.	Sch.	W.	We.	Normbereich
Ejakulatvolumen (ml)	0,8	1,7	1,2	1,1	2,0	2,0	1,9	0,6	1,8	2 - 6
pH-Wert	6,4	6,4	6,4	6,4	6,4	6,4	6,4	6,4	6,4	7,2- 7,7
Spermiendichte (Mio/ml)	0	0	0	0	0	0	6	0	0	>150
Fruktose (mg%)	12	0	3	3	1767	2203	2003	2152	2061	250 -800
Citrat (mg%)	2468	2484	2650	1559						
freies Carnitin (mg%)	0	0,2	0	0	0	0	0	0	0	>4,0

Literatur

1. Wetterauer U (1986) Recommended biochemical parameter for routine semen analysis. Urol Res 14: 241
2. Wetterauer U, Heite H-J (1978) Carnitine in seminal fluid as parameter for the epidydimal function. Andrologia 10: 203
3. Casillas ER (1973) Accumulation of carnitine by bovine spermatozoa during maturation in the epididymis. J Biol Chem 248: 8227
4. Wetterauer U, Heite H-J (1980) Carnitine in seminal plasma: its significance in diagnostic andrology. Arch Androl 4: 137

Priv.-Doz. Dr. U. Wetterauer
Urologische Abteilung
Klinikum der Universität
Hugstetter Str. 55
D-7800 Freiburg

Vasovasostomie und Vasoepididymostomie

W.-H. Weiske

Die zunehmende Akzeptanz der Vasektomie als Mittel der endgültigen Familienplanung durch den Mann einerseits und eine hohe Scheidungsrate andererseits führt immer häufiger zu dem Wunsch nach einer Refertilisierung beim Mann. Folgende Faktoren beeinflussen das Operationsergebnis nach einer Refertilisierungsoperation am Ductus deferens, bzw. am Nebenhoden.

1. Das Intervall zwischen Vasektomie und Operation.
2. Der interoperative Nachweis von Spermatozoen.
3. Der Nachweis von Spermgranulom.
4. Der Vasektomieort.
5. Die zur Anwendung kommende Operationstechnik (makrochirurgisch oder mikrochirurgisch).
6. Die Erfahrung des Operateurs, insbesondere bei der Mikrochirurgie.
7. Der Nachweis von Spermatozoenantikörper und
8. Der Fertilitätsstatus der Ehefrau.

Belker und Mitarbeiter konnten nachweisen, daß im 0–5 Jahresintervall bei 86% der Patienten Spermatozoen nachgewiesen werden konnten. Im Gegensatz dazu fanden sich im 5–10 Jahresintervall nur bei 71% der Patienten Spermatozoen und im Intervall über 10 Jahre nur bei 57% der Patienten.

Bezüglich des Spermgranuloms konnte vor allem zunächst durch Silber und später durch mehrere Autoren bestätigt, nachgewiesen werden, daß das Spermgranulom im Sinne eines Druckausgleichbehälters wirkt und somit dessen Nachweis eine günstige Voraussetzung für eine intakte Hoden-, Nebenhodenfunktion darstellt.

Der Ort der Vasektomiestelle stellt insofern eine Rolle für die Refertilisierung, da die Anastomose selbst im gestreckten Anteil des Ductus deferens wesentlich einfacher durchzuführen ist als im gewundenen Abschnitt des Ductus deferens, da dort bereits eine erhebliche Lumendifferenz durch Dilatation des dünnwandigeren gewundenen Samenleiterabschnitts vorliegt.

Bezüglich der Operationstechnik zeigen hinsichtlich der Durchgängigkeit die makrochirurgischen (Lupenbrille) gegenüber den mikrochirurgischen Operationsverfahren vergleichbare Operationserfolge (makrochirurgische Verfahren 50–80%, mikrochirurgische 70–90% Durchgängigkeit nach Durchsicht der neueren Literatur). Bei den Schwangerschaftsraten besteht jedoch ein deutlicher Unterschied. Hier liegen die Angaben für die makrochirurgischen Verfahren bei 40–50% während mit den mikrochirurgischen Verfahren 50–80% erreicht werden. Dieses dürfte in erster Linie darauf zurückzuführen sein, daß die Anastomosen mittels der mikrochirurgischen Technik, insbesondere mit der von Silber angegebenen zweischichtigen Technik exakter durchführbar sind, was sich in der größeren Häufigkeit normaler Spermiogrammbefunde und letztlich Gravidtäten ausdrückt.

Bei Nachweis eines Spermgranuloms im Nebenhoden oder entzündlichen Veränderungen im Nebenhodenschwanz ist eine Vasoepididymostomie erforderlich. Diese wurde zunächst als sogenannte Fisteltechnik durchgeführt. Die Erfolgsraten sind jedoch mit 30% relativ niedrig was die Durchgängigkeit angeht. Erhebliche Verbesserungen der Operationsergebnisse konnten durch Anwendung zweischichtiger mikrochirurgischer Techniken erreicht werden. Die Tubulo-Vasostomie, entweder als End-zu-End oder als End-zu-Seit-Technik ist technisch außerordentlich schwierig und setzt die Beherrschung der zweischichtigen mikrochirurgischen Vasovasostomie voraus. Silber berichtete 1987 mit der von ihm inaugurierten End zu End Technik über 800 Patienten mit einer Durchgängigkeitsrate im Corpusbereich von 91% und im Caput-Bereich von 81% bei einer dazugehörigen Schwangerschaftsrate von 61 bzw. 25%.

Bezüglich der Operationsfrequenz sollte man davon ausgehen, daß der Operateur wenigstens 1 mikrochirurgische Operation pro Woche durchführt, da ansonsten, aufgrund mangelhaften Trainings des Operationsteams nicht mit optimalen Ergebnissen zu rechnen ist.

Bezüglich der Spermatozoenantikörper konnte Fuchs nachweisen, daß Spermatozoen agglutinierende Antikörper mit einem Titer von kleiner 512 keinen Einfluß auf die Schwangerschaftsraten hatten. Somit stellt der Nachweis von Spermatozoenantikörpern keine Kontraindikation zum Versuch einer Refertilisierungsoperation beim Mann dar.

Bezüglich des Fertilitätsstatus der Partnerin liegen dem Operateur leider keine oder nur sehr unzulängliche Angaben vor. Ein biphasischer Zyklus und bei durchgemachter Adnexitis auch der Nachweis der Tubendurchgängigkeit sollte als Minimalforderung vor einer geplanten Refertilisierungsoperation beim Mann nachgewiesen sein.

Die Operationsergebnisse im eigenen Krankengut mittels der zweischichtigen mikrochirurgischen Vasovasostomie in der Technik nach Silber bei 105 Patienten mit einem Durchschnittsalter von 37,7 Jahren (26-64 Jahre) ergaben eine Durchgängigkeitsrate von 85% und eine Schwangerschaftsrate von 52%. Dabei fielen 34% der Patienten in das Vasektomieintervall 0-5 Jahre, 58% in das Vasektomieintervall 5-10 Jahre und 8% in das Intervall über 10 Jahre. Da nur Schwangerschaften bis März 1987 berücksichtigt wurden, ist mit einem weiteren Anstieg der Schwangerschaftsrate zu rechnen. Die Einführung mikrochirurgischer Operationstechniken hat die Erfolgschancen für eine Refertilisierungsoperation beim Mann erheblich verbessert. Für die einfache Vasovasostomie ergeben sich für die mit der Lupenbrille durchgeführten Operationstechniken annähernd vergleichbare Ergebnisse. Für notwendig werdende Vasoepididymostomien sind jedoch die mikrochirurgischen Operationstechniken den mit den Lupenbrillen durchgeführten Fisteltechniken eindeutig überlegen und heute die Methode der Wahl.

Literatur

Belker AM (1987) Microsurgery at the Mardi Gras - Current controversies in andrology. Southern Baptist Hospital New Orleans, Feb. 1987

Belker AM et al. (1987) Vorübergehende Zeugungsfähigkeit nach Vasovasostomie bei 892 Patienten. Extracta Urolog 10: 98

Fuchs EF, Alexander NJ (1983) Immunologic considerations before and after vasovasostomy. Fertil Steril 40 (4): 497-9

Silber SJ (1987) Results of specific tubule microsurgical vasoepididymostomy. American Society of Andrology, 12th Annual Meeting March 6-9, 1987, Denver, CO

Dr. med. W.-H. Weiske
König-Karl-Str. 38
D-7000 Stuttgart 50

Neuerungen bei mikrochirurgischen Samenwegsoperationen

L. V. Wagenknecht

Samenwegsverschlüsse können im Prostata-, Ductus- und Nebenhodenbereich auftreten. Die klassische Obstruktion am epididymo-vasalen Übergang durch TBC oder Gonorrhoe wird seltener. Die totale Clamydien-bedingte Nebenhodensklerose häufiger. Auf weitere Samenwegsverschlüsse wurde an anderer Stelle eingegangen (Wagenknecht 1985).

Grundvoraussetzung

Ein *Op.-Mikroskop* sollte verfügbar sein, da dieses im Vergleich der makro- und mikrochirurgischen Samenwegsoperationen eine Verbesserung der Resultate um 15 bis 30% ermöglichte. Die *intraoperative Spermauntersuchung* sollte in der Zählkammer bezüglich Zahl und Motilität durchgeführt werden. Die Penetrationsfähigkeit der Spermatozoen wird intraoperativ mit dem Penetrak-Test geprüft. Die *Permeabilitätsprüfung* des Ductus erfolgt intraoperativ mittels NACL-Injektionen und Splint, nur bei Antreffen eines Widerstandes mit der Vasographie mittels nichtionischem Kontrastmittel.

In 4 Jahren waren 220 Samenwegsverschlüsse korrigierbar und 92 weitere Fälle irreparabel (Agenesie des Ductus, partielle Nebenhodenaplasie, Nebenhodensklerose, keinerlei Spermatocoen im intraoperativen Abstrich).

Epididymo-vasale Obstruktion

Als operativer *Bypass* eignet sich die Epididymo-Vasostomie als Fistel oder die *Tubulo-Vasostomie*. Erstere wurde bei 68 Männern durchgeführt und führte zu Permeabilität bei 41% und Fertilität bei 25%. Je besser der intraoperative Spermabefund desto höher war die Erfolgsrate. Bei der Technik nach Owen/Silber hatten wir mehrfach Schwierigkeiten und nur bei 3 von 10 Patienten postoperativ eine Permeabilität erreicht. Wir haben daher vor einigen Jahren die seitliche *Tubulo-Vasostomie* (Abb. 1) empfohlen, die zeitsparender und effektiver ist. Der Tunicadefekt des Nebenhodens entspricht dem Außendurchmesser des Ductus. Im Zentrum wird eine Tubuluswindung längseröffnet, so daß sie dem Ductuslumen entspricht. Nach ein- oder zweischichtiger Naht erfolgt die äußere Fibrinklebung für eine wasserdichte Anastomose. Diese Technik führte bei

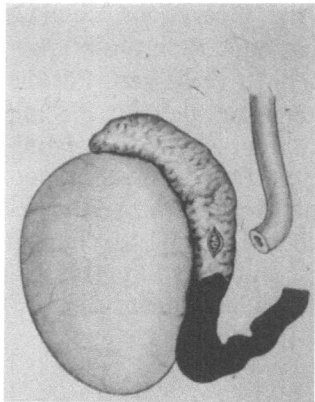 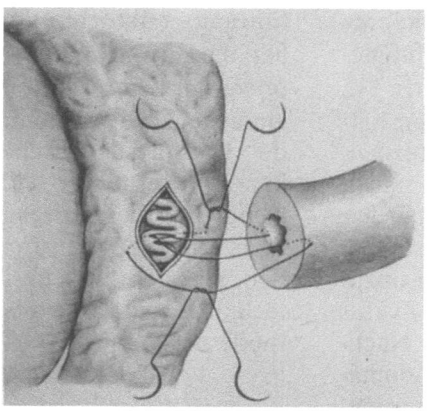

Abb. 1. Tubulo-Vasostomie als End-zu-seit-Anastomose (Wagenknecht)

40 Männern zur Permeabilität in 72% und Schwangerschaftsrate von 46%.

In Kooperation mit Herrn Prof. Holstein, Anatomisches Institut der Universität Hamburg, untersuchen wir derzeit die Präparate von 30 EVSt-Patienten, die wegen p.o. Azoospermie *reoperiert* wurden.

Refertilisierung nach Sterilisation

Nach Fulguration des Ductuslumens zur Sterilisation sieht man Spermagranulome in nur 5% der Fälle, Spermaautoantikörper in 30% und ein Nebenhoden-blow-out-Phänomen in 5%. Die zweischichtige Vaso-Vasostomie erbrachte keine Erfolgsverbesserung gegenüber der einschichtigen, keilförmigen und wasserdichten Naht mit 8 Fäden 6 bis 8×0 Prolene. Bei 126 Männern ergab sich eine Durchgängigkeit in 90% und Schwangerschaftsrate von 72%. Ein intraoperativer Druck auf den Nebenhoden zeigt Lecks der Anastomose und erfordert zusätzlich oberflächliche Nähte. 12 Patienten mit Azoospermie nach einschichtiger Vasovasostomie wurden reoperiert. 10 hatten Spermagranulome, 2 hatten Nahtstrikturen bei schlechter Spermaqualität. Die Notwendigkeit einer wasserdichten Anastomose ist die logische Forderung.

Bei 22 Patienten wurde die einschichtige Naht mit einer *Histoacryl-Klebung* kombiniert. Die Durchgängigkeitsrate war schlechter als die einer früheren mit Silbersplint versorgten Gruppe: Die Fertilität lag nur bei 34% (6 von 20 Patienten). Von 11 p.o. permeablen Männern ergaben spätere Ejakulatkontrollen in 5 Fällen eine Azoospermie. 7 Reoperierte dieser Gruppe zeigten *stets* ein Acrylat-Granulom. Dieser Klebstoff ist somit ungeeignet für Samenwegsoperationen.

Bei einer Gruppe von 32 Patienten wurde die einschichtige, engmaschige Nahttechnik zusätzlich mit Fibrinkleber abgedichtet. 30 Patienten, die innerhalb von 5 Jahren nach Sterilisation operiert wurden, sind durchgängig (93%). Die Schwangerschaftsrate ist derzeit fast 55% (für eine exakte Abschätzung bei einer mittleren Verlaufskontrolle von 5 Monaten noch zu früh).

Schlußfolgerung

Die exakte mikrochirurgische Annäherung der Lumina, eine leckdichte Anastomose und ein ausreichender Spermafluß sind die wichtigsten Faktoren für den Erfolg von Samenwegsoperationen.

Literatur

Wagenknecht LV (1985) Microsurgery in urology. Thieme-Stratton, New York Stuttgart

Prof. Dr. L. V. Wagenknecht
Urologische Klinik
Stadtkrankenhaus Cuxhaven
Altenwalder Chaussee 10-12
D-2190 Cuxhaven

Priapismus bei Morbus Fabry – Ein seltenes Krankheitsbild

P. Fornara, T. Block, W. Sturm und E. Schmiedt

Der Morbus Fabry ist ein seltenes x-chromosomal, rezessiv vererbter Alpha-Galaktosidase-Mangel mit Glykosphingolipidablagerungen im Gewebe. Die Krankheit wurde erstmals 1898 unter dem Namen *Angiokeratoma corporis diffusum universale* von Fabry [5] in Deutschland sowie von Anderson [1] in England beschrieben. Bislang wurden weltweit ca. 200 Fälle dokumentiert.

Das Fehlen der Alphagalaktosidase A führt zu einem mangelhaften Abbau der erythrozytären Glycosphingolipide. Die Ablagerungen manifestieren sich symptomatisch unterschiedlich (Tabelle 1).

Von besonderer Relevanz sind die Ablagerungen in den Nieren [3], die stets zur Niereninsuffizienz führen.

Trotz der Substitution des fehlenden Enzyms kommt es in aller Regel zum Ableben der Patienten noch vor dem 40. Lebensjahr infolge der kardialen bzw. renalen Pathologie.

Als weitere Begleiterscheinung wurde bislang in 3 Fällen ein Priapismus beschrieben [6]. Die Ätiopathogenese bleibt unbekannt, wobei eine Paralyse der glatten Muskelzellen der Corpora cavernosa durch Glykosphingolipidablagerungen durchaus postuliert werden kann [4, 7].

Berichtet wird über einen 17jährigen Patienten, bei dem seit über 24 Stunden ein Priapismus bestand. Unmittelbar nach Vorstellung wurden 100 ml Schwellkörperblut aspiriert, wobei die Blutgasanalyse eine deutliche Azidose, eine Hyperkapnie sowie eine Hypoxie zeigte. Nach i.c. Applikation von 2 ml Meteraminol kam es lediglich zu einer relativen temporären Detumeszenz. Eine weitere Gabe von 2 × 2 mg Meteraminol in kurzen Intervallen führte erneut nur zu einer geringen penilen Tumeszenzabnahme. 10 Stunden später fand sich wieder ein voll ausgebildeter Priapismus bei blutgasanalytisch nachgewiesener schwerer Azidose mit Hyperkapnie, Hypoxie und Minderung der O_2-Sättigung.

Da auch nach einer letzten Aspiration von 160 ml Schwellkörperblut und i.c. Gabe, unter intensivmedizinischen Bedingungen, von 11 mg Meteraminol es lediglich zu einer geringen penilen Detumeszenz kam, mußte dem Patienten ein Al Ghorab-Shunt angelegt werden. Der Patient ist 1 Jahr nach der Operation impotent.

In diesem Falle kam es vermutlich zu keiner zufriedenstellenden Rückbildung des Priapismus infolge einer ischämischen Paralyse der glatten Muskelzellen der Corpora cavernosa.

Bei jungen Patienten sollte vielleicht der Priapismus als eins der vielgestaltigen Symptome dieser seltenen Erkrankung betrachtet werden und somit nicht nur Anlaß für therapeutische sondern auch für weitere diagnostische Maßnahmen sein.

Tabelle 1. Glykosphingolipidablagerungen und Symptome beim Morbus Fabry

Glykosphingolipidablagerungen	Symptome
Gefäße	Hand- u. Fußschmerzen
Nerven	Paraesthesien
Haut	Angiokeratome
Cornea	Cornealtrübung
Myo- u. Endokard	Mitralklappeninsuffizienz
Koronarien	Ischämie/Infarkt
Niere	Niereninsuffizienz

Literatur

1. Anderson W (1898) Br J Derm 10: 113
2. Brady RO, Gall AE et al. (1967) N Eng J Med 276: 1163
3. Chatterjee S, Gupta B, Pyeretz RR, Kwiterovich PO Jr (1984) Immunohistochemical localization of glycosphingolipid in urinary renal tubular cells in Fabry's disease. Am J Clin Path 82: 24-8
4. Endres W, Shin YS, Rieth M, Block T, Schmiedt E, Knorr D (1987) Priapismus in Fabry's disease during testosteron treatment. Klin Wochenschr 65: 925
5. Fabry J (1898) Arch Dermatol Syph 43: 187
6. Funderburk SJ, Philippart M, Dale G, Cederbaum SD, Vyden JK (1974) Priapism after Phenoxybenzamin in a patient with Fabry's disease. N Engl J Med 290: 630-631
7. Nistal M, Paniagoa R, Pigazo ML (1983) Testicular and epididymal involvement in Fabry's disease. J Pathol 141: 113-124
8. Wilson SK, Klionsky BL, Rhamy RK (1973) A new aetiology of priapism: Fabry's disease. J Urol 109: 646-648

Dr. med. P. Fornara
Urologische Klinik u. Poliklinik
der LM-Universität München
Klinikum Großhadern
Marchioninistr. 15
D-8000 München 70

Medikamentöse intrakavernöse Behandlung des Priapismus – Ein sinnvolles Therapiekonzept?

T. Block, W. Sturm, G. Ernst und E. Schmiedt

Ergebnisse zur Primärbehandlung des Priapismus durch intrakavernöse Applikation des Alpha-Adrenergikums Metaraminol [1] werden vorgestellt.

Patienten und Methode

Seit 4/86 wurden 14 Pat. zwischen 17–66 Jahren behandelt. Priapismen bzw. pharmakologisch induzierte prolongierte Erektionen (PIPE) waren bei 5 Pat. durch eine i.c. Applikation eines Papaverin-/Phentolamin-Gemisches mit Erektionszeiten zwischen 4 und 27,5 h ($\bar{x}$: 14,9 ± 8,9 h), bei 7 Pat. durch eine i.c. Papaverin-Monoapplikation mit Erektionen zwischen 4 und 20,25 h ($\bar{x}$: 11,5 ± 7,2 h) induziert. Den 17jährigen Pat., der einen 24 h andauernden Priapismus im Rahmen eines M. Fabry [2] entwickelte, stellte Herr Fornara dar. Bei einem weiteren 65jährigen Pat. bestand ein Priapismus über einen Zeitraum von 6 Wochen im Rahmen eines in die Schwellkörper infiltrierenden Rektumkarzinoms.

Ergebnisse

Nach diagnostischer Sicherung des in die Schwellkörper infiltrierenden Rektumkarzinoms und nach dem Versuch der operativen Tumorverkleinerung wurde ein Al-Ghorab-Shunt angelegt und der Pat. einer palliativen Radiatio zugeführt. Die übrigen Pat. erhielten primär eine medikamentöse Behandlung (Abb. 1).

Nach Blutaspiration und i.c.-Gabe von 2 mg Metaraminol bildeten sich Priapismen bzw. PIPE bei 10 Pat. nach 2–3 Min. zurück. Bei 2 Pat. fand sich eine vollständige penile Detumeszenz nach 2,5 bzw. 3 h nach Gaben von 2 bzw. 4 mg Metaraminol. Blutgasanalysen vor und nach Entnahme von 60–260 ml (98,1 ± 50,7 ml) Schwellkörperblut zeigten folgende Ergebnisse: In den ersten 4 h der Erektion bildet sich schnell eine Hyperkapnie mit pCO_2-Werten zwischen 55–80 mm Hg aus. In der Folgezeit steigt der pCO_2 langsamer. Die Hypoxie liegt nach einer 4-h-Erektion bei 57–70 mm Hg. Mit zunehmender Erektionsdauer nimmt der i.c. Sauerstoffpartialdruck deutlich ab. Durch die Entnahme von Schwellkörperblut können die pO_2- und pCO_2-Werte gebessert werden: Nach Schwellkörperblutabnahme zeigen sich in den ersten 4 h nach Erektion nicht so starke Änderungen der pO_2- und pCO_2-Werte wie nach über 10 h anhaltenden Erektionen; jetzt führen Blutentnahmen zur deutlichen Besserung der Hyperkapnie und Hypoxie. Im Vergleich zur O_2-Sättigung nicht erigierter Schwellkörper fand sich nach 4 h nur eine geringe (76–85%), in der Folgezeit aber eine deutliche Abnahme der O_2-Sättigung bis auf 4% nach 27,5 h (Abb. 2). Die Entnahme von Schwellkörperblut führt auch bei der O_2-Sättigung, insbesondere bei Erektionen mit einer

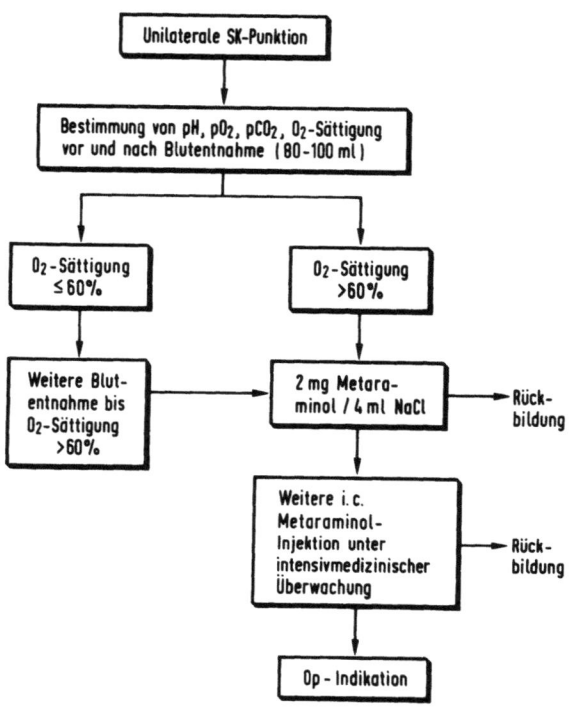

Abb. 1. Medikamentöse Priapismusbehandlung

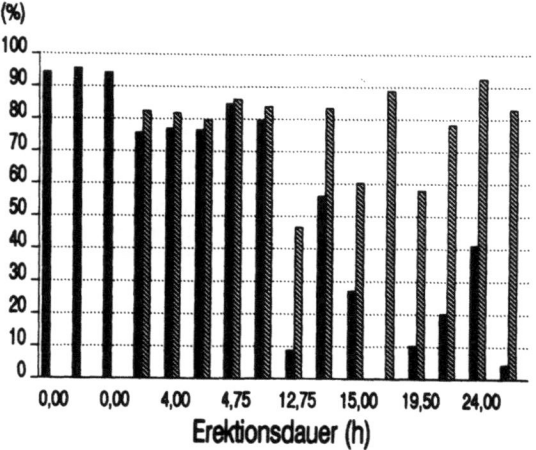

Abb. 2. Medikamentöse Priapismusbehandlung. O_2-Sättigung vor/nach Sk-Blutentnahme

Dauer von mehr als 10 h zu einer ausgeprägten Besserung.

Hyperkapnie, Hypoxie und Abnahme der O_2-Sättigung sind zwangsläufig von einer deutlichen intrakavernösen Azidose bis auf pH-Werte von 6,8 (der pH im nicht erigierten Schwellkörper beträgt 7,36–7,43) begleitet. Wie bei den vorgenannten Parametern führt die Aspiration von Schwellkörperblut auch hier insbesondere bei länger anhaltenden Erektionen zur deutlichen Besserung der i.c. Wasserstoffionenkonzentration.

Bei dem Pat. mit dem im Rahmen des M. Fabry entwickelten Priapismus konnten auch wiederholte Metaraminol-Gaben keine vollständige penile Detumeszenz erreichen, so daß schließlich ein Al Ghorab-Shunt angelegt werden mußte.

Bei 4/13 Pat. traten Hämatome im Punktionsbereich auf. An systemischen Nebenwirkungen wurden bei 2 Pat. eine arterielle Hypertonie beobachtet.

Diskussion

Die Behandlung der PIPE ist 3–5 h nach Beginn indiziert. Zu diesem Zeitpunkt finden sich zwar eine deutliche Azidose und Hyperkapnie, Hypoxie und Reduktion der Sauerstoffsättigung sind jedoch noch nicht sehr ausgebildet. Blutentnahmen aus dem Schwellkörper bessern die i.c. Stoffwechsellage. Dieser Effekt findet sich um so ausgeprägter, je länger die Erektion andauerte.

Die i.c. Applikation alpha-adrenerger Pharmaka sollte bei jedem Priapismus bzw. PIPE als Primärmaßnahme unter strenger Kreislaufkontrolle versucht werden.

Ein längerandauernder Priapismus führt infolge ischämischer Schädigung zur Paralyse der glatten Muskelzellen der Corpora cavernosa, so daß sich auch nach wiederholter Applikation alpha-adrenerger Pharmaka nur eine temporäre penile Detumeszenz einstellt.

Die Wirksamkeit der medikamentösen oder operativen Priapismus-Behandlung sollte durch die Bestimmungen der pO_2- und pCO_2-Werte sowie der O_2-Sättigung des Schwellkörperblutes, ggf. auch durch Messung des intrakavernösen Druckes beurteilt werden.

Erst weitere Untersuchungen werden zeigen, ob die medikamentöse Therapiemodalität auch bei anderen Priapismusformen erfolgreich ist.

Literatur

1. Brindley GS (1984) Lancet 2: 220
2. Wilson SK, Klionsky BL, Rhamy RK (1973) J Urol 109: 646–649

Dr. T. Block
Urologische Klinik und Poliklinik
Klinikum Großhadern
Ludwig-Maximilians-Universität München
Marchioninistr. 15
D-8000 München 70

Therapie des rezidivierenden idiopathischen Priapismus mit Metaraminol

U. Wetterauer, C. G. Stief, W. Vahlensieck jr. und H. Sommerkamp

Ein Priapismus ist definiert als eine lang anhaltende schmerzhafte Erektion ohne sexuelle Motivation. Es sind lediglich die Corpora cavernosa betroffen, Glans und Harnröhrenschwellkörper bleiben schlaff.

Pathophysiologisch kommt es durch die lang anhaltende Behinderung des venösen Abflusses zu einem Ödem der Trabekel – und unbehandelt, nach mehreren Tagen zu einer Fibrose der Corpora cavernosa mit kompletter Impotenz (Hauri et al. 1983).

Alle bisher üblichen Therapieformen des idiopathischen Priapismus sind empirisch. In der Regel werden Shunts zwischen Schwellkörper und Glans angelegt, meist in Form einer gestanzten Verbindung nach Ebbehoj oder Winter (Winter 1976). Welche Form der Behandlung auch angewandt wird, die Ergebnisse hinsichtlich der Wiederherstellung der vollen Potenz sind keinesfalls ermutigend.

Wir haben uns deshalb bei unseren Patienten für eine intrakavernöse Pharmakotherapie mit Metaraminol entschieden. Eine Berechtigung hierzu sahen wir in den grundlegenden Arbeiten der letzten Jahre über den Erektionsmechanismus und dessen Transmitter (Virag 1982, Brindley 1983), einem Fallbericht von Brindley im Lancet (Brindley 1984) und unseren eigenen Erfahrungen in der Therapie pharmakologisch provozierter prolongierter Erektionen mit dem Alpha-Rezeptoren-Stimulans Metaraminol (Stief et al. 1986).

Im August 1986 kam ein 48 Jahre alter Italiener mit einem bereits 12 Stunden anhaltendem schmerzhaften Priapismus in unsere Klinik (Tabelle 1). Anamnestisch wurde ein Herzinfarkt vor 12 Jahren er-

Tabelle 1. Episoden und Therapie des rezidivierenden idiopathischen Priapismus bei einem 48jährigen Mann

Datum	Dauer (h)	Aspiration	Metaraminol (mg) intrakavernös	Detumeszenz (min)
10. 8. 86	12	50 ml	2	–
			2	3
6.11. 86	9	–	2	8
10.11. 86	8	–	2	6
14.11. 86	9	–	4[a]	4
14.12. 86	8	–	3	5
15.12. 86	3	–	2	2
26. 8. 87	10	–	4	15
			2	6

[a] Hypertensive Krise mit 20 mg Nifedipin sublingual kupiert

Tabelle 2. Blutgasanalyse beim idiopathischen Priapismus

Dauer Priapismus	10.8. 86 12 h	26.8. 87 10 h
pH	6,92	6,96
pO_2 (mm Hg)	11,4	9,6
pCO_2 (mm Hg)	113,1	112,9
BE (mval/l)	–18,3	–8,8
Bicarbonat (mval/l)	10,3	15,7

währt. Ein Bluthochdruck war mit 2mal täglich 5 mg Pindolol stabilisiert. Nach eingehender Befragung war zu erfahren, daß bereits mehrfach Episoden einer verlängerten Erektion von 1–2 Std. vorausgingen.

Eine spätere zweimalige internistische Durchuntersuchung konnte keine ursächliche Erkrankung aufdecken. Bei der urologischen Untersuchung fielen brettharte, druckschmerzhafte Corpora cavernosa auf. Gleichzeitig bestand eine Hypospadie und Ventralkrümmung des Penisschaftes.

Als erste therapeutische Maßnahme punktierten wir das linke Corpus cavernosum mit einer 19er Butterfly-Kanüle und aspirierten 50 ml Blut, was jedoch die Rigidität in keiner Weise beeinflußte. Die Blutgasanalyse (Tabelle 2) – als Ergänzung dazu rechts die Werte einer erneuten Episode am 26.8. 87 – zeigte einen extrem sauren pH-Wert, einen pO_2 von ca. 10 mm Hg und einen massiv erhöhten pCO_2.

Dagegen findet man bei pharmakologisch induzierten prolongierten Erektionen hinsichtlich der Blutgasanalyse deutliche Unterschiede zum Priapismus. 12 von uns untersuchte Patienten mit prolongierten Erektionen, bei denen Blutgasanalysen nach 2, 4, 6 und 12 Stunden durchgeführt wurden, zeigten im Mittelwert nach 6–12 Stunden zwar ebenfalls einen erniedrigten pO_2, der jedoch 30 mm Hg niemals unterschritt. Der Anstieg des CO_2-Partialdruckes fiel deutlich geringer aus, der Abfall des pH-Wertes im kavernösen Blut war deutlich geringer.

Eine pharmakologisch induzierte prolongierte Erektion ist demnach *nicht* mit einem Priapismus identisch oder gleichzusetzen. Weder erreichen die Blutgase innerhalb der ersten 6–8 Stunden kritische Werte, noch haben die Patienten Beschwerden oder Ischämieschmerzen.

Die zweite Episode eines Priapismus bei unserem Patienten trat drei Monate später auf. Der seit neun Stunden anhaltende schmerzhafte Zustand wurde durch die Injektion von 2 mg Metaraminol ohne vorherige Aspiration von Blut unterbrochen. Innerhalb von acht Minuten trat eine komplette Detumeszenz ein. Vier Tage später trat erneut ein Priapismus auf, der ebenfalls mit 2 mg Metaraminol intrakavernös beendet wurde.

Eine dem Patienten dringend angeratene Shunt-Operation lehnte er strikt ab. Deshalb wurden auch die folgenden, jetzt innerhalb kürzerer Zeit aufgetretenen Priapismen von 9, 8 und 3 Stunden Dauer mit Metaraminol therapiert.

Zwischen den einzelnen Episoden war die erektile Funktion unbeeinträchtigt.

Zusammenfassend führte bei unserem Patienten bei insgesamt sieben Episoden eines idiopathischen Priapismus die intrakavernöse Injektion von 2–4 mg Metaraminol jedesmal zu einer kompletten Detumeszenz innerhalb weniger Minuten.

Eine vorherige Aspiration von Blut ist nicht notwendig.

Wir wollen empfehlen, beim idiopathischem Priapismus als *erste* therapeutische Maßnahme die intrakavernöse Injektion von Metaraminol anzuwenden, bevor irgend ein operatives Verfahren in Betracht gezogen wird.

Literatur

Hauri D, Spycher M, Brühlmann W (1983) Erection and priapism: a new physiopathological concept. Urol Int 38: 138

Winter CC (1976) Cure of idiopathic priapism. New procedure for creating fistula between glans penis and corpora cavernosa. Urology 8: 389

Virag, R (1982) Intracavernous injection of papaverine for erectile failure. Lancet 2: 938

Brindley GS (1983) Cavernosal alpha-blockade: a new technique for investigating and treating erectile impotence. Br J Psychiat 143: 332

Brindley GS (1984) New treatment for priapism. Lancet 2: 220

Stief CG, Gilbert P, Wetterauer U, Bähren W, Thon W, Altwein JE (1986) Metaraminol – ein Antidot bei SKAT-bedingter prolongierter Erektion. Urologe (A) 25: 164

Priv.-Doz. Dr. U. Wetterauer
Urologische Abteilung
Klinikum der Universität
Hugstetter Str. 55
D-7800 Freiburg

Mentor-Penisprothesen

W. Böttger, F. Noll und F. Schreiter

Als funktionelle Nachbildung der vollhydraulischen AMS 700 Penisprothese kann eine Wertung der Mentor-Prothese nur im Vergleich mit dieser Prothese erfolgen. Aus reißfestem Polyurethanelastomer konstruiert fehlt den Mentorzylindern die Dehnbarkeit in Länge und Umfang, so daß eine Streckung des Penis in erigiertem Zustand nicht stattfindet. Dagegen tritt das Bulging der Zylinder mit Aneurysmabildung der Tunica albuginea, das gelegentlich bei der AMS-Prothese gesehen wird, nicht auf.

Material und Methode

Zwischen 1985 und 1987 wurden im Verbandskrankenhaus Schwelm bei 12 Patienten eine Mentor-Inflatable-Prothese implantiert. Das Alter der Patienten lag zwischen 45 und 62 Jahre im Mittel um 52 Jahre. Die Implantation erfolgte über einen infrapubischen Zugang mit perioperativer Antibiotikaprophylaxe durch ein β-laktamasefestes Antibiotikum.

Indikationen

Diabetes mellitus	6 Pat.
Zustand nach radikaler Prostatektomie	2 Pat.
Traumatische Paraplegie	1 Pat.
Unzufriedenheit mit semirigider Prothese	3 Pat.

Es handelte sich in allen Fällen nach eingehender Diagnostik um organische Ursachen der erektilen Dysfunktion.

Ergebnisse

Bei 10 unserer Patienten funktioniert derzeit die Prothese einwandfrei bei einer Beobachtungszeit zwischen 5 und 24 Monaten. Alle diese Patienten führen regelmäßig Geschlechtsverkehr aus.

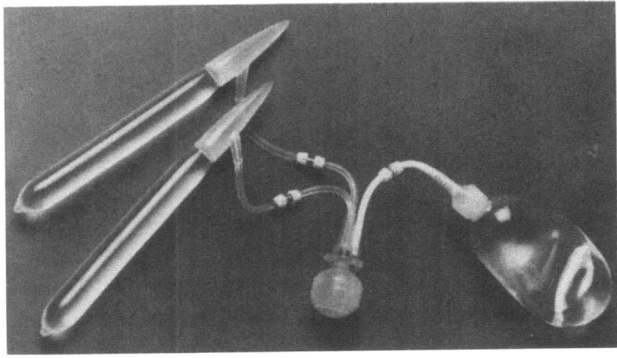

Abb. 1. Mentor-Prothese

Komplikationen

Mißerfolge waren in einem Fall eine Infektion am Kunststoff mit nachfolgender Explantation der Prothese. Bei dem Patienten, einem Paraplegiker, mußte ein halbes Jahr vorher bereits eine halbstarre Penisprothese, die in die Harnröhre perforierte, explantiert werden. Bei einem zweiten, ebenfalls voroperierten Patienten mußte die Mentor-Prothese wegen drohender distaler Perforation entfernt werden.

Subjektive Patientenangaben

6 Patienten berichten über ein ungewolltes Auffüllen der Prothese bei körperlicher Arbeit. Ursache ist ein zu schwaches Rückflußventil in der Pumpe, das bei intraabdominalem Druckanstieg nachgibt und Flüssigkeit in die Zylinder fließen läßt. Dadurch befinden sich die Patienten in der unangenehmen Situation einer ständigen Halberektion. 10 Patienten kritisierten die fehlende Längenzunahme des Penis.

Zusammenfassung

Während Zylinderlecks, die bei der aus Silikonkautschuk bestehenden AMS-Prothese gelegentlich beobachtet wurden, bei der festen Polyurethan-Mentor-Prothese zu fehlen scheinen, liegt der Schwachpunkt der Prothese eher in den Ventildefekten der Pumpe. Diese Beobachtung deckt sich auch mit den bisher veröffentlichten Literaturangaben. Beide Firmen, sowohl Mentor als auch AMS, haben deshalb die Prothesen weiter entwickelt. Mentor hat das Reservoir in die Pumpe integriert. Das relativ große Pumpreservoir muß jetzt im Skrotum Platz finden, die Bauchpresse kann damit nicht mehr auf das Reservoir wirksam werden und die Zylinder füllen. AMS hat eine neue Zylindergeneration entwickelt, die sogenannten CX-Zylinder, wobei eine mittlere elastische Textilschicht zwischen einer inneren und äußeren Silikonkautschukschicht liegt. Damit ist bei Formstabilität trotzdem eine Längen- und Umfangzunahme gewährleistet. Zylinderaneurysmen werden nicht mehr beobachtet. Es bleibt weiteren Erfahrungen vorbehalten, ob damit die bisherigen Nachteile beider Prothesentypen vermieden werden können.

Dr. med. W. Böttger
Urol. Abt. der Med. Fakultät der
Universität Witten-Herdecke im Verbandskrankenhaus
Dr. Moeller-Str. 15
D-5830 Schwelm

Laserinduzierte Stoßwellenlithotripsie (LISL) – Grundlagenforschung

Physikalische Aspekte bei der Entwicklung der Laser-Stoßwellenlithotripsie (LISL)

H. Schmidt-Kloiber, E. Reichel, H. Schöffmann, R. Hoffmann und R. Hartung

Zusammenfassung

Laserinduzierte Stoßwellen eignen sich auf Grund des risikofreien Energietransportes in den Körper des Patienten, der lokal begrenzten Energieumwandlung in Verbindung mit extrem steilen Stoßwellenfronten und großen Druckamplituden vor allem für die Zerstörung kleinerer nicht fixierter Konkremente in eng begrenzten Hohlräumen [1].

Problemstellung

Harnleitersteine sollen mit Hilfe einer biegsamen Sonde unter visueller Kontrolle in so kleine Teilchen zerlegt werden, daß deren Abtransport unmittelbar durch den Strom einer zirkulierenden Spülflüssigkeit erfolgen kann.

Diese dünne flexible Sonde ist nur realisierbar, wenn eines der in ihr enthaltenen Bauelemente eine Mehrfachfunktion übernimmt. Diese Funktion haben wir dem Lichtleiter übertragen, mit dessen Hilfe neben dem normalen Licht zur Beleuchtung des Operationsgebietes und dem Pilotlicht zur Markierung des Zielgebietes auch intensive Laserpulse in unmittelbare Umgebung des Steines geleitet werden können.

Laserinduzierte Stoßwellen zur Steinzerstörung

Im Grenzbereich zwischen Steinoberfläche und deren flüssiger Umgebung wird die Leistungsdichte des Laserlichtes so stark erhöht, daß ein elektrischer Durchbruch – kurz als LIB bezeichnet – auftritt. Dabei verdampft ein Teil der Flüssigkeit und es entsteht eine kleine plasmagefüllte Blase bei deren Expansion eine Stoßwelle abgestrahlt wird [2]. Verwendet man beispielsweise einen gütegeschalteten Nd:YAG-Laser, so erreicht man mit einer Wellenlänge von 1064 nm und ca. 10 ns Pulsdauer bei Pulsenergien zwischen 20 und 80 mJ Stoßwellen, bei denen Druckspitzenwerte von 1000 bar in weniger als 4 ns erreicht werden [3]. Treffen diese Stoßwellen auf Bereiche, mit geändertem Schallwellenwiderstand, so treten so große Druck- bzw. Zugspannungen auf, daß dadurch die Konkremente zerstört werden (Abb. 1).

Die Dauer des Druckanstieges in der Stoßwellenfront und die Einwirkungszeit bestimmen die mögliche Ausweichbewegung des Konkrementes sowie den erreichbaren Zerstörungsgrad. Zeitabhängige Druckmessungen wurden mit PVDF-Folien durchgeführt.

Der auftretende Maximaldruck sollte deutlich über den Festigkeitswerten der härtesten Konkremente liegen. Der extrem rasche Druckanstieg ermöglicht die Steinzerstörung im Harnleiter ohne besondere Haltevorrichtung. Die niedrige Pulsenergie bedeutet einerseits einen eng begrenzten Wirkungsbereich der Stoßwelle, andererseits die Möglichkeit das Laserlicht durch Lichtleiter in das Körperinnere zu transportieren. Abb. 2 zeigt den erreichbaren Maximaldruck in Abhängigkeit von der Laserpulsenergie.

In Abb. 3 ist die Druckabnahme mit dem Abstand

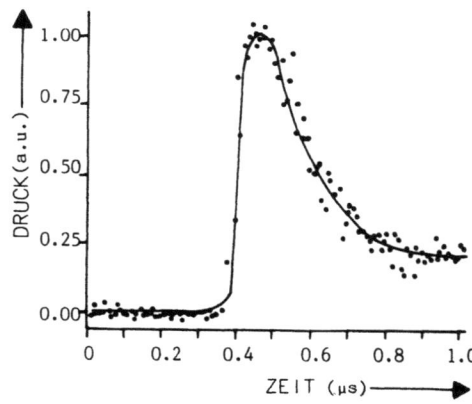

Abb. 1. Laserinduzierte Stoßwelle in destilliertem Wasser, 6 mm vom Durchbruchsort entfernt aufgenommen. Gütegeschalteter Nd:YAG-Laser mit 1064 nm Wellenlänge und 10 ns Pulsdauer. 30 mJ Laserpulsenergie

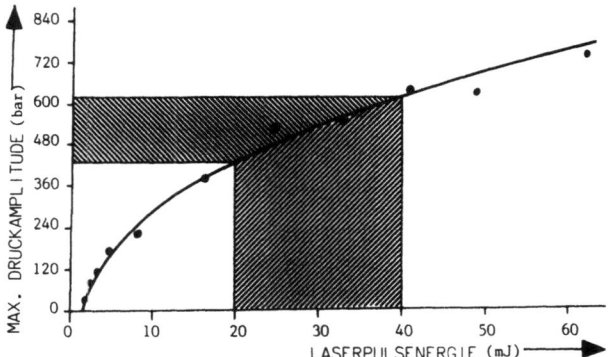

Abb. 2. Maximale Druckwerte in destilliertem Wasser in Abhängigkeit von der Laserpulsenergie. Gemessen in 6 mm Abstand vom Durchbruchsort

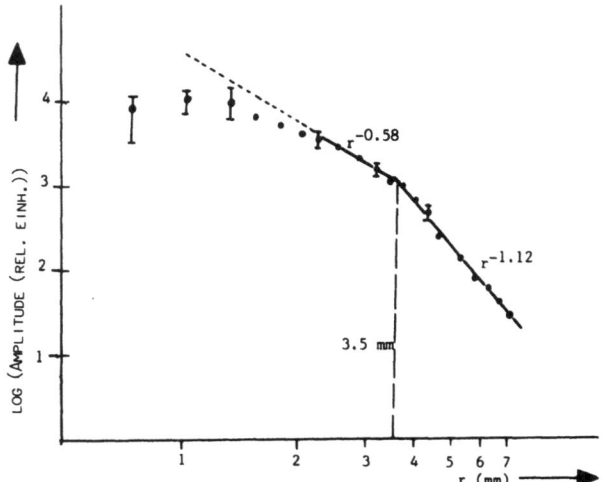

Abb. 3. Druckamplitude in Abhängigkeit von der Entfernung vom Durchbruchsort

vom Ort des laserinduzierten Durchbruches dargestellt. Aus den unterschiedlichen Anstiegen kann man auf eine nichtsphärische Gestalt der beim Durchbruch entstehenden Gasblase schließen.

Schließlich erreicht man durch die extrem kurze Entladedauer in Verbindung mit der Plasmaexpansion, daß keine unzulässige Temperaturerhöhung in der Umgebung des LIB-Ortes auftritt. Das wurde durch histologische Untersuchungen an Zellkulturen und Gewebepräparaten bestätigt. Bei unmittelbarer Einwirkung des Laserlichtes auf das Zellmaterial wurden zwar mechanische durch die Stoßwelle bedingte Schäden, niemals jedoch thermische Läsionen gefunden [4].

Diskussion und Ausblick

Die laserinduzierte Steinzerstörung ist ein geeignetes neues Verfahren mit dessen Hilfe feste Konkremente intrakorporal in kleine abgangsfähige Partikel zerlegt werden können. Erste klinische Erprobungen zunächst mit starren Instrumenten durchgeführt, bestätigen die Erwartungen. Der nächste Schritt wird im Aufbau flexibler Endoskope bestehen.

Literatur

1. Schmidt-Kloiber H (1978) Energiewandler zur Steinzerstörung in den ableitenden Harnwegen des Menschen. Aktuel Nephrologie 1: 117
2. Schmidt-Kloiber H, Reichel E, Schöffmann H (1985) The laser-induced shockwave lithotripsy (LISL) Biomed Tech 30: 173
3. Schöffmann H, Schmidt-Kloiber H, Reichel E (1988) Time resolved investigations of laser-induced shockwaves in water by use of PVDF-hydrophones. J. Appl. Phys. 63 (1)
4. Reichel E, Schmidt-Kloiber H, Schöffmann H, Dohr G, Eherer A (1987) Interaction of short laser pulses with biological structures. Optics Laser Technol 19: 40

Dr. H. Schmidt-Kloiber
Karl-Franzens-Universität Graz
Institut für Experimentalphysik
Universitätsplatz 5
A-8010 Graz

Biologische Effekte bei der laserinduzierten Stoßwellenlithotripsie

R. Hofmann, R. Hartung, H. Schmidt-Kloiber, E. Reichel und H. Schöffmann

Dauerstrichlaser erzeugen thermische Läsionen in einem bestrahlten Gebiet durch Absorption der Laserenergie. Harnsteine können mit thermischer Energie aus einem Continous-Wave-Laser zerstört werden, jedoch läßt sich diese Methode klinisch nicht anwenden, da sie thermische Nebenwirkungen im umgebenden Gewebe nach sich zieht [1].

Wir haben in Zusammenarbeit mit der Abteilung für Experimentalphysik der Karl-Franzens-Universität in Graz einen Nd-YAG Laser mit hoher Intensität entwickelt, der sich zur intrakorporalen laserinduzierten Schockwellenlithotripsie von Harnleiter- und Nierensteinen eignet.

Material und Methoden

Ein Nd-YAG Laser mit bis zu 180 mJ Energie, 8 nsec Pulsdauer und bis zu 50 Hz Pulswiederholungsfrequenz wurde verwendet. Die „Q-switched" Laserpulse wurden in eine 600 bzw. 400 μm Quartzfaser eingekoppelt. An der Faserspitze wurde ein laserinduzierter „Breakdown" (LIB) durch Bildung von Plasma und einer daraus resultierenden Schockwelle mit einer Energie von 30-50 mJ austrittseitig an der Faserspitze erzeugt. Die Harnsteine wurden innerhalb des 2-3 mm langen Focus des „LIB" zertrümmert. Die Laserpulse wurden an der Faserspitze in Form eines Laserkegels durch eine speziell geformte Faserspitze erzeugt [2].

Voraussetzung für die Anwendung im Harntrakt ist jedoch, die Größe einer möglichen Schädigung bei unbeabsichtigter Bestrahlung des Urothels abzuklären. Zu diesem Zweck wurden Verlaufsbeobachtungen an Schweinen durchgeführt, wobei Urothel und Nierenparenchym direkt der Einwirkung von Laserpulsen ausgesetzt wurden. Anschließend wurden die betroffenen Gewebeteile histologisch untersucht. Eine Energievariation des Q-switched Lasers wurde durch in den Strahlengang einschiebbare Graufilter erreicht. Für die Energiemessung wurde ein Teil der Strahlung ausgekoppelt und einem Energiemonitor zugeführt. Mit dem Umlenkspiegel wurde das aus dem Laser horizontal austretende Licht um 90 Grad umgelenkt und mit Hilfe einer kleinen Fokussiervorrichtung auf die Gewebeoberfläche fokussiert.

Bei 3 Schweinen wurden Niere, Harnleiter und Blasenschleimhaut jeweils mit 20 Laserpulsen mit einer Einzelpulsenergie von 80, 70, 60 bzw. 50 mJ bestrahlt.

Bei 4 Schweinen, die nach Laserapplikation 2, 4, 8 und 12 Tage postoperativ getötet wurden, wurden Blasen- und Harnleiterschleimhaut mit 80 bzw. 60 mJ Einzelpulsenergie 10 und 30 Sekunden lang bei 20 Hz Pulswiederholungsfrequenz bestrahlt.

Ergebnisse

Bei den Tierversuchen mit Verlaufsbeobachtung der Läsion konnte lediglich sofort nach Einstrahlung der Laserpulse auf die Gewebeoberfläche eine ca. 40 μm tiefe Läsion beobachtet werden [2]. Die Muscularis von Blase bzw. Harnleiter wurde nicht erreicht. Thermische Wirkungen oder Schädigungen des bestrahlten Gewebes traten nicht auf (Abb. 1).

Klinische Ergebnisse

21 Patienten - 1 Patient wies prävesikale Steine beidseits auf - wurden zwischen Juni und August 1987 behandelt. Es wurden nur Patienten ausgewählt, deren Steine nicht spontan nach mindestens 4 Wochen konservativer Behandlung abgingen oder vollständig obstruierende Harnleiter- und Nierensteine, die nicht für die ESWL geeignet waren. 18 Harnleiter-, 2 Nierenbecken- und 2 Kelchsteine wurden mit dem Laser desintegriert.

Bei 12 Patienten wurde die 600 μm Laserfaser direkt in das Ureterorenoskop eingeführt, bei 6 weiteren Patienten wurde ein doppellumiges Röhrchensystem mit einem 700 μm starren Metallkanal zur Aufnahme der Laserfaser und einem 500 μm Saugkanal eingeführt. Die Lasersteinzertrümmerung wurde unter Sicht durchgeführt. Mit Hilfe des roten Helium-Neon Pilotlasers wurde der Stein fokussiert und die Lasersteinzertrümmerung mit 35-40 mJ Energie an der Faserspitze, 20-50 Hz Pulswiederholungsfrequenz und 8 nsec Pulsdauer durchgeführt.

Alle Harnleitersteine konnten vollständig entfernt werden. Bei 10 Patienten wurden die Steine kom-

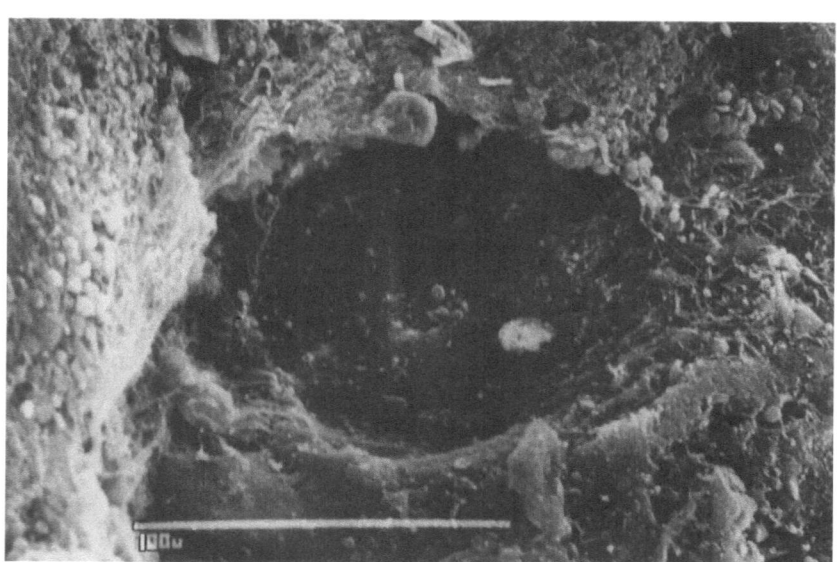

Abb. 1. Rasterelektronenmikroskopische Aufnahme eines Harnleiterstückes unmittelbar nach fokussierter Laserapplikation (60 mJ, 8 nsec Pulsdauer, 20 Pulse). 550fache Vergrößerung

plett in winzige Steinteilchen fragmentiert, die anschließend durch das Ureterorenoskop herausgespült wurden. Bei 6 weiteren Patienten wurde der Stein soweit abgetragen, daß er vollständig mit dem Zängchen entfernt werden konnte. 16 Steine wiesen eine kristalline Struktur aus Calcium-oxalat-monohydrat und dihydrat bzw. Struvit auf. 2 sehr harte amorphe Calcium-oxalat-monohydrat-Steine konnten nicht zerstört werden.

Diskussion

Die Harnsteinzertrümmerung mit dem Nanosekunden Nd-YAG Laser erwies sich außer bei zwei sehr harten, amorphen Calcium-oxalat-monohydrat-Steinen als effektiv.

Die Lasersteinzertrümmerung wurde mit starren Ureterorenoskopen durchgeführt. Die flexible dünne Quartzfaser erlaubt jedoch eine deutliche Verkleinerung dieser starren Instrumente und eine Anwendung in kleinen flexiblen Renoskopen.

Die Kombination aus einer Lasersteinzertrümmerung mit der flexiblen Ureterorenoskopie bietet die Möglichkeit einer atraumatischen intrakorporalen Fragmentation von Harnleiter- und Nierensteinen ohne Entfernung des Instrumentes aus dem Harnleiter, da der Stein vollständig zu kleinsten Teilchen disintegriert und abgesaugt werden kann.

Literatur

1. Hofmann R, Schütz W (1984) Zerstörung von Harnsteinen durch Laserstrahlung. Urologe A 23: 181–184
2. Hofmann R, Hartung R, Geißdörfer K, Ascherl R, Erhardt W, Schmidt-Kloiber H, Reichel E, Schöffmann H: Morphologische Untersuchungen des Urothels nach Einwirkung intensiver Nanosekunden Laserpulse. Urol Int (in press)
3. Schmidt-Kloiber H, Reichel E, Schöffmann H (1985) Laser-induced schockwave lithotripsy (LISL). Biomed Tech 30: 173

Dr. R. Hofmann
Urologische Klinik und Poliklinik
der Technischen Universität München
Klinikum rechts der Isar
Ismaninger Str. 22
D-8000 München 80

Steinzerstörung mit dem KrF-Excimerlaser: Erste in vitro Ergebnisse

R. Friedrichs, R. Poprawe, W. Schäfer und H. Rübben

Eine Lithotripsie ist experimentell und klinisch mit verschiedenen Lasersystemen möglich. Diese sind durch unterschiedliche Wellenlängen (λ) gekennzeichnet: Neodym-YAG-Laser 1064 nm, Rubin-Laser 694 nm und Farbstoff-Laser 504 nm. Ziel unserer Untersuchung ist, die in vitro Eigenschaften des KrF-Excimerlasers, eines Gaslasers, zu charakterisieren. Es handelt sich um zweiatomige Moleküle, die aus einem Edelgas- und einem Halogenatom bestehen. Nach elektronischer Anregung emittieren diese Laser bei verschiedenen Wellenlängen im ultravioletten Bereich, im Falle des KrF-Excimerlasers bei 249 nm.

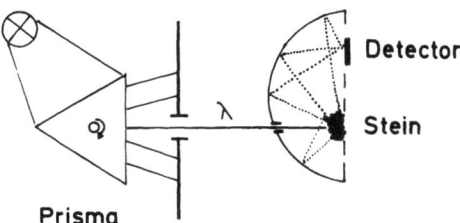

Abb. 1. Schematischer Versuchsaufbau zur Reflexionsmessung

Material und Methoden

1. Die Reflexionen von Harnsteinen unterschiedlicher Zusammensetzung wird bei verschiedenen Wellenlängen untersucht. Die Versuchsanordnung besteht aus einem Prisma, das Licht verschiedener Wellenlängen erzeugt. Der monochromatische Lichtstrahl wird auf Harnsteine, die sich in einer innen reflektierenden Halbkugel befinden, gelenkt. Über einen Detektor wird die jeweilige Reflexion gemessen (Abb. 1).

2. Harnsteine werden unter Wasser mit zwei verschiedenen Intensitäten (I) der KrF-Excimerlaserstrahlung bearbeitet: $< 10^8$ W/cm^2 und $\geq 10^9$ W/cm^2.

3. Harnsteine werden nach Bearbeitung mit einer Intensität von I $< 10^8$ W/cm^2 mit Hilfe eines Rasterelektronenmikroskops untersucht.

4. Unter Wasser wird die Anwendbarkeit eines Sondensystems zur Steinzerstörung geprüft. Die Sonde besteht neben dem Lasersystem (die Laserstrahlung wird über eine Linse fokussiert) aus einer Saugpumpe, die entgegengesetzt zur Richtung des Laserstrahls Wasser bzw. den Harnstein ansaugt. Der Durchmesser der Sondenöffnung ist mit dem Durchmesser des Pumpkanals identisch (Abb. 3).

Ergebnisse

1. Im ultravioletten Bereich läßt sich keine Reflexion nachweisen. Bis zum Bereich von 1 μm steigt die Reflexion auf über 90% an. Abbildung 2 beschreibt das Reflexionsverhalten eines Calcium-Oxalat-Steins. Das Reflexionsverhalten ist für Steine anderer Zusammensetzung ähnlich.

2. und 3. Behandelt man Harnsteine mit niedriger Intensität $I < 10^8$ W/cm^2 findet sich auf den Steinen bei gering gewählter Fokussierung eine Rinne, die dem Fokusdurchmesser der Laserstrahlung entspricht. Sowohl licht- als auch rasterelektronenmikroskopisch ließen sich nach Bearbeitung in diesem Energiebereich keine Restkonkremente oder Zeichen thermischer Einwirkung nachweisen. Nach Bearbeitung mit $I \geq 10^9$ W/cm^2 bewirken Stoßwellen eine effektive Steinzerstörung, wobei Restpartikel verschiedener Größe entstehen.

4. Bei Anwendung der Sonde lassen sich Restpartikel einer einheitlichen Größe erzeugen. Durch die Größe der Sondenöffnung und des Pumpkanals läßt sich die Größe der Restpartikel vorgeben (bis zu einem Durchmesser von 100-200 μ). Der Stein befindet sich in ca. 90% der Zeit in direktem Kontakt mit der Sonde, eine Verstopfung des Kanals wird nicht beobachtet.

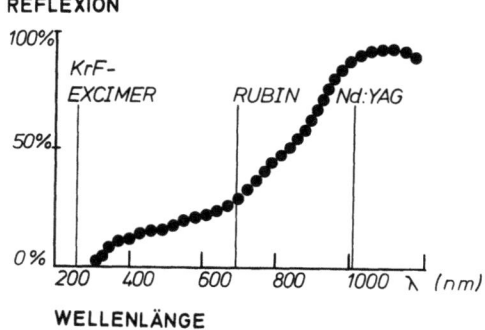

Abb. 2. Reflexionsverhalten eines Calcium-Oxalat-Steins

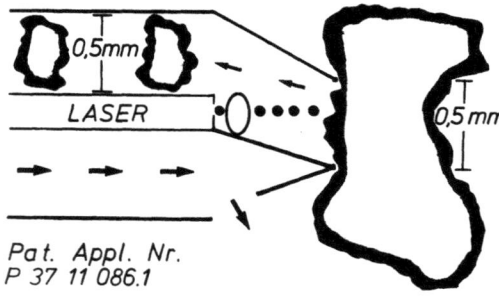

Abb. 3. Sonde zur Lithotripsie (Schema)

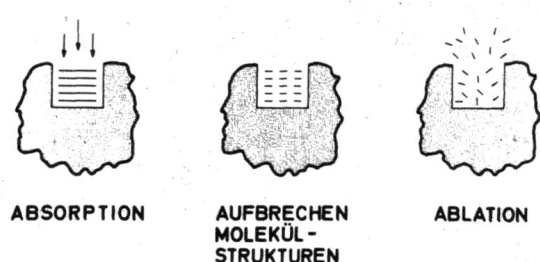

Abb. 4. KrF-Excimer-Laser. Photoablationseffekt (Schema)

Diskussion

Aufgrund seines Absorptionsverhaltens erscheint der KrF-Excimerlaser im Vergleich zu anderen Systemen als ideales System zur Lithotripsie. Der KrF-Excimerlaser ist im niedrigen Intensitätsbereich durch den sog. Effekt der Photoablation gekennzeichnet. Hierunter versteht man den direkten Übergang vom festen in den gasförmigen Zustand ohne Auftreten von Wärme (Abb. 4). Eine effektive Steinzerstörung ist jedoch nur in einem Intensitätsbereich von $I \geq 10^9$ W/cm^2 möglich, der zu einer Erzeugung von Stoßwellen führt. Nach Anwendung des Sondensystems ließen sich Harnsteine effektiv und schnell bis auf kleinste Restpartikel einer einheitlichen Größe zerstören (ebenfalls $I \geq 10^9$ W/cm^2) [1, 2]. Die weitere Entwicklung wird zeigen, ob sich auf dieser Basis Instrumente zur erfolgreichen endoskopischen Anwendung entwickeln lassen. Geeignete Faserleitungssysteme für den KrF-Excimerlaser sind in Entwicklung; die beschriebene Transmissionsrate pro m liegt zwischen 10% [3] und 90% [4]. Noch nicht abschließend geklärt ist ein möglicher mutagener Effekt [4].

Literatur

1. Poprawe R, Beyer E, Herziger G (1985) Material ablation by excimer lasers. Kaye AS, Walker AC, Hilger A (eds) Proceedings GCL 1984, Bristol, pp 67-72
2. Friedrichs R, Poprawe R, Kohnemann R, Schäfer W, Rübben H (1987) Laser fragmentation of urinary calculi: in vitro studies. In: Waidelich H (ed) Laser/Optoelectronics in Medicine. Springer, Berlin Heidelberg New York (im Druck)
3. Hering P (1987) Limits of optical fiber systems for pulsed lasers. 1st Int Symposium on Laser Lithotripsy, Ulm, Abstract, p 25
4. Kubo U, Okada K (1987) Medical applications of KrF excimer laser. 7th Int Congress of the Int Soc for Laser Surgery and Medicine. München, Abstract 38

Dr. med. R. Friedrichs
Abteilung Urologie der RWTH Aachen
Pauwelsstraße
D-5100 Aachen

Experimentelle Laseranwendung am oberen Harntrakt

M. Beer, D. Jocham, E. Bauer, M. Kraus, G. Staehler, W. Permanetter, L. Rupprecht und E. Unsöld

Seit über 10 Jahren hat der Neodym-YAG-Laser einen festen Stellenwert in der Behandlung urothelialer Karzinome im Bereich der Blase. Die endoskopische Zugängigkeit des oberen Harntraktes ermöglicht inzwischen auch die Laserung von Tumoren des Nierenbeckens und Ureters. Trotz mehrerer erfolgreicher Laserbehandlungen im oberen Harntrakt liegen allerdings noch keine verläßlichen Daten über Strahlengeometrie und Absorption bei klinikrelevanter endoskopischer Laserung im Ureter und Nierenbecken vor.

Material und Methode

An 1152 frisch entnommenen Schlachthofnieren wurde unter Variation von Bestrahlungsdauer, Bestrahlungsleistung sowie Einstrahlwinkel drei verschiedene Laser anhand histologischer Beurteilung der Eindringtiefe verglichen (Nd-YAG 1064 nm/ Nd-YAG 1318 nm/Argon 488 nm). Die bei 37°C unter Verwendung von 0,9%iger NaCl als Spüllösung in vitro gewonnenen Daten wurden mit 58 Laserungen an 12 Schweinenieren in vivo verglichen. Hierbei wurde unter Imitation des endoskopischen Zuganges über eine distale Ureterotomie unter Einsatz eines flexiblen Endoskopes an etwa 50 kg schweren Minipigs die klinische Erprobung durchgeführt.

Ergebnisse

Das endoskopisch therapierbare Areal war aufgrund der individuell unterschiedlichen Nierenanatomie durch die endoskopische Erreichbarkeit entscheidend limitiert. Entgegen der Erwartungen war die Bedeutung des Einstrahlwinkels von zweitrangiger Bedeutung (Abb. 1). Die mittlere Tiefe in Abhängigkeit des Einstrahlungswinkels variierte zwischen 30 und 90° nur um 18%. Ein deutlicher Abfall war allerdings bei tangentialer Bestrahlung mit einem Einstrahlwinkel < 10° zu erzielen.

Zur Optimierung der energetischen Bestrahlungsbedingungen für den klinischen Einsatz, bei dem eine transmurale Nekrose der Muscularis ohne Schädigung der umliegenden Zonen erzielt werden sollte, erwies sich im Vergleich der drei Laser die Wirkung des Neodym-YAG-Laser der Wellenlänge 1064 nm als Optimum. Wie in Abb. 2 deutlich wird, in dem die Eindringtiefe nach anatomischer Schichtung in Korrelation zur applizierten Energie aufgetragen ist, verfügt der Neodym-YAG-Laser der Wellenlänge 1064 nm über die größte therapeutische Breite. Trotz optimaler Effekte in vitro zeigte der Argon-Laser in vivo eine signifikant erhöhte Perforationsgefahr und eine vermehrte Gefäßschädigung. Eine Schädigung anliegender Darmschlingen war bei den zu empfehlenden Energien übereinstimmend bei keinem Laser zu beobachten.

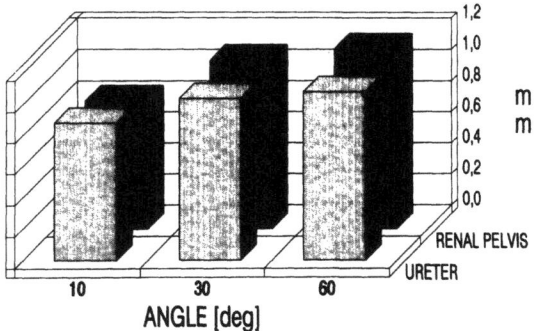

Abb. 1. Mittlere Eindringtiefe bei endoskopischer Anwendung in Abhängigkeit vom Einstrahlungswinkel (Nd-YAG 1064 nm, 10 Watt, 3 sec). In Folge von Streuung im Gewebe wird die Schädigungszone nicht entsprechend der Strahlengeometrie vom Winkel beeinflußt (d = 5 mm)

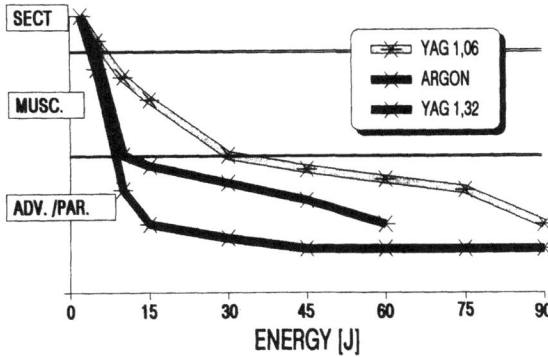

Abb. 2. Tiefeneffekt verschiedener Laser in Abhängigkeit von der eingesetzten Energie. Eine selektive Schädigung der Muscularis kann mit einer notwendigen therapeutischen Breite nur mit dem Neodym-YAG-Laser 1064 nm erreicht werden (d = 5 mm)

Schlußfolgerungen

Zur Tumortherapie empfiehlt sich der Neodym-YAG-Laser 1064 nm, wobei zur Verringerung der Perforationsgefahr die Maximalleistung auf 20 Watt einer Mindestbestrahlungsdauer von 3 sec beschränkt bleiben soll. Stenosen könnten aufgrund des besseren Schneideeffektes mit Neodym-YAG-Lasern der Wellenlänge 1318 nm behandelt werden. In kurativer Absicht sollte der Laser bei Tumoren des oberen Harntraktes vorerst angesichts der bisher noch unzulänglichen präoperativen Stagingmöglichkeiten nur bei sicher nicht infiltrierenden Tumoren zum Einsatz kommen.

Dr. med. M. Beer
Urologische Klinik und Poliklinik der
Ludwig-Maximilians-Universität
Klinikum Großhadern
Marchioninistr. 15
D-8000 München 70

Grundlagen der laserinduzierten Stoßwellenlithotripsie (LISL) – in vitro- und in vivo-Untersuchungen zur Lithotripsie von Harnleiter- und Gallenkonkrementen

J. Pensel, S. Thomas, E. Barreton und A. Hofstetter

Die Ultraschallsonde bietet bei der Behandlung von Uretersteinen zwar bei solidem Steinkontakt eine ausreichende Wirksamkeit und Sicherheit, sie ist jedoch nicht flexibel und kann deshalb ohne Narkose keine Anwendung finden. Die Anwendung der elektrohydraulischen Lithotripsie führt zu einer schnellen Steinfragmentation, ist jedoch mit dem Risiko einer Perforation bei Anwendung in unmittelbarer Nähe zum Gewebe behaftet. Ein idealer Energiewandler zur Harnsteinzertrümmerung muß alle Steintypen in kurzer Zeit fragmentieren können, wobei die Wirkung steinselektiv, also ohne Schädigung der Umgebung sein soll. Der Wandler sollte mit herkömmlichem Instrumentarium eingesetzt werden können, wobei das Transmissionssystem möglichst flexibel sein muß. Es sollte kein solider Steinkontakt erforderlich sein. Die Schockwellen sollten wenig Schmerzen verursachen, und kleine Steinfragmente erzeugen. Diese Voraussetzungen werden bei der laserinduzierten Schockwellenlithotripsie erfüllt.

Zur Erzeugung der Schockwelle eignen sich gepulste Laser mit angepaßten Transmissionssystemen. Bei Pulsdauern zwischen 10 ns und 2 µs und Pulsenergien von ca. 50 mJ werden in unmittelbarer Nähe des Steins hohe elektrische Felder erreicht, die wiederum Plasma mit hoher Elektronendichte erzeugen. Die induzierte Schockwelle mit Druckwerten von mehreren 100 bar bewirkt eine lokale Fragmentation des Steinmaterials. Diese Bedingungen werden beispielsweise durch den gütegeschalteten Neodym-YAG-Laser mit einem 600 µ Transmissionssytem erfüllt. Das Ende der Faser muß dabei entweder mit einem fokussierenden System ausgerüstet werden, oder die Schockwelle wird mit einem optomechanischen Koppler erzeugt. Die Faser ist hochflexibel und hat einen maximalen Durchmesser inklusive Spülsystem von 1,9 mm. Die Wirkung ist hochsteinselektiv, und auch nach längerer Belastung des Gewebes können lediglich passagere Schäden im Schleimhautniveau nachgewiesen werden. Der blitzlampengepumpte Farbstofflaser eignet sich ebenfalls zur Fragmentation von Steinen. Das Transmissionssystem besteht dabei lediglich aus einer 200 µ Faser. Allerdings ist die Nebenwirkung am umgebenden Gewebe bei diesem System größer, und es können durch Aufreißen kleiner und kleinster Gefäße Einblutungen bis in die Muskularis mit einer narbigen Abheilung beobachtet werden. Elektronenmikroskopisch lassen sich kleine oberflächliche Krater und Materialablagerungen im Gewebe nachweisen. Aus dem bestehenden Plasmafunken kann eine Spektralanalyse des Steinmaterials simultan durchgeführt werden. Und zusätzlich kann das rückgestreute Licht und das Plasmaleuchten für eine Rückkoppelungssteuerung des Lasers verwendet werden. Mit der ständigen Kontrolle des Steinkontaktes kann damit die Gewebeschädigung minimiert werden. Technisch ergeben sich jeweils für die verschiedenen Lasersysteme Vor- und Nachteile (Tabelle 1), wobei technische Verbesserungen in den letzten Jahren eine leichtere Handhabung und eine größere Servicefreundlichkeit ermöglichen. Für den klinischen Einsatz ist jedoch der gütegeschaltete Neodym-YAG-Laser z.Zt. wegen seiner hohen Steinselektivität das sicherste Verfahren, das mit der

Tabelle 1. Laser Lithotripsie. Klinische Aspekte – Technik

Lasertyp	Q-switched Nd:YAG			Dye
Koppler Systeme	Optisch fokussierender Koppler	Sphärisch polierte Laser	Optomechanischer Koppler	Nackte Faser
Induktion des dielektrischen Durchbruchs	unabhängig vom Steinmaterial	durch Steinmaterial erleichtert	unabhängig vom Steinmaterial	abhängig vom Steinmaterial
Abstand Koppler-Stein	0–2 mm	4–6 mm [!]	0–3 mm	Kontakt
Flexibilität	[+]	++	+	+++
Endoskopische Anwendung	Nephroskop	Uereteroskop	Ureteroskop	Ureteroskop
„Blinde" Anwendung	schwierig (Größe)	schwierig (definierter Steinabstand)	ja	nein (Gewebeschädigung)

Tabelle 2. Laser Lithotripsie. Klinische Aspekte – Gewebereaktionen

Lasertyp	Q-switched Nd:YAG			Dye
Koppler Systeme	Optisch fokussierender Koppler	Sphärisch polierte Faser	Optomechanischer Koppler	Nackte Faser
Plasmablase	frei	frei	abgeschirmt	frei
Thermische Wechselwirkung	nein	nein	nein	möglich
Gewebetraumatisierung	minimal	minimal	minimal	erheblich
Narbenbildung	nein	nein	nein	ja
Abgesprengtes Fasermaterial	nein	möglich (Glas)	nein	ja (Glas und Plastik)

damit verbundenen geringen Schmerzempfindung auch blind, d.h. lediglich mit Röntgenkontrolle zur Zertrümmerung von Harn- und Gallensteinen verwendet werden (Tabelle 2). Die ersten klinischen Ergebnisse sind sehr ermutigend. Besonders bei der Behandlung von Harnleitersteinen kann die laserinduzierte Stoßwellenlithotripsie die Methode der Wahl werden, da es sich hier um Konkremente mit relativ geringer Steinmasse handelt, die in idealer Weise durch einen flexiblen und völlig gewebeunschädlichen Energiewandler in staubförmige Konkremente zerlegt werden. Möglicherweise läßt sich das Verfahren in der Zukunft auch ambulant anwenden.

Dr. med. J. Pensel
Medizinisches Laserzentrum
Lübeck GmbH
Peter-Monnik-Weg 9
D-2400 Lübeck

Gewebereparation im oberen Harntrakt nach Therapie mit dem Neodym-YAG-Laser

J. Pensel, S. Thomas, G. Barreton, K. Sommer und A. Hofstetter

Durch die Entwicklung moderner Ureterorenoskope können der gesamte Harnleiter und ein Großteil des Nierenbeckenkelchsystems einer Inspektion unterzogen werden. Mit flexiblen Biopsiezangen lassen sich suspekte Befunde im oberen Harntrakt histologisch abklären. Bei Patienten mit hohem Operationsrisiko oder bei Ablehnung einer operativen Therapie stellt die Laserkoagulationsbehandlung von Harnleitertumoren mit dem Neodym-YAG-Laser eine alternative Behandlungsmöglichkeit dar. Diese organerhaltende Operation ist nur bei hochdifferenzierten, umschriebenen, papillären Tumoren gerechtfertigt. Wir sehen auch eine relative Indikation bei Einzelniere, Niereninsuffizienz und bilateralem Tumorbefall. Die Prognose hängt weitgehend vom Differenzierungsgrad und vom Infiltrationsausmaß des Tumors ab. Da sich eine Elektroresektion im oberen Harntrakt wegen der anatomischen Gegebenheiten zwar nicht verbietet, aber nur palliativ oberflächlich bleiben muß, um keine ausgedehnten Extravasationen oder Blutungen hervorzurufen, bietet sich das in der Harnblase erprobte Neodym-YAG-Lasersystem für die Koagulation von Tumoren im oberen Harntrakt an. Die Laserkoagulation von Tumoren arbeitet berührungsfrei und blutungsarm. Die thermische Nekrose erreicht eine Tiefe von 4–8 mm bei einer Laserleistung von 30–40 Watt. Dem Umstand, daß die Bestrahlung innerhalb des Ureters nur tangential erfolgt, muß beim ureteroskopischen Vorgehen Rechnung getragen werden.

Bei der organerhaltenden Therapie muß neben der Radikalität der Koagulation auch ein Erhalt der Funktion des oberen Harntraktes gewährleistet sein.

In einer tierexperimentellen Untersuchungsreihe konnten wir an insgesamt 16 Kaninchen zeigen, daß unmittelbar nach einer endoluminalen Neodym-YAG Laserkoagulation des Harnleiters eine erhebliche Erhöhung der Peristaltikfrequenz zu verzeichnen ist. Unmittelbar nach der Koagulation im Harnleiter kommt es zu einer vorübergehenden Störung der Harnleiterperistaltik im Läsionsbereich. 3 Tage postoperativ ist die Peristaltikfrequenz nach wie vor erhöht, wobei diese Veränderung sogar distal der Läsionsstelle meßbar ist (Abb. 1). Nach 6 Wochen hat sich die Peristaltikfrequenz im oberen Harntrakt normalisiert. Im distalen Harnleiter ist unmittelbar postoperativ kein positiver Druck nachweisbar (Abb. 2). In den ersten postoperativen Wochen kommt es zu einem langsamen Anstieg des

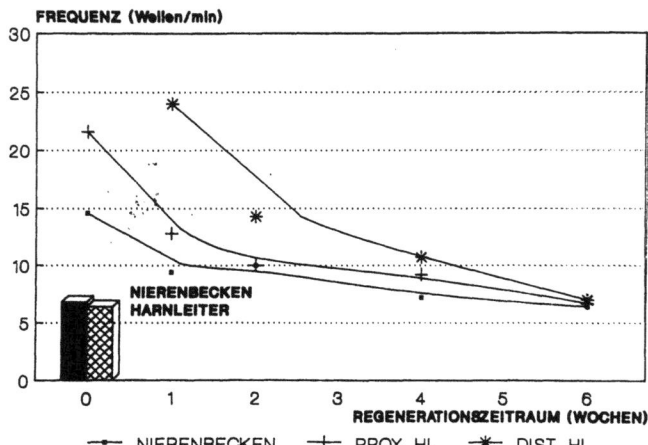

Abb. 1. Frequenz der Peristaltik nach ND-YAG Laserkoagulation im mittleren Harnleiter

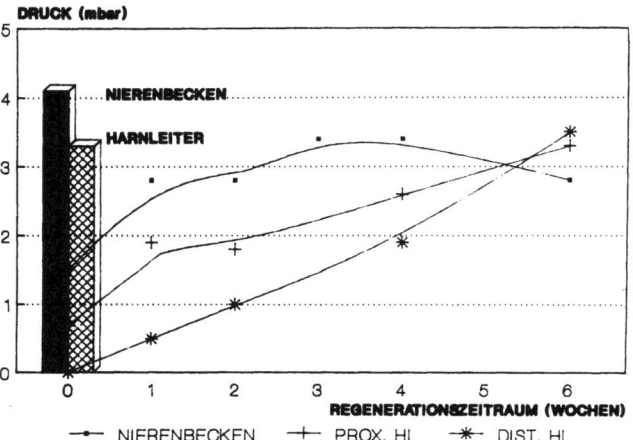

Abb. 2. Druckverhältnisse nach ND-YAG Laserkoagulation im mittleren Harnleiter

Druckes und auch distal der Läsion läßt sich ein positiver Druck messen. Nach ebenfalls 6 Wochen sind die Druckwerte wieder im Bereich der Norm. Diese funktionellen Veränderungen lassen sich mit Hilfe des Urogramms verifizieren. Nach Gabe des Kontrastmittels einen Tag nach der Behandlung kommt es auf der Seite der Läsion lediglich zu einem nephrographischen Effekt. Eine Woche später erkennt man eine erhebliche Dilatation des oberen Harntraktes proximal der Läsion. Bereits zu diesem Zeitpunkt passiert allerdings eine geringe Menge des Kontrastmittels die Läsionsstelle. Unter Durchleuchtung ist eine deutliche Peristaltik des distalen Ureters nachweislich. 6 Wochen nach der Koagulation zeigt sich ein weitgehend normales Urogramm mit zeitgerechter und seitengleicher Kontrastmittelausscheidung. Die Soforthistologie zeigt im Läsionsbereich eine deutliche Schädigung des Urothels mit teilweiser Abhebung der Zellen. Die kollagenen Fasern der Lamina propria sind verquollen. Die Muskularis ist unverändert. 3 Tage nach Laserung zeigt sich im Läsionsbereich eine deutliche Einblutung aller Wandschichten und eine Demarkierung der Koagulationsnekrose durch ein akutes Granulozyteninfiltrat. 42 Tage nach Therapie sind Epithel und Muskularis einwandfrei. Lediglich im periureteralen Gewebe findet man teilweise eine Plattenfibrose. Die Muskularis ist durch elastische Lamellen teilweise zergliedert, die jedoch funktionell nicht wirksam sind. 6 Wochen nach der Koagulation des Harnleiters kommt es also zu einer vollständigen funktionellen und histologischen Reparation des Gewebes. Bei zirkulärer Koagulation mit Einbeziehung des periureteralen Gewebes kann es jedoch zu einer dauerhaften Okklusion des Ureters kommen. Wegen der passageren Abflußstörung nach Koagulation im oberen Harntrakt mit dem Neodym-YAG-Laser sollte postoperativ deshalb ein Uretersplint eingelegt werden, der nach 4–6 Wochen entfernt werden kann.

Bisher sind die klinischen Ergebnisse bei der Laserkoagulation von oberflächlichen hoch- bis mitteldifferenzierten Urothelkarzinomen des oberen Harntraktes ermutigend. Allerdings sind schon T_2 Tumoren problematisch, da hier eine gesicherte Zerstörung durch die tangentiale Bestrahlungsmethode nicht immer garantiert werden kann, und eine Striktur des Ureters nahezu immer Folge der Bestrahlung ist. Diese organerhaltende Methode kann deshalb mit den erwähnten Einschränkungen empfohlen werden. Allerdings ist eine regelmäßige Kontrolle in kurzen Abständen dringend erforderlich. Die Wertigkeit der Methode muß in den nächsten Jahren überprüft werden.

Dr. med. J. Pensel
Medizinisches Laserzentrum
Lübeck GmbH
Peter-Monnik-Weg 9
D-2400 Lübeck

Laserinduzierte Stoßwellenlithotripsie (LISL)

N. Schmeller, A. Hofstetter, J. Pensel und S. Thomas

Für die Erzeugung der laserinduzierten Stoßwelle eignen sich gepulste Laser mit angepaßtem Transmissionssystem. Bei einer Pulsdauer zwischen 10 ns und 2 µs und von ca. 50 mJ wird in unmittelbarer Nähe des Steines ein Plasma mit hoher Elektronendichte erzeugt. Die induzierte Stoßwelle mit Druckwerten von mehreren 100 bar bewirkt eine lokale Fragmentation von Steinmaterial. Diese Bedingungen werden beispielsweise durch den gütegeschalteten Neodym-YAG-Laser mit einem 600 µm Transmissionssystem erfüllt. Das Ende der Faser muß zur Fokussierung entweder sphärisch geschliffen sein, oder die Stoßwelle wird mit einem optomechanischen Koppler erzeugt. Im letzteren Fall beträgt der Durchmesser des gesamten Systems, incl. Spülsystem, 1,9 mm. Die Wirkung ist steinselektiv, und auch nach längerer Belastung des Gewebes können lediglich passagere Schäden im Schleimhautniveau nachgewiesen werden.

An der Urologischen Klinik der Medizinischen Universität zu Lübeck wurden bisher durch eine perkutane Nephrostomie 2 Nierenbeckensteine und ureteroskopisch 16 Harnleitersteine mit dem gepulsten Neodym-YAG-Laser behandelt. Bei 7 Patienten konnte die Therapie ohne Komplikationen vollständig mit dem Laser durchgeführt werden. Bei 2 Patienten trat während der endoskopischen Manipulation eine mechanische Harnleiterperforation auf bevor die Lasersonde aktiviert worden war. Die Steine konnten jedoch problemlos extrahiert werden. In 2 Fällen konnte wegen des schlechten Steinkontaktes lediglich eine unvollständige Fragmentierung durchgeführt werden, jedoch wurden auch hier die Fragmente anschließend mühelos mit dem Dormiakörbchen extrahiert. Bei 2 Patienten wurden nach erster Fragmentierung der Steine im Ureter die Fragmente durch den Spülstrom ins Nierenbecken reponiert und dort erfolgte anschließend eine ESWL-Behandlung. Bei 5 Patienten mußte wegen eines technischen Defektes am Lasergerät oder dem Transmissionssystem die Behandlung mit Hilfe der Sonotrode abgeschlossen werden (Tabelle 1).

Ob die laserinduzierte Stoßwellenlithotripsie eine realistische Alternative zu den bisher vorhandenen Methoden wird, hängt insbesondere davon ab, ob es gelingt, Laser und Transmissionssystem zuverlässig und servicefreundlich zu machen.

Infolge der geringen Gewebetraumatisierung ist auch eine Anwendung im Harnleiter ohne Sichtkontrolle denkbar, wobei hier noch eine Bewegungsmöglichkeit für die Faserspitze integriert werden muß, um das Konkrement mittig zu treffen.

Tabelle 1. Klinische Ergebnisse der laserinduzierten Stoßwellenlithotripsie

Therapie	Steinlage	Steintyp	Bemerkung	n
LISL	Mit. Ureter	CaOx		4
	Dist. Ureter	Struvit		1
	Dist. Ureter	CaOx		2
LISL + Extraktion	Mit. Ureter	CaOx	Perforation	2
	Dist. Ureter	CaOx	mobiler Stein	2
LISL + ESWL	Mit. Ureter	CaOx	Reposition	2
LISL + Sonotrode	Nierenbecken	CaOx	Techn. Defekt (⅓)	2
	Prox. Ureter	CaOx	Faser defekt	1
	Mit. Ureter	CaOx	Techn. Defekt (⅔)	1
	Dist. Ureter	CaOx	Faser defekt	1

Prov.-Doz. Dr. N. Schmeller
Oberarzt der Klinik für Urologie
Medizinische Universität zu Lübeck
Ratzeburger Allee 160
D-2400 Lübeck 1

Laser – Klinische Anwendung

Nierenteilresektion mit dem Neodym-YAG-Laser

W. von Waldthausen, P. Berlien, H. Vanherpe, R. Nagel und G. Müller

Der Neodym-YAG-Laser mit einer Emissionswellenlänge von 1,06 μm besitzt eine hohe Penetrationstiefe ins Gewebe von ca. 5 mm mit einem homogenen Koagulationssaum. Bereits 1973 wurden von Müssiggang u. Mitarb. [3] Hautschnitte und Resektionen an Nieren, Leber und Milz im Tierversuch durchgeführt, die jedoch offensichtlich wegen der damals zur Verfügung stehenden Laserleistung von nur ca. 50 Watt nicht überzeugend verliefen. Nach dem nunmehr der Neodym-YAG-Laser in der Urologie (insbesondere in der Behandlung des Blasentumorleidens und bei pathologischen Veränderungen am äußeren Genitale) und anderen Fachdisziplinen nach Verbesserung des Instrumentariums und einer höheren Leistung bei zahlreichen Indikationen breiter verwendet wird und im amerikanischen Schrifttum über Nierenpolresektionen beim Hund, die allerdings unter Drosselung der Blutzufuhr und teils in Unterkühlung erfolgten, berichtet wurde [1, 2], sollte erneut geprüft werden, ob ein Einsatz in der Nierenparenchymchirurgie ohne Mobilisation und Gefäßdrosselung möglich ist.

Wir unternahmen zunächst mit dem Medi-Las-2-Laser der Fa. MBB in-vitro-Versuche an perfundierten Schweinenieren mit einer Laserleistung von ca. 85 Watt. Nachdem die dabei durchgeführten Polresektionen und Keilexzisionen erfolgreich verliefen, wurden im Tierversuch bei 10 Beagle-Hunden an 20 Nieren ebenfalls Polresektionen bzw. Keilexzisionen im mittleren Nierendrittel mit dem Dauerstrich-Laser bei einer Leistung von 80-100 Watt, anfangs mit, im weiteren Verlauf ohne Mobilisierung der Niere bzw. ohne Drosselung der Blutzufuhr durchgeführt.

Sehr bewährt hat sich eine intermittierende Spülung mit Kochsalzlösung bei Blutungen, in einigen Fällen die digitale Kompression des Resektionsrandes und die Neigung des Handstückes in Richtung auf das abzutragende Gewebe zur Verminderung von Gewebsschrumpfung und damit -verziehung.

Zum Nierenhilus muß ein ausreichender Abstand gehalten werden, das Hohlsystem darf nicht durch eine Koagulationsnekrose beschädigt werden. Kommt es zur Eröffnung von Nierenbecken oder Kelchen, so sind diese durch Naht, Peritoneal- oder Faszieninterponat bzw. Fibrinkleber zu verschließen.

Die Resektionszeiten konnten im Verlauf unserer Versuche immer weiter gesenkt werden und betrugen bei den letzten Tieren 10-15 Min.

In der Anfangsphase kamen 3 Tiere – 2 durch Verbluten, eines durch eine Urinphlemone bzw. Peritonitis, die sich offensichtlich nach einer Nierenbeckenläsion entwickelt hatte – ad exitum.

Bei den weiteren Versuchen wurde an 2 Nieren jeweils eine Polarterie umstochen bzw. 2mal Fibrinkleber auf die Resektionsfläche aufgetragen.

Die übrigen 5 Tiere überstanden den Eingriff ohne zusätzliche Maßnahmen gut und wurden nach unterschiedlichen Zeiträumen bis zu ½ Jahr nach dem Eingriff relaparotomiert, wobei in allen Fällen narbige Verwachsungen der Resektionsfläche der beim Hund ja intraperitoneal gelegenen Nieren mit dem Omentum majus und/oder Dünndarmschlingen jedoch in keinem Falle ein Hämatom bzw. Urinom beobachtet wurden (Tabelle 1).

Die Abb. 1 und 2 zeigen die Mennige-Angiographien zweier nach 4monatigem komplikationslosen Verlauf explantierten Nieren. An der rechten Niere wurde eine untere Polresektion, an der linken eine Keilexzision im mittleren Drittel vorgenommen.

Histologisch fand sich nach einer mit in ca. 30° in Richtung auf das abzutragende Gewebe durchgeführten Polresektion ein ca. 1 mm breiter Carbonisierungssaum, darunter ein 1-2 mm breiter Saum

Tabelle 1. Ergebnisse

10 Beagle-Hunde, 20 Nierenoperationen
- 12 Polresektionen, 8 Keilexzisionen
- ohne Gefäßdrosselung
3 Tiere verstorben (1.-5. Tag)
- 2 verblutet
- 1 Urinphlegmone/Peritonitis
Bei 2 Tieren (=4 Nieren) auxiläre Maßnahmen
- 2 × Umstechung einer Polarterie
- 2 × Fibrinkleber
- elektive Relaparotomie nach 4 und 6 Wochen
Hund 6-10 (=10 Nieren)
- komplikationsloser Verlauf *ohne* auxiläre Maßnahmen
- elektive Relaparotomie nach 1-6 Monaten

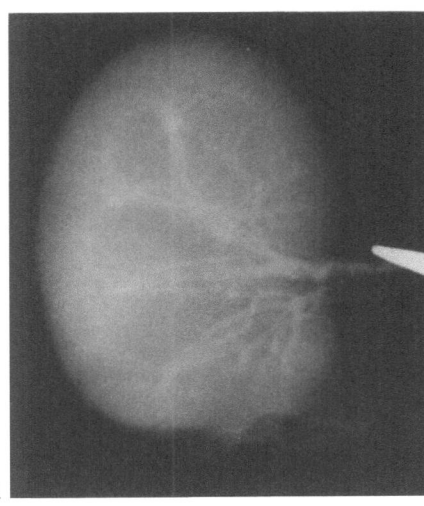 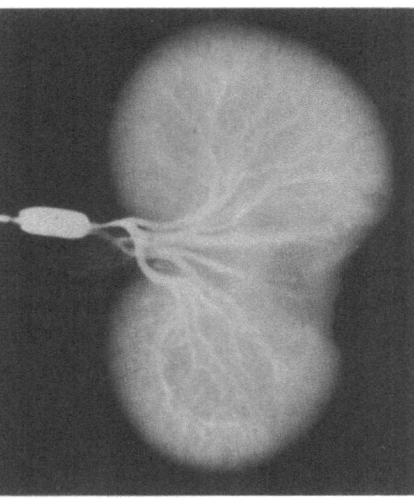

Abb. 1. Rechte Niere
Abb. 2. Linke Niere

mit Regenerationsgewebe, das an Stelle der Koagulationsnekrose getreten war. Darunter im Bereich des Nierenmarks vereinzelte Einschlüsse carbonisierten Materials. Bei einer mit überwiegend orthograd geführtem Laserstrahl erfolgten Keilexzision war die Gewebsschädigung deutlich ausgeprägter: Unter einer bis zu 2 mm tiefen carbonisierten Schicht bis zu 5 mm Regenerationsgewebe, dann eine bis zu 1 mm breite Schädigungszone mit leicht aufgelockertem, teils nekrotische Zellen enthaltenem Zellsaum sowie zahlreiche bis zum Nierenhilus reichende carbonisiertes Material enthaltende Zellen.

Bei einer hohen Laser-Ausgangsleistung von bis zu 100 Watt kann es somit zu einer bis zu 7 mm tiefen – und damit evtl. unkontrollierten Gewebeschädigung kommen.

Schlußfolgerung

Aufgrund unserer tierexperimentellen Untersuchungen scheint – unter Berücksichtigung der genannten Gesichtspunkte – eine blutarme Nierenteilresektion mit dem Neodym-YAG-Laser möglich und könnte bei besonderen Indikationsstellungen – wie z. B. der Resektion von Tumoren in Einzelnieren – einen therapeutischen Gewinn darstellen.

Literatur

1. Benderev TV, Schaeffer AJ (1985) Efficacy and safety of the ND:YAG-laser in canine partial nephrectomy. J Urol 123: 1108–1111
2. Landau ST et al (1986) Renal evaluation after CUSA and ND:YAG-laser for partial nephrectomy. Lasers Surg Med 6: 146–149
3. Müssiggang H et al (1974) Erfahrungen über Operationen mit Laserlicht. Langenbecks Arch Chir Suppl Chir Forum 267–269

Dr. W. v. Waldthausen
Urologische Klinik und Poliklinik
Klinikum Charlottenburg der FU
Spandauer Damm 130
D-1000 Berlin 19

Multifokales Urothelkarzinom in Nierenbecken, Harnleiter und Blase – welche Behandlungsstrategie?

A. Knipper, S. Thomas, N. Schmeller und J. Schüller

Das multifokale Urothelkarzinom in Nierenbecken, Harnleiter und Blase stellt sowohl hinsichtlich der Therapie als auch der Rezidivprophylaxe und Nachsorge eine besondere Herausforderung an den behandelnden Urologen dar.

Material und Methode

In der Klinik für Urologie der Medizinischen Universität zu Lübeck wurden in der Zeit vom 01.04.1984 bis 15.08.1987 34 Patienten mit einem multifokalen Urothelkarzinom des Nierenbeckens, des

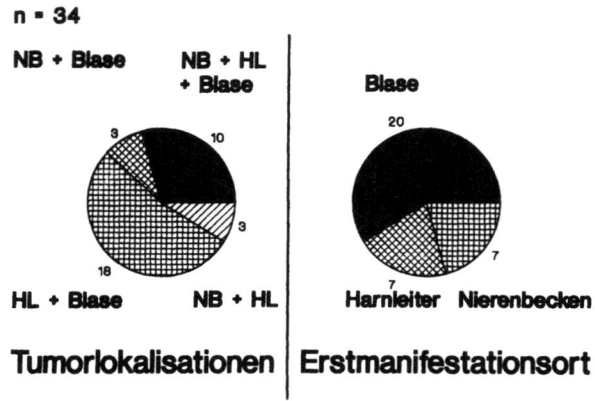

Abb. 1. Multifokales Urothelkarzinom (n=34)

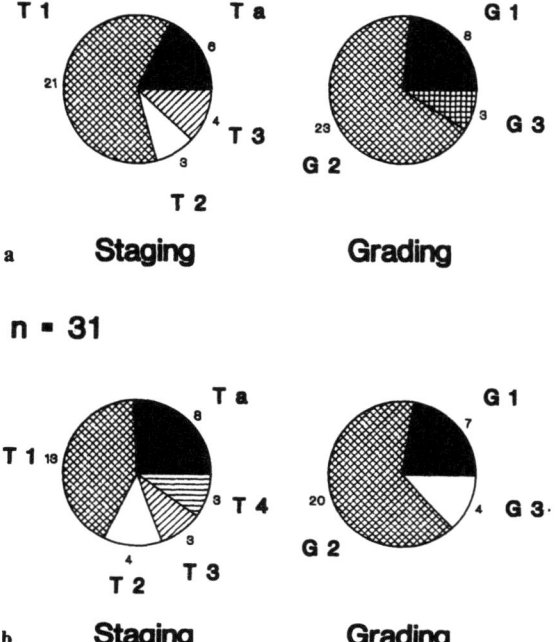

Abb. 2. Histologie a oberer Harntrakt, b Blase

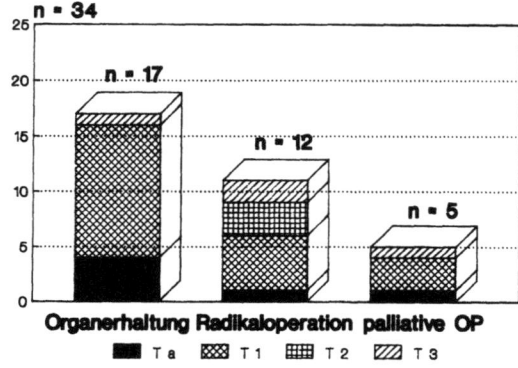

Abb. 3. Therapieregime; multifokale Urothelkarzinome

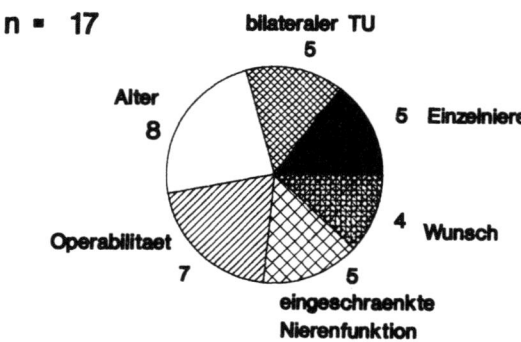

Abb. 4. Indikationen zur Organerhaltung; multifokale Urothelkarzinome

Tabelle 1. Therapieergebnisse; palliative Therapie (n=5)

überlebend	n=4
verstorben am Tumor	n=1 nach 6 Monaten
Beobachtungszeit	6–14 Monate ⌀ 10 Monate

Tabelle 2. Therapieergebnisse; Radikaltherapie (n=12)

Rezidivfrei	n=3
heterotope Rezidive	n=5
verstorben am Tumor	n=4
Beobachtungszeit	2–144 Monate ⌀ 29 Monate

Harnleiters und der Blase behandelt. Das Alter lag zwischen 50 und 93 Jahren. Das Durchschnittsalter betrug 74 Jahre. Der Beobachtungszeitraum beträgt 2 bis 144 Monate, im Durchschnitt 27 Monate. Die Tumorlokalisation und der Erstmanifestationsort sind in Abb. 1 angegeben. Staging und Grading für den oberen Harntrakt und die Blase siehe Abb. 2a, b.

Ergebnisse

Die Therapie ist in Abb. 3 aufgeführt. Das Ergebnis nach palliativer Therapie kann Tabelle 1 entnommen werden. 12 Patienten wurden im Sinne einer Radikal-OP mit Nephroureterektomie mit Manschette in 4 Fällen verbunden mit einer radikalen Zystektomie behandelt. Therapieergebnis siehe Tabelle 2. Die Indikation zur organerhaltenden Therapie ist Abb. 4 zu entnehmen. 17 Patienten wurden organerhaltend therapiert, Art des Verfahrens und Häufigkeit sind in Tabelle 3 aufgeführt.

Diskussion und Zusammenfassung

Die Standardtherapie des Urothelkarzinoms des oberen Harntraktes besteht in der vollständigen Entfernung von Niere und Harnleiter, einschließlich

Tabelle 3. Therapieergebnisse; Organerhaltende Therapie (n = 17)

multifokale Tumorrezidive	n = 4
ohne Tumornachweis	n = 9
verstorben am Tumor	n = 2
verstorben aus anderen Gründen	n = 2
Beobachtungszeit	2–130 Monate
	⌀ 24 Monate

einer Blasenmanschette. Hauptargument für eine radikale Therapie ist überraschenderweise das gleiche, das auch eine organerhaltende Therapie rechtfertigt, nämlich die Tendenz dieser Tumoren zu rezidivieren. In unserer Klinik wurde bei diesen 34 multifokalen Urothelkarzinomen in 17 Fällen ein organerhaltendes Verfahren, in 12 Fällen eine radikale Operation im oben genannten Sinne und in 5 Fällen eine palliative Therapie unternommen.

Nach unseren Ergebnissen erscheint bei pT a/pT 1, G 1/G 2 Karzinomen im oberen Harntrakt und in der Blase eine organerhaltende Therapie gerechtfertigt. Dazu stehen endourologische Techniken mit Laserkoagulation bzw. TUR, wie auch offen operative Verfahren zur Verfügung.

Dennoch stellen die Patienten mit multifokalem Urothelkarzinom im Nierenbecken, Harnleiter und Blase ein besonders schwierig zu behandelndes Krankengut dar. Die Behandlungsstrategie muß von Fall zu Fall festgelegt werden. Besonders wichtig ist die Rezidivprophylaxe und konsequente Nachsorge dieser Patienten.

Dr. med. A. Knipper
Klinik für Urologie
Red univ. Lübeck
Ratzeburger Allee 160
D-2400 Lübeck

Lasertherapie als Alternative zur radikalen Zystektomie?

E. Spitzenpfeil, N. Schmeller, J. Pensel und A. Hofstetter

Einleitung

In der Zeit von April 1977 bis September 1987 wurden in der Urologischen Klinik des Städt. Krankenhauses, Thalkirchner Str., München und der Medizinischen Universität zu Lübeck 49 Blasentumorpatienten mit dem Neodym-YAG-Laser behandelt. Bei allen Patienten war aufgrund der Tumorklassifikation bzw. des Tumorverhaltens die Indikation zur radikalen Zystektomie gegeben. Sämtliche Patienten hatten diesen Eingriff jedoch abgelehnt.

Material und Methodik

In Abhängigkeit von der Tumorgröße wurden die Patienten mit dem Neodym-YAG-Laser allein oder in Kombination mit der TUR behandelt. Anschließend erhielten 40 der 49 Patienten über unterschiedliche Zeiträume eine topische Chemotherapie, in der Regel Mitomycin; bei 8 Patienten wurde zum Zeitpunkt der Lasererstherapie eine pelvine Staging-Lymphadenektomie durchgeführt. Die Patientengruppe teilt sich in 4 pT_a, 22 pT_1, 20 pT_2 und 3 pT_3 Tumoren auf. Die Zystektomieindikation bei den 4 pT_a Tumoren und bei den hochdifferenzierten pT_1 Tumoren wurde aufgrund der hohen Rezidivrate, des multilokulären Auftretens und der großen Tumormasse gestellt (Tabelle 1).

Ergebnisse

In einem Beobachtungszeitraum von 15 bis 124 Monaten (Durchschnitt 36 Monate) überlebten 44 der 49 Patienten. 17 Patienten waren rezidivfrei, 24 Patienten zeigten heterotope Rezidive ohne Progression unter fortgeführter Lasertherapie. Bei 1 Patienten persistierte der Tumor, bei 2 Patienten kam es zu einer Tumorprogression (Tabelle 2).

Tabelle 1. G/T-Klassifikation der gelaserten Tumoren. Primärtumoren: 20; solitäre Tumoren: 14; Rezidivtumoren: 29; multilok. Tumoren: 35

G \ T	pT_a	pT_1	pT_2	pT_3	Total
G 1	1	2	0	0	3
G 2	2	9	7	0	18
G 3	1	11	13	3	28
Total	4	22	20	3	49

Tabelle 2. Ergebnisse nach Lasertherapie bei 49 Patienten. Beobachtungszeit: 15–124 Monate (Mittel: 36 Monate)

Überlebende	44
Rezidivfrei	17
Rez. ohne Progression	24
Tumorpersistenz	1
Tumorprogression	2
Verstorbene	5
Durch Tumor	4
Durch andere Ursache	1

Tabelle 3. Tumorverhalten in Abhängigkeit von der Histologie

Histologie	Total	Rezidiv-frei	Rezidive	Progression
pT_a	4	1	2	1
pT_1	22	7	14	1
pT_2	20	9	9	2
pT_3	3	0	0	3
Total	49	17	25	7

42 der überlebenden Patienten boten im klinischen Staging keinen Hinweis für eine regionale bzw. Fernmetastasierung. Bei 1 Patienten mit einer Tumorprogression fanden sich intraoperativ paraaortale Lymphknoten-, bei einem anderen Patienten Knochenmetastasen. 4 Patienten verstarben an ihrem Blasentumor ($2 \times pT_2 G_3$ und $2 \times pT_3 G_3$).

Ein weiterer Patient verstarb an einem Zweitkarzinom. 3 Patienten entschlossen sich wegen lokaler Tumorpersistenz bzw. Tumorprogression doch zur Zystektomie.

Einer dieser Patienten mit persistierendem pT_3 Tumor zeigte im histologischen Präparat Tumorfreiheit. Bei diesem Patienten war präoperativ eine Radiatio durchgeführt worden. Wenige Monate nach Zystektomie wurden Knochenmetastasen festgestellt.

Bei 2 Patienten bestätigte sich die Tumorprogression des lokalen Rezidivs. Einer dieser Patienten wies zusätzlich paraaortale Lymphknotenmetastasen auf.

Ein weiterer Patient ($pT_2 G_2$) wurde wegen einer Schrumpfblase zystektomiert. Das histologische Präparat war nach 21 Monaten Beobachtungszeit tumorfrei. Aufgeschlüsselt nach Tumorstadien zeigen sich sowohl Patienten mit pT_1 Tumoren ($7/22$ pT_1) als auch Patienten mit pT_2 Tumoren ($9/20$ pT_2) durch die Lasertherapie in einem hohen Prozentsatz rezidivfrei (Tabelle 3). Die mittlere Rezidivrate (definiert als Zahl der Rezidive multipliziert mit 100, dividiert durch Zahl der Kontrollmonate) der vorher auswärts transurethral resezierten Patienten betrug 14,75; unter Lasertherapie sank sie auf 2,93. Bis auf 2 Dünndarmperforationen traten durch die Lasertherapie keine Komplikationen auf.

Schlußfolgerung

Bei Ablehnung der radikalen Zystektomie scheint aufgrund unserer Ergebnisse die Behandlung des Blasenkarzinoms mit dem Neodym-YAG-Laser eine Alternative darzustellen. Das Risiko eines Undertreatments ist natürlich bei dieser organerhaltenen Therapieform größer als bei einem ablativen Vorgehen.

Aufgrund der enttäuschenden Ergebnisse nach Zystektomie aus der Literatur scheint uns jedoch dieses Vorgehen in selektierten Fällen gerechtfertigt.

Dr. E. Spitzenpfeil
Klinik für Urologie der
Medizinischen Universität zu Lübeck
Ratzeburger Allee 160
D-2400 Lübeck

Retro-Albaran und gewinkelte PE-Zange zur Laserkoagulation am Blasenauslaß

N. Schmeller

Durch Bestrahlung mit dem Neodym-YAG-Laser können Blasentumoren zerstört werden, weil die Laserstrahlung einige Millimeter weit in das Gewebe eindringt und hier eine Hitzekoagulation erzeugt.

Vorbedingung für eine ausreichende Eindringtiefe ist natürlich die Laserapplikation im rechten Winkel zur Gewebeoberfläche. Mit dem herkömmlichen Instrumentarium konnte die Spitze der Quarzglasfaser bis zu etwa 50° abgewinkelt werden. Eine Laserbestrahlung im rechten Winkel zur Oberfläche war daher nur an der Blasenhinterwand und den angrenzenden Gebieten des Blasenbodens und Blasendaches sowie der Seitenwände möglich. Tumoren, die näher am Blasenauslaß liegen, müssen mit dem herkömmlichen System tangential bestrahlt werden. In der Gegend direkt am Blasenauslaß bei 12 h ist manchmal eine Behandlung sogar unmöglich.

Daher wurde ein Deflektor entwickelt, bei dem die Abwinkelung einer Quarzglasfaser bis zu 135° möglich ist. Mit Hilfe der 70° oder 120° Optik können mit diesem System Blasentumoren jeder Lage im rechten Winkel zur Gewebeoberfläche mit dem Neodym-YAG-Laser bestrahlt werden. Der Krümmungsradius wurde so eng gehalten, daß eine Anwendung auch in der ausresezierten Prostataloge theoretisch möglich ist (Abb. 1).

Eine 600 μ Quarzglasfaser läßt sich nicht derartig abwinkeln, ohne zu brechen. Daher wird hier eine 400 μ Quarzglasfaser verwendet, bei der keine Faserbrüche auftreten. Bei dieser Faser liegt die Diver-

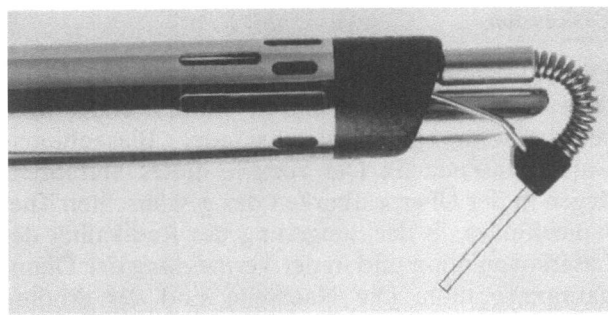

Abb. 1. Deflektor zur Laserkoagulation am Blasenhals

genz der austretenden Laserstrahlung bei etwa 20° im Vergleich zu 8° bei der allgemein verwendeten 600 µ Faser. Daher sollte die Faserspitze der 400 µ Faser bis auf etwa 1 mm an das Gewebe herangebracht werden.

Bei maximaler Abwinkelung wird ein kleiner Teil der Laserstrahlung im Bereich der starken Krümmung seitlich austreten. Dieser Effekt ist abhängig vom Fasertyp und liegt bei der von uns getesteten Faser bei etwa 10%. Vor Behandlungsbeginn sollte die Faser daher im geraden Zustand und auch in maximal abgewinkeltem Zustand kalibriert werden, um eventuelle Verluste durch Erhöhung der Leistung ausgleichen zu können.

Bei der klinischen Anwendung des beschriebenen Systems konnten Blasentumoren am Blasenauslaß mit der gleichen Effektivität laserkoaguliert werden, wie Tumoren an der Blasenhinterwand mit dem konventionellen Laserinstrument.

Priv.-Doz. Dr. N. Schmeller
Oberarzt der Klinik für Urologie
Medizinische Universität zu Lübeck
Ratzeburger Allee 160
D-2400 Lübeck

Pelviskopische Kontrolle der intravesikalen Laserkoagulation beim infiltrierenden Harnblasenkarzinom

M. Kriegmair, N. Schmeller, J. Pensel und A. Hofstetter

Zusammenfassung

Die Laserkoagulation muskelinfiltrierender Blasenkarzinome stellt bei selektierten Patienten eine Alternative zur radikalen Zystektomie dar [1]. Durch die simultane Pelviskopie kann einerseits das Risiko der Dünndarmperforation vermieden werden, andererseits kann die Radikalität der Laserbestrahlung gesteigert werden. Dieses Vorgehen stellt eine sinnvolle Erweiterung der individuell angepaßten multimodalen Therapie des infiltrierenden Harnblasenkarzinoms dar.

Einleitung

Die Tumorzerstörung mit dem Neodym-YAG-Laser erfolgt durch eine homogene tiefreichende Gewebekoagulation mit einer maximalen mittleren Eindringtiefe von 7 mm. Die durchschnittlich applizierte Energie bei der Laserkoagulation muskelinfiltrierender Harnblasenkarzinome betrug ca. 17 500 Joule. Dabei sind im hohen Maße anliegende Dünndarmschlingen gefährdet. In unserem Krankengut kam es in 6% der Fälle zu einer Dünndarmperforation.

Material und Methodik

Die Pelvisskopie erfolgt durch den Einstich des Optik-Trokar von der caudalen Nabelgruppe aus in Z-Stich-Technik durch die Rektus-Muskulatur, nach Anlage eines Pneumoperitoneums. Durch Kopftieflage des Patienten fällt ein Großteil des Dünndarmkonvoluts aus dem kleinen Becken. Liegenbleibende Darmschlingen können mit einem atraumatischen Taststab entfernt werden. Die Blasenwandstärke wurde mit einem 10 MHz A-Scanner und die Temperatur an der Blasenserosa mit einem Halbleiterfühler gemessen. Die Befunde wurden klinisch und tierexperimentell an Hausschweinen erhoben.

Ergebnisse

Während der pelviskopischen Kontrolle bei der intravesikalen Laserkoagulation muskelinfiltrierender Blasenkarzinome zeigte sich nach Erreichen einer durchschnittlichen Energiedichte von 2000 J/cm^2 eine entsprechend große Koagulationsnekrose im Bereich der Harnblasenserosa. Die intraoperativen Befunde korrelierten mit den tierexperimentellen Untersuchungen. Abbildung 1 zeigt das Ergebnis der simultanen Temperaturmessungen an der Harn-

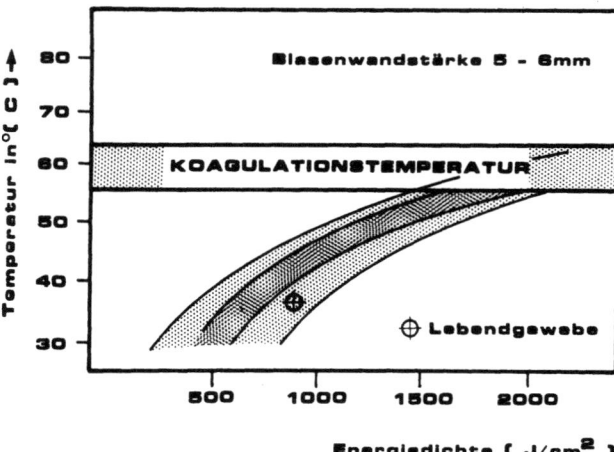

Abb. 1. Temperaturprofil an der Blasenwandserosa während der intravesikalen Laserkoagulation

blasenwandserosa. Bei der Laserbestrahlung oberflächlicher Harnblasentumore kann das Risiko der Dünndarmperforation durch Applikation einer Energiedichte unter 1000 J/cm^2 nahezu ausgeschlossen werden.

Diskussion

Die Indikation zur Pelviskopie sehen wir bei der intravesikalen Laserkoagulation infiltrierender Blasenkarzinome (Blasenseitenwände, Blasenhinterwand, Blasendach). Die Vorteile dieses Verfahrens liegen in der Überprüfbarkeit des gewünschten Therapieeffektes, in der Steigerung der Radikalität der Laserkoagulation und in der Vermeidung der Dünndarmperforation. Die Nachteile sind der erhöhte operative Aufwand, das - wenn auch sehr geringe Verletzungs- und Mortalitätsrisiko der Pelviskopie und die routinemäßig erforderliche Allgemeinnarkose.

Literatur

1. Spitzenpfeil E, Schmeller N, Pensel J, Hofstetter A (1987) Die Lasertherapie als Alternative zur radikalen Zystektomie. Verhandlungsb Dtsch Ges Urologie 39: 563–564

Dr. med. M. Kriegmair
Medizinische Universität zu Lübeck
Ratzeburger Allee 160
D-2400 Lübeck

Die Behandlung urethraler Condylomata acuminata mit dem Neodym-YAG-Laser

J. Pensel, T. Dann, S. Thomas und A. Hofstetter

Der Neodym-YAG-Laser eignet sich als Koagulationsinstrument zur Zerstörung von Tumoren am äußeren Genitale. Vor allem bei der Behandlung der Condylomata acuminata und bei Hämangiomen sind die Vorteile gegenüber anderen Behandlungsmethoden gesichert.

Die Condylomata acuminata sind die häufigsten venerisch bedingten Warzenbildungen in der Genital- und Analregion, wobei mit einer 3-6monatigen Inkubationszeit gerechnet wird. Wegen des Entartungsrisikos sind Condylomata acuminata konsequent zu diagnostizieren und zu therapieren. Bislang stehen als Therapeutika Podophyllin, 5-Fluorouacyl, Thiotepa, Bleomycin, Interferon sowie eine unspezifische Immuntherapie mit BCG zur Verfügung. Die operative Therapie umfaßt die Excision, die Elektroresektion, die Kryochirurgie sowie die Laserkoagulation. Wegen der hohen Nebenwirkungs- und Rezidivrate anderer Verfahren werden an der Klinik für Urologie an der Medizinischen Universität zu Lübeck Patienten mit Condylomata acuminata mit dem Neodym-YAG-Laser behandelt.

In den letzten 3 Jahren haben wir insgesamt 117 Patienten mit Condylomata acuminata behandelt, wobei insgesamt 95 nachuntersucht werden konnten. 86 Patienten davon hatten Condylome in der Urethra, von denen 76 nachuntersucht werden konnten (Tabelle 1). Die Patienten waren zwischen 17 und 62 Jahre alt mit einem Durchschnittsalter von 27,9 Jahren. Alle Patienten waren männlich. Der Nachuntersuchungszeitraum lag zwischen 2 und 43 Monaten, im Durchschnitt 15,5 Monate. 54 Patienten waren bereits vorbehandelt, 45 davon mit Podophyllin, 18 mit einer kalten Resektion, 16 elektrochirurgisch, 5 mit dem Laser und einer kryochirurgisch. 40% hatten sich lediglich einer Behandlung unterzogen, 17% waren zweimal vorbehandelt

Tabelle 1. Lokalisation n = 117, nachuntersucht n = 95 (81,1%)

Lokalisation	behandelt	Kontrolle
Fossa navicularis	86 (73,5%)	76 (80,0%)
Präputium	42 (35,9%)	34 (35,8%)
Glans Penis	39 (33,3%)	28 (29,5%)
Urethra	18 (15,3%)	18 (18,9%)
Perianal	15 (12,8%)	12 (12,6%)
Penisschaft	12 (10,3%)	8 (8,4%)
Vulva + Portio	4 (3,4%)	4 (4,2%)

Tabelle 2. Rezidivrate

	Urethra	Gesamtverteilung
	n = 21 (27,6%)	n = 21 (22,1%)
< 6 Monate	n = 15 (19,7%)	n = 15 (15,8%)
> 6 Monate	n = 6 (7,8%)	n = 6 (6,3%)

Tabelle 3. Komplikationen

Urethra	Gesamtverteilung	
	n = 9 (11,8%)	n = 10 (10,5%)
Verlängerter Heilungsverlauf	n = 5 (6,5%)	n = 6 (6,3%)
Meatusstenose	n = 4 (5,3%)	n = 4 (4,2%)

und 13% drei- und mehrfach. Für die Therapie erwies sich die Fossa navikularis in der Übergangszone zwischen internem und externem äußeren Genitale als besonders kritisch. Es kommt lediglich eine Laserbestrahlung mit dem geraden Sachseschaft oder mit dem Laserhandstück in Frage. Die Sichtverhältnisse in dieser Region sind aber in jedem Fall eingeschränkt. Zur Verbesserung der Sicht haben wir eine Wasserkammer konstruiert, mit der die Fossa navikularis in Unterkühlung aufgedehnt wird, und die Sicht durch eine Vergrößerungsoptik verbessert wird. Intraurethral werden die Condylome mit dem Sachseschaft koaguliert. Sämtliche Rezidive bei insgesamt 21 Patienten konnten in der Fossa navikularis nachgewiesen werden. Auch im Gesamtkollektiv waren nur Rezidive in der Fossa navikularis nachweisbar (Tabelle 2). Aufgrund der langen Inkubationszeit muß jedoch noch zwischen den Rezidiven innerhalb von 6 Monaten als Folge einer insuffizienten Therapie und den Rezidiven nach mehr als 6 Monaten im Sinne einer Reinfektion unterschieden werden. Genauso wie die Rezidivrate ist auch die Komplikationsrate in der Gruppe der Patienten mit Condylomen im Bereich der Fossa navikularis am höchsten. Bei insgesamt 5 Patienten konnte ein Heilungsverlauf länger als 6 Wochen nachgewiesen werden. Bei 4 Patienten kam es zu einer Meatusstenose, die problemlos durch einfache Bougierung beseitigt werden konnte (Tabelle 3).

Besonders der Vergleich der Behandlungsergebnisse von Condylomen am externen äußeren Genitale mit denen in der Fossa navikularis macht deutlich, daß die Laserkoagulation eine sichere und radikale Therapie zur Behandlung der Condylomata acuminata ist. Lediglich in der schwierig zugänglichen Fossa navikularis kommt es zu Rezidivbildungen. Verbesserungen des Instrumentariums können auch dort zu Verbesserungen der Therapieergebnisse führen.

Dr. med. J. Pensel
Klinik für Urologie der
Medizinischen Universität Lübeck
Ratzeburger Allee 160
D-2400 Lübeck

Die Vasovasostomie mit dem Neodym-YAG-Laser

P. Gilbert

Einleitung

In den letzten Jahren konnten durch Einführung mikrochirurgischer Operationstechniken die Ergebnisse bei der konventionellen, d.h. durch Nahttechnik bewirkten Vasovasostomie erheblich verbessert werden. Ein solcher Eingriff ist jedoch mit einem relativ hohen Zeitaufwand verbunden und setzt ein entsprechendes manuelles Training von Seiten des Operateurs voraus. Auf der Suche nach einfacheren und zeitsparenden Alternativen wurde in den letzten Jahren auch die Wirkung von Laserstrahlen bei der Durchführung von Anastomosen kleiner Blutgefäße und der Samenleiter in zahlreichen Tierexperimenten mit großem Erfolg erprobt [1, 2]. Ermutigt durch die durchweg positiven Resultate dieser Tierexperimente, übertrugen wir das Verfahren der Laser assistierten Vasovasostomie (LAVV) in die Klinik.

Material und Methode

Seit August 1986 wurde insgesamt bei 6 Patienten eine Vasovasostomie unter Verwendung eines Neodym-YAG-Lasers durchgeführt. Von einem kleinen Skrotalschnitt ausgehend wurden jeweils die ligierten Samenleiterstümpfe präpariert und etwa 5 mm proximal bzw. distal der Ligaturstellen reseziert. Anschließend wurde das distale und das proximale Ende des Ductus deferens nach intraluminaler Schienung mit einem 6-0 Prolene-Faden unter Zug approximiert (Abb. 1). Mit dem Neodym-YAG-Laser Medilas 2 der Firma MBB München wurde bei einer Impulsdauer von 0,5 Sekunden und einer Leistung von 12 Watt eine zirkuläre Schweißnaht der Samenleiterenden durchgeführt (Abb. 2). Die Anastomosen wurden abschließend mit jeweils 2 transmuralen Nähten gesichert, wobei PDS 6-0 Fäden gewählt wurden. Anschließend wurde der translu-

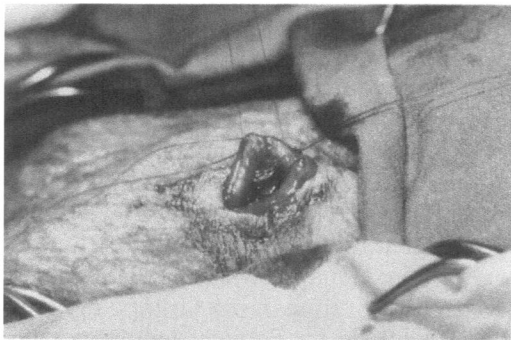

Abb. 1. Approximation beider Samenleiterenden durch einen transluminalen 6-0 Prolene Faden

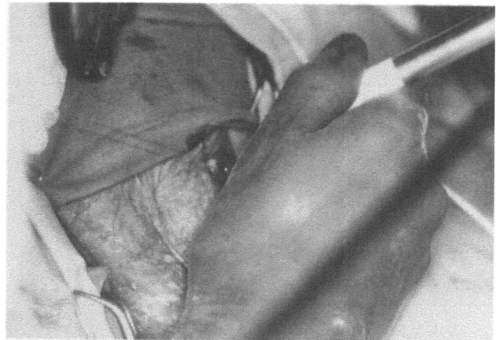

Abb. 2. Laser assistierte Vasovasostomie (LAVV)

Tabelle 1. Laser assistierte Vasovasostomie (LAVV)

Pat. Nr.	1	2	3	4
Alter (Jahre)	22	28	35	43
Zeitintervall zwischen Vasektomie und LAVV (Jahre)	2	1½	5	7
postop. Spermiogramm	normal	normal	Kryptozoospermie	Oligosthenozoospermie

minale Schienungsfaden entfernt und es erfolgte die Reposition des Samenleiters unter die Skrotalhaut, die in üblicher Weise mit Chromcat-Nähten verschlossen wurde. Alle Patienten wurden am 3. postoperativen Tag aus der stationären Behandlung entlassen.

Ergebnisse

Bei keinem der 6 operierten Patienten traten irgendwelche intra- oder postoperativen Komplikationen auf. Bisher konnten die ersten 4 von uns operierten Patienten durch eine 2 Monate nach dem Eingriff erfolgte Kontrolle des Spermiogrammes ausgewertet werden (Tabelle 1). Die ersten beiden Patienten (22 bzw. 28 Jahre alt) bei denen der Eingriff 2 bzw. 1½ Jahre nach der Vasektomie durchgeführt wurde, wiesen normale Spermiogramme auf. Die beiden anderen Patienten (35 bzw. 43 Jahre alt) zeigten hingegen pathologische Spermiogramme, wobei in einem Fall eine Kryptozoospermie im anderen eine Oligoasthenozoospermie vorlag. Bemerkenswert erscheint, daß bei beiden der zeitliche Abstand zwischen der Vasoresektion und der LAVV mit 5 bzw. 7 Jahren deutlich höher lag als bei den ersten beiden Patienten. Jedoch konnte auch in diesen beiden Fällen durch die Anwesenheit von Spermien im Ejakulat die Durchgängigkeit der Anastomosen bewiesen werden.

Diskussion

Die ersten klinischen Ergebnisse legen den Schluß nahe, daß die LAVV eine günstige Alternative zur Vasovasostomie konventioneller Art darstellt. Der Hauptvorteil der Laser assistierten Anastomose liegt in der drastischen Verkürzung der Op-Zeit: Die Laserschweißnaht des Samenleiters dauert höchstens 5–7 Minuten, die Gesamt-Op-Zeit wird auf etwa 1 Stunde reduziert. Bei mikrochirurgischer Nahttechnik liegt die Operationszeit mindestens bei 2 Stunden. Darüber hinaus ist die LAVV ein einfaches Verfahren, das im Gegensatz zu mikrochirurgischen Techniken kein besonderes manuelles Training vom Operateur verlangt. Größere Patientenzahlen sind jedoch notwendig, um zu klären, ob die Rate durchgängiger Anastomosen bei LAVV höher liegt als bei den mikrochirurgischen Nahttechniken und somit ein echter Therapievorteil für die Patienten besteht.

Literatur

1. Jain KK (1980) Sutureless microvascular anastomosis using a neodymium-YAG-laser. Microsurg 1: 436
2. Jarow J, Cooley BC, Marshall FF (1986) Laser-assisted vasal anastomosis in the rat and man. J Urol 36: 1132–1135

Dr. P. Gilbert
Urologische Abteilung
Bundeswehrkrankenhaus Ulm
Oberer Eselsberg 40
D-7900 Ulm

Die laserassistierte Vasovasostomie – vergleichende tierexperimentelle Untersuchungen mit CO_2- und Nd:YAG-Lasersystemen

R. A. Bürger, C.-D. Gerharz, N. Jansen und U. Engelmann

Durch den Einsatz von Operationsmikroskop und zweischichtiger mikrochirurgischer Nahttechnik bei der Vasovasostomie wurden Durchgängigkeitsraten von über 90% und Schwangerschaftsraten von mehr als 70% erreicht [5]. Diese guten Ergebnisse erfordern jedoch eine fundierte mikrochirurgische Ausbildung und ein ständiges Training, wobei es auch hier wegen der Unmöglichkeit einer wasserdichten Naht zum Spermagranulom kommen kann. Lynne et al. [3] konnte 1983 erstmals nachweisen, daß die von Jain [1] eingeführte laserassistierte Nahttechnik der Gefäße, auch zur Naht des Samenleiters geeignet ist. Folgestudien von Jarow [2], Rosemberg [4] und Weiner [6] unterstützten dies. Im Hinblick auf eine weitere Verbesserung und Vereinfachung der Vasovasostomie haben wir im Tierexperiment die Möglichkeiten einer laserassistierten Vasovasostomie mit einem neuentwickelten 1,32 µm Nd:YAG-Laser[1] untersucht und erstmals einen direkten Vergleich von CO_2-Laser[2] und Nd:YAG-Laser durchgeführt.

Material und Methode

Als Versuchstier dienten 300 g schwere Sprague-Dawley-Ratten. Bei den laserassistierten Anastomosen erfolgte zuerst die Plazierung von 3 10-0 Einzelknopfnähten im Abstand von 120°, die ca. ⅔ der Muscularis faßten. Der Abstand zwischen 2 Haltefäden wurde anschließend durch Applikation von mehreren Lasereinzelimpulsen fusioniert. Die konventionelle Technik führten wir mit 3 10-0 Einzelknopfnähten, die alle Schichten erfaßten, sowie mit dazwischenliegenden 8-0 Einzelknopfnähten, die nur noch die Muscularis erfaßten, durch. Postoperative Untersuchungen, die am 3., 14., 28., und 56. postoperativen Tag durchgeführt wurden, bezogen sich auf die Durchgängigkeit, die Spermagranulombildung, die benötigte Operationszeit und die Histologie.

Ergebnisse

Bei der Auswertung der makroskopischen und mikroskopischen Befunde fanden sich deutlich schlechtere Ergebnisse bezüglich der Durchgängigkeit und der Spermagranulomrate für den Nd:YAG-Laser. Signifikante Unterschiede bezüglich der Durchgängigkeit konnten zwischen konventioneller Technik und dem CO_2-Laser nicht festge-

Tabelle 1. Ergebnisse konventioneller und laserassistierter Vasovasostomie

	Konv.	CO_2	Nd:YAG
Durchgängigkeit	87,5%	81,25%	50%
Spermagranulome	25%	12,5%	50%
Operationszeit (min)	35–45	10–15	10–15

---
[1] 1,32 µm Neodymium-YAG-Laser, MBB-Medizintechnik München, BRD.
[2] Sharplan 1040 CO_2-Laser, Sharplan Industries, Allendale, New Jersey, USA.

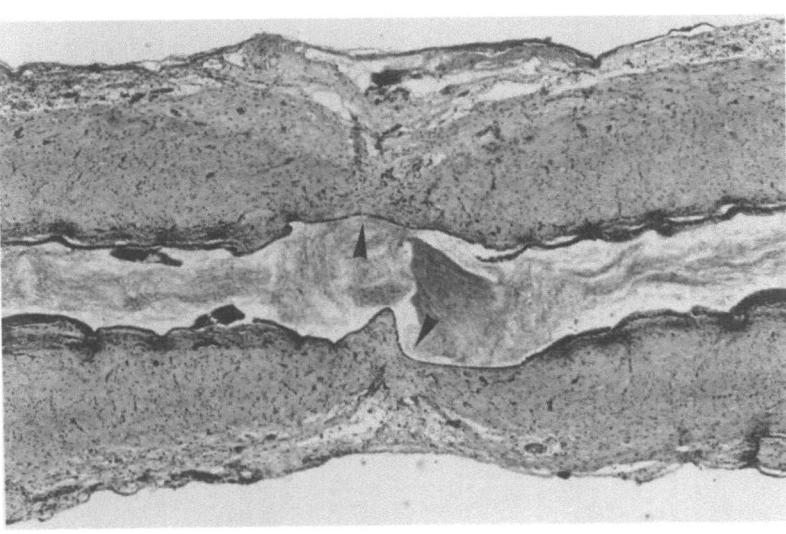

Abb. 1. CO_2-laserassistierte Vasovasostomie 28 Tage postoperativ. Nahtstelle durch *Pfeile* markiert (Vergrößerung 46fach)

stellt werden. Die niedrigste Spermagranulomrate fand sich bei Verwendung des CO_2-Lasers. Beide Lasergruppen zeigten eine deutlich kürzere Operationszeit im Vergleich zur konventionellen Technik (s. Tabelle 1).

Zusammenfassend können wir somit sagen:
- Durch den Einsatz von Lasersystemen lassen sich Vasovasostomien technisch einfacher und schneller durchführen.
- Der Wundheilungsprozeß bei laserassistierter Vasovasostomie verläuft hierbei zeitlich parallel zur konventionell genähten Vasovasostomie.
- Signifikante Unterschiede bei der Durchgängigkeitsrate bestehen zwischen CO_2-Laser und konventioneller Technik nicht.
- Ein im Vergleich zur konventionellen Vasovasostomie etwas geringere Spermagranulomfrequenz bei CO_2-assistierter Vasovasostomie könnte auf eine höhere Dichtigkeit der Anastomose durch Gewebsfusion hinweisen.
- Obwohl in Einzelfällen mit dem Nd:YAG-Laser vergleichbar gute Ergebnisse wie mit dem CO_2-Laser erzielt wurden, sind die Gesamtergebnisse jedoch deutlich schlechter.

Literatur

1. Jain KK (1980) Sutureless microvascular anastomosis using a Neodymium-YAG laser. J Microsurg 1: 436–439
2. Jarow JP, Colley BC, Marshall FF (1986) Laser-assisted vasal anastomosis in the rat and man. J Urol 136: 1132–1135
3. Lynne CM, Carter M, Morris J, Dew D, Thomsen S, Thomsen C (1983) Laser-assisted vas anastomosis: a preliminary report. Lasers Surg Med 3: 261–263
4. Rosemberg SK, Elson L, Nathan LE Jr (1985) Carbon dioxide laser microsurgical vasovasostomy. Urology 25: 53–56
5. Silber SJ (1984) Microsurgery for vasectomy reversal and vasoepididymostomy. Urology 23: 505–524
6. Weiner P, Finkelstein L, Greene CH, de Bias DA (1987) Efficacy of the Neodymium:YAG laser in vasovasostomy: a preliminary communication. Lasers Surg Med 6: 536–537

Dr. med. R. A. Bürger
Urologische Klinik und Poliklinik
der Johannes Gutenberg-Universität
Langenbeckstr. 1
D-6500 Mainz

Nierentransplantation

Aspirationszytologie der Nierenrinde versus Nierenmark bei Transplantatnieren-Wertigkeit für die Rejektionsdiagnostik

P. Hammerer, R. Arndt, A. Kraemer-Hansen und H. Huland

Einleitung

Feinnadelaspirationszytologien (FNAC) sind immer kontaminiert mit Leukozyten sowie Zellen des Nierenmarkes. Dieses kann eine falsche Interpretation hervorrufen, da die zelluläre Rejektion bei Nierentransplantaten im Bereich der Nierenrinde und des corticomedullären Überganges beginnt [1]. Ziel unserer Untersuchung war es, zytologische Kriterien für die Unterscheidung zwischen Nierencortex und Nierenmedulla zu finden:

- in-vitro bei tumornephrektomierten Nieren und explantierten Nierentransplantaten
- in-vivo mit der selektiven Aspirationszytologie des Nierencortex und der Nierenmedulla bei Transplantatnieren in der routinemäßigen postoperativen Nachsorge.

Material und Methode

Zu unseren in-vitro Studien untersuchten wir 2 Nieren mit Nierenzellkarzinomen und 3 explantierte Transplantatnieren. Es wurden selektiv Aspirationszytologien der Nierenrinde und anschließend des Nierenmarkes gewonnen. Diese Präparate wurden entweder mit May-Grünwald-Giemsa oder einem monoklonalen Antikörper, der gegen proximalen Tubulus gerichtet ist, markiert. Dieser Antikörper ist ein IgG 2 Antikörper und erkennt ein Antigen von 125 kd auf Glomerula und proximalen Tubulus.

Für die in-vivo Untersuchungen wurden selektive Nierencortex und selektive Nierenmedulla Aspirationen durchgeführt. Insgesamt wurden 262 parallele Aspirationen bei 77 Patienten gewonnen. Die Präparate wurden mit May-Grünwald-Giemsa oder dem monoklonalen Antikörper markiert. Rejektionsepisoden wurden nach der „Corrected Increment"-Methode diagnostiziert und in gering, mittelgradig und schwere akute zelluläre Rejektionen eingeteilt.

Ergebnisse

Bei den in-vitro Studien zeigten sich in beiden Präparaten Endothel- und die verschiedenen Tubuluszellen. In den Aspiraten des Nierencortex fanden sich nur Einzelzellen. In den Präparaten des Nierenmarkes kamen die meisten Tubuluszellen als Zellhaufen vor. Diese enthielten gewöhnlich 5 bis 30 Zellen. Die Inkubation mit dem monoklonalen Antikörper zeigte nur eine Markierung der kleinen einzelnen Tubuluszellen, die Tubuluszellhaufen zeigten keine Reaktion. Bei den in-vivo Studien wurden 262 Nierencortex- und Medullapräparate von 77 Transplantatnieren untersucht. In keinem der 262 Nierencortexpräparaten fanden sich Tubuluszellhaufen. In 174 der 262 Nierenmedullapräparaten zeigten sich jedoch Tubuluszellhaufen als eine Indikation für eine optimale medulläre Aspiration. In den restlichen 34% mißlang eine Medullaaspiration, diese Präparate waren entweder zu zellarm oder zu blutig punktiert. Von den 174 auswertbaren Nierencortex- und Medullapräparaten fanden sich 86mal in den Nierencortexpräparaten Hinweise für eine Rejektion, die durch die Stanzbiopsie bzw. durch klinische Zeichen bestätigt wurde. Von diesen 86 Nierencortexpräparaten mit einer zellulären Rejektion fanden sich in den korrespondierenden Medullaaspiraten nur in 32 Fällen Aktivierungszeichen. 54mal zeigte die korrespondierende Medullaaspiration keinen Rejektionshinweis. Fast ⅔ aller Medullapräparate wären bei alleiniger Interpretation als falsch negativ befundet worden. Schlüsselt man die 86 Präparate nach dem Aktivierungsgrad der Medulla weiter auf, so ergibt sich folgendes Bild: Von den Patienten, die im Nierenmark keinerlei Aktivierungszeichen aufwiesen, zeigte fast die Hälfte im entsprechenden Nierenrindenpräparat nur eine geringgradige zelluläre Rejektion. Von den Patienten mit einer geringgradigen Aktivierung der Nierenmedulla zeigten hingegen nur 20% eine geringgradige Aktivierung in der entsprechenden Nierencortexuntersuchung, 80% hatten eine mittelgradig bis schwere akute zelluläre Rejektion. Von den Patienten mit einer mittelgradigen Aktivierung der Nierenmedulla wiesen die Hälfte aller Fälle eine schwere zelluläre Rejektion im Nierenrindenpräparat auf.

Wir fanden nie eine Aktivierung in der Nierenmedulla, wenn das entsprechende Nierenrindenpräparat normal war.

Diskussion

Die Aspirationszytologie ist eine sichere, nicht traumatische Methode in der Diagnostik akuter Rejektionsepisoden, der Diagnostik von Cyklosporin A-Nephrotoxizität und der Diagnostik von Virusinfektionen [2, 3]. Die Korrelation zwischen Histopathologie und Zytologie variiert von 80% bis 95% [4, 5], ein gewisser Grad der Mißinterpretation ist vorhanden.

Unsere Daten zeigen, daß eine adäquate Interpretation von Feinnadelpräparaten zur Rejektionsdiagnostik nur in cortikalen Präparaten erfolgen kann. Unsere in-vitro Studien zeigen, daß die Unterscheidung zwischen Cortex von Medulla durch die Erkennung von Tubuluszellhaufen wie von Gupta beschrieben [6] problemlos möglich ist. Dieses steht im Gegensatz zu von Villebrandt [7], deren Kriterien für repräsentative Feinnadelzytologien nicht die Identifikation von Rindenpräparaten, sondern nur der Anteil von Tubuluszellen pro Präparat ist. Die Konzentration des Tubuluszellgehaltes kann nur als Indikation für eine ausreichende Zellaspiration gelten, eine Unterscheidung zwischen Rinde und Mark anhand dieser Kriterien ist nicht möglich.

Die in unserer Studie beschriebenen Entscheidungskriterien zur Differenzierung zwischen Nierenrinde und Nierenmark wurden erstmals von Gupta et al. erwähnt, in deren Vergleich zwischen FNAB und Stanzbiopsien bei rejezierenden Nieren fanden sich keine Rejektionszeichen bei 11 von 15 Nieren mit mehr als 10% Tubuluszellhaufen. In unserer Analyse der selektiven Aspirationszytologie bei Rejektionsepisoden fanden sich signifikant Aktivierungszeichen häufiger in dem Nierencortex als in der Nierenmedulla. Bei Patienten mit schweren akuten zellulären Rejektionen fanden wir eine Aktivierung auch in der Medulla, dieses war möglicherweise bedingt durch eine diffuse Zellinfiltration. Aus diesem Grunde ermöglicht die Unterscheidung zwischen Nierencortex und -medulla bei parallelen Feinnadelzytologieuntersuchungen eine zusätzliche Information über die Ausdehnung und den Schweregrad einer akuten zellulären Rejektion und verbessert die Interpretation der Ergebnisse.

Literatur

1. Zollinger HU, Mihatsch MJ (1978) Renal Pathology in Biopsy. Springer, Berlin Heidelberg New York
2. Häyry P, Von Villebrand E (1981) Monitoring of human renal allograft rejection with fine needle aspiration cytology. Scan J Immunol 13: 87
3. Nguyen L, Hammer C, Dendorfer U, Castro L, Schleibner C, Land W (1985) Changes in large granular lymphoicyte size and number in kidney transplant patients during rejection and viral infection. Tansplant Proc 17: 2110
4. Lopez Blanco OA, Cavalli NH, Verruno L, Iotti R, Boullon F, Nadal MA, Favaloro R, Gotlieb D (1987) Correlation between histopathology and aspiration cytology of kidney grafts in 43 cases. Transplant Proc 19: 1655
5. Van Oers MHJ, Surancho S, Wilmink JM (1987) Infiltrate analysis by monoclonal antibodies does not contribute to the usefulness of fine needle aspiration biopsy. Transplant Proc 19: 1646
6. Gupta R, Om A, Ghose T, Belitsky P (1987) Distinction between cortex and medulla in kidney transplant aspiration cytology and relevance to interpretation of results. Transplant Proc 19: 1641
7. Von Villebrand E, Häyry P (1984) Reproducibility of the fine-needle aspiration biopsy. Transplantation 38: 314

Dr. P. Hammerer
Urologische Universitätsklinik Hamburg Pav 16
Martinistr. 52
D-2000 Hamburg 20

Cyclosporin A spezifische Veränderungen in der Feinnadelaspirationsbiopsie

F. Recker, F.-J. Deutz, A. Homburg, A. Bex und G. Uhlschmid

Die Funktionsraten transplantierter Nieren haben sich unter der Immunsuppression mit Cyclosporin A im Vergleich zur konventionellen Immuntherapie wesentlich verbessert. Auf der anderen Seite hat Cyclosporin A eine ausgeprägte Nephrotoxizität, die unter anderem in der frühen postoperativen Phase eine Oligoanurie hervorrufen kann und die differentialdiagnostisch von einer Abstoßung, akuten Tubulusnekrose, Virusinfekt bzw. operativen Komplikationen abgegrenzt werden muß.

An unserer Klinik werden routinemäßig Feinnadelaspirationsbiopsien ab dem 4. postoperativen Tag durchgeführt. Diese Methode stellt ein komplikationsloses Verfahren zum Monitorring transplantierter Patienten dar. Im Folgenden soll berichtet werden über eine an 11 Patienten mit nephrotoxischen Cyclosporin-Spiegeln gemachte Beobachtung.

Im Rahmen des postoperativen Monitons Transplantationspatienten werden routinemäßig eine Perfusionsszintigraphie, Cyclosporin-Spiegel (täglich) und Feinnadelaspirationsbiopsien durchgeführt. Im Rahmen der Feinnadelaspirationsbiopsien wird die Endothel- und Tubulusmorphologie beurteilt sowie als Hinweis auf mögliche Abstoßungen das Reaktionsstadium bestimmt.

Ergebnisse

11 Patienten mit nephrotoxischen Cyclosporin A-Spiegeln wurden in eine dialysepflichtige Gruppe: I. (8 von 11) und eine nicht dialysepflichtige Gruppe II. (3 von 11) unterteilt. Die nephrotoxischen Cyclosporin-Spiegeln lag in Gruppe I. bei 710±210 ng/ml und Gruppe II. bei 870±190 ng/ml. Die zuletzt verabreichte Cyclosporin A-Dosis der Gruppe I. betrug 6,2±2,3 mg/Kg Körpergewicht, in Gruppe II. 6,5±2,0 mg/Kg Körpergewicht.

Unter diesen Verhältnissen zeigte sich in der Feinnadelaspirationsbiopsie eine schrotkornartige, diffuse Vakuolisierung der Tubuluszellen, die in Gruppe I. deutlich, in Gruppe II. mittelgradig ausgeprägt war. Die Tubulusmorphologie der Gruppe I. betrug: 2,9 entsprechend einem akuten Nierenversagen, die der Gruppe II.: 1,4. Anhalt für Abstoßungsreaktion gab es bei einem SCORE von 1,6 für Gruppe I. und 1,7 für Gruppe II. nicht.

Bei 3 synchron durchgeführten histologischen Untersuchungen durch Stanzbiopsie des Transplantates bestätigte sich die intrazellulär dargestellte diffuse Vakuolisierung. Vor einer Diagnosestellung ist jedoch eine Ischämie des Organs, eine Mannitol-Verabreichung durch (osmatische Nephrose) und Aminoglykosidgabe auszuschließen, da sie ein ähnliches cytologisches Bild ergaben. 6 Tage nach Reduzierung des Cyclosporin-Spiegels ließen sich in beiden Gruppen keine Vakuolen mehr nachweisen.

Die diffuse, schrotkornartige Vaskulisierung der Tubuluszelle tritt unter Cyclosporin-Intoxikation auf. Sie ist nach Reduzierung der Cyclosporin-A-Spiegel reversibel. Sie stellt sich unabhängig von Abstoßungsreaktionen und akutem Nierenversagen dar, kann letztes jedoch mit unterhalten. Differentialdiagnostisch ist die schrotkornartige Vakuolisierung mit entscheidend für den therapeutischen Weg einer postoperativen Oligoanurie.

Literatur bei den Verfassern.

Dr. F. Recker
Abteilung Urologie der RWTH Aachen
Pauwelsstraße
D-5100 Aachen

Direktnachweis von Virus-DNA bei nierentransplantierten Patienten

P. Hammerer, R. Arndt, H. Heinzer, E. Huland, Th. Löning und H. Huland

Einleitung

Eines der Hauptprobleme der Transplantationsimmunologie sind Virusinfektionen unter Immunsuppression. Anhand morphologischer Kriterien ist es nicht möglich, eine lymphozytäre Zellinfiltration als Reaktion gegen Allo-Antigene einer Reaktion gegen virusinfizierte Zellen zu unterscheiden. Die bisher gebräuchlichen Methoden zum Virusnachweis beruhen auf der antikörperbedingten Immunreaktion gegen Virusantigene. Dieses bei immunsuppremierten Patienten zu messen erscheint paradox, da die primäre und sekundäre Immunantwort hierbei unterdrückt ist.

Ziel der hier vorgestellten Studie ist der Direktnachweis von Virus-DNA in Feinnadelzytologien von Nierentransplantaten und im peripheren Blut bei Nierentransplantatempfängern mit Hilfe der in situ Hybridisierung. Wir haben dabei folgende Fragestellung untersucht:

Ist es möglich, die Sensitivität der Virusdiagnostik bei Herpes simplex-, Ebstein Barr- und Zytomegalie-Virusinfektionen zu steigern bei der Anwendung der in situ Hybridisierung im Vergleich zur konventionellen Serologie?

Ist der Nachweis von Virusgenom in Nierenparenchymzellen bzw. immunkompetenten Zellen relevant für die Triggerung von Rejektionsepisoden?

Material und Methode

142 Feinnadelzytologiepräparate und 69 monoklonäre Zellkonzentrate von 26 nierentransplantierten Patienten wurden untersucht. Die Präparate wurden jeweils intraoperativ, am 10. und am 20. postoperativen Tag und bei klinischer relevanter Fragestellung gewonnen.

Die in situ Hybridisierung wurde an den zytozentrifugierten Zellpräparaten des peripheren Blutes und der Feinnadelaspirate nach der Methode von Brigati [1] et al. durchgeführt. Hierbei wurde nach

Fixation der Zellen mit Methanol/Essigsäure die Hybridisierung mit 1 mg/ml biotinylierter DNA-Probe (HSV 1+2-Probe, CMV-Probe und EDV-Probe, Ortho, NY, USA) ausgeführt. Die DNA-Proben und Zellpräparate wurden bei 90 Grad denaturiert, die Hybridisierung erfolgte anschließend bei 37 Grad für max. 24 Stunden. Nach Waschen konnte die spezifische DNA-Bindung nach Reaktion mit einem 2. Kaninchenantibiotin Antikörper und einem weiteren biotinylierten Antikaninchen IgG-Antikörper (Vector Burlingame, CA, USA). Nach Inkubation mit Avidin alk. Phosphatase (Jackson, Immunoresearch Lap, Avondale, TA, USA) erfolgte die Substratreaktion mit Nitroblautetrazolium und Bromchlorindolylphosphat (Sigma, St. Louis, MO, USA).

Serumantikörper gegen Herpes simplex Viren (HSV), Cytomegaliviren (CMV) und Ebstein Barr Viren (EBV) wurden nach der Komplementbindungreaktion bestimmt, bzw. durch den IgG und IgM spezifischen Enzymimmunoassay. Zur Diagnostik von EBV-Infektionen wurde der Paul Bunell-Test und der Fluoreszenz-Antikörpertest gegen Viruskapsidantigen, Early-Antigen und das EBV-Nuklearantigen durchgeführt.

Zur Basis-Immunsuppression wurde Cyklosporin A und low dose Steroiden gegeben. Rejektionsepisoden wurden mit ATG Fresenius oder Methylprednison Bolus-Therapie behandelt.

Ergebnisse

9 von 26 Patienten zeigten eine positive Reaktion bei in situ Hybridisierung. Wir fanden 6 CMV-Infektionen, 3 HSV-Infektionen und 1 EBV-Infektion. 1 Patient war positiv für CMV und Herpes simplex. Von den 10 Fällen mit positivem Virus DNA-Nachweis war nur 2mal die Virusserologie am Tage des DNA-Nachweises positiv. 3mal zeigte sich eine positive Serologie nach 14 bis 21 Tagen und in 5 der 10 Fälle blieb die Virusserologie negativ. Bei allen Patienten mit positivem Virus DNA-Nachweis und gleichzeitiger positiver Virusserologie fanden sich klinisch auch Zeichen des Virusinfektes. Von den 3 Patienten, die erst nach 14 bis 21 Tagen eine positive Virusserologie aufwiesen, zeigte nur einer klinische Zeichen eines Infektes und von den 5 Patienten mit negativer Virusserologie entwickelten 3 eine klinisch relevante Virusinfektion. Bei keinem Patienten konnte eine positive Virusserologie mit negativem Virus DNA-Nachweis gefunden werden. Am häufigsten ließen sich Virus-positive Zellen in der Niere nachweisen. Nur in 3 Fällen wurde Virus DNA-positives Genom nur im peripheren Blut gesehen. Bei der weiteren Verlaufsanalyse der virusinfizierten Transplantatempfänger zeigte sich erstaunlicherweise, daß 7 Patienten nach 1 bis 10 Tagen nach dem positiven Virus DNA-Nachweis zusätzlich eine zelluläre Abstoßung entwickelten. Vergleicht man die verschiedenen Virusinfektionen, so zeigt sich bei unserer Serie, daß die CMV-Infektionen den größten Teil ausmachen. In 5 der 6 Fälle mit einer positiven CMV-Infektion kam es anschließend zu einer akuten zellulären Rejektion.

Diskussion

Die DNA in situ Hybridisierung zeigt trotz der begrenzten Patientenanzahl, daß diese Methode des Virusnachweises der Virusserologie bei der Untersuchung von immunsuppremierten Patienten überlegen ist, da nur 2 von 9 (22%) positiven Patienten spezifische IgM oder IgG Antikörper entwickelten. Aus diesem Grunde kann die Virusserologie nicht als der „Goldene Standard" für die Virusdiagnostik herangezogen werden [2]. Ein erstaunliches Ergebnis war jedoch die Tatsache, daß bei 7 von 9 Patienten nach 1 bis 10 Tagen nach einem positiven Virusnachweis eine akute zelluläre Rejektion diagnostiziert wurde. Obwohl verschiedene Autoren [3, 4] die Bedeutung von Virusinfektionen für die Induktion von Rejektionsepisoden betont haben, ist es jedoch von äußerster klinischer Relevanz, daß in 3 von 5 Fällen mit positiver in situ Hybridisierung und negativer Virusserologie die klinisch diagnostizierte Rejektionsepisode mit den klassischen Virusnachweismethoden nicht korreliert werden konnte. Dieses besagt, daß ohne Virus DNA-Nachweis die klinischen Befunde zu einer Rejektionstherapie führen und nicht zu der Rescue-Therapie mit spezifischen Hyperimmunseren.

Literatur

1. Brigati DJ et al (1983) Detection of viral genomes in cultured cells and paraffin-embedded tissue sections using biotin-labelled hybridisation probes. Virology 126: 32-40
2. Hammerer P, Arndt R, Milde K, Loening Th, Huland H (1987) Analysis of T-cell cubsets and DNA in-situ-hybridization. A new diagnostic tool for virus infections in kidney transplants. Invest Urology 2: 241-246
3. Glenn J (1981) Cytomegalovirus infections following renal transplantation. Rev Inf Dis 3: 1151-1178
4. Rubin RH, Wolfson JS, Cosimi AB, Tolkoff-Rubin NE (1981) Infection in the renal transplant recipient. Am J Med 70: 405-411

Dr. P. Hammerer
Urologische Universitätsklinik Hamburg, Pav. 16
Martinistr. 52
D-2000 Hamburg 20

Erste Ergebnisse nach Transplantation vorwiegend ABO-kompatibler Nieren

D. Molitor, W.-D. Miersch, H.-U. Klehr und N. Spannbrucker

Das Transplantationszentrum Bonn ist noch ein junges Zentrum. Vor nunmehr 3 Jahren nahm es erneut nach 10-jähriger Transplantationspause seine Arbeit auf.

Kostendeckung, Rentabilität des noch großen Unkostenapparates sind nach wie vor nur durch Erhöhung der Transplantationsfrequenz zu erreichen. Das Bemühen um Spender, der eigentlich viel mühsamere aufwendige Arbeitsanteil eines Transplantationszentrums wird vergleichsweise bescheiden in diesem Gefüge berücksichtigt. Daher ergeben sich für ein neues Zentrum mit noch kleiner im Aufbau befindlichen Warteliste 2 Wege:

1. Gemäß dem allgemein anerkannten HLA-System weitmöglichst kompatibel bei negativem Crossmatch um zu entsprechenden rentablen Transplantationszahlen zu kommen, oder
2. Gemäß dem ABO-System kompatibel zu transplantieren.

Argumente gegen den 1. Weg sind folgende:

1. Junge Zentren mit noch relativ kleiner Warteliste haben bei selbst gutem Spenderaufkommen im Rahmen des Organaustausches infolge der hohen ET-Nummer ihrer Empfänger längere Wartezeiten. Dabei kommt nur ein Bruchteil der Organe, die Eurotransplant zur Verfügung gestellt werden, auch dem Zentrum wieder zugute.

So wurden in Bonn in 3 Jahren 211 Nieren entnommen und Eurotransplant zur Verfügung gestellt, jedoch nur 9 uns angeboten, bei einer Warteliste von durchschnittlich 30-40 Patienten. Nach Eurotransplant-Kriterien hätten in 3 Jahren nur 9 Transplantationen statt bisher 67 durchgeführt werden können (Tabelle 1).

2. Eine Verlängerung der Wartezeit infolge organisatorischer Probleme aus den oben dargelegten Gründen ist den Patienten nicht zumutbar.
3. Für eine gravierende Benachteiligung der Bonner Patienten durch dieses Vorgehen fehlte zum Zeitpunkt der Entscheidung bisher der schlüssige Beweis.

Daher fiel in Bonn die Entscheidung den 2. Weg zu gehen und ABO-kompatibel zu transplantieren. Unterstützt wurde dieses Vorgehen durch folgende Überlegungen:

1. Die Schweiz, Skandinavien und die USA transplantieren nach gleichem Regime mit vergleichbar guten Ergebnissen wie im Eurotransplantbereich.
2. Unter der neuen Immunsuppression sind hervorragende Ergebnisse bei der Transplantation anderer Organe mit viel höherer Antigenität erzielt worden.
3. Die Frage nach der besseren Transplantat-Langzeitfunktion ist unseres Erachtens bisher nicht hinreichend beantwortet, da eine randomisierte prospektive Studie fehlt, die weitgehend alle die Imponderabilien ausschließt, die eine Verschlechterung der Transplantatfunktion induzieren können.

So wurden in Bonn unabhängig des HLA-Matches – es kamen dabei Full-House Identität bis Full-House-Miss-Matches vor – ABO-kompatibel transplantiert. Von insgesamt 67 Transplantierten liegt die Transplantation bei 25 2 Jahre zurück. 23 Patienten haben ihr Organ noch. Die Kriterien für die Empfängerauswahl waren die allgemein üblichen.

Als Immunsuppressive Therapie erhielten die Patienten Cyclosporin-A in einer Dosierung von 5 mg pro kg Körpergewicht und Cortison initial von 80 mg mit sinkender Tendenz. Die Reduktion der Dosierung erfolgte anhand des Serum-Spiegel-Monitorings. Die Transplantat-Sofortfunktionsrate betrug bei dem Patientengut 86%, da es sich weitgehend um Nieren handelte, die selbst entnommen waren und nach einer Kaltischämiezeit von maximal 20 Stunden transplantiert wurden.

Tabelle 1. Explantationen Bonn (1984-1987)

Nieren	211	111
Leber	6	Spender
Herz	9	
Organrücklauf Eurotransplant	9	

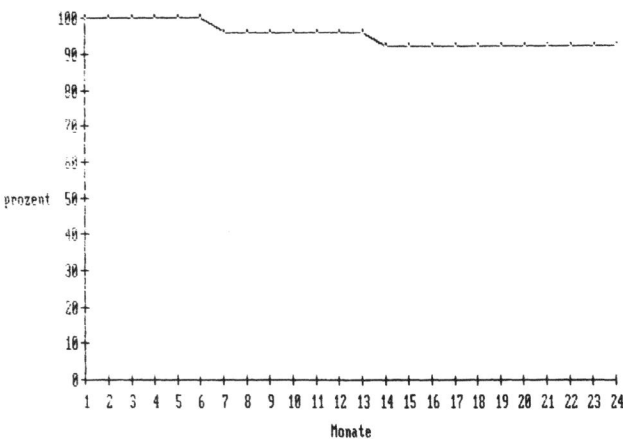

Abb. 1. 2-Jahres-Transplantatfunktionsrate (n = 25)

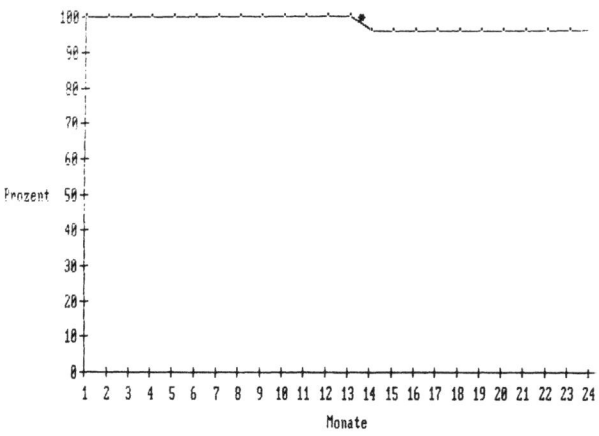

Abb. 2. 2-Jahres-Patientenüberlebensrate (n = 25); * Suicid

Tabelle 2. Durchschnittliche Kreatininwerte nach 0–2 Jahren (n = 23)

Kreatinin n = 23	0	1	2
Durchschnitts- wert in mg%	2,09	1,50	1,40
Grenzwerte	(1,17–5,28)	(0,84–4,20)	(0,82–4,30)
Abstoßungen/Patient: 1,5 0 = Entlassung / 1 = 1 Jahr / 2 = 2 Jahre			

Die Transplantat-Funktionsrate bei den Bonner Patienten nach 2 Jahren (Abb. 1, 2) beträgt 92% und die Patienten-Überlebensrate 96%.

Mit durchschnittlich 1,5 Abstoßungskrisen pro Patient in den 2 Jahren wurden durchaus die Raten der Literatur erreicht. Die Abstoßung wurde zunächst mit Cortisonstößen dann mit ATG, evtl. Plasmapherese und seit neuestem mit OKT3 behandelt.

Das Kreatinin sank von durchschnittlich 2,09 mg% bei Entlassung bis auf durchschnittlich 1,4 mg% am Stichtag des 2. Funktionsjahres (Tabelle 2). Der relativ hohe Wert bei der Entlassung erklärt sich daraus, daß die Patienten nach Abschluß der Wundheilung noch während sinkender Kreatininwerte aus der stationären Behandlung in die ambulante Betreuung entlassen wurden.

An operativen Komplikationen kam es zu einer Harnstauung infolge Ureterabknickung, 2 Lymphozelen, die nach Abpunktion Fibrinverklebt wurden und eine Transplantatruptur am 6. postoperativen Tag, die ebenfalls durch Verklebung behoben werden konnte. Die beobachtete Patientenzahl ist noch sehr klein und zeigt nur Trends. Sie wird sich in Bonn im nächsten ½ Jahr auf 40 Patienten mit 2-Jahres-Transplantat-Funktionsrate erhöhen. Außerdem werden die ersten 3-Jahres-Ergebnisse vorliegen. Selbst unter vorsichtiger Einschätzung scheinen sich diese 2-Jahres-Ergebnisse im 3. Jahr nicht wesentlich zu ändern.

Der Not gehorchend fiel damals die Entscheidung, im Sinne der Patienten der Warteliste und als junges Zentrum ABO-kompatibel zu transplantieren. Es war eine Überlebensfrage. Die ersten Ergebnisse ermutigen auf diesem Wege. Kritisch gesehen fehlen noch die Langzeitergebnisse und die entsprechend repräsentativen Zahlen. Dennoch sollte der Weg, z. B. der Schweiz, nur ABO-kompatibel zu transplantieren, auch in der BRD nicht einfach abgelehnt werden. Die Konzession der Arbeitsgemeinschaft Deutscher Transplantationszentren als Mindestanforderung Identität nur in einem B- und DR-Locus zu fordern, ist hier ein erster Schritt. Eine endgültige Antwort sollte vielleicht eine prospektive randomisierte Studie mit 2 Armen bringen, um alle möglichen Spekulationen entgültig zu beenden. Das Bonner Zentrum ist selbstverständlich gerne bereit, sollte sich nach 5 Jahren der ABO-Weg bei der Langzeitfunktion als Irrtum herausstellen, diese Ergebnisse genauso darzustellen, wie jetzt die hoffungsvollen Ersterergebnisse.

Priv.-Doz. Dr. med. D. Molitor
Urologische Universitäts-Klinik
Sigmund-Freud-Str. 25
D-5300 Bonn 1

Verbesserte Transplantationsraten unter Cyclosporin A bei Risikotransplantatempfängern

D. Gonnermann, H. Huland, A. Stenger, H. Kraemer-Hansen und H. Klosterhalfen

Einleitung

Unter konventioneller Immunsuppression mit Azathioprim und Prednison wurden in den 70iger bis zu Beginn der 80iger Jahre Dialysepatienten mit einem Lebensalter über 60 Jahren, in dem naturgemäß gehäuft auch schwerere Begleiterkrankungen auftreten, für eine Nierentransplantation in der Regel nicht akzeptiert.

Die Gründe für die Einschränkung der Indikation zur Transplantation waren die vereinzelten Erfahrungen und Komplikationen bei älteren Patienten.

Deshalb wurden bei Patienten über 60 Jahren mit

Begleiterkrankungen wie koronarer Herzkrankheit, Kardiomyopathie, Zustand nach Myokardinfarkt, Gefäßerkrankungen und Gefäßprothesen, pulmonalen Begleiterkrankungen wie Lungenemphysem, Tuberkulose oder bei insgesamt herabgesetzter Lungenfunktion, bei cerebralen Begleiterkrankungen und Psychosen, bei Adipositas, Amyloidose, systemischem Lupus Erythematodes, Sigmadivertikulitis und gastrointestinalen Begleiterkrankungen das Transplantationsrisiko für zu hoch erachtet und diese Patienten von der Transplantation ausgeschlossen.

Seit dem Wechsel der Immunosuppression auf Cyclosporin A und low-dose Prednison in den frühen 80iger Jahren – wir änderten unser Regime 1983 – ließen sich die Erfolge der Nierentransplantation deutlich steigern. Die 1-Jahres-Transplantatfunktionsrate konnte bei uns wie in vielen anderen Zentren mit über 80% erreicht werden. Die Patientenüberlebensraten liegen bei über 90% und damit nicht unter denen bei Dialyse (Tabelle 1). Der Druck älterer Patienten auch mit komplizierenden Begleiterkrankungen auf die Warteliste zur Transplantation wurde durch diese Erfolge gestärkt.

Methodik

Wir haben deshalb 1984 begonnen, diese Patienten – zu denen nicht die Diabetiker gehören – auf unsere Warteliste mit aufzunehmen und prospektiv mit einem „R" – für Risikopatient markiert. Gegenwärtig befinden sich 241 Patienten auf unserer Warteliste, von denen 32 als Risikopatienten eingestuft wurden. Für das Jahr 1986 überblicken wir erstmals eine auswertbare Anzahl von nierentransplantierten Risikopatienten mit einem ausreichend langen Beobachtungszeitraum, der nach jetzt 9 Monaten auf eine 1-Jahresrate hochgerechnet wurde. Unter den 57 transplantierten Patienten wurden 19 Risikopatienten mit einem Transplantat versorgt.

Ergebnisse

Die 1-Jahres-Überlebensrate aller Patienten beträgt 94,7%, die der Risikogruppe 84,2%. Die 1-Jahres-Transplantatfunktionsrate aller Patienten dieses Jahres beträgt 80,7%, die der Risikogruppe 63,2% (Tabelle 2).

Die 1-Jahres-Transplantatfunktionsrate der 19 Diabetiker unter Immunosuppression mit Cyclosporin A und Prednison erreicht 73,6% und liegt nur geringfügig unter den Ergebnissen der Nichtrisikogruppe. Diese Ergebnisse sind deutlich besser als die Daten der transplantierten Diabetiker unter konventioneller Immunosuppression mit Azathioprim und Prednison mit einer 1-Jahres-Transplantatüberlebensrate von nur 50%. Die 1-Jahres-Patientenüberlebensrate mit 94,7% resp. 90% liegt nicht sehr viel niedriger als die der Nichtrisikopatienten (Tabelle 3).

Diskussion

Der Erfolg der 1-Jahres-Transplantatfunktionsrate der Risikopatienten mit 63,2% ist vergleichbar mit den Ergebnissen der selektionierten Patienten unter klassischer Immunsuppression und rechtfertigt es nicht mehr, diese Patienten von der Transplantation

Tabelle 1. Zahl der Nierentransplantationen in Hamburg 1976–1986

	Gesamt-anzahl der Transplantationen	1-Jahres-Patienten-überlebensrate (%)	1-Jahres-Transplantat-überlebensrate (%)
1976	10	90,0	70,0
1977	10	90,0	50,0
1978	22	77,3	53,8
1979	27	96,3	51,6
1980	28	89,3	67,9
1981	45	95,6	66,0
1982	52	92,3	61,1
1983	54	94,4	61,1
1984	48	91,7	68,7
1985	62	87,1	71,9
1986	57	92,9	80,7
Gesamt	415		

Tabelle 2. Ergebnisse der Nierentransplantation von 57 Patienten des Jahres 1986 (Risikopatienten/„Normalpatienten")

	Zahl der Patienten	1-Jahres-Nieren-funktionsrate (%)	1-Jahres-Patienten Überlebensrate (%)
Patienten ohne Risiko	38	89,5	100
Patienten mit Risiko	19	63,2	84,2
Gesamt	57	80,7	94,7

Tabelle 3. Ergebnisse der Nierentransplantation bei Diabetikern unter Azathioprim + Prednison vs. Cyclosporin A + Prednison

Immunosuppression	Patienten mit Diabetes n = 29	1-Jahres-Patienten Überlebensrate (%)	1-Jahres-Transplantat-Überlebensrate (%)
Azathioprim + Prednison	10	90	50
Cyclosporin A + Prednison	19	94,7	73,6

auszuschließen. Unsere Analyse ergab unbeabsichtigt einen weiteren Trend. Berücksichtigt man nur die Nichtrisikopatienten, und nur diese sind mit denen vergleichbar, die wir in den Jahren 1976-1983 akzeptiert haben, dann wird klar, welcher Fortschritt vor allem durch das Cyclosporin A, aber sicher auch durch andere Faktoren wie Erfahrung und verbesserte Rejektionsdiagnostik erreicht wurde. Bei diesen Patienten erreicht die 1-Jahres-Transplantatfunktionsrate 90% und die 1-Jahres-Überlebensrate 100%. Die Ergebnisse der Diabetiker liegen geringfügig unter diesen Daten. Zusammenfassend kann man sagen, daß es immer schwerer fällt, Patienten aus Altersgründen oder wegen koronarer Herzkrankheit nicht auf die Transplantationsliste zu setzen.

Dr. med. D. Gonnermann
Urologische Klinik der Universität
Martinistr. 52
D-2000 Hamburg 20

Ergebnisse der Leichennierentransplantation bei alten Empfängern

P. Hanke, W. Faßbinder, M. Balducci, W. Ernst, I. Hauser und D. Jonas

Nur sehr zögerlich wurden Nierentransplantatempfänger über 45 Jahre in den ersten 10 Jahren der Nierentransplantation für diesen Eingriff akzeptiert. Sie weisen eine hohe Mortalität und somit auch eine schlechte Transplantatfunktionsrate auf. 1971 wurde von Simmons und anderen die Einjahrestransplantatfunktionsrate bei diesen Patienten mit nur 20% ermittelt. In den letzten Jahren konnte jedoch die Indikation für ältere Nierentransplantatempfänger zunehmend erweitert werden.

In der „Collaborative Transplant Study" (Opelz 1983/1984) waren von 16644 Transplantatempfängern 18,9% über 50 Jahre alt. Franke konnte bei Untersuchungen 1984 an der Würzburger Medizinischen Poliklinik bei Patienten, die älter als 50 Jahre waren, zumindest 4 Diagnosen stellen. Bei solchen multimorbiden Patienten ist somit die Risikoausgangssituation erhöht.

Das Problem besteht nun darin, diejenigen „relativ Gesunden" herauszufinden, die die geplante Transplantation und die Folgezeit gut überstehen können.

Daher ist eine Erweiterung der Basisdiagnostik bei diesen Patienten durch folgende Untersuchungen angezeigt:

1. Die DSA der Beckengefäße mit der Fragestellung nach Aneurysmen und Arteriosklerose.
2. Ein Belastungs-EKG zur Beurteilung der cardialen Leistungsbreite, nach der sich möglicherweise eine Coronarographie anschließt.
3. Eine Lungenfunktionsprüfung zur Abschätzung der pulmonalen Leistungsbreite.
4. Ein Colon-Doppelkontrasteinlauf zum Ausschluß einer Divertikulose.

Von den im Zeitraum von 1983 bis April 1987 bei uns durchgeführten 256 konsekutiven Nierentransplantationen, waren 45 Empfänger - das sind 17,6% - zumindest 50 Jahre alt. Die Mortalität innerhalb der ersten 3 Monate lag mit 2,2% nicht höher als bei den jüngeren Patienten.

Die Zahl der Organverluste durch Abstoßung innerhalb des ersten Jahres lag mit 3,8% auffallend niedrig, wahrscheinlich aufgrund der im Alter zunehmenden Schwächung des zellulären Abwehrsystems.

Hingegen war die Zahl der komplikationsreichen postoperativen Verläufe bei älteren Empfängern mit etwa 80% gegenüber 44% bei den jüngeren Altersklassen recht hoch (Tabelle 1).

Bei den postoperativen Komplikationen standen internistischerseits die cardialen Probleme mit Linksherzinsuffizienz und Herzrhythmusstörungen weit im Vordergrund (Tabelle 2).

Die Zahl der chirurgischen Komplikationen lag in allen Altersklassen mit 20% in etwa gleich, wobei der etwas höhere Wert für die älteren Empfänger durch die immer wieder einmal erforderliche transurethrale Resektion der Prostata begründet ist (Tabelle 3).

Tabelle 1. Nierentransplantation bei älteren Empfängern 1983-März 1987, postoperative Komplikationen (Angaben in %)

	Alter bei Transplantation		
	<40 Jahre	40-50 Jahre	>50 Jahre
Todesfälle	2	2	2
Organverluste	16	7	4
Komplikationslose Verläufe	55	36	22

Tabelle 2. Nierentransplantation bei älteren Empfängern 1983-März 1987; internistische Probleme (Angaben in %)

	Alter bei Transplantation		
	<40 Jahre	40-50 Jahre	>50 Jahre
Kardiale Probleme	9	18	43
Schwere Infektionen	15	20	17
Steroiddiabetes	0	9	9
Intestinale Blutung	2	0	4
Andere Probleme	5	7	9

Tabelle 3. Nierentransplantation bei älteren Patienten 1983–März 1987; chirurgische Komplikationen (Angaben in %)

	Alter bei Transplantation		
	<40 Jahre	40–50 Jahre	>50 Jahre
Urologische Probleme	9	12	13
Revisionsbedürftige Wundbettblutung	5	4	11
Andere Komplikationen am Transplantat (Lymphocele, Gefäßprobleme u. a.)	1	7	9
Chirurgische Eingriffe außerhalb des Transplantats (Cholecystektomie, Splenektomie, Herniotomie u. a.)	14	22	24

Tabelle 4. Nierentransplantation bei älteren Empfängern 1983–März 1987; Transplantatnierenarterienstenosen (Angaben in %)

	Alter bei Transplantation		
	<40 Jahre	40–50 Jahre	>50 Jahre
Versorgung durch Angioplastie	5	4	9
Versorgung durch Operation	–	–	2

Mit 11% lag die Zahl der schweren, revisionsbedürftigen Wundbettblutungen ebenfalls höher als bei den jüngeren Altersklassen. Der Grund mag in der bei älteren Patienten häufig durchgeführten Begleitmedikation mit Thrombozytenaggregationshemmern liegen, wobei bekannt ist, daß diese Medikamente die Blutungszeit gerade bei Dialysepatienten erheblich verlängern.

Die Häufigkeit der Nierentransplantatarterienstenose wurde bei älteren Transplantatempfängern nicht wesentlich häufiger beobachtet und liegt innerhalb des in der Literatur angegebenen Bereiches (Tabelle 4).

Das vorgestellte Patientengut belegt, daß mit zunehmendem Alter die interdisziplinäre Zusammenarbeit zwischen Chirurgie und Innerer Medizin einen immer höheren Stellenwert erfährt.

Eine gesicherte Kooperation hat in der Zwischenzeit beim älteren Transplantatempfänger ähnlich gute Ergebnisse wie bei den jüngeren Altersklassen zur Folge.

Literatur

1. Eigler I, Land W (1985) Notwendigkeit und Wert von Untersuchungen zur Vorbereitung der Nierentransplantation. Mitt Klin Nephrol XIV: 15–25
2. Franke H (1984) Wesen und Bedeutung der Polypathie und Multimorbidität in der Altersheilkunde. Internist 25: 451–455
3. Frei U (1985) Risikofaktoren bei Nierentransplantat-Empfängern – Notwendigkeit von Vorsorgeuntersuchungen. Dialyse J 12: 14–18
4. Hoynestadt J, Flatmark A (1976) Colonperforation in renal transplant patients. Scand J Gastroenterol 11: 289–292
5. Livio M, Benigni A, Vigano G, Mecca G, Remuzzi G (1986) Moderate dosis of aspirin and risk of bleeding in renal failure. Lancet I: 414–416
6. Malkowicz SB, Perloff LJ (1985) Urologycal considerations in renal transplantation. Surg Gynecol Obstet 160: 579–588
7. Neuhaus P, Frei U, Ringe B, Pichlmayr R (1985) Was soll chirurgischerweise vor einer Nierentransplantation behandelt und operiert werden? Mitt Klin Nephrol XIV: 26–31
8. Opelz G (1986) Collaborative transplant study. Newslett 2–7
9. Pichlmayr R, Neuhaus P (1981) Voruntersuchung und Vorbehandlung des (potentiellen) Transplantatempfängers. In: Pichlmayr R (Hrsg) Transplantationschirurgie. Springer, Berlin Heidelberg New York, S 383–416
10. Simmons RL, Kjellstrand CM, Buselmeier TJ, Najarian JS (1971) Renal transplantation in high risk patients. Arch Surg 103: 290–298
11. Tilney NL, Strom TB, Vineyard GC, Merill JP (1978) Factors contributing to the declining mortality rate in renal transplantation. N Engl J Mat 229: 1321–1325

Dr. med. P. Hanke
Klinikum der Johann Wolfgang Goethe-Universität
Abteilung für Urologie
Theodor-Stern-Kai 7
D-6000 Frankfurt am Main

Doppeltransplantation von Neugeborenen- und Säuglingsnieren auf Erwachsene

K. M. Schrott

Beitrag nicht eingereicht

Ergebnisse der Transplantation biologisch älterer Kadavernieren

W. Kramer, M. Balducci, P. Hanke, W. Faßbinder und D. Jonas

Die Funktionsraten von Leichennierentransplantaten biologisch älterer Spender liegen ca. 10% unter denen von jüngeren Spendern. Dies liegt im wesentlichen in der bei steigendem Lebensalter physiologischen Abnahme der glomerulären Filtrationsrate begründet. Zwischen dem 30. und 90. Lebensjahr sinkt die GFR um 30 bis 45%; diese Funktionsminderung ist ab dem 65. Lebensjahr besonders ausgeprägt.

Im Kollektiv der an der Universitätsklinik Frankfurt/Main nierentransplantierten Patienten wurde der Einfluß des Nierenspenderalters auf die Transplantatfunktion untersucht.

Vom 1.1.1983 bis zum 31.12.1986 wurden an der Urologischen und Nephrologischen Abteilung der Universitätsklinik Frankfurt/Main insgesamt 233 Nierentransplantationen durchgeführt (Tabelle 1).

Bei 19 Patienten war der Nierenspender über 50 Jahre alt (50-66 Jahre; $\bar{x}$ 55,4 Jahre). Die mittlere Nachbeobachtungszeit beträgt 23,25 Monate.

Von den 19 Empfängern verstarb ein Patient 12 Monate nach der Transplantation aus anderer, nicht transplantatassoziierter Ursache (Tabelle 2, Pat. 6). Vier Patienten erlitten einen frühen Transplantatverlust, bei 2 Patienten handelte es sich um immunologisch hoch sensibilisierte Zweittransplantierte mit nachfolgender irreversibler Abstoßung. Ein weiterer Patient erlitt eine irreversible Abstoßung, während der 4. Patient im Rahmen einer Sepsis infolge reduzierter Immunsuppression eine vaskuläre Abstoßung erfuhr und das Organ explantiert werden mußte. Der zweite Patient mit spätem Transplantatverlust (Tabelle 2, Pat. 6) verlor sein Organ (mit leichter vaskulärer Abstoßung) beim Versuch der operativen Korrektur einer Transplantatureterenge.

Über ein gut funktionierendes Transplantat verfügen 5 Patienten, darunter 3 mit einem 13-17 Tage während initialen Nierenversagen. Bei insgesamt 7 Empfängern funktioniert das Transplantat nur eingeschränkt: während bei 3 Patienten (Tabelle 2, Pat. 13, 14, 15) mit unklarer Nierenfunktionseinschränkung eine Cyclosporin A-Nephrotoxizität eine Rolle spielen kann, ist bei 4 Patienten (Tabelle 2, Pat. 16-19) die reduzierte Transplantatfunktion auf den Spender zurückzuführen. Ein Patient erhielt eine nach Biopsie als transplantabel beurteilte Niere eines 66 Jahre alten Spenders mit einem Serum-Kreatinin von 2,5 mg%; komplizierend trat hier postoperativ ein langes Nierenversagen auf. Ein weiterer Patient erhielt ein ebenfalls mit einem leicht erhöhten Spender-Kreatinin belastetes Organ. Die übrigen 2 Empfänger zeigten im Verlauf Transplantatarterienstenosen, weisen nach transluminaler Angioplastie jedoch temporär normale Serum-Kreatininwerte auf.

Tabelle 1. Nierentransplantationen Universitätsklinik Frankfurt/Main

Jahr	Zahl der Nierentransplantationen	Zahl der Spendernieren über 50 Jahre
1983	49	1
1984	56	9
1985	57	6
1986	71	3
	233	19 (8,2%)

Tabelle 2

Patient	Empfängeralter (Jahre)	Funktion	Spenderalter (Jahre)	NTx
1	26	Früher Verlust; 2. NTx, Abstoßung	56	2/83
2	52	Früher Verlust; Sepsis, vaskuläre Abstoßung, Explantation	51	1/84
3	43	Früher Verlust; Abstoßung, Explantation	64	4/85
4	25	Früher Verlust; 2. NTx, vaskuläre Abstoßung, Explantation	54	1/85
5	26	Später Verlust; vaskuläre Abstoßung, Stau, Explantation	56	3/84
6	44	Später Verlust; Aortenaneurysma	54	5/85
7	48	Gut	53	1/84
8	44	Gut	50	5/84
9	50	Gut; primäres Nierenversagen	55	5/84
10	46	Gut; primäres Nierenversagen	58	9/86
11	38	Gut; primäres Nierenversagen	57	7/85
12	21	Gut	50	8/85
13	49	Eingeschränkt	56	9/85
14	26	Eingeschränkt; primäres NV	53	6/84
15	17	Eingeschränkt; primäres NV	50	5/84
16	64	Eingeschränkt; Spenderkreatinin 2,5 mg%, langes primäres NV	66	11/86
17	41	Eingeschränkt	52	8/85
18	60	Eingeschränkt; Nierenarterienstenose	54	10/84
19	52	Eingeschränkt; Nierenarterienstenose	64	9/86

Zusammenfassend wird die etwas ungünstigere Prognose der Transplantation biologisch älterer Leichennieren bestätigt:

Tabelle 3. Ergebnisse

4 × frühe Verluste
2 × späte Verluste
7 × eingeschränkte Funktion - 4 × Spenderalter bedingt
6 × gute Funktion

Unseres Erachtens rechtfertigen die Ergebnisse jedoch keinen grundsätzlichen Verzicht auf die Organe von über 50 Jahre alten Nierenspendern.

Dr. med. W. Kramer
Urologische Abtlg. Z. Chir.
Klinikum der J. W. Goethe Universität
Theodor-Stern-Kai 7
D-6000 Frankfurt 70

Urologische Komplikationen nach Nierentransplantationen

W. Kramer, J. Falk*, F. Keller, U. Fiedler und D. Jonas

Urologische Komplikationen bei Nierentransplantationen werden in einer Häufigkeit von 1-15% beschrieben und sind für einen Teil der Transplantatverluste verantwortlich. Eigene Erfahrungen in der Diagnostik und Therapie urologischer Komplikationen nach Nierentransplantation werden dargestellt.

Vom 1.1.1974 bis zum 31.12.1985 wurden in Zusammenarbeit der Urologischen, Nephrologischen und Chirurgischen Abteilung am Klinikum Steglitz, Berlin, 372 konsekutive Nierentransplantationen durchgeführt. In Bezug auf urologische Komplikationen wurden die transplantierten Patienten bis zum 31.4.1986 nachbeobachtet. 50 Patienten wurden im genannten Zeitraum zweit-, 2 Patienten dritt-transplantiert. 44 Patienten verstarben an nicht-urologischen Todesursachen.

In der Diagnostik gestattet die Bestimmung des Kreatinins die rasche Diskriminierung zwischen Urin und Lymphe bei einer urokutanen Fistel. Die Sonographie beschreibt die Abflußverhältnisse des Transplantats und entdeckt Lymphocelen, ein Urinom oder Haematome als Ursache einer Abflußbehinderung. Lecks im Bereich der Ureterocystostomie, die in Berlin überwiegend extravesikal nach Leadbetter in der Modifikation nach Röhl durchgeführt wird, lassen sich durch das Cystogramm verifizieren. Retrograde und antegrade Darstellung lokalisieren das Leck oder die Enge im Ureterverlauf.

Lymphfisteln (10) sistierten stets spontan. Von 34 Lymphocelen erforderten 9 wegen einer Harnstauung und 3 wegen lokaler raumfordernder Beschwerden eine invasive Therapie: während 6 Lymphocelen durch einmalige Punktion und eine weitere mittels Marsupialisation erfolgreich beseitigt werden konnten, sistierte die Lymphorrhoe bei den übrigen 5 erst nach langer Dauerableitung; ein Wundinfekt trat nicht auf.

Distale Ureterstrikturen (2), Urinfisteln (25) und Urinome (3) traten stets im Bereich der extravesikalen Ureterocystostomie auf. Nach sofortiger Drainage (Double-J-Stent, Nephrostomie) war die Rekon-

Tabelle 1

Komplikationen des Ureters	Therapie
Distale Ureterstriktur (2)	Passagere Nephrostomie (1) Endoskopische Schlitzung (1)
Distale Ureternekrose (4)	Reimplantation (2) Pyelostomie (1) Transplantatentfernung (1)
Urinfistel (25)	Reimplantation (6), Re-Reimplantation (1) Uretercutaneus (1) Dauerschienung (Double-J-tent 13-50 Tage) (18)
Urinom (3)	Punktion (1) Double-J-Stent 38 Tage Double-J-Stent 46 Tage

struktion als elektiver Eingriff im Intervall erfolgreich. Bisweilen genügte die passagere Einlage eines Double-J-Stent allein.

Gelegentlich zog die jetzt seltener vorkommende diagnostische Punktion des Transplantats Komplikationen nach sich: von 8 beobachteten Kapselhaematomen konnten 7 konservativ behandelt werden; einmal mußte das Transplantat entfernt werden. Die gleichfalls nach Punktion gelegentlich auftretende Makrohaematurie (23) wurde bei 2 Empfängern durch Insertion von Ureteren-Spülkathetern in das von Koageln obstruierte Hohlsystem therapiert. Konservative Maßnahmen genügten bei 14 Patienten, ein vorübergehender Dauerkatheterismus war bei 7 Patienten notwendig.

Insgesamt wurden 63 bedeutendere Komplikationen (16,9%), die teils invasiver Therapie bedurften, beobachtet. Komplikationen des Ureters traten bei 34 Patienten (9,1%) auf, Komplikationen der Lymphgefäße 22mal (5,9%), sonstige Komplikationen bei 10 Patienten (2,7%). Kein Patient verstarb an der urologischen Komplikation; 2 Patienten verloren allerdings ihr Transplantat (0,5%).

---

* Die vorliegende Arbeit enthält Teile der Dissertation von Herrn Josef Falk.

Dr. med. W. Kramer
Urologische Abtlg., Z. Chir.
Klinikum der J. W. Goethe Universität
Theodor-Stern-Kai 7
D-6000 Frankfurt 70

Urodynamische Befunde bei chronisch-niereninsuffizienten und Transplantationspatienten

W. L. Strohmaier, K.-H. Bichler, St. H. Flüchter, T. Risler und W. Lauchart

Einleitung

Bei terminal-niereninsuffizienten Patienten, die zur Nierentransplantation anstehen, muß prinzipiell mit funktionellen Störungen des harnableitenden Systems gerechnet werden. Verschiedene Ursachen können dafür verantwortlich sein: Durch eine lange bestehende Oligurie bzw. Anurie kann die Blasenkapazität stark reduziert sein, das Grundleiden, das zur Niereninsuffizienz geführt hat, kann auch mit urodynamischen Veränderungen einhergehen, wie beispielsweise die chronische Pyelonephritis mit Refluxnephropathie oder ein langjähriger Diabetes mellitus.

Die Notwendigkeit und insbesondere der Umfang urologischer Untersuchungen bei potentiellen Transplantatempfängern sind jedoch Gegenstand der Diskussion. Verschiedene Autoren empfehlen die routinemäßige Durchführung eines Miktionszystourethrogrammes und einer Uroflowmetrie, gegebenenfalls eine Harnblasendruckmessung [2]. Andere Autoren halten selbst die Durchführung eines Miktionszystourethrogrammes nur im Einzelfall (z. B. bei chronischer Pyelonephritis) für angebracht [5].

Material und Methoden

In der vorliegenden Studie untersuchten wir daher 100 konsekutive Patienten im Rahmen der Transplantationsvorbereitung sowie 6 Patienten, die nach der Transplantation Miktionsstörungen zeigten und vorher nicht urologisch untersucht wurden. Bei allen Patienten führten wir neben einer körperlichen Untersuchung ein Miktionszystourethrogramm durch, wobei Aufnahmen vor, während und nach der Miktion angefertigt wurden. Zusätzlich erfolgte die Uroflowmetrie (bei anurischen Patienten nach Auffüllen der Harnblase bis zur maximalen Blasenkapazität). Ergab sich hieraus ein Anhalt für eine Blasenentleerungsstörung, führten wir eine Blasendruckmessung durch.

Ergebnisse

16 von 100 terminal-niereninsuffizienten Patienten (16%) zeigten einen vesicoureteralen Reflux. Bei 8 Patienten war er erstgradig, bei 6 Patienten zweitgradig, bei 2 Patienten drittgradig. Die Grunderkrankungen verteilten sich wie folgt: 8 Patienten litten an einer chronischen Pyelonephritis, 2 an einer beidseitigen Urogenitaltuberkulose, 6 mal lagen end stage kidneys unklarer Genese vor. Die Refluxpatienten zeigten überwiegend eine kleine Blasenkapazität: der Mittelwert lag bei 215 ml, während die 84 Patienten ohne Reflux eine mittlere Blasenkapazität von 390 ml zeigten. Interessanterweise boten nur 2 Refluxpatienten Zeichen einer Blasenentleerungsstörung. Hier lag jeweils eine obere motorische Läsion unklarer Ursache vor. Betrachtet man die Ergebnisse der radiologischen Restharnmessung bzw. Uroflowmetrie, so fanden wir bei 22 von 100 Terminal-niereninsuffizienten (22%) Hinweise auf eine gestörte Blasenentleerung. 4 mal lag eine mechanische Abflußbehinderung (Prostatahyperplasie bzw. Harnröhrenstriktur) zugrunde. In den übrigen Fällen fanden wir eine neurogene Blasenentleerungsstörung: 15 Patienten mit einer hypoaktiven Harnblase, 3 mit einer oberen motorischen Läsion. In den Fällen mit oberer motorischer Läsion konnte keine zugrundeliegende Ursache eruiert werden. Bei 14 von 15 Fällen mit hypoaktiver Harnblase lag ein langjähriger Diabetes vor, in einem Fall war keine Ursache eruierbar.

6 Patienten, die vor der Transplantation nicht urologisch untersucht wurden, zeigten danach Miktionsstörungen. 2 mal fanden wir eine hochgradige Meatusstenose, 1 mal in Kombination mit einer Prostatahyperplasie. Die restlichen 4 Patienten boten eine neurogene Blasenentleerungsstörung: davon 1 mal eine obere motorische Läsion unklarer Ätiologie, die übrigen zeigten eine hypoaktive Harnblase bei Diabetes mellitus. Durch medikamentöse bzw. operative Therapie konnte die Blasenentleerung zufriedenstellend gebessert werden. Lediglich bei einem Patienten mit hypoaktiver Harnblase war ein regelmäßiger Einmalkatheterismus erforderlich.

Diskussion

Unsere Ergebnisse zeigen, daß funktionelle Störungen des unteren Harntraktes bei Terminal-niereninsuffizienten relativ häufig vorkommen. Einen vesikoureteralen Reflux fanden wir in 16%. In der Literatur werden Refluxhäufigkeiten zwischen 5 und 30% berichtet [1, 3, 4, 6]. Für die hohe Refluxhäufigkeit bei der terminalen Niereninsuffizienz wird vor allem eine urämiebedingte neurogene Blasenentleerungsstörung angeschuldigt [4]. Bei unseren Refluxpatienten zeigte die überwiegende Mehrzahl keinen Anhalt für eine meßbare Blasenentleerungsstörung, zeigten jedoch fast alle eine stark reduzierte Blasenkapazität. Möglicherweise verursacht die Schrumpfblase den Reflux über eine trigonale Insuffizienz. Eine Harnblasenentleerungsstörung fanden wir in immerhin 22%. Die meisten Patienten hatten eine hypoaktive Blase auf dem Boden eines Diabetes mellitus. Die Verdachtsdiagnose konnte bereits anhand der Uroflowmetrie bzw. Restharnbestimmung gestellt werden. Bei den 6 Patienten, die erst nach Transplantation untersucht wurden, hätte die Miktionsstörung anhand dieser Untersuchungen bereits vorher erkannt werden können. Bedenkt man, daß beispielsweise die operative Therapie einer mechanischen Harnabflußstörung unter Immunsuppression risikoreicher ist, wäre die operative Sanierung vor Transplantation sicher vorzuziehen. Wenngleich bei den meisten Patienten trotz der anurie-bedingten reduzierten Blasenkapazität nach der Transplantation keine Miktionsprobleme auftreten, sollte dennoch in Abwägung von Nutzen und Risiko urologischer Untersuchungen routinemäßig vor der Transplantation ein Miktionszystourethrogramm mit Restharnbestimmung und Uroflowmetrie durchgeführt werden.

Literatur

1. Bakshandeh K, Lynne C, Carrion H (1976) Vesicoureteral reflux and end stage renal disease. J Urol 116:557-558
2. Dreikorn K, Palmtag H, Röhl L, Horsch R (1978) Urologische Diagnostik und Therapie bei potentiellen Transplantatempfängern. Therapiewoche 28: 2210-2216
3. Huland H, Buchardt P, Köllermann M, Augustin J (1979) Vesicoureteral reflux in endstage renal disease. J Urol 121: 10-12
4. Mosconi CEV, Ianhez LE, Borrelli M, Sabbaga E, Campos Freire JG (1975) Vesicoureteral reflux in patients in end-stage chronic renal failure. Urol Int 30: 357-361
5. Pichlmayr R, Neuhaus P (1981) Vorbehandlung des Transplantatempfängers. In: Pichlmayr R (Hrsg) Transplantationschirurgie. Springer, Berlin Heidelberg New York, S 408-418
6. Salvatierry O, Tanagho EA (1977) Reflux as a cause of end stage kidney disease: report of 32 cases. J Urol 117: 441-443

Dr. med. W. L. Strohmaier
Urologische Abteilung der Universität
Calwer Str. 7
D-7400 Tübingen

Suppression von T-Zellklonen nierentransplantierter Patienten durch autologe Seren

V. Daniel und G. Opelz

Patienten mit funktionierendem Nierentransplantat entwickeln spezifische Suppressionsmechanismen, die zu einer Transplantatakzeptanz führen. Als spezifische Suppressionsmechanismen werden antiidiotypische Antikörper [1] und Suppressorzellen [2] diskutiert. Wir versuchten bei nierentransplantierten Patienten antiidiotypische Antikörper gegen spenderreaktive T-Zellklone nachzuweisen.

Material und Methode

Von 40 nierentransplantierten Patienten wurden insgesamt 925 gemischte Lymphozytenkulturen angelegt. Die Empfängerzellen waren unmittelbar vor Transplantation gewonnen und in flüssigem Stickstoff eingefroren worden. 25000 Empfängerzellen/Kultur ($2,5 \times 10^5$ Zellen/ml) wurden 14 Tage mit 25000 Mitomycin C behandelten Lymphozyten ($2,5 \times 10^5$ Zellen/ml) des entsprechenden Transplantatspenders inkubiert. Das Kulturmedium bestand aus RPMI 1640 (Gibco, Paisley, Scotland), 20% AB-Serum, 1% IL-2 (Lymphocult-T-HP, Biotest, Dreieich), 2 g/l Bicarbonatpuffer und Penicillin/Streptomycin. Die Empfängerblasten wurden nach 6 und 10 Tagen mit Spenderzellen restimuliert. 14 Tage nach Ansetzen der Kultur wurden die geprägten Empfänger-T-Blasten in einer 2-Tage-MLC mit den entsprechenden Spenderzellen und jeweils 2 autologen Patientenseren ausgetestet. Die Seren waren unmittelbar vor Transplantation bzw. $9,4 \pm 12,1$ Wochen ($\bar{x} \pm SD$) nach Transplantation gewonnen und bei $-30\,°C$ tiefgefroren worden. Nach 2 Tagen wurden die 2-Tage-MLCs für 16 h mit ^3H-Thymidin gepulst. Der ^3H-Thymidineinbau wurde mittels Flüssigkeits-Scintillationszählung gemessen. Die Ansätze wurden ausgewertet, indem die Relative Responses (RR) nach folgender Formel berechnet wurden:

Relative Response
$= \dfrac{\text{cpm mit Posttransplantationsserum minus Spontaneinbau)}}{\text{cpm mit Prätransplantationsserum minus Spontaneinbau}}$

Relative Responses unter 0,5 wurden als Suppression, Relative Responses über 2,0 als Stimulation der Empfänger-T-Blasten durch Posttransplantationsserum definiert.

Die Patienten wurden in 3 verschiedene Kollektive eingeteilt. Patienten ohne Abstoßungsreaktionen (N=12) zeigten bis zum Zeitpunkt der Serumentnahme keine Abstoßungsreaktion und hatten einen unkomplizierten postoperativen Verlauf. Patienten mit reversiblen Abstoßungsreaktionen

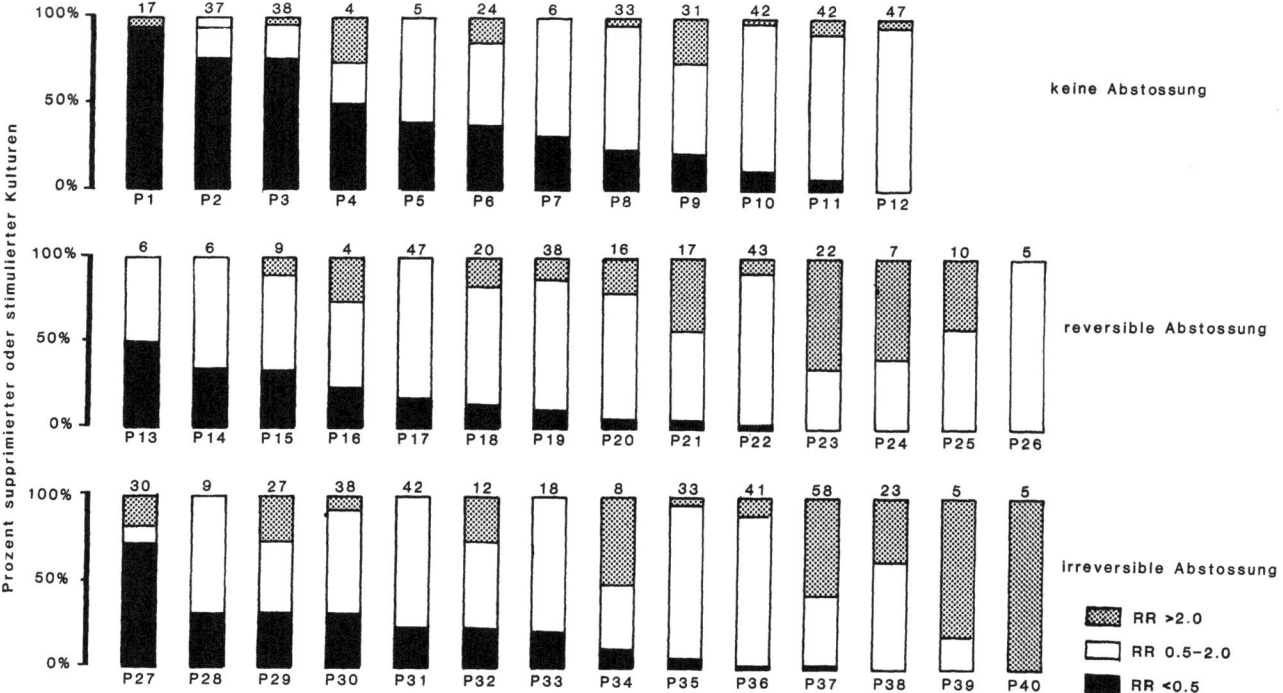

Abb. 1. Prozentualer Anteil von supprimierten *(RR< 0,5)* oder stimulierten *(RR> 2,0)* Empfänger-T-Blasten Kulturen von 40 nierentransplantierten Patienten *(P1-P40)*. Die T-Blasten wurden in 2-Tage-MLCs mit autologen Patientenseren, die unmittelbar vor oder 9 Wochen nach Transplantation gewonnen worden waren, ausgetestet. Die Anzahl der angelegten Kulturen pro Patient ist über der jeweiligen Säule angegeben

(N = 14) hatten vor Serumentnahme eine Abstoßungsreaktion, die nach verstärkter Immunsuppression wieder reversierte. Patienten mit irreversibler Abstoßung (N = 14) verloren ihr Transplantat innerhalb von 2 Monaten postoperativ aufgrund immunologischer Abstoßungsreaktionen.

Ergebnisse und Schlußfolgerungen

Patienten ohne Abstoßungskrisen hatten mehr supprimierte Kulturen als Patienten mit reversiblen oder irreversiblen Abstoßungsreaktionen (Abb. 1). Von 12 Patienten, die postoperativ keine Abstoßungsreaktion entwickelten, hatten 6 mehr als 40% supprimierter Kulturen im Gegensatz zu nur 1/14 Patienten mit reversibler und 1/14 Patienten mit irreversibler Abstoßung. Umgekehrt hatten Patienten mit irreversibler Abstoßung mehr stimulierte Kulturen als Patienten mit reversibler Abstoßung oder Patienten mit unkompliziertem postoperativem Verlauf. 8/14 Patienten mit irreversibler Abstoßung hatten mehr als 10% stimulierter Kulturen, jedoch nur 6/14 Patienten mit reversibler Abstoßung und 2/12 Patienten ohne Abstoßung. 4/14 Patienten mit irreversibler Abstoßung hatten sogar mehr als 50% stimulierter Kulturen im Gegensatz zu 2/14 Patienten mir reversibler und 0/12 Patienten ohne Abstoßungsreaktion.

Aus unseren Ergebnissen schließen wir, daß postoperativ Serumfaktoren (antiidiotypische Antikörper ?) gegen spenderreaktive T-Zellklone gebildet werden, die entweder eine Transplantatakzeptanz oder aber eine Abstoßungsreaktion induzieren können.

Literatur

1. Rohowsky-Kochan C, Reed E, Suciu-Foca N, Kung P, Reemtsma K, King DW (1983) Inhibition of MLC reactivity to autologous alloactivated T lymphoblasts by sera from renal allograft recipients. Transplant Proc 15: 1761-1763
2. Batchelor JR, Phillips BE, Grennan D (1984) Suppressor cells and their role in the survival of immunologically enhanced rat kidney allografts. Transplantation 37: 43-46

Dr. med. V. Daniel
Institut für Immunologie der Universität
Im Neuenheimer Feld 305
D-6900 Heidelberg

En-bloc-Entnahme und Transplantation einer Hufeisenniere

R. Klän, A. Hirner, G. Offermann und U. Fiedler

Einleitung

Der nach wie vor große Mangel an Spenderorganen macht es erforderlich, auch die Transplantabilität fehlgebildeter Organe kritisch zu prüfen. Hufeisennieren müssen etwa in einem von 600 Fällen erwartet werden. Die Entscheidung zur Transplantation einer Hufeisenniere wird in der Regel durch die komplizierte Gefäßsituation erschwert. In 6 von 8 berichteten Fällen wurde vor Transplantation der Isthmus durchtrennt und die Organhälften getrennt transplantiert. Wir berichten hier über den dritten Fall einer erfolgreichen en-bloc-Transplantation einer Hufeisenniere.

Fallbericht

Das Spenderorgan stammte von einer 55-jährigen Frau, die an einer intracraniellen Blutung verstorben war. Da die Spenderin kreislaufinstabil war, wurde vor der Organentnahme keine weitere Vordiagnostik bezüglich der Nieren durchgeführt.

Bei der Freilegung des Retroperitoneums fanden wir eine Hufeisenniere mit breiter Parenchymbrücke über der Aortenbifurkation und ventral verlaufende Ureteren. Die Niere wurde über die rechte Arteria iliaca mit Euro-Collins-Lösung perfundiert und die Entnahme erfolgte en-bloc unter Mitnahme der distalen Aorta und Vena cava mit den Abgängen der Iliacalgefäße. Da eine exakte Zuordnung der Gefäße im Isthmusbereich nicht sicher möglich war, wurde die Entscheidung zur en-bloc-Transplantation gefaßt. Die große Distanz der Arterien zueinander hätte zudem eine separate Anastomosierung erfordert. In der Kaltphase wurde eine untere Polvene rechts ligiert, um das Cavasegment zu verkürzen. Dies war notwendig, um einer wegen des erwarteten geringen Flows befürchteten Thrombosierung des distalen Cavaanteils vorzubeugen.

Das Organ wurde dann über einen ausgedehnten Pararektalschnitt ins kleine Becken rechts retroperitoneal transplantiert. Empfängerin war eine 21-jährige Patientin, die seit zwei Jahren dialysepflichtig war.

Nach Anschrägen der großen Spendergefäße nach dorsal erfolgte die Anastomosierung der Spenderaorta End-zu-Seit mit der Aorta und Arteria iliaca com. an der Bifurkation und der Spendercava End-zu-Seit mit der distalen Vena cava im Abgang der Vena iliaca com. Die warme Ischämiezeit betrug 34 Min. Nach Freigeben der Gefäßanastomosen war das Transplantat sofort gut durchblutet. Die Ureteren wurden zusammen in einem gemeinsamen Schleimhaut-Muskeltunnel in Leadbetter-Technik mit der Blase anastomosiert.

Der postoperative Verlauf war unauffällig, das Organ hatte Primärfunktion. Bei der Entlassung der Patientin am 12. postoperativen Tag lag das Kreatinin bei 100 µMol/l. Beschwerden aufgrund der Organgröße sind bisher nicht aufgetreten. Nach einer Rejektionskrise, vier Monate nach Op., liegt das Kreatinin der Empfängerin z. Z. bei ca. 200 µMol/l.

Diskussion

Über die Transplantation von Hufeisennieren wurde bisher nur in Einzelfällen berichtet, obwohl die Inzidenz dieser Mißbildung mit 1 auf 600 Fällen nicht selten ist. Die Ursache hierfür liegt im Vorliegen weiterer Mißbildungen der Nieren einerseits sowie in der oft komplexen Gefäßanatomie dieser Organe andererseits.

Aufgrund des nach wie vor großen Mangels an geeigneten Spenderorganen halten wir es jedoch für erforderlich, auch anatomisch fehlgebildete Nieren zu transplantieren, sofern dadurch das operative Risiko für den Empfänger nicht wesentlich erhöht wird und ein adäquates funktionelles Ergebnis erwartet werden kann.

Die Entnahme von Hufeisennieren sollte stets en-bloc, unter Mitnahme eines großen Aorten- bzw. Cavasegmentes, unter Einschluß der Abgänge der großen Beckengefäße erfolgen. Die Durchtrennung des Isthmus, sofern möglich, sollte in der Kaltphase durchgeführt werden. Bei der en-bloc-Transplantation einer Hufeisenniere müssen die Anastomosen mit den großen Spendergefäßen durchgeführt werden. Dies erfordert in der Regel die plastische Umformung, insbesondere der Vena cava des Transplantates und u. U. die Aufgabe kleiner distaler Polgefäße, um Thrombenbildung aufgrund zu geringen Flows in den unteren Anteilen der Spenderniere zu vermeiden.

Bei optimaler Präparation in der Kaltphase ist der operative Aufwand für die eigentliche Transplantation nur unwesentlich größer als im Normalfall.

Die Autoren sind sich darüber im klaren, daß im Gegensatz zur komplikationslosen en-bloc-Transplantation einer Hufeisenniere eine spätere Explantation eines solchen Organs (z. B. wegen chronischer Rejektion) zu größeren operativen Problemen führen kann. Wir glauben aber, daß das gegenwärtige Mißverhältnis zwischen Organspenden und Organbedarf sowie das gute funktionelle Ergebnis unser Vorgehen rechtfertigt.

Literatur beim Verfasser.

Dr. R. Klän
Urologische Klinik und Poliklinik
im Klinikum Steglitz der FU Berlin
Hindenburgdamm 30
D-1000 Berlin 45

Beurteilung der Nierenviabilität bei Transplantation mittels 31-Phosphor-Magnet-Resonanzspektroskopie

S. Pomer, W. Hull und L. Röhl

Die Magnetresonanzspektroskopie entwickelt sich zur Methode der Wahl bei nicht invasiven Untersuchungen des Organstoffwechsels. Insbesondere kann die chemische Reaktivität von ATP überwacht werden, die eine zentrale Position im Schema der energieliefernden Stoffwechselwege auch in der Niere einnimmt.

Auf dem Gebiet der Transplantation ist die 31-P-MRS als Qualitätskontrolle der Konservierung und als Methode zur Voraussage der Organlebensfähigkeit vielversprechend, falls sich leicht meßbare Spektrum-Parameter als zuverlässige Prädiktoren der postoperativen Nierenfunktion erweisen sollten.

Die Metabolitenkonzentrationen werden anhand des Phosphor-NMR-Spektrum einer Niere als Integral der jeweiligen Signalfläche berechnet. Zur Überwachung der Gewebekonzentrationen der Phosphormetabolite der hypotherm konservierten Rattennieren wurde die hochauflösende 31-P-MRS (202 MHz bei 11,7 Tesla) eingesetzt.

Rattennieren wurden durch Gefäßabklemmen einer variablen warmen Ischämie unterzogen, dann mit einer modifizierten phosphatfreien und zitrathaltigen Euro-Collins-Lösung in situ perfundiert, nach Abkühlung auf 4 °C entnommen, und in die Meßküvette des Spektrometers eingeführt. Nach Messung wurden sie mit üblicher mikrochirurgischer Technik transplantiert, die Gefäße End-zu-Seit und der Harnleiter End-zu-End schienungslos anastomosiert.

Die Ergebnisse der quantitativen Analyse der Phosphormetaboliten wurden mittels der Serum-Kreatininwerte zur täglich bestimmten postoperativen Transplantatfunktion in Beziehung gebracht.

Aus dem Vergleich der enzymatischen und NMR-Messungen ergab sich, daß die mit NMR ermittelten Phosphormetabolitenkonzentrationen stets niedriger als die enzymatisch bestimmten Werte waren. Es scheint, daß mit NMR nur die Konzentrationen der freien ungebundenen Verbindungen erfaßt werden. Im Fall von ATP war die Übereinstimmung gut. Beim ADP und anorganischem Phosphat scheint ein erheblicher Anteil an Eiweißkörper gebunden zu sein.

Das bindende Protein in den Tubuluszellen ist noch unbekannt – im Gegensatz zu Muskelzellen wo eine ADP-Bindung an Myosin nachgewiesen ist.

Die Veränderungen eines NMR-Spektrums während der warmen Ischämie sind typisch und reproduzierbar. Die rasche ATP-Hydrolyse ist an der Reduktion des ATP-Beta-Signals und an der gleichzeitigen Zunahme des ADP-Beta-Signals erkennbar. Die Zunahme des Phosphats erfolgt in der Niere nur auf Kosten von ATP und kaum von Phosphor-Kreatinin, wie das im Muskel der Fall ist.

Die Veränderungen der intrazellulären 31-P-Metabolitenkonzentrationen während der hypothermen Lagerung; Der ATP-Gehalt fiel innerhalb von 5 Stunden der Messung unterhalb der Nachweisgrenze der hochauflösenden NMR. ADP war nach 6 Stunden nicht mehr meßbar. Parallel zur Dephosphorylierung von ADP kam es zur Anhäufung von Phosphormonoester. Als in der 7. Stunde der Konservierung das ADP nicht mehr zur Verfügung stand, machte sich ein langsamer Abfall der Phosphormonoesterkonzentration bemerkbar. Der Anstieg der Phosphatkonzentration war biphasisch:

In den ersten 5 Stunden war die Zunahme sehr rasch, in der Folgezeit war der Anstieg sehr träge. Dementsprechend war auch das Verhalten von intrazellulärem pH biphasisch.

Auf der Suche nach Prädiktoren der postoperativen Transplantatfunktion wurden die Quotienten der Phosphornukleotiden zu anorganischem Phosphat gebildet. Aufgetragen gegen die Zeit der Nierenkonservierung zeigte beispielsweise der Quotient Phosphormonoester zu anorganischem Phosphat die Eigenschaften von hyperboler Zerfallskurven an. Eine vorausgegangene warme Ischämie z. B. von 20 Minuten bewirkte eine Verschiebung der Zerfallskurve nach unten entsprechend der Reduktion der Phosphormetabolitenkonzentration und Zunahme der Anhäufung des anorganischen Phosphates.

Einer Werteskala von Vitalitätsprädikatoren konnten Stadien ischämiebedingter ultrastruktureller Nierenschädigung zugeordnet werden. Zum Beispiel dem Quotientenwert Pm/Pan von unter 0,45 entsprachen schwere irreversible Mitochondrienveränderungen, die mit Organavitalität verbunden waren, wie in der Niere nach 40 Minuten warmer und 8 Stunden kalter Ischämie erkennbar.

Aus der Vielzahl der gewonnenen Parameter erwiesen sich die Quotienten Phosphormonoester/anorganisches Phosphat (Pm/Pi) und ATP+ADP/Pi als besonders relevant. Für eine Reihe von verschiedenen Ischämiezeiten und pharmakologischen Behandlungsarten bestand eine lineare Korrelation zwischen Pm/Pi und ATP+ADP/Pi ($r = 0,82$). Die maximalen postoperativen Serum-Kreatininwerte zeigten eine Korrelation sowohl mit Pm/Pi ($r = 0,62$) als auch mit ATP+ADP/Pi.

Die 31-P-MRS ermöglicht eine zuverlässige Einschätzung der renalen Lebensfähigkeit, wobei insbesondere die Quotienten nach Art von Pm/Pi das Kriterium eines leicht meßbaren Prediktors erfüllen.

Priv. Doz. Dr. med. S. Pomer
Urologische Abteilung des
Chirurgischen Zentrums der
Universität Heidelberg
Im Neuenheimer Feld 110
D-6900 Heidelberg 1

Atrialer natriuretischer Faktor (ANF) bei der Nierentransplantation: Einfluß auf die Nierenfunktion bei der Ratte

H. U. Peter, S. Shaw, P. Weidmann und U. E. Studer

Seit ein paar Jahren steht synthetisch hergestellter atrialer natriuretischer Faktor (ANF) in genügender Menge für experimentelle Arbeiten zur Verfügung. Intravenös verabreicht bewirkt der Faktor beim Menschen einen Blutdruckabfall, eine Sympathikusaktivierung mit Herzfrequenzanstieg. Im Plasma fällt das Aldosteron, Cortisol bleibt gleich oder kann sinken, das Renin verhält sich je nach Dosierung von ANP, bei niedriger Dosierung sinkt es, bei hoher Dosierung steigt es an. Vasopressin bleibt gleich oder sinkt, Insulin steigt an. Die Diurese sowie die Natriumausscheidung nehmen zu.

Zum Verständnis der renalen Wirkungsmechanismen von ANF haben wir bei Ratten in einer ersten Phase folgendes Experiment durchgeführt: Einseitig nephrektomierten, weiblichen Sprague-Dawley-Ratten wird während einer Stunde die Nierenarterie abgeklemmt (akute renale Ischämie). Anschließend wird bei retablierter Hämoperfusion die Nierenarterie während 4 Stunden mit NaCl, welches 1% Serum-Humanalbumin enthält oder ANF in NaCl-Albumin perfundiert. Je 6 Tieren wurde ohne respektive mit ANF perfundiert, bei weiteren 6 Tieren wurde die Nierenarterie nicht abgeklemmt, sie dienten zur Ermittlung der Normalwerte. Nach 3–4, respektive 24 Stunden wurden folgende Parameter gemessen; Plasma-Kreatinin, Kreatininclearance, Urinvolumen und fraktionierte Natriumausscheidung.

In einem zweiten Versuch wurde ebenfalls bei Ratten die linke Nierenarterie und -vene isoliert, durchtrennt, die Niere anschließend in Eiswasser gelegt und während der kalten Ischämiezeit (30 Min.) entweder mit NaCl-Albumin oder ANF in zwei verschiedenen Dosierungen (1,5 µg/Min., 3,0 µg/Min.) in NaCl-Albumin perfundiert. Anschließend wurden die Gefäße reanastomosiert und die Zirkulation nach 45 Minuten wieder freigegeben. Die Nierenfunktion wurde eine Woche später szintigraphisch nach der Methode nach Oberhausen bestimmt (ERPF mittels 123 I-OIH, GFR mit 99 m Tc-DTPA).

Resultate

Beim ersten Versuch stieg das Plasmakreatinin bei den nur mit NaCl perfundierten Tieren deutlich an, während es bei den mit ANF perfundierten Tieren im Vergleich zu normalen Ratten sogar leicht abfiel (vgl. Abb. 1). Die Kreatininclearance sank ohne ANF und betrug nach 24 Stunden beinahe 0, wäh-

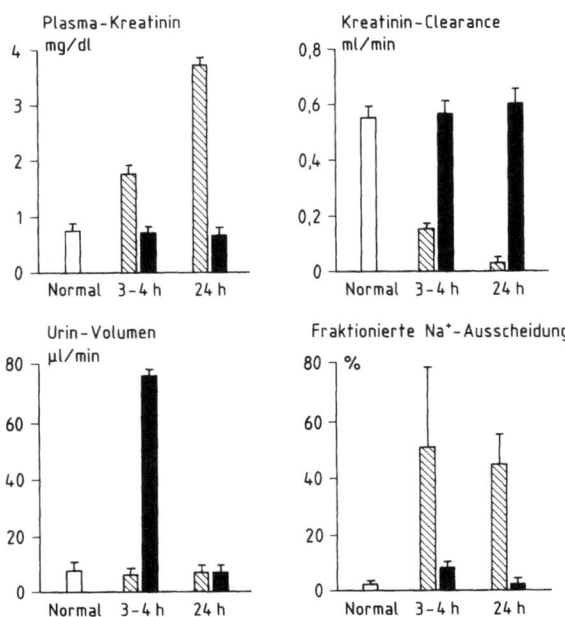

Abb. 1. □ Normale Tiere, Nierenarterie nicht abgeklemmt; ▨ Kontrolltiere, Niere perfundiert mit NaCl/Albumin; ■ Tiere, perfundiert mit ANF in NaCl/Albumin

rend sie mit ANF praktisch gleich blieb. Das Urinvolumen veränderte sich ohne ANF kaum, während es mit ANF nach 3–4 Stunden um fast das Zehnfache anstieg, nach 24 Stunden erreichte es wieder Normalwerte. Die fraktionierte Natriumausscheidung veränderte sich bei beiden Gruppen, wobei der Anstieg bei der ANF-Gruppe nach 3–4 Stunden deutlich geringer ausfiel als bei der Kontrollgruppe. Nach 24 Stunden war sie bei den ANF-Ratten wieder normal, bei den Kontrollratten blieb sie weiterhin hoch.

Beim zweiten Versuch zeigten die ersten präliminären Resultate bei 4 Ratten folgendes: bei der Ratte, welche lediglich mit NaCl-Albumin perfundiert wurde sowie bei 2 Ratten, welche mit 1,5 µg ANF pro Minute perfundiert wurden, ließ sich links keine Nierenfunktion mehr nachweisen. Die Ratte, welche jedoch die doppelte ANF-Dosis, d. h. 3,0 µg/Min. erhielt, zeigte noch eine partielle Funktion. Der effektive renale Plasmafluß betrug bei dieser Ratte auf der transplantierten Seite 29% gegenüber 72% auf der unberührten Seite, die glomeruläre Filtrationsrate betrug 33% auf der transplantierten Seite, gegenüber 67% der unberührten Seite.

Diskussion

Mit der ANF-Perfusion vor oder nach der renalen Ischämie kann im Gegensatz zu nicht mit ANF perfundierten Nieren eine signifikant bessere Nierenfunktion beobachtet werden. Der zugrundeliegende Wirkungsmechanismus ist unklar, folgende Eigenschaften können eine Rolle spielen: Anstieg der glomerulären Filtrationsrate, Vasodilatation der afferenten Arteriolen, Vasokonstriktion der efferenten Arteriolen, was zu einem Anstieg des Filtrationsdruckes führt.

Aufgrund unserer Resultate schließen wir, daß die Nierenperfusion mit ANF nach Nierenentnahme möglicherweise einen protektiven Effekt auf die Nierenfunktion hat und wahrscheinlich der Perfusion mit Collin's-Lösung überlegen ist. Die Korrelation Dosis ANF-Ischämiedauer, Zeitspanne der Perfusion mit ANF und maximale Ischämiezeit unter ANF sind noch nicht bekannt. Ob ANF mit gleichem Erfolg vor, während oder nach der Ischämie eingesetzt werden kann, muß ebenfalls noch abgeklärt werden.

Dr. H. U. Peter
Urologische Universitätsklinik
Inselspital
CH-3010 Bern

Transplantatfunktion bei Nieren über 55jähriger Spender

J.-C. Pecqueux, K.-P. Dieckmann, H. W. Bauer und G. Offermann

Einleitung

Für Leichennierentransplantationen gilt in vielen europäischen Transplantationszentren das 55. Lebensjahr als obere Grenze. Begründet wird dies mit den zahlreichen anatomischen und physiologischen Veränderungen und der bekannten Assoziation von malignem Neoplasma und membranöser Nephropathie bei älteren Menschen [3]. Aufgrund des Mißverhältnisses zwischen dem Bedarf und dem Angebot an Spendernieren und der steigenden Wartezeit werden seit Januar 84 am Transplantationszentrum des Klinikums Steglitz in Form einer prospektiven Studie auch Spender jenseits des 55. Lebensjahres zur Leichennierenentnahme herangezogen.

Eigenes Krankengut, Methode

In der Zeit von Januar 84 bis September 87 wurde in unserer Klinik bei 45 Spendern die Donor-Nephrektomie durchgeführt. Von den 90 gewonnenen Nieren mußten 12 sofort verworfen werden wegen starker arteriosklerotischer oder pyelonephritischer Veränderungen, 34 Organe wurden über Eurotransplant an andere Zentren vermittelt. Die restlichen 44 Spendernieren im Alter von 55 bis 78 Jahren (Durchschnitt 66,4 Jahre) wurden in unserer Klinik transplantiert. Die Spender erhielten intraoperativ 100 mg Phenoxybenzamin und 20000 IU Heparin, alle Nieren wurden mit Euro-Collins-Lösung perfundiert. Als Kontrollgruppe nahmen wir die 304 konsekutiv transplantierten Nieren unter 55 Jahren der Cyclosporin-Ära (12/82–9/87). Für beide Gruppen wurde die kumulative Transplantatüberlebensrate nach der Methode von Barnes [1] ausgewertet, die statistische Evaluation wurde nach Log-rank Test durchgeführt.

Ergebnisse

5 der 44 transplantierten Nieren mußten wegen irreversibler Rejektion entfernt werden (2 Früh- und 3 Spätrejektionen). Bei 2 Nieren wurden wegen arteriosklerotischer Veränderungen Verschlüsse der

Tabelle 1. Transplantatfunktionsrate in Abhängigkeit vom Spenderalter

Monate	Gruppe A < 55 Jahre		Gruppe B ≧ 55 Jahre	
	%	± SD	%	± SD
0	100	0	100	0
6	86	2,0	82	5,3
12	82	2,4	79	6,3
18	79	2,7	79	7,3
24	77	2,9	79	8,2
30	75	3,4	70	9,5
36	71	4,0	69	11,9

Tabelle 2. Patientenüberlebensrate in Abhängigkeit vom Spenderalter

Monate	Gruppe A < 55 Jahre		Gruppe B ≧ 55 Jahre	
	%	± SD	%	± SD
0	100	0	100	0
6	96	1,2	93	3,5
12	94	1,6	93	4,7
18	93	1,9	93	5,5
24	93	2,0	93	6,2
30	92	2,2	93	7,1
36	91	2,6	93	9,2

zuführenden Hauptarterien und bei 1 Niere ein infiziertes Harnleck beobachtet, die konsekutiv zu Funktionsverlust führten. 1 Patient ist nach Herzinfarkt verstorben, 2 weitere nach Sepsis. 2 Patienten hatten zum Zeitpunkt ihres Todes ein funktionierendes Transplantat. Bei einer durchschnittlichen Nachbeobachtungszeit von 1 Jahr beträgt die Transplantatüberlebensrate 79% und die Patientenüberlebensrate 93% (Tabelle 1, 2).

Zusammenfassung

In Übereinstimmung mit rezenten Studien [2, 4, 5] weisen Transplantat- und Patientenüberlebensrate bei älteren Spendernieren in unserem Krankengut keinen signifikanten Unterschied zum jüngeren Kontrollkollektiv auf ($p > 0,05$). Wegen der noch kurzen Beobachtungszeit sowie der noch geringen Fallzahl kann zum jetzigen Zeitpunkt keine abschließende Beurteilung gegeben werden. Die günstigen präliminären Ergebnisse und die fortbestehende Diskrepanz zwischen Bedarf und Anzahl der Transplantationen (Wartezeit im Klinikum Steglitz durchschnittlich 9 Monate) veranlassen uns aber, die Donor-Nephrektomie auch weiterhin bei über 55jährigen Spendern durchzuführen.

Literatur

1. Barnes BA (1965) Transplantation 3: 812-814
2. Blohme I, Berglin E, Brynger H (1982) Transplant Proc XIV 1, 72/73
3. Brown WW, Davis BB et al (1986) Arch Int Med 146 (9): 1790-1796
4. Ploeg RJ, Visser MJT et al (1987) Transplant Proc 19, 1, 1532-1534
5. Van der Vliet JA, Persijn GG et al (1981) Scand J Urol Nephrol Suppl 64: 132-136

Dr. J.-C. Pecqueux
Urologische Klinik und Poliklinik
Klinikum Steglitz
Freie Universität Berlin
Hindenburgdamm 30
D-1000 Berlin 45

Ist die postoperative Dialysepflicht zumutbar? Eine retrospektive Betrachtung der im Rahmen der radikalen Tumorchirurgie anephrisch operierten Patienten

M. Beer, S. Hofmann und G. Staehler

Die Zumutbarkeit einer postoperativen Dauerdialyse wird oftmals zum entscheidenden Argument in der differentialtherapeutischen Indikationsstellung im Rahmen der radikalen Tumorchirurgie.

In einer retrospektiven Analyse unseres Krankengutes unter Einbeziehung der weiterbehandelnden Dialyseärzte wurden perioperative Komplikationen, die Überlebensraten und die Komplikationen unter Dauerdialysebehandlung zusammengestellt. Seit 1980 wurden 7 Frauen und 4 Männer anephrisch operiert, wobei 4 bilaterale Nephrektomien und 7 Nephrektomien von Restnieren durchgeführt wurden. Neben 7 Nierenzellkarzinomen der Stadien T_2 und T_3 wurde 1 Patientin mit Urothelkarzinom der Restniere (T_3) und 3 Patienten mit Nephrektomie der Restniere bei Pyonephrose oder Tbc mitaufgenommen (Altersspanne 24-81 Jahre).

Ergebnisse

Abgesehen von einem deutlich verlängerten postoperativen Klinikaufenthalt (2-9 Wochen) traten außer einer generalisierten Sepsis mit Todesfolge bei einer 81jährigen polymorbiden Dame keine lebensbedrohlichen Komplikationen auf. Alle Patienten hatten Probleme mit der Umstellung auf den veränderten Wasserhaushalt bei fehlender Ausscheidung und mit dem raschen Hb-Abfall bedingt durch die renale Anämie.

Die renale Anämie mit Notwendigkeit zur Polytransfusion trat als Leitsymptom bei allen Patienten auf. Die Transfusionsintervalle lagen zwischen 2 Wochen und 6 Monaten. Neben Shuntproblemen (6/10) fanden sich überdurchschnittlich häufig schwere kardiale Probleme, die auch als Todesursache der 2 verstorbenen Patientinnen angegeben waren (Myokardinfarkt/cerebrale Massenblutung).

Diskussion

Aufgrund der Heterogenität des auch zahlenmäßig kleinen Krankengutes ist die sichere Beurteilung eventueller Risikofaktoren nicht möglich. Bei scheinbarer Geschlechtsabhängigkeit (6 weibliche mit großen somatischen und psychischen Problemen / 4 männliche ohne große Probleme) zeigt sich, daß die jüngeren Patienten gut mit der Dialysesituation zurechtkamen. Hingegen war von den über 55jährigen nur 1 von 6 als unkomplizierter Dialysepatient einzustufen.

Die Krankheitsverläufe zeigen, daß unter potentiell kurativer Zielsetzung bei fehlender Metastasierung die tumorbedingte Sterblichkeit von untergeordneter Bedeutung war. Die Hauptkomplikationen scheinen im Zusammenhang mit der Polytransfusionsnotwendigkeit zu liegen. Hier ist nach der bevorstehenden Einführung des künstlichen Erythropoetins eine entscheidende Besserung zu erwarten, so daß dann die bilaterale Nephrektomie oder Nephrektomie von Restnieren als suffiziente Therapiealternative eingestuft werden kann.

Dr. M. Beer
Urologische Klinik und Poliklinik
der Ludwig-Maximilians-Universität München
Klinikum Großhadern
Marchioninistr. 15
D-8000 München 70

Monoklonale Antikörper (OKT-3) zur Therapie der akuten Abstoßungsreaktion nach Nierentransplantation: Erste klinische Erfahrungen

R. A. Zink, R. Götz, E. Heidbreder und A. Heidland

Der Einsatz monoklonaler Antikörper stellt eine neue Möglichkeit bei der Therapie der akuten Abstoßungsreaktion nach Nierentransplantation dar [1, 2, 3]. Wir berichten über 2 Fälle mit einer Nachbeobachtungszeit von über 1 Jahr.

Basisimmunsuppression

Cyclosporin mit Vollblutspiegeln um 400 ng/ml während der ersten 6 Monate und um 200 ng/ml danach. Zusätzlich niederdosiertes Methylprednisolon in absteigender Dosierung mit 40 mg/die beginnend, Erhaltungsdosis bis 6 Monate 8 mg. Abstoßungstherapie: 3 × 250 mg Methylprednisolon i. v., falls ohne Funktionsverbesserung 5 mg Orthoclone OKT-3 über 10 Tage unter Cyclosporinreduktion mit Blutspiegeln um 150 ng/ml.

Fall 1: 39jähriger Patient; terminales Nierenversagen nach chronischer Glomerulonephritis; Hämodialysedauer: 8 Jahre. Postoperativ primäre Anurie mit Dialyse bis zum 16. Tag, dann bei Nierenpunktion Dokumentation einer akuten Tubulusnekrose ohne Infiltrationen. Am 22. und 36. Tag jeweils ein Cortison-Puls ohne positive Reaktion. Daher erneute Punktion am 40. Tag. Jetzt akute interstitielltubuläre Abstoßungsreaktion. Hierauf OKT-3-Therapie die ohne jegliche allergische oder toxische Reaktionen vertragen wurde. Prompte Zunahme der Diurese mit raschem Kreatininabfall der weitere Dialysen erübrigt. 4 Tage nach Therapiebeginn CMV-Retinitis am rechten Auge und Anstieg des CMV-Titers von 1:50 auf >1:400. Unter zusätzlicher Gabe von CMV-Hyperimmunglobulin vollständige Rückbildung des Netzhautbefundes innerhalb einer Woche. Entlassung 14 Tage nach OKT-3-Therapie mit Kreatinin von 1,2 mg%. Seit 12 Monaten komplikationsloser Verlauf bei Kreatininwerten um 1,2 mg%.

Fall 2: 60jähriger Patient, terminale Niereninsuffizienz bei polyzystischer Nierendegeneration; Hämodialysedauer: 1,5 Jahre. Primär gute Transplantatfunktion bis zum 7. postoperativen Tag (Kreatinin 2,9 mg%). Dann Ausscheidungsrückgang mit Kreatininanstieg. Erfolglose Cortison-Pulse-Therapie, daher daran anschließend Nierenbiopsie: akute, interstitiell-tubuläre Abstoßung mit beginnender Pyelonephritis. Deshalb unter breiter antibiotischer Abdeckung OKT-3-Therapie. Hierauf prompte Diuresezunahme und Kreatininabfall. Wegen Temperaturanstieg bis 39 °C am 5. Tag Abbruch der OKT-Therapie unter Annahme einer Exazerbation der Pyelonephritis. Rascher Temperaturrückgang nach Antibiotikawechsel. Kontinuierlicher Kreatininabfall auf 2 mg% und Entlassung 11 Tage nach OKT-3-Therapie. Seither komplikationsloser Verlauf. Letzter Kreatininwert knapp 1 Jahr nach Transplantation 1,3 mg%.

Schlußfolgerung

Die OKT-3-Therapie erbrachte in den beiden geschilderten Fällen eine rasche Verbesserung bei cortisonresistenter, akut tubulär-interstitieller Abstoßungsreaktion. Die in der Literatur beschriebenen allergisch-toxischen Reaktionen wurden nicht beobachtet. Ein koinzidentell auftretender CMV-Infekt im einen und die Exazerbation einer vorbestehenden Pyelonephritis im anderen Fall konnten medikamentös beherrscht werden. Trotz vorzeitigen Therapieabbruches bei Fall 2 kam es zu keiner erneuten Abstoßungsreaktion. Bis zu einem Beobachtungszeitraum von knapp einem Jahr nach OKT-Therapie traten keine klinisch faßbaren Veränderungen auf, insbesondere keine weiteren Abstoßungsreaktionen.

Literatur

1. Hirsch RL, Layton PC, Barnes LA, Kremer AB, Goldstein G (1987) Orthoclone OKT3 treatment of acute renal allograft rejection in patients receiving maintenance cyclosporine therapy. Transplant Proc 2, Suppl 1: 32–36
2. Monaco A, Goldstein G, Barnes L (1987) Use of orthoclone OKT3 monoclonal antibody to reverse acute renal rejection unresponsive to treatment with conventional immunosuppressive regimens. Transplant Proc 2, Suppl 1: 28–31
3. Norman DJ, Shield III CF, Barry J, Henell K, Funnell MB, Lemon J (1987) A US clinical study of orthoclone OKT3 in renal transplantation. Transplant Proc 2, Suppl 1: 21–27

Priv.-Doz. Dr. R. A. Zink
Urologische Klinik der Universität
Josef-Schneider-Str. 2
D-8700 Würzburg

Neurologie

Neuroanatomie des unteren Harntraktes

K.-P. Jünemann, R. A. Schmidt, E. A. Tanagho und H. Melchior

Die Neuroanatomie und Neurophysiologie des externen urethralen Sphinktermechanismus und dessen klinische Signifikanz für den Harnröhrenverschlußdruck sind weiterhin Anlaß kontroverser Diskussionen. Der externe Sphinktermechanismus ist primär in der membranösen Harnröhre gelegen, der Region, wo sich der höchste intraurethrale Verschlußdruck messen läßt. Bedingt jedoch durch die Heterogenität der muskulären Architektur des Beckenbodens resp. des membranösen Urethra-Anteiles kann der Harnröhrenverschlußmechanismus nur als funktionelle Einheit angesehen werden, dessen muskuläre Einzelkomponenten unterschiedlich innerviert bzw. kontrolliert werden. Der externe urethrale Sphinkter kann in zwei Komponenten unterteilt werden - die intrinsischen und die extrinsischen Elemente. Wenngleich beide Komponenten physiologischerweise miteinander zusammenarbeiten, sind sie morphologisch vollständig voneinander trennbar. Der interne Harnröhrensphinkterkomplex besteht aus einem quergestreiften Muskelring um die glatte Harnröhrenmuskulatur des membranösen Urethra-Anteiles; der externe Rhabdossphinkter wird durch den M. levator ani und der Beckenbodenmuskulatur gebildet, die einen verdichteten Muskelring um die membranöse Harnröhre bilden. Die motorische Kontrolle des externen Harnröhrensphinkters unterliegt der Willkür und nimmt ihren Ausgang von den Sacralsegmenten S2-S4, wie Neurostimulationsstudien an Tieren und Menschen gezeigt haben.

Um die exakte Neuroanatomie des externen Urethrasphinkters darstellen zu können, studierten wir an männlichen und weiblichen Kadavern die Verlaufsdarstellung des sacralen Nervenplexus mit seinen Aufzweigungen unter besonderer Berücksichtigung des N. pudendus, von der Cauda equina beginnend entlang den Hauptnervenbahnen und deren nervalen Verzweigungen bis zum Zielorgan (-muskel).

Neuroanatomie

Entgegen zuvor bestehender, widersprüchlicher Meinungen wurde durch die Kadaversektionen klar, daß die Innervation der quergestreiften Harnröhrenverschlußmuskulatur über somatomotorische Nervenfasern der Sacral-Wurzeln S2 und S3 verläuft. Entscheidend für den Aufbau des intraurethralen Verschlußdruckes sind zwei Muskelkomponenten: der M. levator ani und der Beckenboden, insbesondere der M. transversus perineus (Abb. 1). Die nervale Versorgung des M. levator ani und internen Rhabdosphinkter zieht in unmittelbarer Nachbarschaft zum pelvinen Nervenplexus auf der Levator-Innenseite, von S2 und S3 ausgehend, nach caudal zur Urethra (Abb. 2). Die zweite, wichtige Muskelkomponente für den Kontinenzmechanismus, die Beckenbodenmuskulatur, insbesondere der M. transversus perineus wird über Verzweigungen des N. pudendus innerviert (Abb. 3). Ihren Ursprung nehmen diese Fasern von den S2- bis S4-Vorderwurzeln, wobei das zweite Sacralsegment dominiert.

Neurophysiologie

Die neurale Kontrolle der Blase, innerviert durch das autonome Nervensystem (primär parasympa-

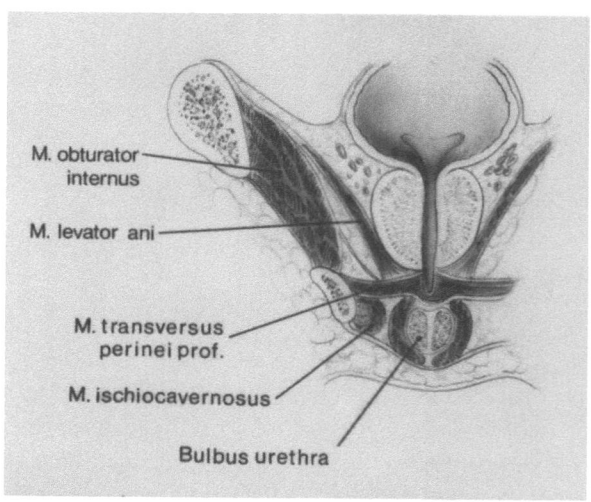

Abb. 1. Darstellung der muskulären Verhältnisse des externen urethralen Sphinkters im Bereich der membranösen Harnröhre beim Mann

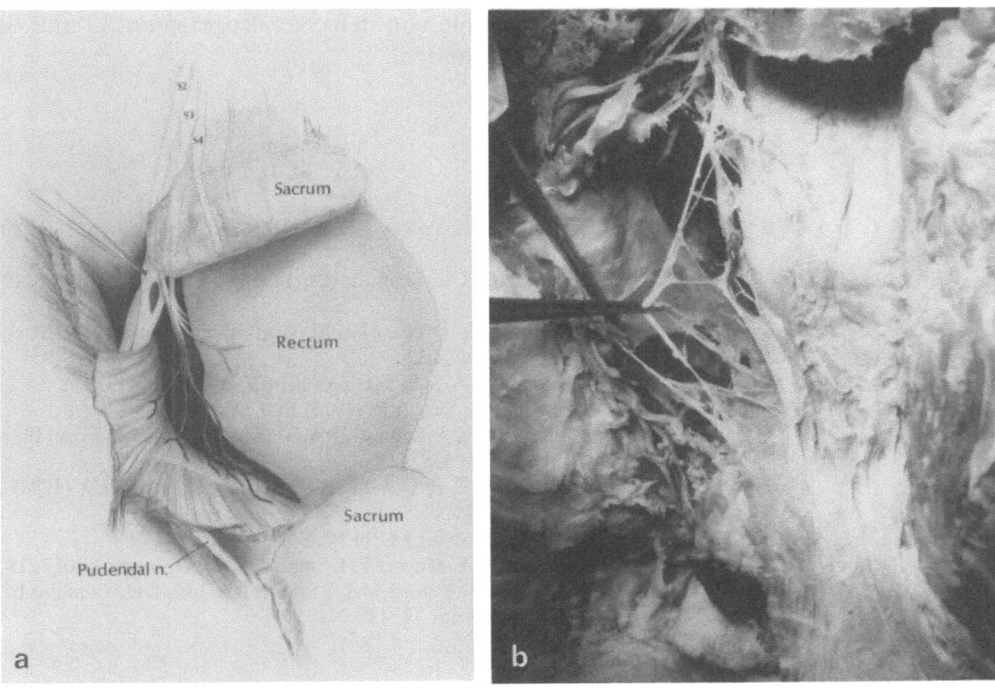

Abb. 2. a Nervaler Verlauf zum M. levator ani von S2 und S3 ausgehend. **b** Aufzeigen des in **a** wiedergegebenen schematischen Nervenverlaufes am Kadaver

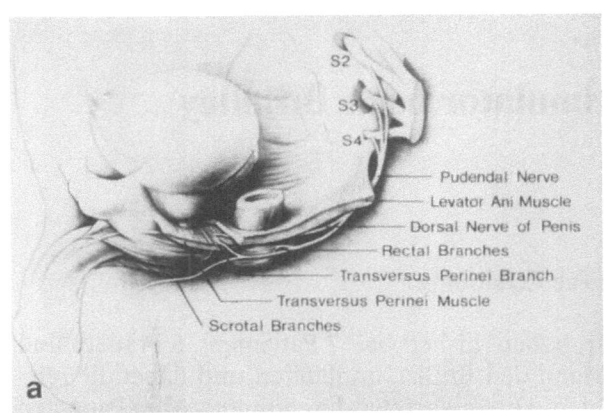
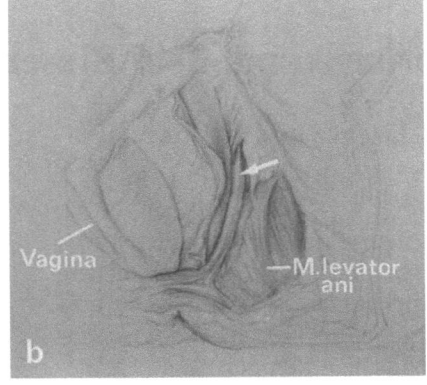

Abb. 3. a Die Innervation der Beckenbodenmuskulatur geschieht von Zweigen des N. pudendus aus. Insbesondere der M. transversus perineus wird durch einen separaten Nervenzweig vom pudendalen Hauptast ausgehend innerviert (beim Mann). **b** Darstellung der Verhältnisse zwischen Vagina M. transversus perineus *(Pfeil)* und M. levator ani bei der Frau

thisch) und die somatomotorische Regulierung des externen urethralen Sphinkters sind in den Sacralsegmenten S2 bis S4 lokalisiert. Intraoperative Sacralwurzel- und selektive Pudendusnerv-Elektrostimulationsuntersuchungen bei Patienten mit neurogenen Blasenentleerungsstörungen haben unsere neuroanatomischen Funde bestätigen können. Dabei zeigte sich insbesondere, daß eine übergreifende Innervation von S2 und S3 des M. levator ani und des M. transversus perineus vorliegt, wenngleich ersterer primär von S3 und letzterer von S2 kontrolliert wird. Von Interesse war zudem die Erfahrung, daß die erreichbaren intraurethralen Verschlußdrucke bei Stimulation der unterschiedlichen neuromuskulären Einheiten signifikant differierten. Diesen Ergebnissen zufolge muß als wichtigste Muskelkomponente für die Erhaltung der Kontinenz und Urethrastabilität der quergestreifte Beckenboden, insbesondere der M. transversus perineus angesehen werden. Ca. 30% des Harnröhrenverschlußdruckes wird durch den M. levator ani bestimmt, der, wie bereits erwähnt, seine nervale Versorgung überwiegend von S3 her bezieht (Abb. 4).

Zusammenfassung

Der der Willkür unterliegende, externe urethrale Sphinktermechanismus wird durch zwei separate Muskelkomponenten aufrechterhalten: den M. le-

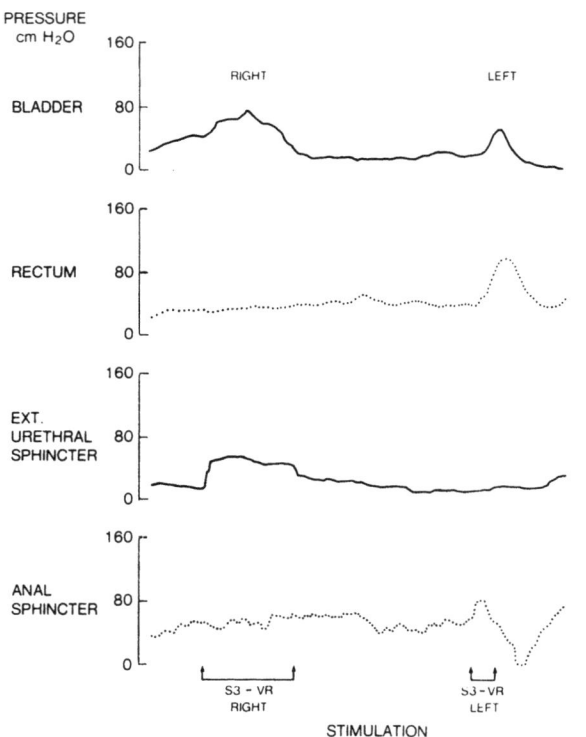

Abb. 4. Selektive Neurostimulation von Blase und Sphinkter bei einer Frau mit Myelitis transversalis

vator ani und den M. transversus perineus, die beide in erster Linie von den Sacralsegmenten S2 und S3 innerviert werden.

Literatur

1. Brindley GS, Polkey CE, Rushton DN (1982) Paraplegia 20: 365
2. De Araujo CG, Schmidt RA, Tanagho EA (1982) Urology 19: 290
3. Donker PJ, Droes JThPM, Van Ulden BM (1976) Scient Found Urol 2: 32
4. El Badawi A, Schenck EA (1974) J Urol 111: 613
5. Gosling JA, Dixon JS (1975) Br J Urol 47: 549
6. Jünemann K-P, Schmidt RA, Melchior H, Tanagho EA (1987) Urol Int 42: 132
7. Jünemann K-P, Lue TF, Schmidt RA, Tanagho EA (1988) J Urol 139: 74
8. Lapides J (1958) J Urol 80: 341
9. Tanagho EA, Meyers FH, Smith DR (1969) Invest Urol 7: 195
10. Thüroff JW, Bazeed MA, Schmidt RA, Luu DH, Tanagho EA (1982) Urol Int 37: 110

K.-P. Jünemann
Klinik für Urologie
Städtische Kliniken Kassel
D-3500 Kassel

Weitere Erfahrungen mit dem Blasenstimulator nach Brindley

H. Madersbacher, J. Fischer und A. Ebner

Bei der letzten Jahrestagung der DGU haben wir [1] den Brindley-Blasenstimulator [2], das technische System und seine Wirkungsweise, vorgestellt und über erste eigene Ergebnisse berichtet. Zwischenzeitlich wurden im deutschsprachigen Raum insgesamt 27 Brindley-Blasenstimulatoren (Br. Blst.) implantiert, auch wir haben weitere Erfahrungen damit sammeln können.

Behandlungsziel und Voraussetzungen

Ziel bei der Implantation eines Br. Blst. ist [1] eine restharnarme bis restharnfreie Elektromiktion mit physiologischem Detrusordruck sowie [2] Harnkontinenz. Voraussetzung für die Implantation sind eine komplette Rückenmarkläsion, da die Stimulation bei erhaltener Sensibilität Schmerzen verursachen würde, ein intakter sacraler Reflexbogen resp. zumindest ein intaktes zweites efferentes Neuron sowie die Fähigkeit des Detrusors zur Kontraktion.

Eigene Erfahrungen

Wir haben bisher bei 7 Patienten, 6 Frauen und 1 Mann den Br. Blst. implantiert und dabei die relevanten Hinterwurzeln durchtrennt. Alle Patienten entleerten ihre Blase mit physiologischem Miktionsdruck und minimalem Restharn, alle 7 sind Tag und Nacht kontinent.

Diskussion

Unsere bisherigen Erfahrungen zeigen, daß bisher keine technischen Probleme am System, weder am Implantat, noch an der externen Stimulationseinheit zu beobachten waren. Zum effizienten „poststimulus-voiding" ist eine exakte, durch die urodynamischen Meßparameter kontrollierte und individuell angepaßte Wahl der Stromparameter notwendig. Diese Art der Blasenentleerung führte bisher zu keiner Verdickung der Blasenwand, wohl deshalb, weil bei gleichzeitiger Durchtrennung der Hinterwurzeln (s. unten) reflektorische Detrusorkontraktionen ausgeschaltet werden und bei sorgfältiger Einstellung der Stromparameter die induzierte Detrusorkontraktion nur kurzzeitig auf einen erhöhten Sphinkterwiderstand trifft. Zum Erreichen der Harnkontinenz ist jedoch die Ausschaltung spontaner Detrusorkontraktionen durch Durchtrennung aller relevanten Hinterwurzeln notwendig. Wir haben diese Maßnahmen bei allen 7 Patienten durchführen müssen. Bei 6 von 7 waren danach keine Reflexkontraktionen mehr nachweisbar, bei 1 Patientin konnte erst durch einen Zweiteingriff zumindest eine Detrusorhypokontraktilität erreicht werden. Bei Fortbestehen oder Wiederauftreten einer zur Harninkontinenz führenden Detrusorhyperreflexie ist eine Hinterwurzeldurchtrennung in Conushöhe notwendig. Anticholinergika sind nicht indiziert, da sie auch die Elektromiktion mittels Stimulator verhindern würden. Auf die Durchtrennung der Hinterwurzeln kann nur dann verzichtet werden, wenn praeoperativ ein sehr schwacher (aber noch zur Kontraktion fähiger) Detrusor mit einem spastischen Sphinkter kombiniert ist. Die intradurale Implantation ist technisch einfacher, aber nicht immer möglich, z.B. infolge Verbackung der Sacralwurzeln nach Myelographie mit öligem Kontrastmittel. Wir mußten aus diesem Grunde bei 2 Patienten einen intradural geplanten Eingriff abbrechen. Eine extradurale Implantation des Br.Blst. mit speziellen Elektroden ist möglich, aber technisch aufwendiger. Weltweit wurden bisher 155 Br.Blst. implantiert [3].

Die Indikation zum Br.Blst. sehen wir in erster Linie bei Frauen mit einer unzureichend funktionierenden Reflexblase und einer anderweitig nicht beherrschbaren durch Detrusorhyperreflexie verursachten Harninkontinenz. Bei Männern bedingt eine notwendige Durchtrennung der relevanten Hinterwurzeln den Verlust einer Reflexerektion, die nur bei 50% durch eine „elektrisch induzierte Erektion" kompensiert werden kann. Bisher sind die Ergebnisse sehr zufriedenstellend, für eine endgültige Beurteilung ist der Behandlungszeitraum noch kurz, so wird man u.a. abwarten müssen, ob die zur Erzielung der Harnkontinenz im allgemeinen notwendige Rhizotomie der Hinterwurzeln zu einer dauerhaften A- oder Hyporeflexie des Detrusors führt.

Zusammenfassung

Der Brindley-Blasenstimulator bietet vor allem Frauen mit nicht kompensierter Reflexblase und anderweitig nicht beherrschbarer Harninkontinenz die Möglichkeit, durch Elektromiktion eine effiziente Blasenentleerung zu erzielen und bei gleichzeitiger Durchtrennung der relevanten Hinterwurzeln Kontinenz zu erreichen.

Literatur

1. Madersbacher H, Fischer J (1987) Der Blasenstimulator nach Brindley - eigene Erfahrungen und Bemerkungen zur Indikation. Verhandlb Dtsch Ges Urologie 38: 442-443
2. Brindley GS, Polkey CE, Rusthon DN (1982) Sacral anterior root stimulators for bladder control in paraplegia. Paraplegia 20: 365-381
3. Brindley GS (1987) persönliche Mitteilung

Prof. Dr. H. Madersbacher
Urologische Universitäts-Klinik
Anichstr. 35
A-6020 Innsbruck

Funktionelle Elektrostimulation (FES) der Harnblase – Erste Erfahrungen mit sakraler Deafferentation (SDAF) und Vorderwurzelstimulation (SARS) nach Brindley in Deutschland

D. Sauerwein

Einleitung

Durch die erworbene Querschnittlähmung ändert sich die Physiologie der Blasenfunktion. Bei der Reflexentleerung der Harnblase infolge Ausfall des cerebralen Blasenzentrums sind sowohl die Reflexhemmung als auch die Bahnung des spinalen Blasenzentrums und der spinalen somatomotorischen Zentren ausgefallen. Die Folge sind unwillkürliche, reflektorische Detrusoraktionen, die durch die DSD verstärkt werden. Die Sammelfunktion erfolgt nicht mehr im Niederdrucksystem. Kompensatorische Drucksteigerung in den oberen ableitenden Harnwegen führen zur Einschränkung der Nierenfunktion und bilden eine der Prädispositionen zum rezidivierenden Harnwegsinfekt bei Querschnittlähmung. Fibrosierung der Nierenbeckenkelchsysteme und Niereninsuffizienz sind ca. 5-8 Jahre nach Eintritt der Querschnittlähmung die Folge und bewirken in vielen Verläufen eine Einschränkung der Lebenserwartung.

Ziel der Behandlung dieser funktionellen Blasenstörung ist die Wiederherstellung von Sammel- und Entleerungsfunktion ohne DSD. Die physiologische

Sammelfunktion soll durch die Durchtrennung der sensiblen Hinterwurzeln S2 bis S5 erreicht werden, die gesteuerte Entleerungsfunktion durch die von G. Brindley angegebene Stimulation der motorischen Vorderwurzeln S2 bis S5.

Patientengut und Methoden

Vom September 86 bis September 87 wurden 17 Patienten mit aggressiver Reflexblase ausgewählt. Die Nierenfunktion, gemessen an der GFR war bei allen eingeschränkt. 16 Frauen und 1 Mann waren unsteuerbar reflexinkontinent. Bei 4 Patientinnen hatten Sakralnervenblockaden mit Alkohol in Höhe S3 und S4 vorübergehend eine Verbesserung ergeben. Der männliche Patient litt trotz durchgeführter Inkontinenzresektion an Blasenhals und Sphinkter externus an Dysreflexie.

Der Zugang zu den Sakralnerven erfolgte 13mal intrathekal nach Laminektomie unterhalb LWK 3 wie von Brindley beschrieben, 4mal extradural nach Entfernung der dorsalen Kreuzbeinschuppe wie von Tanagho angegeben. Bei allen Patienten wurde nach Separierung von Vorder- und Hinterwurzel unter Stimulationskontrolle der Somatomotorik, der Stimulationsantwort von Detrusor und Rektum und des Blutdruckanstieges die Hinterwurzeln von S2 bis S5 durchtrennt und Elektroden an die Vorderwurzeln angelagert, die nach Brindley mit einem Block aus 3 Empfängern verbunden wurden. Die Implantation des Empfängerblocks erfolgt subkutan an einem durch den Patienten gewählten Ort.

Die Stimulation erfolgte über ein batteriebetriebenes Kontrollgerät, mit dem über 3 verschiedene Sender mit 2 verschiedenen Trägerfrequenzen die einzelnen Vorderwurzelpaare getrennt gereizt werden können.

Ergebnisse

Reflexhemmung

Nach zusätzlicher Deafferentation S2 bis S4 am Conus medularis bei einer Tetraplegikerin ist bei 16 Patienten eine vollständige Reflexhemmung erreicht. Eine Patientin benötigt 4 mg Bornaprim/Tag zur vollständigen Reflexhemmung. Zusätzliche Deafferentation am Conus medullaris ist geplant.

Kontinenz

Sieht man von dem vorher inkontinent resizierten Patienten ab, so sind alle Patienten kontinent.

Vegetative Dysreflexie

Sofern eine häftige autonome vegetative Dysreflexie mit anfallsartigen Schweißausbrüchen, Spasmus und Bluthochdruck bestand, ist diese in allen Fällen verschwunden.

Sendergesteuerte Miktion nach Stimulation

15 der 17 Patienten entleeren die Harnblase restharnfrei oder bis max. 50 ml Restharn. Durch gezielte Einstellung der Stimulations- und Pauseneinheiten wird die Detrusor Sphinkter Dyssynergie überwindbar. Nach sofortiger schneller Stimulationsantwort der somatomotorischen Muskulatur am Sphinkter externus und Beckenboden mit nachfolgender Erschlaffung und später langsamer Stimulationsantwort des viseomotorischen Detrusors mit Druckaufbau nach der Stimulation erfolgt die Miktion widerstandsarm ohne funktionell wirksame DSD. Bei einer Patientin mit intraspinalem Tumor ist die Stimulationsantwort zu niedrig, sie entleert die Harnblase durch Selbstkatheterismus 3mal pro Tag.

Eine Patientin mit früherer Sakralnervenblockade und versorgtem extraduralen Implantat erreicht nach Stimulation eine ausreichende Druckentwicklung in der Harnblase, jedoch mit einseitiger Stimulationsantwort. 2mal pro Tag ist der Selbstkatheterismus wegen Restharnmengen um 120 ml notwendig. Vor der Deafferentation und SARS trug diese Patientin einen suprapubischen Katheter mit Dauerableitung und war nicht kontinent.

Rezidivierende Harnwegsinfektion

Bei allen Patienten ist die Infekthäufigkeit rückläufig, 7 hatten seit dem Eingriff keinen Harnwegsinfekt mehr.

Komplikationen

Bei einem Verlauf kam es zur Liquorfistel der fortlaufenden Duranaht. Die Fistel wurde in einem kurzen Eingriff sicher verschlossen. Infektionen an den Implantaten traten nicht auf, sie waren Antibiotika beschichtet.

Diskussion

Die Versorgung aggressiver Reflexblasen bei Querschnittlähmung mit sakraler Deafferentation und sendergesteuerter Vorderwurzelstimulation scheint ein richtiger Weg, wobei nach Erkenntnissen der Pathophysiologie die in die Therapie eingebrachte konsequente Deafferentation S2 bis S5 offensichtlich eine physiologische Sammelfunktion unter Niederdruckbedingungen gewährleisten kann. Die höheren Blasenkapazitäten unserer Patienten gegenüber denen von Brindley und Tanagho haben möglicherweise hier ihre Erklärung, ebenso wie die niedrige Infektionsrate.

Nach bisherigen Ergebnissen scheint auch eine Erholung der Niereninsuffizienz, gemessen an der GFR, möglich, das Fortschreiten der Nierenschädigung unterbrochen zu sein.

Die niedrigeren Residualvolumen unserer Patienten gegenüber denen von Tanagho erklären sich durch die paarweise Stimulation der Vorderwurzeln, da bei einseitiger Stimulation, zu erkennen im Miktionscystourethrogramm eine Seite des Detrusors gegen einen „Windkessel" der anderen Seite arbeitet.

Die Reflexaufhebung im Sakralmark bewirkt als Begleitwirkung Reflexlosigkeit des Defikations-, Erektions- und Ejakulationszentrums. Die Kenntnis der pathophysiologischen Bedeutung der sakralen Vorderwurzeln nach kompletter Querschnittlähmung oberhalb des Sakralmarks für die Rektumentleerung ist noch gering. Es scheint jedoch mit modifizierter Stimulation eine sendergesteuerte Organisation der Defäkation möglich. 8 der 17 Patienten entleeren den Darm bereits sendergesteuert. Nach Brindley sind in 30% Erektionen durch Stimulation der Sakralvorderwurzel möglich, die Ejakulation gelingt nicht. Hierin ist zur Zeit bei männlichen Querschnittgelähmten noch eine Einschränkung der Indikation zur sakralen Deafferentation mit Vorderwurzelstimulation zu sehen.

Dr. med. D. Sauerwein
Department III Urologie
Werner Wicker Klinik
Im Kreuzfeld 4
D-3590 Bad Wildungen Reinhardshausen

Die Wertigkeit der selektiven und reversiblen Sakralnervenblockade in der Diagnostik und Therapie des Urge-Syndroms

Sch. Alloussi, G. J. Mast, P. Jung und A. Reiniger

Das Urge-Syndrom geht klinisch immer mit Pollakisurie, Nykturie, Urgency oder Urgency-Inkontinenz einher.

Funktionell wird diese Art der Blasenentleerungsstörung in sensorische und motorische Urgency eingeteilt.

Unter der motorischen Urgency versteht man das Auftreten von unwillkürlichen Detrusorkontraktionen mit oder ohne Harninkontinenz. Bei der sensorischen Urgency versteht man das Auftreten von imperativem Harndrang ohne Detrusorkontraktionen.

Die meisten Ursachen des Urge-Syndroms sind sekundärer Art und lassen sich durch die urologische Routineuntersuchung diagnostizieren.

Im Gegensatz dazu ist die Differenzierung zwischen interstitieller Cystitis, der hyperreflexiven neurogenen Blasenentleerungsstörung von inkompletten supranukleären Läsionstyp, der idiopatischen, sensorischen und motorischen Detrusorhyperreflexie mit *einfacher* urodynamischer Untersuchung sehr schwierig.

Ziel unserer Untersuchungen war es deshalb, bei diesen verschiedenen Formen der Blasenentleerungsstörung mit dem Urge-Syndrom mit Hilfe der superselektiven reversiblen Sacralnervenblockade des Segmentes S3 exakte Kriterien zur genaueren Differenzierung festzulegen.

Patientengut

Bei 30 Patienten mit Urge-Syndrom bekannter Ursache (10 Patienten mit interstitieller Cystitis, 10 Patienten mit neurogener Blase infolge inkompletter supranukleärer Läsion und 10 Patienten mit idiopathischer Detrusorhyperreflexie) wurde der Einfluß der reversiblen Blockade des Segmentes S3 mit Lokalanästhetikum [1] auf die Blasendynamik untersucht. Zum Zeitpunkt der urodynamischen Untersuchung waren alle Patienten infektfrei.

Bei allen 30 Patienten zeigte sich, unabhängig von der Blasenentleerungsstörungsform, nach bilateraler reversibler Sakralnervenblockade des Segmentes S3 mit Lokalanästhesie eine vollständige, jedoch reversible Paralyse des Harnblasendetrusors. Diese äußerte sich urodynamisch in einer Areflexie des Detrusor. Die Detrusorparalyse nach bilateraler Blockade von S3 mit Lokalanästhetikum war bei allen Patienten spätestens nach 6–8 Stunden abgeklungen.

Bei den Patienten mit der intersitiellen Cystitis war bei allen Patienten vor der Blockade eine kleine Blasenkapazität nachzuweisen. Die Durchschnittskapazität bei diesen Patienten betrug 114 ml. Bei diesen Patienten führte die bilaterale Blockade von S3 zu einer verhältnismäßig geringen Zunahme der Blasenkapazität von 114 ml auf 215 ml im Mittel (Abb. 1).

Bei diesen Patienten trat nach Abklingen der bila-

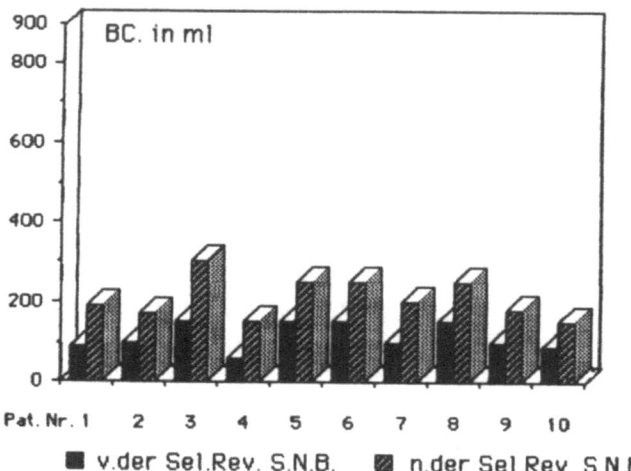

Abb. 1. Blasenkapazität vor und nach der reversiblen bilateralen Sacralnervenblockade bei 10 Patienten mit interstitieller Cystitis

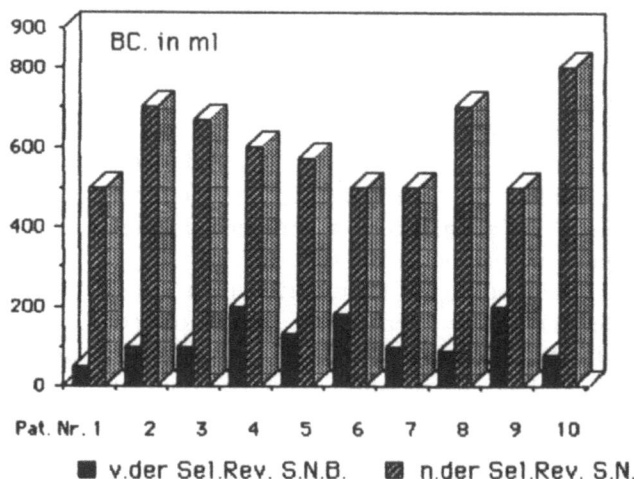

Abb. 3. Blasenkapazität vor und nach der reversiblen bilateralen Sakralnervenblockade von 10 Patienten mit idiopatischer „Detrusorhyperreflexie"

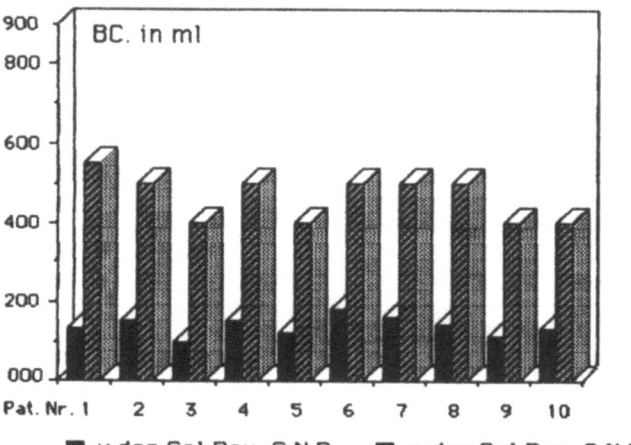

Abb. 2. Blasenkapazität vor und nach der reversiblen bilateralen Sacralnervenblockade von 10 Patienten mit Detrusorhyperreflexie bei inkompletter supranukleärer Läsion

teralen Blockade das zuvor bestehende Beschwerdebild unverändert erneut auf. Bei den Patienten mit Detrusorhyperreflexie infolge einer inkompletten supranukleären Läsion führte die Blockade zu einer erheblichen Zunahme der Blasenkapazität. Die Durchschnittskapazität stieg enorm von 132 ml auf 487 ml im Mittel an (Abb. 2).

Aber auch bei dieser Patientengruppe trat nach Abklingen der bilateralen Blockadenwirkung das zuvor bestehende Beschwerdebild unverändert erneut auf.

Bei den Patienten mit idiopathischer Detrusorhyperreflexie führte die bilaterale Blockade ebenfalls zu einer erheblichen Zunahme der Blasenkapazität. Die Durchschnittskapazität nahm von 123 ml auf 604 ml im Mittel zu (Abb. 3).

Nach Abklingen der Blockadewirkung kam aber bei diesen Patienten bei vollkommener subjektiver Beschwerdefreiheit eine normale Miktion in Gang. Eine urodynamische Kontrolle zum späteren Zeitpunkt nach der Blockade ergab einen vollständigen normalisierten Miktionsvorgang.

Ergebnisse

Die reversible selektive Sakralnervenblockade S3 hat bei Patienten mit Urge-Syndrom infolge einer interstitiellen Cystitis keine therapeutische Wirkung, jedoch eine gewisse diagnostische Bedeutung, wenn andere diagnostische Möglichkeiten keine sichere Diagnosestellung erbracht haben.

Als differentialdiagnostische Kriterien können die im Vergleich zu den anderen Formen des Urge-Syndroms nur eine geringe Zunahme der Blasenkapazität während der Blockade bei unveränderter verminderter Dehnbarkeit und das Ausbleiben eines therapeutischen Langzeiteffektes gelten.

Im Gegensatz zur interstitiellen Cystitis nimmt die Blasenkapazität bei Patienten mit inkompletter nukleärer Läsion während der bilateralen Blockade von S3 erheblich zu. Dies ist das wichtigste, differentialdiagnostische Kriterium gegenüber der interstitiellen Cystitis. Der fehlende therapeutische Langzeiteffekt andererseits ermöglicht eine differentialdiagnostische Abgrenzung gegenüber der idiopathischen „Detrusorhyperreflexie".

Bei Patienten mit idiopathischer Detrusorhyperreflexie führt die reversible Sakralnervenblockade zur anhaltenden Beseitigung der zuvor bestehenden subjektiven Beschwerden. Bei dieser Patientengruppe ist der therpeutische Erfolg der reversiblen Blokkade von S3 das letztlich entscheidende diagnostische Kriterium.

Wir folgern daraus: Eine zuverlässige Abgrenzung der drei bezüglich ihrer Ätiologie unterschiedlichen Formen des Urge-Syndroms ist durch eine reversible bilaterale Blockade des Segmentes S3 möglich und grundlegend für die weitere Therapie.

Dr. Sch. Alloussi
Urologische Universitätsklinik
D-6650 Homburg/Saar

Ist die Restharnbestimmung bei neurogener Blasenstörung noch relevant?

H. Palmtag

Einleitung

Eine ungestörte Blasenfunktion ist gekennzeichnet durch eine restharnfreie Entleerung. Eine restharnfreie Blasenentleerung schließt jedoch eine infravesikale Obstruktion und eine Blasendysfunktion selbst neurogener Art nicht aus. Bei der neurogenen Blasenstörung handelt es sich um die Besonderheit, daß die Blasenstörung Symptom einer neurologischen Erkrankung ist und urologischerseits eine kurative Therapie mit Beseitigung der zugrundeliegenden Störung nicht möglich ist. Diese Erkenntnis führte dazu, daß man keine restharnfreie Entleerung als therapeutisches Ziel anstrebt, sondern eine ausgeglichene Entleerung toleriert mit Restharnwerten bis 100 ml.

Bei Patienten mit einer Detrusor-Hyperreflexie konnte allerdings die Beobachtung gemacht werden, daß trotz restharnfreier oder ausgeglichener Entleerung eine sekundäre beiderseitige Harnabflußstörung aus dem oberen Harntrakt entstehen kann. Diese Beobachtung war Anlaß zu untersuchen, welche Funktionscharakteristik am unteren Harntrakt bei diesen Patienten herrscht und welche diagnostischen und therapeutischen Notwendigkeiten sich aus der Funktionsuntersuchung ableiten lassen.

Material und Methode

Es wurden 160 Patienten mit einer Detrusorhyperreflexie urodynamisch untersucht. In allen Fällen handelte es sich um eine posttraumatische neurogene Störung. Sämtliche Patienten waren nicht vorbehandelt.

Eine zweite Untersuchung umfaßte 44 Patienten, die anschließend einer operativen subvesikalen Widerstandssenkung durch transurethrale Sphincterotomie mit/oder ohne Blasenhalsincision unterzogen werden mußten. Prae- und postoperative urodynamische Untersuchung wurden verglichen.

Zur Graduierung der Detrusor-Hyperreflexie wurde der Detrusordruck und die Druckdauer während einer Detrusorkontraktion bestimmt, ergänzend das Ausmaß der Detrusor-Sphincter-Dyssynergie durch videographische Beobachtung, evtl. ergänzende elektromyographische Registrierung der Beckenbodenaktivität festgelegt [1].

Ergebnisse

In einer ersten Untersuchung ließ sich eine direkte Abhängigkeit zwischen dem Ausmaß der Detrusorhyperreflexie, der Detrusor-Sphincter-Dyssynergie (DSD) und einer Reflexinkontinenz nachweisen. Je ausgeprägter die Hyperreflexie desto ausgeprägter die DSD und die Reflexinkontinenz. Eine mäßig ausgeprägte Hyperreflexie war stets kombiniert mit einer mäßigen DSD, das Ausmaß der Reflexinkontinenz in diesen Fällen war gering. Die Ausgeglichenheit der Blasenentleerung war entsprechend dem Ausmaß der Detrusorhyperreflexie unterschiedlich (Tabelle 1): Eine extreme Hyperreflexie führte meistens zu einer ausgeglichenen, wenn nicht sogar restharnfreien Entleerung, ⅔ Patienten zeigten jedoch eine mehr oder weniger stark ausgeprägte Harnabflußstörung aus dem oberen Harntrakt.

Durch prae- und postoperative urodynamische Untersuchungen konnte bei Patienten, bei denen eine Widerstandssenkung vorgenommen wurde gezeigt werden, daß bei erfolgreicher Operation mit postoperativ ausgeglichener Blasenentleerung, eine Normalisierung der Detrusoraktivität, gleichzeitig eine Stabilisierung der Reflexinkontinenz zu erreichen war.

Diskussion

Die isolierte Restharnbestimmung ist demnach nicht geeignet, eine neurogene Blasenstörung in ihrem Funktionszustand zu definieren, wesentlich ist die gleichzeitige Beschreibung des reflektorischen Druckverhaltens – die sogenannte Reflexaktivität.

Detrusordruck und Restharn bestimmen gleichermaßen die Prognose und Therapie einer neurogenen Blasenstörung.

Die Indikation zu einer Widerstandssenkung leitet sich sowohl von erhöhten Restharnwerten als

Tabelle 1. Beziehung zwischen dem Ausmaß der Hyperreflexie und der Ausgeglichenheit der Blasenentleerungsstörung bei 160 Patienten mit neurogener Blasenstörung

Hyperreflexie	Blasenentleerung	
	ausgeglichen (RH < 100 ml)	unausgeglichen (RH > 100 ml)
Mäßig	2	1
Mittelgradig	1	2
Extrem	5	1

auch von erhöhten Druckwerten im Sinne einer extremen Hyperreflexie ab. Durch eine Widerstandssenkung kann es gelingen, die funktionelle Wirksamkeit der DSD zu reduzieren, den Blasendruck zu senken und eine Reflexinkontinenz zu beherrschen. Eine parasympatholytische Therapie ist bei diesen Patienten vergleichsweise weit weniger wirksam.

Literatur

1. Palmtag H, Güllich G, Heering H (1978) Bladder neck hypertrophy and wide bladder neck anomaly. Urol Int 33: 285-292

Prof. Dr. med. H. Palmtag
Urologische Abteilung, KH Sindelfingen
A.-Gruber-Str. 70
D-7032 Sindelfingen

Neuro-Urologie - Neue Therapiekonzepte

J. W. Thüroff

Es wird versucht, schlaglichtartig neue Therapiekonzepte in der Behandlung neurogener und okkult-neurogener Blasen- und Sphinkterdysfunktionen darzustellen. Dazu werden interessante Therapieansätze exemplarisch herausgestellt: das Anticholinergicum Oxybutynin zur konservativ-medikamentösen Therapie von Reizzuständen der Harnblase (Detrusorhyperaktivität, Detrusorhyperreflexie), die subtrigonale Phenolinjektion als endoskopisch-medikamentöse Neurolyse zur Behandlung derselben Symptomenkomplexe, die Elektrostimulation nach Brindley und Tanagho als operativ-rehabilitative Maßnahme zur Verbesserung der Blasenentleerung (Brindley, Tanagho) und Kontinenz (Tanagho) und letzlich verschiedene Formen der Blasenaugmentation und partiellen Blasensubstitution durch Darmsegmente zur operativen Vergrößerung der Blasenkapazität, Beseitigung von hyperreflexiven intravesikalen Druckspitzen und Korrektur von Reflux und Stauung.

Medikamentös-konservative Therapie

In der anglo-amerikanischen Literatur wird das Anticholinergicum Oxybutynin als potentes Anticholinergicum gewürdigt [1]. Die Indikationsbereiche umfassen sämtliche Zustände der Blasenhyperaktivität wie neurogene Detrusorhyperreflexie, idiopathische Detrusorinstabilität (imperativer Harndrang, Dranginkontinenz), Blasenhypersensibilität (sensorische Dranginkontinenz) und Enuresis. Vor Einführung des Medikamentes wird derzeit in einer multizentrischen Studie der Urologischen Kliniken Aachen, Innsbruck, Kassel, Mainz und Zell am See sowie der Gynäkologischen Kliniken Düsseldorf und Recklinghausen in einer randomisierten, konrollierten Doppelblindstudie die Effektivität von Oxybutynin gegenüber dem Standard-Anticholinergicum Propanthelin getestet. Die Studie wird insgesamt 170 Patienten umfassen, die derzeitigen präliminaren Ergebnisse beziehen sich auf die Auswertung der ersten 140 Patienten. Danach ist Oxybutynin in der Dosierung 3 × 5 mg/die in den objektiven Kriterien (zystomanometrische Zunahme des Blasenvolumens bis zum Auftreten der ersten unwillkürlichen Detrusorkontraktion, Zunahme der maximalen Blasenkapazität) und den subjektiven Kriterien (Abnahme der Miktionsfrequenz, visuelle Analogskala) Propanthelin und Placebo eindeutig überlegen. Damit scheint eine Substanz zur Verfügung zu stehen, die bei den drängenden Beschwerden des dargestellten Symptomenkomplexes der Blasenhyperaktivität eine deutlich verbesserte Therapieaussicht konservativ-medikamentöser Maßnahmen verspricht, als dies bisher möglich war. Allerdings liegt die Rate der Nebenwirkungen - in der Mehrzahl der Fälle jedoch nur leichter anticholinerger Natur - ebenfalls deutlich über der von Propanthelin und Placebo.

Subtrigonale Phenolinjektion

Die subtrigonale Phenolinjektion nach Ewing et al. [2] stellt eine einfach durchführbare endoskopische medikamentöse Neurolyse des Plexus pelvicus dar. Dabei werden jeweils 10 ml wäßrige Phenollösung (1:15) zwischen innerem Blasenmund und Ureterostium in einer Tiefe von 2 bis 3 cm in posterolateraler Richtung auf jeder Seite injiziert. 69% Erfolgsrate nach 3 Monaten und 63% nach 1 Jahr waren vielversprechend, Blackford et al. [3] propagierten die Methode mit einer Erfolgsrate von 53% nach 3 Monaten und 51% nach 12 Monaten. Dabei schien die Methode besonders erfolgreich zur Behandlung der nicht-neurogenen Detrusorinstabilität bei Patienten über 55 Jahren sowie zur Behandlung der neurogenen Detrusorhyperreflexie und der idiopathischen Blasenhypersensibilität. Die Versager kamen aus der Gruppe mit Detrusorinstabilität bei Patienten unter 55 Jahren und mit interstitieller Cystitis. Nordling et al. [4] präsentierten dagegen enttäuschende Ergebnisse der Phenolinjektion: 25% Harnverhaltung, 19% Beserung über eine Periode von 1–4 Monaten und 63% Mißerfolge mit einer großen vesicovaginalen Nekrosefistel nach Phenolinjektion.

Elektrostimulation

Die Elektrostimulation sakraler Nervenwurzeln wird von Brindley [5] und Tanagho [6] bei neurogen bedingten Blasenentleerungsstörung mit weigehend intakter peripherer Innervation angewandt (Läsion des oberen motorischen Neuron, spastische Lähmung). Brindley legt über eine lumbale Laminektomie die Sakralnervenwurzeln S2 bis S4 intradural frei und benutzt ein „Elektrodenbuch", wobei er jeweils ein ventrales Sakralwurzelpaar zwischen zwei Seiten des „Elektrodenbuches" legt. Dorsale Rhizotomien werden neuerdings an S3 und fallweise an S2 durchgeführt, periphere Neurotomien kommen nicht zur Anwendung. Tanagho legt über eine sakrale Laminektomie die Nervenwurzeln S2 und S3 extradural frei, führt mikrochirurgisch dorsale Rhizotomien an S2 und S3 durch und plaziert an jedem Nerv eine individuelle Spiralelektrode. Zusätzlich werden periphere Neurotomien am Sphinkterast des N. pudendus unilateral oder bilateral durchgeführt.

Brindley strebt eine Sphinkterkontrolle primär nicht an, die Kontinenz wird durch die Elektromiktion mit Verminderung der Restharnmenge positiv beeinflußt. Dabei handelt es sich um den Typ der Post-Stimulus-Miktion, wobei simultan zur Blasenkontraktion eine dyssynerge Sphinkterkontraktion stimuliert wird und es in kurzen Stimulationsintervallen durch eine rasche Sphinkterrelaxation bei anhaltender Blasenkontraktion zu einem intermittierenden Harnfluß kommt. Tanagho erreicht durch periphere Neurotomie am Sphinkterast des N. pudendus und spezielle Stimulationsparameter eine kontinuierliche Miktion. Darüber hinaus sind spezifische Stimulationsparameter zur kontinuierlichen Sphinkterkontrolle und Kontinenzverbesserung geeignet. In Brindleys Serie von 85 Patienten [7] wenden 84% der Patienten die Elektrostimulation regelmäßig an, 54% sind kontinent, 15% Mißerfolge. In 16% trat eine Liquorfistel auf, die sich in der Hälfte der Fälle spontan schloß, in der anderen Hälfte eine Reoperation erforderlich machte. Bei 5% der Patienten trat ein Verlust der Erektionsfähigkeit auf. An den Erfahrungen von Madersbacher [8] mit dem Brindley-Stimulator in einer urodynamisch und neurourologisch sorgfältig ausgewählten und nachkontrollierten Gruppe von 7 Patienten mit Reflexblasen ist bemerkenswert, daß alle Patienten durch Elektromiktion mit Restharnmengen zwischen 0 und 40 ml kontinent wurden.

In Tanaghos Serie von 22 Patienten mit neurogener Harninkontinenz und sakralen Multielektroden wurden 94% der Patienten kontinent, 30% mit Dauerkatheter, 24% mit intermittierendem Katheterismus und 41% mit willkürlicher Blasenentleerung durch Elektrostimulation [9]. In 99 Fällen wurden Einzelelektroden implantiert, entweder perkutan-sakral oder operativ am N. pudendus. Damit war man bei der Dranginkontinenz (n=27) in 74% erfolgreich, bei der Post-Prostatektomie-Inkontinenz (n=22) in 44%, bei verschiedenen Formen des Urethralsyndroms (n=33) in 67% und beim Prostatismus (n=17) in 65%.

Blasenaugmentation

Eine Augmentation kontrakter, hyperbarer und hyperreflexiver Blasen durch Darmsegmente ist in der Lage, Blasenkapazität und intravesikale Druckverhältnisse zu normalisieren und Reflux und Harnstauung zu korrigieren. Obwohl die Blasenaugmentation zur Behandlung neurogener Blasenfunktionsstörungen schon früh eingesetzt wurde, sind über die Jahrzehnte nur geringe Fallzahlen in der Literatur berichtet. Die Technik der „cup-patch" Blasenaugmentation nach Goodwin et al. [10] stand Pate für alle modernen Pouch- und Hemipouch-Techniken zur Blasenaugmentation, kompletten Blasensubstitution und kontinenten Harnableitung. Hier wurde erstmals das Prinzip der antimesenterialen Längseröffnung zweier Dünndarmschlingen mit anschließender Seit-zu-Seit-Anastomose und Umformung in ein sphärisches Reservoir durch Faltung und erneute Seit-zu-Seit-Anastomose vorgestellt. Andererseits war es aber auch Goodwin, der nach Anwendung seiner Operationstechnik bei 5 Patienten mit neurogener Blasendysfunktion enttäuscht einen Mißerfolg in 3 von 5 Fällen feststellte [10]. Dabei konstatierte er, daß in allen Fällen das Ergebnis der Blasenaugmentation exzellent gewesen sei, die Spontanmiktion wegen Sphinkterspastik jedoch nicht in Gang kam, was er als Mißerfolg der Operation wertete und bei neurogener Blasendysfunktion fortan zu einem mehr konservativen Verhalten riet. Erst nach Lapides' Publikation aus dem Jahre 1972 [11] wurde der intermittierende Selbstkatherismus akzeptabel, so daß spätere Autoren, die Augmentationen neurogener Blasen durchführten, diese auch dann als erfolgreich beurteilten, wenn – wie dies die Regel war – die Blasenentleerung mittels intermittierendem Katheterismus erfolgen mußte. Mit der Weiterentwicklung des Konzeptes erfolgten durch Kass und Koff [12] Blasenaugmentationen bei neurogener Blase im Kindesalter sowie der Einsatz hydraulischer Scott-Sphinkterprothesen in Verbindung mit Augmentationsplastiken durch Light et al. [13], wodurch die Rekonstruktion des unteren Harntraktes auch bei neurogener Sphinkterinsuffizienz möglich wurde. Wir benutzen bei neurogener Blase mit suffizientem, spastischem oder dyssynergem Sphinkter den Mainz-Pouch zur Blasenaugmentation [14, 15], wobei der Patient mittels intermittierendem Katheterismus via urethram die Blase entleeren muß. Dabei werden hervorragende Ergebnisse bezüglich der Präservation des oberen Harntraktes sowie der Kontinenz erreicht.

Literatur

1. Moisey CU, Stephenson TP, Brendler CB (1980) The urodynamic and subjective results of treatment of detrusor instability with oxybutynin chloride. Br J Urol 52: 472–475
2. Ewing R, Bultitude MI, Shuttleworth KED (1982) Subtrigonal phenol injection for urge incontinence secondary to detrusor instability in females. Br J Urol 54: 689–692
3. Blackford HN, Murray K, Stephenson TP, Mundy AR (1984) Results of transvesical infiltration of the pelvic plexus with phenol in 116 patients. Br J Urol 56: 647–649
4. Nordling J, Steven K, Meyhoff HH, Hald T (1986) Subtrigonal phenol injection: lack of effect in the treatment of detrusor hyperactivity. Proc of the 3rd joint meeting of the Int Continence Soc and the Urodynamics Soc, September 17–19, Boston, pp 65–67
5. Brindley BGS, Polkey CE, Rushton DN (1982) Sacral anterior root stimulators for bladder control in paraplegia. Paraplegia 20: 365–381
6. Tanagho EA (1982) Bladder pacemaker: Scientific basis and clinical future. Urology 20: 614–619
7. Brindley GS (1986) Der „Anterior-Sacral-Root" Blasenstimulator-Erfahrungen bei 80 Patienten. 17. Fort- und Weiterbildungsseminar der Fort- und Weiterbildungskommission der Deutschen Urologen, Arbeitskreis Urologische Funktionsdiagnostik, 28.2.–1.3. 1986, Seefeld
8. Madersbacher H, Ebner A (1987) Behandlungsmöglichkeiten bei neurogener Harninkontinenz der Frau. 20. Fort- und Weiterbildungsseminar der Fort- und Weiterbildungskommission der Deutschen Urologen, Arbeitskreis Urologische Funktionsdiagnostik und Urologie der Frau, 18.–19. Sept 1987, Kassel
9. Tanagho EA (1987) Persönliche Mitteilung
10. Goodwin WE, Turner RD, Winter CC (1958) Results of ileocystoplasty. J Urol 80: 461–466
11. Lapides J, Diokno AC, Silber SJ, Lowe BS (1972) Clean intermittent self-catheterization in the treatment of urinary tract disease. J Urol 107: 458–461
12. Kass EJ, Koff SA (1983) Bladder augmentation in the pediatric neuropathic bladder. J Urol 129: 552–555
13. Light JK, Flores FN, Scott FB (1983) Use of the AS792 artificial sphincter following urinary undiversion. J Urol 129: 548–551
14. Thüroff JW, Alken P, Engelmann U, Riedmiller H, Jacobi GH, Hohenfellner R (1985) Der Mainz-Pouch zur Blasenerweiterungsplastik und kontinenten Harnableitung. Akt Urol 16: 1–8
15. Thüroff JW, Alken P, Riedmiller H, Jacobi GH, Hohenfellner R (1988) 100 cases of Mainz-pouch: continuing experience and evolution. J Urol 139, Juni 1988 (in Druck)

Prof. Dr. J. W. Thüroff
Direktor der Urologischen Klinik im
Klinikum Barmen
Heusnerstr. 40
D-5600 Wuppertal 2

Kinderurologie

Die Operation nach Mathieu und MAGPI-Operation in der Behandlung der distalen Hypospadie

D. Kröpfl, S. Bergner, B. Amende und J. Breul

In der Behandlung der distalen Hypospadie ohne ventrale Penisabknickung wird eine distale Verlegung des Harnröhrenausganges angestrebt. Das kann bei der glandulären und coronären Hypospadie durch MAGPI-Operation und bei der distalen penilen Hypospadie mit einer Operation nach Mathieu optimal erreicht werden.

Krankengut

Zwischen 1982 und April 1987 wurden in der Urologischen Universitätsklinik Essen 47 Kinder einer MAGPI-Operation und 21 Kinder einer Operation nach Mathieu unterzogen.

Ergebnisse

Durch MAGPI-Operation wurde bei 43 Kindern nach dem ersten Eingriff ein gutes kosmetisches und funktionelles Ergebnis erreicht. Am Anfang wurden bei 4 Kindern Fistelbildungen und Meatusengen, eine Meatusenge allein, sowie bei einem Kind eine Hautnekrose beobachtet (s. Tabelle 1).

Die bei 21 Kindern mit distaler peniler Hypospadie angewandte Technik nach Mathieu, war anfänglich häufig von Komplikationen begleitet. Bei 3 Kindern wurden Fisteln, bei 4 Kindern eine Fistel und Meatusenge, bei zwei Kindern eine Fistel und eine Hautnekrose und bei einem Kind eine Meatusenge und Hautnekrose beobachtet (s. Tabelle 2).

Bei den letzten 12 operierten Kindern wurde deswegen insbesondere auf die Verbesserung der Operationstechnik und perioperativen Behandlung geachtet. Durch die Anwendung des feinsten Nahtmateriales (7-0 Vicryl), intraoperative Überprüfung der Wasserdichtigkeit der Neourethra und einstülpende Nahttechnik der Neourethra, sowie einen für 7-10 Tage angelegten lockeren Druckverband, konnte eine Fistelbildung oder Hautnekrose vermieden werden. Meatusengen wurden ebenso nicht beobachtet. Darüberhinaus wurden durch ausgiebige Präparation der Glans sowie Erhalt des inneren Vorhautblattes sehr gute kosmetische Ergebnisse erreicht.

Tabelle 1

MAGPI-Operationen	n = 47
Primär gutes OP-Ergebnis	n = 43
Komplikationen	n = 4
Fistelbildung	n = 1
Fistelbildung bei Meatusenge	n = 1
Meatusenge	n = 1
Hautnekrose	n = 1

Tabelle 2

OP nach Mathieu	n = 21
Primär gutes OP-Ergebnis	n = 13
Komplikationen	n = 8
Fistelbildung	n = 3
Fistelbildung und Meatusenge	n = 2
Fistelbildung und Hautnekrose	n = 2
Fistelbildung, Meatusenge und Hautnekrose	n = 1

Diskussion

Die operative Behandlung des Hypospadia coronaria und Hypospadia glandis stellen Anforderungen an den Operateur, um ein gutes kosmetisches Ergebnis bei gleichzeitiger Schonung der bestehenden Funktion zu erreichen. Bei der distalen penilen Hypospadie sollte neben dem guten funktionellen, auch ein gutes kosmetisches Ergebnis erreicht werden. Die MAGPI-Operation bietet sich hier nach unseren Erfahrungen als Behandlung der Wahl an. Daß auch diese relative einfache Operation mit einer Reihe der Komplikationen verbunden sein kann, ist durch, in dieser Serie anfänglich beobachteten Komplikationen, belegt. Diese Präparation der hauchdünnen distalen Harnröhre, benötigt gute technische Fertigung und ist kein Anfängereingriff.

Die von Mathieu beschriebene (1.) Bildung der Neourethra mittels eines penilen Hautlappens, ist bei Beachtung bestimmter Regeln ein sicheres Verfahren, das zu einem guten kosmetischen und funktionellen Ergebnis führt. Als besonders wichtig ist dabei, auf die ausreichende Blutversorgung des penilen Hautlappens zu sorgen. Durch das Belassen von ausreichend subcutanem Gewebe wird dieses Ziel erreicht. Die einstülpende fortlaufende Naht der Neorethra mit feinsten Nahtmaterial verbunden mit Prüfung der Wasserdichtigkeit der Neourethra ist besonders wichtig. Durch diese Methode konnte hier bei 12 Kindern eine Fistel vermieden werden. Das stimmt auch mit den Ergebnissen von größeren Serien überein (1). Durch die Anlage eines circulären lockeren Druckverbandes, der 7-10 Tage bleibt, wird ein Lymphödem der penilen Haut vermieden, was zur Vermeidung von Nekrosen und Infektionen führt. So konnten bei so verbundenen Kindern diese Komplikationen vermieden werden.

Literatur

Duckett JW (1986) Hypospadias. In: Campbell's Urology. Saunders, Philadelphia, pp 1969-1996

Dr. D. Kröpfl
Urologische Klinik und Poliklinik der GHS
Hufelandstr. 55
D-4300 Essen 1

Erfolgsrate der Hypospadiekorrektur nach den Operationsverfahren nach Duckett und Mathieu

R. Schwaiger, D. Neisius und M. Ziegler

Penisaufrichtung, Ersatz des Urethraldefektes durch haarfreie Haut, Bildung des Neomeatus an der Spitze der Glans penis sind bei der Korrektur einer Hypospadie Anforderungen an den Operateur, um ein gutes funktionelles und kosmetisches Ergebnis zu erreichen.

In den Jahren von 1980 bis August 1987 wurde in der Urologischen Universitätsklinik Homburg/Saar bei insgesamt 138 Patienten eine Hypospadie korrigiert, 41 distal gelegene Hypospadien ohne Abknikkung nach der Operationsmethode nach Mathieu [3] und 97 stärker ausgeprägte Hypospadiegrade mit oder ohne Gliedabknickung nach dem Operationsverfahren nach Asopa-Duckett [1].

Aus kinderpsychologischen Gründen liegt der günstigste Zeitpunkt zur Korrektur einer Hypospadie zwischen dem 9. und 18. Lebensmonat [4, 5], ein zu kleines Genitale ist kein limitierender Faktor, da für die entscheidenden Operationsabschnitte eine Lupenbrille oder ein Operationsmikroskop zu Hilfe genommen werden kann [2]. So erfolgte in der Urologischen Universitätsklinik Homburg/Saar bei 66 von 138 Kindern die Korrektur der Hypospadie innerhalb der ersten 2 Lebensjahre.

Zur Vermeidung einer Restkrümmung des Gliedes sollte bei jeder Hypospadiekorrektur die präoperative Erektionsprovokation durch Punktion der corpora cavernosa mit einer dünnen Butterfly-Kanüle erfolgen. Intracutannaht des Neourethralrohres mit 6×0 Vicryl®, spannungsfreie Reanastomose zwischen Neourethra und Urethra nach ausreichender Mobilisation der Urethra, ausgiebige Excision und Untertunnelung der Glans penis sind operationstaktische Gesichtspunkte, durch welche Komplikationen in Form von Fistelbildung, Meatus- oder Anastomosenstenosen weitgehend verhindert werden können. Von entscheidender Bedeutung erscheint eine suffiziente suprapubische Harnableitung, wobei sich eine offene Cystostomie bewährt hat. Eine Harnableitung mittels suprapubischem Cystofixkatheter gewährleistet oftmals keine ausreichende Urindrainage, durch Irritation der Harnblase mit ständigem Miktionsreiz wurde in mehreren Fällen in den ersten Tagen nach der Operation eine Spontanmiktion mit konsekutiver Fistelbildung beobachtet.

45 distale, 27 penile, 18 scrotale, 3 perineale Hypospadien sowie 4mal eine Hypospadie sine Hypospadie wurden nach dem Operationsverfahren nach Asopa-Duckett korrigiert.

74 der 97 nach Asopa-Duckett operierten Patienten zeigten weder Spät- noch Frühkomplikationen. Hauptkomplikationsrate war in 14 von 97 Fällen (14%) eine Fistelbildung in einer Häufigkeit 6,7% bei distaler oder peniler Hypospadie, in 30% bei scrotaler Hypospadie und in 67% bei perinealer Hypospadie. 10 Stenosen im Meatus- oder Anastomosenbereich wurden durch Otis-Meato-, oder Urethrotomie auf Dauer behoben. Bei 2 Patienten mußte in Verbindung mit einer Meatotomie ein Harnröhrendivertikel als wahrscheinliche Folge der Meatusenge abgetragen werden. Bei 10 von 14 Urethrafisteln wurde durch eine Zweitoperation ein primärer Fistelverschluß erreicht, 4 Fisteln persistierten, davon eine auch nach dem 2. Verschluß (Tabelle 1).

Tabelle 1. Komplikationen nach Hypospadiekorrektur; nach Asopa-Duckett (n=97)

Komplikationen	n	%	Therapie	vor-OP
Meatusstenose	2	1,06	Meatotomie	–
Meatusstenose und Divertikel der Neourethra	2	1,06	Meatotomie und HR-Divertikelabtragung	–
Meatusstenose und Harnröhrenfistel	3	3,10	Meatotomie und HR-Fistelverschluß	2
Anastomosenstenose	5	5,10	Urethrotomie	–
Harnröhrenfistel	11	11,3	HR-Fistelverschluß	4

Nach erfolgter Zweitoperation hatten 93 von 97 nach Asopa-Duckett operierte Hypospadie-Patienten ein gutes funktionelles und kosmetisches Ergebnis, das entspricht einer Erfolgsrate von etwa 96%. Komplikationsarm ist das Operationsverfahren nach Mathieu zur Korrektur distaler Hypospadien ohne Gliedabknickung. Bei gutem funktionellem und kosmetischem Ergebnis erfolgte lediglich bei 2 von 41 Patienten wegen einer Fistelbildung eine Reoperation. Zusammenfassung: Das Operationsverfahren nach Asopa-Duckett ist ein komplikationsarmes, einzeitiges Operationsverfahren zur Korrektur auch ausgeprägter Hypospadiegrade. Zur Korrektur distaler Hypospadien ohne Penisdeviation ist das Operationsverfahren nach Mathieu eine empfehlenswerte Operationsmethode mit nur geringer Komplikationsrate.

Literatur

1. Duckett JW (1980) Transverse preputial island flap technique for repair of severe hypospadias. Urol Clin North Am 7: 423
2. Konrad G, Kopper B, Schwaiger R, Ziegler M (1982) Experience with microsurgical correction of hypospadias in neonates and infants with Duckett method. XIX. Int Congress of Urology, Sept 1982, San Francisco
3. Mathieu P (1932) Traitement en un Temps de L'hypospadias Balanique et juxta balanique. J Chir 39: 481
4. Money J, Hampson JG, Hampson JL (1957) Imprinting and the establishment of genaler role. Arch Neurol Psychiat 77: 333
5. Schultz JR, Klykylo WM, Wacksmann J (1983) Timing of elective hypospadias repair in children. Pediatrics 71: 342

Dr. R. Schwaiger
Urologische Universitätsklinik
D-6650 Homburg/Saar

Operative Korrektur der kloakalen Dysgenesie

K. M. Schrott

Beitrag nicht eingereicht

Nervenerhaltende Feminisierungsoperation zur Korrektur des ambisexuellen Genitales: Erfahrungsbericht über 25 Kinder

J. E. Altwein und H. Homoki

Steroidtherapie und operative Korrektur des virilisierten ambisexuellen Genitales in die weibliche Richtung von Mädchen mit Adrenogenitalem Syndrom (AGS) beenden einen „sozialen Notstand" für Eltern und Patient. Der kosmetische Aspekt der rekonstruierten Vulva und der Funktionserhalt von Klitoris und Vagina sind die angestrebten Operationsziele, nachdem die Nachuntersuchung von 17 Mädchen mit Klitorektomie wegen AGS eine gestörte erotische Sensibilität und Libidofunktion aufdeckte [6]. Dieses Zielen kommt das Rekonstruktionsverfahren von Praetorius [7] nahe, das die heute zu fordernden wesentlichen operationstechnischen Details vereinigt: Klitorisreduktionsplastik mit Erhalt des dorsalen neurovaskulären Bündels, Labioplastik, Introitoplastik und Monsplastik. Snyder et al. [10] berichten 1983 über ein prinzipiell identisches Operationsverfahren zur Feminisierung des Genitales bei Pseudohermaphroditismus femininus; allerdings werden keine Ergebnisse mitgeteilt. Inzwischen wurden 25 Mädchen mit einem AGS operativ behandelt und nachuntersucht.

Krankengut und Methodik

Von 1980-1986 wurde bei 25 Mädchen mit AGS die nervenerhaltende Feminisierungsoperation des virilisierten Genitalis vorgenommen. Die Ursache des Pseudohermaphroditismus femininus war ein 21-Hydroxylase-Mangel bei 23 Kindern, ein 11-Hydroxylasemangel und eine maternale Virilisierung bei je 1 Kind. Die Operationstechnik wurde bereits früher detailliert dargestellt [1, 7]. Die Kinder wurden nach 6 Monaten bis 7 Jahren (durchschnittlich 40 Monate) nachuntersucht. Der kosmetische Aspekt wurde vom Untersucher und den Eltern beurteilt. Die Berührungsempfindlichkeit der Glans wurde mit einer Kanüle geprüft. Bei einem 6-jährigen Kind war eine Messung der semato-sensorisch evozierten Potentiale möglich (Scherb; persönliche Mitteilung 1987).

Ergebnisse

Die einseitige Feminisierungsoperation wurde bei 25 Kindern mit AGS durchgeführt. 64% der Patienten hatten ein Prader 4-AGS. Bei 17 Mädchen wurde der Eingriff bis zum 36. Lebensmonat vollendet, bei 3 Kindern handelte es sich um eine Rezidivkorrektur nach früher vorgenommener Klitorisplikation mit unschöner subkutaner Protuberanz und refusioniertem Damm. Zum Entlassungszeitpunkt bestand bei 12 Mädchen noch ein genitales Oedem mit einem zu vernachlässigendem Monshämatom bei 6 Kindern. Bei 2 Kindern resultierte im Introitusbereich eine Wunddehiszenz unter einem 1 cm, der nicht korrekturbedürftig war. Bei allen übrigen Kindern heilte die Wunde primär. Frühkomplikationen traten darüberhinaus bei 16% der Mädchen auf (Tabelle 1); zum Nachuntersuchungszeitpunkt wurde der Genitalaspekt bei 21 Mädchen als kosmetisch einwandfrei bewertet. Bei 2 Kindern traten im anterioren Anteil der neugebildeten kleinen Labien unschöne Hautzipfel auf und bei den 2 Kindern mit einem Prader 5-AGS schien der Introitus skrotiform. Die Glans selbst war bei allen 25 Kindern gut durchblutet. Das Introituskaliber war bei den unter 6jährigen Mädchen mindestens 14 Charr., 30 Charr. bei den 12jährigen Mädchen und 36 Charr. weit bei den 16jährigen Patienten.

Diskussion

Die Klitorisschaftresektion bei gleichzeitigem Erhalt der Glans und des dorsalen Nervenbündels

Tabelle 1. Feminisierungsoperation: Frühkomplikationen (n = 25 Kinder)

Blutdruckanstieg + Nachblutung	1
Rektumläsion	1[a]
Pyelonephritis	1
Scharlach	1
Total	4 (16%)

[a] Rezidivoperation

wurde erstmals 1961 von Schmid [9] angegeben. Offenbar hat Kiefer im selben Jahr eine nervenerhaltende Klitorisreduktionsplastik erstmals eingeführt; dieses Verfahren wurde aber erst 1974 publiziert [4]. 1980 haben schließlich Barrett et al. [2] über eine Modifikation der Klitorisreduktionsplastik von Spence-Allen mit Erhalt des neurovaskulären Bündels berichtet. Das Prinzip von Praetorius vereint die wesentlichen Elemente einer Feminisierungsoperation mit Nervenerhalt, Glanserhalt und -Fassonierung bei simultaner Introitus- und Monsplastik. Dabei war der Anteil der Kinder mit hochgradiger Virilisierung (Typ Prader IV und V) und 72% vergleichsweise hoch und wohl Folge der Präselektion des Krankengutes. Bei einem Vergleich der Operationsergebnisse einer nervenerhaltenden feminisierenden Genitoplastik mit Schaftresektion ist die Angabe des Pradertypus hilfreich [3].

Die Komplikationsdichte im eigenen Krankengut war gering. Bei zwei Kindern kam es allerdings zu ernsten operationsbedingten Nachwirkungen (Nachblutung und Rektumläsion). Die Nachblutung trat auf infolge eines postoperativen krisenhaften Blutdruckanstiegs bei einem Kind mit einem Prader V AGS. In einem anderen Fall kam es bei einem voroperierten Mädchen zu einer Rektumläsion, die nach Übernähung primär heilte. Bei keinem Kind kam es zu einer Glansnekrose. Diese wurde bei der Schaftresektionstechnik von Mollard et al. [5] bei einem von 9 Kindern beobachtet. Ringert et al. [8] beobachteten bei 2 von 12 Mädchen Nachblutungen. Im eigenen Krankengut betrug die durchschnittliche Nachbeobachtungszeit 40 Monate mit einem minimalen Kontrollzeitraum von 6 Monaten (Tabelle 2). Bei 21 Kindern wurde der Genitalaspekt als sehr gut bewertet. Bei 2 Kindern traten im Be-

Tabelle 2. Nervenerhaltende feminisierende Genitoplastik mit Klitorisresektion: Nachuntersuchungsergebnisse

Autor	Jahr	Prinzip	Nachuntersuchung n (von)	Ergebnis
Kumar et al.	1974	Eigene Technik, keine Labien-Introitusrekonstruktion	5 (18)	Klitorishyperplasie
Barrett et al.	1980	Spence-Allen	15 (20)	Kosmetisch einwandfrei, vereinzelt Hautadhäsionen, -überschuß
Rajfer et al.	1982	Spence-Allen, volarer Zugang	3	Kolbige Glans, skrotiforme Vulva
Bartsch et al.	1987	Mollard-Marberger	6	Kosmetisch einwandfrei (kurze Beobachtung)
Eigene Ergebnisse	1987	Kumar-Praetorius	25	Kosmetisch einwandfrei bei skrotiformer Vulva (2) und Hautzipfelbildung (2)

reich der Labioplastik unschöne Hautzipfel auf, die postpuberal jedoch nicht stören dürften. Bei den Mädchen mit einem Prader V-AGS wurde die Vagina noch nicht eröffnet, um eine mögliche Inkontinenz zu vermeiden.

Literatur

1. Altwein JE et al (1983) Urol Klinik Praxis 2: 1114
2. Barrett TM et al (1980) Urol Clin North Am 7: 455
3. Bennek I (1979) In: Hesse V (Hrsg) Nebennierenerkrankungen im Kindes- und Jugendalter. Jena, Friedrich Schiller-Universität, S 115
4. Kumar H et al (1974) J Urol 111: 81
5. Mollard J et al (1981) Br J Urol 53: 371
6. Money J et al (1955) Bull Johns Hopkins Hosp 97: 284
7. Praetorius M (1981) Z Kinderchir 33, 4: 343
8. Ringert RH et al (1985) Akt Urol 16: 229
9. Schmid MA (1961) Arch klin Chir 29: 977
10. Snyder et al (1983) J Urol 129: 1024

Prof. Dr. J. E. Altwein
Urologische Abteilung
Krankenhaus der Barmherzigen Brüder München
Romanstr. 93
D-8000 München 19

Der relative Wert des Miktionszystourethrogramms zur Diagnosestellung und Behandlung des vesikoureteralen Refluxes

R. J. Scholtmeijer

Bis heute bildete die Miktionszystourethrographie die Basis der Diagnose des vesikoureteralen Refluxes. Neuere Untersuchungen zeigen jedoch, daß nicht nur ein abnormaler uretero-vesikaler Übergang, sondern auch eine funktionelle Blasenentleerungsstörung die Ursache eines Refluxes sein kann [1, 2, 3].

In einer retrospektiven Studie von 458 Kindern die zwischen 1979 und 1983 urodynamisch und zystographisch untersucht waren, wurde bei 104 Kindern Reflux gefunden [4]. Dabei ließen sich zwei Gruppen mit einer Dysfunktion des vesikourethralen Systems unterscheiden. In einer Gruppe, 39 Kinder die unter Enuresis litten, wurde meistens instabile und starke Detrusorkontraktionen gemessen. Bei diesen Kindern, die ein normales Urogramm hatten, manifestierte sich der einseitige Reflux etwa zweimal häufiger als ein beidseitiger Reflux. In der zweiten Gruppe, 37 Kinder mit rezidivierenden Harnwegsinfekten, waren die Detrusorkontraktionen schwach und wurde oft eine urethrale Hyperaktivität gefunden. Ihr Urogramm war oft abnormal und ein beidseitiger Reflux wurde zweimal häufiger beobachtet als ein einseitiger Reflux.

Auf Grund dieser Befunde und der Literaturangaben haben wir beschlossen, ab 1. Januar 1986 bei allen auf Reflux verdächtigen Kindern eine video-urodynamische Untersuchung durchzuführen. Die Zystometrie und die Röntgendurchleuchtung werden entsprechend bestimmter Normen durchgeführt. Bei jeder 50 cc Kontrastmittelfüllung und auch während einer gelegentlichen instabilen Kontraktion des M. Detrusors und während der Miktion wird einige Sekunden lang eine Röntgendurchleuchtung auf Video festgelegt.

Bis den 1. August 1987 wurden bei 44 Kindern 66 refluierende Ureteren gefunden. Bei 17 dieser Kinder wurde gleichzeitig eine Detrusorinstabilität festgestellt. Anläßlich früherer Erfahrungen werden alle Kinder mit einem vesikorenalen Reflux Grade I, II oder III (International Reflux Study Committee) [5] antibakteriell behandelt. Vorausgesetzt das keine Detrusorinstabilität besteht, ist im Falle eines Refluxes des Grades IV und V ein operativer Eingriff indiziert [6]. Beim Vorliegen einer Detrusorinstabilität ist bei allen Reflux Graden eine drei- bis sechsmonatige anticholinergische Therapie mit 3mal 5 mg Oxyphenoniumbromide pro Tag oder 2mal 5 mg Oxybutinin HCL pro Tag indiziert. Danach wird die video-urodynamische Untersuchung wiederholt. Nicht selten ergibt sich, daß die Detrusorinstabilität und der Reflux verringert oder beseitigt sind. Im Falle eines persistierenden Refluxes des Grades IV oder V ist die Operation indiziert.

Als Illustration möchte ich die Befunde eines 6jährigen Mädchens mit rezidivierenden Harnwegsinfekte und Enuresis mitteilen. Die Zystometrie zeigte eine instabile Blase mit Druckanstiege bis zum 60 cm H_2O. Ab 100 cc Blasenfüllung wurde ein rechtsseitiger Reflux Grad II gefunden und ab 150 cc hat der Reflux sich verstärkt bis Grad IV. Daneben wurde ein linksseitiger Reflux Grad II beobachtet. Die Detrusordruck war 50 cm H_2O. Die Blasenkapazität war kaum 200 cc (die Normalwerte für ein 6jähriges Kind ist etwa 235 cc). Das Mädchen wurde 6 Monate lang anticholinergisch behandelt, nachdem die Videourodynamische Untersuchung ein völlig stabile Blase zeigte mit einer bis 295 cc zugenommenen Kapazität. Außerdem wurde nur noch ein rechtsseitiger Miktionsreflux Grad I beobachtet. Das Kind war infektfrei und die Enuresis war verschwunden. Die anticholinergische Behandlung wurde abgebaut nachdem das Kind beschwerdefrei geblieben ist. Trotzdem wurde neulich bei wiederholter Zystometrie eine leicht instabile Blase gefunden mit einem rechtsseitigen Miktionsreflux Grad II und einem linksseitigen Reflux Grad I, mit einem Blasendruck von 40 cm H_2O. Diese Befunde benachdrucken, daß der Reflux ein wechselndes und ein dynamisches Geschehnis ist und daß die Blaseninstabilität den Reflux verschlimmern kann.

Die retrospektive Analyse unserer Serie von Kindern, die urodynamisch und zystographisch untersucht wurden, als auch die vorläufigen Resultate der prospektiven Studie, zeigen daß eine Dysfunktion des vesiko-urethralen Systems die Ursache eines Refluxes sein kann. Deswegen ist das Miktionszystourethrogramm nur geeignet der Reflux zu diagnostizieren, aber für die Behandlung sollen auch die urodynamischen Befunde in Betracht genommen werden.

Literatur

1. Bakker NJ, Griffiths DJ, Scholtmeyer RJ (1985) The concept of vesicoureteral reflux. Urology 25: 98–99
2. Jörgensen TM (1986) Pathogenetic factors in vesico-ureteral reflux. Neurourol Urodyn 5: 153–183
3. Koff SA, Murtagh DS (1983) The uninhibited bladder in children: effect of treatment on recurrence of urinary infection and on vesico-ureteral reflux resolution. J Urol 130: 1138–1141
4. Griffiths DJ, Scholtmeijer RJ (1987) Vesicoureteral reflux and lower urinary tract dysfunction: evidence for 2 different reflux/dysfunction complexes. J Urol 137: 240–244
5. International Reflux Study Committee (1981) Medical versus surgical treatment of primary vesicoureteral reflux: a prospective international study in children. J Urol 125: 277–283
6. Scholtmeyer RJ, Griffiths DJ (1988) Neue Erkenntnisse über die Pathogenese, Diagnostik und Behandlung des vesikoureteralen Reflux. Aktuel Urol (eingereicht zum Druck)

Prof. Dr. R. J. Scholtmeijer
Sophia Kinderziekenhuis
Gordelweg 160
NL-3038 GE Rotterdam

Zur Sicherheit der konservativen Therapie des vesikoureteralen Refluxes

M. Westenfelder, W. Vahlensieck und U. Reinartz

Beim vesikoureteralen Reflux (VUR) kann, abhängig vom Schweregrad, mit einer Spontanheilung von 60–70% gerechnet werden. Über den natürlichen Verlauf der Erkrankung gibt es keine Untersuchungen. Bei Kurzzeit-Antibiotika-Therapie [1] treten in Langzeitverläufen in 21% neue oder progrediente pyelonephritische Narben auf. Das Konzept der konservativen Therapie nutzt die Spontanheilung unter dem Schutz einer antimikrobiellen Langzeitprophylaxe bei gleichzeitiger Mitbehandlung evtl. existenter funktioneller Blasenentleerungsstörungen. Die Sicherheit des konservativen Vorgehens war in publizierten Studien sehr groß [2, 3], die internationale Refluxstudie zeigt bisher etwas geringere Erfolge [4], und in der Alltagspraxis gibt es immer wieder gravierende Therapieversager. Die Sicherheit der konservativen Therapie ist abhängig von:

1. der korrekten Indikationsstellung zur Langzeitprophylaxe,
2. der Zuverlässigkeit der Urinkontrollen,
3. der regelmäßigen Medikation des korrekten Medikamentes und
4. der Therapie evtl. bestehender funktioneller Blasenentleerungsstörungen.

Material und Methode

Um ein realistisches Bild über die Realisierbarkeit einer Langzeitprophylaxe zu bekommen, wurden in einer prospektiven klinischen Studie 33 Mädchen mit rezidivierenden Harnwegsinfektionen bei VUR I. bis III. Grades über 24 Wochen kontrolliert. Die Langzeitprophylaxe erfolgte mit Co-Tetroxacin-Tropfen (0,7/1,75 mg/kg Körpergewicht), wobei einmal wöchentlich der Urin auf seine antimikrobielle Aktivität mit dem Micur-BT-Test kontrolliert wurde. Alle vier Wochen erfolgte eine klinische Urinkontrolle.

Ergebnisse

Die Compliance mit der Medikation war insgesamt schlechter als erwartet. Sie erfolgte nur an 62% aller kontrollierten Tage mit deutlichen Schwankungen zwischen Anfang-, Mittel- und Endzeit. 5 Kinder nahmen ihre Medikamente nie und nur 6 ganz regelmäßig. Als Ursachen der Non-Compliance wurden angegeben: Vergessen der Einnahme, Ausgehen der Medikamente, Abneigung gegen die Medikamenteneinnahme bzw. Antibiotika, Absetzen durch den Hausarzt. Von 4 beobachteten Durchbruchinfektionen mit vollsensiblen E. coli-Keimen trat nur eine unter Medikation auf (s. Tabelle 1, 2).

Tabelle 1. Zuverlässigkeit der Medikamenteneinnahme entsprechend der antimikrobiellen Aktivität

Antimikrobielle Aktivität	1.–24. Woche	62%
alle Kinder	1.– 8. Woche	52%
	17.–20. Woche	76%
	21.–24. Woche	65%
Antimikrobielle Aktivität über Gesamtzeit		
5 Kinder		0%
5 Kinder		1–50%
17 Kinder		51–99%
6 Kinder		100%

Tabelle 2. Vorzeitiges Ende der Langzeitprophylaxe (n = 33)

1. Durchbruchinfektionen	
Durchbruchinfektionen ohne Medikation	3
Durchbruchinfektionen unter Medikation	1!
2. Abbruch durch Eltern	9
3. Abbruch durch Hausarzt	3
4. Nebenwirkungen	0!

Diskussion

Die theoretische Sicherheit der Langzeitprophylaxe ist in der Realität nicht gegeben, sondern von der Mitarbeit von Patienten, Eltern und Ärzten abhängig. Dies muß bei der Indikation zur konservativen Therapie des vesikoureteralen Refluxes mitberücksichtigt werden. Die internationale Refluxstudie scheint zu ähnlichen Ergebnissen zu kommen. In Zweifelsfällen empfiehlt sich der Nachweis der antimikrobiellen Aktivität im Urin, um die Medikations-Compliance zu kontrollieren.

Literatur

1. Lenaghan D, Whitaker JG, Jensen F, Stephens FD (1976) The natural history of reflux and longterm effects of reflux on the kidney. J Urol 115: 738–745
2. Scott JES (1977) The management of ureteric reflux in children. Br J Urol 49: 109–113
3. Edwards D, Nomand TCS, Prescod N et al (1977) Disappearance of reflux during long term prophylaxis of urinary tract infection in children. Br Med J 2: 285–289
4. Olbing H (1987) Chemoprophylaxe der Harnwegsinfektionen beim Kind. Akt Urol 18: Sonderheft 16–18

M. Westenfelder
Urologische Abteilung des Krankenhauses Maria Hilf
D-4150 Krefeld

Nierenentwicklung bei Spina bifida-Kindern mit neurogener Blase und vesiko-renalem Reflux

H. Behrendt, U. Schüürmann, M. Goepel und H. Hirche

Die mit einer Spina bifida einhergehende neurogene Blasenentleerungsstörung birgt das Risiko für eine Schädigung des sich entwickelnden oberen Harntraktes in sich. Mehls und Mitarbeiter (1981) wiesen auf die Bedeutung des Zeitpunktes der Erstinfektion des Harntraktes und des vesiko-renalen Refluxes hin. Ziel der vorgelegten Untersuchung ist es, Störungen der Nierenentwicklung bei Kindern mit neurogener Blase und vesiko-renalem Reflux aufzudecken und kausale Faktoren zu definieren.

Patientengut und Methodik

Die Daten von 37 Spina bifida-Kindern mit neurogener Blasenentleerungsstörung und vesiko-renalem Reflux im Alter von 2½ bis 19½ Jahren (im Mittel 9,3 Jahre) kamen zur Auswertung. 25 Kinder hatten einen einseitigen, 12 einen bilateralen Reflux.

Im Rahmen der durchgeführten Längsschnittuntersuchung wurden drei Zeitpunkte (a, b, c) zur Datenerhebung festgelegt (a = Erstvorstellung, 6–8 Wochen; b = Daten anläßlich einer Verlaufskontrolle, mittleres Alter 4,5 Jahre; c = aktuell erhobene Daten, mittleres Alter 9 Jahre). Zu allen drei Zeitpunkten erfolgten Urogramm und MCU, zum Zeitpunkt b und c urodynamische Kontrollen, zum Zeitpunkt c zusätzlich eine Chrom-^{51}EDTA-Clearance sowie ein DMSA-Uptake. Serologische Kontrollen der Nierenfunktion sowie Harnkontrollen erfolgten zusätzlich regelmäßig. Das Nierenwachstum wurde kontrolliert durch exakte Ausmessung der Nierenparenchymdicke und Planimetrie der Nierenfläche entsprechend der von Claesson und Mitarbeitern (1980) angegebenen Methode. Die Auswertung der erhobenen Befunde erfolgte durch die Erstellung von Regressionsgraden für die Nierenparenchymfläche, DMSA-Uptake und die funktionelle Nierenparenchymfläche.

Resultate

Planimetrierte Nierenparenchymfläche: Beim Vergleich mit der Normgeraden zeigt sich, daß die Regressionsgrade für die rechte Niere genau im Vertrauensbereich der Normgeraden liegt. Diese Niere scheint sich bezüglich der planimetrierten Nierenparenchymfläche weitgehend normal entwickelt zu haben. Auf der linken Seite liegen alle Werte unter der Normgeraden. Die geringere Steigerung der Regressionsgerade weist auf eine schlechtere Entwicklung der Nieren mit steigendem Alter hin.

Funktionelle Nierenparenchymfläche (= rechnerischer Wert aus planimetrierter Nierenparenchymfläche, Chrom-EDTA-Clearance und DMSA-Uptake): Im Vergleich zu den Regressionsgeraden für die planimetrierte Nierenparenchymfläche haben die Regressionsgeraden für die funktionelle Nierenparenchymfläche eine deutlich geringere Steigung. Daraus ist eine zunehmende Nierenfunktionsschädigung im Laufe der Zeit erkennbar.

Ursachen der gestörten Nierenentwicklung:

- Erstes Auftreten eines Harnwegsinfektes: Die Entwicklung der planimetrierten Nierenparenchymfläche zeigte einen eindeutigen Zusammenhang mit dem ersten Auftreten eines Harnwegsinfektes. Je früher ein Harnwegsinfekt auftrat, so geringer war auch die Nierenparenchymfläche. ¾ aller Patienten mit geschädigten Nieren hatten symptomatische Harnwegsinfekte. Im Gegensatz hierzu hatten mehr als 50% der Patienten mit regelrechter Nierenentwicklung immer nur asymptomatische Infekte.
- Erstes Auftreten eines vesiko-renalen Refluxes: Die planimetrierte Nierenparenchymfläche war um so geringer, je früher die Diagnose eines vesiko-renalen Refluxes gestellt wurde. Das gilt gleichermaßen für die rechte wie die linke Niere zu allen drei Untersuchungszeitpunkten; d.h., eine frühere Schädigung konnte im Verlauf der Behandlung nicht mehr entsprechend kompensiert werden.
- Blasenauslaßwiderstand: Mit Zunahme des Blasenauslaßwiderstandes kommt es zu einer zunehmenden Beeinträchtigung der Nierenfunktion. Etwa ab einem Auslaßwiderstand von 50 cm H_2O wird die Funktionsszintigraphie pathologisch, d.h. geringer als 45% für eine Niere.

Diskussion

Die in der vorgelegten Untersuchung präsentierten Daten belegen, daß es bei Spina bifida-Kindern mit neurogener Blasenentleerungsstörung und vesiko-renalem Reflux zu einer zwar diskreten, aber eindeutig nachweisbaren Beeinträchtigung des Nierenwachstums und der Nierenfunktion kommt. Als wesentliche pathogenetische Faktoren lassen sich der Zeitpunkt des Erstauftretens der Harntraktinfektion sowie des vesiko-renalen Refluxes und die Höhe des Blasenauslaßwiderstandes definieren. Die urologische Betreuung von Spina bifida-Kindern muß diesen Punkten besondere Aufmerksamkeit schenken.

Literatur

Claesson J, Jacobsson, Olsson, Ringertz (1980) Renal length and parenchymal thickness and area in normal children. Acta Radiol Diagn

Mehls O, Klare B, Müller-Wiefel DE (1981) Harntrakterstinfektion und Refluxentwicklung bei Spina bifida. Urologe B 21: 161-165

Prof. Dr. H. Behrendt
Komm. Leiter der Urologischen
Universitätsklinik
Hufelandstr. 55
D-4300 Essen 1

Paraureterale Divertikel als Ursache rezidivierender Harnwegsinfekte im Kindesalter

W.-D. Miersch, R. M. Schaefer und P. Brühl

Bei der Abklärung rezidivierender und therapieresistenter Harnwegsinfektionen im Kindesalter wird an das im Einzelfall ursächlich paraureterale Divertikel oft nicht gedacht. Zunächst wird im Zeitalter der Sonographie, insbesondere bei sich regelrecht darstellenden oberen Harnwegen auch nicht geröntgt. Andererseits kann das dorsolateral des Ureterostiums liegende Divertikel [4] im Ausscheidungsurogramm vom Blasenschatten überdeckt werden.

Hier zwei exemplarische Kasuistiken:

Simone hatte etwa ab dem 4. Lebensjahr rezidivierende, nicht fieberhafte Harnwegsinfektionen mit begleitender sekundärer Enuresis, die über 2 Jahre mit allen gängigen Chemotherapeutika behandelt wurden. Nachdem im 6. Lebensjahr die Reizblase in immer kürzeren Zeitabständen auftrat, erfolgte die Überweisung in das Radiologische Institut zur Durchführung eines Urogrammes. Hierbei konnte kein sicher pathologischer Befund erhoben werden.

Bei Fortdauer der Infektproblematik wurde das Kind erst im 14. Lebensjahr zum Urologen überwiesen. Wiederum war das Urogramm unauffällig. Im Zystogramm kann auch kein pathologischer Befund in der AP-Aufnahme gesehen werden. Unter der Miktion, besonders deutlich während der Schlußphase der Miktion, stellt sich links ein paraureterales Divertikel mit refluxivem Harnleiter dar. 8 Wochen nach operativer Einstülpung des Divertikels entsprechend dem Vorgehen nach Lich-Grégoir kam es zur völligen Beschwerdefreiheit.

Auch bei Tanja seit dem 3. Lebensjahr rezidivierende Harnwegsinfektionen. Immer wieder Arztbesuche und antibiotische Behandlung. Trotz Einsatz modernster Wirkstoffe jeweils nur kurzfristige Keimfreiheit des Harns und Rückgang der Leukozyturie. Im Urogramm wurde diese Veränderung zunächst nicht gewertet (Abb. 1). Im 5. Lebensjahr erfolgte die erste urologische Untersuchung. Die Diagnose eines paraureteralen Divertikels konnte im MCU eindeutig und rasch gestellt werden. Auch hier Versenkung des Divertikels im Rahmen einer Operation nach Lich-Grégoir, die zur Symptomfreiheit führte.

Die Vergesellschaftung paraureteraler Divertikel mit Enuresis und Infektion und auch Reflux ist nicht selten [2, 3, 5]. Atwell und Allen [1] postulieren 1980 eine Beziehung zwischen solchen Divertikeln, Reflux und Doppelbildungen der Harnwege und versuchten, sie mit einer Erblichkeitsstudie zu belegen.

Beim MCU gelingt am besten die Beurteilbarkeit der Größe, der Lokalisation sowie der Entleerung eines Divertikels und auch gleichzeitig die Diagnose eines eventuellen Refluxes. Durch das Divertikel verursachte urodynamische Effekte können mitbeurteilt werden [3, 6]. Im Einzelfall kann ein Divertikel zur Kompression der Urethra mit akuten Harnverhalt führen [7, 8]. Beim standardisierten Miktionscysturethrogramm sollte über den Monitor insbesondere die Endphase der Miktion beobachtet werden. Deutlich wird hier, daß bei prallgefüllter Blase die paraureteral gelegenen Divertikel vom Kontrastmittel der Blase überlagert und damit nicht zu erkennen sind. Erst nach Miktion bei nur noch mäßig gefüllter Blase sieht man die Veränderungen deutlich (Abb. 2).

Die Endoskopie ist von sekundärer Bedeutung, da die meist engen Divertikelhälse oft nicht gesehen werden. Der rezidivierende Infekt mit oder ohne Reflux oder obstruktive Folgen im Einzelfall sind alleinige Indikation zum operativen Vorgehen. Hier bevorzugen wir die Methode nach Lich-Grégoir mit Versenken des Divertikels.

Literatur

1. Atwell JD, Allen NH (1980) Die Beziehung zwischen paraureteralem Divertikel, vesikoureteralem Reflux und Doppelniere: eine Erblichkeitsstudie. Akt Urol 11: 135–141
2. Barrett DM, Malek RS, Kelalis PP (1976) Observations on vesical diverticulum in childhood. J Urol 116: 234–236
3. Greinacher I, Straub E (1972) Zur Röntgendiagnostik der Blasendivertikel. Monatsschr Kinderheilkd 120: 425–429
4. Hutch JA (1961) Saccule formation at the ureterovesical junction in smooth walled bladder. J Urol 86: 390–399

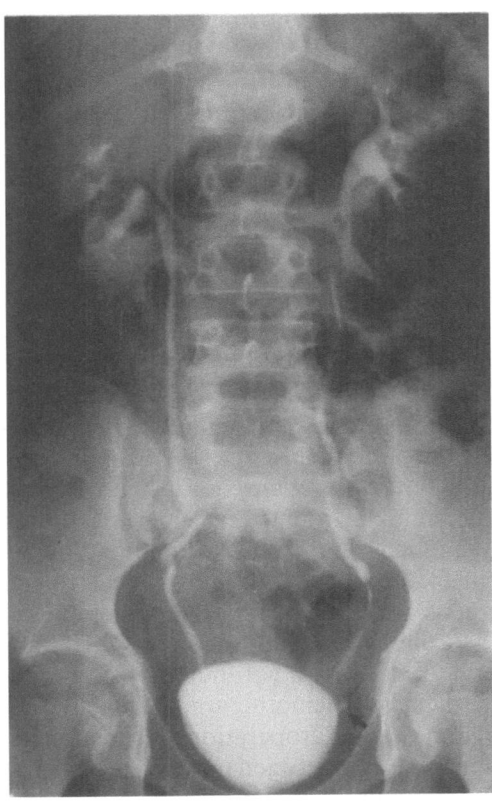

Abb. 1. Urogramm bei paraureteralem Divertikel links

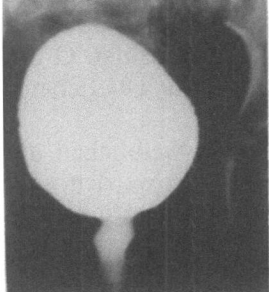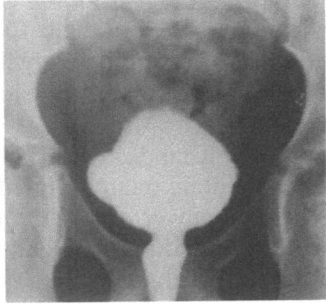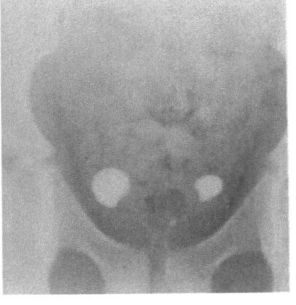

Abb. 2. Deutliche Darstellung der paraureteralen Divertikel erst in der Endphase der Miktion

5. Johnston JH (1960) Vesical diverticula without urinary obstruction in childhood. J Urol 84: 535–538
6. Moormann JG, Laubenberger T, Sökeland J (1969) Die röntgenologische Darstellung des paraureteralen Blasendivertikels im Kindesalter. Urologe 8: 152–156
7. Taylor WN, Alton D, Toguri A, Churchill BM, Schillinger JF (1979) Bladder diverticula causing posterior urethral obstruction in children. J Urol 122: 415
8. Verghese M, Belman AB (1984) Urinary retention secondary to congenital bladder diverticula in infants. J Urol 132: 1186–1188

Dr. med. W.-D. Miersch
Urologische Universitätsklinik Bonn Venusberg
Sigmund-Freud-Str. 25
D-5300 Bonn 1

Kinderurologie 1987

R. Hohenfellner

2000 Publikationen innerhalb der letzten 30 Jahre zum Thema *vesikorenaler Reflux* zeigen das ungebrochene Interesse, nicht zuletzt aber auch die alte Kontroverse konservative oder operative Therapie. Zunächst aus der Grundlagenforschung: Beim Neugeborenen finden sich etwa 1 Mill. intakter Nephrone mit langer Henle'scher-Schleife. Die medullocorticalgerichtete Entwicklung aktiviert in den folgenden 3 Monaten die restlichen Nephrone. Drucksteigerungen und Entzündungen gefährden besonders in dieser Lebensphase den Entwicklungsprozeß, deshalb Druckentlastung und medikamentöse Therapie, die vor allem in dieser Periode funktionsverbessernd sind. Insbesondere elektronenmikroskopische Untersuchungen deuten freilich darauf hin, daß der Refluxnephropathie ein früher kongenitialer Defekt zugrunde liegt, mit dem Reflux assoziierte renale Dysplasie primitiver Tubuli und noch nicht geklärter Lakunenbildung, auf die erst sekundär der Infekt aufgepfropft wird. Beetz ging der Ursache banaler Harnwegsinfekte nach erfolgreicher Antirefluxoperation bei 1000 Patienten nach und fand in einem signifikant hohen Prozentsatz einen sogenannten fehlenden „bladder defense" Mechanismus mit dadurch bedingter bakterieller Schleimhautadhärenz als Ursache [2, 20]. In Weiterverfolgung ihrer 1960 begonnenen prospektiven randomisierten Studie konservativ behandelter Refluxpatienten mußte Mrs. Smellie enttäuscht feststellen, daß 30% aller Kinder mit bis dahin normalen Nieren zwischen dem 5. bis 10. Lebensjahr pyelonephritische Veränderungen entwickelten [22]. Eine Feststellung, die den auch mit der Erwachsenenurologie Befaßten nicht sonderlich überrascht [23]. Aus der internationalen Refluxstudie – Olbing – Grad III und IV Refluxe randomisiert prospektiv konservativ oder operativ und konservativ behandelt, zeigten sich bislang keine Unterschiede hinsichtlich der pyelonephritischen Veränderungen in beiden Gruppen. Signifikant höher jedoch die Anzahl der Patienten mit rezidivierenden, hoch fieberhaften pyelonephritischen Harnwegsinfekten in der konservativen Gruppe, die zur Operation zwang [13].

Während des SPUS-Meetings 1987 in Knokke berichteten O'Donell, Schulman und Woodard über weitere klinische und experimentelle Erfahrungen mit der suburetralen Teflon-Injektion zur Behandlung des vesikorenalen Refluxes, wobei in Abhängigkeit vom Refluxgrad in bis zu 85% bei durchschnittlich 2jähriger Beobachtungszeit Refluxfreiheit erreicht werden konnte [10, 16, 21, 24].

Aus der Onkologie

Von 313 Kindern in der deutschen *Wilms-Tumor*-Studie überlebten 81% nach Einführen des Vincristins in Ergänzung zum Actinomycin-D rezidivfrei bis zu 80 Monate [4]. Bei international vergleichbarer Erfolgsstatistik finden sich deutliche Unterschiede zwischen der amerikanischen NWTS- und der deutschen CPO-Statistik. Während das europäische Konzept die initiale Tumorverkleinerung durch Chemo- oder auch „Low dose"-Radiotherapie in den höheren Stadien bevorzugt, um nach erfolgter Responsekinetik radikal oder organerhaltend zu operieren, galt die Empfehlung der NWTS III: primäre bilaterale Exploration ggf. nur Biopsie bei Inoperabilität, danach Chemotherapie, danach Chemotherapie und Sekundäroperation. Kelalis lenkte das Augenmerk auf die sogenannte „europäische Strategie", die nunmehr in der NWTS IV Eingang finden dürfte, ein zweifellos historisches Ereignis [8].

Die lang andauernde Kontroverse Lymphadenektomie oder keine Lymphadenektomie bei paratestikulären *Rhabdomyosarkomen* scheint zugunsten der „wait and see" Strategie für die Stadien I und II entschieden, zumindest ergab sich in beiden Gruppen kein Unterschied hinsichtlich der Überlebenszeit [17].

Da die Rhabdomyosarkome des weiblichen äußeren Genitale relativ schnell entdeckt werden, sind bei konservativer organerhaltender Operationstechnik in Verbindung mit der Chemotherapie ausgezeichnete Ergebnisse zu erwarten.

Das Zentrum des Tornados der Rhabdomyosarkome liegt jedoch im Bereiche des Blasenbodens und der Prostata bei initial oft fehlender Unterscheidungsmöglichkeit, dementsprechend können nur etwa 30% dieser Sarkome durch Blasenteilresektion beseitigt werden.

Tumorvolumen, Lokalisation, Histologie und Immunhistochemie sind wichtigste prognostische Faktoren. In der Strategie hat sich der Zeitraum für die zusätzliche Radiotherapie nach initialer Chemotherapie auf 4 bis maximal 6 Wochen reduziert, entsprechend der Responsekinetik der Volumenreduktion pro Zeiteinheit wird eine organerhaltende Operation angestrebt.

Die Problematik wird am Beispiel eines primär inoperablen Rhabdomyosarkoms des Blasenbodens deutlich. Bei klinisch und radiologischer Tumorfreiheit (komplette Rückbildung im CT) ergab die Blindpunktion dennoch vitales Tumorgewebe. Zusammenfassend haben „CT-Responder" dennoch ein hohes Resttumorrisiko.

Andererseits führt komplette Rückbildung nach Bestrahlung häufig zur Ausbildung einer Schrumpfblase und trotz „guter" Histologie und damit stadienabhängiger guter Prognose in über 80% zum späteren Organverlust.

Die Frage nach einem Wandel der Strategie Chemotherapie ad superfraktionierter Radiotherapie bei Nicht-Respondern und sofortiger radikaler Chirurgie mit entweder kontinenter Harnableitung oder Blasensubstitution blieb am Ende des von Herrn Mildenberger in Hannover ausgezeichnet organisierten RMS Sympos. offen.

Hodenretention

Aus Dublin eine Studie über 252 persönlich von O'Donell operierte und 107 im Hinblick auf die Fertilität nachuntersuchte Patienten. Ergebnis: Nicht der Zeitpunkt der Operation frühe oder späte Orchidopexie (7. bis 13. Lebensjahr), sondern die ursprüngliche Position des Hodens war entscheidend. Patienten mit bilateralen nicht palpablen Hoden blieben trotz Orchidopexie infertil, einseitig palpable hingegen waren fertil, unabhängig vom Operationszeitpunkt. Interessant: ähnlich wie bei der Hypospadie trotz gutem kosmetischen Ergebnis und in diesem Falle normaler Fertilität sind nur ein Drittel der Patienten verheiratet, somit kein typisches irisches Ereignis [11].

Hypospadie

Blasenschleimhauttransplantate zum langstreckigen Harnröhrenersatz von Hua finden nunmehr weltweite Anwendung [7]. Wird eine 20%ige Schrumpfungstendenz bei der Graftentnahme einkalkuliert und der meatus-gerichtete Anteil durch ein Vorhauttransplantat ersetzt, so sind die Langzeitergebnisse übereinstimmend ausgezeichnet, dies wird durch Ergebnisse von Oesch belegt [12]. Der meatus-gerichtete Präputialflap verhindert vor allem den Mukosaschleimhautprolaps des Grafts [18]. Freie drei oder vier Zehntel Spalthauttransplantate aus Oberarm, Oberschenkel oder Gesäß entnommen geben ausgezeichnete kosmetische Spätresultate. Durch vorherige Innenrotation der Schwellkörper mit und ohne diamantförmiger Tunicaexzision nach Ransley wird die Korrektur der Peniskurvatur bei der Epispadie erreicht [19]. Das gleiche Verfahren eignet sich in Kombination mit dem vorgenannten zur Korrektur hypospadischer Krüppel.

Sinus urogenitalis

Reduziert man die komplizierte Sinusnomenklatur auf die urologische relevante Problematik kompetenter innerer Blasenmund und vorhandene funktionelle Harnröhre und fehlender innerer Blasenmund und inkompetente Harnröhre, so zeigt eine Analyse auch der von sagittal her nach Pena operierten Fälle eine hohe Mißerfolgsrate beim Versuch der Rekonstruktion aus Sinusanteilen oder durch Blasenhalsraffung [14]. In Verbindung mit der bei hoher rektaler Sinusinsertion nur schwer zu erzielenden analen Kontinenz liegen hier die offenen und ungelösten Probleme der rekonstruktiven Urologie, die noch der Lösung harren [5].

Eine bemerkenswerte Innovation auf diesem Gebiete von Mitchell zunächst im Tierexperiment, dann an einer kleinen Gruppe von Patienten mit schweren Spaltmißbildungen angewandt, die Deckung von Blasenwanddefekten durch Antrumanteile des Magens [15]. Aufgrund der Länge des Gefäßstieles wahrscheinlich nur bei Säuglingen und Kleinkindern anwendbar, auch für Niereninsuffiziente möglicherweise geeignet durch den aktiven H-Ionentransport.

Abschließend die viel erörterte Frage nach der Chance einer *kontinenten Harnableitung* beim wachsenden Organismus. Spätergebnisse von Ein mit dem Darm-Kock-Pouch über 10 Jahre zeigen wie beim Kock-Harnreservoir eine Nippelrevisionsrate in den ersten postoperativen Monaten von 20%, um danach stabil zu bleiben [3]. Somit wird das Verfahren von Kinderchirurgen als kontinentes Darmreservoir empfohlen. Es gibt nur wenig Erfahrung mit der kontinenten Harnableitung bei Kindern – im eigenen Krankengut 12 bei 2 Revisionen ohne ileozökale Intussuszeption und 0 mit ileozökaler Intussuszeption. Insgesamt wurde das kontinente Nabelstoma bei Teenagern als kosmetisch tragbar akzeptiert [6].

Erste Untersuchungen der primären Blasenaugmentation bei *Blasenexstrophie* und kleiner Blasenplatte initial nicht verschließbar deuten auf die Möglichkeit der Fortsetzung Arap's Konzept mit nicht-tubularisierten Dickdarmanteilen, die damals an den hohen Druckwerten scheiterte [1].

Eine berufspolitische Schlußbetrachtung, die besonders in den Vereinigten Staaten weitgehend erfolgte, Separation der Kinderurologie in Form eigener Departments und Divisionen, sollte, im Hinblick auf die Notwendigkeit Kinder bis ins Erwachsenenalter weiter zu beobachten, um aus den Mißerfolgen Rückschlüsse zu ziehen, nicht ohne sorgfältige Analyse übernommen werden.

Literatur

1. Arap S, Giron MA, de Goes GM (1980) Initial results of the complete reconstruction of bladder exstrophy. Urol Clin North Am 7: 477-491
2. Beetz R (1987) Langzeitverlauf von Harnwegsinfektionen und Nierenparenchymveränderungen nach Antirefluxoperation. 21. annual meeting of the European Society for Pediatric Nephrology, 3-5 Sept, Budapest, Pediatr Nephrol Suppl
3. Ein SH (1987) A ten-year experience with the pediatric Kock Pouch. J Pediatr Surg 8: 764-766
4. Gutjahr P (1987) Wilms-Tumor-Auswertung 1981-1987 der Gesellschaft für Pädiatrische Onkologie, Mainz
5. Hendren H (1987) Urogenital sinus anomalies. VII. Int symposion in pediatric urology, Freiburg. Persönliche Mitteilung
6. Hohenfellner R, Alken P, Jacobi GH, Riedmiller H, Thüroff JW (1987) „Operative Technik" Mainz-Pouch mit ileozökaler Intussuszeption und umbilikalem Stoma. Akt Urol 18: I-IV
7. Hua M (1981) One stage bladder mucosa flap urethoplasty for hypospadias repair. Chin Med J (Engl) 94: 157-160
8. Kelalis PP (1986) Wilms tumor. J Urol 135: 989-990
9. Mildenberger (1987) Int symposium of soft tissue sarcomas in childhood. Hannover, June 18-19. Persönliche Mitteilung
10. O'Donell B (1987) Endoscopic correction of reflux in grades IV and V. Soc of Pediatric Urological Surgeons, 25-27 June, Knokke, Brussels
11. O'Donell (1987) Persönliche Mitteilung
12. Oesch I (1987) Die urethrale Rekonstruktion mit freiem Blasenmucosatransplantat. Akt Urol (im Druck)
13. Olbing H, Tamminen-Möbius T, Hirche H (1987) Recurrences of urinary tract infection in children with vesico-ureteral reflux under medical respective after surgical management in the international reflux study in children (IRSC). Persönliche Mitteilung
14. Pena A (1987) Dialogues in pediatric urology
15. Piser JA, Mitchell ME, Ring RC, Kennedy HA, McNulty A (1987) Gastrocytoplasty and colocystoplasty in canines: The metabolic consequences of acute saline and acid loading. Persönliche Mitteilung
16. Puri P, O'Donnell B (1984) Treatment of vesicoureteric reflux by endoscopic injection of teflon. Br Med J 289: 7-9
17. Quesada EM, Diez B, Silva M, Sackmann Muriell F (1986) Paratesticular rhabdomyosarcoma in children. J Urol 136: 303-304
18. Ransley PG, Duffy PG, Oesch IL, Hoover D (1986) Autologous bladder graft for urethral substitution. Br J Urol 58: 331-333
19. Ransley PG (1986) Caverno-cavernostomy and corporal rotation in epispadias repair. 55th annual meeting of the American Academy of Pediatrics, Section on Urology, Washington, November 1-3
20. Schofer O, Ludwig K-H, Mannhardt W, Beetz R, Zepp F, Schulte-Wissermann H (1987) Antibacterial capacity of buccal epithelial cells from healthy donors and children with recurrent urinary tract infection. Eur J Pediatr (im Druck)
21. Schulman CC (1987) Soc of Pediatric Urological Surgeons, 25-27 June, Knokke, Brussels. Persönliche Mitteilung
22. Smellie JM, Ransley JM, Normand PG, Presco N, Edwards D (1985) Development of new renal scars: A collaborative study. Br J Urol 290: 1957-1960
23. Thüroff JW, Altwein JE, Marberger M, Hartmann I, Hohenfellner R (1979) Der primäre vesiko-ureterale Reflux im Erwachsenenalter. Akt Urol 10: 329-339
24. Woodard JR (1987) Studies on suburetic injection of teflon in primates. Society of Pediatric Urological Surgeons, 25-27 June, Knokke, Brussels
25. Dialogues in Pediatric Urology vol 10 No 1 1987

Prof. Dr. R. Hohenfellner
Direktor der Urologischen Klinik
Langenbeckstr. 1
D-6500 Mainz

Operative Techniken

Topik, Morphologie und Operation der Nebennieren-Malignome, Begründung und Beleg urologische Teilhabe

A. Sigel, J. Weissmüller und W. Hohenberger

Die Topik der Nebennieren-Malignome

Die Topik der Nebennieren-Malignome betrifft das Retro- wie das Intraperitoneum. Retroperitoneal sind oft einbezogen die seitenzugehörige Niere, der Nierengefäßstiel, Vena cava und Aorta, Duodenum und Pankreasschwanz. Intraperitoneal sind es Leber und Milz, selten Mesenterium und Dünndarm (Abb. 1).

Die Urologische Teilhabe

Die Urologische Teilhabe begründet sich mit der Erfahrung in transabdominalem Umgang mit der Tumor-Nephrektomie und der retroperitonealen Lymphadenektomie ausgedehnter testikulärer Metastasen (N 2-N 4), außerdem auch in der mitunter schwierigen Unterscheidung zwischen Nieren- und Nebennieren-Tumor. Der chirurgische Anspruch ist letztlich der größere, weil der Allgemeinchirurg vor der Mitentfernung einer Niere nicht notwendig aufgibt, während der Urologe vor der Teilresektion der Leber und der Intestina aufgeben muß. Wo beide Fächer fachlich und persönlich freundschaftlich verbunden sind, unter einem Dach, erreichen sie innerhalb des Möglichen das Beste.

Organübergreifender Operationsplan

Malignome der Nebenniere haben einen Durchmesser von 6-35 cm (Abb. 2). Die so tumorös veränderte retroperitoneale Topik zwingt den Operateur im voraus zu durchdenken, was er zu erwarten hat. Hat der linksseitige Tumor Milzstiel und Pankreasschwanz infiltriert, so muß beides en bloc mitentfernt werden. Ist die Milz hingegen nicht beteiligt,

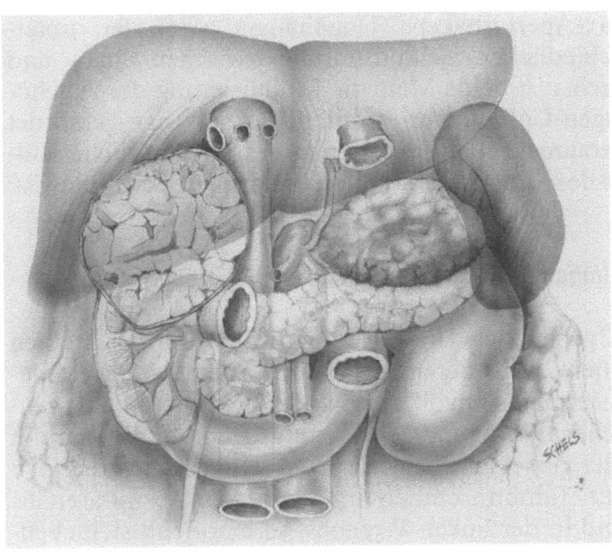

Abb. 1. Das Malignom der re. Nebenniere tangiert oder infiltriert die V. cava, die V. suprarenalis, die Capsula fibrosa der Niere, fallweise Leber, Zwerchfell, Lebervenen, Mesenterialwurzel. Das Malignom der li. Nebenniere betrifft fallweise Milz, li. Niere, Pankreasschwanz und Mesocolon

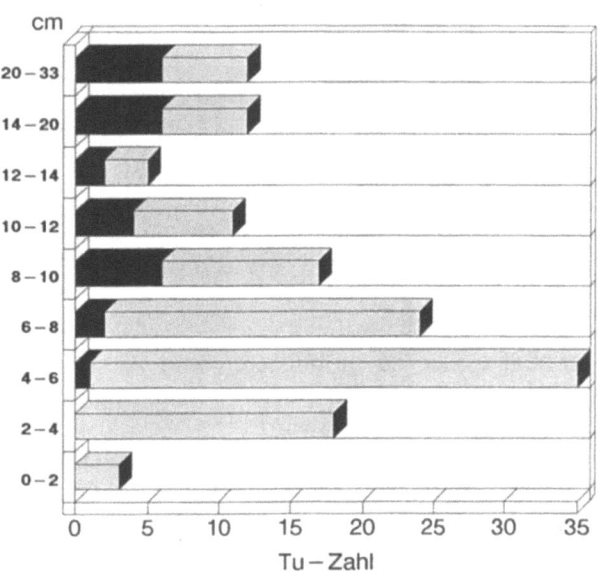

Abb. 2. Darstellung der Größenverhältnisse von 137 operierten Tumoren der Nebenniere (n = 110; ■ maligne = 27; □ alle = 110)

Tabelle 1. Notwendige Erweiterungen der Operation maligner Tumoren der Nebenniere

Mitresektion anderer Organe bei Nn-Malignomen n = 27 (Chir. u. Urol. Univ.-Kl. Erlangen-Nürnberg 1969–1986)	
Seitenzugehörige Nephrektomie	10×
Splenektomie	6×
Leberteilresektion	3×
Pankreasteilresektion	1×
Dünndarmteilresektion	2×
Zwerchfell mit li. Lungenunterlappen	1×
	17×

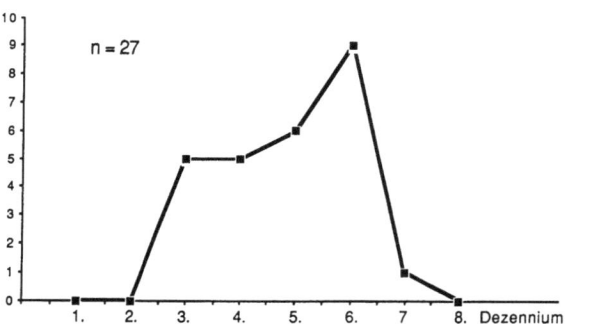

Abb. 3. Die Morbidität der Nebennieren-Malignome beginnt im 2. Dezenium und kulminiert im siebten

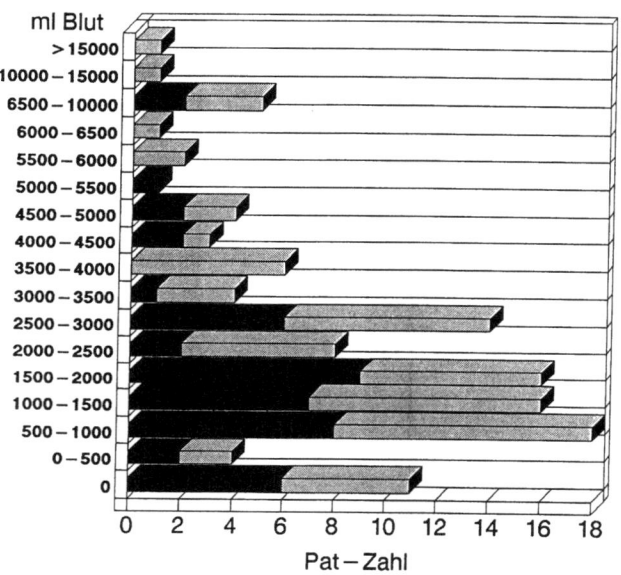

Abb. 4. Blutersatz bei insgesamt 115 Exstirpationen der Nebenniere, darunter 29 Malignome, zu 41% in urologischen, zu 59% in chirurgischen Händen. Zeit 1969–1987 (■ Uro. = 48; ☐ Chir. = 67)

so genügt es, sie zu mobilisieren und zu schonen, damit die atraumatische Devaskularisierung des tumorösen Organs möglich wird.

Ist der rechtsseitige Tumor mit dem Gefäßstiel der Niere verlötet, so geht die rechte Niere notwendig verloren. Ist er nur verklebt mit der Capsula fibrosa, so kann subcapsuläre Auslösung aushelfen. Ist der Tumor mit der Hinterfläche der Leber verlötet oder gar infiltriert, wird eine Leberteilresektion notwendig. Kollision mit dem Duodenum kann eine schwierige Teilexzision aus dem Zwölffingerdarm erfordern. Tabelle 1 informiert über Art und Häufigkeit der Mitresektion einbezogener Nachbarorgane. Abbildung 3 informiert über die Alters-Morbidität.

Blutverlust als Maßstab des Schwierigkeitsgrades

Gleichsam schlüsselhaft ist das operative Problem zu erkennen an dem durchschnittlich hohen Blutverlust der tumorösen Adrenalektomie (Abb. 4). Speziell diese Erfahrung ist es, welche primär eine zentral-caval orientierte Operationstechnik verlangt. Gemeint ist damit, daß die Operationstechnik nicht von peripher nach zentral vorgeht, sondern umgekehrt, zuerst den Tumor zentral devaskularisiert, d.h. die Seitenwege der V. cava initial in den Griff bekommt, das sind die V. suprarenalis, die subhepatischen Lebervenen und (fallweise) die V. renalis. Weil Nebennieren-Malignome selten sind, verteilen sie sich auf lange Zeit, damit auf viele Operateure, was die Einzelerfahrung klein hält und sich auch im Maß des Blutersatzes zeigt. Bessere theoretische Vorbereitung könnte weiterhelfen, dies ist auch der Zweck unserer Übersicht.

Zugangswege

Das Erfordernis der primär zentralen Handhabung vorwiegend aus Gründen des intraoperativen Blutverlustes, wie auch aus cancerologischer Überlegung der Tumorzell-Aussaat ist bei rechtsseitigem Tumor nur zu erfüllen mittels des abdomino-thorakalen Zweihöhlenschnittes. Bei linksseitigen Tumoren genügt der abdominale Zugang mit großen Thorax-Aperturhaken. Unabhängig von der unterschiedlichen Schnittführung zwischen links und rechts ist beide Male die Mobilisierung der zugehörigen Colonflexur erforderlich. Platzenge gefährdet atraumatisches Präparieren und die natürliche Hülle des Tumors, der oft von breiartiger Konsistenz ist.

Umgang mit einbezogenen Nierengefäßen

Ergeben sich Hinweise auf Infiltration der rechten Niere, so ist deren vorgehende arterielle Devaskularisierung sinnvoll, dies indem die A. renalis zwischen Cava und Aorta aufgesucht und vorläufig hier abgeklemmt wird. Sind Hinweise vorhanden auf Tumorthromben in der linken V. suprarenalis und in der linken V. renalis, so empfiehlt sich ebenfalls deren Freilegung mediocolisch, was von hier leichter geschieht als von laterokolisch.

Inoperabilität

Inoperabilität gibt es, wenngleich nicht oft. Sie erweist sich in der Durchsetzung der Mesenterialwurzel, Ummauerung des Truncus coliacus und Infiltration des Duodenums und der Hinterwand des Magens.

Ergebnisse und Prognose

Die 5 J. Überlebensrate kann 40% erreichen. Künftige Besserung müßte sich auf vorverlegte Diagnostik stützen und auf Polychemotherapie. Detailliertere Beschreibung und Bebilderung der Topik und der operativen Schritte samt Literaturbezüge und Heilungsraten demnächst in Urologe A.

Prof. Dr. A. Sigel
Vorstand der Urologischen Klinik
Krankenhausstr. 12
D-8520 Erlangen

Ist die Harnröhrenschlitzung noch sinnvoll? Spätergebnisse nach Harnröhrenschlitzung

B. Wahlländer, R. Riedl und R. Tauber

Nach wie vor wird diskutiert, welche Faktoren zur Entstehung unkomplizierter rezidivierender Harnwegsinfekte bei der Frau beitragen. Ziel der vorliegenden retrospektiven Studie war es, den kurativen Stellenwert der Harnröhrenschlitzung nach Otis zu überprüfen.

Von 1980 bis 1983 führten wir bei 222 Patientinnen im Alter von 18 bis 60 Jahren (Durchschnittsalter 38 Jahre) mit rezidivierenden Harnwegsinfekten bei nachgewiesener Harnröhrenenge < 24 Charr. eine Harnröhrenschlitzung nach Otis durch.

Die Harnröhrenschlitzung wird an unserer Klinik bei 11 Uhr und 1 Uhr bis 40 Charr. durchgeführt, ein Dauerkatheter wird für einen Tag gelegt. Anschließend 6wöchige Nachbehandlung bei 1mal wöchentlicher Bougierung bis 24 Charr.

Die Nachuntersuchung fand im Frühjahr 1987 statt. 81 Patientinnen mußten wegen komplizierender Erkrankungen aus der Studie ausgeschlossen werden. Von den verbleibenden 141 Patientinnen konnten wir 116 nachuntersuchen. Die Nachuntersuchung bestand aus einem standardisierten Fragenbogen mit 30 Fragen. Die anamnestischen Angaben wurden durch Rückfragen bei den Hausärzten und Befunde von weiterbehandelnden Urologen komplettiert. Wir führten eine Harnröhrenkalibrierung mittels Bougie á boule, eine bakteriologische Untersuchung des K-Urins durch und bestimmten sonographisch den Restharn.

Subjektiv beurteilten 63% der Patientinnen das OP-Ergebnis als erfolgreich. Weitere 16% waren mit dem Ergebnis teilweise zufrieden, 21% waren nicht zufrieden. Bei weiterer Differenzierung stellte sich heraus, daß die subjektive Zufriedenheit nur teilweise der Beschwerdefreiheit entsprach, hier gaben 51% an, seit OP gänzlich beschwerdefrei gewesen zu sein. 33% fühlten sich teilweise beschwerdefrei, wobei die infektfreien Intervalle länger geworden waren und die Infektrate von durchschnittlich 6 pro Jahr auf 2 pro Jahr abgenommen hatte. 16% waren unverändert. Komplikationen wie Inkontinenz oder Nachblutung traten nicht auf. Eine Patientin mußte wegen einer Restrikturierung erneut operiert werden. Die Harnröhrenkalibrierung ergab bei allen Patientinnen Werte von 27 Charr. und mehr. Sonographisch konnte in allen Fällen eine restharnfreie Blasenentleerung dokumentiert werden (Tabelle 1).

Korreliert man die subjektiven Angaben der Patientinnen mit dem objektiven mikrobiologischen Befund, fand sich zum Zeitpunkt der Nachuntersuchung bei insgesamt 11% eine Bakteriurie, wobei 3% der Patientinnen mit dem OP-Ergebnis zufrieden und subjektiv seither völlig beschwerdefrei waren. Es fanden sich ausschließlich Darmkeime (Tabelle 2). Bei therapieresistenten Harnwegsinfekten konnte in 3% der Fälle der Nachweis von Chlamy-

Tabelle 1

Beschwerdebild (subjektiv)	(%)	OP-Ergebnis (subjektiv)	(%)
Beschwerdefrei seit OP	51	Sehr gut	63
Teilweise beschwerdefrei	33	Mäßig	16
Unverändert	16	Schlecht	21

Tabelle 2. Postoperative Infektrate

Symptomatischer HWJ	8%
Asymptomatischer HWJ	3%
Infektfrei	89%
(Chlamydiennachweis	3%)

Tabelle 3. „Cystitis" nach GV (26/116 Pat.)

Beschwerdefrei seit OP	32% (8)
Unverändert	68% (18)

dien erbracht werden. Als weiterer Aspekt wurde eine mögliche Interaktion zwischen einer oralen Kontrazeption und der Infektrate untersucht. 53% der Patientinnen hatten über einen Zeitraum von 2 bis 15 Jahren orale Kontrazeption durchgeführt. Hierbei fand sich kein signifikanter Unterschied zwischen den beiden Gruppen.

Bei einer weiteren Gruppe von 26 Patientinnen, die wegen zystitischer Beschwerden nach sexueller Aktivität unter anderem einer Operation zugeführt wurden, fand sich nur in 8 Fällen eine vollständige subjektive Beschwerdefreiheit, die restlichen 18 Patientinnen gaben nach wie vor Beschwerden an, wenn auch in unterschiedlicher Ausprägung (Tabelle 3).

Zusammenfassung

1. Es besteht kein Zusammenhang zwischen oraler Kontrazeption und Infektrate.
2. Die Indikation zur Urethrotomia interna bei Patientinnen mit zystitischen Beschwerden nach sexueller Aktivität sollte eher zurückhaltend gestellt werden.
3. Bei therapierefraktären Zystitiden sollte eine Chlamydieninfektion ausgeschlossen werden.
4. Die kausale Behandlung der Harnröhrenenge bei rezidivierenden Harnwegsinfekten führte in unserem Kollektiv zu einer Infektfreiheit bei 89% der Fälle, wobei nur 63% das OP-Ergebnis als gut bezeichneten und 51% gänzlich beschwerdefrei waren.

Prof. Dr. R. Tauber
Urologische Klinik und Poliklinik
der Ludwig-Maximilians-Universität München
Klinikum Großhadern
Marchioninistr. 15
D-8000 München 70

Ergebnisse der Blasenhalssuspension nach Stamey-Pereyra

P. Carl

Die zuerst 1959 von Pereyra beschriebene Methode der Blasenhalssuspension wurde 1973 von Stamey als *endoskopisch* kontrollierte Suspension mit nicht resorbierbarem Nahtmaterial weiterentwickelt. Ziel ist die Behebung der weiblichen Streßinkontinenz durch eine *kraniale* und *ventrale* Verlagerung des Blasenhalses an die Hinterseite der Symphyse.

Die angestrebte Verlagerung von Urethra und Blasenhals *entspricht* somit prinzipiell den *anderen* gängigen Operationsverfahren.

Als *Vorteile* der Stamey-Operation sind eine *exakte* Lokalisationsmöglichkeit des Blasenhalses bei gleichzeitig geringer Belastung durch den Eingriff und somit geringer Morbidität, die *endoskopische* Kontrollmöglichkeit und die Unabhängigkeit von Voroperationen und anatomischen Ausgangssituationen zu nennen.

Von Oktober 1984 bis Februar 1987, d.h. innerhalb von 30 Monaten wurden bei 59 Patientinnen 62 Eingriffe nach Stamey-Pereyra durchgeführt. Hierbei wurde *51*mal ein nicht resorbierbarer Nylon-Faden und in 11 weiteren Fällen der Polyglykonat-Faden Maxon verwendet. In dem gleichen Zeitraum wurde in Kombination mit abdominellen gynäkologischen Eingriffen 19mal die vesikourethrale Suspension nach Marshall-Marchetti-Krantz vorgenommen. Unsere *Operationsergebnisse* konnten somit in *drei Gruppen* aufgegliedert werden. Dabei ist jedoch zu berücksichtigen, daß die nach MMK operierten Patientinnen - auch aufgrund einer meist geringer ausgeprägten Inkontinenz - nur bedingt mit dem nach Stamey operierten Krankengut vergleichbar sind.

Bei der von Stamey angegebenen und in gleicher Weise von Huland angewandten Methode unter Verwendung von Nylon-Fäden mit einem Dakron-Schlauchsegment als Widerlager fanden wir eine Komplikationsrate von 15,7%. Auch Huland registrierte 1984 mit 10,6% Fadenfisteln eine vergleichbare Komplikationshäufigkeit.

Tabelle 1

	Stamey-Pereyra		MMK
	Nylon	Maxon	
Erst-Operationen	49	10	19
Zweit-Operationen	2	1	-
Summe	51	11	19

Tabelle 2. Komplikationen bei Verwendung von Nylon-Fäden

Fadenfistel	6	Durchschnittl. Zeitraum
Granulationspolyp	1	zw. Op. und Re-Op.:
Fadenf. + Gran. polyp	1	11,5 Monate
Summe	8	(= Komplikationsrate v. 15,7%)

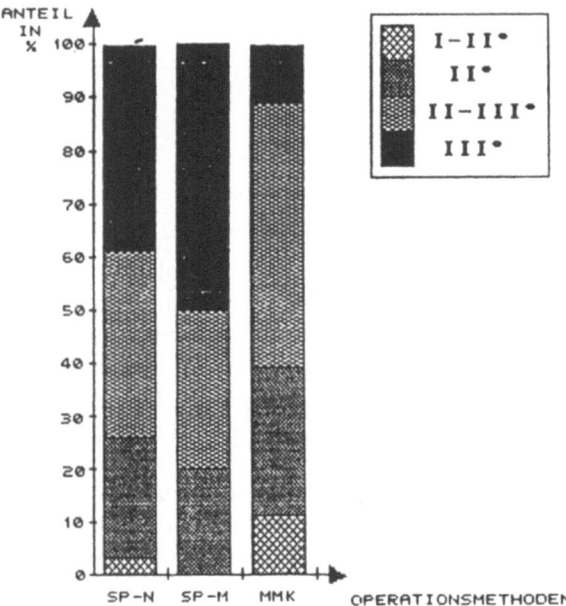

Abb. 1. Präoperative Klassifizierung der Streßinkontinenz nach Operationsmethoden

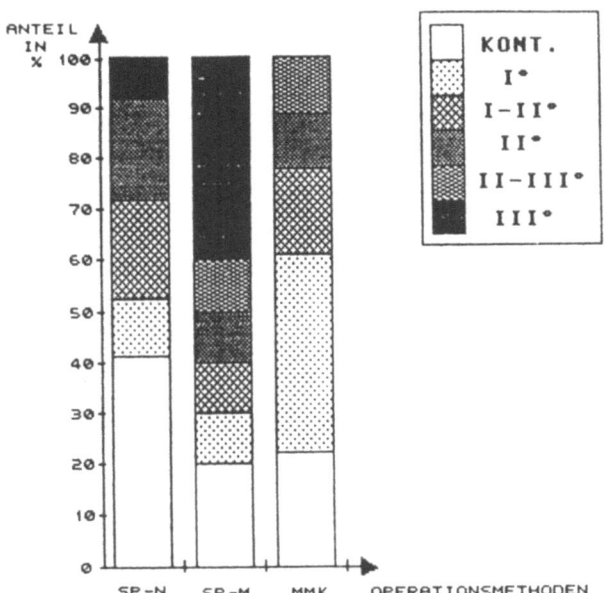

Abb. 2. Postoperative Klassifizierung der Streßinkontinenz nach Operationsmethoden

Ausgehend von der Annahme, daß ein erst nach etwa 10 Wochen verzögert resorbiertes Nahtmaterial zu einer dauerhaften Stabilisierung des suspendierten Blasenhalses führen würde, verwendeten wir während eines Zeitraums von 6 Monaten in 11 Fällen einen Maxon-Faden. Der Zeitraum für die Beurteilung der Spätergebnisse liegt bei Verwendung des Nylon-Fadens sowie bei den nach MMK operierten Patientinnen mit 5 bis 32 bzw. 40 Monaten wesentlich höher, als bei der dritten mit Maxon-Fäden operierten Gruppe.

Bei der Beurteilung der Spätergebnisse, d.h. der Korrektur der Streßinkontinenz, ist zu berücksichtigen, daß nach mehreren Literaturangaben bei über 50% jüngere Nulliparae schon eine leichte Streßinkontinenz entsprechend dem Grad I nach Ingelman-Sundberg vorliegt. Es kann somit nicht nur die Herstellung einer *kompletten* Kontinenz, sondern auch die Verbesserung bis zu einer nur geringen Inkontinenz I. Grades als positives Resultat angesehen werden. Eine operationsbedingte Veränderung kann somit unter objektiven sowie subjektiven Kriterien nach *5 Stufen* gewertet werden.

Die Auflistung dieser Resultate bei den beiden Modifikationen der Stamey-Operation und den zum Vergleich angeführten MMK-Operationen zeigt eine Verbesserung um mindestens 2 Stufen bei 80,5% der mit Nylon-Faden Operierten und bei 66,5% der MMK-Operationen. Eine Verbesserung um wenigstens 1 Stufe war nach 87% der nach dem originären Stamey-Verfahren sowie bei 77,6% der nach MMK-Operierten zu erreichen. Demgegenüber konnte nur bei 30% - entsprechend 3 von 10 nachuntersuchten Frauen - nach Verwendung des Maxon-Fadens ein gutes Operationsresultat mit der Stamey-Methode erreicht werden.

Eine subjektive Verbesserung wurde nach Befragung der Patientinnen nach der Original-Stamey-Methode in 85% erreicht.

Eine *dauerhafte komplette Kontinenz* konnte nur in 50% erreicht werden, wobei bei einem Teil der Patientinnen offensichtlich eine *Drang*komponente persistierte, welche *subjektiv* als mangelnder Operationserfolg gedeutet wird, *objektiv* jedoch von der Streßinkontinenz abgegrenzt werden muß. *Nicht* zufriedenstellend sind die schon nach wenigen Monaten erkennbaren Mißerfolge bei Verwendung von *resorbierbarem* Nahtmaterial.

Zusammenfassend läßt sich feststellen, daß resorbierbares Material für die Stamey-Operation *nicht* geeignet ist, so daß - auch unter Inkaufnahme von gelegentlichen Fadenfisteln - die Verwendung von Nylon-Fäden beibehalten werden sollte. Durch eine präoperative intensivere Desinfektion des Operationsgebietes, subtile Nahttechnik bei Vaginalverschluß und eine perioperative Antibiotika-Therapie konnte in letzter Zeit die Komplikation auch bei Verwendung von Nylon-Fäden deutlich gesenkt werden. Da anderweitige Komplikationen nicht beobachtet wurden, bevorzugen wir die Stamey-Methode auch weiterhin.

Prof. Dr. P. Carl
Urologische Abteilung des
Hauptkrankenhauses Deggendorf
Akademisches Lehrkrankenhaus
D-8360 Deggendorf

Eine neue transvaginale Schlingenoperation – geänderte Indikationsstellung bei weiblicher Inkontinenz

C. P. Schmidbauer, H. Chiang und S. Raz

Seit mehr als 70 Jahren wurden pubovaginale Schlingenoperationen zur Behandlung verschiedenster Formen der weiblichen Harninkontinenz eingesetzt. Nachdem Aldridge [1] die prinzipielle Operationstechnik angegeben hatte, wurden die zahlreichen Variationen der Schlingenplastik, zuletzt vorwiegend bei Rezidiv-Inkontinenz angewendet. Verbesserte Untersuchungsmethoden, wie Urodynamik, radiologische Darstellung von Blasenhals und Urethra lassen eine strengere Indikationsstellung zu. In den Fällen, bei denen lediglich eine Inkompetenz des Blasenhalses durch Deszensus besteht, sind einfache Blasenhalssuspensionsplastiken völlig ausreichend.

Die Schlingenoperationen haben ihren Einsatzbereich bei hochgradiger Inkontinenz. Diese Patientinnen verlieren ständig unwillkürlich Harn, unabhängig von der Art ihrer Aktivität oder Körperhaltung. Der Harnverlust erfolgt infolge Schädigung des Sphinktermechanismus bereits bei kleinsten Provokationen. Die schwere Inkontinenz mit offener Urethra (Inkontinenz Grad 3) wird auch als „low-resistance" Inkontinenz bezeichnet. Sie ist entweder durch eine zu kurze Urethra (angeboren oder erworben) oder eine Dysfunktion des urethralen Verschlußmechanismus bedingt: Zustand nach Beckentraumen, Zustand nach multiplen Operationen im kleinen Becken und neurogene Innervationsstörungen. Im Gegensatz zur Streßinkontinenz Grad 1 und 2 durch inkompetenten Blasenhals bei meist intaktem urethralen Sphinkter ist bei den schweren Inkontinenzformen nach Sphinkterläsion keine der üblichen Kontinenzoperationen erfolgreich, wie anteriore Kolporhaphie, Kolposuspension, einfache Suspensionsplastik [2]. Bei starrer offener Urethra muß der erste Schritt zur Wiedererlangung der Harnkontinenz eine Erhöhung des urethralen Widerstandes sein. Das gelingt am ehesten mit einer Schlingenplastik. Schlingenoperationen erhöhen nicht nur den urethralen Widerstand, sondern sie korrigieren gleichzeitig die oft übermäßige Beweglichkeit des Blasenhalses.

Material und Methode

40 Patientinnen mit Inkontinenz Grad 3 (Durchschnittsalter 55 Jahre) wurden mindestens 18 Monate nachbeobachtet. Alle wurden präoperativ urologisch, gynäkologisch, urodynamisch und radiologisch untersucht: Füllungszystometrie, Miktionszystometrie, Urethra-Druckprofil und radiologische Untersuchung des unteren Harntraktes (Zystogramm, im anteriorposterioren, lateralen und schrägen Strahlengang, Miktionszystourethrogramm). Ätiologisch ließen sich zwei Gruppen unterscheiden: Neurogen verursachte Inkontinenz (12/40) und Inkontinenz nichtneurogener Genese nach zahlreichen Voroperationen im kleinen Becken (28/40).

Alle Patientinnen mit „low-resistance" Inkontinenz wurden zuerst mit einer neuen Modifikation der Faszienschlingenplastik behandelt. Über einen vorwiegend transvaginalen Zugang wird ein Stück Faszie des Musculus rectus abdominis suburethral implantiert [3]. Mit Prolenfäden 1/0 werden die 4 Ecken des Faszienstückes proximal mit der endopelvinen Faszie beidseits des Blasenhalses und distal zu beiden Seiten der Harnröhrenöffnung fixiert und dann retropubisch nach oben gezogen und über der Faszie des Musculus rectus abdominis verknüpft. Zystourethroskopisch wird die ausreichende Suspension überprüft und eine Blasenperforation ausgeschlossen. Der transvaginale Zugang macht die gleichzeitige chirurgische Versorgung weiterer Organsenkungen im Rahmen eines Vaginalprolapses möglich.

Ergebnisse

Nach alleiniger transvaginaler Schlingenbehandlung waren 75% der neurogen und 60% der nicht-

Tabelle 1. Postoperative Ergebnisse nach alleiniger Schlingenoperation

	Neurogen		Nicht neurogen		Alle	
	n=12	%	n=28	%	n=40	%
Trocken	9	75	17	60,7	26	65
Gebessert	–	–	1	3,6	1	2,5
Naß	3	25	10	35,7	13	32,5

Tabelle 2. Postoperatives Ergebnis nach mehrfachen operativen Eingriffen

	Neurogen		Nicht neurogen		Alle	
	n=12	%	n=28	%	n=40	%
Trocken	12	100	25	89,3	37	92,5
Naß	–	–	3	10,7	3	7,5

neurogen bedingten Inkontinenzfälle trocken (Tabelle 1).

Die Operationsversager der Schlingenplastik wurden durch Tefloninjektion, Neukonstruktion der Urethra und kontinente Harnableitung behandelt, damit wurde eine Kontinenzrate von über 90% erreicht (Tabelle 2).

Literatur

1. Aldridge AH (1942) Transplantation of fascia for relief of urinary stress incontinence. Am J Obstet Gynecol 44: 398–411
2. Blaivas JG, Berger Y (1987) Pubovaginal sling: indications, surgical technique and results. J Urol 137 (4/2): 183 A
3. Hadley HR, Staskin DR, Schmidbauer CP, Zimmern P, Leach GE, Raz S (1986) Operative correction for female urethral incompetence. Semin Urol 4: 13

Dr. C. P. Schmidbauer
Urologische Abteilung
Allgemeine Poliklinik
Mariannengasse 10
A-1090 Wien

Modifizierte Blasenhalsinzision bei Blasenhalsdysfunktion der Frau

N. Nürnberger und J. Hofbauer

Bei einer Funktionsstörung des Blasenhalses bzw. bei vollständigem Ausfall der Detrusormotorik mit Restharnbildung kann, bei Erfolglosigkeit einer konservativen Therapie mit Alpha-Blockern bzw. bei fehlender Möglichkeit des Selbstkatheterismus, eine Blasenhalsinzision erforderlich sein. Bei der ursprünglich von Turner-Warwick angegebenen Methode wird der Blasenhals mit einer Hakenelektrode bei 5 und 7 Uhr eingekerbt, wobei die Länge der Inzision im Bereich des Blasenbodens und der Urethra etwa gleich lang gewählt wird und es hauptsächlich auf die weitgehende Durchtrennung der Muskulatur des Blasenhalses ankommt [1, 2]. Der Nachteil dabei besteht in der Gefahr einer Streßinkontinenz besonders bei tiefer geführter und damit auch weiter nach distal in die Urethra reichender Inzision. Um dies zu vermeiden wurde die Inzision modifiziert, wobei in zunehmendem Maße im Bereich der Blase inzidiert wurde [3].

Material und Methode

Während der letzten 6½ Jahre wurde bei insgesamt 71 Frauen (Alter 12 bis 83 a (Mittel 56 a) mit Blasenhalsdysfunktion unterschiedlicher Genese eine Blasenhalsinzision durchgeführt (Tabelle 1). Anfänglich wurde die Inzision des Blasenhalses so gewählt, daß die Länge der Inzisionen im Bereich der Blase und Urethra etwa gleich lang waren. Wegen der nicht beträchtlichen Rate postoperativer Streßinkontinenzen wurde die Inzisionslinie sukzessive blaseneinwärts verlagert wobei die Inzision lateral der Ostien begonnen und mit zunehmender Tiefe in Richtung Blasenhals, bei 5 und 7 Uhr geführt wurde (Abb. 1 a, b).

Ergebnisse

Ein Therapieerfolg hinsichtlich der Verminderung des Restharnes auf weniger als 25% der Blasenkapazität fand sich in 80% der Fälle. Der Anteil an rezidivierenden Harninfekten konnte jedoch nur von 55% auf 25% reduziert werden. Die Hauptkomplikation, die postoperative Streßinkontinenz, konnte

Tabelle 1. Zugrundeliegende Erkrankungen bei 71 Frauen mit Blasenhalsdysfunktion

Wertheim/Latzko, Schauta	26
N. colli uteri – Strahlentherapie	4
Rektumresektion	7
Multiple Sklerose	6
Conus/Caudaläsion	6
Myelopathie	3
Myelomeningocele	2
Vag. Hysterektomie	5
Ohne faßbare Ursachen	12

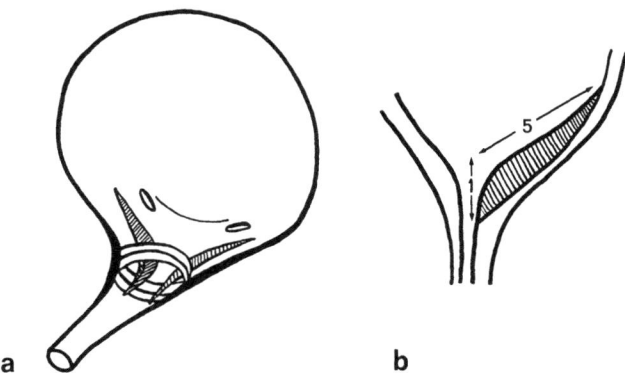

Abb. 1. a Schematische Darstellung der Inzisionslinien im Blasenhalsbereich. b Verhältnis der Inzisionslänge Blase:Urethra = 5:1

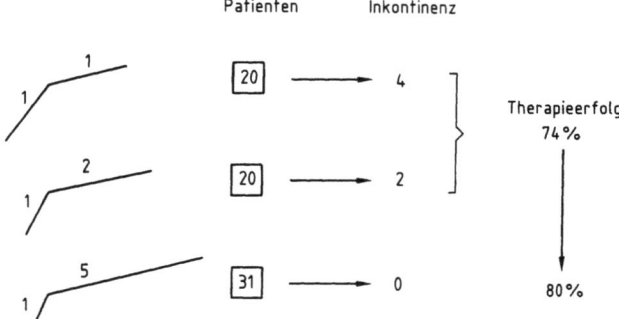

Abb. 2. Darstellung der postoperativen Inkontinenzrate in Abhängigkeit vom Inzisionsverlauf. *Links:* Darstellung der Inzisionslinien im Blasen- und Urethrabereich

durch die geänderte Vorgangsweise deutlich reduziert werden (Abb. 2).

Diskussion

Durch Verkürzung der Inzisionslänge im Bereich der Urethra konnten die Gefahren der postoperativen Urethrainkompetenz mit Streßinkontinenz deutlich verringert werden. Durch die gleichzeitige Verlängerung der Inzision blaseneinwärts kommt es zu einer Schwächung der Basalplatte wodurch beim Pressen die trichterförmige Umformung der Basalplatte ermöglicht und damit der Miktionsvorgang erleichtert wird. Es konnte gezeigt werden, daß durch die modifizierte Inzision trotz Verringerung der Gefahr der Streßinkontinenz, keine Beeinträchtigung des Gesamterfolges eintrat.

Literatur

1. Turner-Warwick RT, Whiteside CG, Worth PHL, Milroy EJG, Bates CP (1973) A urodynamic view of the clinical problems associated with bladder neck dysfunction and its treatment by endoscopic incision and trans-trigonal posterior prostatectomy. Br J Urol 45: 44–59
2. Jonas U, Petri E, Hohenfellner R (1979) Indication and value of bladder neck incision. Urol Int 34: 260–265
3. Nürnberger N (1982) Transurethrale Eingriffe bei Blasenentleerungsstörungen der Frau. Gynäkol Rundsch 22 Suppl 1: 74–78

Dr. N. Nürnberger
Urologische Universitätsklinik Wien
Alserstr. 4
A-1090 Wien

Diphallus – erfolgreiche Vereinigung der Penes

S. Perović, B. Talić und D. Scépanović

Problemstellung

Der verdoppelte Penis-Diphallus stellt eine außerordentlich seltene Anomalie dar. Er tritt in verschiedenen morphologischen und funktionellen Varianten in Erscheinung [6]. Dabei sind fast immer die Penes minderwertig sowohl in anatomischer als auch in funktioneller Hinsicht.

Unser Fall ist besonders interessant, da beide in sagittaler Duplikation befindliche Penes morphologisch und funktionell fast völlig normal sind.

Material und Methodik

Es handelt sich um einen Knaben im Alter von 5 Jahren, mit vielfachen Mißbildungen des Urogenitalsystems: Beide Nieren sind auf der rechten Seite gelegen, eine Niere ist normal, während die andere ektopisch ist (praesakrale Lage), funktionslos, mit ektopischer Harnleitermündung im Bereich der hinteren Harnröhre des oberen Penis sowie mit ausgeprägter Ureterohydronephrose (Abb. 1). Im Gebiet des rechten Gesäßes der Befund eines Teratoms mit dem Schlüsselbein. Äußere Genitalorgane: es bestehen zwei Penes, einer oberhalb der normalen Stelle.

Der obere Penis ist ganz normal, der untere zeigt leichte glandiale Hypospadie. Der Hodensack befindet sich an der normalen Stelle; er ist gespalten und durch die Penes getrennt (Abb. 2, 3). Beide Hoden sind in inguinaler Position. Das Wasserlassen erfolgt gleichzeitig und kontinent durch die beiden Harnröhren. Der Harnstrahl durch die untere Urethra ist etwas schlechter. Die Kavernosographie zeigt die normale Entwicklung der Corpora cavernosa beider Penes (Abb. 4). Selektive Arteriographie war nicht von großem Nutzen aufgrund der hohen Lage der iliakalen Blutgefäße.

Chirurgische Behandlung

Die operative Behandlung erfolgte in drei Phasen.

Erste Phase: Nephroureterektomie der ektopischen Niere wegen der Pyonephrose; gleichzeitig Unterbindung sowie Resektion der hinteren Harnröhre des unteren Penis.

Zweite Phase: Beseitigung des gutartigen Teratoms mit dem Schlüsselbein (die Diagnose wurde pathohistologisch bestätigt).

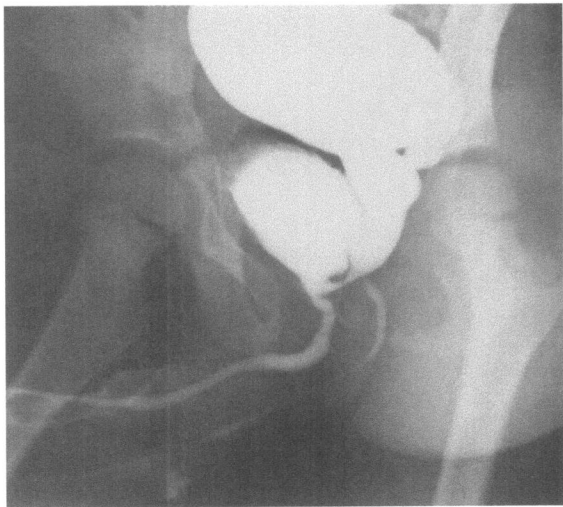

Abb. 1. Mikzionscystourethrographie zeigt die verdoppelte Urethra mit ektopischer Ureteralmündung und ausgeprägter Ureterohydronephrose. Die Niere ist in der praesakralen Lage gelagert

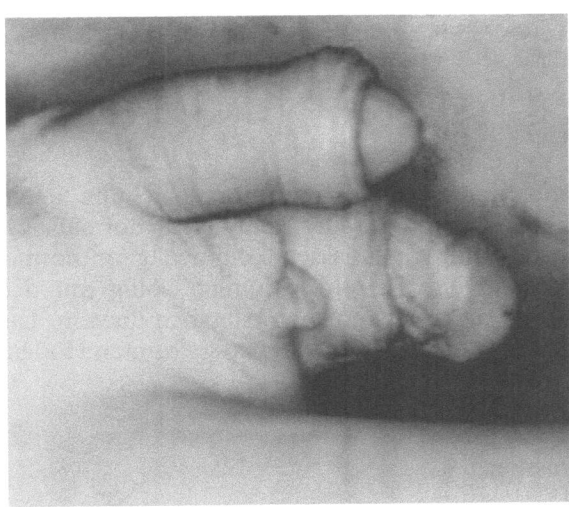

Abb. 2

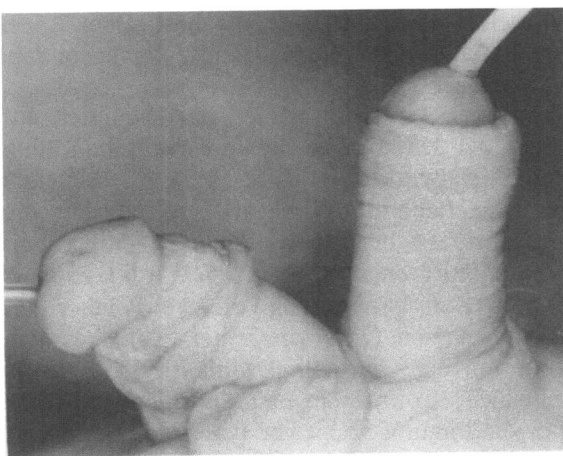

Abb. 3

Abb. 2, 3. Komplette sagitale Duplikation des Penis

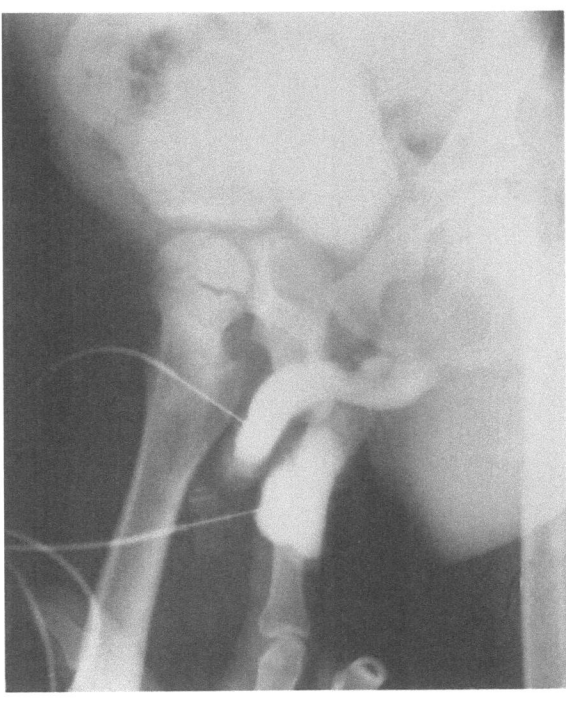

Abb. 4. Kavernosographie: gut entwickelte Corpora cavernosa beider Penes

Dritte Phase: Vereinigung beider Penes in einem gemeinsamen Organ.

Operative Technik

Zirkuläre subkoronale Inzision auf dem oberen Penis, mit der Mobilisierung der Haut in voller Dicke bis zur Peniswurzel. Auf dem unteren Penis zirkuläre subkoronale Inzision, mit dorsaler longitudinaler Inzision. Auch Mobilisierung der Haut in voller Dicke bis zum Peniswurzel. Trennung der Harnröhre von den Corpora cavernosa am unteren Penis, danach ihre Exstirpation. Die künstliche Erektion der beiden Penes bestätigt ihre ausreichende Funktion. Die Eichel des unteren Penis wird beschnitten und plattenförmig verformt. Die Transposition des unteren Penis unterhalb der Haut des oberen Penis. Der Anteil des Präputium sowie der ventrale Anteil der Glans werden untergraben. In diesem Raum wird die glandiale Platte des unteren Penis gelegt. Die Corpora cavernosa des unteren Penis werden ventral gestellt und mit den Corpora cavernosa des oberen Penis vereinigt, womit der Urethra die zentrale Lage gewährleistet wird. Die Hautnähte nach der Art der Zirkumzision, da die Peniskörperhaut und das Präputium des oberen Penis intakt bleiben. Die Wiederherstellung des Skrotum wird erreicht durch die Rotationslappen von gespaltetem Skrotum und verbliebener Haut des unteren Penis, mit beiderseitiger Orchipexie (Abb. 5).

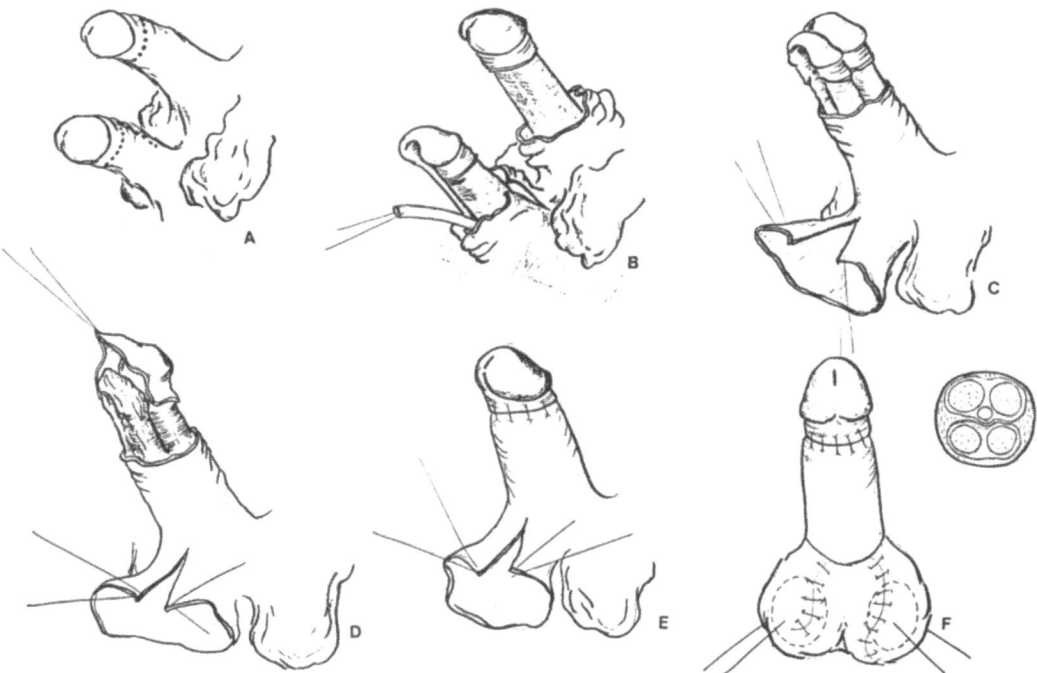

Abb. 5 A–F. Schematische Darstellung der Vereinigung des verdoppelten Phallus: **A** Linie der Inzision, **B** Mobilisierung der Penisschafthaut beider Penes und die Entfernung der Harnröhre des unteren Penis, **C** Transposition des unteren Penis in die gemeinsame Hautdecke, **D** „Trimming" des Glans des unteren Penis; Gestaltung des submeatalen glandialen Lappens der oberen Penis-„Verschmelzung" von zwei Glande, **E** Plastik der Penisschafthaut, **F** Gestaltung des Hodensackes

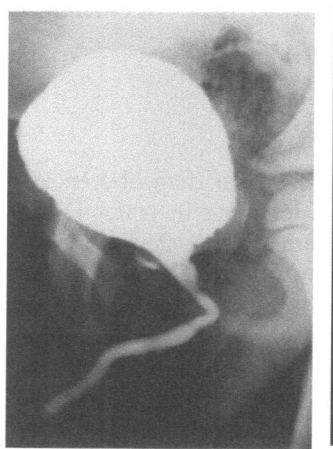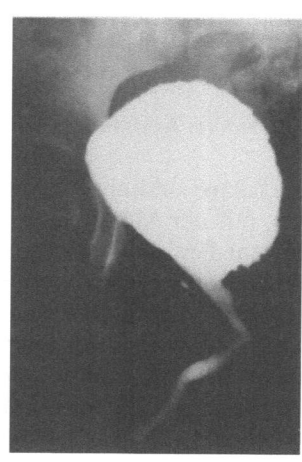

Abb. 6. Mikzionscystourethrographie nach der Operation zeigt nur die solitäre und funktionierende Urethra

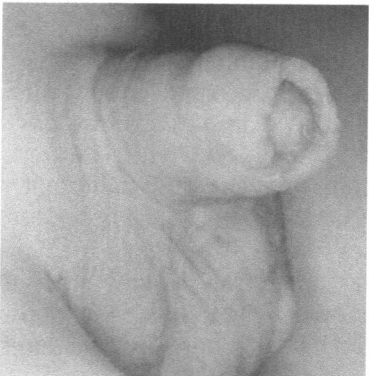

Abb. 7. Zustand ein Jahr nach der Operation: fast normales Aussehen von Penis und Hodensack

Ergebnis

Lokalbefund bei der Kontrolluntersuchung 1 Jahr nach der Operation: Der Penis sieht normal aus; Erektion und Wasserlassen kommen ganz normal zustande. Diese Befunde stimmen völlig mit den von der Mutter gewonnenen Angaben überein. Die Hoden liegen normal in dem neu geformten Hodensack (Abb. 6, 7).

Diskussion

Der Diphallus stellt eine außerordentlich seltene Anomalie dar, die in sehr verschiedenen morphologischen und funktionellen Varianten vorkommt. Aus diesem Grund gibt es keine bestimmte Regel für ihre Behandlung. Jeder Fall muß also besonders gelöst werden.

Die meisten Literaturangaben beziehen sich auf Patienten, bei denen keine chirurgische Behandlung unternommen wurden [1, 2, 3, 5]. Was jedoch die chirurgische Behandlung betrifft, so wurden die Fälle beschrieben, bei denen nur die Beseitigung eines der Penes durchgeführt worden war [8]. Es wurde auch über die Vereinigung von zwei Penes zu einem gemeinsamen Organ berichtet, wobei es sich aber nur um eine partielle Duplikation des Penis handelte [7, 9]. In unserem Fall entschieden wir uns für die Vereinigung von zwei Penes in einem einheitlichen Organ aus folgenden Gründen: Es handelte sich um ein Kleinkind mit einer verunstalteten Mißbildung, die sich sehr ungünstig auf seine psychische Entwicklung hätte auswirken können, wenn sie nicht korrigiert worden wäre; die Entfernung eines Penis könnte die Funktion des anderen Penis, wegen ihrer engen Beziehung, sowie der Möglichkeit, die neuro-vaskulären Elemente zu verletzen, sehr gefährlich bedrohen; die Vereinigung der Penes in einem einheitlichen Organ sollte die Funktion jedes einzelnen Penis nicht beeinträchtigen. Auf diese Weise besteht immer die Möglichkeit, in erwachsenem Alter die Funktion des Penis definitiv zu beurteilen und nach Bedarf Korrekturen (die Entfernung eines der Penes; die Korrektur später entstandener Deformitäten usw.) vorzunehmen.

In der Literatur gibt es keine Operationstechnik, die uns als Vorbild für die Lösung unseres Falles von Diphallus dienen konnte. Deshalb haben wir unsere eigene Operationstechnik angewendet, deren Prinzip sehr einfach war: eine der Harnröhren zu entfernen, danach die zwei Glandes zu vereinigen sowie die Corpora cavernosa so zusammenzulegen, daß sie eine richtige funktionelle Einheit in der gemeinsamen Hautdecke darstellen. Gleichzeitig wurde ein neuer Hodensack mittels der Rotationslappen aus der Haut der getrennten Hodensäcke und der übriggebliebenen Haut eines der Penes mit gleichzeitiger Orchipexie gestaltet.

Das Resultat dieser Behandlung nach einem Jahr bestätigt die Berechtigung unseres Behandlungskonzepts. Auf das Endergebnis, sowie die endgültige Schlußfolgerung über die Richtigkeit unserer Methode muß man noch einige Jahre warten.

Trotz verschiedener Voraussetzungen ist die Ursache der Mißbildung embriologisch noch nicht geklärt (Mangel an der Fusion der Genitaltuberkel; „twinning"; Möglichkeit, daß einer der Penes die Teratoidstruktur darstellt; „made up" von heterogenik mesoderm) [4]. Nach unserer Meinung könnte es sich in unserem Fall eventuell um „twinning" handeln, da beide Penes anatomisch gleichmäßig entwickelt waren.

Zusammenfassung

Der Fall des verdoppelten Penis bei einem 5jährigem Knaben wird beschrieben. Er ist besonders interessant, da beide in sagittaler Duplikation vorhandene Penes morphologisch und funktionell fast völlig normal sind. Beide Penes werden durch ein neuentwickeltes Verfahren zu einem Organ vereinigt. Es wurde ein Penis gebildet aus vier Schwellkörpern mit einer Harnröhre und einer Glans. Gleichzeitig wurde die Wiederherstellung des Skrotum erreicht durch die Rotationslappen von gespaltenem Skrotum und verbliebener Haut des unteren Penis mit beiderseitiger Orchiopexie. Ergebnis 1 Jahr nach der Operation: Penis und Skrotum sehen normal aus, Erektion und Wasserlassen kommen ganz normal zustande.

Literatur

1. Adair EL, Lewis EL (1960) Ectopic scrotum and diphalia: report of a case. J Urol 84: 115–116
2. Agarwal BS, Sogani SK (1984) Diphallus. J Ped Surg 19: 231–234
3. Aleem AA (1972) Diphallia: report of a case. J Urol 108–109
4. Hollowell JG, Witherington R, Ballacas AJ, Burt JN (1977) J Urol 117: 728–730
5. Landy B, Signer R, Oetjen L (1986) A case of diphallia. Urology 38: 48–49
6. Klauber GT, Sant GR (1985) Disorders of the male extrenal genitalia. In: Kelalis PP, King LB, Belman AB (eds) Clinical pediatric urology, vol II. Saunders, Philadelphia, pp 825–860
7. Melekos MM, Barbalis GA, Asbach HW (1986) Penile duplikation. Urology 37: 258–259
8. Remzi D (1973) Diphallia. Urology 1: 462–463
9. Wojewski A, Kossowski W (1964) Total diphallia: a case of plastic repair. J Urol 91: 84–85

Prof. Dr. med. S. Perović
Kinderchirurgische Universitätsklinik Belgrad
Tirsova 10
YU-11000 Belgrad

Chirurgie der hinteren Harnröhre – Prostata-bulbäre Anastomose

G. Bartsch

Herr von Hacker berichtete 1899 aus der Chirurgischen Universitätsklinik Innsbruck über eine erfolgreiche Rekonstruktion einer Harnröhrenstriktur:
„Was die Naht nach der totalen i. e. ringförmigen Resektion und nach Mobilisation der Enden betrifft, so wurde an meiner Klinik in der Regel die circuläre Naht ausgeführt" (V. v. Hacker, 1906, Abb. 1).

Das Invaginationsverfahren als einzeitiges Verfahren für die hintere Harnröhrenstriktur wurde erstmalig von Solowow angegeben (Solowow, 1924).

Anatomischer Zugangsweg

Nach Hautincision (längs oder quer) wird durch das spatium perinei superficiale der mediane Zugangsweg bevorzugt; damit können die Äste der vasa pudenda interna und der nervus pudendus geschont werden; es erfolgt die mediane Incision des Muskulus bulbosspongiosus (Abb. 2); der Perinealkeil wird am Centrum tendinium eröffnet (Abb. 3) der Bulbus des corpus spongiosum penis wird vom musculus transversus perinei profundus abpräpa-

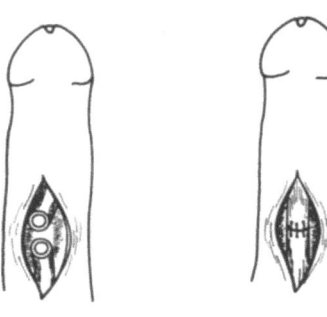

Abb. 1

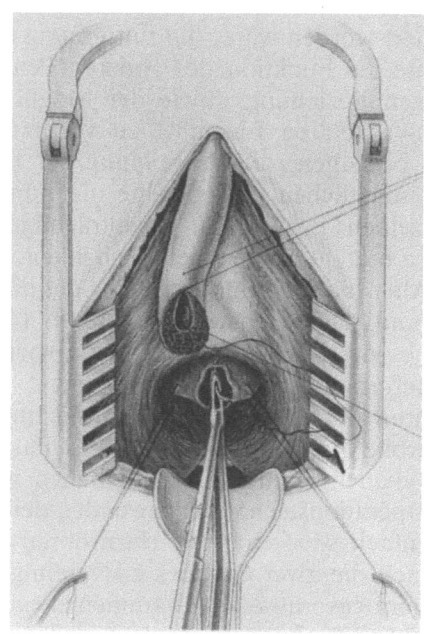

Abb. 4

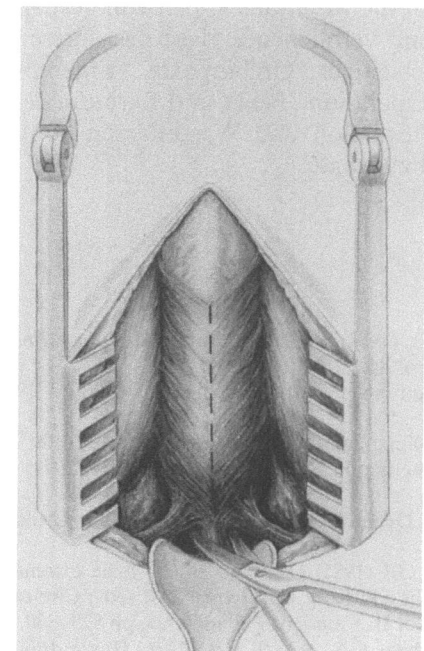

Abb. 2

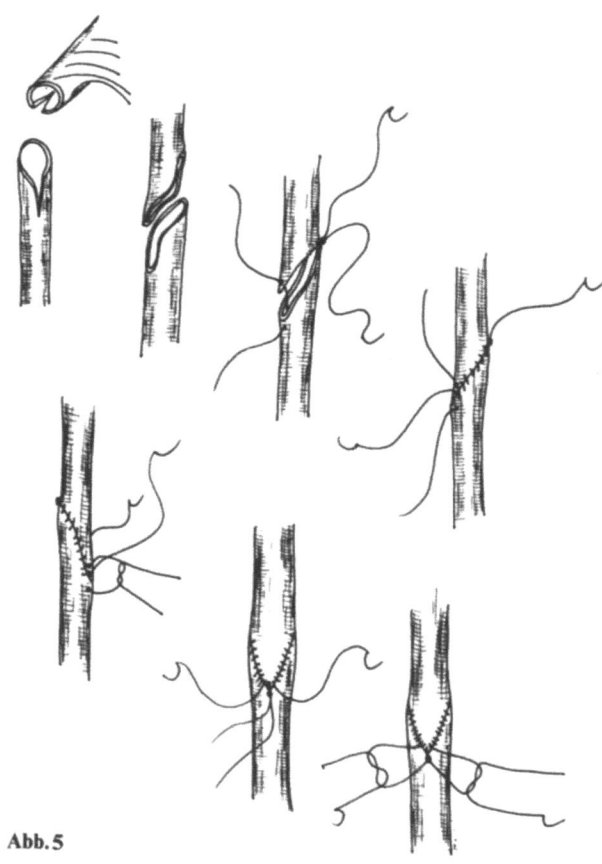

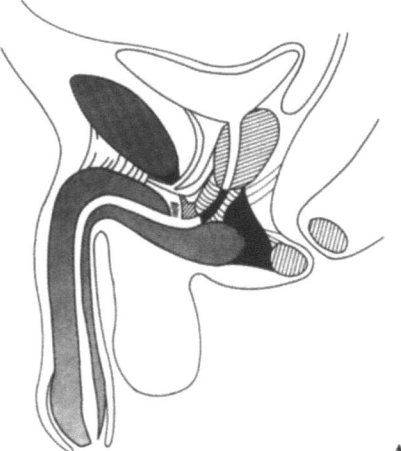

Abb. 3 **Abb. 3**

Abb. 5

riert und von caudal durchtrennt (Abb. 3). Damit kann das Gebiet der membranösen Harnröhre eröffnet und dargestellt werden. Die Präparation der membranösen Harnröhre muß entsprechend den anatomischen Gegebenheiten der membranösen Harnröhre wiederum in der Medianen erfolgen; das Ligamentum transversum perinei wird teilweise entfernt, die vena dorsalis penis profunda bzw. der plexus cavernosus prostaticus werden geschont; damit kann die Vorderfläche der Prostata dargestellt werden.

Fortlaufende Anastomosentechnik

Die Prostatavorderfläche wird ventral, der distale Harnröhrenstumpf dorsal auf eine Länge von 1 cm incidiert; die proximale Anastomosennaht wird primär gelegt (Abb. 4); diese proximale Anastomosennaht wird mit Knopf nach außen geknüpft; die ventrale Anastomosennaht dagegen bleibt offen; beide Anastomosenränder werden in der Länge angeglichen; unter Sicht werden beide Anastomosenränder

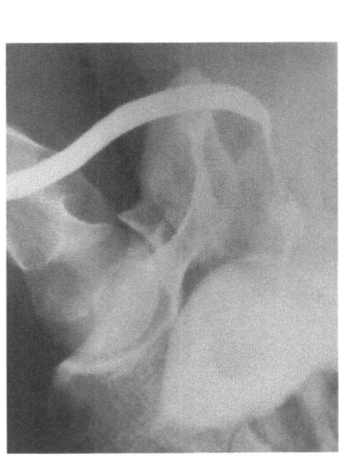 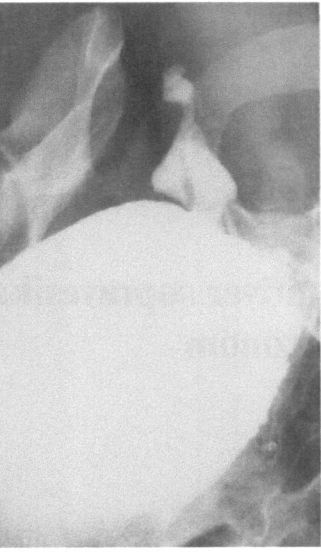 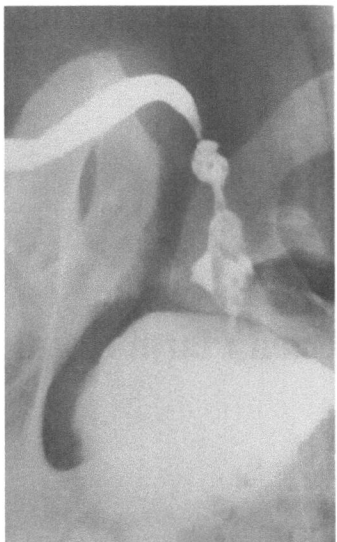 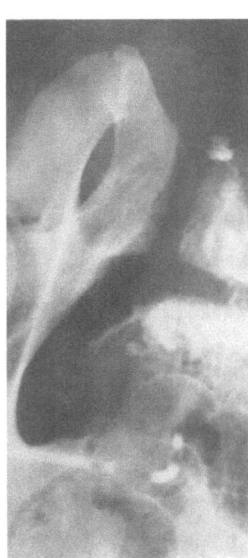

Abb. 6

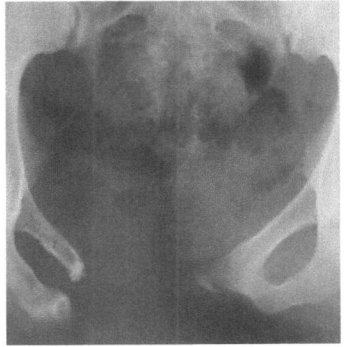 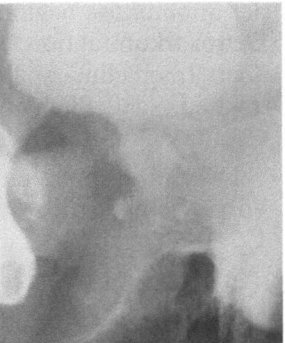 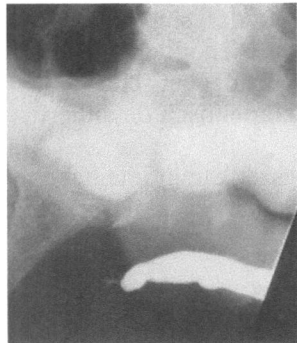 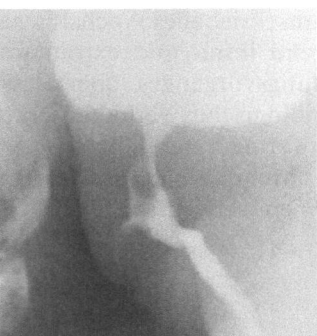

Abb. 7

jeweils von proximal nach distal mit 4fach 0 PGA-Faden fortlaufend vernäht (Abb. 5); ist eine solche fortlaufende Anastomosennaht nicht möglich, so werden nach Setzen der proximalen und der distalen Anastomosennaht seitlich je 3 Nähte vorgelegt; diese werden dann unter Sicht geknüpft.

Beispiele der prostata-bulbären Anastomose

Kurzstreckige membranöse Harnröhrenstriktur

Retrogrades Urethrogramm und Miktionscystogramm eines 23jährigen Patienten (Z.n. Beckenfraktur, Konkrement im proximalen Harnröhrenstumpf) vor und 10 Tage nach Rekonstruktion; die Striktur wurde durch dorsalen perinealen Zugangsweg mit direkter bulbo-prostatischer Anastomose rekonstruiert; eine fortlaufende Anastomosentechnik wurde verwendet (Abb. 6).

Komplizierte membranöse Harnröhrenstriktur mit Dislokation der Stümpfe und Fistelbildung

Beckenübersicht: retrogrades Urethrogramm und Miktionsbild zeigen den Verlust der membranösen Harnröhre; die Prostata steht hoch. Es besteht eine rektoprostatische Fistel (26jähriger Patient, mit Z.n. Pfählungsverletzung als 4jähriger Knabe). Der Patient ist über den inneren Sphinktermechanismus voll kontinent und entleert den Harn über die rektoprostatische Fistel.

Mit dorsalem perinealen Zugangsweg (die rektoprostatische Fistel ist klein) wird die Rektum-Vorderwand präpariert; die Fistel wird exzidiert und verschlossen; eine fortlaufende Anastomose kann durch die Dislokation der Symphyse leicht ausgeführt werden (Abb. 7).

Literatur

1. v Hacker V (1906) Distensionsplastik mittels Mobilisierung der Harnröhre. Beitr Klin Chir 48: 1-31
2. Solowow P (1924) Westnik Kirurgii

Univ.-Doz. Dr. G. Bartsch
Urologische Universitätsklinik
Anichstr. 35
A-6020 Innsbruck

Supravesikale Harnableitung

Notwendigkeit und Bedeutung definitiver supravesikaler Harnderivation beim metastasierten Harnblasenkarzinom

L. Albert

Die Behandlungsergebnisse von Harnblasenkarzinomen sind nach wie vor unbefriedigend. Das hat u. E. u. a. folgende Ursachen:

- Der endoskopisch sichtbare Tumor ist nur der umschriebene Wachstumsexzeß des sich überwiegend intra- und extramural vollziehenden Neubildungsvorganges über dessen zytogenetisches und biologisches Verhalten praetherapeutisch detaillierte Informationen fehlen.
- Mehr als 50% der Übergangszellkarzinome haben einen sehr unterschiedlichen, schwer kalkulierbaren, mit der Tiefeninfiltration rasch zunehmenden Malignitätsgrad.
- Ein dichtes Lymphgefäßsystem der Harnblasenwand, dessen feinkapilläre Aufzweigungen schon in der Submukosa beginnen, sorgt dafür, daß bei jeder Detrusorkontraktion sehr frühzeitig Tumorzellen über Interzellulärspalten, die die Endothelzellen trennen, schließlich in die Sammelgefäße der Adventitia einmünden.

Diese intramuralen mikropathophysiologischen Vorgänge haben für den gesamten Organcancerisie-

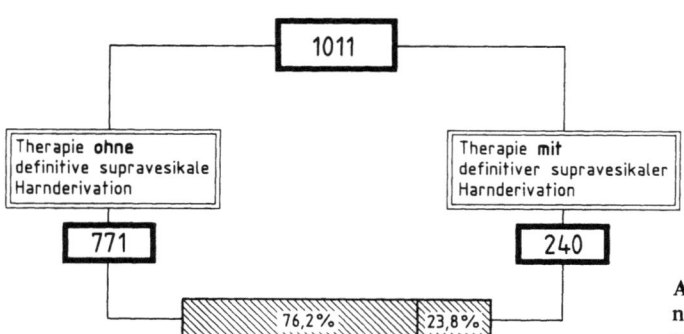

Abb. 1. Maligne Harnblasenneoplasien insgesamt differenziert nach Therapie ohne und mit definitiver supravesikaler Harnderivation (Zeitraum: 1.1.1977–31.12.1986)

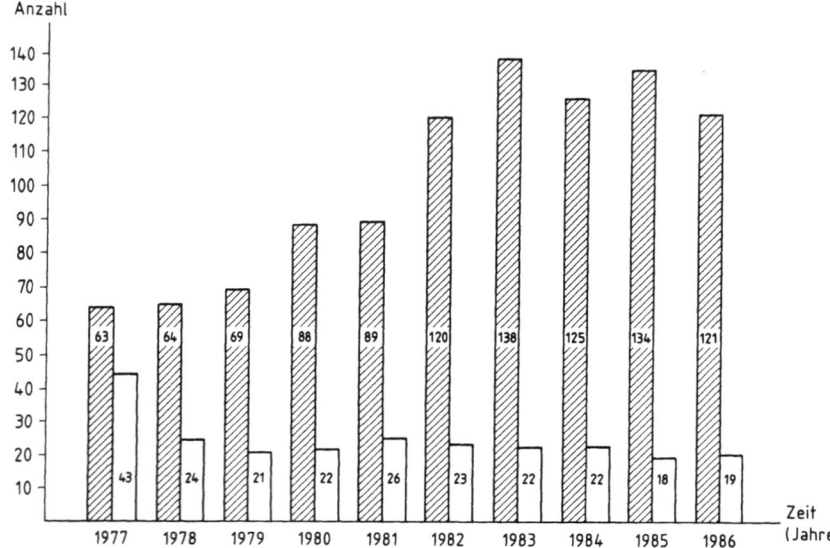

Abb. 2. Graphische Darstellung der behandelten malignen Harnblasentumoren insgesamt pro Jahr im Vergleich zur Anzahl der Harnderivationen. ▨ Maligne Harnblasenneoplasien insgesamt; ☐ Anzahl def. supraves. Harnderivation

rungsprozeß erheblich mehr Bedeutung als wir bisher angenommen haben.
- Der Bruch in der Prognose liegt schon im Stadium T_2, wenn dieses rezidiviert und mit G_3 und/oder L_2 verbunden ist. Auch wenn T_{is}, T_a und T_1 als oberflächlich wachsende, nicht infiltrierende Tumoren bezeichnet werden, besagt das lediglich, daß die Muskelinfiltration fehlt. Die Basalmembran kann aber schon durchbrochen sein.

Vom 01.01.1977 bis 31.12.1986 behandelten wir 1011 maligne Harnblasenneoplasien mit unterschiedlichem Staging, Grading und Typing.

Wir führten bei 240 von 1011 Patienten (= 23,8%) mit malignem Harnblasentumor eine definitive supravesikale Harnderivation durch (Abb. 1, 2):

1. mit *kurativer Zielsetzung* bei *209 Patienten* in Form des
   Ileumconduits mit Zystektomie in ein oder zwei Sitzungen (n = 133)
   der Ureterosigmoidostomie mit Zystektomie in ein oder zwei Sitzungen (n = 73)
   des Colonconduits mit Zystektomie in zwei Sitzungen (n = 3) (Tabelle 1, 2).
2. Mit *palliativer Zielsetzung* bei *31 Patienten* in Form
   des Ileumconduits mit Zystektomie (n = 9)
   des Ileumconduits ohne Zystektomie (n = 6)
   der Ureterosigmoidostomie ohne Zystektomie (n = 13)
   der cutanen Ureterostomie (n = 3).

Die postoperative Mortalität betrug bei den kurativ operierten Patienten insgesamt 3,8%, bei den Patienten mit palliativer Zielsetzung 19,3%.

Wir halten im Rahmen der Behandlung maligner Harnblasentumoren die definitive supravesikale Harnderivaten mit Zystektomie in ein- oder zwei Sitzungen zur Erreichung eines Kurativeffektes für *notwendig*, wenn

- der Tumor die Muscularis zwar nur oberflächlich infiltriert hat, trotzdem aber bei wiederholter TUR und vorliegendem G_3 (möglicherweise noch L_2) nicht beherrschbar ist.
- der Tumor a priori selbst die tiefe Muskulatur erreicht hat und gleichzeitig in die intramuralen Lymphgefäße metastasiert ist ($T_{3a}L_2N_0$) unabhängig vom Grading.
- der Tumor den perivesikalen Raum erreicht hat (T_{3b}), aber noch N_0 vorliegt.

Als Palliativeingriff sehen wir ihre *Bedeutung* trotz des fortgeschrittenen inkurablen Neoplasievorganges vor allem in der gravierenden Verbesserung der Lebensqualität, nicht in einer Änderung der Prognose.

Durch vorausgegangene operative Maßnahmen, einschließlich Strahlen- und/oder Chemotherapie sind Schrumpfblase, schwere Hämaturie, Strangurien, Dysurien und Inkontinenz nicht selten die Folge.

Tabelle 1. Methoden der definitiven supravesikalen Harnableitung mit kurativer und palliativer Zielstellung bei metastasierten Harnblasenkarzinomen (n = 240)

Methoden	n	%
Ileumconduit mit Zystektomie in 2 Sitzungen	47	19,5
Ileumconduit mit Zystektomie in 1 Sitzung	86	35,8
Ileumconduit als Palliativoperation	15	6,3
Ureterosigmoidostomie und Zystektomie in 2 Sitzungen	29	12,1
Ureterosigmoidostomie und Zystektomie in 1 Sitzung	44	18,3
Ureterosigmoidostomie als Palliativoperation	13	5,4
Coloncoduit und Zystektomie	3	1,3
Kutane Ureterostomie	3	1,3
Gesamt	240	100

Tabelle 2. Anzahl der definitiven supravesikalen Harnderivationen beim metastasierten Harnblasenkarzinom 1977 bis 1986

	1977	1978	1979	1980	1981	1982	1983	1984	1985	1986	
Ileumconduit und Zystektomie in 2 Sitzungen	6	6	5	5	5	6	5	4	3	2	47
Ileumconduit und Zystektomie in 1 Sitzung	2	1	1	8	10	12	11	14	13	14	86
Ileumconduit - palliativ -	2	1	1	2	1	-	2	2	1	3	15
Ureterosigmoidostomie und Zystektomie in 2 Sitzungen	14	6	5	1	2	1	-	-	-	-	29
Ureterosigmoidostomie und Zystektomie in 1 Sitzung	14	7	6	5	7	3	2	-	-	-	44
Ureterosigmoidostomie - palliativ -	5	1	2	1	1	1	-	1	1	-	13
Colonconduit und Zystektomie	-	-	-	-	-	-	2	1	-	-	3
Kutane Ureterostomie	-	2	1	-	-	-	-	-	-	-	3
Gesamt	43	24	21	22	26	23	22	22	18	19	240

Eine medikamentöse Therapie versagt hier fast vollständig. Uns hat sich der Ileal-Conduit und die Ureterosigmoidostomie ohne Zystektomie bestens bewährt.

Beide Methoden halten sich unter Einbeziehung einer ausgewogenen Infusionstherapie und bei schonender Anästhesie in der Hand des geübten Operateurs hinsichtlich des Risikos in vertretbaren Grenzen.

Sie sind auch hochbetagten Kranken zumutbar.

Prof. Dr. L. Albert
Urologische Klinik – Weidenplan –
des BKH Halle/Saale
Weidenplan 6
DDR – 4020 Halle

Die transureterale Ureterokutaneostomie (TUUC) – Indikationen, Operationstechnik und Ergebnisse

G. Rodeck, G. Beyer und G. Ziegler

Beitrag nicht eingereicht

Kontinente Harnableitung – Kock-Pouch und S-Blase – Eine Analyse

F. Schreiter

Kontinente Harnableitungen werden in der Urologischen Klinik des Verbandskrankenhauses Schwelm seit 1984 in größerem Umfange durchgeführt.

Warum Dünndarm zum Blasenersatz?

Während zur Darmblasenersatzbildung sowohl Dickdarmteile als auch Ileozökalregion und Dünndarm angewandt wird, haben wir uns aus folgenden Gründen konsequent der Anwendung von Dünndarmsegmenten zugewandt:

Vom Dünndarm steht mehr Darm zur Verfügung als vom Dickdarm. Er ist immer ausreichend vorhanden. Die Operationstechnik ist einfacher, die Dünndarmanastomosen komplikationsärmer, besonders bei älteren Leuten. Der detubularisierte Dünndarm ergibt ein perfektes Niederdruckreservoir mit Drucken von maximal 20 mbar. Die für die Darmphysiologie wichtige Ileozökalregion bleibt erhalten. Das Karzinomrisiko ist im Dünndarm niedriger als im Dickdarm. Resorptionsstörungen wie Azidose und Elektrolytentgleisungen sind seltener. Medikamentöse Substitution von Alkali und Kalium selten erforderlich. Mit Hilfe der Kock-Valve läßt sich ein sicheres und einfaches Antirefluxsystem etablieren.

Ziele einer kontinenten Harnableitung

Die Ziele einer kontinenten Harnableitung, wie Bildung eines hochkapazitiven, sphärischen Niederdruckreservoirs mit Kontinenz bei Tag und Nacht, sicherem Antirefluxschutz, problemlose Entleerbarkeit und fehlende Elektrolyt- und Säurebasenhaushaltsstörung wird sowohl vom Kock-Pouch als auch von der S-Blase erreicht, wenn die Kriterien einer sorgfältigen Patientenauswahl zugrundegelegt werden.

Die zukunftsorientierten Probleme einer kontinenten Harnableitung, die derzeit noch nicht vollständig überblickbar sind, wie Spätkomplikationen, langdauernder Harninfekt in einem Darmreservoir im Hinblick auf die Nierenfunktion, Anwendung der Klammernahtinstrumente im Langzeittest mit Schleim und Steinbildung, veranlassen uns zu einer Analyse nach 4 Jahren Erfahrung mit diesen Harnableitungsverfahren.

Indikation und Patientenauswahl

Indikation und Patientenauswahl muß sorgfältiger als bei anderen Harnableitungsverfahren erfolgen, sollten für die kontinente Harnableitung jüngere motivierte Patienten mit normaler Intelligenz stabi-

Tabelle 1

Indikation Kock-Pouch	n = 42
Blasenkarzinom (5 ♂, 19 ♀)	24
Neurogene Blase	15
Irreparabler Urethradefekt	2
Interstitielle Cystitis	1
Indikation S-Blase	**n = 28**
Blasenkarzinom des Mannes (T1-T2, No, Mo, neg. Mapping)	19
Neurogene Dysfunktion der Blase	7
Entzündliche Schrumpfblase	2

Tabelle 2

Frühkomplikationen Kock-Pouch:	
Sepsis mit Exitus	2
Mechanischer Ileus	1
Dünndarmfistel	2
	5 (11,9%)
Spätkomplikationen Kock-Pouch:	
Inkontinenz	3
Ureterstenose	2
Nippelslipping (Kontinenznippel)	3
Nippelfistel	1
Reflux (Nippelslipping)	1
Parastomale Hernie	1
	11 (26,2%)

Tabelle 3

Frühkomplikationen S-Blase:	
Hämorrhagischer Infarkt des ausgeschalteten Darmsegmentes	1
Wundheilungsstörung der Haut	3
Mechanischer Ileus	1
Spätkomplikationen S-Blase:	
Harnleiterstenose	1
Abknickung des Blasenhalses	1
Reflux	1
	8 (28,6%)

Tabelle 4

Ergebnisse	Kock-Pouch (n = 42) %	S-Blase (n = 26) %
Kontinenz	88,1	96,4
Reflux	0	0
Spontanentleerung	0	100
Selbstkatheterismus	100	0
Bakteriurie	100	15
Benutzung von Auffangsystemen (Urinal)	11	0
Artef. Sphinkter	0	40
Komplikationen	37	28
Reoperationen	26	18

ler Psyche und ausreichender manueller Geschicklichkeit ausgewählt werden (Tabelle 1).

Beim Blasenkarzinom der Frau ist die S-Blase nicht anwendbar, da die Urethra bei der radikalen Zystektomie mit entfernt wird. Deshalb ist der Kock-Pouch die bevorzugte Lösung der kontinenten Harnableitung bei zystektomierten Frauen in unserer Klinik.

Komplikationen Kock-Pouch (Tabelle 2)

Die Komplikationen des Kock-Pouches waren vor allem Probleme des Kontinenznippels. Die beiden Sepsisfälle gingen im ersten Fall zu Lasten der Zystektomie mit retroperitonealer Phlegmone und in einem weiteren Fall wurde eine Kloakenmißbildung mit Anuspraeter sigmoideus in der gleichen Sitzung operiert.

Die Nippelprobleme konnten weitgehend verhindert werden, nachdem ein Collagenflies zwischen die Serosablätter des Nippels gelegt wurde und eine feste Verbackung und Vernarbung der beiden Darmwände hierdurch erzielt wurde. Damit wurden die Nippel stabilisiert und ein Nippelslipping wurde seither nicht beobachtet.

Komplikationen S-Blase

Die Früh- und Spätkomplikationen bei der S-Blase sind deutlich niedriger. Die Lernphase, die wir am Anfang beim Kock-Pouch zu durchlaufen hatten, lag von Beginn der S-Blasenbildung hinter uns (Tabelle 3).

Diese Komplikationen führten zu Reoperationen in 26,2% beim Kock-Pouch und in 17,9% bei der S-Blase. Steinbildungen wurden besonders beim Kock-Pouch in Einzelfällen beobachtet, ließen sich jedoch leicht endoskopisch entfernen und stellten in keinem Fall ein klinisches Problem dar.

Ergebnisse (Tabelle 4)

Die noch bestehenden Unsicherheiten hinsichtlich der Langzeitergebnisse zwingen zu engmaschigen Kontrollen durch den Hausarzt bzw. den Urologen in enger Kooperation mit der operierenden Klinik. In der bisherigen Erfahrung ergeben beide Verfahren der kontinenten Harnableitung zufriedenstellende Ergebnisse ohne relevante Spätschäden. Die Nierenfunktion verschlechterte sich lediglich bei einem unserer Fälle. Die S-Blase hat den Vorteil der kontrollierten Miktion auf natürlichem Wege und die Patienten sind in 85% der Fälle infektfrei. Die Kontinenz ist eine Frage der Definition und inwieweit Patient und Arzt bereit sind ein Harnträufeln zu tolerieren. In unserer Klinik gilt als inkontinent, wer im Padstest nach Tage Hald mehr als 20 g Urin verliert. Diese Patienten bekommen, wenn sie es wünschen, einen artefiziellen Sphinkter, den wir bei allen Patienten mit neurogener Harninkontinenz und bei ca. 25% der Patienten nach Zystoprostatektomie wegen Blasenkarzinom und S-Blasenbildung einsetzten.

Kontinenz wird vor allem durch eine sphinkterschonende Operationstechnik und Bildung eines großkapazitiven Niederdruckreservoirs aus detubularisiertem Dünndarm erreicht. Trotzdem reicht der Restsphinkter nach Zystoprostatektomie gelegentlich nicht aus zur vollständigen Kontinenz, weshalb der artefizielle Sphinkter eine sinnvolle, notwendige und effektive Ergänzung zur kontinenten Enterourethrostomie im Sinne einer S-Blase darstellt.

Schlußfolgerungen

Die bisherigen Erfahrungen zeigen eines klar: Nicht alle Patienten sind für eine kontinente Harnableitung geeignet. Indikation und Patientenauswahl sind entscheidend für spätere zufriedenstellende Ergebnisse. Die Komplikationsraten, besonders beim Kock-Pouch, sind höher als bei einfachen Conduitableitungen oder bei der S-Blase. Die Patienten müssen entsprechend aufgeklärt werden und eine mögliche Reoperation akzeptieren. Unter dieser Prämisse werden die kontinenten Harnableitungsverfahren in der Hand des Erfahrenen weiterhin zum Repertoir der damit beschäftigten Urologen gehören. Sie werden aber auch wegen ihrer Komplexität nicht Allgemeingut aller urologischen Operateure werden. Mehr und mehr Patienten fragen, durch Flüsterpropaganda neugierig geworden, nach kontinenten Harnableitungsverfahren. Es ist unsere Aufgabe als Urologen, die richtigen Patienten auszuwählen und ihnen das Harnableitungsverfahren zu empfehlen, das am besten zu ihnen paßt und das das Risiko einer späteren operationsbedingten Morbidität in Grenzen hält. Die einfachen Conduitharnableitungen gehören damit weiterhin auch bei uns zum Repertoir.

Prof. Dr. F. Schreiter
Urologische Klinik
Verbandskrankenhaus Schwelm
Lehrstuhl für Urologie der Universität Witten-Herdecke
Dr. Moeller Str. 15
D-5830 Schwelm

Die Ileum-Neoblase – Klinische Ergebnisse nach kontinentem Blasenersatz

D. Frohneberg, G. Egghart, K. Miller und R. Hautmann

Die Verfahren der kontinenten Harnableitung sind seit der Präsentation von Kock [4] in mannigfacher Hinsicht modifiziert worden [1]. Besonderes Interesse haben dabei die Verfahren zum kontinenten Blasenersatz oder zur Blasenaugmentation gefunden [1, 2, 3, 5, 6]. Mit dem Konzept der Ileum-Neoblase, das ein standardisiertes Vorgehen zur Durchführung eines kontinenten Blasenersatzes sowie zur Blasenaugmentation gewährleistet, wurden seit 1986 an der Urologischen Universitätsklinik in Ulm in 26 Fällen ein Blasenersatz und in 5 Fällen eine Blasenaugmentation durchgeführt. Die Indikation zum kontinenten Blasenersatz ergab sich bei 26 Patienten aufgrund eines Blasenkarzinoms (Stadium pT_1-pT_{4a}). Die Augmentation erfolgte in 3 Fällen beim Endstadium einer interstitiellen Zystitis und in 2 Fällen von tuberkulöser Schrumpfblase.

Technik

Die Bildung des Darmreservoirs erfolgt durch Ausschalten von 60–70 cm Ileum unter Belassung des terminalen Anteiles von etwa 15 cm Länge [3]. Der aus der Kontinuität ausgeschaltete Ileumanteil wird in Form eines M oder W angeordnet, die gesamte Darmwand antimesenterial inzidiert und die Ränder fortlaufend zu einer „Ileum-Platte" allschichtig vernäht und mit der Harnröhre (Blasenhals) anastomosiert. Die Implantation beider Ureteren erfolgt in der Methode nach Le Duc [2]. Der Verschluß der Ileumplatte zur Bildung eines kugeligen Reservoirs erfolgt ebenfalls fortlaufend allschichtig. Die Harnleiter werden 12 Tage postoperativ geschient, der Dauerkatheter verbleibt 21 Tage in Situ.

Komplikationen

Zu den frühen postoperativen Komplikationen zählten eine protrahierte Darmatonie in 3 Fällen, eine tiefe Beinvenenthrombose, eine gastrointestinale Blutung, ein Leck im Bereich der Harnröhrenanastomose sowie eine Schleimtamponade in je 3 Fällen. Diese Komplikationen konnten konservativ beherrscht werden. In einem Fall mußte ein Bridenileus operativ revidiert werden. Bei den Spätkomplikationen überwiegen die Harnröhren- (n=2) bzw. Anastomosenstriktur (n=1). Bei einem Patienten erforderte ein disseminierter Tumorprogreß die Urethrektomie und Umwandlung der Neoblase in ein nasses Stoma.

Ergebnisse

Bei den Patienten mit Blasenersatz (F. U. > 3 Mo. Mittel 9,6 Mo.) war in allen Fällen (n = 22) eine vollständige Harnkontinenz tagsüber gegeben. In einem Falle besteht eine nächtliche Inkontinenz, die, bei fehlender Bereitschaft des Patienten zur Miktion nach der Uhr, mit Vorlagen beherrscht werden muß. Bei einem weiteren Patienten ist die nächtliche Miktion im Abstand von zwei Stunden ausreichend zur Sicherung der vollständigen Harnkontinenz. Von den Patienten mit Blasenaugmentation (n = 5) sind 3 Patienten (F. U. > 3 Mo.) Tag und Nacht kontinent. Im Hinblick auf den oberen Harntrakt ergeben sich bei der Nachuntersuchung bei 22 Patienten insgesamt 43 renoureterale Einheiten. Urographisch normal oder geringgradig dilatatiert sind 35 RUE. In 7 RUE liegt eine mäßiggradige Harnstauungsniere (Emmet II) und in einem Falle eine ausgeprägte Harnstauungsniere (Emmet III) vor. Bei einem einzigen Patienten ist ein vesikorenaler Reflux Grad II festgestellt worden. Insgesamt benötigen 12 Patienten nach Blasenersatz eine antiacidotische Therapie (BE < -4) sowie 2 Patienten nach Blasenaugmentation.

Urodynamik

Die durchschnittliche maximale Blasenkapazität lag bei 829 ml. Bei 50%iger Blasenfüllung werden durchschnittliche Druckwerte von 16 cm H_2O registriert. Lediglich bei 4 Patienten (Maximalfüllung) ließen sich Druckspitzen durch Eigenkontraktion der Ileumblase mit durchschnittlich 17,5 cm H_2O nachweisen, bei halber Blasenfüllung waren lediglich bei 3 Patienten Druckspitzen im Mittel von 13,3 cm H_2O nachweisbar. Das Volumen der Einzelmiktion in häuslicher Umgebung liegt bei durchschnittlich 300 ml, der mittlere Flow bei 13 ml/sec.

Diskussion

Die hohe maximale Kapazität, die niedrigen Druckwerte in der Ileum-Neoblase und der zuverlässige Refluxschutz garantieren bei diesem Operationsverfahren eine hohe Erfolgsrate im Hinblick auf die Technik des Blasenersatzes und der Augmentation. Die Operationstechnik ist einfach. Die Umwandlung der tubulären Struktur des Darmes durch die Vierfachfältelung (M-Form) in ein Reservoir mit entsprechend großem Radius gewährleistet bestmöglich die Aufhebung von Druckspitzen des Darmes und damit besonders die Vermeidung der nächtlichen Inkontinenz bei wirksamen Refluxschutz. Gegenüber anderen Verfahren ohne Nippelbildung [1, 2, 5, 6] ergeben sich damit operativ technische und funktionelle Vorteile.

Literatur

1. Alken P, Thüroff J, Riedmiller H, Engelmann U, Hohenfellner R (1986) Verhandlb Dtsch Ges Urologie 38: 356
2. Camey M, Le Duc A (1979) Ann Urol 13: 114
3. Hautmann R, Egghart G, Frohneberg D, Miller K (1988) J Urol 139: 39
4. Kock NG, Nilson AE, Nilsson LO, Norlen LJ, Philipson BM (1982) J Urol 128: 469
5. Melchior H, Spehr Ch, Persson Ch (1986) Akt Urol 17: 256
6. Schreiter F (1986) Verhandlb Dtsch Ges Urologie 38: 359
7. Sidi AA, Reinberg Y, Gonzales R (1986) J Urol 136: 1201

Priv.-Doz. Dr. med. D. Frohneberg
Urologische Universitätsklinik und Poliklinik
Prittwitzstr. 43
D-7900 Ulm

Die kontinente Ileumblase zur Harnableitung nach radikaler Zystektomie

Ch. Spehr, H. Melchior und I. Knop

Einleitung

In der Klinik für Urologie der Städtischen Kliniken Kassel wird seit 1985 zur Harnableitung nach radikaler Zystektomie eine kontinente Ileumblase angelegt, wenn aufgrund von Tumorlokalisation und Ausdehnung keine Kontraindikation besteht (Abb. 1).

Material

Insgesamt wurden von uns bisher 60 Patienten mit einer Ileumblase versorgt. 10 davon waren mit kurativer Zielsetzung vorbestrahlt worden. 9 Patienten wurden außerhalb operiert, 14 Patienten wurden von anderen urologischen Kliniken zur Operation in die Kasseler Klinik eingewiesen.

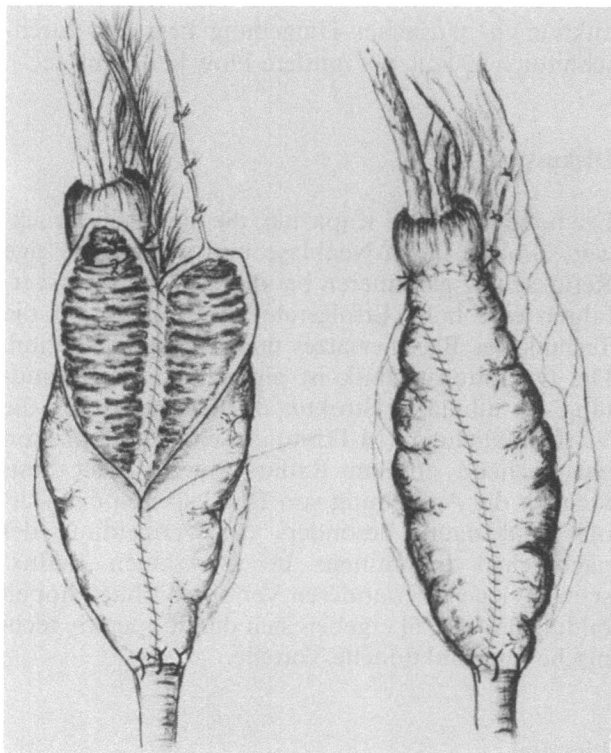

Abb. 1. Kontinente Ileumblase (Schema)

Ergebnisse

Daß die kontinente Ileumblase ein Niederdruckreservoir darstellt, wurde von uns bereits vor einem Jahr publiziert. Der intravesikale Druckanstieg bis zum einsetzenden Harndrang beträgt bei allen Patienten nicht mehr als 20 cm H_2O.

Die Miktionsintervalle sind initial relativ kurz, sie verlängern sich jedoch binnen eines halben Jahres auf durchschnittlich 3 Stunden – parallel zur rasant zunehmenden Blasenkapazität. Es muß daher darauf geachtet werden, daß die einzelnen Harnportionen ein Volumen von 500–600 ml nicht überschreiten (Tabelle 1).

Noch nicht voll befriedigend sind die Kontinenzverhältnisse. Während am Tage nach einer mehr oder weniger langen Trainingszeit alle Patienten kontinent sind, benötigt die Hälfte von ihnen Nachtvorlagen, da das veränderte und wenig ausgeprägte Harndranggefühl als Weckreiz nicht ausreicht, so daß es zur Überlaufinkontinenz kommt (Tabelle 1).

Vergleicht man die perioperativen Komplikationen der Zystektomie mit Harnableitung durch Ileumblase mit denen der Harnableitung durch ein Ileum Conduit, so können keine signifikanten Unterschiede festgestellt werden (Tabelle 2, 3). Selbst die durchschnittliche Operationszeit ist bei Harnableitung durch Ileumblase nur 15 Minuten länger als die für ein Ileum Conduit. In beiden Gruppen betrug die perioperative Mortalität weniger als 5%, die Zahl der chirurgischen Komplikationen etwa 30% und die Zahl der internen Zwischenfälle 10%.

Die Spätergebnisse sind funktionell gut, jedoch haben 11 von 49 Patienten inzwischen einen Tumorprogreß erfahren, davon 3mal mit diffuser Metasta-

Tabelle 1. Ileumblase: Funktionelle Ergebnisse

	1 mo	3 mo	6 mo	12 mo	>18 mo
Leben/gesamt (n)	49/51	44/46	35/38	18/25	11/16
Kapazität (ml)	182±77	339±71	392±92	469±177	–
Compl. (ml/cm H_2O)	11±6	19±9	42±20	42±32	–
Restharn (>ml)	0	0	0	0	3
Inkont. Tg/N	4/13	0/2	0/1	0/1	0/1
Kont.? Tg/N	16/27	3/13	1/8	1/6	0/6
Kont.! Tg/N	29/19	41/29	34/26	17/11	11/4

Tabelle 2. Ileum-Conduit

(Perioperative Komplikationen)
(n = 39, 16 Salv.)
OP-Zeit t = 4'36" Alter à = 61,5 J

Chir:	Sepsis	1	–	Ex.
	Subileus	6	–	KONS
	Extravasat	2	–	KONS
	Harnstau	3	–	PCN
	Blutung	1	–	LAP
	Wunddehis.	1	–	Naht
Med:	Lungenemb.	1	–	Ex.
	Pneumonie	1	–	KONS
	Thrombose	1	–	OP

Tabelle 3. Ileum-Blase

(Perioperative Komplikationen)
(n = 51, 10 Salv.)
OP-Zeit t = 4'52" Alter à 64,4 J

Chir:	Subileus	2	–	KONS
	Extravasat	3	–	PCN
	Harnstau	5	–	PNC
	Lymphocele	4	–	Pkt.
	Rektumläs.	2	–	AP
	Ileumfistel	1	–	→OP
Med:	Lungenemb.	1	–	Ex
	Pneumonie	1	–	Ex
	Thrombose	1	–	KONS
	Herzinsuff.	1	–	KONS
	Ulcus	1	–	OP

Tabelle 4. Ileumblase (Spät-Komplikationen)

	n	(S)	t (mo)	Ex.
Diffuse Metast.	3	–	11-9-3	1
Lokal-Rezidiv	6	4	20-17-15-11-6-5	3
NBKS-Ureter-TU	2	1	18-15	–
Leth. Azidose	1	–	3	1
Herzinfarkt	1	–	8	1
Striktur	1	–	5	–
Restharn ++	1	–	12	–
Gesamt	49	10		6

sierung. 6mal trat ein Rezidiv im kleinen Becken und 2mal ein Tumor im oberen Harntrakt auf. 4 Patienten mit Tumorprogreß sind inzwischen verstorben.

Die Tatsache, daß 5 Patienten aus der Rezidivgruppe zuvor bestrahlt worden waren und 4 von diesen ein lokalbegrenztes Rezidiv in der Beckenhöhle entwickelt haben beweist, daß wir nach wie vor zu spät zystektomieren.

Literatur

1. Melchior H, Spehr Ch, Persson Ch (1986) Die kontinente Ileumblase: Ein erster Bericht über 5 Patienten. Akt Urol 5: 256–260
2. Persson Ch, Melchior H (1986) Urodynamische Untersuchung der kontinenten Ileumblase. Urologe A 25: 259–266

Dr. med. Ch. Spehr
Klinik für Urologie
Städtische Kliniken Kassel
Möncheberstr. 41/43
D-3500 Kassel

Innere Harnableitung mit Niederdruckreservoir nach radikaler Zystoprostatovesikulektomie wegen Harnblasenkarzinom

U. E. Studer, Ch. Wüthrich, D. Ackermann und E. J. Zingg

Gestützt auf die Erfahrung mit Tierversuchen in den Jahren 1983/84 haben wir seit Ende 1984 bei insgesamt 18 Patienten im Anschluß an die radikale Zystoprostatovesikulektomie wegen Harnblasenkarzinom eine innere Harnableitung mittels ilealem Niederdruckreservoir und Anastomose zur männlichen Harnröhre durchgeführt.

Operationsmethode

Ca. 25 cm proximal der Ileocoecalklappe wird ein ca. 60 cm langes Ileumsegment aus der Darmkontinuität ausgeschaltet. Die Ureteren werden End-zu-Seit in das proximale Ende implantiert, als Antirefluxschutz wird entweder ein intussusseptierter Nip-

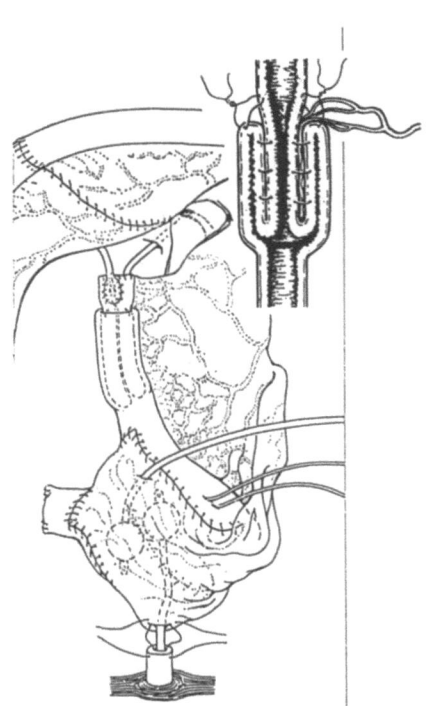 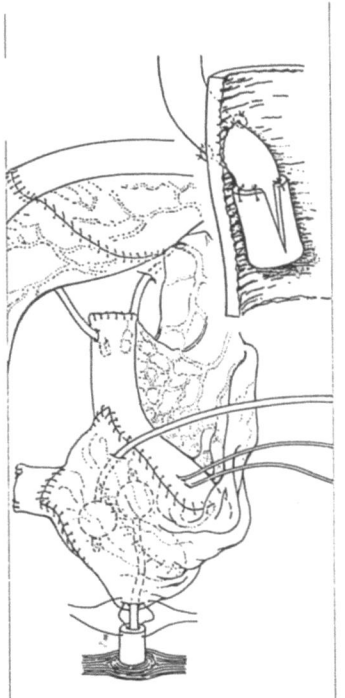 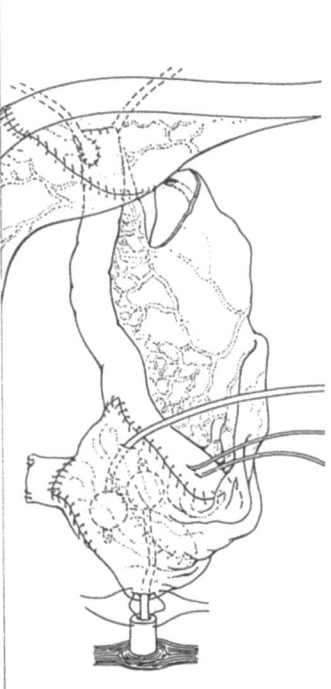

Abb. 1. Als Antirefluxschutz werden 3 verschiedene Techniken angewandt (Tripel-Nippel, split-cuff technique nach Griffith, tubuläres isoperistaltisches ileales Segment von 20 cm Länge). Der antirefluxive Schutz des letzteren ist nur relativ, da jedoch im Niederdruckreservoir die Druckwerte 40 cm nicht übersteigen und der membranöse Sphinkter zudem als „Überdruckventil" angesehen werden kann, genügt dies womöglich

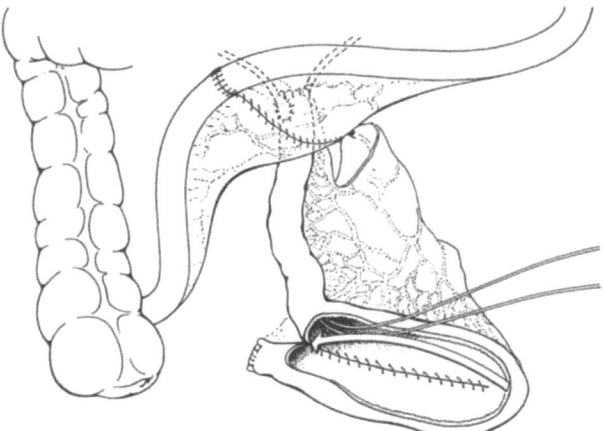

Abb. 2. Das ileale Niederdruckreservoir wird aus zwei U-förmigen, antimesenterial eröffneten Dünndarmsegmenten gebildet, welche analog der Goodwin'schen „cup-patch" Technik gekreuzt vernäht werden

pel (triple nipple im proximalen Segment), die sog. split-cuff Technik des Ureters nach Griffith oder aber ein 20 cm langes tubuläres Segment verwendet (Abb. 1). Das Reservoir wird aus dem distalen, antimesenterial eröffneten Ileumanteil gebildet, indem zunächst die Hinterwand fortlaufend verschlossen und anschließend die Spitze des U's zwischen die beiden Schenkel geschlagen wird, analog der Goodwin'schen „cup-patch technique" (Abb. 2). Aufgrund unserer Erfahrungen ist es wesentlich, daß das Niederdruckreservoir direkt mit der membranösen Harnröhre anastomosiert und kein auch noch so kurzes tubuläres ileales Segment zwischen Pouch und Harnröhre interponiert wird.

Resultate

Obwohl die Pouch initial relativ klein ist (2 × 20 cm Ileum) um metabolische Störungen durch eine allzu große intestinale Resorptionsfläche zu verhindern, nimmt im Verlaufe der ersten postoperativen Monate die Kapazität allmählich zu, nach 6 Monaten beträgt sie durchschnittlich 450 ml. Nach einer Beobachtungszeit von 3–34 Monaten haben wir bisher noch keine therapiebedürftigen metabolischen Störungen beobachtet, mit Ausnahme einer postoperativen, primär nicht erkannten Harnretention in einem auswärtigen Spital. Die meisten Patienten beobachteten eine deutlich erhöhte Flüssigkeitsaufnahme, was auf einen Shift von freiem Wasser von der Dünndarmmukosa der Pouch in den höher konzentrierten Urin zurückzuführen ist (Jagenburg et al. 1978). Die Druckwerte innerhalb der Pouch variieren bei Erreichen der Kapazitätsgrenze zwischen 20 und 35 cm H_2O. Bei den ersten 4 Patienten, welche ein 2–5 cm langes tubuläres Dünndarmsegment zwischen der Pouch und dem Niederdruckreservoir hatten, wurden in diesem kurzen Segment Druckspitzen bis 80 cm H_2O beobachtet, welche von ei-

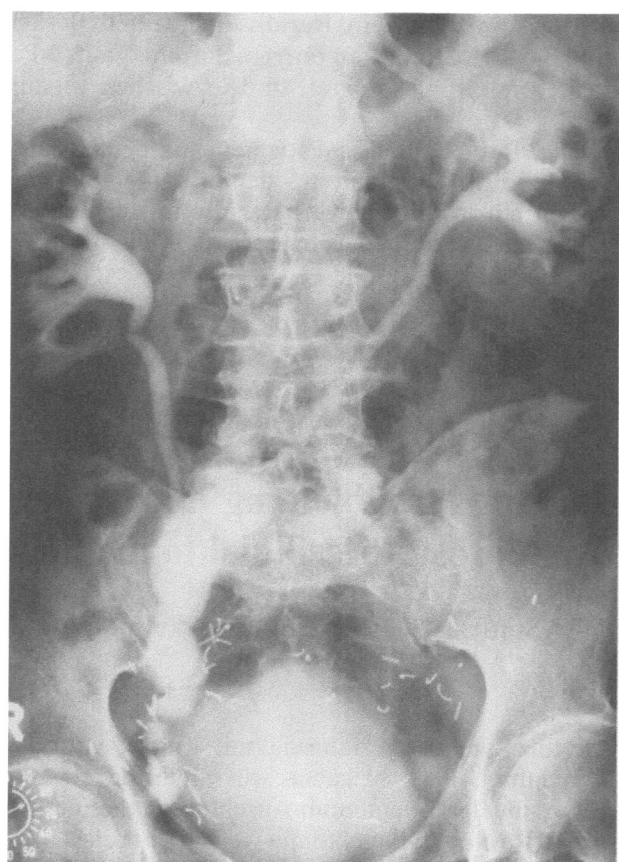

Abb. 3. Iv-Urogramm nach 6 Monaten: die Peristaltik im Bereich des tubulären ilealen, zuführenden Segmentes ist gut zu erkennen, die Wand des Niederdruckreservoirs indessen ist glatt begrenzt

nem Urinabgang per urethram begleitet waren. Bei den anderen 14 Patienten mit direkter Anastomose Pouch-Urethra ist die Kontinenz nach 1–3 Monaten tags und nach 3–6 Monaten nachts als gut bis sehr gut zu bezeichnen, d. h. daß keiner der Patienten mit irgendeiner Antiinkontinenzvorrichtung (Kondomkatheter, Penisklemme, Sphinkterprothese etc.) versehen war. 6 der 14 Patienten mit direkter Anastomose Pouch-Urethra tragen jedoch tagsüber eine Sicherheitseinlage, da 1–2 × wöchentlich tropfenweiser Schleim- oder Urinabgang, insbesondere bei heftigem Husten oder Pressen, vorkommen kann. Welche Form des Antirefluxschutzes besser ist, respektiv ob dies bei Vorliegen eines echten Niederdruckreservoirs, welches zusätzlich zur Harnröhre anastomosiert ist, und bei welchem der Sphinktermechanismus in gewissem Sinne als Überdrucksicherheitsventil funktioniert, notwendig ist, wird erst der weitere Verlauf zeigen. Bis jetzt sind weder klinisch noch radiologisch pyelonephritische Komplikationen mit der einen oder anderen Form des Antirefluxschutzes aufgetreten.

Priv.-Doz. Dr. med. U. E. Studer
Urologische Universitätsklinik
Inselspital
CH-3010 Bern

Wertigkeit der kontinenten Ersatzblase nach Zystektomie

E. I. Zingg und U. E. Studer

Die Idee mit einem Darmsegment die Blase zu ersetzen ist nahezu 100 Jahre alt (Tizzoni und Foggi 1892). Die eigentliche klinische Anwendung verdanken wir aber Couvelaire, der darüber 1951 berichtete. Das Verfahren wurde weiter entwickelt, wobei sowohl Dünndarm- (Pyrah, Mellinger) wie auch Dickdarmsegmente (Gil Vernet, Hradec) verwendet wurden. Lediglich französische Kollegen hielten der Couvelaire'schen Technik die Treue und erst 1984 wurde die Operation, dank der Publikation von Lilien und Camey im Journal of Urology einem breiteren urologischen Kreis nähergebracht (Tabelle 1).

Die Nachteile der Neoblase aus intakten Darmabschnitten wurden schon frühzeitig erkannt: Ungenügende Compliance, oft unbefriedigende Kapazität, Peristaltik und erhöhte Druckwerte im Reservoir, Inkontinenz vor allem nachts (Mellinger, Eckman, Kock, Sundin). Verschiedene, zum Teil grundsätzlich neue Ideen in den letzten 100 Jahren führten zum heutigen Operationsverfahren des Niederdruckreservoirs (Tabelle 2):

- Die Idee, mit eröffneten oder detubularisierten Darmabschnitten die Blase zu erweitern (Rosenberg, Rutkowski, Yeates, Pyrah, Tasker, Giertz).

Tabelle 1. Blasenersatz (Neoblase) durch intakte Darmabschnitte

Tizzoni u. Foggi	1892	
Bisgard u. Kerr	1943	Tierversuche (Sigmoid)
Rubin	1948	
Couvelaire	1950	Ileum
Pyrah	1957	Ileum
Mellinger u. Suder	1958	Ileum
Gil Vernet	1962	Sigmoid
Hradec	1966	Sigmoid
Camey	1979	
Ballanger	1981	Technik nach Couvelaire/Camey
Lilien u. Camey	1984	
Alcini	1985	Coecum
McDougal	1986	Coecum
Pontes	1987	Sigmoid
Reddy	1987	Sigmoid

Tabelle 2. Blasenersatz (Neoblase) durch eröffnete, detubularisierte Darmabschnitte

Rosenberg	1892	Blasenerweiterung mittels
Rutkowski	1899	detubularisierter Segmente
Tasker	1953	
Pyrah	1956	Blasenaugmentation:
Yeates	1956	„open - loop - ileo oder sigmoid - cystoplosty"
Giertz	1956	
Goodwin	1959	„Cup - patch technique"
Ekman/Kock/Sundin	1964	Niederdruckreservoir

- Die sogenannte „Cup-patch-Technik" von Goodwin, d. h. die doppelte Faltung des antimesenterial geöffneten Darmes mit Bildung eines kugeligen Reservoirs.
- Die Konstruktion eines echten großvolumigen Niederdruckreservoirs analog Kock und Goodwin. Eckman, Kock, Sundin haben anläßlich des internationalen Urologiekongresses in London 1964 die Vorteile eines derartigen Reservoirs klar herausgestellt.

Die Grundlagen für die Konstruktion eines Niederdruckreservoirs als Blasenersatz waren damit schon 1964 bekannt. Aber erst 20 Jahre später werden in zunehmender Zahl Techniken für Niederdruck-Ersatz- oder Neoblasen veröffentlicht. Gelegentlich folgen sich Publikationen in rascher Folge. Die dabei verwendeten Techniken der Ersatzblasenbildung zeigen, daß die grundlegenden Ideen von Goodwin und von Kock nicht immer Eingang gefunden haben.

Die vorliegende Aufstellung (Tabelle 3) zeigt eine ganze Reihe von Techniken, von denen verschiedene den Ansprüchen an ein ideales Harnreservoir gerecht werden:

- genügende Kapazität
- niedriger Druck im Reservoir
- gute Kompliance
- Kontinenz Tag und Nacht
- vollständige Entleerung im akzeptablen Intervall
- Schutz der oberen Harnwege.

Einige grundsätzliche Bemerkungen zu Technik, Funktion, Patientenauswahl und Spätfolgen sind sicherlich notwendig.

Zur Technik

Lediglich unter Berücksichtigung der eingangs erwähnten Grundlagen läßt sich ein echtes Nieder-

Tabelle 3. Niederdruckreservoirs als Ersatzblase

Light	1985	„Le Bag" Pouch aus Coecum/Ileum
Thüroff	1985	„Mainz" Pouch
Studer	1985	Ileum Pouch (double folded)
Alcini	1985	Ileum Pouch (S-Blase nach Parks 1978)
Goldwasser	1985	Sigmoid (subtotale Cystektomie)
Thüroff	1986	„Mainz" Pouch: direkte Anastomose
Melchior	1986	Ileum Pouch
Perinetti	1986	Ileum Pouch
Rowland	1986	Ileo - Coecum Pouch
Schreiter	1986	Ileum (S-Blase)
Tscholl	1987	Ileum (S-Blase)
Reddy	1987	Sigmoid (partiell detubularisiert)
Hautmann	1987	Ileum Pouch
Barret	1987	Colon asc. Pouch

druckreservoir bilden. Eckman, Kock und Sundin haben schon 1964 darauf hingewiesen, Hinman hat 1987 diese Anforderungen zusammengestellt:

Konfiguration: Durch doppelte Faltung der detubularisierten Darmsegmente erhöht man die Kapazität
Akkomodation: Ein Reservoir mit größerem Radius hat bei gegebenem Druck einen größeren Inhalt (La Place'sches Gesetz)
Kompliance: Ein Pouch mit größerem Radius und höherer Wandspannung zeigt bessere Kompliance
Kontraktilität: detubularisierte Segmente verhindern eine synchrone Peristaltik.

Bereits kurze tubuläre Segmente in einem Ersatzblasensystem bedingen peristaltische Kontraktionen, einen raschen Druckaufbau und unkontrollierte Harnentleerungen. Studer hat in seinen Ausführungen dafür ein Beispiel gegeben.

Die postoperative Mortalität und Morbidität ist nach Ersatzblasenbildung nur unbedeutend erhöht, die Operationszeit nicht wesentlich verlängert.

Nach Jagenburg strebt eine Darm-Neoblase eine Iso-Osmolarität zwischen Serum und Harn innerhalb 2-6 Stunden an. Sobald die Konzentration im Blaseninhalt einen Wert von über 350 mOsm/kg erreicht, kommt es zum freien Transport von Wasser durch die Darmwand ins Lumen: der Urin wird verdünnt, die Harnmenge entsprechend erhöht. Die durchschnittliche Tagesurinmenge beträgt denn auch bei Patienten mit Ersatzblasen gemäß McDougal 2,9 l mit einer Osmolarität von 300-350 mOsm/kg. (Norm 1,2 bis 1,4 l mit einer Konzentration von 600-800 mOsm/kg). Daher wird verständlich, daß auch bei Kapazitäten der Neoblase um 500-800 ml das Reservoir mehrfach entleert werden muß, auch nachts mindestens ein- bis zweimal. Andernfalls stellt sich eine Überlaufinkontinenz ein.

Die Notwendigkeit eines Refluxschutzes für die oberen Harnwege beim Niederdruckreservoir wird noch allgemein als gegeben angenommen. Im Falle einer Verwendung von Dickdarmsegmenten wird der Refluxschutz durch submuköse Verlagerung des Ureters erreicht: bei Ileumsegmenten durch direkte Anastomose nach Le Duc, nach Turner-Warwick oder dank Double- oder Tripplenippel mit Intussusception. Beim Niederdruckreservoir dürfte die einfache Anastomose in das orale Ileumsegment genügen, würden doch keine hohen intraluminale Druckwerte aufgebaut. Die Miktion erfolgt durch Erhöhung des intraabdominellen Druckes (Bauchpresse), der sich sowohl auf Ersatzblase wie auch auf Ileumsegment auswirkt. Die Frage nach dem besten Verfahren bei der Ileum-Ersatzblase kann aber erst nach einer längeren Nachbeobachtungszeit beantwortet werden.

Auswahl der Patienten

Es handelt sich um ein sehr ausgewähltes Krankengut von männlichen Patienten. Kooperation in der postoperativen Phase und bei der Rehabilitation sind unabdingbar. Genaue Vorbereitung und Aufklärung des Patienten sind Grundbedingung: sonst kann später die Enttäuschung für Patient und Operateur groß sein.

Die Ersatzblasenbildung oder innere Ableitung bedingt nach einer radikalen Zystektomie das *Belassen der Urethra*. Damit besteht die Gefahr, daß wegen Schonung der Harnröhre die Radikalität des krebschirurgischen Eingriffes kompromittiert werden könnte. Die Häufigkeit der urethralen Mitbeteiligung oder sekundärer Urethralrezidive nach radikaler Zystektomie schwankt gemäß Schrifttum zwischen 4 und 18%. Beahrs und Mitarbeiter beobachteten bei 349 totalen Zystektomien 9% Urethrarezidive nach 5 Jahren und 17% Rezidive nach 10 Jahren. Gemäß Clark liegen die entsprechenden Werte bei 13% nach 5 Jahren und 27% nach 10 Jahren. Lilien und Camey finden eine urethrale Rezidivquote nach Blasenersatz von 7%.

Viele Autoren sehen multifokale Tumoren, konkomittierende Karzinome im oberen Harntrakt, diffuses Carcinoma in situ, Tumor in der prostatischen Harnröhre und Prostata sowie positive Biopsien aus der Urethraabsatzstelle als Kontraindikation gegen einen Blasenersatz und als Indikation für die simultane totale Urethrektomie an. Nach Zabbo, Hickey, Esen u.a. stellt vor allem das multifokale Carcinoma in situ der Blase mit einer hohen Urethralrezidivquote eine Indikation zur primären Urethrektomie dar und schließt damit eine Neoblasenbildung aus. Berücksichtigt man die oben erwähnten Kriterien (Tabelle 4) und schließt das multifokale Carcinoma in situ der Blase mit ein, so dürften lediglich etwa 10-15% der Patienten nach einer totalen Zystektomie für eine Neoblasenbildung geeignet sein (Hohenfellner).

Da heute Carcinomata in situ nur noch selten Anlaß für eine radikale Zystektomie geben, glauben wir, daß sekundäre Carcinomata in situ der Blase keinen Einwand gegen eine Ersatzblasenbildung darstellen, daß hingegen positive Biopsien aus prostatischer Urethra oder Prostata selbst und positive Biopsien aus der Urethraabsatzstelle Kontraindikationen zur Reservoirbildung sind. Der Anteil der Patienten, die nach Zystektomie für eine Ersatzbla-

Tabelle 4. Indikation zur prophylaktischen Urethrektomie

Multifokale Tumoren
Konkomittierende Tumoren im oberen Harntrakt
Diffuse Carcinoma in situ
Tumor in prostatischer Urethra/Prostata
Positive Biopsie aus Urethraabsetzstelle

Hendry	1974
Cordonnier	1962
Poole-Wilson	1971
Richie	1978
Raz	1978
Zabbo	1984
Esen	1988

Tabelle 5. Wandveränderungen in Ileal Conduits

Mukosa Atrophie (Verlust der Villii, Vertiefung der Krypten)
Ödem + Fibrose der Submukosa
Schwere entzündliche Infiltration
Verlust der Peyer'schen Placques
(Dean/Moorcraft/Hardy/Mitchell/Reifferscheid)

senbildung geeignet ist, dürfte – abhängig selbstverständlich von der jeweiligen Indikation zur Zystektomie – zwischen 20 und 40% liegen. Vorbestrahlte Patienten wurden bisher in unserem Krankengut ausgeschlossen, nicht hingegen aber Kranke nach einer neoadjuvanten Chemotherapie.

Spätfolgen

Nach lange dauernder Harnableitung sind gemäß bioptischen Untersuchungen an Ileal und Colonconduits ausgeprägte Wandveränderungen festzustellen (Tabelle 5).

Als Folge können sich in Ileal-Conduits umschriebene Wandstarre, Narben, zirkuläre Stenosenentwicklung, wobei die Veränderungen meist erst nach Zeitintervallen von über 10 Jahren auftreten. Wie sich derartige Veränderungen auf die Funktion einer Neoblase und auf eine Intussuseption zum Refluxschutz auswirken, ist zur Zeit noch nicht bekannt. Die Frage bleibt auch offen, ob nach langen Intervallen von über 20 Jahren eine erhöhte Karzinominzidenz in der Neoblase sich einstellt, ein Problem, auf das Harzmann erst kürzlich hingewiesen hat.

Das terminale Ileum und die Bauhinische Klappe haben wichtige Funktionen in der Vitamin B12 und der Gallensäure-Resorption. Nach Hultgren wurde diese Resorption in 50% seiner Patienten mit Ileumresektion von über 50 cm Länge deutlich gestört. Eine bakterielle Besiedlung der Ileumabschnitte mit zusätzlicher Störung dieser Resorption erfolgt nach Opferung der Valvula Bauhini. Bis jetzt sind aber nach ausgedehnten Zökum und Ileumresektionen zur Neoblasenbildung keine derartigen Probleme aufgetreten; noch fehlen selbstverständlich Spätresultate.

Zusammenfassung

Niederdruckreservoire aus detubularisierten Darmsegmenten stellen sicherlich akzeptable Ersatzblasen dar. Sie gestatten eine fast optimale Lebensqualität und eine soziale Wiedereingliederung des Patienten. Die Verlaufsbeobachtungen sind noch zu kurz um Langzeiteffekte abzuschätzen. Es wäre zu wünschen, daß aus den verschiedenen Zentren zu gegebener Zeit ebenso bereitwillig wie über die neuen Techniken auch über Spätresultate berichtet wird.

Literatur

Alcini E, Vincenzoni M, Destito A, D'Addessi A, Castiglioni GC (1985) Ileo-caeco-urethroplasty after total cystectomy for bladder cancer. Br J Urol 57: 160–163

Alcini E et al (1985) Bladder reconstruction after cystectomy for cancer: Use of the ileal reservoir. Br J Urol 57: 245–247

Ballanger F, Courtiol D, Ballanger Ph (1981) Place de l'entérocystoplastie dans le traitement des tumeurs de la vessie. Congrès Franco-Egyptien de Chirurgie, Novembre 1981, Le Caire

Barry JM, Pitre TM, Hodges CV (1976) Ureteroileourethrostony: 16-year followup. J Urol 115: 29–31

Beahrs JR, Fleming TR, Zincke H (1984) Risk of local urethral recurrence after radical cystectomy for bladder cancer. J Urol 131: 264–266

Bisgard JD (1943) Substitution of the urinary bladder with a segment of sigmoid. Ann Surg 117: 106–109

Bisgard J, Werr HH (1949) Substitution of the urinary bladder with an isolated segment of sigmoid colon. Arch Surg 59: 588–593

Clark PB (1984) Urethral carcinoma after cystectomy: The case for routine urethrectomy. J Urol 90: 173–179

Couvelaire R (1951) Le réservoir iléal de substitution après la cystectomie totale chez l'homme. J Urol 57: 408–417

Dean AM, Woodhouse CRJ, Parkinson MC (1984) Histological changes in ileal conduits. J Urol 132: 1108–1111

Ekman H, Jacobsson B, Kock N, Sundin T (1964) The functional behaviour of different types of intestinal urinary bladder substitutes. XIII Congrès Int Soc Urology, London 1964, pp 213–217

Esen T, Alken P, Riedmiller H, Hohenfellner R (1988) Urethralrezidive des Harnblasenkarzinoms nach Zystoprostatektomie. Aktuel Urol (im Druck)

Giertz G, Fransson C (1957) Construction of a substitute bladder with preservation of urethral voiding after subtotal and total cystectomy. Acta Chir Scand 113: 218–227

Goldwasser B, Webster GD (1985) Continent urinary diversion. I Inst 134: 227–236

Goldwasser B, Webster GD (1986) Augmentation and substitution enterocystoplasty. J Urol 135: 215–224

Goodwin WE, Winter CC, Barker WF (1959) „Cup-patch" technique of ileocystoplasty for bladder enlargement or partial substitution. Surg Gynecol Obstet 108: 240–244

Hardy BE, Lebowitz RL, Beaz A, Colodmy AH (1977) Structures of the ileal loop. J Urol 117: 358–361

Harzmann R, Kopper B, Carl P (1986) Karzinominduktion durch Umleitung über Darmabschnitte? Urologie 25: 198–203

Hautmann RE, Egghart G, Frohneberg D, Miller K (1987) Die Ileum - Neoblase. Urologe 26: 67–73

Hickey PD, Soloway MS, Murphy WM (1986) Selective urethrectomy following cystoprostatectomy for bladder cancer. J Urol 136: 828–830

Hinman F (1987) Selection of intestinal segments for bladder substitution: Physical and physiologic characteristics. Urology (in press)

Hohenfellner R (1987) Persönliche Mitteilung

Hradec E (1966) Bedeutung der Blasenersatzbildung für die Therapie des Blasenkarzinoms. Urologe 5: 56–60

Jagenburg R, Kock NG, Norlen L, Trasti H (1978) Clinical significance of changes in composition of urine during selection and storage in continent ileal reservoir urinary diversion. Scand J Urol Nephrol Suppl 49: 43–48

Light JK, Engelmann UH (1986) Le bag: Total replacement of the bladder using an ileo colonic pouch. J Urol 136: 27–31

Lilien OM, Camey M (1984) 25-year experience with replacement of the human bladder (Camey procedure). J Urol 132: 886–892

McDougal MS (1986) Bladder reconstruction following cystectomy by uretero-ileo-colo-urethrostomy. J Urol 135: 698–701

Melchior H, Spher Ch, Persson Ch (1986) Die kontinente Ileum-Blase: ein Bericht über 5 Patienten. Akt Urol 17: 256–260

Mellinger GT, Suder GL (1958) Ileol reservoir (ureteroileourethral anestomasis). JAWA 167: 2183–2186

Mitchell ME, Yoder IC, Pfister RC, Daly J, Althausen A (1977) Ileal loop stenosis: A late complication of urinary diversion. J Urol 118: 957-961

Moorcraft J, DuBoulay CEH, Isaacson P, Atwell JP (1983) Changes in the mucose case of colon conduits with particular reference to the risk of malignant change. Br J Urol 55: 185-188

Perinetti E (1986) Total bladder reconstruction after cystectomy. J Urol 135: 135-136

Pontes JE (1987) Continent urinary diversion using a sigmoid reservoir. Urology 29: 629-631

Poole-Wilson DS, Narnard RJ (1971) Total cystectomy for bladder tumours. Br J Urol 43: 16-24

Reddy PK (1987) Detubularized sigmoid reservoir for bladder replacement after cystoprostatectomy. Urology 29: 625-629

Reddy PK, Lange Ph (1987) Bladder replacement with sigmoid colon after radical cystoprostatectomy. Urology 29: 368-371

Reddy PK, Lange Ph, Fraley EE (1987) Bladder replacement after cystoprostatectomy: Efforts to achieve total continence. J Urol 138: 496-499

Reifferscheid P, Weiss C, Bürkle G, Völter D, Schönemann J, Schaupp D (1980) Histologische, histochemische und morphologische Untersuchungen der Ileum Conduit-Schleimhaut. Akt Urol 11: 9-19

Rosenberg S (1893) Experimentelle Harnblasenplastik. Virchows Arch 132: 158-174

Rowland RG, Mitchell ME, Bihrle R, Kahnoski R, Piser JE (1987) Indiana continent urinary reservoir. J Urol 137: 1136-1139

Rubin SW (1984) The formation of an artificial urinary bladder with perfect continence: An experimental study. J Urol 60: 874-906

Rutkowski M (1899) Zur Methode der Harnblasenplastik. Centralbl Chir 26: 473-478

Schreiter F (1987) Die S-Blase - ein kontinenter antirefluxiver vollständiger Funktionsersatz der Blasen-Schließmuskelfunktion. Urologe 26: 201-209

Studer UE, deKernion JB, Zimmern PE (1985) A model for a bladder replacement plasty by an ileal reservoir - an experimental study in dogs. Urol Res 13: 243-247

Tasker JH (1953) Ileo-cystoplasty: A new technique. Br J Urol 25: 349-357

Thüroff JW, Alken P, Riedmiller H, Engelmann U, Jacobi GH, Hohenfellner R (1986) The mainz pouch for bladder augmentation and continent diversion. J Urol 136: 17-26

Thüroff JW, Alken P, Engelmann U, Riedmiller H, Jacobi GH, Hohenfellner R (1985) The mainz pouch applicable for bladder augmentation and continent urinary diversion. Eur Urol 11: 152-160

Tizzoni G, Foggi A (1888) Die Wiederherstellung der Harnblase. Centralbl Chir 15: 921-924

Tscholl R, Leisinger HJ, Hauri D (1987) The ileal S-pouch for bladder replacement after cystectomy: Preliminary report of 7 cases. J Urol 138: 344-347

Yeates WK (1956) General discussion. Br J Urol 28: 410-413

Zabbo A, Monte JE (1984) Management of the urethra in men undergoing radical cystectomy for bladder cancer. J Urol 131: 267-268

Prof. Dr. E. J. Zingg
Urologische Universitätsklinik
und Poliklinik
Inselspital
CH-3010 Bern

Was gibt's Neues in der Urologie?

R. Hautmann

Hypernephrom	Adoptive Immuntherapie
Hodentumor	Klinisches Stadium I: Modifizierte Lymphadenektomie/ Surveillance Strategie
Prostatakarzinom	Prostataspezifisches Antigen (PSA)
Sonographie	A. Refluxdiagnostik
	B. Nierenfunktionsdiagnostik
Andrologie	Chinesische Vasektomie
	Die „Pille *für* den Mann"
	Die „Pille *gegen* den Mann" (Glossypol)
	Erec Aid
Harnröhren-chirurgie	Standard: A. Mesh-graft
	B. Bulboprostatische Anastomose
	Endourethroplastik
	Transurethrales Mesh-graft
Gen-Deletion	
ESWL	

Hypernephrom: Adoptive Immuntherapie

Hauptziele der Tumorimmunologie im letzten Jahrzehnt waren die Identifizierung spezifischer Immunreaktionen mit dem Karzinom und die Entwicklung immunologischer Manipulationen, mit denen die Regression von Tumoren erreicht werden kann.

Belldegrun, Linehan und Rosenberg haben die adoptive Immuntherapie entwickelt und damit nennenswerte klinische Erfolge erzielt [1-8]: Unter *adoptiver Immuntherapie* versteht man die Übertragung aktiver immunologischer Wirkmechanismen auf den Tumorträger. Hierbei kann es sich um Lymphozyten, monoklonale Antikörper oder jeden anderen Biologic Response Modifier (zum Beispiel Interferon, Tumornekrosefaktor) mit Antitumoraktivität handeln, der entweder einen direkten oder indirekten Antitumoreffekt ausübt.

Voraussetzung für die Entwicklung der adoptiven Immuntherapie zur klinisch anwendbaren Krebstherapie sind:

1. die Möglichkeit, entsprechende Zellen mit hoher Antitumoraktivität verfügbar zu haben und
2. diese Zellen so vermehren zu können, daß damit eine Krebsbehandlung möglich ist.

Aus Tierexperimenten weiß man, daß 10^9 immunologisch aktive Zellen nötig sind, um eine klinische Krebstherapie durchführen zu können. Diese Voraussetzung wurde durch die Entdeckung des T-cell-growth-factors (Interleukin-2) geschaffen, der es gestattet, aktivierte T-Lymphozyten mit Antitumoraktivität zur Proliferation zu bringen, in vitro zu züchten und dies in Zahlen, die ausreichen, um einen klinischen Antitumoreffekt zu erzielen.

Interleukin-2 kann heute gentechnologisch hergestellt werden.

Welche Zelltypen kommen für einen adoptiven Transfer in Frage?

1. LAK (Lymphokin - aktivierte Killerzellen)

Was ist eine LAK? Hierbei handelt es sich um ein einfaches immunologisches Phänomen: Die Inkubation von Lymphozyten mit IL-2 führt zur Entstehung von Zellen, die in vitro frische Tumorzellen lysieren können. Die LAK-Therapie ist eine *unspezifische Immuntherapie*. Aus dem *peripheren Blut* des tumortragenden Patienten entnommene Lymphozyten werden durch Interleukin-2-Inkubation zu lymphokin-aktivierten Killerzellen und dem Patienten zurückinfundiert. Sie üben dann ihren Antitumoreffekt aus. LAK-Zellen mit Antitumoraktivität behalten diese Eigenschaft auch in vivo, solange sie unter IL-2-Einfluß stehen. LAK-Zellen verschwinden aber, wenn die IL-2-Zufuhr stoppt. Das Problem ist damit die notwendige fortlaufende Interleukin-2-Applikation, welche der Patient benötigt und die mit erheblichen Nebenwirkungen einhergeht.

2. TIL (Tumorinfiltrierende Lymphozyten),

das heißt, *spezifisch* gegenüber dem Tumorantigen sensibilisierte Lymphozyten. Die TIL-Therapie stellt eine *spezifische* immunologische Maßnahme dar. Aus dem Tumor selbst wird mechanisch und durch Enzymverdauung eine Einzelzellsuspension hergestellt. Diese besteht aus Tumorzellen und tumorinfiltrierenden Lymphozyten - dies heißt, Lymphozyten, die ihr Antigen, den Tumor, also bereits kennen. In einem Interleukin-2-haltigen Medium werden nach rund 5 Tagen diese durch Interleukin-2 aktivierten Lymphozyten proliferieren und die Vernichtung aller autologen Tumorzellen bis zum 12. Tag in Gang setzen. Ab dieser Zeit liegt in der Kultur eine reine Population von TIL-Zell-Linien ohne Tumorzellen vor. Innerhalb von 4 bis 6 Wochen kann man nun mehr die 10^9 Zellen für die Humanapplikation gewinnen. Zusätzlich zur Tatsache, daß es sich bei TIL um viel potentere Zellen handelt, ist IL-2 nur in niedrigen Dosen erforderlich, was die Nebenwirkungen der Therapie im Gegensatz zur alleinigen LAK-Therapie reduziert.

Die LAK-Therapie mit subsequenter Interleukin-2-Zufuhr führt zu 33% kompletter und partieller Remissionen und einer nachweisbaren Antwort bei immerhin 53% der Patienten [5]. Die von Rosenberg und dem NIH mitgeteilten Beobachtungen [1, 2, 5, 6, 7] sind sicherlich noch keine generelle Möglichkeit für die Anwendung beim Hypernephrom. Auf der anderen Seite aber scheint es gesichert, daß das zelluläre Immunsystem erfolgreich so manipuliert werden kann, daß unsere Suche nach der Richtung, in der die klinische Immuntherapie beim Karzinom geht, erfolgreich ist. Es ist gut möglich, daß wir am Ende der ersten Phase der Immuntherapie, nämlich der Suche nach dem erfolgreichen Weg, angekommen sind [3].

Hodentumor – Klinisches Stadium I:

Modifizierte Lymphadenektomie/Surveillance Strategie

Der Hodentumor ist die Paradedisziplin der urologischen Onkologie. Dennoch sind nennenswerte Verbesserungen – vor allen Dingen im Bereich der Morbidität – denkbar [19]. Die Surveillance-Strategie wurde initiiert, als im klinischen Stadium I von urologischer Seite noch die radikale LA favorisiert wurde. Die Befürworter der Surveillance-Strategie wollten die Operation mit ihren allgemeinen Komplikationen in Höhe von 10% und den bei 80% der Patienten auftretenden Ejakulationsverlust bzw. Aspermie vermeiden.

Voraussetzungen für eine Surveillance-Strategie sind:

1. Intensives Staging unter Einschluß der Lymphographie.
2. Ausschluß bei prognostisch ungünstigen Faktoren (Lymph- oder Blutgefäßbefall, hohe Tumormarker).
3. Kooperativer Patient.
4. Engmaschige Nachsorge an einem Tumorzentrum.

Die Intensität der Nachsorge ist entscheidend. Bei der Surveillance-Strategie sind im ersten Jahr monatliche, im zweiten Jahr zweimonatige und darüber hinaus dreimonatige Kontrolluntersuchungen notwendig. Surveillance-Patienten sollten strikt an einem Tumorzentrum nachgesorgt werden. Die Untersuchungen sollten nach Möglichkeit stets von dem gleichen Arzt organisiert, gesteuert und – wenn möglich – durchgeführt werden. Ein aufgedecktes Rezidiv muß *sofort* adäquat therapiert werden. Der Patient muß die Nachsorgetermine zuverlässig und kontrolliert einhalten. Die psychologischen Aspekte sind nicht zu vernachlässigen, da jeder dritte bis vierte Patient mit einem Rezidiv zu rechnen hat.

Pro und Kontra der modifizierten Lymphadenektomie (LA) und der Surveillance-Strategie im klinischen Stadium I müssen heute gegeneinander abgewogen werden. Die Kriterien, deren man sich hierbei bedienen muß, sind die Bewertung von Progreßrate, Überlebensrate, Operationsmorbidität, Behandlungsmöglichkeiten beim Progreß, Intensität der Nachsorge, Arzt- und Patientencompliance und psychische Faktoren [19]. Bei guter Operationstechnik behalten 83% der Patienten nach modifizierter LA ihre Ejakulation. In einer Literaturübersicht von 504 Patienten – die ich Herrn Weißbach verdanke –, welche prospektiv im Rahmen einer Surveillance-Strategie erfaßt wurden, ist eine Progreßrate von 25–30%, im Mittel 26%, zu ermitteln [9–13, 15–18]. Gravierend ist die Tatsache, daß zwei Drittel der Progresse im Retroperitoneum lokalisiert sind, das sind absolut gesehen 16%. Durch die relativ schlechte Sensitivität bildgebender Verfahren werden diese Progresse häufig erst bei ausgedehnter Tumorbeladung diagnostiziert, so daß zwei große Chemotherapiekurse in der Regel nicht ausreichen. In einigen Fällen ist bei fehlender Vollremission die Salvage-LA erforderlich. Sie ist fast unweigerlich mit dem Ejakulationsverlust verbunden. Nach modifizierter LA werden 16% der Patienten progredient. Im Gegensatz zur Surveillance-Strategie haben nur 2% eine retroperitoneale Tumorlokalisation. Bei einer ausschließlich pulmonalen Lokalisation des Progresses sind 2 bis 3 Chemotherapiezyklen ausreichend, um eine Vollremission zu erreichen.

Bei *beiden* Behandlungsstrategien ist die Überlebensrate vergleichbar gut. Sie beträgt bei der modifizierten LA 99 bis 100%, bei der Surveillance-Strategie 95 bis 96%.

Auf Grund einer Auswertung zur Lokalisation solitärer Metastasen im Rahmen einer BMFT-Studie im Stadium IIa/IIb wurden von Weißbach die Dissektionsgrenzen der modifizierten LA aktualisiert [19].

Beim linksseitigen Primärtumor wird das praeaortale Feld oberhalb des Abgangs der Arteria mesenterica inferio mitreseziert, die ipsilaterale Iliacalregion kann geschont bleiben, da dort bei keinem Patienten Absiedelungen entdeckt wurden [19].

Beim rechtsseitigen Primärtumor kann das untere praeaortale Feld ausgespart werden, da dort keine solitären Metastasen lokalisiert waren [19].

Für die modifizierte LA sprechen nach Weißbach folgende Gründe [19]:

1. Geringfügig bessere Überlebensrate
2. Geringere Progreßrate
3. Weniger belastende Rezidivtherapie
4. Geringe Intensität der Nachsorge

5. Geringere psychische Belastung des Patienten
6. Der Ejakulationsverlust tritt nur bei wenigen Patienten ein.

Zusammenfassend ergibt sich im Stadium I des Hodentumors unter den in Deutschland gegebenen dezentralisierten Nachsorgebedingungen ein klares *Pro* für die modifizierte LA. Die Surveillance-Strategie wird vor allem in England von Radiologen und in Deutschland von internistischen Onkologen favorisiert. Durch die modifizierte LA wird aber der ursprüngliche Vorteil der Surveillance-Strategie mehr als aufgehoben.

Die anatomischen Voraussetzungen für die Erhaltung der Ejakulation ist die Schonung der Nerven so, wie sie von der Innsbrucker Gruppe durch Nervendissektion nachgewiesen werden konnte [14]: Emission und Ejakulation werden größtenteils sympathisch gesteuert, wobei die efferenten Fasern des Reflexbogens durch die sympathischen Ganglien TH 12 bis L3 zum Plexus hypogastricus verlaufen. Sie führen zur Kontraktion der glatten Muskulatur von Vas deferens, Prostata und Blasenhals. Nach dem Blasenhalsverschluß und Kontraktion der Perinealmuskulatur erfolgt die antegrade Ejakulation. Die Anatomie von Lumbalarterien, Lumbalvenen sowie die Topographie der Lymphknoten im Retroperitoneum und die Lage des Grenzstranges machen deutlich, daß die Ganglien L2 und 3 in enger Nachbarschaft liegen und daß der Unterrand von L3 1 cm höher als der Abgang der Arteria mesenterica inferior liegt. Im 3. und 4. Intervertebralraum bestehen Verbindungen zwischen rechtem und linkem Grenzstrang, wobei die sympathischen Fasern rechts unter der Cava, unterhalb der Arteria mesenterica inferior, Anschluß an die Fasern des linksseitigen Sympathicus finden [14].

Prostatakarzinom: Prostataspezifisches Antigen (PSA)

Das prostataspezifische Antigen wurde bereits 1979 von Wang und Mitarbeiter beschrieben und zunächst wenig beachtet [34]. Es handelt sich um ein intrazelluläres Glykoprotein mit einem Molekulargewicht von 33 000 bis 34 000. Wie Untersuchungen von Kuriyama et al. zeigten, ist dieses Antigen nur an menschlichem Prostatagewebe nachweisbar [27, 28]. Prinzipiell handelt es sich somit nur um einen *gewebespezifischen Marker*. Dies ist wichtig zu beachten, da in solchen Fällen der Definition des Normalwertes eine hohe Bedeutung zukommt, um nicht bei Patienten mit Prostataadenom in einem zu hohen Anteil falsch positive Befunde zu erhalten.

Wirth et al. legten an einem großen Patientengut die Grenzwerte für das PSA von 12,7 ng/ml als 95% Perzentile und 20,7 ng/ml als 97% Perzentile der Prostataadenome fest [35, 36]. Das heißt, in nur 5 bzw. 3% sind dann falsch positive Befunde bei Patienten mit Prostataadenom zu erwarten. Dies ist wichtig, da das PSA eben nur ein gewebespezifischer Marker ist.

Im Tumorstadium pT 1-3 No Mo bei Patienten, die durch eine radikale Prostatektomie und/oder pelvine Lymphadenektomie pathohistologisch klassifiziert wurden, konnten Wirth et al. unter Zugrundelegung des Normalwertes der 97% Perzentile in 43,2% erhöhte PSA-Werte messen (PAP 9,1%) [35, 36]. Bei den N+ bzw. M+ Prostatakarzinomen wird PSA in 75 bzw. 100% und PAP in 45 bzw. 90% positiv. Hier wird deutlich, daß das PSA der PAP überlegen ist, daß aber beide nur *beschränkt zur Früherkennung* geeignet sind.

In der Diagnostik aller virginellen Prostatakarzinome ließ sich durch eine Parallelbestimmung von PSA und PAP der Nachweis eines Prostatakarzinoms durch die zusätzliche Bestimmung der PAP nur in 1,3% steigern. In der Verlaufskontrolle zeigt die PAP in nur zusätzlich 5,1% der Fälle Hinweise für eine Aktivität des Prostatakarzinoms bei normalen PSA-Werten. In 94,9% war die Bestimmung des PSA alleine ausreichend.

Killian et al. zeigten, daß das PSA hervorragend zur Früherkennung von *Tumorrezidiven* beim Prostatakarzinom geeignet ist [25, 26]. Bei der Erkennung von Tumorrezidiven oder einer Tumorprogression kommt dem Normalwert eine geringe Bedeutung zu, da hier der Titeranstieg beweisend ist. Untersuchungen von Siddall et al. bestätigen die Überlegenheit von PSA gegenüber der PAP in der Diagnostik und Verlaufskontrolle des Prostatakarzinoms [30]. In der Verlaufskontrolle des Prostatakarzinoms zeigt das PSA sehr viel früher und viel eindrucksvoller eine Tumorprogression an und beweist auch länger eine Tumoraktivität als die PAP.

Zusammenfassend ist das prostataspezifische Antigen ein neuer und, ähnlich AFP und Beta-HCG beim Hodentumor, bedeutender Marker beim Prostatakarzinom. Das PSA ist jedoch nur sehr beschränkt zur Früherkennung geeignet. In der Erkennung von Tumorrezidiven oder einer Tumorprogression ist es hervorragend. Im Vergleich zur PAP ist das PSA sowohl in der Früherkennung als auch in der Verlaufskontrolle deutlich überlegen. Es muß geprüft werden, inwieweit es noch sinnvoll ist, die PAP überhaupt zu bestimmen [20-24, 29-33].

Sonographie

Erhebliche Fortschritte deuten sich durch die „sonographische Funktionsdiagnostik" an:

A. Refluxdiagnostik mit Ultraschall

Diagnose und Kontrolle des vesicoureterorenalen Refluxes (VUR) mittels Miktionscysturethrogramm (MCU) sind eine radiologische Domäne. Die Gonadenbelastung durch ionisierende Strahlen, insbesondere bei wiederholter Untersuchung, ist aber erheblich. Egghart und Mitarbeiter haben in Ulm die Diagnostik des kindlichen Refluxes mit CO_2 und ausschließlicher Verwendung von Ultraschall in ihrer Leistungsfähigkeit mit der konventionellen radiologischen Methode beim Kind verglichen [37]: Die Harnblase wird durch suprapubische Punktion oder transurethral entleert. Je nach Alter erfolgt die Blasenfüllung mit 80 bis 150 ml Kochsalz als Infusion und anschließend die Instillation von 20 bis 30 ml CO_2-Gas, welches anstatt Luft zur Emboliprophylaxe verwendet wurde [38, 39]. Die Sonographie der kindlichen Blase erfolgte in Rückenlage. Ureteren und Nieren wurden in Bauchlage oder im Sitzen untersucht. Ein VUR ist definitiv nachgewiesen, wenn CO_2-Gas im oberen Harntrakt erscheint. Durch die sonographische Eigenschaft von Gasen, den Ultraschall nahezu nicht zu leiten, entstehen lange Reflexionsfahnen seitlich und hinter der Gasansammlung. Dieses sonographische Refluxkriterium bedeutet eine Ja- oder Nein-Aussage. Im Anschluß an die sonographische Untersuchung wurde die konventionelle radiologische Refluxprüfung durchgeführt und die Reflexe nach Heikel und Parkkulainen klassifiziert:

Die CO_2-Refluxsonographie konnte keinen Grad I-Reflux nachweisen 4 von 7 Grad II-Refluxen und 13 der 16 Grad III-Refluxe wurden korrekt gefunden. Die Grad IV-Refluxe konnten in allen 14 Fällen sowie die Grad V-Refluxe ebenfalls in allen Fällen nachgewiesen werden.

Die Refluxsonographie mit CO_2 und Ultraschall ist eine hochsensible Methode in der Erfassung aller höhergradigen Refluxe. Attraktiv ist diese Methode durch das Fehlen jeglicher Strahlenbelastung, geringe Kosten, geringe Belästigung der kleinen Patienten und problemlose Reproduzierbarkeit. Die Untersuchung erfordert derzeit, außer großer sonographischer Erfahrung, erhebliche Geduld.

B. Sonographische Nierenfunktionsdiagnostik beim Kind

Praerenal ist der Nachweis des arteriellen und venösen Blutstroms in den Nierengefäßen mit dem gepulsten Doppler unter simultaner B-Mode-Kontrolle problemlos möglich. Bei der B-Mode-gesteuerten Messung der Arteria renalis am Nierenhilus erhält man die typische arterielle Kurve mit Spikes. Die Nierenvene im Hilus-Bereich ergibt dagegen eine wellenförmige Kurve.

Im *renalen* Abschnitt geben morphometrische Daten der Niere ausgezeichnete Rückschlüsse auf die Nierenfunktion. Mit der Jod-123-Isotopenclearance korrespondiert das sonographisch ermittelte Nierenvolumen am besten. Es liefert im Zusammenhang mit der Bestimmung der Parenchymdicke sowie der Mark-Rindendifferenzierbarkeit ein repräsentatives Bild der Nierenfunktion. Die Mark-Rindendifferenzierbarkeit ist gesteigert, wenn die Niere hypertrophiert ist. Dann ist der Kontrast zwischen echoarmem Nierenmark und der echodichteren Nierenrinde deutlicher als im Normalfall. Bei der Schrumpfniere fehlt die Mark-Rindendifferenzierbarkeit.

Voraussetzung für die sonographische Beurteilbarkeit des *postrenalen* Abschnittes ist die ausreichende Hydrierung zur Vermeidung falsch negativer Befunde wegen fehlender Urinproduktion. Ein Schallgerät mit hohem Auflösungsvermögen gestattet die Darstellung des normalen Harnleiters im unteren Drittel. Die Ureterperistaltik ist anhand typischer Flüssigkeitsspindeln zu erkennen. Bei guter Hydrierung kann man den Urinausstoß in die Blase sehen.

Zusammenfassung: Wenn der gepulste Doppler eine einwandfreie arterielle und venöse Nierendurchblutung nachweist, die sonographische Morphometrie und Morphologie bestimmbar sind und ein Harntransport sonographisch nachgewiesen werden kann, wird man in Zukunft wahrscheinlich nur noch selten ein Ausscheidungsurogramm benötigen. Voraussetzung hierfür ist aber, daß die sonographischen Kriterien präzisiert werden, wir uns alle an diese Kriterien gewöhnen, die apparativ-technischen Voraussetzungen zur Verfügung stehen, wir uns die erforderliche große sonographische Erfahrungen aneignen und ein erhebliches Maß an Geduld mitbringen.

Andrologie: Chinesische Vasektomie

1986 hat sich China um 13 Millionen Menschen weniger vergrößert als geplant. Die Dämpfung der Bevölkerungsexplosion und der lange Weg aus der Milliarde erfolgen durch Ein-Kind-Familie und Vasektomie [49].

Die Frage nach der chinesischen Vasektomie ist naheliegend; die Antwort zunächst rätselhaft, aber faszinierend: Die chinesische Vasektomie erfolgt *ohne* jegliche Anästhesie, auch ohne Lokalanästhesie, *ohne* Skalpell und Faden und geht mit einer *sofortigen* Überprüfung der korrekten Technik durch die *Miktion* des Patienten einher. Die chinesische Rekordzeit für diesen Eingriff beträgt exakt 14 Sekunden.

Wie funktioniert das?

Wichtigste Vorbedingung zur Vasektomie à la China ist die volle Blase und ein guter Uroflow des Patienten. Die Samenstränge werden subcutan luxiert und dort mit einem Instrument – ähnlich einer weichen Babcock-Klemme – arretiert. Nunmehr wird mit einer dünnen Nadel das Lumen der Ductus deferens kanüliert. Dies ist nicht schwerer als eine übliche Venenpunktion und gelingt nach geringem Üben Jedem völlig problemlos. Nunmehr wird in den rechten Ductus deferens zunächst Indigocarmin, dann Histoacrylkleber injiziert; links Kongorot und natürlich ebenfalls Histoacryl. Damit ist der „operative" Teil bereits erledigt.

Liefert nun die sofortige Miktion des Patienten purpurfarbenen Urin, sind *beide* Ductus deferentes erfolgreich blockiert.

Produziert er nur roten Urin, so ist ausschließlich der linke, zeigt der Proband blauen Urin, so ist nur der rechts Ductus deferens blockiert. Zeigt er gelben Urin, so gingen die Injektionen beidseits para.

Man weiß nicht, ob man mehr die Geschwindigkeit der Operation oder die Geschwindigkeit der chinesischen Patienten bei der Miktion bewundern soll.

Orale/Interapenile Applikation vasoaktiver Substanzen - die „Pille für den Mann"

Die „Pille für den Mann" beginnt Wahrheit zu werden. Leyson hat die Frage der Leistungsfähigkeit der oralen Medikation vasoaktiver Substanzen bei erektiler Dysfunktion an 75 Patienten mit rein neurologischer Ursache untersucht [43]. 55 Patienten hatten eine Querschnittslähmung; 20 Männer eine multiple Sklerose mit stabiler Impotenz. Die Patienten wurden in 2 Gruppen eingeteilt, jeweils für 4 bis 6 Wochen oral und nach einer Pause von einer Woche mit intrapenil applizierten vasoaktiven Substanzen behandelt. Die Erfolgsbeurteilung erfolgte durch Doppler, NPT und direkte Beobachtung. Die orale Medikation bestand in Yohimbin, Phenoxybenzamin, Terbutalin, Bethanechol, Levodopa, Verapamil, Theophyllin und Placebo. Intrapenil wurden Papaverin, Phentolamin, Phenoxybenzamin, Bethanechol, Aminophyllin, Terbutalin, Dopamin, Verapamil und Kochsalz injiziert. Bereits die alleinige Papaverin-Injektion führte in 98% zur Erektion. Die orale Medikation war erwartungsgemäß erfolglos, allerdings mit einer ganz erheblichen Ausnahme: Dopamin resultierte bei 63 der 75 Patienten - also in 60% - in einer Erektion.

Betrachtet man unseren heutigen Kenntnisstand von der Physiologie der Erektion und deren pharmakologische Behandlungsmöglichkeiten, so ist die Deutung dieses Ergebnisses schwierig [45]: Nach *oraler* Applikation von Levodopa bildet die Beta-Decarboxylase in den Vesikeln der Ganglien Norepinephrin. Norepinephrin wird als ein Neurotransmitter der Erektion verstanden [45]. Die intrapenile Injektion von Dopamin hingegen läßt der Beta-Decarboxylase keine Zeit für diesen biochemischen Vorgang. Das bedeutet, daß die intrapenile Applikation von Dopamin den reinen, lokal vasokonstriktiven Effekt, also die penile Detumeszenz, in den Vordergrund treten läßt.

Diskutiert muß ganz generell aber auch werden, ob es sich bei der oralen Medikation und dem gewählten Patientengut nicht um einen zentralen Angriff und damit um eine simple Libidosteigerung handelt [43].

Gossypol - die „Pille gegen den Mann"

Die Entdeckung der antifertilen Eigenschaften von Gossypol ist eine interessante, aber wahre Begebenheit, die sich in Wang Village im südöstlichen China abspielte. In den 30 Familien des Dorfes wurden 15 Jahre lang keine Kinder mehr geboren. Nachdem es den Bauern auch nicht gelang, die Konkubinen zu schwängern, heirateten viele in der Zweitehe Frauen, die früher schon Kinder geboren hatten. Die Übersiedlung der neuen Frauen nach Wang Village führte jedoch wieder zum Auftreten der dort herrschenden Kinderlosigkeit. Schließlich wurde eine Reihe von Bauern ungeduldig und schickte ihre Konkubinen quasi „zum Test" in Nachbardörfer, wo sie auch prompt schwanger wurden.

Des Rätsels Lösung war schließlich sehr einfach: Die Bewohner von Wang Village benutzten anstelle des in China herkömmlichen Speiseöls ein Öl, welches sie aus den in Wang Village überreichlich vorkommenden Baumwollsprößlingen gepreßt hatten. Dieses Öl enthielt Gossypol, Chinas und wohl auch der Welt populärste „Pille gegen den Mann".

Was ist Gossypol? - Gossypol ist eine Phenolverbindung, die bereits vor hundert Jahren im Öl der Baumwollsprößlinge nachgewiesen werden konnte. Die antifertilen Eigenschaften von Gossypol wurden jedoch erst in den letzten 25 Jahren erkannt und erst in allerjüngster Zeit wissenschaftlich untersucht.

Während der ersten Wochen der Applikation wirkt Gossypol auf die reifen Spermien im Nebenhoden und immobilisiert sie. Später steht die spezifische Entwicklungshemmung der Spermatiden mit der Verhinderung ihrer Ausreifung im Vordergrund. Gossypol hat offensichtlich keine indirekten Wirkungen auf die Hypothalamus/Hypophysen/Gonaden-Achse. Die meisten Studien bestätigen die erwünschte hormonelle Unwirksamkeit. Das Dosisoptimum ist eine orale Applikation von 20 mg Gossypol pro Tag für die ersten 75 Tage. In 99% der Patienten ist die Spermatogenese dann auf Werte unter 4 Millionen Spermien pro ml vermindert. Als Erhaltungsdosis genügen dann 50 mg pro Woche.

An Nebenwirkungen, die vernachlässigbar wären, sind in seltenen Fällen Müdigkeit, Appetitlosigkeit, Unverträglichkeit und Libidoverlust sowie eine Hypokaliämie beschrieben. Nicht tolerabler Nebeneffekt ist allerdings eine nach 4½jähriger Applikation nach Absetzen der Medikation auftretende 10%ige permanente Azoospermie und ein gelegentlich beobachtetes Schrumpfen der Hoden [40-42, 44, 46-48, 50].

Zusammenfassend ist Gossypol für westliche Verhältnisse nicht einsetzbar. Es ist aber ein wissenschaftlicher Anfang in der Entwicklung einer Möglichkeit zur passageren Antikonzeption beim Mann. In China, wo weniger die individuelle Beeinträchtigung, als der Gesamtnettoeffekt im Vordergrund steht, sieht dies natürlich ganz anders aus.

Erec Aid

Die Suche nach einem Weg, unzureichende Erektionen zu verbessern, ist so alt wie die Menschheit selbst. Vor Einführung der modernen Penisprothesen und der intracorporalen Injektion vasoaktiver Substanzen waren externe Hilfen für die Behandlung der Impotenz populär. Dieses System, früher als Youth Equivalent Device, Vita Life System, später als STA Potent System bezeichnet, ist nunmehr in den USA als Osbon Erec Aid System ein zumindest bemerkenswert merkantiler Erfolg [48].

Was ist Erec Aid?

Das Gerät besteht aus einem Plastikzylinder, der groß genug ist, um über den eregierten Penis gestülpt zu werden, einer Vakuum-Pumpe, Plastikschläuchen und elastischen Konstriktionsbändern.

Wie arbeitet das System?

Die Zylinderbasis wird über den erschlafften Penis plaziert und mit einem wasserlöslichen Gleitmittel luftdicht verschlossen. Die Vakuumpumpe erzeugt einen negativen Druck im Zylinder, der Blut in den Penis saugt und so einen erektionsähnlichen Zustand herstellt oder eine inadäquate Erektion verbessert. Ist die gewünschte Erektionsqualität erreicht, werden die Konstriktionsbänder von der Zylinderbasis herab über den Penisansatz gestülpt und somit das Blut daran gehindert, aus dem Corpus cavernosum abzuströmen. Benutzt ein Patient mit totaler Impotenz das Erec Aid-System, so erreicht der Penis nur distal der Konstriktionsbänder eine Tumeszenz. Die proximal der Konstriktionsbänder gelegene Pars fixa der Corpora cavernosa verbleibt schlaff. Daraus resultiert, daß ein Penis, der durch Erec Aid zur Erektion gebracht wird, seine proximale physioanatomische Fixation nicht ausnutzen kann. Trotz dieser Tatsache geben 92% der Benutzer an, einen erektionsähnlichen Zustand zu erreichen, der für den Geschlechtsverkehr absolut ausreichend sei; 94% würden das System sogar weiterempfehlen.

Harnröhrenchirurgie

Erst in den Fünfzigerjahren gelang es einigen Pionieren unseres Faches, aus Skrotum eine neue Harnröhre zu formen. Bis dahin war eine Harnröhrenstriktur für den Patienten ein Schicksal. Ohne den großen Namen, welche die Harnröhrenchirurgie etabliert haben, etwas abstreichen zu wollen, muß man *heute* ebenso klar feststellen:

Aus Skrotum kann man zwar eine Harnröhre machen, aber *keine gute.*

Standard-Operationen müssen heute sein:

A. Mesh-graft

Die Methode, wie sie von Schreiter beschrieben wurde, ist sicher, zuverlässig und so variabel, daß sie allen Bedürfnissen gerecht wird [54]. Sie muß an dieser Stelle nicht weiter beschrieben werden. Wichtig ist zu wissen, daß die Entnahme von Spalthaut dieses Verfahren unabhängig vom Vorhandensein einer Vorhaut macht und daß damit ähnlich gute Ergebnisse erzielt werden können. Das Angehen dieser Spalthaut, welche von unterschiedlichen haarlosen Körperregionen entnommen werden kann, ist eher unproblematischer als dasjenige von Vorhaut- oder Vollhauttransplantaten.

B. Bulboprostatische Anastomose

Über 90% der hinteren Harnröhrenstrikturen können durch einfache perineale Anastomose angegangen werden. Mehraktige Harnröhrenplastiken bleiben nur für diejenigen Fälle reserviert, in denen gleichzeitig die vordere Harnröhre oder extrem lange Harnröhrendefekte eine primäre Anastomose ausschließen [56].

Die Kontinenzsituation bei der hinteren Harnröhrenstenose bedarf besonderer Erwähnung: Bei einer bulboprostatischen Anastomose wird mit Sicherheit der distale, externe, quergestreifte Sphinkter zerstört. Die Kontinenz hängt dann alleine an einem intakten und funktionsfähigen proximalen Sphinkter im Bereich des Blasenhalses. Solange dieser Sphinkter nicht, wie zum Beispiel durch eine vorangegangene TUR, zerstört ist, bleibt die Kontinenz garantiert.

Unter *Ruhe*bedingungen wird der eigentliche Blasenverschluß durch den Tonus der glatten und quergestreiften Muskulatur, durch den Druck im submukösen Gefäßplexus sowie durch die Spannung des elastischen Bindegewebes in der Harnröhre und im periurethralen Gewebe aufgebracht. Davon haben in der proximalen Urethra der sympathische Tonus der glatten Muskulatur sowie die nicht nervalen Faktoren vorrangige Bedeutung. In der membranösen Urethra des Mannes dominiert der somatische Tonus der quergestreiften Sphinktermuskulatur, der mehr als 50% des Harnröhrenwiderstandes ausmacht [55].

Unter *Streß*bedingungen muß der urethrale Sphinktermechanismus diesen Druckanstieg durch zwei wesentliche Mechanismen kompensieren:

a) Passive Drucktransmission auf die intrapelvine Urethra, vor allem auf den proximalen Sphinkterbereich.
b) Aktive Reflexkontraktion des quergestreiften Sphinkters – also im distalen Sphinkterbereich.

Endourethroplastik

Die Zukunft der Harnröhrenchirurgie liegt möglicherweise transurethral.

Für membranöse Harnröhrendefekte bis 3 cm Länge haben Marshall und Mitarbeiter eine ausschließlich endoskopische Rekonstruktion entwickelt [53]. Technik und Instrumentarium entsprechen demjenigen der perkutanen Chirurgie am oberen Harntrakt. Das flexible Nephroskop wird durch einen suprapubischen Kanal in der prostatischen Harnröhre plaziert. Das starre Nephroskop mit einem geraden Troikar wird transurethral eingesetzt. Bei vollkommen abgedunkeltem Operationsraum wird mit der Troikar-Nadel durch den Kallus im Bereich der membranösen Harnröhre auf die Lichtquelle an der Spitze des Nephroskops gestochen und dabei Kallus, Beckenboden und Apex der Prostata durchstochen. Unter Durchleuchtung wird die korrekte Lage des Troikars bestätigt und ein flexibler Angiodraht eingeführt und mit der Biopsiezange aus dem suprapubischen Trakt extrahiert. Nunmehr wird mit einem Ballondilatationskatheter die membranöse Harnröhre dilatiert und ein 22-Char. Katheter transurethral über den Draht in der Urethra plaziert. 4 Wochen später wird die entstandene „periurethrale Narbe" mit dem Kinderresektoskop total reseziert und für die 3 bis 4 Wochen dauernde Reepithelialisierung ein transurethraler Katheter belassen. Die von Marshall mitgeteilten Ergebnisse mit einem durchschnittlichen Follow-up von 12 Monaten zeigen die Patienten trotz der Resektion des externen Sphinkters kontinent ohne Notwendigkeit für weitere Maßnahmen oder Bougierung. Für kurze membranöse totale Harnröhrendefekte scheint dieses Verfahren geeignet. Das Operationstrauma ist deutlich geringer als bei einer offenen Operation. Die Risiken der Läsion der periurethralen Nerven und der Impotenz sind gering. Die Vorteile liegen besonders bei adipösen Patienten auf der Hand, und diese endoskopische Technik ist kein Hindernis, falls zukünftige offene Operationen beim Versagen der endourethralen Technik notwendig werden.

Transurethrales Mesh-graft

Auf dem Amerikanischen Urologenkongreß haben Chiou und Ercole sowie in Guangzohu in China Huang Ruotong ihre mittlerweile dreijährige Erfahrung mit der Endourethroplastik, welche im Grunde ein transurethrales Mesh-graft ist, vorgestellt [51, 52].

Die Technik ist zunächst identisch mit jener von Marshall. 3 bis 4 Tage nach der transurethralen Resektion der Narbe mit dem Kinderresektoskop wird ein zum Rohr geformter, gemeshter Spalthautlappen endoskopisch in das urethrale Resektionsbett manipuliert. Dabei wird das röhrenförmige Mesh auf einem 22-Char. Silastikschlauch mit Röntgenmarkierungen fixiert und im Bereich des transurethralen Resektionsgebietes lokalisiert. Der Schlauch hat Arbeitskanäle für die Harnableitung und ist im Bereich des Grafts nach Art eines Ballondilatators aufblasbar. Dadurch wird das Mesh-graft so lange in zuverlässigen Kontakt mit dem urethralen Resektionsbett gebracht, bis es angegangen ist. Transurethrale Nachkontrollen ergaben in allen Fällen ein Angehen des freien Transplantates. Vorteil dieses Verfahrens ist die rasche und gezielte Epithelialisierung des transurethralen Resektionsbettes und zusätzlich die Tatsache, daß bei bestehender Inkontinenz die bulbäre Harnröhre untangiert geblieben ist.

Gen-Deletion/Gen-Expression

Ein bekanntes Beispiel der Gen-Expression ist die 2- bis 5fach vermehrte Expression von HER-2/neu beim Mammakarzinom; ein Beispiel der Gen-Deletion des Blasenkarzinoms am kurzen Arm des Chromosoms 11. Dies sind anerkannte genetische Mechanismen, die mit einer malignen Transformation einhergehen. Der Verlust des allelen Gens ist von der Aktivierung der korrespondierenden Stelle des homologen Chromosoms begleitet. Der Gen-Verlust im Tumor ist sicher nicht die Tumorursache, aber ein möglicher Marker von diagnostischem Wert. Für unser Fach häufen sich in jüngster Zeit derartige molekularbiologische Beobachtungen:

1) De Wolf hat sie beim Teratokarzinom des Hodens am kurzen Arm des Chromosoms Nr. 6 [57] und
2) das NIH für das Hypernephrom am kurzen Arm des Chromosoms Nr. 3 beschrieben [58].

ESWL

Narkosefreiheit ist das wichtigste Merkmal des idealen Lithotriptors. Derzeit werden die in der Bundesrepublik aufgestellten HM 3-Geräte von Dornier auf Narkosefreiheit umgerüstet. Auffälligster Nebeneffekt der narkosefreien ESWL ist der Anstieg der Mehrfachbehandlungen. Beim Dornier HM 3 ist mit 20%, beim Wolf-Piezolith 2200 mit 40 oder mehr Prozent Zweit- und Mehrfachbehandlungen zu rechnen. Bei sämtlichen Lithotriptoren sind Physiker und Techniker weiterhin gefordert, den bestmöglichen Kompromiß zwischen Schmerzfreiheit und Effektivität zu finden [59, 60]. Abgesehen von der relativ hohen Rate an Mehrfachbehandlungen mit den piezoelektrischen Geräten ist im Jahr 1 nach der klinischen Einführung der zweiten Generation der Lithotriptoren ein realer Vergleich hinsichtlich Effektivität, Kosten, Nutzen und Zuverlässigkeit der Geräte auf Grund mangelnder Daten immer noch nicht möglich. Es bleibt abzuwarten, ob sich das Konzept des multifunktionalen Tisches, des „piezoelektrischen" Einfachlithotriptors oder des jetzt vor der Tür stehenden Universallithrotriptors, mit dem auch die Behandlung von Gallensteinen möglich sein wird, durchsetzt.

Die Verwendung innerer Harnleiterschienen vor ESWL macht eine Ausweitung der Indikation auf Steine möglich, die früher wegen der großen Steinmasse noch als „PNL-Steine" gegolten hatten. Allerdings wird das Vermeiden des höheren Komplikationsrisikos der perkutanen Nephrolithotomie mit einem deutlich längeren Follow-up nach ESWL erkauft, da durch den Doppel-J-Katheter die posttherapeutische Morbidität zwar veringert wird, die Zeit der Steinpassage jedoch unbeeinflußt bleibt.

Nach vereinzelten Berichten aus den USA haben die in Ulm durchgeführten Behandlungen gezeigt, daß die Bauchlage im Dornier HM 3 ohne zusätzliche konstruktive Veränderungen der Patientenliege problemlos möglich ist. Dadurch wird die Behandlung von unteren Kelchsteinen bei tiefstehenden Nieren, anterior gelegenen Kelchsteinen in Hufeisennieren und schließlich von Harnleitersteinen im Bereich der Ileosacralfuge möglich, so daß jetzt der *gesamte Harnleiter einer direkten Stoßwellenbehandlung zugänglich ist.*

Literatur

Hypernephrom: Adoptive Immuntherapie

1. Belldegrun A, Linehan WM, Robertson CN, Rosenberg SA (1986) Isolation and characterization of lymphocytes infiltrating human renal cell cancer: Possible application for therapeutic adoptive immunotherapy. Surg Forum 37: 671
2. Belldegrun A, Webb DE, Austin HA III, Steinberg SM, Withe DE, Linehan WM, Rosenberg SA (1987) Effects of interleukin-2 on renal function in patients receiving immunotherapy for advanced cancer. Ann Intern Med 106: 817-822
3. Durant JR (1987) Immunotherapy of cancer - the end of the beginning? N Engl J Med 316/15: 939-941
4. Lafreniere R, Rosenberg StA (1985) Adoptive immunotherapy of murine hepatic metastases with lymphokine activated killer (LAK) cells and recombinant interleukin 2 (RIL 2) can mediate the regression of both immunogenic and nonimmunogenic sarcomas and adenocarcinoma. J Immunol 135/6: 4273-4280
5. Rosenberg SA (1985) Observations on the systemic administration of autologous lymphokine-activated killer cells and recombinant interleukin-2 to patients with metastatic cancer. N Engl J Med 313: 1485-1492
6. Rosenberg SA (1986) Adoptive immunotherapy of cancer using lymphokine-activated killer cells and recombinant interleukin-2. In: DeVita VT Jr, Hellman S, Rosenberg SA (eds) Important advances in oncology. Lippincott, New York, pp 55-91
7. Rosenberg SA, Lotze MT, Muul LM, Chang AE, Avis FP, Leitman S, Linehan M, Robertson CN, Lee RE, Rubin JT, Seipp CA, Simpson CG, White DE (1987) A progress report on the treatment of 157 patients with advanced cancer using lymphokine-activated killer cells and interleukin-2 or high-dose interleukin-2 alone. N Engl J Med 316/15: 898-905
8. West WH, Tauer KW, Yannelli JR, Marshall GD, Orr DW, Thurman GB, Oldham RK (1987) Constant-infusion recombinant interleukin-2 in adoptive immunotherapy of advance cancer. N Engl J Med 316/15: 898-905

Hodentumor

9. Freiha, FS, Shortliffe LD, Picozzi VJ, Torti FM, Alto P (1985) Stage I non-seminomatous testis tumors: is retroperitoneal lymph node dissection always necessary? J Urol 133 (4), Abstr Nr 524: 244A
10. Gelderman WA, Schrafford-Koops H, Sleijfer DT, Oosterhuis JW, Marrink J, de Bruijn HW, Oldhoff J (1987) Orchiectomy alone in stage I non-seminomatous testicular germ cell tumors. Cancer 59: 578-580
11. Jewett MAS, Comiarow RH, Herman JG, Sturgeon JFG, Alison RE, Cospodarowicz MK (1984) Results with orchiectomy only for stage I non-seminomatous testis tumor. J Urol 131, Abstr 483: 244A
12. Peckham MJ, Brada M (1987) Surveillance following orchiectomy for stage I testicular cancer. Int J Androl 10: 247-254
13. Pizzocaro G, Zanoni F, Salvioni R, Milani A, Piva L (1985) Surveillance of lymph node dissection in clinical stage I nonseminomatous germinal testis cancer? Br J Urol 57/6: 759-762
14. Poisel S, Colleselli K, Schachtner W, Bartsch G (1987) Nerve preserving bilateral retroperitoneal lymphadenectomy - anatomy and operative approach. J Urol 137: A 441
15. Rorth M, von der Maase H, Nielsen ES, Pedersen M, Schultz H (1987) Orchiectomy alone vs. orchidectomy plus radiotherapy in stage I non-seminomatous testicular cancer: A randomized study by the Danish testicular carcinoma study group. Int J Androl 10: 225-262
16. Sogani PC, Whitmore WF, Herr HW, Morse MJ, Bosl G, Fair W (1985) Long term experience with orchiectomy alone in treatment of clinical stage I nonseminomatous germ cell tumor of testis. J Urol 133, Abstr 532: 246A
17. Swanson D, Johnson D (1985) Orchiectomy alone for clinical stage I nonseminomatous germ cell testicular tumors (NSGCTT): 46 patients with a minimum 12 month follow-up. XX. Kongreß der Intern Gesellschaft für Urologie Wien, Abstr Nr 177: 113
18. Waegner W, Schmoll HJ, Schwedler T, Schindler E, Kolle P (1984) Management of stage I nonseminomatous testicular cancer (NSGCT) in 104 patients with or without lymphadenectomy. Verh Dtsch Krebs Ges 5. Fischer, Stuttgart New York, p 658
19. Weissbach L, Boedefeld EA (1987) Localization of solitary and multiple metastases in stage II nonseminomatous testis tumor as basis for a modified staging lymph node dissection in stage I. J Urol 138: 77-82

Prostatakarzinom-PSA (Prostato spezifisches Antigen)

20. Allhoff EP, Proppe KH, Chapman CM, Lin C-W, Prout GR Jr (1983) Evaluation of prostate specific acid phosphatase and prostate specific antigen in identification of prostatic cancer. J Urol 129: 315-318
21. Bercovich E, Soli M, Laria G, Plate L (1987) Prostate specific antigen (PSA) in diagnosis and follow-up of prostatic cancer. J Urol 137, Abstr 365: 195A
22. Ercole CJ, Lange PH (1987) The relative value of prostate specific antigen (PSA) and prostatic acid phosphatase (PAP) serum determination in the management of carcinoma of the prostate (CAP). J Urol 137, Abstr 368: 195A
23. Ferro MA, Barnes I, Roberts JBM, Smith PJB (1987) Tumour markers in prostatic carcinoma. A comparison of prostate-specific antigen with acid phosphatase. Br J Urol 60: 69-73
24. Fornara P, Sturm W, Fabricius PG, Schmiedt E (1987) Klinische Relevanz der radioimmunologischen Bestimmung des prostataspezifischen Antigens (PSA) beim Prostatakarzinom. Urologe (A) 26: 158-161
25. Killian CS, Yang N, Emrich LJ, Vargas FP, Kuriyama M, Wang MC, Slack NH, Papsidero LD, Murphy GP, Chu TM, and the Investigators of the National Prostatic Cancer Projekt (1985) Prognostic importance of prostate-specific antigen for monitoring patients with stages B2 to D1 prostate cancer. Cancer Res 45: 886-891
26. Killian CS, Emrich LJ, Constantine RI, Chu TM (1987) Prostate-specific antigen (PSA) in prostate cancer. J Urol 137, Abstr 366: 195A
27. Kuriyama M, Wang MC, Lee CL, Killian CS, Papsidero LD, Inaji H, Loor RM, Lin MF, Nishiura T, Slack NH, Murphy GP, Chu TM (1982) Multiple marker evaluation in human prostate cancer with the use of tissue-specific antigens. JNCI 68/1: 99
28. Kuriyama M, Wang MC, Papsidero LD, Killian CS, Shimano T, Valenzuela L, Nishiura T, Murphy GP, Chu TM (1980)

Quantitation of prostate-specific antigen in serum by a sensitive enzyme immunoassay. Cancer Res 40: 4568–4662
29. Oesterling JE, Bruzek DJ, Chan DW, Epstein JI, Kimball AW Jr, Rock RC, Brendler ChB, Walsh PC (1987) The value of prostatic specific antigen in the management of adenocarcinoma of the prostate. J Urol 137, Abstr 364: 194 A
30. Siddall JK, Cooper EH, Newling DWW, Robinson MRG, Whelan P (1986) An evaluation of the immunochemical measurement of prostatic acid phosphatase and prostatic specific antigen in carcinoma of the prostate. Eur Urol 12: 123–130
31. Stamey TA, Hay AR, McNeal JE, Freiha FS, Yang N (1987) An evaluation of prostate-specific antigen in the diagnosis and treatment of prostate cancer. J Urol 137, Abstr 367: 195 A
32. Stone NN, Nisselbaum JS, Stankievic R, Schwartz D, Schwartz MK (1987) Prostatic specific antigen, prostatic acid phosphatase and acid phosphatase in patients with prostate cancer and benign prostatic hyperplasia. J Urol 137, Abstr 356: 192 A
33. Teillac P, Peyret Chr, Leroy M, Rabaud B, Arraco JP, Najean Y, le Duc A (1987) Prostatic specific antigen (PSA) in prostatic pathology. J Urol 137, Abstr 369: 196 A
34. Wang MC, Valenzuela LA, Murphy GP, Chu TM (1979) Purification of a human prostate specific antigen. Invest Urol 17/2: 159–163
35. Wirth M, Grups J, Frohmüller H (1987) Vergleichende Untersuchung des prostataspezifischen Antigens und der prostataspezifischen sauren Phosphatase in der Diagnostik und Verlaufskontrolle des Prostatakarzinoms. Verhandlb Dtsch Ges Urologie 38: 75
36. Wirth M, Grups JW, Gomes de Oliveira J, Frohmüller H (1986) Vergleichende Untersuchung des prostataspezifischen Antigens und der prostataspezifischen sauren Phosphatase in der Diagnostik des Prostatakarzinoms. Verhandlb Dtsch Ges Urologie 37: 161–162

Sonographie

37. Egghart G, Schlickenrieder JHM, Hautmann R (1986) Diagnostik des kindlichen Refluxes mit CO_2 und Ultraschall. Urologe (A) 25: 329–332
38. Pfister R, Biber RJ, Rose JS (1982) Monitoring ureteral reflux with ultrasound. Urologic Section of the 51th American Academy of Pediatric Meeting, October 6
39. Schneider K, Jablonski C, Wiesner M, Kohn M, Fendel H (1984) Pediatr Radiol 14: 400

Andrologie

40. Adams R et al (1960) Gossypol, a pigment of cotton seed. Chem Rev 60: 555
41. Guo-zhen Liu, Lyle KC, Jian Cao: Trial of gossypol as a male contraceptive. Capital Hospital, The Chinese Academy of Medical Sciences Beijing, The People's Republic of China
42. Hadley MA, Young CL, Dym M (1981) Effects of gossypol on the reproductive system of male rats. J Androl 2: 190
43. Leyson JFJ (1987) Comparative study between oral and intrapenile vasoactive drugs in the management of impotence in neurogically impaired patients. J Urol 137, Abstr 326: 185 A
44. Lei Hai Peng (1983) Future prospects of gossypol as a male contra-ceptive. Yi Yao Xue Bao 18: 321
45. Lue T, Tanagho F, EA (1987) Physiology of erection and pharmacological management of impotence. J Urol 137: 829–836
46. Marchlewski L (1899) Gossypol, ein Bestandteil der Baumwollsamen. J Prakt Chem 60: 84
47. National Coordinating Group on Male Antifertility Agents (1978) Gossypol – a new antifertility agent for males. Chin Med J 4: 417
48. Witherington R (1987) External aids for treatment of impotence. J Urol Nursing 6/1
49. Wu-Jieping (1987) The role of urologists in China's family planning programm. Academic Program of PTP Urology Delegation, Beijing Seminar on Urology, Function Hall, Kunlun Hotel, Juni 5 to 6
50. Xue She Pu (1980) Studies on the antifertility effect of gossypol. A new contraceptive for males. Recent Advances in Fertility Regulation, Proc Symp, Beijing Sept

Harnröhrenchirurgie

51. Chiou RK, Ercole CJ (1987) Endourethroplasty: A useful technique in the management of complicated posterior urethral strictures. J Urol 137/4, Abstr 288: 175 A
52. Huang Ruotong (1987) Endoscopic reestablishment of urethral continuity of obliterated urethra under the guidance of a catheter. Programme for PTP Urology Delegation in Guangzhou, June 10
53. Marshall FF, Chang R, Gearhart JP (1987) Endoscopic reconstruction of traumatic membranous urethral transection. J Urol 137/4, Abstr 287: 175 A
54. Schreiter F, Noll F (1987) Meshgraft urethroplasty, World J Urol 5: 41–46
55. Thüroff JW (1986) Funktionsstörungen des unteren Harntraktes – Anatomie und Physiologie. In: Hohenfellner, Thüroff, Schulte-Wissermann (Hrsg) Kinderurologie in Klinik und Praxis. Thieme, Stuttgart New York, S 400–408
56. Webster GD (1987) Repair of the difficult posterior urethral stricture. World J Urol 5: 30–36

Genexpression/-deletion

57. DeWolf WC (1987) Somatic deletion of chromosome 6 DNA in human teratocarcinoma. J Urol 137/4, Abstr 437
58. Zbar B, Brauch H, Talmadge C, Linehan M (1987) Loss of alleles of loci on the short arm of chromosome 3 in renal cell carcinom. Nature 327: 721–724

ESWL

59. Eisenberger F, Rassweiler J, Bub P, Kallert B, Miller K (1987) Differentiated approach to staghorn calculi using extracorporeal shockwave lithotripsy and percutaneous nephrolithotomy – an analysis of 151 consecutive cases. World J Urol (in press)
60. Zwergel, Neisius UD, Zwergel T, Ziegler M (1987) Results and clinical management of the extracorporeal piezoelectric lithotripsy (EPL) in 1321 consecutive treatments. World J Urol 5 (in press)

Prof. Dr. R. Hautmann
Direktor der
Urologischen Universitätsklinik Ulm
Prittwitzstr. 43
D-7900 Ulm

Wissenschaftliches Filmprogramm

Endourologie/ESWL/Laser

Endoskopische Pathologie des oberen Harntraktes
M. A. Reuter

Alternative Verwendungsmöglichkeiten des flexiblen Zystoskops: Bilder einer Pouchoskopie und Ileoskopie
P. J. M. Kil, A. V. D. Meijden und F. M. J. Debruyne

Technik der endoskopischen Laseranwendung
A. Hofstetter, N. Schmeller, J. Pensel und H. Arnoldt

Video guide TUR for benign prostate hypertrophies
H. Tazaki, M. Tachibana and K. Marumo

Diagnose und Therapie ektoper Megaureteren
M. Meyer-Schwickerath, R.-H. Ringert, D. Kröpfl und H. Behrendt

Antegrade Kerbung von Harnröhrenklappen beim Neugeborenen
R.-H. Ringert, M. Meyer-Schwickerath und H. Behrendt

Nierenausgußsteine: Noch ein Fall für die Chirurgie?
F. Orestano

Harnableitung

Der ileale S-Pouch als Blasenersatz nach Zystektomie
R. Tscholl und H. J. Leisinger

Mainz Pouch: Blasenersatz, Blasenaugmentation und kontinente Ableitung
R. Hohenfellner, P. Alken, J. Thüroff und H. Riedmiller

Die Ileum-Neoblase
R. Hautmann, D. Frohneberg, G. Egghart und K. Miller

Das antirefluxive Ileum-Conduit
H. Pflüger

Varia

Die Hydrozelenoperation nach Lord
A. A. Kollwitz und K. H. Witt

Ästhetische Korrektur von Stenose der Harnröhrenmündung
W. A. de Sy, W. Oosterlinck und A. Verbaeys

Vaginalrekonstruktion mittels Ileozökalsegment
R. Hohenfellner, H. Riedmiller, H. Bauer und R. Bürger

Trouble-Shooting beim artefiziellen Sphinkter
F. Noll, F. Schreiter und H. Matl

Bulbärer Sphinkter – Eigene Operationstechnik
F. Schreiter, F. Noll und H. Matl

Perkutane, ultraschallgesteuerte Jod-125-Seed-Implantation
K. Lutz, J. Rassweiler, H. Schlegel und W. Biermayer

Verletzungen der männlichen Harnröhre
C. F. Rothauge und H. D. Nöske

Die Urethrasuspension nach Stamey-Pereyra – eine endoskopische Variante
J. Deppe

Andrologie

Die nichtinvasive Diagnostik der erektilen Dysfunktion
C. G. Stief, J. E. Altwein, W. Bähren, H. Gall, W. Scherb und A. Gallwitz

Das operative Vorgehen bei der dorsalen Penisvenenligatur
U. Wetterauer und C. G. Stief

Preisverleihungen

Posterpreis (klinisch)

R. Bürger, H. Riedmiller, R. Hohenfellner, Mainz
„Mainz-Pouch und modifizierte Blasenhalsplastik nach Young-Dees zur Therapie von Blasenexstrophie und inkontinenter Epispadie" (327)

Posterpreis (wissenschaftlich)

F. Eichhorn, A. Frankenschmidt, P. Waechter, C. Constantinou, Freiburg
„Computergestützte Videobild-Verarbeitung zur quantitativen Bestimmung der Harnleiterfunktion – Ergebnisse von tierexperimentellen Untersuchungen am oberen Harntrakt der Ratte" (413)

Bard-Preis

B. Wagner, U. Otto, H. Becker, G. Klöppel, H. Klosterhalfen, Hamburg
„Kann die benigne Prostatahyperplasie hormonell

induziert werden? Transplantation von menschlichem Prostatagewebe auf die NMRI NU/NU Maus" (358)

Film- und Videopreis zu gleichen Teilen

R. Hautmann, D. Frohneberg, G. Egghart, K. Miller, Ulm
„Die Ileum-Neoblase" (444)

F. Schreiter, F. Noll, H. Matl, Schwelm
„Bulbärer Sphinkter – Eigene Operationstechnik" (450)

Maximilian Nitze-Preis

M. Wirth, Würzburg
„Immunologische Aspekte des Prostatakarzinoms"

Generalversammlung

Protokoll der ordentlichen Mitgliederversammlung
der Deutschen Gesellschaft für Urologie
am Freitag, dem 16. Oktober 1987 in Stuttgart, Hauptforum Liederhalle, Beethovensaal
Beginn: 17.28 Uhr
Ende: 18.05 Uhr

Versammlungsleitung: Präsident Prof. Dr. F. Eisenberger, Direktor der Urologischen Klinik des Katharinenhospitals, Kriegsbergstr. 60, D-7000 Stuttgart 1
Protokollführer: 1. Schriftführer Prof. Dr. J. Kaufmann, Ärztlicher Direktor des Allgemeinen Krankenhauses Altona, Paul Ehrlichstr. 1, D-2000 Hamburg 50

Der Präsident, Herr Prof. Eisenberger eröffnet um 17.28 Uhr die Generalversammlung 1987 der Deutschen Gesellschaft für Urologie e. V. und begrüßt die anwesenden Mitglieder. Der Präsident unterrichtet die Mitglieder über die vom Vorstand mit dem Präsidenten des Berufsverbandes beschlossene und vom Ausschuß der DGU gebilligte Vereinbarung einer jährlich einmal stattfindenden Sitzung der beiden Verbandspräsidien.
Der 1. Schriftführer berichtet über die Mitgliederbewegung im Geschäftsjahr 1986/87.
Mit Stichtag vom 15. Oktober 1987 haben sich 104 Ärzte um die Mitgliedschaft in der DGU beworben. Davon beantragen 35 Bewerber die Vollmitgliedschaft und 69 die Juniormitgliedschaft. 8 Mitglieder sind verstorben, 1 Mitglied ist ausgetreten. Somit zählt die DGU z. Zt. 1125 Mitglieder.

Bericht des Schatzmeisters

Herr Dr. Brachmann, Hamburg, berichtet über Einnahmen und Ausgaben für den Zeitraum vom 1. September 1986 bis 31. August 1987.
Seitens der Mitglieder keine Wortmeldungen.

Bericht Prof. Hartung über Tätigkeit der Fort- und Weiterbildungskommission

10 Arbeitskreise haben im letzten Jahr insgesamt 42 Seminarveranstaltungen durchgeführt. Sämtliche Seminare sind sehr intensiv besucht worden. Prof. Hartung dankt an dieser Stelle allen Mitgliedern der Arbeitskreise für ihre engagierte Mitwirkung. Es hat sich gezeigt, daß die aktive Teilnahme an den Arbeitskreisen und der Nachweis entsprechender Zertifikate eine ganz enorme Bedeutung für die ärztlichen Kollegen in der Praxis zur Ausübung und Anerkennung ihrer Tätigkeit auf dem Gebiet der Infektiologie, der Onkologie und Andrologie gewonnen haben. Herr Hartung referiert dann im einzelnen über die Aktivitäten der verschiedenen Arbeitskreise und deren Seminarveranstaltungen.

Es folgt die Information über die Verabschiedung der neuen Geschäftsordnung, nach der die Fort- und Weiterbildungskommission die Wahl des Vorsitzenden, dessen Amtszeit, die Wahl der Leiter der Arbeitskreise und insbesondere die finanzielle Abwicklung der Seminarveranstaltungen im Verband mit dem Schatzmeister der DGU regelt.

Wahl des Archivars

Der Präsident schlägt als Nachfolger des verstorbenen Archivars der DGU im Namen des Vorstandes Herrn Prof. Rathert, Düren, vor und begründet diesen Vorschlag. Der Präsident informiert gleichzeitig über die Kandidatur von Herrn Dr. Wintz für das Amt des Archivars. Die nachfolgende Wahl durch Stimmzettel ergibt 172 Ja-Stimmen für Herrn Prof. Rathert und 31 Ja-Stimmen für Herrn Dr. Wintz. Damit ist Herr Prof. Rathert, Düren, zum Archivar der DGU gewählt.

Wahl des Präsidenten für das Kongreßjahr 1988/89

Als Präsident für das Kongreßjahr 1988/89 schlägt der amtierende Präsident seitens des Vorstandes nach entsprechender Billigung durch den Ausschuß der DGU Herrn Prof. Fritz Schröder, Rotterdam, vor. Der Vorschlag wird begründet. Auf Anfrage des Präsidenten nach einem weiteren Kandidaten erfolgt der Vorschlag Prof. Sommerkamp, Freiburg, durch Herrn Prof. Bichler, Tübingen. Dieser Vorschlag wird durch Prof. Schmiedt, München, befürwortet. Die nachfolgende Wahl erfolgt durch Stimmzettelabgabe. Deren Auszählung ergibt für Herrn Prof. Sommerkamp, Freiburg, 137 Stimmen, für Prof. Schröder, Rotterdam, 69 Stimmen, für Prof. Sigl 1, für Prof. Bichler 1, für Prof. Rutishauser 2 Stimmen. 3 Stimmen waren ungültig.

Damit ist Herr Prof. Sommerkamp, Freiburg, mit 137 von 213 Stimmen zum Präsidenten der DGU für das Kongreßjahr 1988/89 gewählt. Herr Prof. Sommerkamp nimmt die Wahl an und bedankt sich für das in ihn gesetzte Vertrauen.

Preisverleihungen

Der Präsident informiert über den Preisträger für den Maximilian Nitze-Preis der DGU. Das Preisrichterkollegium hat den Preis verliehen an Herrn Priv.-Doz. Dr. P. Wirth, Würzburg, für seine Arbeit „Immunologische Aspekte des Prostata-Carcinoms". Der Präsident übergibt die entsprechende Urkunde und den Scheck an den Preisträger. Anschließend Information durch P. über den Beschluß des Vorstandes, zwei Posterpreise zu verleihen. Davon soll der eine die beste klinische, der andere die beste wissenschaftliche Präsentation würdigen. Die Preise sind mit je DM 2500.— honoriert und werden, da die Postersitzungen bis zum Schluß des Kongresses laufen, am Ende der Tagung bekanntgegeben.

Der mit DM 2000.— und einer Silbermedaille ausgestattete Bard-Preis für das originellste und am besten ausgestattete Poster wird ebenfalls am Ende der Tagung bekanntgegeben. (Namen der Preisträger siehe Anhang zum Protokoll).

Der Präsident gibt die Preisträger für den besten wissenschaftlichen Film bekannt. Der Filmpreis wird in diesem Jahr zweigeteilt. Preisträger zu gleichen Teilen sind: R. Hautmann, D. Frohneberg, G. Egghart, K. Miller, Ulm: Für den Film „Die Ileum-Neoblase" und F. Schreiter, F. Noll, H. Mattil, Schwelm: Für den Film „Bulbärer Sphincter - eigene Operationstechnik".

Zum Punkt Verschiedenes keine Wortmeldungen.

Genehmigt:
Prof. Dr. F. Eisenberger
Präsident der Deutschen Ges. für Urologie
im Kongreßjahr 86/87

Prof. Dr. Kaufmann
1. Schriftführer

Autorenregister

Abber JC 77
Achilles W 510
Ackaert K 321
Ackermann D 88, 114, 175, 517, 635
Ackermann R 21, 42, 48, 186, 248, 285, 350, 354, 362, 378, 516
Ackermann VW 175
Adrichem N van 308
Aeikens B 83, 359
Ahlen H van 60, 174, 233, 434
Aiginger P 230
Al-Abadi H 180, 208
Albert L 628
Albrecht D 302
Albrecht W 168
Alken P 40, 93, 112, 124, 316, 382, 497
Allhoff E 200, 256
Alloussi S 447, 597
Altendorf A 25, 29
Althoff P-H 213
Altwein JE 14, 250, 383, 424, 431, 443, 605
Alund G 379
Amende B 603
Arlart O 262
Arndt R 571, 573
Aulitzky W 267, 505, 539
Aulitzky WE 267
Azevedo L 285

Baba S 340, 352
Baccouche M 431
Bach D 195
Bach P 280
Bachor R 113, 243
Bähren W 431, 443
Baisch H 346
Balducci M 213, 578, 580
Bandhauer K 53
Barrack ER 458
Barreton E 556, 557
Bartsch G 16, 489, 625
Bauer E 555
Bauer HW 228, 232, 588
Bäuerle K 45, 134, 191, 195
Becht E 132, 187, 194, 238, 447, 511
Becker H 456
Becker T 228, 232
Beer M 43, 555, 589
Behrendt H 140, 178, 231, 276, 369, 418, 493, 609
Behrendt J 205
Behrendt U 311
Beniers AJMC 349
Bergner S 140, 190, 215, 231, 418, 491, 603
Berlien P 560

Bertels C 44
Bettendorf U 54
Bettinger R 118
Beyer G 630
Bex A 572
Bichler KH 52, 269, 272, 506, 527, 582
Bieber R 305, 312, 513
Binder BR 206
Bischoff W 523
Block T 183, 415, 445, 545, 546
Bloemers HPJ 336
Blümcke S 180
Blümel G 361
Boeckmann W 312, 318
Boemers T 110
Boeminghaus F 375, 385, 482
Böhle A 236, 292, 371
Boldt I 233
Bommert R 511
Bornhof Ch 386
Böttger W 549
Braedel HU 226
Braisz E 359
Brandel H 401
Breuel F 383
Breul J 140, 190, 205, 215, 491, 603
Brühl P 152, 235, 338, 610
Bub P 98, 113, 158, 298, 409
Bubeck JR 87
Bühmann W 301, 391
Bujan Z 478
Büll U 153
Bünner G 292
Bürger RA 63, 410, 569
Burk K 37, 251
Busch R 374
Bussemakers MJE 336
Butz M 511

Carl P 275, 618
Casanova GA 517
Caspari D 447
Caspers HP 156
Cevc G 333
Chaussy Ch 67, 90, 364
Chiang H 620
Christ G 206
Claus R 114
Clemm C 139
Coburg A-J 482
Colleselli K 489
Conrad S 49
Constantinou C 495
Cürten G 464
Czapo Z 201, 218

Daniel V 583
Dann T 566
Debruyne FMJ 164, 211, 336, 349, 521
Deguchi N 352
Denk R 80
Deppe J 485
Derouet H 226, 447
Derschum W 414
Deutz FJ 73, 78, 162, 273, 290, 330, 399, 437, 529, 572
Dewes W 227
Deynet B 59
Dhom G 199
Dieckmann K-P 157, 228, 232, 588
Diederichs W 34, 82
Dierkopf W 22, 462
Dollzal P 388

Eberhardt J 370
Eberle J 16
Ebermayer J 309
Ebert T 48
Ebner A 594
Egghart G 242, 632
Egghart HG 243
Ehrenthal W 32
Ehrlich R 488
Eichhorn F 495
Eichmeier J 361
Eisenberger F 1, 45, 96, 98, 113, 134, 171, 191, 195, 262, 288, 298, 360, 381, 409
Eisenmenger W 69
Elsäßer A 222
Elsäßer E 222
Engelking R 200
Engelmann U 569
Enger S 330
Epple W 369, 476, 478
Ernst G 183, 415, 445, 546
Ernst W 578
Erpenbach K 420
Esen T 313, 382
Esk PC 83, 301, 391
Essl R 181

Fabricius PG 462, 463
Falk J 581
Faßbinder W 578, 580
Fastenmeier K 473, 475
Feiber H 367, 460, 461
Feichtinger J 334
Feitz WFJ 336
Feldmann J 190
Fenner W 391
Fernandez del Moral P 211
Fidler IJ 350
Fiedler U 581, 585

Fink C 84
Fischer C 121, 282
Fischer J 594
Fischer N 73, 78, 94, 273, 290, 302, 529
Fischer P 341
Flachenecker G 473, 475
Flamm J 181, 413
Flüchter StH 52, 272, 582
Fornara P 396, 403, 545
Frankenschmidt A 220, 495
Franzen W 200, 256
Frese K 412
Frick J 267, 372, 454, 505, 535, 539
Friedrichs R 153, 162, 553
Friesen A 244
Fröhlich G 394
Frohmüller H 217, 307, 324, 370, 379
Frohmüller HGW 184, 263
Frohneberg D 221, 242, 632
Frommhold H 50
Fuchs G 327, 364
Fürstenau Chr 251

Gäck M 359
Galvan G 539
Gasser TC 447
Gastl G 267
Gatto M 209
Gebhardt Th 314
Geboers ADH 521
Gehling G 508
Gerharz C-D 569
Gerlach A 148, 158
Gerlach D 158
Giani G 153
Gilbert P 239, 449, 567
Gilhuis R 308
Girardot P 187, 194
Gleißner J 283
Goepl M 178, 609
Goey R de 331
Goldmann A 481
Gömpel H 279
Gonnermann D 498, 576
Götz R 590
Graeff G 487
Graff J 34, 44, 76, 82, 94, 121, 293
Gregor G 273
Griffin JC 77
Grups J 217, 307, 324, 379
Grups JW 184, 263
Gubernatis G 301
Guggisberg R 537
Gumpinger R 96, 182, 295, 298, 360
Gunst M 114
Günther M 335
Günther U 32

Hadziselinovic F 539
Haefelinger G 142
Häger V 186, 248, 285, 378
Hahn H 497
Halbig W 385
Hammer C 112
Hammerer P 346, 571, 573
Hanke P 145, 257, 341, 578, 580
Hankemeier U 293
Hannappel J 302, 407, 493, 502
Harle R 369
Hartlapp JH 130, 135, 141
Hartung R 266, 333, 369, 390, 475, 550, 551
Harzmann R 56, 142
Hasford J 161
Hasun R 102, 168
Hath U 171
Haumer M 478
Hauri D 326, 379
Hausen H zur 20
Hauser I 578
Hauser W 505
Häusler E 68
Hautmann R 79, 87, 221, 242, 632, 641
Hautmann RE 113, 243
Havers W 237
Heckl W 23, 184, 217
Heicappell R 350
Heidbreder E 590
Heidland A 590
Heinert G 203, 464
Heinrichs B 399
Heinzer H 573
Heller V 263, 307, 324, 379
Helpap B 206
Hendriks BTh 349
Henneking K 412
Henning A 369
Herberhold D 293
Hermanns M 338
Hermeking H 70
Hertle L 121, 304
Hienert G 206
Hirche H 609
Hirdes WH 325
Hirner A 585
Hirnle P 142
Hoefakker JW 211
Hoene E 131
Hofbauer J 621
Hoffmann R 550
Hofmann R 266, 551
Hofmann S 589
Hofsäß S 278
Hofstädter F 407
Hofstetter A 47, 411, 556, 557, 559, 563, 565, 566
Hofstetter AG 72, 84, 278, 292, 371, 398, 515
Hohenberger W 615
Hohenfellner R 28, 32, 93, 410, 612
Höltl W 168
Homburg A 572
Homering M 34
Homoki H 605
Horbaschek H 360
Horstkotte D 516
Hörstmann U 35

Horstmann-Dubral B 130
Höwing M 35
Hrizak H 74
Huber Chr 267
Hubmann UR 531
Hubmer G 137, 176
Hübner W 108
Huland E 573
Huland H 9, 49, 317, 344, 357, 498, 571, 573, 576
Hull W 586
Hutschenreiter G 93, 106
Hutten H 464

Irnich W 283

Jacobi GH 28, 32, 209, 224
Jaeger N 135, 141, 227, 264
Jaeger P 379
Jakse G 50, 334, 408
Jänicke U 280
Jansen N 569
Jansson H 359
Jarrar K 412
Jecht E 431
Jellinghaus W 246
Jipp P 45, 134, 191, 195
Jocham D 86, 90, 118, 183, 280, 286, 322, 555
Jonas D 37, 145, 213, 251, 257, 305, 312, 318, 331, 341, 377, 391, 513, 578, 580, 581
Jünemann K-P 426, 429, 431, 592
Jung P 132, 238, 511, 597
Jurincic CD 166
Jüttner F 137

Kahle B 355
Kälble T 252, 260
Kalchthaler M 506
Kallert B 113
Karich H 341
Karthaus HFM 336
Kauffmann GW 27, 353
Kazon M 241
Keitz A von 240
Keller F 581
Keller H 58, 423
Kessler HH 176
Keyserlynk H von 228
Khorsandian Ch 226
Kiefer M 527
Kierfeld G 452
Kiesswetter H 413
Kirchheimer JC 206
Kirsten R 203
Klän R 157, 585
Klehr H-U 575
Kleinschmidt K 188
Kletter K 500
Klippel KF 35, 166, 188
Klocke K 152
Kloiber W 361
Klöppel G 346, 456
Klose K-C 529
Klosterhalfen H 31, 317, 344, 374, 456, 576
Knebel L 162
Knipper A 63, 122, 363, 371, 398, 515, 561
Knispel H 511

Knönagel H 326
Knop I 633
Knüchel R 529
Kohl H 288, 298, 381
Köhle R 372
Köhler A 250
Köllermann MW 54
Kolles H 199
Kollwitz AA 519
König HJ 29
Kornmesser K 149
Korth K 105, 367
Kramer AEJL 470
Krämer AG 370
Kramer W 37, 145, 213, 251, 257, 318, 580, 581
Kraemer-Hansen A 571
Kraemer-Hansen H 576
Kraft R 236
Kratzer U 390
Kratzik Ch 230
Kraus B 262
Kraus M 555
Krech R 72
Kreibich-Fischer R 62
Kreuzfelder E 205
Kriegmair M 47, 122, 565
Kröpfl D 178, 237, 418, 419, 444, 493, 603
Kropp W 190, 333, 390
Kuber W 230
Kuhl H 279
Kühnel M 22
Kunit G 372, 505, 539
Künkel M 105, 367
Kurth KH 308, 321, 325, 336
Kutscher K-R 411
Kutta A 304
Kuzmits R 230

Laberke H-G 52, 272
Laible V 262
Lajous-Petter A 180
Lang U 79
Langberg J 77
Lanske B 267
Lauchhart W 582
Lazica M 283
Leeuven MJW van 164
Lehmer A 355
Lehnert M 137
Lehr H 519
Leusmann DB 508
Lev A 527
Levens W 273, 290
Leyh H 169, 355, 475
Liebau W 156
Liedke S 131
Liedl B 22, 86, 90, 118, 273, 286, 322
Lobeck H 180
Lock MT 325
Löhrs U 72
Löning Th 573
Loy V 157
Lübben Ch 295
Ludwig G 535
Lue TF 426, 429, 431
Lühmann R 431
Lunglmayr G 388
Lüthgens M 191
Lutz K 381
Lutzeyer W 302, 407, 437

Mack D 334
Mack J 240
Madersbacher H 594
Maksimovic P 308
Maleika F 535
Mallmann P 338
Marberger M 102, 168, 382
Marchner M 139
Markewitz A 280
Marschall A-D 145
Martinez A 74
Marumo K 352
Marx FJ 273
Mast GJ 132, 187, 194, 238, 597
Mastrigt R van 467
Mayer R 96, 182, 295, 298
Mayr WR 230
Mebel M 125
Meier-Ewert H 524
Meijden APM van der 164
Melchior H 426, 429, 481, 592, 633
Mellin H-E 248, 378
Messerer D 161
Meyer WH 299, 317, 374
Meyer WW 145, 305, 312, 318, 377, 513
Meyer-Schwickerath M 178, 231, 369, 491
Miersch WD 63, 249, 329, 575, 610
Miller K 79, 87, 113, 117, 303, 632
Mlynek M-L 333
Möhring K 252, 260
Molitor D 249, 575
Moll F 493
Moll V 132, 493
Möller B 508
Moorselaar RJA van 349
Morgenroth K 282
Moriggl B 489
Müller G 560
Müller S 77
Müller SC 74, 431
Müller St 28
Müller-Mattheis V 42, 431, 516
Muschter R 72, 84, 94, 278, 292

Nagel G 180
Nagel R 149, 208, 311, 560
Nägele-Wöhrle B 497
Naito S 350
Nakamura S 340
Nauen P 44
Neisius D 91, 97, 254, 314, 604
Németh Th 53
Newman D 82
Niederle N 140
Niemeyer A-H 199
Niklas K 132
Noll F 549
Nürnberger N 500, 621

Ocello F 115
Offermann G 585, 588
Ohmann Ch 460

Autorenregister

Oosterlinck W 418
Opelz G 583
Oremek G 203
Orestano F 115
Oromek G 464
Osterhage HR 23
Otto U 31, 49, 344, 346, 456
Ouden D van der 470
Ovelgönne H-R 260

Palleske A von 49
Palmtag H 599
Pastor J 44, 76, 121, 282, 293
Pauly D 44
Peelen WP 349
Pensel J 110, 515, 556, 557, 559, 563, 565, 566
Permanetter W 555
Perović S 622
Peschkes C 354
Peter HU 537, 587
Peter St 186, 248
Peters H-P 216
Petritsch PH 137, 176
Petrow V 218
Pexqueux J-C 588
Pfab R 108, 323, 361, 390
Pflüger H 206
Pflügler K-H 240
Philp T 313
Pichlmaier H 256
Pichlmayr R 301
Pinkenburg F 54
Poisel S 489
Pomer S 586
Popov-Cenic S 479
Poprawe R 553
Porst H 35, 60, 434, 441
Possin U 498
Possmann A 154, 177
Probst E 233
Projektgruppe Hodentumoren 130
Pust R 420
Pust RA 524

Rammal E 334
Rassweiler F 98
Rassweiler J 45, 96, 113, 134, 171, 191, 195, 262, 288, 298, 353, 381, 409
Rathert P 172, 375
Ratschek M 176
Raz S 488, 620
Recker F 73, 330, 437, 572
Reichel E 550, 551
Reinartz U 608
Reiniger A 597
Reis M 47, 63, 84, 414, 420
Reissigl A 408
Remy M 152
Reuter HJ 369, 476, 478
Reuter MA 109
Richter GM 27, 353
Richter HA 302
Richter KD 76, 508
Riedasch G 252, 260
Riedl R 617
Riedmiller H 28, 93, 410, 497
Rikken GHJM 521
Ringert R-H 190, 215, 231, 237, 418, 444, 491

Risler T 582
Rodeck G 119, 240, 279, 510, 630
Röder A 112
Roeren Th 353
Roggenbuck R 311
Rohde D 354
Röhl L 252, 586
Rohrmann D 290, 302, 407, 493
Rohrmoser L 119
Rollema HJ 467, 470
Röntgen R 493
Rörig J 112
Rosciszweski A 364
Rosdy E 393
Rosin H 516
Rössler W 216, 477, 487
Roth St 172
Rothauge CF 412
Roupec R 176
Rovan E 535
Rübben H 11, 73, 78, 153, 162, 273, 330, 399, 529, 553
Rupprecht L 555
Rüther U 45, 134, 191, 195
Rutishauser G 424

Sabel S 513
Sagaster P 181
Sandow J 213
Sauerwein D 595
Saul Ch 43, 462, 463
Scépanović D 622
Schaefer M 63, 235, 264
Schaefer RM 174, 610
Schäfer R 524
Schäfer W 553
Schafhauser W 386
Schalhorn A 183
Schalk Ch 510
Schalken JA 336, 349
Schardt M 419
Schärfe T 28, 327
Scherberich JE 341
Scheu W 72, 278
Schiefer HG 526
Schild H 40
Schilling A 244
Schindler E 83, 131, 301
Schmale D 516
Schmeller N 47, 110, 122, 363, 398, 411, 559, 561, 563, 564, 565
Schmeller NT 72, 278, 371
Schmelz D 257
Schmid G 244
Schmid L 53
Schmidbauer CP 488, 620
Schmidt A 94, 288, 381
Schmidt CG 134, 191, 195
Schmidt H 43
Schmidt RA 592
Schmidt-Kloiber H 550, 551
Schmiedt E 86, 90, 183, 286, 396, 445, 545, 546
Schmitt O 59
Schmitt U 461
Schmitz-Dräger BJ 48, 354
Schmitz-Dräger C 48
Schneider A 31

Schneider AW 346
Schneider H-J 504, 531
Schneider KH 443
Schneider W 383
Schnyder von W M 175, 537
Schockenhoff B 78
Schoeppe W 341
Schöffmann H 550, 551
Scholman HJ 180
Scholtmeijer RJ 607
Scholz H 96, 182
Schott G 25, 29, 421
Schreiber M 269
Schreiter F 549, 630
Schroeder FH 325
Schrott KM 218, 421, 579, 605
Schubert GE 335
Schuck W 478
Schuldes H 311
Schüller J 122, 363, 398, 561
Schultze-Seemann W 37
Schulze D 510
Schulze H 34, 82, 304, 458
Schumacher M 287
Schuster C 86, 90, 286
Schürmann U 609
Schwaiger R 254, 314, 511, 604
Schwartmann K 385
Schwarz HP 230
Schwarze G 132
Schweiberg L 405
Schweinsberg F 142
Seewald M 516
Seidl E 131, 301
Seiffert UB 203
Seiler H 59
Senge Th 34
Senn E 53
Seitz G 199
Shaw S 587
Siede WH 203
Sigel A 201, 615
Sikora R 437
Sinsen K-H 359
Sklebitz H 360
Soehendra N 299
Sohn M 88
Sommer K 557
Sommerkamp H 154, 177, 220, 439, 448, 547
Sonntag RW 236
Spangehl-Meridjen P 83
Spannbrucker N 575
Sparwasser C 239
Spehr Ch 633
Spitzenpfeil E 563
Staehler G 22, 90, 118, 139, 403, 415, 555, 589
Stammel A 419, 444
Starck H 481
Stauffenberg A von 60, 141, 233
Steffens J 447
Steffens-Krebs D 359
Stein C 153
Stein L 68
Steiner H 539
Steinkogler I 382
Stenger A 576
Stief CG 177, 439, 443, 448, 547

Stockamp K 44
Stöckle M 331
Stockmann P 477
Stollmann B 237
Straehler G 273
Strasser H 489
Strohmaier WL 269, 272, 506, 527, 582
Studer UE 88, 175, 197, 236, 517, 587, 635, 637
Sturm W 183, 322, 403, 415, 445, 545, 546
Sy WA de 418

Tachibana W 340
Tackmann W 434
Talić B 622
Tanagho EA 592
Tanke HJ 331
Tauber R 396, 403, 405, 617
Tauschke E 40
Tazaki H 340, 352
Teich G 181
Thomas S 556, 557, 559, 561, 566
Thon WF 239, 250, 449
Thüroff JW 74, 77, 316, 401, 600
Tischer F 2, 16
Török P 393
Treiber U 449
Trott R 31
Tunn UW 482
Türk Ch 382

Uhlschmid G 572
Ulshöfer B 119, 240, 279, 287, 309, 392, 510
Unsöld E 555
Urologische Arbeitsgruppe Süd-Ost-Niederlande 211

Vahlensieck W 135, 177, 233
Vahlensieck jr. W 58, 154, 416, 439, 479, 547, 608
Valet G 355
Vanherpe H 149, 560
Vecera E 386
Ven WJM van de 336
Vietsch H 63
Vietsch H von 414
Vietsch HV 420
Viola G 115
Vogel J 249
Vögeli T 285, 362, 378
Voges G 40, 313, 382
Voigt A 249
Voigtmann R 44
Vradelis V 54

Wächter J 511
Waechter P 495
Wagenknecht LV 436, 451, 543
Wagner B 456
Wagner H 273
Wahlländer B 617
Waldthausen W von 149, 560
Wallenberg HV 32
Wallenberg-Pachaly H von 209, 497

Walter E 52
Walter M 256
Walther R 218
Weber W 280
Weidmann P 587
Weidner W 412, 526
Weiske H 478
Weiske R 148
Weiske W-H 431, 535, 542
Weißbach L 19, 130, 135, 162, 188
Weißmüller J 25, 29, 201, 615
Wenderoth UK 209, 221
Werner B 498
Werner R 43, 322, 462, 463
Wernert N 199
Westenfelder M 58, 416, 423, 608
Westfälische Prostatakarzinom-Studiengruppe 34
Wetterauer U 154, 431, 439, 448, 540, 547
Wiedeck J 188
Wieland W 216, 477, 487
Wienhöwer R 156
Wiesel M 43, 139, 322, 396, 463
Wilbert DM 93, 313, 316, 382
Wildgans H 280
Wildmeister W 464
Wilker D 405
Willich N 183
Winter P 60, 141
Wirth M 217, 307, 324, 379
Wirth MP 23, 184, 263
Wöber L 413
Wöhrle J 282
Wolf G 341
Wördehoff A 394
Wurbs D 299
Wurster H 91
Wüthrich Ch 175, 635

Zechner O 126
Zehnter Ch 88, 114
Zehntner Ch 517
Zentgraf M 431
Ziegler G 630
Ziegler M 91, 97, 187, 226, 254, 314, 447, 604
Zilch HG 150
Zingg EJ 537, 635, 637
Zingg VW 537
Zink RA 370, 590
Zöller G 444
Zumbe J 452
Zürn J 367
Zwergel Th 59, 97, 226, 314
Zwergel U 59

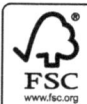

If you have any concerns about our products,
you can contact us on
ProductSafety@springernature.com

In case Publisher is established outside the EU,
the EU authorized representative is:
**Springer Nature Customer Service Center GmbH
Europaplatz 3, 69115 Heidelberg, Germany**

Printed by Libri Plureos GmbH
in Hamburg, Germany